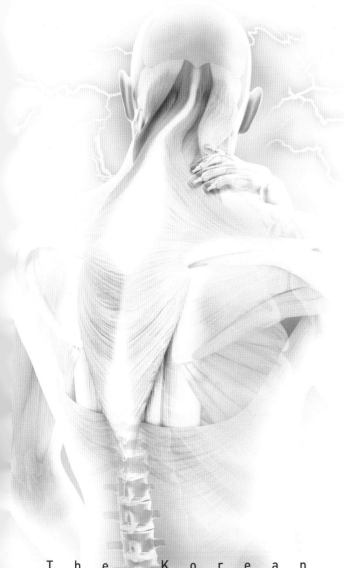

The Korean Pain Society

통증의학

Textbook of Pain Medicine

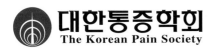

대한통증학회
The Korean Pain Society

Textbook of Pain Medicine

통 증 의 학 다섯째판

다섯째판 1쇄 발행 | 2018년 10월 12일
다섯째판 2쇄 인쇄 | 2019년 12월 10일
다섯째판 2쇄 발행 | 2019년 12월 30일

지 은 이   대한통증학회
발 행 인   장주연
출 판 기 획   김도성
편   집   배혜주
편 집 디 자 인   김수진
표 지 디 자 인   김재욱
일 러 스 트   김경열
제 작 담 당   신상현
발 행 처   군자출판사(주)
          등록 제4-139호(1991. 6. 24)
          본사 (10881) **파주출판단지** 경기도 파주시 회동길 338(서패동 474-1)
          전화 (031) 943-1888   팩스 (031) 955-9545
          홈페이지 | www.koonja.co.kr

ISBN   979-11-5955-365-3

정가   150,000원

편찬위원회

편찬위원장	이윤우	연세대학교 강남세브란스병원
간사	김신형	연세대학교 세브란스병원
위원	김경훈	양산부산대학교병원
	김재헌	건국대학교병원
	박학수	이화여자대학교 목동병원
	박휴정	가톨릭대학교 서울성모병원
	심우석	성균관대학교 삼성서울병원
	심재항	구리한양대학교병원
	이영복	연세대학교 원주세브란스병원
	이우용	인제대학교 상계백병원
	이평복	분당서울대학교병원
	임경준	조선대학교 부속병원
	임정길	울산대학교 서울아산병원
	장동진	한림대학교 성심병원
	전영훈	경북대학교 부속병원
	최상식	고려대학교 구로병원
	최종범	아주대학교 부속병원
	홍지희	계명대학교 동산의료원

집필진

강 도 형	서울대학교병원	신 화 용	중앙대학교병원
강 상 수	한림대학교 강동성심병원	심 우 석	성균관대학교 삼성서울병원
권 영 은	전주예수병원	심 재 항	한양대학교 구리병원
김 경 훈	양산부산대학교병원	양 종 윤	굿모닝통증의학과
김 두 식	고신대학교 복음병원	여 진 석	칠곡경북대학교병원
김 세 영	경북대학교 부속병원	윤 경 봉	연세대학교 세브란스병원
김 신 형	연세대학교 세브란스병원	윤 덕 미	연세대학교 세브란스병원
김 연 동	원광대학교병원	윤 명 하	전남대학교병원
김 영 기	울산대학교 강릉아산병원	윤 희 조	제일병원
김 영 재	인제대학교 부산백병원	이 상 곤	대구파티마병원
김 영 훈	가톨릭대학교 서울성모병원	이 상 철	서울대학교병원
김 용 욱	라파메디앙스정형외과의원	이 우 용	인제대학교 상계백병원
김 용 익	순천향대학교 부천병원	이 원 형	충남대학교병원
김 용 철	서울대학교병원	이 윤 우	연세대학교 강남세브란스병원
김 원 중	이화여자대학교 목동병원	이 준 호	순천향대학교 부천병원
김 응 돈	가톨릭대학교 대전성모병원	이 진 성	부산대학교병원 정신건강의학과
김 재 헌	건국대학교병원	이 평 복	분당서울대학교병원
김 철 홍	양산부산대학교병원	임 경 준	조선대학교병원
김 형 태	울산대학교 서울아산병원	임 소 영	한림대학교 춘천성심병원
남 상 건	분당서울대학교병원	임 윤 희	인제대학교 상계백병원
문 지 연	서울대학교병원	임 정 길	울산대학교 서울아산병원
문 호 식	가톨릭대학교 여의도성모병원	전 영 훈	경북대학교 부속병원
박 기 덕	가천의대 재활의학과	정 용 관	원광대학교병원
박 기 범	계명대학교 동산의료원	정 진 용	대구가톨릭대학교병원
박 성 철	분당차병원	조 대 현	가톨릭대학교 대전성모병원
박 용 범	인제대학교 상계백병원 재활의학과	최 상 식	고려대학교 구로병원
박 준 모	칠곡경북대학교병원	최 성 수	울산대학교 서울아산병원
박 학 수	이화여자대학교 목동병원	최 은 주	분당서울대학교병원
박 휴 정	가톨릭대학교 서울성모병원	최 정 일	전남대학교병원
변 경 조	양산부산대학교병원	최 종 범	아주대학교병원
서 정 훈	울산대학교 서울아산병원	홍 지 희	계명대학교 동산의료원
신 용 섭	충남대학교병원	황 병 문	강원대학교병원
신 진 우	울산대학교 서울아산병원		

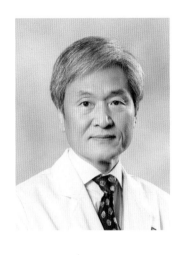

다섯째판 머리말

통증의학이 현대의학의 한 분야로 자리하기 시작한 시기는 이차세계대전 이후라 할 수 있다. John J. Bonica 교수(1917년~1994년)가 'puzzle of pain'을 다전문학제적 개념으로 풀어 만든 '통증의 정의'를 공표하면서 통증의학의 머릿돌이 만들어졌다. 드디어 Bonica 교수가 1953년에 'The Management of Pain' 초판을 편찬하면서 새로운 학문인 통증의학에 기초의학과 임상의학이 적용되었음을 전 세계에 전파하였다.

국내에서는 오흥근 교수님이 1973년 세브란스병원에 통증클리닉을 개설하면서 통증의학의 서막을 알리셨지만, 학문적으로 정립됨은 역시 한글판 교과서 '통증의학' 초판이 편찬된 1995년이라 할 수 있다. 많은 전문의들이 해외연수를 통해 체계적으로 통증관련 기초실험과 임상수련을 받아오면서 대한통증학회의 위상이 학문적으로 굳건해지기 시작하는 시기가 되었다. 이어서 통증의학의 기초의학 부분과 임상의학 부분의 발전은 가파르게 정상을 향해 치달았고 그에 발맞추어 '통증의학' 교과서도 넷째 판까지 줄 다름치며 개정되어 왔다.

이제 '통증의학'을 다섯 번째 개정해온 30여 년간의 통증학회를 돌아보면, 이 교과서는 학회의 보물 1호가 되어 우리와 함께 달려온 여정이며 이제 또 하나의 장한 격려의 도장을 받는 기분이 든다. 이 책은 통증의학을 처음 시작하는 입문자에서부터 평생을 연구하거나 임상에 적용해온 지도자까지 총망라하여 읽는 교과서이다. 따라서 기본과 초보적인 내용은 반복되지만 잘 다듬었으며, 넷째 판 이후 새로이 누적되어 온 정보를 더하여 크게 다섯 파트로 나누어 구성하였다. 첫 번째: 총론파트에 기초의학적으로 밝혀진 '통증관련 receptors'을 추가하였다. 두 번째: 통증의 진단과 평가 파트에 그동안 취약하였던 특히 정신건강의학 분야와 재활의학 분야를 세분하고 그 내용을 보강하였다. 세 번째: ICD-11 관련 진단 Section내용으로, 통증 관련 분류를 부위별, 병인별, 계통별로 분류하였다. 특히 국제두통학회의 ICHD-3, 베타버전을 한 개의 Section으로 구성하였다. 네 번째: 통증 관리 및 치료부분에서도 신기술을 보강하여, 병인론과 병태생리기전에 초점을 두고 시술의 목적과 적응증은 폭 넓게, 시술 방법은 간결하게 정리하였다. 다섯 째: 기타부분에서는 실제 임상 현장에서 그동안 관심을 게을리하던 문제점을 보강하고 향후 제4차 산업혁명 시기의 통증의학 발전 방향 등을 마련하였다.

아무쪼록 다학제적 통증의학 발전에 앞장서고 있는 전문가 여러분들이 한 데 어울려 저술해낸 다섯째 판 통증의학 교과서를 통해 더 많은 통증 전문의들이 배출되고, 배우고 익힌 향상된 의술을 널리 베풀어 국민들의 건강과 행복 추구에 이바지 할 수 있기를 기원하는 바이다. 각장의 저자들과 편찬위원들은 1년여에 걸쳐 열정적으로 상기 전체 구성을 참조하여 저술해 주셨고, 다각도의 편찬과 수정에 수고해 주셨음을 이 자리에서 밝혀 감사와 칭송의 말씀을 드린다. 또한 기획, 편집, 일러스트, 인쇄, 제작 및 판매에 노력과 헌신을 다해주신 군자출판사 사장님이하 임직원 여러분에게도 감사드리는 바이다.

2018년 8월 폭염이 지속되는 입추에
대한통증학회 교과서 편찬위원회
위원장 이 윤 우

머리말 넷째판

통증의학은 1990년대 이후 세계적으로 그 규모와 질적인 내용 면에서 빠르게 발전해왔다. 이론과 실제에 대한 많은 연구들을 통해 다양한 통증들의 상세한 기전들이 밝혀졌고, 임상현장에서 통증치료의 변화된 패러다임을 요구하고 있다. 특히 국내에서는 지난 10년간 대한통증학회의 선도적 역할로 마취통증의학과뿐만 아니라 타 진료과에도 통증의 새로운 개념과 치료지침에 대해 많은 교육적인 기여를 하여온바, 국제적으로도 대한민국의 통증의학이 학술활동에 중심적 역할을 함께하며 임상술기 발전에 큰 기여를 하고 있음을 인정받고 있다. 대한통증학회에서는 이러한 통증의학의 급속한 변화에 어울리는 새로운 개정판의 필요를 공감하며 출판을 계획하였다.

넷째판 〈통증의학〉에서는 급성 및 만성통증의 진단과 치료에 대한 포괄적이고 체계적인 접근으로 통증의학의 실제적인 길잡이가 되도록 출판을 기획하였다. 따라서 통증치료의 중심, 리더의 역할을 하는 마취통증의학과 전문의뿐만 아니라 학생, 수련의, 그리고 타 진료과 의사들에게도 통증치료의 유용한 지침서가 되리라 생각한다.

본 개정판은 통증의 해부 및 생리에 대해 함축된 새로운 이론과 정보들을 정리하였으며, 특히 기능적 신경해부, 병리, 그리고 정신 및 행동적인 통증의 관점을 포함시켰다. 임상에서 흔히 대하는 중요 통증질환들을 특성별로 묶어 편집하고 통증관리에 있어서도 다양한 요법과 수기들을 세분하고 각 시술들의 실제영상을 많이 삽입하여 이해가 쉽고 임상실제에서 참고지침서가 되도록 집필하였다. 통증관리에서는 최근의 변화된 약물요법을 정리하였고, 비약물요법에 있어 침습적 신경블록에 무게를 두어 최근 임상에서 유용하게 사용되는 다양한 새로운 술기들이 각각 집필되었다. 특히 방사선, 초음파, 경막외내시경 등을 이용한 진단과 치료의 술기영상을 가능한 많이 게재하여 독자의 이해를 높이고자 하였다. 또한 임상 현장에서 통증치료시 발생할 수 있는 응급상황과 그 사전 평가방법, 관리에 대한 내용이 포함되었고, 통증에 따른 장애에 대하여 그 평가기준, 법적인 진행 등의 정리된 내용들이 포함되었다.

본 개정판을 기획하며 많은 새로운 시도들이 논의되어 변화를 가져오고자 하였으나, 아직도 많이 아쉽고 부족한 부분이 있으리라 생각되어 독자들의 넓은 이해와 조언을 구하며, 이러한 사랑스런 관심으로 이어지는 차기 개정판에서 수정, 보완된 더 훌륭한 통증의학 교과서로 발전되리라 믿는다. 끝으로 개정판 편찬 작업에 애써주신 여러 집필진과 편찬위원들, 그리고 어려운 여건 속에서도 모든 시간과 노력을 헌신하여 준 신원의학서적 임원들의 노고에 감사를 드리는 바이다.

2012년 11월
대한통증학회 교과서 편찬위원회
위원장 : 이두익
간 사 : 김용철, 조대현
위원 : 김경훈, 김용익, 박학수, 성춘호, 신용섭, 심우석, 심재항
윤명하, 이상곤, 이영복, 이준학, 임소영, 최상식, 한경림

대한통증학회에서 〈통증의학〉 교과서를 처음 발행한 것은 1995년이며, 그후 2000년에 개정판을 발행하였고 7년 만에 〈통증의학〉 셋째판을 내놓게 되었다. 그동안 통증의학 분야 전반에 걸쳐 많은 변화가 있었다. 전체적으로 통증의학에 대한 관심은 물론, '마취과'에서 '마취통증의학과'로 전문과목의 명칭이 변경됨으로써 더욱더 통증의학에 대한 요구가 높아졌다. 〈통증의학〉 셋째판은 이런 회원 및 독자들의 요구에 부응하고자 개정작업이 추진되었으며 명실공히 통증의학 전반에 걸친 길잡이가 되도록 기획하였다.

이번 셋째판은 통증 질환별 및 통증치료별로 나누어 통증의학 전체를 포함하도록 하였으며, 통증의학 분야의 새로운 영역을 제시하고 발전에 도움이 되고자 임상현장에서 연구, 교육 및 진료에 임하는 분들에게 집필을 의뢰하여, 총 52분의 저자에 의해 완성되었다.

교과서 발행에 있어 가장 어려운 점은 초판과 둘째판에서와 마찬가지로 용어의 통일이었다. 이번에도 대한의사협회에서 발행한 '의학용어집'과 2004년 대한통증학회에서 발행한 '통증의학 용어집'을 기준으로 하였으며, 약명이나 외래어는 국문과 원문을 병용하였다. 그러나 의학용어의 경우 저자에 따라 한문 용어와 한글 용어를 혼용하여 전체적으로 통일시키지 못한 부분이 있다. 앞으로 통증의학 관련 용어도 더욱 다듬어지고 약명이나 외래어 표기방식도 통일되어 이러한 어려움이 줄어들기를 기대해본다.

〈통증의학〉 셋째판에 아쉽고 부족한 부분이 많을 것으로 생각되지만 앞으로 계속되는 수정보완을 통하여 통증의학 발전에 크게 이바지할 수 있기를 바라며, 특히 통증의학에 관심을 가지고 있는 전문의들이나 통증의학을 공부하는 수련의 및 학생들에게 길잡이가 되기를 바란다. 미진한 부분에 대한 여러분의 질책과 협조가 보다 훌륭한 교과서로 발전시키는 씨앗이 될 것으로 믿는다.

그동안 애써주신 집필진과 편찬위원의 노고에 깊이 감사드리며, 군자출판사 장주연 사장님과 출판기획부 박혜영 과장님께도 감사드린다. 또한 〈통증의학〉 셋째판이 나오기까지 참고 기다려주신 대한통증학회 회원과 독자들에게도 감사의 말씀을 드린다.

2007년 5월
대한통증학회 교과서 편찬위원회
위원장: 윤덕미
위원: 문동언, 박종민, 심재철, 윤경봉, 이두익, 이상철, 임정길, 조대현

머리말 <small>둘째판</small>

    통증 치료에 있어서의 이론과 실제를 망라한 체계적이고 학문적인 교과서가 절실하게 필요하다는 요구에 부응하여 대한 통증학회에서 "통증의학"을 발간한 것이 5년 전의 일이다. 비록 길지 않은 시간일 지 모르지만 그동안 통증 치료는 양적인 면에서나 질적인 면에서나 폭발적인 발전을 거듭해 왔다. 따라서 교과서도 새로이 보완하고 개정해야 할 필요가 있어 현장에서 수련의들을 지도하면서 연구와 진료를 병행하고 있는 각 대학의 교수들을 중심으로 집필진을 위촉하여 제2판을 내놓게 되었다.

    이 개정판에서는 많은 부분이 수정 보완되었다. 이미 나와 있던 부분들은 더욱 추가 강화되었으며 통증의학의 기초 의학적인 부분을 강조하려고 하였다. 또한 새로이 관심을 모으고 있는 침술, 물리치료, 호스피스, 개원의 등의 장이 새로이 작성추가 되어 앞으로 통증의학의 새로운 영역을 제시하고 그 발전에 도움이 되고자 하였다.

    초판 발간 때와 마찬가지로 통일된 학술 용어를 선택하는 일이 가장 어려웠다. 대한 의학협회에서 의학용어집을 내놓기는 하였으나 학자마다 또는 학회마다 사용하고 있는 용어가 다른 경우가 많기 때문에 될 수 있는 대로 많은 사람들, 특히 전문 분야에서 일하고 있는 사람들이 공감할 수 있는 용어를 사용토록 노력하였다. 약물의 이름이나 외래어는 국문과 원문을 병용하였으나 원문을 쓰는 것을 원칙으로 하였다.

    통증의학의 진료에 종사하고 있거나 관심을 가지고 있는 전문의들이나 수련의 및 학생들에게 이 개정판은 확실한 길잡이가 될 것으로 확신한다. 그러나 아직도 이 교과서는 부족한 부분이 많이 있을 것으로 생각되며, 앞으로 통증의학이 발전하는데 밑거름이 되기를 바랄 뿐이다. 미진한 부분에 대해서는 독자 여러분들이 읽어 가면서 조언을 하여 주시면 다음번 개정판에 반영할 수 있도록 하겠다.

    벌써 창밖에는 벚꽃이 만발하였다. 새 천년의 봄 날 학회 사무실에서 이 원고를 탈고하며 그동안 애써주신 집필진과 군자출판사에 심심한 감사를 드린다.

2000년 5월
대한통증학회 교과서 편찬위원회
위원장: 최 훈
위 원: 박종민, 윤덕미, 이두익, 이상철, 이윤우, 한태형, 황경호

현대 마취과학의 한 분야로서 통증의학이 우리나라에 처음으로 소개된 것도 어언 반세기가 되었다. 그동안 마취과 의사의 수적 부족과 타과의사의 이해부족으로 많은 어려움과 고난을 겪으면서도 내 나름대로의 자리를 굳혀 왔다. 돌이켜보건대 우리나라 마취과의사에 의한 통증관련논문은 1955년에 처음 보고되었고, 통증치료실은 1973년 연세대학교 세브란스병원 외래에 처음 개설되었다. 1985년 드디어 특별히 관심있는 마취과전문의들이 모여 대한통증연구회를 조직하였고, 1986년 대한통증학회를 창립하였으며, 1988년 대한 통증학회지를 창간하면서 회원상호간의 경험과 최신 지견을 교환하고 보급시키는 데 구심적 역할을 해왔다.

최근 회원들의 경험이 축적되고 특히 일본을 위시하여 구미 각국에서 기초연구 및 임상연수를 마치고 돌아온 회원이 많아지면서, 진료수준을 향상시키고 통증의학을 정착시키는 데 박차를 가하였다. 현재 진료대상은 불필요한 급만성 통증과 암성통증은 물론이고 안면신경마비나 경련, 교감신경계의 과도한 긴장에 의한 각종 질환과 말초순환 질환, 유소아 통증과 그외 질환으로 확대되어 가고 있다. 진료방법도 약물에 의한 각종 신경차단법 즉, 화학적 방법이 주종을 이루고 있으나, 광선자극, 열자극, 전기자극 및 기계적 자극 등 각종 물리적 방법도 이용되고 있으며, 경험이 축적되면서 진료대상은 더 확대 되어가고 있다. 또 각종 검사 및 영상 장치의 도움으로 통증의 정확한 진단과 안전한 시술을 할 수 있게 되었다.

그러나 아직도 우리나라 말로 된 통증관련 교과서나 참고서가 없음을 안타깝게 생각하던 차에 1992년 대한통증학회에서 편찬위원회를 구성하고 경험과 지식이 많은 회원들의 원고를 모아 이 책자를 출판하기로 하였다. 의학용어는 가급적 한글로 기술하고자 대한의학협회에서 발행한 의학용어집과 이우주 편저의 의학대사전을 참고하였고 아직 통일되지 않은 용어는 편찬위원회에서 결정한 것을 사용하였다. 충분한 시간을 갖고 좀더 내실 있는 책을 만들고자 시작했으나 결과적으로 내용에 있어 미비한 점도 있고 제대로 이해될지 염려되는 부분도 있다. 그러나 부족하나마 이 책이 통증의학에 관심이 있는 마취과 의사, 전공의 및 학생들에게 지침서가 되길 바란다. 앞으로 여러분의 질책과 협조에 의해 보다 완벽한 책으로 보완될 것으로 기대하면서 많은 회원의 성원에 힘입어 감히 초판을 내놓는 바이다.

끝으로 원고를 분담 집필해 주신 여러 선생님과 편찬 위원회 위원여러분의 협조와 마무리 작업에 참여해준 윤덕미, 서재현, 최훈, 김찬 선생 등의 희생적 노고에 심심한 감사를 드리는 바이다.

1995년 새봄
대한통증학회
오 흥 근

차 례

PART I 총론

PART II 진단 및 평가

PART III 통증의 임상각론

SECTION A | 신경병증 통증

PART Ⅴ 기타

PART I

총론

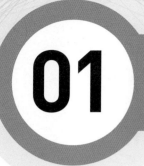

01 통증의학의 과거, 현재와 미래
Pain Medicine's Past, Present and Future

1. 통증의학의 발전

1) 고대 · 중세의 통증의학

통증은 모든 인간이 태어나서 죽을 때까지 살아가는 동안 피할 수 없는 신체 현상이다. 의학이 발달한 오늘날에도 통증의 경험은 대부분 유쾌함과는 거리가 있고, 때로는 강렬한 부정적 정서를 유발한다. 통증(痛症)은 단순히 아픔(痛)이 나타난다(症)는 신체적 차원에만 국한하지 않고, 신체적 · 정신적 괴로움(고통)과 행동 문제까지 포괄하는 개념으로 접근해야 올바른 이해에 도달할 수 있다. 이를 위해 통증이라는 현상이 서로 다른 역사적 맥락 안에서 어떻게 이해되어 왔는지를 살펴봄으로써 그 본질을 파악하는 데 도움을 얻을 수 있을 것으로 본다. 더불어 옛사람들이 현재에 비해 비록 자연현상에 대한 과학적 이해가 부족했을지언정 지성이나 감정에 있어서는 현대인과 크게 다를 바 없다고 생각하며, 통증에 대한 옛사람들의 시선에서 현대 통증의학에서 이루지 못한 영감을 얻고 통증에 대한 우리의 경험을 그들과 공감할 수 있길 바란다.

사회가 통증에 어떠한 의미를 부여하고 어떻게 해석하는가에 따라서 통증에 대한 태도가 결정된다. 자연 현상을 인격적으로 파악하려는 애니미즘적 세계관은 이른 시기부터 여러 문명권에서 공통적으로 발견되는 현상이다. 예를 들어 많은 문명에서 두통은 악령이 머리에 들어와서 발생하고, 이에 대한 치료로 두개골에 구멍을 뚫어(천두술, trephi-

nation) 악령이 빠져 나가도록 해야 한다고 믿었다. 구멍 뚫린 두개골은 유럽, 아프리카, 라틴아메리카, 중국 등 여러 지역에서 출토되었고, 일부 지역에서는 15세기까지도 행해졌다(그림 1-1). 아시리아의 바빌론 지역에서 출토된 설형문자판에는 치통이 벌레나 귀신 때문이며 신에게 치료를 기원하였다는 기록이 전해진다.

이러한 세계관의 연장선상에서 통증이 악령보다 높은 존재, 즉 신의 역사로 인식되거나, 그 자체로서 신격화되는 경향이 나타났다. 그리스 · 로마신화에는 신에게 노여움을 사서, 또는 영웅이 되기 위한 시련을 겪느라 고통받는 다양한 인간 군상이 등장한다. 당시 사람들은 위중한 질병이나 견디기 어려운 고통이 닥치면 신을 위무하기 위한 제사를 지내거나, 시련에 대한 신의 뜻을 알기 위하여 신탁을 구하곤 하였다. 그리스어로 통증을 뜻하는 'algos', 'algea'는 고대 그리스 시에서 통증, 고뇌, 슬픔 및 괴로움의 인격신으로서 등장하기 시작하였고, 갈등과 불화의 신인 Eris의 딸 중 하나로 묘사되었다. 'Algea'는 신체의 아픔('lupe'), 고통('achos'), 그리고 슬픔('ania')으로 구분되었다. 아리스토텔레스(Aristotle, 384-322 B.C.)는 신체의 통증과 부정적 정서 상태가 공히 고통을 유발한다고 말하였고, 고통에 대한 적절한 대처 없이는 인생의 궁극적 목표인 행복을 성취할 수 없다고 하였다. 'Algea' 단어는 라틴어 'dolor'로 옮겨져 'anesthesia dolorosa(무감각성 통증)'의 어원이 되었고, 'hyperalgesia(통각과민)'에서 지금도 그 흔적을 찾아볼 수 있다.

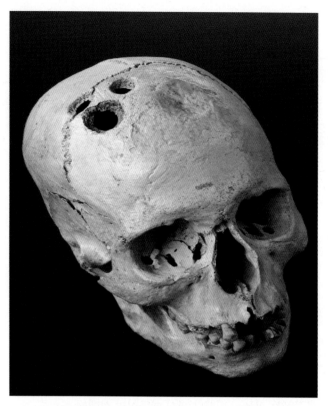

그림 1-1. 청동기 시대 천두술을 받은 두개골. 팔레스타인 제리코 출토

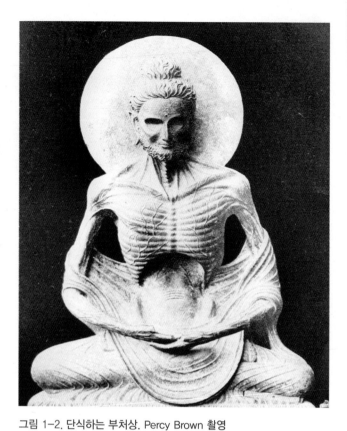

그림 1-2. 단식하는 부처상. Percy Brown 촬영

통증에 대한 보다 극단적인 시각은 고대 인도에서 찾아볼 수 있다. 삶이 곧 고통이라는 전제하에서 힌두교 수행자들은 신체에 견디기 어려운 가해를 함으로써 더 높은 정신적 경지에 도달하려 했는가 하면, 정반대로 불교의 창시자인 고타마 싯다르타는 인생을 고통의 연속으로 만드는 원인이 욕망에 있다고 보고, 지나친 고행 대신 욕망을 없애기 위한 내적 수련을 강조하였다(그림 1-2).

고대 이후로부터 중세를 거치는 동안 서구 사회는 기독교의 지대한 영향 아래 놓여 있었다. 성경에 의하면 육체적 고통은 신의 섭리에 의한 결과로 기독교에서는 고통의 경험이 신에 대한 믿음을 강화하는 긍정적 기능이 있다고 보았다. '원죄론'은 유대교 시절부터 전승된 기독교의 기본 교리 중 하나로, 인간의 고통은 태초의 인간이 저지른 죄(원죄)의 대가로 신으로부터 불가피하게 주어졌다는 입장이다. 이것은 이후 예수 그리스도가 겪었던 고통과 사망이 원죄를 보상할

수 있을 정도로 의미 있다는 '속죄론'으로 발전하였다. 영어에서 통증을 뜻하는 'pain'은 중세 시대에 라틴어 'poena'에서 유래하였는데, 그 의미는 'penalty', 'punishment'로 통증을 죄에 대한 벌로 여겼던 중세인들의 종교적 시각을 짐작할 수 있다. 이러한 시각은 여러 가지 행태를 낳았는데, 초기 기독교 성인들은 극심한 통증을 겪지 않고 순교하였다고 전해지는가 하면, 구원받지 못한 죄인들은 지옥에서 영원히 고통을 받는 것으로 생전에 저지른 죄의 대가를 치른다고 묘사되었다(그림 1-3). 한편 마녀 재판이 횡행하던 시기에는 고문에 통증을 느끼지 못하는 신체 부위가 발견되면 악마의 낙인으로 간주되어 유죄가 선고되기도 하였다.

고대·중세인들은 주로 경험을 통해 치료법들을 하나씩 발견해 나가면서, 다른 한편으로 일반적인 의학이론 체계를 마련하기 위하여 노력하였다. 고대 중국인들은 질병·통증이 음양의 불균형이나 체내 기(氣) 흐름의 교란 때문에 발생

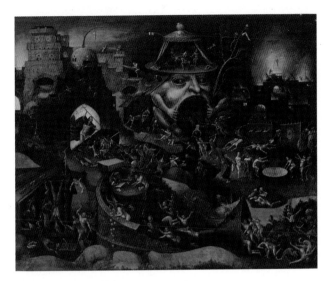

그림 1-3. 연옥의 예수(Christ in Limbo)
작가 : Heironymus Bosch 또는 추종자. 소장: Indianapolis Museum of Art.

수축을 비롯한 모든 신체 기능의 중요 통로임을 확인하고 통증이 신경을 통해 전달된다는 결론을 내려, 기계적 통증론의 시조로 여겨지고 있다. 또한 체액설을 계승하여 15가지의 통증 원인을 분류하고 그에 대한 치료방법도 언급하였다. 중세 유럽에서는 갈레노스 의학의 성취조차 제대로 계승하지 못하였으나, 12세기부터 이슬람으로부터 아리스토텔레스 철학과 몇몇 치료법들이 전래되기 시작하였다. 13세기에는 흡입최면제인 수면 스펀지(soporific sponge)가 도입되어 수술 환자에게 쓰였고, 에테르가 처음으로 합성되었다. 그러나 르네상스 전까지 유럽과 아시아 모두 인체와 통증 체계에 대한 이해는 형이상학적 철학 체계 위에 경험적인 치료법을 집대성한 수준에서 크게 벗어나지 못하였다. 한편, 12세기 잉카의 샤먼들은 코카(Erythroxylon coca)잎을 천두술 시 두피 마취에 사용하였다.

2) 근세 · 근대의 통증의학

르네상스 이후 인간의 본성과 육체가 신을 대신하여 학문의 주제로 대두됨에 따라, 통증에 관한 대중의 인식도 크고 작은 변천을 겪었다. 기독교적 통증관에서 점차 탈피하여 통증이 점차 치료할 대상으로 인식되었고, 개인별 통증 감수성의 차이에 대해서도 고대의 4기질설을 뛰어넘기 위한 탐구가 시도되었다. 1681년 Thomas Sydenham은 '히스테리아(hysteria)'에 대하여 "원인을 설명하기 힘든 만성 통증"이며 "힘든 육체 노동을 하지 않는 여성은 이로부터 자유로운 경우가 아주 드물고 남성은 육체 활동이 많으므로 비교적 덜 발병한다"고 기술하였다. 육체 노동을 하지 않는 여성은 당연히 귀족이거나 부유한 중산층이었으므로, 18세기 중후반에 이르러서는 통증에 민감한 기질이 바람직한 상류 계급의 여성성으로 권장되기도 하였다. 중세 시대에 종교적 사회질서를 강화하는 방향으로 통증이 해석되었던 것과 유사한 맥락으로, 근대에도 여성 차별, 노예제, 서구 문명의 우월성을 정당화하는 방향으로 통증에 대한 그릇된 선입견이 만연하였다. 예를 들어 여성은 남성보다 통증에 민감하므로 보호받아야 한다든지, 흑인은 백인보다 통증에 덜 민감하므로 고된 학대를 가해도 된다든지, 고통에 대한 둔감함은 비문명인의 증거라든지 하는 등의 주장이 바로 그것이었

한다고 보았고, 이를 해소하기 위한 침술과 약초학을 중요하게 여겼다. 메소포타미아에서는 효과적인 진통제이자 수면제인 아편을 얻기 위하여 기원전 수천 년 전부터 양귀비를 재배하였고, 이집트, 그리스, 로마에서도 오랜 세월 약용으로 사용되었다. 고대 이집트인들과 아시리아인들은 관절염을 치료하기 하기 위하여 버드나무 추출물을 이용했다고 전해진다. 히포크라테스(Hippocrates, 460-377 B.C.)는 엠페도클레스(490?-430? B.C.)의 4원소설에 기초하여 질병 · 통증이 4체액의 불균형에서 비롯된다고 보았고, 통증 경감을 위한 구체적인 방법론에도 큰 관심을 보였다. 그는 다리 수술 시 눈과 얼음으로 감각을 마비시켰고, 소크라테스를 죽게 만든 독초로 유명한 독미나리(hemlock)를 정제하면 안전하게 의식만 소실시킬 수 있을 것이라고 생각하였다. 로마의 갈레노스(Galen, 129-199?)는 아리스토텔레스와 히포크라테스의 이론을 종합하고 발전시켰고, 그의 이론은 이후 천 년 이상 서양의학의 주류를 이루었다. 그는 동물실험을 통하여 뇌와 신경계의 기능을 일부 규명하였고, 제충국(insect flower) 등의 추출물을 발치에 이용하였다. 서로마제국 멸망 이후 갈레노스 의학의 명맥은 비잔틴제국을 거쳐 아라비아로 전래되었다. 당시 알려진 모든 의학 정보를 집대성하고, 17세기까지 유럽 의학의 기본서가 된 『의학전범』의 집필자인 이븐 시나(Avicenna, 980-1037)는 신경이 근육

다. 그러나 거듭된 연구와 인권 신장 운동의 결과 잘못된 선입견들은 차차 타파되어 갔다. 특히 다윈과 프로이트는 각각 신체적인 면과 정신적인 면에서 고통이 인간의 본성이 지향하는 바가 아니라는 학설을 설득력 있게 주장하여, 여전히 남아 있던 기독교적 통증관에 결정적인 변화를 일으켰다. 이 장에서 자세하게 다루지는 않으나, 1846년 에테르(ether) 흡입마취와 이듬해 클로로포름 흡입마취법의 개발은 단순히 수술 성공률을 끌어올린 차원을 넘어서 통증을 인간의 본성으로부터 격리함으로써 인권 신장의 실제적인 방법론을 확립했다는 의미도 담고 있다.

르네상스 시기 고전 미술과 수학에 대한 재조명은 해부학의 발달로 이어졌다. 뇌와 신경에 대한 많은 도해를 남긴 레오나르도 다빈치(Leonardo da Vinci, 1452-1519)는 신경이 감각과 연관되어 있다고 주장하였다. 하지만 그의 이론은 출판되지 않아 당대에는 별로 알려지지 않았다. 베살리우스(Vesalius, 1514-1564)는 실제 인체 해부를 통하여 동물 해부에 기반했던 갈레노스 의학의 오류를 바로잡았고, 뇌가 감각의 중추라고 생각하였다. 데카르트(Descartes, 1596-1650)는 인체에 대한 기계적 관점을 주장하여 이전 세대의 신비주의를 배격하였다. 그는 환각지를 예로 들며 통증이 단순히 말초 기관에서 발생하지 않고 뇌의 작용으로 발생한다고 설명하였다. 스코틀랜드의 의사였던 Sir C. Bell (1774-1842)은 감각신경과 운동신경을 구분하고 뇌신경의 기능을 정리하였다. 그는 감각의 인지에 있어 서로 다른 종류의 감각 수용체가 존재하며 각각의 특정 수용체는 오직 하나의 자극 타입에 대해서만 반응한다고 주장하였고, 이는 통증도 시각이나 청각 등의 다른 감각처럼 통증 감각에 특화된 수용체 및 전달체계를 가진다는 '특이성 이론(specific theory)' 연구의 초석이 되었다. 동시대의 Magendie는 척수신경 중 등쪽뿌리(dorsal root)가 감각 전달에 관여함을 보였다. 1839년 Müller는 특정 감각에 대한 경험은 감각을 받아들이는 특정 감각 신경의 특정한 에너지의 전달에 의한다는 '특수신경에너지 이론'을 발표하였다. 특수신경에너지 이론에서는 개별 신경은 자신의 특별한 에너지 혹은 특질을 가지고 있으며, 감각의 질은 자극의 본질에 있지 않고 특정 감각만을 만드는 감각 신경에 따라서 결정된다고 본다. 예를 들어 촉각은 기계적 자극, 화학적 자극, 열, 전류 등 다양한 자극에 의해 발생할 수 있다. 결국 이 이론은 감각은 신체 '외부'의 특질과 상태를 의식으로 전도하는 작용이 아니며, 외부 원인에 의해 흥분된 '신경'의 특질과 상태를 의식으로 전도하는 작용이라는 결론으로 이어졌고, 이것은 나중에 통증 경로와 통각 수용체에 대한 이론으로 발전하였다. 1858년 Schiff는 척수의 특정 병변이 촉각과 통각의 상실을 일으킨다는 것을 보여주어, 나중에 척수시상로절단술(cordotomy)의 이론적 배경이 되었다. Max von Frey는 온각과 냉각을 각각 전담하는 말단기관 수용체의 개념을 제시하였고, 여러 굵기의 말 털(von Frey filament)을 이용하여 통각점의 민감도에 관한 연구를 하였다. 감각신경 및 통증 전달의 정확한 경로를 연구하기 위하여 Sir H. Head (1861-1940)는 스스로 요골신경(radial nerve)을 절단하기도 하였다. 독일의 Goldscheider는 1894년 '패턴 이론(pattern theory)'을 소개하였는데, 이 이론에 의하면 통증은 피부로부터의 감각 정보가 특정 역치 이상 중추신경계에 누적됨에 따라 특정한 패턴으로 신경이 활성화되어 발생한다고 보았다. W. K. Livingstone, J. D. Hardy, H. G. Wolff는 다양한 뉴런 간의 상호작용에 주목하였고, 중추감작(central sensitization)에 대한 선구적 업적을 남겼다.

통증이 특정 신경 경로를 통해 전달되며 물리적 실체가 있는 현상이라는 사실이 규명되면서, 만성 통증을 유발할 수 있는 질환들 각각의 발병 원인을 밝히기 위해 그 병리를 해부학적으로 관찰하고, 증상을 그 변화와 결부시키게 되었다. 또한, 그러한 이상을 교정함으로써 만성 통증을 치료할 수 있다는 희망도 싹트게 되었다. 프랑스의 외과의 Ambroise Paré (1510-1590)는 기독교적 통증관을 일찍이 거부하고, 통증이 신의 의지가 아니라 적극적으로 치료해야 하는 대상임을 강조했던 선각자였다. 그는 풍부한 부상자 치료 경험을 통하여, 환지통(phantom limb pain)이 과학적으로 설명되기 300년 전에 사지절단술 후 통증에 대한 최초의 기술을 남겼고, 보조기를 고안하였으며, 아편 등의 진통제도 사용하였다. S. W. Mitchell은 남북전쟁 동안 동료들과 함께 부상자들을 치료하면서, 사지 절단이나 부상으로 인하여 신경 손상을 입었던 군인의 상당수가 만성적인 신경병증에 시달리고 있음을 보았다. 1864년 출판한 저서에서, 그는 '작열통(causalgia)', 'reflex paralysis', 'posttraumatic shock syndrome' 등 외상성 신경병증과 관련된 중요한 개념들을 다루었다.

통증의 병리에 관한 연구와 더불어, 19세기 후반 통증치료에 있어서 중요한 진보 중 하나는 국소마취법의 발전이다. 이것은 단순히 수술 중 통증의 차단에 머무르지 않고 20세기 후반 경피적 중재술을 주요한 무기로 삼는 통증의학의 대두에 있어서 중요한 기술적 바탕이 되었다. 이러한 점에서 국소마취법의 발전에 대해서는 본격적인 통증의학의 발전을 언급하기 전에 간략히 소개할 필요가 있다. 국소마취제가 나오기 전에는 신경을 직접 압박하거나 냉각시키는 것만이 감각을 국소적으로 마비시킬 수 있는 수단이었다. 최초로 클로로포름(chloroform)를 이용해 흡입 마취를 시도한 것으로 유명한 James Young Simpson은 국소마취의 가능성에 대해서도 깊이 탐구하였다. 그는 다양한 용액과 증기를 통한 국소마취 가능 여부를 연구하였고, 비록 긍정적인 결과를 얻는 데는 실패하였으나 1848년에 이에 대한 경험을 발표하였다. 2년 후인 1850년에 Oliver W. Holmes가 '마취(anesthesia)'라는 용어를 만들었고, Simpson의 연구는 '국소마취(local anesthesia)'의 개념을 최초로 제시한 것으로 인정받고 있다. 다만 당시에는 기술적인 한계 때문에 Simpson은 고전적인 압박법을 이용한 국소마취 방법을 다시 사용할 수밖에 없었다. 에테르(ether) 스프레이를 이용한 냉각법은 코카인이 등장하기 전까지 가장 확실한 국소마취 방법으로 쓰였다. 16세기 스페인의 신대륙 정복 후, 잉카제국의 지배계급 내에서 은밀하게 사용되던 코카잎이 라틴아메리카 원주민들에게 급속도로 확산되었고, 유럽인들도 그 효능에 주목하기 시작하였다. 그러나 유럽의 기후가 코카나무의 생육에 적합하지 않았고 화학이 충분하게 발달하지 못해 1855년이 되어서야 비로소 F. Gaedcke에 의해 코카 알칼로이드가 분리되었다. 1860년 Niemann은 개선된 방법으로 코카 알칼로이드를 대량으로 추출하여 코카인(cocaine)이라는 이름을 붙였다. 코카인의 인공 합성은 1898년이 되어서야 Willstätter에 의하여 이루어졌다. Karl Koller는 1884년 코카인의 작용에 대한 일련의 실험 끝에 코카인을 이용한

안과 마취에 성공하였다. 코카인의 발견과 함께 부위마취의 발전에는 주사침과 주사기의 발명도 중요한 역할을 하였다. 주사침과 주사기의 발명 이전에는 피부를 통한 약물 투여를 위해 약물을 피부 위 또는 피부에 상처를 내고 바르거나 붙이는 방법을 사용하였다. 하지만 1845년 Francis Rynd가 모르핀을 피하에 주사하여 신경통을 치료하기 위하여 속이 빈 주사침을 발명하고, 1853년 Charles Pravaz와 Alexander Wood가 주사침이 결합된 주사기를 고안한 후 피하에 정확한 양의 진통제를 주사할 수 있게 되었다. 이러한 획기적인 약물 투여 방법의 발전으로 남북전쟁 동안 부상자의 진통을 위하여 모르핀 피하주사가 널리 사용되었다. 1885년 William Halsted가 드디어 코카인을 신경 주위에 주사하여 최초의 신경블록을 시행하였고, 같은 해 Corning이 경막외마취에 성공하였다. 당시 Corning은 코카인의 국소마취 효과와 혈관 수축 효과를 관찰하였는데, 척수신경도 코카인으로 차단할 수 있을 것이라는 가설을 세우고 요추 가시돌기사이공간(interspinous space)으로 코카인을 다량 주입하였다. Corning은 자신이 척수강내로 약물을 투여했다고 생각했고 자신의 술기를 '척추마취(spinal anesthesia)'라고 명명하였으나, 실질적인 척수강내 마취(intrathecal anesthesia)는 H. I. Quincke의 요추천자 경험을 이어받은 A. Bier에 의하여 1899년 이루어졌다. 1891년 François-Frank는 신경줄기(nerve trunk) 주위에 약물을 침윤하는 행위를 블록(blockade)이라고 처음 이름 붙였다. 1895년 K. L. Schleich는 낮은 농도의 코카인 식염수 용액을 피하에 주사하는 '침윤마취(infiltration anesthesia)'를 명명하고 보급하였는데, 이러한 진보는 코카인이 낮은 농도에서도 충분히 효과적으로 감각을 차단한다는 사실을 규명하여 코카인의 부작용을 줄이려고 노력했던 P. Reclus 등의 연구에 기반하였다. '부위마취(regional anesthesia)'라는 용어는 H. Cushing이 1901년 전신마취 하에 신경총을 직접 보면서 차단하는 기법을 가리켜 이름 지었다. 국소마취제와 부위마취법의 발전은 20세기에 더욱 가속화되었다(표 1-1).

장기간의 진통을 얻기 위하여 국소마취제 대신 신경파괴제가 주입되는 신경파괴술이나, 외과적인 신경 절단술이 시도되었다. 1903년 Schlosser는 고농도의 알코올을 이용한

표 1-1. 국소마취제의 발달과 20세기 국소마취 기법의 발달

연도	인물	업적
1898	R. Willstätter	코카인(cocaine) 합성
1901	Sicard & Cathelin	미추경막외마취(caudal epidural anesthesia) 소개
1902	H. Braun	코카인 작용 시간을 연장하기 위한 에피네프린 사용
1902	H. Cushing	수술 후 진통을 위한 전신마취 하 신경총블록을 시도하고 부위마취(regional anesthesia)로 명명
1903	E. Fourneau	Stovaine (amylocaine) 합성
1905	A. Einhorn	Novocaine (procaine) 합성
1908	A. Bier	경정맥말초신경블록(Bier block) 소개
1909	W. Stoeckel	산과마취에 미추경막외마취 적용
1910	A. Laewen	천골틈새(sacral hiatus)를 통한 미추경막외마취 소개
1911	G. Hirschel	겨드랑이 팔신경얼기블록(axillary brachial plexus block) 소개
1911	D. Kulenkampff	빗장위팔신경얼기블록(supraclavicular brachial plexus block) 소개
1912	W. W. Babcock	저비중 척추마취 기법 소개
1912	Kappis & Laewen	방척추마취(paravertebral anesthesia) 소개
1921	F. Pages	체절마취(metameric anesthesia)라는 이름으로 요추 경막외마취 시도
1922	G. Labat	Regional anesthesia 교과서 발간
1923	G. Labat	미국부위마취학회(ASRA) 설립
1928	O. Eisleb	Tetracaine 합성
1931	A. M. Dogliotti	분절성 경막외마취(segmental peridural anesthesia) 소개
1940	W. T. Lemmon	지속적 척추마취 시도
1943	N. Loefgren	Xylocaine (lidocaine) 합성
1953	Löfgren & Tegnér	Prilocaine 합성
1957	A. F. Ekenstam B.	Mepivacaine, Bupivacaine 합성
1971	B. H. Takman	Etidocaine 합성
1975		미국부위마취학회 재결성
1990	Mather & Tucker	Levobupivacaine 합성
1997		Ropivacaine 시판

신경파괴술을 삼차신경통에 적용하였다. 1912년 Härtel은 무수알코올을 이용한 삼차신경절파괴술(trigeminal ganglion neurolysis)을 최초로 기술하였다. 1926년 Swetlow는 협심증을 치료하기 위하여 상위 흉추 부위에 85% 알코올을 방척추공간에 주입하였다. Dogliotti는 1931년 좌골신경통(sciatica)를 치료하기 위하여 대담하게도 알코올을 거미막 밑공간에 주입하였다. René Leriche는 1차 세계대전 중 군의관으로 재직하였는데, 1917년 허혈의 증거가 없는 작열통 환자에서 동맥주변의 교감신경신경절제술(periarterial sympathectomy)을 시행하여 좋은 결과를 얻었다. 그가 소개한 교감신경절제술과 교감신경블록은 1930년대 이후 신경병증 환자의 치료에 널리 활용되었다. 이후 페놀(phenol), 글리세롤(glycerol), 고장성식염수(hypertonic saline) 등 알코

올 이외의 약제를 이용하거나 고주파(radiofrequency) 열이나 냉동(cryoablation)을 통한 신경파괴술·신경응고술도 개발되어 이용되었다. 1936년 E. Rovenstine은 통증 조절을 위한 최초의 신경블록 클리닉을 열었다. 신경치료와 더불어 전기치료, 수치료, 온열치료 등 다양한 물리요법도 발전하였다.

파라켈수스(Paracelsus, 1490-1540)는 고대 의학에 대한 답습을 거부하고 경험에 기초한 치료를 시도하였으며, 아편을 통증치료에 다시 사용하였다. 그가 고안했던 아편을 알코올에 녹인 약물(laudanum)은 수 세기 동안 통증, 변비, 감기 등에 상비약으로 애용되었다. 19세기에는 화학과 약리학의 비약적인 발전이 있었고, 진통제(painkiller)라는 용어가 등장하였다. 1804년 독일의 Sertüner는 아편에서 순수한

morphine을, Robiquet는 1832년 codeine을 분리하였다. 이후 효과를 높이고 부작용을 줄이기 위하여 반합성 마약인 heroine (1874), oxymorphone (1914), oxycodone (1916), hydrocodone (1920), hydromorphone (1922)과 완전합성 마약인 pethidine (1932), methadone (1947), fentanyl (1960) 등의 개발이 잇달았다. 비마약성 진통제 가운데 대표격인 아스피린은 1897년 바이엘(Bayer)사와 관계가 있던 Hoffmann 부자에 의해 개발되고 시판되어, 이전에 사용되던 버드나무 껍질 등의 생약을 빠르게 대체하였다.

18세기 후반 F. A. Mesmer는 자석, 화려한 의상, 어둑한 조명, 음악 등의 요소를 결합하여 최면을 유도하였고 수술이 가능한 정도의 진통을 얻기도 하였다. 이른바 'Mesmerism'은 비록 일관성면에서 당대에 많은 비판을 받고 결국 사장되었지만, 인지치료의 선구적 형태로 인정받고 있다.

X선의 발견은 진단기법에 있어서 획기적인 사건이었다. 1895년 뢴트겐(Röntgen)은 최초로 X선 투시 영상의 촬영에 성공하여, 진단방사선학의 아버지로 불리게 되었다. 이로서 인체 내부 시각화의 가능성이 열렸다. 이후 방사선 조영제(radiocontrast media)의 사용은 각종 조영 영상검사와 중재적 시술을 가능하게 하였다.

이미 Galvani가 1771년에 동물 전기에 대하여 최초로 기술하였지만, 1929년이 되어서야 Adrian이 단일 근육의 근전도(electromyography) 측정에 성공하였고 이로 인해 신경 기능을 직접 평가할 수 있게 되었다.

3) 현대의 통증의학

일반적으로 역사학에서 현대라고 하면 유럽을 기준으로 제1차 세계대전(1914-1918) 후의 시대를 가리킨다. 하지만 현대적인 통증의학의 시작은 John J. Bonica (1917-1994)가 이전 문헌과 스스로의 경험을 집대성한『The management of pain』을 출판하여, 통합적(comprehensive)인 학제간(interdisciplinary) 통증치료의 모델을 제시한 1953년으로 보는 것이 타당할 것이다. 그는 당시까지 알려진 주요 통증질환의 기전을 망라하고, 신경블록을 중요한 진단 및 치료법으로 삼았으며, 관련 학과와 의료진의 폭넓은 참여를 유도하였다. 그의 뜻에 공감한 많은 의사들과 함께 1973년 첫 번째

국제통증심포지엄이 열렸고, 이듬해 세계통증연구학회(International Association for the Study of Pain, IASP, 세계통증학회)가 설립되었다. IASP는 학회지「Pain」을 발간하여 통증에 관하여 모든 수준의 연구를 활발하게 진행해 왔으며, 현재 통용되는 통증의 정의와 통증 질환의 진단기준 등을 마련하였다. 1975년 미국부위마취통증의학회(American Society of Regional Anesthesia and Pain Medicine, ASRA)가 재결성되었고, 1980년에는 ASRA를 본받아 유럽부위마취통증의학회(ESRA)도 조직되었다. 세계통증연맹(World Institute of Pain, WIP)은 1993년 결성되어 역사는 비교적 짧지만, 통증의학의 지식과 실기의 보급을 목표로 활발한 활동을 벌이고 있으며, 국제통증인정의(Fellow of Interventional Pain Practice, FIPP), 통증초음파중재인정의(Certified Interventional Pain Sonologists, CIPS), 통증센터에 대한 통증진료우수상(Excellence in Pain Practice Award) 제도를 운영하고 있다.

통증 이론의 발달은 새로운 통증치료의 장을 열어주곤 하였다. 1965년 R. Melzack과 P. Wall이 제창한 관문이론(gate theory)은 이전 세대의 기계적 신호 전달 체계를 뛰어넘는 혁신적 시각을 제시하였다. Aβ 섬유를 통하여 전달된 비통각성자극이 척수 후각(posterior horn)의 아교질(substantia gelatinosa)에서 시냅스전억제(presynaptic inhibition)를 일으켜, 더 가느다란 Aδ 섬유나 C섬유를 통해 전달된 통증 신호를 억제할 수 있다는 것이 주요 내용이다. 이것은 반대로, 수초화된(myelinated) 섬유의 손상은 C섬유의 과도한 활성화를 유도하여 신경병성 통증의 원인이 됨을 시사하기도 하였다. 지금에 와서는 더 많은 이해가 덧붙여져 관문 이론 자체는 과거의 유물이 되었으나, 뇌나 척수 자극을 통한 신경조절술(neuromodulation)의 단서가 되는 중요한 역할을 하였다. 통증의 만성화를 설명하는 데 있어서 중요한 개념인 중추감작(central sensitization)과 신경가소성(neural plasticity)에 대하여서는 C. J. Woolf의 업적이 크다. 오늘날 통증 이론은 신경세포의 이온통로(ion channel), 수용체(receptor), 염증 반응, 하행성 억제, 인지를 아우르고 있다. 유전체의학의 발달에 따라, 향후 통증의학은 분자 수준까지 기전을 규명하고 유전자 분석을 통하여 개인별 맞춤 치료를

제공하는 방향으로 나아갈 것이다. 정밀의학에 대해서는 다른 장에서 자세히 다뤄질 예정이다.

최신 이론에 따른 중재적 통증치료의 범위는 말초신경블록, 경막외블록, 교감신경블록 및 파괴술, 고주파시술, 척수자극술(spinal cord stimulation), 그리고 척수강내약물주입술(intrathecal drug administration)에 이른다. 중재적 치료 외에도 타과와의 협진을 통한 심부뇌자극술(deep brain stimulation), 감마나이프(gamma knife surgery), 신경압박제거술 등 신경병성 통증 질환에 대한 수술적 치료가 행해지고 있다. 또한, 퇴행성 척추통증에 대하여 기존의 신경블록이나 유착박리술의 한계를 극복하고, 기계적 압박 및 염증의 원인을 제거하기 위한 최소침습적시술법도 발전을 거듭하고 있다.

통증은 인간에게 있어서 단순히 신체적 요소에 국한되지 않고 통증 인지, 정서적인 반응, 대응 행동 등 정신적 요소와 밀접한 관련이 있고, 정신적 문제가 신체 증상으로 전환되는 경우도 잘 알려져 왔다. 1950년대부터 G. L. Engel은 만성 통증과 정신 질환의 연관성을 보여주었다. 오늘날 많은 난치성 통증 환자들이 정신건강의학과와의 협진을 통하여 많은 도움을 받고 있다.

1950년대 이후 각종 진단 검사법의 발달은 통증의 원인을 찾아내고 보다 나은 치료계획을 수립하는 데 지대한 공헌을 하였다. 2D 초음파단면영상술(1952), 99mTc 뼈 스캔(1971), CT (1972), PET (1975), MRI (1980)가 차례로 개발되었고, 개별 기술 내에서도 각종 영상 처리 기법들이 발전을 거듭하여 진단과 치료에 있어 그 가치를 더하고 있다. 특히 C자형 X선 투시기와 이동형 초음파영상기기는 중재적 시술의 정확도를 향상시키고 부작용과 시술 시간을 줄이는 데 크게 기여했다.

통증 자체에 대한 진단 도구의 개발도 많은 진척이 있었다. 아직까지 통증 그 자체를 영상학적으로 평가하는데 제한이 있지만 기능적 뇌 MRI의 발달은 통증의 성격을 구별하는 한편 삶의 질 및 신체·정신 기능에 대한 통증의 다면적 영향을 신뢰성 있게 정량화할 수 있게 되어 통증 환자의 연구와 예후 평가에 활발하게 쓰이고 있다.

1990년대부터 의학 전반에 불어 닥친 증거중심의학(evi-dence-based medicine)의 열풍은 통증의학에 있어서도 예외일 수 없었다. 높은 수준의 객관성과 재현성을 담보하기 위하여, 보다 정교한 연구 설계와 통계적 방법론을 적용하여 오류(error)와 삐뚤림(bias)을 제거하려는 노력이 이루어지고 있다. 개별 임상시험의 한계를 극복하기 위한 체계적 문헌고찰(systematic review)도 Cochrane library 등을 중심으로 활발하게 진행되고 있다.

2. 한국 통증의학의 역사와 미래

1) 대한통증학회 창립 이전

미국에서 1950년대부터 통증의학 교과서가 발간되었고, 일본에서는 이에 영향을 받아 1960년대부터 통증전문클리닉이 활발하게 진료를 하였다. 우리나라에서도 신경블록이 마취통증의학과 의사에 의해 1955년부터 행해졌지만, 당시는 마취통증의학과 의사 인력이 절대적으로 부족하였고, 마취 기기의 자동화가 미비한 시절이어서 통증치료분야는 상대적으로 소홀할 수밖에 없었다. 더구나 국내에서는 통증치료에 있어서 대중적으로 한의학의 전통이 깊게 남아 있었고, 전문적인 통증치료에 대한 인식이 부족하였다. 그러나 마취과 의사 중에서 통증치료에 뜻 있는 몇몇 의사들이 산발적으로 치료 경험을 공유하기 시작하여 국내 통증의학이 태동하였다. 통증의학에 대한 관심은 연세대 오홍근 교수(1954년, 1966년, 1973년 WHO 마취과학센터 연수, 코펜하겐) 및 연세대 김완식 교수(1962년, 1969년 WHO 마취과학센터 연수, 코펜하겐)를 필두로 국내 의사들의 해외 연수로 이어졌고, 미국, 유럽, 일본과의 교류를 통하여 실력을 배양하였다. 그 성과를 바탕으로 1973년 세브란스병원(오홍근 교수)과 한양대병원(김완식 교수)에 통증치료실이 개설되었다. 이어 전남대병원, 가톨릭의대 성바오로병원, 부산 광혜병원에도 통증치료실이 잇따라 개설되었다.

2) 대한통증학회 창립 이후

대한통증학회의 전신인 Pain Clinic 연구회는 1983년 창립된 대한통증연구학회(세계통증연구학회, IASP의 한국 지부)에 자극을 받아 1984년 조직되었다. 대한통증연구학회는 IASP처럼 통증 관련 모든 의료인들이 참여하는 다학제적 성격을 띠었던 반면, 당시 마취과 의사들은 소수를 제외하고는 통증치료에 경험이 없었다. 이점을 우려한 오흥근 교수가 마취과 의사로만 구성된 통증 전문학회가 필요하다는 의견을 제시하여, 박욱 교수(순천향의대), 김성년 교수(가톨릭의대), 김인현 교수(마산 고려병원), 김인세 교수(부산의대) 등이 통증학회를 만들기 위한 첫 모임을 가졌다. 1985년 Pain Clinic 연구회가 발족되었고 임원진을 임명하였으며, 연 2회 학술발표회를 시작하였다. 1986년 3차 학술대회 총회에서 대한통증학회로의 개명과 회장 선출 등이 이루어졌다. 이후 대한통증학회는 단결된 추진력을 발휘하여 대한통증연구학회를 빠르게 추월하여 발전하였다. 대한통증학회지 발간(1988), 대한의학회 준회원 가입(1988), 행림의보 발간(1995), 통증의학 교과서 초판(1995), 인정의 제도 시행(1996), 마취통증의학과로 과명 변경(2002) 등 진료 능력을 배양하고 학술 활동을 촉진하며 통증의학 분야를 선점하기 위한 노력들이 끊임없이 이어져 왔다. 현재 외국으로부터 선진 통증의학을 배워오는 데 급급하던 상황에서 벗어나, 2001년 제6차 AOSRA (Asia-Oceania Society of Regional Anesthesia), 2008년에는 세계적인 통증관련학회 중 임상 부분의 양대 산맥의 하나인 WSPC (World Society of Pain Clinicians) 제13차 학술대회를 유치하였고, 2016년에는 대한통증학회 30주년 기념 학회와 더불어 대한통증학회에서 조직된 제1회 ICSP (International Congress of Spinal Pain) 국제 학회를 병행하여 개최하게 되었다.

3) 한국사회의 변화와 통증의학의 전망

대한통증학회 회원은 4,000여 명을 돌파하였고 600여 명의 고위자과정 이수자를 배출하였다. 마취통증의학과 의원 수의 증가는 2010년 이후로 타과를 크게 뛰어넘어, 6년간 43%나 늘어나 2016년 현재 전국적으로 991개에 달한다. 한국에서 통증의학의 급격한 발전과 종합병원 통증센터 및 개원가의 빠른 성장세는, 경제 발전과 고령화에 힘입은 바가 크다. 국민소득의 증가에 따라 먹고 사는 문제에서 벗어나

삶의 질을 추구하기 시작하였고, 그것을 위하여 통증을 다스리는데 대중의 관심이 쏠리기 시작하였으며, 이러한 시대의 흐름을 미리 읽고 때를 맞추어 통증의학 분야를 선도해 온 선배들의 노력이 있었기 때문에 오늘날 마취통증의학과 출신 통증 전문의들이 그 결실을 맛보고 있는 것이다. 따라서 앞으로 통증의학이 지금까지의 성공을 지속하려면 한국사회의 특성과 변화 방향에 예의 주시할 필요가 있다.

만성 통증질환 중 상당 부분이 퇴행성 변화에 기인한다. 한국사회는 세계 어느 국가보다 빠른 고령화 경향을 보이고 있고, 노인 인구의 상당수가 산업화 과정에서 부족한 건강관리를 받으며 과도한 노동에 노출되었기 때문에, OECD 국가 중 노년층 만성 근골격계통증의 유병률이, 특히 여성에서 높은 편이다. 반면 한국의 65세 이상 노인 빈곤률은 2013년 기준 47.2%에 달할 정도로 매우 높아서, 많은 노인들이 적절한 비용을 의료비로 지출할 여력이 없는 형편이다. 경제적 곤란과 신체 질환은 직간접으로 높은 우울 경향을 조장하여, 통증을 악화하는 요인으로 작용한다. 우울 경향은 비단 노인층만의 문제는 아니다. 사회경제적 불안정성과 낮은 삶의 만족도와 관련되어 전체 연령에서 주요우울장애의 평생 유병률이 점차 증가하고 있다. 근골격계통증은 노동능력, 정신건강, 삶의 질을 저해하여 악순환을 만든다. 또한 적절하게 관리되지 못한 만성 통증은 지속적으로 의료자원을 소모시킨다. 2014년 기준 인구의 13%에 불과한 노인층에 전체 의료비의 1/3이 지출되며, 그 중에서 큰 부분이 통증 질환에 투입되고 있다. 앞으로 지속적인 고령자 증가 추세에 따라서 노인 통증 질환 의료비 지출도 빠른 속도로 증가할 가능성이 매우 높다. 그러므로 비용 대 효과면에서 적정하고 지속가능한 한국형 통증의료의 모델을 제시하는 것이 향후 중요한 과제이다.

만성 근골격계통증 이외에도 많은 분야가 국내 통증의료에 있어서 미개척지로 남아 있다. 아직도 미흡한 암성통증 조절 및 마약성진통제 관리, 보다 질 높은 급성·수술후 통증 관리, 다학제진료, 정부 정책에 발맞춘 중증 통증질환 보장성 강화 등 현안이 산적해 있다. 삶의 질과 밀접하게 연관되어 있다는 점에서 통증의학의 수요는 양적으로나 질적으로나 팽창을 계속할 전망이다. 일각에서는 AI의 발달에 따

라 의료의 많은 분야가 자동화될 수 있다고 우려하고 있으나, 신체·정신·사회적으로 통합된 통증 솔루션을 제공할 수 있는 통증의학은 마지막까지 인간의 영역으로 남을 것이라고 저자는 예상한다.

━━ 참고문헌

김남두 등. 철학사상. 별책 제3권 제9호. 서울, 서울대학교 철학사상연구소, 2004, 90-8.

김승택, 성상철. 건강보험통계연보 2016. 서울, 건강보험심사평가원, 국민건강보험공단. 2017.

대한통증학회. 제6회 통증의 날 캠페인 - 척추 통증치료 만족도 및 사후 관리 현황. 2016.

정최경희 등. 국내 장노년층 만성통증의 현황과 과제. 서울, 질병관리본부, 2015.

통계청, 2017 고령자 통계, 서울, 통계청. 2017, 15-6.

홍진표 등. 2016년도 정신질환실태 역학조사, 서울, 보건복지부, 2016.

황은애, 정영훈. 2015 한국의 소비생활지표. 한국소비자보호원. 2016.

Adams HJ, Kronberg GH, Takman BH. Local anesthetic activity and acute toxicity of ( )-2-(N-ethylpropylamino)-2',6'-butyroxylidide, a new long-acting agent. J Pharm Sci 1972;61(11):1829-31.

Bendick J. 의학의 문을 연 갈레노스. 전찬수(역). 서울, 실천문학, 2006.

Bending L. The Representation of Bodily Pain in Late Nineteenth-Century English Culture. University of Oxford, 1997.

Brown DL. The History of Regioanl Anesthesia. In: Cousins MJ eds. Cousins and Bridenbaugh's Neural Blockade in Clinical Anesthesia and Pain. Philadelphia, US : Wolters Kluwer, 2008;1-22.

Chai OH, Song CH. Anatomical Achievement and Thought of Leonardo da Vinci. Korean J Phys Anthropol 2016; 29(2):35-46.

Cope, DK. Intellectual milestones in our understanding and treatment of pain. In: Fish man SM, Ballantyne JC, Rathmell JP eds. Bonica's management of pain. 4th ed. Baltimore: Lippincotte Williams & Wilkins, 2010;1-13.

Deschner B, et al. The History of Local Anesthesia. In : Hadzic A eds. NYSORA Textbook of Regional Anesthesia and Acute Pain Management. New York, McGraw-Hill, 2007;1-31.

Fradelos E. et al. Pain : Aspects and Treatment in Greek Antiquity. Journal of Medical Sciences and Public Health 2014;2(2):29-36.

Grimal P. The Dictionary of Classical Mythology. Translated by A.R Maxwell-Hyslop. New York:Blackwell;1988;152.

Imani F, Rahimzadeh P. Interventional Pain Management According to Evidence-Based Medicine. Anesth Pain Med. 2012;1(4):235-6.

In Memoriam : John J. Bonica-IASP. Available at : https://www.iasp-pain.org/AboutIASP/Content.aspx?ItemNumber=1129 Accessed 29 Dec 2017.

Jones LE. First Steps : The early years of IASP 1973-1984. Seattle, US : IASP Press; 2010.

Kang E-Y. Recent trends in radiology. J Korean Med Assoc 2015;58(6):499.

Kazamel M, Warren PP. History of electromyography and nerve conduction studies : A tribute to the founding fathers. J Clin Neurosci 2017;43:54-60.

Lau FH, Chung KC. Silas Weir Mitchell, MD : the physician who discovered causalgia. The J of Hand Surg Am 2004;29(2):181-7.

Malamed SF. Handbook of Local Anesthesia. 6th ed. St. Louis : Mosby; 2014; 435

Markschies C. Pain and Christianity. A symbol for overcoming pain?. Schmerz (Berlin, Germany) 2007;21(4):347-50,352.

OECD. How's the life? 2015: Measuring Well-being. Paris: OECD Publishing; 2015

Pearce JMS. Sydenham on Hysteria. Eur Neurol 2016;76(3-4):175-81.

Quader MA, Sawmiller CJ, Sumpio BE. Radio Contrast Agents: History and Evolution. In: Textbook of Angiology. New York: Springer; 2000;775-83.

Sallmann J-M. 사탄과 약혼한 마녀. 은위영(역), 서울, 시공사. 1995, 64-6.

Stelmack RM. and Anastasios Stalikas. Galen and the Humour Theory of Temperament. Personality and Individual Differences 1991;12(3):255-63.

Sullivan EA. The Role of the Anesthesiologist in Thoracic Surgery: We Can Make A Difference! J Cardiothorac Vasc Anesth 2009;23(6):761-5.

Tan SY, Kwok E. René Leriche (1879-1955): Innovator of vascular surgery. Singapore Med J 2015;56(4):184-5.

Thernstrom M. 통증연대기: 은유, 미스터리, 치유 그리고 과학. 노승영(역). 서울, 에이도스. 2011.

Turner AK. 지옥의 역사. 이찬수(역). 서울, 동연. 1998, 169-209.

Vertosick FT. 사로잡힌, 몸: 통증의 자연사. 김숙진(역). 서울, 이제이북스. 2005.

Whitman SM. Pain and Suffering as Viewed by the Hindu Religion. The Journal of Pain 2007;8:607-13.

Woo J. History of Ultrasound in Obstetrics and Gynecology. Available at: http://www.ob-ultrasound.net/history1.html. Accessed 28 Dec 2017.

Wulf HFW. The Centennial of Spinal Anesthesia. Anesthes 1998;89(2):500-6.

Wynbrandt J. 치의학의 이 저린 역사. 김준혁(역). 서울, 지식을만드는지식. 2015.

02 통증의 신경해부학
Neuroanatomy of Pain

무한증과 진행성 말단골용해증을 동반한 선천성무통증(Congenital insensitivity to pain with anhidrosis and progressing acro-osteolysis (hereditary sensory autonomic neuropathy type IV))은 운동 신경의 침범은 일어나지 않고, 선천적으로 감각신경 및 자율신경의 기능이 소실되어 나타나는 매우 드문 질환이다. 이 질환은 무통증, 말단골용해증, 무한증을 특징으로 하며, 종종 정신 지체도 동반한다. 이 질환에 이환된 환자는 통증을 느끼지 못하고 이로 인한 여러 심각한 문제들이 발생한다. 통증을 느끼지 못해 성장 중 자신의 신체 일부나 부적절한 물체를 지나치게 물어뜯어 치아, 입술, 혀, 손가락 등에 손상이 발생하고, 위험한 물체나 장애물에 부딪히거나 넘어져도 인식을 못해 골절이나 탈골이 빈번히 발생한다. 사지 말단 부위의 손상으로 인해 말단골용해증(acroosteolysis)이 발생하며(그림 2-1, 2-2), 또한 무한증으로 인한 체온 조절의 실패로 초고열(hyperpyrexia)이 발생하고, 이로 인해 환자의 20%가 3세 안에 사망한다. 의학이 발달하지 않았던 시대에는 조직 손상과 연관된 감염 합병증에 의해 더욱 조기에 사망했을 것이다. 이처럼 통증은 외부의 위험 상황에 대한 경고 시스템으로 개체의 생존을 위해 반드시 필요하다. 통증을 느끼지 못한다면 개체는 자연상태에서 정상적으로 생존할 수 없다.

시각, 청각, 미각 등 대부분의 감각이 특정한 감각 정보를 받아들이는 것이 일차적인 목적이라면, 통증의 경우는 감각 정보에 대한 분석 이전에 즉각적인 회피반사를 포함한 즉각적인 통증 행동(pain behavior)을 유발하여 위험한 상황에서 개체의 생존 가능성을 극대화하는 것이다. 침해수용성 자극 또는 유해자극은 정상인에서 침해수용체(nociceptor)를 활성화시켜 통증 신호를 유발하는 물리적, 화학적, 온도 자극 등을 말한다. 침해수용성 자극은 침해수용성 조직이나 세포를 흥분시킬 수 있는 특정 역치 이상의 자극으로 자극의 정도가 지나치게 큰 경우 조직이나 세포의 손상을 초래할 수 있다. 예를 들어 온도에 대한 유해자극은 45도 이상의 열 자극이나, 5도 이하의 냉 자극이다. 침해수용성 자극 또는 유해자극(nociceptive stimuli/noxious stimuli)에 대해 유해 자극을 인지하고 적절한 통증 행동을 유발하여 개체의 생존을 가능케 하는 통증을 생리적 통증(physiologic pain)이라고 한다. 일상생활이나 여가 활동, 수술 등 의학적 조치와 관련하여 발생하는 대부분의 급성통증이 여기에 해당된다. 그러나 유해자극이 사라졌음에도 불구하고 통증이 지속되는 경우 통증은 더 이상 개체의 생존을 위한 경고 시스템이 아니라 참을 수 없는 고통이 된다. 통증은 더 이상 생존을 위한 필수적 요소가 아니라, 질병 그 자체가 된다. 이러한 통증을 병적 통증(pathological pain)이라 하고, 많은 만성 통증이 여기에 해당한다. 급성 통증과 만성 통증은 단순히 통증의 유병 기간(일반적으로 만성통증은 3개월 또는 6개월 이상 지속되는 통증으로 정의)의 차이뿐 아니라 통증 시스템을 이루는 신경계의 구조적, 기능적 차이에 의한다.

통증에 대한 고전적인 개념에 의하면 통증은 침해수용성

자극에 의해 발생한 통증 신호가 전선과 같은 신경을 타고 수동적으로 뇌에 전달되어 인지되는 불유쾌한 감각이다. 즉, 통증시스템을 침해성 정보(nociceptive input)가 통증 감각 통로(sensory channel)를 통해 단순히 수동적으로 뇌에 전달되고, 뇌는 단순히 유해 자극의 종류와 강도에 따라 수동적으로 이를 인지하는 고정된 하드-와이어 시스템(hard-wired system)으로 생각하였다. 하지만 현재의 의학적 관점에서 통증은 단순히 유해 자극의 정보가 뇌로 전달되어 수동적으로 인지되는 감각이 아니고, 신호 전달 과정에서 그 신호가 내환경(internal environment)과 외환경(external environment)에 의해 능동적으로 변조-가공될(bottom-up/top-down modulation) 수 있는 보다 적극적인 다면적인 경험(multidimensional experience)으로 이해된다(그림 2-1). 이러한 이유로 통증에 대한 접근은 상향성 통증 경로뿐 아니라 하향성, 수평적 통증 경로 등 다양한 통증 경로를 포함

한 통증시스템 전반의 다면적인 접근이 이루어져야 한다. 통증 인지(pain perception)에 영향을 미치는 내·외환경은 인체의 신경화학적/구조적 변화(neurochemical and structural changes), 감정상태(emotional states), 집중(concentration)이나 산만(distraction) 여부 등의 신체적, 정서적 요인뿐 아니라, 이전의 경험, 교육의 정도, 종교, 신념까지도 포함하는 포괄적인 개념으로 이해해야 한다.

통증의 신호 전달은 통증의 변환(transduction), 전도(conduction), 전달(transmission), 조절(modulation), 지각(perception)와 통증 행동(pain behavior)의 단계로 이루어진다. 유해 자극(noxious stimuli)이 신체에 가해지면 침해수용체(nociceptors)가 탈분극(depolarization)되어 전기적 통증 신호가 만들어진다. 유해 자극이 전기 활동으로 바뀌는 이러한 과정을 변환(transduction)이라고 한다. 발생한 전기적 통증 신호는 축삭(axon)을 타고 시냅스 전 말단(presynaptic

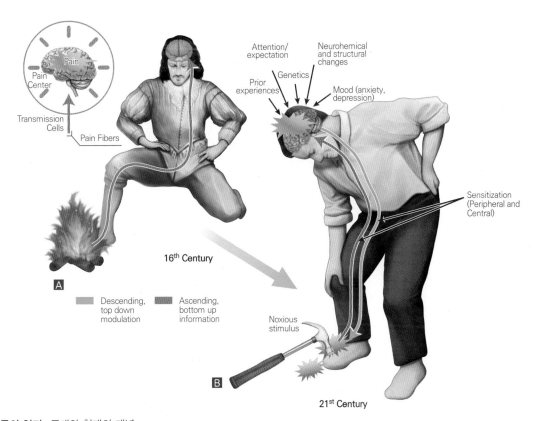

그림 2-1. 통증의 인지: 근대와 현대의 개념.
좌측: 데카르트의 통증에 대한 관점. 고전적인 데카르트의 관점에 의하면 통증은 침해성 정보(nociceptive input)가 감각 통로(sensory channel)를 따라 수동적으로 뇌로 전달되는 하드와이어드 시스템(hard-wired system)으로 생각한다.
우측: 21세기 통증에 대한 관점. 통증은 단순히 수동적으로 인지되는 상향성의 감각 정보의 전달이 아니고, 신호 전달 과정에서 하향성으로도 감각 정보가 가공되는(bottom-up and top-downmodulation) 다면적인 경험(multidimensional experience)으로 생각되고 있다.

15

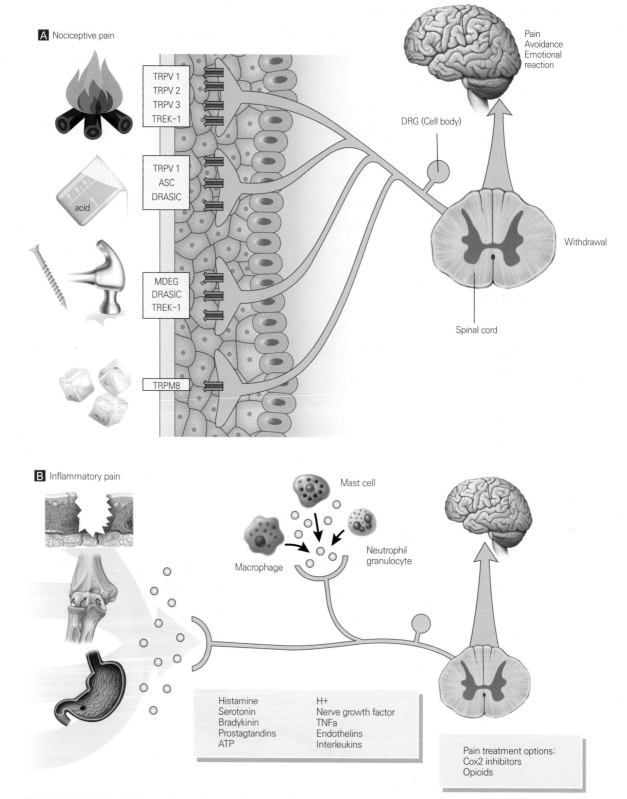

A Nociceptive pain

TRPV 1
TRPV 2
TRPV 3
TREK-1

TRPV 1
ASC
DRASIC

acid

MDEG
DRASIC
TREK-1

TRPM8

Pain
Avoidance
Emotional
reaction

DRG (Cell body)

Withdrawal

Spinal cord

B Inflammatory pain

Mast cell

Macrophage

Neutrophil
granulocyte

Histamine   H+
Serotonin   Nerve growth factor
Bradykinin   TNFa
Prostagtandins   Endothelins
ATP   Interleukins

Pain treatment options:
Cox2 inhibitors
Opioids

그림 2-2. 침해수용체는 흥분을 유발할 수 있는 역치(threshold) 이상의 침해수용성 자극 또는 유해자극에 의해 활성화된다. 침해수용성 자극은 조직에 실질적으로 또는 잠재적으로 손상을 줄 수 있는 모든 형태의 외부적인 물리적, 화학적, 열성 자극이 포함된다(A). 특정 침해수용성 자극에 대해 반응하는 특정한 침해수용체(specific nociceptors)들이 존재하며, 이들이 활성화되어 통증 신호가 발생한다. 조직 손상이 발생할 경우 손상된 조직이나 혈관에서 분비된 다양한 통증, 염증 유발 물질들에 의해서도 침해수용체가 활성화된다(B).

terminal)까지 전달되는데, 활동 전위(action potential)가 전달되는 이러한 과정을 통증의 전도(conduction)라고 한다. 전달된 활동 전위가 시냅스 후 뉴런을 활성화시킬 정도로 충분한 통증전구물질(pro-nociceptive substances)을 시냅스 전 말단에서 분비시키면 통증 신호가 다른 뉴런에 전달된다. 한 뉴런에서 다른 뉴런으로 신경전달물질에 의해 시냅스 전달이 이루어지는 이러한 과정을 전달(transmission)이라고 한다. 통증에 대한 정보는 단지 유해 자극의 종류와 정도(severity)에 따라 일방적으로 결정되지 않고, 인체의 내환경과 외환경의 상태에 따라 통증 경로를 진행하면서 뇌와 척수의 뉴런뿐 아니라 교질세포(glial cells)에 의해서도 그 정보가 조절되고 가공된다. 이렇게 통증 신호가 최종적으로 체성감각피질이나 통합중주에 도달하기 전 그 정보의 변형과 수정(억제와 흥분)이 이루어지는 과정을 조절(modulation)이라고 한다. 변화, 전도, 전달, 조절 과정을 거친 통증 신호를 최종적으로 뇌가 통증으로 지각하는 현상을 통증 지각(pain perception)이라고 한다. 이때 뇌는 감각 중추로 전달된 통증 신호를 단순히 분별감각(sensory-discriminative)으로뿐 아니라 정서적(affective-motivational), 인지적(cognitive-evaluative), 사회적(social)인 경험으로도 인지하여 다면적으로 통증을 지각하게 된다. 이러한 지각과정을 거친 통증에 대해 개체는 최종적으로 의식적, 무의식적으로 반응을 하게 되는데, 이 과정을 통증 행동(pain behavior)이라고 한다.

1. 통증의 신호 전달

1) 말초 침해수용성 수용체(Nociceptors)

말초 신경은 신경의 두께, 전도 속도, 절단면에 따라 크게 A, B, C 섬유로 나누고, A 그룹은 다시 α, β, γ, δ 로 나뉜다(표 2-1). A 섬유는 신경의 두께가 굵고, 신경 전도 속도가 가장 빠르며, 절단면에서 신경 축색을 싸고 있는 수초를 확인할 수 있다. Aδ 섬유는 A 섬유가운데 가장 신경의 두께가 작고 수초화가 덜 발달되어 있으며, 통증 신호를 전달할 수 있는 유일한 A 섬유이다. Aβ 섬유는 Aδ 섬유보다 신경의 두께가 굵고, 수초화되어 있다. Aβ 섬유는 압력, 접촉, 떨림 등의 감각을 담당하며, 통증 신호를 직접적으로 전달하지는 않는다. 하지만 통증 신호와 Aβ 섬유를 통한 감각 신호가 동시에 같은 분절의 척수에 유입되는 경우 통증 신호 전달을 조절(modulation)할 수 있다. C 섬유는 무수신경으로 통증 신호를 느리게 전도(conduction)한다. Aα 와 Aγ 뉴런은 원심성 신경으로(efferent fibers) 감각 신호를 전달하지는 않지만, 근육의 연축 등 근 섬유의 비정상적 활성화에 의해 이차적으로 통증에 관여할 수 있다. B 섬유는 신경절 이전의 자율신경섬유로 교감신경계에 대한 작용을 통하여 통증에 관여하고 있다.

표 2-1. 말초신경 섬유의 분류

섬유 그룹	지배	평균 직경 (µm)	평균 전도속도 (m/sec)
A-α	일차 근방추(muscle spindle); 골격근의 운동	12-20	70-120
A-β	피부 접촉 압박	5-15	30-70
A-γ	근방추의 운동	6-8	15-30
A-δ	찬 감각; 기계적인 통증; 열 통증	1-4	12-30
B	교감신경 절전 섬유	1-3	3-15
C	뜨거운 감각; 기계적 통증 화학적 통증; 열, 냉 통증	0.5-1.5	0.5-2

통증 신호 전달 과정의 첫 단계인 통증의 변화(transduction)은 침해수용체를 통해 이루어진다. 위에서 기술하였듯이 가는 신경섬유(small fiber)인 Aδ 섬유와 C 섬유가 침해수용체를 구성한다. 유해 자극은 Aδ 섬유와 C 섬유의 무수성 자유 신경 종말(unencapsulated or unmyelinated free nerve endings)에서 전기적 신호로 변환되는데, 자유신경종말은 Aδ 섬유와 C 섬유의 중심 축색으로부터 분지하여 세동맥벽(the wall of arterioles)과 피부와 진피, 그리고 주변의 결체 조직에 종지한 신경말단을 말한다. Aδ 섬유는 직경이 2-5 mm 정도로 전도 속도가 5-40 m/s로 빠르고, 감수야(receptive field)가 좁고, 주로 기계적 침해수용체(nociceptive-mechanical) 또는 기계·열 특이성 침해수용체(mechanothermal-specific nociceptors)의 정보를 전달한다. Aδ 섬유는 통증의 정확한 위치 정보를 제공한다. Aδ 섬유는 특히 피부에 분포되어 있으며, 바늘로 찌르는 자극 같은 고강도의 기계적 자극에 반응하고 때로는 온도(>40-45도 또는 <15도) 자극에도 활성화되어 주로 잠재적인 조직손상을 알리는 통증을 전달한다. 반면 C 섬유는 직경이 0.4-1.2 mm 정

도로 전도 속도가 0.5-2.0 m/s로 느리며, 고강도의 다양한 물리적, 화학적, 온도 자극(high-intensity mechanical, chemical, thermal stimuli)에 대해 활성화된다. 이러한 이유로 C 섬유는 다형성 침해수용체(polymodal nociceptors)로 불린다. 다형성 침해수용체는 침해성 C 섬유 중 가장 높은 비율을 차지한다. 침해수용성 자극은 조직에 실질적으로 또는 잠재적으로 손상을 줄 수 있는 모든 형태의 외부적인 물리적, 화학적, 온도 자극이 포함된다(그림 2-2A). C 섬유는 감수야가 넓어 통증의 정확한 위치 정보를 나타내는 데는 유리하지 않으며, 유해 자극 정보를 운반하는 신경 섬유의 70% 정도를 차지한다. 통증 섬유의 차이에 따른 반응의 차이는 일상에서 쉽게 확인할 수 있다. 침해 수용성 자극이 주어지면 먼저 경계가 명확한 날카로운 통증이 나타나고 수 초 후 경계가 모호한 지속적인 통증이 뒤따른다. 경계가 명확한 날카로운 통증은 Aδ 섬유를, 후속하는 경계가 모호한 지속적인 통증은 C 섬유를 경유한 통증이다. 이러한 현상을 "double pain phenomenon"이라고 한다. 조직 손상이 발생할 경우 손상된 조직과 혈관에서 다양한 통증 또는 염증 유발 물질들이 분비되고, 이들 물질들은 침해수용체를 활성화시킨다(그림 2-2B). 조직 손상되면 15-30초 내에 손상된 조직 주위에 붉은 발적이 생기고, 5-15분 정도면 최대가 된다. 발적 부위는 통증 역치가 감소되어 통각과민(hyperalgesia)이 나타난다. 이러한 통증 역치의 감소는 통증에 대한 말초나 중추신경계의 과흥분 상태인 감작(sensitization)에 의한다.

침해수용체는 그 성격에 따라 크게 네 가지 정도로 분류할 수도 있다. 첫 번째는 고역치 기계적 침해수용체(high threshold mechanonociceptor)로 꼬집기(pinching), 베임(cutting), 스트레칭(stretching) 같은 강한 물리적 자극에 활성화된다. 두 번째는 물리적 자극뿐 아니라 열 자극에 의해서 흥분하는 열성 침해수용체(thermal nociceptor)이다. 세 번째는 화학적 유해자극에만 반응하는 화학적 침해수용체(chemical nociceptor)이다. 마지막 네 번째는 물리적, 열성, 그리고 화학적 자극 모두에서 반응하는 다형성 침해수용체(polymodalnociceptor)이다. 이들 이외에도 "silent" 또는 "sleep" 침해수용체라 불리는 잠복성 침해수용체가 있다. 이들은 정상적인 상황에서는 침해수용성 자극에 반응을 보이지 않으나, 조직 손상에 의한 염증이 발생한 경우 침해수용성 자극에 대하여 반응을 보인다. 염증에 의한 지속적인 유해 자극이나 염증과 관련한 각종 물질들이 잠복성 침해수용체의 역치를 낮추는 것으로 보인다. 이러한 잠복성 침해 수용체(silent nociceptor)의 활성화는 통각과민(hyperalgesia), 말초감작, 중추감작, 그리고 이질통의 발생과 관련이 깊을 것으로 생각된다. 조직이나 기관에 따라 존재하는 침해수용체의 종류나 밀도에 차이가 있다. 이러한 이유 때문에 조직이나 기관에 따라 특정 유해 자극에 대한 민감도(susceptibility)가 다르고, 통증의 정도나 위치에 대한 정보 해석에도 차이가 나타나게 된다.

다양한 침해수용체 중 TRPV1 (transient receptor potential vanilloid 1) 수용체가 특히 중요한 역할을 할 것으로 생각된다. TRPV1 수용체는 비특이적 양이온 채널(non-selective cation channel)로 42도 이상의 열성 자극, pH 5.5 이하의 산(acid), 칼륨(potassium), 근육 경련, 젖산(lactic acid), 캡사이신(capsaicin), piperine, 뱀이나 거미, 해파리 등의 독소, amandamide 같은 지질, 프로스타글란딘(prostaglandin), ATP 그리고 신경성장인자(nerve growth factor, NGF), 브레드키닌(bradykinin), 세로토닌(serotonin), 아세틸콜린(actylchoine), 히스타민(histamine), substance P, CGRP 같은 다양한 염증전구성 신경펩타이드(pro-inflammatory neuropeptide) 등의 다양한 침해수용성 자극에 의해 활성화되는 다형성 침해수용체(polymodalnociceptor)이다. TRPV1 수용체는 말초신경 말단뿐 아니라 후근신경절, 척수, 뇌 등 다양한 말초, 중추 신경계에 존재하며 통증의 생성과 전달에 광범위하게 관여한다.

2) 통증전달경로(Pain pathway)

(1) 일차 구심성 통증감각신경 말단(Primary afferent nociceptive sensory nerve ending)에서 척수까지 통증 신호의 전달

유해 자극에 의해 발생된 침해수용체의 활동 전위(receptor potential)는 일차 구심성 통증감각신경(primary afferent nociceptive sensory nerve)의 특정 나트륨 통로(sensory specific sodium channel)를 활성화시키고, 이를 통해 척수 후근신경절(spinal DRG)을 거쳐 척수후각(dorsal horn)의 신경 말단으로 전도(conduction)된다. 척수 후근신경절에는 통증의 일차 전달 뉴런(first-order pain-transmitting neuron)인 일차 구심성 통증감각신경의 세포체가 존재한다. 감각신경이 척수에 진입하는 진입 부위를 척수 후근 도입부(dorsal root entry zone, DREZ)라고 하는데, 일반적으로 굵은 유수 신경은 척수 후근 도입부(DREZ)의 내측으로, 가는 무수신경 섬유는 외측으로 들어간다.

일차 구심성 통증감각신경의 시냅스 전 말단(presynaptic endings of primary sensory afferents)으로 전달된 전기적 신호는 전압의존성 칼슘 이온 통로(Voltage-Gated Calcium Channel, VGCC)를 활성화시켜 시냅스 전 말단 내부로 칼슘의 유입을 초래한다. 유입된 칼슘에 의해 다양한 통증 신경 전달물질들이 시냅스 간극으로 분비되고, 이들 물질들은 척수에 존재하는 시냅스 후 침해수용체(post-synaptic nociceptors)를 활성화시켜 통증 신호를 척수로 전달(transmission)한다. 이때 유리되는 대표적인 신경 전달 물질로는 글루타메이트(glutamate), 아스파테이트(aspartate), Substance P, neurokinin A, calcitonin gene related peptide (CGRP), vasoactive intestinal peptide (VIP), cholecystokinin (CCK), somatostatin, galanin 등이 있다.

침해수용체는 흥분성 뉴런(excitatory neuron)으로 다른 흥분성 뉴런과 마찬가지로 가장 중요한 신경전달물질(primary neurotransmitter)은 흥분성 아미노산인 글루타메이트이다. 글루타메이트가 방출되면 α-amino-3-hydroxy-5-methyl-4-isoxazolepropionicacid (AMPA)나 N-methyl-D-aspartate (NMDA) 같은 흥분성 아미노산 수용체를 활성화시켜 이차 뉴런에 빠른 시냅스 반응을 일으킨다. 다른 흥분성 펩타이드인 Substance P, neurokinin A, calcitonin gene-related peptide (CGRP) 등도 글루타메이트(glutamate)처럼 각각의 특정한 수용체를 활성화시켜 침해수용성 이차 뉴런(nocineuron)을 흥분시키게 된다. SP와 CGRP가 척수 후각에 국소적으로 주입될 때 글루타메이트(glutamate)가 분비되는 것은 잘 알려져 있다. 또한, SP 수용체(neurokinin receptors)와 NMDA 수용체가 상호작용하여 NMDA 수용체가 글루타메이트에 보다 더 민감해지게 되고, 이것이 중추 감작을 초래한다는 사실도 잘 알려져 있다. 하지만 이들 신경펩 티드(neuropeptides)들의 정확한 기능에 대해서는 아직까지 잘 알려져 있지 않다.

대부분의 유해감수체를 이루는 C 섬유의 경우 주로 척수 후각(dorsal horn)의 Rexed lamina 제1, 2층에 투사된다(그림 2-3, 표 2-2). 하지만 일부 C 섬유는 척수에 진입하면서 분지하여 몇 개의 위, 아래 척수 분절로 진행한 후 척수로 진입

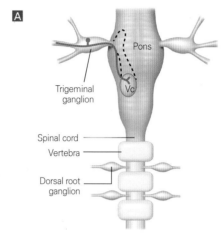

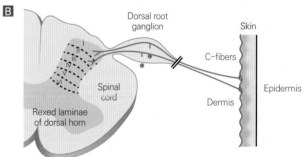

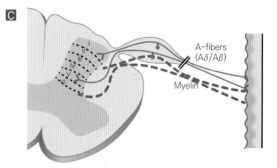

그림 2-3. 말초신경을 통한 통증의 전달

A: 일차통증감각신경의 세포체는 신경절에 존재한다. 사지나 몸통의 경우 척수후근신경절(spinal DRG)에, 안면과 머리 부위의 경우 삼차신경절(trigeminal ganglia)에 그 세포체가 존재한다. 통증 감각 정보는 이들 신경절을 거쳐 뇌간(trigeminal brainstem sensory subnucleuscaudalis, Vc)과 척수 후각에 투사된다.

B: 대부분의 침해수용체는 직경이 작은 무수 신경(C-fibers, red)으로 피부(dermis and/or epidermis)를 포함한 다양한 조직에 분포하며, 척수 후각의 표층인 superficial laminae I, II에 투사된다.

C: A 섬유 침해수용체(A-fiber nociceptors)는 유수 신경으로 일반적으로 Aδ 범위의 속도를 가진다(red). A 섬유 침해수용체는 척수 후각의 superficial laminae I과 V에 투사된다.

From The Journal of Clinical Investigation Volume 120 Number 11 November 2010

표 2-2. **Rexed Laminar**

해부학적 위치	Eexed 층	구심성섬유종말	침해수용성 세포
Marginal layer	I	A–d/C	Marginal
Substantia gelatinosa	II	A–b/A–d/C	SG
Nucleus proprius	IV/V/VI	A–b/A–d	WDR
Central canal	X	A–d/C	SG–type
Motor horn	VII/VIII/IX	A–b	

SG: substantia gelatinosa, WDR: wide dynamic range

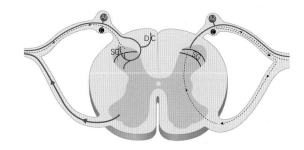

그림 2-5. **척수에서의 일차통증 감각신경의 섬유 종지**
일차 통증 감각신경은 대부분 척수 후각의 표층에 종지하나 일부구심성 C 섬유 축색의 중심부는 뒤로 되돌아가 전근을 통하여 척수로 들어간다.
Aβ : 피부 유수 신경 섬유 C : 무수 다양상 침해 수용성 C 섬유
DC : 후주, SG : 교양질 Aδ : 유수 일차 구심심성 Aδ 섬유

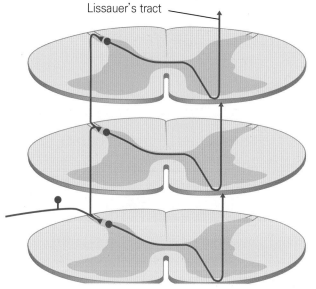

그림 2-4. 일부 C 섬유는 척수에 진입하면서 분지하여 몇 개의 척수 분절의위, 아래로 진행하여 Lissauer 신경로(Lissauer's tract)를 형성한다.

중감각신경의 세포체는 삼차신경절(trigeminal ganglia)에 존재한다. 얼굴과 머리에서 발생한 통증 신호는 연수(medulla)의 삼차신경척수핵(spinal trigeminal nucleus caudalis)을 경유하여 뇌로 전달된다(그림 2-3).

굵은 유수신경섬유(Aβ)는 척수 후근의 내측 분지를 통해 척수로 들어간다. 이 섬유의 주 축색은 중계를 거치지 않고 바로 후주(dorsal column)를 따라 올라가지만, 일부 측부 분지(collaterals)는 후각 고유핵(nucleus proprius)의 내측으로 되올라가 C 섬유 종말이 존재하는 교양질(SG)에 투사된다(그림 2-5). 이러한 해부학적 이유로 Aβ 말초섬유나 후주를 상행하는 중심간 축색이 활성화되며 C 섬유 종말이 전시냅스적(presynaptic)으로 억제될 수 있다. 이는 경피적전기신경자극이(TENS)나 척수의 후주자극을 통해 진통을 기대할 수 있는 중요한 근거가 된다.

하는 Lissauer 신경로(tract of Lissauer)를 형성하고(그림 2-4), 또 다른 일부 C 섬유 축색의 중심부는 뒤로 되돌아가 전근(ventral root)을 통하여 척수로 들어가기도 한다(그림 2-5). 전근을 통해 척수로 들어온 신경은 척수 회백질을 거쳐, 척수 후근의 외측 분지를 통해 들어온 무수 일차 구심성 통증 섬유처럼 Rexed lamina 제2층(sustantia gelatinosa, SG)에서 그 축색이 끝난다. 척수 후근이나 신경 후근 도입부에 대한 파괴술에도 불구하고 지속적이고 충분한 진통을 얻지 못하는 경우가 있는데 이와 같은 전근 침해수용체구심로의 존재가 중요한 원인의 하나로 생각되고 있다. Aδ 섬유의 경우에는 주로 척수 후각 Rexed lamina 제1, 5층에 투사된다(그림 2-3, 표 2-2). 반면, 얼굴과 머리 부위의 일차 통

(2) 척수에서 통증 신호의 전달

일차 감각신경에 의해 척수 후각에 도달한 감각 정보는 개재뉴런(interneuron)을 통하거나 직접적으로 이차 뉴런(second order neuron)에 전달되어 뇌로 투사된다. 척수 후각을 경유하여 진입한 침해수용성 섬유는 대부분 개재뉴런(interneuron)을 거쳐 척수후각 Rexed lamina 제4-6층에 존재하는 척수시상로 세포(spinothalamic cell, STT cell)나 척수후각 제7층에 있는 척수망상 뉴런(spinoreticular neurons, SR)으로 연결된다. 척수의 특정 영역에 국한되어 분지하고 있는 개재뉴런은 Rexed laminae 1-3층의 뉴런의 대부분을

구성하고 있고, 흥분성(excitatory, glutamatergic) 뉴런과 억제성 뉴런으로 크게 분류할 수 있다. 억제성 개재뉴런은 GABA나 글라이신(glycine)이 신경전달물질로 사용되고, neuropeptide Y, galanin 같은 뉴로펩타이드(neuropeptide)가 특징적으로 나타난다. 흥분성 개재뉴런은 글루타메이트(glutamate)가 신경전달물질로 사용되고, somatostatin, neurotensin, substance P, neurokinin B 같은 뉴로펩타이드가 특징적으로 나타난다. 반면, enkephalin, dynorphin 같은 뉴로펩타이드는 양측에서 모두 나타난다. 이차 뉴런의 세포체는 주로 Rexed laminae 4-6층에 존재하고, 이들 세포체를 총괄하여 고유핵(nucleus proprius, principal sensory nucleus)이라고 한다. 이외에도 척수 후각에는 뇌로부터 다양한 하행성 입력(descending inputs)이 있어 volume transmission이나 직접적인 시냅스에 의해 신호 전달에 참여한다. Volume transmission이란 시냅스 이외의 부위에 신경전달물질을 분비하여 세포외 공간을 통해 인접한 뉴런의 수용체를 활성화하는 신호 전달 방법을 말한다. 일례로 척수 후각에는 각각 nucleous raphe magnus와 locus ceruleus에서 기인한 세로토닌성 축색과 아드레날린성 축색의 말단이 후각 전체에 분포하여 후각의 뉴런들과 시냅스를 이루지만, 이들 하행성 입력의 많은 부분은 volume transmission을 통해 이루어진다.

척수에 존재하는 침해수용성 뉴런(nocineuron)도 말초에서처럼 피부나 내장의 강한 물리적 자극에만 흥분하는 고역치 기계적 침해수용체(high threshold mechanoreceptor neurons, nociceptive specific neuron), 화학적 또는 열성 침해성 자극에 흥분하는 화학적 침해수용성 뉴런(chemical nociceptor neuron), 열성 침해성 자극에 반응하는 열성 침해수용성 뉴런(thermal nociceptor neuron), 그리고 물리적, 열성, 화학적 유해 자극을 포함한 다양한 유해 자극에 반응을 보이며 자극의 강도가 증가함에 따라 반응의 강도가 증가하고, 비침해수용성 자극에 대해서도 반응을 보이는 다형성 침해수용성 뉴런(polymodal-nociceptive neurons)의 네 가지로 분류할 수 있다.

척수 후각 Rexed lamina 제1층은 고역치 기계적 침해수용성 뉴런(nociceptive specific neurons)이 큰 비중을 차지하고 있어 주로 수용야가 비교적 좁아 부위를 판별할 수 있는 물리적 자극에 의한 통증을 전달한다. 반면, 척수 후각 Rexed lamina 제2층과 5층은 다양한 자극에 반응하는 광범위영역 신경(wide dynamic range neuron)이 우세하며, 이들은 수용야가 넓어 부위를 분별하기 힘든 통증 자극을 전달한다. 이러한 기능적 차이로 인해 고역치 기계적 침해수용성뉴런은 유해자극에 대한 빠르고 정확한 위치 정보를 제공하고, 다양한 자극에 반응하는 뉴런(multi-receptive neurons)은 유해 자극의 특성(parameter)과 연관된 정보를 제공한다.

척수에서 통증의 전달 경로로 가장 중요한 경로가 척수시상로이다. 척수시상로는 통증과 온도와 관련된 정보뿐 아니라 단순 촉각(simple touch)과 내장 감각에 대한 정보도 전달한다. 척수시상로는 신호전달 속도의 차이를 두고, 시상과 다른 부위에 병렬적으로 통증 신호를 전달함으로써 통증의 분별감각 요소(discriminative components)와 각성-정서적인 요소(arousal emotional components)를 중재한다. 이차 뉴런의 축색은 전백색질교련(anterior white commissure)을 가로질러 반대쪽에서 전측방 섬유단(anterolateral funiculus; ALF)을 이루어 상행하면서 척수시상로(spinothalamic tract)를 형성한다. 척수시상로는 상행하면서 신경로의 후내측으로 더해져, 전외측에서 후내측으로 하지, 상지, 경부의 순서로 부위별대응(somatotopic organization)을 연결하고 있다.

과거 오랫동안 척수시상로가 통증 경로로 중요한 역할을 한다는 것은 잘 알려져 있었다. 임상적으로 척수시상로에 손상이 발생한 경우 반대편 신체 부위의 통증과 온도 감각이 사라지는 현상이 관찰되었고, 이러한 사실을 토대로 난치성 암성 통증에 대하여 통증이 있는 부위의 반대편 척수시상로 파괴(STT lesioning)술이 이루어지기도 하였다. 그러나 한쪽의 척수시상로 병소화로 통증이 영구적으로 사라지지는 않는데, 이는 모든 통증 신호가 한쪽의 척수시상로를 통해서만 전달되지 않고 반대편 척수시상로 또는 다른 경로를 통해서도 통증이 전달되기 때문이다.

척수에서 뇌로의 상행 경로는 크게 신척수시상로(neospinothalamic tract), 고척수시상로(paleospinothalamic tract), 원척수시상로(Archispinothalamic tract, 原脊髓視床路)의 3가지 경로로 이루어 진다. 신척수시상로는 계통발생학적으로 가장 최근에 발생한 경로로 시상으로 직접 투사되며 흔히 외측척수시상로(lateral spinothalamic tract)로 불린다. 고 척수시상로는 뇌간(brainstem)을 경유하여 시상에 투사되며 척수중뇌로(spinomesencephalic or spinotectal tract)와 척수망상체로(spinoreticulothalamic tract)로 구성된다. 원 척수시상로는 다시냅스 고유척수로(multisynapticproprio-spinal pathway)를 통해 척수의 위, 아래로 진행하고, 척수와 뇌에 광범위한 시냅스를 이룬다. 각각의 통증 경로에 따라 통증의 성격이 달라 외측척수시상로는 주로 A-δ 신경 섬유를 통한 빠른 통증 경로(fast pain tract)로 통증의 분별 감각(discriminative-sensory aspect of pain)에 관여하고, 구 척수시상로와 원척수시상로는 주로 C 신경 섬유를 통한 느

린 통증 경로(slow pain tract)인 통증의 정동과 인지-평가 (affective-motivational/cognitive-evaluative aspect of pain) 에 관여한다. 이러한 기능상의 차이로 인해 신척수시상로 를 외측 통증시스템(lateral pain system)이라 하고, 구 척수 시상로와 원척수시상로를 내측 통증시스템(medial pain system)으로 분류하기도 한다.

① 외측 척수시상로 또는 신척수시상로

외측척수시상로는 거의 시냅스 없이 시상의 복측후핵 (ventroposteriornucleus of the thalamus)에 투사되어 통증 신호를 일차, 이차 체성감각 피질(S1, S2 somatosensory cortex)로 전달한다(그림 2-6). 복측후핵은 복측후외측핵(ven-

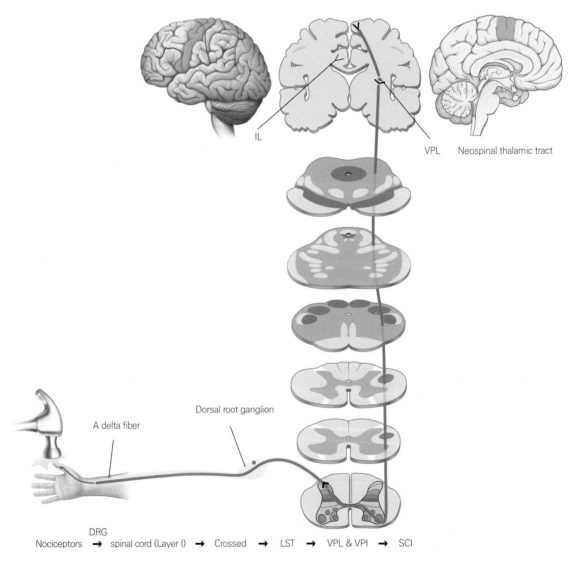

그림 2-6. 외측척수시상로는 대부분 시냅스 없이 시상의복측후핵(ventroposteriornucleus of the thalamus)에 투사되어 통증신호를 일차, 이차 체성감각피질(S1,S2 somatosensory cortex)로 전달한다.

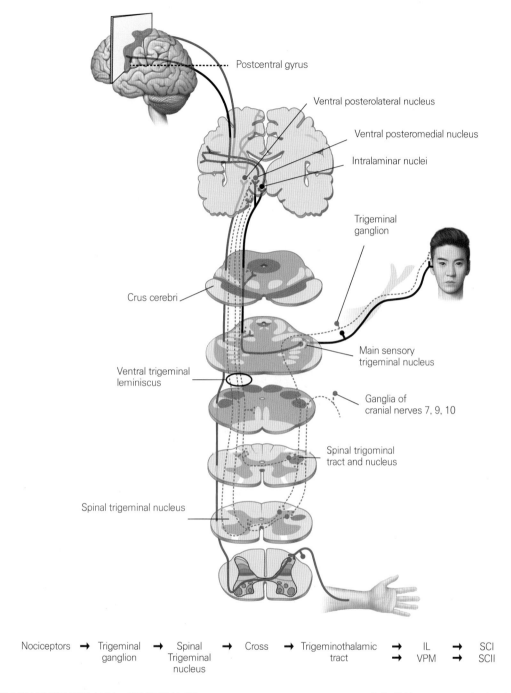

Postcentral gyrus

Ventral posterolateral nucleus

Ventral posteromedial nucleus

Intralaminar nuclei

Trigeminal ganglion

Crus cerebri

Main sensory trigeminal nucleus

Ventral trigeminal leminiscus

Ganglia of cranial nerves 7, 9, 10

Spinal trigeminal tract and nucleus

Spinal trigeminal nucleus

Nociceptors → Trigeminal ganglion → Spinal Trigeminal nucleus → Cross → Trigeminothalamic tract → IL → SCI
→ VPM → SCII

그림 2-7. 두경부에서 발생한 통증 신호는 삼차신경척수핵(spinal tract nucleus of trigeminal nerve)의 미부(pars caudalis)를 통해 교차한 후 상행하여 반대편 시상을 경유하여 체성감각 피질로 투사된다. 두경부 통증의 전달은 A-δ신경 섬유는 주로 시상의 VPM에, C 신경 섬유는 다발옆핵(parafasciculus nucleus, PF)과 중심정중핵(centromediannucleus, CM)으로 이루어진 다발옆핵-중심정중핵 복합체(PF-CM complex)에 최종적으로 투사된다.

tral posterior lateral nucleus,VPL)과 복측후하핵(ventral posterior inferior nucleus), 그리고 복측후내측핵(ventral posterior medial nucleus, VPM)으로 구성된다. 이들은 통증과 관련하여 분별감각(위치와 강도)에 관여하나, 이외에도 온도, 단순터치(simple touch), 가려움 같은 감각 기능도 담당한다. 임상에서 통증 부위를 문지르거나 온열을 가할 때 통증이 줄어들거나, 통증 증상과 가려움증이 동반하는 경우가 드물지 않은 이유는 이러한 해부학적인 연관성으로 설명될 수 있다.

두경부를 제외한 체성 통증은 주로 시상의 VPL과 VPI를 경유하여 체성감각 피질로 투사되나, 두경부에서 발생한 체성 통증 신호는 교뇌(pons)로 진입하여 연수의 삼차신경척수핵(spinal tract nucleus of trigeminal nerve)의 미부(pars caudalis)를 통해 교차한 후 상행하여 반대편 시상을 경유하여 체성감각 피질로 투사된다(그림 2-7). 두경부 통증의 전달은 A-δ 신경 섬유는 주로 시상의 VPM에, C 신경 섬유는 다발옆핵(parafasciculus nucleus, PF)과 중심정중핵(centro-median nucleus, CM)으로 이루어진 다발 옆핵-중심정중핵 복합체(PF-CM complex)에 최종적으로 투사된다. PF-CM complex는 수질판내(intralaminar thalamus)에 위치하며 수질판내핵군(intralaminar thalamic nuclei)으로 잘 알려져 있다. 시상의 복측후내측핵(VPM)으로 투사된 신호는 외측 척수시상로를 경유한 다른 신호처럼 빠른 통증의 인지와 통증의 분별감각에 관여한다.

② 고척수시상로

고척수시상로는 계통학적으로 신척수시상로보다 오래된 경로이다. 대부분의 통증 전달 뉴런은 Rexed layer Ⅱ (sub-stantiagelatinosa)에서 이차 전달 뉴런(second-order neu-rons)과 시냅스를 이루고, 이차 전달 뉴런은 기계적 수용체(mechanoreceptors)와 열성수용체(thermoreceptors)에서

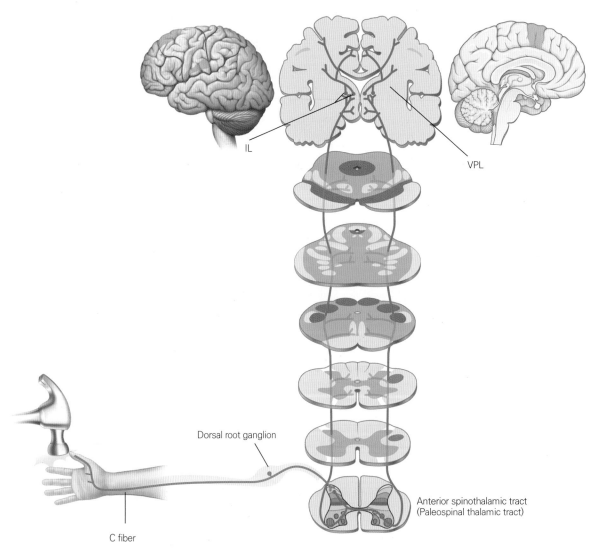

IL

VPL

Dorsal root ganglion

Anterior spinothalamic tract
(Paleospinal thalamic tract)

C fiber

그림 2-8. 고척수시상로의 대부분의 축삭(axon)은 척수에서 교차하여 외측척수시상로가 이루는 척수의 전외측백질부 기둥보다 앞쪽으로 진행한다. 일부 상행 신경 섬유들은 척수의 반대편으로 교차하지 않고 상행한다.

도 정보를 받는다. 고척수시상로를 이루는 신경세포들은 다침해수용체(multireceptivenociceptors) 또는 광범위침해수용체(wide dynamic range nociceptors)들이다. 대부분의 축삭(axon)은 척수에서 교차하여 외측척수시상로가 이루는 척수의 전외측백질부 기둥(ventrolateral quadrant spinal cord white matter column)보다 앞쪽으로 진행한다(그림 2-8). 이러한 해부학적 차이에 의해 전척수시상로(anterior spinothalamic tract)로도 불린다. 이후 통증신호는 고척수시상로를 진행하는 동안 수차례 시냅스를 이루며 상행한다.

고척수시상로는 크게 3가지 경로를 따라 진행한다. 망상체(reticular formation, RF)와 중뇌 수도주위 회색질(periaqueductal gray, PAG)에서 시냅스를 이룬 후 진행하는 척수망상체 경로(spinoreticular tract), 중뇌덮개(tectum)에서 시냅스를 이룬 후 진행하는 척수덮개로(spinotectal) 또는 척

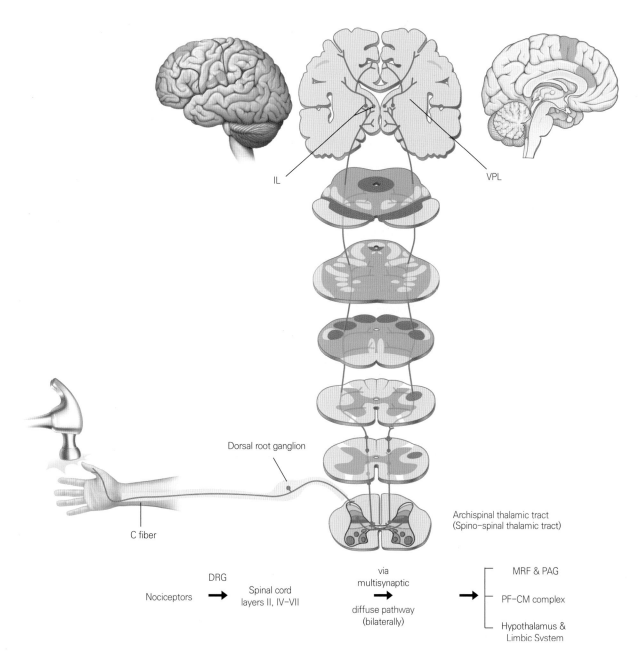

그림 2-9. 원척수시상로는 일차 통증 전달 뉴런이 Rexed layer II (substantiagelatinosa)에서 시냅스를 이룬 후 laminae IV에서 VII로 진행하고, 다시 시냅스 고유척수로(multisynapticpropriospinal pathway)를 통해 척수의 위, 아래로 진행한다.

수연수로(spinomedullary tract), 그리고 뇌간에서 시냅스를 이루지 않고 직접 시상에서 시냅스를 이루는 척수시상로가 그것이다. 이 세 경로는 신척수시상로와는 다르게 일부 상행 신경 섬유들이 척수의 반대편으로 교차하지 않고 상행하기 때문에 양측성이다(그림 2-8). 고척수시상로는 시상의 수질판내핵군(intralaminar nuclear group)과 내측 시상 핵(medial thalamic nuclei)으로 투사되는데, 수질판내핵군은 다발엽핵(parafascicular nucleus, PF)과 중심정중핵(central median nucleus, CM)이 이루는 다발엽핵-중심정중핵 복합체(PF-CM complex)이다.

고척수시상로를 경유하는 내측 통증시스템(medial pain system)은 체성감각 피질, 대상피질(cingulate cortex), 인슐라(anterior insula), 전두피질(frontal cortex), 해마(hippocampus), 편도체(amygdala), 시상하부 같은 대뇌피질에 광범위하게 전달되며, 감각수용 범위(receptive field)가 넓고 위치가 불분명한 불쾌감이 동반된 둔한 통증이 특징적이다. 또한 고척수시상로는 하향성 통증 억제 경로(descending pain suppression pathway)와 연관된 뇌간핵들을 활성화시켜 척수 레벨에서의 통증 조절에도 영향을 줄 것으로 생각된다.

③ 원척수시상로(Archispinothalamic pathway)

계통발생학적으로 가장 오래된 경로이다. 일차 통증 전달 뉴런이 Rexed layer Ⅱ (substantia gelatinosa)에서 시냅스를 이룬 후 laminae Ⅳ에서 Ⅶ로 진행하고, 다시냅스 고 유척수로(multisynaptic propriospinal pathway)를 통해 척수의 위, 아래로 진행한다. 상행하면서 양측 척수의 다양한 부위와 뇌간의 망상 체- 중뇌 수도주위 회색질(medulla reticular formationperiaqueductal gray, MRF-PAG)영역에서 광범위하게 시냅스를 이루고, 시상의 수질판내핵군으로 들어간 후 뇌하수체, 변연계핵들(limbic system nuclei)에 측지(collaterals)를 분지한다. 이들 신경 섬유들은 내장성 통증과 통증에 대한 정서적, 그리고 자율신경 반응을 매개한다. 이들 세 경로를 요약하면 그림과 같다(그림 2-10).

3) 상척수(Supraspinal)에서 통증 신호의 전달

뇌영상 연구(neuroimaging studies)에 의하면 통증은 체성 감각, 변연계 그리고 연합영역구조물 등 다양한 뇌 부위들을 활성화시킨다. 단일의 "pain center"가 존재하기보다는 병렬적으로 네트워크를 이루며, 다양한 경로를 통해 활성화되는 뇌 영역에 따라 특정한 역할을 하고 통증에 대한 정보를 서로 주고 받는다.

예를 들면, 통증은 이차 체성감각 피질(secondary somatosensory cortex, S2)과 섬피질(insula cortex, IC)을 조기에 활성화시키는데 이들 부위는 분별감각(sensory-discriminative)의 역할을 한다. 반면 통증에 의해 활성화되는 또 다른 부위인 대상회(cingulate gyrus)는 통증의 정서적(affective-motivational character of pain)인 면을 담당한다. 하지만 이러한 기능적 분리는 통증시스템의 네트워크를 통해 서로 영향을 주고, 섬피질 같은 연합피질에서 통합되어 각각의 뇌 부위에 피드백 된다.

이렇듯 통증에 의해 활성화되는 특정한 뇌 부위들이 모여 통증 시스템을 이루게 되는데, 통증시스템을 이루는 뇌 영역들을 한단위로 묶어 통증 매트릭스(pain matrix)라고도 부른다. 통증 매트릭스를 이루는 중요한 뇌 구조물로는 일차 감각피질(primary somatosensory cortex, S1), 이차 감각피질(secondarysomatosensory cortex, S2), 시상(thalamus), 대상피질(cingulate cortex), 대뇌섬(insula), 전전두피질(prefrontal cortex, PFC), 후두정 피질(posterior parietal cortex, PPC), 보조운동피질(supplementary motor area, SMA), 해마(hippocampus), 편도체(amygdala), 중뇌 수도주위 회색질(periaqueductal grey, PAG), 기저핵(basal ganglia), 소뇌피질(cerebellar cortex) 등이 있다. 주의해야 할 점은 통증 매트릭스에서 통증의 강도나 정서적인 면(affective quality) 같은 통증 정보의 해석은 단순히 뇌로 전달되는 상행성 침해수용성 입력(ascending nociceptive inputs)에 의해서가 아니라 상행성 침해수용성 입력(ascending nociceptive inputs)과 항침해수용성 조절(antinociceptive controls) 사이의 상호작용의 결과로 나타난다는 것이다.

통증시스템은 시상에서 대뇌피질로 가는 경로에 따라 내측 시스템(medial system)과 외측 시스템(lateral system)으로 분류할 수 있다. 내측 시스템은 시상의 내측 구조물로부터, 외측 시스템은 시상의 외측 구조물로부터 투

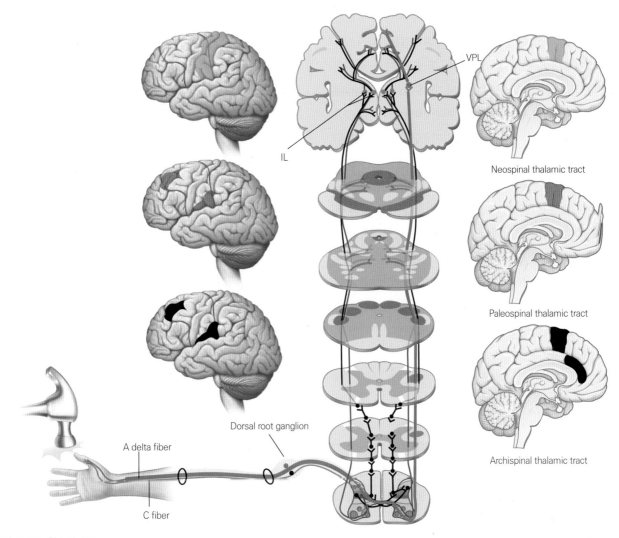

VPL

IL

Neospinal thalamic tract

Paleospinal thalamic tract

Archispinal thalamic tract

Dorsal root ganglion

A delta fiber

C fiber

그림 2-10. **척수시상로**

사된다. 비록 이러한 구분이 통증 네트워크를 지나치게 단순하게 도식화했다고 볼 수도 있지만, 통증 인지(pain perception)에 있어서 비슷한 기능을 하는 뇌 영역을 그룹핑하는데 있어서 매우 유용하다. 예를 들면, 외측 통증 시스템(lateral pain system)에는 S1, S2가 포함되며 이들은 통증 자극의 위치나 강도에 연관된 분별 감각을 담당한다. 반면 내측 통증시스템에는 전대상피질(anterior cingulate cortex, ACC), 전전두피질(prefrontal cortex)이 포함되며 이들은 통증의 정서적(affective-motivational component)인 면을 담당한다.

대뇌섬(Insula)은 해부학적으로나 기능학적으로 통증의 분별감각(sensory discriminative component)을 담당한 외측 통증시스템(lateral pain system) 영역과 통증의 정서적인 면(affective-motivational component)을 담당한 내측 통증시스템(medial pain system) 영역 사이에 위치한다. 대뇌섬은 통증의 위치나 강도 같은 분별 감각뿐 아니라 정서와 연관된 통증 프로세스에도 관여한다. 따라서 대뇌섬은 내측 통증시스템과 외측 통증시스템을 통해 전달된 통증 정보를 통합하는 역할을 할 것으로 생각되고 있고, 이는 통증의 감각 정보에 정서적인 옷을 입혀 최종적으로 특정 유해 자극에 대한 개체의 인식을 확정하는 통증 인식의 센터 역할일 것으로 본다.

최근 통증 프로세스 연구에 있어서 대뇌섬(insula)과 S2를 포함하는 전두덮개(frontal operculum)가 큰 관심을 받고 있는데, 이들 위는 직접적인 전기 자극을 통해 통증을 유발할 수 있는 유일한 대뇌 피질 영역이다. 후대뇌섬(posterior insula)과 S2에 허혈성병 소를 유발하면 통증 감각의 소실을 유발할 수 있다. 또한 비슷한 손상에 의해 통각 마비(pain asymbolia)를 유발하기도 하는데, 통각마비(pain asymbolia)는 신체 일부에 대한 통증 자극을 인지하지만 회피반사나 정서 반응(e.g. lack of withdrawl, orabsence of an emotional response) 같은 적절한 통증 반응을 하지 못하는 것을 말한다. 역설적으로 이들 부위에 병소가 발생하면 통증을 유발하기도 한다. 이때 후뇌섬(posterior insula) 병소 부위에 오피오이드를 투여하면 극적인 진통효과를 얻을 수 있다. 통증의 센터로 대뇌섬(insula)은 매우 중요한 역할을 하는 것은 확실하나 그 정확한 역할은 추후의 연구로 더 밝혀져야 할 것이다.

2. 통증의 조절

1) 통증의 상행, 하행성 조절(Ascending and Descending Pain Modulation)

침해수용성정보(nociceptive inputs)가 일차 감각 섬유를 통해 척수 후각에 들어오면 위에서 설명한 여러 경로를 통해 척수를 거쳐 뇌로 전달된다. 하지만 침해수용성 정보는 수동적으로 일방향으로 전달되지 않고, 감정적인 상태, 불안, 집중과 distraction, 과거의 경험, 기억 등 많은 심리적 요인(top-down modulattion)들 뿐 아니라, 그 정보가 뇌로 전달되는 과정에서 말초신경계나 중추신경계 모두에서 조절(bottom-up modulation)된다. 척수 후각을 통해 들어온 통증 신호는 억제성 개제뉴런(inhibitory interneurones)의 활성화, 시냅스 전 또는 시냅스 후 억제(presynaptic and postsynaptic inhibition), 그리고 통증과 연관된 특정 수용체의 이온 투과성 변화를 통해 이루어진다.

중추신경계의 다양한 부위에 오피오이드 수용체가 있고, 이들 오피오이드 수용체에 오피오이드가 결합하면 뉴런의 전기생리적 속성을 변화시키고, 상행하는 통증 정보를 조절할 수 있다. 상행 하는 일차 통증 섬유(Aδ and C fibers)가

척수 후각에 도달하면 대부분 Rexed laminae I & II의 척수 후각 세포와 연접을 이룬다.

Rexed lamina II의 세포는 다시 Rexed lamina IV-VII 세포와 연접을 이룬다. 척수의 뉴런들, 특히 Rexed laminae I-VII의 세포는 상행성의 척추시상로를 이룬다. 척수 레벨에서 오피오이드 수용체는 침해수용체의 시냅스 전 말단과 척수 후각의 Rexed laminae I, II, and V에 특히 풍부하게 분포한다. 이들 부위의 오피오이드 수용체가 활성화되면 substance P, CGRP 같은 통증 전달에 관여하는 신경전달물질의 분비를 저해하여, 통증 신호의 전달을 방해한다. Rexed laminae IV-VII의 개재뉴런(interneural level)에도 오피 오이드 수용체가 풍부한데 이들 부위가 활성화되는 경우도 뉴런을 과분극시켜 뉴런의 흥분성을 억제하고, substance P, CGRP 같은 통증 전달에 관여하는 신경전달물질의 분비를 저해한다. 오피 오이드를 말초 일차 통증 섬유의 시냅스 전 말단이나 척수 후근에 주입할 경우 강력한 진통 효과를 얻을 수 있다. 결국 오피오이드 수용체는 중추신경계에 광범위하게 분포하므로 오피오이드의 투여를 통해 상행성 통증 전달을 억제하고, 하행성의 통증 억제로를 강화하여 통증을 억제할 수 있다.

상행하는 통증 섬유들(ascending projections)은 시상뿐 아니라 문복측 연수(rostral ventral medulla, RVM)의 등쪽 솔기핵(dorsal raphe, DR), RVM, 중뇌 수도주위 회색질(midbrain periaqueductal gray, PAG)을 포함하는 중뇌핵(mesencephalic nuclei)으로 측지를 투사한다. 이로 인해 통증을 조절하는 이들 구조물이 활성화되면 하행성 통증 억제 경로가 작동하게 된다. 이와는 별도로 해당 통증과 관련 없는 감각 신호가 Aδ와 Aβ 섬유를 통해 상행하는 경우에도 이들 감각 신호에 의해 영향을 받을 수 있다.

하행성 통증 억제 경로를 이루는 중요한 구조물은 중뇌 수도주위 회색질(midbrain periaqueductal gray, PAG), 청반핵(locus ceruleus, LC), 거대솔기핵(nucleus raphe magnus, NRM), 거대세 포성 망상핵(nucleus reticularis gigantocellularis, NRG)이 있다.

중뇌 수도주위 회색질(PAG)은 문복측 연수(rostral ventral medulla, RVM)와 후외측 섬유단(dorsolateral funiculus, DLF)을 통하여 다양한 하행성 억제 경로들과 연결되

어 있고, 오피오이드 수용체가 풍부하여 중추적인 역할을 한다. 침해수용성 자극이 주어지면 NRG (nucleus reticularis gigantocellularis) 뉴런이 흥분한다. NRG는 PAG와 NRM을 지배하며, PAG는 NRM에 축삭을 보내고, NRM은 척수에 축삭을 보낸다. 이때 하행성 통증 조절(descending pain modulation)은 PAG로 가는 신경섬유들을 통하여 이루어진다. 노르아드레날린성 청반핵(noradrenergic locus coeruleus)은 PAG로부터 정보를 받고, RVM과 교통

을 하며 하행성 노르아드레날린 억제성 섬유들(descending noradrenergic inhibitory projections)을 투사한다. RVM은 전침해수용성 척수수입 섬유들(pronociceptive spinopetal projections)을 통해 침해수 용성 입력을 강화시킬 수도 있다.

양측 후외측 섬유단(dorsolateral funiculus, DLF)을 파괴하면 PAG와 RVM에 대한 직접적인 전기적 자극이나 오피오이드의 마이크로 주사(microinjection)를 통한 진통 효과가 사

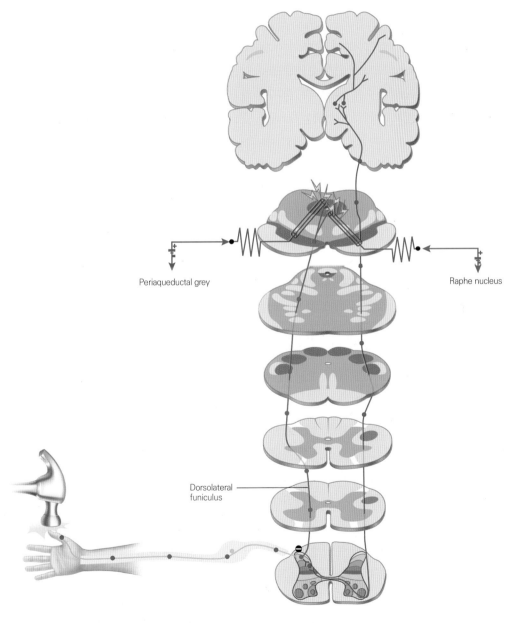

그림 2-11. 하행성 통증 조절 경로(Ascending and Descending Pain Modulatory Pathway)
PAG와 RVM에 대한 직접적인 전기적 자극이나 오피오이드의 마이크로 주사(microinjection)를 통해 강력한 진통을 얻을 수 있다. 하지만, 양측 후외측 섬유단(dorsolateral funiculus, DLF)을 파괴하면 이러한 진통 효과가 사라진다.

라진다(그림 2-12). 이러한 사실은 dorsolateral funiculus (DLF)를 통해 이루어지는 특정한 하행 경로가 중추에서의 오피오이드의 진통 작용(opioid analgesia)과 자극유발진통 (stimulation produced analgesia, SPA)에 있어서 반드시 필요하다는 것을 의미한다. DLF는 몇 개의 뇌간핵에서 기인하는 신경 섬유로 이루어지는데, NRM에서 온 세로토닌성 (serotonergic, 5-HT) 뉴런, 복측피개영역(ventral tegmental area, VTA)에서 온 도파민성(dopaminergic) 뉴런, 청반핵 (locus coeruleus, LC)에서 온 아드레날린(adrenergic) 뉴런으로 구성된다. 오피오이드가 뇌간의 오피오이드 수용체에 결합하면 세로토닌성(serotonergic), 도파민성(dopaminergic), 아드레날린성(adrenergic) 하행성 신경 섬유를 통해 척수 레벨에서 척수 후각의 laminae I, II, and V의 침해수용성 척수 뉴런의 침해 수용성 정보의 유입을 억제한다.

하행성 억제 경로의 활성화는 척수와 뇌간 부위뿐 아니라 보다 고위 중추에서도 시작될 수 있다. 오피오이드 수용체는 미상핵(caudate nucleus, CN), 중격핵(septal nucleus), 시상하부(hypothalamus), habenula, 그리고 해마(hippocampus)도 높은 밀도로 존재한다.

2) 통증 조절 모델(Pain Modulation Modal)

통증 신호의 전달에 있어서 특정한 통증 조절 메커니즘이 있을 것으로 오랫동안 생각되었고, 대표적인 가설은 다음과 같다.

(1) 관문 조절설(Gate Control Theory)

1965년에 Melzack과 Wall이 발표한 대표적인 통증 조절 메커니즘이다. 관문조절설의 핵심은 비통증성의 자극에 의해 통증 전달의 관문(gates to painful input)이 닫히게 되고, 이로 인해 통증 감각이 뇌로 전달되는 것이 차단된다는 것이다(그림 2-15).

Melzack과 Wall은 관문 조절을 위해 통증 신호를 전달하는 침해수용체로 가는 신경섬유, 비통증성 감각 정보를 담당하는 굵은 신경섬유, 교양질 세포(SG)인 억제성 개재 뉴런(inhibitory interneuron), 통증 정보를 뇌로 중개하는 척수 전달 세포(T cell)를 가정하였다. 억제성 개재 뉴런은 굵은

신경섬유에 의해 활성화되나 가는 신경섬유에 의해서는 억제되며, 척수의 통증 전달 세포의 활성을 막는 기능을 한다. 결국 굵은 신경섬유, 가는 신경 섬유, 억제성 개재 뉴런이 이루는 통증 관문 시스템에 의해 통증이 전달되며, 특히 통증 신호의 전달은 억제성 개재 뉴런의 활성화 여부에 의해 결정적으로 조절을 받게 된다(그림 2-13).

가는 신경섬유를 통해 통증 신호가 전달되면 억제성 개재 뉴런이 억제되고, 척수의 통증 전달 세포가 활성화되어 통증 관문이 열려 통증이 전달된다. 그러나, 비침해수용성 자극이 동시에 들어오는 경우에는 비통증성 말초 감각 정보를 담당하는 굵은 감각 섬유의 분지가 억제성 개재 뉴런(inhibitory interneuron)을 활성화시키고, 활성화된 억제성 개재 뉴런은 가는 통증 섬유에 의해 척수의 통증 전달 세포의 활성화를 저해하여 통증 신호 전달 관문을 닫게 되고, 이로 인해 통증의 전달을 막게 된다. 뇌로부터 내려오는 중추성 조절도 관문 조절 기전에 영향을 줄 수 있는데, 굵은 신경섬유의 특정 시스템이 선택적인 인지 과정을 활성화시키고 하행성 섬유를 통하여 관문 조절 기전을 변조시킬 수 있다. 이러한 관문 조절설은 척수 레벨에서 비침해수용성 자극이 시냅스전 억제를 통해 척수의 침해수용성 뉴런(T cell)을 비활성화시켜 통증 정보의 유입을 막을 수 있다는 것을 예측했고, TENS나 척수자극술의 이론적 배경이 되었다. 이후 Melzack과 Wall은 추가적으로 밝혀진 사실들을 보강하여 처음의 가설을 수정하였다. 이 새로운 모델에서는 뇌간으로부터의 하행성 억제 조절뿐만 아니라 개재 뉴런의 흥분성 및 억제성 연결도 포함하고 있다(그림 2-14).

(2) 자극 유발 진통(Stimulation Produced Analgesia, SPA)

인체에 오피오이드에 대한 수용체와 내인성 오피오이드가 존재하고, 뇌의 특정 부위를 자극하면 진통이 발생한다는 사실이 1970년대 이후 밝혀졌다. 이러한 사실은 우리 몸에 내인성 통증 조절 시스템(intrinsic analgesia system)이 존재한다는 것을 의미한다. 전기적 자극에 의해 진통이 유발되는 특정 뇌 부위로는 중뇌 수도 주위 회색질(periaqueductal gray, PAG), 거대솔기핵(nucleus raphe magnus, NRM)과 배쪽솔기핵(nucleus raphe dorsalis, NRD), 미상핵(caudate

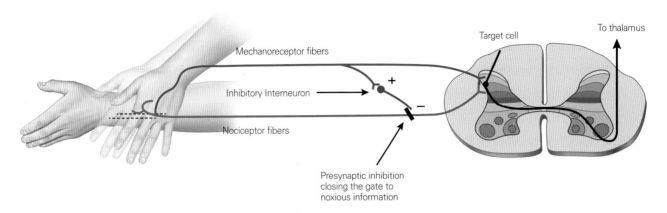

그림 2-12. 관문 조절설: 관문 조절설은 비통증성의 자극에 의해 통증 신호가 시냅스전에 억제되어 뇌로 전달되는 것이 차단된다는 가설이다.

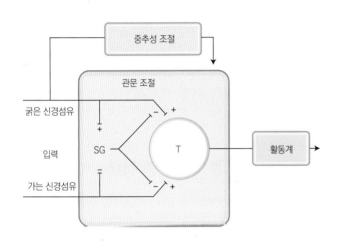

그림 2-13. **관문조절설: SG: 교양질, T: 전달세포, + :흥분, − : 억제.** 일차 구심성 섬유들은 SG와 T 세포로 투사된다. SG에 의한 구심성 섬유 종말억제 효과는 굵은 신경섬유의 활동에 의해서 증가되고 가는 신경 섬유의 활동에 의해서 감소된다. 중추성 조절방아쇠는 굵은 신경 섬유의 특정 시스템에서 시작되며, 중추에서 하행성 섬유를 통해 다시 관문 조절시스템으로 투사된다. T 세포는 활동계로 투사된다.

그림 2-14. **관문조절설 수정 모델**
이 새로운 모델에서는 교양질(SG)에서 전달세포(T)에 뇌간으로부터의 하행성억제 조절 뿐만 아니라 흥분성(흰동그라미) 및 억제성(검은 동그라미) 연결도 포함하고 있다. 억제성 연결말단의 동그라미는 그 작용이 시냅스 전, 시냅스 후혹은 양쪽 모두임을 의미한다. SG에서 T 세포로의 억제성 연결 이외의 모든 연결은 흥분성이다. 연결은 흥분성이다.

nucleus, CN), 중격핵(septal nucleus) 등이 있다. 이들 부위를 전기 자극 하면 터치, 압력, 온도 감각 등 비통증성 감각의 변화 없이 통증이 억제된다. 이러한 현상을 자극 유발 진통(stimulation produced analgesia)이라고 하며, 실험동물보다 사람에게서 그 효과가 명확하고, 오래 지속된다. 가장 SPA가 효과적으로 이루어지는 뇌 부위는 PAG와 솔기핵(raphe nuclei, RN)이다.

PAG와 NRM을 전기 자극하면 척수 후각의 laminae I, II and V에 존재하는 척수 시상로 세포(spinal thalamic cells)가 억제되어 통증 정보가 척수 레벨에서 조절된다. PAG와 NRM은 밀접하게 신경 연결(neuronal connection)이 되어 있다. PAG를 통한 진통 효과는 NRM을 통한 하행성 경로의 활성화와 피질하 레벨이 고위 중추의 활성화에 의한다. PAG 또는 RN이 자극되는 동안 피질하 핵(subcortical nuclei), 삼차신경핵(trigeminal nuclei, 그리고 척수의 상행성, 하행성 경로로부터 세로토닌(serotonin, 5-HT)도 분비된다. 분비된 세로토닌은 감각 신경의 활동성을 저해하여 통증 전달을 조절한다.

전기적 자극에 의한 SPA가 내인성 오피오이드와 세로토닌의 분비에 의한다는 것은 다음과 같은 사실로 확인할 수 있다. 모르핀과 세로토닌을 국소적으로 특정 뇌 부위에 주입할 경우 진통이 유발되는데 특히 PAG에 마이크로 주사(microinjection)하는 경우 가장 진통 효과가 강력하다. 반면 PAG와 RN에 오피오이드의 마이크로 주사나 SPA를 통한 진통 효과는 오피오이드 길항제인 날록손 투여에 의해 막을 수 있거나 역전 시킬 수 있고, RN을 전기적으로 파괴하거나 또는 parachlorophenylalanine (PCPA) 같은 물질을 이용하여 화학적으로 파괴하여 5-HT의 분비를 불가능하게 만들면 오피오이드(intracranial and systemic)나 SPA에 의한 진통 효과는 사라지게 된다.

(3) 스트레스 유발 진통(Stress-Induced Analgesia, SIA)

다양한 통증 자극이나 스트레스가 진통을 유발할 수 있는데 이를 스트레스 유발 진통(stress induced analgesia, SIA)이라 한다.

SIA의 예로는 일부 전쟁에서 부상당한 군인이나 스포츠 경기에서 부상당한 운동선수들이, 비록 후에는 심한 통증을 느끼게 되었지만, 전쟁이나 운동 경기 중에는 전혀 통증을 느끼지 못하는 사례를 들 수 있다. SIA 기전으로는 오피오이드 의존성 또는 오피오이드 비의존성(opiate and non-opiate forms of SIA) 기전이 있지만 오피오이드 의존성 기전이 특히 중요하게 생각된다. 오피오이드 의존성 기전은 스트레스에 대한 반응으로 내인성 통증 조절 시스템, 특히 오피오이드 시스템이 활성화되어 내인성 오피오이드(endogenous opiates)가 분비되고, 분비된 오피오이드가 하행성 통증 억제 경로를 강화시켜 진통을 유발한다는 것이다. 동물 실험을 통해 전기적 스트레스(electrical shock)를 주었을 때 SIA가 유발되는 것이 실험적으로 증명되었고, 실제로 일부 SIA의 경우 아편유사제(opiate analgesia)에 대하여 교차내성을 보이고, 진통 효과가 오피오이드 길항제인 날록손(naloxone)에 의해 역전되었다. 이러한 사실을 종합하면 다양한 정신적, 물리적 스트레스가 내인성 통증 조절 시스템을 활성화시켜 내인성 오피오이드를 통해 진통(SIA)을 유발할 수 있다.

(4) 오페란트 기전(Operant mechanisms)

일부 만성 통증환자들은 통증이 발생한 이후 일정한 행동 양상을 보인다. 대부분의 시간을 앉거나 드러누워서 보내는 등 활동 범위가 제한되고, 행동을 하면서도 얼굴을 찡그리거나 증상에 대한 과도한 하소연을 한다. 이러한 통증 행동들은 일정한 보상과 관련이 있어, 배우자나 가족의 환자 본인에 대한 관심이나 주의, 진통제나 향정신성약물 같은 적극적인 조치를 목적으로 한다. 이러한 목적이 성취되었을 경우 환자는 다행감을 느낀다. 그러나 이러한 이차적 이득은 통증 행동(pain behavior)의 보강을 가져오고, 환자의 정신적 의존감을 크게 하여 환자의 회복을 지연시킨다. 심지어는 신체화 증상을 유발하기도 하고, 정신적 의존감과 신체화 증상이 본래의 질환과 연관된 증상보다 오래 지속되기도 한다. 이러한 환자들을 효과적으로 치료하기 위해서는 통증 행동으로 얻을 수 있는 이득을 제거해야 하는데, 이를 위해서는 많은 인내가 필요하고, 환자의 가족들과 주치의의 동조가 있어야 한다.

3. 통증의 종류에 따른 통증 경로

1) 체성 통증 경로

체성 통증은 크게 표재성 또는 말초성 통증과 심부 통증으로 구분할 수 있다.

표재성 또는 말초성 통증은 피부와 근육 또는 말초 신경 자체에서 발생한다. 일반적으로 표재성 통증은 두 단계로 이루어지는데 침해수용성 자극에 대해 날카로운 통증을 특징으로 하는 초기 반응(initial response)과 화끈거리며 기분 나쁜 통증을 특징으로 하는 후기 반응(late response)으로 나눌 수 있다. 초기의 날카로운 통증은 A-δ 섬유를 통해 신척수시상로와 시상의 VPL, VPM 영역을 거쳐 체성감각 피질로 들어간 통증 신호에 의한다. 반면 후기 반응으로 나타나는 화끈거리며 기분 나쁜 통증은 C 섬유를 통해 고척수시상로와 원척수시상로(archispinothalamic tract)를 경유해 뇌간핵들(brain stem nuclei)과 다발옆핵-중심정중핵복합체 (PF-CM complex)을 통해 광범위한 중추신경계로 들어간 통증 신호에 의한다.

관절이나 인대, 근막 등 깊은 구조물에 의한 심부 통증은 둔하고, 쑤시는 듯한 또는 화끈거리는 통증을 특징으로 하며, 식은땀, 오심, 혈압이나 맥박의 변화 같은 자율신경 반응을 동반하는 경우가 드물지 않다. 이러한 심부 통증은 구척수시상로와 원척수시 상로(archispinothalamic tract)를 경유한다.

2) 내장성 통증 경로

장관평활근 수축에 의해 장관의 경련, 장관 폐색, 독성 물질에 의한 장관 점막의 화학적 손상, 혈관 폐색으로 인한 장관의 허혈성 변화 등 다양한 침해성 자극에 의해 자유신경종말(free nerve ending)이 자극되면 내장성 통증이 발생한다. 물리적 유해자극의 경우 체성 통증과는 다르게 절단이나 압박에 의해서는 침해수용체가 활성화되지 않고, 내장 기관의 경련이나 폐색 또는 주위 조직의 병변에 의해 장관 내 압력이 증가하거나 팽창(distension)할 때, 또는 견인(stretching)이 발생할 때 통증이 발생한다. 내장성 통증은 쑤시는 듯한(aching), 타는 듯한(burnig), 또는 쥐어짜는 듯한(cramping) 통증으로, 통증의 범위가 비교적 넓고, 통증 부위를 정확하게 나타낼 수 없는 경우가 많고, 어떠한 유해자극에 의해 통증이 유발되는지 인식하기 힘들고, 통증 이외에도 식은땀, 혈압이나 맥박의 저하, 호흡의 불규칙, 구역·구토 등 자율신경계 반응을 동반하는 경우가 흔하다.

내장성 통증을 담당하는 말초 신경 종말(peripheral nerve endings)은 장관의 장막층(serosal layer), 근육층(muscular layer), 점막층(mucosal layer)에 존재하며, 체성 신경(somatic nerve)과 마찬가지로 후근신경절에 세포체가 존재한다. 내장 기관에 분포한 자유신경말단(free nerve ending)은 체성 통증을 담당하는 신경에 비해 그 수가 적고, 단위 신경이 지배하는 영역이 넓다. 이러한 이유로 통증의 범위가 넓고 모호하여 그 위치를 정확하게 병소화하기도 힘들다. 내장성 통증을 담당하는 침해수용성 섬유도 무수 C 섬유(unmyelinated C fibers)와 유수 A δ 섬유(myelinated A δ fibers)로 이루어지며, 경로의 많은 부위에서 교감신경 섬유와 부교감신경 섬유의 주행을 같이한다.

교감신경과 경로를 같이하는 경우, 침해수용체는 말초에서 교감신경절(sympathetic chain)을 거쳐 교통지(rami communicants)를 통해 세포체가 있는 후근신경절로 주행하고, 이후 척수후각으로 진입한다. 부교감신경과 경로를 같이하는 경우, 침해수용체는 말초에서 뇌신경을 통해 직접 뇌로 가거나, 하복부, 골반, 회음부의 경우는 S2, 3, 4로 이루어지는 골반내장신경(pelvic splanchnic nerve)을 통해 후근신경절로 주행하고 척수로 진입한다.

자율신경 섬유들은 자율신경 말단을 이루기 전에 주요 혈관을 중심으로 모여 신경절과 신경이 얼기설기망을 이루는 전척추 자율신경총(prevertebral autonomic plexuses)을 형성한다. 대표적인 자율신경총으로는 심장신경총(cardiac plexus), 복강신경총(celiac plexus), 상/하 장간막동맥신경총(superior/inferior mesenteric ganglion), 상/하 하복신경총(superior/inferior hypogastric plexus), 골반신경총(pelvic plexus), 외톨이 신경총(ganglion impar) 등이 있다. 내장성 침해수용성 섬유는 시냅스 없이 전척추자율신경총(prevertebral autonomic plexuses)을 통과하여 중추신경계로 주행한다. 따라서, 내장성 통증을 조절하기 위해 내장 기관의 신경분포에 따라 다양한 신경총을 타깃으로 신경블록이나 신경파괴가 이루어질 수 있다.

오랫동안 내장성 침해수용성 신경은 척수 후근에 세포체를 가진 교감신경의 일부로 생각되었다. 그러나 이는 잘못된 것으로 내장성 통증 신호의 전달은 교감신경뿐 아니라 부교감 신경을 포함한 자율신경 모두에 의해 전달된다. 한 예로 부교감성 골반신경(parasympathetic pelvic nerve)을 이루는 방광이나 장관의 수입성 섬유(afferents)는 통증 정보를 중추로 전달하며, 흉추나 상복부 장기를 지배하는 미주 신경의 일부도 통증 신호를 전달한다. 보다 엄밀히 이야기하면 내장성 침해수용성 신경섬유는 자율 신경과 상당히 긴 공통 주행 경로를 가지지만 자율신경과는 다르다. 자율신경계는 직접적으로 통증 신호를 전달하는 역할을 하지 않는다. 내장성 통증을 담당하는 침해수용체는 단지 자율신경과 긴 공통 주행 경로를 가질 뿐이다. 하지만 내장성 통증은 자율신경계에 영향을 미쳐 자율신경계 증상을 동반하는 경우가 흔하고, 말초나 중추감각에 있어서도 자율신경계와 서로 밀접하게 영향을 주고받고 있어, 임상적으로는 내장성 침해수용체를 교감신경계 또는 자율신경계의 일부로 간주하여 치료를 계획하고 시행하는 것이 편리한 경우가 대부분이다.

체성 침해수용체의 경우처럼 내장성 침해수용체도 척수후각의 표층부(superficial lamina I, II)와 척수후각 경부(neck of the dorsal horn: lamina V)에 주로 종지한다. 척수에서 통증 신호의 전달은 신척수시상로(neospinothalamic tract), 고척수시상로(paleospinothalamic tract), 원척수시상로(Archispinothalamictract)의 3가지 경로를 따라 이루어지나, 체성 통증과는 여러 면에서 차이가 있다. 척수에서 내장성 통증을 담당하는 척수 내장성 수입섬유(spinal visceral afferents)가 차지하는 비율은 흉추와 요추 전체 척수 후근의 겨우 5-10%이다. 내장성 통증의 경우 대부분 고척수시상로와 원척수시상로를 통해 통증신호가 뇌로 전달된다(그림 2-15).

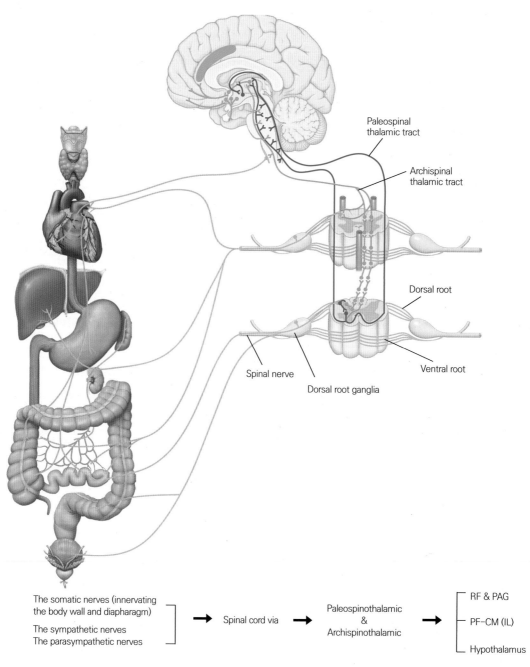

그림 2-15. **내장성 통증 경로**

최근의 연구에 의하면 식별촉각(discriminatory tactile sensation: fine touch)과 진동감각(vibration stimuli)의 경로로 잘 알려진 배척주 경로(dorsal column pathway)가 내장성 통증을 매개하는 중요한 경로로 밝혀졌다. 말기 암 환자의 난치성 내장 통증에 대해 중앙 척수절개술(midline myelotomy)을 시행하여 T10 레벨의 배척주(dorsal column)를 파괴하여 효과적인 진통 효과를 얻을 수 있다. 실험적으로도 영장류에서 대장·직장의 팽창으로 급성 내장성통증이 유발된 경우 척수절개술(midline myelotomy)을 통해 내장성 통증을 크게 감소시킬 수 있었다. 반면 흥미롭게도 T10 레벨에서 척수시상로(STT)를 손상시킨 경우는 동일한 진통 효과를 얻을 수 없었다. 배척주(dorsal column)를 이루는 세포체는 연접후배척주 뉴런(postsynaptic dorsal column neuron, PSDC neuron)으로 주로 lamina III-V에 분포한다. 일부 PSDC 뉴런은 내장성 침해수용성 정보를 배척주를 통해 연수(medulla oblongata)의 배척주핵(dorsal column nuclei)에 전달하고, 이후 복후측 시상(ventral posterior thalamus)에 투사된다.

3) 연관통 경로

연관통은 침해성 자극이 발생한 부위가 아닌 다른 부위에서 통증이 나타나는 것을 말한다. 고관절 이상이 있을 때 무릎 통증이 동반되거나, 협심증이나 심근경색 같은 심장 질환이 있는 경우 드물지 않게 왼쪽 가슴이나 어깨, 팔, 또는 턱의 통증이 발생하는 경우, 그리고 담낭염이 있을 때 우측 어깨의 통증 발생하는 경우 등이 그러한 예다. 일반적으로 연관통은 내장성 통증이나 심부 체성 통증에서 동반된다. 일부에서는 관절, 인대, 근막 등에서 유래하는 심부체성 통증을 내장성 통증으로 분류하기도 한다. 흥미롭게도 연관통이 나타나는 경우, 침해성 자극이 주어진 부위에 해당하는 체성감각 피질(SI)뿐 아니라 연관통이 발생한 부위의 체성감각 피질 영역도 활성화된다.

연관통을 설명하는 가장 설득력 있는 기전이 폭주이론(convergence and fascilitation theory)이다. 폭주이론은 내장성 통증이나 심부체성 통증을 담당하는 신경 섬유가 피부 통증을 담당하는 신경 섬유와 척수에서 같은 침해수용성 뉴런(nocineuron)에 종지(termination)하기 때문에, 내장성 통증이나 심부체성 통증이 발생할 경우 통증 신호가 이들 침해수용성 뉴런에 폭주하여 침해성자극이 발생한 부위가 아닌 먼 부위의 피부 통증도 유발될 수 있다는 이론이다. 일반적인 체성 구심성 신경(somatic afferent)은 척수 후각의 넓은 부위에 종지하지만(i.e., laminae IVI), 피부를 담당하는 침해수용체와 내장성 구심신경(visceral afferents)은 후각의 표층부(superficial dorsal horn)와 후각의 경부(neck of the dorsal horn)에 종지한다.

연관통을 설명하는 다른 기전으로는 발생학적으로 같은 태생학적 분절(embryonic segment or dermatome)에서 분화되었으나 성장을 하면서 여러 부위로 나뉘는 경우, 이 중 한 부위가 침해성 자극이 주어지면 태생학적 분절이 같은 다른 부위에 통증(연관통)이 나타날 수 있다는 가설(common dermatome hypothesis), 내장성 통증 신호는 단독으로 직접 척수를 거쳐 뇌로 전달될 수 없고 피부로부터의 자극이 함께 도착하는 경우에만 그 정보를 고위 중추로 전달하게 되어 있어 내장성 통증 신호와 동반되는 피부의 자극이 피부에서 발생한 통증으로 해석되어 연관통이 발생한다는 가설(facilitation 또는 irritable focus), 내장성 통증의 정보가 뇌에 도달하면 뇌는 이 정보를 이전의 경험한 외과적 수술이나 국소적 손상 등에 의한 것으로 해석한다는 가설(learned phenomenon) 등이 있다.

통증에 대한 연구는 1990년대 이후 본격적으로 이루어졌지만 많은 기능적, 해부학적 연구에 의해 비약적인 발전을 이루었다. 아직까지는 통증에 대해 축적된 지식이 통증과 연관된 현상을 모두 설명하기에는 충분치 않지만 통증과 연관된 많은 현상이 설명이 가능하게 되었고, 이를 근거로 하여 새로운 통증 치료 방법이 다양하게 나타났다. 통증이 단순히 수동적으로 말초로부터 뇌로 전달되는 감각 정보가 아니라, 외적인 환경뿐 아니라 내적 환경의 영향을 받으며 말초신경계와 중추신경계 모두에서 능동적으로 가공되어 의식되는 적극적인 경험이라는 사실은 확실하다. 또한 통증 정보가 단일한 통증 센터에 의해 처리되지 않고 특정한 역할을 수행하는 다수의 통증 센터가 병렬적으로 네트워크를 이루어 다양한 경로를 통해 서로 정보를 주고받으며 처리되며, 신경계의 다양한 영역들에 의해 통증시스템이 이루어진다는 것도 확실하다. 따라서 통증에 대한 평가와 치료는 통증이 능동적인 감각 정보의 조절이 이루어지고 통증시스템을 이루는 다양한 신경계 부위가 관여하는 다면적인 현상임을 이해하여 단순히 침해 수용성 자극에 대한 말초에서 중추로의 수동적 감각경로에 대한 접근이 아닌 포괄적인 접근이 이루어져야 할 것이다.

참고문헌

성춘호. 연관통. Korean J Pain 2004;17:1-4.

Apkarian AV, M. Bushnell MC, Treede RD, Zubieta JK: Human brain mechanisms of pain perception and regulation in health and disease. European Journal of Pain 2005;9:463-84.

Bingel U, Tracey I: Imaging CNS Modulation of Pain in Humans. Physiology 2008;23:371-80.

Brooks J, Tracey I: From nociception to pain perception: imaging the spinal and supraspinal pathways. J Anat 2005;207:19-33.

CASEY KL, Forebrain mechanisms of nociception and pain: Analysis through imaging. Proc Natl Acad Sci 1999; 96:7668-74.

Cortical Processing of Human Somatic and Visceral Sensation. The Journal of Neuroscience 2000;20(7):2657-63.

Derbyshire SW: Systematic Review of Neuroimaging Data During Visceral Stimulation. J Am Geriatr Soc 2004;(1):132-6.

Derbyshire SWG, Osborn J: Offset analgesia is mediated by activation in the region of the periaqueductal grey and rostral ventromedial medulla. NeuroImage 2009;47:1002-6.

Dubin AE, Patapoutian A: Nociceptors: the sensors of the pain pathway. The Journal of Clinical Investigation2010;120(11):3760-72.

Dunckley P, Wise RG, Aziz Q, Painter D, Brooks J, Tracey I, Chang L: Cortical processing of visceral and somatic stimulation: differentiating pain intensity from unpleasantness. Neuroscience 2005:533-42.

Dunckley P, Wise RG, Fairhurst M, Hobden P, Aziz Q, Chang L, Tracey I: A Comparison of Visceral and Somatic Pain Processing in the Human Brainstem Using Functional Magnetic Resonance Imaging. The Journal of Neuroscience 2005;25(32):7333-41.

Hirshberg RM, Al-Chaer ED, Lawand NB, Westlund KN, and Willis WD: Is there a pathway in the posterior funiculus that signals visceral painPain 1996;67(2-3):291-305.

http://neuroscience.uth.tmc.edu/s2/chapter06-08.html

http://thebrain.mcgill.ca/flash/a/a_03/a_03_cl/a_03_cl_dou/a_03_cl_d ou. html

Iannetti GD, Mouraux A: From the neuromatrix to the pain matrix (and back). Exp Brain Res 2010;205:1-12.

Macefield VG, Gandevia SC, Henderson LA: Discrete Changes in Cortical Activation during Experimentally Induced Referred Muscle Pain: A Single-Trial fMRI Study. Cerebral Cortex 2007;17:2050-9.

Moisset X, Bouhassira D, Ducreux D, Glutron D, Coffin B, Sabate JM:Anatomical connections between brain areas activated during rectal distension in healthy volunteers: A visceral pain network. European Journal of Pain 2010;14:142-8.

Neugebauer V, Galhardo V, Maione S, Mackey SC: Forebrain pain mechanisms. BRAIN RE SEARCH REVIEWS 2009;60:226-42

Ossipov MH, Dussor GO, Porreca F: Central modulation of pain. J Clin Invest 2010;120(11):3779-87.

Ostrowsky K, Magnin M, Ryvlin P, Isnard J, Guenot M, Mauguiere F: Representation of pain and somatic sensation in the human insula: a study of responses to direct electrical cortical stimulation. Cereb Cortex 2002;12(4):376-85.

Pogatzki-Zahn EM, Wagner C, Meinhardt-Renner A, Burgmer M, Beste C, Zahn PK, Pfleiderer B: Coding of Incisional Pain in the Brain. Anesthesiology 2010;112:406-17.

Raouf R, Quick K, Wood JN: Pain as a channelopathy. J Clin Invest 2010;120(11):3745-52.

Sawamoto N, Honda M, Okada T, Hanakawa T, Kanda M, Fukuyama H, Konish J, Shibaski H: Expectation of pain enhances responses to nonpainful somatosensory stimulation in anterior cingulated cortex and parietal operculum/posterior insula: an event-related functional magnetic resonance imaging study. The Journal of Neuroscience 2000;20(19):7438-45.

Stamford JA: Descending control of pain. BJA 1995;75:217-27.

Staud R, Craggs JG, Robinson ME, Perlstein WM, Price DD: Brain activity related to temporal summation of C-fiber evoked pain. Pain 2007;129:130-42.

Stein C, Clark JD, Oh U, Vasko MR, Wilcox GL, Overland

AC, Vanderah TW, Spencer RH: Peripheral mechanisms of pain and analgesia. BRAIN RESEARCH REVIEWS 2009;60:90-113.

Svensson P, Minoshima S, Beydoun A, Morrow T, Casey KL: Cerebral Processing of Acute Skin and Muscle Pain in Humans. J Neurophysiol 1997;78:450-60.

XIE YF, HUO FQ, TANG JS: Cerebral cortex modulation of pain. Acta Pharmacol Sin 2009; 30(1):31-41.

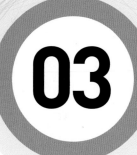

03 만성통증의 병태생리
The Pathophysiology of Chronic Pain

개체는 조직 손상으로 교원질이 노출되면 hageman 인자가 활성화되고, 혈장의 불활성 효소가 단계적으로 활성화되어 혈장 kallikrein이 만들어진다. 혈장 kallikrein은 혈장단백의 α2 분획에 들어있는 고분자량 kininogen으로부터 bradykinin을 생산한다. 한편 조직의 prekallikrein이 조직 kallikrein이 되고 kininogen으로부터 kalidin을 생산한다. Bradykinin과 kalidin은 주요 발통 물질이다. 이들은 pro-inflammatory cytokine, serotonin, histamine, leukotrienes, prostaglandins 등의 발통 물질과 함께 통각수용기(nociceptor)를 자극하며, 동시에 혈소판 응집반응을 통한 단계적 지혈반응과 다핵백혈구를 통한 염증 반응으로 손상복구를 시작한다. 자극(input)에서 전환된 신호는 일차구심성(primary afferent) C-신경섬유를 통해 척수로 전달된다. 다양한 통증 경로를 통해 전달된 신호로 척수 상부에서 위험한 상황을 인지한다. 이러한 급성통증의 경우 조직손상 및 염증반응이 동시에 이루어지며 조직손상과 염증반응의 생리적 증상으로서 경고신호로 나타난다. 급성통증은 원인 병소가 치유되면 염증반응과 함께 자연히 감소되거나 사라지게 된다.

그러나 만성통증의 경우 다양한 병태생리에 의해 초래된다. 조직 손상으로 발통물질 및 신경전달물질 과다 생성으로 시냅스(synapse)를 통한 통증자극의 전달이 여러 요인에 의해 증강되며 감작(sensitization)에 의한 과잉흥분(hyper-excitation) 또는 통증억제기능이상(disinhibition)이 발생하며 신체감각기에 병태성형(plasticity)이 형성되면 증강되고 오래 지속되는 통증 상태로 발전된다. 통증전달 신호가 과잉 되거나 통제되지 못하면 모든 자극 신호는 더 이상 경고가 아니고, 불필요하고 치유가 어려워 몸 기능과 삶의 질을 떨어뜨리는 결과를 초래한다. 만성통증은 그 자체가 하나의 질병으로서 우울증 등 정신적 이환을 동반하며 악순환 하여 더욱 장기화된다. 본 장에서는 만성통증의 병태생리에 대하여 기술하고자 한다.

1. 과잉흥분(Hyper-excitation)

1) 말초감작

(1) Inflammatory Soup

조직 손상은 직접적으로 통증 침해수용체를 활성화시킬 뿐 아니라, 파괴된 세포에 toll-like 수용체가 발현되며, bradykinin을 통해 pro-inflammatory cytokines (IL-1, IL-6, TNF-α)을 생산해낸다. 여기에 염증세포와 비만세포, 혈소판에서 유리된 histamine, serotonin, prostaglandins, NGF, ATP 등이 가세하고, 신경펩티드(substance P, calcitonin gene-related peptide:CGRP)와 K^+, H가 통각수용기를 활성화시킨다. Leukotrienes 등 염증 매개물질에 의한 염증 반응은 혈관의 확장과 혈관의 투과성을 증가를 초래하여 더욱 많은 염증 세포를 동원하고, 이로 인해 염증 반응은 더욱 커지는 악순환을 초래한다. 다음의 발통물질 각각은 말초 통각수용기를 활성화시켜 통증 신호를 전달하나 감작을 일으키기 불충분하지만 inflammatory soup로 상호작용하면 말초감작에 이를 수 있다.

① Bradykinin: 염증성 통증과 통각과민 유발, phospholipase C, PKC, TRPV1 채널의 활성화를 통하여 열성 통각과민을 유발한다.

② Low PH: 염증조직에서 기계적 자극에 대한 통증과 통각과민에 관여. 후신경절의 acid-sensing ion channel (ASIC-3)을 통하여 통증에 관여한다.

③ Serotonin: 비만세포(mast cell)가 파괴되면서 유리된 혈소판 자극에 의하여 혈소판에서 분비됨. Bradykinin에 의한 통증을 증강시킨다.

④ Histamine: substance P에 의하여 비만세포(mast cell)로부터 유리. 혈관확장, 부종을 일으키며 다형성 내장 침해수용체(polymodal visceral nociceptor)를 자극하여 bradykinin에 의한 통증을 증강시킨다.

⑤ Eicosanoids: arachidonic acid 대사물(prostaglandins, thromboxanes, leukotrienes)

⑥ Cytokines: , IL-1, IL-6, TNF α. 세포 염승 반응을 소절하며 통증 전달을 촉진한다.

⑦ 흥분성 아미노산(Excitatory amino acid): 수용체가 있는 후근신경절, 원발성 구심성 섬유의 전 연접 부위에서 통증 전달을 조절한다.

⑧ NT (Neurotrophic Factors) & GDNF (Glial cell derived neurotrophic factors): NT에는 NGF (Nerve growth factor), BDNF (Brain derived neurotrophic factor). NT3 등이 있으며 GDNF와 함께 직간접적인 방법에 의하여 염증성 통증 조절. 비만세포(Mast cell)를 자극하여 histamine, serotonin을 분비시키고 원발성 구심성 종말에서 통각과민을 유발한다.

(2) 말초감작 기전

조직손상으로 형성 유리된 cytokines은 NGF, PGs, neuropeptides 등 다른 발통물질들을 매개하는 악순환으로 inflammatory soup를 형성하며 상호작용하고, 일차구심신경의 TRP channel 및 ion channel을 직접 자극하는 악순환으로 통각수용기의 문턱 값(threshold)을 상당히 낮추게 한다. 결과적으로 Aδ & C-신경섬유는 작은 자극에도 쉽게 흥분하게 된다. 이러한 말초조직에서 통각수용기의 과민상태를 말초감작이라 한다.

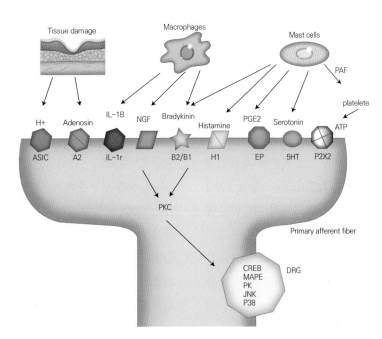

그림 3-1. **말초감작을 일으키는** inflammatory soup

즉 말초감작이 발생하면 통증에 대한 자극-반응곡선을 좌측으로 이동시키며 기울기를 가파르게 만들어, 통각과민(통증을 일으킬 수 있는 침해자극에 의해 유발된 더욱 증강되고 더욱 오래 지속되는 통증 상태)을 일으킨다. 통각수용기의 문턱 값이 더욱 낮아지면 촉각, 진동, 털 움직임과 같은 비침해자극에도 통증상태(이질통; 통증을 일으키지 않는 비침해자극에 의해 유발된 통증 상태)를 야기한다.

근골격계 손상 이후에 말초감작은 즉각적으로 시작되지만, 신경병증통증 동물실험에서 신경조직 손상 이후에는 약 3일 이후에 말초감작이 시작되는 것으로 보고되고 있다. 또한 TRP-channel과 ion-channel을 직접 자극시켜 말초감작을 증강시킨다. 한편 Chung model을 이용한 다른 실험에서 TNF antagonist인 etanercept, p38MAPK antagonist인 SB203580는 L5 척추신경 묶기 전 2일에 전신적으로 투여한 군에서 항이질통효과가 있고, 신경묶기 1-7일 후 투여한 군에서는 항이질통효과가 없었다.

2) 후근신경절 뉴런의 Secondary messengers

만성신경병증 동물모델에서 후근신경절 뉴런내 신호경로(intracellular signaling pathway)의 변화가 일어나면 척수 흥분도가 증가한다. 말초염증과 좌골신경 결찰 쥐에서 관찰된 결과에 의하면 자극을 주지 않아도 별개의 후근신경절 세포군에서 extracellular signal-regulated kinase (ERK)의 인산화(phosphorylation)의 활성이 일어난다. 이 pERK는 표적유도 nerve growth factor (NGF)의 변성으로 발전된 것이다. ERK 신호체계는 후근신경절 뉴런내의 BDNF (brain-derived neurotrophic factor) 발현을 조정한다. 또한 정상상태에서도 후근신경절 뉴런내의 급격한 ERK 인산화는 다양한 침해성 자극 신호 전달을 담당한다. 말초염증과 좌골신경 결찰 쥐에서 기계적 자극을 가하면 pERK labelling이 P2X2 수용체를 통해 일어남을 알 수 있다. 말초에서 염증반응에 의하여 유리된 화학적 매개체(mediator)들은 직접 통각수용기를 자극하며, 일부는 이차전달자(secondary messenger)를 통하여 감각 뉴런의 감작을 유도한다. 주로 초기 유전자부호해독후 변화(early posttranslational change)를 일으켜 Transient Receptor Potential Vanilloid 1 (TRPV1) 수용체와 voltage-gated ion channel의 인산화를 초래한다. 또한 후근신경절 이후(postganglionic) 전사 변화(transcriptional change)에 의한 유전자 변화를 유발하여 그 결과가 오랫동안 지속되게 한다. 일차구심성 섬유에서 이차전달자(second messenger)에 의해 활성화된 TRPV1은 c-AMP response element-binding (CREB), mitogen-activated protein kinase (MAPK), extracellular signal-regulated kinase (ERK), c-Jun N-terminal kinase (JNK), p38 enzyme 같은 여러 전사 인자(transcriptional factor)들을 활성화시킨다.

3) 중추감작

(1) Wind-up 현상

전기생리학적 동물실험을 통하여 밝혀진 바로는 심부 척수후각(deep dorsal horn)에 있는 광작동역(wide dynamic range;WDR) 뉴런이 반복적인 C-섬유의 자극으로 척수후각의 통증 자극에 대한 반응을 지속적으로 증가하면서 촉진되는 상태를 유발하였다. Lorne Mendell (1966년)은 통증 자극에 대해 척수후각의 전기생리학적 증강된 반응을 'wind-up' 현상으로 명명하였다. 척수후각 내 세포의 전기생리학적 관찰에 의하면(그림 3-2), 이 wind-up 현상은 후각세포에 오랫동안 지속되고 누적되는 부분적 탈분극(progressive, long-sustained, partial depolarization)에 의한 것으로 밝혀졌다. Wind-up 현상에 의해 척수후각 세포막이 구심성 자극에 대하여 매우 예민한 상태가 된다. WDR 뉴런은 고역치 자극(high-threshold stimulus)을 인코딩(encoding)하는데 관여하고, 척수를 반대로 가로질러 복외측 사분역(ventro-lateral quadrant)를 통하여 척수연수로(spinobulbar tract)로 전달하므로 증강된 통증반응을 전달하는데 매우 중요한 역할을 할 것으로 생각된다.

특정 신경근을 통해서 척수에 들어오는 원발성 구심성 섬유는 척수 도입부에서 연접을 이루고, 척수의 상 하부로 측부 가지를 내어 떨어져 있는 다른 피부분절 뉴런을 자극할 수 있다. 결국 wind-up 현상이 발생한 경우 손상 부위의 일차적 통각과민(primary hyperalgesia)이 인접한 다른 피부분절을 흥분시키고, 이로 인해 인접부위로 통증 부위가 넓어져 이차 통각과민(secondary hyperalgesia) 상태가 유발된다.

실험적으로 손바닥 피부(volar surface)에 capsaicin을 국소 주입하여 C-섬유를 자극하면 capsaicin 주입 부위에 일차적 통각과민이 나타나고, 일정 시간이 지나면 일차 통각과민 주위에 이차 통각과민 상태가 나타난다.

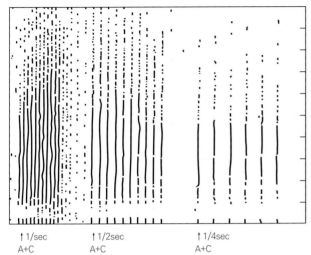

↑1/sec ↑1/2sec ↑1/4sec
A+C A+C A+C

그림 3-2. Wind-up현상의 전기생리적 반응

(1) NMDA 수용체 활성

척수후각 시냅스전막에서 유리되는 통증 신경전달물질 glutamate, aspartate, kainite 등에 대한 시냅스후막의 수용체는 각각 독특한 역할을 한다. AMPA와 kainate 수용체는 Na⁺ 채널과 연결되어 있으며 시냅스를 통하여 빠르게 전달되는 자극을 조절한다. mGluR는 G-protein에 연결되며 PKC, PKA, cyclic AMP, calcium을 조절하며 통증과 관련된 많은 채널, 수용체, kinase, 전사인자 등의 작용에 관여한다. 대체적으로는 I-mGluR은 NMDA 수용체와 연관된 세포 내에서 통증을 증가시키며 II, III-mGluR은 통증전달을 억제시키는 역할을 담당한다. ATP (adenosine triphosphate)도 흥분성 신경전달물질로 P2X 수용체를 활성화시켜서 척수후각(lamina II, V)에서 glutamate를 분비하여 통증전달을 증강시킨다.

C-섬유에 의한 일차구심성 통증 자극전달은 척수후각의 시냅스전막에서 통증 관련 신경전달물질 분비로 시냅스후막 수용체 자극(Substance P에 대한 NK1 수용체, aspartate에 대한 AMPA 수용체)을 통해 활성화되면 Na⁺/K⁺ 교환이

이루어지고 역치를 넘으면 이차 척수신경(상행 전달 신경; ascending transmission neuron)에 활성전위가 형성되어 척수상부로 자극신호를 전달한다.

정상상태에서 NMDA 수용체는 이온 채널이 Mg⁺⁺으로 차단되어 있으며 glutamate에 의해서도 수용체가 Ca⁺⁺ 이온을 통과시키는 상태로 전환되지 않는다. 그러나 지속되는 자극신호 유입에 의하여 AMPA 수용체의 연속적이고 강한 탈분극이 형성되고, 연접후 세포막(postsynaptic membrane)에서 과흥분 현상이 커지면, 결국에는 NMDA 수용체의 Mg⁺⁺ 마개가 제거되고 glutamate에 의한 NMDA 수용체 활성화가 일어나며, Ca⁺⁺이 이온채널을 통해 세포질 내로 유입된다(그림 3-3A).

다른 한편으로 증강된 탈분극은 AMPA receptors의 exocytosis에 의해서도 가능하다. 연접후 세포질에서 exocytosis로 연접후막에 AMPA 수용체가 늘어나면, 작은 자극에서도 많아진 숫자의 AMPA 수용체의 동시다발적 활성화로 증강된 탈분극이 시냅스후막에서 발생할 수 있다. 이로 인해 NMDA 수용체가 활성화된다(그림 3-3B).

NMDA 수용체의 활성화로 시냅스후 세포내 Ca⁺⁺이 증가하면, 후속적 연쇄반응 현상(downstream cascade)이 촉발되게 된다. 통증전달 이차 신경섬유의 지속적인 자극은 secondary messenger 신경전달물질(prostaglandins, NO 등)의 형성과 분비, 되먹임(feedback)으로 시냅스전 뉴런이 매우 예민하게 되는 wind-up 현상을 초래하고, 악순환에 의한 척수 후각 뉴런의 흥분촉발 중추감작(excitatory facilitative central sensitization)을 유발한다.

또한 신경세포 내 Ca⁺⁺ 농도가 증가하면 세포질의 전사(transfer) 활성화 단백질이 인산화되고, 세포핵에 들어가 전초기 유전자(immediate early gene; c-fos, c-jun, fos-B, jun-B, jun-D, Krox 24 등)의 합성을 유도한다. 전초기 유전자 mRNA는 세포질로 나와 다시 c-fos, c-jun 합성을 유도하고, 합성된 c-fos는 인산화되고 세포핵에 다시 악순환으로 c-fos, c-jun 복합체를 만든다. 전초기유전자 복합체는 유전자의 전사를 유도하고, 전사된 mRNA는 세포질에서 단백질을 합성한다. 전초기유전자는 통증 전달 과정에서만 나타나는 특이한 것은 아니지만, 통각수용 입력이 계속되면 특정 단

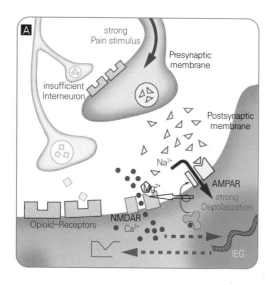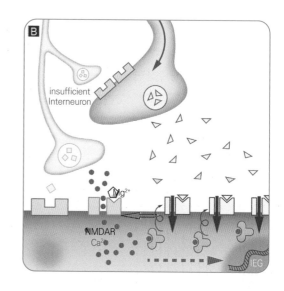

그림 3-3. 중추감작

지속적 AMPA 수용체(AMPAR) 탈분극의 누적에 의해 NMDA 수용체(NMDAR) 활성화(3-a)와 exocytosis로 증가된 숫자의 시냅스후막 AMPAR가 동시다발적인 활성을 일으켜 증강된 탈분극이 발생하며(3-b) NMDAR의 Mg^{2+}마개가 열리면 NMDAR 활성화가 이루어져 Ca^{2+}의 뉴런내 유입과 연쇄반응으로 중추감작이 발생하게 된다.

백질 합성으로 이어져 이차 뉴런의 반응성이 장시간 증강(long-term potentiation, LTP) 역할을 한다. 즉, NMDA 수용체 활성으로 신경세포 내 Ca^{++} 유입에 의한 신경전달물질 분비의 악순환 및 전초기유전자에 의한 단백질 합성은 척수후각 WDR 신경세포에서 LTP에 관여하며 중추감작의 주요 기전이 된다.

4) 척수후각 시냅스 재구성(Reorganization of neural synapse in the spinal dorsal horn)

정상 상태에서 직경이 작은 유수신경(Aδ) 및 무수신경(C)는 표층(렉시드층 II)에 분포하여 역치가 높고 통각수용 자극에 반응하며, 직경이 큰 유수신경(Aβ)은 역치가 낮아 통증을 유발하지 않는 자극에 반응하고 척수 후각 심층(렉시드층 III - IV)에 분포한다. 말초신경 손상 후 척수후각 표재층에서 직경이 작은 신경은 퇴행 변화를 보이며, 척수후각 심층에서 직경이 큰 유수신경의 싹자람을 유도하여 척수후각 심층에서 표층으로 분포하게 만들고 구심로차단 세포와 직접 접촉하게 만든다. 즉 이러한 척수후각내 신경세포 재구성은 C-섬유의 소실로 정상 통증 신호전달이 이루어지지 않게 되고 직경이 큰 Aβ 신경을 따라 들어온 비통각수용 자

극이 직접 척수 신경세포(이차 신경)에 전달되어 동적 기계적 이질통(dynamic mechanical allodynia)으로 나타난다. 이 기전으로 말초신경 손상 후 통각과민이 없는 피부부위에서 이질통이 나타나는 이유를 설명할 수 있다(그림 3-4).

5) 교감신경의 활성화(Sympathetic Activation)

활성화되거나 감작된 구심성 신경섬유는 sP를 분비하여 면역세포(macrophages; MP)를 활성화시키고, 면역세포는 cytokines(IL-1, TNFα 등)을 유리하기 시작한다. Cytokines는 역으로 구심성신경세포의 Na+ influx를 통해 활성화 또는 감작을 악순환시킨다. sP, CGRP가 구심신경에서 유리되어 혈관벽의 NK1수용체와 반응하면 혈관확장, 혈장의 혈관외유출, 신경계 염증반응을 일으킨다. 교감신경은 세 단계의 adrenoceptors로 면역-염증반응과 상호작용한다. 즉 (1) 혈관벽의 adrenoreceptors 활성화로 혈관수축, (2) macrophage(대식세포)의 adrenoceptors 활성화로 보다 많은 cytokines 유리, (3) 구심신경섬유의 adrenoceptors 활성화로 구심섬유 감작의 악순환이 발생한다(그림 3-5).

한편 말초신경 손상 이후 후근신경절에서 교감신경의 싹자람이 발생하며 β 뉴런을 감싸며, 특수염색을 하면 바구

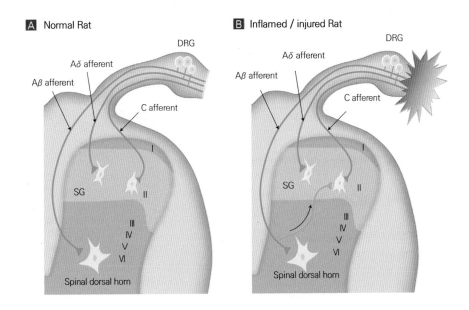

그림 3-4. **척수후각 시냅스 재구성**(Reorganization of neural synapse in the spinal dorsal horn)

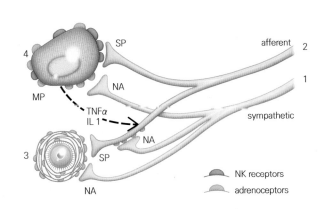

그림 3-5. **교감신경 활성화**(Sympathetic activation)
(1) 교감신경섬유, (2) 구심성신경섬유, (3) 혈관 및 (4) macrophage (MP)와의 이론적 상관관계를 보여주는 그림이다. 교감신경은 혈관과 면역세포와 구심성섬유에 작용하여 말초감작의 악순환을 증대시킨다.

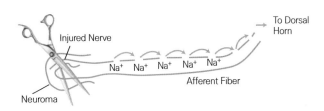

그림 3-6. **Na$^+$ 통로 발현에 의한 이소성 방전**

6) Na$^+$ 통로발현(그림 3-6)

(1) 신경병증성 통증은 비정상적인 중추신경계 변형 상태를 보이며, 통각과민과 이질통을 나타내는 대표적인 질환이다. 중추신경계 변형 과정은 비정상적인 말초 입력에서 시작되며, 축삭이 절단된 구심성 섬유에서의 이소성 방전이 중요한 원인의 하나이다. 말초신경 손상 후 축삭이 절단된 구심성 섬유뿐만 아니라, 후근신경절과 정상 침해수용체에서 자동방전이 일어난다. 이런 비정상 활동 전위는 척수로 들어가 중추감작을 일으키는 원인의 하나인 것이다. 특히 신경병증성 통증 기전에서 비정상 활동 전위를 일으키는 중요한 요인은 Na$^+$ 통로의 변화에 있다. 신경전도를 차단하지 못하는 저농도의 리도카인 또는 Na$^+$ 통로 차단제로 이들 자동방전을 차단할 수 있으며, 신경뿌리 절제술로 통증 행동을 감소시킬

니 모양으로 보인다. 말초신경 손상 후 후근신경절에서 교감신경분포가 증가됨과 동시에 구심신경 활동전위가 교감신경자극에 의해 조정됨을 알 수 있다. 지주막하강내 투여된 clonidine (alpha2 agonist)는 신경절전 교감신경 유출을 억제하는 것으로 입증된다. 반면 아편양진통제는 혈압 변동에도 작용하지 못하며 교감신경의존성 이질통을 억제하지 못하는 것으로도 말초신경 손상후 교감신경의 활성화가 일어남을 알 수 있다.

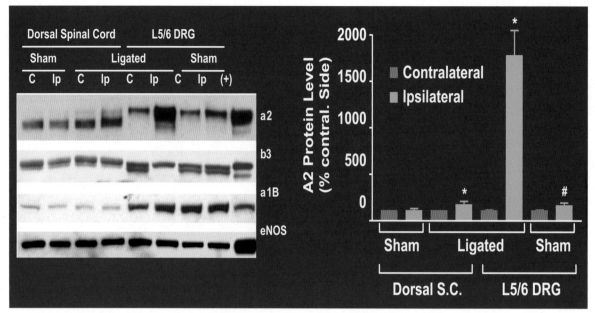

그림 3-7. 요추신경결찰 후 증가된 α2δ Ca²⁺ Channel 발현(Luo et al. J. Neurosci 2001)

수 있다는 결과로 입증되었다.

(2) 다양한 Na⁺ 통로아형들이 밝혀지고 있으며 이들 대부분은 후근신경절 신경세포에 존재한다. 척추신경 결찰 쥐에서 후근신경절의 기외성방전이 일어나며, tetrodo-toxin (TTX)으로 억제된다. 6가지 TTX 민감 아형(TTXs) 중 Nav1.3이 기외성방전에 관계되며 상향조절작용으로 신경병증통증을 일으킨다. 손상받지 않은 통각수용 구심섬유와 후근신경절에서는 TTX 저항성 아형(TTXr)의 하나인 Nav1.8 발현이 증가하며 조직손상 후 염증반응과 함께 감작을 일으키는 역할을 한다. 즉 손상받은 신경섬유와 손상받지 않은 신경섬유 모두에서 기외성방전과 감작이 일어나며 모두 신경병증통증의 중요한 기전이 된다.

7) N-type Ca²⁺-channels & α2-δ protein 발현

(1) 척추신경결찰 동물모델에서 좌골신경을 완만하게 감은 후 2주일에 촉각이질통과 냉각이질통의 통증 징후를 보인다. 이때 면역화학분석 결과 척수후각 표층(lami-nae I-II)과 척수전각 alpha-motoneurons에 alpha (1B)-subunit가 증가되는 현상이 발견되었다. 이 면역화학분석 결과는 좌골신경 뉴런이 존재하는 척수 L4-L5 분절에

만 해당되며, 말초신경 손상 후 2주에서 4주간의 통증행동과 상관관계가 긴밀함으로 보아, 말초신경손상 후 증가된 N-type Ca²⁺-channels이 만성신경병증통증의 병태생리에 주요한 기전 중의 하나로 입증되었다. 약리학적으로 conopeptides와 같은 N-type voltage-gated Ca Channel (N-VGCC)길항제가 효과적으로 항이질통 작용을 가지는 이유이다. 그러나 L- 또는 P-type VGCC 길항제는 항이질통 작용이 없다.

(2) GABA 수용체에 작용하지 않으면서 항 경련제로 개발된 gabapentin이 항이질통 작용을 가지고 있으나 그 기전이 밝혀지지 않던 차에 Luo 등은 Chung model에서 alpha2delta Ca²⁺channel subunit가 말초신경 결찰측 척추후근신경절에서 17배 증가 발현함을 관찰하였다. 신경결찰측 척수 후근에도 통계적으로 의미 있는 alph-a2delta Ca²⁺ channel subunit 발현이 증가함을 보고하였다. 촉각이질통 징후에 앞서 발현되며, 이질통 회복과 같은 시기에 사라지고, 손상된 좌골신경 해당 분절의 후근 신경절에 발현 증가가 이루어지지만 후근신경 절단술(dorsal rhizotomy) 후에는 발현되지 않는 것으로 보아 말초신경 손상 후 상향 조절되는 것임을 알 수 있다 (그림 3-7).

2. 통증억제 상실(Pain disinhibition)

1) 내인성 항통각 물질

말초에서 통증전달을 억제하는 물질로는 내인성 오피오이드(endogenous opioid), acetylcholine, GABA, somatostatin 등이 있다. 체성감각 신경계에서 억제성 신경전달 물질은 glycine과 GABA이다. Glycine은 척수에서 중요한 억제작용을 하며 GABA는 보다 높은 레벨에서 억제작용을 수행한다. Glycine은 NMDA glutmate 수용체에서 chloride-linked strychnine inhibitory receptor와 strychinine-insensitive modulatory site가 있다. GABA는 척수후각의 laminar I, II, V의 local circuit neuron에서 억제작용을 수행한다. GABAa 수용체는 chloride 채널과 연결되며 barbiturate, benzodiazepine, alcohol에 의해서 조절되고, 작용제는 muscimol, 길항제는 gabazine이다. GABAb 수용체는 potassium ionophore, G-protein-linked complex와 연관되며, 작용제는 baclofen, 길항제는 phaclofen이다. GABAc 수용체 역시 potassium channel ionophore와 연관되며 체성감각 정보전달에는 역할이 없는 것으로 알려져 있다. 또 다른 억제성 신경전달물질로 purine adenosine과 acetylcholine이 있다.

2) 내림 통증 조절 신경로

내림 조절 경로는 수도관주위회백질(periaqueductal grey)와 후방복내측 숨뇌(rostral ventromedial medulla)와 척수후각으로 연결된 신경연결조직이다. 내림조절 경로는 부분적으로 통증을 전달하는 오름경로, 대뇌, 시상하부 등과 부분적 병렬(collateral)으로 연결되어 통증을 조절한다. 뇌간(Brain stem) 연수(medulla)의 norepinephrin과 serotonin을 포함하고 있는 세포는 척수 후각으로 하행성 억제 신경(descending inhibitory projection)을 보낸다(bulbospinal projection). 보통 이 연결통로는 신경전달을 억제하는 작용을 가지고 있으며 noradrenergic system에 의하여 효과를 나타낸다. Serotonin은 전통적으로 descending inhibitory system을 통하여 억제 작용을 나타낸다고 알려져 있었으나 최근 일부 아형에서는 흥분작용을 나타내는 것으로 보고되고 있다.

3) 통증억제 상실(Pain disinhibition)

통증 억제상실(disinhibition)은 척수내에서 내림 조절 경로 또는 억제사이신경세포의 통증억제 기능이 상실되는 결과이다. 만성통증으로 통증이 증가된 경우에는 이러한 억제 작용이 감소하거나 통증을 전달하는 부분이 증가되어 있는 상태를 관찰할 수 있다. 섬유근육통 및 PTSD와 같은 전신통증 환자에서 내부 통증 조절 현상이 정상인에 비하여 결여되어 있다.

특히 염증성 통증 질환에서 대량 발생된 PGE2는 시냅스 후막에 존재하는 prostaglandin E 수용체(EP2 R)를 활성화시킨다. 이어서 G-protein 활성화로 c-AMP가 유발되고, protein kinase A 인산화가 이루어지면 glycine 수용체(GlyR α 3) 억제가 연쇄적으로 발생한다. 한편 BDNF는 하향조절작용으로 시냅스후막의 trk-B 수용체에 작용하여 *Potassium-Chloride* 또는 *K-Cl* cotransporter2 (KCC-2) 발현을 촉진하게 된다. KCC-2 작용으로 억제사이신경세포의 세포막간 *Cl* 또는 *Chloride*를 감퇴시키는 결과를 초래한다. 중간 억제신경의 GABAergic 또는 GLYergic 입력이 줄어들면 통증억제기능을 발휘하지 못한다.

3. Non-neuronal cells에 의한 감작

1) Astrocytes와 microglia

신경세포 주위의 별아교세포(astrocyte)와 미세아교세포(microglia)는 신경세포의 재생과 지지에 중요한 역할을 하고 있다. 이 세포들은 신경계의 모양을 형성하는 역할을 하는데 중요하지만, 최근에는 국소적 신경 작용의 흥분성을 조절하는데 중요한 역할을 하는 것으로 확인되었다. 이 세포들은 ATP, lipid mediators, cytokines과 같은 물질을 방출하기도 한다. 별아교세포는 glutamate의 능동적 흡수, 분비를 통하여 세포외 glutamate 농도를 조절할 수 있다. 이 세포들은 gap junction에 위치하고 있으므로 한 세포의 흥분은 세포 주위의 더 많은 세포를 활성화시킬 수 있다. 미세아교세포는 일차 감각 신경(primary afferent)에서 분비되는 여러 물질들에 의해서도 활성화되는 것으로 밝혀지고 있다. 별아교세포와 미세아교세포의 활성을 막는 물질들(fluoroc-itrate, minocycline)은 빠르고 효과적으로 말초 손상과 조직 손상으로 하여 감작된 상태를 억제하는 것으로 알려져 있다. 국소적 신경활동에 의한 것 이외에도 손상과 염증에 의해 방출된 cytokines (IL-1b, TNFα)가 혈관주위의 별아교세포/미세아교세포(astrocyte/microglia)를 활성화시켜 신경세포의 흥분에 영향을 끼칠 수 있음이 보고되었다.

2) 중추감작

말초신경 손상 후 척수에서는 microglia 활성 물질들[cyto-kines (TNF-α, IL-1β), ATP, chemokines (MCP-1, FKN, CCL21)] 등이 생성되고 유리된다. 척수에서 microglia가 활성화되면 다양한 통증 관련 수용체 P2X4, CCR2, CX3CR1, TLR4, 등이 발현된다. 이들은 다시 phospho-p38MAPK, pERK를 활성화시키며, TNF-α, IL-1β, BDNF, PGE2를 활

성-유리시키는 악순환을 일으켜 척수(중추신경)의 과잉흥분에 의한 중추감작을 초래한다.

다중 면역염색분석법으로 세포분석을 시행하면 p38MAPK 또는 P2X4 양성을 보이는 세포는 척수의 microglia임을 알 수 있으며, p38MAPK 길항제(SB203580) 또는 P2X4 길항제의 지주막하강 주사로 신경손상 후 이질통을 예방할 수 있는 실험 결과로 입증된다(그림 3-8).

3) Disinhibition

염증성 통증 및 신경병증 통증의 병태생리 기전 중 하나로 미세아교세포의 활성화로 GABA-Glycine-ergic disinhi-bition이 발생한다는 것이 밝혀졌다. 척수후각의 미세아교세포의 활성화로 분비된 BDNF는 하향조절작용으로 시냅스후막의 trk-B 수용체에 작용하여 K-Cl cotransporter2 (KCC-2) 발현을 촉진하게 된다. KCC-2 작용으로 억제사이신경세포 세포막간 Chloride 또는 Cl-Gradient를 감퇴시키

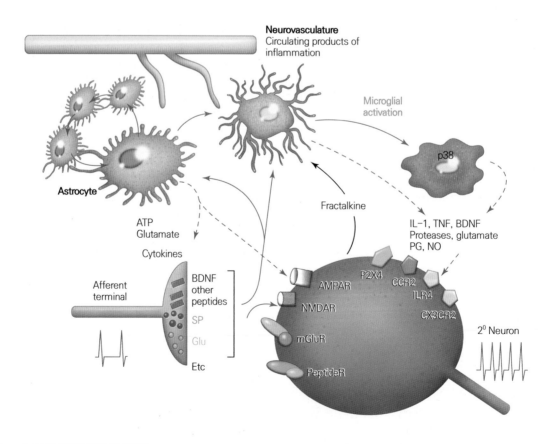

그림3-8. Microglia의 활성화로 인한 중추감작

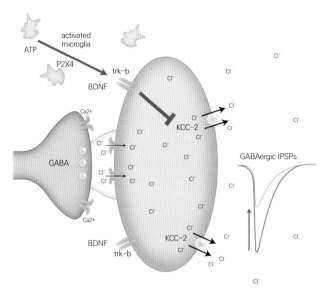

그림 3-9. Spinal dis-inhibition in inflammatory pain. (Neurosci Lett, 2008)

는 결과를 초래한다. 미세아교세포의 활성화로 유리된 PGE2는 EP2 수용체를 활성화시킨다. 이어서 G-protein 활성화로 c-AMP가 유발되고, protein kinase A 인산화가 이루어지면 glycine 수용체(GlyR$_{α3}$) 억제가 연쇄적으로 발생한다. 결국 억제사이신경의 GABAergic 또는 GLYergic 입력이 줄어들어 통증억제기능을 발휘하지 못하게 된다. KCC-2에 의한 disinhibition은 간질 기전의 하나가 되기도 한다.

4. 대뇌의 재구성

지속적인 통증은 말초와 척수 뉴런의 감작뿐 아니라 대뇌의 재구성(cerebral reorganization)을 초래할 수 있다. 구심성 입력의 변화가 대뇌피질과 시상의 신경가소성(neuroplasty), 감각 표현의 재구성을 일으킬 수 있다는 사실은 자기뇌파검사(Magnetoencephalography, MEG), 정량적 뇌파검사(quantitative electroencephalogram), 기능적 자기공명영상(functional MRI, fMRI), 양전자 방출 단층촬영(positron emission tomography, PET)을 이용한 최근의 연구들에 의해 비약적으로 밝혀지기 시작했다.

fMRI와 PET에서 일정하게 급성통증 경로와 인지에 관계되어 관찰되는 대뇌피질은 somatosensory cortices (SI &

SII), anterior cingulate cortex (ACC), insula (IC), prefrontal cortex (PFC), thalamus (Th), 및 소뇌(cerebellum)이다. 만성통증 환자에게 급성 열 자극을 가하면 그 반응 양상은 정상인의 반응 양상과 유사하며 만성통증의 종류 즉 만성요통 환자 또는 복합부위통증증후군 환자와 무관하다. 즉 만성통증 환자에서 다양한 피부감각 이상상태를 가지고 있으나 fMRI와 PET 반응양상은 정상인과 차이를 보이지 않는다. 반면 만성통증에 특이적으로 관계된 대뇌 활성도가 선택적으로 분리되는 부위는 전전두엽피질(PFC)이다. 많은 영상의학적 실험에서 급성통증 상태보다 만성통증 상태에서 PFC 활성도가 의미 있게 높다는 결과를 보여준다. 기타 부위는 반대로 정상인보다 만성통증 상태에서 그 활성도가 감소된다. 따라서 만성통증 상태에서 PFC를 선택적으로 내포하고 있음은 확실하다. 반면 PFC는 대뇌의 여러 기능과 복잡하게 연결되어 있으며 특히 PFC는 정서와 관련되어서도 상당한 관련이 있는 부위이므로 만성통증 관련하여 특이적이지 못하여 향후 많은 연구가 필요한 부위이다.

다학과적 연구에서 척수상부로 전달된 통증 신호는 전전두엽의 ACC와 IC를 통해 인지적 통증 조절이 시작되는 한편 불안과 우울 등 정서 장애와 연결되는 부위임이 밝혀지고 있다. 우울증 환자의 상당수가 만성통증을 동반하고 있으며 그 역도 마찬가지이다. 척수상부에서 통증조절 작용을 주도하는 부위는 locus coeruleus (LC) (adrenergic neuron cell bodies), hippocampus (LC에서 연결되는 adrenergic nerve가 닿는다), periaqueductal gray (PAG), 및 rostral ventromedial medulla (RVM)이다. 상행 통증 신호가 PFC, ACC, Ts, hippocampus에 전달되어 활성화됨과 동시에 통증 조절 작용이 시작되며 정서에 영향을 미치게 된다.

대뇌의 재구성은 질환에 따라 통증뿐 아니라 임상 증상들도 차이를 보이므로 질환마다 서로 다른 패턴을 보이는 것 같다. 만성 통증 환자에서 대뇌의 재구성에 대한 연구는 만성요통, 섬유근통, 복합부위통증증후군, 퇴행성 관절염, 과민성 대장, 두통, 생리통, 만성 외음부 통증 등에서 이루어졌는데, 질환에 따라 관여된 중심적인 뇌 부위가 차이를 보이는 경향을 보였다. 그러나 아직까지 특정 질환에 대해 어떤 뇌 부위가 다른 질환과는 다른 어떠한 특징적인 형태학적 재구성(morphological reorganization)을 보이는가 하는 것은 여전히 풀어야 할 연구과제로 남아 있다.

만성 통증은 통증의 지각뿐 아니라 뇌의 공간적, 시간적 특성을 왜곡시키고, 기억과 인지 기능에도 영향을 준다. 또한 만성 통증은 뇌의 보상/동기 기전(reward/motivation circuitry)도 왜곡시키는 것 같다. 최근의 연구에 의하면 만성 통증에 있어서 뇌의 형태학적 차이는 이환된 기간과 통증의 강도(intensity)와 연관을 보였다. 이러한 결과는 뇌의 형태학적 변화가 본질적으로는 가역적이고, 통증 인지(pain perception)의 결과임을 가정할 수 있게 한다.

5. 요약

통증의 병태생리는 복잡한 과정을 가지고 있으며 여전히 통증의 기전이 완전하게 밝혀지지 않은 상태로, 다양한 기전에 대한 연구와 여러 이론들이 제시되고 발전하고 있다. 새로운 통증 경로, 침해수용성 수용체들, 이온 통로, 신경전달물질을 포함한 통증 매개 물질들에 대한 연구뿐 아니라 뇌지도(MEG), 기능적 자기공명영상(fMRI), 양전자 방출 단층촬영(PET)을 통한 뇌의 형태와 기능에 대한 연구와 통증과 관련한 통증 유전학도 최근에 비약적으로 발전하고 있다.

이러한 연구 결과를 새로운 통증 경로의 발견과 더불어 수용체 수준의 유전자 변형도 발견되고 있다. 이러한 통증의 병태생리에 대한 연구와 이해가 신경병증성 통증과 같은 복잡한 성격의 통증을 효과적으로 치료하는데 있어서 중요한 역할을 할 것이다.

━━━ 참고문헌

대한통증학회, 통증의학. 셋째판, 서울, 군자출판사. 2007, 21-32.
대한통증학회, 통증의학. 넷째판, 서울, 신원의학서적. 2012, 31-8.
Baliki MN, Schnitzer TJ, Bauer WR, Apkarian AV: Brain Morphological Signature for Chronic Pain. PLoS One. 2011;6:e26010.
Benzon HT, Raja SN, Molloy RE, Liu SS, Fishman SM: Essentials of pain medicine and regional anesthesia. 2en ed, Philadelphia, Elsevier Churchill Livingstone, 2005; 7-14.
Bridges D, Thompson SW, Rice AS: Mechanisms of neuropathic pain. Br J Anaesth. 2001;87:12-26.
Doan L, Manders T, Wang J: Neuroplasticity underlying the comorbidity of pain and depression. Neural Plast. Epub 2015 Feb 25.
Luo ZD, Chaplan SR, Higuera ES, et al: Upregulation of dorsal root ganglion (alpha)2(delta) calcium channel subunit and its correlation with allodynia in spinal nerve-injured rats. J Neurosci. 2001;21:1868-75.
Mendell LM, Physiological properties of unmyelinated fiber projections to the spinal cord. Exp Neurol 1966;16:316-32.
Nielsen LA, Henriksson KG: Pathophysiological mechanisms in chronic musculoskeletal pain (fibromyalgia): the role of central and peripheral sensitization and pain disinhibition. Best Pract Res Clin Rheumatol. 2007; 21:465-80.
Waldman SD, Pain management. Philadelphia, Saunders Elsevier, 2007;21-32.
Zeilhofer HU, Zeilhofer UB: Spinal dis-inhibition in inflammatory pain. Neurosci Lett 2008; 437:170-4.

04 통증관련 수용체
Pain Related Receptors

1. 통증의 전달

모든 조직에는 그 조직인 특성에 따라 다양한 성질의 통각 수용체가 존재하는데 기계적 자극이나 열이나 냉 자극의 단일 자극에만 반응하는 수용체와 화학적 자극을 포함한 다양한 자극에 반응하는 다양상 통각 수용체(polymodal receptor)뿐만 아니라 조직의 염승 시에만 반응하는 잠재적 수용체 능이 존재한다. 조직 손상을 일으킬 수 있는 잠재적인 자극이 가해지거나, 질병과 염증, 수술 또는 외상 등으로 인해 조직 손상이 발생하면 국소적으로 bradykinin, histamine, prostaglandins, H+, ATP, nerve growth factor 등의 고전적 염증 매개물질(classical inflammatory mediators)뿐 아니라 non-neuronal cell에서 다양한 신경전달물질(cytokines)과 화학유인인자(chemokines) 등 다양한 매개물질들이 분비되어 직접적으로 말초의 일차 감각뉴런(primary afferent neurons)의 pain-sensing 수용체들을 자극하여 통증이 유발된다는 사실이 잘 알려져 있다. 또한 신경세포가 활성화되면 substance P, CGRP, glutamate, asparate가 말초나 척수로 분비되어 말초 침해수용체나 척수의 후각 신경세포의 흥분성을 증가시키며 손상된 조직이나 혈소판, 비만세포들로부터 통각 수용체를 활성화시키거나 감작시키는 물질이 분비된다. 만성통증의 경우 면역세포의 침윤, 신경아교세포(glial cells)의 활성화, 말초와 중추신경계의 염증성 매개체(inflammatory mediators)의 생성 등으로 정의되는 신경염증(neuroinflammation)이 만성 통증의 발생에 중요한 역할

을 한다. 또한 최근에도 bacterial N-formylated peptides이나 microRNAs처럼 기존에 알려지지 않은 새로운 매개물질들이 지속적으로 발견되고 연구되고 있다. 이들 다양한 매개물질은 내환경(internal environt)이나 외환경(external environment)의 급격한 변화를 알려주는 신호이고, 다양한 수용체는 이러한 변화를 감지하는 안테나라고 볼 수 있다. 이와 같이 여러 침해성자극(noxious stimuli)에 대해 정보를 받아들이고, 그 정보를 전달하고, 분석하고, 반응하기 위해 생명체는 다양한 목적의 세포로 분화하고, 다양한 기능의 수용체를 만들고, 세포간 소통을 위해 다양한 매개체들을 만들었다. 이 장에서는 침해성자극에 대해 세포가 어떻게 정보를 받아들이고, 어떠한 매개체들을 통해 서로 소통하는지에 대해 알아보고자 한다.

2. 수용체의 분류

여러 감각자극에 대해 반응하는 세포나 수용체(polymodal neurons/polymodal receptors)가 일부 존재하지만 일반적으로는 감각을 담당하는 세포나 수용체는 열 자극, 화학적 자극, 빛 자극, 소리 자극, 물리적 자극 등 특정한 감각 자극에 대해서 특이하게 반응한다. 통증과 연관되는 세포와 수용체도 예외는 아니다. 이미 알려진 이들 세포와 수용체도 매우 다양하며, 현재에도 새로운 세포나 수용체가 발견되거나 이미 알려져 있는 세포나 수용체의 새로운 역할이

규명되기도 한다. 세포에서 신호들을 받아들이는 수용체 단백질을 분류할 때 가장 먼저 사용하는 기준은 수용체가 어디에 있는지이며, 크게 다음과 같이 4가지로 구분할 수 있다. 즉 세포 표면에 존재하는 1) 이온 통로 연결(channel-linked) 수용체 2) 효소연결(enzyme-linked) 수용체 3) G-단백결합(G-protein coupled) 수용체 4) 세포내(intracellular) 수용체이며 개략적인 구조는 아래 그림 4-1과 같다. 4가지 수용체 중 통증 수용체와 관련이 많은 이온통로 연결 수용체 및 G-단백결합 수용체에 대해 간략히 소개하고자 한다.

1) 이온 통로 연결 수용체(Channel-linked receptors)

이온 통로 연결 수용체(channel-linked receptor)는 물로 채워져 있는 관문 통로(gated channel with water-filled pore)를 지닌 내재성 막단백질(integral membrane protein)로 특정 이온의 세포막 투과를 조절하여 세포내외의 전압을 제어한다. 이온 통로 연결 수용체는 주로 중추신경, 자율신경절, 신경근 접합 등 흥분성 조직에 국한되어 있다. 이온 통로 수용체 단백은 보통 4-5개의 소단위(subunit)로 구성되어 있다. 이온 통로는 다양한 세포내·외 자극에 의해 그 개폐가 조절되며, 개방

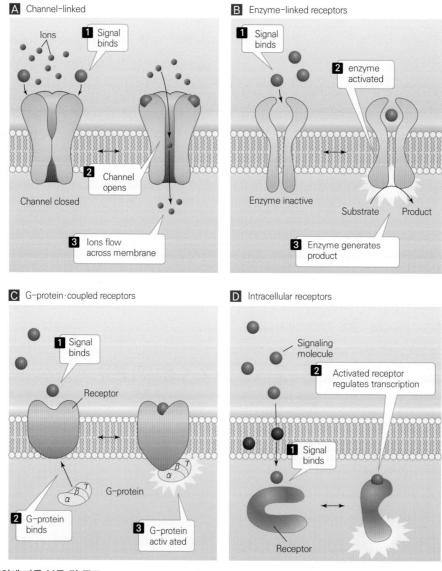

그림 4-1. 수용체의 위치에 따른 분류 및 구조
세포 표면에 존재하는 이온 통로 연결(channel-linked) 수용체, 효소연결(enzyme-linked) 수용체, G-단백결합(G-protein coupled) 수용체와 세포내 (intracellular) 수용체로 구분할 수 있다.

된 통로는 전기화학적 경사(electrochemical gradient)에 따라 특정 이온의 수동적 이동을 촉진한다. 신경 세포의 경우 이러한 이온의 흐름에 의해 전기적 신호(electrical signal)가 발생하면 인접한 전압 의존성 통로들(voltage-sensitive channels)을 연쇄적인 방식(chain-reaction fashon)으로 활성화하여 스스로 전파되는 전기적 신호(self-propagating electrical signal)가 만들어져 신호가 전달된다. 1 m 정도의 길이를 가진 신경 세포의 경우 수밀리세컨드(milliseconds) 내에 신경 세포 전체에 신호를 전달할 수 있다. 이온 통로는 전기적 신호의 생성 및 전달, 근육의 수축, 호르몬 및 신경전달물질의 분비, 세포내·외 이온의 평형 등 다양한 생리기능을 담당하며, 세포의 성장과 분화 및 세포 신호전달 등 여러 세포생물학적 현상에 직·간접적으로 관여한다. 이온 통로는 통로가 열리고 닫히는 중요 원인에 따라 리간드 의존성 이온 통로(ligand-gated ion channel)와 전압 의존성 이온 통로(voltage-gated ion channel)로 나눌 수 있다. 리간드 의존성 이온 통로의 경우 특정 분자가 통로 단백질에 결합하여 직간접적으로 단백질의 구조 변화를 유발하여 이온 통로가 활성화되고, 전압 의존성 이온 통로의 경우는 막 전위의 변화가 통로 단백질의 전하를 띠는 부위를 움직여 단백질의 구조 변화를 유발하여 이온 통로가 활성화된다. 열린 채널을 통해 어떤 이온이 통과하느냐에 따라 시냅스의 기능이 결정되지만, 이온 통로는 일반적으로 이온 선택성을 가지지 있지는 않다. 예를 들면 신경-근육이 연접부(neuromuscular junction)의 아세틸콜린 의존성 이온 통로(Ach-gated ion channel)들은 Na+와 K+에 대해 비특이적인 투과성을 가진다. 이온 통로는 1밀리세컨드 이내에 활성화되고, 수 밀리 세컨드 내에 불활성화된다.

2) G-단백결합 수용체(G-protein coupled receptors)

G단백결합 수용체는 세포막에 존재하는 단백질 중 가장 큰 대가족(superfamily) 수용체군으로 다양한 리간드(ligand)를 가지고 있으며, 그 활성화 및 신호전달 기전은 매우 복잡하고 특이성을 가진다. 크게 후각 및 미각 자극에 반응하는 감각 수용체 그룹(olfactory/gustatory GPCR)과 신경전달물질, 호르몬 등 각종 신호전달물질에 반응하는 수용체 그룹(transmitter GPCR)으로 분류할 수 있다. 이들은 인간의

생식, 대사, 면역, 운동, 소화, 호흡, 순환, 수면, 심리작용 등 대부분의 생리적 기능 조절에 중요한 역할을 수행한다. G단백결합 수용체는 N-말단(N-terminal)은 세포막 바깥쪽으로 C-말단(C-terminal)은 세포막 안쪽에 위치한다. N-말단과 C-말단 사이에는 세포막을 관통하는 알파 나선(α helix) 구조의 7개의 막투과 도메인(transmembrane domain)과 이들을 이어주는 각각 3개의 세포외 고리(extracellular loop)와 세포내 고리(intracellular loop)가 존재한다(그림 4-2).

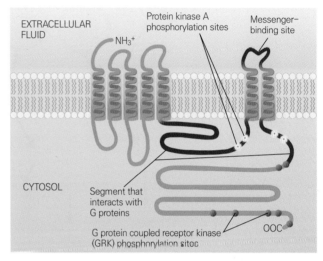

그림 4-2. G-단백결합 수용체의 구조
G단백결합 수용체는 N-말단(N-terminal)은 세포막 바깥쪽으로 C-말단(C-terminal)은 세포막 안쪽에 위치한다.

N-말단, 세포외 고리(extracellular loop), 막투과 도메인(transmembrane domain)의 세포막 바깥쪽은 작용 리간드와의 결합에 중요한 역할을 하며, C-말단, 세포내 고리(intracellular loop) 및 막투과 도메인(transmembrane domain)의 세포막 안쪽은 세포내 신호전달, 탈감작, 세포내 함입기전에 중요한 역할을 한다. G단백결합 수용체에 작용 리간드가 결합하면 수용체 구조의 변화가 일어나고, 이러한 변화는 G 단백질의 활성을 유도한다. G-단백질은 α subunit과 β γ subunit 복합체로 구성된다. α subunit에는 GDP가 결합되어 있는데, G단백결합 수용체가 활성화되면 GDP가 분리되고 그 자리에 GTP가 붙는다. 이러한 과정은 α subunit와 β γ subunit의 분리를 수반한다. 분리된 subunit들은 각각 하위단계 효소나 이온채널에 작동한다(그림 4-3).

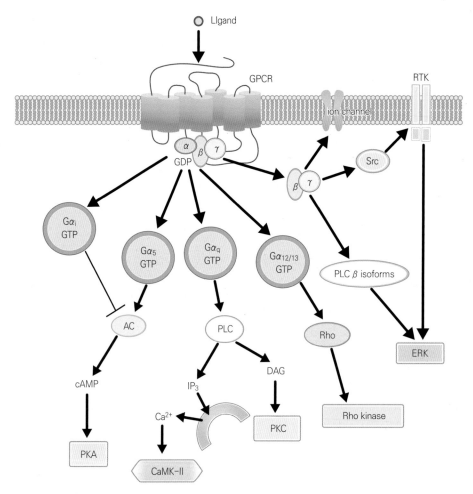

그림 4-3. G단백결합 수용체의 다양한 신호전달 경로
리간드에 의해 활성화된 GPCR은 세포내 G 단백질을 활성화시켜 하위 단계로의 신호전달이 이루어지게 한다.

α subunit는 아미노산 서열의 유사도와 그 기능에 따라 Gs, $G_{i/o}$, $G_{q/11}$, $G_{12/13}$으로 구분된다. 리간드 자극에 의해 G단백결합 수용체가 활성화되면, α subunit가 $\beta \gamma$ subunit으로부터 분리되고 α subunit는 세포내 여러 효소 혹은 이온채널을 활성화시키거나 억제한다. Gs는 adenylate cyclase (AC)를 활성화시켜 세포내 cAMP의 농도가 증가된다. 반면 $G_{i/o}$는 AC의 작용을 억제하여 cAMP 농도를 감소시킨다. $G_{q/11}$은 phospholipase C (PLC)를 활성화시켜 inositol 3 phosphate (IP3) 및 diacylglycerol (DAG)를 생성한다. $G_{12/13}$은 small G protein Rho 혹은 Na+ /H+ exchanger 신호전달 경로를 활성화시킨다. G_α subunit의 GTPase 활성에 의해 G_α -GTP가 G_α-GDP 형태로 바뀌게 되면서 신호전달은 정지되고, G_α-GDP는 다시 $\beta \gamma$ subunit 재결합하게 된다. 이

러한 일련의 과정은 G단백결합 수용체 활성화 뒤 수초 이내에 일어난다. $\beta \gamma$ 복합체는 매우 안정적인 구조를 가지고 있어 마치 하나의 기능단위로 여겨지고 있다. $\beta \gamma$ 복합체도 α subunit과 같이 다양한 세포내 효소 혹은 이온채널과 상호작용을 한다. G 단백질 subunit와 이들에 의해 조절 받는 하위 단백질의 종류와 기능이 매우 다양하기 때문에 한 종의 G단백결합 수용체를 경유한 신호라 하더라도, 세포마다 생화학적 전기생리적 반응은 매우 다양하고 복잡하다.

리간드에 의해 활성화된 G단백결합 수용체(G-protein coupled receptors)는 곧이어 탈감작(desensitization)의 단계로 들어간다. 리간드에 의해 활성화된 수용체는 G protein-coupled receptor kinases (GRKs)나 다른 여러 종류의 단백질 인산화 효소(kinase)에 의해 인산화 된다. 수용체 인산화는 수초에서

수분단위로 진행되며, 수용체의 활성을 정지시키는 가장 빠른 방법이다. GRK는 리간드에 의해 활성화된 수용체를 인산화시켜 수용체의 탈감작을 유도한다. 즉 수용체 자신의 활성화가 탈감작을 유도하기 때문에 이를 자가 탈감작(homologous desensitization)이라 한다. 반면 GRK 이외의 단백질 인산화 효소는 수용체의 활성화 여부와 관련 없이 수용체를 활성화시킬 수 있다. 따라서 활성화되지 않은 인접 수용체를 인산화하여 그 수용체의 탈감작을 유도할 수 있으며 이를 이종 탈감작(heterologous desensitization)이라 한다. 인산화 후 수용체는 세포내이입(endocytosis)에 의해 세포내로 함입되고, 내포체(endosome) 안에서 제거되거나 다시 재활용되어 세포막으로 복귀하게 된다. 수용체의 세포내 함입도 수초에서 수분 안에 진행 되며, 세포막의 수용체 수를 줄여주는 방법으로 탈감작을 유도한다. 세포내 수용체 총합의 감소(down-regulation)는 리간드에 장시간 노출에 의해 진행되며 수분에서 수시간에 걸쳐 일어난다. 전체 수용체 양의 감소는 세포내로 함입된 수용체가 라이소좀(lysosome)에서 제거되는 과정, 전사율, 번역률의 감소로 일어난다.

3. 말초 신경전달 및 민감화에 관련된 물질과 수용체

조직 손상이 발생하면 말초의 일차 감각뉴런(primary afferent neurons)과 non-neuronal cell (fibroblasts, mast cells, neutrophils, monocytes, and platelets)에서 bradykinin, histamine, serotonin, leurkotriens, SP, protons, free radicals, prostaglandins, ATP 등의 염증 매개물질(inflammatory mediators)뿐 아니라 interleukins, TNF, neurotrophins를 포함한 신경전달물질(cytokines)과 화학유인인자(chemokines) 등 다양한 매개물질들이 분비되어 직접적으로 말초의 일차 감각뉴런(primary afferent neurons)의 pain-sensing 수용체들을 직접적으로 자극하여 통증이 유발하고 일부 인자들은 간접적으로 염증성 세포들을 자극하거나 수용체의 반응을 증가시켜 통각과민(hyperalgesia)을 야기하고 말초감작의 발생과 연관이 되어 있음이 잘 알려져 있다. 말

초에서의 신경전달 및 말초민감화에 관련된 물질과 수용체는 다음과 같다.

1) 브라디키닌(Bradykinin)

브라디키닌 수용체는 B1, B2 두 가지가 알려져 있으며 G-protein coupled 수용체이다. 조직 손상을 포함한 다양한 염증성 자극에 의해 브라디키닌 수용체와 브라디키닌의 발현이 증가하고, 염증성 통증과 통각과민의 발현에 중요한 역할을 한다. 브라디키닌은 무수신경섬유(unmyelinated nerve fiber)와 유수신경섬유(myelinated nerve fiber) 모두의 침해수용성 수용체(peripheral nociceptors)를 흥분시키고 감작시켜 급성 통증을 유발한다. 또한 열 통각 과민에도 관여한다고 알려져 있으며 열 통각 과민에는 phospholipase C, protein kinase C, nitric oxide (NO) 및 transient receptor potential vanilloid 1 (TRPV1)이 관여한다고 알려져 있다.

2) 히스타민(Histamine)

히스타민(histamine)은 비만세포(mast cell)로부터 분비되는 혈소판 활성 인자(platelet activating factor)에 의해 혈소판에서 분비되며 통증수용체를 직접 활성화시킨다. 히스타민은 Substance-p와 calcitonin gene-related peptide에 의해 mast cell에서 분비된다. 히스타민을 집적 피하에 투여할 경우 히스타민1 수용체와 결합하여 통증이 아닌 가려움을 유발한다. 하지만 히스타민 3과 4 수용체의 경우 통증 신호에 연관되어 있다. 특히 3 수용체 작동제는 신경병성 통증에 효과가 있을 것으로 기대하고 있다.

3) Arachidonic acid and metabolites

프로스타글란딘(prostaglandins), thromboxane 및 leukotriene은 arachidonic acid 대사물로 구심성 신경 섬유를 직접 활성화 시킨다. 프로스타글란딘은 tetrodotoxin 저항 소디움 resistant Na current의 역치를 감소시키고 세포내 cyclic-AMP를 증가시켜 감각 신경의 흥분성을 증가 시키며 브라디키닌에 대한 구심성 섬유의 민감도를 높인다. Leukotriene은 기계 자극에 대한 통각 과민성을 유도하고 구심성 신경을 흥분시킨다.

4) 퓨린(Purines)

아데노신(adenosine)과 그 유도체(AMP, ADP 및 ATP)와 같은 purines은 조직 손상이 있을 경우 세포 외 농도가 증가하며 세로토닌과 마찬가지로 통증수용체를 활성화시킨다. ATP는 말초 통증전달에서 중요한 역할을 하고 있음이 잘 알려져 있고 ATP 수용체는 말초와 후근신경절에 있는 일차 신경세포에 존재하고 있음이 밝혀져 있다. 다양한 purinergic 수용체가 통증의 전달과 조절에 관여하고 있으며 ATP는 P2X3와 P2X2/P2X3 수용체를 통해 정상 피부에 있는 침해수용성 세포를 활성화시키는 것으로 사료된다. 최근 말초에 있는 아데도신 수용체는 염증성 통증을 조절하는데 관여하는 것으로 보고되었다. 이는 후근신경절 세포에 있는 A1 수용체는 세포내 NO/cGMP/protein kinase G 경로와 상호작용을 통해 염증성 통각과민을 줄이는 역할을 한다.

5) 세로토닌(Serotonin)

비만세포(mast cell)가 파괴되면서 platelet-activating factor가 분비되며 혈소판에서 세로토닌을 분비된다. 세로토닌은 C-섬유 자유종말의 5-HT3 수용체에 결합하여 탈분극시키며 5-HT 수용체 억제는 염증에 의한 통증을 차단할 수 있다. 또한 세로토닌은 브라드키닌에 의해 유도된 통증을 강화하고 브라디키닌에 대한 통증 반응을 증가시킨다.

6) 사이토카인(Cytokines)

Interleukin (IL)-1β, tumor necrosis factor (TNF)-α 및 interleukin-6와 같은 다양한 cytokine들도 세포 염증 반응에 관여하며 통증 신호에 관여한다. Cytokine은 크게 염증성과 항염증성으로 나눌 수 있으며 염증성 cytokine들은 다양한 통증 증후군과 연관이 있다고 알려져 있다. IL-1β와 TNF-α는 기계적인 자극과 열 자극에 대해 직접 구심성 섬유를 활성화시킨다.

7) 흥분성아미노산(Excitatory amino acid)

통각수용기가 흥분되면 glutamate와 asparte등과 같은 흥분성 아미노산이 국소에 방출되며, 흥분성 아미노산 수용체는 후근신경절(DRG)과 구심성 신경 섬유의 시냅스 전막(presynaptic terminal)에서 통증전달을 조절한다. 말초에 glutamate를 주입할 경우 ligand-gated ion channel (ionotropic glutamate receptor, iGluRs)와 G-protein coupled metabotropic (mGlu) 1형, 5형과 결합하여 구심성 신경섬유를 흥분시킨다.

8) Low PH

염증조직에서 low PH는 염증과 관련된 통증과 통각과민에 관여하고 있는 것으로 알려져 있다. Acid-sensing sodium channels (ASICs)은 low PH를 감지하는 센서 역할을 하고 있다. 후근신경절 신경세포에 있는 ASIC1A와 ASIC3는 염증, 신경손상 및 골종양에 의해 발현이 증가되는데 이는 ASIC이 통증을 중개하고 조절하는데 중요한 역할을 하고 있음을 잘 보여주고 있다. 사람에서 비선택적 ASIC 길항제인 amiloride는 피하에 산성화로 야기된 통증을 줄이는 것으로 보고되고 ASICs이 염증성 통증에 대한 치료적 타켓이 될 수 있음을 시사하고 있다.

9) 신경성장인자(Nerve growth factor)

염증 전구물질(pro-inflammatory cytokines)들은 fibroblast, keratinocyte, Schwann cell 또는 염증세포에서 nerve growth factor (NGF) 분비를 자극하다. 분비된 신경성장인자(NGF)는 구심성 섬유를 직접 자극하거나 혹은 비만세포로부터 histamine과 serotonin을 분비시켜 구심성 섬유를 흥분시킨다.

10) Other receptors

Thrombin, trysin 및 tryptase은 이전에는 inflammatory soup의 일부로 간주되지 않았으나 proteinase-activated receptors (PARs)에 대한 작용에 대해 주목받고 있다. PAR1과 2는 염증 반응과 통증에 깊은 연관이 있는 것으로 생각된다. Matrix metalloproteinase는 최근에 발견된 물질로 당뇨병성 신경병증과 연관되어 있다고 생각된다.

11) 억제성 신경전달 물질과 수용체

Inflammatory soup과는 반대로 손상된 조직으로부터의 통중 전달을 제한하는 물질들도 잘 알려져 있으며 대표적으로 내인성아편유사제(endogenous opioid), 아세틸콜린(acetylcholine), gamma-aminobutylic acid (GABA), 소마토스타틴(somatostatin), α_2-아드레날린 수용체가 관여하고 있다.

4. 중추 신경전달 및 민감화에 관련된 물질과 수용체

일차 감각 섬유를 통해 전달된 통증신호는 척수 후근을 통해 척수로 진입하고, 척수의 다양한 경로를 통해 상행하면서 척수와 뇌의 신경세포와 신경아교세포에 의해 정보가 가공되어 뇌로 올라가는 과정을 조절(modulation)이라고 하는데 이 과정에서 다양한 흥분성 및 억제성 신경전달 물질과 수용체가 관여한다. 일차 구심성 침해수용성 섬유가 활성화되면 glutamate, Substance P, neurokinin A 및 calcitonin gene-related peptide 등의 신경전달 물질이 시냅스 전(pre-synaptic) 종말에서 분비되고 시냅스 후 침해수용성체(post-synaptic nociceptor)에 작용하여 척수로 통증 신호가 전달된다. 몸각각 계통에서 주된 작용을 하는 억제성신경전달 물질은 글라이신과 GABA이며 글라이신은 척수에서 중요한 억제작용을 하며, GABA는 보다 높은 레벨에서 억제작용을 한다. 억제성신경전달 물질의 기능적 변화는 통각 과민이나 신경병증성통증의 발생에 중요한 역할을 한다. 또 다른 억제정신경전달물질로는 노르에피네프린, 세로토닌, 아데노신 및 아세틸콜린 등이 있다.

1) 흥분성 아미노산

주요한 흥분성 아미노산인 glutamate와 aspartate가 척수 신경의 여러 연접부에서 통증 전달을 조절하고 있으며 체성 감각 신경계에서는 glutamate수용체는 4개의 수용체가 있는데 NMDA (N-methyl-D-aspartate), kinate (KA), AMPA (α-amino-3-hydroxy-5-methlyisoxazole-4-propionic acid) 및 metabotropic glutamate 수용체(mGluR)이다. 일반적으로, AMPA 수용체는 주로 시냅스 전달 및 가소성(plasticity)에 관련되어 있으며, NMDA 수용체는 이차 뉴런의 반응성이 장시간증강

(long-term potentiation, LTP)과 같은 장기간의 가소성을 유발하는데 결정적인 역할을 한다. 한편 KA 수용체는 단일 시냅스 반응에서 약간의 역할을 한다. NMDA 수용체는 이온통로가 마그네슘으로 차단되어 있는데 지속되는 통증 자극에 의해 시냅스이후막에서 탈분극 현상이 일어나게 되면 마그네슘 차단현상이 제거되고 수용체가 활성화되어 칼슘이 통과할 수 있게 한다. AMPA와 KA 수용체는 Na채널과 연결되어 있으며 연접부위를 통하여 빠르게 전달되는 자극을 조절한다. 여러 인자가 NMDA수용체와 관련된 중추감작에 영향을 미친다. 예를 들어 bradykinin이 성상 교세포와 신경세포에서 glutamate분비를 증가시키며 증가된 glutamate는 NMDA수용체를 활성화시켜 중추 증감을 증가시킨다. 신경세포에서 glutamate분비를 증가시키는 것 이외에 활성화된 성상교세포 또한 glutamate를 분비할 수 있다. 화학 요법에 의해 유발 된 신경 병증성과 같은 특정 통증 상태에서 glutamate운반체인 GLAST 및 GLT-1은 하향 조절되어 척수 glutamate의 재흡수가 저하되어 있다는 보고가 있다.

mGluR은 G-protein과 연결되어 있으며 분자구조, 신호전달 경로, 약학적 및 생리학적 성질에 따라 크게 3개의 그룹으로 분류기 된다. Group I mGluR (mGluR1a-d 및 mGluR5a-b)는 Gq 단백질과 연관되어 있고 phospholipase C 신호 전달 경로를 통해 신경 흥분성을 증가시킨다. Group II mGluR (mGluR2 and mGluR3)은 cyclic AMP합성을 억제하며 신경 흥분성을 감소시킨다. Group III mGluR (mGluR4a-b, mGluR6, mGluR7a-b and mGluR8)은 adenylate cyclase활성을 억제시키며 신경 흥분성을 억제한다. Group I mGluR은 주로 연접후 부위에 존재하는 반면 그룹 II와 III는 주로 연접적 세포막에 위치하여 대체적으로 Group I mGluR은 NMDA 수용체와 연관된 세포내에서 통증을 증가시키며 II, III mGluR은 통증 전달을 억제시키는 역할을 담당한다.

2) ATP

ATP는 또한 감각 전달에서 중요한 역할을 하고 있으며 ionotropic P2X class와 metabotropic P2Y class가 있으며 척수후각의 laminar V 및 II에 존재하는 일차 구심성 세포의 신경말단에 존재하는 P2X 수용체는 glutamate분비를 증가시

키는 작용을 한다. 또한 이 수용체는 교세포(glial)와 관련된 통증 민감도 증가에 중요한 역할을 한다. 미세아교세포(microglia)에 존재하는 P2 수용체에 ATP가 결합하면 P2와 사이토카인 수용체 발현을 증가되고 활성화된 미세아교세포는 사이토카인, NGF 및 NO와 같은 염증 매개 물질들을 분비하게 되고 이러한 기전은 통증과 염증을 유지시키는 역할을 하게 된다.

3) Substance P and nerukinin A

Substance P와 neurokinin A는 체성감각 신경계에서 흥분성 신경 펩타이드로 작용한다. 이러한 펩타이드 수용체에는 neurokinin 1과 2가 포함되며, 세포내 칼슘 증가와 관련되어 있다. 이 두 펩타이드는 척수 후각과 시상의 뉴런에 존재하지만 주로 일차성 구심성 섬유에 집중되어 있다. SP와 NK-1 수용체는 척수의 후각의 Rexed lamina 제1, 2층에 주로 존재하며 통증 전달에 중요한 역할을 하고 있다. Substance P는 NK-1 수용체에 결합하여 G protein과 관련되어 있는 인산화 과정에 영향을 미쳐서 일차 전달 뉴런에서 glutamate분비를 증가시킨다. 일차 구심성 신경에서 분비되는 신경 펩타이드는 말초 신경 손상 후 기계적 통각 과민에 중요한 역할을 하며 말초로 분비되는 신경 펩타이드는 신경 병증 통증의 발생에 관여한다. 또한 Substance P와 neurokinin A에 neurokinin 1 또는 2 수용체의 활성화는 감작의 유도 및 피부 손상 후의 통각 과민의 발현에 필요한 핵심 단계로 간주된다.

4) 글라이신(Glycine)과 GABA

통증 전달에 있어 흥분성 전달뿐 아니라 척추 후각에 있는 GABA와 글라이신을 통한 통증의 억제도 중요한 역할을 하고 있다. Glycine은 NMDA glutamate 수용체에서 chloride-linked strychnine-sensitive 수용체와 strychnine-insensitive regulatory site가 있다. GABA 수용체는 척수후각의 Rexed lamina 제1, 2, 3층의 local circuit neuron에서 억제 작용을 수행한다. 세 종류의 GABA 수용체가 있으며 GABAa 수용체는 chloride 채널과 관련되어 있으며 barbiturates, benzodiazepines, alcohol에 의해서 조절되고 선택적 작용

제는 muscimol이며 선택적 길항제는 gabazine이다. 척수 및 시상 하부 수준에서 억제성 신경계의 손실은 신경병증성통증 발생에 관여하는 것으로 알려져 있다. GABAb 수용체는 potassium ionophore, G protein-linked complex와 관련되어 있으며 baclofen은 선택적 GABAb 수용체 작용제이며 phaclofen은 선택적 길항제이다. 마지막으로, GABAc 수용체는 potassium channel ionophore와 연관되어 있다. 척수에서 GABA작동 억제의 감소는 말초 신경 손상 후 신경 병증 통증에 기여하는 것으로 알려져 있고 척수에서 GABA작동 신호의 회복은 신경병증성통증에 효과가 있다고 보고되었다.

5) 노르에피네프린(Norepinephrine)

노르에피네프린(norepinephrine)은 또 다른 억제성 신경 전달 물질이며, 특히 뇌간의 하행성 억제 신경을 척수 후각에 보내는데 중요한 역할을 하고 있다. 척수에서의 노르에피네프린의 억제 효과는 억제성 GABA 신경을 활성화시키고 흥분성 신경을 억제하여 두 배의 효과로 나타난다. 아드레날린성 수용체는 알파 및 베타 수용체로 불리는 2개의 넓은 부류를 포함하며, 각각은 몇 개의 아형을 갖는다. Alpha-2- 아드레날린성 수용체는 척수 후각에서 발견되는 감각 정보의 처리에 있어 억제 작용을 하는 중요한 수용체이다. 그러나, 신경계 손상 후 노르에피네프린의 기능이 억제성 역할에서 반대로 될 수 있음을 유의해야 한다.

6) 세로토닌(Serotonin)

세로토닌은 주로 중뇌 raphe nuclei에서 유래되어 척수후각에 하행성 억제 신경에 발현이 된다. 세로토닌 5-HT-1, 2, 3 수용체를 포함한 다수의 세로토닌(5-HT) 수용체 아형이 있으며 이들 주요 유형에는 또한 여러 가지 아형이 있다. 이들 아형들 중 어느 것이 세로토닌의 진통 성질을 매개하는지에 관한 논란이 있으며, 이 논란은 일부 세로토닌 수용체 아형이 사실상 통각을 촉진하는 반면, 다른 것은 억제 성이기 때문에 이 논란이 있을 수 있다. Duloxetine과 amitryptiline과 같은 세로토닌-노르에피네프린 재흡수 억제제는 여

러 가지 신경병증성통증을 치료하는 데 사용되어 다양한 성공률을 보이고 있다. 노르에피네프린과 세로토닌의 항침해 효과는 duloxetine과 amitryptiline과 같이 두 신경 전달 물질을 모두 조절하는 많은 항우울제가 인간과 동물모델의 통증 모델에 진통 성질이 있음을 보여주는 많은 문헌에 의해 입증되었다.

7) 아데노신(Adenosine)

아데노신은 척수 수준에서 또 다른 중요한 억제성 신경전달 물질이다. A1, A2 및 A3 세 가지 유형의 수용체가 있다. Adenosin이 수용체에 결합하면 세포에서 G protein-mediated alterations of cAMP의 변화를 초래하는데 다양한 조건에서 따라 cAMP 형성이 증가할 수도 감소할 수도 있다. 아데노신은 척수에 대한 뇌간의 노르에피네프린성 억제신경에 의한 진통의 일부를 중재할 수 있고 신경병증성통증 상태에서 특히 강력한 진통효과를 갖는 것으로 알려져 있다. 많은 연구에 따르면 A1 수용체가 통증 신호 전달에 중요한 역할을 한다는 것이 밝혀졌고 이 수용체의 활성화는 칼륨 채널의 활성화에 의한 시냅스이후막 억제(postsynaptic inhibition)를 일으켜 뉴런막의 과분극을 일으키는 것으로 보고되고 있다. 또한 이 A1 수용체가 없는 생쥐가 다른 통증 자극에 대한 통각 반응을 증가시킨다는 것이 증명되었다.

8) 아세틸콜린(Acetylcholine)

중추신경계에서 아세틸콜린은 무스카린(mAchR) 및 니코틴(nAchR) 아세틸콜린 수용체를 통해척수와 척수 상부에서 통증조절에 관여하고 있다. 중추 신경계에서 아세틸콜린은 신경 전달 물질 및 신경 조절 물질 역할을 하며 척수 수준에서 시냅스 전과 후 기전을 통해 통각 전달에 깊게 관여하고 있다. 척수에서 아세틸콜린성 통각 전달의 조절 기전을 살펴보면 척수에 있는 cholinergic interneurons에서 아세틸콜린이 분비되면 시냅스 전 muscarinic receptors (mAchRs)에 작용을 해서 일차 구심섬유에서 글루타메이트 분비를 조절하며, 또한 아세틸콜린은 M2 및 M4 mAchR 활성화 및 G-Protein-coupled inwardly rectifying potassium channels (GIRK)의 활성화를 통해 척수에 있는 2차 신경세포의 흥분성을 감소시킨다. 뇌간 핵에 존재하는 니코틴 아세틸콜린성 신호가 하행성 억제 경로를 자극하여 척수에 있는 아드레날린(a2 adrenergic), 세로토닌(5-HT1c/2 and 5-HT3), 아세틸콜린(M2 cholinergic) 수용체를 통해 항진통 효과를 중재한다는 보고가 있다.

9) 카나비노이드(Cannabinoid)

카나비노이드(cannabinoid) 수용체는 CB1수용체와 CB2수용체가 있으며 이들 수용체는 cAMP를 통한 G-protein과 연관된 수용체이다. CB1수용체는 뇌, 척수, 말초신경계 및 말초 조직에 분포를 하고 있으며, CB2는 신경계에 주로 분포하고 있는 CB1과는 달리 주로 말초 면역세포에 존재하고 있다. CB1수용체가 활성화되면 시냅스 전 종말에서 신경전달물질의 분비를 감소시키는데 뇌와 척수에서 글루타메이트에 의한 흥분작용과 GABA에 의한 억제 작용을 저하시킨다. 시냅스 후 신경에서 분비되는 내인성 카나비노이드는 시냅스 전 신경의 CB1수용체에 작용을 하여 신경전달물질의 추가적인 분비를 억제하며 시냅스의 종류에 따라 그 효과를 나타낸다. 카나비노이드 수용체를 통한 항침해 효과는 일차 및 이차 뉴런에서 글루타메이트의 분비를 억제하는 것이 중요한 기전으로 알려져 있으며 또한 NMDA수용체 반응을 조절하는 glycine수용체를 직접적으로 자극하여 효과를 보이는 것으로 알려져 있다.

▬ 참고문헌

대한통증학회. 통증의학. 넷째판. 서울, 신한의학서적. 2012, 31-8.

대한마취통증의학회. 마취통증의학. 셋째판. 서울, 여문각. 2014, 713-27.

Benzon HT, Raja SN, Liu SS, Fishman SM, Cohen SP: Essentials of pain medicine. Fourth edition. Philadelphia, Elseiver. 2018;11-9.

Min Zhuo, Ionotropic glutamate receptors contribute to pain transmission and chronic pain. Neuropharmacology 2017;112:228-34.

PART II

진단 및 평가

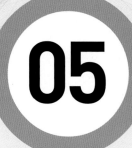

05 통증환자의 병력청취, 이학적 검사 및 통증 평가
History Taking, Physical Examination and Assessment of the Pain Patient

다른 모든 질환과 마찬가지로 통증치료의 시작은 정확한 진단에서 시작한다. 사실 엄밀하게 말하면 통증 자체가 이미 질환이므로 통증을 치료하는 의사가 해야 할 일은 그 원인을 밝히는 일이라고 할 수 있겠다. 통증의 원인을 찾기 위해서는 우선 환자의 병력청취와 이학적 검사를 시행하고 환자 개개인에게 필요한 의학적 검사(medical examination)를 시행한 후 종합적으로 평가하여 통증의 원인을 진단하고 그 정도를 평가하게 된다.

그러나 만성 통증은 단순한 증상이 아니기 때문에 정확한 원인을 찾기가 쉽지 않다. IASP (International Association for the Study of Pain)에서는 통증을 "실제적 또는 잠재적인 조직 손상 또는 이러한 손상과 관련되어 표현되는 불유쾌한 감각적, 정서적 경험"이라고 정의하고 있다. 이처럼 통증은 개인적이며 주관적인 경험으로서 감각으로 구별되는 요소와 정서적으로 동기화되는 요소, 인지적으로 평가되는 차원의 요소(sensory-discriminative, motivational-affective, and cognitive-evaluative dimensions)로 구성된다. 즉, 통증은 단순한 조직 손상이나 침해수용에 의한 것 이외에도 개인적인 정서나 경험, 문화적 배경, 정신 상태, 동기 유발, 환경, 법적인 문제 등 수많은 인자들이 연관되어 있는 복잡하고 다양한 것이다. 따라서 통증의 감각적인 측면만을 보고, 그로 인해 발생되는 정서적 측면을 무시하는 것은 단순하게 문제의 일부분만을 보는 것이라고 할 수 있겠다.

1. 병력청취

철저한 환자의 병력청취는 적절한 진단을 위해 가장 중요한 수단이다. 어떠한 진단기술이나 장비도 환자로부터의 병력청취를 대신할 수는 없다. 병력청취는 환자의 과거 병력기록지나 이전 환자진료를 담당한 의사나 가족 등을 통해 얻을 수 있으나, 기본적으로는 환자 본인과의 면담을 통해서 얻는 것이 가장 중요하다.

통증 환자와의 면담은 환자와 의사의 신뢰관계를 형성하고 환자가 제공하는 정보를 모으고 환자에게 정보를 제공하는 과정이다. 면담을 시작할 때 가장 중요한 관점은 통증을 일으키는 질환의 위치와 양상을 파악하는 것이다. 만성 통증 환자는 통증의 위치와 원인이 애매하거나 증상이 다양할 수 있고 또한 의사에 대한 의심이나 적대감이 있을 수 있어 여유를 갖고 환자를 대하는 것이 중요하며, 자가설문이나 표준화된 기록지를 사전에 작성하는 것도 도움이 될 수 있다.

면담을 할 때 가장 중요한 점은, 환자로부터 정확한 병력을 청취하기 위해 인내심을 갖고 환자의 이야기를 들어 주는 것이다. 환자는 의학적 지식이 부족하기 때문에 의사가 원하는 대로 일목요연하게 자신의 증상을 설명하지 못한다. 하지만 이 과정에서 의사가 답답함을 참지 못하고 증상을 단정 짓거나 진단을 암시해서는 안되며 환자 스스로 표현하는 것을 들어 주어야 한다.

병력청취 시 포함해야 할 중요한 요소로는 통증의 시작, 부위와 분포, 만성도, 기간과 빈도, 강도와 특징, 완화 혹은 악화인자 등이 있다. 이외에도 전조증상, 직업, 가족력, 통증이 시작된 나이, 임신이나 월경과의 관계, 성별, 과거력과 수술력, 사회경제적 위치, 정신병력, 약물투여력과 중독력 등도 파악해야 할 요소로 충분한 병력청취만으로도 다른 추가적인 검사 없이 진단이 가능하게 되는 경우가 많다. 또한 환자가 가지고 있는 동반 질환 역시 진단과 치료에 중요한 요소이므로 이에 대한 병력청취 역시 필수적으로 시행되어야 한다.

1) 통증의 시작

통증의 원인이 될 만한 손상 여부, 갑작스럽게 나타났는지, 특정 자세와의 연관성 그리고 동반 증상 등을 확인한다. 통증이 어떻게 시작되었느냐에 따라 병력청취의 방향이 달라질 수 있다. 하지만 만성 통증 환자의 경우는 그 시작점을 명확히 설명할 수 없는 경우도 상당히 많다.

2) 통증의 부위와 분포

환자가 통증이 나타나는 부위와 통증이 방사되는 부위를 직접 표현하게 한다. 경우에 따라서는 통증 그림에 통증이 있는 모든 부위를 표시하여 가장 심한 곳부터 순서대로 번호를 매기도록 하는 것이 도움이 될 수도 있다. 환자가 자신의 통증 부위를 표현하는 방식을 살펴보는 것만으로도 진단에 많은 단서를 얻을 수 있는 경우가 있다.

3) 기간과 빈도

통증의 지속기간 및 빈도는 진단에 중요한 요소이다. 유사한 증상도 지속 기간이나 빈도에 따라 전혀 다른 진단을 할 수 있는 경우가 있어 반드시 확인하여야 한다.

4) 강도와 특징

통증의 강도표현은 흔히 숫자통증등급이나 시각통증등급 등으로 환자 자신이 생각하는 통증 상태에 따라 표현한다. 그리고 이를 치료결과를 해석하는 기초로 삼을 수 있다. 측정 방법에 대해서는 뒤에서 자세히 설명하기로

한다.

통증의 특징은 통증의 강도와는 별도로 판단해야 할 항목이다. 대표적으로 이질통과 통각과민 같은 증상은 신경병증성 통증의 가능성을 시사하는 증상으로 치료계획 및 방향 설정에 결정적인 역할을 할 수 있으므로 "얼마나 아픈지"에 대한 질문과 함께 "어떻게 아프냐"는 질문을 항상 같이 하는 것이 중요하다.

5) 악화 또는 완화인자

환자의 통증이 완화나 악화되는 특정 상황이 있는지에 대해 질문해야 하는데 이는 신체적인 부분뿐만 아니라 정서적인 부분도 포함하는 내용이다. 유사한 증상도 악화 또는 완화인자가 어떤 것인지에 따라 완전히 다른 진단이 내려질 수 있다. 대표적인 예로는 신경성 파행과 혈관성 파행을 들 수 있겠다.

6) 지난치료의 효과

만성 통증 환자들은 이미 과거에 여러 의료기관을 방문하여 치료받은 경험이 있고 현재도 치료 중인 경우가 많다. 이전 진단과 치료가 현재 환자 상태에 적절했을 수도 있지만 적절하지 않았을 수도 있다. 따라서 환자가 이전에 진단받아 과거와 현재까지 치료받은 방법들을 확인해야 한다. 여기에는 민간요법을 비롯한 모든 종류의 환자가 통증 완화를 목적으로 시행했던 모든 종류의 행위들을 포함한다.

또한 여러 병원에서 약제를 처방 받아 복용하는 경우가 많으므로 철저한 약제복용력을 문진하여 중복처방이나 혼합 복용으로 발생할 수 있는 합병증들을 방지해야 한다. 현재 우리나라에서는 DUR 시스템이 전국적으로 시행되고 있어 유사 성분 약물 처방 시 확인하고 처방할 수 있도록 되어 있기는 하지만 다시 한번 확인하여 만일의 상황에 대비해야 하겠다.

7) 동반 질환

동반 질환이나 선행된 질환이 통증을 유발하거나 악화시킬 가능성이 있고 치료계획 수립에도 중요하므로 암, 당뇨,

간 질환, 콩팥 질환, 치매 등의 전신 질환 여부뿐 아니라 가능하다면 검사 소견까지 확인해야 한다. 암 환자의 경우는 기대 여명 역시 치료 방향을 설정하는데 매우 중요한 기준이 될 수 있다. 만성 통증 환자의 상당수는 우울증을 동반하고 있는 경우가 많아 이에 대한 파악 및 적절한 치료는 통증 치료의 예후에도 많은 영향을 줄 수 있다.

8) 직업, 사회적 관계

직업과 통증의 관련 여부, 직업 유지 여부, 일상생활 가능 여부, 통증으로 인한 대인관계 영향 여부, 소송이나 보상문제 등도 질문에 포함되어야 한다. 만성 통증치료의 가장 큰 목적은 단순히 수치적인 통증 정도의 감소가 아닌 정상적인 일상생활로의 복귀이므로 이러한 부분에서의 조언을 위해 환자의 직업 및 일상생활과 관련된 질문은 매우 중요하다. 또한 간혹 각종 보험 및 보상 제도와 관련되어 이차적 이득(secondary gain)을 가진 환자가 있을 수 있으므로 이러한 부분에 대한 의료진의 확인도 반드시 필요하다.

2. 이학적 검사

이학적 검사는 환자의 병력청취로 얻어진 환자의 정보를 바탕으로 의심되는 질환을 확인하는 과정이라고 할 수 있다. 이학적 검사 시행 전 기본적인 생체 징후들을 확인한 후 각각의 상황에 맞는 이학적 검사를 시행한다.

1) 시진

시진은 환자가 진료실에 들어오는 모습을 세심하게 관찰하는 것부터 시작된다. 환자가 어떻게 의자에서 앉고 일어나는지, 침대를 오르내리는 양상, 옷을 벗는 방법, 신발을 신고 벗는 방법 등에서도 진단에 결정적인 도움을 주는 정보를 얻을 수 있다. 환자의 모습과 몸집, 진통 보행(antalgic gait), 통증 회피 자세, 척추와 사지의 대칭성, 통증을 피하기 위한 특별한 옷차림, 피부 변화, 반흔, 부종 등과 특정 부위의 근위축 또는 비대 근경련 등도 주의 깊게 관찰하여야 한

다. 또한 통증 부위의 모근의 변화, 혈관의 변화 그리고 발한의 변화 등 자율신경계 변화로 인한 증상도 관찰하여야 한다. 경우에 따라서는 환자가 제시하는 과거 사진을 통해서도 도움을 받을 수 있다.

2) 촉진

촉진은 가장 아픈 부위를 먼저 만져보고 그 부위를 중심으로 주변 부위를 광범위하게 만져보면서 압통이나 부종, 염발음, 이질통 등의 여부를 관찰한다. 환자의 통증 정도를 정확히 모르는 상황에서 거칠게 촉진하지 않도록 주의한다. 특히 이질통이 있는 환자는 촉진만으로도 극심한 통증이 재현되어 촉진 자체가 불가능한 경우도 있으므로 주의하도록 한다. 편측 압통이 있는 경우 반대쪽과 비교하는 것도 중요하다.

3) 뇌신경검사

뇌신경검사는 두통이나 안면통 환자에게 매우 중요한 검사이나 숙달되지 않은 의사는 제대로 평가하기가 쉽지 않다. 각각의 뇌신경에 대한 검사를 시행하고 장애가 의심되는 경우 해당 분야 전문가와 상의하여 뇌신경의 장애가 단순 통증 등으로 오인되어 치료 시기를 놓치는 결과를 초래하지 않도록 해야 한다.

4) 운동검사

운동 능력에 대한 평가는 통증치료의 방향 결정 및 예후에 있어 매우 중요하다. 운동검사는 근육의 양과 모양에 대한 시진으로 시작하여 근육의 위축 또는 비후 등을 관찰해야 한다. 검사 중 근육의 경축, 수축, 자세의 불균형, 이상운동 등의 유무도 확인한다. 상지 근력의 정도는 다음과 같이 6가지 등급으로 기록한다.

0=수축 없음.
1=약간의 수축은 있으나 움직임은 없다.
2=중력을 이기지 못하는 불충분한 수축.
3=중력은 이기지만 추가 저항은 견딜 수 없는 움직임.
4=약간의 저항을 이겨내는 움직임.
5=강한 저항을 이겨내는 움직임. 정상.

일반적으로 개별 근육의 근력은 측정하지 않지만, 특정 신경근이나 신경얼기에 문제가 있다면 각각의 근육의 근력을 검사한다.

근력뿐만 아니라 가동 범위에 대한 검사도 시행하여 각각의 동작에 대한 가능한 각도를 표시하도록 한다. 운동 범위에 대한 평가는 능동과 수동 운동 모두를 평가해야 하나 움직임에 따른 통증이 심한 경우 평가가 어려울 수도 있다.

운동계통의 검사는 감각검사 및 심부건반사(deep tendon reflex)와 함께 종합적으로 해석해야만 병변의 위치를 확인할 수 있다.

5) 감각검사

통증 질환에 따라 특징적인 감각의 변화를 보이는 경우가 있기 때문에 감각의 변화가 있는지를 알아보는 것은 매우 중요하다. 다양한 방법을 통해 이질통증(allodynia), 무감각통증(anesthesia dolorosa), 이상감각(dysesthesia), 감각과민(hyperesthesia), 감각저하(hypesthesia), 통각과민(hyperalgesia), 통각이상과민(hyperpathia), 통각감퇴(hypoalgesia), 감각이상(paresthesia) 등을 각각의 증상에 적절한 검사를 통해 알아보는 것이 매우 중요하다.

6) 심부근 힘줄 반사

심부근 힘줄 반사검사는 위팔두갈래근(C5-6), 위팔세갈래근(C7-8), 무릎힘줄(L2-4, 주로 L4), 아킬레스 힘줄 반사검사(S1) 등을 시행하고 그 정도는 다음과 같이 5단계로 기록한다.

0+=반사 없음

1+=미미한 반사

2+=정상반사

3+=정상보다 약간 더 과활동성인 반사

4+=간헐적인 간대성경련을 가진 비정상적으로 과활동성 반사

심부근 힘줄 반사검사는 아니지만 Hoffmann sign(상지)이나 Barbinski 반사검사(하지)도 병행하여 시행하면 위운동신경세포병터(upper motor neuron) 이상 여부를 감별할 수 있다.

3. 통증의 평가

앞서 언급한 바와 같이 통증은 단순한 증상이 아닌 정서나 사회 문화적 배경 등 여러 가지 인자가 연관되어 있는 복잡한 하나의 질환이다. 이러한 통증의 복잡한 본질 때문에 지금까지 알려진 통증을 평가하는 방법들 사이에서 그 측정 결과가 일치되지 않으며 또한 지금까지 알려진 어떠한 한가지의 평가법도 완벽하다고 할 수 없다. 현재까지도 계속해서 통증 평가를 위한 새로운 방법들이 끊임없이 연구, 개발되고 있다. 최근에는 특정 질환군에 특화된 측정법을 개발하여 사용하는 것이 권장되는 추세이다.

대부분의 환자들은 한 가지 종류 이상의 통증을 가지고 있다. 따라서 환자들이 주로 호소하는 통증 한 가지만을 평가한다면 다음 방문 시 다른 통증이 극심하게 나타나는 경우, 이전 통증치료의 효과를 평가하기가 어려워진다. 하지만 실제 환자 진료 시 모든 통증을 평가한다는 것은 현실적으로 거의 불가능하므로 일단 환자의 전반적인 통증 평가를 시작하는 방법을 사용할 수 있다. 이는 상당히 실용적인 방법이라고 할 수 있으나 통증에 대한 평가를 지나치게 단순화하고 치료효과에 대한 판정을 방해할 수 있다는 단점도 가지고 있다.

한편 환자들 역시 통증을 전달하는데 있어 적절한 표현법이 없어 자신의 증상을 정확히 전달하는데 종종 어려움을 겪는 경우가 많다. 우리나라의 경우는 다른 언어에 비해 다양한 표현법을 가진 한글의 특성상 이러한 문제들을 더욱 주의 깊게 고려해야 하는데, 한 연구에 따르면 우리나라에서 통증과 관련되어 사용되는 단어의 종류가 약 174개라는 결과를 보인 바 있다. 그러나 우리가 사용하는 다차원적 통증 평가 방법은 대부분 외국에서 개발된 것이어서 언어를 사용하여 개발된 의미를 완벽하게 다른 언어로 번역한다는 것은 사실상 불가능하다는 의견도 있다. 하지만 여러 가지 한계에도 불구하고 현재까지 소개된 여러 가지 통증 평가 도구들은 통증을 숫자 또는 범주화하여 나타내 알기 쉽게 보여준다는 점에서 여러 진단 장비의 발전에도 불구하고 여

전히 널리 사용될 수밖에 없다고 생각된다.

1) 일차원적 평가 방법

일차원적 통증 평가 방법들은 가장 전통적인 측정방법으로 한가지 특정한 성질(single unique quality)로 표현하는 것을 통해 이루어진다. 이러한 방법들은 매우 단순하고 효과적이기 때문에 빠르고 숫자화된 기준이 필요한 임상과 연구 분야에서 쉽게 도입하여 사용될 수 있다. 기준점에서부터 치료 후 상태까지의 통증 강도 변화는 치료의 효과를 평가하는 일차적인 결과물이 되기도 한다. 그러나 통증의 강도를 측정하는 것이 중요하다는 것은 너무나도 당연한 사실이지만 각각의 통증은 특징적인 성질(quality)을 가지고 있기 때문에 모든 통증을 하나의 성질로 취급한다는 것은 어떠한 방식으로도 한계가 있을 수밖에 없다는 점이 일차원적 통증 평가 방법이 가진 가장 큰 단점이라고 할 수 있다.

일차원적인 통증 강도 측정 방법은 여러 가지가 있으나 시각 통증 등급(visual analog scale, VAS), 숫자 통증 등급(numerical rating scale, NRS), 언어 통증 등급(verbal rating scale, VRS) 등이 가장 널리 사용되고 있다. 일반적으로 환자들은 VAS보다는 NRS나 VRS를 더 선호한다는 의견이 있으며 이는 여러 연구에서 VAS가 다른 평가법들에 비해 응답률이 낮다는 사실에 근거하여 간접적으로 알 수 있다고 한다.

이러한 이유로 일부에서는 일차원적인 방법으로 통증 강도를 측정할 때 VAS보다는 NRS를 사용하고 부가적으로 VRS를 사용하기를 권고하는 의견도 있다.

(1) 시각 통증 등급(Visual analog scale, VAS)

VAS는 일반적으로 길이 100 mm의 수직 또는 수평의 직선을 이용하여 현재 환자가 느끼고 있는 통증의 정도를 시각적인 형태로 표현하는 방법이다. VAS 측정 시 결과의 분포(distribution of results)를 제한하기 위해서 양쪽 끝에는 반드시 경계선이 있어야 한다. 100 mm 선의 한쪽 끝에는 통증이 전혀 없다(no pain)고 적혀 있으며 다른 한쪽 끝에는 상상할 수 있는 가장 극심한 통증(worst pain imaginable or worst pain ever)이라고 적혀 있어 환자가 현재 경험하고 있다고 생각되는 통증의 정도를 직접 표시하도록 한다. 통증 강도 수치는 통증이 전혀 없는 왼쪽 끝점에서부터 응답자가 표시한 위치까지의 거리를 기준으로 계산된다(그림 5-1). 측정하는 선상에 눈금 표시가 없어야 오류의 가능성이 더 적다고 알려져 있다. 이 방법은 통증뿐만 아니라 여러 가지 분야에서 척도로 사용할 수 있다.

VAS의 장점은 사용방법이 단순하고 이전 측정값과의 비교가 용이하며 통증의 변화를 민감하게 반영할 수 있고 유효성 검증이 충분히 이루어져 있다는 점 등이다. 단점으로

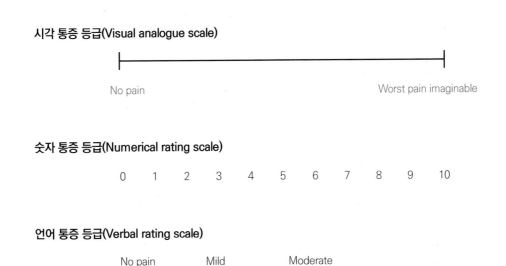

그림 5-1. 일차원적 통증 평가 방법

는 통증 경험을 일차원적으로 취급하여 통증의 강도만을 강조하게 되며, 중간 부위에 집중되는 경향이 있다는 점이다. 일반적으로 100 mm 척도로 측정한 경우, 평균적으로 62 mm 정도에서 표현의 어려움을 겪는 경우가 많으며 이를 일명 "golden section"이라고도 한다. 또한 스스로의 표현이 힘들어 관찰자가 대신 평가하는 경우 통증을 과소평가할 수도 있다. 환자들이 "상상할 수 있는 가장 극심한 통증"에 대한 개념을 가지고 있지 않다는 것 또한 정확한 측정을 하는 데 있어 문제점으로 작용하는데 이는 개개인에 따라 통증에 대한 경험이 다르고, 현재 느끼는 통증이 가장 극심한 것인지 알 수가 없기 때문이다. 만약 환자들이 100 mm 끝에 통증을 표시한 후, 다음 평가 시 통증이 더 심하다고 느끼는 경우에 환자들은 그러한 변화를 표현할 수가 없게 된다.

VAS는 다른 일차원적인 통증 평가 방법들과는 달리 비율 척도(ratio scale)적인 측면을 보여 NRS나 VRS에 비해 서로 다른 시점과 서로 다른 환자에서 얻어진 변화 정도를 좀 더 의미 있게 나타낼 수 있다는 장점이 있다. 하지만 최근 NRS/VRS가 VAS보다 심리 측정적 속성(psychometric properties)을 지녔다는 연구가 발표되고 또한 도구가 없어도 사용 가능한 NRS/VRS와 달리 VAS는 추가적인 도구가 필요하다는 점 등 여러 가지 VAS의 상대적 열등성에 관한 주장들이 제시되면서 그 사용이 감소하고 있는 추세이다.

(2) 숫자 통증 등급(Numerical rating scale, NRS)

NRS는 흔히 VAS와 혼동되어 사용되는 경향이 있으나, 눈금 표시가 없는 직선인 VAS와는 달리 0에서부터 10까지 또는 0에서 100까지 등의 숫자들이 표시되어 있다. 0은 "통증 없음"을 뜻하고, 10 또는 100은 "상상할 수 있는 가장 극심한 통증"을 의미하며 0에서 10까지의 11등급 NRS가 가장 흔히 사용된다. 일반적으로 1-3점은 경도의 통증(mild pain), 4-6점은 중등도의 통증(moderate pain), 그리고 7-10점은 심한 통증(severe pain)으로 간주된다. 보통 3점 이하를 치료의 목표로 하고 4점 이상인 경우 중재(analgesic intervention)가 필요하다고 간주한다. 대개 2점 또는 30% 이상의 변화가 임상적으로 의미 있다고 알려져 있으나 이러한 등급들이 실제로는 선형 등급이 아니기 때문에 그 변화를 개개인

마다 동일하게 적용하는 것은 무리가 있다.

VAS와 마찬가지로 사용이 쉽고, 관리와 수치 기록이 용이하며, 환자들의 응답률이 높다는 장점이 있다. 또한 수술 후 초기의 통증측정에 오히려 VAS보다 유용하다고 알려져 있다. 그러나 통증의 경험을 일차원적으로 표현하려는 시도라는 점 그리고 처음에 10을 선택한 경우 통증이 더 심해졌을 때 표현 방법이 없다는 점 등에서 VAS와 유사한 단점을 지니고 있다.

(3) 언어 통증 등급(Verbal rating scale, VRS)

VRS는 통증의 정도를 가장 약한 정도부터 가장 심한 정도까지 환자가 특정한 단어로 표현하게 하거나 표현되어 있는 단어 중에서 고르는 방법으로 예를 들면 통증이 전혀 없음, 약함, 중간, 심함 등이 있다.

이 방법은 NRS와 마찬가지로 간단하고 쉽게 완성할 수 있으며 관리와 수치 기록이 용이하고 높은 응답률을 보인다는 장점을 가지고 있다. 그러나, VAS/NRS에 비해 민감도가 다소 떨어진다는 점, 언어 소통에 문제가 있는 사람에 있어서는 응답의 어려움이 있을 수 있다는 점, 제한된 언어 선택 때문에 응답자가 통증을 적절하게 표현할 수 없다는 점 등의 단점도 가지고 있다.

2) 다차원적 평가 방법

단순한 통증의 강도만이 아닌 통증의 정서적이고 기능적인 면, 그리고 삶의 질에 미치는 영향을 평가하기 위한 다차원적 평가 방법들이 개발되었다. 다차원적 평가 방법들은 일차원적 평가 방법들에 비해 설문의 내용이 길고 복잡하므로 시간이 많이 걸린다는 점과 인지 기능에 문제가 있는 경우 사용하기 힘들다는 점 등의 단점이 있어 임상에서 일상적으로 사용되지는 않는다. 그러나 일차원적 평가 방법과는 달리 통증의 질을 측정할 수 있다는 점, 각 환자의 특징에 따른 통증의 특성에 대한 정보를 제공해 줄 수 있다는 점 등에서 장점이 있다.

(1) 맥길 통증 설문(McGill pain questionnaire, MPQ)

MPQ는 가장 널리 알려졌으며 여러 언어로 번역되어 가장

많이 연구된 다차원적 평가 방법 중 하나이다. MPQ는 통증을 세 가지 차원, 즉 감각 식별 차원(sensory discriminative dimension), 동기유발 정서 차원(motivational affective dimension), 인지 평가 차원(cognitive evaluative dimension)의 세 가지 차원으로 나누어 평가한다. 이에 따라 적합한 어휘를 선택하여 의사와 환자로 하여금 그 강도를 분류하게 하여 서열 척도를 만들어 체계화하고, 임상적인 통증을 선택하는 낱말 수에 따라 양적으로 측정하여 이를 산술적으로 처리하였다.

MPQ는 크게 네 가지로 구성되어 있다. 첫 번째로는 인체의 모습을 한 그림을 통해 통증의 부위를 표시하도록 한 것이다. 두 번째는 통증 등급 지수(pain rating index)로서 78개의 낱말들을 20개의 군으로 나누고, 각 군은 2개에서 6개의 낱말로 통증의 강도에 따라 구성, 열거되어 있다. 이 가운데 10개의 군은 시간, 공간, 온도감에 대한 낱말들로 감각적 차원을 측정하며, 5개의 군은 긴장감, 공포, 등의 자율신경적 특성을 나타내는 낱말들로 정서적 차원을 측정하며, 한군은 전체적 평가를 반영하며, 나머지 4개의 군은 기타로서 어떤 특징한 질환에 대한 낱말들로 구성되어 있다. 각각의 낱말은 군내의 위치에 따라 각각 다른 점수가 매겨져 있으며, 환자는 이를 보고 가장 합당한 낱말을 각군에서 선택하여 표시하게 된다. 세 번째는 과거의 통증 경험과 부위, 현재 진통제의 사용에 대한 질문들로 구성되어 있고, 네 번째는 현재 통증 강도 지수(Present Pain Intensity, PPI)로서 1에서 5단계까지 모두 5단계로 "전혀 통증 없음, 약함, 불쾌함, 괴로움, 무서움, 몹시 피로함"으로 표시하도록 되어 있다.

평가 방법은 해당되는 낱말군에서 가장 알맞은 한 낱말만 선택하게 되는데, 선택된 낱말은 나열 순서, 즉 느낌의 강도에 따라 이미 일정한 점수를 가지고 있다. 이는 각 낱말 사이의 강도에 따른 거리는 일정하다는 가정하에 이루어진다. 이 점수의 합은 각 차원, 즉 감각, 정서, 그리고 평가와 기타 차원의 점수가 되고, 전체의 합이 총 통증 등급 지수(Pain Rating Index Total : PRI-T)가 된다. 두 번째 지수로서는 선택된 낱말의 수(number of words chosen : NWC)가 있고, 세 번째 지수로서 전체적으로 느끼는 통증의 정도를 언어 통증 등급과 수치 통증 등급의 개념으로 0-5 중에서 선택

하여 현재 통증 지수(PPI)로 한다. 이 세 가지 지수의 종합적 평가가 전체적 통증경험의 양적 평가라고 할 수 있다.

현재까지 많은 연구들에 의해 MPQ는 그 구성된 방법, 신뢰성, 타당성, 각 통증 증후군간의 감별 능력 등에 대해 높은 평가를 받고 있으며 지금까지의 평가 도구 중 가장 효과적인 것으로 알려져 있다. 그럼에도 불구하고 MPQ는 실제 임상에서 널리 이용되고 있지 않고 있다. 가장 큰 이유는 평가 시간이 오래 걸리며 자기표현이 힘든 환자에서 사용할 수 없으며 종종 지도, 감독이 필요하다는 점이라고 할 수 있겠다. 이러한 문제점을 극복하기 위해 단축형 MPQ가 개발되어 임상에서 사용되고 있다.

또한 여러 연구들을 통해 MPQ의 몇 가지 문제점이 제시되어 왔는데 세 차원간의 불균형이 있어 평가가 한쪽으로 치우칠 수 있다는 점, 테스트 내에 어느 항목 혹은 요소가 정말로 통증을 평가할 수 있는 기능이 있는가에 대한 것이 불확실하다는 점, 그리고 MPQ 점수가 통증 강도 등급과 일관된 관계를 보이지 않는다는 점 등을 들 수 있겠다.

그러나 이러한 단점들에도 불구하고 MPQ는 통증을 양적인 면과 질적인 면에서 평가하고 있으며, 다방면적이고 다원적인 방법으로 접근할 수 있는 장점이 있다. 이와 함께 내적인 일관성이 있고, 반복 측정에 대한 신뢰성이 있으며, 특별한 통증 증후군 환자들끼리 어떤 표현으로 모이는 경향이 있어서 진단 목적으로도 활용할 수 있다. 또한 여러 통증 증후군에 널리 사용될 수 있어 포괄적이다. MPQ의 또 하나의 장점으로서는 어떤 통증이 법적인 혹은 보험 등의 문제와 연관되어 있을 때 이를 감별해 낼 수 있는 능력이 있다는 것이다. 즉 이런 보상 등의 문제가 있는 환자에서는 정서, 인지, 평가 차원에서 그렇지 않은 환자에 비해 높은 점수가 나오지만 감각 차원에서는 같은 점수가 나오는 경향이 있다.

(2) 단축형 맥길 통증 설문(Short-form McGill pain questionnaire, SF-MPQ)

단축형 맥길 통증 설문(SF-MPQ)은 임상적으로 길고 사용하기 불편한 MPQ의 단점을 보완하기 위한 목적으로 개발되었으며, 11개의 감각 차원과 4개의 정서 차원을 포함한

15개의 낱말군과 시각 통증 등급, 현재 통증 강도 등으로 구성되어 있다.

MPQ와 비교 시 다양한 통증치료에 따른 임상적인 변화를 민감하게 반영하는 것으로 알려져 있다. 또한 암성통증 환자들을 대상으로 한 만성 통증에 관한 연구에서도 타당성이 입증된 바 있으며 다양한 연령층을 대상으로 한 연구에서도 높은 연관성과 일관성을 보여주었다. Initiative on Methods, Measurement, and Pain Assessment in Clinical Trials (IMMPACT)에서는 통증치료에 있어서 통증의 경험적 측면이 통증 강도보다 다양하게 반응한다는 이유로 SF-MPQ를 통증의 질, 정서적인 면을 평가하는데 사용할 것을 권고한 바 있다.

최근 SF-MPQ의 개정판으로 신경병증성 통증에 합당한 증상에 대한 용어들 및 평가항목이 추가된 SF-MPQ-2가 제시되며 여러 종류의 신경병증성 통증 질환에 대한 유효성 연구들이 진행되었으며 대부분 좋은 결과를 얻고 있다(그림 5-2).

22가지의 기술어(descriptor)들이 4가지의 하위요인(subscale)들로 분류되어 있다 : continuous pain (items 1, 5, 6, 8-10), intermittent pain (items 2-4, 11, 16, 18), neuropathic pain (items 7, 17, 19-22), 그리고 affective descriptors (items 12-15). 총 점수는 각각의 22가지 항목의 평균값으로 나타낸다.

(3) Brief pain inventory (BPI)

BPI는 통증의 강도와 통증의 일상생활에 대한 간섭(interference) 두 가지 모두를 빠르고 쉽게 정량화할 수 있는 방법이다. 처음에는 암 환자에서 통증 강도와 통증과 연관된 간섭의 평가를 위해 개발되어 암성통증 연구에서 가장 흔히 사용되는 다차원적인 통증 평가 도구였지만 현재는 많은 언어로 번역되어 여러 종류의 비암성통증의 평가에도 폭넓게 사용되고 있다.

측정 방법은 환자로 하여금 통증 강도와 간섭 정도 두 가지 분야의 세부 항목을 11-point NRS를 이용하여 0은 전혀 간섭받지 않음(does not interfere), 10은 완전히 간섭 받음(completely interferes) 측정하며 환자로 하여금 신체 그림에 자신의 통증 부위를 표시하게 한다. 통증의 강도는 현재의 통증(current pain), 지난 24시간 중 가장 심한 통증(worst pain in previous 24 hour), 지난 24시간 중 가장 적은 통증(least pain in previous 24 hour), 평균 통증(average pain)의 네 가지 분야를 측정하고 통증 간섭 척도는 일반 활동(general activity), 기분(mood), 걷는 능력(walking ability), 밖과 가정 일을 포함한 정상적인 일(normal work including outside the home and housework), 다른 사람들과의 관계(relations with other people), 삶을 즐김(enjoyment of life) 그리고 수면(sleep)의 일곱 가지 영역에서 통증과 연관된 간섭을 측정한다.

BPI는 심리 측정적 특성(psychometric properties) 표현에 탁월하다고 알려져 있으며 암성통증 환자에서 자주 볼 수 있는 가끔 발생하거나 변동이 심한 통증의 상태(episodic or fluctuating pain states)를 평가하는 데 이점이 있다고 한다. 또한 환자 자신이 직접 의료진에게 알릴 수도 있고, 상담이나 전화통화를 통해서도 통증 정도를 평가할 수 있다는 점도 장점이라고 할 수 있다. 모두 작성하는데 5-15분 정도가 소요되어 일차원적 평가 방법에 비해 상대적으로 오래 걸린다는 점이 단점으로 지적되어 왔으나 단축형 설문의 개발로 2-3분 이내로 완료가 가능하게 되었다.

(4) Memorial pain assessment card (MPAC)

MPAC는 암성통증 환자에서 진통제 투여의 효과를 신속하게 판정할 목적으로 개발된 방법이다. 환자의 통증 강도(pain), 통증 완화도(pain relief) 그리고 환자의 기분(mood)의 세 부문의 VAS와 환자들의 현재 통증 강도를 선택할 수 있는 8개의 형용사로 구성되어 있다.

MPAC의 가장 큰 장점은 약 20초 정도밖에 소요되지 않을 정도로 측정에 할애되는 시간이 짧으며 반복적인 측정이 용이하다는 것이다. 또한 카드를 사용하기 때문에 환자에게 한 번에 한 가지의 척도만을 보여주고 측정할 수 있다는 장점도 있다. 단점은 광범위하게 사용될 수가 없고, 대부분은 암성통증 환자에서만 사용이 되어 다른 방법들에 비해 깊이 연구되지 않았다는 점이다.

3) 소아 환자나 노인 또는 의사 소통이 제한된 환자에서의 통증 평가 방법
(1) 소아에서의 통증 평가

소아에서의 적절한 통증 평가는 성인과 마찬가지로 정확

Short-Form McGill Pain Questionnaire (SF-MPQ-2)

This questionnaire provides you with a list of words that describe some of the different qualities of pain and related symptoms. Please put an X through the numbers that best describe the intensity of each of the pain and related symptoms you felt during the last week. Use 0 if the word does not describe your pain or related symptoms.

1. Throbbing pain	none	0	1	2	3	4	5	6	7	8	9	10	worst possible
2. Shooting pain	none	0	1	2	3	4	5	6	7	8	9	10	worst possible
3. Stabbing pain	none	0	1	2	3	4	5	6	7	8	9	10	worst possible
4. Sharp pain	none	0	1	2	3	4	5	6	7	8	9	10	worst possible
5. Cramping pain	none	0	1	2	3	4	5	6	7	8	9	10	worst possible
6. Gnawing pain	none	0	1	2	3	4	5	6	7	8	9	10	worst possible
7. Hot-burning pain	none	0	1	2	3	4	5	6	7	8	9	10	worst possible
8. Aching pain	none	0	1	2	3	4	5	6	7	8	9	10	worst possible
9. Heavy pain	none	0	1	2	3	4	5	6	7	8	9	10	worst possible
10. Tender	none	0	1	2	3	4	5	6	7	8	9	10	worst possible
11. Splitting pain	none	0	1	2	3	4	5	6	7	8	9	10	worst possible
12. Tiring-exhausting	none	0	1	2	3	4	5	6	7	8	9	10	worst possible
13. Sickening	none	0	1	2	3	4	5	6	7	8	9	10	worst possible
14. Fearful	none	0	1	2	3	4	5	6	7	8	9	10	worst possible
15. Punishing-cruel	none	0	1	2	3	4	5	6	7	8	9	10	worst possible
16. Electric-shock pain	none	0	1	2	3	4	5	6	7	8	9	10	worst possible
17. Cold-freezing pain	none	0	1	2	3	4	5	6	7	8	9	10	worst possible
18. Piercing	none	0	1	2	3	4	5	6	7	8	9	10	worst possible
19. Pain caused by light touch	none	0	1	2	3	4	5	6	7	8	9	10	worst possible
20. Itching	none	0	1	2	3	4	5	6	7	8	9	10	worst possible
21. Tingling or "pins and needles"	none	0	1	2	3	4	5	6	7	8	9	10	worst possible
22. Numbness	none	0	1	2	3	4	5	6	7	8	9	10	worst possible

© R. Melzack and the Initiative on Methods, Measurement, and Pain Assessment in Clinical Trias (IMMPACT).
Information regarding permission to reproduce the SF-MPQ-2 can be obtained at www.immpact.org.

그림 5-2. Short-form McGill Pain Questionnaire-2

한 진단과 치료를 위해 매우 중요하다. 지난 20여 년간 소아의 통증 평가에 대한 관심과 연구들이 비약적으로 발전해 왔지만 상당 부분에 있어 행동이나 생물학적 측정법 등을 동원하여 관찰자에 의해 평가되어야 하는 만큼 정확한 평가에는 여전히 어려움이 있다.

특히 3세 이하 아이들에서의 통증 평가는 매우 어렵다. 이는 이 연령대의 아이들은 통증에 대해 말로서 표현하는 능력이 미숙하기 때문인데, 이를 측정하기 위해 무형의 생물학적, 행동적 측정을 위한 척도를 개발하기 위한 시도가 이루어져 왔다. 이러한 척도로서 COMFORT, Crying, Requires increased oxygen administration, Increased vital signs, Expression, Sleeplessness (CRIES), Face, Legs, Activity, Cry, Consolability (FLACC), Children's Hospital of Eastern Ontario Pain Scale (CHEOPS) 등이 소개되고 있다. 그러나, 이러한 척도들은 일반적으로 시술 시의 통증 또는 수술 후 통증과 같은 급성기의 통증 평가를 위해 일반적으로 개발되었기 때문에 진행 중인 통증(ongoing pain)을 측정하는 데는 유효성이 입증되어 있지 않다. 또한 이러한 척도들은 통증을 특이적으로 측정하는 것이 아니라 불편하거나 괴로움을 유발하는 공포, 불안감 등과 같은 다른 요소들의 영향을 받는다는 문제점이 있다.

환자가 3세 이상인 경우는 스스로 통증을 평가할 수 있는 그 유효성이 입증되고 믿을 만한 많은 방법들이 소개되어 있다. 그 중 하나는 Wong-Baker Faces Pain Rating Scale로 6-point NRS와 그에 대응하는 smiling에서 crying까지의 단순한 얼굴들로 그려져 있다. 유사한 평가법인 Faces Pain Scale (FPS)은 웃는 얼굴에서 눈물은 흘리지 않지만 아파하는 얼굴까지 7개의 척도를 이용하여 측정하도록 개발되었으며 개정판인 Faces Pain Scale-Revised (FPS-R)는 다른 0-5 또는 0-11 point scale과의 연관성을 개선하기 위해 6개의 얼굴로 구성되어 있다. CHEOPS와 FLACC 역시 7세 이하에서는 사용 가능하다. 또 다른 척도로는 Oucher scale로, 이는 수직방향의 11-point NRS와 전혀 고통이 없는 상태에서 극심하게 고통 받는 상태까지 다양한 상태의 6개의 실제 소아의 얼굴 사진을 나타내어 측정하는 것이다. Oucher scale의 점수는 제통에 따른 통증 경감 정도를 민감하게 반영한다고 알려져 있다.

7세 이상의 경우는 Pain thermometer를 사용하기도 한다. 이 척도는 Verbal Descriptor Scale을 각색한 것으로 중등도에서 심한 인지장애가 있거나 의사소통이 힘든 환자를 위해 개발되었으나 개정판(the Iowa Pain Thermometer)이 소개된 이후 어린이들에게도 사용하게 되었다. 질문의 내용을 이해할 수만 있다면 7-8세 이상의 소아는 성인에서 사용하는 척도인 VAS, NRS나 MPQ 등도 사용이 가능하다.

소아에서의 통증 측정 시 주의할 점은 소아는 질문하는 사람이 낯선 사람인 경우 통증 자체를 부인할 수도 있다는 점이다. 소아가 만약 아프다고 대답할 경우 주사를 맞게 될 것이라 생각할 수 있고, 소아에게는 주사를 맞는 것이 아픈 것보다 더 무서울 수도 있기 때문이다. 소아들에게 통증을 엄마에게 표현해 보라고 하면 의료진에게 표현하는 것과 다른 대답을 얻을 수도 있을 것이다. 대부분의 소아는 통증이 있더라도 잘 표현하지 않는 경향이 있으므로 스스로의 표현에만 의존한다면 저평가할 위험이 매우 크다. 또한 질문의 유형과 대답할 수 있는 선택사항(개방형 vs 체크리스트)에 따라서도 대답이 변할 수도 있다. 이전에 경험했던 통증과 비교한다든가 통증의 기간을 평가하기 위해 구체적인 시점(예를 들면 "아침에 일어나서부터")을 제시하거나 통증의 정도는 사물이나 동작으로 표현하면서 물어 보는 직접적인 질문(direct questioning)이 도움이 될 수 있다. 그러나 소아의 통증 평가는 어떠한 방법을 사용하더라도 편향(bias)이 발생할 여지가 너무나도 많다.

한 체계적 문헌고찰(systematic review)에 따르면 의학적 술기(medical procedure)와 관련된 통증 강도의 평가를 위해서는 FLACC와 CHEOPS, 병원에서의 수술 후 통증 평가에는 FLACC, 퇴원 후 집에서의 수술 후 통증 평가는 Parents'in Post-operative Pain Measure (PPPM), 중환자실에서의 통증 평가를 위해서는 COMFORT, 그리고 불안, 공포와 관련된 통증 평가에는 Procedure Behavior Check List (PBCL)과 Procedure Behavior Rating Scale-Revised을 사용할 것을 권고한 바 있다.

(2) 노인 또는 의사소통이 제한된 환자에서의 통증 평가

노인 환자의 통증을 평가할 때 가장 먼저 해야 할 일은 일단 "통증이 있는지"를 물어보는 것이다(ask for pain). 이 질문에 대한 반응, 즉 자신의 통증을 표현하는지 여부를 관찰하여 환자의 인지 기능 정도를 평가하면서 조금씩 더 복잡한 평가 방법을 사용하는 것이 좋다. 하지만 노인 환자의 경우 동반 질환에 초점을 맞춰 치료하는 경우가 많고 통증 자체는 간과되는 경우가 많다. 노인 환자에서의 통증 평가는 일반 성인에 비해 어려운 경우가 많으며 소아에서와 마찬가지로 노인 환자들 역시 표현과 측정의 어려움으로 부적절한 치료를 받는 경우가 상대적으로 흔하다. 특히 치매 환자와 같이 인지 기능에 장애가 있는 노인 환자들은 의사표현 능력이 없는 연령대의 소아 환자와 마찬가지로 자신의 통증 정도를 정확히 전달하지 못하여 통증의 정도가 과소평가되며 적절한 통증치료를 받지 못할 가능성이 항상 존재한다. 하지만 소아 환자에 비해 노인 환자의 통증은 적절히 치료 받지 못하는 경우 환자 개인뿐만이 아니라 그 가족, 친구 나아가서는 사회 전반에까지 좋지 않은 영향을 미칠 가능성이 더 높다는 문제점이 있다.

정상적으로 인지기능이 보존되어 있는 환자에서는 일반 성인에서와 마찬가지로 VAS나 NRS가 효과적으로 사용될 수 있다. 몇몇 연구에 의하면 VAS는 노인 환자들에게 있어 성공률이 떨어지며 응답률이 낮고 가장 선호하지 않는 방법으로 보고된 바 있어 주의를 요한다. 다차원적인 평가 방법의 경우는 오히려 소아보다 더 힘들어 할 수도 있다. 만약 환자의 인지능력이 약간이라도 의문시되는 상황이라면 의사 표현 능력이 없는 소아 환자에서처럼 FPS와 같은 행동 평가 방법(behavior observation measure)의 사용이 선호된다. NRS는 인지기능이 정상인 노인 환자에서 다른 어떤 척도보다도 선호되는 경향을 보이는 반면 FPS-R은 인지기능에 장애가 있는 노인환자에서 선호되는 경향이 있다는 연구 결과도 있다.

중환자실에서 진정 상태(sedation state)로 있거나 기계호흡을 하고 있는 환자들처럼 스스로 의사 표현이 불가능한 환자들을 위한 통증 평가법으로는 Behavioral Pain Scale (BPS)과 Critical-care Pain Observation Tool (CPOT)을 사용한 연구가 가장 많이 소개되어 있다.

4) 신경병증성 통증 평가 척도

IASP의 neuropathic pain special interest group (NeuPSIG)에서 발표한 새로운 정의에 따르면 신경병증성 통증은 "체성감각계를 침범하는 병변이나 질환의 직접적 결과로 발생하는 통증(pain arising as a direct consequence of a lesion or disease affecting the somatosensory system)"으로 정의되고 있다. 이전 IASP의 정의에서 달라진 점 중 하나는 "신경계(nervous system)" 대신 "체성감각계(somatosensory system)"라는 표현으로 바뀌었다는 점인데, 이는 신경병증성 통증을 신경계가 아닌 다른 원인에서 비롯된 이차적 통증과 분명히 구별하겠다는 뜻으로 보인다.

이처럼 신경병증성 통증은 유해 수용성 통증(nociceptive pain)과 그 원인을 비롯한 모든 면에 있어서 별개의 질환으로 취급하여야 하며, 따라서 그에 대한 평가 역시 유해 수용성 통증(nociceptive pain)은 별도로 이루어져야 한다. 하지만 VAS, NRS, MPQ 등의 기존 통증 평가 방법들은 신경병증성 통증을 평가함에 있어 많은 제한점을 가지고 있어 1990년대 후반 이후 신경병증성 통증의 평가를 위한 많은 연구들과 함께 측정 방법들이 개발되었고 현재 다양한 분야에서 사용되고 있다.

━━ 참고문헌

대한통증학회. 통증의학. 넷째판. 2012, 57-62.
대한통증학회. 통증의학. 넷째판. 2012, 82-9.
대한마취통증의학회. 마취통증의학. 셋째판. 2014, 743-50.
대한마취통증의학회. 마취통증의학. 셋째판. 2014, 751-60.
Ambuel B, Hamlett KW, Marx CM, Blumer JL:Assessing distress in pediatric intensive care environments : the COMFORT scale. J Pediatr Psychol 1992;17:95-109.
Barr J, Fraser GL, Puntillo K, Ely EW, Gelinas C, Dasta JF, et al : Clinical practice guidelines for the management of pain, agitation, and delirium in adult patients in the intensive care unit. Crit Care Med 2013;41:263-306.
Beyer JE, Denyes MJ, Villarruel AM:The creation, validation, and continuing development of the Oucher : a measure of pain intensity in children. J Pediatr Nurs 1992;7:335-46.
Bieri D, Reeve RA, Champion GD, Addicoat L, Ziegler JB:The Faces Pain Scale for the self-assessment of the severity of pain experienced by children:development, initial validation, and preliminary investigation for ratio scale properties. Pain 1990;41:139-50.

Breivik H, Borchgrevink PC, Allen SM, Rosseland LA, Romundstad L, Hals EK, et al:Assessment of pain. Br J Anaesth 2008;101:17-24.

Clark WC, Yang JC, Tsui SL, Ng KF, Bennett Clark S:Unidimensional pain rating scales:a multidimensional affect and pain survey (MAPS) analysis of what they really measure. Pain 2002;98:241-7.

Cleeland CS, Ryan KM : Pain assessment : global use of the Brief Pain Inventory. Ann Acad Med Singapore 1994;23:129-38.

Daut RL, Cleeland CS, Flanery RC : Development of the Wisconsin Brief Pain Questionnaire to assess pain in cancer and other diseases. Pain 1983;17:197-210.

Dubin A, Lalani I, Argoff CE : History and Physical Examination of the Pain Patient. In : Practical management of pain. 5th ed. Edited by Benzon HT, Rathmell JP, Wu CL, Turk DC, Argoff CE, Hurley RW. 2014;151-61.

Dworkin RH, Turk DC, Farrar JT, Haythornthwaite JA, Jensen MP, Katz NP, et al : Core outcome measures for chronic pain clinical trials : IMMPACT recommendations. Pain 2005;113:9-19.

Dworkin RH, Turk DC, Wyrwich KW, Beaton D, Cleeland CS, Farrar JT, et al : Interpreting the clinical importance of treatment outcomes in chronic pain clinical trials : IMMPACT recommendations. J Pain 2008;9:105-21.

Dworkin RH, Turk DC, Revicki DA, Harding G, Coyne KS, et al. Development and initial validation of an expanded and revised version of the Short-form McGill Pain Questionnaire (SF-MPQ-2). Pain. 2009;144:35-42.

Fishman B, Pasternak S, Wallenstein SL, Houde RW, Holland JC, Foley KM: The Memorial Pain Assessment Card. A valid instrument for the evaluation of cancer pain. Cancer 1987;60:1151-8.

Fuchs-Lacelle S, Hadjistavropoulos T: Development and preliminary validation of the pain assessment checklist for seniors with limited ability to communicate (PACSLAC). Pain Manag Nurs 2004;5:37-49.

Gagliese L, Melzack, R:Pain in Older Persons. In: Wall and Melzack's textbook of pain. 6th ed. Edited by McMahon SB, Koltzenbur, M:Elsevier/Saunders, Philadelphia, PA. 2013.

Haanpaa M, Attal N, Backonja M, Baron R, Bennett M, Bouhassira D, et al : NeuPSIG guidelines on neuropathic pain assessment. Pain 2011;152:14-27.

Harris I, Mulford J, Solomon M, van Gelder JM, Young J:Association between compensation status and outcome after surgery:A meta-analysis. JAMA 2005;293:1644-52.

Jensen MP : The validity and reliability of pain measures in adults with cancer. J Pain 2003;4:2-21.

Jensen MP : Measurement of pain. In : Bonica's management of pain. 4th ed. Edited by Fishman SM, Ballantyne JC, Rathmell JP : Lippincott Williams & Wilkins, Philadelphia, PA. 2010;251-70.

Kim YI, Kang HC, Jung SH, Hwang KH, Ahn KR, Park W:The Development of a Korean Pain Assessment Card. J Korean Pain Soc 2003;16:145-56.

Krechel SW, Bildner J : CRIES: a new neonatal postoperative pain measurement score. Initial testing of validity and reliability. Paediatr Anaesth 1995;5:53-61.

Littman GS, Walker BR, Schneider BE: Reassessment of verbal and visual analog ratings in analgesic studies. Clin Pharmacol Ther 1985;38:16-23.

McGrath PJ, Unruh AM: Measurement and Assessment of Pediatric Pain. In : Wall and Melzack's textbook of pain. 6th ed : Elsevier/Saunders, Philadelphia, PA. 2013;320-7.

Melzack R, The McGill Pain Questionnaire : major properties and scoring methods. Pain 1975;1:277-99.

Melzack R, The short-form McGill Pain Questionnaire. Pain 1987;30:191-7.

Melzack R, Katz, J : Pain Measurement in Adult Patients. In : Wall and Melzack's textbook of pain. 6th ed : Elsevier/Saunders, Philadelphia, PA. 2013;1-14.

Merkel SI, Voepel-Lewis T, Shayevitz JR, Malviya S : The FLACC : a behavioral scale for scoring postoperative pain in young children. Pediatr Nurs 1997;23:293-7.

Payen J-F, Bru O, Bosson J-L, Lagrasta A, Novel E, Deschaux I, et al : Assessing pain in critically ill sedated patients by using a behavioral pain scale. Critical Care Medicine 2001;29:2258-63.

Sriwatanakul K, Kelvie W, Lasagna L: The quantification of pain: an analysis of words used to describe pain and analgesia in clinical trials. Clin Pharmacol Ther 1982;32:143-8.

Sullivan MD, Ballantyne JC : Must we reduce pain intensity to treat chronic pain? PAIN 2016;157:65-9.

Turk DC, Dworkin RH, Allen RR, Bellamy N, Brandenburg N, Carr DB, et al : Core outcome domains for chronic pain clinical trials: IMMPACT recommendations. Pain 2003;106:337-45.

van Herk R, van Dijk M, Baar FP, Tibboel D, de Wit R : Observation scales for pain assessment in older adults with cognitive impairments or communication difficulties. Nurs Res 2007;56:34-43.

von Baeyer CL, Spagrud LJ : Systematic review of observational (behavioral) measures of pain for children and adolescents aged 3 to 18 years. Pain 2007;127:140-50.

Wong DL, Baker CM : Pain in children : comparison of assessment scales. Pediatr Nurs 1988;14:9-17.

Zwakhalen SM, Hamers JP, Berger MP : The psychometric quality and clinical usefulness of three pain assessment tools for elderly people with dementia. Pain 2006;126:210-20.

1. 전기생리학적 검사

전기생리학적 검사는 해부학적 이상을 확인하는 영상의학적 검사에서 밝혀낼 수 없는 근육과 신경 상태에 대한 정보를 얻을 수 있다. 주로 국소 영역의 통증을 평가하거나, 말초신경계 혹은 중추신경계의 원인을 감별하고자 할 때 이용된다. 또한, 손상 부위, 손상시기, 손상 정도에 대해 정보를 제공하기도 한다.

1) 근전도검사(Electromyography, needle EMG)

근전도검사는 신경전도검사와 함께 시행되는 경우가 대부분이다. 이 검사들은 신경근 질환의 위치를 국소화시키고 신경변성의 과정에 대한 정보를 제공한다. 신경변성이란 탈수초화(demyelinating), 축삭 혹은 원발성 근병증(axonal or primary muscle disease), 신경근병증(radiculopathy), 신경총병증(plexopathy)을 말한다. 그러나 직접적으로 신경손상의 원인 질환에 대한 정보를 제공하는 것은 아니다. 근전도검사와 신경전도 검사 결과와 환자의 임상 소견을 종합하여 신경손상의 원인 질환에 접근해 나갈 수 있다. 또한, 교감신경계 이상이나 C-fiber(가늘고 탈수초 되어 있는 신경)에 대한 평가는 불가능하다. 근전도검사를 시행하기 적절한 시기는 손상으로부터 2-3주 이후로 알려져 있다. 이는 손상 후, 2주 이내 기간은 탈신경(denervation)된 근육의 연축(fibrillation)이 관찰되지 않

기 때문이다.

근전도 검사는 주로 골격근을 대상으로 하며 한 개의 운동단위(motor unit)를 검사하고 23-25게이지 바늘 전극을 사용하여 근육에 삽입 후, 근육의 전기적 활동을 기록하게 된다. 운동단위란 하나의 척수 전각 세포(anterior horn cell)의 지배를 받는 근섬유 단위이다. 근전도검사를 통해 근육의 고유성과 신경지배, 비정상 반응을 보이는 근육의 위치, 근육 자체의 이상을 알아낼 수 있다. 판독 결과는 정상, 근육병증, 신경병증으로 판독된다.

근전도검사는 일반적으로 삽입기, 휴식기, 약한 수축기, 강한 수축기검사로 나누어 시행한다.

(1) 삽입기(Insertional activity)

정상 근육에 바늘이 삽입되면 2-3초를 넘지 않는 매우 짧고 강력한 전기적 삽입활동전위(insertional activity)가 관찰된다. 진폭(amplitude)은 50-250 mV 정도이다. 근막의 활성도가 증가하는 신경병증이나 다발성 근염, 근긴장 질환 등에서 전위 발현 시간이 증가하고 구획 증후군, 근육의 섬유화, 위축 등 변성이 진행될 때는 감소한다.

(2) 휴식기(Spontaneous activity, at rest)

바늘이 지속적으로 삽입되어 있고 근이완 상태일 때, 근종판(motor end plate)에 삽입된 경우를 제외하고 자발 전위(spontaneous activity)는 관찰되지 않는 것이 정상이다. 바

늘이 근종판에 삽입될 경우 정상 근육에서도 잡음이 관찰되는 경우가 흔하나 낮은 진폭이나 기복이 있는 전위가 관찰될 때 MEPP (extracellular miniature end plate potential)라고 하여 정상 소견이며 매우 높은 진폭의 spike가 관찰될 때도 단일 근섬유 내에서 삽입된 바늘이 신경 종말을 자극하는 현상이므로 정상 소견이다. 이외에 관찰되는 자발 전위는 비정상적 소견으로 근막이 불안정한 경우 나타나게 된다. 비정상 자발전위 소견에는 근세동 전위(fibrillation potential), 양성 예파(positive sharp wave), 복합 연속 방전(complex repetitive discharge), 근긴장성 방전(myotonic discharge), 속상 수축 전위(fasciculation potential) 및 섬유성 근간대경련(myokymia) 등이 있다.

(3) 약한 수축기

약한 수축기검사는 환자에게 해당 근육에 최소한의 힘을 주게 하여 한 개의 운동 신경이 자극되어 근섬유에서 만들어지는 전위를 평가하는데 이때 발생하는 전위의 최소단위를 운동단위 활동전위(motor unit action potential, MUAP)라고 한다. MUAP의 진폭, 지속시간, 모양, 방전빈도를 기록한다. MUAP의 파형은 이상(biphasic) 혹은 삼상(triphasic)파로 나타난다. MUAP의 진폭은 근섬유 소실, 축삭 신경병증, 운동신경병증에서 감소될 수 있고 신경병증의 회복 시 증가될 수 있다.

(4) 강한 수축기

강한 수축기검사는 근육에 최대 한도의 힘을 주고 운동단위 활동전위의 간섭양상(interference pattern) 혹은 동원형태(recruitment pattern)를 관찰하는 것이다. 운동신경이 강하게 자극되면 정상적으로 약한 수축기에 분리되어 잘 보이던 운동단위 모양은 다른 운동단위와 섞여 서로 구별이 어려워지는 간섭양상(interference pattern) 혹은 동원양상(recruitment pattern)을 나타낸다. 이 동원 양상은 근육병증에서는 운동단위의 진폭은 낮으나 동원양상은 유지되고 신경병증의 경우는 감소된 동원양상을 나타내지만 다양한 이유로 환자가 힘을 주지 못하는 경우가 많아 분석이 약간 주관적이고 어려울 수 있다.

2) 신경전도검사(Nerve conduction velocity study, NCS)

신경전도검사는 말초 신경 질환과 신경병증의 분포(예 : mononeuritis, polyneuropathy, mononeuritis multiplex)를 결정하는데 가치가 있다. 어느 부위에서 신경전도 장애가 발생했는지, 신경포착 부위가 어디인지, 말초신경병증이 진행성은 아닌지 감별하는데 도움을 준다. 신경전도검사는 피부자극으로 말초신경에 전기적 자극을 줄 때 나타나는 반응을 거리에 따른 시간을 측정하여 복합전위를 측정하는 검사로 운동 및 감각신경전도검사, 후기 반응(H파, F파), 신경 반복 자극검사가 있다.

(1) 운동신경전도검사(Motor nerve conduction velocity study)

검사 시 피부를 통해 말초신경을 충분히 흥분할 정도로 자극한 후 신경이 지배하는 근육에서의 반응을 기록한다. 예를 들어 척골 신경(ulnar nerve)검사를 위해서 첫 번째 배측 골간근(first dorsal interosseous muscle)의 반응을 기록하는 것이다. 기록된 반응이 복합근 활동전위(compound muscle action potential, CMAP)인데 진폭(amplitude)과 잠복기(latency)이다. 진폭은 전기적 자극에 반응하는 근섬유의 개수와 반응의 일치 정도에 따른다. 잠복기는 전기 자극과 반응 사이의 시간이다. 신경 전도 속도는 운동 신경에서 말초 신경의 주행을 따라 보통 1.5-3.0초 간격으로 두 개의 피부 자극기를 설치하고 자극을 주어 각각의 잠복기를 구하여 비교하여 얻을 수 있다.

(2) 감각신경전도검사
(Sensory nerve conduction velocity study)

운동신경전도검사와 유사하게 원위부에서 자극하여 근위부에서 기록하는 정방향성 방법과 근위부에서 자극하여 원위부에서 기록하는 역방향 방법이 있는데 이때 기록된 반응이 감각신경활동전위(sensory nerve action potential, SNAP)이다. 감각신경전도검사는 기술적인 이유로 측정하지 못하는 경우가 흔히 있어 운동신경전도검사를 시행하는 것이 탈수초화 병변을 알아내는 데 더 유용하다. 임상적으로 손상되지 않은 부위와 비교해서 복합근 활동전위 진폭이 50% 이하로 감소될 때, 혹은 신경전도 속도가 정상 기준치보다 느리면 의미가 있는 것으로 본다. 일반적으로 신경의 탈수초화는 잠복기가 연장되고 전도 속도가 느려지는 반면 축삭의 병변은 전도 속도에 영향을 주지 않고 축삭의 소실이 있는 경우 복합근 활동 전위의 진폭이 감소한다. 실제 많은 질환들은 탈수초화 축삭의 병변이 동반되어 있는 경우가 많고 병변의 심한 정도에 따라 반응이 다양하게 나타난다. 유수신경의 병변은 신경전도 속도가 정상보다 연장된 경우 탈수초화, 재수초화(remyelination), 신경재분포(reinnervation)를 의미하고 특정 부위에서 신경전도 블록은 국소적 외상, 허혈, 자가면역 질환, 대사성 혹은 혈관 질환에서 볼 수 있다. 완전한 신경전달블록은 광범위한 탈수초화, 굵은 유수신경의 소실, 심한 축삭 압박 등을 의미한다. 부분적인 축삭 소실은 당뇨병성 신경병증, vitamin E 결핍, 알코올성 신경병증, 요독증이 있는 만성 신부전에서 볼 수 있다.

3) 유발전위검사(Evoked potential testing)

유발전위검사는 환자의 통증 혹은 기능적 이상의 원인이 말초 혹은 중추 신경계에 존재하는지 감별할 수 있도록 도움을 준다. 또한, 설명하기 어려운 시각, 청각의 소실이나 감각이상과 관련된 신경 전달 체계의 이상 혹은 이상 없음을 증명하는데 유용하다. 시각 유발전위(visual evoked potentials, VEPs), 뇌줄기유발전위(brain stem auditory evoked potentials, BAEPs), 체성감각유발전위(somatosensory evoked potential, SEPs)가 있으며 통증 영역에서 사용해볼 수 있는 체성감각유발전위에 대해 주로 살펴보기로 한다.

체성감각유발전위는 감각신경을 자극하여 체성감각의 전달체계가 제대로 기능하는지 알아보는 검사이다. 주로 상하지에서 실시되고 피부의 신경분지를 따라 시행된다. 체성감각의 전달체계는 말초신경, 척수 후각(dosal column of the spinal cord), 내측섬유대(medial lemniscus), 시상(ventroposterior lateral thalamus), 감각피질(primary sensory cortex)로 이루어진다. 체성감각유발전위는 주로 관절부위의 감각, 촉각, 진동, 입체감각과 관련되어 있고 통증과 온도와는 관계 없다.

체성감각유발전위 검사는 말초의 주요 신경을 자극하고 해당 신경의 전달체계를 따라 분석이 이루어진다. 예를 들어, 정중앙신경(median nerve)을 손목 부위에서 피부분절(dermatome)에 따라 자극을 하면 말초신경, 경추의 척수 후각, 뇌의 감각 피질까지 각 부위에 따른 waveform이 기록된다. 각 waveform에서 잠복기의 증가, 진폭의 감소, 정상적인 wave의 소실이 비정상적 소견에 해당된다. 이로써 체성감각 전달체계상 이상이 있는 부위를 진단하는데 도움을 주게 된다. 말초신경병증의 경우 체성감각 전달체계의 전반적인 잠복기가 연장되어 있는 특징을 보인다. 덧붙여 신경전도검사는 말초신경병증의 위치를 감별하는데 도움을 주기 때문에 함께 시행된다. 그러나 신경근병증(radiculopathy) 진단 시 체성감각유발전위 검사를 시행하는 것은 이견이 있다. 이 제한점을 "overshadowing"으로 부른다. 이는 동일한 말초 신경을 지배하는 또 다른 신경근에 의해서 단일 신경의 이상이 있는 것처럼 보이는 것을 지칭한다. 신경근병증을 진단하는 데는 근전도검사가 더 도움이 되는 것으로 알려져 있다. 척수신경병증(myelopathy)의 경우 근전도검사에서 정상소견일지라도 체성감각유발전위 검사에서 이상을 보이는 경우가 있으며 척수손상의 범위나 추후 예후에 대해서 추적검사를 하는데 유용하다. 또한, 체성감각유발전위 검사는 주로 척수 손상과 연관된 질환을 진단하는데 도움을 준다. 횡단척수염(Transverse myelitis), 척수공동증(syringomyelia), 척수의 허혈성 손상(spinal cord ischemia), 척수경색(infarction) 등이 해당된다.

4) 항문괄약근 근전도검사
(Anal sphincter electromyography)

항문괄약근 근전도검사는 임상적으로 비뇨기계, 장관계, 성적 기능의 이상을 평가할 때 유용하다. 외측 항문괄약근(external anal sphincter, EAS)은 음부신경(pudendal nerve)의 지배를 받는데 음부신경은 제3, 4 천추신경 혹은 경우에 따라 제2 천추 신경으로부터 분지한다. 그러므로 외측 항문괄약근은 하부 천추 근절(sacral myotome)의 신경병증을 진단하는데 적합한 근육이라 할 수 있다. 괄약근의 정상적인 신경활성은 활동 시에 증가하고 수면 시에는 저하된다.

적응증은 하부 천추신경의 신경병증이 의심되는 모든 질환에서 가능하다. 특히 항문괄약근의 EMG는 마미증후군 (caudal equina syndrome), 척수원추증후군(conus medullaris syndrome)을 확진 혹은 배제하는데 유용하다. 물론, 항문괄약근의 EMG만으로 상기 증후군을 확진하지는 않으며 이학적 검사, 영상검사 소견을 종합하여 진단하게 되지만 두 증후군의 진단에 있어서는 높은 민감도(94-96%)를 보인다고 보고된다. 또한 이학적 검사인 sacral reflex검사가 유용하지 않을 경우 항문괄약근의 EMG가 도움이 된다고 알려져 있다. 항문괄약근의 EMG는 음부신경병증을 조기에 진단하는데 유용하며 이외에 출산 후 배변실금, 골반기저부의 질환을 진단하는데 이용된다. 또한, 다중위축증(multiple system atrophy), 파킨슨병의 진단에 도움을 준다는 보고도 있다.

2. 임상검사 소견

환자의 과거력과 이학적 검사가 적절히 이루어진 후, 다음 단계로 시행되는 임상검사는 통증의사의 진단을 도와주거나 확신시켜주는 중요한 도구이다. 검사실 소견은 영상의학적 검사나 전기생리학적 검사에 비해 간과되는 경향이 있으나 이를 소홀히 할 경우 환자의 경제적 부담이 늘 수 있고 진단이 잘못되거나 부적절한 중재술이 시행될 수 있다. 그러므로 적절한 임상 검사를 시행하는 것은 통증의 원인을 진단하는데 매우 중요한 단계라 할 수 있다.

통증 질환의 진단에 도움이 되는 임상 검사 항목은 표 6-1과 같다. 각 항목에 대해 세부적으로 알아보기로 한다.

표 6-1. 기본적인 임상 검사 항목

Complete blood count (CBC)
Acute phase proteins, erythrocyte sedimentation rate (ESR), C-reactive protein (CRP)
Blood chemistry : glucose, sodium, potassium, chloride, carbon dioxide, calcium, phosphorus, urea nitrogen, creatinine, uric acid, total protein, albumin, globulin, bilirubin
Enzymes : alkaline phosphatase, creatine kinase, lactate dehydrogenase, aspartate aminotransferase, alanine aminotransferase
Coagulation parameters : prothrombin time (PT), international normalized ratio (INR)

1) 온혈구계산(Complete blood count, CBC)

CBC는 값이 저렴하면서도 전반적인 환자의 건강상태를 파악할 수 있는 검사이다. 적혈구, 백혈구, 혈소판 수치가 주를 이룬다. 적혈구 검사는 빈혈의 정도를 평가한다. 나이에 따라 약간의 차이는 있지만 남성의 경우 13 g/dL, 여성의 경우 11 g/dL 이하인 경우를 빈혈로 정의한다. 혈청 Fe과 ferritin의 감소는 하지불안증후군과 연관되어 있다. 백혈구는 감염에 대한 일차 방어 체계로 대개 5,000-10,000 per mm³이 정상 범위이다. 백혈구는 크게 탐식세포와 면역세포로 나뉘고 탐식세포는 다시 과립구와 단구 (monocyte)로 나뉜다. 과립구는 염색성에 따라서 호중구 (neutrophil), 호산구(eosinophil), 호염구(basophil)로 나눌 수 있다. 호중구의 증가는 주로 세균성 감염일 경우 증가하나, 요독증, 당뇨병성 산증, 급성통풍, 간질, 임신 시에도 가능하다. 약제 중에서 스테로이드, lithium carbonate, epinephrin의 복용도 백혈구 증가를 야기할 수 있다. 호산구 증가는 주로 급성 알러지 반응(천식, 약물알러지 등)과 관련되어 있지만 기생충 질환과 결절다발동맥염 (polyarteritis nodosa), 사르코이드증(sarcoidosis)과 같은 결체조직 질환에서도 가능하며 초기 악성 질환에서도 나타날 수 있다. 면역세포인 림프구(lymphocyte)는 바이러스성 감염에서 증가한다. 백혈구 감소는 4,000 per mm³일 경우로 정의되는데 통증치료실에서 흔히 처방하는 약물에 의해 나타날 수 있다. Phenytoin, carbamazepine, NSAIDS가 알려져 있으며 이러한 약물 사용 시 주기적인 CBC감시가 필요하다.

2) 급성기 단백(Acute phase protein)

Erythrocyte sedimentation rate (ESR), C-reactive protein (CRP)는 급성기 반응의 지표로 많이 사용되는데 급성기 반응이란 수많은 체내 단백질의 변화, 섬유소원, 열, 혈소판증가증(thrombocytosis), 백혈구증가증(leukocytosis)을 보이는 급성기 증상, 빈혈 등이다. 특히 IL-1, IL-6, TNF-α 와 같은 염증과 관련된 cytokine에 의해 유도되어 감염과 외상, 수술, 암, 염증 상황 등에서 증가한다.

ESR은 혈장 급성기 단백 측정의 간접적인 방법으로 주로 섬유소원(fibrinogen)의 농도에 의해 영향을 받지만 적혈구 모양, 크기, 수, 그리고 다른 혈장 단백들의 영향을 받고 나이에 따라 증가한다. 또한, 염증반응이 발생한 시점으로부터 수 일에 걸쳐 서서히 증가하므로 특이적인(specific) 검사는 아니다. 이에 반해 CRP는 다른 변수들의 영향이 적고 나이의 영향을 받지 않으며 염증 반응이 발생한 시점으로부터 수 시간 내에 빠르게 증가한다. CRP가 ESR에 비해 좀 더 특이적이지만 임상 상황에서 통상적으로 함께 사용되는 경향이다.

3) 당(Glucose)

당뇨로 인해 유발될 수 있는 통증 질환은 신경병증, 족부궤양, Charcot 관절증 등이 있다. 통증 환자 진찰 시, 당뇨가 진단이 되지 않아 환자 본인이 모르고 있는 경우도 종종 있으므로 당뇨로 인한 통증을 감별하기 위해서는 임상검사가 필수적이다. 또한 glucocorticoid, nicotinic acid, phenytoin은 인슐린 활동을 억제하여 혈당을 높일 수 있으므로 당뇨 환자에게 투여 시 주의를 요하며 주기적인 혈당추적이 필요하다.

4) 혈소판(Platelets), 응고인자(Coagulation parameters)

통증 환자 진료 시 혈액 응고에 영향을 끼치는 인자를 확인하는 것은 매우 중요하다. 응고 이상이 통증을 유발하는 원인이 될 수도 있으며 중재적 시술 시 반드시 중단하여야 하는 항응고제도 존재하기 때문이다. 혈액 응고에 영향을 끼치는 약제로는 NSAIDS, heparin, aspirin, warfarin, ticlopidine, clopidogrel이 있으며 최근 Factor IIa inhibitor (Dabigatran) 혹은 Factor Xa inhibitor (Rivaroxaban, Apixaban, Edoxaban)도 많이 쓰이고 있다. 이러한 약제의 종류가 점점 증가하고 있으므로 항응고제 복용 여부를 확인하는 것이 임상 검사 이전에 가장 중요한 단계라고 여겨진다. 정상적인 혈소판 수치는 150,000-400,000 platelets/mm³이며 50,000 platelets/mm³ 이하일 때 심각한 혈소판감소증, 900,000 platelets/mm³ 이상일 때 혈소판증가증이라고 진단한다. 혈소판증가증은 골수증식성 질환, 본태성 혈소판 증가증, 심

각한 용해성 빈혈, 숨겨진 악성 질환, 급, 만성 염증 질환과 관련되어 있다.

Prothrombin time (PT)의 평가는 외인계 항응고 체계의 결함 혹은 간기능을 전반적으로 평가하는데 도움을 준다. International normalized ratio (INR)은 전반적인 항응고 기능을 평가하는데 한계가 있으며 주로 warfarin 복용 환자에서 항응고 정도를 주기적으로 관찰하는데 이용된다.

5) 결체조직 질환 검사

결체조직 질환과 혈관염은 빈번한 통증을 특징으로 하는 자가면역 질환이나 질병의 초기에는 진단이 어려워 기본적인 혈청학적 검사에 대한 이해가 필수적이다. 다음은 간략하게 각 결체조직 질환과 진단에 도움을 주는 혈청학적 검사이다.

(1) 전신홍반루푸스(SLE)

- Antineuclear antibody, titers > 1 : 320, 특이도 95%
- Anti-SM (smith antigen), 높은 특이도

(2) 류마티스 관절염

- Rheumatoid factor
- CCP (anti-cyclic citrullinated peptide)

(3) Wegener granulomatosis

- Antineutrophil cytoplasmic antibody

(4) 피부경화증(Scleroderma)

- Antineuclear (neuclear RNA)

(5) CREST syndrome

- Anti-centromere

6) 신기능 검사

기본적인 요검사와 혈액검사를 통한 BUN (blood urea nitrogen), creatinine의 검사를 통해 신기능평가가 가능하다.

표 6-2. 간기능 검사의 종류와 해석

검사종류	정상치	해석
AST (SGOT)	8–40 IU/L	간, 심장, 근육, 신장, 뇌에 존재 간 질환 이외의 경우에도 증가
ALT (SGPT)	4–40 IU/L	간에 주로 존재, 신장, 골격근에도 소량 존재 급성 간염 등의 급성 간염 시 증가 만성 간염, 간암 등의 간 손상 시 증가
Total cholesterol	140–220 IU/L	간기능, 신장 장애 등의 경우 증가 간경화나 영양실조, 악성빈혈 시 감소
r–GTP	10–60 IU/L	간, 신장, 췌장에 분포 폐쇄성 간 질환이나 알코올성 간 질환에서 증가
Total protein	6–8 g/dL	감소하는 경우 : 저단백섭취, 간 합성 저하, 소변으로 단백 소실
Albumin	3–5.1 g/dL	생체 내 단백대사 이상 파악 감소하는 경우 : 간 질환, 신부전, 화상 등
Alkaline phosphatase	25–130 IU/L	뼈나 간의 질병진단 골형성이 왕성한 청소년기에 정상적으로 상승

기본적인 요검사는 소변 내 알부민, 헤모글로빈 등 단백과 적혈구, 백혈구 등 검사를 통해 농뇨(pyuria), 혈뇨의 여부, 요로감염증의 여부를 진단하는데 민감하다. Creatinine clearance rate (creatinine)이 주어진 시간 내에 소변으로 완전히 제거되는 양)는 신장 실질의 손상을 평가하는데 매우 민감하다. 이에 반해, 혈중내 BUN과 creatinine의 상승은 신장 기능의 저하를 시사할 수 있으나 BUN만 상승한 경우 (azotemia) 진단에 특이적인 것은 아니다. 또한, 혈중 creatinine의 정상 범위는 0.7-1.2 mg/dL이나 환자 개개인의 근육량과 활동량에 따라 달라질 수 있다. 대개 젊고 근육량이 많은 사람일수록 creatinine 농도가 올라갈 수 있으며 노인이나 여자의 경우 낮아질 수 있다. 젊은 사람의 경우 정상범위는 1.5 mg/dL까지 올라갈 수 있으며 노인의 경우 0.5 mg/dL까지 낮아질 수 있다.

7) 전해질

Sodium, potassium, calcium, magnesium은 체내 전해질 중 가장 흔하다. 이러한 전해질은 신경근 이상이 있는 환자에서 간과되기 쉽다. 신경근 이상의 증상은 떨림(tremor), 근경련(muscle cramping), 발작, 불안, 정신 상태의 혼란 (confusion) 등이 있다. 혈중 마그네슘의 저하는 전체 입원 환자의 10% 정도에서 발견된다는 보고도 있다. 이는 알코올 중독, 영양상태의 불량, 설사, 투석, 이뇨제의 사용, 심부전에서 가능하다.

8) 요산(Uric acid)

과요산혈증은 혈청 요산 농도가 7 mg/dL 이상으로 증가한 경우를 말한다. 주로 통풍 환자에게서 관찰되나 질소혈증이 있는 신장 질환이나 용혈, 횡문근 융해, 진성 적혈구 증가증, 비만, 알코올 남용, purine이 풍부한 음식 섭취 후에도 요산이 증가할 수 있다.

9) 간기능 검사

간기능 검사(Liver function test, LFT)는 간의 실제 기능보다 간 손상을 평가하는데 적합하다. LFT 중 albumin, bilirubin, prothrombin time만이 간기능을 시사한다. 그러므로 정상 LFT가 정상 간 기능을 의미하지 않을 수 있다. AST와 ALT의 경우 건강한 비만 남성에게서 높을 수 있으며, ALT는 체중 감소 시에 함께 감소할 수 있다. 표 6-2는 LFT의 종류와 각 항목에 대한 해석에 대해 정리하였다.

■ 참고문헌

대한진단검사의학회. 진단검사의학. 2014.

서울대학교의과대학. 신경학, 다섯째판. 서울대학교출판부, 2005.

Fishman SM, Ballantyne JC Rathmell JP. Bonica's Management of Pain, 4thed. Philadelphia, Lipincott Wiliams & Willkins, 2010.

Hang J. Lee, Joel A. DeLisa. Manual of Nerve Conduction Study and Surface Anatomy for Needle Electromyography. Lippincott Williams & Wilkins, 2005.

Kimura J. Electrodiagnosis in Diseases of Nerve and Muscle : Principles and Practice.

Libelius R, Johansson F. Quantitative electromyography of the external anal sphincter in Parkinson's disease and multiple system atrophy. Muscle Nerve. 2000;23:1250-6.

Sakakibara R, Uchiyama T, Yamanishi T, Kishi M. Sphincter EMG as a diagnostic tool in autonomic disorders. Clin Auton Res. 2009;19:20-31.

Vodusek DB. Sphincter EMG and differential diagnosis of multiple system atrophy. Mov Disord. 2001;16:600-7.

Waldman, Steven D. Pain Management, 2nded. Elsevier/Saunders, 2011.

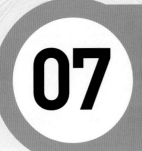

07 통증의 객관적 소견 영상의학적 검사 및 기타 검사

Objective Findings of Pain
Imaging Diagnosis and Others

통증이란 환자의 주관적인 경험이기 때문에 객관적인 입장에서 그 원인을 찾아내기란 쉬운 일이 아니다. 통증의 소견은 주관적인 것과 객관적인 것으로 나눌 수 있다. 주관적인 소견으로는 주로 환자의 증상에 기초한 내용이고 객관적인 소견으로는 환자의 감각, 운동, 반사 등을 포함한 신경학적 검사, 근골격계검사, 혈액검사, 영상진단, 감별 차단, 전기진단검사, 채열 촬영 등을 포함한 의사가 행한 일련이 과정을 통해 얻어낸 결과물이다. 이 장에서는 주로 영상의학적 검사를 중심으로 간단하게 논의하기로 한다.

1. 영상 진단

영상 진단은 많은 통증 질환의 진단을 위해 자주 사용되고 있다. 척추부 통증이 있는 경우는 대부분 양성(benign)이고 시간이 지나면 호전되는 경우가 많다. 또한 척추에 이상이 있는 경우 영상 소견과 임상 증상 사이에는 차이가 있는 경우가 많으므로 세심한 주의를 요하며, 실제로 치료에 임할 때는 임상적인 소견과 그 경과가 영상 소견보다 더 중요하다. 척추 질환에 대해서는 단순 x-ray로부터 척추 조영술, CT, MRI, 혈관 조영술, 골 스캔, 추간판 조영술 등이 경우에 따라 다양하게 쓰이고 있다. 여기에서는 척추질환 진단에 흔히 사용하는 영상 진단에 대해 간략하게 알아보기로 한다.

1) 단순 방사선 촬영

단순 방사선 촬영은 뼈와 관절 질환, 연부 조직의 석회화를 평가할 수 있는 빠르고 경제적인 방법으로 척추의 경우 퇴행성 병변, 외상, 수술 후에 촬영하여 척추의 배열 상태나 연속성을 보는데 유용하게 사용되고 있다. 전후 투사에서는 척추의 배열상태, 척추경의 관계, 추간판 공간의 관계 등을 볼 수 있고 측면 투사에서는 척추 후굴, 전굴 등의 배열 상태, 추간판의 높이, 척추체의 높이, 골밀도 등을 볼 수 있다. 경추의 단순 방사선 촬영은 전후, 측면, swimmer's 측, 열린 구강 투사, 사위 등이 이용된다(그림 7-1). Swimmer's 측면 투사는 경척추 하단과 흉척추의 경계 부위의 측면 투사를 보여준다. 사위 투사는 추간공과 각 면의 척추경과 후궁을 보여준다. 흉추의 단순 방사선 촬영은 전후, 측면 투사가 이용된다(그림 7-2). 흉요추부의 전체 사진은 척추측만증을 관찰하는데 도움을 준다. 요추의 단순방사선 촬영은 전후, 측면 투사의 경우는 척추의 배열, 척추체 높이, 디스크 공간의 높이, 골밀도 평가에 이용되고 사위투사의 경우는 요추 분리증을 아는데 중요한 협부(pars interarticularis)를 보여준다(그림 7-3). 또한 굽힘영상(flexion view)과 폄영상(extension view)을 통해 척추 불안정성(instability)을 예측할 수 있다.

2) 골 스캔(Bone scan)

골 스캔은 99mTc 방사성 동위원소를 사용하는데 99mTc

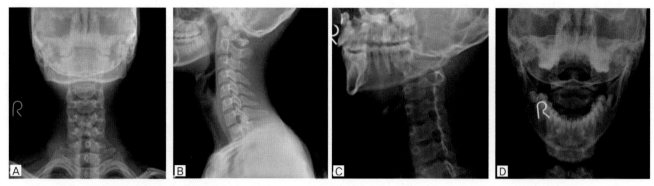

그림 7-1. 경추의 단순 방사선 사진
A: 정상 전후 방사선 촬영 – 좌측 쇄골 골절이 관찰됨
B: 정상 측면 방사선 촬영
C: 정상 사위 방사선 촬영 : 추간공과 각면의 척추경, 그리고 후궁을 관찰한다.
D: 정상 열린 구강 투사

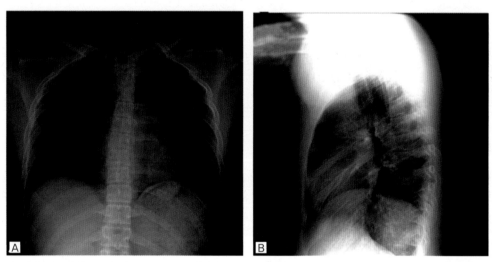

그림 7-2. 흉추의 단순 방사선 사진
A: 흉추 전후 방사선 촬영– 척추 측만증이 관찰됨
B: 흉추 측면 방사선 촬영

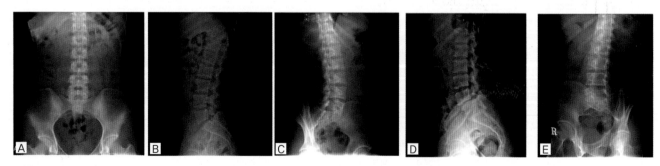

그림 7-3. 요추의 단순 방사선 사진
A: 정상 전후 방사선 촬영
B: 정상 측면 방사선 촬영
C: 정상 사위 방사선 촬영
D: 측면 방사선 촬영 – 4번 요추 전방전위증, 4-5번 요추 추간판 공간 감소가 관찰됨
E: 사위 방사선 촬영 – 5번 요추의 관절간부 결손이 관찰됨. 척추 분리증 소견

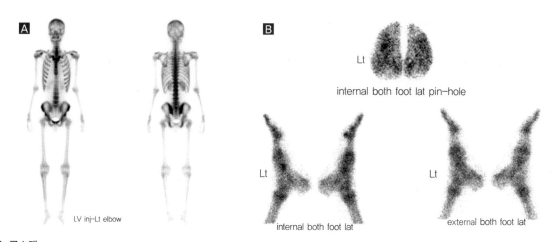

그림 7-4. 골스캔
A: 정상 골 스캔 사진
B: 좌측 발의 내측면(주상골)에서 흡수 증가 소견 관찰. 주상골의 스트레스 골절 소견

은 methylenediphosphonate (MDP)에 결합하는데 MDP는 골모세포에 의해 흡수되며 뼈가 생성되고 재흡수되는 부위에서 대부분의 방사선을 방출한다. 골 스캔은 뼈의 대사작용을 반영하며 전신 촬영이 가능하여 뼈의 전이성 암, 잠재성 골절 또는 파제트병(Paget disease) 등을 진단하는데 유용하나 해상도가 낮이 동위원소 흡수 증가의 원인을 밝히기 어려우며 동위원소 흡수의 증가 소견이 병변 발생 후 약 18개월에서 24개월까지 장기간에 걸쳐 나타나기 때문에 급성 병변을 감별하기 어려운 단점이 있다(그림 7-4). 삼상 골스캔은 99mTc를 주사한 후 세 번에 걸친 시간대에 영상을 얻는 것으로 제1상은 동위원소 주입 직후에 얻는 관류 영상(perfusion phase), 제2상은 5분 후에 얻어진 혈액풀 영상(blood pool phase), 제3상은 2-4시간 후 얻어지는 지연기 영상(delayed phase)으로 구성된다. 삼상 골스캔은 복합부위통증증후군 환자의 진단에 주로 사용되는데 양성 소견으로는 지연영상에서 미만성 관절주위 흡수증가 소견을 보이는 경우이다(그림7-5).

3) 전산화 단층 촬영(CT)

전산화 단층 촬영은 뼈와 연부 조직 구조물에 대한 빠른 평가를 제공하고 뇌척수액과 척수, 지방, 인대 등 척수 주변의 연조직 농도 차이를 구별할 수 있다. 최근 자기공명영상 촬영의 발달로 그 중요성이 감소하기는 하였으나 자기공명

영상보다 저렴하고 뼈나 석회화 구조물의 연부 조직에 대한 판별력이 높고 특히 외상의 경우 뼈에 대한 삼차원 영상을 제공할 수 있어 여전히 활용도가 높다(그림 7-6, 7-7).

4) 자기공명영상(MRI)

자기공명영상은 인체 주위에 강한 자장을 형성하여 인체의 약 80%를 차지하는 수분의 성분인 수소원자핵의 분포를 영상으로 나타낸 것으로 자유수소핵이 적게 함유되어 있는 뼈나 연골은 저음영으로 나타나고 자유수소핵을 많이 함유한 조직은 사용된 영상 요소에 따라 다양한 음영을 보인다. 자기공명영상 촬영 시 T1 강조영상에서 체액은 검게 보이고 지방이나 아급성 출혈은 하얗게 보인다. T2 강조영상에서는 체액과 지방은 하얗게 보이고 부종, 염증과 같이 물성분이 많은 대부분의 병변이 고신호 강도로 나타나게 된다(그림 7-8). 양성자밀도 강조영상은 약한 T2 강조영상으로 볼 수 있으며 체액은 중간 신호강도이고 지방은 밝게 보인다. 정상 조직의 신호를 억제하여 영상을 얻는 기법으로 다른 조직간의 차이를 증명할 수 있다. 지방 조직의 신호를 억제하는 기법에는 단기 T1 역전회복(short T1 inversion recovery, STIR) 영상과 지방억제 T2 강조(Fat suppression T2 weighted imaging)영상이 있다. 척추체의 급성 골절의 경우 T1 강조영상에서는 저신호 강도, STIR 영상, 지방억제 T2 강조영상에서는 선상의 고신호 강도, 골절틈새와 미만

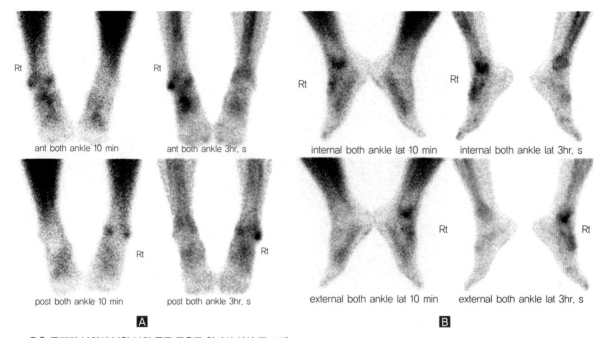

그림 7-5. 우측 족관절 부위의 복합 부위 통증 증후군 환자의 삼상 골 스캔
A. B의 좌측그림(혈액풀영상): 우측 하지 충혈이 좌측에 비해 감소
A. B의 우측그림(지연기영상): 우측 복사골에 국소적인 흡수증가 소견. 우측 발목뼈에 경한 관절 주위 흡수 증가 소견 관찰됨

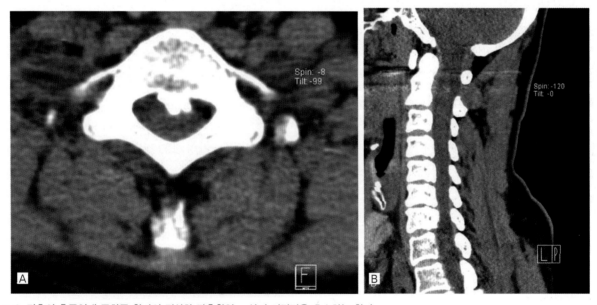

그림 7-6. 경추의 후종인대 골화증 환자의 전산화 단층촬영 – 상지 저린감을 호소하는 환자
A. 축성 CT 스캔 : 후종인대 골화가 관찰됨
B. 시상 CT 스캔 : 제4-7번 경추의 후종인대 골화가 관찰됨

성 골수부종이 척추체에 국한 되어 나타난다(그림 7-9). 만성 골절의 경우는 T1 강조영상과 STIR 영상에서 모두 정상적인 지방성 골수로 회복되고(그림 7-10) 병적 골절의 경우는 T1 강조영상에서는 저신호 강도, STIR 영상에서는 국소적인 별개의 고신호 강도가 관찰되고 골절 틈새가 보이지 않는다. 자기공명영상은 방사선의 해가 없고 다양한

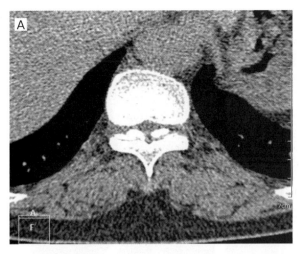
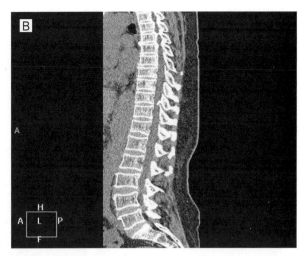

그림 7-7. 흉추의 황색인대 골화증(ossification of the ligamentum flavum) 환자의 전산화 단층촬영
발 저림과 보행 곤란을 호소하는 환자에서 제10-11번 흉추의 황색인대 골화가 관찰됨
A: 축성 CT 스캔, B: 시상 CT 스캔

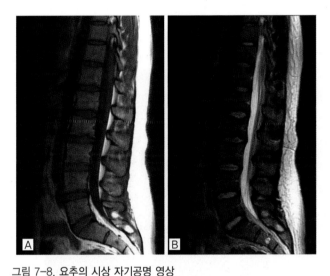

그림 7-8. 요추의 시상 자기공명 영상
A. T1 강조 영상 : 체액은 검게 보이고(저신호강도) 지방은 하얗게(고신호 강도) 보인다. 추간판은 저신호강도
B. T2 강조 영상 : 체액과 지방은 하얗게 보임. 추간판은 고신호강도

영상을 얻을 수 있고 연부 조직간의 해상도가 높아 뇌와 척추 병리, 관절 연골, 골수, 근육, 인대 병변을 확인하는데 주로 사용된다.

5) 척추질환별 영상학적 소견

여기에서는 퇴행성 척추 질환에 대해서만 간략하게 설명하고 자세한 것은 각 질환을 참조해 주길 바란다. 추간판의

퇴행은 수핵의 수분량이 감소되고 섬유조직이 축적되면서 탄력을 잃게 되고 섬유륜은 약해지고 쉽게 균열되어 추간판의 높이가 감소되고 충격 흡수 능력이 저하되어 인접 척추체에 더 많은 힘이 직접 전달되어 종판 부종, 골 경화, 추체의 골극 등이 형성된다. 추간판이 튀어나오면 Sharpey 섬유들이 척추뼈 몸통에 붙는 부위에서 찢어지게 되어 뼈증식체를 형성하게 된다. 뼈증식체는 단순 방사선 촬영에서도 잘 볼 수 있다. 퇴행성 변화가 있는 추간판의 신호 강도는 T2 강조영상에서 낮게 보이며 추간판의 높이가 감소하게 된다. 추간판과 인접 척추 골수의 퇴행성 변화는 MRI상 신호 강도의 변화에 따라 세 가지 단계로 분류된다. 척추뼈 몸통의 종판이 벌어지면 모세혈관이 있는 섬유조직이 인접해 있는 골수 공간으로 침투해 들어가는데 이 섬유조직은 T1 강조 영상에서 저신호 강도를 보이고, T2 강조 영상에서는 고신호 강도를 보인다(type I). 시간이 지나면 지방성 골수가 퇴행성 변화를 일으킨 추간판에 인접해 있는 정상 골수를 대체하게 되어 T1 강조 영상에서 고신호 강도를 보이고, T2 강조 영상에서는 저신호 강도를 보이게 된다(type II). 나중에는 뼈가 경화되어 T1과 T2 강조 영상에서 모두 저신호 강도를 나타낸다(type III). 섬유륜은 정상이지만 수핵이 퇴행성 변화를 일으켜 횡단면에서 대칭적으로 척추뼈 몸통의 가장자리를 벗어난 경우를 추간판 돌출(bulging disc)이라고 한다.

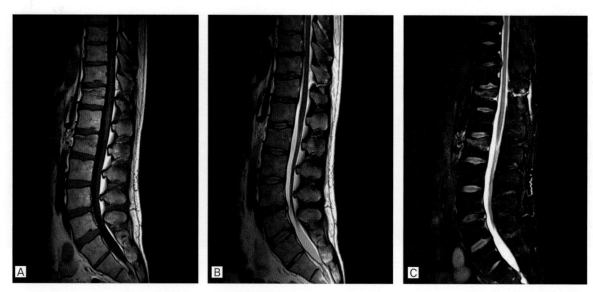

그림 7-9. 제12번 흉추와 제 2번 요추의 급성 압박골절 자기공명영상
급성 압박골절을 확인하기 위해서는 지방억제 T2 강조 영상을 얻어야 한다.
A. T1 강조영상 : 12번 흉추와 2번 요추에서 저신호 강도의 압박 골절
B. T2 강조영상 : 12번 흉추와 2번 요추에서 저신호 강도의 압박 골절
C. 지방 억제 T2 강조영상 : 12번 흉추와 2번 요추에서 선상의 고신호 강도 골절틈새를 보이는 급성 압박골절 소견

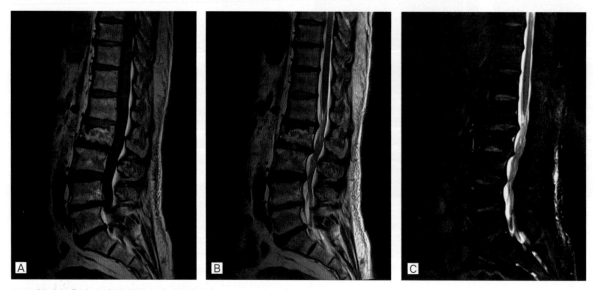

그림 7-10. 제2번 요추의 만성 압박골절 자기공명영상
만성 압박골절을 확인하기 위해서는 지방억제 T2 강조 영상을 얻어야 한다.
만성 압박골절의 경우 주변 척추체와 강도 차이가 없다.
A. T1 강조영상 : 2번 요추에서 저신호 강도의 압박 골절
B. T2 강조영상 : 2번 요추에서 저신호 강도의 압박 골절
C. 지방 억제 T2 강조영상 : 2번 요추에서 저신호 강도의 압박 골절

이보다 진행하여 섬유테가 찢어지고, 이곳을 통하여 국소적으로 탈출한 수핵이 뒤세로인대를 뚫고 나오지 않는 경우를 인대밑 추간판 탈출증(subligamentous HNP)이라고 한다.

속질핵 파편이 뒤세로인대뿐만 아니라 약간 바깥쪽 돌림섬유에 의해 남아 있는 경우도 포함된다. 축성 영상에서 추간판 가장자리 한 부분이 부드럽게 돌출되어 있는 것이 특징

이다. 돌출된 위치에 따라 중심형, 방중심형, 구멍 안형, 구멍 바깥형으로 나눈다. 추간판 파편이 섬유테 결손부분으로 빠져 나와 뒤세로인대를 관통했으나 원래의 추간판과 붙어 있는 경우를 압출 추간판(extruded disc)이라고 하고, 원래의 추간판과 분리되어 있는 경우를 분리 추간판(sequestrated HNP)이라고 한다. 압출 추간판은 보통 추간판 공간 수준에 위치하지만, 약간 위나 아래쪽으로 움직일 수 있다. 이 추간판 파편은 앞 경질막외 지방을 제치고 보통 경질막 주머니와 인접해 있는 신경뿌리를 압박한다(그림7-11). 분리 추간판은 이동 범위가 넓어 위 또는 아래 척추뼈 몸통 수준에서 보이는 경우가 많다. 압출 추간판 파편은 MRI상 원래의 추간판과 비슷한 신호 강도를 보이지만, 분리 추간판 파편은 원래 추간판과 연결되어 있지 않은 연부조직 덩어리로 보인다. 경추 추간판 탈출증은 요추와 달리 MRI의 상세함이 제한적으로 돌출, 압출 등으로 세분하기는 어려우며 수핵이 섬유륜을 뚫고 신경조직을 압박하는 연성과 퇴행성 변화인 골극 형성, 구상돌기 비후 등에 의해 신경을 압박하는 경성으로 분류되기도 하며 이런 연성과 경성을 구분하는 데는 CT가 더 도움이 될 수 있다. 허리뼈 협착증은 선천성 노는 후천성으로 올 수 있으나 추간판이나 면관절의 퇴행성 변화로 인한 후천성인 경우가 대부분이며, 위치에 따라서 중심형, 구멍형, 가쪽 오목형으로 나눈다. 퇴행성 척추 협착증은 대부분 퇴행성 추간판과 면관절에 의해서 발생하며, CT나 MRI에 뼈증식체, 돌출 디스크, 황색인대의 비후 등이 나타난다(그림 7-12). 진단율은 CT와 MRI가 비슷하지만 MRI에서는 연부조직이 잘 나타나고 CT에서는 뼈 조직이 잘 나타난다. 가쪽 오목형 허리뼈 협착증은 하지 방사통의 주요 원인이 되는데 가쪽 오목은 앞쪽으로 척추체와 추간판, 외측으로 추경, 뒤쪽으로 상방 관절돌기로 둘러싸이는 좁은 공간으로 척추 신경근이 지나가게 되며 상방 관절돌기가 비대해져 이 부분이 좁아진 경우 신경근이 압박 받게 된다. 척추 분리증은 협부에서 뼈 결손이 생기는 것으로 피로 골절의 한 형태로 설명되는데 단순방사선 사위 촬영에서 쉽게 진단할 수 있다. 척추 전방 전위증은 척추체가 바로 아래 척추체보다 앞으로 밀려 나가는 것을 말하며 척추 분리증에 의해 발생하는 경우와 면관절의 퇴행성 변화에 의해 발생하는 경우가 가장 많다. 골 스캔으로 최근 발생한 결손 부위와 오래된 병변과의 감별이 가능하다.

6) 초음파 영상(Ultrasound image)

근골격계 질환을 진단하고 통증의 원인을 치료하는데 초음파 영상이 많이 활용되고 있다. 초음파를 이용한 영상은 진단의 정확성을 높일 수 있으며, 물리적 검사와 병행할 경우 문제가 되는 부분의 해부학적 구조의 움직임 관측을 가능케 하여 보다 정확한 임상적 상관 관계 및 진단이 가능하게 할 수 있다. 실제적으로 활용할 수 있는 진단 정보를 제공해 줄 수 있다. 초음파 영상을 통해 관절 삼출액(joint effusion), 힘줄병증(tendinosis), 물혹(cyst), 힘줄활액막염(tenosynovitis), 부분파열(partial thickness tear), 완전파열(full thickness tear), 충돌 증후군(impingement syndrome), 이물질(foreign bodies) 등을 진단할 수 있다.

또한 초음파 영상을 이용하면 신경블록 시 목표 신경(target nerve)을 직접 확인할 수 있으며, 근육과 혈관을 비롯한 주위 구조물을 확인할 수 있고, 실시간으로 주사액이 퍼지는 양상을 직접 확인할 수 있다. 이는 더 정확한 위치에 바늘을 십입힐 수 있게 할 뿐만 아니라 합병증을 줄이고 정화한 신경블록이 가능하게 해준다.

또한 방사선 노출을 피하여 건강상 위험을 회피할 수 있게 하며, 진료실, 병상, 수술실에서 시술 과정을 교육할 때 해부학적 영상을 직접 보여줌으로써 교육에 활용하기 좋다. 각각의 신경에 대한 블록 방법은 각 질환을 참고하기 바란다.

2. 감별 차단

신경 섬유는 굵기와 전도 속도에 따라 A, B, C섬유로 분류된다. A와 B섬유는 다 같이 유수신경이다. A섬유가 가장 굵고 전도 속도가 빠른 운동신경이며 α, β, γ, δ로 나눈다. B섬유는 신경절전 교감신경이다. C섬유는 가는 무수신경이며 신경절후 교감신경이다. 통증을 전달하는 섬유는 Aδ와 C섬유이다.

임상적으로 국소마취제를 사용할 때 굵은 섬유보다 가는 섬유가 더 쉽게 차단된다. 그러므로 희석된 국소마취제를

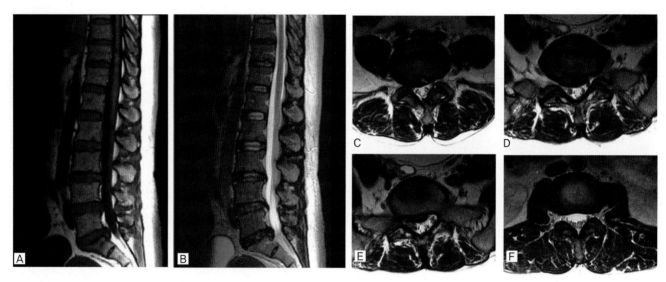

그림 7-11. 우측 하지의 방사통증을 가진 자기공명영상
우하지에 심한 방사통을 가진 50대 여성
A: 시상 T1 강조 영상
B: 시상 T2 강조 영상
C: 축성 T2 강조 영상에서 제4-5번 요추 사이의 우측 제5번 신경근을 압박하는 방중심형 추간판 탈출이 있다.
D: 축성 T2 강조 영상에서 제5번 요추 제1번 천추 사이의 중심형 탈출 추간판이 관찰된다.
E: 제5번 요추 제1번 천추 사이의 D보다 약간 아래부위 사진상 중심형. 우측 방중심형 추간판 탈출이 관찰된다.
F: 제2-3번 요추사이의 정상 추간판과 비교해 보자.

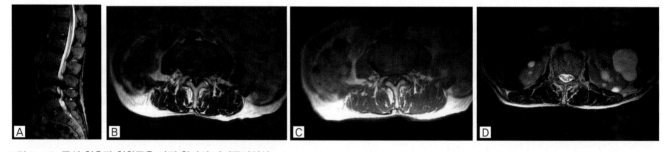

그림 7-12. 중심 척추관 협착증을 가진 환자의 자기공명영상
A: 제4번 요추 압박골절이 있으면서 디스크 변성이 있는 환자의 시상 T2 강조 영상. 제3-5번 요추의 디스크 팽윤이 있으며 결과적으로 중심 척추관협
   착증을 초래하는데 신경근이 밀집하는 제3-4번 요추에서 가장 두드러진다.
B: 제3-4번 요추의 축성 T2 강조영상에서 뇌척수액 공간의 완전폐색을 보인다.
C: 제3-4번 요추의 축성 T1 강조영상에서 지방의 소실(완전폐색)이 보인다.
D: 뇌척수액 공간이 보존되어 있는 제1 요추 부위의 축성 T2 강조영상

사용하면 가는 섬유는 차단되나, 굵은 섬유는 차단되지 않는 감별 차단이 일어난다. 차단되는 신경의 해부학적 위치에 따라 표면에 분포하는 가는 섬유가 내부에 있는 굵은 섬유보다 더 쉽게 차단된다. 따라서 국소마취제의 농도를 조절해서 교감신경, 지각신경, 운동신경을 감별해서 차단할 수 있고, 이로써 통증의 원인이 어느 신경 때문인지를 진단할 수 있다. 교감신경이 가장 낮은 농도에서 차단되고, 통증, 열감, 위치

감, 운동 등의 순으로 차단되며, 촉감이 맨 마지막으로 차단된다. 신경섬유의 굵기에 따라 가는 섬유가 먼저 차단되기 때문에 말초신경에서도 감별 차단이 가능하지만, 이는 일시적일 뿐이고 척추마취에서 확실하게 할 수 있다. 척추마취에서는 교감신경이 감각신경보다 2-3분절 위까지 차단되며, 운동신경은 감각신경보다 2-3분절 아래까지 차단되는 것도 감별 차단의 일종이다. 주입된 국소마취제가 천자 부위에서 멀

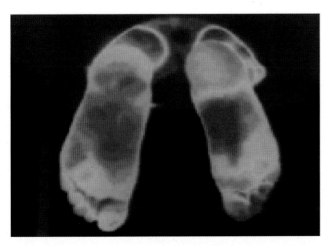

그림 7-13. 버거병 환자에서 왼쪽 요부 교감신경절절제술 후 체열사진
왼쪽 발바닥의 온도 상승 소견

어질수록 척수액에 희석되어 농도가 낮아지기 때문이다.

임상적으로 보통 경질막 외에 생리식염수를 주입하여 통증이 없어지면 심인성 통증으로, 0.5% 리도카인을 주입하여 일정 시간 안에 통증이 없어지면 교감신경에 의한 통증으로 진단한다. 생리식염수나 0.5% 리도카인으로 통증이 없어지시 않으면 1%, 1.5% 순으로 리도카인의 농도를 올려가며 주입하여 체성 통증인지 아니면 중추성 통증인지를 판단한다. 그러나 이 방법은 절차가 복잡하고 시간이 너무 오래 걸리므로 이론적인 유용성에도 불구하고 임상에서 잘 사용되지 않는다. 대신에 처음부터 1.5% 리도카인을 주입하여 통증 소실의 여부를 관찰하는 편법을 사용하면 시간을 줄이고 절차를 간소화할 수 있다. 이 경우 통증이 전혀 소실되지 않으면 중추성 또는 심인성 통증이고, 2시간 정도만 소실되면 체성 통증이다. 그 이상 소실되면 교감신경성 통증으로 본다. 감별 차단은 진단 방법이며 동시에 치료방법이 될 수 있고, 알코올 등을 이용한 영구 차단의 예후를 짐작할 수도 있다.

3. 체열 촬영

통증 클리닉을 내원하는 통증 환자는 영상의학적 검사나 다른 검사로도 통증의 원인이 되는 기질적 이상 소견이 부족한 경우가 많아 통증을 객관적으로 파악하기가 쉽지 않지만 이런 경우 체열 촬영이 도움이 될 수 있다. 해부학적 병리조직학적 변화를 주로 보여주는 CT, MRI검사법과 달리 생리기능적 변화를 검사하는 체열 촬영은 통증의 객관적 평가 도구로서 신뢰도가 높은 것으로 알려지고 있다.

체열 촬영은 통증 자체가 아니라 통증 증후군에 수반된 병태생리 가운데 하나인 체열의 변화를 영상으로 보여주는 것이다. 이는 연부조직의 손상에 의한 염증이나 자극을 나타내는 것이므로 골절이나 탈구와 같은 구조적인 이상을 찾아내는 방사선 영상과는 다르다. 특히 복합부위통증 증후군에서는 근전도, 척수 조영술, CT, MRI 등보다 예민하여 조기에 진단이 가능하다. 또 비침습적이며 통증이 없고 방사선 노출의 위험도 없기 때문에 어린이나 임산부도 안전하게 시행할 수 있다. 또한 체열 촬영은 치료가 진행되면서 비정상적인 고열상 혹은 저열상이 점차 정상화되는 것을 볼 수 있어 치료효과의 판정에 특히 유용한 경우가 많다(그림 7-13).

체열 촬영으로 진단이 가능한 통증 질환으로는 신경병증 통증, 근근막통증, 혈액순환 이상으로 인한 통증, 골격성 통증, 심인성 통증 등이 있다. 신경계, 근근막계, 순환계, 골격계 등에 병태생리적 변화가 있을 때 나타나는 양상은 세 가지 유형이 있는데, 첫째는 양측이 대칭이면서 분절에 따라 온도의 차이를 보이는 것이고, 둘째는 동일한 분절에서 양측이 비대칭적인 온도차를 보이는 것이며, 셋째는 국소적인 warm spot이나 cold spot을 보이는 것이다.

Warm spot이 생기는 원인은 히스타민이나 substance p의 분비, 교감신경 손상이나 실조증, 교감신경을 억제하는 하행성 경로의 활성화, 기계적 자극, 방사선 조사, 감염 등이 있다. Cold spot이 생기는 원인은 교감신경의 활성화, 말초 교감신경의 직접 자극, 말초 혈관의 norepinephrine 재흡수장애, 발한 등이 있다.

정상 체열 촬영 소견은 양측이 대칭적이어야 하고, 머리–다리 관계가 일치해야 한다. 정상에서의 양측 온도 차이는 C3–C5에서는 0.23±0.16℃, T2-T12까지는 0.20±0.17℃, 어깨와 팔에서는 0.19±0.12℃로 매우 작다. 머리–다리 방향의 온도는 머리 쪽에서 다리 쪽으로 온도 감소가 있어야 하나, 손허리–마디뼈와 무릎뼈 앞, 또는 정강뼈 앞 부위에서 정상 대칭성으로 상대적 저열상이 보일 수 있다. 비정상 소견은 시간에 관계없이 일정해야 하며, 재현이 가능해야 한다.

온도차에 대해서는 여러 기준이 있는데, 대략 정상은 △T 0.3-0.6℃ 범위이며, 1℃ 이상의 비대칭이 있으면 확실한 비정상으로 간주한다.

1) 임상 적용

체열촬영은 복합부위통증증후군의 조기 진단에 중요한 역할을 한다. 복합부위통증증후군은 임상적 진단으로서 질환의 초기에는 임상 증상도 모호하고 영상 검사나 전기생리 검사에서 모두 정상 소견을 보여서 진단이 매우 어렵다. 급성기의 체열 촬영상은 손상된 부위에 고열 양상을 보이고 그 후 수주가 지나면 고열상은 점차로 줄어든다. 어떤 경우에는 고열상이 지속되는데 이것은 교감 신경의 영구적 손상에 의하며 나쁜 예후를 의미한다. 만성기로 접어들면서 환자의 기능은 점점 떨어지고 통증의 범위는 넓어진다. 진행 정도에 따라 환측은 물론 반대측까지 광범위한 저열상을 보이는 경우가 있는데, 다른 만성 질환과의 감별을 요한다.

급성 대상포진의 통증은 염증을 동반하는 것으로 고열상을 나타낸다. 일반적으로 피진 부위와 일치하여 고열상을 나타낸다. 대상포진 후 신경통 환자의 환부에는 저열상이 나타나고 반흔 부위 주위에서도 통증 부위와 일치하는 저열상이 나타난다. 그 저열상의 주위에는 지각 이상과 함께 국소 혈행 부전이 나타나기도 한다. 대상포진 후 신경통 진단에 있어 체열 촬영은 중요한 객관적 평가 기준이 되고 있다.

추간판 탈출증, 변형성 척추증, 척수 종양 등으로 인해 척수 후근을 자극하면 통증이 나타나고 병변이 있는 해당 신경의 지배영역에 통증과 함께 지각 장애와 반사기능 장애 및 운동 장애가 동반되는 것이 일반적이라서 통증의 객관적 평가 도구로서 체열 촬영의 유용성이 거론되고 있다. 요추 추간판 탈출증 중에서 신경근 장애를 동반하는 병변의 위치와 체열상에서 나타나는 저열상의 출현 부위간에는 서로 그 영역이 비슷하지만 엄밀하게 일치하지는 않는다. 이러한 이유로 장애 위치 판정에 있어 체열상으로 측정하는 방법이 정확도가 낮다는 보고가 있는 반면 저열상의 출현 위치는 대체로 병변이 있는 근육과 일치하고 있으므로 이 저열상의

기전은 장애가 있는 신경근이 지배하는 근육에서 체온 저하가 일어난다는 보고도 있다.

체열촬영은 경추성 두통과 편두통을 감별하는데 도움을 준다. 경추성 두통에서는 후두신경 영역과 두경부 경계 부위에 고열상을 보이는 반면 편두통은 각 단계별로 일정치 않은 양상을 보인다.

근막과 인대의 질환은 급성기와 만성기 모두 국소적인 다발성의 고열 양상을 보이는 것이 특징이다. 이러한 양상은 만성기에는 저열상을 보이는 신경병증성 통증과 구별된다. 통증 유발점이 국소적인 hot spot으로 보이기도 한다. 피부의 염증 등도 hot spot을 보일 수 있기 때문에 감별을 요한다. 반사적인 근강직은 이환된 근육쪽에 국한된 고열 양상을 보이는데 이는 휴식기에도 나타나며 부하 검사에서 뚜렷해 진다.

4. 뇌기능 영상 장치

통증은 통증 감각뿐 아니라 인간의 성격, 기대, 암시, 과거 통증 경험 등의 심리적 특성과 사회문화적 환경 등 다변적인 요소에 의해 크게 영향을 받아 객관적인 평가가 어려워 임상적으로 통증의 평가는 주로 환자의 주관적인 증상에 의존하여 왔다. 하지만 기능적 뇌영상 장치들의 개발로 통증에 대한 이해의 폭이 커지게 되었다. 통증의 진단에 가장 객관적인 검사방법으로 알려진 기능적 뇌영상 장치에 대해 간략하게 알아보기로 한다. 뇌는 자극이 오면 특정 부위의 신경이 활성화되고 그 부위의 국소적 뇌혈류와 대사가 증가한다. 이런 생리적 변화를 이용하여 뇌의 신경 활성화가 생기는 부위를 지도화할 수 있다. 최근 만성통증환자에서 통증에 관여하는 뇌부위를 영상화하고 치료효과를 알기 위해 Positron Emission Tomography (PET), functional MRI 등을 이용한 연구가 활발히 진행되고 있다.

PET는 뇌의 에너지원인 포도당과 결합된 방사선 동위원소를 이용한 것으로 방사선 동위원소가 발생시키는 양전자와 샘플의 전자가 만나면 양방향으로 발생되는 감마선의 위치를 알아낸다. 일을 하는 뇌 부분은 에너지 요구량이 증가

하고 이에 따라 에너지원인 포도당과 산소를 필요로 하고 뇌혈류량이 증가한다. 이런 변화를 이용하여 뇌 신경계의 활성화를 영상화할 수 있다. PET는 뇌에서의 포도당 이용과 방사선 동위원소 등을 이용한 것으로 포도당은 뇌에서 물과 이산화탄소로 완전히 대사되지만 동위원소와 함께 특수한 효소를 첨가하면 뇌세포 내에서 더 이상 대사되지 않고 세포 내에 남아있게 된다. 이 방사선 동위원소가 발생하는 양전자와 샘플의 전자가 만나면 감마선이 양방향으로 발생하게 되는데 PET가 감마선을 감지하여 뇌를 영상화시킨다.

뇌의 특정 부위가 일을 하면 그 부위의 혈류, 산소공급, 포도당이 즉시 증가하게 된다. 즉 접합전막 뉴런에서 분비된 glutamate가 접합후막 수용체에 작용을 해서 신경세포내 칼슘이 증가하고 산화질소 합성효소(nitric oxide synthetase)가 활성화되어 NO 생산이 증가하고 이로 인해 혈관 확장이 오고 성상세포내 칼슘 증가는 phospholipase A2를 활성화시켜 prostaglandin E2 등의 증가로 혈관이 확장된다. Functional MRI는 이런 뇌신경의 활성화 시 국소적인 뇌의 혈류, 혈액량과 산소섭취의 변화가 일어나는데 이를 자기공명의 신호변화로 나타내어 시각화하여 보여주는 영상 방법으로 가장 많이 사용되는 신호기법은 brain oxygen level dependent (BOLD) 신호이다.

뇌에서 산소를 소모하는 산화적 포도당 대사는 바로 일어나지 않고 초기에는 혐기성 포도당 대사만 주로 일어나다가 수분에 걸쳐 서서히 산화적 포도당 대사가 증가하게 된다. 즉 뇌가 활성화될 때 초기 수분 동안은 증가된 산소를 모두 소모하지 못하여 활성화된 뇌조직의 deoxyhemoglobin 농도를 상대적으로 낮게 만든다. Deoxyhemoglobin은 내재적 상자성 물질(intrinsic paramagnetic agent)로서 자기장 불균일성을 유발하여 국소적인 자기공명 신호치의 감소를 일으킨다. Oxyhemoglobin은 deoxyhemoglobin보다 자기장에 감수성이 낮다. 자기장 감수성이 낮을수록 신호의 크기가 증가한다. 즉 상대적인 oxyhemoglobin 농도가 증가할수록 신호의 크기가 커진다. 예를 들어 뇌가 활성화되면 초기에는 oxyhemoglobin 농도가 감소하지만 뇌혈류량이 증가하여 oxyhemoglobin 양이 증가하여 functional MRI 신호가 증가한다. 자기장 크기가 증가할수록 BOLD 신호가 커진다.

BOLD는 혈액의 산소화 정도와 관계되므로 혈류에 의한 실질적인 신경의 위치와 떨어진 정맥류나 말초혈관까지 산소 농도가 변하여 결과적으로 뇌실질 이외 부위까지 신호변화를 줄 수 있다. 이런 시간적 특성으로는 BOLD는 혈류와 관계된 이유로 실질적인 신경의 활성화 후 약 2-3초 정도의 시간 지연이 있으나 신호처리 기술의 발달로 인하여 이 같은 지역간의 시간 지연은 충분히 분석될 수 있다. 그러므로 여러 뇌지역의 순차적인 활성도를 시간적으로 해석하자면 빠른 시간 해상도가 필요하다.

통증의 전달 과정은 크게 3단계, 즉 말초조직에서 유해자극으로 신경말단에서 일어나고 이 자극이 일차 구심성 신경 섬유를 통해 척수 후각까지 전달되고 척수에서 2차, 3차 구심성 신경섬유를 통해 시상, 대뇌까지 전달되는 과정으로 나누어 볼 수 있다. 통증 전달의 첫 두 단계는 비교적 잘 알

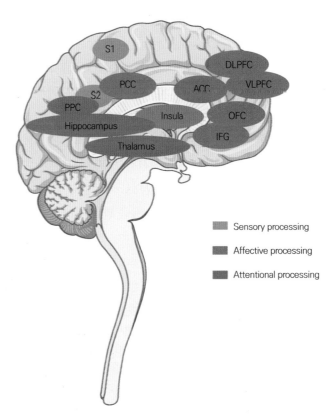

그림 7-14. 뇌기능 영상상 밝혀진 통증과 연관된 뇌의 구성요소
ACC : 앞 띠이랑, DLPFC : 뒤가쪽 이마엽앞 피질, Hippocampus : 해마, IFG : 아래 이마 이랑, Insula : 섬, OFC : 눈확이마 피질, PCC : 뒤 띠이랑 , PPC : 뒤 마루 피질, S1 : 일차 몸감각 피질, S2 : 이차 몸감각 피질, Thalamus : 시상, VLPFC : 배가쪽 이마엽앞 피질.(서울의대 정신건강의학과 김도형 교수 제공)

려져 있지만 시상에서 대뇌피질까지의 통증 전달에 대해선 아직 잘 알려져 있지 않다. 그러나 최근 기능적 뇌영상 장치를 통해 통증에 대한 뇌의 반응들이 알려지고 있는데 유해 자극에 대한 부분적인 뇌 혈류량 증가는 감각중추인 일차 몸감각피질(일차 체감각피질, primary somatosensory cortex), 이차 몸감각피질, 운동영역, 보완운동영역, 앞 띠이랑(전방대상회, anterior cyngulate gyrus, ACC), 전두엽영역, 편도(amygdale), 섬(insula), 시상(thalamus) 등에서 관찰되고 있다. 세분하여 보면 통증인지의 주의력 과정(attentional processing)에는 시상, 섬, 해마(hippocampus), 눈확이마피질(oribitofrontal cortex, OFC), 뒤가쪽 이마엽앞피질(dorsolateral prefrontal cortex, DLPFC), 앞 띠이랑, 뒤 마루피질(posterior parietal cortex, PPC)가 연관되고 감각과정(sensory processing)에는 일차, 이차 몸감각 피질과 섬이 관계되고 정동과정(affective processing)에는 섬, 아래 이마 이랑(inferior frontal gyrus, IFG), 눈확이마 피질, 배가쪽 이마엽앞 피질(ventrolateral prefrontal cortex, VLPFC), 뒤가쪽 이마엽앞 피질, 뒤 띠이랑(posterior cingulated cortex, PCC)과 앞 띠이랑이 관계된다고 알려지고 있고 많은 연구자들은 이 과정에 이차 몸감각영역이 관여한다고 보고하였다(그림 7-14). 이러한 연구 결과는 뇌에서의 통증 전달과 조절이 뇌의 감각적인 부분뿐만 아니라 정서적, 인지 부분과도 밀접한 관계가 있는 것을 암시한다. 앞으로 뇌기능 영상 장치가 통증의 진단이나 평가, 치료 효과 등을 판단하는데 유용한 수단이 될 것으로 기대된다.

━━ 참고문헌

대한척추신경외과학회. 척추학. 서울. 군자출판사, 2008, 117-73.

대한체열학회. 임상체열학. 서울. 의학출판사, 2003, 51-5.

대한체열학회. 체열학. 서울. 의학출판사, 2014, 147-53.

대한통증학회. 통증의학. 셋째판. 서울. 군자출판사, 2007, 46-50.

Bai SJ, Cho ZH, Lee BH. New trend of pain study by brain imaging devices. J Korean Med Assoc, 2009;52(2):182-8.

Bates D, Ruggieri P. Imaging modalities for evaluation of the spine. Radiol Clin North Am, 1991;29:675-90.

Dworkin RH, Turk DC, Revicki DA, Harding G, Coyne KS, Peirce-Sandner S, Bhagwat D, Everton D, Burke LB, Cowan P, Farrar JT, Hertz S, Max MB, Rappaport BA, Melzack R. Development and initial validation of an expanded and revised version of the Short-form McGill Pain Questionnaire (SF-MPQ-2). Pain. 2009;144:35-42.

Cobb J. Outline for the study of scoliosis. Ann Arbor, MI, JW Edwards, 1948.

Fishman SM, Ballantyne JC, Rathmell JP. Bonica's management of pain. 4th ed. Philadelphia, Lippincott Williams &Willkins, 2010;223-34.

Gabay C, Kushner I. Acute phase proteins and other responses to inflammation. N Eng J med, 1999;340:448.

Hodler LE. Clinical radionuclide bone imaging. Radiology 1990;176:607-14.

Kim NS, Park KE, Kim SY, Chae YG, Kim C, Han KR. The effectiveness of a three phase bone scan for making the diagnosis of complex regional pain syndrome. Korean J Pain, 2009;22:33-8.

Lim KJ, Go WS. The effect of lumbar sympathectomy using radiofrequency thermocoagulation in patients with Buerger's Disease. Korean J Pain, 2001;14(02):271-5.

Miyakoshi A, Maravilla KR. Diagnostic imaging of pain. In: Bonica's management of pain. 4th ed. Edited by Fishman SM, Ballantyne JC, Rathmell JP:Philadelphia, PA, Lippincott Williams & Wilkins, 2010;34-51.

Modic MT, Steinberg PM, Ross JS, Masaryk TJ, Carter JR. Degenerative disk disease : Assessment of changes in vertebral body marrow with MRI. Radiology, 1988: 166:193-9.

Pochaczevsky R, Pillari G, Feldman F. Liquid crystal contact thermography of deep vein thrombosis. AJR, 1982: 138:717-23.

Waddell G, Pilowsky I, Bond MR. Clinical assessment and interpretation of abnormal illness behavior in low back pain. Pain 1989;39:41-53.

Waldman SD. Interventional pain management. 2nd ed. Philadelphia, W.B. Saunders, 2011;57-190.

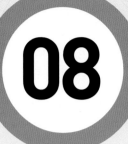

08 만성통증의 정신의학적 평가
Psychiatric Evaluation of Chronic Pain

만성 통증은 청년층에서 노년층에 이르기까지 전 연령대의 인구에게 고통을 주는 증상이다. 2006년 연구에 따르면, 유럽 인구의 약 20%가 만성 통증에 시달리고 있으며, 통증 치료에 사용되는 진통제는 항암제에 이어 전 세계 제약 매출 순위 2위를 기록하였다(Breivik et al., 2006). 또한 만성 통증 환자는 단지 만성 통증뿐만 아니라, 우울증과 같은 정동장애를 비롯하여 불안장애, 수면장애 등의 다른 질환을 동반하는 경우가 많다(Campbell et al., 2003 Turk et al, 2011). 만성 통증은 많은 분야에서 연구가 되고 있으며, 요인이 복잡하고 다양한 만큼, 다학제적인 접근 또한 필수적이다. 의학 분야에서는 마취통증의학과, 해부학과, 신경과 그리고 정신건강의학과 등 여러 과목에서 다양한 방법의 연구가 진행되고 있으며, 최근 5년 동안은 만성 통증에서의 중추신경계의 변화를 측정하는 연구가 활발하게 진행되고 있다. 만성허리통증, 섬유근육통 등 만성 통증 환자에서 병인을 연구하기 위한 functional MRI, DTI (diffusion tensor imaging) 등의 뇌영상 연구가 활발하게 진행되어 왔고, 다양한 뇌 영역의 이상 소견이 보고되어 왔다. 통증은 단순한 증상을 넘어 정서적 반응이 포함된 개인이 느끼는 경험의 총합이라 할 수 있다. 그럼에도 통증의 정서적 측면이 무시된 채 통증의 감각적인 측면만이 다루어지는 경우가 비일비재하여 성공적 치료가 이뤄지지 못하는 경우가 많다. 특히 통증의 효과적인 관리를 위해서는 성별, 연령, 결혼 상태, 경제적 수준, 교육 정도 등의 인구학적 변수뿐만 아니라 우울, 피로, 스트레스, 인지기능, 신체 균형 능력 등 심리

사회적 요인 등 통증에 영향을 미칠 수 있는 변수들과 통증과의 연관성을 파악하는 것이 필요하다. 대개 환자와 의사 모두 통증이 지속되는 원인을 만족스럽게 설명할 수 없고 그 경과를 예측하기 어렵다. 일반적으로 통증을 오래 겪은 환자일수록 심리적, 사회적 요소가 증상의 경과에 미치는 영향이 커진다. 따라서 환자들에 대한 병리학적 요인 외에 심리 사회적 요인과 정신 신체적 기능과의 연관성을 알아볼 필요가 있다.

통증은 정동성(affective), 인지(cognitive), 동기(motivational), 신체(somatic)의 4가지 요소로 구성된 심리생물학적 과정이라 할 수 있으므로, 단일 약제만으로는 해소가 어렵고 다양한 치료방법이 복합적으로 동원되어야 한다. 심리학적 평가(phychological evaluation)는 환자의 포괄적 평가 시 중요한 부분이다. 평가에는 문진과 여러 종류의 정신 측정도구(psychometric instrument)가 사용된다. 통증의 효율적인 치료를 위해서는 체인성(somatogenic)과 심인성(psyhogenic)을 분리하여 생각하는 이분법적 시각에서 벗어나 통합적인 관점에서 통증을 바라보아야 하며, 이를 위해서는 다양한 영역의 의료인들이 같이 협진 체제를 구축하는 것이 바람직하다.

1. 통증의 정신의학적 특징

통증으로 고통받는 사람의 심리학적 영향에 대해 체계적

으로 연구된 바는 없지만, 경미한 욕구 좌절(frustration)이나 자극에 대한 과민성(irritability), 조급함(impatience) 등은 정상적인 반응이다. 통증으로 인한 영향은 통증의 강도와 가정이나 개인별로 느끼는 통증에 대한 의미뿐만 아니라, 가정이나 직장에서 심리사회적 요인도 중요한 역할을 한다.

통증성 손상이나 질병에 대한 정동반응(affective response)은 불쾌감에서부터 극심한 고통과 절망에까지 다양하다. 장해(impairment)의 중요한 결정요소인 정동 반응은 체성통증보다는 다른 문제, 가령 인성 상실(personal loss)이나 내인성 우울증(endogenous depression)에 의해 유발될 수 있다. 통증을 호소하는 환자, 특히 만성 통증을 호소하는 환자를 치료할 때 통증에 대한 심리적 요인과 신체적 요인의 상대적 기여도를 평가하는 것이 중요하다.

하지만 실제 임상현장에서는 환자가 호소하는 통증이 어느 정도인지 객관적으로 판단할 수 없고, 환자가 관련된 심리 문제에 대해 언급하기를 피하거나 잘 알지 못할 경우, 심리상태를 평가하기는 쉽지 않다. 대개의 만성 통증 환자는 종종 본인이 통증과 무관한 어떤 문제를 가지고 있다는 것을 부정하고 심리 평가를 거부한다. 하지만 심리요인을 무시한 치료법은 장기간의 치료효과를 보지 못한다.

유해 자극에 대한 통증 반응은 주관적 언어표현과 통증행동, 생리적 반응 등이 나타난다. 통증 반응에 영향을 줄 수 있는 중요한 잠재적 기여요소로는 학습(learning)과 선택적 주의력(selective attention)이 있다. 통증에 대한 환자의 언어소통은 독특하다. 환자는 말로 통증을 설명하지만 환자가 실제 느끼는 감각과는 차이가 있을 수 있다. 유해자극에 대한 행동적 반응은 유쾌하지 않은 주관적 경험인 통증이나 통증의 원인으로 생각되는 자극에 대해 주목할 만한 행동 반응으로 나타나게 되는데, 이를 통증행동(pain behavior)이라 한다. 통증행동에는 회피(withdrawal), 얼굴 찌푸리기(grimacing), 신음(moaning), 절뚝거리기(limping), 통증 부위 문지르기(rubbing the painful part), 부목 고정(splinting), 보호(guarding), 비활동(immobilization) 등이 포함되며, 치료를 받고, 진통제를 복용하며, 성생활을 피하거나 일을 하지 않고 집에서 쉬는 것과 같은 일련의 행동도 해당된다. 실제로 건강이 나쁘거나 신체 불편감을 느낌으로써 우울증을

경험하는 사람들도 있다. 그들은 우울증의 신체화가 우울증의 주관적 경험을 서술하고 전달하는 방법을 다른 사람들로부터 배우는 발전 과정이라고 여긴다. 환자가 우울할 때에는 기분 변화(mood change), 체성 불편감(somatic discomfort), 통증 내성의 감소, 일상적인 일을 부정적으로 해석하는 경향 등을 보인다.

2. 행동 특성

고도로 발달한 진단기술을 이용함에도 불구하고 여전히 통증에 대한 원인이 되는 조직 손상을 찾아내지 못하는 경우가 있다. 가령 과거에 있었던 손상에 의해서도 통증이 생길 수 있는데 이미 오래 전 조직 손상이 치유되었음에도 불구하고 통증이 지속되는 환상통(phantom pain)은 이와 같은 특수한 상황 중 하나의 예라 할 수 있다. 그리고 감정은 환자가 통증을 느끼는 과정을 포함해서 많은 영향을 미친다. 슬픔, 실망, 굴욕 등 정신적 사건이 원인이 되어 내적 불만이나 갈등이 적절히 해소되지 않을 때 누적된 정신적 갈등이 신경증적 정신 방어 기제를 통하여 신체적 증상으로 전환되어 나타나기도 한다. 마치 신체 질환처럼 보이는 정신장애로서, 신체증상 형성에 심리적 요소가 우세하게 작용하여 다양한 신체 증상이나 징후를 보이지만 합당한 병리적 소견이 없고 병태생리도 뚜렷하지 않다(Shin et al., 2013). 통증 발생 시 느끼는 신경과민이나 분노, 환자의 정신적 충격 경험 역시 영향을 미치며, 힘든 어린 시절을 보냈거나 어려운 사건을 겪은 경험이 있는 환자들은 더 오랜 기간 통증으로 고통 받는 경향이 있다. 힘겨웠던 경험이 만성적 스트레스를 만들어 만성 통증, 신체 기억, 외상 후 스트레스 장애 등과 관련되어 건강을 해치는 것으로 생각된다. 유전학 분야에서도 다른 사람에 비해 통증을 민감하게 느끼게 하는 특정한 유전인자가 존재한다는 견해가 있으며, 성장 과정과 관련된 다른 요인도 그 이유가 될 수 있다.

통증 환자들에게서 자주 보이는 신체화 행동 특성으로는, 먼저 질병임을 증명하기 위해 집요하게 의학적 소견, 검사 결과, 인터넷 정보를 포함한 문헌 등을 수집하고 따르는 행

위를 들 수 있다. '검사상 이상이 없다고 말해 주어도 계속 증상을 호소하면서 다른 의사나 유명하다는 병원을 전전하는 비정상 질병행동을 보인다. 그러나 호소하는 증상 형성에 심적 요소가 크게 기여하였다고 하더라도 증상 자체는 환자가 의식적으로 꾸며내는 상상의 산물이 아니고 실제로 불편한 것이다. 환자들 중에는 병자 역할(sick role)을 통해 학업이나 직장에서 겪는 갈등과 일상적 의무로부터 벗어나는 이차적인 이득이 엿보일 때가 많다. 배우자나 다른 중요한 사람이 없으며, 다른 치료자에 대해 분노나 비판을 표현하기도 한다. 또한 약물 남용, 의존, 중독의 전력이 있고 약물 추구 행동 및 중요한 의학적 정보를 빠뜨리는(부정이나 방어) 경향을 보인다.

한편, 최근 만성적인 통증을 호소하는 환자들이 타인의 정신/감정 상태 인식 능력이 떨어진다는 점이 밝혀졌다(Shin NY et al, 2013). 복합부위통증증후군(complex regional pain syndrome) 환자들은 다른 인지검사에서는 정상대조군과 큰 차이를 보이지 않았으나 다른 사람들의 감정 상태를 알아채는 능력이 유의미하게 떨어지는 양상을 보인다. 이는 통증의 감각적 차원과 별도로 정서적인 차원과 사회정서 인식의 결함을 시사한다.

1) 신체적 증상

(1) 비연합기전(Non-associative mechanisms): 습관화(habituation)와 감작(sensitization)

습관화란 동일한 자극이 반복적으로 주어지거나 연장된 시간동안 제시될 때 심리적, 행동적 또는 주관적 반응 강도에서의 감소를 뜻하며, 감작은 동일한 자극이 수차례 또는 연장 기간을 초과하여 주어질 때 반응 강도에서의 증가를 의미한다. 습관화(탈감작)는 관련된 자극으로의 초기 지향(orienting)의 감소를 일으키며 이로 인해 새로운 자극 환경설정으로의 선택적 주의 세부조정(tuning)을 허가하게 된다.

유해한 자극이 반드시 항상 감작의 습관화와 물리적 반응을 일으키는 것은 아니다. 하지만 때로는 통증-구체적인 물리적 반응과 비구체적 중추 자율 및 심리적 각성 단계를 일으키기도 하는데, 이때 고통스러운 자극의 반복 제시가 동반되기도 한다. 고통스러운 자극의 습관화는 감각정보에 의해 증가된다. 예를 들어 어떤 사람이 고통스러운 자극 제시 동안 일어나는 심리적 및 육체적 반응에 대해 알고 있는 경우, 그 자극을 예상하게 된다. 더 큰 통증이나 덜한 통증 모두에 대한 비지속적인 기대, 불일치(mismatch)는 통증을 영구적으로 변화시킨다. 고통스러운 자극에 대한 준비가 잘 될수록, 후속 감각과보다 적절히 이루어질수록 습관화가 더 신속하게 일어난다. 감각 정보는 습관화를 더 빨리 일어나도록 유도하여, 놀람, 불안, 위협에 의한 활성은 떨어지게 된다. 만일 기대 통증에 대한 준비에서 대뇌 피질의 처리과정이 억제되었을 경우 통증 강도를 더 높게 평가한다. 실험 연구는 비신호 통증 대 신호 통증의 효율성에 대한 정보 또한 제공해준다. 통증을 받기까지 기다리는 시간이 길면 공포로 인해 인지된 불쾌함이 증가된다. 사건관련전위(ERP) 실험에서 자극 시간에 대한 비예측성은 통증 대기 시간과 관계없이 P2 진폭을 증가시켰는데, 별개의 신경망이 대기 시간과 자극 시간의 비예측성에 따라 서로 다르게 영향을 받는다고 할 수 있다(Clark et al. 2008).

자극의 습관화 과정에서 건강한 일반 대조군과 만성 통증 환자들은 차이를 보인다. 정상 대조군은 전기 자극이나 추위 압박 통증 등 고통스러운 자극에 감작보다는 습관화가 일어나는 경향을 보이는 반면, 만성 통증 환자들은 감작이 일어나는 경우가 종종 관찰된다(Colloca et al. 2006). 얼음물을 이용한 만성 통증 환자들과 정상 대조군 대상 연구에서 환자들은 대조군보다 더 큰 통증 감작을 보이며(Smith et al. 2008; Arntz et al. 1991), 통증 감작이 내재적 보강 과정(implicit reinforcement processes)과 관련될 가능성을 시사한다(Beckers et al. 2008).

만성 통증 환자들은 건강한 사람들이 고통스럽지 않다고 느끼는 범위에서조차 자극을 견디기 힘든 것으로 받아들인다. 습관화와 감작의 양을 결정하는 것은 만성 통증 환자 평가에 있어서 없어서는 안 될 유용한 부분이다. 고통스럽지 않은 자극에서도 높은 수준의 고통 감작을 보이는 현상은 중추신경계 변화의 지표가 될 수 있으므로, 이들 환자의 치료는 통증 감각을 감소시키는 데에 초점이 맞추어져야 하겠다.

(2) 반응 조건화(Respondent conditioning in pain)

Gentry & Bernal(1977)은 만성 통증 발달의 반응 모델을 최초로 기술하였다. 급성통증과 연관된 비조건화 자극(unconditioned stimulus)이 공감 활성과 관계되어 있고, 이로 인한 근육 긴장(비조건화 반응;unconditioned response)이 전통적인 조건화 과정을 통해 만성 통증 문제로 발전된다고 보았다. 이 모델에서는 급성통증 상태를 동반한 특정한 환경이나 신체 위치와 같은 무해한 자극이 빈번하게 발생할 때, 이러한 요소가 조건화된 자극(conditioned stimuli)이 되어 공감 활성을 일으킬 수 있으며, 이에 대한 반응으로 증가된 근육 긴장(조건화된 반응;conditioned response)을 일으킬 것이라 보았다. 이러한 조건화 과정이 만성 통증 문제를 본래 조직 손상과 독립적인 문제로 남게 되는 "통증-긴장 순환(pain-tension cycle)"을 초래할 수도 있다. 따라서 이 과정에서 비롯된 통증은 통증의 본래 원인과 전혀 무관한 순수하게 근골격계 유형일 수 있다.

본래의 반응 조건화는 조작적(operant) 및 인지적(cognitive) 과정으로 완성되며, 통각 자극은 회피 행동을 위해 더 이상 존재할 필요가 없다. 신체적 활동의 회피는 근력, 지구력(endurance), 유연성 손실을 동반하는 근육 위축과 이로 인한 장애나 우울 증상을 증가시킬 수 있다(Lethem et al. 1983). 또한 우울, 통증, 약물 의존 등은 통증-긴장 순환을 더 심화시키게 된다. 따라서 심리적 기대는 물리적 변화를 일으키는 수정 행동을 불러온다. 만성 통증에서 통증 예측/예방은 회피 행동을 장기적으로 유지하도록 해주며, 이러한 관찰은 능동적 물리 치료의 중요성을 시사해준다.

3. 통증에 동반되는 정신건강의학과적 질환

만성적인 통증을 앓고 있는 많은 환자들은 정신과적 문제를 가지고 있다. 통증클리닉에 의뢰된 환자들 중 주요 우울증에 이환된 경우는 37%, 불안장애의 경우는 25%, 약물장애의 경우는 12%로 조사되었으며, 통증 환자의 정신과 질환의 평생 유병률은 75%로 매우 높았다(Estlander et al. 2008). 이처럼 만성 통증은 우울증, 불안장애, 신체화 장애, 인위성

장애 등의 정신과적 증상을 동반하는 경우가 흔하다. 또한 우울증이나 외상 후 스트레스 장애, 불면증, 불안 등이 있는 경우 통증이 증폭되고, 진통제의 효과가 감소되며, 통증에 대한 내성이 떨어져 쉽게 통증이 유발되는 경우가 많다.

주로 통증이 심할수록 정신과적 질환이 동반될 가능성이 많은 것으로 알려져 있으며, 통증기간도 우울증이나 불안과 연관성이 있을 수 있다. 우울증은 통증의 결과로 나타나는 경우가 많으나 불안장애는 통증의 결과가 아닌 경우가 많다. 오랫동안 통증을 안고 살아가면서 환자는 더욱 정신적으로 취약해지고, 더 많은 심리적 스트레스를 가지게 될 수 있다. 반면에 오랜 기간 통증을 가지고 살아가는 동안 환자는 통증을 갖고 살아가는 방법을 터득하게 되어 기간이 지남에 따라 오히려 스트레스를 줄일 가능성도 있다. 통증과 연관된 정신과적 문제들은 분명히 치료 과정에 영향을 주므로, 이러한 문제들에 대해 폭넓게 조사되어야 한다. 비록 정신과 진단을 내리는 과정이 어렵고 통증과 정신장애 사이의 인과관계를 명확히 할 수 없더라도 이에 대한 고려와 적절한 치료는 환자의 삶의 질에 큰 영향을 줄 수 있다.

그림 8-1은 통증의 발병부터 치료까지의 심리과정 모형을 대략적으로 나타낸 것이다. 그림 8-2의 모식도는 통증과 감정 간의 관계에서 정신과적 진단과 감정 상태에서 일어나는 변화와 감정 상태 및 인지를 지지하는 뇌 영역에서의 기능적 변화와 감각 교체를 보여준다. 이들 효과는 양방향성(bidirectional)이며 부정적인 감정 상태는 통증의 인지강도를 증가시킬 수 있다.

1) 우울장애

주요 우울장애(Major Depressive Disorder; MDD)는 만성 통증 환자에게서 가장 흔히 나타나는 정신과 문제로서, 통증 증상을 경험하는 우울 환자들과 전 세계적으로 장애의 주된 원인이다. 만성 통증 환자의 20-40%에서 주요우울장애를 보이며 40%에서 기분부전 장애를 가진다고 알려져 있다. 일반적으로 쉽게 혼동하는 것 중 하나가 바로 일상적인 우울과 병적인 우울간의 구분이다. 병적인 우울감은 대개 보다 심각하며, 더 오래 지속되는 경향이 있다. 정신과 진단으로 널리 사용되는 Diagnostic and Statistical Manual of

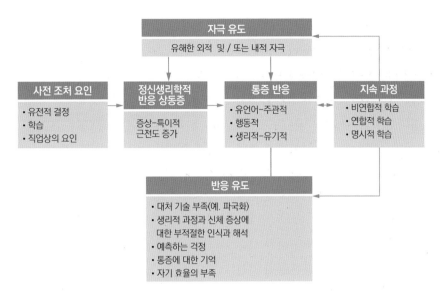

그림 8-1. **통증의 심리과정 모형(Flor & Turk 2011:57 응용)**

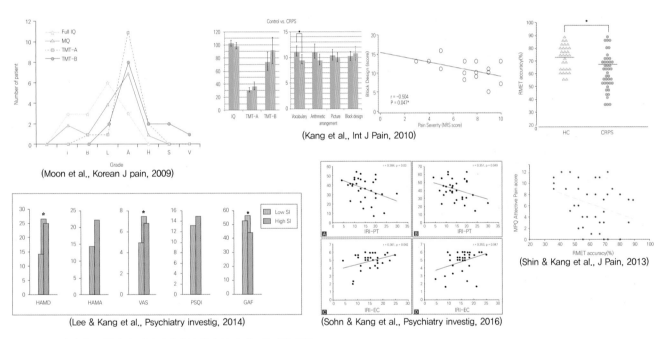

그림 8-2. **만성 통증 환자의 정신심리적 문제와 인지기능에 관한 연구**
만성 통증 환자의 자살과 같은 심리적 문제, 단순 인지기능 및 공감능력을 포함한 사회인지기능에 대한 연구가 다수 발표되었음

Mental Disorders, Fourth Edition, Text Revision (DSM-IV-TR)에서는 심각한 우울증을 주요우울장애라 규정하고, "우울감이나 흥미나 쾌락의 현저한 저하 중 하나가 존재해야 하며, 절망감, 저하되거나 증가된 식욕과 체중, 수면양의 감소나 증가, 신체적 초조 또는 활동 속도의 지체, 성욕의 상실이나 피로감, 부적절한 죄책감과 책임감, 무가치감, 집중력의 저하 또는 우유부단함, 죽음이나 자살에 대한 생각 등이 2주 이상 지속되고, 사회적, 직업적으로 장애를 일으키는 증상"으로 정의하였다.

우울증의 위험요인으로 알려진 통증과 연관된 요소들로서, 통증의 심각도, 통증 질환의 개수, 전신의 통증 등이 있다. 우울증은 통증을 악화시키고 치료의 순응도를 떨어뜨리며, 진통제의 오용가능성을 높이는 것으로 알려져 있다. 만성 통증으로 인한 스트레스들이 잦은 우울증상을 야기하고, 만성적인 수면 문제, 신체적 및 정신적 기능장애와 삶의 질 저하를 초래할 수 있다. 병에 의해 신체의 일부가 파괴되어 가고 있다는 망상을 하기도 하고, 불쾌한 기분으로의 변화(dysphoric mood change)가 심하게 나타나며, 다른 증상과 함께 지속되고 자주 재발한다. 환자에게 기분 장애와 통증이 동반되는 경우, 효과적인 치료를 위해 두 질환 모두 적극적인 치료를 해야 한다.

만성 통증 환자의 우울증에 대한 약물 선택은 이전 사용 약물에 대한 반응, 가족의 약물에 대한 반응, 다른 동반 정신과적 증세의 동반 여부와 약물에 대한 이상반응 등을 고려하여 선택해야 한다. 우울증 치료에서 과거에는 삼환계 항우울제(tricyclic antidepressant; TCA)가 주로 사용되다가 선택적 세로토닌 재흡수차단제(selective serotonin reuptake inhibitor; SSRI)로 바뀌었고 최근에는 새로운 작용의 항우울제인 SNRI (serotonin norepinephrine reuptake inhibitor; SNRI)계 약물이 흔히 사용되고 있다. TCA나 SNRI는 우울증 존재 여부와 관계없이 만성 통증에 효과적인 것으로 알려져 있다. 이러한 항우울제들이 만성 통증에 효과적인 것은 통증이 세로토닌이나 노르에피네프린과 같은 신경전달물질과 연관이 있다는 것을 의미한다.

Mutschler et al(2012)는 선행 연구 메타분석을 통해 물리적 통증과 우울감이 섬피질(insular cortex)과 관련이 있다는 것을 밝혔다. 주요 우울장애 증세를 보이는 환자들의 감정, 건강한 피험자들의 감정, 건강한 피험자들에서 신체적 통증을 각각 연구한 결과, 건강한 사람들이 통증을 경험할 때 섬엽의 후면(dorsal part)과 후면 경계를 따라 배열되어 있는 통증 관련 영역들이 활성화되었으며, 감정과 관련된 최고점(peaks)들은 선행 메타분석에서 보이는 바와 같이 복측(ventral)과 등쪽전측(dorsal anterior) 영역에서 관찰됨을 발견하였다. 한편 우울증 환자들에서 감정과 관련된 최고점들은 등쪽전측섬엽(dorsal anterior insula)에서 나타났는데, 이 영역은 건강한 사람들에서 신체적 통증과 관련된 부위이다. 감정과 관련된 반응이 후면 섬엽(dorsal insula)으로 바뀌어 나타난 것은 건강한 사람들에서 통증과정(pain-pro-

cessing)이 일어나는 부위에서 "감정적 이질통(emotional allodynia)" 역할을 할 수도 있다는 점을 시사하며, 주요 우울장애를 가진 사람들이 일반적으로 고통스럽지 않은 자극에 대해서도 반응하여 통증을 경험한다고 할 수 있다.

한편 미국 복합부위통증증후군(CRPS) 협회와 존스홉킨스 의과대학이 인터넷을 통해 실시한 설문조사에 따르면 CRPS 환자들 중 응답자의 47%가 자살을 생각하였고 15%는 자살충동을 행동으로 옮긴 것으로 나타났다. 이는 평균의 2배에 이르는 수치이며, 평균 통증점수는 7.9점/10점이었다. 한국의 경우 CRPS 환자들만을 대상으로 한 연구결과는 없으나 2011년 대한통증학회에서 '만성 통증으로 인한 부정적인 경험'을 조사하였는데, 그 결과 44.2%에서 우울감을 느꼈고 35%는 자살충동까지 느꼈다고 답하였다. 특히 국내 만성 통증 환자 중 자살충동을 느낀 적이 있다(35%)고 답한 이는 경제활동에 지장을 받는 40대에서 많은 것으로 조사되었다. 이 같은 자살사고에는 우울 증상, 판단력 장애, 통증에 대한 회피 반응 및 통증에 대한 파국화 등이 영향을 미치는 것으로 알려져 있다. 만성 통증을 가진 젊은 청년들에서도 자살시도 및 자살사고가 증가되어 있다고 알려져 있다. 우울 증상은 만성 통증과 자살시도간의 연결을 설명해주지만, 왜 젊은 만성 통증 환자들이 증가된 자살사고를 보이는지에 대해서는 완전한 설명을 해주지 못한다. 따라서 만성 통증 환자에서 자살사고에 대한 평가 또한 매우 중요하다.

2) 불안장애

불안은 공포, 회피, 과각성과 같은 증상으로 나타나며, 우울증처럼 만성 통증 환자에서 매우 흔한 증상이다. 하지만 대개 통증 환자의 우울증상에 더 주목하여 불안증상은 등한시되는 경우가 많은데, 불안증상이 동반된 우울증은 그렇지 못한 경우보다 치료가 더 어려운 편이다. 불안은 무의식적인 정서 과정의 하나로 내적갈등과 욕구가 현실적인 상황에서 충족되지 않을 때 나타나는 현상이며, 자아가 외부 세계에 있는 위험 신호에 대해 예감하는 기능이다(Kang & Kim, 1999). 일반 인구 집단에서의 불안장애 유병률은 약 17% 정도이나 만성 통증 환자의 경우 35% 정도로 더 흔하다. 그런데 환자들은 첫 방문 시 불안보다는 통증과 같은 신체증상만을 호소하는 경우가 많아, 불안장애의 진단은 간과되어 치료로 이어지지 못하게 된다.

불안에 따른 스트레스로 인해 교감신경계가 흥분되면, 노르에피네프린과 에피네프린 분비가 늘어나고, 심박출량 및 혈당 증가, 기관지 확장, 말초혈관 수축, 혈압상승, 창백한 피부, 안절부절못함, 호흡곤란, 혈압과 맥박의 변화 등의 생리적 변화가 일어나면서 환자의 심리와 신체에 부정적인 영향을 미친다. 환자의 통증과 연관된 공포나 통증 파국화(pain catastrophizing)는 통증의 강도, 고통, 기능장애와 연관이 있다고 알려져 있다. 공포(fear)와 회피(avoidance)는 급성 및 만성 통증 환자들 모두에게 결정적인 영향을 끼치며, 일부 연구에서 통증의 두려움과 기능장애대응(dysfunctional coping)간의 긴밀한 관련성을 밝힌 바 있다(Asmundson et al, 1997).

우울증은 통증이 시작된 이후에 나타나는 경우가 많은 반면에, 불안장애의 경우 통증이 시작되기 이전부터 존재하는 경우가 많다. 공황장애, 공포증, 강박증 등의 불안장애들은 초기 성인기에 시작하여 만성적인 경과를 보이는 경우가 흔하다. 통증이 없는 많은 정신과 환자들에서 불안이 통증이나 우울증에 선행하는 경우가 많다고 보고되어 왔고, 불안과 연관된 증상들이 만성적인 통증의 잠재적인 위험인자가 될 수 있다는 보고도 있다. 그러나 확실한 연관성을 알기 위해서는 장기간의 전향성 연구(prospective study)가 더 요구된다.

3) 수면장애

2011년 대한통증학회에서 전국 대학병원 통증클리닉의 만성 통증 환자들을 대상으로 한 '만성 통증으로 인한 부정적인 경험' 설문조사 결과에 따르면, 만성 통증으로 인한 악영향은 수면장애가 60.1%로 가장 높은 비율을 차지했고 이어 우울감과 집중력, 기억력 감소가 각각 44.2%와 40.3%로 나타났으며 이외에도 불안감, 경제활동 제한, 가정불화, 실직 등이 조사되었다. 수면장애는 만성 통증과 흔히 동반되는 증상으로서, 수면장애 진단은 우선 내과적 혹은 정신과적 병력과 약물 사용 등을 포함한 수면 호소에 관한 병력을 청취하는 데에 기초한다. 수면 시 뒤척임의 빈도나 체형, 각

성 호흡이상 등에 대한 간접적 병력은 조기진단에 중요하며, 수면일지, 와상 시간, 낮의 선잠 등은 초기 평가에 유익한 자료가 된다. 환자들의 전형적인 호소 유형은 누워 있는 시간이 길어도 수면에 방해를 받고 잠에서 깰 때 기분이 나쁘다는 것이다.

불면증이 있는 통증 환자는 더 많은 통증부위에, 더 높은 강도와 방해, 통증과 관련된 장애를 보인다(Wong et al, 2011). 50-90%의 우울증 진단을 받은 환자들이 낮은 수면 질을 호소하며, 불면증이 우울증에 영향을 주는 주된 요인이자 우울증 발달의 위험요인과 유사하다는 연구 결과가 있다. 불면증이 없는 사람과 비교했을 때, 불면증이 있는 사람은 자살을 시도할 위험이 더 높았고, 자살을 하는 사람은 정상인에 비해 사망 전 주와 우울삽화 동안 수면장애 비율이 높았다. 불안장애도 불면증을 잘 동반하는데, 범불안장애(generalized anxiety disorder), 강박장애, 외상 후 스트레스 장애, 공황장애 모두 불면증을 동반한다. 외상 후 스트레스 장애의 수면다원검사 소견은 수면잠복기(sleep latency)가 늘어나고 수면 효율(sleep efficacy)이 떨어지며 REM 수면이 줄어든다.

통증과 불면증과의 관계는 다섯 가지 측면에서 바라볼 수 있다. 먼저, 신경생물학적 관점에서는 만성 통증 환자들 사이의 통각(nociception)의 신경-해부학적 경로의 감수성(sensitivity) 증가는 정서적 각성(emotional arousal)을 증가시키는 수면을 촉진하고 유지하는 능력을 방해함으로써 문제를 가라앉힌다. 다음으로 통증 약물치료는 수면-각성 주기를 방해한다. 그리고 만성 통증과 우울증은 수면에 영향을 미치는 세로토닌(serotonin) 결핍의 일반적인 병태생리학을 공유하며, 수면 문제와 심리적 걱정 간의 연결은 건강과 관련된 걱정과 고조된 체성감각(bodily sensation)에 의해 측정될 수 있다. 끝으로 신체적 불편함이 있을 때, 움직임이 통증감각을 유도함에 따라 수면을 방해하여 수면이 어렵게 된다.

4) 외상 후 스트레스 장애(Post-traumatic stress disorder; PTSD)

고통스러운 사건 이후 심리적이고 기능적인 한계를 견디

는 것은 외상 후 스트레스 장애를 유발한다. PTSD의 전형적인 증상은 악몽, 정신적 외상(trauma)에 대한 반복적이고 거슬리는 기억, 정신적 외상 사건과 관련 있는 생각과 활동의 회피, 그리고 내부적/외부적 단서에 대한 수면 장애 혹은 과각성(hypervigilance)과 같은 증가된 각성 증상 등을 포함한다. 이들 증상은 자연재해와 전투 경험뿐만 아니라 강간이나 폭행 생존자의 반응에서 빈번히 보고되어 왔으며, 의료업계 종사자에서도 높은 유병률을 보였다. PTSD 증상이 심하면 아무도 자신을 도와줄 수 없다는 절망감에 빠지고, 당시의 충격적인 기억을 계속해서 떠올리게 된다. 차량 충돌, 심근경색 등의 외상을 경험한 환자들은 PTSD 진단기준을 충족하는 경우가 많은데, 최근 연구에 따르면 통증클리닉에 내원하는 환자들에서도 과도하게 높은 유병률을 보였다. 게다가 만성 통증클리닉 환자들에서 PTSD는 높은 통증 보고나 보다 감정적인 고통이나 더 중대한 장애를 보였다(Liedl et al., 2010). 제대로 치료를 받지 못하면 불안과 우울증에 계속 시달릴 수 있다. PTSD를 평가하는 수많은 스케일과 면담스케줄이 존재하는데, SCL-90R은 만성 통증 환자들에게 매우 일반적으로 사용된다. SCL-90R을 응용한 CR-PTSD scale은 만성 통증 환자들을 평가하는 데에 유용하다.

과거 연구에서 PTSD군은 대조군에 비해 통증경험이 크게 증가하는 것으로 관찰되었으며, 만성 통증은 PTSD에서 자주 나타나는 증상으로 보고되었다. 그러나 외상 경험을 기억하는 PTSD군은 통증 강도의 평가치가 낮아져 오히려 통증에 무디다는 흥미로운 연구결과가 있었다(Geuze et al, 2007). 퇴직군인을 대상으로 일정 온도와 개별 온도의 2가지 조건을 이용한 연구에서 통증 평가가 대조군보다 PTSD군에서 낮았는데, 이는 PTSD에 의한 통각 처리가 변화됐기 때문이라고 분석했다. fMRI 검사결과 PTSD에서 통각이 줄어드는 동시에 통증처리에 변화가 나타난 것이다. 이때 PTSD군은 좌측 해마의 활성이 높아지고 양측의 복측외측 전두전피질(prefrontal cortex; PFC)과 우편도체(amygdaloid body)의 활성이 낮아졌다. 일정 온도에서와 달리 개별 온도 조건의 경우 PTSD군의 우피각과 양측 섬엽의 활성이 상승하고 우전중심회와 우편도체의 활성이 낮아졌다. 이처럼 PTSD군에서 섬, 해마, 편도체, 복측외측 PFC 등의 정동

적, 인지적 통각처리에 관여하는 영역의 통각처리에 변화가 나타났다. 또한 정신측정검사에서 PTSD군은 MRI 촬영 전의 혐오성 내적 긴장(aversive inner tension)이 유의하게 높았지만, 촬영 후에는 대조군과 유의차가 없었다. 촬영 전후의 모든 PTSD군에서 해리증상이 나타났다.

통증경험은 감각식별적, 정동적, 인지적 요소로 이루어지는데 이들은 각각의 중추신경계가 다른 부위에 의해 전달된다. 과거 통증의 감각 및 식별 경로는 신경해부학적 관점에서 외측시상핵과 체질감각피질로 구성된 외측침해 수용계에 존재하는 것으로 알려져 있었다. 통증의 정동적 요소는 해부학적으로 섬, 내측시상핵, 전대상회피질(anterior cingulate cortex)이 관여하는 내측침해수용계에 관여하고 있으며 통증의 인지적 요소는 전두전피질에 존재한다. PTSD 환자의 우편도체 활성이 낮아진 것은 편도체의 침해수용 정보를 통합하는 능력과 관련된다고 할 수 있는데, 편도체는 정동적인 동통 행동을 촉진시키거나 억제시키는 양면의 기능을 갖고 있으며 통각 소실 정보처리에 관여하는 중요한 부위로서 아편유사제의 항침해작용에 관여한다. 동통연구에서 섬의 활성은 충분히 조사되어 왔으며 통상적으로 자극 강도의 식별과 정동 처리에 관여한다. 양측의 전도피질활성화는 동통 강도의 인지적 평가에 관련한다. 이 연구에서 활성이 상승한다는 관찰결과 역시 동일한 기전으로 볼 수 있다. 일정 온도 하에서 확인된 양측의 (시상)외복측 PFC의 활성저하에 대해서는 외복측 PFC의 활성저하는 PTSD 환자의 PFC에서 신경활성이 낮다는 기존의 기능적 영상연구와 일치한 것이며, PTSD군에서 나타난 외복측 PFC 활성저하는 일정 온도하에서의 인지적 통각 처리 저하와 관련할 가능성이 있다.

전두전영역의 활성화를 자극의 국부화와 코드화에 관련하는 통각 처리의 인지적 요소 전달과 연계시키는 이론은 많이 있었다. 그러나 외복측 PFC 활성저하는 다른 방법, 즉 외복측 PFC의 활성저하는 PTSD 군인에서 동통 강도가 낮다고 보고한 것과 관련이 있다고 볼 수 있다.

PTSD군에서 해마의 활성이 높아지는 것은 구조적 및 기능적으로도 비정상적이라는 게 중론이다. 해마는 시상하부, 하수체, 부신피질계 조절에 중요한 기능을 담당하는데,

이 연구에서 중요한 해마의 기능은 기억의 코드화와 상기, 신규 발견, 전후관계의 조정이라고 할 수 있다.

한편 Alschuler & Otis (2012)는 퇴역군인들을 대상으로 만성 통증만을 지닌 환자, 불안, 우울, 수면장애 등의 동반이환이 공존하는 만성 통증 환자, 유의하게 높은 수준의 PTSD 증후군을 보이는 환자들의 세 집단을 대상으로 통증에 대한 믿음과 대응전략을 연구한 결과, PTSD와 동반이환이 있는 그룹이 파국화와 통증에 대한 감정 영향이 더 컸으며 통증 조절능력이 더 떨어지는 것을 발견하였다.

5) 약물 남용 장애(Substance abuse)

DSM-IV는 약물 남용과 약물 의존(substance dependence)을 서로 구분한다. 약물 의존의 핵심적 특징은 인지, 행동 및 생리적 문제 덩어리에도 불구하고 약물을 지속적으로 사용하는 것에 있으며, 내성, 회피, 강박적 약물 섭취 행동(compulsive drug-taking behavior)의 특징을 갖는다. 약물 의존에 대한 DSM-IV의 진단기준은 내성, 회피, 약물로 인한 신체적, 심리적 문제가 있음에도 계속 사용하는 행위, 약물을 얻고 복용하고 효과로부터 회복하기까지 상당한 시간을 소비하는 등의 3-4가지 이상의 증상 혹은 행동을 필요로 한다.

전통적으로 아편유사제는 내성, 의존, 복용량 단계적 증가 등 말기 암 환자 등에 적합한 것으로 여겨져 왔으나, 만성 비암성 통증 환자들에게는 문제가 있는 것으로 여겨져 왔다. 그런데 일부 연구자들이 몇몇 비암성 통증 환자들에게 아편유사제 요법이 효과가 있음을 주장하였고(Portenoy & Hagen, 1990), 최근 이들 환자의 치료법에서도 사용이 많이 늘어났다. 최근 일부 연구에 따르면 비암성 통증 중 우울증, 불안, 약물 남용 등의 문제를 동반하는 경우 아편유사제를 처방하는 경향이 많은 것으로 보고되고 있다(Sullivan et al, 2006).

약물 남용의 주요한 특징은 반복되고 유의미한 부정적인 결과의 특징을 보이는 부적절한 약물 사용 패턴이다. 이러한 행동은 손상된 역할 기능(impaired role function), 신체적으로 위험한 상황에서 약물 사용 및 법적인 문제를 포함한다(Turk & Melzack 2011). 만성 통증 환자들에서 약물 남용 발병률은 평가 인구 및 정의별 차이로 인해 다양하나, 현재

까지의 연구에 따르면 약물 남용 및 의존은 아편유사제를 투여받은 만성 통증 환자들에서 소수 발생하는 것으로 알려져 있어, 만성 통증 환자들 중 어떤 환자들이 통증 경감과 기능 개선과 같은 이득적 효과를 얻고 어떤 환자들은 남용의 위험성이 있는지에 대한 면밀한 연구가 필요할 것이다.

6) 기타 증상

스트레스가 높고 부정적인 정서 상태의 만성 통증 환자들은 신체증상에 예민한데, 파국적인 사고(catastrophic thought)를 하는 경우 통증에 대해 과각성 증상을 보이는 경향이 있다. 이러한 증상들은 건강염려증적 불안을 유발하여 질병의 경과가 더 만성적으로 진행되게 만든다. 또한 통증 및 수면 부족으로 피로회복이 되지 않아 일상생활에서 부수적인 다른 기능장애를 유발할 수 있다. 긴장성 두통이나 편두통 호소, 기타 과민성 대장 증상, 비뇨기계 증상, 악관절 통증, 인지기능의 저하, 빛이나 소리에 대해 과민한 증상 등이 있다. 또한 과거의 잘못된 진단이나 통증치료의 결과로 약물 중독이 동반될 수도 있다. 환자군 전반에 걸쳐 높은 수준의 불안, 수면장애, 질병행동과 각종 신체화 증상들이 공동석으로 관찰된다.

(1) 분노(Anger)

만성 통증 환자는 건강한 사람이나 만성적인 진단을 갖고 있지 않은 환자에 비해 분노가 더 크다. 특히 이들 환자가 보이는 분노로 인해 환자-의사간 의사소통에 문제가 발생하여 치료 예후에 안 좋은 영향을 주기도 한다. 우울이나 불안에 비해 많이 연구되지 않았으나 최근 여러 연구에서 분노와 만성 통증간의 관계를 다루고 있다. 분노는 만성 통증 환자들에게 흔한 감정이고, 최소 대략 70% 이상의 환자들이 경험한다고 볼 수 있다(Okifuji et al, 1999). 환자들이 보이는 분노 표현은 흥미로운데, 자신들의 분노에 대해 무지한 경향이 있다(Corbishley;1990, Huber;2009). 그 밖의 연구들에서 분노는 구체적인 대처 유형에 따라 통증 인식을 증가시키기도 하고 감소시키기도 한다고 보고되어 있다(van Middendorp et al, 2010).

(2) 자기연민

자기연민에 빠진 환자는 통증을 세세하게 설명하며 신음소리를 내거나 흐느낌으로써 고통을 강조한다. 이는 우울증과 구별되는 점으로, 우울증에 빠진 사람은 조용하거나 의사소통이 되지 않는 경향이 있다. 근본적으로 이기적인 성질을 가지기 때문에 자기연민에 빠진 사람들은 통증을 전략적으로 이용함으로써, 끊임없이 호소하고 자기 주위를 맴돌아야 한다고 주장하며, 주변 사람들에게 도움과 배려, 이해와 희생을 지속적으로 요구함으로써 감정적으로 힘들게 하는 경우가 많다.

(3) 무시행동

자기연민에 직접 반대되는 행동양식으로, 자신의 통증을 인정하지 않는다. 환자의 지배적 감정은 분노와 비슷한 원한이다. 분노의 실제적인 대상은 통증이지만, 이 분노는 다른 사람, 특히 통증의 원인 제공자라고 믿는 사람, 충분한 도움을 주지 않았다고 생각되는 가족들과 의사를 향한다. 환자들은 통증에 심리적인 요소가 관련되어 있다는 말을 믿지 않아 정신과 의사의 진찰을 거부하는 경우가 빈번하고, 통증을 제거할 방법이 틀림없이 있다는 믿음하에 의사의 능력과 자질을 의심하며 새로운 의사를 찾아 병원들을 전전한다. 이러한 무시행동은 통증에 대한 부적절하고 비생산적인 반응이라고 할 수 있다.

(4) 학습된 무기력과 체념

만성 통증은 통제할 수 없고 반복적이고 고통스러운 자극이기 때문에 대다수 환자에게 학습된 무기력(learned helplessness)을 일으킨다. 이 행동양식을 보이는 사람은 만성 통증 시작과 함께 부정적 자극을 개인적, 전면적, 영구적인 것으로 지각하고 생업을 포기한다. 통증이 직업을 그만두어야 할 정도로 심한 상태가 아니더라도 직업을 포기하고 시간제 근무도 모두 거절한다. 취미활동이나 친구를 만나자는 제의도 뿌리친다. 정확히 말하면 이 행동이 불행을 양성하는 것은 아니나 무기력을 양성하는 것은 분명하다. 동정심을 구하기보다는 동정을 무시하고 조용히 앓는 편을 택한다. 통증을 조절하는 것이 절대 불가능한 일이 아님에도

체념행위를 택한다는 것은 통증 외에 다른 길이 없다고 스스로 택하는 것이며 필연적으로 고통과 통증 경험을 악화시킨다.

4. 정신의학적 치료

만성 통증 환자들은 특징적인 심리적 이상을 보이지만, 어떤 심리적 이상이 통증에 영향을 주고, 통증과 연관된 어떤 인자가 심리적 이상을 유발하는 지는 분명하지 않다. 만성 통증의 발생에 영향을 주는 심리효과와 소인이 되는 인격 요인은 통증이 만성화되기 전 환자를 대상으로 한 연구에 의해 많은 정보를 얻을 수 있다. 급성통증 환자 중 소수의 환자만이 만성 통증으로 진행되기 때문에 그러한 전향성 연구에서는 많은 환자를 대상으로 해야 한다. 만성 통증은 수개월에서 수년 동안 지속되므로 만성화될 위험이 큰 환자를 미리 알아내는 것은 매우 중요하다. 처음에 통증을 유발한 요인이 무엇이었든지 간에 통증이 지속되는 한, 심리적으로 뿐만 아니라 가정 및 사회적, 직업적으로나 한 사람의 삶에 통째로 영향을 미칠 수 있다. 개인별 성격 차이, 과거 학습 전력, 현재 기분 상태, 태도, 믿음 등이 통증에 영향을 줄 수 있지만, 실제 치료에서는 이러한 것들을 고려하지 않는 경우가 흔하다. 심리적 요인이 비록 환자 고통의 주범이 아니더라도 심리사회적 요인은 환자의 통증 경험에 큰 영향을 줄 수 있다.

통증에 대한 가장 이상적인 치료는 원인을 제거하는 것이다. 하지만 많은 경우에 있어 원인을 알고 치료를 시작한다고 해도 통증이 사라지는 데에는 시간이 걸린다. 더군다나 병의 경중과 상관없이 통증이 심하므로 신속하고 효과적인 통증치료가 필수적이다.

1) 지지적 정신치료(Supportive psychotherapy)

많은 경우 환자들은 의료진이 자신의 병에 대해 신경을 쓰지 않는다고 불평한다. 의사가 환자와 공감하고 환자의 증상이 꾸며낸 것이 아닌 진짜임을 인정할수록 부정적인 반응과 방어적인 태도를 없앨 수 있다. 지지적 정신치료는 가장

널리 사용하는 정신치료로 환자의 약해진 자아를 지지해 줌으로써 현실생활과 파생된 문제들을 보다 잘 이겨내어 환자가 좋은 기능을 유지할 수 있도록 돕는 치료법이다. 대개 약물치료와 병행해서 시행하며, 주로 환자가 갖고 있는 현실적인 문제들을 다뤄 현실생활에 잘 적응할 수 있도록 한다. 지지적 정신치료의 목표는 증상 완화와 개선이며 발병 전의 기능 회복으로 주어진 환경에서 최대의 기능을 발휘하도록 돕는 것이므로, 비기능적 행동을 줄이고, 주관적 정신적 고통을 줄이며, 좋은 점과 대처 기술을 개발하고 환경적 지지의 이용능력을 조장한다. 또한 환자의 자율성을 극대화하여 가능한 최고의 독립성을 성취하도록 한다(대한신경정신의학회 2005). Burk (1997)는 병원은 신체적인 치유뿐만이 아니라 영혼의 치유에 초점을 두어야 하고, 한 사람이 지니고 있는 질병이 어떤 것인가를 아는 것보다도, 그 질병을 지니고 있는 사람이 어떤 사람인지를 아는 것이 더 중요하다고 지적하였다. 임상의의 태도와 치료에 대한 진정한 신뢰가 환자의 순응도에 큰 영향을 미친다는 점을 유념하고, 정신과적 평가와 치료를 통해 환자의 잠재적 정신 병리와 심리상태 등을 확인함으로써 치료효과를 더 높일 수 있다. 외과적 치료를 받는 환자가 치료효과가 도움이 될 것이라는 믿음과 적극적인 태도를 갖는 것은 더 나은 예후를 보이므로 권장될 만하다.

2) 인지행동요법(Cognitive behavioral therapy)

인지행동요법은 불안, 우울, 공포증 등을 비롯한 많은 정신과적 질환에서 사용되는 방법이다. 인지행동 관점을 특징짓는 5가지 일반가정은 다음과 같다(Turk & Flor, 2006).

(1) 사람들은 수동적인 반응자가 아닌 능동적인 정보의 산출자이다.

(2) 칭찬이나 기대와 같은 생각들이 기분을 유발하거나 조절할 수 있고 생리적 과정에 영향을 미치며 환경에 영향을 주고 행동의 유인자극으로 기능한다. 바꾸어 말하면, 기분, 생리학, 환경 요소 및 행동은 사고과정에 영향을 미칠 수 있다.

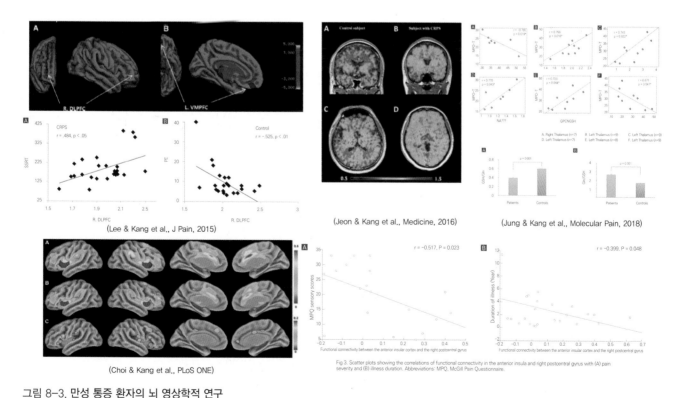

(Lee & Kang et al., J Pain, 2015)

(Jeon & Kang et al., Medicine, 2016)

(Jung & Kang et al., Molecular Pain, 2018)

(Choi & Kang et al., PLoS ONE)

Fig 3. Scatter plots showing the correlations of functional connectivity in the anterior insula and right postcentral gyrus with (A) pain severity and (B) illness duration. Abbreviations: MPQ; McGill Pain Questionnaire.

그림 8-3. 만성 통증 환자의 뇌 영상학적 연구
fMRI를 이용한 뇌구조적 이상뿐만 아니라, PET/MRS를 이용하여 만성 통증 환자에게서 neuroinflammation이 중요한 병리로 작용함을 규명하였으며, resting state MRI를 이용하여 insula 영역의 뇌연결성 이상에 관한 결과가 보고되었음

(3) 행동은 사람과 환경 요소에 의해 호혜적으로 결정된다.

(4) 사람들은 생각, 감정, 행동의 보다 적응된 양식을 학습할 수 있다.

(5) 사람들은 잘못 적용된 사고, 감정 및 행동을 바꾸는 데에 능동적 주체로서 포함될 수 있으며 그래야만 한다.

통증에는 감각적 현상뿐만 아니라 인지적, 감정적, 행동적 인자도 포함되므로, 통증치료에도 인지행동요법은 사용될 수 있다. 통증 때문에 생기는 부정적인 생각들을 없애고 마음의 안정을 찾게 해주며, 평가, 칭찬, 믿음, 기대 등 인지적 인자들이 통증을 약화 혹은 호전시키는 역할을 하여 치료반응에 영향을 준다. 국내외 여러 통증치료 센터들에서 이런 광범위한 심리치료를 병용하고 있다.

통증 대처(coping)는 애착 행동이나 정신내적 방어 등을 통합하는 용어로서, 교육만 시키는 것보다는 인지-행동적 통증에 맞서는 기술 개발이 통증 극복에 더 효과적이다(Keepe & Williams 1990). 대처(coping)의 심리적 측면은 통증에 대한 자신의 자율성에 대한 자각과 타인의 보살핌을 받는 것에 대한 갈등을 포함한다.

인지치료의 구체적인 단계는 다음과 같다(신우용 외, 2007).

(1) 통증에 대한 초기 평가: 장애에 영향을 미치는 정신사회적, 행동적 요인들이 평가되며 재활을 방해하는 요인들도 확인한다.

(2) 통증에 대한 재개념화: 인지행동요법의 핵심은 치료과정 중에 통증에 대한 새로운 개념을 갖게 만드는 것이다. 통증의 감각적 측면만 중시하는 종래의 개념에서 인지적, 감정적, 사회 환경적 요소를 모두 포함하는 다면적 관점으로 통증에 대한 환자의 생각을 바꾸는 것이 중요하다. 이러한 과정을 통해 환자들은 통증이 완전히 사라지지 않는다고 하더라도 삶을 효과적으로 조절할 수 있도록 교육받게 된다.

(3) 통증감소를 위한 기술의 습득과 강화: 통증에 기여하는 주변 환경에 대한 환자의 반응을 변화시키며, 대처 기술을 촉진시키고 부적응적 해석을 변화시키며 스트레스에 기여할 수 있는 인자를 변화시킨다.

(4) 최종 연습과 적용 훈련: 다양한 기술을 배우고 난 후 가상의 상황을 만들고 자신이 배운 기술을 이용하게 된다.

(5) 일반화와 유지: 기술의 습득과 연습단계 후 환자는 발생할 수 있는 어려움을 확인하고 여러 환경에서 사용할 수 있는 다양한 기술을 시험해 보도록 격려된다. 이런 기간 중에 환자는 문제 되는 상황을 고려해서 어려움을 어떻게 다룰지에 대한 답안이나 계획을 도출해내게 된다.

3) 바이오피드백(Biofeedback)

바이오피드백은 bio(생체)와 feedback(제어)이라는 단어의 합성어이며, 생체의 신경 및 생리 상태를 알기 쉬운 어떤 자극 정보로 바꾸어 뇌 생체에 전달하는 시스템이다. 심박수, 근육긴장, 호흡, 발한, 피부온도, 혈압과 심지어 뇌파와 같은 자동신체기능을 스스로 조절하도록 가르치는 훈련법으로, 이런 기능 조절 방법을 배움으로써 환자의 의학적 상태를 개선하고 만성 통증을 경감시키며 스트레스를 줄이거나 신체적 또는 정신적 성취를 개선시킬 수 있다. 바이오피드백 훈련을 받는 동안, 몸에 부착된 감지기는 맥박, 피부온도, 근육긴장, 뇌파패턴 또는 일부 다른 생리적 기능의 변화를 발견한다. 이런 변화는 비디오 화면에서 패턴의 변화를 유발하여 소리, 번쩍이는 불빛, 생리적 변화가 발생하였음을 알려준다. 환자는 신체의 자동신체기능을 의식적으로 조절함으로써 신호를 변화시키는 것을 배울 수 있게 된다. 이것은 교육적인 훈련과정으로서 뇌 생리적인 반응 변화를 깨닫고 조절하는 방법을 배우는 것은 충분한 연습을 요구하는데, 연습을 통해 인지, 집중, 스트레스 등에 대한 개인별 신경생리적인 패턴들과 반응들에 대하여 잘 알게 되고 능숙하게 조절하는 방법을 배움으로써 통증치료에 도움을 받을 수 있다. 이러한 바이오피드백을 이용한 통증 경감 효과는 성인뿐만 아니라 만성 통증으로 고통 받는 어린이와 젊은 청년들에게서도 유의미하게 나타났으며(Goddard, 2011), 섬유근육통환자들에게 근전도 바이오피드백을 시행한 결과 유의미한 상태호전이 관찰되었고(Babu et al, 2007), 뇌전도(EEG) 바이오피드백을 시행한 연구에서도 유연성과 통증, 피로감에서 모두 유의미한 개선을 보였다(Caro et al, 2011).

4) 마음챙김명상(Mindfulness-based meditation) 요법 (그림 8-4)

통증 완화를 위한 마음챙김명상은 최근 들어 각종 고통을 해소하기 위한 좋은 수단으로 인식된다. 연습을 통해 부작용 없이 통증을 완화하는 데 도움을 얻을 수 있다. 명상으로 통증을 치료하는 장점 중 하나는 기타 약물 복용으로 인한 문제점을 발생시키지 않는다는 점이다. 장기간 다량의 약물을 복용하는 것은 약물중독 또는 건강상의 문제를 야기할 수 있기 때문이다.

또한 명상은 다양한 신체적 반응을 덜어준다는 장점이 있다. 통증 발생 시 신체는 대개 아드레날린과 충돌을 일으키는데, 완화와 휴식을 위해 명상을 할 경우 전체적인 반응과 고통 완화에 도움이 된다. 만성 통증 환자들은 혈압상승과 통증으로 고통받으며 불안 증세에 시달리는 경우가 많은데,

명상은 이러한 불안 수준을 실제로 줄일 수 있으며 혈압을 떨어뜨리는 효과가 있다.

명상이 정서조절과 스트레스 해소에 중요한 역할을 한다는 것은 연구결과로도 증명된 바 있다. 명상수련을 정기적으로 받은 사람들과 명상 수련을 받은 경험이 없는 대조군의 스트레스 정도, 긍정적/부정적 정서 강도, 혈중 도파민 수치를 비교한 결과, 명상수련군이 대조군에 비해서 스트레스 수치가 통계적으로 유의미하게 낮았고 긍정적 정서와 혈중 도파민 수치는 대조군에 비해서 통계적으로 유의미하게 높았다(Jung et al, 2010). 또한 명상은 주의집중과 감정을 관장하는 신경계 과정의 기능적 및 구조적 가소성을 변화시킬 뿐만 아니라, 회질과 백질 모두에 유의한 구조적 변화를 초래한다(Kang et al, 2012).

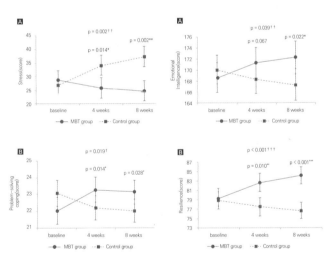

(Jung & Kang et al., Plos One, 2016)

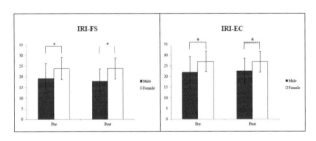

Figure 1. Gender differences in empathic abilities before and after cognitive-behavioral therapy

IRI = Interpersonal Reactivity Index, FS = Fantasy Scale, EC = Empathic Concern. (Lim & Kang et al., Medicine)
* P < 0.05.

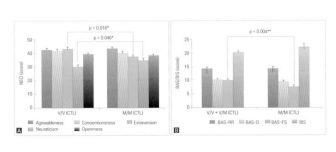

(Jung & Kang et al., Psychiatry investig, 2016)

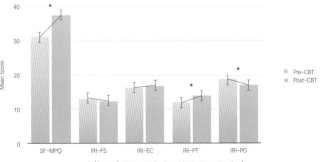

(Song & Kang et al., Psychiatric Investigation)

그림 8-4. 몸-마음 상호작용에 기반한 치료법 연구
정상인을 대상으로 한 명상연구와 통증 환자를 대상으로 축적된 임상경험 및 연구결과를 바탕으로 하여 몸-마음 상호작용을 기반으로 한 치료법이 개발되고 있음. 최근 몸-마음 상호작용을 기반으로 한 치료를 정상인 및 환자군에게 적용하여 효과를 검증한 바 있음

최근 들어 심신교호작용(mind-body interaction)에 대한 관심이 높아짐에 따라 명상의 통증 개선 효과에 대한 과학적 연구들도 발표되고 있다. 만성적인 섬유근육통, 골관절염, 류마티스 관절염, 요통 등에서 마음챙김(mindfulness), 기공(Qigong), 태극권(Taichi) 등의 명상 요법의 통증 개선 효과가 보고된 바 있으며(Kozasa et al. 2011; Liu et al. 2012), 편두통과 극심한 두통으로 고생하는 환자들에서도 통증이 호전되는 결과를 보였다(Wells et al, 2011). 또한 마음챙김에 근거한 스트레스 경감(mindfulness-based stress reduction) 프로그램과 통합적 통증 개입(multidisciplinary pain intervention) 프로그램이 만성 통증 환자들의 기분(mood), 통증 강도, 통증과 관련된 고충(distress), 삶의 질 등에 미치는 효과를 알아본 결과, 환자들 모두에서 통계적으로 유의미한 통증 강도 및 통증 관련 고충 개선 효과가 나타났으며, 전반적인 결과에서 두 프로그램 사이의 통계적으로 유의미한 차이는 없는 것으로 조사되었다(Wong et al, 2011).

현대의 통증관은 통증 지각이 생리적·심리적·사회적 요인으로부터 형성된다고 본다. 통증에 대한 민감성과 통증의 표현양상은 신경의 생리적 상태, 정서 상태, 성격, 문화적 요소 등의 영향을 받으므로, 통증을 올바로 이해하고 치료하기 위해서는 통증의 발생 원인이나 기전에 따라 각각을 분리하여 생각할 것이 아니라 몸과 마음 모두를 고려해야 한다. 특히 6개월 이상 지속되는 만성 통증 환자들은 불안이나 통증과 관련된 생리적 반응 위주인 급성 통증과는 달리 우울증 등 정신과적 장애가 동반되기 쉽고 분노 감정이 많아지며 직업상 문제를 겪는다. 이제는 통증을 복합적인 측면에서 차단할 수 있는 종합적 통증 프로그램과 치료법의 개발이 기대되는 시점이다. 미래의 치료법은 뇌의 통증 지각과 조절을 공략하는 데에 초점을 둘 것으로 기대된다. 취약한 통증 조절 시스템을 규칙적인 연습을 통해 강화함으로써, 통증에 대한 주의를 바꾸고, 통증에 대한 평가를 바꾸며, 자극에 대한 인식을 바꾸는 전략 훈련을 통해 통증을 완화하는 효과를 얻을 수 있을 것으로 전망한다.

참고문헌

대한신경정신의학회. 신경정신의학. 둘째판. 중앙문화사. 2005, 242-315.

신우용, 유범희. 통증과 스트레스. 정신신체의학. 2007, 15(1), 29-34.

Alschuler KN, Otis JD. Coping strategies and beliefs about pain in veterans with comorbid chronic pain and significant levels of posttraumatic stress disorder symptoms. European Journal of Pain. Volume 16, Issue 2, pages 312-319, February 2012.

Apkarian AV, Hashmi JA, Baliki Pain and the brain: specificity and plasticity of the brain in clinical chronic pain. Pain. 2011 Mar;152(3 Suppl):S49-64. Epub 2010 Dec 13. Review.

Asmundson GJ, Norton GR, Allerdings MD. Fear and avoidance in dysfunctional chronic back pain patients. Pain 1997;69:231-6.

Babu AS, Mathew E, Danda D, Prakash H. Management of patients with fibromyalgia using biofeedback: a randomized control trial. Indian J Med Sci. 2007 Aug;61: 455-61.

Baliki MN, Schnitzer TJ, Bauer WR, Apkarian AV.Brain morphological signatures for chronic pain. PLoS One. 2011; 6:e26010. Epub 2011 Oct 13.

Beckers S, Kleinböhl D, Klossika I, Hölzl R. Operant conditioning of enhanced pain sensitivity by heat-pain titration. Pain 2008;140:104-14.

Belar, C. D. & Deardorff, W. (1996). Clinical health psychology in medical settings: A practitioner's guidebook. American Psychological Association.

Bonica JJ. The management of pain. 2nd ed, Lea & Febiger, Malvern, 1990.

Breivik, H., Collett, B., Ventafridda, V., Cohen, R., & Gallacher, D. Survey of chronic pain in Europe: prevalence, impact on daily life, and treatment. European journal of pain, 10(4):2006:287.

Burk, L. Hospitals should focus on spiritual as well as physical healing. In The Chronicles 1997:19.

Campbell, L. C., Clauw, D. J., & Keefe, F. J. Persistent pain and depression: a biopsychosocial perspective. Biological psychiatry 54(3):2003:399-409.

Caro XJ, Winter EF. EEG biofeedback treatment improves certain attention and somatic symptoms in fibromyalgia: a pilot study. Appl Psychophysiol Biofeedback. 2011;36:193-200.

Chris J Main & Amanda C de C Williams. Musculoskeletal

pain. BMJ. 2002 September 7; 325(7363):534-7.

Clark JA, Brown CA, Jones AK, El-Deredy W. Dissociating nociceptive modulation by the duration of pain anticipation from unpredictability in the timing of pain. Clin Neurophysiol 2008;119:2870-8.

Corbishley MA. Hendrickson R. Beutler LE. Engle D. Behavior, affect, and cognition among psychogenic pain patients in group expressive psychotherapy. J Pain Symptom Manage 1990;5:241-8.

Estlander AM, Knaster P, Karlsson H, Kaprio J, Kalso E. Pain intensity influences the relationship between anger management style and depression. Pain. 2008 Nov 30;140(2):387-92. Epub 2008 Oct 23.

Gentry WD, Bernal GAA. Chronic Pain. In: Williams R, Gentry WD, editors. Behavioral approaches to medical treatment. Cambridge, MA: Ballinger, 1977;173-82.

Gentry, W.D. Handbook of behavioral medicine. New York: Guilfored press. 1984.

Geuze E, Westenberg HG, Jochims A, de Kloet CS, Bohus M, Vermetten E, Schmahl C. Altered pain processing in veterans with posttraumatic stress disorder.Arch Gen Psychiatry. 2007 Jan;64(1):76-85.

Goddard JM. Chronic pain in children and young people. Curr Opin Support Palliat Care. 2011 Jun;5(2):158-63.

Huber A. Suman AL. Biasi G. Carli G. Alexithymia in fibromyalgia syndrome: associations with ongoing pain, experimental pain sensitivity and illness behavior. J Psychosom Res 2009;66:425-33.

Jang, J. H., Park, H. Y., Lee, U. I., Lee, K. J., & Kang, D. H. Effects of Mind-Body Training on Cytokines and Their Interactions with Catecholamines. Psychiatry Investigation, 2017;14(4):483-90.

Jensen, M. P. Psychological Approaches to Pain Management: A Practitioner's Handbook 2nd ed. New York: The Guilford Press; 2002.

Jeon, S. Y., Seo, S., Lee, J. S., Choi, S. H., Lee, D. H., Jung, Y. H., ... & Kang, D. H. (2017). [11C]-(R)-PK11195 positron emission tomography in patients with complex regional pain syndrome: A pilot study. Medicine, 96(1).

Jung, Y. H., Lee, U. S., Jang, J. H., & Kang, D. H.. Effects of Mind-Body Training on Personality and Behavioral Activation and Inhibition System According to BDNF Val66Met Polymorphism. Psychiatry investigation 2016;13(3):333-40.

Jung, Y. H., Ha, T. M., Oh, C. Y., Lee, U. S., Jang, J. H., Kim, J., & Kang, D. H. (2016). The Effects of an Online Mind-Body Training Program on Stress, Coping Strategies, Emotional Intelligence, Resilience and Psychological State. PloS one, 11(8), e0159841.

Jung, Y. H., Kang, D. H., Byun, M. S., Shim, G., Kwon, S. J., Jang, G. E., & Kwon, J. S. (2012). Influence of brain-derived neurotrophic factor and catechol O-methyl transferase polymorphisms on effects of meditation on plasma catecholamines and stress. Stress, 15(1), 97-104.

Jung, Y. H., Kang, D. H., Jang, J. H., Park, H. Y., Byun, M. S., Kwon, S. J., et al. (2010). The effects of mind-body training on stress reduction, positive affect, and plasma catecholamines. Neuroscience Letters, 479(2), 138-42.

Jung Y.H., KIM, H., Jeon, S.Y., Kwon J. M., Lee, D., Choi, S. H., & Kang, D. H. Aberrant interactions of peripheral measures and neurometabolites with lipids in complex regional pain syndrome using magnetic resonance spectroscopy: A pilot study. Molecular pain 14:2018.

Kang, H.J., KIM, B.H., (1999). A Study on stress, Anxiety and Depression of the Patients Just Before Surgery. J Korean Acad Adult Nurs, 11(4), 809-19.

Kang DH, Jo HJ, Jung WH, Kim SH, Jung YH, Choi CH, Lee US, An SC, Jang JH, Kwon JS. The effect of meditation on brain structure: cortical thickness mapping and diffusion tensor imaging. Soc Cogn Affect Neurosci. 2012 Jun 8. [Epub ahead of print]

Keepe FJ, Williams DA. A comparison of coping strategies in chronic pain patients in different age groups. J Gerontol 1990;45:161-5.

Keefe FJ, Rumble ME, Scipio CD, Giordano LA, Perri LM. Psychological aspects of persistent pain: current state of the science. J Pain 2004;5:195-211.

Kim, J. H., Choi, S. H., Jang, J. H., Lee, D. H., Lee, K. J., Lee, W. J., & Kang, D. H. (2017). Impaired insula functional connectivity associated with persistent pain perception in patients with complex regional pain syndrome. PloS one, 12(7), e0180479.

Kozasa EH, Tanaka LH, Monson C, Little S, Leao FC, Peres MP. The effects of meditation-based interventions on the treatment of fibromyalgia. Curr Pain Headache Rep. 2012 Oct;16(5):383-7.

Lee, D. H., Lee, K. J., Cho, K. I. K., Noh, E. C., Jang, J. H., Kim, Y. C., & Kang, D. H. (2015). Brain alterations and neurocognitive dysfunction in patients with complex regional pain syndrome. The Journal of Pain, 16(6), 580-6.

Lee, D. H., Park, H. Y., Lee, U. S., Lee, K. J., Noh, E. C., Jang, J. H., & Kang, D. H. (2015). The effects of brain wave vibration on oxidative stress response and psychological symptoms. Comprehensive psychiatry, 60, 99-104.

Lee, D. H., Noh, E. C., Kim, Y. C., Hwang, J. Y., Kim, S. N., Jang, J. H., & Kang, D. H. (2014). Risk factors for suicidal ideation among patients with complex regional pain syndrome. Psychiatry investigation, 11(1), 32-8.

Lee, W. J., Choi, S. H., Jang, J. H., Moon, J. Y., Kim, Y. C. Noh, E., ... & Kang, D. H. (2017). Different facial pain expression patterns in complex regional pain syndrome evaluated by mental rotation of faces. Medicine (in press).

Liedl A, O'Donnell M, Creamer M, Silove D, McFarlane A, Knaeversrud C, Bryant RA. Support for the mutual maintenance of pain and post-traumatic stress disorder symptoms. Psychol Med 2010;40:1215-23.

Lethem J, Slade PD, Troup JDG, Bentley G. Outline of a fear-avoidance model of exaggerated pain perception. Behav Res Ther 1983;21:401-8.

Mutschler I, Ball T, Wankerl J, Strigo IA. Feeling hurt and hurt feelings: Evidence for functional reorganization of the insula in major depression. Neurosci Lett. 2012 Apr 6. [Epub ahead of print]

Okifuji A, Turk DC, Curran SL. Anger in chronic pain: investigations of anger targets and intensity. J Psychosom Res 1999;47:1-12.

Portenoy RK, Hagen NA. Breakthrough pain: definition, prevalence and characteristics. Pain. 1990 Jun;41(3): 273-81.

Shin, N. Y., Kang, D. H., Jang, J. H., Park, S. Y., Hwang, J. Y., Kim, S. N., & Kim, Y. C. (2013). Impaired recognition of social emotion in patients with complex regional pain syndrome. The Journal of Pain, 14(11), 1304-09.

Smith BW, Tooley EM, Montague EQ, Robinson AE, Cosper CJ, Mullins PG. Habituation and sensitization to heat and cold pain in women with fibromyalgia and healthy controls. Pain 2008;140:420-8.

Sohn, H. S., Lee, D. H., Lee, K. J., Noh, E. C., Choi, S. H., Jang, J. H., ... & Kang, D. H. (2016). Impaired Empathic Abilities among Patients with Complex Regional Pain Syndrome (Type I). Psychiatry investigation, 13(1), 34-42.

Song, M. K., Choi, S. H., Lee, D. H., Lee, K. J., Lee, W. J., & Kang, D. H. Effects of Cognitive-Behavioral Therapy on Empathy in Patients with Chronic Pain. Psychiatry investigation 15(3):2018:285.

Sullivan MD, Edlund MJ, Zhang L, Unützer J, Wells KB. Association between mental health disorders, problem drug use, and regular prescription opioid use. Arch Intern Med. 2006 Oct 23;166(19):2087-93.

Turk DC, Flor H. The cognitive-behavioral approach to pain management. In:McMahon S, Koltzenburg M, editors. Wall & Melzack's textbook of pain. London: Elsevier, 2006. 339-48.

Turk DC, Melzack R. Handbook of Pain Assessment. 3rd edition. New York: The Guilford Press, 2011;3-542.

van Middendorp H, Lumley MA, Moerbeek M, Jacobs JW, Bijlsma JW, Greenen R. Effects of anger and anger regulation styles on pain in daily life of women with fibromyalgia: a diary study. Eur J Pain 2010; 14: 176-82.

Wells RE, Bertisch SM, Buettner C, Phillips RS, McCarthy EP. Complementary and alternative medicine use among adults with migraines/severe headaches. Headache. 2011;1(7):1087-97.

Wong SY, Chan FW, Wong RL, Chu MC, Kitty Lam YY, Mercer SW, Ma SH. Comparing the effectiveness of mindfulness-based stress reduction and multidisciplinary intervention programs for chronic pain: a randomized comparative trial. Clin J Pain. 2011;27(8): 724-34.

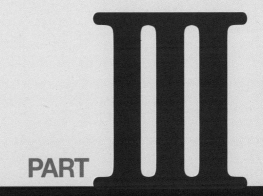

PART **III**

통증의 임상각론
Clinical Situations of Pain

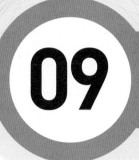
대상포진(herpes zoster, shingles)은 대개 어렸을 때 앓았던 수두-대상포진 바이러스(varicella-zoster virus, VZV)가 몸속 신경절(등쪽신경절, 뇌신경절, 자율신경절)에 잠복하여 있다가 면역력이 저하되면서 재활성화되어 발생하는 급성 감염 질환이다. 대부분 특정 피부분절을 따라 발진과 통증을 일으키고 가장 흔한 합병증은 대상포진후신경통(postherpetic neuralgia)으로 수개월에서 수년 이상 지속되기도 한다. 대상포진은 평생 유병률을 기준으로 3명당 1명꼴로 발생하는 것으로 알려져 있으며 상당수의 환자들에게 급, 만성 통증에 의한 고통과 장애를 초래하고 있다. 항바이러스제의 적절한 사용과 조기의 적극적인 통증 관리는 급성기 대상포진의 치료와 합병증 방지에 도움이 되며, 대상포진 백신의 사용은 대상포진 유병률 및 대상포진후신경통 이행률을 감소시켜 대상포진과 관련된 고통을 줄이는 데 공헌할 것으로 기대된다. 그러나 대상포진 발생률은 전세계적으로 지속적으로 증가하고 있고, 급성기 통증의 치료가 항바이러스제만으로 해결되지 않는 경우가 많으며 합병증을 충분하게 방지하지는 않는다. 따라서, 대상포진을 예방하고, 급성기 통증을 강력하게 치료하며, 만성으로 이행되는 경우(대상포진후신경통)를 최소화할 뿐만 아니라 대상포진후신경통으로 진행된 경우 통증을 조절하고 재발률을 낮추기 위해 더 많은 연구가 필요하다.

1. 대상포진(Herpes Zoster, Shingles)

수두-대상포진 바이러스의 일차감염이 급성으로 전신에 확산되어 나타나는 것이 수두(varicella, chickenpox)이며, 신경절에 잠복해 있던 이 바이러스가 재활성화되어 국소적으로 신경절의 피부분포에 따라 발진과 통증을 동반한 감염이 발생하는 것이 대상포진이다(그림 9-1).

1) 역학

수두-대상포진 바이러스 재활성화의 원인은 아직 확실치 않으나 수술(골수이식)이나 외상, 방사선 치료나 면역 억제제의 투여 및 화학 요법, 악성종양, 결핵, 매독, 말라리아, AIDS 등의 감염 등이 유발 인자로 작용한다. 또한 긴장과 스트레스가 많은 생활도 바이러스의 재활성 요인이 된다.

대상포진의 발생 빈도는 보고자에 따라 차이가 많으나 전세계적으로 계절이나 남녀 성별 구별 없이 연간 인구 1,000명당 3-10명 정도가 발병하고, 연령 증가에 따라 빈도는 현저히 증가한다. 10세 이하의 어린이에서는 1,000명당 0.74명, 20-50세의 성인에서는 1,000명당 2.5명, 60세 이상에서는 1,000명당 7.2-11.8명의 발생 빈도를 보고하였다. 2011년 한국 건강보험심사평가원 자료는 연간 인구 1,000명당 10.4명 정도가 발병(여자가 12.6명, 남자 8.3명)하고 10세 이하의 어린이에서는 1,000명당 2.0명, 20-50세의 성인에서는 1,000명당 24.3명, 60세 이상에서는 1,000명당 60.7명의 발

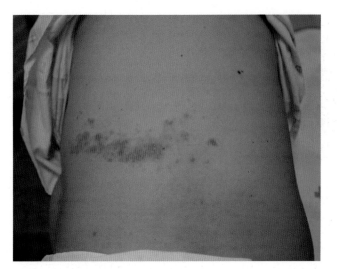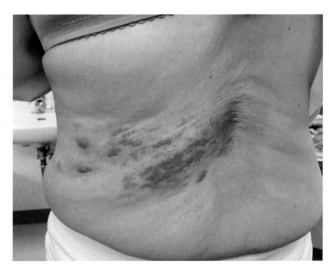

그림 9-1. 급성 대상포진

생 빈도를 보였다.

　최근의 연구에서 대상포진의 위험인자로는 여성, 인종/민족, 가족력, 류마티스관절염과 전신성홍반성루푸스 등 자가면역 질환, 천식, 당뇨, 만성폐쇄성폐질환 등과 같은 동반 질환이 관계가 있었다.

　노인에서는 수두-대상포진 바이러스에 대한 세포성 면역이 선택적이고 점진적인 감소를 보이므로 대상포진의 발병과 합병증이 증가되는 것으로 생각되며, 실제로 대상포진이 발생한 환자의 3분의 2가량이 60세 이상이라고 보고되었다. 또한 T-림프구 대식세포성(T-lymphocyte macrophage-mediated) 면역체계 결핍 환자는 바이러스 확산이 보다 민감하여 신경절-신경-피부분절 단위의 범위를 벗어나 내장이나 신경계의 합병증 등을 일으킬 수 있다.

　대상포진 바이러스의 전염 및 확산은 주로 최초의 수두 감염 시에 이루어지나, 잠복성 또는 재활성화한 수두-대상포진 바이러스도 감염을 일으킬 수 있다. 대상포진 발병 시 수포가 있는 동안에는 전염을 일으킬 수 있다.

2) 증상

　피부 발진과 통증이 주요 증상이다. 호발 부위(표 9-1)는 흉추신경 피부분절부위에 가장 많이(50% 이상) 발생하고, 뇌신경(특히 삼차신경의 안신경분지), 경추, 요추 및 천추신경 피부분절부위 등의 순서로 발생한다. 거의 모두 편측

성이나 1% 미만에서 양측에 발생하기도 한다. 재발은 1-8% 환자에서 일어나고, 여성, 면역억제 상태, 통증이 30일 이상 지속된 경우에서 재발률이 증가하였다. 재발 시에 50%에서 지난번의 발진 위치와 같은 장소에 발생한다.

표 9-1. 급성 대상포진의 발생 부위 및 빈도

부위	빈도(%)
흉추신경	50-70
삼차신경	10-20
경추신경	10-20
요추신경	10-20
천추신경	2-8
양측성	<1
재발	1-8
동일부위 재발	50

(1) 전구증상

　대상포진의 초기 증상은 매우 다양하기는 하나 대개는 발열, 권태감, 독감 증상, 두통, 구역, 목의 경직 등의 전구증상이 나타난다. 일부에서는 통증이 동반되기도 하는데 양상은 피부의 가려움, 얼얼한 느낌, 감각이상(paresthesia), 감각장애(dysesthesia), 작열통, 천자통, 전격통(lancinating pain)의 형태로 나타나기도 한다. 이러한 전구증상은 바이러스가 복제되기 시작함에 따라 나타나는 염증반응에 의한 것으로 생각되는데 주로 피부 발진 발생 3-7일 전부터 발생

한다. 소수에서는 발진 발생 전 일주일 이상 통증을 느끼기도 하고, 아주 드물게 전구증상으로 통증이 100일 이상 지속되는 경우도 있다. 이처럼 전구증상이 길게 나타나는 환자에서는 대상포진을 진단하지 못하여 다른 원인을 찾기 위한 여러 가지 검사를 받게 되는 경우가 많다. 예를 들어, 눈대상포진 환자에게 녹내장 검사를 한다거나 흉복부에 발생한 환자에서 협심증, 콩팥 급통증(renal colic) 또는 담낭염 등을 의심하여 갖가지 내과적 검사를 시행하기도 하고 요천추부 피부 분절에 발생한 통증을 좌골신경통으로 생각하여 척추 MRI촬영을 하는 경우 등이 있다.

(2) 피부발진

침범한 지각신경분포를 따라 띠 모양으로 나타나고 보통 편측성이고 중앙선을 넘지 않는다. 처음에 국소적인 홍반, 종창, 구진이 발생하고 이어서 홍반 위에 군집한 수포가 생기며 약 3일째 수포는 농포로 변하고 7-10일째 가피로 된다. 수포의 일부는 터지지 않고 그대로 마르고 일부는 출혈성 또는 괴사성으로 되며 악성 질환을 앓고 있는 사람에서는 대수포가 생기기도 한다. 평균 발진 기간은 약 2-3주일이다.

(3) 통증

통증은 감염된 신경에 해당하는 부위에 피부발진보다 먼저 시작되기도 하고 함께 나타나기도 한다. 가려움, 이상감각 또는 불쾌감 등이 동반되기도 하는데 처음에는 가볍게 시작하여 점차 심해지고 지각과민, 통각과민 등의 증상이 나타나며 의복과 접촉 시에 통증의 강도가 증가한다. 그 양상은 지속적이거나 간헐적일 수 있고, 타는 듯, 찌르는 듯, 또는 전기가 오는 것 같은 느낌 등 다양하게 나타난다. 통증이 심할 경우 정상적인 생활을 영위할 수 없으며 진통제의 투여가 필수적이 된다. 이런 통증은 대부분 발진이 치유될 때를 전후하여 점차 소실되지만 일부에서는 이후에도 통증이 지속된다.

(4) 임상적 변이

① 전신 포진(Herpes zoster generalisatus)

쇠약한 노인, 악성종양, 후천성면역결핍증 환자 등에서 대상포진이 신경분절을 따라 나타난 후 전신에 수두형 발진이 생기는데 가끔 이들 수포는 출혈성이나 괴사성일 수 있고 발열, 두통, 수막 자극 증상이 나타날 수 있다.

② 눈대상포진(Herpes zoster ophthalmicus)

제5 뇌신경의 눈신경 부분이 침범된 경우로 각막의 수포 및 궤양으로 실명할 수도 있다. 이유는 알 수 없으나 제5 뇌신경의 다른 가지인 위턱신경이나 아래턱신경보다 눈신경에서 다섯 배 더 많이 발생한다. 이마나 위눈꺼풀에 발생한 특징적인 병변으로 알 수 있으며 이 중 절반 가량에서 눈의 문제가 발생하므로 반드시 안과적 검사와 치료를 받게 해야 한다.

③ 귀대상포진(Herpes zoster oticus, Ramsay Hunt 증후군)

수두 바이러스가 안면신경 및 청신경, 즉 슬신경절(geniculate ganglion)을 침범함으로써 동측에 안면마비, 귀앓이, 안구진탕증이 나타나는 것을 말한다. 외이의 신경 지배는 복잡하여 제5, 9 및 10 뇌신경이나 제2, 3 경추신경이 이환된 경우에도 귀와 관련된 증상이 나타날 수 있다.

④ 천골 대상포진(Sacral zoster)

제3 천골신경절 혹은 드물게 제2, 4 천골신경절에 대상포진이 생기는 경우 신경원성 방광이 발생할 수 있다.

⑤ 무발진 대상포진(Zoster sine herpete)

피부 발진 없이 피부분절의 통증만 지속되는 경우를 말한다. 이 경우 다른 질환을 배제해야 하고 환자의 혈액과 뇌척수액에서 수두-대상포진 바이러스 DNA를 발견할 수 있으나, 임상적으로 초기에 이와 같은 검사가 이루어지기 어려우므로 확진이 내려지기가 어렵다.

3) 진단

대상포진의 진단은 대부분 특징적인 피부발진, 동반된 통증 등의 임상양상으로써 이루어진다. 임상양상이 비전형적이거나 단순헤르페스(herpes simplex)와의 감별이 어려운 경우 등 필요에 따라 검사실 검사를 시행하여 확진할 수 있다.

(1) 검사실 검사

① 바이러스 배양

세포배양을 통해 바이러스를 분리하여 관찰하는 방법으

로 1-2주가 소요되며 민감도가 낮고 특이도는 높은 방법이다. 의심되는 경우, 검사 결과를 기다리기 위해 치료를 늦추지 않는 것이 좋다.

② 직접 면역형광측정

소요시간이 짧아 3시간 내에 가능하며 민감도가 90% 정도이고 특이도도 높다. 그러나 수포기가 지나면 민감도가 낮아진다.

③ 바이러스 DNA검사

중합연쇄반응(polymerase chain reaction)을 이용해 수포액이나 피부조직으로부터 DNA를 발견하는 방법으로 하루 정도 소요되며 가피에서도 가능하고 민감도와 특이도가 거의 100%에 달한다는 장점이 있으나 가격이 비싸다.

④ 생검(Biopsy)

조직학적 소견을 통해 진단할 수 있으나 시행되는 경우는 매우 드물다.

⑤ 기저 질환에 대한 검사

필요에 따라 HIV나 암 등에 대한 검사를 시행할 수도 있다.

(2) 감별 진단

피부발진이 나타나기 전에 대상포진을 진단하기는 매우 어렵다. 많은 경우에 심장 질환, 흉막염, 흉막 통증, 갈비연골염(costochondritis), 티체증후군(Tietze' syndrome), 심장막염(pericarditis), 급성 및 아급성 복부 질환, 충수염, 허탈된 추간판, 신경병증, 근근막통 및 기타 피부 질환 등과 감별이 요구된다.

단순헤르페스와도 감별이 어려운 경우도 있다. 단순헤르페스는 특징적으로 주로 젊은 여자에 type 1 (orofacial)이나 type 2 (genital)의 형태로 자주 재발하여 발생하나, 대상포진은 대개 수두 감염의 병력이 있는 나이 든 사람에 일회성으로 발병한다. 또한 단순헤르페스는 대상포진에 비해서 통증 등의 증상도 가볍고, 피부 환부도 적으며, 피부 분절의 일부에 국한하고, 대상포진후신경통으로의 이행은 없다.

4) 통증의 기전

전구기 동안 재활성화된 수두-대상포진 바이러스의 증식과 확산으로 감각신경절의 염증과 세포괴사가 나타나며 이

는 원위부 쪽 말초신경과 피부로, 근위부 쪽 후근과 척수로 진행된다. 말초신경과 신경절내 신경세포의 급성손상은 구심성 신호를 유발하여 전구기 통증을 일으키며 척수후각의 2차 신경세포의 생리학적 변화를 초래하게 된다.

수두-대상포진 바이러스에 의한 피부염증은 말초 감각 수용체의 활성화와 감작화를 일으켜 통증신호의 증폭으로 지속적인 피부 통증을 초래하고, 대상포진의 전구기와 초기 증상 기간 동안의 계속되는 구심성 신호에 의해 흥분성 아미노산 신경펩티드의 분비로 흥분성 손상을 일으켜 척수후각의 억제성 신경세포의 소실을 초래한다. 또한 척수와 신경절, 말초신경의 손상은 다른 중요한 결과를 초래하는데, 손상된 신경세포는 자발적인 활성화가 일어나고 말초자극과 교감신경자극에 과감작을 일으킨다.

대상포진후신경통으로 진행되어 가는 이러한 형태적, 기능적인 변화로 전구기 및 초기 통증의 심도와 신경통의 발생을 억제하기 위한 항바이러스제 치료의 실패를 설명할 수 있다.

5) 치료

치료의 목표는 초기감염의 확산과 기간 및 중증도의 감소, 다른 부위로의 전파 방지 및 급성기의 통증조절, 이후 만성 대상포진후신경통으로의 이행을 방지하는 데 있다. 통증은 강력히 치료하여야 한다. 특히 노인 환자나 면역억제 환자 등 대상포진후신경통의 발생 빈도가 높은 환자에서는 아주 중요한 문제이다. 만일 완전한 대상포진후신경통이 발생했을 경우에는 효과적이고 확실한 치료법이 없으며 단지 많은 치료방법이 서로 다른 치료 효과율을 보고하고 있을 뿐이다 (표 9-2).

(1) 항바이러스제

항바이러스제 투여가 급성기의 대상포진 치료의 표준이 되고 있다. 이 제제들은 바이러스의 복제 억제 및 확산 기간의 단축, 발진 치유 촉진, 급성 통증의 기간과 정도를 감소시키는 효과가 있다. 대상포진 환자들에서 가장 문제가 되는 것은 통증의 만성화 즉 대상포진후신경통의 발생이며 특히 면역 억제가 있는 환자일수록 더욱 위험성이 높다. 그러

표 9-2. 급성 대상포진의 약물 치료

약제	용량	부작용	비고
항바이러스제			
Famciclovir	250-300 mgX3회/일X7일		심한 면역저하, 전신대상포진: acyclovir 10 mg/kg/8시간 정주
Valacyclovir	1 gX3회/일X7일	혈전혈소판감소자색반병, 용혈요독증후군	
Acyclovir	800 mgX5회/일X7-10일	신경독성, 신독성	
스테로이드			
Prednisolone	1주차: 60 mg/일 X7일 2주차: 30 mg/일 X7일 3주차: 15 mg/일 X7일	위장관 곤란, 구역, 기분 변화, 부종	항바이러스제와 함께 투여해야 함 대상포진후신경통 예방효과 없음
통증 치료제			
Acetaminophen	300-1,000 mg/6시간	장기간 투여 시 간독성	노인에서는 하루 2,600 mg 제한
NSAIDs	Ibuprofen: 200-600 mg/6시간	위장관계 부작용, 심혈관, 신장 독성, 출혈경향	
Tramadol	50-400 mg/일	구역/구토, 변비, 졸음, 현기증, 경련, 기립성저혈압	신기능저하 환자에서는 하루 200 mg 제한
Opioids	5 mg부터	구역/구토, 변비, 졸음, 현기증	용량에 제한은 없음, 통증 강도 및 부작용 고려하여 서서히 증량
Antidepressants	10-150 mg/일	졸음, 입안건조, 흐려보임, 체중 증가, 뇨저류	심장 질환, 녹내장, 뇨저류 환자에서 특히 주의 요함
Gabapentin	100-3600 mg/일	졸음, 현기증, 말초부종	
Pregabalin	75-600 mg/일	졸음, 현기증, 말초부종	

므로 대상포진후신경통의 발생 예방은 중요한 치료 요점이 된다. 항바이러스 치료가 바이러스의 복제를 억제히여 대상포진후신경통의 주요 원인이 될 수 있는 바이러스에 의한 신경손상 정도를 감소시킬 수 있다. 대상포진후신경통의 발생을 완전히 예방하지는 못하지만, 여러 연구자들이 급성 대상포진에 항바이러스제 처치가 장기간의 통증 발생 빈도를 감소시켰다고 보고하였다. 그러므로 나이가 많은 환자, 중등도 이상의 발진이나 중등도 이상의 통증 환자, 눈에 발생한 경우, 면역억제 환자 등의 경우에 추천된다. 그러나 실제 임상에서는 이런 경우뿐만 아니라 거의 모든 환자들에게 항바이러스제를 처방하는 의사들이 많은데, 이는 위험편익비(risk-benefit ratio)를 고려하였을 때 매우 유리하다고 판단되기 때문인 것 같다.

대상포진 환자에게 항바이러스제를 투여하는 것은 빠를 수록 좋은데, 발진 발생 후 72시간 이내에 투여하는 것이 가장 효과적인 것으로 보고되었다. 발진 발생 72시간 이후에 항바이러스제를 투여하는 것에 대해서는 체계적으로 연구되지 않았지만 바이러스의 복제는 그 이후에도 일어날 수

있으므로 시간이 다소 지연되었다 하더라도 투여하는 것이 좋을 것으로 생각된다. 실제 임상에서 대상포진의 진단이 발진 발생 72시간 이후에 이루어지는 경우가 종종 있는데, 이런 경우에는 상황에 따라 뒤늦게라도 항바이러스제를 투여할 필요가 있다. 예를 들어 바이러스의 확산이 일어나는 시점이 매우 다양한 눈대상포진, 면역이 억제된 환자, 전신대상포진, 신경학적 합병증이 있는 경우 등은 72시간이 지났다 하더라도 항바이러스제를 투여하여야 한다. 항바이러스제는 작용기전상 바이러스에 의한 인산화 과정이 필요한지의 여부에 따라 크게 2가지로 나눌 수 있다. 첫 번째는 바이러스의 티미딘 키나아제(viral thymidine kinase)에 의해 인산화된 이후 작용하는 약제들로, acyclovir, Famciclovir, valacyclovir, brivudin 등이 이에 속한다. 이들은 인산화된 이후 삼인산염 형태가 되어 DNA 중합효소를 방해함으로써 바이러스 복제를 억제하며, 신장으로 배설되므로 신기능이 저하된 환자에서는 용량을 조절할 필요가 있다. 두 번째는 인산화 과정을 거치지 않고 DNA 중합효소를 방해하는 약제들이며 vidarabine, foscarnet 및 cidofovir 등이 있다. 후천

성면역결핍증이나 이식환자에서 장기간 acyclovir를 투여한 환자의 경우 바이러스의 티미딘 키나아제가 결핍됨에 따라 acyclovir 저항성이 발생할 수 있는데, 이때 foscarnet과 같은 약제가 유용하게 사용될 수 있다.

① Acyclovir

발진의 신생 감소 및 치유를 촉진시키고, 급성기 동안의 통증 감소에는 도움이 되며 대상포진후신경통의 발생의 감소는 한계적 근거(marginal evidence)를 가진다. 발진 발생 72시간 이내(발생 3일 이내)에 사용하여야 통증의 정도나 기간의 감소에 효과가 좋다. 용량은 7-10일 동안 10 mg/kg을 8시간 간격으로 정주하는 방법과 경구로 7-10일 동안 800 mg씩 하루 5회 복용하는 방법이 있다.

② Valacyclovir

Acyclovir에 비하여 대상포진에 동반된 통증 감소에 더 효과적이나 대상포진후신경통의 발생을 감소시키지는 못한다. 1 g씩 3회 7일간 복용한다.

③ Famciclovir

Acyclovir와 효과가 비슷하다. 500 mg씩 3회 7일간 복용한다.

④ Foscarnet

Acyclovir에 반응하지 않는 대상포진에 정맥 투여한다.

⑤ Brivudin

일주간 하루 한차례 125 mg 투여 시 Famciclovir와 비슷한 결과를 보였다. 그러나 5-FU 및 그 대사물, capecitabine, floxuridine, flucytosine 등과의 상호작용으로 심각한 골수 억제 등 치명적인 부작용이 보고되었으므로 이러한 약제를 투여 받는 환자들에게는 금기이다.

(2) Corticosteroids

대상포진에 대한 corticosteroid의 지주막하 및 경막외 투여는 level B의 근거(level B evidence)를 가진다. 경구 투여의 효과는 논쟁의 여지가 있지만, corticosteroid 투여로 급성 대상포진 통증을 감소시키고 삶의 질을 향상시켰다는 보고가 있다. 그러나 대상포진후신경통의 예방에는 불충분한 근거(insufficient evidence)를 가지고 있다. Prednisone이 많이 사용되며 경구적으로 발병 10일 내에 투여하여 3주간 계속 사용한다. 첫 1주는 60 mg/일, 2주차는 30 mg/일, 3주차는 15 mg/일을 복용한다.

포도막염이나 각막 염증이 있는 경우 스테로이드 안약을 투여할 수 있으며, 안면신경 압박에 의한 안면마비, 뇌신경염에 의한 운동 증상 개선, 말초신경 손상이 있는 경우 전신 투여할 수 있다. 그러나 이를 단독으로 사용하지 말고 반드시 항바이러스제와 함께 투여해야 한다.

(3) Nonopioid analgesics

경도의 대상포진 통증에 비스테로이드소염제나 acetaminophen 또는 tramadol을 투여할 수 있다. 이들은 경도의 통증에는 유효하지만 수면장애를 초래할 정도의 심한 통증을 조절하기는 어렵다.

(4) Opioids

상기의 약제로 충분히 조절되지 않는 중등도 이상의 통증에 대해서는 속효성 아편유사제를 사용하고 효과적인 경우 서방형 제제로 전환하여 투여한다. 대상포진 통증에 대한 아편유사제의 효과가 많이 연구된 것은 아니지만, oxycodone의 경우 발진 발생 2-3주 이내인 환자들을 대상으로 한 연구에서 효과가 입증된 바 있다.

(5) 항경련제

Gabapentin이나 pregabalin과 같은 항경련제의 급성기 조기 투여는 대상포진후신경통의 발생률을 낮추며 일부에서는 급성 통증 또한 줄이는 것으로 보고된 바 있어 급성기의 대상포진 통증에도 유용하게 사용될 수 있다.

(6) 항우울제

Amitriptyline, nortriptyline, desipramine 등이 사용되며 진통효과와 동반되는 수면장애, 각성(awakening) 등의 교정에 도움이 된다. 항우울제의 부작용으로 혈압상승 및 하강, 빈맥, 부정맥, 졸음, 구갈, 안압상승, 뇨저류, 변비, 착란, 지남력 장애 등이 있다. Duloxetine, venlafaxine 등의 선택적 세로토닌 노에피네프린 재흡수 억제제를 투여할 수도 있는데 이들은 삼환계 항우울제에 비해 부작용 면에서 장점이 있고 대상포진후신경통 발생률을 낮춘다.

(7) Topicals

연고, 패취제, 국소 침윤 등이 이용된다.

(8) 신경 블록

약물치료로 충분한 효과를 얻지 못한 경우 통증 전문가에게 최대한 빨리 의뢰하여 신경 블록을 시행해야 한다. 약물로 조절되지 않는 대상포진 통증을 가장 빠르고 확실하게 제거할 수 있는 방법이며, 이를 통한 효과적인 급성기 통증의 치료가 만성화를 방지하거나 줄이는데 기여할 것으로 알려져 있다. 신경축 블록법이나 교감신경 블록을 주로 시행한다.

① 몸신경 블록

급성 대상포진은 신경 뿌리(nerve root)도 침범하기 때문에 몸신경(somatic nerve) 블록도 유용한 치료법이 된다. 팔신경얼기 블록, 척추옆신경 블록, 갈비사이신경 블록, 좌골신경 블록, 경막외 블록법 등을 시행할 수 있다. 발진 발생 1개월 이내의 스테로이드 및 국소마취제 경막외 주입은 보존적 치료만 시행한 경우보다 효과적으로 급성기 통증을 감소시키며, 간헐적 주입만 시행한 경우보다 지속적 주입을 함께 시행한 경우 더 빠르게 통증을 제거할 수 있는 것으로 보고되었다.

② 교감신경 블록

대상포진 발병 시에 신경 손상 및 통증을 일으키는 혈관경련을 해소함으로써 치료 효과를 나타낸다. 급성 통증은 블록 즉시 감소되며, 교감신경 블록이 대상포진후신경통의 발생을 예방할 수 있는 방법으로 여겨지므로 가능한 빨리 시행하여야 한다.

삼차신경 및 목신경 영역인 경우는 국소마취제를 이용하여 별신경절 블록을 시행하고, 그 밖의 영역에서는 통증이 거의 소실될 때까지 경막외 블록을 반복적으로 시행할 필요가 있다.

중증도 이상의 급성 대상포진 통증은 간헐적인 수차례의 신경 블록으로 소실시키기 곤란하므로 발진 부위의 피부분절에 일치하도록 경막외 카테터를 거치하여 지속적 경막외 블록을 시행한다. 급성 통증의 자극이 척수에 입력되는 것을 가능한 블록하는 것이 바람직하므로 24시간 지속적인 신경 블록을 실시한다. 삼차신경 및 목신경 영역인 경우에도 환자를 입원시켜 상흉부 또는 경추부에 경막외 카테터를 거치하여 지속적 경막외 블록을 시행할 필요가 있다. 신경 블록은 접촉성 이질통이 거의 소실될 때까지 시행하는 것이 바람직하며 급성 대상포진 통증에 대해 지속 주입기를 이용한 지속적 교감신경 블록을 시행하는 것이 간헐적 교감 신경 블록에 비해 치료 기간이 단축된다.

6) 합병증

일반적으로 대상포진의 합병증은 노인이나 면역억제자에 더 심하다. 가장 흔하고 심각한 합병증은 대상포진후신경통이라고 할 수 있으며, 그 외의 합병증에 대해서는 다음과 같은 경우가 있다.

(1) 눈 합병증

눈대상포진의 합병증 발생률은 2-6%로 보고되고 있다. 망막염, 각막염, 홍채염, 공막염, 이차성 녹내장 및 안검하수 등이 있다. 이는 일시적일 수도 있겠으나 심한 경우 영구적인 시력감소나 실명을 초래할 수도 있으므로 각별히 주의해야 하며, 눈대상포진 환자는 반드시 안과의사의 진료를 받게 해야 한다.

(2) 운동신경병증

운동신경을 침범한 경우는 5-15% 정도 된다. 눈바깥신경, 안면신경, 횡격막신경, 늑간신경 등 여러 가지 운동신경이 영향을 받을 수 있고, 경추나 요추부 침범에 의해 상하지 근력 약화가 나타날 수도 있다. 가끔은 심한 근력약화가 주된 증상으로 발현되어 진단이 늦어지기도 한다. 대부분의 운동신경병증은 시간이 지나면 호전되며 재활치료가 도움이 된다. 그러나 나이가 많거나 초기에 마비증상이 심했던 경우에는 회복이 불완전할 수도 있다.

(3) 기타 신경계 합병증

수두-대상포진 바이러스는 무균수막염의 흔한 원인 중 하나이다. 장기적인 후유증을 남길 수도 있기는 하나 대부분의 환자들은 1-2주 이내에 완전히 회복된다. 척수염과 뇌염 또한 발생할 수 있는데, 뇌염의 경우 급성 섬망 증세를 보이며 아주 가끔 신경학적 이상이 동반된다. 이와 같은 중추신경계 합병증의 위험성을 높이는 요인으로는 면역기능 감소, 뇌신경 또는 눈신경의 이환, 피부 파종의 증거 등이 있겠으나 면역기능이 정상인 환자에서의 발생도 보고된 바 있다.

(4) 내장기관 합병증

대상포진의 내장기관 침범은 매우 드물지만 가끔 흉터형성에 의한 기능부전이 있을 수 있다. 이런 경우 해당 장기가 흉터에 의해 기계적으로 영향을 받아 증상이 나타날 수 있다.

(5) 삶의 질 감소

급성기의 심한 통증이 심각한 고통을 초래하고 일상생활 수행능력을 감소시킬 수 있다. 또한 통증 감소를 위해 사용된 약제의 부작용, 특히 진정과 변비가 문제가 될 수 있다. 이에 따른 건강관련 삶의 질 감소의 정도는 당뇨나 울혈성 심부전 등의 경우만큼 또는 그 이상으로 심각할 수 있다.

7) 대상포진의 예방

대상포진은 수두-대상포진 바이러스의 재활성화에 의한 것이다. 혈청반응양성인 성인의 경우 수두에 이환된 소아와 가끔씩 접촉하게 되면 수두-대상포진 바이러스에 특이적인 세포성 면역이 증강되고 이를 통해 바이러스의 재활성화를 예방하는 효과를 얻게 되는 것 같다. 그러나 소아에서의 수두 예방접종 확대에 의해 수두의 이환율이 낮아지면서 대부분의 성인에서 이러한 면역증강의 기회가 없어지게 되었다. 따라서 성인에 대한 예방 접종을 통해 이러한 효과를 기대할 수 있는 것이다.

이를 평가하기 위해 38,546명을 대상으로 하여 다기관 무작위 위약대조군 이중맹검 연구로서 대상포진 예방연구(Shingles Prevention Study)가 수행된 바 있다. 그 결과 질병부담(burden of illness)이 대조군에 비해 61.1% 감소되었고, 대상포진의 발생률은 51.3% 감소하였는데 이는 특히 70세 이상의 노인에서 더욱 그러하였다. 대상포진후신경통의 발생률 또한 대조군에 비해 66.5% 감소하였다고 하였다.

따라서 2006년 허가된 대상포진 생백신(Zostavax®)은 대상포진과 대상포진후신경통의 예방에 효과적이며 50세 이상에서의 투여가 허가된 상태이다. 그러나, 대상포진이나 대상포진후신경통의 치료제로서는 사용하지 않아야 한다.

대상포진 생백신의 예방효과는 투여 후 4-6주부터 발현된다. 투여 시 심각한 부작용은 보고되지 않았으나 홍반, 압통, 부종 등이 발생할 수 있다. 금기에 해당하는 경우는 neomycin, gelatin 또는 기타 백신 구성물에 아나필락시스 반응이 있는 경우, 면역억제제, 특히 CD4 양성 T림프구가 200/mm³ 미만이거나 전체 림프구의 15% 미만인 경우이며, 임산부 및 가임기 여성에게는 투여하지 않는 것이 좋다. 백혈병, 림프종 및 골수나 림프계통을 침범한 기타 암으로 치료 중인 경우와 골수 이식 후 24개월 이내에는 투여하지 말 것을 권고하고 있으나 완전완화 상태이거나 화학요법 또는 방사선 치료를 한 지 3개월 이상 지난 경우라면 투여가 가능하다. 면역억제제를 투여 중인 경우에는 용량이 낮은 경우에 한해 투여할 수 있는데, 코르티코스테로이드는 투여한 지 2주 이내이거나 하루 20 mg 미만인 경우(prednisolone 기준), methotrexate 0.4 mg/kg/주, azathioprine 3 mg/kg/일, 6-mercaptopurine 1.5 mg/kg/일 이하인 경우에는 투여 가능하나 재조합 면역 조절제(infliximab, adalimumab, etanercept)는 치료 종료로부터 최소 1개월 이후로 연기하는 것이 좋다. 또한 zostavax와 pneumovax23을 함께 투여하면 zostavax의 효과가 감소되므로 4주의 간격을 두고 투여할 것을 권고하고 있다.

최근 2017년 10월 미국 FDA의 승인을 받은 재조합 대상포진 백신인 Shingrix®는 50세 이상에서 투여가 권고되고 있으며 캐나다에서도 승인을 받았고 현재 유럽, 호주, 일본 등은 승인 관련 절차가 진행중이다. 근육내 2회 접종으로 90% 이상의 예방 효과를 보이고 있으며 현재까지 4년간 추적 관찰한 자료가 있다. 면역 억제 환자에게 새로운 예방 기회를 제공해 줄 것으로 생각되며 향후 여러 나라에서 사용되어 장기간 효용성에 대한 평가가 나올 것으로 기대된다.

2. 대상포진후신경통(Postherpetic Neuralgia)

대상포진후신경통(postherpetic neuralgia)은 수년 이상까지도 지속되는 만성 통증증후군으로서 삶의 질을 저하시키며 상당한 괴로움을 주게 된다. 다른 만성 통증증후군에서처럼 끊임없는 통증의 결과로 우울증뿐만 아니라 신체적, 직업적, 사회적, 심리적 곤란을 겪게 된다.

1) 정의 및 역학

대상포진후신경통은 대상포진 후에 발생하는 만성 통증이라 정의된다. 그러나 대상포진 발병 시작부터의 기간에 관해서는 "발진 치유 후부터 발진 발생 최소 6개월 이상 경과해야 한다" 등 여러 의견이 있다. 최근 한 연구에서 대상포진의 경과를 3단계로 구분 즉 발진이 치유되는 약 30일까지의 통증을 급성 대상포진통이라 하고, 발진 시작 30일부터 90일까지의 통증을 아급성 대상포진통, 발진 시작 후 90일이 경과하여도 통증이 지속되면 대상포진후신경통이라고 분류하였다. 그러나 발진이 치유된 후에 지속되는 통증의 치료에 아급성 대상포진통과 대상포진후신경통의 구별은 필요치 않아서, 통상적으로 발진 발생 1개월 후에도 통증이 잔존하는 상태를 대상포진후신경통으로 정의하는 견해가 지배적이다.

발생 빈도는 통증이 동반된 대상포진 환자의 비율이 시간 경과에 따라 감소하기 때문에 대상포진후신경통의 시간 정의에 따라 차이가 많아진다. 여러 보고자 등에 의하면 성인 대상포진 환자의 9-34%의 발생 빈도를 보고하고 있다. 최근의 여러 연구에서 대상포진후신경통 발생 위험인자로 "연령증가"를 보고하였다. 40세 미만의 환자에서는 발생이 거의 없으며, 가끔 발진 치유 후 1-2주간 감각과민이나 감각저하를 호소한다. 40세 이상의 환자에서는 약 10%의 발생 빈도를 나타내나, 고령일수록 증가되어 60세 이상의 대상포진 환자에서는 6개월 이후의 통증의 잔존율이 20-50%에 달하고, 70세 이상에서는 50% 이상에서 발생한다. 연령증가 외에 급성기 통증, 전구 증상, 발진 등이 더 심할수록 대상포진후신경통 발생 위험이 높다. 그 외에 침범된 피부분절에 심한 감각이상, 당뇨병 환자, 세포성 면역부전 환자, MRI에 뇌간이나 목신경의 이상 소견 환자, EMG에 운동이상 환자, 심리적 고통이 있는 환자 등도 발생 빈도가 증가된다는 보고들이 있다. 삼차신경 영역에 발생했을 경우에 발생 빈도가 높다는 의견이 있으나 중증도를 고려해볼 때 부위에 따른 대상포진후신경통 빈도는 차이가 없고, 다만 고령자의 삼차신경 영역의 대상포진에서 중증례가 절대적으로 많아 대상포진후신경통으로 이행하는 증례가 많은 것으로 생각된다. 환자의 성별도 위험인자로 여자에서 약 1.6배 정도 더 발생한다.

2) 통증의 양상

계속되는 통증과 함께 우울감, 수면장애, 식욕부진, 변비, 권태, 성욕감퇴 등을 동반한다. 표면 혹은 심부의 통증과 지속적 혹은 간헐적 통증으로 나누어진다. 지속적 통증은 따갑고(burning) 박동성(throbbing)인 반면에 간헐적 통증은 예리(sharp)하고 전격적(shooting)이며 찢어질 것 같다고 표현한다. 예리하고(sharp), 찌르는(stabbing) 통증은 대상포진후신경통보다 대상포진에 더 많이 나타나고, 불에 데이는 듯한 작열통(burning pain)은 대상포진후신경통 환자에서 많이 호소한다. 많은 환자에서 계속적인 통증 감각의 일부분으로 이질통(allodynia)을 호소한다.

3) 대상포진후신경통의 발생기전

대상포진후신경통의 자발통이나 이질통은 교감신경블록에 의해 소실되지 않고 몸신경 블록에 의해 소실되며, 블록 후 회복 과정에서 촉각의 회복 후 온도감각의 회복 전에 자발통과 이질통이 재현된다. 따라서 대상포진후신경통은 교감신경의 관여는 적고, 굵은 유수신경섬유인 Aβ 섬유를 통해 전달된 자극에 의해 생긴다는 것이 명백해졌다. 가는 무수신경의 C-다양성 침해수용 신경세포(C-polymodal nociceptor)에 의해 전달되는 통증 자극의 지속에 의해, 척수 후각의 광작동역 신경세포(wide dynamic range neuron)와 시냅스에서 N-methyl-D-aspartate (NMDA)수용체를 통해 척수의 과민화를 일으키게 된다. 촉각을 전달하는 굵은 유수신경의 Aβ 섬유가 척수후각의 광작동역 신경세포와 시냅스를 형성하고 있기 때문에 대상포진후신경통은 말초 조직이나 말초신경 그 자체의 이상에 의해 생기는 것이 아니고 척수후각의 광작동역 신경세포의 감각 정보처리의 이상에 의해 생긴다고 추측되고 있다.

4) 치료

대상포진후신경통의 치료는 빨리 시작될수록 그 효과가 뛰어나다. 주요 치료법에는 여러 가지 약물치료가 있다(표 9-3). 약물치료 시에는 통증을 없애고, 우울과 불안을 감소시키며, 불면증을 감소하는 3가지 목적에 목표를 둔다. 그 외에 신경 블록 및 심리적 치료 등을 시행하나, 이 모든 치료법은 완치를 위한 것이 아니라 치유되는 동안의 증상완화임을 환자에게 주지시키고, 당뇨병 등 만성 질환의 조절이 필요함을 이해시켜야 한다.

(1) 항경련제

대상포진후신경통 및 기타 신경병증통증에 사용하는 항경련제는 여러 가지가 있지만 그 중 효과가 가장 잘 입증된 것은 gabapentin과 pregabalin이라 할 수 있다. 이 약제들은 과거의 항경련제들에 비해 환자들이 잘 견디는 편이며 독성 또한 훨씬 적다.

Gabapentin의 경우 하루 1,800-3,600 mg 투여 시 통증을 유의하게 감소시킬 뿐 아니라 수면, 기분 및 삶의 질 또한 개선시키는 것으로 보고되었다. 메타분석에서의 통계적 통합분석에 따른 gabapentin의 NNT (number needed to treat)는 4.4 (95% CI, 3.3-6.1)로 보고되었다. 이 약제가 진통효과를 일으키는 기전은 명확히 밝혀지지는 않았으나 전압종속 칼슘 채널의 α-2δ 서브유닛에 작용하여 칼슘 유입을 감소시킴으로써 glutamate와 같은 흥분성 신경전달 물질의 유리를 억제하는 것과 관련된 것으로 보인다.

Gabapentin은 경구 투여 후 빠르게 흡수되지만 용량이 증가할수록 생물학적 가용능(bioavailability)이 감소하는 특징이 있다. 즉, 300 mg 투여 시의 생물학적 가용능은 60%이지만, 600 mg 투여 시에는 40%로 감소한다는 것이다. 경구 투

표 9-3. 대상포진후신경통의 약물 치료

약제	용량	부작용	비고
Anticonvulsants			
Gabapentin	100-3,600 mg/일	졸음, 현기증, 체중 증가,	시작 시 서서히 증량, 중단 시 1주에 걸쳐
Pregabalin	75-600 mg/일	말초부종, 흐려 보임, 피로감	서서히 감량
Antidepressants			
Nortriptyline	10-150 mg/일	졸음, 입안 건조, 흐려 보임,	노인은 감량
Desipramine		착란, 체중 증가, 뇨저류, 부정맥	amitriptyline 부작용이 더 심함
Amitriptyline			심장 질환자 심전도 필요함
			SNRIs보다 진통 효과 우수
Venlafaxine	37.5-225 mg/일	구역, 현기증	식후 투여 시 구역 감소
Duloxetine	20-60 mg/일		TCAs보다 부작용이 경함
Opioids			
Morphine	15-30 mg	구역/구토, 변비, 졸음,	용량에 제한은 없음
Oxycodone	10-20 mg	현기증, 가려움	통증 강도 및 부작용 고려하여 서서히 증량
Fantanyl patch	12 ug/hr 부터	피부자극	완하제 처방 고려, 중단 시 서서히 감량
Buprenorphine patch	5 ug/hr 부터	피부자극	약물남용, 자살시도 과거력 주의
Tramadol	50-400 mg/일	구역/구토, 변비, 졸음, 현기증, 경련,	TCAs. SSRIs. SNRIs와 병용 시 주의
	(노인: 300 mg/일 제한)	기립성저혈압	
Topical agents			
Lidocaine	5% 패취 1-3개/일, 12시간 사용	피부자극	Class I 항부정맥제(tocainide, mexiletine) 병용 시 주의
EMLA®	통증 부위에 적당히 사용	피부자극	
Capsaicin	0.025-0.075% Cream	부착부위 통증, 기침,재채기 등 기도 자극 증상	사용 전 국소 리도카인제로 통증 감소

여 후 3시간 정도에 최고 혈중 농도에 도달하며, 유의한 단백 결합이 없고 간에서 대사되지 않으며 신장을 통해 제거된다.

Gabapentin의 투여 방식으로 가장 좋은 방법이 결정되지는 않았으나 첫날 300 mg으로 시작하고 다음날 2배로 증량한 다음 셋째 날에는 300 mg을 3회 투여하는 방법이 소개된 바 있다. 이후 증가 속도를 천천히 하여 2주에 걸쳐 600 mg을 3회 투여하는 정도까지 증량할 수 있으며, 일부에서는 하루 3,600 mg까지 투여하였을 때 효과적이었다는 보고도 있었다. Gabapentin은 반감기가 짧은 편이므로 하루 3-4회 분복할 필요가 있다. 노인이나 신장기능이 감소된 경우에는 용량을 줄이고 증량 속도도 낮출 필요가 있는데, 신부전으로 투석중인 환자들은 투석 4시간 후 100 mg을 이틀에 한번 투여하는 것으로 시작하는 것이 좋다. 또한 예민한 환자에서는 하루 100 mg으로 시작하고 3-4일마다 100 mg을 증량하는 방식을 취할 수도 있다. 이후 하루 600 mg까지 견딜 수 있게 되면 3-4일에 300 mg씩 증량하여 1,800-2,400 mg까지 도달하게 하기도 한다.

Gabapentin의 부작용으로는 졸림, 현기증, 말초부종, 보행장애 등이 있는데 경증 부작용에 대한 NNH (number needed to harm)는 4.1 (95% CI, 3.2-5.7), 중증 부작용에 대한 NNH는 17.3 (95% CI, 7.7-30.2)으로 보고되었다.

이후에 개발된 pregabalin은 gabapentin과 비슷한 작용기전을 갖는 것으로 생각된다. 흔한 부작용은 현기증, 졸림, 말초 부종 등이며 하루 150-600 mg 투여 시 유의한 통증 감소효과와 함께 수면 개선을 나타낸다고 보고되었다.

(2) 항우울제

항우울제는 대상포진후신경통을 포함한 만성신경병증 통증의 치료제로 널리 사용되고 있다. 이 중 삼환계 항우울제가 가장 효과적으로 사용되는데 메타분석에서의 NNT는 2.1-2.6으로 보고되었다. 이러한 항우울제의 진통효과는 항우울 작용에 의한 효과라기보다는 약제 자체의 진통작용으로 생각되며, serotonin/norepinephrine 재흡수 억제 및 나트륨 통로 블록 등이 그 기전인 것으로 보인다.

삼환계 항우울제 중에서 amitriptyline이 가장 많이 연구되고 가장 널리 사용된다. 그러나 노인 환자들은 잘 견디지 못

하는 경우가 많고, 오히려 nortriptyline이 amitriptyline과 동등한 진통효과를 나타내면서 환자가 더 잘 견딘다는 보고도 있다. 또한 nortriptyline 투여로 심한 진정이 나타날 때는 desipramine도 고려 대상 약제이다.

삼환계 항우울제의 주요한 부작용으로 구강건조가 가장 많으며 그 외에 진정, 변비, 발한, 어지러움, 졸음, 시각 장애 등이 있다. 심각한 부작용으로는 빈맥성 부정맥, QT간격 연장 및 이에 따른 치명적 부정맥의 가능성, 녹내장의 악화 등이 있다. 따라서 심장 질환, 녹내장, 뇨 저류 등이 있는 환자에 사용 시에는 세심한 주의가 요구되고, 특히 40세 이상의 환자는 약제 투여 전 심전도 검사를 하는 것이 좋다. 이러한 부작용들을 감소시키기 위해서 저용량인 10-25 mg을 취침 전 1회량으로 시작하여 통증이 조절되고 부작용이 심하지 않으면 3-7일 간격으로 10-25 mg씩 총 100 mg (75-150 mg)까지 증량할 수 있으며, 100 mg 이상 투여 시에는 혈중 농도와 심전도 감시가 필요하고 심장 질환이 있는 환자에서는 100 mg/일 이하의 사용을 권장한다. 또한 serotonin 재흡수를 억제하는 다른 약제와 병용하는 경우 serotonin syndrome을 일으킬 수 있다는 점에도 유의해야 한다.

선택적 serotonin/norepinephrine 재흡수 억제제들은 삼환계 항우울제에 비해 부작용이 적고 당뇨병성 말초신경병증, 대상포진후신경통 등 신경병증 통증 치료의 1차 선택약제로 효과가 입증된 바 있다.

(3) 아편유사제

과거에는 비암성 통증에 아편유사제를 사용하는 것에 대해 부정적인 의견이 많았지만 최근에는 대상포진후신경통을 포함한 다양한 신경병증 통증에 효과적이나 부작용을 고려하여 2차 또는 3차 약제로 사용하도록 권고되고 있다. 한편 Raja 등이 시행한 무작위 위약대조 교차연구에서 아편유사제가 삼환계 항우울제 보다 NNT가 낮았고 노인환자의 선호도가 더 높았으며 심각한 부작용도 없었다고 보고되기도 하였다.

Oxycodone 서방형 제제 및 morphine 서방정은 환자의 신체적 기능장애나 기분 변화 없이 통증 및 이질통 감소와 수면 장애 해소에 효과적이었다고 하였으며 NNT는 2.67(2.07-

3.77)로 보고되었다. 그러나 아편유사제는 삼환계 항우울제나 gabapentin과 직접적으로 비교하였을 때 부작용의 빈도가 더 높아서 NNH가 경증에 대해 3.6 (2.2-10.2), 중증에 대해 6.3 (4.2-12.8)으로 보고되었다. 흔한 부작용으로 변비, 진정, 구역질, 인지 장애 등이 있고 노인에서는 거동 감소가 나타나기도 한다. 또한 마약 남용이나 자살 등의 이력이 있는 환자에서는 상대적 과량 사용에 의한 돌연사나 자살의 우려가 있으므로 사용에 세심한 주의를 요한다. 처음 사용 시에는 속효성 morphine 또는 같은 효과의 약제를 5-15 mg씩 하루 4회 투여하다가, 1-2주 후에 같은 효력으로 작용시간이 오래 지속되는 제제(morphine 서방제, oxycodone 서방제, fentanyl 부착포, buprenorphine 부착포, levorphanol, methadone)를 사용한다.

(4) Tramadol

Norepinephrine과 serotonin 재흡수를 방지하고, 그 대사산물이 μ-수용체 작용제로 작용하여 통증 감소를 일으킨다. 실험적 임상연구에서 다른 만성 신경병증 통증에서와 같이 대상포진후신경통에도 효과가 있다. 최고 400 mg/일 투여하여 통증 자체의 의의있는 감소와 다른 진통약제의 사용량을 감소시켰다. 부작용으로는 졸음, 구역질, 변비, 현기증, 기립성 저혈압, 노인에서는 인지 장애 악화 등이 있다. 이런 부작용은 용량을 빨리 증가시킬 때 더 빈번히 나타난다. 또 항우울제와 같이 CYP2D6를 억제하는 약제와 병용 시 serotonin syndrome이 발생할 수 있고 경련의 이력이 있는 환자에서 경련을 유발할 수 있다. 이러한 부작용 감소를 위해 적은 양, 즉 50 mg씩 1-2회/일로 시작하고 점차 증량하여 최대 100 mg씩 하루 4회까지 사용하고, 75세 이상의 노인에서는 300 mg/일을 최대량으로 한다.

(5) 국부(topical) 약제 및 항부정맥제

① Lidocaine 부착포(patch)

5% lidocaine 부착포가 이질통이 있는 대상포진후신경통 환자의 통증 감소에 상당한 효과가 있다. 이 부착포는 사용이 쉽고, 안전하며 부작용으로 가벼운 피부증상(홍반, 발진) 등이 일어날 수 있다. Lidocaine의 전신 흡수는 아주 적지만 mexiletine 같은 class 1 항부정맥제를 경구 투여 받은 환자는 주의를 요한다. 하루 3포까지 사용하며, 이질통 부위나 가장 통증이 심한 부위에 부착한다.

② Capsaicin

고추(hot pepper)의 활성성분인 capsaicin의 효과는 말초에서 중추신경으로 통증과 가려움을 전달하는 물질인 substance P를 통해 일어난다. 지각신경 신경세포의 substance P를 고갈시켜 더 이상의 합성을 억제하고 신경세포 내 이동을 블록한다. 따라서 초기 작용기간 동안 작열감, 가려움증, 통증을 일으키나 4주 이상 사용 하면 오랜 기간 동안의 효과를 얻을 수 있다. 현재 크림 형태로는 0.025%와 0.075%가 시판되고 있으며 하루 3-4회 사용하라고 권고되고 있다. 미국에서는 8% capsaicin 부착포가 2009년에 허가되었는데, 초기 불편감을 방지하기 위해 30-45분 전에 lidocaine 크림을 사용하는 것이 좋고 추가적인 진통제가 필요할 수도 있다. 한번에 4장까지 사용할 수 있으며 이를 한시간 동안 부착하는데 1회 사용으로 12주의 통증 감소효과가 있다고 하였다.

③ EMLA크림

연고 및 젤 형태의 5-10% 리도카인은 대상포진후신경통을 완화시킨다.

④ Mexiletine

경구 항부정맥 제제로 대상포진후신경통에 사용하기도 하나 확실한 통증 감소의 보고는 부족하다.

(6) 항바이러스제

일반적으로 대상포진후신경통 치료에는 사용하지 않는다. 다만 대상포진의 재발 가능성이 높은 Hodgkin병 환자의 재발방지 목적이거나, 화학요법 및 방사선 치료 시 바이러스의 재활성화 예방목적으로 사용할 수 있다.

(7) 신경 블록

통증 때문에 불면을 초래한 경우에서 항우울제와 병용하여 신경블록이 권장되기도 하나, 대상포진 발생 후 1년 이상 된 환자에서는 신경블록 단독으로 장기간 진통효과를 얻기는 어렵다.

① 국소 침윤

생리식염수나 lidocaine에 0.2% triamcinolone 혼합하여 국소 침윤 시에 통증, 가려움증, 작열감 등이 감소한다. 70%의 환자에서 증상 개선을 보인 보고나, 발생 1년 이내에 시행한 경우(85%)가 발생 1년 이상 경과 후에 시행한 경우(55%)보다 더 효과적이었다는 보고도 있다.

② 몸신경 블록

대상포진후신경통 이환 시에 신경 뿌리를 침범하므로 통증의 초기에는 감각신경 블록이 시행되는 수도 있으나, 블록 후 지속시간 제약 등 블록 결과에 한계가 있기 때문에 대상포진후신경통에는 거의 시행하지 않는다. 다만 진단이나 예후 특히 신경파괴 블록을 시행하기 전 진단적 블록으로 시행된다.

③ 교감신경 블록

교감신경 블록 역시 일시적인 통증 조절은 되나 장기간 조절에는 한계가 있다. 다만 몇몇 보고에서 발병 초기 즉 대상포진후신경통 발병 1년 이내에 별신경절 블록을 시행한 환자군(50%)에서 1년 이상 경과한 환자군(25%)보다 더 나은 통증 감소를 보였다고 했다.

④ 경막외 블록

경막외 스테로이드 투여가 허리엉치 부위의 통증에 효과적이며, 경막외강에 NMDA 수용체 길항제인 ketamine으로 통증 경감 효과를 나타내기도 한다.

⑤ 척수 블록

원칙적으로 시행되지 않는다. 한 연구에서 methylprednisolone을 지주막하강에 투여하여 극적인 통증 감소를 보고하였다. 그러나 지주막하강의 methylprednisolone 투여는 유착성 거미막염 등의 위험 때문에 아직 인정받지 못한 방법이다.

⑥ 신경파괴블록

약물이나 다른 여러 가지 블록 등으로도 통증 감소가 되지 않는 경우에 alcohol (50-90%)이나 phenol (6%)을 이용한 신경파괴 블록의 시행이 고려될 수 있다. Ammonium sulfate (10%)가 말초신경 파괴에 사용되기도 한다. 신경파괴의 효과지속 기간은 다양하여 수일부터 수년간 지속되는 수도 있으나 보통 2-6개월 지속된다.

(8) 신경조절법(Neuromodulation)

한 연구에서 대상포진후신경통 환자에 척수 자극(spinal cord stimulation)을 시행하여 82%의 환자에서 상당기간 통증 감소와 함께 일상생활의 개선을 나타냈으며, 척수 자극기의 고장으로 통증이 재현되는 것으로 보아 통증 감소효과가 자연 치유가 아니라고 하였다. 또 삼차신경이 이환된 대상포진후신경통 환자에서 반대쪽 periventricular grey area (PVG)와 ventral posterior lateral thalamic nucleus (VPL)에 심부 뇌 자극(deep brain stimulation)을 시행하여 좋은 결과를 얻었다는 증례 보고가 있었다.

(9) 경피적 전기신경자극

경피적 전기신경자극(transcutaneous electrical nerve stimulation, TENS)은 환자 자신이 행할 수 있는 간단한 통증 치료법으로 보급되고 있다. 다른 치료법으로 호전되지 않는 대상포진후신경통에서 환자 자신이 선택한 자극조건으로 이를 시행하여 유효함이 보고된 바 있다.

(10) 피부동결법

과민해진 피부지각의 성질을 다시 변형시키는 방법이다. 즉 대상포진 발병 후 6개월 이상 경과한 증례에서 피진이 있는 피부의 변화된 지각신경 섬유망의 종말 신경소체의 부분적 파괴를 야기하여 자극의 수용과 전달에 혼란을 일으켜서 통각과민의 원인을 제거한다는 기전으로 치료 효과를 설명할 수 있다.

(11) 레이저 조사법

최근 관심이 부각되고 있는 치료법으로 저반응 수준의 LASER 치료(low reactive level LASER therapy, LLLT)는 레이저광의 생체 활성 작용을 응용한 치료법이다. 그 효과는 기능 저하일 경우는 항진시키며 기능 항진 시에는 억제 효과를 나타내는 양면성의 정상화 작용에 의한 것으로 생각된다. 진통작용의 기전은 불분명한 점이 많으나 국소적인 통증역치의 상승, 발통물질의 생산억제, 수축된 혈관의 확장 작용, 상행성 전달의 억제, 하행성 억제계의 부활 등으로 보고 있다.

(12) 심리 치료

대상포진후신경통 환자의 50% 정도가 심한 우울 증상을 나타내고, 오랫동안 난치성 통증이 있는 많은 환자는 자살까지도 생각하게 된다. 대상포진후신경통 환자는 피부증상뿐 아니라 환자 전체를 치료하는 것이 중요하다. 심리치료사나 사회사업가와의 상담도 약물치료의 보조치료로 효과가 있다. 불안이나 스트레스도 통증을 연장시키거나 악화시킬 수 있으므로 스트레스 관리나 긴장완화 방법 등을 훈련하는 것도 중요하다. 가족들도 상담자 역할을 하여야 하고, 통증을 덜어줄 뿐만 아니라 극심한 고통이 있을 때 이를 견딜 수 있게 정서적 도움을 줄 수 있어야 한다.

(13) 수술

대상포진후신경통의 심한 난치성 통증 치료에 대한 최후의 치료법의 하나이나 항상 성공적이지 못하여 거의 시행하지 않는다. 신경뿌리절제술(rhizotomy)이나 교감신경절제술 등은 좋은 효과를 나타내지 못했으며, 척수로절개술(cordotomy)이 비교적 좋은 결과를 얻을 수 있었으나 이도 역시 대부분의 환자에서 다시 통증이 재발하여 다른 방법에는 반응하지 않으며 환자의 수명이 얼마 남지 않은 환자에서만 제한 시행한다. 이러한 수술의 불확실성으로 신경 파괴술 쪽을 기피하는 경우가 많아졌다.

━━ 참고문헌

대한통증학회. 통증의학. 넷째판. 서울, 신원의학서적. 2012, 93-106.

Adams EN, Pamapy S, Bautista P. Herpes zoster and vaccination: a clinical review. Am J Health-Syst Pharm 2010;67:724-7.

Bharucha T, Ming D, Breuer J. A critical appraisal of 'Shingrix', a novel herpes zoster subunit vaccine (HZ/Su or GSK1437173A) for varicella zoster virus. Hum Vaccin Immunother 2017;13:1789-97.

Blumenthal DT, Shacham-Shmueli E, Bokstein F, et al. Zoster sine herpete: virologic verification by detection of anti-VZV IgG antibody in CSF. Neurology 2011;76:484-5.

Boureau F, Legallicier P, Kabir-Ahmadi M. Tramadol in postherpetic neuralgia: A randomized, double-blind, placebo-controlled trial. Pain 2003;104:323-31.

Christo PJ, Hobelmann G, Maine DN. Post-herpetic neuralgia in older adults: evidence-based approaches to clinical management. Drugs Aging 2007;24:1-19.

Cohen JI. Clinical practice: Herpes zoster. N Engl J Med 2013;369:255-63.

Dworkin RH1, O'Connor AB, Audette J, et al. Recommendations for the pharmacological management of neuropathic pain: an overview and literature update. Mayo Clin Proc 2010;85:S3-14.

Dworkin RH, Perkins FM, Nagasako EM. Prospects for the prevention of postherpetic neuralgia in herpes zoster patients. Clin J Pain 2000;16:S90-100.

Dworkin RH, Schmader KE. Epidemiology and natural history of herpes zoster and postherpetic neuralgia. In: Herpes Zoster and Postherpetic Neuralgia. 2nd ed. Edited by Watson CPN, Gerghon AA: New York: Elsevier. 2001;39-64.

Gnann JW Jr, Whitley RJ. Herpes zoster. N Engl J Med 2002;347:340-6.

Harke H, Gretenkort P, Ladlief HU, et al. Spinal cord stimulation in postherpetic neuralgia and in acute herpes zoster pain. Anesth Analg 2002;94:694-700.

Harpaz R, Ortega-Sanchez IR, Seward JF. Prevention of herpes zoster: recommendations of the Advisory Committee on Immunization Practices (ACIP). MMWR 2008;57:1-30.

He L, Zhang D, Zhou M, Zhu C. Corticosteroids for preventing postherpetic neuralgia. Cochrane Database Syst Rev 2008;(1):CD005582.

Johnson JL, Amzat R, Martin N. Herpes Zoster Ophthalmicus. Prim Care 2015;42:285-303.

Johnson RW. Herpes zoster and postherpetic neuralgia. Expert Rev Vaccines 2010;9:21-6.

Johnson RW, Alvarez-Pasquin MJ, Bijl M, et al. Herpes zoster epidemiology, management, and disease and economic burden in Europe: a multidisciplinary perspective. Ther Adv Vaccines 2015;3:109-20.

Jung BF, Johnson RW, Griffin DRJ, et al. Risk factors for postherpetic neuralgia in patients with herpes zoster. Neurology 2004;62:1545-51.

Kawai K, Yawn BP. Risk Factors for Herpes Zoster: A Systematic Review and Meta-analysis. Mayo Clin Proc 2017;92:1806-21.

Kim YJ, Lee CN, Lim CY, et al. Population-based study of the epidemiology of herpes zoster in Korea. J Korean Med Sci 2014;29:1706-10.

Kanazi GE, Johnson RW, Dworkin RH. Treatment of postherpetic neuralgia: An update. Drugs 2000;59:1113-26.

Kotani N, Kushikata T, Hashimoto H, et al. Intrathecal methylprednisolone for intractable postherpetic neuralgia. N Engl J Med 2000;343:1514-9.

Makharita MY. Prevention of Post-herpetic Neuralgia from Dream to Reality: A Ten-step Model. Pain Physician 2017;20:E209-20.

Migita T. Can early administration of pregabalin reduce the incidence of postherpetic neuralgia? Clin Exp Dermatol 2014;39:755-6.

Nagel MA, Gilden D. Neurological complications of varicella zoster virus reactivation. Curr Opin Neurol 2014;27:356-60.

Oxman MN, Levin MJ, Johnson GR, et al. A vaccine to prevent herpes zoster and postherpetic neuralgia in older adults. N Engl J Med 2005;352:2271-84.

Raj PP. Postherpetic neuralgia. In: Practical pain management. 3rd ed. Edited by Tollison CD, Satterthwaite TR, Tollison TW: Philadelphia, Lippincott Williams & Wilkins. 2002;530-45.

Raja SN, Haythornthwaite JA, Pappagallo M, et al. Opioids versus antidepressants in postherpetic neuralgia: A randomized, placebo-controlled trial. Neurology 2002;59:1015-21.

Rice ASC, Maton S, Postherpetic Neuralgia Study Group. Gabapentin in postherpetic neuralgia: A randomised, double blind, placebo controlled study. Pain 2001;94:215-24.

Rullán M, Bulilete O, Leiva A, et al. Efficacy of gabapentin for prevention of postherpetic neuralgia: study protocol for a randomized controlled clinical trial. Trials 2017;18:24.

Sampathkumar P, Drage LA, Martin DP. Herpes zoster (shingles) and postherpetic neuralgia. Mayo Clin Proc 2009;84:274-80.

Whitley RJ, Volpi A, McKendrick M, et al. Management of herpes zoster and post-herpetic neuralgia now and in the future. J Clin Virol 2010;48:S20-8.

Wu CL, Raja SN. An update on the treatment of postherpetic neuralgia. J Pain 2008;9:S19-30.

Yawn BP, Wollan PC, Kurland MJ, et al. Herpes zoster recurrences more frequent than previously reported. Mayo Clin Proc 2011;86:88-93.

Yawn BP, Gilden D. The global epidemiology of herpes zoster. Neurology 2013;81:928-30.

10 신경병증 통증과 대사질환
Painful Neuropathies

신경병증 통증(neuropathic pain)은 전 세계적으로 7% 정도의 유병률을 보이는데 Neuropathic Pain Special Interest Group (NeuPSIG)은 이를 "체성감각계를 침범하는 병변이나 질환의 직접적인 결과로 발생하는 통증"으로 정의하였다. 즉, 신경병증 통증은 말초신경이나 중추신경을 침범하는 병변으로 인해 발생한다.

신경병증 통증을 유발하는 대사성 원인의 신경병증들(neuropathies) 중에서 말단에 대칭성 다발신경병증을 보이는 당뇨신경병증(diabetic neuropathy)이 대표적이다. International Association for the Study of Pain (IASP)에서는 당뇨병에서 말초성 신경병증 통증을 "당뇨병이 있는 사람에게 말초 체성감각계 이상의 직접적 결과로 발생하는 통증"으로 정의한다.

이 장에서는 당뇨신경병증 이외에도 대사 과정의 문제가 동반되어 신경병증 통증을 유발할 수 있는 유전 질환인 파브리병(Fabry's disease)도 함께 다루되, 영양결핍(nutritional deficiency) 원인 또는 독성(toxic) 신경병증은 제외하도록 하겠다.

1. 당뇨신경병증

1) 역학

대한당뇨병학회(Korean Diabetes Association, KDA)의

Diabetic Neuropathy Study Group에 따르면 입원 중인 제2형 당뇨 환자에서 당뇨신경병증의 유병률은 33.5%라고 한다. KDA의 자료를 바탕으로 한 연구에서 당뇨신경병증 환자 중 43.1%가 48시간 지속되는 시각 통증 등급(Visual Analogue Scale, VAS) 4점 이상의 중등도 이상 통증으로 통증 조절이 필요한 '통증성(painful)' 당뇨신경병증을 보이는 것으로 나타났다.

우리나라에서 제2형 당뇨 환자에서 통증성 당뇨신경병증의 유병률은 14.4%이다. 특히, 여성, 당뇨병의 이환 기간이 길수록, 인슐린 치료를 받고 있는 환자, 미세혈관 합병증(당뇨신장병, 당뇨망막병)과 고혈압이 동반되어 있는 환자에서 통증성 당뇨신경병증 유병률이 비통증성 당뇨신경병증 유병률보다 높았다.

2) 원인

당뇨신경병증은 당뇨병과 관련되어 신경계에 이상이 생기는 상태를 말한다. 당뇨병이 미세혈관 손상(microvascular injury)을 야기하고 이들 미세혈관에 의해 혈액 공급을 받는 신경조직이 손상을 받게 된다. 즉 신경조직의 허혈(neuronal ischemia)이 진행된다. 미세혈관 손상과 관련된 기전에 대한 많은 연구들이 진행되었으며 전문가들은 장기간에 걸친 혈당 조절이 신경병증의 발생을 줄일 수 있다는데 우선적으로 공감하고 있다. 그러나 혈당 조절만으로는 당뇨병의 합병증의 발생을 완전히 예방할 수는 없다. 폴리올 대

사의 항진과 단백의 비효소적 당화가 고혈당이 당뇨신경병
증을 일으키는 주요 기전으로 생각된다.

(1) 폴리올 대사항진과 신경병증(대사장애 가설)

폴리올 대사는 알도스 환원효소(aldose reductase, AR)에
의해 촉매되어 포도당(glucose)에서 소르비톨(sorbitol)의
형성, 소르비톨 탈수소효소(sorbitol dehydrogenase, SDH)
에 의해 소르비톨에서 과당(fructose)으로 대사되는 두 단계
로 이루어진다. 고혈당은 이 경로를 활성화시켜 소르비톨
축적과 이에 따른 미오이노시톨의 감소, 디아실글리세롤과
단백질키나아제C (protein kinase C, PKC) 감소를 통한 Na,
K-ATPase 활성 감소가 신경기능을 저하시키는 기전으로 생
각된다(그림 10-1).

(2) 당화단백형성과 신경병증(혈관질환 가설)

고혈당이 지속되면 혈중에서 단백의 비효소적 당화가 일
어난다. 이러한 초기 당화단백은 점차 서로 결합되어 불용
성의 대분자 당화최종산물(advanced glycation end prod-
ucts, AGEs)을 형성하게 된다. 이러한 단백질의 변성으로 인
한 혈관벽의 비후가 생기고 원위부의 신경섬유 소실이 발생

한다. 신경조직 내에서 당화최종산물 침착 정도가 높을수
록 탈수 정도가 높은 것으로 나타나 당화최종산물 형성이
신경병증의 진행에 관련된 것으로 생각된다.

비대칭성 혹은 국소적 신경병증의 병인은 혈관성으로 생
각하는데 이는 혈관염에 의한 신경증상과 유사하고, 혈관질
환이 흔한 노년기에 빈발한다는 점이 이러한 주장을 뒷받침
한다.

3) 임상 증상

당뇨신경병증은 말초신경섬유의 기능장애로 시작되어 처
음에는 특별한 증상을 나타내지 않는다. 가장 흔한 초기 기
능장애는 신경전도의 이상, 심호흡 또는 발살바에 대한 심
박동 반응의 저하이다. 이학적 검사에서는 발목반사 저하
및 엄지발가락의 진동각 저하를 보일 수 있다.

당뇨신경병증은 표 10-1과 같이 분류할 수 있다. 원위부
대칭성 다발신경병증(distal symmetric polyneuropathy,
DSPN)이 당뇨신경병증의 75% 정도를 차지할 정도로 가장
흔하다. 환자에 따라 가는 신경섬유(small-fiber)와 굵은 신
경섬유(large-fiber) 중 어느 한쪽을 주로 침범하게 되는데,
가는 신경섬유 병변은 통증 및 이상감각(paresthesia)을 보

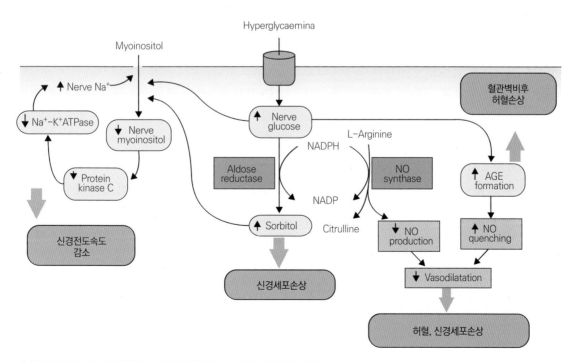

그림 10-1. 고혈당에서 폴리올 대사항진과 당화단백형성으로 인한 신경병증 기전

표 10-1. **당뇨신경병증의 분류**

광범위(diffuse) 신경병증
원위부 대칭성 다발신경병증(DSPN): 가장 흔함 　원발성 가는 신경섬유(small-fiber) 신경병증 　원발성 굵은 신경섬유(large-fiber) 신경병증 자율 신경병증 　심혈관계/소화기계/비뇨생식기계/땀분비기능이상/저혈당 무감지(unawareness), 비정상적 동공 기능
단일신경병증
신경근병증 또는 다발신경근병증

표 10-2. **원위부 대칭성 다발신경병증(DSPN)의 증상 및 징후**

	가는 신경섬유(small-fiber)	굵은 신경섬유(large-fiber)
증상	통증: burning, electric shock, stabbing	무감각(numbness), 통증 없이 저림(tingling), 균형감각 부족 (poor balance)
검사(임상적 진단)	온도식별(cold/hot): 감소/없음 침통각(pinprick sensation): 감소/없음	발목반사(ankle reflex): 감소/없음 진동감지(vibration perception): 감소/없음 10 g monofilament 압력감각: 감소/없음 고유감각(proprioception): 감소/없음

이고 굵은 신경섬유 병변은 감각실조(sensory ataxia)를 야기한다(표 10-2).

통증은 대개 서서히 시작되며 특히 밤에 심해지는 특징을 보인다. 통증은 활발한 축삭 재생에 의한 것으로 생각되는데 환자들이 호소하는 전형적인 통증은 쑤시거나 (aching), 화끈거림 또는 찌르는 듯한 불쾌감이다. 통증은 지속적인 경우도 있지만 수주 또는 수개월에 걸쳐서 간헐적으로 나타날 수 있다. 통증의 기전은 신경병증 통증의 발생 기전과 유사하다. 말초감작(peripheral sensitization), 축삭의 신경손상과 그로 인한 흥분성 자극방출, 척수후각의 다양한 변화 등이 복합적으로 작용한다. 감각과민은 큰 신경섬유의 선택적 손상으로 유발되며 신경병증 통증은 작은 유수 및 무수 축삭의 손상 또는 통증수용체의 감작에 의해 유발된다.

신경 합병증은 감각과 운동신경 이외에도 자율신경에도 생길 수 있다. 가는 섬유인 자율신경 손상에 따라 자율신경 기능 이상(autonomic dysfunction)이 있을 수 있고 그 증상도 다양할 수 있다. 예를 들어, 소화기 이상으로 인한 구토, 설사, 변비 등이 있을 수 있고 비뇨생식기 증상인 빈뇨, 신경

성 방광, 발기부전 같은 성기능장애, 기립성 저혈압, 심장의 자율신경 기능 이상으로 빈맥이나 부정맥이 생겨서 돌발적 심장박동 정지가 올 수도 있다.

4) 진단

(1) 문진 및 이학적 검사

운동장애는 보다 객관적으로 확인할 수 있지만 감각장애는 거의 대부분의 경우 환자의 주관에 의해 표현되기 때문에 의료진의 일관된 판단이 어려운 경우가 많다. 환자의 통증은 두통, 압박감, 경련통, 작열통, 찌르는 듯한 통증, 베는 듯한 통증 등으로 다양하게 표현된다. 진단 기준으로 먼저 자각적 증상이 중요하고 특히 발의 증상이 중요하다. 감각저하는 신경병증의 진행과 관련되며 이는 발 병변의 발생과 관련되므로 특별하게 주의가 필요하다. 감각저하 외에 지각과민이 나타날 수 있다.

(2) 신경학적 검사와 신경전도검사

① 운동기능 장애 평가

당뇨신경병증에서는 운동기능장애가 뚜렷하지 않으므로

현저한 근력감퇴가 있는 경우 다른 원인을 찾아야 한다.

② 감각기능 평가

당뇨신경병증은 초기에는 팔 다리 끝부분에서부터 대칭적으로 감각변화를 먼저 보이며 운동장애에 비해 감각장애가 흔하고 다양하다. 통각, 온도감각 등 작은 신경섬유의 기능이 주로 저하되거나 진동각, 체위각 등 굵은 신경섬유가 많이 손상된 경우도 있다.

특별한 증상을 느끼지 못하고 있던 환자에서 신경학적 검사로 통각의 소실이 발생되는 경우가 흔하다. 표재성 감각에 대해서는 촉각, 통각, 온도각 및 국소감각을 검사한다. 심부 감각으로는 관절각, 진동각 및 심부 통각을 검사하며, 복합 감각으로는 2점 식별능을 검사한다.

음차(tuning fork)를 이용한 진동각검사, filament를 이용한 촉각 및 압력각검사, 바늘을 이용한 통각검사, 심부건반사검사 등은 임상적으로 간단히 검사가 가능하다. 건반사검사는 상완 이두근, 삼두근, 대퇴사두근 및 아킬레스건에서 시행한다. 특히 하지 진찰 소견으로는 아킬레스건 반사의 소실이나 저하가 중요하다. 당뇨병 환자에서 진동각의 저하는 비교적 조기에 나타나는 것으로 알려져 있다. 진동각의 저하는 축삭의 상실 또는 구심로 차단에 의하며 이상이 생기더라도 환자는 큰 불편을 느끼지 않는다. 그러나 진동각의 이상은 신경병증의 직접적인 증거로 이용되며, 간접적으로는 말초신경병증의 악화나 개선을 반영할 수 있기 때문에 중요한 지표로 사용할 수 있다. 일반적으로 128 Hz 진동의 음차를 이용하여 손끝, 엄지발가락, 발등, 경골 등에서 검사한다. 환자에게 진동감을 느끼는지 확인하기 위하여 음차를 흉골에 대서 진동이 없어졌을 때 피험자가 진동을 느끼는지 확인한다.

③ 자율신경 기능의 평가

심혈관계 검사로 부정맥검사 발살바법, 기립성 저혈압을 측정할 수 있다. 요로 역동검사로 방광기능을 측정할 수 있으며, 이 밖에도 장운동, 동공 수축반사, 누선분비검사를 할 수 있다.

④ 기타 검사

전기진단검사, 신경조직검사, 근육조직검사 등을 이용할 수 있다. 신경전도검사는 주로 하지에서 시행하며 임상적으로 흔히 측정하는 신경은 비복, 경골, 족저 신경이다.

5) 치료

당뇨신경병증의 발생은 고혈당의 정도 및 당뇨병 이환 기간과 밀접한 관련이 있으므로 철저한 혈당조절을 하면 신경병증을 예방하거나 지연시킬 수 있다. 당뇨병 환자에서는 알코올 중독이나 영양불량으로 신경병증이 악화되기 때문에 비타민 B 등 영양소를 충분히 섭취하게 하고 감각신경 장애가 시작되면 족부궤양으로 진행을 방지하기 위한 교육이 아주 중요하다. 기본적으로 병인에 따른 근본적인 치료도 중요하지만 임상에서는 자각증상에 따른 대처가 일반적인 치료의 대부분을 차지하게 된다.

(1) 병인에 기초한 치료

병인에서 알도스 환원효소가 중요한 역할을 한다고 알려져 있지만 알도스 환원효소 억제제제의 치료 효과는 작용기전과 기대되는 장기치료 효과 면에서 아직 불분명하다. 당화단백형성 직접 억제 외에 신경내 혈류를 개선시켜 신경조직의 허혈 방지하는 것도 치료의 한 방법으로 생각되고 있다.

① 알도스 환원효소 억제제

이론적으로 알도스 환원효소 억제제는 당뇨신경병증에 이상적인 약물이다. 이런 종류의 약물로는 sorbinil, tolrestat, epalrestat, ponalrestat, zenalrestat, zopolrestat 등이 있다. Sorbinil은 신경병증에 동반된 통증뿐 아니라 건반사 등의 개선 효과에 대한 보고가 있으나 아직까지 사람에서는 뚜렷한 효과가 입증되지 않았다.

② 미오이노시톨

말초신경에서 폴리올 과정이 항진되면 세포내 소르비톨 증가로 삼투압이 증가한다. 삼투압 증가를 막기 위해 미오이노시톨의 세포내 유입을 억제함으로써 미오이노시톨이 고갈되며 이는 Na, K-ATPase 활성도를 저하시킨다. 당뇨병 실험 동물에서 미오이노시톨을 대량투여하면 운동신경의 전도속도가 지연되지 않는 효과는 보이나 당뇨신경병증에서의 효과는 불확실하다.

③ 아미노구아니딘

당화단백형성을 억제할 목적으로 아미노구아니딘 투여가

연구되고 있다. 당뇨병 쥐에 아미노구아니딘을 투여하여 신경내 AGE 축적의 감소와 함께 신경전도 속도의 개선과 신경섬유 위축 감소 등의 효과가 있는 것으로 알려져 있다.

④ Ganglioside

Ganglioside는 발아기전 자극, Na, K-ATPase 활성화, 수초에서 성장인자생성 등에 효과가 있는 것으로 추정된다.

⑤ Thioctic acid

이 약물은 지질 친화적인 free radical 제거제로 α-lipoic acid (ALA)의 일종이며 ALADIN 연구에서 통증이 현저하게 완화되는 것으로 보고되었으며 항산화 효과에 의한 병인론적 치료가 가능할 것으로 추정되고 있다. 또 다른 항산화제인 γ-리놀렌산(γ-linolic acid, 달맞이꽃 종자유) 등이 사용되고 있다.

⑥ 신경성장인자(nerve growth factor, NGF)

신경성장인자는 말초신경병증 이외에도 여러 신경과 질환의 근본적인 치료 방법 중 하나로 연구되고 있다.

(2) 통증의 치료

통증 관리에 있어서 신경병증의 양상이 향후 어떠한 경과로 진행될지 예측하는 것이 필요하다. 일반적으로 갑자기 생긴 심한 통증의 당뇨신경병증의 경우는 대개 수주에서 수개월 이내에 소실될 것으로 예측이 가능하다. 다발성 감각신경병증으로 인한 간헐적, 지속적인 통증은 관리하기 어려우며 당뇨신경병증으로 인한 통증은 일반적인 진통제와 아편유사제로는 쉽게 소실되지 않는다. 이러한 경우 환자로 하여금 미리 이러한 통증이 쉽게 사라지지 않음을 이해시켜야 한다. 신경병증에서 통증의 발생원인은 아직 불명확하나 신경축삭의 재생이 통증을 유발한다고 한다. 이런 경우 밤에 통증이 심한 경우가 많아 항우울제를 취침 전 투여하는 것과 같이 다른 신경병증 통증 조절과 비슷한 치료 방법을 사용한다. 대칭성 다발성 말초신경병증의 통증은 대개 수개월 내지 수년 후에 자연히 소실되고, 국소성 신경병증은 대개 수주 안에 자연 회복되므로 그에 맞추어 적절한 통증 조절을 하도록 한다.

① 혈당조절

혈당조절 상태가 매우 나쁜 환자에서 갑자기 발생한 신경

병증의 경우 혈당조절에 의해서 호전되는 경우가 많으며 장기간 서서히 발생한 신경병증의 경우 회복이 잘 되지 않지만 추가적인 신경병증의 악화를 방지하기 위해 혈당의 엄격한 조절이 선행되어야 한다. 제한적 연구 결과이지만 DCCT, UKPDS 등의 연구보고서에서 밝혀졌듯이 엄격한 혈당조절은 신경병증의 발생을 감소시킬 수 있으므로 지속적인 혈당조절의 중요성에 대한 환자교육이 필요하다.

② 항우울제

말초신경병증으로 인한 통증이 혈당조절과 진통제에도 불구하고 소실되지 않으면 삼환계 항우울제를 소량씩 증량하여 사용하고 일반적으로 취침 전에 투여한다. 많은 경우에 당뇨신경병증에서 우울증이 동반되기 때문에 항우울제를 병용하는데 이러한 항우울제가 신경병증으로 인한 통증을 경감시키는데도 효과가 있다. 삼환계 항우울제는 지속적인 화끈거림과 찌르는 듯한 통증 모두에 효과적이며 용량의존적이므로 부작용이 심하지 않다면 충분한 용량까지 증량이 필요하다. 선택적 세로토닌 재흡수 억제제(SSRI)도 신경병증성 통증의 치료에 도움이 될 수 있다. 세로토닌 노르에피네프린 재흡수 선택적 억제제(SNRI)도 부작용도 심하지 않으면서 진통효과도 만족할 만하다고 보고되고 있다.

③ 항경련제

카바마제핀은 100 mg으로 시작하여 하루 400-1,200 mg까지 증량할 수 있다. 그 외 gabapentin과 pregabalin도 당뇨신경병증의 통증치료에 사용되고 있다.

④ 항부정맥제

리도케인의 정맥 점주에 효과적인 경우 경구용 mexiletine을 투여함으로 당뇨신경병증 통증 경감이 가능하다.

⑤ 기타

그 외 캡사이신 국소 도포제를 사용할 수 있지만 그 자체가 불쾌감을 일으켜 일부 환자들에서는 사용하기 어려운 면도 있다.

(3) 신경의 보호와 재생

근본적 치료와 달리 신경병증의 진행을 막기 위한 방법으로 신경섬유 변성의 예방 및 재생을 촉진하는 치료제가 사용될 수 있다. 신경성장인자(nerve growth factor, NGF) 등

이 대표적이다.

(4) 지각장애와 운동장애의 관리

통각과 온도 지각의 장애가 있게 되면 사지 말단 부위에 외상이나 화상을 입기 쉽다. 당뇨병성 족부괴저의 위험성을 피하기 위해 항상 양말을 착용하고 너무 꽉 끼는 신발을 피하고 화상에 주의하게 한다. 내원시마다 양말을 벗기고 발에 손상이 있는지 확인한다.

운동신경의 장애는 대부분 미세혈관성 장애에 의한 것으로 대개 수주 내에 회복되므로 환자에게 우선 휴식을 취하게 하면서 물리치료 등의 방법을 사용한다. 물리치료는 정상 관절과 운동 기능의 회복 및 더 이상의 악화를 막는다는 점에서 중요하다. 족하수(foot drop)나 수하수(wrist drop)가 발생하면 보조기구를 사용하도록 하고 드물게 회복이 되지 않는 경우는 수술이 필요할 수 있다.

(5) 자율신경병증의 관리

체위성 저혈압이 있는 경우 저혈압을 초래할 수 있는 약물을 조심하고 기립 시에는 서서히 일어나도록 한다. 식사량을 줄여 분복하도록 하며 신경성 방광(neurogenic bladder)의 경우 일정 시간 간격으로 배뇨훈련을 시킨다. 신경병증으로 인한 발기부전의 경우 보조 기구를 사용할 수도 있다.

6) 감별진단

말초신경계에서 신경병증을 일으키는 질환들인 원발성 근육질환, 근무력증, 외상성 신경손상, 신경압박 혹은 포착, 암성 통증, 상박신경총 및 신경근 압박과 중추신경계에서 신경병증을 일으키는 질환들인 뇌졸중, 다발성 경화증, 뇌척수손상, 대뇌질환 등을 감별하도록 한다.

7) 결론

당뇨신경병증은 진단이 비교적 쉬운 편이지만 정기적으로 내원하고 있는 환자에서도 종종 이미 회복시킬 수 없을 정도로 진행된 후에 발견되는 경우가 있을 수 있다. 그러므로 당뇨병으로 내원하는 외래 환자들에게서 신경병증의 진단 과정이 필요하다. 다양한 병태를 나타내는 신경병증에 대한 대책으로 신경병증의 올바른 진단과 중등도의 파악이 중요하다. 신경병증 자체가 다인자성이므로 치료도 다각적으로 진행할 필요가 있다. 그러나 치료에 따라 운동신경과 신경전도 속도는 호전을 보이나 감각신경 증세 호전은 적으며 진동감각은 호전되지 않는다. 그러므로 기본적인 치료로서 혈당 조절을 철저히 하는 것이 폴리올 대사와 당화단백생성을 억제하고, 또한 신경재생이나 조직보호, 혈류개선 등에 중요하다. 또한 양성적인 증상인 신경병증 통증 경감에 진통제, 항우울제와 항경련제 등을 적극적으로 사용하여야 한다. 신경의 기능이상에 의한 음성적인 증상인 감각소실과 자율신경이상 증상에 대해서도 관심을 가지고 당뇨신경병증을 조기에 진단하도록 한다.

2. 파브리병

파브리병(Fabry's disease)는 X연관열성으로 유전되는 글리코스핑고리피드(glycosphingolipid) 대사 질환이다. 출신 유병률은 1:40,000-117,000으로 추정되고 있다. 리소좀(lysosome) 내에서 알파-갈락토시다제 A (α-galactosidase A, GLA)가 글리코스핑고리피드의 가수분해를 촉매하게 되는데, 알파-갈락토시다제 A 관련 유전자에 문제가 있으면 결과적으로 당지질 글로보트리아오실세라마이드(globotriaosylceramide, Gb3)이 점차적으로 다양한 종류의 세포내 리소좀 내에 축적된다. 축적된 Gb3는 세포 구조의 변형과 기능에 문제를 가져와 다발성으로 말초신경, 신장, 심장, 피부 등에 질환을 일으키게 되고 아동이나 청소년기부터 증상이 나타나기 시작하지만 나이가 들면서 더 진행되면 장기부전을 일으키게 된다.

1) 말초신경병증

신경병증성 통증, 특히 가는 신경섬유 신경병증은 대부분의 파브리병 환자에서 일차적으로 나타나는 증상 중의 하나다. 통증은 항상 대칭적으로 손바닥과 발바닥에서 시작해서 병이 진행됨에 따라 팔, 다리로 퍼질 수 있다. 가는 유수 및 무수신경과 세포체가 영향을 받지만 굵은 유수신경은 보존되는 편이다. 고식적인 신경전도검사는 굵은 유수신경만을 평가하기 때문에 신부전이 없다면 파브리병 환자에서 신경전도검사는 대개는 정상이다.

신경병증을 일으키는 기전은 완전히 밝혀지지는 않았지만 세 가지 정도로 설명할 수 있다. 첫째는 후근신경절에 Gb3 축적, 둘째는 신경을 담당하는 혈관 내피세포 내에 Gb3 축적으로 만성적인 신경 허혈 발생, 셋째는 lyso-Gb3가 Aδ 신경의 신경절이나 축삭에 직접 작용한다는 가설이다.

2) 통증

아동기에 60-80%까지 통증을 경험하는 것으로 되어 있고, 가끔씩 발생하는 통증 발작(파브리 발작)과 만성적 통증의 두 가지 형태로 통증을 호소한다. 통증 발작은 열, 운동, 피로, 스트레스, 기온의 갑작스러운 변화에 의해 유발될 수 있고 사지에서부터 시작하는 화끈거리는 통증이 몸통으로 방사되는 특징이 있다. 만성적 통증은 양쪽 손발에 화끈거리고 쑤시는 통증이나 이상감각(dysesthesia)으로 나타난다. 파브리병의 통증은 나이가 들면서 감소할 수도 있는데, 나이가 들면서 질환이 심해지면 가는 신경섬유의 손상이 광범위해지고 신경기능이 완전히 없어져 통증이 약화되기도 한다. 따라서 통증이 없으면 말단감각이상(acroparesthesia)에 대한 과거력을 조사하는 것도 중요하다.

3) 진단

남성의 경우 전형적인 파브리병의 증상 및 징후가 있으면서 백혈구(leukocyte), 혈장(plasma), 섬유모세포(fibroblast)에서 알파-갈락토시다제 A 활성도가 매우 낮거나 없고 혈장과 소변에서 Gb3와 lyso-Gb3의 농도가 높고, 유전자분석에서 병인성 돌연변이가 있으면 진단한다. GLA 분석에는 백혈구나 dried blood spot (DBS)을 이용한다. DBS 방법은 필터 종이에 환자의 혈액 한 방울을 떨어뜨리고 건조해서 형광측정법이나 질량분석법을 사용하므로 진단의 첫 단계에 사용한다.

이형접합의(heterogenous) 여성은 질병발현 양상도 다양

할 수 있고 알파-갈락토시다제 A 수치가 부족부터 정상까지 모든 범위의 결과가 가능하기 때문에 GLA 유전자의 돌연변이를 찾기 위해 진단에 분자분석(molecular analysis)을 사용해야만 한다.

소변의 Gb3를 스크리닝에 이용하기에는 신뢰성이 증명되지 않아서 대개는 혈장 알파-갈락토시다제 A 활성도를 사용하고 있지만 모든 환자에서 질환을 발견해내지는 못한다.

4) 치료

유럽에서는 2001년, 미국에서는 2003년에 효소보충요법(enzyme replacement therapy, ERT)이 소개된 이래로 현재 두 가지 형태의 재조합 사람 알파-갈락토시다제 A(recombinant human α-galactosidase A)가 시판되고 있다. Agalsidase alfa (Replagal)은 0.2 mg/kg를 격주로 정맥주사하고, Agalsidase beta (Fabrazyme)은 0.1 mg/kg를 격주로 정맥주사한다. ERT는 파브리병의 증상과 징후가 발견되자마자 시작하는 것이 가장 이상적이다. ERT를 사용한 치료가 빠르면 빠를수록 이로 얻는 이득은 커질 수밖에 없다.

신경병증과 신경병증성 통증에 대해서도 Agalsidase alfa와 Agalsidase beta 모두에서 신경병증성 통증 감소 및 가는 신경섬유 기능 개선을 보였다.

5) 요약

파브리병은 드물고 증상발현이 다양하게 나타나기 때문에 진단이 지연되기 쉬운 질환이다. 장기침범 정도에 따라 치료에 대한 반응이 달라지므로 질환의 증상과 징후를 조기에 인지하고 빨리 치료를 시작할 수 있도록 하는 것이 중요하다. 따라서 손과 발에 지속되는 화끈거리는 특징적 통증 양상을 보이는 환자에서는 파브리병을 감별진단하는 것이 필요하다.

═══ 참고문헌

대한마취통증학회. 통증의학. 셋째판. 서울, 여문각. 2014;761.

대한통증학회. 통증의학. 넷째판. 서울, 신원의학서적. 2012, 107-15.

Boulton AJ, Vinik AI, Arezzo JC, et al. Diabetic neuropathies: a statement by the American Diabetes Association. Diabetes Care 2005;28:956-62.

Bril V, England J, Franklin GM, et al. Evidence-based guideline: Treatment of painful diabetic neuropathy: report of the American Academy of Neurology, the American Association of Neuromuscular and Electrodiagnostic Medicine, and the American Academy of Physical Medicine and Rehabilitation. Neurology 2011;76:1758-65.

Diabetes Control and Complications Trial Research Group: The effect of intensive treatment of diabetes on the development and progression of long-term complications in insulin-dependent diabetes mellitus. N Engl J Med 1993;329:977-86.

Dyck PJ, Thomas PK. Peripheral neuropathy. Philadelphia: WB Saunders Company, 1993;749-74.

El-Abassi R, Singhal D, England JD. Fabry's disease. J Neurol Sci 2014;344:5-19.

Feldman EL, Stevens MJ, Thomas PK, et al. A practical two-step quantitative clinical and electrophysiological assessment for the diagnosis and staging of diabetic neuropathy. Diabetes Care, 1994;17:1281-9.

Fishman SM, Ballantyne JC, Rathmell JP. Bonica's Management of Pain. 4th ed. Philadelphia: Lippincott Williams & Wilkins, 2010;303-13.

Ishii S, Kase R, Sakuraba H, et al. Characterization of a mutant alpha-galactosidase gene product for the late-onset cardiac form of Fabry disease. Biochem Biophys Res Commun 1993;197:1585-9.

Kim SS, Won JC, Kwon HS, et al. Prevalence and clinical implications of painful diabetic peripheral neuropathy in type 2 diabetes: results from a nationwide hospital-based study of diabetic neuropathy in Korea. Diabetes Res Clin Pract 2014;103:522-9.

Marchettini P, Lacerenza M, Mauri E, et al. Painful peripheral neuropathies. Curr Neuropharmacol 2006;4:175-81.

Pickup JC, Williams G. Textbook of Diabetes. 2nd ed. London: Blackwell Science Ltd; 1997;498.

Pop-Busui R, Boulton AJ, Feldman EL, et al. Diabetic neuropathy: a position statement by the American Diabetes Association. Diabetes Care 2017;40:136-54.

Raskin J, Pritchett YL, Wang F, et al. A double-blind, randomized multicenter trial comparing duloxetine with placebo in the management of diabetic peripheral neuropathic pain. Pain Med 2005;6:346-56.

Simpson DA. Gabapentin and venlafaxine for the treatment of painful diabetic neuropathy. J Clin Neuromuscul Dis 2001;3:53-62.

Tesfaye S, Boulton AJ, Dyck PJ, et al. Diabetic neuropathies: update on definitions, diagnostic criteria, estimation of severity, and treatments. Diabetes Care 2010;33:2285-93.

Treede RD, Jensen TS, Campbell JN, et al. Neuropathic pain: redefinition and a grading system for clinical and research purposes. Neurology 2008;70:1630 - 5.

Vinik AI. Diabetic sensory and motor neuropathy. N Engl J Med 2016;374:1455-64.

Won JC, Kwon HS, Kim CH, et al. Prevalence and clinical characteristics of diabetic peripheral neuropathy in hospital patients with type 2 diabetes in Korea. Diabet Med 2012;29:e290-6.

Won JC, Kim SS, Ko KS, et al. Current status of diabetic peripheral neuropathy in Korea: report of a hospital-based study of Type 2 diabetic patients in Korea by the Diabetic Neuropathy Study Group of the Korean Diabetes Association. Diabetes Metab J 2014;38:25-31.

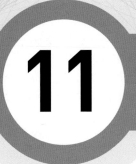

11 복합부위통증증후군
CRPS (Complex Regional Pain Syndrome)

복합부위통증증후군은 만성 신경병증성 통증 증후군의 하나로 유발 요인에 비해 심한 통증을 주 증상으로 나타내며, 다른 질환으로 설명할 수 없는 경우 진단을 내리게 되는 질환이다. 흔하게 접하지는 않지만 그 증상의 심각성 및 사회 경제적 요인으로 인해 환자 및 의사에게 상당한 어려움을 주는 질환이다. 증후군이란 의미에 걸맞게 공통적인 몇 가지 증상이나 징후가 존재하긴 하지만 반대로 너무나도 다른 임상 양상, 경과 및 치료 반응을 보이므로 진단과 치료에 어려움을 겪는 경우가 다반사이다. 또한 일부 환자에 있어서는 그 증상 및 징후의 신뢰성이 떨어지는 경우가 있음에도 이에 대한 정확한 진단기준이 확립되어 있지 않아 의사 간의 진단에 대한 견해 차이도 종종 발생하곤 한다. 흔히 외상과 관련되어 발생하게 되므로 소송과 관련된 이차적 이득을 위한 증상과 징후의 작화(fabrication)도 일부 개입하는 경우가 있어 이를 감별하는 것에 어려움이 있고 또한 배상의 문제에 관한 환자의 판정 및 신체 감정 등의 추가적인 업무를 요구하는 점도 임상의에게 상당한 부담을 주는 질환이다.

이러한 진단의 어려움은 질환의 이해에도 영향을 주며, 또한 치료법의 반응 판정에도 영향을 주게 되므로 아직 복합부위통증증후군의 치료에 있어 잘 정립된 연구들이 많지 않은 원인으로 생각된다. 따라서 보다 나은 치료를 위해서는 질환에 대한 진단이 보다 더 세부적으로 이뤄지고, 그로 인해 병태 생리에 대한 이해가 높아질 필요가 있을 것으로 보이며, 이는 통증을 다루는 의사들의 장기적인 과제가 될 것이다.

본 장에서는 비교적 최근에 이뤄진 연구들을 중심으로 복합부위통증증후군에 대한 병태생리, 진단, 치료 등을 살펴보고자 하나 주로 타과적으로 이뤄지는 치료법들에 대해서는 간략히 소개하고자 한다.

1. 역사적 배경

1851년 Claude Bernard는 교감신경계의 기능 이상과 연관된 통증 질환에 대해 처음으로 언급하였고, 1862년에 Paget은 손가락의 신경손상 후 이영양성 변화(nutritional or trophic changes)와 극심한 통증을 가진 환자가 있음을 보고한 바 있지만 특별한 명칭을 부여하지는 않았다. 이후 1864년 미국남북전쟁 동안에 미국신경학의 아버지로 불리는 Silas Weir Mitchell이 군인들이 사지의 주요 신경 손상 후에 불에 타는 듯한 증상이 오래 지속되는 통증을 호소하는 것을 보았고, 이러한 상태를 작열통(causalgia)이라고 명명하였다. 1877년에는 Wolff가 신경 손상과 관련이 없는 국소적인 혈관운동성(vasomotor)변화를 보이는 만성 통증 질환들을 처음으로 보고하였고 이후에도 비슷한 증례가 계속 보고되었다. 20세기 초에 Sudeck은 급성기의 국소적인 사지 질환이 있을 때 생길 수 있는 국소적인 bone atrophy (Sudeck's atrophy)를 규명하고, 염증성 원인이 중요한 개념이라고 하였다. 1916년 René Leriche는 작열통을 가진 환자의 이환된 사지의 동맥 주위 신경총을 광범위하게 벗겨내고서 통증의 호전을 보았다고 보고하였고, 이후 교감신경계가 작열통과 연관이 있다는 개념을 바탕으로 교감신경계를 차단하려는 여러 가지 시술들이 행해졌다. 이후에도 비슷한 질환에 대해 minor causalgia, post-traumatic spreading neuralgia, algoneurodystrophy, sympathalgia 등의 다양한 용어가 사용되기도 하였다. 이후 1946년에 Evans는 반사성교감신경위축증(reflex sympathetic dystrophy, RSD)이라는 명칭을 처음으로 사용하였다.

이러한 여러 용어에 해당하는 질환들이 대부분 외상에 따른 통증, 혈관운동성의 피부 변화, 기능 장애, 이영양성 변화 등의 특징을 가지는 유사성을 가지고 있으므로 1953년에 Bonica는 반사성교감신경위축증(reflex sympathetic dystrophy, RSD)이란 포괄적 명칭 하에서 고려할 것을 제안하였다. 또한 주요 기전을 교감신경계의 장애에 의한 것으로 제시하고 자율신경부전 징후(dysautonomic sign)라는 용어를 사용하였으며, 이후에는 비록 부정된 내용이지만 각 stage에 따라 진행한다고 하였다. 1986년에 Roberts는 교감신경계를 차단하면 종종 증상의 호전이니 심지어 관해를 관찰하고서 sympathetically maintained pain (SMP)이라는 용어를 소개하였다. 그는 RSD 또는 SMP를 진단하려면 교감신경파괴술에 대한 진통효과가 있어야 한다고 주장하였는데, 교감신경블록에 반응하지 않으나 RSD와 유사한 상태를 보이는 것에 대해 Campbell 등은 sympathetically independent pain (SIP)이라는 용어를 사용하였다.

1993년에 세계통증연구학회(the internatonal association for the study of pain, IASP) 주최의 특별의견조정워크숍(special consensus workshop)에서 작열통과 반사성교감신경위축증을 재평가하기 위해서 통증의학 분야의 전문가들로 의견조정 그룹(consensus group)이 결성되었다. 이 워크숍에서 반사성교감신경위축증과 작열통에 관한 진단 기준과 적절한 치료법들에 대하여 의학 분야나 나라에 따라 의사들 간에 의견 일치가 되지 않았고, 과학적인 방법으로 입증되지도 않았으며, 위축(atrophy)과 이영양성 징후들을 보이지 않는 환자들도 많이 있다는 등의 이유를 근거로 하여 새로운 병명을 고려해보자는 의견의 일치를 보았고, 이로 인해 복합부위통증증후군(complex regional pain syndrome, CRPS)으로 개칭되었다

2. 역학

복합부위통증증후군의 발병률 및 유병률을 정확히 조사하는 것은 쉽지 않은 일이다. 왜냐하면 현행 진단 기준이 명확하지 않기 때문에 복합부위통증증후군 환자임에도 불구하고 임상 의사에게 진단을 받지 못하거나 혹은 증상의 과장으로 인해 환자가 아님에도 진단받는 경우들이 발생하므로 진단 기준이 좀 더 체계적이고 구체적이어야 정확한 결과를 얻을 수 있을 것으로 보인다. 지금까지의 연구 결과들에서 보면 Rochester Epidemiology Project의 일환으로 미국 미네소타 지역의 약 10년간 자료를 후향적으로 연구한 결과에서 복합부위통증증후군 I형의 경우 100,000명당 연간 약 5.5명의 발병률(incidence)을 보이고 100,000명당 약 21명의 유병률(prevalence)을 보이는 것으로 보고하고 있다. 네덜란드에서 시행한 후향적 연구에서는 이보다 다소 높은 100,000명당 26.2명의 유병률을 보고하고 있으며 가장 흔한 원인은 골절(44%)이었다. 복합부위통증증후군 II형의 경우에는 100,000명당 연간 약 0.8명의 빈도를 보이고 100,000명당 약 4명의 유병률을 보여 I형이 II형에 비해 보다 빈번하게 발생함을 알 수 있다. 말초신경 손상에 의한 복합부위통증증후군 II의 빈도는 2%에서 14%까지 발생한다고 하며, 평균 4% 정도에서 발생한다.

1) 연령 및 성별

여성의 경우 남성보다 더 발병 빈도가 높으며 남성의 비는 1:2에서 1:4정도로 보고되고 있다. 복합부위통증증후군은 모든 나이에서 발생할 수 있으나 평균 나이는 30대 후반에서 40대 중후반 정도로 보고되며, 이러한 평균 나이는 성별에 따른 차이가 없었다. 다른 연구에서는 61-70세의 그룹에서 가장 높은 빈도를 보였고 진단되는 평균 나이는 52.7세였는데, 그 원인으로 나이가 들수록 골절의 발생도 높아지기

때문에 호발 빈도가 높아지는 것으로 해석하였다. 소아에 있어서도 복합부위통증증후군 발생이 보고되는데, 최근 연구에 따르면 5세에서 15세 사이의 인구에서 유병률이 100,000명당 1.2명 정도로 보고되고 있다.

2) 호발 부위

대부분의 환자에서 한 개의 사지가 이환되며, 좌우 구분 없이 상지가 하지에 비해 1.5에서 2배 정도로 더 많이 이환되는 것으로 보고되고 있다. 하지만 사지뿐만 아니라 복벽이나 두경부에 발생한 것으로 의심되는 증례들도 보고되고 있다.

3) 유발 요인

복합부위통증증후군 환자의 대부분이 외상으로부터 발병하였으며 전체의 65%가량을 차지하는 것으로 알려져 있고, 그 중 가장 많은 원인을 차지하는 것은 골절이며, 그 다음으로는 염좌가 흔한 원인이 되는 것으로 알려져 있다.

수술은 또 다른 주요한 유발 요인으로 원위 요골 골절로 수술한 환자를 대상으로 한 연구에서 수술 후 복합부위통증증후군이 발생하는 빈도가 4%로 일반적인 외상에 비해 높음을 알 수 있다. 외상으로 인한 수부 손상에 대한 수술적 치료를 받은 환자를 대상으로 한 연구에서는 약 26%에서 복합부위통증증후군의 진단을 받았고 수술 후 3일째 통증 점수가 5점 이상이거나 압궤손상(crush injury)을 받은 경우 그 위험도가 증가하는 것으로 보고하였다. 발과 발목의 수술을 받은 환자에 있어서도 복합부위통증증후군의 발생률이 4% 남짓으로 보고되고 있다.

4) 복합부위통증증후군의 유발 위험 요인

현재까지 복합부위통증증후군의 위험 인자는 확실하게 밝혀지지 않았다. 그러나 고정이나 유전적 소인, 심리학적 요소 등이 질병의 발생, 진행 또는 재발에 영향을 미치는 위험 요인으로 여겨진다. 또한 기존에 복합부위통증증후군에 이환된 환자의 경우 이환되지 않은 사지에 손상을 입는 경우 복합부위통증증후군이 발생할 가능성이 현저히 높은 것

으로 보고된다.

(1) 고정

동물실험에서 골절 없이 고정을 시행한 경우에도 골절과 고정을 모두 시행한 경우와 비슷한 neuropeptide signaling의 증가 및 침해수용성과 염증성 변화가 관찰됨을 보여 고정 자체가 중요한 위험 요인으로 제시되고 있으며, 확진된 복합부위통증증후군 환자의 42-47%에서 고정을 받은 과거력이 있었던 것으로 보고되고 있어 실제로도 주요한 위험 요인으로 여겨진다.

(2) 유전적 소인

대부분의 사람에게서 통증을 일으키지 않는 외상에 대해 일부 환자들에서만 복합부위통증증후군이 발생하는 이유로 유전적인 소인이 영향을 주는 것으로 추정되고 있다. 몇몇 연구에 따르면 HLA (Human Leukocyte Antigen)-B62와 HLA-DQ8이 복합부위통증증후군과 연관성이 높은 것으로 제시되고 있고, 최근 복합부위통증증후군 환자와 대조군 사이에 발현에 차이가 나는 유전자(differentially expressed genes, DEGs)를 비교한 연구에서 총 257가지의 DEGs가 발견되었고, HLA family가 가장 현저하게 차이가 나는 것으로 밝혀졌다. 또한 면역 반응, 세포 부착 및 혈관 형성과 관련된 신호체계가 복합부위통증증후군과 관련성이 있는 것으로 나타났는데, 이 중 E1A binding protein p300 (EP300), CREB-binding protein (CREBBP), signal transducer and activator of transcription (STAT) 3, STAT 5A와 intergrin α M 등이 관련있는 것으로 제시되었다. 또한 HLADQB1과 HLADRB1가 복합부위통증증후군의 바이오 마커로서의 가능성을 보임을 시사하였다.

(3) 심리적 요소

흔히 복합부위통증증후군 환자들에게서 우울증, 불안증, 인격장애와 같은 정신과적인 문제가 동반되는 것을 관찰할 수 있는데, 이것이 복합부위통증증후군을 일으키는 위험 인자인지 아니면 만성 통증으로 인해 발생된 결과적 요소인지는 명확하지 않다.

복합부위통증증후군 환자에서 이전에 심한 스트레스를 유발하는 경험을 겪은 빈도가 그렇지 않은 수부 손상 환자보다 통계적으로 유의하게 높다는 연구 결과가 있는가 하면 또 다른 연구에서는 복합부위통증증후군과 만성 요통 환자 사이에서 관찰되는 인격장애의 빈도가 차이가 없음을 들어 이러한 인격장애가 만성 통증의 결과로 보는 견해도 있다.

따라서 이러한 심리적 요소가 복합부위통증증후군에서 보이는 통증과 서로 상호적으로 작용하는 것으로 이해하는 것이 바람직할 것으로 보인다.

3. 병태 생리

복합부위통증증후군은 임상의가 접하는 통증 질환 중 가장 다양한 증상들을 보여주는 대표적인 질환 중 하나이다. 이렇게 다양한 증상이 발생하는 이유는 명확하진 않으나, 여러 가지 기전의 상호작용으로 발생하는 것으로 보여진다. 또한 말초신경계와 중추신경계 그리고 자율신경계를 모두 포함하는 병적 반응을 보이고, 그 반응의 정도에 따라 증상이 발현이 다양하게 나타나는 양상을 보인다. 예를 들어 일부 환자에서는 혈관운동성 증상이나 징후가 뚜렷한 반면 또 다른 환자에서는 땀분비에만 제한이 있는 등 복합부위통증증후군 환자 내에서도 서로 다른 소견을 보이는 경우들을 관찰하게 된다.

과연 대부분의 경우에서 통증을 일으키지 않는 유발 요인에 대해 어떠한 환자에서 왜, 어떻게 이러한 복합부위통증증후군이 발생하는지가 통증을 연구하는 사람들이 밝혀야 할 궁금증일 것이며, 이를 위해 많은 동물 및 임상 연구들이 진행되어 왔다. 아직 그에 대한 정답은 없지만 다양한 가능성에 대해 아래에서 살펴보고자 한다.

1) 염증 및 면역 반응

Sudeck은 "patch inflammatory osteoporosis"란 용어로 이러한 개념을 처음 제시하였는데, 복합부위통증증후군 환자에서 관찰되는 혈관확장, 부종, 피부색 변화, 비정상적인 피부 온도 등은 정상적인 외상 후에도 발생될 수 있는 반응이며 이는 국소적인 염증 반응으로 잘 설명된다. 다만 정상적인 경우에는 이러한 반응들이 손상 후 수주 이내에 회복되나 복합부위통증증후군에서는 이러한 반응이 지속되거나 혹은 더 악화된다는 차이점이 있다.

이러한 염증 반응은 국소적 또는 전신적 반응으로 나타나게 되는데, 복합부위통증증후군에서 보이는 염증 반응의 변화는 pro-inflammatory reaction의 증가 또는 anit-inflammatory reaction의 감소에 의한 형태로 나타난다.

이에 대한 몇몇 연구 결과에 따르면 anti-inflammatory cytokine인 interleukin-10의 감소가 두드러지게 나타나는데 이를 분비하는 염증 세포가 특히 cold allodynia를 보이는 복합부위통증증후군 환자에서 감소한다고 보고하였고, 또한 염증 반응을 조절하는 몇몇 microRNA가 하향 조절(down-regulation)되는 소견을 보였다. 반면 혈장 내 bradykinin, calcitonin gene-related peptide (CGRP), substance P (SP)는 증가하는 소견을 보였다. 이러한 neuropeptide들은 감작된 통각수용체의 자극에 의해 분비되어 혈관 확장과 단백질 삼출을 일으켜 신경원성 염증(neurogenic inflammation)의 주 증상을 만드는데 기여한다.

또한 자가 면역에 대한 부분도 제시되고 있는데, beta 또는 alpha1-adrenoreceptor에 대한 자가항체(autoantibody)의 활성화가 교감신경계에 영향을 줄 수 있다고 주장하기도 한다.

2) 교감신경계 기능 장애

이환된 사지 말단이 혈관 수축에 의해 차고, 땀분비가 증가하며 이영양성 변화를 보이는 것은 교감신경계의 과민성에 의한 증상이라고 오랫동안 생각되어 왔다. 또한 이러한 증상이 있는 환자에서 교감신경 차단술이 효과를 보이는 경우들이 보고되면서 교감신경계의 항진이 복합부위통증증후군의 중요한 발병 기전이라는 근거가 되기도 하였다.

따라서 초기에는 소위 교감신경 유지 통증(sympathetically maintained pain)이 복합부위통증증후군과 동일한 의미로 생각되어 왔다. 교감신경 유지 통증은 교감신경의 원심성 신경섬유의 지배나 혈액 중의 카테콜아민들에 의해서 유지되는 통증으로 정의된다.

하지만 복합부위통증증후군에서 교감신경의 기능 장애의 역할에 대해서 최근에는 여러 가지 의견들이 존재한다. 예를 들어 복합부위통증증후군에서 보이는 주요한 증상들인 발한 기능의 장애나 이영양성 변화들이 neuropeptide의 효과 때문으로 설명되어지기도 하고, 이러한 통증이 교감신경 기능은 정상이나 통각을 억제하는 척수의 억제 메카니즘의 손상에 의한다는 의견들이 있다. 이러한 경우 교감신경 차단술이 복합부위통증증후군 환자의 통증 조절에 효과가 없는 것을 설명할 수 있는 근거가 되기도 한다.

또한 이러한 교감신경 기능 이상이 교감신경계의 항진에 의한 것만이 아니라 교감신경의 활성은 정상이나 adrenergic receptor의 감수성이 증가해서 나타난다는 주장도 있다. 그 근거로 피내 norepinephrine을 투여한 경우 정상인에서는 나타나지 않는 통증의 증가 소견이 복합부위통증증후군 환자에서는 나타나며, 이환된 측의 혈중 카테콜아민 농도가 오히려 낮은 소견을 보이고, 통각과민이 있는 피부의 alpha adrenoreceptor의 밀도가 높아졌다는 등의 소견을 제시한다.

따라서 이러한 교감신경 유지 통증이나 기능 이상 소견 등이 모든 복합부위통증증후군 환자에서 관찰되는 소견은 아니며 교감신경 차단술의 효능 또한 일부 환자들에서 관찰될 수 있다.

3) 체성 신경계 이상

복합부위통증증후군 환자에서 보이는 통증과 감각 이상은 체성 신경계의 이상에서 비롯되는데, 이는 말초부터 중추신경계에 이르기까지 여러 경로에서 이상 소견이 발견된다. 또한 비단 감각신경뿐 아니라 운동신경에도 영향을 미쳐 여러 증상을 야기시킨다.

말초에서는 이환된 피부의 조직 검사상 C fiber와 A-delta fiber가 상당 부분 감소해 있는 것을 확인할 수 있고, 또한 대조군에 비해 축삭의 밀도가 29% 감소했다는 보고가 있다. 이러한 변화가 질환 자체에 의한 것인지 아니면 만성적인 혈관 수축이나 염증에 의한 허혈성 변화인지는 분명치는 않다.

복합부위통증증후군에서 보이는 통증의 기전을 정확히 파악할 수는 없으나 양상이 다른 만성 신경병증성 통증에서와 비슷한 부분이 있으므로 감작이나 신경 가소성 등의 기전에 있어 유사할 것으로 생각된다.

지속적인 통증 자극의 전달이나 신경 손상 등은 척수 후각의 감작을 야기하는데 이는 과흥분 또는 탈억제(disinhibition)를 야기하게 되고 자극에 대한 역치가 낮아지게 된다. 이러한 감작에 중요한 여러가지 기전들에 대한 연구가 되고 있으며, 이 중 대표적인 것이 NDMA receptor에 대한 것으로 이에 대한 길항제가 과민성을 억제하는데 사용되기도 한다.

척수에서만 아니라 대뇌에서도 변화가 일어나는데, magnetoencephalography (MEG), quantitative electroencephalogram, functional MRI (fMRI), positron emission tomography (PET)를 이용한 연구들에 의하면, 구심성 입력의 변화가 대뇌피질과 시상의 신경가소성, 감각 표현의 재구성을 일으킨다고 한다. 어떤 연구에서는 크기가 감소한 대뇌운동피질이 이환된 사지에 영향을 미친다고 보고하였고, 이러한 크기 감소의 정도가 바늘통각검사에 대한 통각과민의 정도와 연관성이 있음은 뇌의 변화가 임상적 증상과 연관성이 있다는 것을 뒷받침해준다. Function MRI를 이용한 연구에 의하면 복합부위통증증후군이 이환되지 않은 쪽에 비해 이환된 쪽에서 바늘통각검사에 대한 대뇌피질의 활성이 다름을 보고하였다.

감각계통뿐 아니라 운동계통에도 영향을 주어 대부분의 환자에서 근력저하, 경련, 진전, 서동(bradykinesia), 운동범위의 감소를 보이며, 소수에서는 근긴장이상(dystonia)과 같은 심한 이상을 보인다. 연접 후 근반사의 저하나 대뇌피질의 운동영역의 변화 등이 이러한 증상을 설명할 수 있는 기전으로 제시되고 있다.

4) 기타

복합부위통증증후군의 발병에 부동과 불활성화가 중요한 역할을 하는데 실제 동물실험을 통해서도 장기간의 고정이 증상을 야기함을 확인할 수 있고, 이는 손상된 부위를 보호하기 위해 사용기피를 하는 양상과도 연관성이 있다. 통증 악화에 대한 걱정으로 의도적인 사용기피 또는 신경학적 무시-유사 증후군(neglect-like syndrome) 등의 이유로 통증 부위를 보호하려고 한다. 이러한 부분이 중추신경계의 신경가소성 변화를 일으키는 원인이 되기도 한다.

유전적인 부분에 대해서도 많은 연구들이 이뤄지고 있고, 이에 중요한 요소들은 앞서 유전학적 소인 부분에 언급한 바와 같다. 또한 심리적인 요인에 대해서도 아직은 확실한 발생 기전으로 설명하기 힘든 부분이 있다.

4. 증상

복합부위통증증후군 환자에서 나타나는 주증상은 진단기준에 명시되어 있는 것과 같이 자발통, 이질통, 통각과민, 감각저하와 같은 감각기능 이상, 피부 온도 및 색깔 변화를 보이는 혈관운동기능 이상, 부종 및 발한기능 이상, 모발, 손발톱, 피부의 이영양성 변화, 운동 범위 감소와 근긴장도 이상 등의 운동기능 이상이다. 하지만 각 아형에 따라 보이는 환자 개개인에 따라 주로 나타나는 증상이 다르며, 유병 기간에 따른 증상의 발현 빈도에도 역시 차이가 있음을 감안하여야 한다.

1) 증상 및 징후의 단계 및 아형

Bonica는 1990년에 복합부위통증증후군의 3단계를 기술하였고, 그에 따르면 초기 급성기인 제1 단계는 통증과 감각이상, 혈관운동성 및 땀샘기능장애, 그리고 부종을 특징으로 하며, 제2 단계인 이영양기(dystrophic stage)는 증상 발현 후 약 3-6개월 후에 더 심한 통증과 감각이상이 나타나고, 지속적인 혈관운동성 기능 이상과 더불어 운동 기능 및 이영양성 변화가 나타난다.

제3 단계인 위축기(atrophic stage)는 통증과 감각이상이 감소하면서 지속적인 혈관운동성 기능장애와 현저한 운동 기능 및 이영양성 변화를 특징으로 한다고 제시하였다.

하지만 최근 연구 결과에서는 이러한 가설이 대체로 부인되고 있다. Bruehl 등은 복합부위통증증후군의 순차적 단계의 유무를 확인하기 위해 서로 다른 증상을 보이는 세군에 대해 군집분석을 시행하였는데, 위의 가설이 맞다면 서로 다른 증상을 보이는 각 군의 유병기간에 차이가 나야 하지만, 각 단계와 유사한 양상을 보이는 세군에서 유병 기간의 차이를 발견할 수 없다고 하였다. 오히려 현저한 운동 기능 및 이영양성 변화를 보이는 소집단의 유병기간이 다소 짧은 것으로 나타나는 소견은 시간에 따른 순차적 진행을 따르지 않음을 시사한다. 따라서 위에서 제시한 각 단계에서 보이는 소견은 순차적 진행을 나타내기 보다는 단순한 아형을 의미한다.

최근 연구에서는 warm CRPS subtype에서 cold CRPS subtype보다 염증 반응이 기여하는 정도가 더 큰 것으로 제시하고 있어, 이러한 염증 반응에 대한 치료가 warm subtype에서 좀 더 효과적일 것이라 하였다.

2) 확산 양상

대부분의 경우 복합부위통증증후군은 한쪽 사지에서 발병하는데 이중 상당수의 환자에서 다른 사지로 확산된다고 보고되었다. Maleki 등은 27명의 환자를 대상으로 세 가지 유형의 확산 양상을 보고하였는데, 이를 "인접부위 확산", "독립적 확산"과 "거울형 확산"으로 분류하였다. 모든 환자에서 인접부위 확산 소견을 확인하였는데, 이는 초기 이환부 주변으로 확산되는 경우를 지칭한다. 대부분 사지의 말단부에서 발생하므로 이런 형태의 확산은 주로 근위부로 확산되는 경향을 보이나, 초기 이환부위가 관절 주변인 경우에는 말단부로 먼저 확산되는 경우가 많다고 하였다. 또 인접하지 않은 부위에 발생하는 독립적 확산을 보이는 환자들도 70%에서 발생하였고, 이환부위와 대칭되는 부위로 확산되는 거울형 확산을 보인 환자도 15%에서 관찰되었다고 보고하였다.

한편 다른 연구에서는 첫 번째 이환된 사지에서 두 번째로 이환된 사지로 확산되는 패턴이 49%에서는 반대측에, 30%는 동측, 그리고 14%에서는 대각선 위치의 사지에 이환됨을 보고하였고, 이 경우 두 번째 사지가 이환되기 전 외상을 입은 경우가 각각 37%, 44%, 91%에 달한다고 하여 확산되는 부위별로 외상의 기여도가 다소 차이가 남을 알 수 있다.

이러한 확산의 기전은 정확히 파악되지 않았지만 만성 통증으로 인한 대뇌피질의 재구성 과정(reorganization process)에서 기인할 것으로 생각된다.

3) 증상/징후의 4 범주(카테고리)

(1) 감각 기능 이상

복합부위통증증후군 환자들에게서 나타나는 자발통, 통각과민, 이질통 등의 증상은 다른 만성 신경병증성 통증증후군에서 흔히 언급되는 소견으로 이들이 겪는 통증의 양상은 깊고, 예리하며, 예민하고 뜨거운 양상을 보인다.

세계통증연구학회 진단 기준에 부합하는 제1 형 복합부위통증증후군 환자들의 증상을 분석한 연구 결과를 참고하면 감각 기능 이상의 발생 빈도가 시간이 경과함에 따라 증가하는 양상이 관찰된다. 자발통의 경우 발병 초기에는 약 85%의 환자가 이를 호소하나, 1년 이상 지난 환자들은 95%에서 나타난 것으로 보고 되었고, 이질통, 통각과민 등도 초기에는 21-46%의 환자에서 나타나다가 1년 이후에는 40-69%로 증가하는 양상을 보였다.

1형과 2형을 비교한 연구 결과를 살펴보면 자발통의 경우 2형에서 좀 더 흔히 나타나는 양상이며, 특히 냉각에 대한 통각과민이나 불유쾌한 이상 감각의 경우 2형에서 유의하게 높게 나타나는 소견을 관찰할 수 있었다.

증상의 빈도만 높아지는 것이 아니고 그 강도도 시간이 경과함에 따라 증가하는 양상을 보인다. 656명을 대상으로 한 관찰 연구 결과를 보면 초기 5년까지의 통증 점수는 숫자통증등급(NRS) 6.91 ± 0.5이었으나 15년 이후에는 7.92 ± 0.6으로 통계적으로 유의하게 증가하는 소견을 보였다. 감각 저하의 경우 흔하지는 않으나 초기 약 15%에서 1년 후 약 30% 로 유의하게 증가하는 것으로 보고되었다. 또한 하루 중 통증이 심한 시간에 대한 답변으로, 1/3 가량의 환자에서는 하루 종일 아프다고 하였으나 나머지 환자는 저녁이나 밤에 가장 통증이 심한 것으로 답변하였다.

(2) 혈관운동 기능 이상

혈관운동 기능 이상에 의해서 피부 온도 변화와 피부 색깔 변화를 흔히 호소하게 된다(그림 11-1). 피부 온도는 이환된 부위가 건측이 비해 높을 수도 있고 낮을 수도 있다. 실질적

인 온도 차이가 있는 경우도 있지만 온도 차이가 없는 경우에도 주관적으로 차이를 느끼는 경우들이 존재한다. 또한 색깔 변화는 아형에 따라 창백하거나 붉게 나타나는 등 차이가 있을 수 있으며, 시간 경과에 따라 차이가 나거나 혹은 외부 환경에 따라 변화된 양상으로 나타나기도 한다.

피부색 변화나 온도 차이와 같은 혈관운동기능 이상의 소견은 연구에 따라 다소 다른 결과를 보인다. 692명의 환자를 대상으로 한 단면 연구에서 발병 후 2개월 이내에는 피부색 변화와 온도 차이가 각각 61.7%와 68.1%에서 나타났지만 12개월 이후의 환자에서는 48.3%와 50.6%에서 나타난다는 보고가 있다. 하지만 다른 연구에서는 초기 5년간 피부색 변화와 온도 차이가 71%와 83%에서 나타났지만 15년 이후에는 각각 81%와 95%로 증가한다는 결과를 제시하였다.

이러한 혈관운동기능 이상은 교감신경계의 이상으로 발생한 것으로 생각되어 왔으나 최근에는 염증 반응에 의한 내피세포 손상으로 인해 국소적인 혈관운동 조절에 장애가 생길 수 있으며 이러한 발생 기전을 파악하는 것이 치료 선택에 영향을 줄 수 있을 것으로 제시하였다.

(3) 부종 및 발한 기능 이상

부종은 경미한 정도에서 함요부종까지 다양한 정도로 나타나며, 실제 둘레에서는 차이가 없으나 단단하고 팽창하는 것 같은 느낌을 호소하는 경우도 관찰된다. 부종은 연구 결과에 따라 다소 다른 양상이 보이는데 한 연구에서는 질환 초기에 60%에서 발생하고 1년이 지난 후에는 37% 가량으로 감소하는 양상을 발표하였으나, 타 연구에서는 발병 후 1년에는 75%의 환자에서 나타나나 15년 이후에는 90%에서 나타나 시간이 흐름에 따라 악화되는 양상을 보인다고 보고하였다.

발한기능 이상에 의해서 이환부에서 땀분비가 더 항진된 경우도 있으나 오히려 더 건조한 경우도 관찰된다. 발한 기능 이상의 경우는 5년 이내에는 33%의 환자에서 발한 기능이 항진되어 있는 소견이 보였고 15년 이후에는 44%에서 발견되었으나 통계적인 유의성은 없는 것으로 보고된다.

(4) 운동기능 이상 및 이영양성 변화

관절 가동 범위는 대략 68-77%가량의 환자에서 나타나는

데, 이는 시간에 따른 변화는 뚜렷하지 않다. 하지만 근력의 약화는 초기 33%가량의 환자에서 관찰되는데 반해 1년 후에는 66%의 환자에서 관찰되어 시기에 따라 점차 악화되는 것으로 보인다. 기타 진전, 근긴장 이상은 초기에 6% 가량에서 나타나는 흔치 않은 증상이나 1년 후에는 각각 32%와 18%에 달할 정도로 증가하는 양상을 보인다.

이영양성 변화는 모발 성장의 감소, 손발톱이 쉽게 부스러짐, 관절 비후 등의 소견으로 나타나게 되는데 모발과 피부의 경우는 17-31%가량의 환자에서 이영양성 변화가 관찰된다. 손발톱의 변화는 초기 약 6%에서 나타나며, 1년 이후에는 30% 이상에서 나타난다.

5. 진단

1) 진단기준

복합부위통증증후군의 진단은 전적으로 임상 증상에 의존할 수밖에 없으며, 흔히 시행되는 온도 측정, 삼상골스캔(3 phase bone scan) 등의 검사에서 양성이 나오지 않는다고 하여 복합부위통증증후군이 아니라고 할 수 없다. 또한 특이한 혈액학적 검사도 없다. 따라서 임상 증상에 따른 진단기준이 가장 중요한 요소가 된다.

세계통증연구학회에서 처음 제정된 진단기준은 표 11-1에서 보이는 것과 같다. 1형과 2형은 원인만 다르고 증상과 징후는 같은 양상으로 나타난다.

세계통증연구학회의 1994년도 진단기준은 내부적, 외부적 타당성에 대한 통계적 고찰이 필요하며 민감도(sensitivity)와 특이도(specificity)가 떨어지는 단점이 지적되어 그 이후 지속적으로 진단기준에 대한 연구가 진행되었다. 예를 들어 3개의 카테고리에서 부종 혹은 피부혈류 변화 혹은

발한의 변화 중 하나만을 만족하는 경우로 진단을 내린다면 상당한 과잉진단을 하게 될 수 있는데, Galer 등의 보고에 의하면, 1994년 세계통증연구학회 진단기준을 근거로 하면 당뇨병성 신경병증환자의 약 37%에서 복합부위통증증후군이라고 진단 내려질 수 있음을 지적하였다. Bruehl 등도 1994년 세계통증연구학회 진단 기준의 외부적 타당성에 대한 연구에서 이러한 진단기준은 96%의 감수성과 36%의 특이성을 가짐으로써 40% 미만의 환자에서 정확히 진단될 가능성이 있으며 과잉진단될 가능성이 높음을 시사하였다.

이러한 복합부위통증증후군의 진단에 있어서의 문제점은 표 11-1의 진단기준에서 보는 것처럼 객관적인 검사의 결과를 근거로 내리는 것이 아니고 완전히 임상적인 증상과 증후에 근거하여 내려지는 것이기 때문에 이러한 진단기준이 통계학적으로 어느 정도의 민감도와 특이도를 가지는가가 매우 중요하다. 따라서 적정한 민감도와 특이도를 가지는 것이 복합부위통증증후군에 대한 과잉 진단을 막을 수 있을 뿐 아니라 반대로 오진으로 인해 적절한 치료가 이루어지지 못하는 것을 막을 수 있다. 이러한 취지에서 2004년 부디페스트에서 IASP 논의 결과 진단기준의 개정이 필요하다는 결론에 도달하였으며 내부적, 외부적 타당성에 대한 통계학적인 고찰을 근거로 2007년 임상적 진단기준과 연구시 필요한 진단기준을 구분하여 발표하였다(표 11-2).

현재로서는 세계통증연구학회의 만성 통증 분류 위원회에서 "Budapest" criteria를 진단 기준으로 인정하였고, 복합부위통증증후군의 아형으로 이전의 RSD에 해당하는 I형, 주요 신경 손상을 보이는 이전 causalgia에 해당하는 II형으로 분류하였다. 다만 이러한 진단 기준을 적용하였을 때 이전에 복합부위통증증후군으로 진단 받은 환자 중 15%가량이 새로운 복합부위통증증후군 진단에 부합하지 않는 소견

표 11-1. 세계통증연구학회(International Association for the Study of Pain, IASP)에 의한 복합부위통증증후군의 진단기준(Orlando, 1994)

1. 유발하는 침해성 손상(noxious event)이나 고정(immobilization)의 원인(cause)이 있어야 한다.
2. 어떠한 유발자극(inciting event)의 정도와는 어울리지 않는 지속통(continuing pain), 이질통(allodynia), 또는 통각과민(hyperalgesia)이 있어야 한다.
3. 통증부위에 부종, 피부 혈류의 변화 또는 비정상적인 땀분비가 발생했던 증거가 있어야 한다.
4. 통증이나 부전(dysfunction)의 정도가 다른 방식으로 설명될 수 있는 상황들(conditions)이 있는 경우는 진단에서 배제되어야 한다.

Type I: 신경 손상의 증거가 없을 때
Type II: 신경 손상의 증거가 있을 때

표 11-2. 세계통증연구학회에 의한 복합부위통증증후군의 수정진단기준(Budapest Criteria, 2007)

복합부위통증증후군의 일반적인 정의

복합부위통증증후군은 이미 받은 손상이나 병변의 일반적인 경과와는 부합하지 않는 국소적이며 지속적인 자발통이나 유발통으로 특징된다. 이 통증은 신경지배영역이나 피부분절을 따르지 않고 국부적으로 나타나며, 일반적으로 말단영역의 감각, 운동, 발한, 혈관운동, 이영양성 이상 소견을 동반한다. 이 증후군은 시간 경과에 따라 다양한 진행 양상을 보인다.

임상적인 진단기준

1. 유발 자극과 어울리지 않는 지속적인 통증
2. 다음 카테고리 4가지 중 3가지에서 적어도 한 가지의 증상이 있어야 한다.
   감각: 지각과민(hyperesthesia), 이질통(allodynia)
   혈관: 온도의 비대칭, 피부색의 비대칭, 피부색의 변화
   발한/부종: 부종, 발한 변화(sweating change), 발한의 비대칭
   운동/이영양성: 운동영역감소, 운동이상(근력저하, 떨림, 근긴장이상), 이영양성 변화(털, 손발톱, 피부)
3. 다음 카테고리 중 2개 이상의 카테고리에서 적어도 하나의 징후가 있어야 한다.
   감각: 통각과민(hyperalgesia to pinprick), 이질통(to light touch, temperature sensation, deep somatic pressure, joint movement)
   혈관: 온도의 비대칭(>1℃), 피부색의 비대칭, 피부색의 변화
   발한/부종: 부종, 발한 변화, 발한의 비대칭
   운동/이영양성: 운동영역 감소, 운동 이상(근력저하, 떨림, 근긴장 이상), 이영양성 변화(털, 손발톱, 피부)
4. 이 증상과 징후를 설명할 수 있는 다른 진단이 없어야 한다.

임상연구를 위한 진단기준

증상의 4범주 모두에서 각각 1개 이상과 징후2개 이상의 범주에서 각각 1개 이상

을 보이는데, 이렇게 새로운 진단 기준에 부합하지는 않으나 환자가 보이는 증상과 징후가 다른 어떠한 진단으로도 설명하기 어려운 경우에 대해 복합부위통증증후군 I, II형과 구분하여 복합부위통증증후군-NOS (not otherwise speficied)라는 아형을 추가로 제시하였다.

이 각각의 진단 기준이 모두 주관적인 증상과 징후로 이뤄져 있기 때문에 이를 좀 더 객관화하기 위한 방법들이 제시되고 있는데, 각각을 살펴보면 감각과 통증 인자에서 통증의 정도는 100 mm visual analog scale을 사용하여 평가하도록 하고 있고, 통증의 질은 McGill short-form questionnaire와 같은 도구를 사용하여 적절히 기록되도록 하고 있다. 냉온 이질통은 standard Peltier type device를 사용하여 정량화하고, 기계적 이질통은 von Frey test 등을 사용하며, 심부 기계적 과민성은 근육과 관절 부위에 algometer를 사용해서 측정할 수 있다. 혈관운동 인자에서는 laser doppler가 직접적으로 혈관운동 긴장도(vasomotor tone)를 측정할 수 있으므로 도움이 되고, 사지 온도 측정도 간접적인 혈류 측정 방법으로 사용될 수 있다. 이외에도 적외선 체열촬영 등도 이러한 혈관운동을 객관화 및 정량화하는 데 도움이 되는 검사법으로 제시되고 있다. 발한과 부종 인자에서 발한 기능은 QSART (quantitative su-domotor axon response testing)를 이용하여 객관적으로 측정이 가능하며, skin conductance testing이나 sympathetic skin response testing 등도 간접적인 측정 방법으로 사용할 수 있다. 부종은 volumetry를 이용하여 평가할 수 있다. 마지막 운동과 이영양성 인자에서 위약감은 근력을 0점에서 5점으로 평가하는 Canadian score를 사용하여 평가하고, 몇몇 특정 운동 장애는 측정 가능하나 많은 운동기능 이상에서 측정 수단이 없는 경우가 많다. 피부와 손발톱, 모발의 이영양성 변화는 주관적으로 평가할 수밖에 없으며, 운동 범위는 goniometer를 사용하여 측정하도록 한다.

하지만 위에서 제시한 이분법적인 진단기준만으로는 질환의 정도에 대한 측정이 어렵기 때문에 이를 보완하기 위한 여러가지 방법들이 개발되고 연구되고 있는데, 그 중 하나로서 Harden 등이 continuous-type CRPS severity score (CSS)를 제시하였다. 이는 환자의 증상 8가지와 징후 9가지, 총 17가지의 증상과 징후에 대해 존재 유무에 따라 0점 또는 1점을 부여하여 합산하는 방식을 취한다. 관련 연구에 따르면 기존의 진단기준과 잘 부합하며 보완적으로 작용하는 것으로 보고되었다.

한편, 복합부위통증증후군 환자들의 진단에 있어 그 진단

여부가 장애 판정과 밀접한 연관이 있는 경우가 많은데, 이러한 판정 기준이 통일되어 있지 않아 판정에 어려움을 겪는 경우들이 있다. 미국의학협회의 경우 이전 5판에서는 객관적인 징후 11가지를 통한 진단기준을 제시하였다. 하지만 실제 대부분의 복합부위통증증후군 환자에서 8가지 이상의 징후를 부합하지 못하여 많은 복합부위통증증후군 환자가 적절한 장애판정을 받지 못하는 단점이 지적되었다. 이에 6판에서는 부다페스트 세계통증연구학회(2007년)의 진단기준을 적용하고 기존 객관적인 11가지 징후에 각각 1점씩을 부여하여 그 점수로 진단기준이 아닌 중등도의 등급을 매기는 기준으로 사용하도록 변화시켜 5판에서 보인 낮은 민감도를 보완하였다(표 11-3).

2) 진단에 도움이 되는 검사실 검사

(1) 방사선검사

Sudek이 복합부위통증증후군 환자에서 이환된 사지의 특징적 단순 방사선 소견을 기술한 후 subperiostal bone re-sorption과 동반된 diffuse osteoporosis와 patchy mineralization은 복합부위통증증후군 환자의 방사선학적 소견으로 여겨지나 이러한 소견은 비특이적이고 질병의 경과 중후기에 나타나게 된다. 실제 복합부위통증증후군 환자에서 방사선 검사의 민감도, 양성 예측도(positive predictive value)와 정확도(accuracy)는 각각 73%, 90%, 70%로 평가되었으며, 특이도와 음성 예측도(negative predictive value)는 각각 57%와 29%로 낮게 평가가 되어 진단적 도구로 사용하기에는 어려움이 있다.

(2) 적외선체열촬영

적외선체열촬영은 비정상적인 피부 온도를 객관적 수치로 정량화하기 위해 임상적으로 많이 시행되는 검사이다(그림 11-1). 이 검사의 경우 실온에서 측정하는 경우 이환된 측과 정상측의 체온의 차이가 관찰되지 않는 경우도 있으나, 냉각시키거나 따뜻하게 하는 등 교감신경의 활성화를 유발한 경우 온도의 변화폭에서 유의한 차이가 관찰된

표 11-3. 미국의학협회의 복합부위통증증후군의 객관적인 진단기준

국소적인 임상 징후

혈관 운동성 변화

1. 피부색깔 - 검붉거나 푸른색
2. 피부온도 - 차다
3. 부종
4. 발한기능 변화 - 피부가 건조하거나 습하다.

이영양성 변화

5. 피부탄력 - 매끄러우며 탄력이 없다.
6. 연부조직위축 특히 손가락 끝부위
7. 관절운동범위 강직과 수동관절 가동범위 감소
8. 손발톱 변화 - 흠집, 휘어짐, 부러짐
9. 모발 변화 - 빠짐, 길게 자람, 얇아짐

방사선학적 징후

10. 일반 방사선 촬영 - 이영양성 골변화, 골다공증
골스캔
11. 골스캔 검사 - 복합부위통증증후군에 부합함

판정: 이들 항목 각 1점, 4점-5점; 경증(mild)장애, 6점-7점; 중등도(moderate) 장애, 8점이상; 중증(severe) 또는 초중증(very severe)장애로 장애판정한다.

이상의 진단기준에서 다음 각 호의 조건을 충족시켜야 한다.
1. 피부 온도차이의 객관화를 위하여 thermometer검사로 정상측과 0.8도 이상의 차이를 보여야 한다.
2. passive ROM의 감소는 통증으로 인한, 또는 통증이 올까 두려운 환자의 저항으로 인한 감소가 아니며, 정상가동범위의 1/4 이상 감소될 것.
3. 손톱의 변화는 진균류의 감염으로 인한 것이 아닐 것.
4. 그 외의 지표들에 대해서는 의무기록상에 명확한 기록이 확인되어야 한다.

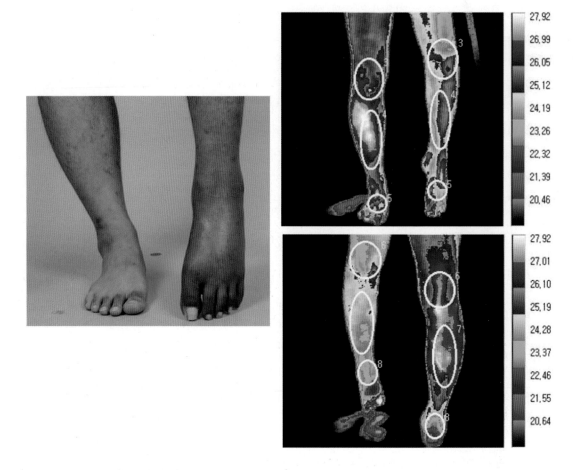

그림 11-1. 제1형 복합부위통증증후군 환자의 손상받은 좌측 하지 부종
피부색깔 변화 및 근위축, 관절구축, 발톱의 변화 소견을 보인다. 적외선체열촬영 소견에서 이환부인 좌측 하지에서 현저한 온도감소 소견을 보이고 있다.

다는 보고가 있다. 또 다른 연구에 의하면 복합부위통증증후군 제1형 환자에서 시행한 적외선체열촬영의 민감도와 특이도는 각각 71%와 85%로 관찰되나, 반복도(repeatability)와 신뢰도(reliability)가 각각 0.5267과 0.4967로 낮게 관찰되어 이에 연구가 좀 더 보완되어야 할 것으로 보인다. 따라서 아직까지는 체열촬영 결과를 절대적인 진단 기준으로 사용하기 보다는 참고 자료 정도로 간주하여야 할 것으로 보인다.

(3) 핵의학 검사

진단을 위해 또는 다른 질환을 배제하기 위해 흔히 시행되는 삼상골스캔(3 phase bone scan)은 blood flow phase, blood pool phase, delayed phase의 세 시점에서 방사선 동위원소의 흡수가 건측에 비해 환측의 흡수가 증가하였는지 검사하는 방법이다(그림 11-2). 대개 delayed phase에 양측이 동일한 경우는 정상으로 진단하고, 이상이 있는 경우 환측의 흡수 증가가 관찰되는데, 모든 시기에 흡수 증가가 관찰되기도 한다. 고전적인 소견으로는 이환된 사지의 periarticular activity의 항진이 관찰되며, 단순 X선 소견보다 더 민감한 것으로 보고된다. Zyluk 등은 동위원소의 uptake 강도와 예후와의 상관관계가 있음을 제시하였고, 강도가 높을수록 치료 반응이 좋다고 주장하였다. 하지만 치료 효과의 모니터 도구로는 유용하지 않다고 밝혔다.

최근에는 tumor necrosis factor (TNF)-alpha에 대한 항체를 이용한 스캔을 통해 TNF-alpha의 localization이 가능하고 초기 복합부위통증증후군의 진단에 도움을 받을 수 있다

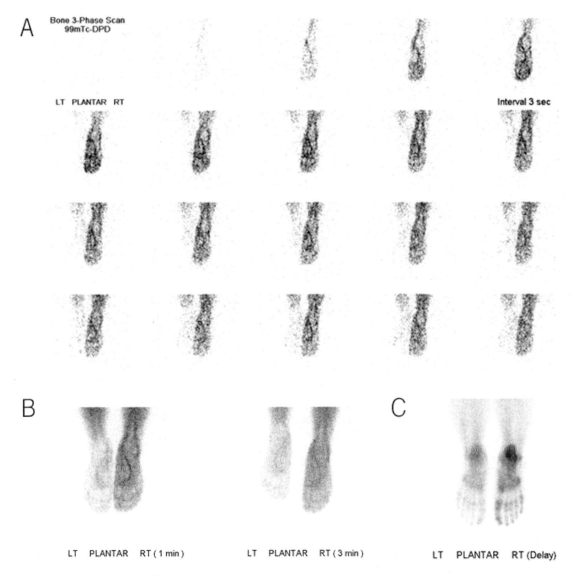

그림 11-12. 우측 발목 부위가 이환된 복합부위통증증후군 환자의 삼상골스캔 소견
A: blood flow phase, B: blood pool phase, C: delayed phase

는 보고가 있다.

Brain SPECT의 유용성에 대해서는 아직 정립된 바가 없으나 이환된 사지의 반대측의 abnormal thalamic rCBF가 흔히 관찰되며, 초기에는 증가된 양상으로 보이다가 만성 환자에서는 저하된 양상으로 관찰된다는 보고가 있다. 비슷한 소견으로 Walton 등은 MEG (Magneto-encephalographic) imaging을 이용한 연구에서 thalamocortical dysrhythmia가 모든 복합부위통증증후군 1형 환자에서 관찰되어 진단적 가치를 가질 수 있다고 주장하였다.

(4) 근전도 및 신경전도검사

근전도 및 신경전도검사는 1형과 2형의 진단 기준 차이인 주요 신경 손상 여부를 확인하여 2형을 확진하는 용도로 시행되나, 복합부위통증증후군 환자에서는 검사의 민감도 및 특이도에 대한 연구 결과가 부족한 실정이다.

(5) 교감신경 기능검사

교감신경계의 기능을 검사하기 위한 방법으로 side-to-side skin temperature, resting sweat output, quantitative sudomotor axon reflex test (QSART) 등이 시행 가능하다. QSART의 경우 102명의 복합부위통증증후군 환자를 대상으로 시행하였을 때 62%에서 땀분비 이상 소견이 관찰되었으며 이중 38%에서는 땀분비 증가, 24%에서는 감소 소견이 관찰되었다. 땀분비 기능 이상을 객관적으로 평가할 수 있다는 장점이 있으나 이 검사의 임상적 활용도에 대해서는 뚜렷한 연구 결과가 없다.

3) 감별 진단

복합부위통증증후군은 광범위한 감별 진단을 필요로 하는데, 대부분의 증상이 다른 질환들에 의해 발생할 수 있기 때문이다. 또한 진단기준 자체가 특별한 검사실검사를 기반으로 하지 않기 때문에 타 질환과의 감별 진단이 중요하게 된다. 타 질환을 배제하기 위해 표 11-4와 같은 몇 가지 실험실검사를 필요로 한다.

표 11-4. 감별 진단에 도움이 되는 검사와 감별 질환

검사	감별 질환
White blood cell count	감염
C-related peptide, Blood sedimentation rate, Antinuclear antibodies	류마티스병
Plain X-ray	골절, 불유합, 골관절염, 류마티스관절염, 골수염
Tc99m bone scintigraphy	류마티스관절염, 다발성관절염, 골수염
Magnetic resonance imaging	피로골절, 불유합, 건막염, 골수염

이러한 검사 이외에도 면밀한 병력 청취 및 이학적 검사 및 추가 검사를 통해 감별해야 할 질환들은 표 11-5에서 보는 것과 같다.

6. 치료

복합부위통증증후군의 치료 가이드라인 제정을 위해 열린 Dahlem type conference (1997, Malibu)에서는 모든 치

표 11-5. 복합부위통증증후군 진단 시 감별 진단이 필요한 질환

신경병증성 통증 증후군
말초신경병증, 포착성 신경병증, 신경뿌리병증, 신경얼기병증, 운동신경원병증, 대상포진후신경통
혈관 질환
혈전증, 죽상경화증, 레이노씨병, 말단청색증, 홍색사지통증
염증
류마티스, 단독, 점액낭염, 혈청음성반응 관절염 및 기타 감염 질환
정신과적 문제
전환장애, 신체형 장애, 인위성 장애

료가 기능의 회복을 위해서 이뤄져야 하고, 약물의 사용이나 신경차단술, 정신과적인 치료 등은 이러한 기능적 회복을 위한 알고리즘이 실패하는 경우 사용하도록 제시하였다. 이러한 소위 "Malibu" guideline은 실제 다양한 치료법을 기능적 회복이 실패할 경우에만 도입함으로 규정하여 초기에 사용하지 못하고, 또한 여러 치료법의 적절한 도입 시기나 치료 기간 등의 명시가 없는 등 몇 가지 문제점이 나타났다. 이에 2001년 Minneapolis group에서는 재활과 통증치료, 정신과적 치료의 동시 사용을 강조하여 초기부터 시행할 것을 제시하였고, 통증 조절을 위한 치료 방법의 사용에 대해 좀 더 완화된 입장을 보였다. 하지만 두 그룹 모두 기능적 회복을 가장 중요한 치료 목표로 삼았고, 통증은 하나의 결과물로서 기능에 비해 이차적인 요소로 파악하였다. 즉 이러한 재활, 정신과적 치료와 함께 통증 치료가 이뤄지는 다학제적 접근 방식이 필요하므로 의료진 간의 밀접한 소통과 회의 등이 필요할 것으로 보인다.

이 책에서는 주로 약물치료 및 중재적 치료에 대해 주로 다루고자 하며, 기타 작업 치료 및 물리치료, 그리고 정신과적인 치료에 대해서는 간략히 언급하고자 한다.

1) 약물치료

(1) Anti-inflammatory therapy / Immunomodulator

Nonsteroidal Anti-inflammatory Drugs (NSAIDs), 스테로이드, free radical scavenger 등이 이러한 목적으로 사용되는 약물이나 복합부위통증증후군에서 발생하는 염증은 대부분 신경원성 염증(neurogenic inflammation)이므로 이에 대

한 효과가 검증된 약물은 거의 없는 실정이다. 최근에는 IVIG가 자가 항체에 대한 억제와 pro-inflammatory cytokine을 하향조절하여 일부 효과를 보인다는 보고가 있어 치료제로서의 가능성을 제시하고 있다.

NSAIDs는 복합부위통증증후군에서 치료 효과를 보여주지 못하고 있고, calcitonin보다 효과적이지 않은 것으로 보고되고 있다. TNF-alpha 길항제인 infliximab의 경우 두 명의 환자에서 cytokine 레벨을 낮추고 통증을 줄이는 효과를 보였다는 보고가 있다. Thalidomide의 경우도 TNF-alpha와 interleukin-1,6의 길항 작용을 하는데, 몇몇 연구에서 일부 효과가 있음을 보여준다.

스테로이드 제제의 투여는 TNF-a, IL-1β 등과 같은 proinflammatory cytokine의 발현을 억제하고 프로스타글란딘과 같은 염증 매개 물질의 생성을 저해하여 구심성 섬유의 neuropeptide의 발현을 억제하고 말초의 neuropeptide의 분해를 가속화함으로써 효과를 보일 수 있다. 이와 같은 기전에 의해 경구 스테로이드의 투여는 초기 복합부위통증증후군에서 통증 및 기능 향상에 대해 위약 대비 효과를 보였으나 만성의 경우에는 위와 같은 효과가 있는지 규명되지 않았다. 따라서 경구 스테로이드 복용의 경우 염증이 현저한 초기 복합부위통증증후군에서는 단기간의 사용이 도움이 될 수 있을 것으로 보이나 장기간의 치료는 부작용의 우려로 권고되지 않는다.

여러 연구들에서 oxygen radical scavenger들의 효과에 대해 보고하였는데, DMSO (dimethyl sulfoxide)의 국소 도포는 위약에 비해 효과적인 것으로 보이며 경구용 N-acetylcysteine (NAC)은 DMSO와 비슷한 효과를 보인다고 한다. 단, warm CRPS에는 DMSO가 더 효과적이며, cold CRPS에는 NAC가 더 효과적일 것으로 보고하였다.

(2) Ion channel blockers

신경병증 통증에 가장 많이 사용되는 calcium channel blocker인 gabapentin의 경우 여러 문헌을 통해 효과를 보이는 것으로 알려져 있고, 소아의 경우에도 삼환계 항우울제인 amitriptyline과 마찬가지로 효과가 있는 것으로 보고되고 있다. 하지만 타 질환에 비해 치료 효과의 근거 레벨은 높지 않은 것으로 보인다.

Carbamazepine은 복합부위통증증후군 환자에서 위약에 비해 현저한 통증 감소 효과를 보이는 것으로 보고되고 있으나 유사한 약물인 oxcarbazepine은 이에 대한 연구 결과가 없는 실정이다. Phenytonin의 경우는 이소성 흥분(ectopic firing)이 주요한 기전인 경우 효과가 있을 수 있을 것으로 제시되고 있으나, lamotrigine, topiramate 등은 복합부위통증증후군에서의 효과를 보여주는 연구가 부족하다.

(3) 항우울제

신경병증 통증의 일차 약제로 삼환계 항우울제가 흔히 사용되며, 복합부위통증증후군 환자에서도 통증 및 수면 장애의 호전을 개선시켰다는 보고가 있다. Selective serotonin reuptake inhibitor (SSRI)는 신경병증 통증에 있어서는 효과가 없는 것으로 여러 문헌에서 제시가 되어있고, serotonin norepinephrine reuptake inhibitor (SNRI)는 일부 신경병증 통증에 효과가 있는 것으로 알려져 있으나 복합부위통증증후군에서는 연구가 없는 실정이다.

(4) 마약성 진통제

마약성 진통제는 S. Weir Mitchell이 몰핀이 통증을 줄이는데 도움이 된다는 언급을 하여 신경병증 통증에 대한 치료제로 잘 알려져 있으나 복합부위통증증후군에서 치료 효과에 대한 연구가 거의 없고, 한 무작위 대조 연구에서는 그 효과가 대조약에 비해 차이가 없는 것으로 보고된 바가 있다. 일반적인 신경병증 통증에서도 마약성 진통제는 부작용의 측면을 고려하여 일차 약제보다는 이차 혹은 삼차 약제로 사용하도록 권고되고 있음을 고려하면 급성기의 심한 통증을 조절하거나 빠른 진통이 필요한 상황들에만 선별적으로 사용하는 것이 바람직할 것으로 보인다.

(5) NMDA receptor antagonist

NMDA 길항제인 ketamine은 subanesthetic 및 anesthetic dosage의 정주가 효과적인 것으로 보고되고 있다. 또한 NMDA 길항제와 마약성 진통제의 병용투여는 마약성 진통제의 단독 투여에 비해 nociceptive input의 central processing에 현저한 영향을 미치며 통증의 감소를 보인다. Finch 등은 국소적인 ketamine의 사용도 이질통의 감소에 도움이 된다고 발표하였다.

(6) Vasodilatory therapy

주로 혈관계 증상을 호소하는 CRPS 환자에서는 phenoxybenzamine이나 terazocin과 같은 alpha 1 adrenergic antagonist나 nifedipine과 같은 calcium channel blocker에 반응을 보일 수 있다. Groeneweg 등은 냉감을 호소하는 CRPS 환자에서 phosphodiesterase-5 inhibitor인 tadalafil을 투여한 경우 위약에 비해 통증 감소가 현저하게 나타났다고 보고하기도 하였다.

(7) Bisphosphonate / Calcitonin

Bisphosphonate는 bone turnover의 항진을 감소시켜 효과가 있는 것으로 보고가 되고 있으며, 복합부위통증증후군 환자에서 clodronate 정주 요법과 alendronate의 정주 요법을 시행한 각각의 연구에서 위약에 비해 유의한 통증 감소 효과를 보였으며, 경구 alendronate 및 pamidronate의 투여도 효과적이라는 보고가 있다. 이러한 bisphosphonate의 치료에 반응이 좋은 예측 인자로 초기이며, 골절에 의해 발생하였고, warm CRPS의 경우 좀 더 반응이 좋은 것으로 제시되고 있다.

Calcitonin도 이와 비슷한 작용을 하는 것으로 보이며, 피하나 비강내 분무 투여가 가능한 장점을 가지고 있다. 다만 일부 연구에서는 효과가 유의하지 않은 상반된 결과가 보고되기도 한다.

(8) 기타 약제

근긴장 이상(dystonia), 진전 또는 근경련 등의 증상에 benzodiazepine이나 baclofen과 같은 약제의 투여를 고려해볼 수 있다.

리도카인의 정맥 투여도 5일간 시행한 결과 thermal allodynia와 mechanical allodynia에 효과가 있고, 염증과 관련된 증상도 감소시키는 것으로 보고되었으며, 마그네슘의 경우 NMDA receptor의 calcium channel에 작용하여 말초 및 중추 감작을 저해함으로써 통증을 감소시킬 수 있는 것으로

보이나 좀 더 연구가 필요한 실정이다.

2) 중재적 치료

(1) Sympathetic block

성상신경절 차단술(stellate ganglion block)은 여러 연구에서 복합부위통증증후군 환자의 통증을 경감시키는 효과가 관찰되며, RF denervation의 경우에도 진단적 성상신경절 차단술에 반응을 보이는 환자의 40.7%에서 50% 이상의 통증 감소 효과를 보이는 것으로 보고된다. 요부 교감신경절 차단술도 효과가 있는 것으로 보이며 신경파괴술을 시행하는 경우 deafferentation pain의 빈도가 고주파 열응고술을 시행한 경우에 페놀을 사용한 경우에 비해 낮으므로, 고주파 열응고술이 선호된다. 일부 연구에서는 요부 교감신경절 차단술 시 보톡스를 사용함으로써 진통 기간이 더 연장되었다는 것을 보고하기도 하였다.

(2) Intravenous regional block (IVRB)

IVRB의 치료 효과에 대해서는 아직도 논란이 있는 것으로 보인다. Guanethidine을 이용한 IVRB는 위약에 비해 효과적이지 않으며, lidocaine과 함께 steroid 또는 ketorolac을 투여하는 경우에도 효과적이지 않은 것으로 보고되었다. 하지만 다른 연구들에서는 guanethidine과 lidocaine을 함께 투여하거나 lidocaine 단독으로 사용한 경우 좋은 치료 효과를 보임을 보고하였고, 최근 연구에서 TNF-alpha의 항체인 infliximab을 이용한 IVRB가 효과적이라는 보고가 있었다. Lidocaine의 경우에 있어서도 기계적인 자극에 비해 냉각자극에 대한 통증을 경감시키는 효과가 좋다는 연구 결과를 참고로 할 때 통증의 종류에 따라 약제의 선택을 신중히 하여야 효과적인 치료가 가능할 것으로 보인다.

(3) Neuromodulation

Transcutaneous electrical stimulation (TENS)는 일부 환자에서 통증 감소 효과를 보이며 척수자극기(Spinal cord stimulation)의 효과를 예측할 수 있는 예비 검사로도 의미가 있다는 보고가 있다.

척수자극기의 경우는 다른 치료에 반응하지 않는 복합부

위통증증후군 환자에서 시행해볼 수 있고 많은 연구에서 효과를 보이는 것으로 보고된다. 기존의 척수 후각에 대한 자극 이외에도 후근 신경절의 자극에 대한 연구 결과들이 최근 발표되고 있는데 보완적인 방법으로 고려해볼 수 있겠다. 또한 high frequency를 적용하는 것이 감각 소실이 있는 환자에게 도움이 될 수 있다는 보고도 있었으나 임상적으로 특정 주파수나 파형을 사용하는 것이 더 효과적이지는 않으므로 개개인에 따라 효과적인 주파수와 파형을 찾는 것이 중요하겠다. 이 시술 자체가 침습적이고 비교적 고가의 치료이므로 이의 효과를 예측하기 위한 방법들이 연구되었는데, brush-evoked allodynia가 유의한 negative prognostic factor가 될 수 있다는 보고도 있고, 앞서 말한 것처럼 TENS가 선별검사로 사용될 수도 있겠다.

말초신경자극기기(peripheral nerve stimulation)는 복합부위통증증후군 제2형 환자에서 좋은 효과가 보고되었고, motor cortex stimulation의 경우도 소수의 환자에서 통증의 경감 및 교감신경과 연관된 증상의 개선이 보고되었으나 추가적인 연구가 필요할 것으로 보인다.

(4) Nerve block and Neuraxial block

상시가 이환된 경우 상완신경총 차단술의 시행이 통증의 경감과 활동 범위의 증가를 가져왔다는 보고가 있고, 경막외 부피바카인이나 clonidine의 투여도 단기간의 통증 감소에 효과적이며 장기간의 통증 감소에도 유의한 차이를 보였다. 경막외 마약성 진통제의 투여도 증상 발현 후 1년 내에 시행된 경우 효과적이었으나 1년 이후에 치료를 시행하거나 사지 중 1군데 이상 침범한 경우에는 효과가 낮았다.

여러 차례 somatic nerve block을 시행하고 rCBF와 3 phase bone scan을 시행하였을 때 증상의 호전과 함께 rCBF의 증가가 관찰되어, 반복적인 신경차단술이 기능 및 증상을 호전시키며 nociceptive input을 감소시켜 cortical reorganization을 유도하는 것으로 생각된다.

Intrathecal morphine의 투여는 만성 복합부위통증증후군 환자에서 통증을 경감시키는 것으로 보고되고, baclofen의 경우 복합부위통증증후군과 연관된 근긴장 이상에 효과를 보이나 부작용의 빈도가 높은 것으로 보고된다. Intrathecal methylprednisolone의 투여는 효과적이지 않은 것으로 관찰되어 spinal immune activation이 이 질환에서는 중요한 기전으로 작용하지는 않는 것으로 유추된다. Intrathecal ziconotide의 경우 불응성 복합부위통증증후군의 치료에 효과가 있을 것으로 기대되고 있으나 더 많은 연구가 필요한 실정이다.

3) 물리치료

복합부위통증증후군 환자에서 물리치료의 궁극적인 목표는 이환된 사지를 정상적으로 움직여 일상 생활에서 다시 사용할 수 있게 하는 것이다. 이환된 사지의 사용을 기피하고 보호하기만 하면 관절 강직이나 연부 조직의 섬유화 및 위축 등이 발생하여 이것이 더 통증을 악화시킬 수 있기 때문이다. 따라서 환자에게 많이 사용해도 아프지만 적게 사용해도 통증이 심해질 수 있음을 교육하고 그 중간을 찾을 수 있도록 하여야 한다.

물리치료는 관절 가동역과 유연성을 증가시키며 기능 회복에 매우 중요하며 환자가 견딜 수 있는 정도에서 운동을 시작한다. 또한 해당 부위에 감각이 없는 경우에는 치료를 하시 않는 것이 바람직하다. 부적절하게 너무 심한 치료는 오히려 피로, 통증, 스트레스 등을 유발하여 부종과 통증을 오히려 증가시킬 수 있기 때문이다.

부종은 적절한 움직임을 회복하기 위해 해소되어야 하는데, 근위부로 자가 마사지를 시행하면 부종 감소에도 도움이 되며 접촉에 대한 탈감작 훈련의 효과도 있다.

최근의 치료 개념은 만성 통증과 복합부위통증증후군과 관계된 대뇌피질의 네트워크를 활성화 시키는 데 목표를 삼고 있고, 이를 위해 graded motor imagery (GMI)라는 프로그램을 사용한다. 이 프로그램은 여러 가지 뇌운동을 복합적으로 시행하는 것으로 laterality training, imagined hand movement, mirror feedback therapy 등으로 이루어진다. 그 이후 단계로 pain exposure therapy를 시행하는데 이는 관절의 능동, 수동 운동과 스트레칭 등을 통해 신체 각 부위에 맞는 부하를 점진적으로 늘려가는 방법이다. 이를 통해 통증의 감소 및 기능적 제한의 감소를 얻을 수 있다.

부가적으로 수치료(hydrotherapy)는 수압으로 인한 부종

감소와 부력을 이용하여 하지의 기능 회복에 도움을 줄 수 있는 치료 방법이며, 이외에 마사지나 전기자극치료 등도 일부 환자에게 도움이 되는 것으로 알려져 있다.

4) 심리치료 및 정신과적 치료

다양한 심리학적인 중재술이 만성 통증에서는 효과적임을 보여주는 문헌들이 있으나 복합부위통증증후군 환자에 대한 연구들은 부족한 실정이므로 일반적인 만성 통증에 준하여 시행되고 있다.

앞서도 언급되었지만 우울증, 불안 장애, 불면증 등 다양한 심리적, 정신적 문제들이 복합부위통증증후군 환자에서 발견되나 이들이 이러한 통증의 원인이라는 근거는 명확하지 않고, 다만 질환의 악화나 유지에는 영향을 주는 것으로 알려져 있다. 따라서 이러한 부분들이 적절히 치료되지 않으면 질환의 개선을 얻기 힘들 것임을 유추할 수 있다.

이러한 심리치료는 몇 가지 단계로 이뤄지는데, 먼저 환자와 가족들에게 질환에 대한 상세한 정보 교육이 필요하다. 이를 통해 질병을 이해하고, 이환된 사지를 사용하지 않는 것이 질환을 더 악화시킬 수 있으며 적극적인 자기 관리가 필요함을 교육시켜야 한다. 이를 통해서도 개선되지 않는 경우에는 중대한 정신과적 질환이 있는지, 또는 정서나 인지, 행동의 장애가 있는지 평가가 필요하며, 또한 지속적인 스트레스 유발 요인들에 대한 확인 등도 필요하다. 이후 필요에 따라 relaxation training, cognitive intervention, behavioral intervention, family intervention 등을 통해 치료를 시행하게 된다. 만약 평가 과정에서 우울증, 공황장애, 외상 후 스트레스 등과 같은 주요 정신과적 질환이나 중대한 스트레스 요인이 발견되는 경우 이에 좀더 중점을 두어 치료할 필요가 있다.

7. 예후

복합부위통증증후군의 자연경과에 대해서는 정확히 알려져 있지 않다. Bean 등이 시행한 메타 분석 결과를 참고하면 전향적 연구와 후향적 연구 사이에 상반된 결과를 보이는 점이 적지 않다. 전향적 연구들에서는 통증과 부종, 피부색과 온도의 변화가 6-13개월 사이에 상당히 호전된다고 보고하였으나, 후향적 연구에서는 통증과 감각, 운동기능 이상이 상당히 오래 지속되며 시간이 지남에 따라 오히려 악화되는 소견이 보인다고 기술하고 있다. 이러한 차이가 나는 이유로 연구 방법의 차이와 증상의 정도를 고려하지 않고 증상 유무를 이분법적으로 구분하는 등의 원인이 작용하지 않을까 추론하고 있다.

하지만 비교적 공통적인 소견으로 혈관운동성 이상 소견이나 발한 기능 장애로 인한 증상은 질환의 초기에 잘 나타나나 가장 잘 회복되는 증상으로 보인다. 반대로 위약감, 뻣뻣함과 관절 운동 범위의 감소와 같은 운동기능과 관련된 증상은 가장 오래 지속되는 경향을 보인다.

예후에 영향을 미치는 인자들에 대한 연구가 많이 시행되지 않았고, 그 결과도 잘 일치하지 않으나 몇몇 가지 좋은 예후인자와 나쁜 예후인자들이 제시되고 있다. 나쁜 예후인자로는 통증 기간이 긴 경우, 통증의 강도가 심한 경우, 치료 지연, 젊은 나이, 골절이 심한 경우, 악력이 약한 경우, 움직임이 적은 경우 등을 제시하였고, 좋은 예후인자로는 골절이 유발인자인 경우, 감각 이상이 없는 경우, 부종이 있는 경우, 초기에 warm type인 경우, 손상과 질환의 발병 사지에 지연이 없는 경우, 한 관절만 침범한 경우를 들었다.

또한 정신사회적 요소가 급성에서 만성으로 진행하는 것에 중요한 역할을 하는 것이 다른 질환에서는 어느 정도 규명되어 있으나 복합부위통증증후군에서는 아직 그 역할이 분명하지는 않다.

8. 요약

복합부위통증증후군은 앞서 언급한 바와 같이 의료진이나 환자 모두에게 상당한 어려움을 야기하는 질환이다. 이 질환에 대해 많은 연구들이 이뤄지고 있지만 아직도 치료효과, 예후 및 자연 경과 등에 대해서 너무나 상이한 결과들이 보고되고 있어 해석에 어려움이 있다. 이는 서로 다른 발생 기전에 의해 발생한 아형의 차이에 의한 것일 가능성이 있으며, 이를 정확히 밝혀내는 것이 향후 적절한 치료 방침을 수립하고 장기적인 경과를 예측할 수 있는 바탕이 되지 않을까 기대한다. 현재로서는 면밀한 감별 진단을 통해 복합부위통증증후군을 진단하고 치료에 있어서 기능 회복에 중점을 둔 다학제적 치료 방침을 시행할 수 있도록 노력하는 것이 최선일 듯 하다. 치료 과정에서 통증치료를 담당하는 의사로서 통증의 개선이 삶의 질의 향상과 기능 회복에 도움이 됨을 인지하고 다양한 통증치료 방법에 대한 또한 시기에 따라 증상이나 징후의 변화가 관찰되므로 진단이 이뤄진 이후에도 환자의 증상이나 징후의 변화에 관심을 기울여야 할 것으로 보인다.

━━ 참고문헌

Adami S, Fossaluzza V, Gatti D, et al. Bisphosphonate therapy of reflex sympathetic dystrophy syndrome. Ann Rheum Dis 1997;56:201-4.

Albrecht PJ, Hines S, Eisenberg E, et al. Pathologic alterations of cutaneous innervation and vasculature in affected limbs from patients with complex regional pain syndrome. Pain 2006;120:244-66.

Ali Z, Raja SN, Wesselmann U, et al. Intradermal injection of norepinephrine evokes pain in patients with sympathetically maintained pain. Pain 2000;88:161-8.

Allen G, Galer BS, Schwartz L. Epidemiology of complex regional pain syndrome: a retrospective chart review of 134 patients. Pain 1999;80:539-44.

Bean DJ, Johnson MH, Kydd RR. The Outcome of Complex Regional Pain Syndrome Type 1: A Systematic Review. J Pain 2014;15:677-90.

Bernateck M, Karst M, Gratz KF, et al. The first scintigraphic detection of tumor necrosis factor-alpha in patients with complex regional pain syndrome type 1. Anesth Analg 2010;110:211-5.

Bernateck M, Rolke R, Birklein F, et al. Successful intravenous regional block with low-dose tumor necrosis factor-alpha antibody infliximab for treatment of complex regional pain syndrome 1. Anesth Analg, 2007;105:1148-51.

Bickerstaff DR, Kanis JA. Algodystrophy: an under-recognized complication of minor trauma. Br J Rheumatol 1994;33:240-8.

Birklein F, Riedl B, Sieweke N, et al. Neurological findings in complex regional pain syndromes--analysis of 145 cases. Acta Neurol Scand 2000;101:262-9.

Brown S, Johnston B, Amaria K, et al. A randomized controlled trial of amitriptyline versus gabapentin for complex regional pain syndrome type I and neuropathic pain in children. Scand J Pain 2016;13:156-63.

Bruehl S, Harden RN, Galer BS, et al. Complex regional pain syndrome: are there distinct subtypes and sequential stages of the syndrome? Pain 2002;95:119-24.

Bruehl S, Harden RN, Galer BS, et al. External validation of IASP diagnostic criteria for Complex Regional Pain Syndrome and proposed research diagnostic criteria. International Association for the Study of Pain. Pain 1999;81:147-54.

Bruehl S, Maihofner C, Stanton-Hicks M, et al. Complex regional pain syndrome: evidence for warm and cold subtypes in a large prospective clinical sample. Pain 2016;157:1674-81.

Buntjen L, Hopf JM, Merkel C, et al. Somatosensory Misrepresentation Associated with Chronic Pain: Spatiotemporal Correlates of Sensory Perception in a Patient following a Complex Regional Pain Syndrome Spread. Front Neurol 2017;8:142.

Chevreau M, Romand X, Gaudin P, et al. Bisphosphonates for treatment of Complex Regional Pain Syndrome type 1: A systematic literature review and meta-analysis of randomized controlled trials versus placebo. Joint Bone Spine 2017;84:393-9.

Collins S, Zuurmond WW, De Lange JJ, et al. Intravenous magnesium for complex regional pain syndrome type 1 (CRPS 1) patients: a pilot study. Pain Med 2009;10:930-40.

David M, Dinse HR, Mainka T, et al. High-Frequency Repetitive Sensory Stimulation as Intervention to Improve Sensory Loss in Patients with Complex Regional Pain Syndrome I. Front Neurol 2015;6:242.

de Boer RD, Marinus J, van Hilten JJ, et al. Distribution of signs and symptoms of complex regional pain syndrome type I in patients meeting the diagnostic criteria of the International Association for the Study of Pain. Eur J Pain 2011;15:e1-8.

de Mos M, De Bruijn AG, Huygen FJ, et al. The incidence of complex regional pain syndrome: a population-based study. Pain 2007;129:12-20.

de Mos M, Huygen FJ, van Der Hoeven-Borgman M, et al. Outcome of the complex regional pain syndrome. Clin

J Pain 2009;25:590-7.

de Rooij AM, Florencia Gosso M, Haasnoot GW, et al. HLA-B62 and HLA-DQ8 are associated with Complex Regional Pain Syndrome with fixed dystonia. Pain 2009;145:82-5.

Detaille V, Busnel F, Ravary H, et al. Use of continuous interscalene brachial plexus block and rehabilitation to treat complex regional pain syndrome of the shoulder. Ann Phys Rehabil Med 2010;53:406-16.

Drummond PD. Involvement of the sympathetic nervous system in complex regional pain syndrome. Int J Low Extrem Wounds 2004;3:35-42.

Forouzanfar T, Kemler MA, Weber WE, et al. Spinal cord stimulation in complex regional pain syndrome: cervical and lumbar devices are comparably effective. Br J Anaesth 2004;92:348-53.

Forouzanfar T, van Kleef M, Weber WE. Radiofrequency lesions of the stellate ganglion in chronic pain syndromes: retrospective analysis of clinical efficacy in 86 patients. Clin J Pain 2000;16:164-8.

Galer BS, Henderson J, Perander J, et al. Course of symptoms and quality of life measurement in Complex Regional Pain Syndrome: a pilot survey. J Pain Symptom Manage 2000;20:286-92.

Geertzen JH, De Bruijn-Kofman AT, De Bruijn HP, et al. Stressful life events and psychological dysfunction in Complex Regional Pain Syndrome type I. Clin J Pain 1998;14:143-7.

Geertzen JH, Dijkstra PU, Van Sonderen EL, et al. Relationship between impairments, disability and handicap in reflex sympathetic dystrophy patients: a long-term follow-up study. Clin Rehabil 1998;12:402-12.

Guo TZ, Wei T, Li WW, et al. Immobilization contributes to exaggerated neuropeptide signaling, inflammatory changes, and nociceptive sensitization after fracture in rats. J Pain 2014;15:1033-45.

Gustin SM, Schwarz A, Birbaumer N, et al. NMDA-receptor antagonist and morphine decrease CRPS-pain and cerebral pain representation. Pain 2010;151:69-76.

Harden RN. Objectification of the diagnostic criteria for CRPS. Pain Med 2010;11:1212-5.

Harden RN, Bruehl S, Perez RS, et al. Development of a severity score for CRPS. Pain 2010;151:870-6.

Harden RN, Bruehl SP. Diagnosis of complex regional pain syndrome: signs, symptoms, and new empirically derived diagnostic criteria. Clin J Pain 2006;22:a415-9.

Harden RN, Oaklander AL, Burton AW, et al. Complex regional pain syndrome: practical diagnostic and treatment guidelines, 4th edition. Pain Med 2013;14:180-229.

Harden RN, Swan M, King A, et al. Treatment of complex regional pain syndrome: functional restoration. Clin J Pain 2006;22:420-4.

Harke H, Gretenkort P, Ladleif HU, et al. The response of neuropathic pain and pain in complex regional pain syndrome I to carbamazepine and sustained-release morphine in patients pretreated with spinal cord stimulation: a double-blinded randomized study. Anesth Analg 2001;92:488-95.

Intenzo CM, Kim SM, Capuzzi DM. The role of nuclear medicine in the evaluation of complex regional pain syndrome type I. Clin Nucl Med 2005;30:400-7.

Juottonen K, Gockel M, Silen T, et al. Altered central sensorimotor processing in patients with complex regional pain syndrome. Pain 2002;98:315-23.

Kapural L, Lokey K, Leong MS, et al. Intrathecal ziconotide for complex regional pain syndrome: seven case reports. Pain Pract 2009;9:296-303.

Kiefer RT, Rohr P, Ploppa A, et al. Efficacy of ketamine in anesthetic dosage for the treatment of refractory complex regional pain syndrome: an open-label phase II study. Pain Med 2008;9:1173-201.

Koffler SP, Hampstead BM, Irani F, et al. The neurocognitive effects of 5 day anesthetic ketamine for the treatment of refractory complex regional pain syndrome. Arch Clin Neuropsychol 2007;22:719-29.

Kortekaas MC, Niehof SP, Stolker RJ, et al. Pathophysiological Mechanisms Involved in Vasomotor Disturbances in Complex Regional Pain Syndrome and Implications for Therapy: A Review. Pain Pract 2016;16:905-14.

Kriek N, Groeneweg JG, Stronks DL, et al. Preferred frequencies and waveforms for spinal cord stimulation in patients with complex regional pain syndrome: A multicentre, double-blind, randomized and placebo-controlled crossover trial. Eur J Pain 2017;21:507-19.

Lee J, Nandi P. Early aggressive treatment improves prognosis in complex regional pain syndrome. Practitioner 2011;255:23-6.

Lee YH, Lee KM, Kim HG, et al. Orofacial complex regional pain syndrome: pathophysiologic mechanisms and functional MRI. Oral Surg Oral Med Oral Pathol Oral Radiol 2017;124:e164-70.

Lin BF, Cherng CH, Fan YM, et al. Changes in regional cerebral blood flow and three-phase bone scan after repeated somatic nerve blocks for sympathetically independent pain. Clin Nucl Med 2010;35:391-5.

Livingstone JA, Atkins RM. Intravenous regional guanethidine blockade in the treatment of post-traumatic complex regional pain syndrome type 1 (algodystrophy) of the hand. J Bone Joint Surg Br 2002;84:380-6.

Maihofner C, Handwerker HO, Neundorfer B, et al. Patterns of cortical reorganization in complex regional pain syndrome. Neurology 2003;61:1707-15.

Maihofner C, Handwerker HO, Neundorfer B, et al. Cortical reorganization during recovery from complex regional pain syndrome. Neurology 2004;63:693-701.

Maihofner C, Seifert F, Markovic K. Complex regional pain syndromes: new pathophysiological concepts and therapies. Eur J Neurol 2010;17:649-60.

Maleki J, Lebel AA, Bennett GJ, et al. Patterns of spread in complex regional pain syndrome, type I (reflex sympathetic dystrophy). Pain 2000;88:259-66.

Manicourt DH, Brasseur JP, Bousten Y, et al. Role of alendronate in therapy for posttraumatic complex regional pain syndrome type I of the lower extremity. Arthritis Rheum 2004;50:3690-7.

Manjunath PS, Jayalakshmi TS, Dureja GP, et al. Management of lower limb complex regional pain syndrome type 1: an evaluation of percutaneous radiofrequency thermal lumbar sympathectomy versus phenol lumbar sympathetic neurolysis--a pilot study. Anesth Analg 2008;106:647-9.

Mathew L, Winfree C, Miller-Saultz D, et al. Transcutaneous electrical nerve stimulator trial may be used as a screening tool prior to spinal cord stimulator implantation. Pain 2010;150:327-31.

Monti DA, Herring GL, Schwartzman RJ, et al. Personality assessment of patients with complex regional pain syndrome type I. Clin J Pain 1998;14:295-302.

Munts AG, van der Plas AA, Ferrari MD, et al. Efficacy and safety of a single intrathecal methylprednisolone bolus in chronic complex regional pain syndrome. Eur J Pain 2010;14:523-8.

Niehof SP, Huygen FJ, Stronks DL, et al. Reliability of observer assessment of thermographic images in complex regional pain syndrome type 1. Acta Orthop Belg 2007;73:31-7.

Niehof SP, Huygen FJ, van der Weerd RW, et al. Thermography imaging during static and controlled thermoregulation in complex regional pain syndrome type 1: diagnostic value and involvement of the central sympathetic system. Biomed Eng Online 2006;5:30.

Olsson GL, Meyerson BA, Linderoth B. Spinal cord stimulation in adolescents with complex regional pain syndrome type I (CRPS-I). Eur J Pain 2008;12:53-9.

Ortiz-Romero J, Bermudez-Soto I, Torres-Gonzalez R, et al. Factors Associated with Complex Regional Pain Syndrome in Surgically Treated Distal Radius Fracture. Acta Ortop Bras 2017;25:194-6.

Paraskevas KI, Michaloglou AA, Briana DD, et al. Treatment of complex regional pain syndrome type I of the hand with a series of intravenous regional sympathetic blocks with guanethidine and lidocaine. Clin Rheumatol 2006;25:687-93.

Perez RS, Zuurmond WW, Bezemer PD, et al. The treatment of complex regional pain syndrome type I with free radical scavengers: a randomized controlled study. Pain 2003;102:297-307.

Pleger B, Janssen F, Schwenkreis P, et al. Repetitive transcranial magnetic stimulation of the motor cortex attenuates pain perception in complex regional pain syndrome type I. Neurosci Lett 2004;356:87-90.

Rewhorn MJ, Leung AH, Gillespie A, et al. Incidence of complex regional pain syndrome after foot and ankle surgery. J Foot Ankle Surg 2014;53:256-8.

Robinson JN, Sandom J, Chapman PT. Efficacy of pamidronate in complex regional pain syndrome type I. Pain Med 2004;5:276-80.

Sakamoto E, Shiba S, Noma N, et al. A possible case of complex regional pain syndrome in the orofacial region. Pain Med 2010;11:274-80.

Sandroni P, Benrud-Larson LM, Mcclelland RL, et al. Complex regional pain syndrome type I: incidence and prevalence in Olmsted county, a population-based study. Pain 2003;103:199-207.

Sandroni P, Low PA, Ferrer T, et al. Complex regional pain syndrome I (CRPS I): prospective study and laboratory evaluation. Clin J Pain 1998;14:282-9.

Santamato A, Ranieri M, Panza F, et al. Role of biphosphonates and lymphatic drainage type Leduc in the complex regional pain syndrome (shoulder-hand syndrome). Pain Med 2009;10:179-85.

Satteson ES, Harbour PW, Koman LA, et al. The risk of pain syndrome affecting a previously non-painful limb following trauma or surgery in patients with a history of complex regional pain syndrome. Scand J Pain 2017;14:84-8.

Savas S, Inal EE, Yavuz DD, et al. Risk factors for complex

regional pain syndrome in patients with surgically treated traumatic injuries attending hand therapy. J Hand Ther 2017.

Schott GD. Complex? Regional? Pain? Syndrome? Pract Neurol 2007;7:145-57.

Schwartzman RJ, Alexander GM, Grothusen JR, et al. Outpatient intravenous ketamine for the treatment of complex regional pain syndrome: a double-blind placebo controlled study. Pain 2009;147:107-15.

Schwartzman RJ, Erwin KL, Alexander GM. The natural history of complex regional pain syndrome. Clin J Pain 2009;25:273-80.

Sigtermans M, Noppers I, Sarton E, et al. An observational study on the effect of S+-ketamine on chronic pain versus experimental acute pain in Complex Regional Pain Syndrome type 1 patients. Eur J Pain 2010;14:302-7.

Sigtermans MJ, van Hilten JJ, Bauer MC, et al. Ketamine produces effective and long-term pain relief in patients with Complex Regional Pain Syndrome Type 1. Pain 2009;145:304-11.

Tan W, Song Y, Mo C, et al. Analysis of gene expression profile microarray data in complex regional pain syndrome. Mol Med Rep 2017;16:3371-8.

Taylor RS. Spinal cord stimulation in complex regional pain syndrome and refractory neuropathic back and leg pain/failed back surgery syndrome: results of a systematic review and meta-analysis. J Pain Symptom Manage 2006;31:S13-9.

Taylor RS, van Buyten JP, Buchser E. Spinal cord stimulation for complex regional pain syndrome: a systematic review of the clinical and cost-effectiveness literature and assessment of prognostic factors. Eur J Pain 2006;10:91-101.

Toda K, Muneshige H, Asou T. Intravenous regional block with lidocaine for treatment of complex regional pain syndrome. Clin J Pain 2006;22:222-4.

Todorovic-Tirnanic M, Obradovic V, Han R, et al. Diagnostic approach to reflex sympathetic dystrophy after fracture: radiography or bone scintigraphy? Eur J Nucl Med 1995;22:1187-93.

van Bussel CM, Stronks DL, Huygen F. Dorsal Column Stimulation vs. Dorsal Root Ganglion Stimulation for Complex Regional Pain Syndrome Confined to the Knee: Patients' Preference Following the Trial Period. Pain Pract 2018;18:87-94.

van der Laan L, Veldman PH, Goris RJ. Severe complications of reflex sympathetic dystrophy: infection, ulcers, chronic edema, dystonia, and myoclonus. Arch Phys Med Rehabil 1998;79:424-9.

van Eijs F, Smits H, Geurts JW, et al. Brush-evoked allodynia predicts outcome of spinal cord stimulation in complex regional pain syndrome type 1. Eur J Pain 2010;14:164-9.

van Eijs F, Stanton-Hicks M, van Zundert J, et al. Evidence-based interventional pain medicine according to clinical diagnoses. 16. Complex regional pain syndrome. Pain Pract 2011;11:70-87.

van Rijn MA, Marinus J, Putter H, et al. Spreading of complex regional pain syndrome: not a random process. J Neural Transm 2011;118:1301-9.

van Rijn MA, Munts AG, Marinus J, et al. Intrathecal baclofen for dystonia of complex regional pain syndrome. Pain 2009;143:41-7.

van Rooijen DE, Roelen DL, Verduijin W, et al. Genetic HLA associations in complex regional pain syndrome with and without dystonia. J Pain 2012;13:784-9.

Vaneker M, Wilder-Smith OH, Schrombges P, et al. Patients initially diagnosed as 'warm' or 'cold' CRPS 1 show differences in central sensory processing some eight years after diagnosis: a quantitative sensory testing study. Pain 2005;115:204-11.

Vaneker M, Wilder-Smith OH, Schrombges P, et al. Impairments as measured by ISS do not greatly change between one and eight years after CRPS 1 diagnosis. Eur J Pain 2006;10:639-44.

Varenna M, Manara M, Rovelli F, et al. Predictors of Responsiveness to Bisphosphonate Treatment in Patients with Complex Regional Pain Syndrome Type I: A Retrospective Chart Analysis. Pain Med 2017;18:1131-8.

Velasco F, Carrillo-Ruiz JD, Castro G, et al. Motor cortex electrical stimulation applied to patients with complex regional pain syndrome. Pain 2009;147:91-8.

Veldman PH, Goris RJ. Multiple reflex sympathetic dystrophy. Which patients are at risk for developing a recurrence of reflex sympathetic dystrophy in the same or another limb. Pain 1996;64:463-6.

Veldman PH, Reynen HM, Arntz IE, et al. Signs and symptoms of reflex sympathetic dystrophy: prospective study of 829 patients. Lancet 1993;342:1012-6.

Wallace MS, Ridgeway BM, Leung AY, et al. Concentration-effect relationship of intravenous lidocaine on the allodynia of complex regional pain syndrome types I and II. Anesthesiology 2000;92:75-83.

Walton KD, Dubois M, Llinas RR. Abnormal thalamocortical

activity in patients with Complex Regional Pain Syndrome (CRPS) type I. Pain 2010;150:41-51.

Wasner G, Heckmann K, Maier C, et al. Vascular abnormalities in acute reflex sympathetic dystrophy (CRPS I): complete inhibition of sympathetic nerve activity with recovery. Arch Neurol 1999;56:613-20.

Yucel I, Demiraran Y, Ozturan K, et al. Complex regional pain syndrome type I: efficacy of stellate ganglion blockade. J Orthop Traumatol 2009;10:179-83.

Zhou L, Chou H, Holder E. Abdominal wall Type-I complex regional pain syndrome treated effectively with peripheral nerve field stimulation: a case report. J Surg Case Rep. 2017.

Zollinger PE, Unal H, Ellis ML, et al. Clinical Results of 40 Consecutive Basal Thumb Prostheses and No CRPS Type I After Vitamin C Prophylaxis. Open Orthop J 2010;4:62-6.

Zyluk A. The natural history of post-traumatic reflex sympathetic dystrophy. J Hand Surg Br 1998;23:20-3.

12 환지통
Phantom Limb Pain

환지통은 16세기 프랑스의 군의관 Ambrose Pare가 처음 기술한 바 있고 19세기 미국 남북전쟁 당시 외과의 Silas Weir Mitchell이 환지통(phantom limb pain)이라는 용어를 명명하였으며 병의 양상이 알려지기 시작하였다.

환상지(phantom limb sensation)는 절단된 부위가 존재하는 것처럼 느끼는 감각으로 대개 amputation 후 3주 이내에 나타나는데 대부분 특별한 치료 없이 2-3년 내에 해결된다. Telescoping 현상(환상지가 작아지는 것으로 느껴지는 현상)이 전체 환자의 1/3에서 나타나는 것으로 보고된다. 점차적으로 환지부위가 작아지는 것으로 느끼며 무릎 아래 발이 바로 달려 있는 듯한 느낌이나 작은 발가락들이 무릎 아래 바로 달려 있는 듯한 느낌을 호소하기도 한다(그림 12-1).

단단통(residual limb pain, 과거에는 stump pain으로 기술)은 절단부 말단에 국한된 통증으로 환지통과는 달리 실제 존재하고 있는 신체 부분의 통증을 말한다.

환지통(phantom limb pain)은 존재하지 않는 신체의 일부분에서 통증을 느끼는 현상으로 전체 절단된 경우의 50-80%에서 발생한다. 통증은 특정 자세나 동작과 연관될 수도 있고 신체적 혹은 심리적 요인으로 인해 악화되거나 완화되기도 한다고 알려져 있다.

1. 역학

590명의 절단을 경험한 참전군인을 대상으로 한 연구에서

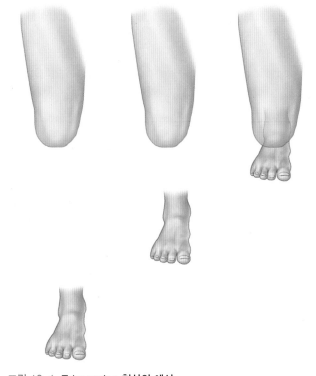

그림 12-1. Telescoping 현상의 예시
초기에는 환지를 정상적으로 인식하나 환지의 말단 부분이 점차 근위부로 옮겨오는 양상을 보인다(Neurol Neurochir Pol 2014; 48: 52-9. 에서 발췌).

85%의 대상자가 환지통을 호소하였다고 보고한 바 있다. 2,694명을 대상으로 한 또 다른 역학조사에서는 51%의 환자가 한 달에 6일 이상의 일상생활을 방해할 정도의 심한 통증을 겪었고 21%에서는 하루 10-14시간의 통증을 호소한다고 조사되었으며 하루 15시간 이상의 통증을 호소하는 비율

도 27%에 달한다고 보고하였다. 최근의 연구들은 대략 60-80%의 절단 환자들이 환지통을 경험하는 것에 동의하고 있다. 환지통의 빈도는 근위부 절단 시 더욱 발생이 증가된다고 알려져 있다. 환지통은 절단 1주일 이내에 시작하여 길게는 절단 후 40년까지도 보고된 바 있다. 일반적으로 시간의 경과에 따라 환지통은 경감하는 것으로 알려져 있으나 절단 후 2년까지도 유의한 환지통 빈도의 감소는 없었다는 연구도 있다.

2. 임상 양상

환지통은 전체 절단자의 50-80%에서 발생하지만 정도가 심한 경우는 5-10% 정도이다.

환지의 말단부(distal portion of phantom)에서 통증 강도가 심하다. 상지 절단자의 경우 통증은 손가락이나 손바닥에서 느껴지며 하지 절단의 경우 발가락이나 발, 발목에서 통증을 느끼는 경우가 많다. 말단에서 통증을 더 느끼는 이유는 확실하지는 않으나 손이나 발과 같은 부분이 cortex에서 차지하는 영역이 큰 이유로 설명되고 있다. 통증은 칼로 찌르는 듯한, 쥐어짜는 듯한 불타는 듯한 등의 다양한 양상을 보인다.

3. 발생 기전

환지통의 발생 기전은 매우 복잡하며 아직 완전히 밝혀지지 않았지만 뇌와 척수 레벨, 그리고 말초신경계간의 복잡한 연계의 가능성이 높을 것으로 사료된다.

1) 말초 요인

절단 후 손상 받은 C-fiber와 A-fiber 등이 재생되면서 신경종(neuroma)이 생기고 나트륨 채널의 up-regulation이 발생한다. 이로 인해 spontaneous activity와 evoked activity가 증가하게 된다. 물리적 혹은 화학적 자극이 신경의 방전을 증가시킬 수 있다.

이소성 방전(ectopic discharge)은 절단부의 신경종(stump neuroma)과 무관하게 DRG에서도 발생할 수 있으며 말초로부터 오는 자극을 더욱 강화하기도 한다.

교감신경계는 환지통을 증가시키는데 중요한 역할을 할 수 있다. 교감신경 차단술이 환지통을 일시적으로 완화시키기도 하며 norepinephrine의 주입은 증상을 악화시킨다는 점이 이를 뒷받침한다. 교감신경계 tone의 증가는 stump site의 피부 온도와 역의 관계를 가지며 피부 온도가 낮을수록 환지통의 강도가 높다는 보고도 있으며 이는 교감신경계가 환지통의 기전에 관여한다는 점을 시사한다.

2) 척수 레벨에서의 요인

말초신경계의 손상은 척수 레벨에서의 통증신호 전달 과정의 변화도 동반하게 된다.

Unmyelinated C fiber의 손상으로 인해 dorsal horn lamina 2 내에서 보상적으로 A beta fiber의 sprouting이 발생하게 되며 이는 allodynia의 원인이 된다. 말초신경 손상으로 인한 dorsal horn으로의 흥분성 신호 유입(excitatory input)의 증가는 GABA 등을 분비하는 inhibitory interneuron의 apoptosis를 조래할 수 있다. 신경손상으로 인한 microglial cell의 activation으로 BDNF가 분비되고 이로 인해 inhibitory interneuron의 표현형을 변화시켜 glutamate와 같은 흥분성 neurotransmitter를 분비하도록 만들기도 한다.

NMDA receptor complex의 활성도 증가 역시 central sensitization을 발생시키며 ketamine과 같은 NMDA antagonist로 증상이 경감될 수도 있음이 보고되었다.

또한 통증 신호 전달계 내의 2nd 혹은 3rd order neuron에서 Nav 1.3 sodium channel의 비정상적인 증가가 보고된 바 있으며 환지통의 기전 중 하나로 생각될 수 있다.

3) 중추부 요인

절단 이후의 말초 신경 손상은 somatosensory cortex와 같은 supraspinal synaptic network의 remapping을 동반할 수 있다. 일부 절단 환자들은 절단 부위와 상관 없는 부위, 예를 들면 얼굴에 대한 자극을 절단된 부위에 대한 감각으로 인식하기도 한다 (topographical remapping).

Functional imaging study에서 환지통을 호소하는 상지 절단자의 sensory homunculus (primary somatosensory cortex)의 입 부분을 담당하는 영역이 손을 담당하는 영역으로 옮겨지는 것을 확인한 바 있다.

Melzack 등에 따르면 일종의 neuronal network인 neuromatrix가 존재하는데 이는 일생 동안 여러 감각 경험에 따라 변화한다고 하였다. 또한 환지통과 같은 증상은 절단과 같은 손상으로 인해 발생하는 neuromatrix의 maladaptive failure를 반영하는 현상일지도 모른다는 연구도 있다.

4) 심리적 요인

심리적 요인(Psychological factor) 역시 환지통의 기전에 중요 역할을 할 수 있다. 비록 직접적인 요인은 아닐지라도 심리적인 요인은 통증 경험을 변화시킬 수 있다. 심리적인 스트레스는 환지통의 악화와 유의한 연관이 있었는데 심리적인 스트레스와 환지통의 악화는 유의한 연관이 있었는데 통증의 악화는 교감신경계의 활성도 증가와 근육 긴장도의 증가에 의해 매개되었다. 절단 전 적절한 지지를 받지 못한 환자는 그렇지 않은 환자에 비해 환지통을 더 호소하는 경향이 보고된 바 있다.

4. 환지통의 예방

현재 환지통을 완벽히 예방할 수 있는 방법은 없지만 수술 전, 수술 중 그리고 수술 후의 epidural block 혹은 peripheral neve catheterization 등의 방법이 권유된다. 하지 절단 수술 시 수술 후 통증 조절을 위한 sciatic nerve로의 perinueural catheterization의 효용이 보고된 바 있다.

5. 환지통의 치료

환지통의 치료는 대부분 multimodal approach를 필요로 한다. 행동치료, 항우울제, 항경련제, 마약성 진통제와 비마약성 진통제, 경막외 차단과 같은 체성신경 차단, 경피적 자극술, 척수 자극술, 뇌 심부 자극술 등과 같은 방법들이 제시되고 있으며 대개 초기에는 비용이 적고 비 침습적인 치료로 시작하여 점차 침습적이거나 비용이 드는 치료로 이행하게 된다.

1) 약물요법

(1) Antidepressant

Antidepressant는 neuropathic pain의 치료에 흔히 사용하는 약이나 환지통과 연관해서는 깊이 연구되어 있지는 않다. Robinson 등이 시행한 39명을 대상으로 한 6주간의 무작위 배정 연구에서는 위약군에 비해 amitriptyline군의 효과를 입증하지는 못하였다. 94명의 절단자들을 대상으로 한 다른 연구에서는 amitriptyline, tramadol, placebo를 비교하였는데 amitriptyline과 tramadol 모두 좋은 효과를 보였다고 보고한 바 있다.

Amitriptyline에 비해 nortriptyline은 심장에 대한 부작용이 적은 약으로 최근 사용이 증가되고 있으나 환지통에 대한 효용에 대해서는 아직 연구된 바 없다.

Mirtazapine을 사용하여 환지통에 대한 효과를 보고한 증례도 있으며 milnacipran, duloxetine과 같은 SNRI의 환지통 치료에서의 효용성에 대한 증례들은 보고되고 있으나 아직 전향적 연구는 없는 실정이다.

(2) Anticonvulsant

Carbamazepine은 역사적으로 신경병증성 통증의 치료에 가장 많이 사용된 항경련제임에도 불구하고 환자통과 관련해서는 짧은 시간의 shock like pain에서의 효과만이 보고되어 있다.

Bone 등이 시행한 19명을 대상으로 한 6주간의 무작위 교차 시험에서 gabapentin을 300 mg에서 2,400 mg까지 투여하였고 위약에 비해 환지통에 대한 유의한 효과를 보였다고 보고한 바 있다. 24명을 대상으로 한 다른 무작위 교차연구에서는 gabapentin이 위약군에 비해 통계적으로 유의한 통증 강도의 감소를 보여주지는 못하였으나 참여자들을 대상으로 한 설문에서는 gabapentin 치료 기간 동안에는 통증이 보다 의미 있게 감소하였다고 응답한 경우가 많았다. Nikolajsen 등은 수술

후 첫 30일간의 gabapentin 사용이 절단 후 단단통과 환지통을 유의하게 줄이지는 못하였다고 발표한 바 있다.

Pregabalin의 환지통에 대한 효과에 대해서는 아직 연구가 부족한 실정이다.

(3) Opioids

고식적인 치료에 반응하지 않던 환지통의 치료에 high-dose morphine이 효과적이었다고 보고된 바 있다. 12명의 절단 환자들을 대상으로 한 이중 맹검 시험에서 경구 서방형 morphine sulfate를 최소 70 mg에서 300 mg까지 적용하였는데 위약에 비해 효과가 있다고 보고된 바도 있다. Tramadol이나 methadone 역시 환지통에 효과적이었다는 연구들이 있다.

Intravenous lidocaine과 morphine 그리고 placebo를 비교한 한 연구에서는 IV lidocaine은 단단통은 줄였으나 환지통은 유의하게 감소시키지를 못하였고 IV morphine은 단단통과 환지통을 모두 유의하게 감소시켰다고 보고한 바 있다.

(4) NMDA receptor Antagonist

Stannard 등은 3명의 환지통 환자들에게 ketamine hydrochloride를 사용하여 성공적인 결과를 보고한 바 있다. Nikolajsen 등은 ketamine infusion 후 단단통이 31시간 동안 호전되었으며 이질통과 통증을 느끼는 압력이 역치가 증가함을 보고하였다. 역시 Nikolajsen 등은 11명의 환지통 환자들에서 5분간 1 mg/kg의 ketamine을 정주 후 7 microgram/kg/min으로 ketamine 지속 주입한 결과 대상자 모두 VAS와 맥길 통증 설문지 상의 수치의 호전이 있었고 통증에 대한 압력 역치가 증가하였으며 wind-up like pain이 감소하였다고 보고하였다.

Eichenberger 등이 시행한 ketamine과 calcitonin의 combination의 효용성에 대한 연구에서 ketamine의 효과는 있었으나 calcitonin과의 병합 투여는 additional effect가 없었음을 발표한 바 있다.

경구 ketamine 제제인 memantine에 대한 연구들에서는 자발통, 이질통 그리고 통각과민에 대한 효과를 입증하는데는 실패하였다.

(5) Local anesthetics

Local anesthetics의 환지통 치료의 효용성에 대한 두 개의 연구가 시행된 바 있다. 절단부 반대측 해당 부분의 근육 통증이 환지통과 연관이 있다는 연구결과에 기반하여 Casale 등은 8명의 만성 환지통 환자들을 대상으로 절단부 반대측 신체에 0.25% bupivacaine을 injection하여 통증이 유의하게 감소함을 보고한 바 있다. 반면에 31명의 만성 환지통 환자들을 대상으로 40분간 4 mg/kg의 lidocaine을 정주한 연구에서는 위약군과 비교하여 환지통의 유의한 감소를 관찰하지는 못하였다.

2) 중재 요법

절단 후 되도록 이른 시간 내에 교감신경 차단을 시행한다면 환지통 감소에 효과적이라는 보고가 있으나 아직 구체적인 증거는 부족한 상태이다.

Trigger point injection, stump injection, peripheral nerve injection, epidural 혹은 intrathecal injection 등을 적용해볼 수 있지만 이들 block의 효과는 단지 14%의 환자에서 단기적으로 유의한 통증 감소 효과를 보였고 또한 5%의 환자들만이 장기적인 효과를 보였다는 보고가 있다.

Cortical reorganization의 결과로 초래된 muscle tone의 증가는 spinal reflex를 유발하여 환지통 발생에 기여할 수 있다고 여겨진다. Botulinum toxin은 근육을 이완시키고 더불어 신경전달물질들의 분비를 감소시켜 통증 완화 효과를 가져올 수 있다는 인식하에 환지통의 치료에 사용되고 있다.

규모가 적은 선행연구에서 100 IU의 Botulinum toxin A를 절단부의 4부위에 주입한 결과 환지통의 60%에서 80% 통증 감소가 보고된 바 있다.

Kern 등은 Botulinum toxin B를 절단부에 주입하여 장기간의 통증 감소 효과와 이질통의 감소 그리고 불수의적인 움직임의 감소를 보고한 바 있으며 이는 보정구의 사용을 보다 용이하게 할 수 있다고 여겨지고 있다.

Wu 등이 14명의 환지통 환자를 Botulinum toxin A 주입군과 lidocaine/methylprednisolone 주입군으로 나누어 비교한 연구에서는 두 군 모두에서 단단통에 유의한 효과를 보였으나 군간 차이는 없었고 환지통에 대해서는 두 군 모두 유의한 효과를 보여주지 못하였다.

3) 신경조절 요법(Neuromodulation)

Katz 등은 낮은 주파수(4 Hz), 높은 강도(10-30 V)의 경피적 신경 자극술(TENS)을 적용하여 환지통 환자들에게 좋은 효과를 거두었다고 발표하였다.

환지통 환자에서 요추 후근 신경절에 박동성 고주파를 적용하여 50% 통증 감소효과를 보았다는 증례도 발표된 바 있으나 아직 전향적 연구에 의해 뒷받침되지는 못하고 있다.

척수 자극술(SCS) 역시 환지통 치료에 적용될 수 있다. Seigfreid 등은 SCS를 시행한 환지통 환자의 51%에서 50% 이상의 통증 감소를 보였다고 보고한 바 있다. 12명의 환지통 환자를 대상으로 paddle 타입의 자극기를 거치한 연구에서는 11명이 SCS 거치 초기에 효과가 있다고 하였고 7명에서 장기적인 효과를 관찰한 바 있다. 최근에는 paddle 타입과 실린더 타입의 자극기를 병합하여 보다 광범위한 환지통을 감소시켰다는 증례 보고도 발표된 바 있다. 척수자극기 삽입술은 아직까지는 환지통 치료에 있어 다양한 임상 결과들을 보이고 있지만 고식적인 치료에 반응하지 않은 경우 고려해 볼만한 방법이라 하겠다.

최근에는 후근신경절 자극술(DRG stimulation)을 환지통에 적용하기도 하는데 8명의 환자를 대상으로 한 후향적 분석에서는 평균 14.4개월의 추적관찰 기간 동안 통증은 NRS 85.5/100점에서 43.5/100점으로 감소하였고 삶의 질 개선의 효과가 있었다고 보고하였다.

뇌 심부 자극술(Deep brain stimulation, DBS)에 대한 Bittar 등의 연구에서 통증과, 마약성 진통제의 사용을 줄이고 삶의 질을 개선시키는 효과가 있었고 아마도 DBS를 통한 cortical reorganization으로 인해 화끈거리는 양상의 통증을 해결할 수 있었다고 보고한 바 있다.

4) 수술적 요법

환지통은 일반적으로 수술적인 요법으로 치료되기가 매우 어렵다.

대개 neuroma는 말초신경의 절단부 끝에서 발생한다. 비록 완치적인 방법은 아닐지라도 절단된 신경의 말단부를 근처의 큰 근육부에 이식하여 단단통을 없애는 수술적 기법이 동원되기도 한다. 하지 절단 후 발생한 통증을 동반한 neuroma를 수술적으로 제거한 75명의 환자를 대상으로 후향적으로 분석한 결과 수술 평균 2.8년 후에도 환자들은 수술의 임상적 효과에 만족한다고 응답하였다는 연구도 있다.

보다 공격적인 기법으로 cordotomy나 척수 후근 기시부 파괴술 등이 사용될 수 있으나 유의한 합병증 비율과 신뢰성 있는 연구의 부족으로 널리 사용되지는 못하고 있다.

5) 행동의학 요법들

인지행동치료나 생체되먹임 그리고 근육강화 등이 포함된다.

생체되먹임 치료는 혈관을 확장시키고 근육 긴장을 완화시켜 환지통을 감소시키는데 일조할 수 있다. Harden 등은 9명의 환지통 환자를 대상으로 4-6주간에 걸쳐 총 7세션의 생체되먹임 치료를 한 결과 9명 중 5명에서 4번째 세션 후 1주일 내에 VAS의 20% 감소가 있었고 7명 중 6명에서 6번째 세션 후 최소 30%의 통증 경감을 보였음을 보고하였다.

Ramachandran 등은 mirror image를 이용한 행동치료를 시행하였는데 거울에 비친 정상적인 부분의 팔을 보고 이에 대칭하는 환지를 인식하고 대칭적인 동작들을 함으로써 일부 환자들에서 환지 부분의 감각 개선과 통증의 경감을 가져왔다고 보고하였으나 아직 신뢰성 있는 연구 결과들은 부족하다. Mirror box 등을 이용한 graded motor imagery와 같은 방법도 유의한 효과를 보였다고 보고된 바 있다.

━━ 참고문헌

Arena JG, Sherman RA, Bruno GM, et al. The relationship between situational stress and phantom limb pain: cross-lagged correlational data from six-month pain logs. J Psychosom Med 1990;34:71-7.

Bergmans L, Snijdelaar DG, Katz J, et al. Methadone for phantom limb pain. Clin J Pain 2002;18:203-5.

Bittar RG, Kar-Purkayastha I, Owen SL, et al. Deep brain stimulation for pain relief: a meta-analysis. J Clin Neurosci 2005;12:515-9.

Bittar RG, Otereo S, Carter H, et al. Deep brain stimulation for phantom limb pain. J Clin Neuerosci 2005;12:399-404.

Blankenbaker WL. The care of patients with phantom limb pain in a pain clinic. Anesth Analg 1977;56:842-6.

Bone M, Critchley P, Buggy DJ. Gabapentin in postamputation phantom limb pain: a randomized, double-blind, placebo-controlled, cross-over study. Reg Anesth Pain Med 2002;27:481-6.

Bunch JR, Goldstein HV, Hurley RW. Complete coverage of phantom limb and stump pain with constant current SCS system: a case report and review of the literature. Pain Pract 2015;15:E20-6.

Casale R, Ceccherelli F, Labeeb A, et al. Phantom limb pain relief by contralateral myofascial injection with local anaesthetic in a placebo-controlled study: preliminary results. Journal of Rehabilitation Medicine 2009;41:418-22.

Chalana H. A case report of Milnacipran in phantom-limb pain. Asian J Psychiatr 2010;3:155-6.

Devor M, Govrin-Lippman R, Angelides K. Na+ channels immunolocalization in peripheral mammalian axons and changes following nerve injury and neuroma formation. J Neurosci 1993;135:1976-92.

Devor M, Ja̋nig W, Michaelis M. Modulation of activity in dorsal root ganglion neurons by sympathetic activation in nerve-injured rats. J Neurophysiol 1994;71:38-47.

Doubell TP, Mannion RJ, Woolf CJ. The dorsal horn: state-dependent sensory processing, plasticity and the generation of pain. In: Wall PD, Melzack R, eds. Textbook of Pain. 4th ed. Edinburgh, New York: Churchill Livingstone. 1999;165-81.

Eichenberger U, Neff F, Sveticic G, et al. Chronic phantom limb pain: the effects of calcitonin, ketmaine, and their combination on pain and sensory thresholds. Anesth Analg 2008;106:1265-73.

Eldabe S, Burger K, Moser H, et al. Dorsal Root Ganglion (DRG) Stimulation in the Treatment of Phantom Limb Pain (PLP). Neuromodulation 2015;18:610-6.

Flor H. Phantom-limb pain: characteristics, causes, and treatment. Lancet Neurol 2002;1:182-9.

Gallagher P, Allen D, Maclachlan M. Phantom limb pain and residual limb pain following lower limb amputation: a descriptive analysis. Disabil Rehabil 2001;23:522-30.

Harden RN, Houle TT, Green S, et al. Biofeedback in the treatment of phantom limb pain: a time-series analysis. Applied Psycho Biofeed 2005:30:83-93.

Huse E, Larbig W, Flo H, et al. The effect of opioids on phantom limb pain and cortical reorganization. Pain 2001;90:47-55.

Jensen TS, Nikolajsen L. Phantom pain and other phenomena after amputation. In: Wall P, Melzack R, eds. Textbook of Pain .4th ed. Edinburgh: Churchill Livingstone; 1999:799-814.

Katz J, Melzack R. Auricular transcutaneous electrical nerve stimulation (TENS) reduces phantom limb pain. J Pain Symptom Manage 1991;6:73-83.

Kern U, Martin C, Scheicher S, et al. Effects of botulinum toxin type B on stump pain and involuntary movements of the stump. Am Jo Phys Med Rehabil 2004;83:396-9.

Kern U, Martin C, Scheicher S, et al. Treatment of phantom pain with botulinum-toxin A. A pilot study. Schmerz 2003;17:117-24.

Kuiken TA, Schechtman L, Harden RN. Phantom limb pain treatment with mirtazapine: a case series. Pain Pract 2005;5:356-60.

Ma QP, Tian L, Wollf CJ. Resection of sciatic nerve retriggers central sprouting of A-fibre primary afferents in the rat. Neurosci Lett 2000;288:215-8.

McAuley J, van Gröningen R, Green C. Spinal cord stimulation for intractable pain following limb amputation. Neuromodulation 2013;16: 530-6.

Melzack R. Phantom limbs and the concept of a neuromatrix. Trends Neurosci 1990;13:88-92.

Mitchell SW. Injuries of Nerves and Their Consequences. London: SmithElder. 1872.

Mishra S, Bhatnagar S, Singhal AK. High-dose morphine for intractable phantom limb pain. Clin J Pain 2007; 23:99-101.

Moseley GL. Graded motor imagery for pathologic pain: a randomized controlled trial. Neurology 2006;67:2129-34.

Nagoshi Y, Watanabe A, Inoue S, et al. Usefulness of milnacipran in treating phantom limb pain. Neuropsychiatr Dis Treat 2012; 8:549-53.

Nikolajsen L, Finnerup NB, Kramp S, et al. A randomized study of the effects of gabapentin on postamputation pain. Anesthesiology 2006;105:1008-15.

Nikolajsen L, Gottrup H, Kristensen AG, et al. Memantine (a N-methyl-D-aspartate receptor antagonist) in the treatment of neuropathic pain after amputation or surgery: a randomized, double-blinded, cross-over study. Anesth Analg 2000;91:960-6.

Nikolajsen L, Hansen CL, Nielsen J, et al. The effect of

ketamine on phantom limb pain: a central neuropathic disorder maintained by peripheral input. Pain 1996;67: 69-77.

Nikolajsen L, Hansen PO, Jensen TS. Oral ketamine therapy in the treatment of postamputation stump pain. Acta Anaesthesiol Scand 1997;41:427-9.

Nikolajsen L, Illkajaer S, Kroner K, et al. The influence of preamputation pain on post amputation stump and phantom pain. Pain 1997;72:393-405.

Nikolajsen L. Phantom limb. In: Wall P, Melzack R, eds. Textbook of Pain. 6th ed. Elsevier Ltd; 2013:915-25.

ParkesCM. Factors determining the persistence of phantom pain in the amputee. J Psychosom Res 1973; 17:97-108.

Patterson JF. Carbamazepine in the treatment of phantom limb pain. South Med J 1988;81:1100-2.

Pirowska A, Wloch T, Nowobilski R, et al. Phantom phenomena and body scheme after limb amputation: a literature review. Neurol Neurochir Pol 2014;48:52-9.

Prantl L, Schremi S, Heine N, et al. Surgical treatment of chronic phantom limb sensation and limb pain after lower limb amputation. Plast Reconstr Surg 2006; 118:1562-72.

Ramachandran VS, Rogers-Ramachandran D. Synaesthesia in phantom limbs induced with mirrors. Proc R Soc Lond B BiolSci 1996;263:377-86.

Ramanavarapu V, Simopoulos TT. Pulsed radiofrequency of lumbar dorsal root ganglia for chronic post-amputation stump pain. Pain Physician 2008;11:561-6.

Ribera H, Cano P, Dora A, et al. Phantom limb pain secondary to post-traumatic stump hematoma 40 years after amputation: description of one case. Revista de la Sociedad Espanola del Dolor 2001;8:217-20.

Robinson LR, Czerniecki JM, Ehde DM, et al. Trial of amitriptyline for relief of pain in amputees: results of a randomized controlled study. Arch Phys Med Rehabil 2004;85:1-6.

Sehirlioglu A, Ozturk C, Yazicioglu K, et al. Painful neuroma requiring surgi-cal excision after lower limb amputation caused by land mine explosions. Int Orthop 2009; 33:533-6.

Seigfried J, Zimmerman M. Phantom and stump pain. Berlin: Springer Verlag; 1981:148-155.

Sherman RA, Sherman CJ. Prevalence and characteristics of chronic phantom limb pain among American veterans: results of a trial survey. Am J Phys Med 1983; 62:227-38.

Sherman RA, Sherman CJ, Parker L. Chronic phantom and stump pain among American veterans: results of a survey. Pain 1984;18:83-95.

Smith DG, Ehde DM, Hanley MA, et al. Efficacy of gabapentin in treating chronic phantom limb and residual limb pain. J Rehabil Res Dev 2005;42:645-54.

Spiegel DR, Lappinen E, Gottlieb M. A presumed case of phantom limb pain treated successfully with duloxetine and pregabalin. Gen Hosp Psychiatry 2010;32:e5-7.

Stannard CF, Porter GE. Ketamine hydrochloride in the treatment of phantom limb pain. Pain 1993;54:227-30.

Wiech K, Kiefer RT, Töpfner S, et al. A placebo-controlled randomized crossover trial of the N-methyl-D-aspartic acid receptor antagonist, memantine, in patients with chronic phantom limb pain. Anesth Analg 2004;98:408-13.

Wilder-Smith CH, Hill LT, Laurent S. Postamputation pain and sensory changes in treatment-naïve patients: characteristics and responses to treatment with tramadol, amitriptyline, and placebo. Anesthesiology 2005;103:619-28.

Wu CL, Tella P, Staats PS, et al. Analgesic effects of intravenous lidocaine and morphine on postamputation pain: a randomized double-blind, active placebo-controlled, crossover trial. Anesthesiology 2002;96:841-8.

Wu H, Sultana R, Taylor KB, et al. A prospective randomized double-blinded pilot study to examine the effect of botulinum toxin type A injection versus Lidocaine/Depomedrol injection on residual and phantom limb pain: initial report. Clin J Pain 2012;28:108-2.

13

중추성 통증
Central Pain

중추성 통증(central pain)은 세계통증연구학회에서 "pain initiated or caused by a primary lesion or dysfunction in the central nervous system"으로 정의하였다. 이는 중추성 병변과 직접적으로 연관이 있으며 중추성 병변의 진행 후에 이차적으로 통증이 일어나는 것을 말하고, 말초신경 손상에 대한 반응인 중추신경계의 작용으로 인한 말초병변의 통증은 제외된다. 격심하면서도 기이한 특성을 지닌 통증으로만 생각하기 쉬우나 증상이 기법고 신체의 일부에 국한된 경우도 있다. 또한 통증의 강도는 낮을 수 있지만 대부분의 경우 그 통증이 지속적이고 자극적이기 때문에 환자가 느끼는 고통은 상대적으로 크다고 할 수 있다.

1883년 Greiff에 의해 뇌혈관 병변 이후 지속되는 통증으로 고통 받는 환자에게서 처음으로 보고되었고, 감각경로에서 시상의 역할이 밝혀진 이후에는 1906년 Dejerine과 Roussy에 의해 뇌혈관질환에서 통증을 동반한 시상증후군(thalamic syndrome)이 소개되었다. 시상증후군은 뇌중풍후에 발생하는 통증증후군을 포괄하는 개념으로 통용되어 왔으나 영상의학의 발전으로 뇌중풍이 시상에만 국한되지 않는다는 것이 알려지면서 뇌혈관질환에 따른 중추성중풍후통증(central poststroke pain, CPSP)과는 구분하여 시상에만 국한된 협의의 개념으로 사용되고 있다.

1. 병인과 역학

중추성 통증은 출혈이나 경색, 외상척수손상 등과 같이 경과가 빠른 질환뿐만 아니라 서서히 진행하는 다발경화증과 척수공동증, 동정맥기형, 종양, 간질발작 및 파킨슨병에서도 나타날 수 있다(표 13-1).

표 13-1. 중추성 통증의 원인

혈관성병변 – 경색, 출혈, 혈관기형
다발경화증
외상성 손상
척수공동증(syringomyelia), 연수공동증(syringobulbia)
뇌와 척수의 수술적 손상(예, 척수시상로절단(cordotomy))
종양
세균성, 바이러스성 감염(예, 농양, 뇌염)
자가면역성질환(예, 홍반성루프스)
간질
파킨슨씨병

병변의 위치도 일차 연접이 이루어지는 척수뒤뿔(dorsal horn of spinal cord)과 삼차신경핵, 척수와 뇌줄기(brain stem)의 상행경로, 시상, 피질하백질 및 피질 등 신경축의 어느 부위에서나 가능하지만 척수와 뇌줄기 아래 부위, 배 뒤쪽 시상(ventroposterior thalamus) 병변에서 발생률이 높다. 중추성중풍후통증 환자에서 시상이 침범된 경우는 약 50-60% 정도이

며 시상에서도 배 뒤쪽의 아래 부위가 침범되었을 때에 잘 생기는데 이 부위는 척수시상로(spinothalamic tract)가 투사되는 부위이다. 또한 운동영역보다는 몸감각영역(somatosensory area)에 병변이 생겼을 경우 발생하며 배 뒤쪽 시상은 척수로부터 온도와 통증을 전달하는 척수시상로가 투사되는 부위이기 때문에 주로 비정상적인 온각과 통증 및 감각과민을 호소한다. 감각의 특질에 있어서도 배 뒤쪽 시상에서는 모든 감각이 전반적으로 감소되나 뇌줄기의 아래부위에서는 해리성 감각소실을 나타낼 수 있다. 척주의 안쪽 섬유띠는 척수시상로의 상행전달에 대한 억제기능을 수행하고 있으므로 중추성 통증 발현에 관여하고 있을 것으로 추정된다.

그러나 중추성 통증은 중추병변과 직접적으로 관련 있는 것을 가리키므로, 다발경화증에서 보이는 경직에 의한 통증이나 척수손상 후 근골격계의 과다 이상 사용에 의해 발생하는 이차적인 통증은 포함되지않는다. 또한, 말초병변에 기인한 중추신경계의 변화(예로, 말초신경손상에 따른 척수후각의 변화와 중추감작화)에 의한 것도 중추성 통증으로 분류되지 않는다.

중추성 통증의 발생 빈도는 체계적인 역학조사가 없었기 때문에 정확하지는 않으나 미국의 경우 인구 10만 명에 115명 정도로 발생한다. 중풍(stroke)의 발생 빈도가 상대적으로 높기 때문에 중추성중풍후통증이 가장 흔한 원인이며, 중추성 통증의 90% 정도가 뇌의 중풍과 관련되어 있다. 그 중 약 20%는 시상의 병변으로 인한 것으로 이 경우에는 시상증후군이 적절한 진단명이 될 수 있다.

중풍 후 약 8% 정도의 환자에서 중추성 통증이 발생한다고 알려져 있으며, 몸감각결핍이 있을 경우에는 18%로 증가하고 뇌줄기경색에서는 44%에 달한다. 외상성 척수 손상에서는 30%, 다발경화증에서는 28%로 상대적으로 높은 빈도로 나타난다. 척수공동증(syringomyelia) 자체는 드문 질환이지만 대부분 통증을 동반하기 때문에 중추성 통증이 가장 높은 빈도로 발생한다.

2. 병태 생리

여러 연구에서 중추성 통증을 겪는 환자들이 통증 부위에서 온각과 통각에 결손이 있음을 보여주고 있다. 이는 척수시상피질경로(spinothalamocortical pathway)와 같은 통각 경로내의 병변이 통증의 발생에 있어서 필요함을 보여주고 있다. 그러나 중추신경계의 병변 발생 이후에도 통증이 없는 환자와 비교해서 통증이 있는 환자에게서 온도감각과 유해자극수용자극에 있어서 차이가 있는지는 확인되지 않았다. 이는 이러한 병변 단독으로 중추성 통증을 만들어 내는 데 충분하지 않다는 것을 증명한다. 즉 이러한 병변은 만성 통증이 발생하는 병리학적, 기능적 변화를 만들어내는 일련의 과정들, 예로 형태학적 변화와 신경화학적 작용, 세포독성 또는 염증반응과 같은 일련의 과정이 동반될 때 나타나는 것으로 여겨진다.

중추성 통증 주요한 증상의 하나인 지속적인 자발통은 이소성자극(ectopic impulse)이 발생하거나 신경세포가 과흥분상태로 유지되는 경우에 발생한다. 이러한 통증 발생의 원인 기제는 병적인 촉진(facilitation) 또는 탈억제(disinhibition)에 의해 유도될 수 있다. 예로, 척수손상 후에 척수의 Nav 1.3 (voltage-gated Na channel type 1.3)의 발현의 증가, 신경교세포에 의한 신경세포의 활성화 증가, 정상상태에서 억제되어 있는 신경활동의 탈억제(disinhibition)로 인한 통각과민 등을 들 수 있다.

여러 기초 연구와 임상 연구에 따르면 중추성 통증은 기저 원인과 관계없이 여러 가지 다른 기전으로 유발될 수 있다. 이는 같은 질환이더라도 통증이 다른 기전으로 유발될 수 있고 다른 질환에서도 같은 기전으로 유발될 수 있다는 것을 의미한다. 또, 질환 자체보다 중추신경계 안에서의 병변 위치가 병태 생리에 더 영향이 있다고 보고된다. 한편, 일부에서는 중추성 통증의 발생을 중추신경계 내에서 이루어지는 신경성형성 변화(neuroplastic change)가 부적절하게 이루어져 감각기능에 이상을 초래한 결과로 나타나는 것이라 추측하고 있다. 척수시상피질경로와 연관되어 있는 중추성 중풍후통증에서도 신경성형성 변화에 의한 신경연접에서 촉진과 억제의 변화와 구심로차단(deafferentation)이 원인 기전의 하나로 알려져 있다.

임상적으로 특정 병태 생리적 기전이 특이적 감각 증상, 징후를 야기한다는 가설은 중요한 의미를 갖는데, 이는 특정 환자에게서 감각 증상 및 징후의 평가를 토대로 그 환자에서 발생하는 병태 생리를 추정하거나 파악할 수 있게 된다. 이러한 평가로 기전에 근거한 치료를 통해 그 치료의 효과를 높일 수 있다. 그러나 이러한 평가 방법이 아직 충분히 개발되지 못하였거나 대중화되지 못하여 임상 적용에는 한계가 있다. 더욱 정확하고 자세한 평가를 위해 실험적 인체모형, quantitative sensory testing (QST), 설문(questionnaires), 피부생검(skin punch biopsies), 기능적영상검사(functional imaging) 등이 이루어지고 있다.

3. 임상 소견

1) 통증의 발생

초기 병변이 생긴 후 지연된 통증의 발생이 중추성 통증의 전형적인 형태이다. 척수손상 이후 통증에 대한 연구에서 손상 부위 하방의 신경병증통증(below-level neuropathic pain)이 평균적으로 1.8년 정도에 발생한다고 보고하였다. 뇌졸중의 경우 대부분의 환사가 뇌경색 이후 첫 3-6개월 안에 발생하지만, 길게는 몇 년 후에 발생하는 경우도 보고되었다.

2) 통증의 진단

중추성 통증의 정의는 중추신경계의 질환이나 기능부전에 의해 초래되는 것이므로 중추신경계 질환이 선행되어야 한다. 뇌중풍이나 다발경화증과 같아 임상증상이 뚜렷한 경우에는 진단이 어렵지 않으나 가벼운 척수손상 혹은 경미한 뇌중풍은 진단이 쉽지 않다. 따라서 신경학적 증상과 검사 및 전산화 단층촬영, 자기공명영상, 뇌척수액검사 및 전기생리학적 검사를 포함한 검사실 소견이 필요한 경우도 있다. 신경병증을 진단하기 위하여 신경묘사(neurography)나 근전도 검사, 온도와 통각, 진동과 촉각에 대한 정량감각검사를 시행할 수도 있다.

중추성 통증 환자에서는 다른 형태의 통증이 동반될 수 있으므로 그 통증유발요인을 찾는 것이 중요하다. 불완전마

비와 공조운동보행장애(dyscordination)가 있는 경우 근골격계의 비정상적 긴장으로 인하여 이차적으로 목, 어깨, 허리 등에 통각수용성 통증이 발생할 수 있다. 또, 당뇨병이 있는 뇌중풍 환자는 당뇨병성 말초신경질환인 다발신경병증이 동반될 수 있다. 다발경화증과 척수손상 환자에서는 운동과 감각의 이상에 의한 증상과 통증이 혼재되어 나타나므로 진단이 어려울 수도 있다. 한편, 만성 중추성 통증에서 우울증이 동반되는 빈도는 다른 종류의 만성통증보다는 낮다.

3) 통증 분포

중추성 통증은 전형적으로 선행되는 중추성 병소에 해당하는 부위에 국소적으로 불쾌감각을 가지게 된다. 예를 들면 시상 병변은 신체의 한쪽에 통증을 발생시키는 반면, 척수손상의 경우 보통 양측 하지의 통증을 일으킨다.

통증의 분포는 병변의 위치에 따라 다양하며, 신체의 좌우 편측 전부 혹은 양쪽 하지 등과 같이 광범위하게 분포하거나, 손, 발 또는 얼굴의 일부분 등과 같이 국소적으로 나타나기도 한다.

봉승 부위는 병변의 위치에 따라 결정되는데 병변이 배 뒤쪽 시상이나 속 섬유막의 후지에 있을 경우 신체의 편측 통증을 초래하고 큰 척수병변에 의해서는 병변 아래쪽의 신경지배를 받는 부위에 양측성 통증이 나타난다. 숨뇌의 뇌혈관질환 특히 뒤 아래 소뇌동맥(posteroinferior cerebellar artery)에 혈전증이 있을 경우 환측의 얼굴과 두부 및 반대쪽 몸통과 사지에 통증이 나타날 수 있으며 이는 동측의 척수부 삼차신경핵과 척수에서 교차하여 상행하는 척수시상로의 손상에 기인한다.

척수시상로의 병변은 반대쪽 신체에 통증을 초래하며 척수공동증에서는 주로 한쪽 가슴에 국한하지만 팔과 다리로 확산될 수도 있다. 심부통 및 표재통증이 단독 혹은 복합적으로 나타날 수도 있다.

4) 통증 유형

특징적인 통증은 없고 다양한 양상의 통증을 호소하며 신체 부위에 따라서도 다른 특징의 통증을 호소하기도 한다.

병변의 부위가 동일한 환자에서도 통증 양상은 같지 않다. 척수손상에 의한 중추성 통증을 가진 127명의 환자들의 연구 사례에서 통증의 95%는 지속적인 통증이었고, 지속적 통증은 보통 작열감(75%), 불쾌감각(28%)이 대부분이었다. 화끈거리거나 욱신거림, 쑤시거나 찌르는 혹은 찢거나 조이는 통증으로 호소하기도 한다. 중추성 통증은 불쾌감각적 통증(dysesthetic pain)이며 자발통이다. 허리띠로 조이는 듯한 띠통증은 척수질환에서 많은데 다발경화증과 뒤뿌리 신경의 염증에 의해서도 나타날 수 있다.

5) 통증 강도

통증의 강도는 약한 통증부터 격통까지 다양하며 비록 경미한 통증이라 할지라도 성가시고 지속적이기 때문에 고통은 심한 편이며, 척수손상에 동반된 중추성 통증 환자들은 간혹 하지마비보다 통증을 더한 고통으로 인식하기도 한다.

일반적으로 시상의 병변에 수반되는 중추성 통증은 다른 부위보다 통증의 강도가 높으며 내적, 외적 환경 요인에 의해 영향을 받는다. 접촉, 약한 압박, 열자극, 자세, 사지운동, 정신적 요인에 의해서 통증이 악화될 수 있다.

그러나 정신적인 요인은 중추성 통증의 발현에는 영향이 없다고 알려져 있다. 중추성 통증 환자의 거의 모든 경우에서 열성 자극에 대해 감각 저하를 보이며 접촉, 진동, 운동감각의 감소는 약 50%에서 나타나고, 유해한 열성 또는 기계적 자극에 대한 통각감퇴도 나타날 수 있다.

이는 중추성중풍후통증뿐만 아니라 중추성 통증이 동반된 다발경화증과 척수손상에서도 관찰된다. 주요 병변이 온도와 통각을 전달하는 척수시상로에 존재하기 때문이다.

감각저하나 이질통이 동시에 나타나는 경우도 적지 않으며 몸 감각이 완전 둔화된 경우에도 나타날 수 있다. 감각이상과 불쾌감각이 각각 85%와 41%에서 나타난다고 하는데, 접촉과 저온에 따른 불쾌감각은 때로 통증으로 인식되기도 한다. 일부 환자들은 감각이상이나 불쾌감각을 무감각으로 표현하기도 한다. 또한 방사, 반응 잠복기의 지연, 잔류감각 및 가중현상이 신경병증통증보다 더 높은 빈도로 나타난다.

4. 치료

보편적으로 유효한 치료법은 없으므로 환자 및 치료 여건에 맞는 여러 가지 치료를 복합하여 적용한다. 1/3에서 1/2의 환자에서 아주 심한 통증을 호소하므로 통증을 완화시키는 것이 목적이며 완전한 제통이 어렵다는 사실을 환자에게 주지시켜야 한다. 만성통증 증후군은 거의 근절되지 않으며, 적절한 치료 후에도 치료 형식과 무관하게 시간경과에 따라 자주 재발한다.

그러므로 일차적 치료는 보존적이며 위험성이 적은 방법으로 시작하는 것이 좋다. 대부분 요법은 소규모 환자를 대상으로 한 임상 경험에 의거한 것이며 동질 집단의 대규모 환자에 대한 체계적인 연구 결과가 적다. 또 통증의 특질에 따른 효과도 검증되어야 한다. 중추성 통증의 원인에 따라 약물반응이 다르게 나타날 수 있는데 중추성중풍후통증은 항우울제에, 다발경화증의 발작성 통증은 항간질제에 더 잘 반응한다. 경피전기신경자극술과 함께 항우울제와 항간질제를 일차로 선택하고 치료실에 따라 신경자극과 교감신경 블록 및 수술요법을 적용하기도 한다.

운동강직의 완화는 통증 경감에 큰 영향을 미치므로 이에 대한 평가 및 치료도 중요하다. 적절한 예후 평가를 위해서는 통증의 강도뿐만 아니라 불안이나 우울 등과 같은 정신적 요인에 대한 효과도 같이 검증하여야 한다.

항우울제는 용량에 비례하여 통증을 경감시키며 우울증의 개선과 관계없이 진통효과를 나타낸다. Amitriptyline과 trazodone은 무작위 위약대조연구 결과에서 일정한 효과를 보이지는 못하였고, noradrenaline 수용체에 작용하는 항우울제가 세로토닌 재흡수 억제제보다 중추성 통증에 효과가 크며 중추성중풍후통증이 척추손상이나 다발경화증에 의한 통증보다 반응이 좋다.

신경병증통증에 주로 사용하는 항경련제는 중추성 통증에 대한 체계적 연구 결과에 근거하기보다는 경험적으로 사용된다. Carbamazepine, phenytoin, clonazepam 등이 중추성중풍후통증과 다발경화증의 발작성 통증에 우선적으로 선택되며 최근 gabapentin도 사용 예가 증가하고 있으나 치료효과에 대한 검증은 아직까지 미흡한 실정이다. 효과의 주요기전은 병적으로 활동성이 증가된 신경원의 방전을 억제하는 것으로 알려져 있다. 중추성 통증환자들은 조화운동에 관여하는 소뇌중추가 질환에 침범되는 예가 많고 여기에 항경련제가 작용하기 때문에 다른 신경통 환자보다 부작용이 많다. 또, 다른 항경련제인 lamotrigine과 valproic acid는 척수손상에 의한 통증의 치료에는 효과가 없다고 보고되었다.

국소마취제와 항부정맥제는 말초와 중추신경계에서 이온통로에 작용하여 신경원의 활동성을 억제한다. Lidocaine의 정맥 내 주입은 말초신경병증통증에서보다는 적은 효과를 보이지만, 척수손상과 중추성중풍후통증 모두에서 효과가 있는 것으로 나타난다. 아편유사제는 효과가 적은 것으로 알려져 있으며 중등도 이상으로 용량을 높이거나 장기간 투여할 경우 일부 환자에서 효과가 있을 수 있다. 일부 연구에서 tramadol은 척수손상후통증에, cannabinoids는 다발경화증에 의한 중추성 통증에 각각 효과가 있다고 보고되었다. 알파-2 아드레날린 작용제인 clonidine은 일차 들신경섬유의 말단에서 신경전달물질과 펩티드의 분비를 억제하는 기전으로 진통효과를 나타내며 다발 경화증과 척추손상환자에서 효과적인 반응을 보였다고 한다. 신경이완제와 ketamine도 이질통 및 불쾌감각적통증에 효과가 있으나 부작용이 심하여 널리 사용되지는 않는다. GABAA 수용체 작동제인 baclofen은 척수손상후통증 환자의 경직 완화에 널리 사용되어지고 있다. GABAB 수용체 작동제인 propofol도 자발통과 유발통에 효과가 있는 것으로 나타났다. 그러나 중추성 통증은 약물학적 치료에 일반적으로 잘 반응하지 않는다고 보고된다.

척수강내로의 약물주입(lidocaine, opioids, clonidine, baclofen 등)은 척수손상에 따른 통증에 효과가 있다. Alfentanil은 척수강내 투여 시 효과가 있으나 morphine은 단독으로는 효과가 없고 clonidine과 병행 시에만 효과가 있다.

경피신경자극술은 부작용이 거의 없다는 장점이 있다. 고전적인 경피신경자극은 80-100 Hz의 고주파를 사용하여 말이집피부감각신경섬유(myelinated cutaneous sensory nerve fibers)를 자극하며, 1-4 Hz의 저주파를 사용하여 근육의 원심성 섬유를 자극한다. 그 작용 기전은 불명확하지만, 척주안쪽섬유띠경로(dorsal column-medial lemniscal pathway)가 건재하거나 손상이 경미하여 접촉 및 진동 자극에 대한

문턱이 정상인 경우에 효과적이며 중추성중풍후통증과 불완전 척추손상이 있을 때 적용한다.

신경외과 절제술은 척수에서 대뇌피질에 이르는 중추신경계통 어느 부위에서나 가능하다. 항정상태의 진행성 통증보다는 간헐적, 자극유발성 통증에 효과적이다. 척수손상 후 통증에서는 척수의 앞가쪽척수로절개술(anterolateral cordotomy), 뒤뿌리진입부절개술(dorsal root entry zone lesioning), 척수절단술(cordectomy)을 할 수 있다. 그 외에도 몇 가지 두개내절제술이 있지만, 이들은 부작용이 많고 수술 후 통증이 재발하는 경우가 많고 성공률도 낮다.

교감신경차단의 사용에 대한 근거는 중추성 통증이 이환된 부위에는 부종, 발한기능의 감소, 피부온도 저하, 피부색의 변화 및 이영양성변화가 나타나므로 교감신경부전이 있을 것으로 추정하기 때문이다. 그러나, 교감신경블록을 시행하여 단기간 통증감소가 있었다는 보고가 일관성이 없고 체계적인 임상연구가 부족하다.

5. 중추성 통증증후군 관련 질환

1) 중추성중풍후통증(Central poststroke pain)

모든 종류의 뇌혈관질환이 중추성 통증을 유발할 수 있으며 뇌중풍의 85%는 뇌경색이기 때문에 뇌경색에 의한 중추성 통증이 뇌출혈에 의한 것보다 상대적으로 많다. 뇌경색은 발생 영역에 따라 크게 경동맥(carotid) 영역과 척추뇌바닥(vertebrobasilar) 영역으로 나뉘며, 80%는 경동맥 영역에서 발생하지만, 특히 배뒤쪽시상과 뇌줄기의 아래쪽(lower brainstem)에 분포하는 시상선조체(thalamostriate)동맥과 후하소뇌동맥(posterior inferior cerebellar artery) 영역의 경색이 중추성 통증의 가장 흔한 원인들에 속한다. 중추성 통증은 뇌실질을 침범당한 때에 발생하므로 거미막밑출혈에서는 드물지만 심한 뇌혈관경련으로 뇌실질에 2차 손상이 있을 때, 동정맥기형이 터지거나 규모가 클 때에도 생길 수 있다. 가쪽 연수의 뇌경색에서는 25%에서, 시상을 포함한 뇌혈관질환의 25-33%에서 나타나며 중추성중풍후통증 환자의 약 50-60%에서 시상이 침범되어 있다.

Klit 등은 다른 가능한 원인 배제, 분명하며 신경해부학적으로 설명가능한 분포를 보이는 통증, 이에 대한 임상 검사상 소견, 중풍을 시사하는 과거력, 그리고 관련된 혈관 병변의 영상의학적 소견이 보이는 경우를 중추성중풍후통증의 진단 기준으로 제시하였다.

중추성중풍후통증은 반마비에서 보이는 어깨통증과 같은 통각수용성통증과 구분되어져야 한다. 뇌중풍후 통증이 발생되는 시점은 다양하며 1달 이내에 50% 정도이고 몸통과 사지의 한쪽에서 생기지만 팔과 다리 혹은 얼굴 등 일부분에 국한될 수도 있으며 좌우 빈도는 비슷하다. 통증의 특질은 다양하며 보통 2-4가지 통증을 호소하는데 작열감이 60%로 가장 많고 바늘로 찌르거나 베는 듯한 통증, 전격통과 쥐어짜는 듯한 통증 및 박동성통증 등이다. 대부분 강도가 높은 심한 통증이지만 가벼운 통증은 불쾌감각으로 인식되기도 한다. 운동이나 냉감, 온감, 접촉과 감정 상태 등 내부나 외부 자극에 의해서도 통증의 강도가 변한다. 또한 침해성이 아닌 자극에 의해서도 통증은 유발될 수 있으나, 이러한 비침해성 자극에 대한 반응은 다양하다. 항정상태의 통증이 많고 불완전마비가 약 50%에서 나타나지만 몸감각과 관련된 것 이외의 신경학적 증상과 징후는 드물다. 척수시상로 병변에서는 접촉과 진동자극에 대한 감각은 정상이지만 온각과 통각에 관련된 감각과민과 불쾌감각이 80%에서 나타나고 0-50도 사이의 온도변화를 감지하지 못한다고 한다.

치료는 접촉과 진동각감이 유지되고 있는 환자에서는 경피신경자극술을 우선 고려한다. 약물치료로 1차 선택 약물은 amitriptyline이나 nortriptyline과 같은 항우울제와 lamotrigine, gabapentin, pregabalin 또는 carbamazepine과 같은 항경련제를 일차로 선택한다. 항경련제는 발작성통증(tic-like pain)이 아니더라도 고려해 볼 수 있다. 불응성인 경우 아편유사제도 사용해 볼 수 있으나 대규모 연구는 시행되지 않고 있다. 그러나 국소마취제, 케타민과 같은 NMDA수용체 길항제, cannabinoid, botulinum toxin A는 추천되지 않는다. 난치성일 경우 안면부 통증에 대한 삼차신경자극술은 효과적이나 척수자극술은 효과가 없다. 항정상태의 통각수용성통증은 감각이상을 유발하는 심부뇌자극이 효과적이며, 신경병통증은 뇌실주위, 뇌수도관 주위 회백질자극이나 중뇌신경로절단술이 시도되기도 한다.

2) 다발경화증

다발경화증은 심각한 신체장애와 고통을 초래하는 신경계의 만성염증성질환으로 수초가 소실되어 궁극적으로 축삭과 세포체가 파괴된다. 탈수초가 된 부위에 판(plaque)이 특징적이며 시신경과 중추신경계 어느 부위에서도 발생하지만 척주와 뇌줄기 및 전뇌의 뇌실주위에 가장 흔하다. 점진적으로 진행되는 것과 완화-재발을 반복하는 두 가지 형태가 있으며 염증의 원인은 확실하지 않으나 T-세포가 중요한 역할을 하고 있는 것으로 알려져 있다. 주로 움직임과 협동운동의 장애, 평형조절과 시력장애를 호소하며 42-65%에서 통증이 동반된다. 진단을 받을 때에 45%에서 통증이 있으며 환자의 32%에서는 통증을 가장 심한 자각증상으로 호소한다. 중추성 통증과 더불어 불완전마비와 경직 및 협동운동장애에 기인한 근골격계통증이 있을 수도 있는데 요통이 가장 많다. 중추성 통증이 나타나는 부위는 하지와 상지 및 체간이며 주로 양쪽으로 나타지만, 24%에서는 한쪽에 국한되어 있다. 이환기간이 길수록 통증의 빈도도 높아 5년 이상일 때 통증이 많고 5년 이내에는 통증의 빈도가 더 낮다. 특발삼차신경통의 5%는 뇌줄기의 탈수초로 발생하는 다발경화증으로 분류된다.

통증은 발작성 삼차신경통과 비슷하다. 전류가 통하는 듯한 느낌이 있고, 감각이상이나 불쾌감각이 급격히 확산되어 등에서 사지로 방사하는데 간혹 통증으로 인식된다. 머리를 숙이면 유발되며 염증이 있는 경부 척주가 신전되어 발생한다. 통증을 동반한 긴장성발작은 흔하지 않다. 비발작성통증은 사지에 많으며 불쾌감각적통증이고 쑤시거나 작열통이다. 온각과 통각장애가 많고 진동각도 심하게 침범되어 있지만 온각과 통각장애의 정도와 비례하지는 않는다. 감각장애 이외의 증상은 빈도가 높지 않은데 비발작성통증이 있는 환자의 일부에서 불완전마비, 조화운동불능 및 방광기능 장애가 나타난다.

다발경화증의 발작성통증은 항간질제를 투여하는데 carbamazepine이 일차선택약이며 부작용이 심할 때에 baclofen을 병용하는 것이 좋다. 지속적인 하지통증에는 항경련제보다는 항우울제가 선호된다. 척수자극술은 결과가 좋지 않아 현재는 추천되지 않으며 척주의 기능이 유지되고 있을 때에는 경피신경자극술도 도움이 된다.

3) 척수손상

외상성 척수손상 후 35-40%의 환자에서 중추성 통증을 겪는다고 알려져 있다. 또한 이러한 환자에서는 여러 형태의 만성통증을 호소하는 경우가 70-80% 정도이다. 척수손상의 급성기에는 인대, 관절, 디스크 및 주위 연부조직 손상이 동반되어 신체적, 정신적 고통을 초래한다. 척수손상이 경미한 때에는 신경조직이 재구성되고 측부신경분포가 살아나 영구적인 장애나 통증이 발생하지 않는다. 그러나 척수손상이 심한 때에는 회복이 불완전하게 되어 운동, 방광, 내장의 기능장애가 지속되며 때로 신체장애보다 더 심한 만성통증을 호소할 수 있지만 심한 통증이 발생하는 빈도는 낮은 편이다. 만성통증은 수 주 혹은 수개월이 지나서 발생하므로 실질적인 발생률을 추정하기란 쉽지 않고 1년 이상 경과한 뒤 발생한 경우에는 56%에서 척수에 관(syrinx)이 발견된다고 한다. 대략 50%에서 통증이 발생하며 그 중 1/3은 심한 통증이다.

세계통증연구학회는 통증 발생의 기전에 따라 척수손상 후 발생하는 만성통증을 나누는 분류법을 제시하였다(표 13-2).

표 13-2. 척수손상과 관련된 통증의 분류

형태 (1단계)	체계 (2단계)	특정 구조물/병변 (3단계)
통각 수용성	근골격성	뼈, 관절, 근육의 손상 또는 염증 역학적 불안정 근육 경직 이차성 과사용 증후군
	내장성	신장결석, 위장관, 괄약근 기능이상 등 반사이상성 두통(Dysreflexic headache)
신경 병증성	손상 부위 상방	압박성 단일신경병 복합부위통증증후군
	손상 부위	신경근압박(말총 포함) 척수공동증 척수 손상/허혈 이중 척수 및 신경근 손상(Dual level cord and root trauma)
	손상 부위 하방	척수 손상/허혈

(세계통증연구학회, 2002)

신경병증통증 외에도 근골격계나 내장성 통각수용성 통증이 나타날 수 있다. 신경병증통증은 통증 발생 부위에 따라 3가지로 구분한다. 손상 부위 상방의 통증(above-level pain)은 신경학적 손상 부위 상방에 발생하며, 말초신경손상에 의한 통증이나 복합부위통증증후군과 같이 척수손상과 무관한 형태의 통증을 포함한다. 척수손상 환자에서는 이러한 형태의 통증에 일반인보다 더 취약하다고 알려져 있다.

손상 부위 통증(at-level pain)은 전형적인 신경병증통증 양상을 보이며, 손상 부위에서 3 피부분절 이내에 띠 형태로 나타난다. 이는 척수손상에 의해서도 발생할 수 있지만, 신경근 또는 말총(cauda equina) 손상에 의해서도 발생할 수 있다. 신경근 손상 후 통증은 이행부통증이라고도 하며 흉추손상 환자에게 많고 적절한 치료로 조절이 가능하다. 제1 요추 아래의 척주가 손상을 받았을 때에는 신경뿌리가 모여 있는 말총 손상으로 하지, 발, 회음, 생식기와 직장에 통증이 생기는 데 특히 제4-5 요추 아래는 발과 회음 및 직장에 작열통과 비슷한 심한 통증을 초래한다.

손상 부위 하방의 통증(below-level pain)은 손상 부위에서 최소 3분절 이상 떨어진 아래 부위에서 발생하며, 손상 부위 통증과 동반되어 나타날 수 있다. 중추성불쾌감삼중 후군(central dysesthesia syndrome)이라고도 하며, 수개월 또는 수년에 걸쳐서 발생하며 통증의 강도가 다른 형태보다 더 심하다. 완전 또는 불완전손상 모두에서 대칭적이고 균일하게 분포하는 작열통으로 나타나며 경추와 흉추손상에서 자주 나타난다. 그러나 불완전손상의 경우 촉각을 전달하는 경로가 손상되지 않은 경우 이질통이 더 나타나기 쉽다. 심한 척수손상 후 수개월이 경과된 회복기에 나타나 서서히 불쾌감각의 강도가 높아진다. 사지 혹은 양측하지의 마비가 있는 경우가 많기 때문에 구갈 등과 같은 약물부작용에 대한 환자 자신의 대처가 어렵고 변비와 방광기능장애 등 중증 합병증이 수반되어 중추성중풍후통증보다 치료하기가 어렵다.

척수공동증은 드물지만 중추성 통증이 생기는 빈도는 매우 높다. 정상 뇌척수액이 고여 있는 낭성관(syrinx)이 특정 부위에 국한되거나 미추에서 숨뇌에 이르기까지 확장되기도 한다. 관이 생기는 원인은 명확하지는 않지만 제4 뇌실의 압력이 척수의 중심관으로 전달되어 생긴다는 학설이 유력하며 척수의 중심부에서 병변이 시작되므로 척수시상로 섬유가 손상을 받아 감각해리가 발생한다. 척수공동증에서는 통증이 흔히 동반되며 상지에 일측성으로 오고 양측성으로 오는 경우는 아주 드물며 그 외 흉곽, 하지의 빈도로 통증이 나타난다. 특히 지연되어 나타난 분절성 통증이며 감각 소실의 범위가 커지는 경우에 의심할 수 있다.

수상 후에 즉시 척추를 안정시켜주거나 압박된 신경근을 감압시켜 주는 수술은 척추 불안정 및 신경근 압박으로 인한 통증을 제거해주는데 효과적일 수 있으나, 척수병변을 인지한 후 척수손상후통증의 발생을 예방하기 위한 초기 치료지침은 없다. 기본적으로 척수손상 후 통증 환자는 영양, 피부 관리, 배변, 폐기능, 앉기, 근육기능을 유지하기 위한 지속적인 물리치료 등 일상생활기능의 개선에 역점을 두어야 한다.

척수손상후통증의 원인 중 통각수용성 통증의 경우 그 원인에 대한 평가는 그림 13-1과 같이 요약할 수 있다. 골절, 장폐색, 감염 등의 경우 각각의 원인에 대한 치료가 주가 된다. 이와 더불어 약물치료로서 근골격계통증에는 paracetamol, tramadol을 사용할 수 있으며, 심한 경우 비스테로이드계소염제나 강한 아편유사제를 사용한다. 근골격계의 심한 경직을 보이는 경우에는 baclofen의 경구 투여나, diazepam 또는 tizanidine이 사용되며, 경막하로 baclofen을 투여하기도 하나 효과에 대한 증거는 부족하다.

신경병증통증은 그림 13-2와 같은 방법의 접근이 추천되고 있다. 먼저 치료나 복원 가능한 구조적 원인에 대한 수술적 처치를 할 수 있으며, 다양한 약물치료가 사용되는데, 급성통증을 호소하는 입원환자에서는 lidocaine의 정맥투여가 1차 약제가 될 수 있으며, gabapentin이나 pregabalin이 만성통증의 상황에서는 1차 약제이다. Amitriptyline이나 nortriptyline 같은 삼환계항우울제나 tramadol은 2차 약제로 쓰이며, 항경련제와 2차 약제의 병용투여가 도움이 될 수 있다. Lidocaine의 정맥투여는 척수손상 후 통증이나 중추성중풍후통증에 유용하게 쓰일 수 있다. 아편유사제는 중추성 통증에 민감도가 떨어지고 부작용의 빈도가 높고, 말초신경병증통증에 비해 효과가 적다고 보고되었다. 1차나 2차 약제로 선택되지는 않으나 다른 약물치료가 모두 실패한 경우 아편제제를 시도해 볼 수 있다.

수술적 치료는 기대되는 제통의 정도와 수술이 생활에 미치는 영향을 고려하여 결정하여야 한다. 문제가 되는 통증

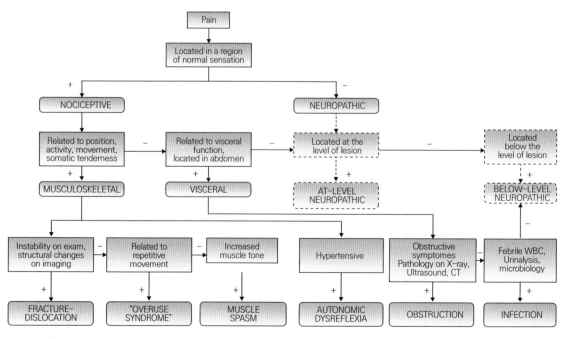

그림 13-1. 척수손상후통증 환자에서 통각수용성 통증의 평가와 진단

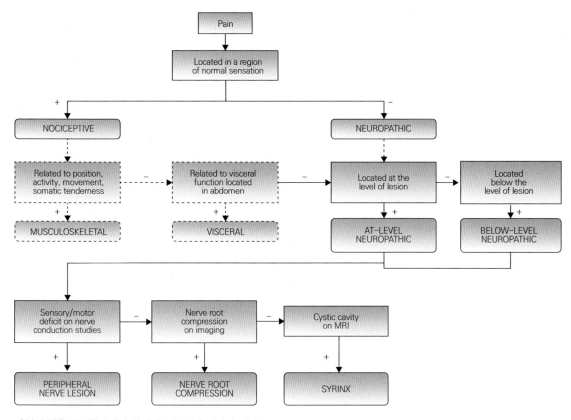

그림 13-2. 척수손상후통증 환자에서 신경병증 통증의 평가와 진단

익 원인을 분석하여 병태생리를 교정하면 통증 경감에 도움이 될 수 있다. 신경근이나 말초신경의 압박, 결박(tethering)이나 관형성 등의 교정을 위해 수술적 치료가 사용될 수 있다. 국소마취제를 사용한 진단적 신경블록은 비록 일시적인 제통이 있었다 하더라도 동일 신경을 절제하였을 때에 장기간에 걸친 제통효과는 기대하기 어려우나, 단일신경뿌리 병변에서 이질통과 통각과민을 일으키는 원인이 되는 신경뿌리를 찾는 진단적 목적으로는 도움이 된다. 관이 발견되면 추가적인 신경학적 결손을 막기 위하여 단락이 필요하지만 통증을 해소시키지는 못한다.

구조적인 문제를 직접 교정할 수 없는 경우에 비정상 신경기능을 제거하여 통증을 조절하는 중재적 방법을 시행할 수 있다. 척수시상로절단술 등에 대한 그 동안의 연구는 뚜렷한 결과를 내지 못하였으나, 뒤뿌리진입부절개술(DREZ lesioning)은 손상 부위에 가까운 후각의 신경세포를 파괴하는 방법으로 손상 부위 신경병증통증(at-level neuropathic pain)에 효과가 있다고 보고되고 있다. 난치

성 항성상태의 지속적인 작열통은 신경자극이 필요하며 말초신경자극은 거의 도움이 되지 않는다. 척수신경자극은 통증 부위를 지배하는 척주의 기능이 유지되어야 하므로 완전손상으로 감각이 전혀 없거나 불완전손상에서 유발되는 감각이상이 약할 때에는 성공하기 어렵다. 또 손상으로 인해 통증유발 부위로의 접근이 어렵거나 외과적문제 등도 척수자극술의 성공률을 낮추는 요인이다. 그러나 원뿔과 말총의 불완전손상으로 초래되는 항정상태의 통증에서 가장 효과적인 치료법이다. 통증 부위에 감각이상을 유발하기 위한 척수자극이 실패했을 때에는 심부뇌자극을 시도할 수 있다.

━━ 참고문헌

Beric A. Spinal cord damage: injury. In: Wall PD, Melzack R, eds. Textbook of pain. 4th ed. Edinburgh: Churchill Livingstone;1999;915-27.

Boivie J. Central pain. In: Wall PD, Melzack R, eds. Textbook of pain. 4th ed. Edinburgh: Churchill Livingstone; 1999;879-914.

Canavero S, Bonicalzi V. Central pain syndrome: elucidation of genesis and treatment. Expert Rev Neurother 2007;7:1485-97.

Felix ER. Chronic neuropathic pain in SCI: evaluation and treatment. Phys Med Rehabil Clin N Am 2014;25:545-71.

Frese A, Husstedt IW, Ringelstein EB, et al. Pharmacologic treatment of centeral post-stroke pain. Clin J Pain 2006;22:252-60.

Greenspan JD, Treede RD, Tasker RR, et al. Central pain states. In: Fishman SM, Ballantyne JC, Rathmell JP, eds. Bonica's management of pain. 4th ed. Philadelphia: Lippincott Williams & Wilkins; 2010;357-74.

Haanpää M, Attal N, Backonja M, et al. NeuPSIG guidelines on neuropathic pain assessment. Pain 2011;152:14-27.

Harvey RL. Central poststroke pain syndrome. Top Stroke Rehabil 2010;17:163-72.

Henry JL, Lalloo C, Yashpal K. Central poststroke pain: an abstruse outcome. Pain Res Manag 2008;13:41-9.

Klit H, Finnerup NB, Jensen TS. Central post-stroke pain: clinical characteristics, pathophysiology, and management. Lancet Neurol 2009;8:857-68.

Siddall PJ, Middleton JW. A proposed algorithm for the management of pain following spinal cord injury. Spinal Cord 2006;44:67-77.

Siddal PJ, Wrigley PJ. Pain following spinal cord injury. In: Fishman SM, Ballantyne JC, Rathmell JP, eds. Bonica's management of pain. 4th ed. Philadelphia: Lippincott Williams & Wilkins; 2010;526-36.

Siddal PJ, Yezierski RP, Loeser JD. Taxonomy and epidemiology of spinal cord injury pain. In: Yezierski RP, Burchiel KJ, eds. Spinal cord injury pain: assessment, mechanisms, management progress in pain research and management. Seattle: IASP Press; 2002;9-24.

Treede RD, Jensen TS, Campbell JN, et al. Neuropathic pain: redefinition and a grading system for clinical and research purposes. Neurology 2008;70:1630-5.

Wasner G. Central pain syndromes. Curr Pain Headache Rep 2010;14:489-96.

Wasner G, Lee BB, Engel S, et al. Residual spinothalamic tract pathways predict development of central pain after spinal cord injury. Brain 2008;131:2387-400.

Watson JC, Sandroni P. Central Neuropathic Pain Syndromes. Mayo Clin Proc 2016;91:372-85.

Yezierski RP. Pain following spinal cord injury: pathophysiology and central mechanisms. Prog Brain Res 2000; 129:429-49.

14 어깨 통증
Shoulder Pain

1. 해부학

어깨 부위의 관절은 견갑골(scapular, 어깨뼈), 쇄골(clavicle, 빗장뼈), 상완골(humerus, 위팔뼈)로 구성이 되어 있고 견갑골과 쇄골이 흉곽과의 사이에서 만드는 견갑 흉곽 관절(scapulothoracic joint)과 쇄골과 견갑골이 상완골의 사이에서 만드는 관절와상완 관절(glenohumeral joint, 위팔어깨 관절)로 이루어져 있다. 흔히들 어깨 관절이라고 하면 관절과 상완 관절을 말하며 팔을 180도 정도 위로 올리거나, 내외 회전범위는 약 140도, 수평면상의 굴신은 170도 정도로 인체의 관절 중 가장 많은 운동범위능력을 가지고 있다(그림 14-1).

견갑골은 삼각형의 납작한 형태며 앞면은 견갑하와(subscapular fossa, 어깨뼈밑오목)를 형성하고 있으며, 뒷면은 견갑골극(scapular spine, 어깨뼈가시)에 의해 극상와(supraspinatus fossa, 가시위오목)와 극하와(infraspinatus fossa, 가시아래오목)로 나눠진다. 견갑골 위 모서리 바깥 부분에는 견봉(acromion)이 있다. 관절상완 관절의 관절오목(glenoid cavity)은 견갑골의 관절 면으로서, 상완골두(humeral head, 위팔뼈 머리)와 관절을 이룬다. 그리고 관절오목의 위 부위에는 상완이두근(biceps brachii, 위팔두갈래근)의 긴갈래근(long head of biceps)이 관절오목위결절(supraglenoid tubercle)에 아래 부분에는 상완삼두근(triceps brachii, 위팔세갈래근)중 긴갈래근(long head of triceps)이 관절오목아래결절(infraglenoid tubercle)에 각각 부착한다.

관절오목 주위에 관절낭(joint capsule, 관절 주머니)이 부착되는 부위를 견갑골 목(scapular neck)이라 하고 그 상부에는 부리 돌기(coracoid process)가 기시한다(그림 14-2).

관절상완 관절을 형성하는 견갑골부위 관절 면인 관절오목은 관절오목순(glenoid labrum)으로 둘러싸여 관절의 안정성을 증가시켜주지만 이 관절오목순은 어깨관절의 습관성 탈구와 같은 외상으로 인해 관절오목으로부터 분리되는 병변이 발생할 수도 있다. 관절낭은 견갑골 목 부위에서 기시하여 상완골의 해부학적 목(anatomical neck)에 부착되어 있으며 관절낭 앞 일부분이 두꺼워져 상, 중, 하부의 관절상완 인대(glenohumeral ligament)를 형성하여 관절낭을 보강

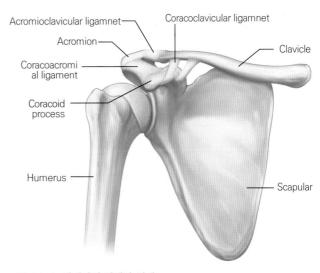

그림 14-1. **어깨관절 뼈대와 인대**

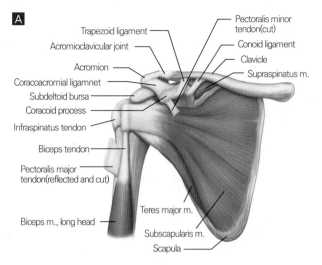
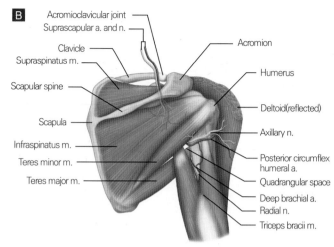

그림 14-2. A: 어깨관절 앞쪽의 근육 B: 어깨관절 뒤쪽의 근육

한다. 관절상완 관절의 관절낭 자체는 얇고 여유(redundancy)가 있으며, 이러한 여유는 정상에서의 이완성(laxity)을 제공한다. 관절낭-인대 복합체(capsulo-ligamentous complex)는 상, 중, 하부로 구성되며, 부리상완 인대(coracohumeral ligament)와 함께 앞쪽, 위쪽 부위의 두드러진 인대구조를 형성한다.

부리 돌기에는 부리상완 인대, 부리견봉 인대(coracoacromial ligament, 부리봉우리 인대), 부리쇄골 인대(coracoclavicular ligament)의 세 인대가 기시한다. 부리쇄골 인대는 쇄골의 상방 이탈을 막으며, 쇄골이 그 장축을 따라 회전 운동을 한다. 그리고 부리돌기, 부리상완 인대, 견봉이 궁(arch, 활)을 형성하여 상완골두(humeral head)를 보호하며, 극상근(supraspinatus, 가시위근) 건이 이 궁의 아래로 지나간다.

그리고 윤활낭(bursa, 윤활주머니)은 부리견봉 궁과 상완골두 사이에 있는 견봉하 윤활낭, 삼각근(deltoideus, 어깨세모근)하 윤활낭, 견갑하 윤활낭이 있으며 관절의 움직임이 부드럽게 되도록 돕는다(그림 14-3).

어깨의 근육은 위팔을 척추와 흉벽에 연결시키며 어깨관절 운동을 가능하게 한다. 이들 중 극상근, 극하근(infraspinatus, 가시아래근), 소원형근(teres minor, 작은 원근), 견갑하근(subscapularis, 어깨밑근)은 회전근개(rotator cuff, 돌림근띠)를 형성하며 네 개의 회전근개에서 나오는 건(tendon) 섬유는 서로 교차하여 얽히면서 관절막과 융합되어 상

완 위 부위에 부착한다. 그러므로 회전근개는 어깨관절의 윗부위를 둘러싸고 있으며 한 쪽으로 힘이 가해질 경우 다른 부분으로 잘 전달되어 긴장력이 잘 해소되며 하나의 기관인 것처럼 움직여서 팔의 회전 운동 뿐 아니라 상완골두를 관절오목 중심에 위치하도록 하는 중요한 기능을 한다.

어깨관절 운동의 종류로는 굴곡, 신전, 외전, 내전, 외 회전, 내 회전이 있으며, 팔을 수평으로 올린 상태에서의 내전(수평 내전: horizontal adduction) 및 외전(수평 외전: horizontal abduction)이 있다.

어깨관절의 굴곡은 삼각근의 전방 근섬유와 부리위팔근(coracobrachialis)이 주로 담당하고 있으며, 신전은 광배근(latissimus dorsi, 넓은등근)과 대원형근(teres major, 큰원근)이, 외전은 삼각근과 극상근이 담당하고 있다. 수평 내전은 대흉근(pectoralis major, 큰가슴근)이 담당하며, 외 회전은 극하근과 소원형근이, 내회전은 견갑하근이 담당하고 있다.

견갑골의 상향 회전, 즉 외전은 승모근(trapezius, 등세모근)의 상위 근섬유와 견갑거근(levator scapulae, 어깨 올림근)의 운동이다. 내전은 승모근의 하위 근섬유가 담당하고 있다. 굴곡 및 내 회전은 소흉근(pectoralis minor, 작은 가슴근)의 운동이며, 신전과 외회전은 전방거근(serratus anterior, 앞톱니근)과 능형근(rhomboideus, 마름근)의 조화된 운동이다.

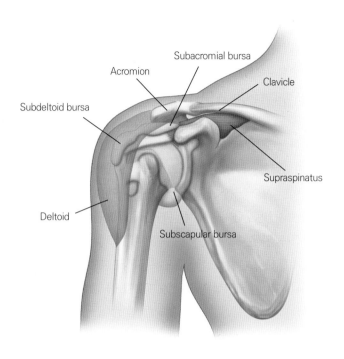

그림 14-3. 활액낭

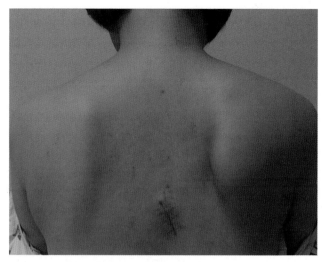

그림 14-4. 견갑골 익상(winning scapular)

어깨를 지배하는 신경은 대부분 상완신경총에서 기시한다. 후방 견갑신경(dorsal scapular nerve)과 장흉신경(long thoracic nerve, 긴가슴 신경)은 각각 견갑거근, 능형근과 전방거근을 지배하며 이 신경에 병변이 생기면 견갑골이 날개처럼 들리는 견갑골 익상(winning scapular)이 발생한다(그림 14-4).

그리고 견갑상신경(suprascapular nerve, 어깨위신경)은 견갑골절흔(scapular notch, 어깨뼈패임)을 지나 극상근, 극하근을 지배하며 견갑상동맥(suprascapular artery, 어깨위동맥)과 같이 주행을 한다. 급ㆍ만성 어깨질환에서 견갑상신경 차단법이 많이 사용된다. 내측 흉근신경(pectoral nerve, 가슴근신경)은 대흉근, 외측 흉근신경은 소흉근의 운동을 담당 한다. 그리고 상완 및 하완 내측의 감각은 내측 상완 피부신경(brachial cutaneous nerve), 내측 전완(antebrachial) 피부신경이 담당한다. 견갑하신경(subscapular nerve, 어깨아래신경)은 대원형근, 견갑하근을 지배하며 흉배신경(thoracodorsal nerve, 가슴등신경)은 광배근을 지배한다.

상완신경총에서 나오는 최종 분지로서는 근피신경(musculocutaneous nerve, 근육피부신경), 액와신경(axillary nerve,

겨드랑신경), 요골신경(radial nerve), 정중신경(median nerve), 척골신경(ulnar nerve)이 있으며 이중 액와신경은 후방 상완회선동맥(circumplex humeral artery, 위팔회돌이동맥)과 같이 겨드랑이 아래를 지나서 상완의 외과적 목 부위(surgical neck)를 감으며 삼각근과 소원형근의 운동과 어깨관절의 외측의 감각을 담당한다. 어깨관절의 후방에서 접근하여 관설내 조영이나 주사를 할 경우 액와신경을 다치지 않도록 주의해야 한다. 근피신경은 부리 돌기의 내측을 지나 상완으로 가서 상완 전면의 근육들을 지배하며 요골신경은 상완삼두근을 지배한다.

2. 환자 평가 및 진단

어깨 통증은 30%의 유병률로 발생하는 매우 흔한 통증이다. 대부분의 어깨질환은 통증과 기능제한을 동시에 나타낸다. 그러므로 자세한 해부학적인 지식과 더불어 상세한 과거력 청취와 이학적 검사를 통하여 원인을 찾아야 한다. 그리고 어깨 질환은 두 개 이상의 병변이 함께 있는 경우가 많아 진단에 어려움을 주며 이 경우 각각의 질환에 대한 치료를 요하는 경우가 많다.

어깨 병변이 있는 경우 흔히 나타나는 이학적 변화는 움직임(motion), 안전성(stability), 힘(strength) 그리고 유연성

(smoothness)의 변화이다. 활동이나 자세와 관련된 단순한 경우라면 물리적인 치료가 효과적일 수 있다. 그러나 통증이 심하여 일상생활에 제한을 받거나, 야간통에 의해 수면장애를 받거나 기능적 장애가 동반되는 경우, 그리고 열감, 부종, 충혈이 동반되는 경우 등에는 약물치료, 신경차단요법이나 수술 등의 적극적인 치료를 요하는 경우가 많다.

1) 병력

발생부터 증상 발현까지 통증 상황에 대한 상세한 병력을 청취하는 것은 매우 중요하다. 그러므로 나이, 직업, 외상이나 수술의 과거력, 통증 부위 혹은 연관통 유무, 운동이나 휴식기에 따른 통증의 변화, 돌아눕거나 일어서거나 자세에 따른 통증의 변화, 그리고 동반질환 등을 포함하여야 하며 이는 다른 질환과 감별하여 올바른 진단을 내리는 데 귀중한 단서가 될 수 있다.

예를 들어, 경추간판 탈출증이나 경추부 협착증이 있는 환자는 어깨의 후방부위로 통증을 호소하며, 감각이상 그리고 근력 저하가 동반될 수 있으며 목의 신전 굴곡 회전 등의 움직임에 따라 증상이 변할 수 있다. 그리고 경추부 후관절(facet joint) 증후군의 환자는 어깨 뒤 부위에 통증이 유발되며 목의 움직임에 따라 어깨 부위 통증이 더욱 악화되는 경우를 종종 볼 수 있다. 그러나 회전근개 전층 파열은 감각 변화 없이 어깨 통증과 기능적 장애를 나타낼 수 있는데, 급성 석회화 건염의 통증은 특징적으로 갑자기 발생하며, 운동장애가 발생할 수 있지만 10일 정도 지나면 증상 완화가 되는 양상을 나타낸다. 퇴행성 관절 질환의 통증은 손상에 의해 약화됨에도 불구하고 대부분 서서히 발병하고, 특정 자극과 관련되지 않는다. 견봉하 거칠음(subacromial roughness)으로 인한 통증은 어깨를 움직일 때 증상이 나타나지만, 휴식을 취하면 사라진다.

그리고 어깨 통증을 유발하는 활동과 움직임이나 부위는 진단에 중요한 추가적인 정보를 제공한다. 예를 들어, 어깨 관절 부분 전방탈구는 주로 머리 위로 던지기 할 때의 움직임같이 외전, 신전, 외회전 시에 통증을 유발한다. 견봉하 윤활낭염은 중등도 거상상태에서 팔이 사용될 때 통증이 유발된다. 유착성 관절낭염은 모든 방향의 움직임이 전체적으로 제한되며 통증은 국소적이지 않고 어깨 전반에 걸쳐 발생한다.

어깨 통증과 연관이 있을 수 있는 모든 가능한 내과적인 문제도 고려하여 한다. 예를 들면 류마티스 관절염(퇴행성 어깨 관절염), 간질(어깨탈구유발), 당뇨(유착성 관절낭염), 감염과 종양 등이 있다. 그리고 어깨 통증에 대한 이전의 평가, 치료, 약물투여, 물리치료, 그리고 수술에 대한 것도 조사하여야 한다. 점액 윤활낭염 치료를 위해 스테로이드 주사를 자주 맞은 환자들에서 회전근개의 파열이 밝혀지는 경우가 드물지 않다.

어깨 통증과 환자의 직업과의 관련성은 어깨 질환의 발생 원인과 환자의 일상생활에 주는 영향을 이해하는 데 중요하며 이차적인 이득의 가능성을 암시할 수 있으므로 주의를 기울여야 한다.

2) 이학적 검사

시진, 촉진, 움직임 범위, 그리고 운동 검사를 포함하는 재현 가능한 검사는 어깨 통증이 있는 환자 진찰에 매우 유용하다.

시진은 옷에 가려질 수 있는 신체의 변화를 놓치지 않기 위해서 상체의 옷을 벗은 후에 시행해야 하며 환자의 머리의 위치, 양쪽 어깨의 비대칭이나 수평성 유지, 부종, 근육위축, 견갑골 위치, 흉터, 전체적인 자세 등을 관찰한다. 견갑쇄골관절의 분리를 알아내기 위해서는 이 관절의 비대칭성이 있는지 주의 깊은 관찰이 필요하다. 근육의 위축은 만성적인 회전근개 파열 혹은 탈신경을 암시하고, 날개모양 견갑골은 장흉신경의 장애 또는 전방거근의 이상에서 기인할 수 있다.

촉진은 기능적 검사를 한 후 국소적인 부종이나 열감 그리고 압통 등을 조사하기 위해 시행한다.

일반적으로 어깨질환은 다양한 기능적 검사를 통하여 많은 정보를 얻을 수 있으며 능동적, 수동적 기능 검사를 모두 시행하도록 한다.

팔의 궁형 거상 조작은 환자에게 가능한 양팔을 최대한 외전 시키면서 머리위로 올리도록 한다. 초기의 팔의 외전은 극상근에 의해서 시작되며 약 35도 사이에서는 삼각근이 작

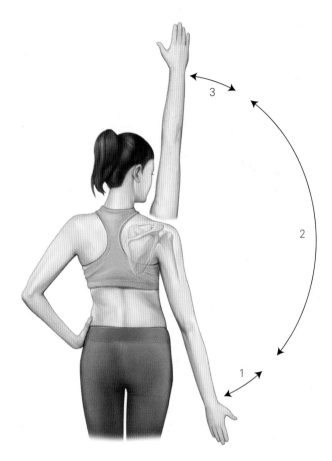

그림 14-5. 팔의 궁형 거상 조작

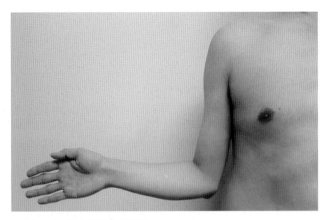

그림 14-6. 어깨 관절의 외회전

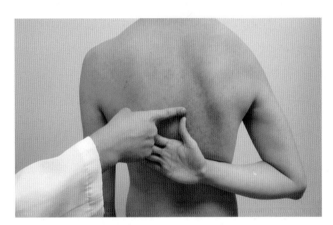

그림 14-7. 어깨 관절의 내회전

용한다. 또한 팔을 위로 올리는 동안 견갑골의 회전이 일어나며 삼각근과 전방거근이 작용을 한다. 이 조작은 검사에 대한 환자의 협조가 잘 되는지를 알 수 있어 질병을 가장한 환자를 구별하는데 도움이 된다. 그리고 팔을 옆으로 올리는 동안 통증이 나타난 후 운동이 끝나기 전에 사라지는 증상인 통증궁(painful arch)은 견봉과 상완 대 결절 혹은 소 결절 사이에서 어깨 병변의 구조물이 충돌하여 발생한다(그림 14-5).

어깨 통증이 있는 환자가 팔을 상체의 장축과 평행되게 머리 위까지 올리는 조작을 하면 180도의 궁형이 형성된다. 처음 2-40도(궁형 1) 부분에서는 회전근개에 건염이나 충돌이 있더라도 통증이 없거나 경미한 증상만 나타나지만 그림의 2부분에 해당하는 40-120도부분에서는 능동적 움직임과 함께 통증이 유발된다.

마지막 30-60동(궁형 3부분)에서는 회전근개에 병변이 있

는 환자에서는 통증이 줄어들고, 견봉쇄골 관절에 관절염이나 병변이 있는 환자에서 주로 통증이 나타난다. 만약 회전근개 충돌이 견봉쇄골 관절의 관절염이나 비후가 원인인 경우에는 궁형 2부분과 3부분 모두에서 통증이 발생한다. 그리고 어깨 관절의 관절염, 유착성 관절낭염, 급성 석회화 건염, 견봉하 활액낭염에서는 궁형의 전 부분에서 통증을 호소하는 경우가 많다.

외회전검사는 상박을 옆구리에 붙이고 팔을 90도 구부린 상태에서 외전시켜 측정한다. 정상 관절운동범위는 90도이며 주로 관절상완 관절 병변이 있을 경우 제한이 된다(그림 14-6).

내회전검사는 팔을 90도 외전한 상태에서 내측으로 최대한 회전시키며 때때로 통증이 발생할 경우 팔을 올릴 때 발생하는 통증궁과 같은 진단적 가치를 지닌다(그림 14-7).

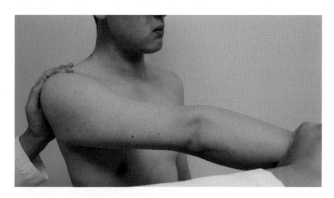

그림 14-8. 어깨관절의 수동 수평내전

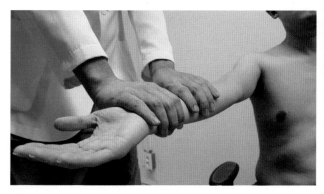

그림 14-10. Full can test

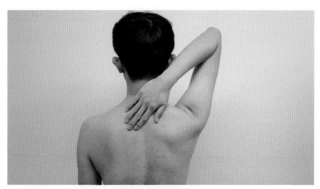

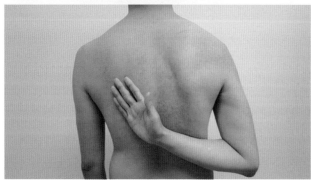

그림 14-9. Apley scratch test

전시킨 상태에서 하방으로 누르는 힘에 대해 저항하는 힘을 봄으로써 평가할 수 있다(full can test)(그림 14-10).

환측 팔을 앞으로 수평하게 유지하며 내회전 시킨 후 하방으로 누르는 힘에 대한 저항 상태를 측정한다.

극상근의 완전 파열시에는 환자의 이환된 팔을 90도로 외전 시킨 뒤 천천히 팔을 아래로 내리도록 했을 때 팔이 뚝 떨어지는 현상이 발생한다(drop arm test). 극하근은 팔을 몸통에 붙이고 45도 정도 내회전 시킨 상태에서 몸 쪽으로 미는 힘에 대해 외회전 하는 힘을 측정함으로써 평가할 수 있고, 견갑하근은 팔을 내회전하고 흉곽 뒤편으로부터 밀어내면서 검사할 수 있으며 증상을 재현하거나 유발시키는 검사를 진행하여 좀 더 병변을 정확하고 국소화시킬 수 있다.

검사를 하면서 견갑골이나 어깨관절 부위 근육들의 이상이 의심되면 확인하여 표시하는 것이 좋다. 그리고 관절의 최대 움직임 범위를 언급해야 될 뿐만 아니라 움직임의 질(쉬운 정도, 부드러움, 관련된 통증) 그리고 움직임 동안에 리듬도 기록이 되어야 한다.

어깨 통증을 가진 모든 환자는 대부분 병력 청취를 통해서 통증이 경추나 어깨에서 발생하는지를 알 수 있지만 반드시 경추의 운동 범위를 확인하여야 한다. 경추를 검사하기 위하여 경추의 능동운동(굴곡, 신전, 좌우 옆굴곡, 회전)을 시행한다. 대부분 특히 경부 신전과 통증이 있는 쪽으로의 굴곡은 척추사이 구멍을 좁아지게 하여 경추 신경병증을 악화시킨다. 만약 경추의 이상이 의심되는 증상이나 이학적 소견이 발견되면 이 부위에 대한 정밀한 검사가 필요하다.

수평내전검사는 검사자의 손을 반대편 어깨 뒤쪽에 고정한 후 이환된 팔을 수평으로 들어 몸통 앞쪽을 지나 내전을 시킨다(그림 14-8).

적응증은 견봉쇄골인대 질환, 부리돌기하 윤활낭염, 후방 관절주머니 구축이나 가시하근 건염 등이 있다. 그리고 어깨 관절의 운동범위를 종합적으로 평가하기 위해서는 Apley scratch test를 시행할 수 있으며 회전근개의 병변이 있을 때 제한이 온다(그림 14-9).

극상근은 팔을 앞으로 90도로 수평하게 올리고 45도 외회

3) 영상진단 검사

영상검사에서 어떤 병변이 발견되었을 때는 임상적 소견과의 연관성이 있는지를 확인하는 것이 중요하다. 단순방사선 촬영은 부러짐, 이탈, 석회화, 뼈조직의 변화 양상을 보기 위해 사용되며 최근 많이 이용되는 초음파의 경우는 비침습적이며 동적 검사가 가능하고 비용이 저렴하다는 장점이 있지만 검사자의 숙련도에 따라 많은 차이가 나는 점이 단점이다. 연조직질환의 이상을 보기 위해서는 자기공명영상촬영이 도움이 많이 되나 가격이 비싸고 관절 조영술이나 관절내 주사를 하였을 경우에는 검사를 미루는 것이 좋다.

3. 어깨 통증 질환

1) 회전근개 질환

(1) 원인

회전근개 질환은 성인에게 발생하는 어깨 통증의 원인으로 매우 흔하다. 충돌증후군(impingement syndrome), 극상근 건염, 회전근개 파열 등 회전근개 주변의 윤활낭 및 회전근개근 자체에 병이 생겨서 증상이 발생하는 것을 총칭한다. 그러나 병소가 그 중의 한 부분에 국한되어 발생하는 경우나 그 진행 정도에 따라서 별도의 이름을 붙여 부르기도 한다. 회전근개 질환의 원인으로 흔히 열거되는 인자들은 퇴행성 변화, 외상, 불안정, 염증성 질환, 선천적 이상, 의인성 원인, 신경 기능이상 등으로 매우 다양하다. 이러한 다양한 원인들 중 특히 회전근개근 자체의 혈액 순환이 떨어지는 부위가 존재하며 외재적 원인으로는 충돌현상이 발생하는 것을 중요하다고 할 수 있으나, 최근에는 여러 원인에 의한 복합적인 작용으로 발병된다는 가설이 대두되고 있다.

야구, 배구, 수영선수와 같이 어깨를 많이 사용하는 젊은 운동선수에게 자주 나타나는 견봉의 앞부분과 회전근개가 충돌하는 현상은 이차적으로 회전근개 질환으로 진행되는 경우가 많다. 회전근개의 건 병증이나 파열은 노화에 따른 퇴행성 변화에 따른 것으로 생각이 되며 특히 극상근의 상완 대 결절 부착 부위의 퇴행성 변화가 주요한 원인으로 본

다. 그리고 비정상적인 견봉 모양은 회전근개근 질환과 연관성이 있는 것으로 알려져 있으며 세 가지로 분류한다. 제1형은 전방 돌출이 편평한 경우, 제2형은 완만한 휘어짐이 있는 경우, 제3형은 극상근의 출입을 좁게 하는 갈고리 모양으로 나눈다(그림 14-11).

(2) 증상

회전근개 질환은 보통 20대의 젊은 연령층에서 시작되며, 어깨관절을 과도하게 사용하는 경우 어떠한 연령층에서도 병변이 발생할 수 있다. 대부분의 경우 40세 이후에 증상이 나타나서 고령화되면서 파열의 정도가 심해져 완전하게 파열이 일어나는 빈도가 점차 증가한다.

많은 환자에서 만성적으로 어깨관절에 간헐적이고 경미한 불편감 내지는 통증이 있다가 경미한 손상이나 과도한 움직임 이후에 급격하게 증상이 악화되는 양상을 보이는 경우가 종종 있다. 가장 흔한 증상은 팔을 들어 올릴 때 어깨 통증이 심해지며 흔히 팔 위 쪽의 삼각근부위에 통증이 나타나는 경우가 많다. 특히 앉거나 서면 통증이 감소하고 누

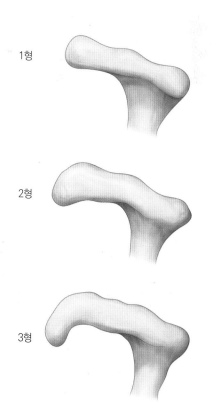

그림 14-11. **견봉(acromion) 모양분류**

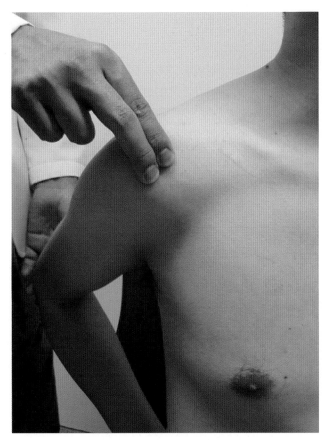

그림 14-12. 극상근(supraspinatus) 건 촉진

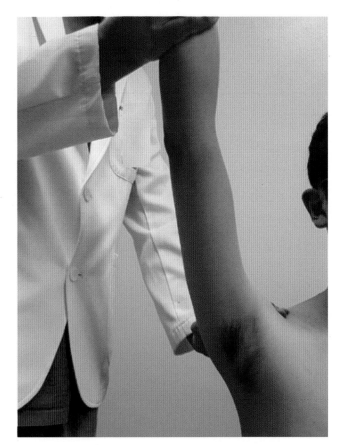

그림 14-13. Neer test
팔을 내회전시킨 후 어깨를 고정시키고 팔을 수동적으로 들어올린다.

운 자세에서는 통증이 증가하여 밤에 증상이 심해지는 양상을 보인다. 그리고 관절 운동의 제약이 나타 날 수 있는데 그 중 전방 골곡이나 내회전운동의 제약이 심해지나 경과에 따라서는 모든 방향으로 심한 운동제한이 나타나기도 한다.

(3) 진단

만성적으로 진행될 경우 회전근개의 위축을 보일 수 있는데, 극상근과 극하근에서 가장 흔히 발생한다. 그러므로 강직이 있는 것처럼 보이는 경우 잘 살펴보면 강직이 아니고 근력저하인 경우가 있기 때문에 반드시 수동적 운동 범위와 능동적 운동 범위를 각각 측정하여 이를 구별하여야 한다. 즉 능동적 운동 범위는 제한되어 있으나 수동적 운동 범위가 유지된 경우는 관절 강직이 아니고 근력의 저하가 원인임을 알아야 한다. 그리고 통증 때문에 관절 운동이 제한되는 경우도 있음을 구분해야 한다. 흔히 상완 대 결절 부위에 압통이 보이지만 이 결절 부위가 견봉 아래에 있기 때문에 팔을 약간 내회

전하고 신전하여 대 결절을 앞으로 나오게 해서 촉진하는 것이 좋다(그림 14-12).

충돌 증후군을 진단하는 특징적인 검사는 Neer test와 Hawkin's test가 있다. Neer test는 환자를 앉은 자세를 취하게 한 후, 환자의 견갑골에 앞으로 미는 힘을 가하면서 환자의 팔을 머리위로 올린다. 이때 상완이 견봉쇄골궁(acromioclavicular arch)에 충돌이 일어나기 시작하는 60도 이상에서 통증이 일어나는지 유심히 관찰한다(그림 14-13).

Hawkin's test는 극상근의 건이 부리견봉인대와 충돌하는 경우가 의심되는 경우에 시행한다. 환자의 어깨관절을 90도로 굴곡시킨 후 팔꿈치 90도로 굴곡시켜 가슴 앞으로 지나도록 한 후 팔을 강하게 내회전시킨다. 이때 검사자의 다른 손은 환자의 어깨를 고정시킨다. 내회전 시 통증이 발생할 경우에 양성이며, 극상근의 건이 부리견봉인대와 충돌하는 것을 강하게 시사하는 소견이다(그림 14-14).

이 외에도 견봉 아래에 소량의 국소 마취제를 주입한 후

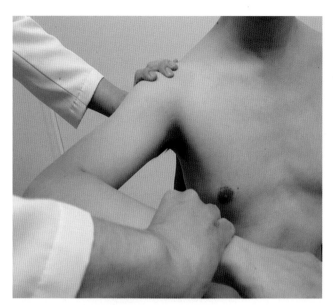

그림 14-14. Hawkin's test
환자의 어깨관절을 90도로 굴곡시킨 후 팔꿈치 90도로 굴곡시켜 가슴 앞으로 지나도록 한 후 팔을 강하게 내회전시킨다. 이때 검사자의 다른 손은 환자의 어깨를 고정시킨다.

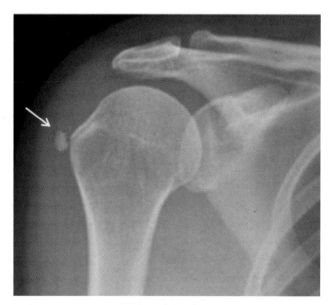

그림 14-15. 극상근의 석회화 건염(화살표)의 단순 방사선 촬영 소견

충돌검사(impingement test)에서 통증이 감소되는 것을 확인하면 진단에 도움이 된다.

회전근개 질환에서 단순 방사선 촬영은 초기에는 통상 정상이지만 질환이 진행함에 따라 견봉에 뼈돌기나 회전근개근의 석회 침착 등이 나타나기도 한다(그림 14-15).

회전근개 자체의 상태를 검사하기 위해서는 관절 조영술, 초음파검사, 자기 공명영상 등이 이용된다. 관절 조영술을 시행하면 회전근개의 전층 파열의 경우 어깨관절에서 견봉하 공간으로 조영제가 유출된다(그림 14-16). 초음파검사는 회전근개의 건병증(tendinopaty)의 소견이나 파열 등을 진단하거나 치료하는데 많은 도움이 되나 검사자 외에는 정확한 판독이 어렵고 숙련도에 따라 차이가 크다는 단점이 있다(그림 14-17). 현재 가장 널리 받아들여지고 있는 회전근개의 검사는 자기공명영상 촬영이다. 이는 고가이지만 어깨 건의 이상 소견, 그리고 견봉하활액낭의 활액 증가 소견을 관찰할 수 있다.

(4) 치료

일차적인 치료 방침은 비수술적 치료를 시도해 보는 것이 일반적인 견해이며 파열을 동반하지 않은 회전근개 질환과

부분 층 파열은 비수술적 치료를 위주로 하며, 수개월 동안 충실하게 치료해도 증상의 호전이 없는 경우에는 수술을 고려한다. 전층 파열의 경우에 비수술적 치료와 수술의 적응증에 논란이 있으나 활동이 많을 것으로 예상되는 젊은 연령의 환자, 강한 외력에 의한 외상성 파열이라고 생각되는 경우, 심각한 기능 이상 및 근력의 저하를 동반한 경우 등에서는 수술을 고려하는 것이 일반적이다.

보존적인 치료에는 비스테로이드계의 진통 소염제, 스테로이드계 약물 주입, 물리치료 등이 있다. 질병의 초기에는 보존적인 치료 방법이 우수한 임상적 결과를 나타내고, 회전근개 질환의 파열이 있는 경우에도 60%에서 좋은 결과를 얻었다는 보고도 있다. 그리고 회전근개 질환의 치료는 통증을 야기하는 행동이나 활동을 제한하는 한편 회전근개 기능 회복을 위한 운동 치료를 시행한다. 운동 치료에서 반드시 염두에 두어야 할 개념은 모든 운동은 통증을 유발시키지 않는 범위에서 시행하는 것이 바람직하다.

2) 석회화 건염

(1) 원인

일반적으로 30-40세에서 많이 발생하며 어떠한 기전을 통하여 석회가 건에 침착하게 되고 통증을 유발하는 지는 명확하지 않으나 대표적인 요인으로 주변 조직의 저산소 상태

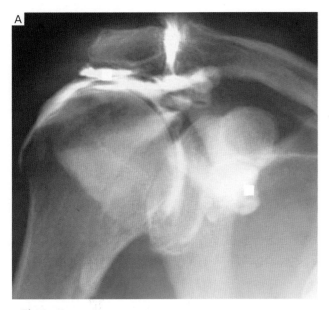
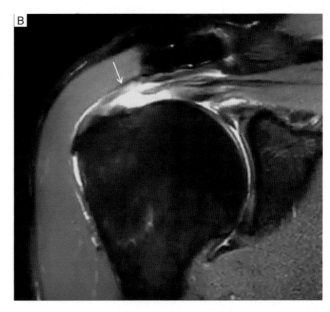

그림 14-16.
A: 단순 방사선 어깨 관절 조영술. 극상근의 파열로 인해 관절 밖으로 조영제가 유출되었다. B: MRI상 어깨 관절 조영술. 극상근의 완전 파열(화살표)

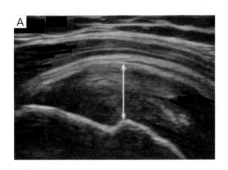
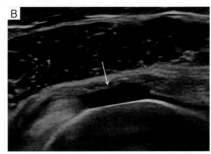
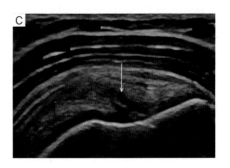

그림 14-17.
A: 극상근 건병증(tendionpathy) 초음파영상(화살표) B: 극상근의 부분 파열(화살표) 초음파영상 C: 극상근의 와전파열(화살표) 초음파영상

와 국소 압박 등이 제시된다. 그리고 통상적으로 퇴행성 변화가 가장 깊게 관여되는 것으로 생각되고는 있으며 어깨관절 부위의 건에서 가장 많이 발생하며 특히 극상근 건에서 많이 발생하고 심하면 파열될 수 있다. 석회화 단계는 크게 형성기, 휴지기, 흡수기로 나누어지나 석회화의 유발인자나, 흡수를 촉발시키는 인자에 대해서는 명확히 밝혀진 바가 없다.

(2) 증상 및 진단

갑자기 시작되는 매우 극심한 통증이 특징이어서 화학적 종기(chemical furuncle)라는 별칭을 갖고 있다. 대부분 심각한 외상의 과거력이 없지만 간혹 과도한 활동이나 경미한 외상 후에 증상이 발생하는 경우도 있다. 급성으로 발생한 극심한 어깨관절 통증은 반드시 석회화 건염을 감별해야 한다. 그러나 증상이 없거나 경미한 경우도 많기 때문에 모든 석회 침착을 적극적으로 치료할 필요는 없다. 대부분 통증은 어깨관절의 앞부분에 나타나서 흔히 삼각근의 아랫부분으로 방사되며 환측으로 돌아눕기가 힘든 예가 많다. 급성인 경우에는 2주 정도 통증이 유지되지만 만성인 경우에는 3개월 이상까지도 통증이 지속되기도 한다.

일반적으로 어깨관절의 외양에는 특별한 소견은 없으나 상완 대 결절 부위에 심한 압통이 있으며 통증 때문에 흔

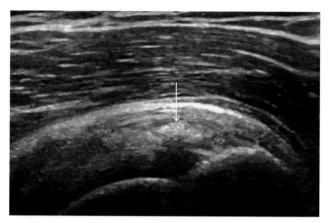

그림 14-18. 극상근의 석회화 건염(화살표)의 초음파 영상

히 능동 운동과 수동 운동 모두 심하게 제한되며 대부분 굴곡이나 외전운동은 현저히 제한되지만 외회전운동은 유지된다.

혈액 검사에는 특별한 이상 소견이 없다. 단순방사선이나 초음파 소견에 석회 침착이 보이며, 대부분 2-3 cm 길이의 타원형의 형태로 견봉하 공간에 위치하여 부리견봉 궁과 상완골두 사이에서 확인 되며 경우에 따라서는 부정형인 경우도 있으며, 매우 작은 경우에는 점상으로 나타나기도 한다(그림 14-15, 18).

(3) 치료

석회화 건염은 대부분 비수술적 치료로 증상이 호전된다. 통증이 심할 경우는 마약제를 사용하기도 하며 비스테로이드계 진통 소염제를 일주일 정도 단기간 사용할 수도 있다. 한번 호전된 상태는 대부분 지속된다. 증상의 호전이 없으면 극상근 건이나 견봉하 공간에 스테로이드 제제의 주입을 고려해 볼 수 있다(그림 14-19). 스테로이드를 반드시 석회가 침착된 부위에 정확히 주입할 필요는 없으며 단순한 견봉하 부위 주입으로도 증상이 완화되는 예가 많으며 반복적인 스테로이드 주입은 하지 않는다. 그리고 체외충격파쇄석술을 시행하여 석회 부위를 파괴시키는 시술도 도움이 된다고 보고된다. 급성인 경우는, 부목 또는 벨포 붕대법 (Velpeau bandage) 등으로 단기간 고정하여, 안정 요법을 시도할 수도 있다. 그러나 2주 이상의 절대적인 안정은 금기이다. 흡수기에 약물 치료에 호전이 없으면 석회를 세척해 볼 수도 있다. 초음파를 이용하면 좀 더 용이하게 세척할 수 있다고 한다. 여러 가지의 비수술적 치료를 시행하여 2개월 이후에도 증세의 호전이 없거나, 증상이 점점 심해지는 경우, 그리고 일상 활동에 지장을 주는 지속적인 통증이 있는 경우에는 수술적 제거술을 고려해 볼 수 있다. 수술적 치료는 석회 침착제거를 일차 목표로 하며 근래에는 관절경을 이용하여 석회를 제거하여 증상을 호전하는 경우도 있다.

3) 상완이두근 건 질환
(1) 상완이두근 건염

상완이두근 건염은 반복적인 외상이나, 건 자체의 퇴행성 변화 등이 건염을 유발한다고 생각되며, 대부분 복합적인

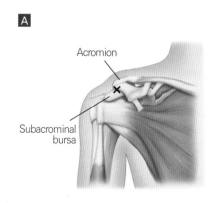
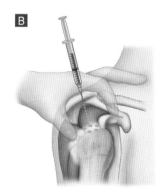
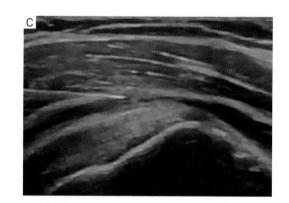

그림 14-19.
A: 견봉하 공간에 주사하기 위한 자입점   B: 극상근 건 주사 위치와 방향   C: 견봉하 삼각근하 윤활낭 주사 초음파 영상

원인에 의해서 발생한다. 흔히 환자는 어깨 관절 근위부의 앞쪽에 만성적인 통증을 느낀다. 대부분 특별한 외상력이 없으며 40대 이상에서 많고 팔을 머리 위로 반복적으로 들어 올리는 경우에 잘 발생한다.

상완이두근 긴갈래 건의 이상이 있을 경우에는 팔의 움직임에 따라 압통이 변화하는 것이 특징이다. 그리고 회전근개 질환과 흔히 동반하므로 이를 확인해야 한다.

상완이두근의 이상을 알아보는 검사로서 환자의 팔꿈치를 펴고 회외전(supination)시킨 상태에서 일정한 저항을 주면서 환자로 하여금 어깨를 들어 올리게 하여 통증이 나타나는 여부를 보는 방법인 Speed검사(그림 14-20)와 환자의 팔꿈치를 조금 굴곡시킨 후 일정한 저항에 대하여 팔을 힘

껏 외회전하도록 하여 통증여부를 보는 검사인 Yergason검사법이 있다(그림 14-21).

팔꿈치를 90도로 굴곡하고 일정한 저항에 대해 전완부를 외회전 시킨다.

일반적으로 단순 방사선 촬영에는 정상 소견을 보인다. 초음파검사는 상완이두근 긴갈래 건의 검사에 유용하나 조사자에 따라 정확도가 큰 차이가 있을 수 있다. 자기공명영상에서는 상완이두근의 이상과 잘 동반하는 회전근개 질환에 대해서도 유용한 정보를 얻기 쉽다.

상완이두근 건염은 대부분 비수술적 치료에 증상이 호전되기 때문에 수술까지 필요한 경우는 매우 드물다. 그리고 회전근개 질환과 동반되는 경우에는 회전근개 질환에 준하여 치료를 하며, 진통 소염제나 물리치료가 도움이 되기도 한다. 심한 야간통이 있거나, 6주 정도의 보전적인 치료에도 증상이 지속될 경우 스테로이드 제제를 견봉하 주입(subacromial injection) 할 수 있으며 견봉하 주사로 효과를 보지 못하는 경우가 있어서 추가적으로 두갈래근 건집(tendon sheath)에 직접 주사가 필요하기도 하다(그림 14-22). 수술적 요법으로 상완이두근의 고정술을 시행할 수 있다.

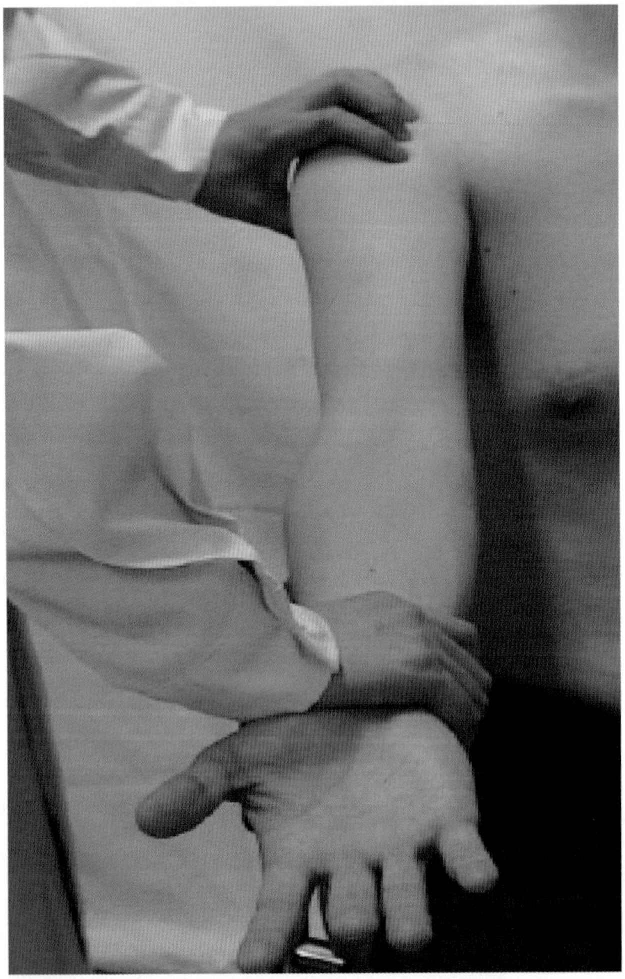

그림 14-20. Speed test
팔을 45도 정도 앞으로 펴고 외회전 상태에서 저항을 주면서 어깨관절을 굴곡 시킨다.

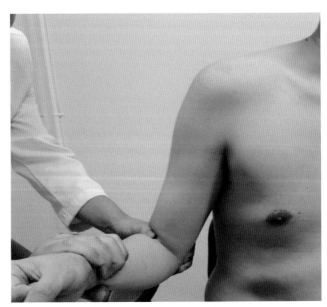

그림 14-21. Yergason's test
팔꿈치를 90도로 굴곡하고 일정한 저항에 대해 전완부를 외회전시킨다.

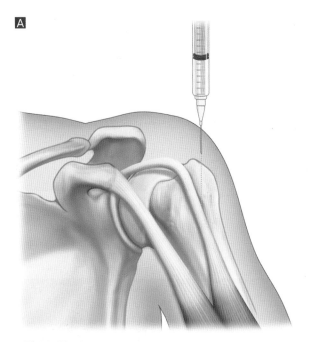
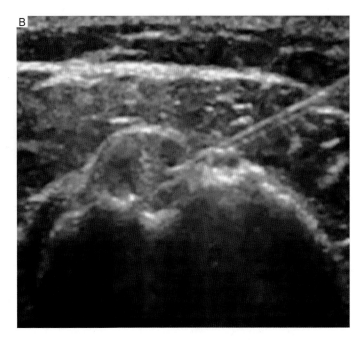

그림 14-22. Speed test
A: 상완이두근 긴갈래 건에 주사하기 위한 자입점 B: 초음파유도하에 상완이두근 긴갈래 건에 주사

(2) 상완이두근의 건 이탈

상완이두근 건에 자극이 있거나 경미한 이동이 있는 경우에는 우선석으로 선염이 발생하지만, 이러한 상태가 계속되거나 상완이두근 건과 그 주위조직에 지속적인 손상이 있을 경우에는 건이 상완이두근 구(groove, 도랑) 내측으로 이탈하거나 최악의 경우는 건 파열까지 진행할 수 있다.

대부분의 상완이두근의 긴갈래 건 이탈은 회전근개의 퇴행성 변화나 파열 등을 동반하여 많은 경우에 탈구 자체의 증상보다는 회전근개 질환의 증상이 두드러져 보인다. 급성으로 단독 이탈되는 경우에는 통증을 수반하며, 이탈과 정복이 반복되면서 째깍거리는 염발음(crepitation) 현상을 동반하기도 한다. 상완이두근의 건 이탈의 검사로는 환자가 선 자세에서 어깨를 올리고 팔을 최대한 벌리고 외전 시킨 후 검사자가 환자의 어깨를 촉진하면서 팔을 서서히 내리는 중 째깍거리는 느낌이 있거나 소리가 남을 확인하는 스냅검사가 있다(그림 14-23).

거버 리프트-오프(Gerber lift-off test) 검사는 상완이두근 건 이탈이 있는 환자에서 원인이 견갑하근의 파열이 인지를 알아보는데 도움이 된다. 이 검사의 시행 방법은 환자가 선 자세에서 손을 최대한 엎친 후 등의 허리끈이 있는 위치에 놓은 후 검사자의 손을 환자에 손에 놓고 환자에게 검사자의 손을 강하게 밀도록 한다(그림 14-24). 견갑하근에 외상이 있거나 건에 이상이 있는 경우 환자는 검사자의 손을 밀 수가 없다. 검사가 양성이면 견갑하근과 건을 중심으로 초음파나 자기공명검사를 하여 확진을 내린다(그림 14-25).

대부분 이탈되어 장기간 방치된 경우에도 특별한 증상이 없다. 그러므로 경미한 경우에는 경과 관찰로 충분하다. 증상이 심하고 회전근개 파열 시에는 수술로 고정하거나 상완이두근 구를 더욱 깊이 만드는 수술 요법이 사용되기도 한다.

(3) 상완이두근의 파열

상완이두근의 긴갈래 건 파열은 종종 발생하지만 증상이 없는 경우도 많다. 외형적으로는 상완이두근이 정상보다 더 볼록해 지며 특히 팔꿈치관절을 굴곡 시키면 더욱 잘 나타난다(그림 14-26, 27). 건이 마찰 되거나 자체의 퇴행성 변화에 의해서 발생하기도 한다. 건의 급성, 외상성 파열인 경우는 무거운 물건을 들어 올릴 경우 주로 발생하며, 파열 시

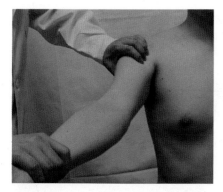

그림 14-23. Snap test. 상완이두근 건의 이탈을 검사하는 방법

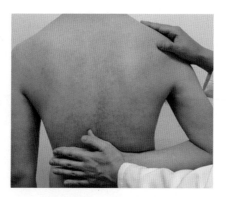

그림 14-24. Gerber lift-off test. 견갑하근의 파열을 확인하는 검사

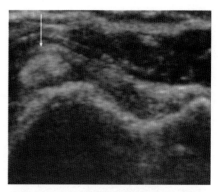

그림 14-25. 상완이두근 긴갈래 건의 이탈(화살표)을 보여주는 초음파영상

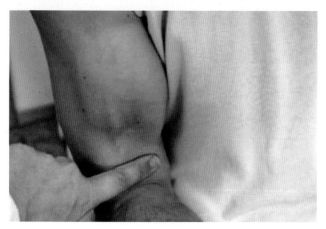

그림 14-26. 상완이두근의 원위부 완전파열

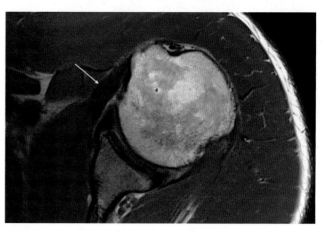

그림 14-27. T1 자기공명영상에서 상완이두근의 긴갈래 건의 파열(화살표)

예리한 통증이 있으며, 때때로 탄발음(crepitus)이 발생하며 파열 부위에 압통이 나타날 수 있다.

외양의 변형은 뚜렷하게 나타날 수는 있으나 기능상 문제가 심각하지 않기 때문에 통증을 완화하는 치료로 충분한 경우가 대부분이다. 드물게 심각한 통증이 지속되는 경우나 젊고 활동적인 환자에서는 기능이나 미용적인 면의 회복을 위하여 수술적 요법으로 치료하며 나이가 많고 비활동적인 환자에서는 보존적 치료가 권장된다.

4) 유착성 관절낭염

동결견(frozen shoulder)이라는 용어는 1934년 Codman에 의해서 처음 사용되기 시작되었고 그 후 1945년 Neviaser가 유착성 관절낭염(adhesive capsulitis)이라는 용어를 사용하여, 흔히 동결견과 유착성 관절낭염은 동일한 상태를 지칭

하는 것으로 혼용되고 있다. 현재까지 유착성 관절낭염의 발생 원인이나 기전에 대하여 명확하게 밝혀지지 않았다.

대부분에서 특별한 외상이 없거나 경미한 외상 후에 어깨 관절 부위에 둔통이 시작되어 서서히 통증이 심해지면서 관절 운동의 제한이 나타난다. 40-50대에 많이 발생하므로 퇴행성변화와 관련이 있는 듯하다. 남자에서 약간 더 호발하며 좌우의 차이는 뚜렷하지 않으며 당뇨병 환자에서 더 많이 발생한다고 알려져 있다. 흔히 누워 있는 자세에서 증상이 심해져 야간통이 발생하는 경우가 많다. 관절 운동 범위는 거의 모든 방향으로 제한이 일어나며 일상생활에 큰 불편을 초래한다. 일반적으로 임상적 경과에 따라 3기로 나눠지며 약 4개월에 걸쳐서 통증과 관절 운동 제한이 진행되는 통증기, 이후 수개월에 걸쳐서 통증은 사라지나 관절 운동 제한이 심한 동결기, 그리고 다시 점차 관절 운동 제한이 서

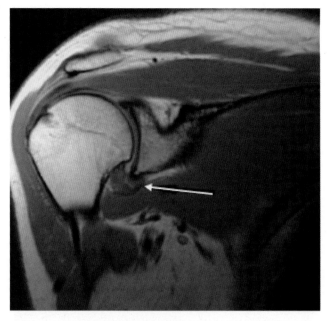

그림 14-28. T2 자기공명영상에서 액와 주름 부위의 관절막이 두꺼워진 소견(화살표)을 보이는 유착성 관절낭염

서히 회복되는 해빙기로 전체적으로 1년 내지 2년이면 자연 회복되는 것으로 알려져 있다. 그러나 엄밀하게 검진해 보면 과반수 이상에서 관절 운동 제한이 남거나 통증이 지속되는 경우가 많다.

유착성 관절낭염에서는 자세히 진찰하지 않으면 압통을 놓치기가 쉽기 때문에 압통의 유무와 장소를 찾기 위해서는 매우 세심한 진찰이 필수적이다. 혈액검사에 특별한 이상은 없으며 단순 방사선 소견에도 골다공증 이외의 특이 소견은 없다. 자기공명영상에서는 관절막과 윤활낭막이 두꺼워지는 소견을 볼 수 있다(그림 14-28). 그리고 관절 조영술상 특징적으로 관절 용적의 감소와 관절막의 불규칙한 경계를 보인다. 즉, 관절 용적이 10 mL 미만이면서 액와 주름(axillary fold)의 결손이 있는 경우 유착성 관절낭염을 시사한다.

앞에서도 기술한 바와 같이 그 원인을 알 수 없는 경우에 유착성 관절낭염의 진단이 가능하기 때문에 어깨 관절의 통증과 운동 제한을 가져 올 수 있는 모든 질환을 감별하도록 노력해야 한다.

유착성 관절낭염의 치료 중에서 가장 중요한 치료는 수동적 관절 운동을 통한 관절 운동 범위의 회복이다. 운동은 어깨 관절의 통증을 유발하지 않는 범위에서 진자 운동(pendulum exercise), 손가락으로 벽 걸어 오르기(finger tip wall climbing exercise) 등의 자가 운동 치료 방법을 통한 수동적 관절 운동을 시행하는 것이 바람직하다. 비스테로이드계 진통 소염제는 효과가 없다고 보고되며 스테로이드의 구강 내 투여도 단기간에만 효과가 있는 것으로 보고된다. 그리고 스테로이드 관절내 주입, 견갑상신경 차단요법, 마취하에 수동적 조작(manipulation), 관절낭 팽창술 등을 고려할 수 있으며 관절 운동을 지속적으로 시행해야 한다. 6개월 이상의 보존적 치료에도 반응이 없거나 악화되는 경우에는 수술적 치료를 고려할 수 있다. 수술은 관절경이나 개방술을 이용하여 관절내 이상 병변에 대한 제거술 및 관절막 절개술 등을 시행할 수 있으며 수술 후에도 오랜 기간 운동 치료가 필요하다.

5) 어깨 관절의 관절염

관절상완 관절염은 다른 관절에 비하여 발생률이 낮으나 기능적 손실은 다른 관절과 비슷하다. 대부분 일차적 관절염은 서서히 시작하여 관절 운동 범위의 제한이 진행된다. 이차적 퇴행성 관절질환은 외상이나 수술 후에 발생한다. 류마티스 관절염의 환자의 경우 50%에서 관절상완 관절염이 발병하고 심한 관절 파괴가 동반되는 경우가 많으며 높은 빈도의 회전근개 파열과 골다공증을 동반한다. 병이 진행하면 상완골두 관절면의 파괴와 관절강이 좁아지고 관절낭의 골침식(bony erosion)을 수반하기도 한다(그림 14-29). 대부분 환자에서 야간통이 발생하여 수면에 장애를 받는 경우가 많다.

화농성 관절염은 대부분 과거력상 외상, 주사 등 외부로부터 균이 침범할 요인이 있는 경우가 많으며 급성으로 발병한다. 발열이나 오한과 같은 전신 반응이 동반되기도 하며, 특히 환자는 통증이 심하여 능동적 또는 수동적 관절 운동에 심함 제한을 받는다. 혈액검사에서는 혈침반응 상승, C-반응단백질 상승, 백혈구 수치 상승소견을 보이며 관절 천자 후 균배양에서 양성을 보인다. 방사선 소견에는 초기에는 정상소견이나, 진행하면 관절강내가 좁아지거나 상완골두나 관절낭의 골 파괴 현상 등이 나타난다. 자기공명영상

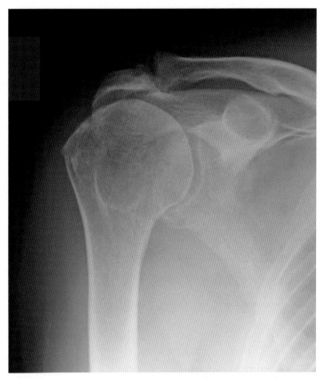

그림 14-29. 상완골두 관절면의 파괴와 관절강이 좁아지고 관절낭의 골 침식 소견을 보여주는 단순방사선영상

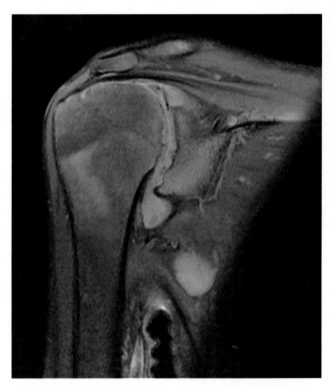

그림 14-30. T1 자기공명영상에서 어깨 관절의 화농성 감염 소견

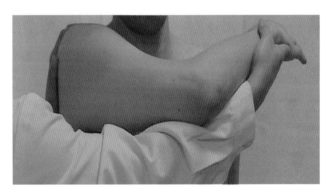

그림 14-31. Cross arm test
상완을 90도 전방 굴곡한 상태에서 가슴 앞으로 수평내전 한다.

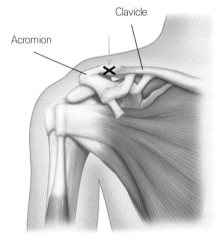

Clavicle

Acromion

그림 14-32. 견봉쇄골 관절 주사법
관절위에서 바로 아래로 바늘을 자입한다.

은 농양의 가능성 및 위치 등에 매우 유용한 정보를 제공한다(그림 14-30).

치료로는 관절의 세척과 항생제를 정맥 투여 방법이 있다.

6) 견봉쇄골관절 질환

견봉쇄골 관절은 외상에 쉽게 노출되어 골절이나 이탈이 발생할 수 있으며 노화에 따른 견봉쇄골 관절의 퇴행성 관절염은 쉽게 발생하여 어깨 통증의 흔한 원인이 된다. 40세 이상에서 발생하며 임상적 증상이 없이 단순 방사선검사에서 우연히 발견되는 경우가 종종 있다.

일반적으로 환자는 어깨의 앞과 위쪽에 통증을 호소하며

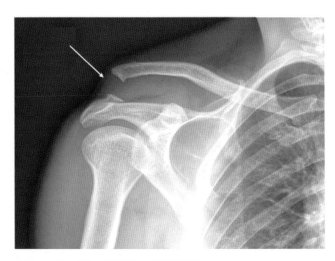

그림 14-33. 쇄골 이탈의 단순 방사선영상

수면 중 이환된 관절 쪽으로 돌아눕거나, 동측의 팔을 반대쪽 어깨로 가져갈 때 심한 통증이 발생한다. 이학적 검사상 진단의 중요한 특징은 견봉쇄골 관절 윗부분을 누르면 통증이 발생하며, 상완을 90도 전방 굴곡한 상태에서 수평 내전 시에 통증이 가장 잘 나타난다(그림 14-31). 그리고 환자로 하여금 동측의 손으로 반대편 어깨를 잡게 하고 검사자가 팔꿈치를 위로 밀면서 저항하는 힘을 가하게 하면 통증이 악화된다. 견봉쇄골 관절 질환이 의심되면 국소마취제를 관절내 주사하여 진단을 할 수 있다. 환자를 앉힌 자세에서 팔을 내려 관절이 약간 열리게 한 후 견봉의 제일 윗부분에서 1 cm 내측에서 관절을 확인한 후, 위에서 아래로 약간 앞쪽에서 바늘을 자입시켜 국소마취제와 스테로이드를 주입한다(그림 14-32).

영상 검사에서는 골증식체 형성, 연골하 낭(subchondral cyst)이나 관절 협착 등 퇴행성 변화를 확인한다. 견봉쇄골 관절의 비대성 골관절염은 회전근개 충돌증후군의 원인이 될 수 있고, 이로 인해 환자는 두 가지 질환의 증상을 함께 가지고 있을 수 있음을 유의하여야 한다.

관절내 스테로이드 주사는 단기간의 증상 완화에는 도움이 되지만 질환의 진행을 변화시킬 수 없으며 6개월 동안의 보존적 치료에 증상호전이 없으면 수술을 고려해야 한다. 수술요법은 개방술 혹은 관절경을 이용하여 원위 쇄골 절제술을 한다.

견봉쇄골 관절의 염좌나 이탈이 발생하는 원인으로서 대부분 쇄골에 대하여 견갑골이 아랫방향으로 충격을 받는 경우가 많으며 어깨 관절 손상의 40%를 차지한다. 견봉쇄골 관절의 손상정도를 Rockwood 분류방법에 따라 6형으로 나누는데 1과 2형은 불완전 손상이나 3형부터는 완전 이탈로 분류가 된다. 환자는 특징적으로 어깨 앞쪽, 위쪽, 바깥쪽부위에 통증을 호소하며 부종이나 심한 압통이 발생 한다. 그리고 내전이나 외전 시에 통증이 증가하여 운동 범위에 제한을 받게 되는 다양한 증상이 나타난다. 단순 방사선검사에서 가중 스트레스 촬영(weighted stress view)시 견봉과 쇄골 간격이 넓어지거나 이탈이 발생하는 것을 볼 수 있다(그림 14-33).

견봉쇄골 관절의 탈구의 치료는 그 정도에 따라서 이루어지며, 완전탈구가 아닌 경우에는 일반적으로 비수술적 치료를 시도해 본다. 통증완화를 위하여 소염 진통제, 팔걸이 착용에 의한 어깨 고정 등을 시행한다. 근육강화 운동을 통증이 없는 경우 시행을 하며 대부분 완전히 회복이 된다. 수술적 치료는 보통 탈구된 경우에 적용을 하며 보존적 치료에도 불구하고 지속적인 통증과 기능장애가 발생하는 경우에 고려해야 한다.

7) 윤활낭염

어깨 관절에는 견봉하 윤활낭, 삼각근하 윤활낭, 부리돌기하 윤활낭 및 견갑하 윤활낭 등이 있다(그림 14-3).

(1) 견봉하 및 삼각근하 윤활낭염

급성 견봉하 및 삼각근하 윤활낭염은 통증이 매우 심한 질환으로 빠르게 진행되어 수일간 심한 통증이 지속되다가 약 5-6주 후에는 자연적으로 회복되는 특징을 보여준다. 견봉하 윤활낭과 삼각근하 윤활낭은 상완 대 결절을 삼각근과 견봉으로부터 분리시킴으로써, 상완골두가 견봉 아래로 움직일 때 마찰을 적게 하는 역할을 하며 서로 통해 있는 경우가 많다. 견봉하 윤활낭염은 염증이 일차적인 경우는 드물며, 극상근 건염으로부터 오는 경우가 더 흔하다. 30세 이후에 주로 발생하며, 젊은 사람에서 발생하는 경우는 드물다. 어깨관절의 외전이나 내회전 시 통증이 있고, 밤에 통증이 심하다. 상완 대 결절에 압통이 있으며, 완전히 외전하여 윤활낭이 견봉 밑으로 들어가면 통증이 사라진다. 외상력이 있기도 하며, 영상 검사상 극상근 건에 칼슘 침착이 있거나, 자기공명검사 조영증강영상이나 초음파검사에서 팽창된 윤활낭을 관찰할 수 있다.

윤활낭의 염증이 심할 때 유착성 관절낭염이 발생할 수도 있는데, 이는 염증이 생긴 윤활낭 벽끼리 유착이 생겨 초래되는 것으로 생각된다.

치료는 안정 및 온열 요법 등의 보존적 요법으로 대부분 증상이 호전된다. 급성기에는 수일간 어깨관절의 운동 제한 및 통증 감소를 위한 진통제 투여가 필요하며, 급성기가 지난 후에 어깨관절 운동을 시작하여 서서히 증가시킨다. 스테로이드의 국소주입은 통증 발생 후 10일 내가 가장 효과가 좋으며 주사 후 즉시 증상이 호전되며 이후에 서서히 관절 운동 범위가 정상으로 돌아온다. 만성적인 경우는, 다른 원인을 생각해 보아야 하며, 윤활낭 제거술을 시행할 수도 있다.

(2) 부리돌기하 윤활낭염

부리돌기의 끝과 어깨관절 관절 낭 사이에 위치하며, 상완골두의 소 결절까지 연장된 경우도 있다. 또한 어깨관절과 교통되는 경우도 흔하다. 압통이 이 사이에서 촉진되면 진단이 가능하다.

(3) 견갑하 윤활낭염

견갑하근 건과 어깨관절의 관절낭 사이의 상완골두 전내측에 위치하며, 어깨관절과 통해 있다. 견갑하 윤활낭염은 어깨관절의 염증이 있는 경우 이차적으로 발생할 수 있고, 농양의 집합소로 의의가 있다. 이것은 발음성 견갑골(snapping scapular syndrome)의 원인이 되기도 한다.

━━ 참고문헌

Arkkila PE, Kantola IM, Viikari JS, Ronnemaa T. Shoulder capsulitis in type Ⅰ and Ⅱ diabetic patients: association with diabetic complications and related diseases. Ann Rheum Dis 1996;55:907-14.

Bridgman JF. Periarthritis of the shoulder and diabetes mellitus. Ann Rheum Dis 1972;31:69-71.

Bell S, Coghlan J, Richardson M. Hydrodilatation in the management of shoulder capsulitis. Australas Radiol 2003;47:247-51.

Bouffard JA, Lee SM, Dhanju J. Ultrasonography of the shoulder. Semin Ultrasound CT. 2000;21:164-91.

Callinan N, McPherson S, Cleaveland S, Voss DG, Rainville D, Tokar N. Effectiveness of hydroplasty and therapeutic exercise for treatment of frozen shoulder. J Hand Ther 2003;16:219-24.

Dodenhoff RM, Levy O, Wilson A, Copeland SA. Manipulation under anesthesia for primary frozen shoulder: effect on early recovery and return to activity. J Shoulder Elbow Surg 2000;9:23-6.

Donovan PJ, Paulos LE: Common injuries of the shoulder -Diagnosis and treatment. West J Med 1995;163:351-9.

Gam AN, Schydlowsky P, Rossel I, Remvig L, Jensen EM. Treatment of 'frozen shoulder' with distension and glucorticoid compared with glucorticoid alone. Scand J Rheumatol 1998;27:425-30.

Hay EM, Thomas E, Paterson SM, Dziedzic K, Croft PR. A pragmatic randomised controlled trial of local corticosteroid injection and physiotherapy for the treatment of new episodes of unilateral shoulder pain in primary care. Ann Rheum Dis 2003;62:394-9.

Hurt G, Baker CL Jr.Calcific tendinitis of the shoulder.Orthop Clin North Am. 2003;34:567-75.

Hsu CJ, Wang DY, Tseng KF, Fong YC, Hsu HC, Jim YF.J Shoulder Elbow Surg. Extracorporeal shock wave therapy for calcifying tendinitis of the shoulder. 2008;17:55-9.

Janda DH, Hawkins RJ. Shoulder manipulation in patients with adhesive capsulitis and diabetes mellitus: a clinical note. J Shoulder Elbow Surg 1993;2:36

Karatas GK, Meray J. Suprascapular nerve block for painrelief in adhesive capsulitis: comparison of 2 different techniques. Arch Phys Med Rehabil 82002;3:593-97.

Lewis RN. The use of combined suprascapular and circumflex (articular branches) nerve blocks in the management of chronic arthritis of the shoulder joint. Eur J Anaesthesiol 1999;16:37-41.

Mitchell C, Adebajo A, Hay E, Carr A. Shoulder pain: diagnosis and management in primary care. BMJ. 2005;331:1124-8.

Manton GL, Schweitzer ME, Weishaupt D, Karasick D. Utility of MR arthrography in the diagnosis of adhesive capsulitis. Skeletal Radiol 2001;30:326-30.

Masten FA, Arntz CT, Lippit SB: Rotator cuff. In: Rockwood CA, Masten FA, Wirth MA, Harryman DT, editors. The shoulder. Philladephia: WB Saunders;1998;755-839.

Mehrberg RD, Lobel SM, Gibson WK: Disorders of the acromioclavicular joint. Phys Med Rehabil Clin N Am 2004;15:537-55.

Milgrom C, Schaffler M. Gibert S, van Holsbeeck M: Rotator cuff changes in asymptomatic adults. The effect of age, hand dominance and gender. J Bone Joint Surg Br 1995;77:296-8.

Morrison DS, Frogameni AD, Woodworth P: Non- operative treatment of subacromial impingement syndrome. J Bone Joint Surg Am 1997;79;732-7.

Morrison DS, Greenbaum BS, Einhorn A: Shoulder impingement. Orthop Clin North Am. 2000;31: 285-93.

Needel SD, Zlatkin MK, Sher JS, Uribe JW: MR imaging of the rotator cuff: peritendinous and bone ab-normalities in an asymptomatic population. AJR Am J Roentgenol 1996;166:863-7.

Neer CS: Anterior acromioplasty for the chronic impingement syndrome in the shoulder. J Bone Joint Surg Am 1977;54:41-50.

Neer CS: Impingement lesions. Clin Orthop 1983;173:70-7

Neviaser RJ, Neviaser TJ: Arthroscopy of the shoulder. Orthop Clin North Am 1987;18:369-70.

Palestro CJ, Love C, Miller TT. Infection and musculoskeletal conditions: Imaging of musculoskeletal infections. Best Pract Res Clin Rheumatol. 2006;20:1197-218.

Ryans A. Montgomery1 R. Galway WG. Kernohan, McKane R. A randomized controlled trial of intra-articular triamcinolone and/or physiotherapy in shoulder capsulitis. Rheumatology 2005;44:529-5.

van Holsbeeck M, Strouse PJ. Sonography of the shoulder: Evaluation of the subacromial-subdeltoid bursa. AJR Am J Roentgenol. 1993;160:561-64.

Vecchio PC, Kavanagh RT, Hazleman BL, King RH. Community survey of shoulder disorders in the elderly to assess the natural history and effects of treatment. Ann Rheum Dis 1995;54:152-4.

Woodward TW, Best TM. The Painful Shoulder: Part I. Clinical Evaluation. Am Fam Physician 2000;61:3079-88.

Woodward TW, Best TM. The Painful Shoulder: Part II. Acute and Chronic Disorders. Am Fam Physician 2000;61:3291-300.

Wolf JM, Green A. Influence of comorbidity on self assessment instrument scores of patients with idiopathic adhesive capsulitis. J Bone Joint Surg Am 2002;84:1167-2.

Wiener SN, Seitz WH. Sono graphy of the shoulder in patients with tears of the rotator cuff: Accuracy and value for selecting surgical options. AJR Am J Roentgenol. 1993;160:103-7.

15 상지 통증
Upper Extremity Pain

상지는 어깨, 상완, 팔꿈치, 앞 팔, 손목, 손 등 다양한 부위로 이루어져 있다. 본 장에서는 어깨를 제외한 나머지 상지 부위에서 통증 질환들을 중심으로 상지 통증을 기술해 보고자 한다.

1. 외측상과염

흔히 테니스 엘보라고 불리며, 팔꿈치의 바깥쪽 부위가 쓰리고, 압통이 있는 병이다. 상완의 근육과 힘줄이 반복적인 과사용에 의해 손상을 받아 발생된다. 이러한 손상이 팔꿈치의 바깥쪽에 통증과 압통을 유발한다. 테니스와 같은 라켓을 사용하는 운동에서 많이 생기나, 수영, 암벽등반 등의 운동이나 손을 이용한 작업, 목수, 망치를 사용하는 노동자들, 웨이터 등 일반적인 작업에서도 생길 수 있다. 외측상과염(tennis elbow, lateral epicondylitis, lateral epicondylalgia, shooter's elbow, archer's elbow)은 팔꿈치의 과사용으로 인해 외측 상과에서 시작되는 공통 신전근의 건(tendon, 힘줄)에 손상이 발생한다. 손목을 최대한 신전시켰을 때 급성통증을 느낄 수 있다. 외측상과염을 가진 환자들의 공통적인 특징은 과사용으로 알려져 있다. 운동선수나 일반인들 모두 수년간의 반복적인 동작으로 인해 발생되는 경우가 많다. 또한 익숙하지 않은 동작을 지속적으로 반복할 때도 생기는 것으로 되어있다. 대부분에서 오른팔에서 생기는 것

으로 되어있다.

유병률은 테니스 선수에서는 39.7%, 50세 이하에서는 24%, 50세 이상에서는 42%로 알려져 있다. 40세 이상에서는 남자가 24%, 여자는 36%로 알려져 있다.

원인은 과사용, 과도한 힘에 의한 굴곡, 신전 등이며, 공통 신전근 힘줄이 골막에 닿는 부위에서 찢어지는 것도 원인으로 생각되고 있다. 또한 요골(radial) 신경이 팔꿈치 관절낭(joint capsule) 옆에서 유착이 되거나 손목의 신전근이 짧아지는 것도 원인으로 생각되고 있다.

외측상과염의 병태생리는 퇴행성 변화에 의한다. 비염증성, 만성 퇴행성 변화에 의해 생기는 것으로 보고 되었으며, 스테로이드 주사에 의해 영향을 받는지는 불분명한 것으로 되어 있다. 테니스 선수들은 반복적인 라켓 사용으로 인한 작은 손상이 외측상과염을 유발하는 것으로 알려져 있으며, 손목의 반복적인 스윙이나, 꺾기 등이 공통 신전근 힘줄에 스트레스를 주어 손상 주는 것으로 알려져 있다.

증상과 징후는 팔꿈치 외측의 통증과 압통, 특히 뼈가 돌출된 부위 근처에서 통증이 심하다. 주먹을 쥐거나, 손목을 신전 시키거나, 손바닥을 아래쪽으로 향하게 물건을 들어올릴 때 통증이 심하다. 공을 던지는 자세에서도 통증이 심할 수 있으며, 아침에 뻣뻣한 느낌이 생길 수 있다. 손목을 신전 시킬 때, 앞쪽 팔과 손목까지 팔꿈치 외측부터 타고 내려가는 통증이 생길 수 있다. 악수할 때, 통증이 생길 수 있으며, 문 손잡이를 돌려서 열 때도 통증이 생길 수 있다.

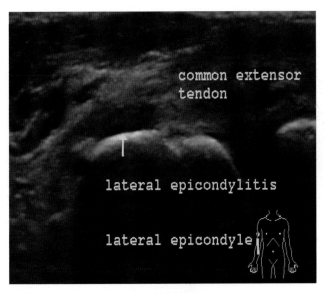

그림 15-1. Lateral epicondyltis의 초음파
저음영(Hypoechoic)의 tendon 부위(화살표)가 보인다.

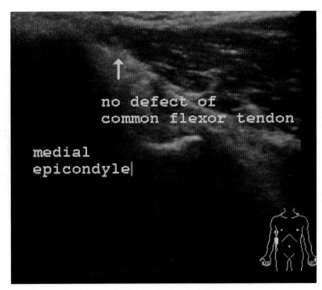

그림 15-2. Medical epicondyle의 정상 초음파 소견

진단은 임상적인 증상과 징후에 의한다. 팔꿈치의 외측상 과 주변에 압박을 주어 통증이 유발되는지 확인하고, 손목, 팔꿈치, 손가락 등의 관절을 움직여보면서, 통증이 유발되 는지 확인한다. X-ray는 외측상과염이 아니라 다른 질환, 즉 골절이나, 관절염 등이 있는지 확인하기 위해 도움이 되며, 자기공명영상이나 초음파 영상(그림 15-1, 15-2)은 진단에 유용하나 비싸다. 자기공명영상으로 건 주위에 물이 고여 있거나, 부어 있는 경우를 관찰할 수 있다.

예방은 운동이나 작업 등에서 손목과 팔을 사용하는 시간 을 줄여서, 손상을 방지하고, 자세를 올바르게 하며, 팔꿈치 관절 강화를 위한 주변 근육 강화, 신체에 맞는 적당한 운동 기구의 사용이 도움이 된다.

치료는 다양한 치료들이 있으나, 검증된 치료방법은 거의 없다. 물리치료는 스트레칭, 근육 및 힘줄 강화 운동, 관절 을 방향대로 움직여주는 방법이나, 저출력 레이저치료 등이 보고되고 있다. Orthotic devices를 이용하는 치료도 있다(그림 15-3, 15-4). Orthotic devices는 손목의 신전을 약하게 잡아주거나, 손목의 신전근을 잡아서 힘이 신전근의 기원부 에 닿지 않도록 한다. 약물치료는 경구용 또는 주사용 비스 테로이드성 소염제나 스테로이드 주사, 프롤로 주사 등이 시행되고 있다. 스테로이드 주사는 치료 1년 후 재발률이 높

은 것으로 되어 있으며, 주사 부위 색소침착이나 지방의 분해 등으로 주사 부위의 피부합병증이 있다. 보툴리눔 독소는 공 통 신전근을 마비시켜 기능 향상에 도움이 안 되는 것으로 되 어있다. 수술요법은 난치성인 경우 고려해볼 수 있다.

예후는 대개 초기 치료에 반응이 좋으나, 25-50%에서 재 발하여, 지속적인 통증을 호소하는 것으로 되어 있다.

2. 내측상과염

내측상과염(golfer's elbow, medial epicondylitis, pitcher's elbow)은 골퍼 엘보라고 알려져 있다. 테니스 엘보와 유사 한 질환으로 부위가 내측 상과에 생긴다는 것이 차이가 있 으며, 테니스 엘보가 신전근인데 반해, 골퍼 엘보는 손가락, 손목의 굴곡근과 관련해서 증상들이 생긴다. 작은 손상의 반복이나, 명백한 원인이 없이도 내측 상과에 통증이 생길 수 있다.

원인으로는 골프 스윙할 때 골프채를 잡는 것 때문에 내측 상과에 반복적인 스트레스가 가해진다. 이 질환은 또한 피 처 엘보라고도 불리며, 야구에서 투수가 공을 던질 때도 비 슷한 증상이 생기기 때문이다. 암벽등반 시에도 생길 수 있

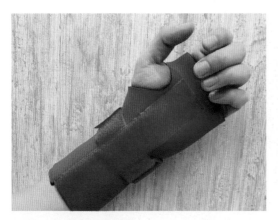

그림 15-3. Orthotic device
손목의 신전을 잡아주는 도구

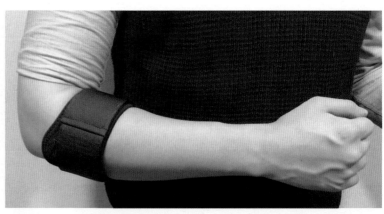

그림 15-4. Orthotic device
손목의 신전근을 잡아주는 도구

다. 골퍼 엘보에 비해 테니스 엘보가 좀 더 흔한 것으로 알려져 있다. 증상은 수주에 걸쳐 점차적으로 생기며, 치료하지 않을 경우 지속되는 것으로 알려져 있다. 손목을 굴곡, 회내시킬 때 증상이 악화되고, 테니스 엘보는 반대로 신전, 회외전(supination)시킬 때 악화된다. 이 질병의 상태에 대한 세포단위, 분자생물학적 분석은 확실히 이해되고 있지는 않지만, 세포의 자가탐식작용, 세포자멸사 등의 기전으로 추정되고 있다.

치료는 비스테로이드성 약물, 핫팩, 아이스팩, 손목의 보조기, 물리치료 등을 시도해 볼 수 있으며, 스테로이드주사나 수술도 시행하는 경우는 10% 이하로 알려져 있다.

3. 요골경상건초염(de Quervain's syndrome)

엄지를 움직이는 두 힘줄을 둘러싼 힘줄집의 병증으로 1895년에 스위스의 외과의사인 Fritz de Quervain이 명명했다. 병인은 extensor pollicis brevis, abductor pollicis longus의 두 가지 근육이 관여한다. 두 가지 근육은 비슷한 방향으로 주행하며, 엄지를 손에서부터 외전시키는 기능을 한다. 힘줄은 윤활집(synovial sheath)에 둘러싸여 있는데, 조직학적 검사를 통해 확인하면, 만성 퇴행성 변화에 합당한 점액성 퇴행성 변화와 두꺼워진 윤활집을 관찰할 수 있다. De Quervain's 증후군은 여자에서 더 흔한데, 요골의 경상돌기

(styloid process)의 각도가 남자보다 더 크기 때문으로 생각되고 있다. 또한 아기를 보는 엄마에서도 많은 것으로 알려져 있다.

병인은 확실히 알려져 있지는 않지만, 과사용에 의한 손상으로 추정되며, 엄지의 반복적인 움직임이 유발요인으로 생각되고 있으나, 과학적인 자료는 부족하다.

증상은 손목의 엄지 쪽 부위의 통증, 압통, 부종이며, 손을 쥐는 것이 어렵게 된다. Finkelstein's test(그림 15-5)는 손목에 통증을 가진 환자에서 de Quervain's 증후군을 진단하는 데 사용되는 검사이다. 엄지를 손가락으로 감싸 쥐고, 손목을 척골(ulnar) 쪽으로 굴곡 시켰을 때, 손목의 요골의 원위부에서 통증을 느끼면, de Quervain's 증후군을 의심할 수 있다. 감별진단 해야 할 질환으로는 수근중수관절(carpo-metacarpal joint, 손목손허리 관절)의 골관절염, 교차증후군(intersection syndrome), 요골신경의 포착증후군(Wartenberg's syndrome) 등이다.

치료는 스테로이드 주사요법, 수술, 손목과 엄지를 움직이지 않도록 부목(splint)을 적용하는 방법, 소염제, 진통제 등의 약물요법, 물리치료 등이 있다.

4. 손목굴증후군

손목굴증후군(carpal tunnel syndrome)은 정중신경의 포

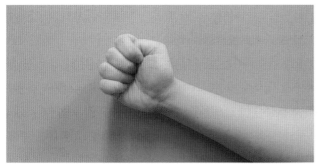
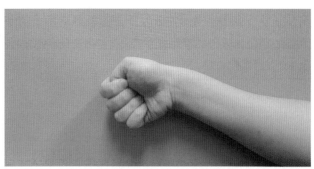

그림 15-5. Finkelstein's test

착으로 인한 신경병증으로, 저린감, 통증, 신경자극증상 등을 느끼게 된다. 병태생리는 완전히 밝혀지지는 않았으나, 손목굴을 지나는 정중신경의 압박으로 생각되고 있다. 주된 증상은 손바닥 면에서 1,2,3 손가락과 4번째 손가락의 요골 쪽 절반의 저림 증상이다. 저림 증상은 밤에 더 심하고, 이유는 밤에 잠을 자는 동안 손목을 더 굽히고 있는 경우가 많다고 추정된다. 손목의 굴곡을 방지하는 고정대를 부착하면 증상이 완화될 수 있다. 손목굴 증후군이 오래되면 저림 증상이 계속될 수 있으며, 모지구근(thenar muscle)의 위축, 손가락 내전근의 위축이 올 수 있다. 통증이 심하면 수면장애, 우울증을 유발하기도 하며, 치료는 스테로이드 주사요법과 손목의 인대를 절단해주는 수술법이 있다.

인정받는 진단기준은 없으며 증상, 임상적인 진찰, 전기생리학적 방법 등을 사용하여 진단한다. 근전도나 신경전도검사의 이상소견, 진찰상 Tinel sign 양성, Phalen's maneuver(그림 15-6) 양성, Durkan test 양성 등으로 진단한다.

치료는 수술적 요법이 있으며, 수술은 정중신경의 탈신경 증상이 있거나, 환자가 원하는 경우에는 조기에 시행하는 것이 필요하며, 그 외의 치료로는 스테로이드 주사요법, 손목의 고정, 약물요법 및 물리치료 등이 있다.

5. 흉곽출구증후군

흉곽출구증후군(thoracic outlet syndrome)은 전사각근(scalene anticus)과 중사각근(scalene medius) 사이로 지나가는 신경혈관총에 과도한 압력이 가해져서 생기는 증후군이다. 상완신경총(brachial plexus, 팔신경 얼기), 쇄골하동맥(subclavian artery), 드물게 쇄골하정맥(subclavian vein) 등에 압박이 가해져서 생길 수 있으며, 신경과 혈관이 가슴과 상지 사이로 지나는 사각근 관을 정상적으로 지나지 못해서 생길 수 있다. 드물게 Pancoast tumor에 의해 생길 수도 있다. 흉곽출구증후군의 원인은 자세에 의해 유발되는 경우가 있으며, 또는 자세에 상관없이 지속적으로 증상이 있는 경우도 있다. 이학적 검사 및 X-ray검사는 자세에 의해 유발되는 경우와 지속적으로 증상이 있는 경우를 감별할 수 있다. 지속적으로 증상이 유발되는 경우는 cervical rib, 섬유띠(fibrous band), 사각근(scalene muscle, 목갈비근) 연축(spasm), 첫 번째 늑골 고정(fixation) 등이 있다.

분류는 신경, 동맥, 정맥 형으로 나눌 수 있으며, 원인은 외상이 가장 흔한 원인이다. 쇄골(clavicle, 빗장뼈) 골절이나 교통사고로 인한 목의 손상 등이 있으며, 머리를 고정한 채 반복적으로 손과 팔을 사용하는 법률 서기나 컴퓨터 작업자 등에서도 유발될 수 있다. 운동선수에서도 생길 수 있는데, 수영, 배구, 배드민턴, 야구, 역도, 암벽등반 등을 하는 사람, 전기 기술자, 음악가 등에서도 생길 수 있다.

흉곽출구증후군으로 분류될 수 있는 질환들이 있는데, 전사각근 증후군, cervical rib 증후군, 늑쇄골 증후군(costoclavicular syndrome) 등이 있다. 전사각근 증후군은 사각근의 경직에 의해 생기는 것이다. Cervical rib 증후군은 cervical rib에 의해 유발되는 것으로 상완신경총이나 쇄골하동맥이 눌려서 생기며, Adison's sign으로 진단한다. Cervical rib이라는 것은 첫 번째 늑골 위에 작은 갈비뼈가 생기는 것으로 제7 경추에 위치한다. 일부 사람들에서 생기는 것으로 상완

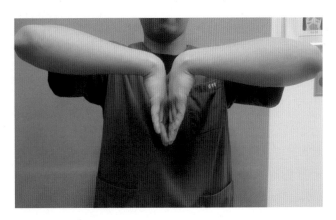

그림 15-6. Phalen's maneuver

신경총 주변에 섬유띠를 형성해서 압박하게 된다. 이것이 있으면 수술적으로 제거해주는 것이 추천된다. 늑쇄골 증후군은 쇄골과 첫 번째 늑골 사이가 좁아져서 생기는 것으로 늑쇄골 maneuver로 진단한다. 흉곽출구증후군의 증상은 10대 초반 즉, 소아에서 성장하여 활동적이 될 때 나타난다.

증상은 날카롭고 타는 듯한 통증이 있으며, 4,5번째 손가락, 손, 아래팔, 위팔, 목, 가슴, 겨드랑, 위쪽 등에도 통증이 있을 수 있다. 혈관성인 경우는 손과 팔의 색깔 변화가 있을 수 있다. 근육의 약화와 저림 증상도 있다. 팔에 부종이 있는 경우는 정맥이 압박되거나 쇄골하정맥의 혈전이 생기는 질환인 Paget-Schroetter 증후군을 의심해야 한다.

진단은 Adison's sign, 늑쇄골 Maneuver, Roo's test(그림 15-7), compression test 등으로 진단한다. Doppler arteriography를 시행할 수 있으며, 사각근이나 소흉근(pectralis minor muscle, 작은가슴근)에 주사하여 반응을 보고 진단하기도 한다.

치료는 스트레치, 물리치료, 추나 요법, 스테로이드 주사, 보톡스 주사, 수술요법 등이 있다.

6. 방아쇠손가락

방아쇠손가락(trigger finger, trigger thumb)은 굴곡 힘줄과 둘러싸고 있는 지지 도르래 띠 사이의 크기가 달라서 생기는 것으로 보통 첫 번째 도르래 띠(A1 pulley)에서 많이 생긴다. 증상은 손가락의 굴곡, 신전시에 방아쇠를 당기는 것처럼 딸깍하고, 걸렸다가 넘어가게 된다.

진단은 과거력과 임상증상만으로 가능하다. 한 개 이상 손가락이 생길 수 있으며, 1,3,4번째 손가락에서 많이 생긴다. 아침에 증상이 더 심하고, 물건을 집으려고 할 때 더 심해진다.

치료는 건초(tendon sheath, 힘줄집)에 스테로이드 주사를 하는 방법, 건초를 수술적으로 절개해주는 방법이 있다. 최근의 연구에서는 두 가지 방법을 다 사용하는 것이 비용 대비 효과면에서 좋다는 연구도 있다. 수술은 국소마취나 외래마취로 시행할 수 있다. 스테로이드 주사법은 57%에서 효과가 있었고, 경피적 바늘 절개법이나 절개를 하여 시행하는 수술법은 100%에서 효과가 있었다. 약물치료, 물리치료, 손가락 고정술, 치료적 초음파술 등을 시도해볼 수 있다.

방아쇠 손가락의 자연경과는 확실하지 않다. 성공적인 스테로이드 주사나 수술 후 재발은 흔치 않은 것으로 알려져 있다.

7. 척골신경포착증후군

척골신경포착증후군(ulnar nerve entrapment, Guyan's canal, cubital tunnel syndrome)은 척골신경이 근육이나, 인대, 또는 기타 구조물에 의해 눌리거나 포착되어 생기는 증상으로 포착되는 부위에 따라서 몇 가지 명칭이 있다. 목 부위에서 포착되는 경우는 목디스크나 흉곽출구증후군, 팔꿈치는 주관절터널증후군(cubital tunnel syndrome, 팔꿈굴증후군), 손목은 기용굴증후군(Guyon's canal syndrome) 등으로 불린다. 원인은 다양한 원인의 포착이나 눌림, 골절, 동맥류, 감염, 종양, 당뇨, 갑상선 기능저하, 류마티스 질환, 알코올 중독 등에 의해서도 생길 수 있다.

기용굴증후군은 손목의 기용굴에서 포착되는 증상으로 손목굴 증후군과 비슷한 양상이나, 포착되는 신경이 다르다. 증상은 4,5째 손가락에서 찌르거나, 타는 느낌이 생길 수 있으며, 감각저하도 올 수 있다. 자전거 선수에서 자전거의 손잡이 때문에 생기거나, 마우스를 오랫동안 사용한 컴퓨터 사용자에서도 생긴다.

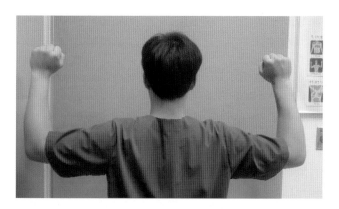
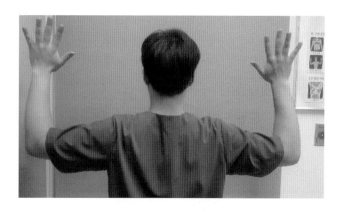

그림 15-7. Roo's test

주관절터널증후군은 팔꿈치의 주관절터널에서 척골신경이 눌러서 생기는 증상으로 저리거나, 찌르는 듯한 증상이 4,5번째 손가락에서 생긴다. 팔꿈치에서 생기는 포착증후군에서는 제일 흔한 것으로 되어 있다. 대부분에서 증상이 경미하고, 증상이 있다 없다가 반복된다. 팔꿈치에서의 신경 포착의 가장 흔한 원인은 팔꿈치를 딱딱한 표면에 반복적으로 부딪히는 것이다. 운전자에서 팔 받침대에 반복적으로 올려놓거나, 작업장에서 의자의 팔 받이에 올려놓거나 하는 것이다. 잠잘 때 팔꿈치를 굽히고, 목이나, 머리에 손으로 받치고 잘 때 많이 생긴다. 이때 신경이 굽혀져서 눌리기 쉽기 때문이다. 잠자는 자세를 바꾸는 것이 치료에 중요하다. 심하면 수술 받는 경우도 생긴다.

당뇨 환자에서 더 많이 발생할 수 있고, 주관절터널증후군은 팔꿈치를 오래 굽히고 있는 직업을 가진 환자에서 더 많이 발생한다. 공을 반복적으로 던지는 운동선수에서도 많이 생긴다. 가벼운 증상은 저절로 회복되나, 근육의 위축, 약화나 지속적인 저림 증상은 영구적인 신경 손상이 올 수 있다.

증상 및 징후는 5째 손가락과 4째 손가락의 척골 신경 쪽 반의 저림 증상이다. 저림 증상은 처음에는 밤과 아침에 심하나, 점점 심해져서 지속될 수 있으며, 손의 약화가 일어나고, ulnar claw와 같은 4,5번째 손가락이 말려 올라가는 증상이 생길 수 있다. 손가락의 등쪽의 감각은 정상이다.

진단은 4,5번째 손가락의 저림, 감각저하, 근육의 마비 등에 의해 진단할 수 있다. Card test, Froment sign 등도 진단에 도움이 된다. 확진을 위해서는 다른 기저 질환이 없는지 추가 검사를 통해 확인해야 한다. 정중신경, 요골신경의 포착과 감별은 어렵지 않으며, 정중신경은 1,2,3번 손가락과, 4번 손가락의 요골 쪽 절반 및 같은 부위의 손바닥에서 증상이 나타나며, 요골신경은 손등에 증상이 나타난다. 드물게 여러 신경이 한꺼번에 압박되어 눌리는 경우도 있다. 증상을 예방하기 위해서는 손, 팔의 바른 자세와 적절한 사용이 중요하며, 잠자는 동안 자세에 주의해야 한다.

치료는 효과적인 치료는 원인을 제거하는 것이다. 자세나 반복적인 동작이 통증을 유발한다면 피하는 것이 중요하고, 물리치료, 작업치료, 추나 요법 등이 도움이 된다, 수술이 필요한 경우는 드물다.

참고문헌

Ambrad-Chalela, Esteban; Thomas, George I.; Johansen, Kaj H. (2004). "Recurrent neurogenic thoracic outlet syndrome". The American Journal of Surgery 187(4): 505-10.

Bickel, Kyle D (January 2010). "Carpal Tunnel Syndrome". Journal of Hand Surgery 35(1):147-52.

Bisset L, Paungmali A, Vicenzino B, Beller E (July 2005). "A systematic review and meta-analysis of clinical trials on physical interventions for lateral epicondylalgia". British Journal of Sports Medicine 39 (7):411-22;discussion 411-22.

Boyer MI, Hastings H (1999). "Lateral tennis elbow: "Is there any science out there?"". Journal of Shoulder and Elbow Surgery 8(5):481-91.

Christo, Paul J; Dana K Christo; Adam J Carinci; Julie A

Freischlag (April 2010). "Single CT-Guided Chemo-denervation of the Anterior Scalene Muscle with Botulinum Toxin for Neurogenic Thoracic Outlet Syndrome". Pain Medicine 11(4):504–11.

Coombes, BK; Bisset, L, Vicenzino, B (2010 Nov 20). "Efficacy and safety of corticosteroid injections and other injections for management of tendinopathy: a systematic review of randomised controlled trials". Lancet 376 (9754):1751–67.

Cowan J, Lozano-Calderón S, Ring D (August 2007). "Quality of prospective controlled randomized trials. Analysis of trials of treatment for lateral epicondylitis as an example". The Journal of Bone and Joint Surgery 89(8):1693–9.

Cush JJ, Lipsky PE (2004). "Approach to articular and musculoskeletal disorders". Harrison's Principles of Internal Medicine (16th ed.). McGraw-Hill Professional. p2035.

Durkan, JA (1991). "A new diagnostic test for carpal tunnel syndrome". The Journal of bone and joint surgery. American volume 73(4):535–8.

Fugate, Mark W.; Rotellini-Coltvet, Lisa; Freischlag, Julie A. (2009). "Current management of thoracic outlet syndrome". Current Treatment Options in Cardiovascular Medicine 11(2):176–83.

Gonzalezdelpino, J; Delgadomartinez, A; Gonzalezgonzalez, I; Lovic, A (1997). "Value of the carpal compression test in the diagnosis of carpal tunnel syndrome". The Journal of Hand Surgery: Journal of the British Society for Surgery of the Hand 22:38–41.

Graham, B; Regehr G, Naglie G, Wright JG (2006). "Development and validation of diagnostic criteria for carpal tunnel syndrome". Journal of Hand Surgery 31A(6): 919–24.

Green S, Buchbinder R, Barnsley L, Hall S, White M, Smidt N, Assendelft W (2002). Green, Sally. ed. "Non-steroidal anti-inflammatory drugs (NSAIDs) for treating lateral elbow pain in adults". Cochrane Database of Systematic Reviews 2(2):CD003686.

Gruchow, William, and Douglas Pelletier. "An epidemiologic study of tennis elbow: Incidence, recurrence, and effectiveness of prevention strategies." American Journal of Sports Medicine. 7.4 (1979):234–8.

Haines T, Stringer B (April 2007). "Corticosteroid injections or physiotherapy were not more effective than wait and see for tennis elbow at 1 year". Evidence-based Medicine 12(2):39.

Kalichman, L; Bannuru, RR, Severin, M, Harvey, W (2011 Jun). "Injection of botulinum toxin for treatment of chronic lateral epicondylitis: systematic review and meta-analysis". Seminars in arthritis and rheumatism 40(6):532–8.

KURPPA, K., WARIS, P. and ROKKANEN, P. Tennis elbow: Lateral elbow pain syndrome. Scand j. work environ. & health 5 (1979): suppl. 3, 15–18. A review of the etiology, occurrence and pathogenesis of "tennis elbow" is presented.

Lo, MY; Safran, MR (2007 Oct). "Surgical treatment of lateral epicondylitis: a systematic review". Clinical orthopaedics and related research 463:98–106.

Mallette, Paige; Zhao, Meijuan; Zurakowski, David; Ring, David (2007). "Muscle Atrophy at Diagnosis of Carpal and Cubital Tunnel Syndrome". The Journal of Hand Surgery 32(6):855.

McCabe, SJ; Uebele, AL, Pihur, V, Rosales, RS, Atroshi, I (2007 Sep). "Epidemiologic associations of carpal tunnel syndrome and sleep position: Is there a case for causation?". Hand (New York, N.Y.) 2(3):127–34.

Nunez, F; Vranceanu, AM; Ring, D (2010). "Determinants of pain in patients with carpal tunnel syndrome". Clinical orthopaedics and related research 468(12):3328–32.

Rempel, D; Evanoff B, Amadio PC, et al (1998). "Consensus criteria for the classification of carpal tunnel syndrome in epidemiologic studies". Am J Public Health 88(10):1447–51.

Rochkind, S; Shemesh, M; Patish, H; Graif, M; Segev, Y; Salame, K; Shifrin, E; Alon, M (2007). "Thoracic outlet syndrome: a multidisciplinary problem with a perspective for microsurgical management without rib resection". Acta neurochirurgica. Supplement 100:145–7.

Uemura, T; Hidaka N, Nakamura H. (28). "Clinical outcome of carpal tunnel release with and without opposition transfer.". J Hand Surg Eur Vol. 35(8):632–6.

Walker, Jennie A. (2010). "Management of patients with carpal tunnel syndrome". Nursing Standard 24(19):44–8.

Wilson JJ, Best TM (September 2005). "Common overuse tendon problems: A review and recommendations for treatment". American Family Physician 72(5):811–8.

16 하지통증
Lower Extremity Pain

하지(lower extremity)는 엉덩이(hip), 넓적다리(thigh), 종아리(leg), 발목(ankle), 발(foot)을 포함한다. 하지통증은 근골격계, 혈관계, 신경계 등 다양한 기관의 문제로 인해 발생할 수 있으며, 이번 장에서는 근골격계 원인으로 인한 하지통증을 통증의 호소 부위별로 나누어 다루기로 한다.

1. 엉덩이(Hip), 넓적다리(Thigh) 통증

엉덩이 관절은 비구(acetabulum)내에 대퇴골 골두(femur head)가 깊숙이 연결되어 있는 절구공이 관절(ball and socket joint) 구조로 이루어져 있어 여러 방향으로 운동이 가능하면서도 안정적인 관절이다. 대개 엉덩이 관절이 손상되거나 병변이 발생하면 걸을 때 증상이 나타나지만, 엉덩이 관절에 통증이 있더라도 이는 엉치엉덩 관절(sacroiliac joint)이나 요추(lumbar spine)에서 유래된 연관통일 수 있으므로 통증에 대한 원인 감별 시 이들 부위에 대한 문제를 고려해야 한다.

엉덩이 통증은 급성 또는 만성, 경증 또는 중증 등의 다양한 통증 양상을 나타낸다. 또한 엉덩이 통증은 근위부나 원위부로 방사되기도 하며, 표면 통증이나 심부통의 양상을 나타내기도 한다. 통증 부위가 국소적이기도 하지만, 경우에 따라 광범위한 부위에 통증이 있는 경우도 있어 심한 경우 운동 제한이 동반되기도 한다.

엉덩이 통증의 위치에 따라 전방, 가쪽, 후방 부위 통증으로 나누어 볼 수 있고, 각각의 통증 위치에 따른 원인을 고려할 수 있다. 전방 엉덩이 통증의 경우 관절내 원인으로 비구순 째짐(labral tear), 골관절염(osteoarthritis), 골 괴사(osteonecrosis) 등이 있고, 관절 외 원인으로 엉덩관절소음증후군(snapping hip syndrome), 서혜부 손상 등이 있다. 가쪽 엉덩이 통증은 엉덩이 건 병증(gluteal tendinopathy)이나 엉덩정강뼈환(iliotibial band)의 문제로 발생할 수 있다. 후방 엉덩이 통증의 경우 대퇴관골구 관절(femoroacetabular joint)의 문제에 기인할 수 있으며, 그 외 요추 또는 엉치엉덩 관절, 이상근 증후군(piriformis syndrome), 뒤넙다리근의 근위부 건병증에 의해서도 통증이 발생할 수 있다.

엉덩이 통증이 있는 환자에서 정확한 진단을 내리기 위해 다양한 원인(표16-1)을 이해하고, 또한 적절한 검사 계획을 세우기 위해 엉덩이 통증과 관련 있는 감별진단을 이해하는 것이 필요하다. 일반적으로 감별진단은 엉덩이 통증을 유발하는 다양한 원인을 고려하는 것에 의해 이루어질 수 있으며, 엉덩이의 영상검사는 적절한 진단을 내리는데 필수적인 요소이므로, 적절한 영상검사를 이해하는 것도 필요하다.

1) 대퇴관골구부딪힘증후군

대퇴관골구부딪힘증후군(femoral acetabular impingement syndrome)은 비구와 대퇴골 사이에서 반복적인 충돌

표16-1. 엉덩이 통증을 유발하는 여러 가지 원인 질환

혈관질환
염증성질환
감염
종양(원발성과 전이성)
퇴행성질환
의인성 원인(iatrogenic causes)
선천성질환
해부학적 이상
외상
내분비질환

이 발생하여 이로 인해 통증이 발생하거나 비구순 및 관절 연골이 손상되는 질환이다. 대퇴관골구부딪힘증후군의 통증은 엉덩이의 앞가쪽(anterolateral, 전외측)에서 발생하며, 예리한 통증 양상을 보인다. 통증은 회전 운동과 지속적으로 앉아 있는 자세에 의해 악화될 수 있으며, 시간의 경과에 따라 더욱 악화될 수 있다.

대퇴관골구부딪힘증후군의 이학적 검사 시, 절구공이 관절(ball and socket joint)의 이상 형태로 인해 엉덩이 회전은 통증을 유발한다. 또한 굽힘(flexion, 굴곡), 폄(extension, 신전), 벌림(abduction, 외전) 등의 운동도 대퇴관골구부딪힘증후군에서 통증을 유발한다. 굽힘, 모음(adduction, 내전), 안쪽돌림(internal rotation, 내회전)을 시행하는 FAIR 수기는 이 질환에 대한 가장 민감한 이학적 검사(그림 16-1)이다.

엉덩이 관절의 굽힘, 모음, 안쪽돌림을 시행하여 대퇴관골구부딪힘증후군을 진단하는 이학적 검사이다.

대퇴관골구부딪힘증후군은 병력, 이학적 검사, 단순촬영(plain radiographs, 단순 방사선 사진)에 의해 진단할 수 있으며, 자기공명영상(magnetic resonance imaging, MRI)과 국소마취제를 이용한 엉덩이 주사가 진단을 위해 필요한 경우도 있다.

대퇴관골구부딪힘증후군의 치료는 다양하며, 일차적으로 보존치료를 시행한다. 보존치료에는 물리치료와 약물치료가 있으며, 이를 통해 엉덩이 관절의 움직임과 정렬을 최적화한다. 보존치료에 효과가 없는 경우 엉덩 관절 치환술을 시행한다.

2) 절구테두리(Acetabular labrum)의 째짐(Tear)

엉덩이의 경중증도 외상이 절구테두리 째짐을 유발한다. 관골구(acetabulum, 절구)의 섬유연골테는 골 관골구와 절구가로인대(transverse acetabular ligament)에 붙어 있으며, 관골구가 깊게 위치하도록 하는 기능을 가지고 있다.

이학적 검사에서 앞테두리 째짐이 있는 경우, 환자 엉덩이의 굽힘, 바깥돌림(external rotation, 외회전), 벌림 상태에서 폄, 안쪽돌림, 모음 상태로의 자세 변화 시 엉덩이 통증의 유발과 촉지성 째깍음(click)이 나타난다. 뒤테두리 째짐의 경우, 폄, 모음, 안쪽돌림 상태에서 굽힘, 벌림, 바깥돌림 상태로의 자세 변화 시 엉덩이 통증을 유발한다.

관골구의 형성이상(dysplasia)은 단순촬영에 의해 진단될 수도 있으며, 절구테두리 째짐이 있는 환자에서 관골구의 형성이상이 발견되기도 한다. 다른 형성이상이나 골병변이 없는 경우 절구테두리 째짐이 있는 환자의 방사선 사진은 정상 소견을 보인다.

절구테두리 째짐이 있는 환자의 경우 물리치료와 약물치료를 우선 시행하며, 이에 효과가 없는 경우 엉덩이 관절의 관절경을 통해 진단을 확진하고, 수술적인 치료를 시행한다.

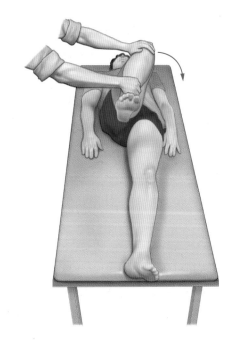

그림 16-1. FAIR 수기
엉덩이 관절의 굽힘, 모음, 안쪽돌림을 시행하여 대퇴관골구부딪힘증후군을 진단하는 이학적 검사이다.

3) 골관절염

골관절염이 있는 경우 엉덩이의 표면 또는 깊은 부위의 통증, 운동범위(range of motion)의 감소, 움직임과 근력의 점진적인 변화, 다른 체중 부하 관절에서의 통증 등이 있을 수 있으며, 통증이 서혜부로 방사된다.

골관절염은 체중이 부하되는 관절에 심각한 증상을 유발할 수 있으며, 초기 통증은 간헐적이고 경증의 양상을 보이나, 시간이 경과함에 따라 통증이 악화되는 양상을 보인다.

이학적 검사상 진통보행(antalgic gait)과 마찰음, 지속적인 통증에 의한 근육량의 감소, 엉덩이 주위 근육을 수축하는 능력의 감소를 보인다. 초기 근육량과 운동범위가 정상적인 반면에 엉덩 관절 내의 상당한 퇴행성 변화에 의해 모든 방향으로의 제한된 움직임이 발생한다.

엉덩이를 90도 정도 굽힌 상태에서 능동적인 또는 수동적인 회전을 하는 것이 중요한 검사 방법이다. 엉덩 관절에 상당히 진행된 퇴행성 관절 질환이 있는 환자의 경우 회전 시 제한된 움직임을 보여주거나, 통증을 호소한다. 골관절염은 흔히 양측성으로 진행하며, 다른 관절 부위와 동시에 발병하기도 한다.

성인의 퇴행성 관절질환은 병력, 단순촬영, 자기공명영상 등에 의해 진단될 수 있다. 단순촬영의 경우 초기에는 큰 이상이 보이지 않으나, 골관절염이 심한 경우 비정상적인 소견을 보이기도 한다.

골관절염의 치료는 초기에는 물리치료와 약물치료 등의 보존치료를 시행한다. 또한 필요한 경우 스테로이드와 국소마취제를 관절 내에 주사할 수 있다. 보존치료에 잘 반응하지 않는 환자에게는 수술적인 치료를 시행한다.

4) 무혈관괴사

대퇴 경부동맥의 혈관 이상에 의해 엉덩이 부위의 깊은 통증이나 체중부하의 어려움이 발생할 수 있다. 무혈관괴사(avascular necrosis)는 엉덩이 외상에 의해 유발되기도 하나, 스테로이드와 같은 약제 등에 의해 발생하기도 한다.

이학적 검사는 회전 운동범위의 감소와 함께 앞관골구와 대퇴골 근위부의 피부에서 압통을 유발한다.

무혈관괴사는 병력, 이학적 검사, 자기공명영상을 포함한 영상검사에 의해 진단될 수 있으며, 수술적인 치료로 엉덩관절 치환술 등을 시행한다.

5) 엉덩관절소음증후군

엉덩관절소음증후군(snapping hip syndrome)은 주로 무용수, 체조 선수 등에서 발생한다. 무용수는 앞쪽 엉덩관절소음증후군 증상을 주로 호소하며 이는 엉덩허리근(iliopsoas muscle, 장요근)에 의해 발생한다. 경우에 따라 엉덩관절소음증후군의 외형(external type)은 엉덩정강뼈환(iliotibial band)이 큰돌기(greater trochanter)와 서로 마찰이 있는 경우 일반인에게서 발생하기도 하며, 엉덩이 가쪽에 통증을 유발한다.

이학적 검사는 통증을 호소하는 부위에서 촉지 되는 소음을 유발하며, 특히 엉덩관절소음증후군의 내형(internal type)에서는 엉덩이를 굽힘, 바깥돌림 자세에서 폄, 안쪽돌림 자세로 전환할 때 소음이 발생한다.

엉덩관절소음증후군의 증상은 다양한 양상을 보이므로, 다른 질환과 감별진단 하는 것이 임상적인 진단을 내리는 데 매우 중요하며, 두 가지 형태의 엉덩관절소음증후군을 구별하기 위해 초음파가 사용되기도 한다.

엉덩관절소음증후군의 치료 방법은 다양하며, 통증이 없는 경우에는 특별한 치료가 필요없는 경우도 있다. 휴식을 취하고 엉덩허리근과 엉덩정강뼈환과 같이 짧아진 근육을 풀어 주는 것이 증상의 완화에 도움을 주며, 엉덩허리근의 윤활낭에 스테로이드를 주사하는 것이 효과를 보이기도 한다. 보존치료에 효과가 없는 경우 수술적인 치료를 시행한다.

6) 요추 3-4 신경뿌리로부터 엉덩이에 나타나는 연관통증

허리 통증에 동반되어 하지로 전달되는 통증은 척수 신경근통(radicular pain)으로 불리며, 흔히 정상적인 신경학적 검사 소견을 보인다. 경우에 따라 요추 신경뿌리의 압박에 의한 증상이 항상 허리 통증이나 척수 신경근통으로 나타나지는 않으며, 엉덩이 통증 자체가 요추부의 이상으로 인해 나타날 수도 있다.

엉덩이 통증이 있는 환자를 검사할 때, 허리 부위의 주의 깊은 관찰과 촉진이 필요하며, 완전한 신경학적 검사가 요추 신경뿌리로 인해 발생하는 문제점을 발견할 수 있게 한다.

요추부의 신경뿌리는 종양, 감염, 추간판의 이상, 이전 시행한 수술, 기타 다른 물리적인 원인에 의해 압박될 수 있다.

등이나 척추 부위의 연조직, 압통점의 존재, 척추 옆 근육의 연축 등은 엉덩이 통증이 있는 환자에서 요추 부위에도 문제가 있음을 암시한다. 비정상적인 신경학적 검사 소견은 그 원인을 찾기 위한 추가적인 검사(단순촬영, 자기공명영상, 근전도검사, 신경전도 속도검사)와 추적 관찰을 필요로 한다.

7) 패혈성엉덩관절(Septic hip joint)

관절 감염의 가능성이 있는 상황에서 엉덩이 통증, 부종, 발열, 발한, 피로, 관절 부위의 온감 등은 패혈성엉덩관절을 의심하게 한다. 특히 엉덩 관절이나 엉덩 관절 주위에 침습적 시술을 받은 환자나 면역억제 환자, 상대적인 면역억제 환자(만성질환, 당뇨병, 스테로이드를 포함한 면역억제제 투여자)에서 엉덩이 부위의 통증이 있는 경우에 그 원인으로 패혈성엉덩관절을 반드시 고려해야 한다.

이학적 검사상 부종, 압통점, 엉덩관절 삼출액, 운동 시의 통증 등이 감염에 의해 나타날 수 있다.

영상검사는 감염과 관련 있는 영상 소견을 보인다.

패혈성엉덩관절이 임상적으로 의심되는 상황에서는 진단을 위해 관절 흡인이 필요하다. 관절액의 배양과 감수성 검사가 필요하며, 결과에 따라 정맥 내 항생제 투여나 외과적인 치료를 고려해야한다.

8) 대퇴경부와 두덩뼈 가지의 피로골절

대퇴경부와 두덩뼈 가지의 피로골절(stress fracture of the femoral neck or pubic ramus)은 주로 오랜 시간을 운동하는 운동선수에서 흔히 발생한다. 통증은 특정한 양상을 보이지 않으며, 진통보행 외에는 별다른 증상을 호소하지 않는 경우가 많다. 골다공증(osteoporosis, 뼈다공증)과 잘못된 운동 자세 등이 과도한 피로골절의 발생을 증가시킬 수 있다.

이학적 검사상 통증 부위에 압통을 보인다. 엉덩이와 관련 있는 모든 골절이 체중부하, 보행 시 통증을 유발하기는 하나 피로골절의 경우 피로골절 부위에서 기시하거나 삽입되는 근육과 관련 있는 저항성 운동에 통증이 유발된다. 특히 엉덩이 회전, 모음, 벌림이 대퇴의 피로골절에 있어 통증을 유발할 수 있다.

피로골절은 단순촬영에 의해 진단될 수 있으나, 초기 피로골절의 경우 심지어 몇 달 동안 단순촬영에 의해 진단이 되지 않는 경우도 있다. 잠재적인 피로골절이 의심되는 부위의 가골(callus)의 형성에 의해 진단을 내릴 수 있다. 자기공명영상 또는 컴퓨터 단층 촬영술이 확진을 위해 요구되기도 한다.

과도한 사용에 의한 손상의 병력과 통증의 존재는 영상검사에서 육안으로 보이는 비정상적인 손상이 없더라도 피로골절에 대한 치료의 필요성을 제안한다. 피로골절의 치료는 완전한 휴식이 우선되어야 하며, 필요한 경우 보조기와 석고붕대를 사용한다. 심한 피로골절인 경우 수술을 시행할 수도 있다.

9) 이상근증후군

이상근증후군(piriformis syndrome)은 엉덩이 부위에 둔통(dull pain)을 유발하며, 다양한 형태의 방사통(방사통증, radiating pain)을 유발한다. 이 증후군은 운동선수가 과도한 운동을 하거나, 오랜 시간동안 앉아 있는 자세에서 유발된다.

이상근증후군 환자의 이학적 검사상 엉덩이 중간 부분에서 압통이 유발되며, 특히 수동적인 엉덩이의 안쪽돌림 또는 저항에 대한 능동적인 바깥돌림에 의해 통증이 발생할 수 있다.

증상의 위치와 함께 적절한 임상적 병력 청취와 이학적 검사로 진단할 수 있다. 영상검사는 임상적인 증상이 비슷한 다른 질환들을 감별진단하기 위해 필요하다.

이상근증후군의 치료는 초기에 근육의 이완과 통증감소를 위해 물리치료와 약물치료 등의 보존치료를 먼저 시행하며, 필요한 경우 스테로이드, 국소마취제 등을 이상근에 주사할 수도 있다. 보존치료에 잘 반응하지 않는 경우, 드물게 수술적인 치료를 시행한다.

10) 종양

근골격계의 종양은 원발성과 전이성으로 발생하며, 엉덩이 부위에도 악성 또는 양성 종양이 발생한다. 이 부위의 종양은 다른 질환에 비해 흔하게 발생하지는 않으나, 경우에 따라 생명을 위협할 수 있으므로 반드시 감별진단이 이루어져야 한다. 특히 골육종은 십대와 젊은 성인에서 잘 발생한다.

일반적으로 종양의 발생이 연령이 증가함에 따라 증가하고, 종양의 다양한 양상이 근골격계 증상을 유발하는 경우도 있다. 근골격계 손상으로 초기에 치료되었으나 통증이 지속되는 경우, 보존적인 치료에 잘 반응하지 않는 경우 종양을 의심해볼 수 있다.

종양이 있는 환자는 전신 쇠약의 모습을 보이기도 하며, 종양 부위에 부기나 발적을 보이기도 한다. 그러나 초기 종양의 경우 특별한 증상을 보이지 않는 경우가 많다.

모든 엉덩이 질환이 즉각적인 영상검사를 필요로 하지는 않으나, 치료에 잘 반응하지 않거나, 비전형적인 증상을 보여 주는 엉덩이 질환의 경우 종양의 진단을 위해 영상검사가 필요하다.

2. 무릎의 통증을 유발하는 질환

무릎 통증이 있는 경우, 감별진단의 어려움 때문에 그 원인을 찾기가 어려운 경우가 많다. 따라서 무릎 통증의 감별진단을 위해 무릎의 해부학 및 손상의 흔한 기전을 잘 알고 있어야 하며, 상세한 환자의 병력과 세심한 이학적 검사가 통증의 원인을 밝히는 데 도움을 줄 수 있다.

환자의 나이(표16-3)와 통증의 해부학적인 위치(표16-4)가 정확한 진단을 하는데 가장 중요한 두 가지 요소이다.

표16-3. **연령에 따른 무릎 통증 질환**

Older adults
골관절염
결정 유발성 염증성 관절병증: 통풍, 가성통풍
슬와낭(Baker's cyst)
Adults
무릎뼈-넙다리뼈 통증 증후군 환자
안쪽 주름 증후군
거위발 윤활낭염
외상: 인대 염좌(전방십자인대, 안쪽 곁인대, 바깥쪽 곁인대), 반달연골 째짐
염증성 관절병증: 류마티스 관절염
감염
Children and adolescents
무릎뼈 부분탈구
정강뼈 뼈곁돌기염(Osgood–Schlatter lesion)
무릎뼈 건염(Jumper's knee)
연관통증: 대퇴골두골단 분리증
박리뼈연골염

표16-4. **무릎 통증의 해부학적인 위치에 따른 무릎 통증 질환**

앞쪽 무릎 통증
무릎뼈 부분탈구 또는 탈구
정강뼈 뼈곁놀기염(Osgood–Schlatter lesion)
무릎뼈 건염(Jumper's knee)
무릎뼈-넙다리뼈 통증 증후군 환자
안쪽 무릎 통증
안쪽 곁인대 염좌
안쪽 반달연골 째짐
거위발 윤활낭염
안쪽 주름 증후군
바깥쪽 무릎 통증
바깥쪽 곁인대 염좌
바깥쪽 반달연골 째짐
엉덩정강근막띠 건염
뒤쪽 무릎 통증
슬와낭(Baker's cyst)
뒤쪽 십자인대 손상

1) 골관절염

무릎 관절의 골관절염은 60세 이상의 환자에서 흔히 발생한다. 무릎 통증이 있는 환자는 체중 부하 운동에 의해 증상이 악화되고, 휴식에 의해 증상이 완화된다.

환자들은 대개 전신 증상이 없으나, 조조강직(morning stiffness)에 의해 잠에서 일어나게 되며, 조조강직은 활동과 함께 사라지게 된다. 만성적인 관절강직, 통증과 함께 환자들은 때때로 급성 윤활막염의 증상을 호소하기도 한다.

이학적 검사에서 무릎 관절 운동범위의 감소, 마찰음, 경도의 관절 삼출액, 촉지성 골증식체(osteophyte, 골증식)의 형성 소견을 보일 수 있다.

골관절염이 의심되는 경우 단순촬영을 시행할 수 있으며, 영상검사 소견 상 관절 간격의 협착, 연골하 골경화, 낭종 변화, 비대성 골증식체 형성 소견을 나타낸다.

골관절염의 치료는 통증의 감소와 일상생활을 지속하는 데 중점을 둔다. 약물치료와 물리치료를 병행하며, 증상이 심한 경우 관절경 세척법(irrigation), 관절경 세정법(debridement), 뼈자름술(osteotomy), 성형술과 치환술(arthroplasty & replacement) 등의 수술적인 치료법을 사용한다.

2) 결정유발성 염증성 관절병증

외상이 없는 상태에서 무릎 관절에 급성 염증, 통증, 부기가 발생하는 경우 통풍 또는 가성통풍과 같은 결정유발성 염증성 관절병증(crystal-induced inflammatory arthropathy)의 가능성이 높다. 통풍은 흔히 무릎 관절에서 발생하며, 이와 같은 관절병증에서 sodium urate crystal이 무릎 관절 내에 침전물로 침착하여 과도한 염증 반응을 일으킨다. 가성통풍의 경우, calcium pyrophosphate crystal이 염증을 유발하는 침전물로 작용한다.

이학적 검사에서 무릎 관절은 홍반, 온감, 압통, 부기 등의 소견을 보이며, 심지어 약간의 운동범위에서도 심한 통증을 호소하는 경우가 있다.

관절 천자 시 투명하거나 약간 혼탁한 윤활액 소견을 보이며, 윤활액의 분석은 백혈구수 2,000-75,000/㎣, 다량의 단백질($>3g/dl$), 혈청 포도당 농도의 75% 정도에 해당하는 포도당 농도의 소견을 나타낸다.

윤활액의 편광현미경검사(polarized-light microscopy)에서 통풍 환자는 복굴절 음성의 막대 결정을 보이는 반면, 가성통풍환자는 복굴절 양성의 마름모 결정을 보인다.

결정유발성 염증성 관절병증의 치료 목적은 급성 통증의 증상을 완화시키는 것이다. 비스테로이드성 소염제, 스테로이드, 콜치신 등이 사용된다.

3) 슬와낭(Popliteal cyst)

슬와낭(popliteal cyst, Baker's cyst)은 무릎 관절의 가장 흔한 활액낭이다. 슬와낭은 반막상근낭 근처에서 무릎 관절의 뒤안쪽에서 생성된다.

슬와낭이 있는 환자는 무릎의 오금 부위에서 서서히 시작되는 경도 내지 중등도의 통증을 호소한다.

이학적 검사상 오금 부위의 안쪽 또는 장딴지근의 안쪽 갈래부위에서 촉지되는 종양을 나타낸다. 슬와낭의 확진은 관절조영술, 초음파촬영술, 전산화 단층 촬영술, 자기공명영상 등에 의해 이루어진다.

슬와낭의 치료는 증상이 없는 경우 특별한 치료가 필요하지 않지만, 증상이 있는 경우 초기 치료로 휴식과 다리 높이기를 먼저 시행하며, 필요한 경우 슬와낭의 흡인과 스테로이드 주사를 시행한다. 보존치료에 잘 반응하지 않는 경우 관절경과 같은 수술적인 치료를 시행한다.

4) 과사용증후군(Overuse syndromes)

(1) 앞무릎 통증

① 무릎뼈-넙다리뼈 통증 증후군 환자

무릎뼈-넙다리뼈 통증 증후군 환자(patellofemoral pain syndrome: chondromalacia patella)는 전형적으로 오랜 시간 동안 앉아 있은 후 발생하는 경도 내지 중등도의 앞무릎 통증을 호소한다. 무릎뼈-넙다리뼈 통증 증후군은 여성에서 발생하는 앞무릎 통증의 가장 흔한 원인이다.

이학적 검사상 약간의 삼출액이 존재하며 운동 시 무릎뼈의 마찰음이 들린다. 환자의 통증은 무릎뼈 앞쪽에 압력을 주는 것에 의해 재현될 수 있으며, 무릎뼈의 압통이 무릎뼈를 안쪽 또는 바깥쪽으로 부분 탈구하는 것에 의해 발생하며, 무릎뼈의 위쪽과 아래쪽을 촉진하는 것에 의해서도 발생한다. 영상검사가 늘 요구되지는 않는다.

무릎뼈-넙다리뼈 통증 증후군의 치료는 휴식, 물리치료, 약물치료, 보조기 등의 보존치료가 사용된다.

(2) 안쪽 무릎 통증

① 안쪽주름증후군

일반적으로 흔히 간과되는 진단 중의 하나가 안쪽주름증후군(medial plica syndrome)이다. 안쪽주름증후군은 관절 활막 안쪽의 여유 부분의 반복적인 과사용에 의해 염증이 발생하는 것이다. 또한 일상적인 활동을 과도하게 한 환자에서도 안쪽 무릎 통증이 급성으로 발생하는 경우가 있다. 이학적 검사에서 무릎 안쪽에서 움직임이 있는 압통의 결절을 보이나, 관절 삼출액은 없고, 다른 무릎 검사 소견은 정상적이다. 영상검사가 늘 요구되지는 않는다.

안쪽주름증후군의 치료의 목적은 관절 활막의 염증을 감소시키는 데에 있으며, 비스테로이드성 항염제, 물리치료 등을 시행한다. 경우에 따라 안쪽 주름 제거술을 시행하기도 한다.

② 거위발윤활낭염

거위발윤활낭염(pes anserine bursitis)도 무릎 안쪽 통증의 원인이 될 수 있다. 정강뼈 근위부의 앞안쪽면에 힘줄로 붙게 되는 넙다리빗근(sartorius), 두덩정강근(gracilis), 반힘줄모양근(semitendinosus muscles)이 거위발 윤활낭을 형성한다.

윤활낭은 과사용이나 타박상에 의해 염증이 일어나게 된다. 거위발윤활낭염은 흔히 안쪽 곁인대 염좌로 오인되기도 하며, 경우에 따라 무릎 안쪽 구획의 골관절염으로 오인되기도 한다. 거위발윤활낭염 환자는 무릎의 반복적인 굽힘과 폄에 의해 통증이 악화된다.

이학적 검사상 무릎 안쪽에 통증이 존재하며, 무릎 관절 삼출액은 없으나, 안쪽 넙다리뒤근육(hamstring muscle)이 부착되는 곳에 약간의 부종이 존재한다. 앙와위에서 시행하는 외반 부하검사(valgus stress test)나, 복와위에서 시행하는 저항성 무릎 굽힘 검사(resisted knee flexion)가 통증을 유발하게 된다. 영상검사가 늘 요구되지는 않는다.

거위발윤활낭염의 치료로 비스테로이드성 항염제, 물리치료 등을 먼저 시행하며, 치료에 잘 반응하지 않는 경우 거위발 윤활낭에 국소마취제와 스테로이드를 주사하기도 한다.

(3) 바깥쪽 무릎 통증

① 엉덩정강근막띠건염

엉덩정강근막띠건염(iliotibial band tendonitis)은 엉덩정강근막띠와 바깥쪽 대퇴돌기의 과도한 마찰에 의해 발생한다. 이러한 과사용 증후군은 흔히 육상선수나 사이클선수에서 발생하나, 반복적인 무릎 굽힘 운동을 경험한 일반인에서도 발생할 수 있다. 특히 엉덩정강근막띠의 과도한 긴장, 과도한 발 엎침(pronation), 내반슬(genu varum), 정강뼈의 비틀림이 있는 경우 잘 발생한다.

엉덩정강근띠건염 환자는 무릎 관절 바깥쪽 부위에 통증을 호소하며, 특히 내리막을 달리거나, 등산을 하는 경우 통증이 악화되는 경향이 있다.

이학적 검사에서 바깥쪽 대퇴 위관절융기(epicondyle)에 압통이 존재하며, 연조직의 부기와 마찰음이 존재하나, 관절 삼출액은 없다. 영상검사가 늘 요구되지는 않는다.

엉덩정강근막띠건염 환자에서 통증을 유발하기 위해 Noble's test가 흔히 사용된다. Noble's test는 앙와위에서 검사자의 엄지손가락으로 바깥쪽 대퇴 위관절융기를 누르고, 환자의 무릎을 반복적으로 굽힘과 폄을 반복할 때, 무릎을 30도 굽혔을 때 통증이 가장 심하게 나타나는 검사 방법이다.

엉덩정강근막띠건염 환자는 염증과 통증을 감소시키기 위해 초기 치료로 휴식과 다리 높이기를 먼저 시행하며 물리치료를 시행한다. 치료에 잘 반응하지 않는 경우 스테로이드 주사를 사용하기도 한다.

오금근 건염(popliteus tendinitis)도 바깥쪽 무릎 통증의 가능한 원인이 되기도 하나 극히 드물게 발생한다.

5) 외상

(1) 앞십자인대염좌

앞십자인대의 손상은 육상선수가 한발로 몸을 지탱하다가 급격하게 반대 방향으로 몸을 회전하는 것과 같은 비접촉성 감속력에 의해 발생한다. 결과적으로 무릎에 전해지는 외반형 부하는 정강뼈를 앞쪽으로 전위시키며, 인대의 염좌나 파열을 유발한다. 환자는 손상 시에 뚝하는 소리를 듣거나 느꼈다고 이야기하며, 이 때 모든 활동을 즉시 중단하여야 한다.

손상 후 두 시간 이내의 무릎 부기는 인대의 파열을 암시하며, 결과적으로 혈관절증을 동반한다.

이학적 검사상 환자는 중등도에서 중증의 관절 삼출액이 있으며, 이는 환자의 운동범위를 제한한다. Anterior drawer test가 양성반응을 보이나, 혈관절증 손상이나 넙다리뒤근육에 의해 음성 반응을 보이는 경우도 있다.

Lachman 검사 또한 양성반응을 보이며 anterior drawer 검사보다 더 믿을 만한 검사방법이다.

영상검사에서 정강뼈가시(tibial spine) 찢김 골절(avulsion fracture)을 보이며, 수술 전 평가를 위해 무릎의 자기공명영상이 요구되기도 한다.

앞십자인대 손상의 초기 치료로 휴식, 다리 높이기, 물리치료, 보조기와 같은 보존치료가 사용되며, 손상의 부위가 심한 경우 앞십자인대의 재건술이 시행되기도 한다.

(2) 안쪽곁인대염좌

안쪽 곁인대의 손상은 급성 외상에서 흔하게 발생한다. 환자는 무릎 외반 부위에 부하를 주는 충돌이나 발꼬임이 있은 후 무릎 안쪽에 즉각적인 통증과 부기가 발생하였다고 이야기한다.

이학적 검사에서 안쪽 곁인대 손상이 있는 환자는 무릎 관절 안쪽에 압통을 호소하며, 무릎을 30도 정도 굽히고 시행하는 외반 부하 검사에서 통증을 호소한다. 외반 부하 검사에서의 1, 2등급은 염좌를 나타내는 반면, 완전한 안쪽 불안정성은 3등급으로 인대 파열을 암시한다.

안쪽 곁인대의 손상의 치료는 손상의 정도에 따라 다르며, 손상이 심하지 않은 경우 보존치료를 시행하며, 심한 경우 수술적인 치료를 시행한다.

(3) 바깥쪽곁인대염좌

바깥쪽 곁인대의 손상은 안쪽 곁인대의 손상보다 드물며, 바깥쪽곁인대염좌는 무릎 내반 부하 검사와 유사하게 한발로 몸을 지탱하다가 급격하게 같은 방향으로 몸을 회전하는 것과 같은 기전에 의해 발생한다.

환자는 급성의 바깥쪽 무릎 통증을 호소하며, 즉시 모든 활동을 중단하여야 한다.

이학적 검사에서 바깥쪽 무릎 관절에 압통을 호소하며, 무릎을 30도 정도 굽히고 시행하는 내반 부하검사에서 불안정 또는 통증을 호소한다. 영상검사가 늘 요구되지는 않는다.

바깥쪽 곁인대 손상의 치료는 손상의 정도에 따라 다르며, 손상이 심하지 않은 경우 보존치료를 시행하며, 심한 경우 수술적인 치료를 시행한다.

(4) 반달연골째짐(Meniscal tear)

반달연골은 육상선수가 갑자기 진행방향을 바꾸는 것과 같은 무릎의 갑작스런 회전 손상에 의해 발생한다. 반달연골 째짐은 또한 무릎에 앞십자인대가 없는 환자처럼 지속적인 퇴행성 과정을 갖게 되는 환자에서도 발생한다. 환자는 반복적인 무릎 통증을 호소하며, 무릎을 쭈그리고 앉거나, 무릎을 회전할 때 무릎 관절이 잡아당겨지거나 걸려 있는 듯한 느낌이 있다고 이야기 한다.

이학적 검사에서 약간의 삼출액이 늘 존재하며, 안쪽 또는 바깥쪽 관절면을 따라 압통이 존재한다. 또한 네갈래근(quadriceps muscle)의 내측넓은근(vastus medialis) 부위의 위축이 보인다.

McMurray 검사가 양성 소견을 보이나, 음성 소견을 보인다 할지라도 반달연골째짐의 가능성을 완전히 배제할 수는 없다.

영상검사의 단순촬영은 거의 정상소견을 보이므로, 자기공명영상이 반달연골째짐의 확진을 위한 검사 방법이다.

반달연골째짐의 치료는 증상이 심하지 않는 경우, 물리치료, 운동치료, 약물치료와 같은 보존치료를 사용할 수 있으며, 증상이 보존치료에 잘 반응하지 않는 경우 관절경을 시행하여 반달연골의 손상 부위를 제거할 수도 있다.

6) 감염

무릎 관절의 감염은 어느 연령대의 환자에서도 발생할 수 있으나, 면역체계에 이상이 있는 암환자, 당뇨병, 알코올중독 환자, 스테로이드를 포함한 면역억제제 투여자 등에서 흔히 발생한다.

패혈성 관절염 환자는 특별한 외상의 병력 없이 무릎 관절의 갑작스런 통증과 부기를 호소한다.

이학적 검사상 무릎에서 온감, 부기, 약간의 자극에 의한 압통 등을 호소하며, 무릎 관절의 약간의 움직임에도 심한 통증을 호소하는 경우가 있다.

관절천자는 혼탁하고 불투명한 윤활액 소견을 보이며, 윤활액의 분석은 백혈구 수 (75% 이상의 다형핵 세포)>50,000/㎣, 단백질의 상승(>3 g/dl), 혈청 포도당 농도의 50% 정도에 해당하는 포도당 농도의 소견을 나타낸다.

윤활액의 그람염색은 원인균을 나타내는데, 흔한 균주로는 *Staphylococcus aureus, Streptococcus species, Haemophilus influenzae, Neisseria gonorrhoeae* 등이 있다. 혈액학적 검사 소견에서는 백혈구의 상승, 미숙한 다형핵 세포수의 상승, 적혈구침강속도의 상승(>50 ㎜/hour) 등이 나타난다.

패혈성 관절염에서 관절액의 배양과 감수성 검사 후에 결과에 따라 정맥내 항생제 투여나, 외과적인 치료를 고려하여야 한다.

7) 무릎뼈부분탈구

무릎뼈부분탈구(patellar subluxation)는 10대의 여자 청소년에서 흔히 발생한다. Patellar apprehension 증상이 무릎뼈를 바깥쪽으로 부분 탈구하는 것에 의해 발생하며, 약간의 삼출액이 존재한다. 중등도 내지 중증의 무릎의 부기는 혈관절증을 암시하는데, 혈관절증은 무릎뼈의 탈구, 골연골의 골절, 출혈이 동반 발생한 것을 가리킨다.

무릎뼈부분탈구의 치료는 보조기, 물리치료 등의 보존치료를 먼저 시행하며, 보존치료에 잘 반응하지 않는 경우 수술적인 치료를 시행한다.

8) 정강뼈뼈곁돌기염(Tibial apophysitis, 정강뼈 골단염)

정강뼈의 거친 면(tuberosity)에 국한된 앞무릎 통증이 있는 10대 남자 청소년은 정강뼈 뼈곁돌기염(Osgood-Schlatter lesion)을 가지고 있을 가능성이 높다. 전형적인 환자는 최근 성장급증이 있었던 13-14세의 남자아이 또는 10-11세의 여자아이인 경우가 많다.

정강뼈뼈곁돌기염이 있는 환자는 몇 달 동안 무릎 통증이 호전과 악화를 반복하는 경우가 많으며, 쭈그려 앉거나, 계단을 내려가거나, 네갈래근이 강한 수축을 하는 것에 의해 통증이 악화됨을 호소한다.

이와 같은 과사용 뼈곁돌기염은 반복적으로 충격적인 착지가 무릎뼈 인대의 삽입부위에 과도한 부하를 주기 때문에 높이뛰기나 허들경기 시 통증이 악화된다.

이학적 검사상 정강뼈 거친 면에서 압통과 부기, 온감 등이 느껴진다. 무릎 통증은 무릎의 능동적인 저항성 폄이나 수동적인 과도한 굽힘에 의해 발생할 수 있으며, 삼출액은 없다.

영상검사에 특별한 소견은 나타나지 않으며, 드물게 정강뼈 거친 면의 뼈곁돌기의 찢김을 보이기도 하므로 주의하여야 한다.

정강뼈뼈곁돌기염의 치료는 휴식, 압박, 다리 올리기, 비스테로이드성 항염제의 투여와 같은 보존치료를 먼저 시행한다. 증상이 완화되지 않는 경우 수술적인 치료를 시행한다.

9) 무릎뼈 건염

Jumper's knee(무릎뼈 건의 자극과 염증)은 성장 급증 시기의 10대 남자 청소년에게서 흔히 발생한다. 환자는 몇 달 동안 지속되고, 계단을 내려가거나, 뛸 때 악화되는 모호한 앞무릎 통증을 호소한다.

이학적 검사에서 무릎뼈에 압통이 있으며, 저항성 무릎 폄에 의해 통증이 발생하나, 대개 삼출액은 없다. 영상검사가 늘 요구되지는 않는다.

치료는 휴식, 압박, 다리 올리기, 운동치료와 같은 보존치료를 시행한다.

10) 대퇴골두골단분리증

여러 가지 질환이 무릎에 연관통증을 유발하나, 만약 어린이나 청소년이 무릎 통증을 호소하는 경우 대퇴골두골단분리증도 의심해 보아야 한다.

대퇴골두골단분리증(slipped capital femoral epiphysis) 환자는 대개 부위가 명확하지 않은 무릎 통증을 호소하며, 무릎 외상의 병력이 없는 경우가 많다. 또한 전형적인 대퇴골두골단분리증 환자는 과체중인 경우가 많으며, 진찰대에 앉을 때 병변이 있는 엉덩이를 약간 굽히면서 바깥쪽으로 회전하면서 앉는 경향이 있다.

이학적 검사에서 무릎은 정상이나 병변이 있는 엉덩이를

수동적으로 안쪽회전하거나, 펴는 것에 의해 통증이 유발된다.

영상검사는 전형적으로 대퇴골두 골단의 전위 소견을 나타내나, 영상검사에서 이상 소견을 보이지 않는 환자인 경우라도 전형적인 임상증상을 가지고 있는 환자는 대퇴골두 골단분리증을 가지고 있을 경우가 많으므로 전산화단층촬영술이 요구된다.

대퇴골두골단분리증 환자의 치료는 체중부하의 제거와 엄격한 침상 안정을 요구된다. 만약 분리증이 악화되어 무혈성 괴사가 발생하는 경우 즉각적인 수술적 치료가 필요하다.

11) 박리뼈연골염

박리뼈연골염(osteochondritis dissecans)은 원인이 불확실한 관절내 골연골증(osteochondrosis)으로 관절연골과 관절연골이 부착되어 있는 뼈의 변성과 재석회화의 특징을 가지고 있으며, 특히 무릎 안쪽 대퇴 관절돌기(condyle, 돌기)에서 흔히 발생한다.

환자는 대개 부위가 명확하지 않은 무릎 통증을 호소하며, 조조경직, 재발성 삼출액의 증상을 호소한다. 관절 내에 유리체가 있는 경우, 무릎 관절이 잡아당겨지거나 걸려 있는 듯한 느낌 등의 기계적인 증상을 호소하기도 한다.

이학적 검사에서 환자는 네갈래근의 위축이나 병변이 있는 연골 부위의 압통을 호소하며, 약간의 관절 삼출액이 존재한다.

영상검사에서 단순촬영은 골연골 병변이나 무릎 관절의 유리체 소견을 보이며 자기공명영상은 골연골 병변이 의심되는 환자에서 가장 민감도가 높은 검사 방법이다.

치료는 운동치료, 약물치료와 같은 보존치료를 먼저 시행하며, 필요한 경우 수술적인 치료를 시행한다.

3. 발과 발목에 통증을 유발하는 질환

1) Morton 신경종

Morton 신경종(Morton's neuroma)은 바닥 쪽 발가락신경(plantar digital nerve)의 신경 주위에서 발생하는 비종양성의 섬유증식이다. Morton 신경종은 흔히 여성에서 잘 발생하며, 3-4번째(덜 흔하게는 2-3번째) 발허리뼈사이 공간(intermetatarsal space)에서 가장 많이 발생한다.

임상적으로 신경종이 발생한 갈퀴막공간(web space)에서 흔히 발가락 쪽으로 뻗치는 통증을 주 증상으로 한다.

Morton 신경종은 자기공명영상을 통하여 가장 잘 발견되며, 자기공명영상에서 병변 부위의 가로 직경이 적어도 5 mm 이상이고, 임상적인 증상과 잘 연관이 있을 때, 진단을 내릴 수 있다. 고해상 초음파촬영술 또한 Morton 신경종의 진단에 사용될 수 있다.

Morton 신경종의 치료에는 보조기, 스테로이드 주사 등이 사용된다. 경우에 따라 신경종을 경화시키기 위해 알코올이 사용되기도 한다. 보존치료에 잘 반응하지 않는 경우, 수술적인 치료가 시행된다.

2) 발바닥근막염

발바닥근막염(plantar fasciitis)은 발바닥 발꿈치 통증의 가장 흔한 원인이다.

발바닥근막염은 만성적인 당김에 의해 발생하는 손상으로 생각되며, 단독으로 발생하거나, 류마티스관절염, 통증, 전신성 홍반성 루푸스, 음성혈청반응 척추관절병증과 같은 전신병의 한 증상으로 발생하기도 한다.

발바닥근막염은 비만인 환자 또는 편평 발 환자에서 흔히 발생하며, 운동선수에서 발생하는 발바닥 근막염은 전형적인 발 통증을 나타내며, 발바닥 근막의 반복적인 외상에 의해 미세손상이 일어나고, 근막과 근막 주위에 염증이 일어나는 것에 의해 발생한다.

진단은 흔히 임상적인 소견을 위주로 이루어지며, 단순촬영은 진단의 확진보다 타 질환의 가능성을 배제하는데 더 도움이 된다.

단순촬영에서 발바닥의 발꿈치돌기(calcaneal spur) 소견이 나타나나, 이와 같은 형태의 발꿈치돌기가 발바닥 근막염의 증상이 없는 정상적인 성인에서도 발견되기 때문에 주의를 요한다. 뼈 스캔과 자기공명영상도 진단을 내리는데 도움을 줄 수 있으며, 자기공명영상에서 근위 발바닥 근막(7-8 mm; 정상 3-4 mm)의 비대, 발바닥 건막(aponeurosis)

의 염증, 인접한 연조직의 부종, 수액이 있는 근막, 근막 근위 부의 파열 등의 소견을 나타낸다. 초음파 촬영술 또한 정상적인 발바닥과 발바닥 근막염을 구별하는데 도움을 줄 수 있다.

발바닥근막염의 치료는 휴식, 체중감소, 보조기, 물리치료, 약물치료 등의 보존요법을 사용할 수 있으며, 보존요법에 잘 반응하지 않는 경우 스테로이드 주사나 수술적인 요법을 사용할 수 있다.

3) 피로골절

피로골절(stress fracture)은 스트레스반응(stress reaction), 피로성 골절(fatigue fracture), 기능부족 골절(insufficiency fracture)의 세 가지 형태를 나타낸다.

스트레스반응은 완전한 골절 없이 미세골절(microfracture)이 회복된 상태를 의미한다. 피로성골절은 지속적인 비정상적인 기계적인 부하가 정상적인 탄력 내성(elastic resistance)을 갖고 있는 뼈에 전달될 때 발생하며, 주로 달리기, 행진, 춤 등의 활동에서 주로 발생한다. 기능부족 골절은 탄력 내성이 부족한 약한 뼈에 정상적인 운동 부하가 전달될 때 발생한다.

피로골절은 흔히 2번째, 3번째 발허리뼈(metatarsals), 발배뼈(tarsal navicular bone), 발꿈치뼈에 발생하며, 드물지만 첫 번째, 5번째 발허리뼈, 엄지발가락 안쪽의 종자뼈(sesamoid bone)에서도 발생한다.

단순촬영은 초기에는 정상적으로 보일 수 있으나, 시간이 흐름에 따라 골절선(fracture line)이 확인될 수 있다. 만약 뼈의 피질만 손상된 경우, 새로운 내골성뼈(endosteal bone)의 형성과 함께 뼈막반응(periosteal reaction)이 나타날 수 있다. 경우에 따라 하나 이상의 피로골절이 같은 발에 존재하는 경우도 있다.

단순촬영과 전산화단층촬영술에서 골절과 관련 있는 특이 소견이 발견되지 않은 경우, 뼈 스캔과 자기공명영상이 하나의 좋은 선택이 될 수 있다.

자기공명영상에서는 골절선이 보이기전에 골수 부종과 뼈의 스트레스반응을 보여주며, 뼈 스캔은 뼈대사의 증가와 골모세포(osteoblastic cell)의 활성에 의한 이상 소견을 나타낸다.

피로골절의 치료는 완전한 휴식이 우선되어야 하며, 필요한 경우 보조기와 석고붕대를 사용한다. 심한 피로골절의 경우 수술을 시행할 수도 있다.

4) 통증성 종자골(Accessory bones)

발배뼈의 정상적인 종자골이나 삼각골(os trigonum)도 지속적인 만성 발 통증을 유발할 수 있다.

발배뼈의 종자골은 발배뼈의 안뒤쪽에 위치하고 있으며, 4-14%의 발생률을 가지고 있다. 삼각골은 목말뼈(talus)의 뒤쪽에 위치하고 있으며, 14-25%의 발생률을 가지고 있다.

발배뼈의 종자골이 통증을 일으키는 기전은 유리연골결합(synchondosis)의 외상성 또는 퇴행성 변화와 연조직 염증에 의한다.

영상검사는 뼈 스캔과 자기공명영상에 의해 이루어진다. 통증이 심한 경우 국소마취제를 투시검사 유도 하에 주사하여 통증을 완화시킬 수 있다.

5) 발목굴증후군(Tarsal tunnel syndrome)

발목굴은 굽힘근지지띠(flexor retinaculum)의 아래쪽 깊이, 안쪽 복사의 뒤아래 쪽에 위치한다.

발목굴 안에는 뒤정강신경(posterior tibial nerve), 뒤경골근(tibialis posterior), 긴발가락굽힘근(flexor digitorum longus), 긴엄지굽힘근(flexor hallucis longus)의 인대, 뒤정강동맥과 정맥 등이 있다. 대부분의 경우 뒤정강 신경은 발목굴 내에서 말단 가지인 안쪽, 가쪽 발바닥 신경으로 나누어진다.

발목굴증후군은 뒤정강신경과 그 가지의 압박성 포착신경병증(entrapment neuropathy)이다.

환자는 전형적으로 발과 발가락의 발바닥면에서 통증 위치가 정확하게 정해지지 않는 작열통과 감각이상을 호소한다. 발목굴증후군의 원인은 외상, 섬유화, 보조근육(accessory muscles), 신경절낭(ganglion cyst), 지방종, 신경다발막종양(nerve sheath tumor) 등이 있다.

발목굴증후군은 자기공명영상에 의해 가장 잘 보이며, 단순촬영은 발목굴증후군을 유발하는 골절이나 골증식체의 확인을 위해 필요하다. 경우에 따라 초음파 촬영술이 발목굴에 종양이 있는 환자의 경우 도움을 줄 수 있다.

발목굴증후군의 치료는 휴식, 뒤경골근의 강화, 스테로이드와 국소마취제의 투여 등이 있다. 약물요법에 사용하는 약제로는 비스테로이드성 항염제, gabapentin, tramadol 등이 있다.

6) 발허리뼈머리의 무혈관괴사

발허리뼈머리의 무혈관괴사(avascular necrosis of meta-tarsal head: Freiberg`s disease), 즉 Freiberg 질환은 손상을 받은 발허리발가락관절의 통증, 압통, 부기, 운동범위의 제한을 특징으로 한다. 두 번째 발허리뼈가 흔히 발생하며, 세 번째, 네 번째 발허리뼈에서도 발생한다.

발허리뼈머리의 무혈관괴사는 일반적으로 십대의 청소년기에서 흔히 발견되며, 여자에서 3-4배 더 흔하게 발생한다.

현재까지 발허리뼈머리의 무혈관괴사의 원인은 주로 급성적이며 반복적인 외상성 손상과 혈관이상의 복합적인 요인에 의한 것으로 알려져 있다.

영상 의학적 검사에서 발허리뼈머리의 증가된 밀도와 둔마(flattening), 붕괴, 낭종성 변화, 발허리발가락 관절의 확장 소견 등이 보인다. 자기공명영상이 수술 전 평가를 위해 필요하다.

발허리뼈머리의 무혈관괴사의 치료는 휴식, 압박, 다리 올리기, 비스테로이드성 항염제의 투여와 같은 보존치료를 먼저 시행한다. 증상이 완화되지 않는 경우 수술적인 치료를 시행한다.

7) 족근골 유합

족근골 유합(tarsal coalition)은 두 개 또는 세 개의 발목뼈가 비정상적인 연결에 의해 발생하는 변형이다. 족근골 유합이 있는 경우 정상적인 거골하 관절 운동에 지장을 초래하며, 이로 인해 통증이나 이차적인 발의 변형이 나타날 수 있다.

세 가지 형태의 유합 형태(fibrous (syndesmosis), cartilaginous (synchodrosis), osseous (synostosis) fusion)가 존재하며, 족근골 유합의 발생률은 1-26%로 알려져 있다.

족근골 유합은 전체 환자의 반 이상에서 양측에 발생한다.

발꿈치발배 유합(calcaneonavicular coalition)이 가장 흔히 발생하고, 약 53%를 차지하며, 약 37%의 환자는 목말발꿈치 유합(talocalcaneal coalition) 소견을 보인다.

발꿈치발배 유합은 발의 경사진 정면 촬영법에 의해 확인이 되며, 목말발꿈치 유합은 심한 발뒤부의 외반성 변형에 의하므로, 측면상에 의해 확인이 가능하다.

전산화단층촬영술과 자기공명영상이 족근골 유합의 진단에 필수적이지는 않으나, 자기공명영상이 유합형태를 파악하는데 효과적이다.

족근골 유합의 치료는 통증을 없애기 위해 약물치료를 시행하며, 보조기와 석고붕대 등의 보존적인 요법을 사용하기도 한다. 증상이 호전되지 않는 경우 수술적인 치료를 시행한다.

▬ 참고문헌

Bellary SS, Lynch G, Housman B, Esmaeili E, Gielecki J, Tubbs RS, et al. Medial plica syndrome: a review of the literature. Clin Anat 2012;25:423-8.

Bliddal H, Christensen R. The treatment and prevention of knee osteoarthritis: a tool for clinical decision-making. Expert Opin Pharmacother 2009;10:1793-804.

Cibulka MT, Bloom NJ, Enseki KR et al. Hip pain and mobility deficits – hip osteoarthritis: Revision 2017. J Orthop Sports Phys Ther. 2017;47:A1-37.

Cook C, Mabry L, Reiman MP, Hegedus EJ. Best tests/ clinical findings for screening and diagnosis of patellofemoral pain syndrome: a systematic review. Physiotherapy 2012;98:93-100.

Fishman SM, Ballantyne JC, Rathmell JP et al. Bonica's Management of Pain, 4th ed. Philadelphia, Lippincott Williams & Wilkins, 2010.

Gould JS. Tarsal tunnel syndrome. Foot Ankle Clin 2011;16:275-86.

Grumet RC, Frank RM, Slabaugh MA, Virkus WN, Bush-Joseph CA, Nho SJ. Lateral hip pain in an athletic population: differential diagnosis and treatment options. Sports Health 2010;2:191-6.

Healey K, Chen K. Plantar fasciitis: current diagnostic modalities and treatments. Clin Podiatr Med Surg 2010;27:369-80.

Hurley MV, Walsh NE. Effectiveness and clinical applicability of integrated rehabilitation programs for knee os-teoarthritis. Curr Opin Rheumatol 2009;21:171-6.

Jacobson JA, Bedi A, Sekiya JK, Blankenbaker DG. Evalua-tion of the painful athletic hip: imaging options and im-aging-guided injections. Am J Roentgenol 2012;199: 516-24.

Kernbach KJ. Tarsal coalitions: etiology, diagnosis, imaging, and stigmata. Clin Podiatr Med Surg 2012;27:105-17.

Kirk KL, Kuklo T, Klemme W. Iliotibial band friction syn-drome. Orthopedics 2000;23:1209-14.

Klein SE, Dale AM, Hayes MH, Johnson JE, McCormick JJ, Racette BA. Clinical presentation and self-reported patterns of pain and function in patients with plantar heel pain. Foot Ankle Int 2012;33:693-8.

Kodali P, Islam A, Andrish J. Anterior knee pain in the young athlete: diagnosis and treatment. Sports Med Arthrosc 2011;19:27-33.

Kurzweil PR, Kelley ST. Physical examination and imaging of the medial collateral ligament and posteromedial corner of the knee. Sports Med Arthrosc 2006;14:67-73.

Laprade RF, Wijdicks CA. The management of injuries to the medial side of the knee. J Orthop Sports Phys Ther 2012;42:221-33.

McMahon SB, Koltzenburg M, Tracey I et al. Wall and Mel-zack's textbook of pain. Philadelphia, Elsevier Churchill Livingstone. 2013.

Peck D. Slipped capital femoral epiphysis: diagnosis and management. Am Fam Physician 2010;82: 258-62.

Plante M, Wallace R, Busconi BD. Clinical diagnosis of hip pain. Clin Sports Med 2011;30:225-38.

Polousky JD. Juvenile osteochondritis dissecans. Sports Med Arthrosc 2011;19:56-63.

Rennie WJ, Saifuddin A. Pes anserine bursitis: incidence in symptomatic knees and clinical presentation. Skeletal Radiol 2005;34:395-8.

Strauss EJ, Kim S, Calcei JG, Park D. Iliotibial band syn-drome: evaluation and management. J Am Acad Or-thop Surg 2011;19:728-36.

Waldman SD. Atlas of common pain syndromes 3rd ed. Philadelphia, W.B. Saunders Company. 2012.

Waldman SD. Atlas of uncommon pain syndromes 3rd ed. Philadelphia, W.B. Saunders Company. 2013.

Zaw H, Calder JD. Tarsal coalitions. Foot Ankle Clin 2012;15:349-64.

17 관절통
Arthralgia

관절통(arthralgia)은 척추 통증과 더불어 가장 흔한 근골격계 통증이다. 관절통은 그리스어에서 관절이라는 arthro-와 통증이라는 -algos의 단어 조합으로 유래되었다. 고령화 사회에서 퇴행골관절염(degenerative osteoarthritis)을 호소하는 환자들은 더 늘어나는 추세이며, 자가면역기능과 연관된 관절통의 경우 전신적 문제를 동반할 수도 있다. 이러한 관절통은 통증과 함께 기능적인 측면에서 영향이 크기 때문에 그 정도와 유병기간은 삶의 질과 큰 연관이 있다. 관절통이란 용어 사용에 있어서는 염증이 없는 상태에서만 사용될 수 있다고도 하나 일반적으로 염증의 유무에 관계없이 관절 한군데 이상에서 통증을 느끼는 모든 상황에 있어서 사용되고 있다. 통증은 날카롭기(sharp)도 하고, 둔통(dull)을 느끼기도 하며 찌르는 듯한 느낌(stabbing), 화끈거리거나(burning), 박동성(throbbing)이기도 한다. 그 강도는 경한 것에서 극심한 것까지 다양하다. 관절통의 원인은 손상이나 염증 등의 원인에 의한다. 이 장에서는 골관절염(osteoarthritis), 류마티스관절염(rheumatoid arthritis), 강직척추염(ankylosing spondylitis)에서 발생한 관절통에 대해서 주로 다루고자 한다.

1. 골관절염(Osteoarthritis)

1) 개요

골관절염은 관절연골(articular cartilage)이 닳아 없어지면서 발생하며 국소적인 퇴행관절염(degenerative arthritis) 또는 골관절증(osteoarthrosis)으로도 불리어진다. 원인은 불확실하나 노화 현상이나 과다한 체중과 관계가 밀접하고 특히 나이가 들어감에 따라 발생 빈도가 높아 고령화 사회로 가는 현재 심각한 문제가 되고 있다. 미국에서 골관절염으로 인한 손해는 심장질환 다음이며, 일을 하지 못함으로 인하여 연간 71억불 정도의 손해가 일어 나고 있고 만성통증이 이들 비용의 65.7%를 차지하고 있다. 실질적으로 만성통증은 수면을 방해하고 삶의 질을 저하시키며, 인지능력과 일상적인 생활력 그리고 사회적 활동과 생산능력을 감소시키고 불안과 우울증을 증가시킬 수 있다.

2) 역학과 위험인자

하나 이상의 관절에서 관절염을 보이는 빈도는 통계에 따라 다르지만 일반적으로 나이가 들어 감에 따라 그 빈도가 높아진다. 증상이 있는 골관절염의 경우 60세 이상의 남성에서 9.6%, 여성에서 18% 정도 발생하는 것으로 알려져 있다. 방사선학적으로 관찰되는 골관절염은 60세 이상에서 37% 정도로 보고되고 있다.

노화는 골관절염 발생에서 가장 중요한 위험인자들 중 하나이다. 노화에 따라 근력이나 스트레스에 대한 반응 속도, 관절의 고유 수용 감각 등이 감소하면서 손상에 취약하게 되며 연골세포들도 스트레스에 대한 복원력이 감소한다. 하지만 젊은 나이에서도 골관절염과 같은 변화가 일어날 수 있기 때문에 노화와 골관절염은 상호 작용하는 관계이나 상호의존적 관계는 아니다. 또한 일반적으로 여성이 남성에 비해 많이 발생하지만 관절에 따라서 발생하는 빈도의 차이가 있어, 고관절의 관절염은 남성에게 많고, 수부나 슬관절의 경우는 여성에게서 많이 발생한다.

골관절염 발생의 위험인자로는 나이와 성별이 가장 중요하지만, 과체중이나 반복적인 관절 스트레스가 가해지는 직업, 선천적 형태 이상과 염증성 질환도 위험인자이다. 그리고 인종이나 유전적 소인도 중요하며, 특히 고관절이나 수부의 골관절염은 인종적, 유전적 요인이 많다고 알려져 있다.

3) 원인

(1) 일차성(특발성) 골관절염

원인이 확실하지는 않지만, 나이, 성별, 유전적 요소, 비만, 특정 관절 부위 등이 선행인자로 생각되고 있다. 흔히 이환되는 관절은 체중부하와 압력을 받는 요추부, 고관절, 슬관절 그리고 족무지(hallux)관절 등이다. 그리고 관절 내에서도 특정 부위, 예를 들어 슬관절에서는 내측 경대퇴관절(medial tibiofemoral joint)과 슬개대퇴관절(patellofemoral joint)이 잘 침범된다. 여성의 경우 수지의 원위지간관절(distal interphalangeal joint)과 제1 수근중수관절(1st carpometacarpal joint)에서 잘 발생한다.

(2) 이차성(속발성) 골관절염

외상, 질병 및 기형 등 관절연골에 손상을 줄 수 있는 원인에 의해 발생한다. 외상으로는 관절내 골절, 연골이나 인대 손상이 원인이 될 수 있다. 특히 족근관절(tarsal joint)의 경우 골관절염을 유발하는 가장 흔한 원인이 관절 골절 또는 주변인대 손상이다. 또한 척추나 주관절(elbow joint)의 경우에서와 같이 반복적인 관절의 사용으로 인한 손상도 원인이 될 수 있다. 선천적 기형으로는 고관절에서는 고관절 발육부전(dysplastic hip)이 많은 원인을 차지하는데, 특히 고관절에 발생하는 이차성 퇴행관절염 중 20-50%가 비구 이형성증(dysplasia)과 고관절 아탈구(subluxation)에 의한 응력 집중(stress concentration)에서 기인한다. 슬관절의 경우 내반슬(genu varum), 외반슬(genu valgum)과 같이 정렬이

안 좋은 경우가 원인이 될 수 있다. 화농성 관절염 및 결핵성 관절염 후 관절연골이 파괴된 경우나 말단거대증, 당뇨 등 내분비 이상이나 통풍, 조직흑변증(ochronosis) 등의 대사성질환에서도 골관절염이 나타나는 경우가 많다.

4) 병리

골관절염 연구에 있어 전통적으로 연골이 가장 많은 주목을 받아왔지만, 활액막(synovium)과 골 등 주변 조직 모두가 골관절염 발생에 있어 중요하다. 골관절염의 발생과 진행에 있어서 가장 중요한 요소는 관절에 대한 하중의 전달이 변화하게 되면서 이것이 관절 내의 생화학적 반응으로 이어지게 된다는 것이다. 기계적 자극에 의해서 발생한 생화학적 변화는 연골세포(chondrocyte), 연골기질(cartilage matrix), 연골하골(subchondral bone)의 파괴와 합성의 균형에 변화가 오게 된다. 특히 관절에 손상이 있거나 고령의 경우 관절에 가해지는 하중의 전달과 균형에 변화가 오게 되고, 힘이 한곳에 과도하게 집중되어 관절의 손상 특히 초자연골(hyaline cartilage)에 손상이 일어나게 된다. 이러한 초자연골의 변화와 소실은 관절 변연에서 골극(bony spur)의 형성을 촉진하게 되며, 활액막에서는 활액막 세포들이 과증식하게 되며 과도한 활액을 분비하게 된다. 이로 인해 관절이 붓고, 주변 근육활동이 제한되고, 근육활동이 저하되면서 근육의 위축을 발생시킬 수 있다. 또한 활액막의 염증은 말초신경계 변화를 유발하여 통증 민감도를 증대시키기도 한다.

골관절염의 주요한 병리학적 현상은 관절연골의 단계적 손실로 단일 조직의 질환이 아니라 관절의 모든 조직에 생기는 질환이다. 골관절염에서 가장 심각한 형태적 변화는 대부분 관절연골의 무게 부하를 받는 곳에서 볼 수 있다. 초기 단계에는 연골이 정상보다 두꺼워지지만 골관절염이 진행되면서 관절면의 매끄러운 표면이 분열되어 얇은 조각으로 벗겨지거나 움푹 들어간 자국이 생기게 되는데 이를 원섬유형성(fibrillogenesis)이라 한다. 원섬유가 형성된 연골이 더욱 침식되어 완전히 벗겨지면서 연골 밑에 있는 골이 관절로 노출된다. 이 노출된 연골이 체중 부하를 계속 받게 되면 이곳에 신생골(new bone)이 형성되면서 골질의 증식

과 비후가 일어난다. 이는 연골의 마모를 이겨내기 위한 일종의 방어기전이며, 이런 신생골의 생성은 골관절염의 주요한 특징적 소견으로 방사선상 경화(sclerosis)로 나타난다. 관절면의 골과 연골의 성장은 골증식(osteophyte)을 형성하여 관절의 윤곽을 바꾸고 운동을 제한할 수 있다. 또 골관절염이 있는 연골하골에서 연골하낭(subchondral cyst)을 볼 수 있는데, 이는 관절에 노출된 골을 통해서 관절 내 압력이 골수에 있던 공간에 전달되어 형성된다.

관절 연골은 부하를 견디는 단백다당(proteoglycan)과 신장력에 저항력을 제공하는 콜라겐으로 이루어져 있다. 정상적인 연골세포는 이러한 연골기질을 합성하기도 하고 파괴하기도 하여 그 양과 질을 조절하는데, 이때 인터루킨-1(interleukin-1, IL-1)이 중요한 역할을 한다. 골관절염에서는 연골의 신진대사가 정상 연골에 비해 동화 작용과 이화 작용 모두 증가되어 있다. 골관절염이 있는 연골의 세포들은 활발히 세포분열을 하고 DNA, RNA, 프로스타글란딘(prostaglandin) 및 콜라겐 등을 대량 생산하며, 연골내 단백다당의 연골내 단백다당의 합성 역시 정상연골에 비해 크게 증가되어 있다. 역시 정상 연골에 비해 크게 증가되어 있다. 그러나 이때 합성된 단백다당은 정상과 달라서 분자의 크기는 크지만 그 수명은 정상에 비해 매우 짧다. 즉 골관절염에서는 성숙 연골세포가 연골모세포(chondroblast)와 비슷한 합성 기능을 보여서 단백다당의 구성이 미숙 연골에서와 비슷하다. 정상적인 성숙 연골이 합성한 글리코사미노글리칸(glycosaminoglycan)의 구성은 6-황산 콘드로이틴(chondroitin-6-sulfate)과 황산 케라틴(keratin sulfate)이 각각 50% 정도를 차지하며, 4-황산 콘드로이틴(chondroitin-4-sulfate)은 5% 이내이다. 그러나 골관절염 환자에서는 미숙 연골과 마찬가지로 대부분이 4-황산 콘드로이틴으로 구성되어 있다. 골관절염에서는 연골세포, 윤활액(활액, synovial fluid), 윤활막 세포 등으로부터 나오는 스트로멜리신(stromelysin), 콜라겐분해효소(collagenase), 젤라틴분해효소(gelatinase) 등의 단백질 분해 효소나 산화질소(nitric oxide, NO)와 같은 자유 산소기(free oxygen radical)에 의해 연골의 파괴가 활발히 일어난다. 그리고 최근에는 세포질 분해효소라고 불리는 인자가 알려지기 시작하였는데, 그 중 IL-1과 종양괴사인자(tumor necrosis factor, TNF)가 중요한 역할을 한

다. 이들은 관절 연골세포로부터 단백질 분해효소나 산화질소의 생성을 증가시켜, 관절 연골에서 단백다당의 파괴를 증가시키고 합성은 억제함으로써 연골이 완전히 없어지는 말기 골관절염에 이르게 한다.

또한 관절연골은 관절강 내의 윤활액에서 직접 영양을 흡수한다. 따라서 연골의 영양을 유지하기 위해서는 정상적인 투과성과 적당한 압력이 필요한데 나이가 들면서 관절 연골의 투과성이 점차 감소되어 영양 공급에 이상이 온다. 정상적인 관절연골의 탄력성은 나이가 들어도 커다란 변화를 보이지 않으나, 퇴행 변화를 일으킨 관절연골의 탄력성은 감소한다. 탄력성이 감소된 연골은 특히 체중 부하로 인한 압축력 때문에 심하게 변형되고 불완전하며 그 회복도 늦는 것으로 알려져 있다.

5) 임상증상

골관절염 통증은 가장 흔한 증상으로 특별한 활동을 할 때 유발되는 국소 관절의 통증이다. 이외에도 관절의 잠김(locking)이나 불안감을 호소하기도 한다. 진행된 골관절염의 경우 휴식 시나 밤에도 통증이 나타나기도 한다. 연관통도 보일 수 있어 고관절 이환 시 슬관절이나 요추부 통증으로 나타나기도 한다. 조조강직이 나타날 수 있는데, 류마티스관절염과 달리 대개 30분 이내로 지속된다. 초기의 통증은 간헐적이며, 통증의 유발인자가 알려져 있어 통증이 조절되기 쉬우나, 질환의 경과가 심해지는 경우 만성통증이 되며 예기치 않게 심한 통증이 발생하기도 한다. 또한 우울 불안 및 수면장애를 동반할 수 있으며, 중추감작 현상으로 인해 통증에 대해 민감해 질 수 있다. 연골 부위 자체는 신경말단이 존재하지 않기 때문에 골관절염에서 통증은 주로 관절 내의 다른 구조물이 원인이 된다. 통증을 감지하는 신경 말단은 활액막, 인대, 골, 근육 등에서 존재하기 때문에 이러한 모든 주변 조직이 통증의 원인이 될 수 있다.

이학적 검사에서는 관절의 운동범위, 압통 유무, 근력, 인대의 안정성 등을 확인해야 한다. 일반적으로 압통은 관절선(joint line)에서 관찰되며, 관절운동 시 비빔소리(마찰음, crepitation)가 느껴질 수 있다. 관절 운동범위가 제한되고, 관절운동 시 통증이 발생한다. 진행하는 경우 관절의 변형이나 불안

정성이 오며, 주변 근육 약화 소견을 보이기도 한다. 임상적인 경과는 서서히 진행되는 것이 일반적이나, 어느 정도 좋아졌다가 다시 나빠지는 간헐적인 경과를 보이기도 한다. 슬개대퇴관절에 이환시에는 경직 슬관절 보행을 보이고 고관절 이환시에는 요추 및 골반의 적응 자세를 관찰할 수 있다. 수지의 원위지간관절 후외방 혹은 내측에 골극이 형성되는데, 이를 헤베르덴결절(Heberden's node)이라 부른다. 원위지간관절에서는 굴곡 또는 측방 변형이 나타날 수도 있다. 슬관절 뒤 오금 부위 통증시 골관절염에서 이차적으로 발생한 관절낭의 탈출증(Baker's cyst)이 관찰되는 경우도 있다.

6) 방사선 및 검사 소견

골관절염의 진단뿐 아니라 병의 진행 정도를 평가하는 방법으로 단순 방사선은 여전히 가장 중요한 영상 검사이다. 병이 진행됨에 따라 단순 방사선상 관절 간격의 감소가 나타나며, 연골하골의 경화 및 연골하낭을 볼 수 있다. 더 진행되면 관절면 가장자리에 골극이 형성되고 관절면이 불규칙해진다. 방사선학적으로 정도가 심할수록 통증이 증가할 가능성이 많지만, 방사선학적 변화가 증상 및 활동력과 항상 의미 있는 상관관계를 보이는 것은 아니다. 체중 부하 상태에서 관절 간격은 골관절염의 진단 뿐 아니라 진행 정도를 평가하는데 이용된다(표 17-1). 하지만 연골의 소실이 모두 관절 간격의 소실로 나타나는 것은 아니기 때문에 단순 방사선으로 연골의 소실을 온전히 평가하는 것은 정확하지 않으며, 특히 슬관절은 고관절보다도 더 정확하지 않다. MRI는 연골의 소실 정도를 더 정확하게 평가할 수 있으며, 또 관절연골, 반월연골판, 골, 활액막, 인대와 같은 관절 내의 다양한 조직을 볼 수 있어 골관절염과 감별해야 할 다른 통증의 원인을 진단할 수 있다. 이외에도 동위원소 검사나 관절경도 진단에 도움이 되는 방법이다.

일반적으로 퇴행관절염 진단에 있어 관절 윤활액 분석이 항상 필요한 것은 아니다. 하지만 기왕증 없이 처음으로 나타나는 급성 관절 통증 환자의 가장 중요한 진단 방법은 관절 천자와 관절 윤활액 분석이다. 관절 천자는 종창에 의한 압박으로 통증이 심한 경우나 약물을 관절 내 주사하는 등 치료적 방법으로서 시술되기도 한다. 관절 윤활액은 우선

육안적 관찰을 하며, 점도를 살펴보고, 백혈구, 단백질, 당 등의 수치를 일반적으로 검사한다. 감염이 의심되는 경우에는 그람 염색 및 균 배양 검사, 항생제 감수성 검사 등을 시행하여 원인균을 동정함으로써 진단을 하고 치료의 지침이 되도록 한다. 염증성 변화가 심할수록 보통 막은 관절 윤활액이 혼탁해지며, 혈당과 비슷한 정상 당 수치도 떨어진다. 활액막이나 관절연골의 조직 검사는 관절염을 진단하는데 대개 필요하지 않다. 다만 병력, 이학적 검사, 방사선학적 소견, 관절 윤활액 분석 등으로도 진단을 하기 어려울 때는 조직 검사를 고려해야 한다. 이때 결핵관절염(tuberculous arthritis)에서는 랑그한스거대세포(Langhans giant cell)와 건락괴사(caseation necrosis)를 보이며, 콕시디오이데스진균증(coccidioidomycosis)에서는 내생포자(endospore)를 특징적으로 보여준다. 또 색소융모결절윤활막염(pigmented villonodular synovitis)도 조직검사를 통해 다른 종양성 질환과 구별할 수 있다.

표 17-1. 슬관절의 골관절염에서 방사선 소견상 관절 간격 소실 정도 평가를 위한 등급(Kellgren-Lawrence grade) (Bijlsma JW et al. 2011)

0; 골관절염의 소견이 관찰되지 않음(Normal)
1; 관절 간격 감소 정도가 애매함. 골극 형성이 있을 수 있음(Doubtful)
2; 관절 간격 감소의 가능성이 있음. 명확한 골극 형성(Minimal)
3; 중등도의 관절 간격 감소, 중등도의 여러 골극 형성, 약간의 연골하 경화와 골 변형 현상 관찰(Moderate)
4; 심한 관절 간격 감소, 큰 골극의 관찰, 연골하 경화 현상이 심함, 확실한 골 변형 관찰(Severe)

7) 진단

골관절염의 진단은 환자의 자세한 병력과 이학적 검사, 방사선학적 평가를 종합하여 이루어져야 하며 어느 하나의 방법만으로 진단해서는 안 된다. 노인들의 경우 대부분 어느 정도의 퇴행 변화를 가지고 있으므로 다른 모든 질환을 제외시킴으로써 그 진단의 추정이 가능하며 확진은 다른 질환을 제외한 다음, 관절경이나 수술 등을 통해 퇴행 변화를 직접 확인함으로써 가능해진다.

8) 치료

골관절염의 진행을 완전히 멈출 수 있는 확실한 방법은 아

직 없으므로, 치료 목적도 환자로 하여금 질병의 성질을 이해하도록 하여 정신적인 안정을 마련해주면서, 통증을 경감시켜주고, 관절의 기능을 유지시키며 변형을 방지하는데 있다고 하겠다.

(1) 약물 요법

골관절염에 있어 환자 교육, 운동 요법 등의 비약물 치료를 기본적으로 실시하면서 약물치료를 같이 하는 것이 통증과 기능 장애를 치료할 수 있는 제일 좋은 보존적 치료의 방법이다. 골관절염의 치료 지침들을 살펴보면 약물 치료에서 우선은 부작용이 적은 단순 진통제를 일차적으로 사용할 것을 권하고 있고, 그래도 통증이 조절이 되지 않을 경우 효과가 있는 가장 적은 용량으로 비스테로이드소염제(NSAID)를 사용할 것을 권하며, 이러한 약물들의 복용에도 효과가 없을 시에 스테로이드나 히알루론산 등을 관절강 내 주사하거나, 마약성 진통제 등의 강한 진통제를 사용할 것을 권장하고 있다.

① 비선택적 비스테로이드소염제

아세트아미노펜이 부작용이 적어 골관절염의 치료에서 우선적으로 사용을 권장하고 있지만, 골관절염의 치료에 있어서 NSAID가 단순 진통제 보다는 통증과 기능장애의 치료에 있어서 훨씬 효과적이다. 하지만 NSAID는 위장관계 및 심혈관계 합병증이 발생할 수 있으므로 사용에 주의를 요한다. 특히 위장관계 합병증 발생이 높을 경우 PPI 제제와 같이 병용하여 이를 예방하는 것이 중요하며, 선택적 COX-2 억제제를 선택하는 것이 좋고 저용량 아스피린이나 다른 NSAID와 중복 처방을 하지 않는 것이 좋다. 처음에는 효과가 있는 저용량을 간헐 복용하고 증상 완화 정도에 따라 용량을 올리거나 매일 복용할 수 있다. 흔한 NSAID의 부작용으로 신장기능 장애로 인한 부종이 발생할 수 있고, 혈압이 상승하기도 한다.

② 선택적 COX-2 억제제

선택적 COX-2 억제제는 위장관계 부작용은 비선택적 NSAID보다 적지만, 부종이나 신부전의 위험도가 낮지는 않다. 특히 심혈관계 부작용 가능성을 고려하여 위험도가 높은 고령의 환자에게 장기간 사용되는 것은 바람직하지 않

다. 그러므로 처음에는 비선택적 NSAID를 쓰고 선택적 COX-2억제제는 위장관계 합병증의 위험이 있는 경우에 사용하는 것을 권고하고 있다. 결론적으로 비선택적 NSAID와 선택적 COX-2억제제의 선택에 있어 위장관계 합병증과 심혈관계 합병증의 발생 위험도를 고려하여 약물 선택을 결정하는 것이 바람직하다.

③ 아편유사제(Opioid)

골관절염의 통증이 급성으로 악화되고 단순 진통제나 NSAID의 효과가 미미하거나 부작용 때문에 선택이 곤란한 경우 약한 아편유사제가 도움이 될 수가 있다. 최근 트라마돌 제제가 임상에서 많이 사용되고 있다. 하지만 다른 비암성통증에서와 마찬가지로 아편유사제 처방 선택이나 장기 처방에 있어 환자 개개인의 특성을 고려하여 이득과 손실을 충분히 고려하여 처방되어야 할 것이다. 특히 고령 환자 처방에 있어는 부작용에 대한 충분한 고지 및 약물 반응에 대한 면밀한 관찰이 더욱 필요할 것이다. 최근 항신경성장인자 제제(anti-NGFs) 등의 개발 및 임상시험이 시행되고 있으며, 이 배경에는 비암성통증에서 과도한 아편유사제 사용에 대한 여러 부작용에 대한 우려가 있다고 볼 수 있다.

④ 글루코사민과 콘드로이틴

글루코사민은 단백다당이나 글리코사미노글리칸의 아미노당(amino sugar) 전구물질이며, 콘드로이틴은 연골 내 글리코사미노글리칸에 있어 가장 많은 부분을 차지하는 친수성의 겔 형태의 고분자 물질로, 연골의 압박력에의 저항에 관여한다. 이들은 연골 내 글리코사미노글리칸, 단백다당, 교원질 등의 생성을 자극하며 항염증 작용이 있다는 이론적 배경하에 일부 효과가 증명되기도 하였으나, 근거가 높은 최근 연구들에서는 그 효과가 적거나 거의 없다고 보고되고 있어 아직까지는 논란의 여지를 가지고 있다.

⑤ 질병 완화제인 항골관절염 약제(Disease-modifying anti-osteoarthritis drug, DMOAD)

단순한 진통 효과만 있는 기존의 진통 약제들과 달리 관절의 재생을 돕거나 관절 구조와 기능을 유지하는 작용을 가지는 약제들을 일컫는다. IL-1은 골관절염 발생에 관여하는 세포질 분해효소로 IL-1 수용체 길항제가 일부 연구에서 좋은 결과를 보고하고 있지만 추가적 연구가 더 필요해 보인

다. Diacerhein은 활액막과 관절연골에서 IL-1의 생산을 억제하고 TGF-베타의 생성을 촉진하여 연골의 파괴를 억제하는 작용을 하며, 일부 연구에 의하면 통증과 기능의 호전 및 관절강의 협착을 완화하였다고 보고하기도 하였다. 비스포스포네이트제는 골의 파괴와 생성을 억제하는 효과를 기대하며 연구되고 있고 일부 연구에서는 연골파괴표지자가 감소하였다고 보고되기도 하였다. 독시사이클린이나 칼시토닌, 유도 일산화 질소 합성 효소를 억제하여 NO 생성을 억제하는 동물 실험이나 임상 연구에서 좋은 결과가 보고되기도 하였다. 이상 언급한 약제 외에도 다양한 질병 완화제에 대한 연구가 활발히 진행되고 있다. 하지만 아직까지는 실제 임상에서 사용하기 위해 안전성과 효능에 대해 더 연구가 필요해 보인다.

(2) 관절에 대한 국소치료

① 물리치료와 운동요법

물리치료는 통증을 감소시키기 위한 수단으로 사용되며, 심부 조직의 체열이나 국소 순환을 현저히 개선시킬 수는 없으나, 표재열(superficial heat) 혹은 국소 한랭요법(cold therapy)으로써 운동할 수 있을 정도로 충분히 통증을 감소시킬 수 있다. 물리치료가 근육의 힘과 뻣뻣해진 관절의 움직임을 도와줄 수 있다. 6-8주 물리치료를 한 후 효과를 느끼지 못한다면 물리치료에 의한 효과는 기대하기 어렵다. 마사지는 단기간의 통증 완화효과를 얻을 수 있다. 부목이나 고정기와 같은 보조기구가 때로는 약해진 관절을 보조해줄 수 있다. 그러나 잘못 사용하였을 경우 관절 손상, 관절 구축, 통증을 일으킬 수 있다. 운동치료(therapeutic exercise)는 근력 강화, 관절 구축의 개선, 관절 운동범위의 유지에 주안점을 두어 시행하여야 하고 관절을 압박할 수 있는 무거운 하중이 걸리는 운동은 피해야 한다. 따라서 근력 강화 운동은 관절의 통증을 야기하지 않는 자세에서 등장성 운동(isometric exercise)을 시행하는 것이 좋고, 통증 역치 내에서 수동적 운동범위 운동(passive range of motion exercise)은 가능하나, 극심한 통증성 부상은 피해야 하며, 보조 능동(assisted and active) 운동범위 운동을 권장할 만하다. 관절의 운동과 기능 향상을 위해 지속성 수동적 운동 장치(continuous passive motion devices)를 이용한 운동도 도움이 된다. 아픈 통증이 있는 관절은 일을 하거나 움직일 때 너무 과다하게 사용하지 않도록 해야 한다. 퇴행관절염의 예방을 위해서는 꾸준한 운동을 통해 관절 주위의 근육과 뼈를 강화하는 것이 필수다. 걷기나 수영, 물속 걷기, 실내 자전거 등이 추천되며 하루 30분씩 주 3-4회가 적당하다. 적절한 체중을 유지하고 쪼그려 앉거나 바닥에 오래 앉는 것을 피하는 것도 중요하다. 대체치료로서 침술의 효과는 아직 전반적으로 불분명하다. 일부 보고에서는 침술이 관절염 환자에게서 단시간 통증을 완화하는 효과를 보인다고 하였다.

② 주사 요법

히알루론산의 관절 내 주사는 리소좀(lysosome) 막을 안정화시키고 백혈구 수치, 프로스타글란딘 합성을 감소시키며, 염증세포 들에 의한 식세포 작용과 화학주성 억제, 유리기 제거 등의 작용으로 인해 관절염 치료에 효과적이다. 환자 및 병의 진행 정도에 따라 차이가 있겠지만 일반적으로 2개월 이내에 기능적인 향상을 보이면서 약 1년 정도 효과가 지속되었다는 보고도 있다. 이 약제의 단독 사용보다는 NSAIDS를 같이 사용하면 더욱 효과가 좋다고 알려져 있다. 히알루론산은 주로 슬관절에서 효과가 보고되었으며, 특히 조기 혹은 경증의 골관절염에 효과가 있는 것으로 알려져 있으나, 다른 관절 부위나 심하게 진행된 골관절염에서의 효과는 아직 근거가 부족해 보인다.

국소적인 스테로이드 주사는 급성 류마티스 증상이나 만성 활액막염의 급성 염증 소견 등에 뚜렷한 효과가 있으나, 선택적으로 제한되어 사용되어야 한다. 1년에 2-3회 이상의 주사는 안되며, 반복 주사 시에도 최소한 2주 간격을 두고 시행하여야 한다. 만약 감염이 의심된다면 절대 주사해서는 안되고 균배양검사를 실시하여 치료하도록 해야 한다. 스테로이드 반복주사는 감염의 위험성이 높으며, 관절연골, 건, 인대 등의 손상 위험성도 있으므로 주의해야 한다

(3) 수술적 치료

수술적 치료에 있어서는 우선 수술 전 문제점이 건에 의한 구축인지, 인대나 관절막(synovium)에 의한 구축인지, 아니

면 골 자체의 변형이나 관절면의 파괴에 의한 것인지를 파악해야 한다. 또한 환자가 겪게 되는 사회적 제약도 고려해야 할 중요 사항이다. 수술적 방법은 연부조직 수술과 골 관절 수술의 두 가지로 구분할 수 있다. 연골이 틀어졌거나 손상된 경우(관절내시경 수술), 뼈나 관절에 가하는 스트레스를 완화하기 위하여 뼈의 배열을 변화시키는 절골술(osteotomy), 척추에서는 뼈를 외과적으로 붙이는 관절유합술(arthrodesis), 관절염이 심한 경우에는 손상된 관절을 인공관절로 전체적이거나 부분적으로 대체하는 관절치환술(joint replacement)을 시행할 수 있다.

2. 류마티스관절염(Rheumatoid Arthritis)

1) 개요

류마티스관절염은 전신성 염증성 질환으로 볼 수 있으며, 주로 가동 관절의 활막에 발생한다. 이는 염증성 관절염의 가장 흔한 형태이며 대칭성, 다발성을 특징으로 하는 관절의 손상과 신체의 장애를 초래할 수 있다. 유전적 선행인자가 질병의 발생과 진행에 영향이 있다는 사실들이 보고되었다. 관절 외의 병변은 대부분의 환자에서 여러 가지 장기에 영향을 끼치며, 때로는 환자의 이환율과 사망률에 있어 중요한 인자가 되므로 주의가 필요하다. 최근 류마티스관절염과 연관된 새로운 유전자의 발견과 분자 생물학적인 기전의 규명은 물론 초음파나 MRI등 진단 기술 장비의 발전으로 조기 진단이 가능해졌다. 류마티스관절염의 치료방침은 질병의 초기 단계에 적극적인 개입으로 바뀌고 있으며, 이에 따라 치료 결과도 개선되고 있다.

2) 역학 및 발생 빈도

류마티스관절염은 전세계 성인의 0.5-1.0%에서 발병하는데 25-55세 사이에 발병빈도가 증가하며 75세까지 안정기를 유지하다가 이후 감소한다. 이러한 나이에 따른 특징은 퇴행관절염과 차이를 보인다. 다른 자가면역질환과 마찬가지로 류마티스관절염은 남성에 비해 여성에서 2-3배

호발하는데 이와 관련하여 에스트로겐이 발병과정의 주요 시토카인(cytokine)인 TNF-α의 생성을 자극하는 것으로 알려져 있다.

3) 원인

류마티스관절염의 원인은 아직까지 명확히 밝혀지지 않았다. 그러나 환경적 요인과 유전적 요인들이 복합적으로 작용하는 것으로 추정되고 있다.

류마티스관절염의 유전적 요인에 관하여 class Ⅱ HLA 항원과의 관련성이 연구되고 있다. 일반인은 류마티스관절염의 발병률이 1-2%인데 비해, 일란성 쌍생아의 경우 한쪽이 이환될 경우 다른 쪽은 15-20%의 높은 발생빈도를 보였고, 이란성 쌍생아의 경우도 5% 정도 발생률을 나타내는 것으로 보고되고 있다. 유전자 연구 결과, HLA-DR4항원이 류마티스관절염의 주요한 유전적 위험인자임이 밝혀졌다. HLA-DR4는 류마티스관절염 환자의 60-70%에서 양성 반응을 보이고, 류마티스관절염에서 일어나는 면역반응의 초기에 중요한 역할을 하는 것으로 보인다. 일부 환자에서는 HLA-DR1이 연관되어 있음이 보고되고 있어 이 질환이 유전과 밀접한 관계가 있음을 알 수 있다.

유전적 원인 외에 류마티스관절염의 발병과 연관이 있는 환경적인 요인 중 가장 확실한 것은 흡연이다. 한편 자가면역 조절 기전의 이상으로 만성 염증이 관절을 중심으로 진행되고, 관련된 세포 등에서 분비된 각종 시토카인과 단백 분해 효소를 비롯한 다양한 염증 유발 인자에 의해 조직 손상이 지속적으로 일어난다. 자가면역을 유발하는 항원으로 의심되는 것 중 하나는 감염으로, 유전적으로 민감한 사람이 감염체(infectious agent)에 면역반응을 유발한다는 주장도 있다. 원인균으로는 류마티스관절염의 발생지 분포로 보아 *Mycoplasma, Epstein-Barr virus, Cytomegalovirus, Pavovirus* 와 *Rubella virus*가 가능성이 있는 것으로 추측되나 결정적인 증거는 없다. 이러한 병원균들이 관절 조직 내나 윤활막 조직에 존재하면서 지속적인 감염을 일으키거나 면역반응을 유발하여 증상을 일으킬 가능성이 있다. 그 외에 유발 항원으로 제2형 콜라겐, 단백다당, heat shock proteins 및 면역글로불린(immunoglobulin, Ig) 등이 있으나 어느 것도 결정적

인 단서를 제공하지 못하고 있다. 류마티스인자(rheumatoid factor)는 항체의 기능을 가지고 있는 항글로불린, 즉 IgG의 Fc 부위에 대한 자가 항체로 B형 임파구 에서 생성되는데, 자가면역질환의 하나로 생각되는 류마티스관절염 환자의 혈액 및 윤활막 조직의 80% 정도에서 발견된다. 류마티스인자의 여러 동종형(isotype) 가운데 IgM은 질환의 심한 정도 및 피하 결절 등 관절외 증상의 정도와 연관이 있다. 그러나 류마티스인자가 류마티스관절염과 강한 연관성을 보이기는 하지만, 명백하게 병의 원인이라고는 할 수 없다. 이유는 세균성 심내막염, 전신홍반루푸스, 사르코이드증(sarcoidosis), 간질성폐섬유증, 나병, 결핵, 매독, 바이러스 감염, 정맥 주사제 남용자 및 간경화 환자에게서 생성될 수 있고 정상인에서도 나이가 들면 약 5%에서 양성이 나타나기 때문이다.

4) 병리 및 발병 기전

류마티스관절염의 병리학적 특징은 활막의 염증과 증식, 국소 골 침식과 관절 연골의 얇아짐이다. 질병 초기의 변화를 전자현미경으로 보면 활막에는 혈관 내강의 폐쇄로 인한 미세 혈관망 손상과 내피세포의 팽창 그리고 내피세포 사이의 간격이 형성된다. 이러한 염증 반응의 단계는 주로 울혈, 부종, 섬유소원의 삼출물 그리고 소량의 표면 세포층의 증식과 관계된 것으로 생각 되어지고 있다. 질환 초기에는 주로 림프구와 대식세포로 이루어진 세포의 침윤이 시작되며 이러한 현상은 질병의 이환 기간과 상관없이 활동성 류마티스관절염 환자에서 나타나는 양상이다. 활막 주변의 증식, 림프구의 침윤, 신생혈관형성은 질환의 초기와 말기 상태인 환자들의 조직검사 소견으로 나타날 수 있는데, 이는 질환의 단계보다는 활성도와 연관이 깊다. 류마티스관절염 특유의 조직학적 특징은 관절의 만성염증으로 인해 윤활막 조직이 비후되고 파누스(pannus)를 형성하여 관절연골의 미란과 연골하골의 손상을 일으키는 것이다. 류마티스관절염 초기에는 윤활막 세포가 증식되고, 윤활막에 임파구 및 형질세포(plasma cell)가 침윤되며, 융모 돌기가 증식하여 관절강 내로 돌출되는 소견을 보인다. 또 윤활막의 일부는 괴사되고, 그 괴사된 병소 주위에는 섬유모세포(fibroblast)가 증식되며, 증식된 섬유모세포의 바깥에는 섬유성 조직이 둘

러싸게 된다. 이러한 느슨한 섬유성 육아 조직인 파누스가 관절면이나 주위 정상 조직을 침범하면 관절연골이나 관절 주위 조직 또는 건(tendon)이 흡수되고 차츰 섬유성 결체 조직으로 대치된다. 이처럼 관절연골의 내부 및 외부가 파누스에 의해 침범되면 점차 정상 조직이 파괴되어 섬유화되고, 그 결과 관절연골의 소실이 초래되어 골과 골이 맞닿게 되고 관절 양측의 골이 섬유성 조직으로 연결되어 섬유성 관절강직(ankylosis)이 유발될 수 있다. 더구나 윤활막을 포함한 관절 주변의 관절막에 파누스가 증식하여 섬유화 되면 이 비정상적인 조직에 골화(ossification)가 일어나서 골성 강직(bony ankylosis)으로 발전될 수도 있다. 또한 골수에서도 혈관과 파누스가 증식되어 섬유성 골수가 될 수 있으며 골이 흡수되어 골다공증이 야기되기도 한다.

5) 임상 증상

류마티스관절염은 전신성 만성 다관절염(polyarthritis)으로 약 2/3의 환자에서는 피로, 식욕부진, 전신쇠약감, 불분명한 근육통 등이 몇 주간 지속되다가 본격적으로 윤활막염이 나타나는 양상으로 발병한다. 초기에 염증이 나타나는 관절은 손가락, 손목, 무릎, 발가락 등이 많고 대칭적으로 침범하는 것이 특징이다. 약 10% 정도의 환자에서는 급성으로 발병하는데 갑자기 다관절염이 발생하면서 발열, 림프절종대, 비장 종대 등의 전신 증상이 동반되는 양상을 보인다. 류마티스관절염은 다관절염이 특징이지만 약 1/3 정도의 환자에서는 초기 발병 시 한두 군데에만 관절염이 나타난다. 처음에는 아주 천천히 시작하여 약간 경한 관절통이나 뻣뻣함, 그리고 나른함을 느낀다. 관절상태는 아침에 뻣뻣하고 이것이 1시간 이상 지속되며, 관절이 따뜻하게 느껴지며, 약간 아픈 느낌이 있고 1시간 이상 움직이지 않으면 뻣뻣해진다. 관절통은 몸의 양쪽에 대칭으로 있는 관절에서 흔히 느낀다. 시간이 갈수록 관절이 움직일 수 있는 범위가 줄어들며 형태변형이 생길 수 있다. 통증, 종창, 압통이 관절에 국한되어 나타난다. 류마티스관절염의 가장 흔한 증상은 움직일 때 심해지는 관절통인데 통증이 객관적인 염증의 소견에 비례하는 것은 아니어서 어떤 환자는 진찰상으로는 별 이상이 없음에도 심한 통증을 호소하는 반면 심한 관절

종창이 있어도 통증을 호소하지 않는 환자들도 있다. 몸이 전반적으로 뻣뻣해지는 증상이 흔히 나타나고 한동안 부동 자세로 있다가 움직이려고 할 때 심해지는데 밤잠을 자고 일어나 아침에 뻣뻣함을 느끼는 것이 전형적인 아침강직(morning stiffness)의 증상이다. 아침강직이 1시간 이상 지속되는 것은 염증성 관절염의 특징적인 소견으로 류마티스 관절염 이외의 다른 염증성 관절염에서도 나타날 수 있고 수분 내에 소실되는 골관절염과 같은 비염증성 관절염과의 감별점이 될 수 있다. 피로, 쇠약, 식욕 부진, 체중 감소 등의 전신 증상이 흔히 나타나지만 38℃ 이상의 고열은 드물기 때문에 고열이 나는 경우 감염을 반드시 감별해야 한다. 진찰 소견 상 관절염이 있는 경우 종창, 압통, 운동 장애가 나타나고 무릎같이 큰 관절의 경우에는 만져보아 열감이 느껴지는 경우도 흔하지만 관절의 발적은 흔하지 않고 관절 촉진 시 딱딱한 골관절염과 달리 관절이 부드럽게 느껴진다. 통증은 주로 통각세포가 많이 분포되어 있는 관절낭에서 기원하는데 이것은 관절낭이 압력 증가에 의한 팽창 등의 기계적 자극에 매우 민감하기 때문이다. 관절의 종창은 윤활액의 축적이나 윤활막의 비후 등에 기인한다. 관절에 염증이 생기는 경우 환자들이 관절을 약간 굴곡시킨 상태로 유지하려는 성향을 보이는데 이는 굴곡 자세에서 관절강 용적이 최대로 되면서 관절낭이 늘어나고 관절의 압력이 최소화되어 통증이 적어지기 때문이다. 그러나 이런 자세로 오래 지내는 경우 섬유성 강직이 오면서 관절의 굴곡 구축에 의한 변형이 생긴다. 류마티스관절염은 어느 곳이든 올 수 있지만 특히 손가락의 근위지간관절(proximal interphalangeal joint, PIP)과 중수지간관절(middle interphalangeal joint, MIP)의 대칭성 침범이 흔하다. 반면 손가락의 원위지간관절은 잘 침범하지 않는다. 손목도 흔히 침범하는데 운동 장애와 변형 등으로 손의 기능을 잃어버리는 경우가 많다. 손에 나타나는 특징적인 변화를 보면 관절강직으로 주먹을 꼭 쥐기 어렵고, 오래 진행되면 손목의 요측(radial) 변위, 수지관절의 굴곡 변형 및 손가락들의 척측(ulnar) 변위로 Z 변형이 나타날 수 있다. 또 원위지간관절의 이차적 굴곡으로 인한 백조목 변형(swan neck deformity)과 근위지간관절의 굴곡 및 원위지간관절의 신전을 보이는 단추 구멍 변형(but-

ton hole deformity)을 일으킬 수도 있다. 무릎 관절이 침범되는 경우 만성적으로 관절액이 축적 되고 윤활막의 비후가 생기고 염증이 있는 윤활막이 슬와부(popliteal space) 쪽으로 팽창되는 경우 오금이 심하게 당기고 통증을 느끼게 된다. 이것이 낭종으로 발전되는 경우 베이커낭종(Baker's cyst)을 형성한다. 발가락, 발등, 팔꿈치, 어깨 등에도 염증이 잘 생기고 변형으로 진행되는 경우도 많다. 발에도 여러 가지 변형이 나타나는데 대표적인 것이 발허리발꿈치부분탈구(metatarsal heel subluxation), 무지외반증(엄지발가락가쪽휨증, hallux valgus), 앞발 확장(forefoot widening) 등이다. 말초 관절에 비해 중심 관절(spine joint)의 침범은 드물어 경추와 상흉추를 제외하고는 잘 일어나지 않는다. 따라서 류마티스관절염 환자가 요통을 호소하는 경우에는 다른 원인도 고려해봐야 한다. 경추 제1, 2번의 침범이 가장 많아서 후두부 통증이 생기고 염증이 진행되는 경우 제1, 2번 경추가 어긋나는 환축추부분탈구(atlanto-axial subluxation)가 일어나고 사지 마비로 진행되는 경우도 있다.

관절외의 임상증상 중 중요한 것들만 간단히 살펴보면, 우선 피부소견에서는 류마티스결절이 관찰될 수 있다. 또한 혈관염성 병변인 자반증의 형태로 나타나는 백혈구응집성 혈관염이 있다. 또한 치료약제와 관련한 피부 병변 들도 주의를 요한다. 눈에서는 건조 각막결막염은 쇠그렌증후군과 관련한 가장 흔한 증상으로 알려져 있다. 호흡기계 소견은 윤상피열(cricoarytenoid)관절의 염증 같은 경우 후두의 통증과 발성장애를 야기할 수 있다. 또한 간질성 폐질환의 경우 류마티스관절염 환자에서 발생 가능한 대표적인 호흡기계 병변으로 폐의 기저부에 간질성 섬유화와 폐 실질의 결절 소견으로 나타날 수 있다. 심장증상이 없는 류마티스관절염 환자의 거의 50%에서 심장 삼출의 심초음파적 증거나 심장의 다른 이상이 발견 될 수 있다.

류마티스질환은 만성적이고 증상이 다양하고 임상양상이 무증상 혹은 경미할 경우 진단하기 어렵기 때문에 예후에 대한 연구가 쉽지 않다. 더 심하고 지속적인 질환의 경과를 보일 것으로 예측되는 인자로는 류마티스인자, 류마티스결절 그리고 HLA-DR4 haplotype의 존재 여부로 알려져 있다. 진단기준을 충족시켰던 환자의 약 10%에서 6개월 이내 자연관해 되는데 특히 혈청 음성이었던 환자에서 확률이 높다. 그러나 대부분의 환자에서는 증상의 호전과 악화를 반복하며 질환이 지속적으로 진행한다. 류마티스관절염 환자들의 사망률은 정상인에 비해 약 2배 높으며, 심근허혈질환 및 감염이 주요 원인으로 알려져 있다. 평균수명은 정상인에 비해 남자는 7년, 여자는 3년 짧다. 조기 사망 위험이 높은 환자들은 전신 관절 외 증상이 있는 환자, 기능 저하 환자, 사회경제적 위치 및 교육 수준이 낮은 환자, 만성 프레드니손 사용 환자 등이다.

6) 진단

(1) 류마티스관절염 진단기준

과거 진단기준은 1987년 미국 류마티스 학회 기준이었지만, 현재는 2010년 미국 류마티스 학회와 유럽 류마티스 학회가 공동으로 발표한 새로운 진단 기준을 임상에서 사용하고 있다. 새로운 진단 기준은 류마티스관절염의 초기 증상에 초점을 맞추어 감별이 어려운 염증성 활액막염 환자들 가운데 류마티스관절염 환자를 조기에 가려내어 지속적이고 미란성으로 진행하는 류마티스관절염 고위험군을 진단할 수 있게 하였다. 류마티스결절이나 방사선 사진상 관절 파괴 소견은 평가 항목에서 제외하였는데, 이는 이러한 소견들은 질병이 상당히 진행된 후에 나타나기 때문이다. 새 진단 기준에서는 적어도 한 관절이라도 다른 질환으로 진단되지 않는 활액막염이 있으면 다른 항목이 뒷받침되는 경우 확실한 류마티스관절염으로 진단할 수 있다. 4가지 평가 항목으로 구성되고 최고 10점 중 6점 이상이면 류마티스관절염으로 진단한다. 침범한 관절의 수와 부위(0-5점), 혈액검사(0-3점), 급성기 반응물(0-1점), 증상기간(0-1점) 등이다. 관절의 종류는 크기로 대소 관절로 나누는데, 대관절은 어깨, 팔꿈치, 엉덩이, 무릎, 발목 관절이 해당된다. 소관절은 손목관절과 손의 관절이 포함된다. 평가 점수가 6점 미만인 환자의 경우 확실한 류마티스관절염을 진단할 수는 없으나 시간 경과에 따라 진단기준을 충족시킬 수 있음을 알아야 한다. 확진을 위해서는 증상 발현 기간, 전신 관절의 평가, 적어도 하나 이상의 혈청 검사(RF 또는 ACPA)와 급성기 반응물질(ESR 또는 CRP)이 이루어져야 한다(표 17-2).

표 17-2. 2010년 미국-유럽 류마티스 학회 류마티스관절염 진단기준 (Moon SJ et al. 2012)

분류 기준이 필요한 대상 환자(어떤 사람을 검사해야 하는가?) (Moon SJ et al. 2012)
1) 적어도 하나의 관절에서 분명한 활막염*의 증상을 갖는 환자
2) 다른 질환에 의해 잘 설명되지 않는 활막염†

분류기준
범주 A-D에서 10점 만점 중 합이 6점 이상이면 확실한 류마티스관절염으로 분류한다‡.

A. 관절 침범§	
큰 관절 1개¶	0점
큰 관절 2-10개	1점
작은 관절 1-3개#	2점
작은 관절 4-10개	3점
작은 관절 1개 이상 포함 10개 이상**	5점

B. 혈청검사††	
류마티스인자와 항CCP항체 모두 음성	0점
낮은 역가의 류마티스인자 또는 항CCP항체 양성	2점
높은 역가의 류마티스인자 또는 항CCP항체 양성	3점

C. 혈청 염증반응물질(ESR 또는 CRP)†‡	
혈청 염증반응물질 음성	0점
혈청 염증반응물질 양성	1점

D. 증상의 발생 기간§§	
6주 이내	0점
6주 이상	1점

* 이 분류 기준의 목적은 새로 증상이 발생한 환자를 분류하는 것이다. 추가로 류마티스관절염에 전형적인 미란성 질환을 가지면서 2010년 분류 기준에 합당한 병력을 가지는 환자는 류마티스관절염 환자로 분류해야 한다. 이환 기간이 오래된 환자는 이전 자료에 근거하여 2010년 분류 기준을 만족시키는 경우 류마티스관절염 환자로 분류해야 한다.

† 증상에 따라 다양한 감별진단이 있을 수 있으나, 전신홍반루푸스나 건선관절염, 통풍 등이 포함될 수 있고, 관련된 감별진단을 생각하기 어려울 경우에는 류마티스내과 전문의에게 의뢰해야 한다.

‡ 6점 미만의 환자를 류마티스관절염으로 분류하지는 않으나 환자의 상태는 재평가해야 하며 시간이 경과하면서 분류 기준을 만족시킬 수 있다.

§ 관절의침범은 부종이있거나 통증이있는 관절을 말한다. 원위지간관절(distal interphalangeal joint)과 첫 번째 수근중수관절(carpometacarpal joint), 첫 번째 중족지관절(metatarsophalangeal joint)은 평가에서 제외한다. 관절의 범주는 위치와 포함된 관절 수에 따라 달라지며, 관절 침범의 형태는 가장 상위 분류로 결정한다.

¶ 큰 관절은 어깨, 팔꿈치, 엉덩이, 무릎, 발목을 말한다.

\# 작은 관절은 중수지관절(metacarpophalangeal joint), 근위지간관절(proximal interphalangeal joint), 두 번째부터 다섯 번째 수근중수관절, 근위지간관절, 두 번째에서 다섯 번째 중족지관절, 엄지지간관절(thumb interphalangeal joint), 손목관절을 말한다.

**이 부문에서는 침범된 관절 중 최소 하나 이상이 작은 관절이어야 한다. 다른 관절은 큰 관절과 작은 관절의 다양한 조합이 포함될 수 있으며 특별히 언급되지 않은 다른 관절도 포함된다(악관절, 견봉쇄골관절, 흉쇄관절 등).

†† 음성은 검사 수치가 정상 상한치 이하일 경우를 말한다. 약양성은 정상 상한치보다는 높으나, 정상 상한치의 3배 이하인 경우이고, 강양성은 정상 상한치의 3배 이상인 경우이다. 류마티스인자가 양성 혹은 음성으로만 나올 경우 양성 결과를 약양성으로 간주한다. ACPA = anti-citrullinated protein antibody.

†‡ 정상과 비정상은 각 기관의 실험실 검사값으로 결정한다.

CRP = C-reactive protein; ESR = erythrocyte sedimentation rate.

§§ 증상의 지속기간은 환자의 자가 보고를 바탕으로 하며, 치료 상태와는 관련이 없다.

(2) 검사실 소견 및 활액 분석

환자의 75-80%에서 혈청 IgM RF가 발견되는데 이 검사가 음성이라고 해서 류마티스관절염을 완전히 배제할 수 없다. 혈청 항 CCP 항체 양성은 다른 관절염과 류마티스관절염을 구별하는데 유용하다. RF와 항 CCP 항체를 같이 검사하는 것이 진단에 가치가 있고, 항 CCP 항체 양성은 나쁜 예후와 연관이 있다. 적혈구 감소로 환자의 약 40%에서 빈혈이 관찰된다. 일반적으로 빈혈의 정도, 혈소판 상승 정도, 호산구 증가 정도가 질환의 활성도와 연관이 있는 것으로 보고되고 있다. 적혈구 침강 속도는 류마티스관절염의 활동성을 보는 중요한 검사로 건강한 사람은 1시간에 15 mm 이하지만 류마티스관절염의 활동성이 강한 때에는 수치가 높아지고 진정되면 수치가 낮아진다. CRP는 혈액 내에 있는 소량의 단백질로 체내에서 염증 등에 의해 파괴되고 있는 상태를 반영하며, 적혈구 침강 속도와 함께 류마티스관절염의 활동성을 보는 검사로 이용된다.

류마티스관절염 환자에서 활액은 염증상태를 반영한다. 류마티스관절염의 윤활액 소견은 혼탁하고 황색을 띠며, 점도가 낮고 알칼리성으로 단백질이 증가하는 것이 보통이다. 백혈구 수는 변이가 크긴 하지만 대게 골관절염과 같은 비염증성 관절염에서 백혈구 수가 2,000/m³인 것과 비교하면 류마티스관절염 환자의 활액 내 백혈구 수는 5,000-50,000/m³으로 증가되어있다. 임상적으로 활액분석은 골관절염이나 통풍이나 가성 통풍 같은 결정 유래 관절염과 감염 등을 감별하는데 유용하다.

(3) 영상검사

초기 류마티스관절염의 방사선 사진상 소견은 관절 주위의 골감소증이지만 정확히 알아내기 쉽지 않다. 다른 소견으로 가장 흔하게는 손목관절과 손과 발에 연부조직 부종, 대칭적인 관절 간격 소실, 연골하 미란 등이 있다. 관절염이 진행되면 관절의 아탈구와 붕괴 등의 심한 골 파괴가 나타날 수 있다. MRI는 초기의 골이나 골수의 변화뿐 아니라 활막염과 삼출액의 진단에 민감도가 높다. 통상적으로 사용하기에는 비용이 문제가 되지만 방사선 사진상 골 변화가 나타나기 전의 연부조직 변화나 골수 부종 등 관절염의 초기 징후를 파악할 수 있는 장점이 있다. 초음파는 단순 방사선 사진보다 골 미란의 진단에 도움이 될 수 있으며 염증의 정도를 짐작할 수 있는 혈관 상태나 활막염 등을 관찰할 수 있다.

7) 치료

(1) 개요

류마티스관절염 치료법은 약물 요법, 일반 보존 요법 및 수술 등이 있다. 약물 요법은 약물을 이용하여 염증을 가볍게 하고 병의 진행을 억제한다. 또 정형외과적 수술은 통증을 제거하고 변형된 관절을 재건하는데 그 목적이 있고, 일반 보존 요법은 관절의 기능을 유지하여 일상생활에 적응할 수 있도록 해준다. 이와 같은 치료법은 어느 한 가지만 사용하는 것이 아니라 환자 개개인의 병 상태와 치료 반응에 따라 적절한 치료법을 선택하는 것이 바람직하다. 특히 발병 첫 6개월에서 2년 사이에 심한 변화가 일어나므로 초기에 적극적인 약물치료가 필요하고 치료는 여러 과와의 면밀한 협의 진료가 필요하며 근육 강화운동, 관절보호운동, 보조기 등의 역할이 약물치료 못지 않게 중요하다. 과거 류마티스관절염 환자에 대한 피라미드식 단계별 접근 방법의 개념은 더 이상 사용되지 않는다. 류마티스관절염의 새로운 치료 전략은 몇 가지 목표에 초점을 맞춘다. 첫째, 초기에 관절 손상과 변형을 막기 위해 공격적 치료를 한다. 둘째, 복합 치료를 하며 적절할 때 필요하면 치료를 변경한다. 셋째, 효과를 극대화하고 부작용을 최소화하기 위해 개인별 맞춤 치료를 한다. 넷째, 가능하면 임상 경과를 관해시킨다. 류마티스 관절염의 치료 목적은 통증, 부종 그리고 피로의 경감, 관절 기능의 향상, 관절 손상의 중단, 그리고 장애와 질병과 관련된 사망률의 예방이다.

(2) 약물치료

류마티스관절염 환자의 약물 요법 치료 동향은 과거에는 한 가지 약제를 쓰다가 충분한 효과가 없는 경우 다른 약제를 병합하는 피라미드식 처방이 주로 시행되었으나, 최근에는 염증 소견이 심하고 예후가 좋지 않을 것으로 예상되는 환자에서는 진단 후 1-3개월 이내에 바로 항류마티스 약제를 처방하는 방향으로 경향이 바뀌고 있다. 또한 통증이 심하지 않더라도 방사선 소견 상 관절의 파괴가 진행되는 경우에는 항류마티스 약제를 사용하도록 권장하고 있다. 즉, 과거에는 류마티스관절염 초기에는 소염제만 사용하여 증상 치료에만 주안점을 두었으나 현재는 증상 치료뿐 아니라 골 파괴 감소에 주안점을 두어 초기부터 소염제, 스테로이드, 메토트렉세이트(methotrexate)를 포함하는 세가지 요법을 주로 사용한다.

① 아스피린과 비스테로이드소염제

아스피린과 같이 NSAIDS들도 COX를 억제하여 프로스타글란딘, prostacyclin, thromboxane의 생성을 저해하고 해열, 진통 및 소염 작용을 갖는다. 이들은 류마티스관절염에서 가장 먼저 사용되는 약제로 신속히 통증을 억제하고 소염 효과도 갖고 있지만 질환의 경과에는 영향을 미치지 못하므로 조직 손상이 심한 발병 초기에 항류마티스 약제들과 병용 투여하여야 한다. 이들 약제들은 공통적인 부작용을 갖는데 가장 문제가 되는 것이 위장관 자극, 혈소판 기능 장애, 신장기능 저하 및 천식의 악화 등이다. 약제 중 아스피린이 효능이 좋지만 일반적으로 NSAIDS가 아스피린에 비해 위장관 부작용이 적기 때문에 더 널리 사용된다. NSAIDS 간에는 효능과 부작용의 빈도가 비슷한 것으로 보고되고 있다. NSAIDS를 병합 치료하는 것은 효능은 높이지 못하고 부작용만 많아지기 때문에 바람직하지 않다. 위장 장애의 위험이 있는 환자에서는 COX-2 선택적 억제제를 우선적으로 사용한다.

② 저용량의 경구 스테로이드제

스테로이드는 부작용에 대한 우려로 만성 질환에서는 매우 제한적으로 사용되어야 하는 약제로 인식되고 있으나 최근의 연구들은 스테로이드가 염증을 신속히 조절할 뿐만 아니라 장기적으로 골 미란과 관절의 파괴도 예방하는 효과를 갖는다는 방향으로 결과가 보고되고 있다. 따라서 류마티스관절염에서는 스테로이드 치료를 긍정적으로 보는 시각들이 많아졌다. 저용량에 대한 논란이 있으나 대개 1일 prednisolone 7.5 mg이하로 사용하고 이 용량 이하에서는 골다공증의 빈도가 증가하지 않는다는 보고도 있다. 염증이 심하면서 항류마티스 약제의 효과를 기다리기 힘든 환자

에서는 고용량 스테로이드 플러스 요법으로 신속한 효과를 볼 수 있다. 특히, 혈관염이나 늑막염, 심근염, 신경병증 및 결막염 등의 전신 증상이 동반된 환자에서는 고용량 스테로이드 플러스 요법을 시행해야 한다. 전신 증상을 동반한 심한 관절염의 경우 1일 prednisolone 5-15 mg, 심근염의 경우 15-30 mg, 전신성 혈관염은 30 mg을 사용한다.

③ 질병완화제인 항류마티스 약제(Disease-Modifying Antirheumatic Drugs, DMARDs)

DMARDs는 TNF-α 길항제 같은 생물학적 제제를 포함하는 작용기전이 잘 알려진 몇 가지 약제와 금(gold)이나 하이드록시클로로퀸(hydroxyl-chloroquine) 같은 작용 기전이 잘 알려지지 않은 약제들이 있다. 생물학적 제제로 잘 알려진 에타너셉트(etanercept)와 인플리시맵(infliximab)은 TNF-α 길항제로 초기와 진행된 류마티스관절염 환자 들에서 강력한 항 염증 작용을 한다. TNF-α는 류마티스관절염 환자의 활약과 혈청에 증가하는 강력한 염증성 시토카인이다. 이 인자는 다른 전염증성 시토카인 특히 IL-1, IL-6, IL-8의 분비를 촉진시키고 단백질 분해제의 생산을 촉진시킨다. 이러한 TNF-α 길항제를 장기간 사용함으로 생기는 잠재적 위험은 아직 알려져 있지 않다. 최근까지는 어떤 약제도 발암성을 높이거나 자가면역질환의 발생이 증가한다는 확증은 없는 상태이다. 비록 TNF-α 길항제가 초기 류마티스관절염 환자에서 아주 유효한 장기 개선 효과가 있지만, 메토트렉세이트를 포함한 한가지나 그 이상의 DMARDs에 의해 조절되지 않고 치료하기 어려운 환자에게 처방을 고려해야 한다. 이 제제들은 화농성 관절염, 패혈증, 골수염 또는 전신성 진균감염과 같은 심각한 활동성 감염이 있는 환자들과 결핵이나 림프종을 포함한 골수증식성 질환이 있는 환자들에겐 사용할 수 없다.

(3) 국소 주사 치료 및 보존 치료

스테로이드 관절 내 주사는 경구 약물의 효과가 나타나기 전 혹은 경구 약물로 염증 조절에 실패했을 경우 국소 관절의 급성 증상을 일시적으로 조절하는 역할을 한다. 즉 한정된 관절에 심한 염증이 생겨 일상생활이 어려울 때 주로 사용하는데 진통과 소염 효과가 신속하고 확실하게 나타난

다. 그러나 너무 자주 사용하면 전신적인 부작용이 나타날 수 있고 스테로이드를 투여하는 관절에 감염이 생길 수도 있다. 스테로이드 관절 내 주사는 주사할 부위를 깨끗하게 소독한 후 시행하여야 하고 한번에 25-30 mg 이내로 한 두 관절에만 주사를 하고, 주사 간격은 일주일이다. 주사 간격과 1회 양을 지키면서 6회까지 시행할 수 있고 필요한 경우 3개월간 주사를 중지하였다가 다시 주사를 할 수도 있다. 경우에 따라서는 스테로이드의 양을 줄이고 국소마취제를 이용한 관절 내 주사로도 효과를 볼 수 있다. 통증을 감소시키고 기능의 증대를 위해 물리치료 및 운동치료가 도움이 될 수 있다(퇴행관절염 참조).

(4) 수술치료

수술적 요법은 전신 질환인 류마티스관절염의 일반적인 치료법은 아니며 국소변형이 심하여 일상생활에 지장이 있는 경우나 활액막의 심한 증식으로 인하여 관절 파괴가 예상되는 경우에 시행될 수 있는 제한적이고 국소적인 치료방법이다. 수술의 종류는 크게 두 가지로, 첫째는 국소관절의 파괴 등 변형의 진행을 예방하고 경우에 따라서는 감소된 관절 운동 범위를 늘리기 위한 수술법으로 활액막절제술(synovectomy), 관절절개술(arthrotomy), 골성 구조물을 제거하는 방법 등이 있고, 둘째는 관절 파괴가 심하여 변형이 동반된 경우 관절에 대한 구제술로서 관절 성형술(arthroplasty)이나 관절유합술 등이 있다. 수술적 치료를 시행한다고 하더라도 모두 비약적으로 관절의 움직임이 좋아지는 것은 아니며, 이환된 관절은 관절 주위의 인대와 근육이 약해져 있는 상태이기 때문에 관절의 움직임을 좋게 하기 위해서는 수술 후에도 장기간 물리치료를 시행하여야 한다. 따라서 수술에 의한 장점과 단점들을 환자에게 모두 설명한 후 수술 시행 여부를 결정하는 것이 바람직하다.

3. 강직척추염(Ankylosing Spondylitis)

1) 개요

척추관절염(spondyloarthritis)은 강직척추염, 건선관절염(psoriatic arthritis), 반응관절염(reactive arthritis), 염증성 장 질환과 연관된 장병증활막염(enteropathic synovitis), 미분류(undifferentiated) 척추관절염을 포함하는 특정한 임상 양상을 공유하는 질환군을 말한다. 과거에는 이러한 질환명 분류법을 따랐으나, 최근에는 척추, 골반, 흉곽 등을 침범하는 축성(axial) 척추관절염과 피부나 장 등 말초나 사지에 침범하는 말초 척추관절염으로 크게 2가지로 나누는 분류를 사용하며, 강직척추염의 경우 분명한 방사선학적 천장관절염 소견을 보일 때로 명명하고 있다. 주로 통증클리닉에서는 요천추 통증과 연관된 축성 척추관절염(강직척추염) 환자들을 만나게 되며, 본 장에서는 주로 이에 초점을 맞추고자 한다. 강직척추염은 신체를 지지하는 천장관절과 척추관절에 염증이 생겨 인대의 골화 및 통증이 발생하게 된다. 증상은 보통 천장관절로부터 시작되며 척추관절을 포함하여 고관절과 견관절도 흔히 침범된다. 드물게는 슬관절, 발뒤꿈치, 늑골 등과 같은 관절 이외의 골에서도 나타나며 눈동자나 심장 혹은 신장에서도 발생할 수 있다. 이 질환의 자연적 과정은 상당히 다양하여 진행 과정이 스스로 정지하는 경우도 있으나 대부분은 수년 내지 수십 년에 걸쳐 서서히 진행되어 결국 약 1/3의 환자에서는 척추가 완전히 굳어버리게 된다.

2) 역학 및 발병원인

우리나라에서의 정확한 발병률에 관한 보고는 없으나 비교적 드문 질환으로 알려져 있다. 미국의 통계에 따르면 1,000명당 한 사람이 발병한다고 보고 있으며 우리나라의 경우도 비슷한 빈도로 본다면 약 4만여명의 환자가 있는 것으로 추정할 수 있다. 남성에게서 여성보다 2-3배 정도 호발하며, 20-30대에 주로 발병한다. 그러나 전형적이지 않고 덜 심한 경우를 포함시키면, 강직척추염은 류마티스관절염만큼 흔하며 젊은 여성에서도 젊은 남성과 거의 같은 빈도로 발생한다는 주장도 있다. 발병 원인은 아직까지 분명하게 밝혀지지 않았다. 그러나 조직학적 소견 상 염증반응이 나타나고 HLA-B27항원이 양성인 점으로 보아 면역반응과 연관이 있음을 추정해 볼 수 있다. 특히 백인의 약 8%만이 HLA-B27 항원 양성인데 비해 강직척추염 환자의 경우에는 약 80-90%에서 양성인 점을 고려하면 유전적 유발 인자가 존재할 가능성이 높다. 물론 HLA-B27 항원이 있다고 해서 반드시 강직척추염이 발생하는 것은 아니며 이 중 약 1-7%에서 발병되므로 이 항원을 가지고 태어나면 발생 확률이 높다. 최근 보고에 의하면 강직척추염에 대한 감수성은 유전적인 원인들에 의해 결정되며 HLA-B27 유전자가 1/3, 아직 밝혀지지 않은 유전자가 2/3 정도 관여한다고 한다. 병리학 소견은 근본적으로 류마티스관절염과 유사하며 인대가 골에 붙는 부위가 주로 침범된다. 초기 병변은 림프구, 형질세포, 비만세포(mast cell), 대식세포, 연골세포로 이루어진 연골하 육아 조직(subchondral granulation tissue)과 연골하 골수 부종의 형성이다. 경우에 따라서는 파누스와 신생골이 섬처럼 형성되기도 한다. 이후 강직척추염이 점차 진행되면 관절 연골이 불규칙적으로 얇게 깎이게 되는데 불규칙적으로 깎이고 경화된 관절면은 섬유 연골로 재생되고 골화가 진행되어 관절은 완전히 없어지게 된다.

3) 임상 증상

강직척추염의 증상은 보통 사춘기 후반이나 성년기 초반에 발견되며 가장 흔한 초기 증상으로는 요추부나 둔부 깊이에서 느껴지는 경미하고 모호한 둔통이다. 허리의 통증은 거의 모든 환자에게서 나타나는데, 오랜 기간에 걸쳐 조금씩 아프기 시작하고, 주로 수면 후 아침에 허리의 강직과 통증이 있는데 심하면 수면 중에 허리의 통증으로 깨어나는 수도 있다. 수면 후 강직과 통증은 기상 후 세 시간 이상 계속되는 것이 보통이며 일어나서 활동을 하게 되면 자기도 모르게 관절의 강직과 통증이 사라지거나 약해지는데 이것은 강직척추염에서 볼 수 있는 특징적인 소견이다. 이러한 염증성 요통은 (1) 40세 이전에 나타나고, (2) 점진적으로 발병되며, (3) 3개월 이상 지속되고, (4) 아침강직과 연관되고, (5) 운동 후 호전되는 점이 기계적인 요통과 구분되는 점이다. 말초 관절 침범은 10-20%의 환자에서 초기 증상으로 경험하고 30-40%의 환자에서 질환의 경과 중에 경험하는 것으로 알려져 있으며 가장 흔히 침범되는 말초 관절은 고관절과 견관절이며 손의 작은 관절들은 잘 침범되지 않는다. 질환이 점차 심해지면 고관절, 둔부 및 천장관절에도 통증

이 나타나고 약 15-35%의 환자에서는 견관절의 침범이 나타나기도 한다. 경우에 따라서는 아킬레스힘줄의 부착부나 심부 힘줄이 붙는 종골(calcaneus, heel bone) 부위에도 자발통과 압통이 생길 수 있다. 또 척추 근육의 경련성 수축과 정상적인 요추부 전만의 소실이 나타나기도 한다. 강직척추염은 시간이 지남에 따라 요추부에서 위로 진행하여 수년 후에는 흉추나 경추까지 올라가며 척추의 운동범위 감소는 점차 심해진다. 척추의 굴곡 제한은 Schober 검사로 측정할 수 있다. 늑골척추관절이 이환되면 흉부의 확장이 감소되고 흡기와 호기 시 흉곽의 유연성도 줄어든다. 관절에 골성 강직이 완성되면 통증은 소멸되지만 심한 경우에는 척추 사이의 관절이 굳어지고 변형되어 상체와 목이 앞으로 굽게 되고 목이나 허리의 움직임이 둔해질 수도 있다. 또 경추가 강직되어 좌우로 목을 돌리거나 위아래로 고개를 끄덕이지 못하게 되고 신장이 줄어들며 머리를 벽에 붙이고 서있지 못하게 된다. 또 허리를 굽혀 손가락을 바닥에 닿을 수 없게 된다. 더구나 양쪽 고관절까지 강직되면 보행에 극심한 지장을 초래하게 된다. 제1, 2 경추의 불안정성이 25-90% 정도에서 발생된다. 강직척추염 환자에서는 가끔 눈의 충혈과 통증, 복시, 눈부심, 눈물이 많이 나는 증상이 발생할 수도 있다. 이것은 강직척추염에 의한 급성 전방포도막염과 홍채모양체염 때문에 생기는 증상으로 환자의 25-30% 정도에서 발생한다. 이런 경우 조기에 적절히 치료를 하면 한두 달 사이에 호전될 수 있으나 안과 치료를 받지 않으면 녹내장과 같은 합병증이 발생할 수 있다. 그 외에도 동맥염, 대동맥판막부전증, 부정맥 같은 심장 이상과 IgA 신장병증과 같은 신장 이상을 유발할 수 있다.

4) 진단

강직척추염의 진단은 보통 염증성 요통과 감염에 의하지 않은 방사선학적 천장관절염에 바탕을 두어 왔지만, 비가역적 기형이 생기기 전에는 강직척추염을 진단하기는 쉽지 않다고 알려져 있다. 명확한 방사선학적 천장관절염이 있는 경우 1984년 발표된 변형된 뉴욕 기준에 기반하여 강직척추염을 진단할 수 있다. 최근에는 강직척추염을 포함하는 축성 척추관절염 진단을 위해 2009년에 ASAS (Assessment of

Spondyloarthritis International Society)에서 발표한 기준을 주로 사용하고 있다(표 17-3). 이러한 진단 및 분류 기준의 변화는 결국 질환의 조기 진단을 위한 노력이라 볼 수 있다. 문진 시 중요한 두 가지는 염증성 요통의 유무와 가족력이다. 일반인에서 강직척추염의 발병률은 약 0.1%이지만, 환자의 자녀에서는 약 10%의 발병률을 나타내기 때문이다. 대부분의 환자에서 HLA-B27 검사 없이 임상적으로도 강직척추염을 진단할 수 있으며 HLA-B27 검사는 일차적인 검사로는 의미가 없고 요통이 있는 환자에서 강직척추염을 확진하기 위한 검사로도 부적합하다. 방사선 소견은 증상이 나타나고 수개월간 보이지 않을 수 있으며 척추에 앞서 천장관절에서 먼저 이상 소견이 나타난다. 초기에 특징적인 소견은 천장관절의 연골하골 불선명과 주위 골의 미란과 경화이다. 시간이 지남에 따라 점차 섬유화, 석회화되어 완전한 골성 강직이 일어나게 된다. 척추에서는 섬유륜(annulus fibrosus)에 염증 반응에 이은 인접 척추체의 골경화와 미란으로 척추체의 사각화가 나타난다. 이후 섬유륜이 점차 골화되어 척추체 사이에 골성 다리(osseous bridge)를 형성하고, 동시에 척추 후방 관절과 주위 인대의 골화와 골성 강직으로 척주가 완전히 유합하게 되는데 이를 대나무 척추(bamboo spine)라고 부른다. 혈액 검사 소견에서는 많은 경우에서 혈침속도가 증가되고, 저색소빈혈이 발생할 수 있으며, 류마티스인자는 음성인 경우가 대부분이다.

고관절과 견관절은 대칭적이며 일정한 관절 간격 감소가 나타나고, 연골하골의 경화와 함께 관절의 외측으로 골극이 나타나며 결국에는 골성 강직으로 진행한다. 증상이 가벼운 경우 명백한 방사선 소견이 나타나기까지는 수년이 걸리는데 컴퓨터 단층촬영이나 MRI는 단순방사선필름보다 더 일찍 병변을 발견할 수 있다. 특히 MRI는 초기 관절 내 염증, 연골 변화, 골수의 부종 등을 알아내는데 민감성과 특이성이 매우 높다고 한다.

5) 치료

현재까지 강직척추염을 완치시킬 수 있는 방법은 없다. 따라서 장기적인 염증 및 강직의 조절이 치료의 근본이다. 치료 목적은 관절의 통증과 강직을 없애주고 피로감을 해소해주며 자세를 똑바로 유지시키고 정상적인 신체적, 정신적, 사회적 기능을 유지하도록 합병증을 예방하는 것이다.

(1) 약물 요법

강직척추염 환자에게 사용되고 있는 약제들은 염증의 진행을 억제하고 통증을 없애기 위해 사용된다. NSAIDS를 가장 많이 사용하는데 통증을 줄여서 움직임을 편안하게 할 뿐 아니라 관절의 염증을 억제하는 효과도 있다. NSAIDS와 함께 항류마티스 약제인 술파살라진을 투여하면 더 좋은 치료 효과를 볼 수 있으며 최근에는 메토트렉세이트와 씨클로스포린과 같은 면역억제제나 TNF-α 억제제가 사용되기도 한다.

(2) 일반 보존 요법

강직척추염에서 가장 중요한 치료는 운동이다. 운동은 통증을 줄이고 관절의 운동을 원활하게 해주며 자세의 이상을 방지할 수 있어서 약물 복용 못지않게 중요한 치료 방법이다. 규칙적으로 매일 하는 것이 중요하며 몸통, 목, 어깨, 허리 등을 최대한 뒤로 펴거나 회전시키는 운동과 함께 비치볼이나 큰 풍선 불기 같은 운동을 하면 숨쉬는 능력을 기를

표 17-3. **축성 척추관절염의 진단을 위한 ASAS 기준(ASAS classification criteria for axial spondyloarthritis) (Taurog JD et al. 2016)**

요통을 3개월 이상 호소하는 환자, 45세 미만에서 증상 발생한 다음 2가지 중한 가지 소견을 보이는 환자를 축성 척추관절염으로 진단 할 수 있다.
1) 영상검사상 천장관절염 소견 및 1개 이상의 척추관절염 연관 임상 양상
2) HLA-B27 양성 소견 및 2개 이상의 다른 척추관절염 연관 임상 양상
* 척추관절염 연관 임상 양상(spondyloarthritis features)
염증성 요통(inflammatory back pain)
관절염(arthritis)
부착부염(enthesitis)
포도막염(uveitis)
지염(dactylitis)
건선(psoriasis)
염증성 장질환– 크론병, 궤양성 대장염
NSAID에 통증 감소(반응성)
척추관절염의 가족력
HLA-B27 양성
CRP 상승
** 영상 소견상 천장관절염 소견(sacroiliitis)
MRI 상 척추관절염과 연관된 천장관절염을 시사하는 급성 염증 소견
방사선학적 상 명확한 천장관절염 소견(modified New York criteria)

수 있다. 일반적으로는 수영을 권장하는데 수영은 목, 허리, 어깨 관절의 운동을 원활하게 하고 호흡 운동을 촉진시키며 관절 운동 감소와 자세의 변형을 예방할 수 있기 때문이다. 가능하다면 매일 40-50분 정도 꾸준히 운동을 하는 것이 바람직하며 적어도 1주일에 4일 이상은 해야 효과적이다. 그 외에 신체적 접촉과 충격의 가능성이 높은 유도나 검도 등의 격투기 및 등과 목을 구부린 자세로 하게 되는 볼링, 골프, 당구 등은 피해야 하며 운동 부위의 갑작스러운 통증은 골절이나 관절의 염증이 심해진 경우로 즉시 검사가 필요하다. 일상생활에서 고정된 자세를 변화 없이 오래 유지하고 있으면 통증이 악화되므로 가능하면 자세를 자주 바꾸어 주고 틈틈이 목, 어깨, 허리 등을 움직여주어야 한다. 의자는 딱딱하며 팔걸이가 있는 것이 좋고 앉을 때는 등과 목을 똑바로 하며 바른 자세를 유지하여야 한다. 바닥과 등받이가 부드러운 의자에 오래 앉아있게 되면 통증이 심해지는 경우도 있다. 뜨거운 물로 샤워를 하거나 온탕에 들어가 있는 것도 증상 완화에 도움이 될 수 있고, 수면 시에 가능하면 높은 베개는 사용하지 말아야 하며 목이 휜 상태에서 잠들어 굳어지지 않게 하고 바닥이 휘는 침대보다는 딱딱한 침대나 바닥을 이용하는 것이 좋다. 강직척추염 환자가 담배를 피우게 되면 담배 자체의 해로움과 함께 호흡기 증상과 염증이 악화될 수도 있으므로 반드시 금연을 해야 한다.

(3) 수술 요법

강직척추염 환자에서 수술이 필요한 경우는 질환이 많이 진행되어 보행 자세나 일상생활에 크게 장애가 있을 때이다. 척추 및 골반 관절에 수술을 시행하여 자세를 교정하는 척추 교정술을 시행할 수 있고, 또 고관절이나 슬관절의 관절염이 오래되어 관절을 사용할 수 없을 때 인공 관절 치환술을 할 수도 있다. 그러나 대부분의 경우 수술로는 관절의 염증을 없앨 수 없기 때문에 수술적 치료를 잘 시행하지 않는다.

▬▬ 참고문헌

대한정형외과학회. 정형외과학. 일곱째판. 서울, 최신의학사. 2013, 290-346.

Aletaha D, Neogi T, Silman AJ, et al. 2010 rheumatoid arthritis classification criteria: an American College of Rheumatology/European League Against Rheumatism collaborative initiative. Arthritis Rheum 2010;62:2569-81.

Bijlsma JW, Berenbaum F, Lafeber FP. Osteoarthritis: an update with relevance for clinical practice. Lancet. 2011;377:2115-26.

Creamer P, Lethbridge-Cejku M, Hochberg MC. Determinants of pain severity in knee osteoarthritis: effect of demographic and psychosocial variables using 3 pain measures. J Rheumatol 1999;26:1785-92.

Dieppe PA, Lohmander LS. Pathogenesis and management of pain in osteoarthritis. Lancet 2005;365:965-73.

Gelber AC, Hochberg MC, Mead LA, Wang NY, Wigley FM, Klag MJ. Joint injury in young adults and risk for subsequent knee and hip osteoarthritis. Ann Intern Med 2000;133:321-8.

Gorman JD, Sack KE, Davis JC Jr. Treatment of ankylosing spondylitis by inhibition of tumor necrosis factor alpha. New Engl J Med 2002;346: 1349-56.

Gregory PJ, Sperry M, Wilson AF: Dietary supplements for osteoarthritis. Am Fam Physician. 2008;77:177-84.

Hochberg MC, Altman RD, April KT, Benkhalti M, Guyatt G, McGowan J, et al: American College of Rheumatology 2012 recommendations for the use of nonpharmacologic and pharmacologic therapies in osteoarthritis of the hand, hip, and knee. Arthritis Care Res (Hoboken) 2012;64:455-74.

Jakobsson U, Hallberg IR. Quality of life among older adults with osteoarthritis: an explorative study. J Gerontol Nurs 2006;32:51-60.

Jordan JM, Bernard SL, Callahan LF, Kincade JE, Konrad TR, DeFriese GH. Self-reported arthritis-related disruptions in sleep and daily life and the use of medical, complementary, and self-care strategies for arthritis: the National Survey of Self-Care and Aging. Arch Fam Med 2000;9:143-9.

Lawrence RC, Helmick CG, Arnett FC, et al. Estimates of the prevalence of arthritis and selected musculoskeletal disorders in the United States. Arthritis Rheum 1998;41:778-99.

McBeth J, Prescott G, Scotland G, Lovell K, Keeley P, Hannaford P, McNamee P, Symmons DP, Woby S, Gkazinou C, Beasley M, Macfarlane GJ. Cognitive behavior therapy, exercise, or both for treating chronic widespread pain. Arch Intern Med 2012;172:48-57.

Messier SP, Loeser RF, Miller GD, Morgan TM, Rejeski WJ, Sevick MA, Ettinger WH Jr, Pahor M, Williamson JD. Exercise and dietary weight loss in overweight and obese older adults with knee osteoarthritis: the arthritis, diet, and activity promotion trial. Arthritis Rheum 2004;50:1501-10.

Moon SJ, Lee CH, Kim YS, et al. Usefulness and limitation of 2010 ACR/EULAR classification criteria in Korean patients with early RA. J Rheum Dis 2012;19:326-33.

Ricci JA, Stewart WF, Chee E, Leotta C, Foley K, Hochberg MC. Pain exacerbation as a major source of lost productive time in US workers with arthritis. Arthritis Rheum 2005;53:673-81.

Richmond J, Hunter D, Irrgang J, Jones MH, Levy B, Marx R, et al. Treatment of osteoarthritis of the knee (nonarthroplasty). J Am Acad Orthop Surg. 2009;17:591-600.

Roos EM. Joint injury causes knee osteoarthritis in young adults. Curr Opin Rheumatol 2005;17:195-200.

Scott DL, Symmons DP, Coulton BL, Popert AJ. Long-term outcome of treating rheumatoid arthritis: results after 20 years. Lancet 1987;1:1108-11.

Song SO, Chang YJ. A comparison of the therapeutic effects of hyaluronic acid and triamcinolon used in an intra-articular injection for knee osteoarthritis. Korean J Anesthesiol 2004;47:537-41.

Taurog JD, Chhabra A, Colbert RA. Ankylosing Spondylitis and Axial Spondyloarthritis. N Engl J Med. 2016;374: 2563-74.

18 근근막통증증후군과 섬유근육통
Myofascial Pain Syndrome and Fibromyalgia

1. 근근막통증증후군(Myofascial Pain Syndrome)

근근막통증증후군은 통증유발점(trigger point)으로 인해 국소 근육통과 연관통증(referred pain) 등의 감각 증상과 운동 제한 및 자율신경계 증상이 발생하는 질환으로서, 다른 연부 조직 통증(일반적인 근육통, 섬유근통, 인대 및 건의 염증 등)과 구분하여 사용하는 용어다. 근육통의 질환에 대한 기록은 16세기부터 찾아볼 수 있으며 "idiopathic myalgia, myofibrositis, myofascitis, nonarticular rheumatism" 등 여러 가지 진단명으로서 혼재되어 언급되었다. 통증유발점과 관련된 것으로는 1816년 Balfour가 근육 내 "thickenings"와 "nodular tumors"가 국소 및 주위 근육통과 관련이 있음을 언급한 것이 처음으로 생각되고, 이후 "muscle callus, fibrositis, myogeloses" 등의 용어가 제시되었다. 근육의 통증유발점과 연관통증의 분포가 알려지면서 Travell 등은 근근막통증증후군이라는 명칭과 병태생리에 대한 가설을 제시하였다. 일부에서는 이를 다른 질환의 이차적인 증상으로서 그 본질에 의문을 제기하고 있지만, Travell 등의 근근막통증증후군에 대한 개념은 현재 대부분의 통증의사들이 인정하고 있다.

인간의 85%는 일생에 한번쯤 근골격계 통증을 겪으며 그 대부분은 근근막통증증후군이라는 보고가 있다. 근근막통증증후군의 유병률은 합의된 진단 기준이 없고 조사 대상에 따라 차이가 많은데, 내과 외래 환자를 대상으로 조사한 경우 9%로 추정한 보고가 있으며 반면 통증클리닉 환자에서는 80% 이상으로 높게 보고된 것도 있다. 2010년에 독일에서 추정한 유병률은 평균 46% 정도였다. 근근막통증증후군은 30-60대 중년층에서 발병률이 높아서 65세 이상 노인에서는 유병률이 85% 정도에 이를 정도로 노령화 사회에서 점점 더 문제가 될 수 있다. 성별에 따른 유병률의 차이는 없어 보이지만, 일반적으로 근골격계 통증은 남성에 비해 여성에서 흔하고 통증이 더 심해서 악영향이 크다고 알려져 있다.

1) 통증유발점

Travell 등은 "통증유발점이란 골격근 또는 근막의 단단한 띠(taut band) 안에 결절(nodule)로 만져질 수 있는 민감한 곳"이라 정의하고, 조직학적 그리고 전기생리학적으로 실체를 제시하였다(그림 18-1). 대부분의 통증유발점은 근육의 중간(belly)에 위치하며 신경근 접합부(neuromuscular junction)의 기능이상과 관계된 중심(central) 통증유발점이다. 부착(attachment) 통증유발점은 중심 통증유발점에 의한 근육의 긴장으로 근-인대 접합부 또는 건-골막 부착 부위에 생기며 부착부병증(enthesopathy)의 원인이 된다. 초음파나 자기공명 탄성초음파(magnetic resonance elastography) 등을 활용하여 통증유발점의 존재를 확인한 보고도 있다.

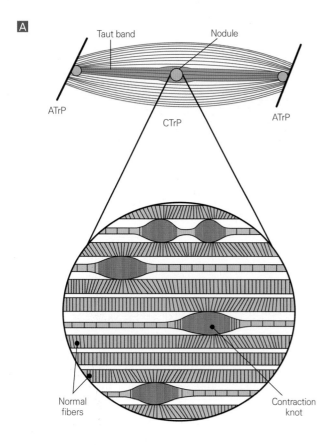

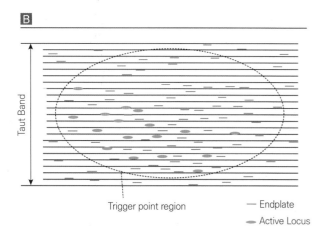

그림 18-1. **근근막통증유발점** (Travell JG. 1999)
A: 조직병리학적으로 통증유발점은 3~6 mm 크기이며 taut band 안에 근섬유분절이 단축된 형태로 모여 있는 곳을 말한다.
B: 전기생리학적으로 통증유발점은 taut band 안의 운동종말판 영역에 active locus가 모여 있는 곳을 말한다.

활동성(active) 통증유발점은 자발통이 있고, 근육의 신장을 방해하고 근위축을 유발한다. 활동성 통증유발점에 압력이나 자극을 가하면 압통(tenderness)이나 국소 연축반응(local twitch response, LTR)을 유발하고, 일반적으로 특징적인 부위로의 연관통증, 그리고 운동 장애 또는 자율신경 증상 등을 유발할 수 있다. 잠재성(latent) 통증유발점은 외부 압박에 의해서만 통증이 유발된다는 것만이 활동성과 다른 점이며, 그 외 임상 특징들을 모두 가질 수 있다. 잠재성 통증유발점은 활동성에 비해 더 흔하며 자극이나 조건에 따라 활동성으로 변할 수 있다. 나이가 들수록 통증이 주 증상인 활동성 통증유발점보다 근육 경직, 운동범위 제한 등이 주 증상인 잠재성 통증유발점이 더 우세해진다고 알려져 있다.

근전도검사에서 종말판소음(endplate noise, EPN) 등의 자발 전기 활동(spontaneous electrical activity, SEA)이 나타나는 부위를 통증유발점의 활동 장소(active locus) 또는 EPN 장소라고 한다. 이 곳은 통증유발점의 운동 특징을 담당하며 아세틸콜린의 과도한 분비에 의해 기능장애가 있는 운동종말판(motor endplate)이라고 한다. 반면에 국소 통증, 연관통증, 또는 LTR이 나타날 수 있는 부위를 통증유발점의 민감 장소(sensitive locus) 또는 LTR 장소라고 한다. 이 곳은 통증유발점의 감각 특징을 담당하며 감작화되어 있는 자유신경종말(free nerve ending)인 통각수용기(nociceptor)라고 한다. LTR은 통증유발점의 빠른 촉지 또는 바늘 자입에 의해 나타나는데, 근근막 taut band에 있는 근섬유의 불수의적인 척수 반사 수축이다.

2) 원인과 지속 인자

근육의 외상, 과다한 만성적 사용, 정신적 스트레스 등으로 활동성 통증유발점이 형성되거나 잠재성 통증유발점이 활성화되는 것을 근근막통증증후군의 주요 원인으로 생각하고 있다. 교통사고 등 심한 외상 후 발생한 통증유발점은 몇 년 동안 잠재적으로 근육에 남아 있기도 한다. 또한 자세 이상, 신체 구조 이상 등의 생체역학(biomechanical) 요소와 유전자 이상, 약물 그리고 근골격계질환을 포함한 수많은 질환 들이 근근막통증증후군을 유발하거나 지속시키는 요인들로 알려져 있다(표 18-1,2).

표 18-1. 근근막통증증후군의 원인과 지속인자

Acute trauma
Overuse (muscle overloads, sustained contraction, repetitive microtrauma)
Emotional psychological stress
Systemic disease
  Endocrine and metabolic deficiencies (thyroid, estrogen hormone)
  Nutritional deficiencies (vitamins, minerals)
  Chronic viral, parasite infections
Genetic defects
Anticancer drug, caffeine, nicotine
  Poor posture (scoliosis), static postures
Poor ergonomics
Aging (loss of myofascial flexibility)
Coldness
Visceral disease* (irritable bowel syndrome, pelvic pain syndrome, celiac disease)
Musculoskeletal disease*
  (complex regional pain syndrome, fibromyalgia, spinal stenosis, spondylolisthesis, disc disease, joint disease, rheumatoid)

*표 18-2 참조

표 18-2. 근근막통증증후군을 흔히 동반하는 통증질환과 근육(Saxena A et al. 2015)

Pain condition	Muscles
Migraine	Frontalis, temporalis, trapezius, suboccipitalis
Temporomandibular pain	Masseter and Temporalis
Cervical spine	Levator scapulae, rhomboid minor, splenius capitis, deltoid, latissimus dorsi
Whiplash injury	Trapezius, scalene, sternocleidomastoid
Thoracic outlet syndrome	Biceps, triceps, trapezius, scalene, pectoralis
Shoulder impingement	Subscapularis muscle
Rotator cuff tendinitis	Teres minor, infraspinatus, subscapularis
Tennis Elbow	Triceps and other Extensors
Upper thoracic pain	Pectoralis major, serratus posterior superior, serratus anterior, lower trapezius
Chest wall pain	Pectoralis major, obliques rectus femoris,
Chronic abdominal pain	Thoracic paraspinal muscle
Lumbar spine	Quadratus lumborum, gluteus, piriformis
Pelvic pain syndrome	Pelvic floor muscles
Hip	Abdominal muscles, psoas, quadratus lumborum, gluteal muscles, thigh adductors
Knee joint disease	Quadriceps, hamstrings, gastrocnemius
Referred Knee Pain	Iliopsoas
Nocturnal calf cramps	Gastrocnemius

머리와 어깨를 앞으로 내민 자세로 뒤통수밑(후두하, suboccipital) 근육의 기능이상과 위축이 발생하면 고유감각(proprioceptive) 불균형이 척수 후각(dorsal horn) 수용체에 관문조절 역할을 하여 만성 근근막통증증후군이 발생한다는 주장도 있다. 운동 부족인 현대인의 경우 주로 자세를 유지하는 근육인 목갈비근(사각근, scalenus)과 허리네모근(요방형근,

quadratus lumborum) 등이 긴장 되어 통증유발점이 잘 발생한다. 척추옆굽음증(척주측만증, scoliosis)과 골반 비틀림(pelvic torsion) 등 구조적인 문제는 허리네모근과 넙다리뒤근육(hamstring)에, 발의 불안정성(instability)은 안쪽넓은근(내측광근, vastus medialis)과 중간볼기근(중둔근, gluteus medius)에 근근막통증을 유발할 수 있다. 또한 나이가 들면서 근육의 유연성이 저하되면 근근막통증이 잘 발생하고, 운동 선수처럼 조건화(conditioning)된 근육에서는 발생 역치가 높다고 한다. 그 외에도 추위에 의한 근육 긴장은 운동종말판의 니코틴 아세틸콜린 수용체(nicotinic acetylcholine receptor)를 상향 조절하여 통증유발점을 발생한다고 알려져 있다.

다른 질환이 원인이거나 동반되면 근근막통증증후군을 이차성(secondary)으로 구분하기도 한다. 만성 긴장두통(tension headache)에서 흔히 동반되는 근근막통증은 두통의 원인일 수 있지만 편두통은 이차성 근근막통증의 원인이 될 수 있다. 관절 기능이상도 주위 근육에 통증유발점을 발생하는데 채찍질손상(편타손상, whiplash injury)과 경추간 관절장애, 턱관절(악관절, temporomandibular joint) 장애에서 후경부(posterior cervical) 또는 뒤통수밑근육에 통증유발점이 잘 발생한다. 내장통(visceral pain)의 연관통증 부위에 동반되는 근근막통증으로서 심근경색 후 가슴통증, 담도질환에서의 어깨통증, 신장결석질환에서 지속되는 옆구리통증 등은 내장통과 감별해야 한다. 섬유근통(fibromyalgia), 복합부위통증증후군, 추간판탈출, 척추관협착, 척추수술후요통증후군에서도 이차적인 근근막통증이 발생할 수 있다.

유전자 이상이 통증유발점 생성과 관계가 있다는 주장이 있는데 아세틸콜린에스테라아제(acetylcholine esterase)나 니코틴 아세틸콜린 수용체의 선천적 결함이 지속적인 근육 긴장을 유발한다는 보고가 있다. 스트레스, 커피, 카페인 등 후천적 요인도 아세틸콜린에스테라아제나 특정 수용체의 유전자 표현을 비정상적으로 조절하여 통증유발점 생성을 조장한다는 주장도 있다.

불안, 교감신경 활성, 수면장애 등도 근육 긴장을 야기하여 근근막통증의 원인이 될 수 있다. 갑상샘호르몬이나 에스트로겐 저하 등의 내분비질환과 비타민이나 미네랄 결핍 그리고 만성 감염 등의 경우에서도 근근막통증증후군이 잘 발생한다.

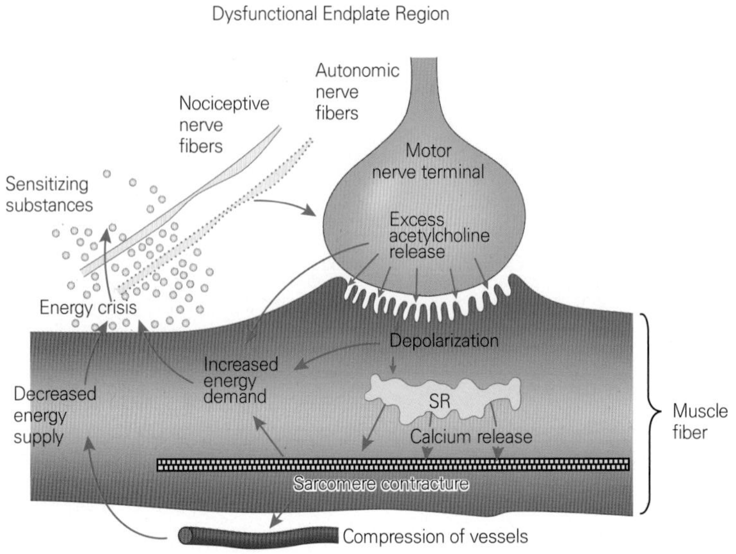

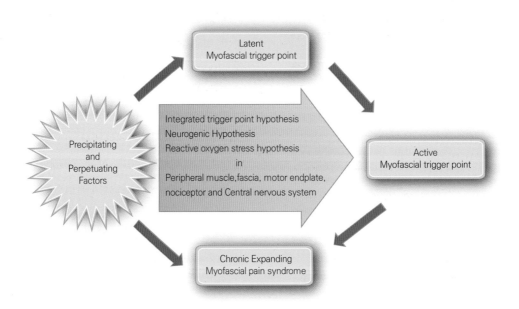

그림 18-2. **근근막통증증후군의 통합가설(Travell JG. 1999)**
활동성 통증유발점에서 관찰되는 증가된 에너지 소비가 운동종말판에서의 1) 비정상적인 아세틸콜린의 생성과 분비의 증가에 의한 것이며 2) 근육섬유의 지속되는 탈분극과 국소 근형질세망(sarcoplasmic reticulum)에 의한 부적절한 칼슘 이온의 분비와 재흡수를 초래하여 지속적인 근수축을 야기하고, 주변 혈관의 압박은 3) 영양과 산소의 공급에 지장을 초래한다. 4) 이 "energy crisis" 는 유리 칼슘을 근절로 되돌리는 칼슘 펌프를 지연시키고 5) 자율신경과 감각신경의 감작화를 유발하는 신경활성 물질의 분비는 통증과 6) 아세틸콜린의 생산을 더욱 증가시키는 악순환의 고리를 만든다.

그림 18-3. **근근막통증증후군의 발생과 만성화**
근근막통증증후군을 유발하는 원인으로 알려진 근육 손상, 근긴장, 스트레스 등은 여러 지속 인자와 함께 잠재성 통증유발점과 활성 통증유발점을 형성하고 만성화를 야기한다. 이에 대한 기전으로는 근육세포, 근막, 운동종말판과 근육의 통각수용기의 말초 감작, 그리고 중추신경의 중추감작에 작용하는 통합가설, 신경성가설, 산화 스트레스 가설 등이 제시되고 있다.

3) 병태생리

통증유발점의 실재는 인정을 받지만 어떻게 생성되어 근근막통증증후군의 증상을 초래하고 지속되는지에 대한 병태

생리는 아직 명확하지 않지만 몇 가지 가설이 있다. Simons와 Travell 등이 제시한 에너지위기가설(Energy crisis hypothesis)과 통증유발점통합가설(Integrated trigger point hypothesis)을

토대로 많은 연구들이 진행되었다(그림 18-2,3).

(1) 근육 및 운동종말판의 생리와 통증유발점 형성

통합가설의 시작은 신경근이음부(신경근접합부, neuro-muscular junction)에 과도한 아세틸콜린이 존재하며 이것이 통증유발점에서의 지속적인 근수축의 원인이라는 것이다. 정상적으로 근원섬유(myofibril)의 단위인 근섬유분절(sarcomere)은 수축 후 티틴(titin)에 의해 이완되지만, 통증유발점에서는 이러한 과도한 수축으로 근섬유분절콤플렉스가 손상되어 미오신(myosin) 섬유가 제트선(Z-line)의 티틴에 달라 붙은 형태라고 생각된다.

운동종말판은 통증유발점의 생성을 설명하는 에너지위기가설에서 중요한 역할을 한다. 통증유발점의 근전도에서 나타나는 자발전기활동은 비정상적인 종말판소음이며 운동종말판에서 아세틸콜린 과다 분비와 관련이 있다. 운동종말판에서 시냅스이전 ATP의 감소는 아세틸콜린 분비를 증가시키고, 시냅스이후 ATP 부족은 칼슘펌프 작동을 저하하여 칼슘이온 농도를 증가시켜서 근육수축을 조장하고 통증유발점을 형성한다. 스트레스나 근근막긴장 또한 아세틸콜린의 과도한 분비를 유발할 수 있다. 반복 작업(타이핑, 연주자)에서 type I의 작은 근섬유("Cinderella" fibers)나 자세유지근처럼 약한 근육 수축이라도 반복적이고 지속적인 근육의 과부하가 작용하면 근섬유의 퇴화, 칼슘이온 분비의 증가, 에너지고갈 등을 통해 통증유발점을 형성할 수 있다.

(2) 근육 통각수용기와 말초 감작

조직 손상에 따라 분비되는 다양한 화학 전달물질에 의한 근육 통각수용기의 말초 감작과 더불어 C-fiber 등의 역행성 신경성염증(neurogenic inflammation)은 통증유발점의 압통, 이질통증(allodynia)을 유발하고 만성화를 조장한다. 화학전달물질과 통각수용기의 역치 변화에 따라 감작된 통각수용기의 정도가 달라질 수 있는데, 임상적으로 통증유발점이 잠재 또는 활성화되는 양상을 설명 할 수 있다.

(3) 중추 감작을 통한 연관통증과 만성화 및 확산

근육의 일차 구심(afferent) 신경은 그룹 III (낮은 역치 유수신경섬유)와 그룹 IV (높은 역치 무수신경섬유)로 이루어져 있다. 이들 신경은 공간 해상력이 낮고 특히 척수 후각 lamina V (wide dynamic range neuron)에서 피부, 근육, 골막, 뼈 그리고 내장으로부터 다양한 구심 입력과 함께 수렴(convergence)하므로 근육통의 원인과 위치를 정확히 느끼기 어렵게 하고 중추감작(central sensitization)을 쉽게 한다. 활동성 통증유발점의 만성 유해자극은 척수 후각 신경세포를 감작시켜서 이질통증과 통각과민(hyperalgesia)을 유발하고, 다른 부위로의 연관통증과 기능장애를 일으킨다. 척수에서의 중추감작 기전으로는 척수 후각 신경세포의 증폭(wind-up) 현상, 감수영역(receptive field) 확장 등이 알려져 있으며, substance P와 글루탄산염(glutamate) 등의 화학전달물질과 N-Methyl-D-aspartic acid (NMDA) 수용체가 중요한 역할을 하는 것으로 보인다. 중추감작은 말초 통각수용기의 활성역치를 낮추어 잠재 통증유발점을 활성화할 수 있기 때문에, 만성 내장통도 근근막통증을 유발할 수 있다.

통증유발점의 연관통증은 수렴, 중추감작 등의 기전으로 설명되는데, 임상적으로 또한 중요한 것은 추간판, 내장, 인대, 척추 돌기사이관절(후관절, facet joint) 등이 비슷한 부위에 연관통증을 유발할 수 있으므로 정확한 원인을 감별해야 한다는 것이다. 중추감작으로 척수후각의 ineffective (silent) synapses가 활성화되어 멀리 연결된 부위에 연관통증을 유발하고, 잠재 통증유발점이 증상을 보일 수 있음을 설명하는 기전이 제시되었다. 또한 척수 후각에는 통증유발점간에 연결된 회로가 있으며, 나이가 들면서 발달하기 때문에 소아에서 통증유발점이 드물다는 주장도 있다.

근육의 국소 생화학적 환경을 측정하여 비교한 연구에서 substance P, CGRP (calcitonin gene related peptide), 브라디키닌(bradykinin), 세로토닌(serotonin), 노르에피네프린(norepinephrine), 종양괴사인자(tumor necrosis factor, TNF)-α, 인터루킨(interleukin, IL)-1 등 통증이나 염증과 관련된 생화학 물질의 기저 값이 활동성 통증유발점 부근에서 유의하게 높았고 pH는 낮았는데, 이러한 관측은 모두 통합가설과 부합한다. 활동성 통증유발점 부근에서 substance P와 CGRP의 증가는 척수 후각의 신경가소성(neuroplasticity)과 관계가 있고, 노르에피네프린의 농도 증가는 자율신경계의 관여를 제시하며, TNF-α와 IL-1 같은 proinflammatory 시토카인(cytokine) 등은 근육 통각과민에 주요 역할을 하는 것으로 생각된다. 특히 CGRP는 acetylcholine을 증가시켜서 통증유발점의 형성 및 지속에 관여하는 것으로 보인다. 국소 허혈과 염증 상태의 산성 pH는 acid sensing ion channels (ASICs)을 통해서 통증유발점 압통의 원인일 수 있으며, 아세틸콜린에스테라아제를 억제하여 아세틸콜린을 증가시키고 근절수축과 근근막 taut band 형성을 촉진할 수 있다. 또한 이러한 화학물질이 LTR 후에 기저 값 이하로 감소하는 것으로 보아 통증유발점 주사 치료 효과를 설명한다고 하였다. 한편 활동성 통증유발점에서 멀리 떨어진 다른 근육에서도 화학물질들이 증가한 상태를 보인바 중추감작으로 설명할 수 있다.

Srbely는 근근막통증이 외상 후에 항상 발생하지는 않고 내장, 내분비, 감염 질환에서 흔히 동반되는 점을 위에서 언급한 중추 감작과 신경성염증으로 설명하는 신경성가설(Neurogenic Hypothesis)을 제안하였다. 그는 원인 질환의 척수 분절에 따라 통증유발점이 많이 생성됨을 증거로 제시하고, 중추 감작을 유발하는 원인의 치료가 중요하다고 하였다.

Stecco 등은 근육과 근막을 연결하는 myotendinous expansion의 이상이 통증유발점을 형성하고 불균형(uncoordinated) 운동을 유발한다고 주장하며 근막의 역할을 강조하였다. 특히 근막내의 hyaluronan은 조직허혈로 인한 산성 pH에서 응집되어 점도가 높아지면 근막이 치밀해져서(densification) 근육 경직과 통증유발점을 형성하고, 마사지 등으로 열이 발생하면 응집이 회복된다고 하였다.

Jafri는 건강인이나 운동선수에서는 근육 외상이나 과부하에도 불구하고 근근막통증이 잘 발생하지 않고, 운동신경차단에도 통증유발점이 잘 제거되지 않는 이유를 통합가설만으로는 설명하기 어려우며, 세포내 분자레벨의 새로운 기계적가설(Mechanistic hypothesis)을 제시하였다. 이 가설에 따르면 근육과부하나 항암제 등이 근육 세포내 미세관(microtubule)을 증식하고 reactive oxygen species (ROS) 생성을 촉진하여 칼슘을 유리한다는 신호체계를 토대로, 미세관

이 증식하거나 ROS 제거 능력이 떨어지는 산화스트레스 상황에서 통증유발점이 발생하고 근근막통증이 지속된다. 압통은 ASIC3과 TRPV1 수용체가 주로 관여하며 ROS 농도와 수용체간의 위치에 따라 잠재성 혹은 활동성 통증유발점의 성격이 구분된다고 한다. 또한 마사지, 운동, 통증유발점주사 등의 치료가 근육 연축(twitch)를 통해 미세관을 개조하거나, 혈류 증가를 통해 미토콘드리아를 합성하여 산화스트레스를 낮추는 것으로 효과를 설명하였다. 미세관 중합(polymerization)을 억제하는 콜히친(colchicine)과 연관된 thiocolchicoside의 효과는 아직 입증되지 않았으나 앞으로 기대가 되는 약물이다.

4) 임상증상

근근막통증증후군의 감각증상으로는 자발통, 압통, 연관통증 등이 있다. 근근막통증은 보통 지속적이고 위치를 설명하기 어려운 깊고 넓게 분산된 영역에 나타난다. 통증 성격은 주로 둔하고(dull) 쑤시며(aching) 때로는 감각이상(paresthesia)을 동반하며, 깊은 체강 구조나 각 근육의 특징적인 먼 영역에 연관통증을 유발할 수 있다(그림 18-4). 환자가 느끼는 통증 부위와 통증유발점이 함께 위치하는 경우는 드물다. 연관통증은 신경의 단일 피부분절(dermatome) 분포를 따르지 않고 신경근(radicular) 분포나 내장통의 발생학적(embryological) 피부분절 분포와도 다르다. 연관통증으로 환자는 근육통이 아닌 두통이나 관절통, 복통, 좌골신경통, 심근경색 등의 통증으로 호소할 수 있고, 특히 연관통증이 대부분 신경근 분포를 하지 않으므로 윤활낭염(bursitis)이나 건염(tendinitis), 관절염 또는 기능적인 문제로 오진할 수 있다.

통증유발점과 연관된 운동증상은 근육경직, 운동범위 제한, 근력저하, recruitment 이상 등의 기능장애다. 소수의 환자에서는 통증보다는 운동범위의 제한이나 짧고 억제된 근육으로 인한 증상을 주로 호소하기도 한다. 이는 주로 잠재성 통증유발점에 의해 일어나며 특히 수면 후나 장시간 같은 자세로 있은 후와 같이 일정한 기간 동안 몸을 한 자세로 유지한 후에 뚜렷하게 나타난다. 근육의 경직과 약화는 근육수축에 의한 통증을 방어하기 위한 중추성 억제에 의한 것으로 생각되며, 근육 및 신경질환에서의 근 위축을 보이

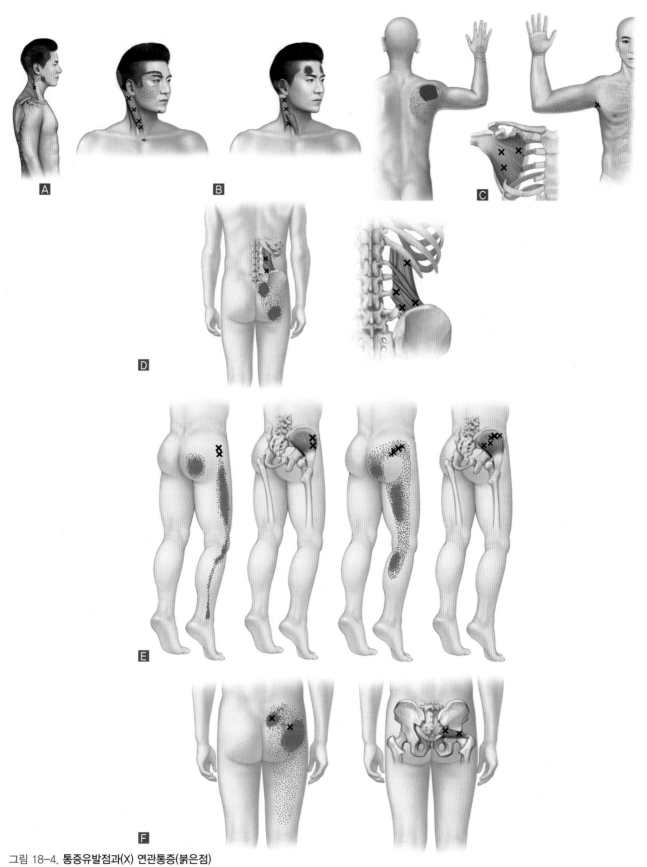

그림 18-4. 통증유발점과(X) 연관통증(붉은점)
A: Trapezius B: Sternocleidomastoid C: Subscapularis D: Quadratus lumborum E: Gluteus medius F: Piriformis

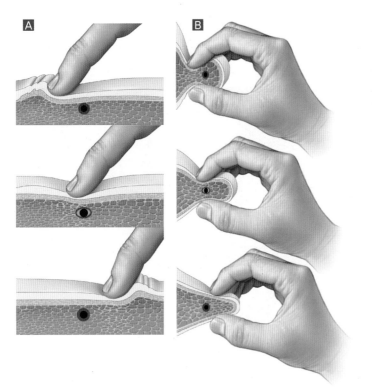
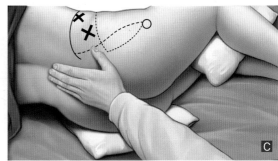
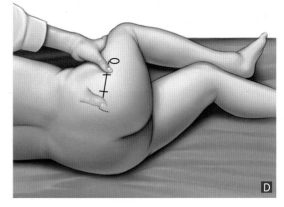

그림 18-5. Taut band나 결절의 확인
A: 얕은 근육은 손가락 끝으로 근육의 섬유와 수직 방향으로 문지르거나(flat palpation),
B: Trapezius, sternocleidomastoid, pectoralis major, latissimus dorsi, hip adductor 등의 근육은 엄지와 검지손가락으로 집어서(pincer palpation),
C: Gluteus medius나 D. piriformis 같이 깊은 근육은 손가락으로 눌러서(deep palpation) 근근막 taut band나 딱딱한 결절을 찾는다.

지는 않는다.

통증유발점과 연관된 자율신경계증상으로서 혈관 수축, 발한, 눈물, 타액 분비과다, 털세움(piloerection), 현기증, 이명 등이 있을 수 있다. 그 외 증상으로 수면장애, 우울증과 불안 등을 동반할 수 있다.

근근막통증증후군의 정도와 기간이 심해질수록 같은 척추 분절(segment)에 의해 신경분포가 되는 근육들이 서로 연관되어 증상이 심해지며, 다른 분절의 신경분포와 겹치면 먼 근육들에도 영향을 줄 수 있다. 어깨에 통증유발점이 있으면 주로 몸의 같은 쪽으로 엉덩이 또는 허리근육에 통증유발점이 존재할 가능성이 많으며 역으로 두부 또는 요추 근육에 존재하는 통증유발점들의 활동은 어깨, 목, 머리 또는 다리에 통증유발점을 유발할 수 있다.

5) 진단

진단을 위해 통증에 관한 자세한 병력이 필요하며 통증유발점이 발생할 수 있는 외상, 직업 및 일상 활동, 스트레스, 동반 질환이 존재하는지 확인해야 하고, 그 외에도 과거력 및 가족 병력 등도 알아야 한다.

비정상적인 걸음걸이와 자세, 신체의 비대칭 불균형 그리고 근육의 운동범위 제한 등 통증유발점과 연관 있는 요소를 확인해야 한다. 예를 들어 통증으로 머리를 좌측으로 돌리기 어렵다면 좌측 목빗근(흉쇄유돌근, sternocleidomas-toid), 등세모근(승모근, trapezius) 또는 우측 목널판근(splenius cervicis), 아래머리빗근(oblique capitis inferior)의 근근막통증을 의심할 수 있다. 신경학적검사와 근골격계검사 등을 통해 연관통증을 유발하는 다른 질환이나 동반 질환을 놓치지 말아야 한다(표 18-1,2).

통증유발점을 확인하는 이학적검사로서 촉진이 제일 중요하지만 아직 평가자간 연구로 합의된 진단기준은 없다. 연관통증과 점프징후(jump sign)가 가장 신빙성 있다는 주장도 있지만 활동성 통증유발점의 최소한의 기준으로 평소

통증을 재현하는 taut band가 가장 인정 받는 지표로 인정받는다. 근육 연관통증 패턴을 알아야 다양한 근육의 통증유발점을 찾을 수 있는데, 흔히 통증을 호소하는 부위에서 조금 떨어진 곳에 통증유발점이 발견된다. 통증유발점은 근육 힘살(belly)의 중간 부분에서 가장 흔하게 발견되며 몸 반대쪽의 근육과 비교하면 파악하기가 쉽다. 의심되는 근육을 이완하고 근섬유에 수직으로(cross-fiber) 찾으면 taut band를 확인하는 것이 용이하며, 그 안에 가장 아픈 곳을 손가락으로 찾으면 통증유발점의 중심이다(그림 18-5). 통증유발점을 누르면 국소적 압통이 발생하고, 5-10초 정도 오래 누르면 연관 부위에 평소 통증이 나타날 수 있음을 환자에게 미리 알려준다. 통증유발점을 가까이(3 cm 이내) 두드리면 LTR을 유발할 수 있지만 확진에 꼭 필요하진 않다.

통증계(algometer)를 사용하면 통증을 나타내는 최소의 압력을 측정할 수 있으며 좀더 객관적으로 압통점을 확인할 수 있다. 근전도는 연구목적으로 종말판소음 등을 확인 할 때 사용할 수 있지만 임상적으로는 장점이 없다. 일반 혈액, 요, 철, 엽산, 비타민 B12, 갑상샘 호르몬 검사 등이 통증유발점의 유발인자나 지속인자 등을 확인하는데 도움을 줄 수 있다. MRI, 골스캔, CT, 단순 방사선 검사 등은 다른 질환이 의심될 때 시행하며 근근막통증증후군에는 특별한 해당 사항이 없다. 자기공명 탄성초음파나 초음파 등을 이용하여 통증유발점을 확인하는 방법도 현재로서는 임상적 유용성이 없다.

6) 치료

치료를 시작하기 전 환자교육을 통하여 환자가 자신의 근근막통증증후군에 대해 정확히 인식을 하고 해로운 자세나 행동, 생활 습관 등을 피하도록 하는 것이 중요하다. 근근막통증증후군 치료 원리는 통증유발점을 불활성화시키는 것이 핵심이고, 통증경로를 차단함으로써 통증의 악순환 고리를 차단하는 것이다. 근근막통증증후근의 치료는 침습적인 통증유발점주사와 약물, 물리치료 등의 비침습적 치료가 있으며 이를 통한 통증감소, 정상적인 근육기능의 회복을 통한 삶의 질 향상이 치료 목표다. 원인과 동반질환을 같이 치료해야 효과가 좋고 재발을 방지할 수 있다.

일반적으로 비침습적 치료는 환자 자신이 시행할 수 있는

경우가 많아서 환자교육적 면이 있으며, 여러 근육을 동시에 치료할 수 있다는 장점이 있지만 통증유발점주사보다 많은 시간이 소요되고 효과적이지 못하다. 통증유발점주사는 근근막통증증후군 치료에서 과학적인 근거와 연구를 통해 가장 인정받는 치료법이지만, 치료시기와 선호도는 의사의 전문과에 따라 차이가 있다. 통증유발점주사 방법과 치료 횟수 등은 환자의 상태에 따라 결정되어야 하며 물리치료, 약물치료, 환자교육 등을 병행하면 효과가 증대될 수 있겠다.

(1) 통증유발점주사

통증유발점주사는 활동성 통증유발점을 기계적으로 파괴시키거나 비활성화시키는 방법이다. Travell 등은 활동성 통증유발점이 비활성화 되는 기전으로 근섬유와 신경말단의 기계적자극, 통증을 유지시키는 악성 순환고리의 차단, 국소마취제 또는 생리식염수에 의한 통증전달물질의 희석, 국소마취제의 혈관확장 효과에 의한 대사산물의 제거 등을 제시하였다. 통증유발점주사의 성패는 통증유발점을 가는 바늘로 정확히 포착하는 의사의 기술에 상당히 의존한다고 하겠다. 치료는 일차적으로 연관통증이 있는 부위가 아닌 통증유발점이 있는 부위에 이루어져야 하고 자입시 LTR을 유발하여야 한다.

① 준비

통증유발점주사를 성공적으로 하려면 다양한 근막통증증후군의 양상과 각 근육의 정확한 통증유발점 위치뿐 아니라 신경이나 혈관, 폐 같은 중요한 주위 구조물의 해부학을 알아두어야 한다. 금기증은 주사에 대한 공포, 국소 혹은 전신 감염이나 염증, 국소마취제에 대한 알레르기, 출혈성 질환, 항응고제, 근육손상 후 급성기, 임신부 등이다. 간혹 혈관미주신경 실신(vasovagal syncope)이 일어날 수 있으므로 편안하게 누워서 시행하는 것이 좋으며, 산소를 반드시 준비하고 필요하면 활력징후를 지속적으로 관찰해야 한다. 치료 목적과 방법, 합병증 등에 대하여 설명하는 것은 당연하며 치료의 순응도와 효과를 높일 수 있다.

② 주사바늘 및 약물

통증유발점으로 충분히 도달할 수 있는 길이로서 표면 가까이 있는 근육은 22게이지 3.8cm (1.5 inch), 두꺼운 피하

조직 아래 큰볼기근(대둔근, gluteus maximus)이나 척추옆(paravertebral) 근육의 경우 21게이지 6.4 cm (2 inch), 작은 볼기근(소둔근, gluteus minimus)이나 허리네모근 같은 가장 깊은 근육은 21게이지 6.4 cm (2.5 inch) 주사바늘이 적당하다. 가는 주사바늘은 환자가 덜 고통스러워하지만 통증유발점을 기계적으로 파괴하지 못할 뿐만 아니라 주사바늘이 피부와 피하조직을 통과하는 느낌을 시술자가 느끼기 어렵고 taut band를 비켜나갈 수 있다. 하지만 개인적인 선호에 따라 목, 어깨, 엉덩이, 허리 등에 25게이지보다 가는 주사바늘을 사용하는 경우도 많은데, 훈련을 통해 숙달하는 것이 더 중요하다. 저자는 26게이지 inch 바늘을 fast-in-fast-out 방법으로 사용한다.

통증유발점주사에 사용되는 제제로 국소마취제, 보툴리눔 독소(Botulinum toxin) type A, 멸균수, 생리식염수, 건침(dry needling) 등 여러 가지가 연구되었다. 생리식염수 혹은 건침으로도 좋은 효과를 볼 수 있다는 보고도 있지만, 일반적으로 국소마취제를 사용하는 주 목적은 주사와 관련된 국소불편감을 줄이기 위한 것이다. 통증유발점주사에 사용되는 약물 중 가장 많이 연구된 것은 국소마취제이며 공통적인 특징은 각 약물의 예상 작용기간보다 효과가 오래 지속된다는 것이다. 국소마취제를 사용한 통증유발점주사는 통증척도, 운동범위, 통증계로 측정한 역치 등에서 호전을 보였다. 통증유발점주사에 적절한 국소마취제의 농도는 0.25-0.5% 리도카인, 0.125% 부피바카인 0.5-2 mL 이다. 그 이상의 농도에서는 효과에 차이가 없고 혈관 내 주사, 신경주위주사, 근육독성 등 합병증의 위험이 높아질 뿐이다. 또한 희석해서 사용하면 첨부된 방부제의 영향을 줄일 수도 있다. 주사 용량에 관한 연구에서는 소량, 특히 1 mL 이하의 국소마취제가 효과가 있다는 보고가 있다. 각 LTR 부위에 선택적으로 소량의 약물을 주사하는 것이 한번에 많은 양을 주사하는 것과 비교해서 효과는 같고 근육손상을 줄일 수 있다. 약물의 농도와 총 용량은 전신독성반응과 국소근육손상의 위험을 감안해야 한다. 보툴리눔 독소 type A는 근수축 방지와 진통 효과로써 근근막통증에 사용한 메타분석에서, 비슷한 효과를 보였지만 4주 정도 후에 나타나는 것으로 보인다. 그 외에 비타민 B12, 비스테로이드소염제, 스테로이드, 벌독(bee venom) 등을 사용하면 효과가 좋다는 보고가 있지만 과학적 근거를 제시하지는 못하였다. 스테로이드와 ketorolac의 항염증 작용은 중심 통증유발점의 병태생리학적 특성인 통각수용기의 감작에 효과가 없으며, 여러 부작용을 지니고 있으므로 추천 되지 않는다. 하지만 접합부 통증유발점에서 염증이 원인인 경우에는 사용해 볼 근거가 있다. 에피네프린은 근육독성이 크므로 첨가하지 않는다. 침과 근육자극술은 연구가 부족하나 각 적응증이 있다(52장 참조).

③ 주사 방법

통증유발점을 확인하면 피부를 소독하고 시술자는 손 위생을 시행한다. 엄지손가락과 집게손가락 혹은 집게손가락과 가운뎃손가락 사이에 통증유발점을 고정하고, 바늘을 통증유발점으로부터 1-2 cm 떨어진 피부에서 약 30도 각도로 접근한다. 이때 두 손가락에 약간의 압력을 주면 바늘이 밀려나는 것과 피하출혈을 줄여 준다(그림 18-6). 바늘이 taut band에 접촉하게 되면 통증과 연축이 올 수 있다고 환자에게 미리 말해주어야 한다. 혈관이나 장기내 주입을 피하기 위해 약물투여 전 흡인이 필요하다. 보통 한번 통증유발점을 관통한 후 0.2 mL 정도 국소마취제를 주사하여 주사 후 통증을 최소화 시킨다. 통증유발점 군집은 각각 따로 떨어진 taut band이기 때문에 주사바늘을 피하조직까지 뒤로 빼서, LTR이 더 이상 일어나지 않거나 taut band의 저항감이 없어질 때까지 부챗살 모양으로 주사를 한다(그림 18-6). 불완전한 차단은 국소마취제 효과가 사라지면 통증이 더 심해지기 때문에 반복적인 천자로 통증유발점을 소실시키는 것이 중요하다.

④ 주사 후 처치

합병증으로는 주사에 의한 통증, 실신, 출혈, 장기 손상, 감염 및 약물 부작용이 있을 수 있다. 주사 후 통증은 대부분 경험하며, 극히 드물지만 패혈증과 기흉이 가장 심각하다. 주사 후 통증은 주사 후 출혈이 큰 원인으로 알려져 있으므로 주사 후 즉시 지혈하는 것이 중요하다. 주사후 핫팩을 하면 운동범위 개선과 시술로 인한 통증해소에 도움이 되며, 해당근육을 완전히 신장(stretch)시키는 것을 권장한다.

연관통증이 소실되면 주사가 성공한 것이며, 재 주사는 대개 주사 후 통증이 사라지는 3-4일 후에 하는 것이 권장된다.

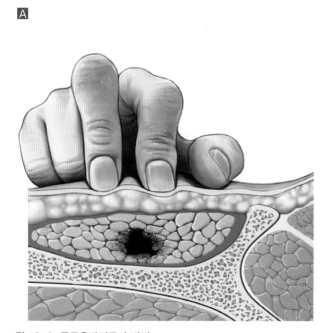 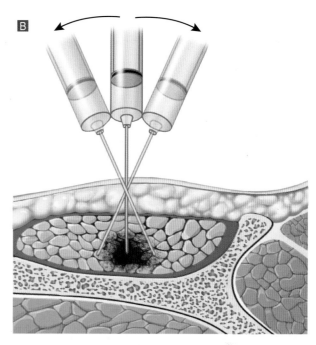

그림 18-6. **통증유발점주사 방법.**
A: 두 손가락 사이에 통증유발점을 위치시키고 주사하는 동안 압박하면 한쪽으로 미끄러져 내리는 것을 막아준다. B: 부챗살 기법에 의한 통증유발점주사

두 세 번의 치료에 반응이 없으면 같은 부위에 다시 주사하는 것은 바람직하지 않다. 주사 후 1주일 내에 완전운동역으로 활동과 운동을 하도록 권장하지만, 주사 후 3-4일 내에는 무리한 운동은 삼가도록 한다.

급성의 환자들에서는 통증유발점주사를 하면 대개 국소압통, 연관통증, 국소 연축반응, 근육 운동제한이 즉시 소실된다. 그러나 수개월이나 수년 동안 있어온 근근막 taut band는 즉시 소실되지는 않는다. 지속적인 통증유발점의 활성화로 인한 심한 통증은 통증유발점주사와 물리치료를 병행하여 3-6주 가량의 집중 치료를 필요로 한다. 치료 전 수년간 심한 통증으로 고생한 기왕력이 있는 환자는 수 개월 동안 치료에 반응하지 않을 수 있다. 이런 경우 몸 반대쪽이나 전체로 퍼지는 경향이 있는 과활성화된 통증유발점을 찾아서 적극적인 치료를 해야 한다.

(2) 비침습적 치료

근근막통증증후군을 비롯한 만성 통증의 치료에 근육신장, 근육강화, 자세교정, 수기치료 등의 물리치료와 운동이 통증감소와 근육이완에 효과적이다(39장 참고). 치료초기에 너무 빨리 또는 아플 정도로 움직이는 것은 통증을 다시 유발할 수 있으며 반사적 근 경련을 일으킬 수 있기 때문에 피해야 한다. 수기치료들로는 분무와 신장, 통증유발점압박, 마시지 등이 있으며 모두 중장기적인 효과는 입증되지 않았다. 통증유발점압박은 과도한 압박에 의한 허혈이 이롭지 않다는 논리에 따라 20-30초간 압박과 신장으로 개념이 바뀌었다. 분무와 신장은 통증유발점주사에 비해 덜 아프고 여러 통증유발점을 불활성화시키는 데 좀 더 효과적이라고 생각된다. 분무를 먼저 시행하여야 신장에 의한 통증을 경감시켜 완전히 이완할 수 있도록 도와주며 반사적 근육경련을 막는데 도움이 된다. 그 외에 TENS, 초음파, 레이저 등을 이용한 치료가 통증감소와 근육이완에 보조적으로 사용 될 수 있으나 TENS를 제외하고 역시 장기적인 치료효과는 아직 논란이 있다.

만성 근근막통증 환자나 주사 후 통증의 경우 비스테로이드소염제를 비롯하여 아편유사제, 항간질제, 항우울제, 근육이완제, 국소 패치나 연고 등의 약물을 보조적으로 사용하고 있지만 근근막통증에 대한 연구나 근거는 부족하다.

7) 요약

근근막통증증후군은 흔히 볼 수 있는 통증질환으로서 근골격계를 포함한 여러 질환과 공존할 수 있다. 통합가설만으로는 통증유발점의 생성과 지속을 설명하는데 한계가 있고 앞으로 하행성억제경로, 유전자 및 수용체에 관한 연구가 진행될 것으로 보인다. 근근막통증증후군은 섬유근통과 달리 치료가 가능하지만 많은 요인에 의해 잠재성 통증유발점이 활성화 되고 지속되므로, 통증유발점과 원인을 함께 치료해야 효과를 높이고 재발을 방지할 수 있다. 치료에서 통증유발점주사는 가장 효과적이고 근거가 있는 치료법이지만 시술자는 지식과 기술을 숙련시켜야 하며, 기타 비침습적 치료를 겸하면 더욱 효과적이다.

2. 섬유근통(Fibromyalgia)

섬유근통은 특별한 원인이 없는 신체 여러 부위 근골격계 통증과 피로(fatigue), 수면장애, 인지증상(cognitive symptom) 및 신체화 증상(somatic symptom) 등의 동반 증상이 3개월 이상 만성적으로 지속되는 질환이라고 정의할 수 있다. 이 질환은 근육통의 여러 용어 중에서 특히 "fibrositis", "nonarticular rheumatism" 등으로 불리며 근육통의 흔한 원인이나 심인성류머티즘(psychogenic rheumatism)으로 여겨져 왔다. 이후 병태생리적으로 조직의 염증과 무관하다는 사실이 밝혀지면서 "fibromyalgia"로 변경되었고, 1977년 Smythe와 Moldofsky가 처음으로 진단기준을 제시하였다. 1990년에 미국 류마티스학회(American College of Rheumatology, ACR)는 만성광범위통증(chronic widespread pain, CWP)을 바탕으로 보다 객관적인 진단 기준을 제시하였고, 2010년에 동반 증상의 중요성을 강조한 진단기준으로 개정하였으나, 2016년에 CWP을 강조한 기준으로 다시 수정하였다. 현재는 중추감작을 주 병태생리로 공유하는, 소위 기능성신체화증후군(functional somatic syndromes)으로 불리던 여러 질환과 함께 중추감작증후군(central sensitivity syndromes)의 다양한 스펙트럼에 속하는 것으로 생각하고 있다(표 18-3).

표 18-3. **중추감작증후군**(central sensitivity syndromes) (Theoharides TC et al. 2015)

Fibromyalgia
Chronic fatigue syndrome
Irritable bowel syndrome (IBS)
Posttraumatic stress disorder (PTSD)
Restless leg syndrome
Myofascial pain syndrome
Temporomandibular joint dysfunction (TMD)
Interstitial cystitis
Tension-type headache

유병률은 약 1.3-8% 정도로 보고되며, 남성에 비해 여성에서 7-9배 호발하고 대부분 20-50세에 진단받아 중년여성에서 흔하다. 진단에 있어 특별한 검사나 병리 소견이 없고 감별 진단이 많아서 여러 의사를 거치거나 수년이 소요되기도 한다. 섬유근통은 복잡한 증상의 질환이고 현재로선 확실한 치료법이 없기 때문에 삶의 질 저하와 장애가 심각하여 의료비와 사회 경제적인 문제를 야기한다.

1) 원인 및 병태생리

아직 섬유근통의 원인과 어떠한 병태생리를 통해 증상이 발현되는지 정확하게 알지 못하지만, 유전적인 선천적 소인과 후천적 환경 요인이 제시되고 있다. 섬유근통 환자의 가족력에 대한 연구들에서 일차가족(first-degree relatives)은 8배, 형제자매는 약 13배 정도로 일반인에 비해 섬유근통의 발생 위험이 높다는 보고들이 있으며, 그 가족들은 일반적으로 그 외 다른 중추감작증후군의 발생이 높다는 연구들을 통해서 유전의 영향을 알 수 있다. 세로토닌과 도파민 수용체, catecholamine o-methyl transferase (COMT) 등 스트레스 조절과 통증 정보 전달에 관련된 특정 유전자의 다형태(polymorphisms)가 섬유근통과 발병과 연관이 있다는 보고들이 있다. 이러한 유전자 이상의 종류는 늘어나고 있으며 그 외 중추감작증후군에서도 발견되기 때문에, 섬유근통을 다양한 표현형(phenotypes)을 가진 질환으로 보는 개념과 이에 따른 세분화된 치료접근방식이 제시되기도 한다.

섬유근통을 유발하는 환경 요인으로는 교통사고 등의 외상, 바이러스감염, 호르몬 이상, 통증 증후군, 정신적 스트레스 등이 있을 수 있다(표18-4). 교통사고 후 약 7.8 %의 환자에서 그리고 걸프전 등 전쟁 후 군인의 10-15%에서 섬유근통이 발병한다는 보고들이 있다. 반면에 911테러나 지진 등의 재해에서는 이러한 변화를 볼 수 없었다는 보고에서는 스트레스의 기간 등 다른 복합요인의 중요성을 제시하였다. 부갑상선호르몬 이상은 progesterone활성에 관여한다는 면에서 섬유근통이 여자에서 흔한 이유를 설명할 수도 있다. 하지만 같은 환경요인에 노출되어도 일부만 섬유근통으로 발병하는 것을 보면, 유전적 요소를 가진 개인에서만 발병을 쉽게 야기하는 것으로 생각하고 있다.

섬유근통의 병태생리적 기전은 감각과 통증전달과정의 이상으로 발생하며, 주로 중추신경계와 신경염증(neuroinflammation) 등이 관여한다는 것이 기능영상검사(functional imaging studies)와 생화학물질에 대한 연구에서 밝혀지고 있다. 중추신경계에서는 특히 하행억제경로(descending inhibitory pathways)의 이상이 중추감작을 유발하여 이질통증과 통각과민 등의 증상과 통각역치의 저하에 관여한다고 알려져 있다. 섬유근통 환자의 뇌척수액과 혈액 검사에서 세로토닌과 노르에피네프린의 감소가 대표적인 연구이다. 또한 상행경로에서도 다양한 통증 전달 물질의 증가가 관찰된다는 연구도 있다.

말초신경에 대한 연구에서는 C-fiber의 자극이 비만세포(mast cell) 등의 면역 세포 활성화와 다양한 신경펩티드(neuropeptides) 방출로 이어지는 신경염증을 유발하여 통증과 이상감각, 부종, 피부색변화, 피부그림증(dermatographism), 레이노현상 등의 말초 현상들을 설명하고 있다. 정서적 스트레스에 의한 영향도 코르티코트로핀분비호르몬(corticotropin releasing hormone)을 증가하고 비만세포증(mastocytosis)을 유발하여 여러 염증매개물질을 분비하는 신경염증의 기전으로 이해할 수 있다. 비만세포의 활성화는 에스트로겐 수용체와 연관하여 면역반응을 증폭하기 때문에 여성에서 섬유근통이 많다는 의견도 있다.

최근에 산화스트레스(oxidative stress)에 대한 연구에서 카탈라아제(catalase)와 항산화제인 coenzyme Q10이 섬유근통 환자에서 감소되어 있다는 연구가 있다. 비타민(A, B1, B12, C, D, E) 등과 미네랄 등의 영양소가 부족하면 호르몬 및 면역 이상과 산화스트레스에 연관되어 섬유근통의 원인

일 수 있다는 연구들이 있지만 아직 논란이 있다.

수면장애는 만성 통증에 흔히 동반되지만 통증을 유발할 수도 있다는 것이 연구에서 밝혀 졌다. 특히 신체회복에 중요한 느린파형수면(slow wave sleep)이 섬유근통 환자에서 부족하고, 정상인에서 수면장애를 유발하면 피로, 근육통, 압력 통각 역치 저하 등의 섬유근통 증상이 발생한다는 보고가 있다. 기능뇌영상을 이용한 연구에서 정신적 요인이 섬유근통을 악화 시킨다는 보고들이 있고 행동적 요인과 함께 인지행동요법(cognitive behavioral therapy)의 근거가 될 수 있다.

종합해보면 섬유근통은 외부의 물리적 정신적 스트레스로 인해 중추감작을 포함한 신경계와 수면 및 정서적 기전 등으로 발병하는데 유전적인 소인에 따라 발생 정도와 증상이 다양하게 발현되는 것으로 생각되고 있다(표 18-4).

표18-4. 섬유근통 발생의 환경 요인(Clauw DJ. 2010)

Physical trauma (Traffic accident)
Psychological emotional stress (War)
Viral infection
Pain syndrome (Autoimmune disease, osteoarthritis)
Hormonal alterations (Hypothyroidism)
Drugs, Vaccines

2) 임상양상과 진단

1990년 ACR 진단기준은 3개월 이상 지속된 전신성 통증과 이학적 검사상18개의 지정된 압통점(tender point) 중 11개가 있어야 하는 것으로, 이전보다 좀 더 객관적인 기준으로 평가되어 20여 년 동안 사용되어 왔다. 그러나 압통점을 임상 현장에서 실제 파악하기 어렵다는 점과, 진단과 치료 면에서 11개의 압통점의 의미가 모호하다는 문제가 있었다. 2010년 개정된 ACR 진단기준은 11개의 압통점 기준을 폐기하는 대신 전신 통증지수(Widespread Pain Index, WPI)를 사용하였다. 또한 피로, 잠에서 깨어날 때의 기분(waking unrefreshed), 기억력이나 집중력과 같은 인지능력(cognition) 및 신체화 증상(somatic symptom) 등의 동반증상을 중요하게 판단하여 증상중증도척도(Symptom Severity scale, SS)를 사용하였다. 하지만 이전과 달리 다른 원인의 통증이 아닌 경우로 제한하였다. 개정된 ACR 진단기준은 압통점검사 없이 상대적으로 간편하게 문진으로 진단할 수

있게 되어 발생율이 과장될 우려도 있지만, 민감도(sensitivity)와 특이도(specificity)가 향상되었다는 조사를 참고하면, 많은 전신통증 환자들이 섬유근통으로서 진단받고 치료받게 되었다는 의의를 보인다. 하지만 문진만의 진단이 가진 문제점과 CWP의 중요성을 인식하여, 2016년에 수정안을 제시하였다(표 18-5). 한편 현재 국내 섬유근통 치료제의 보험급여기준은 2010년도 ACR 진단 기준을 따른다.

표 18-5. 섬유근통의 병태생리 기전(Theoharides TC et al. 2015)

Genetic
Central sensitization
Descending Pathways
Ascending Pathways
Neuroinflammation
Oxidative stress
Sleep Disturbance

섬유근통의 주 증상인 근골격계통증의 위치와 정도는 변화하며, 통증의 성격은 모호하지만 이질통증과 통각과민의 양상을 보인다. 많게는 70% 이상의 환자에서 피로, 90% 이상에서 수면장애를 동반한다. 수면장애의 정도는 통증의 정도와 비례하며 아침에 지치고 낮에는 졸림을 유발하지만, 불면증은 특이하지 않다. 불안 및 우울증과 같은 정신적 요소도 상당수의 환자에서 나타난다. 섬유근통과 비슷한 증상으로 감별해야 할 질환은 광범위 통증과 피로가 동반된 모든 질환이 해당된다(표 18-6). 이러한 질환은 흔히 섬유근통과 동반되기도 하고 일부는 유발 요인으로 작용할 수 있다. 따라서 진단 과정은 비슷한 증상을 가진 질환과의 감별과, 숨어있는 섬유근통을 찾아내는 것이 중요하다. 섬유근통 진단에 특별한 영상 검사나 혈액 검사 등이 없지만, 실제는 감별진단을 위해 많은 검사가 시행된다.

표18-6. 2016년도 ACR 섬유근통 진단기준(Wolfe F et al. 2016)

기준: 아래 3가지 조건을 충족하면 섬유근통으로 진단
(1) Wide spread pain index (WPI) ≥ 7과 symptom severity scale (SSS) score ≥ 5, 또는 WPI 4–6과 SSS score ≥ 9
(2) Generalized pain(5개 부위 중 최소 4군데 통증; 단 턱, 가슴, 배는 제외)
(3) 증상은 최소 3개월이상 지속되어야 함
(4) 섬유근통의 진단은 다른 질환의 동반 유무와 무관하게 할 수 있고, 섬유근통으로 진단해도 다른 질환의 진단을 배제하지 않음

확인:
(1) WPI: 지난 1주간 통증이 있던 곳을 모두 표시하면 총 몇 군데(0–19점) 입니까?
(부위 1; 좌측 상부)   (부위 2; 우측 상부)   (부위 3; 중심 부위)
좌측 턱   우측 턱   목
좌측 어깨   우측 어깨   등
좌측 위팔   우측 위팔   허리
좌측 아래팔   우측 아래팔   가슴
                                            배

(부위 4; 좌측 하부)   (부위 5; 우측 하부)
좌측 엉덩이   우측 엉덩이
좌측 윗다리   우측 윗다리
좌측 아랫다리   우측 아랫다리

(2) SSS score
① 피로
② 개운하지 않은 기상
③ 인지 증상(기억력, 집중력 장애)
지난 주 위 3가지 증상의 심한 정도를 각각 아래의 척도로 각각 표시:
0 – 증상 없음
1 – 약간 또는 간혹 문제가 된다
2 – 어느 정도 자주 문제가 된다
3 – 심하게 지속적으로 문제가 되어 생활이 힘들다
SSS score는 위 3가지 증상의 점수(0–9)와, 최근 6개월내 아래 증상의 유무의 합(0–3)
① 두통(0–1) ② 아랫배 통증 또는 경련(0–1) ③ 우울증 (0–1)

섬유근통 중증도(fibromyalgia severity, FS) 척도는 WPI와 SSS의 합(0–12점)이며, polysymptomatic distress (PSD)라고도 함

* 밑줄 친 곳은 2010년 기준에서 수정된 부분

표 18-7. 섬유근통의 감별진단(Chinn S et al. 2016)

Central sensitivity syndromes
Inflammatory and autoimmune disorders
    Rheumatoid arthritis, systemic lupus erythematosus, Sjögren's syndrome,
    polymyalgia rheumatica, spondyloarthritis
Muscle disorders
Endocrinopathies
    Hypothyroidism, hyperparathyroidism
Neurologic disorders
    Peripheral neuropathies, multiple sclerosis, myasthenia gravis

3) 치료

섬유근통의 치료는 크게 약물요법과 비약물요법으로 나눌 수 있다. 가장 최근의 European League Against Rheumatism (EULAR) 가이드라인에서는 가급적 비용 대비 효과적인 방법부터 시작하되 환자 개인의 다양한 증상에 따라 여러전문분야적(multidisciplinary) 치료를 권고한다. 섬유근통에 효과적인 신경블록이나 주사 등의 시술은 없지만 다른 근골격계질환이 동반되거나 특히 교통사고 후 발생한 섬유근통의 경우 조기 치료를 위해 통증유발점주사, 경막외블록, 추간관절주사 등을 비용 및 위험 대비 효과를 고려하여 시도해볼 수 있다. 신속한 진단 후에 통증과 신체기능 및 정신과적 평가가 필요하고, 매우 불안하거나 예민한 환자를 제외하고 대부분 치료 전에 진단과 치료 목적을 알려주는 것이 치료에 도움이 된다. 치료의 효과는 흔히 통증과 Fibromyalgia Impact Questionnaire (FIQ)를 사용하여 판정한다.

(1) 약물요법

치료 가이드라인에 따라 약간의 차이가 있지만 공통적으로 항간질제(antiepileptic drugs, AEDs), 삼환계항우울제(tricyclic antidepressants, TCAs), 선택세로토닌재흡수억제제 (selective serotonin reuptake inhibitors, SSRIs), 세로토닌노르에피네프린재흡수억제제(serotonin norepinephrine reuptake inhibitors, SNRIs) 등 4가지 계열의 약물들을 언급하고 있다. 이 약제들은 적은 용량에서 점차 증량하는 방법과, 단일 약제보다는 서로 다른 기전의 다양한 약제를 사용하는 방법이 부작용을 줄이고 효과를 높일 수 있다.

항우울제 중에서 대표적 TCAs인 amitriptyline은 섬유근통의 통증과 피로, 수면장애 개선 효과가 있다. 상용량은 하루 10-50 mg이다. SNRIs 중에서 duloxetine은 통증과 우울증에, milnacipran은 통증과 피로에 효과를 보이고 둘 다 섬유근통에 FDA승인을 받았다. Duloxetine의 목표 용량은 하루 60 mg이고, milnacipran은 100-200 mg이다. SSRIs의 단독사용은 상용량에서 통증에 큰 효과가 없고 우울증에만 효과를 보이지만, fluoxetine과 amitriptyline의 병용은 amitriptyline 단독 사용보다 효과가 좋다는 보고가 있다.

AEDs 중에서 pregabalin은 섬유근통에 FDA승인을 받은 최초의 약제로서 6개월의 장기연구에서 통증, 수면장애, 피로, 삶의 질 모두에서 효과를 보였고 목표 용량은 하루 150-450 mg 이다. 최근 Cochrane 리뷰에서는 피로에 대한 효과가 부족한 것으로 평가하였다. Gabapentin은 연구가 많지 않지만 하루 1,200-2,400 mg 사용으로 통증에 효과를 보였다.

이외에도 항산화제(antioxidants), mirtazapine (antidepressant, presynaptic α 2-antagonist), 성장호르몬, testosterone gel, pramipexole (dopamine agonist), nabilone (cannabinoid), cyclobenzaprine (muscle relaxant), tizanidine (central acting alpha-2 adrenergic agonist), zolpidem (nonbenzodiazepine hypnotics), sodium oxybate (sleep modifier), monoamine oxidase inhibitors 등이 효과를 보인다는 연구가 있다.

대부분의 가이드라인에서 스테로이드와 비스테로이드소염제의 사용은 권고하지 않는다. 하지만 아세타미노펜과 비스테로이드소염제는 antidepressants나 anticonvulsants와 병용하여 효과가 있다는 연구가 있고, 관절염 등 말초 염증에 의한 통증이 동반된 경우 사용할 수 있겠다. 아편유사제는 모든 치료법에 실패한 경우 약한 것부터 사용해 볼 수 있다. 최근 EULAR 가이드라인에서는 강한 아편유사제의 사용을 반대하지만, 실제 임상에서는 강한 아편유사제도 많이 사용되고 있는 것으로 보인다. SNRI 효과를 가진 tramadol은 단독 혹은 다른 약제와 병용하여 효과적이었다는 보고가 있다.

(2) 비약물요법

EULAR는 다양한 비약물요법 중에서 운동, 인지행동요법, 침술(acupuncture), 물치료(hydrotherapy), 목욕치료(spa therapy), 명상운동(meditative movement), 마음 챙김(mindfulness) 등을 권고 할 만하다고 하였다. 특히 운동은 유산소운동이나 근력 운동 모두 통증과 신체기능 회복에 효과적이며, 환자에게 맞는 강도의 프로그램을 꾸준히 하는 것이 필요하다. 그 외 바이오피드백, 지압요법(chiropractic), 최면요법(hypnotherapy), 마사지 등의 보완대체(complementary alternative) 치료는 권고하지 않는 의견을 제시하였다.

4) 요약

섬유근통은 유전적 요인과 환경적 요인이 모두 작용하여 발생하는 복잡한 증상의 중추감작질환의 일부로 생각되고, 기전과 치료에 대한 향후 성과도 유전자 연구에 기대가 모아진다. 현재로선 환자의 증상에 맞는 약물과 정신 및 운동 치료 등의 복합치료를 통하여 장기적 관점에서 조절하는 방법이 최선의 치료이다.

━━ 참고문헌

대한통증학회. 통증의학. 넷째판, 서울, 신원의학서적. 2012, 207-19, 527-31.

Borg-Stein J, Iaccarino MA. Myofascial pain syndrome treatments. Phys Med Rehabil Clin N Am. 2014;25:357-74.

Chen Q, Basford J, An KN. Ability of magnetic resonance elastography to assess taut bands. Clin Biomech (Bristol, Avon). 2008;23:623-9.

Chinn S, Caldwell W, Gritsenko K. Fibromyalgia Pathogenesis and Treatment Options Update. Curr Pain Headache Rep. 2016;20:25.

Clauw DJ. Fibromyalgia. In: Bonica's Management of Pain. 4th ed. Philadelphia: Lippincott Williams & Wilkins; 2010:471-85.

Clauw DJ, D'Arcy Y, Gebke K, Semel D, Pauer L, Jones KD. Normalizing fibromyalgia as a chronic illness. Postgrad Med. 2018;130:9-18.

Desai MJ, Saini V, Saini S. Myofascial pain syndrome: a treatment review. Pain Ther. 2013;2:21-36.

Dommerholt J, Shah JP. Myofascial Pain Syndrome. In: Bonica's Management of Pain. 4th ed. Philadelphia: Lippincott Williams & Wilkins; 2010:450-65.

Fernández-de-las-Peñas C, Dommerholt J. Myofascial trigger points: peripheral or central phenomenon? Curr Rheumatol Rep. 2014;16:395.

Fleckenstein J, Zaps D, Rüger LJ, Lehmeyer L, Freiberg F, Lang PM, Irnich D. Discrepancy between prevalence and perceived effectiveness of treatment methods in myofascial pain syndrome: results of a cross-sectional, nationwide survey. BMC Musculoskelet Disord. 2010;11:32.

Gerwin RD. Diagnosis of myofascial pain syndrome. Phys Med Rehabil Clin N Am. 2014;25:341-55.

Giamberardino MA, Affaitati G, Fabrizio A, Costantini R. Myofascial pain syndromes and their evaluation. Best Pract Res Clin Rheumatol. 2011;25:185-98.

Halpern R, Shah SN, Cappelleri JC, Masters ET, Clair A. Evaluating Guideline-recommended Pain Medication Use Among Patients with Newly Diagnosed Fibromyalgia. Pain Pract. 2016;16:1027-39.

Häuser W, Bernardy K, Arnold B, Offenbächer M, Schiltenwolf M. Efficacy of multicomponent treatment in fibromyalgia syndrome: a meta-analysis of randomized controlled clinical trials. Arthritis Rheum. 2009;61:216-24.

Heidari F, Afshari M, Moosazadeh M. Prevalence of fibromyalgia in general population and patients, a systematic review and meta-analysis. Rheumatol Int. 2017;37:1527-39.

Jafri MS. Mechanisms of Myofascial Pain. Int Sch Res Notices. 2014;2014. pii:523924.

Kuan TS. Current studies on myofascial pain syndrome. Curr Pain Headache Rep. 2009;13:365-69.

Lavelle ED, Lavelle W, Smith HS. Myofascial Trigger Points. Anesthesiol Clin. 2007;25:841-51.

Macfarlane GJ, Kronisch C, Dean LE, et al. EULAR revised recommendations for the management of fibromyalgia. Ann Rheum Dis. 2017;76:318-28.

McPartland JM. Travell trigger points--molecular and osteopathic perspectives. J Am Osteopath Assoc. 2004; 104:244-49.

Rollman GB, Lautenbacher S. Sex differences in musculoskeletal pain. Clin J Pain. 2001;17:20-4.

Saxena A, Chansoria M, Tomar G, Kumar A. Myofascial pain syndrome: an overview. J Pain Palliat Care Pharmacother. 2015;29:16-21.

Shah JP, Thaker N, Heimur J, Aredo JV, Sikdar S, Gerber L. Myofascial Trigger Points Then and Now: A Historical and Scientific Perspective. PM R. 2015;7:746-61.

Srbely JZ. New trends in the treatment and management of myofascial pain syndrome. Curr Pain Headache Rep. 2010;14: 346-52.

Stecco A, Gesi M, Stecco C, Stern R. Fascial components of the myofascial pain syndrome. Curr Pain Headache Rep. 2013;17:352.

Talotta R, Bazzichi L, Di Franco M, Casale R, Batticciotto A, Gerardi MC, Sarzi-Puttini P. One year in review 2017: fibromyalgia. Clin Exp Rheumatol. 2017;35:6-12.

Theoharides TC, Tsilioni I, Arbetman L, Panagiotidou S, Stewart JM, Gleason RM, Russell IJ. Fibromyalgia syndrome in need of effective treatments. J Pharmacol Exp Ther. 2015;355:255-63.

Travell JG, Simons DG. Myofascial pain and dysfunction: the trigger point manual. 2nd ed. Baltimore, Lippincott Willigms & Wilkins; 1999:18-86.

Vázquez-Delgado E, Cascos-Romero J, Gay-Escoda C. Myofascial pain syndrome associated with trigger points: a literature review. (I): Epidemiology, clinical treatment and etiopathogeny. Med Oral Patol Oral Cir Bucal. 2009;14:e494-8.

Wolfe F, Clauw DJ, Fitzcharles MA, Goldenberg DL, Katz RS, Mease P, Russell AS, Russell IJ, Winfield JB, Yunus MB. The American college of rheumatology preliminary diagnostic criteria for fibromyalgia and measurement of symptom severity. Arthritis Care Res 2010;62:600-10.

Wolfe F, Clauw DJ, Fitzcharles MA, Goldenberg DL, Häuser W, Katz RL, Mease PJ, Russell AS, Russell IJ, Walitt B. 2016 Revisions to the 2010/2011 fibromyalgia diagnostic criteria. Semin Arthritis Rheum. 2016;46:319-29.

Yap EC. Myofascial Pain-An Overview. Ann Acad Med Singapore. 2007;36:43-48.

Yunus MB. Fibromyalgia and overlapping disorders: the unifying concept of central sensitivity syndromes. Semin Arthritis Rheum. 2007;36:339-56.

경추/흉추에서 기인하는 통증

Cervical and Thoracic Spinal Pain

1. 경추에서 기인하는 통증

경추에서 기인하는 통증은 매우 흔한 질환으로 어느 시점에서나 약 10% 정도의 사람들은 경추통을 경험하고 있고, 최근 6개월 내에 경부통을 경험한 사람이 56%에 이른다고 알려져 있다. 경추는 다른 척추에 비해 움직임이 크고 외부에서 쉽게 접근이 가능하여 자극과 손상을 받기 쉬운 구조이며 근육, 인대, 경추, 디스크 등 경부의 다양한 구조물이 경추 통증의 원인이 될 수 있다. 경추통은 평소 자세, 수면 습관, 직업력 등과 관련되거나 자동차 사고 등에 의한 편타 손상(whiplash injury), 그리고 골극(osteophyte)이나 디스크의 압박에 의한 신경근병증(radiculopathy)에 의한 경우가 대부분을 차지하며 그 외에 퇴행성 변화, 종양, 감염, 강직성척추염(ankylosing spondylitis)나 류마티스성 관절염(rheumatoid arthritis)과 같은 전신 질환 등에 의해서도 발생할 수 있다. 이러한 질환들은 환자에게 지속적인 통증, 감각 저하, 근력 저하 등의 증상을 일으키며 환자들의 삶의 질을 떨어뜨리는 주요한 원인이다.

1) 경추의 해부학적 구조

경추는 뇌와 두개골의 무게를 지지하는 역할을 하며 총 7개로 이루어져 있다. 경추는 흉추, 요추에 비해 움직임이 매우 커 과굴곡 및 과신전의 활동, 외상으로 인한 통증이 발생할 가능성이 매우 높다. 경추는 크게 전방 구조물(anterior element)과 후방 구조물(posterior element)로 나눌 수 있으며, 전방 구조물에는 척추체(verbetral body), 구척추관절(uncovertebral joint), 그리고, 횡돌기(transverse process)가 포함되며, 후방 구조물(posterior element)에는 추궁근(pedicle)과 후관절(facet joint)이 포함된다. 7개의 경추 중에서 환추(C1, atlas)와 축추(C2, axis)는 다른 경추들(C3-7)과는 달리 독특한 구조를 가지게 된다. 환추은 추체가 없으며 후두(occiput)를 받치면서 축추 사이를 연결해 주는 역할을 하며 축추는 치아돌기(odontoid process)가 있어 환추(atlas)가 회전 운동을 할 때 축 역할을 한다. 환추(atlas)의 외측괴(lateral mass) 사이를 연결하는 환추 횡 인대(transverse atlas ligament)는 환추와 축추의 분리를 막아주며, 경추의 굴곡 시에 치돌기(dens)가 척수 압박(spinal cord compression)을 일으키지 않도록 방지해 주는 역할을 한다. 익상 인대(alar ligament)는 환추 횡 인대(transverse atlas ligament)를 보조하여 치돌기가 중심 위치를 유지할 수 있도록 한다. 구상 돌기(uncinate process)는 경추에서만 볼 수 있는 독특한 구조물로 추간판 후외측의 변연을 따라 위쪽으로 돌출된 융기부를 일컫는다. 퇴행성 변화가 진행될 경우 이 구조물의 비후로 신경공 협착(foraminal stenosis)이 발생하여 신경근을 압

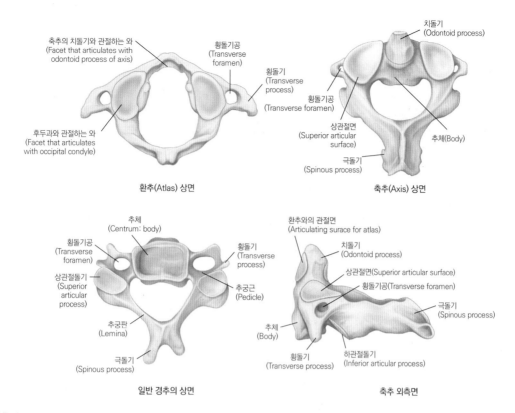

그림 19-1. 경추의 해부학적 구조. 7개의 경추 중에서 환추(C1, atlas)와 축추(C2, axis)는 다른 경추들과는 달리 독특한 구조를 가지게 된다.

박함으로써 증상을 일으킬 수 있다(그림 19-1).

2) 감별진단을 위한 고려 사항

진단은 주로 과거력과 이학적 검사에 기초해 이루어지며, 제일 먼저 감염, 종양 등 red flag sign을 배제하는 것이 가장 중요하다. 경부 통증의 감별 진단에 포함되는 질환들은 표1에 정리하였다. 휴식을 취할 때에도 지속되거나 악화되는 통증, 하루 종일 지속되는 통증은 주로 종양, 대사성 질환, 혹은 정신과적 요인을 의심해야 한다. 따라서 발열, 몸무게 감소, 종양의 과거력에 대해 알아보는 것이 필요하고 이런 경우 적절한 임상 병리 검사와 영상의학적 검사를 시행하는 것이 좋다. 경부의 축성 통증(axial pain)이 있는 경우 경부 긴장(sprain) 혹은 염좌(sprain), 경추 후관절의 퇴행성 변화(degenerative facet joint)나 추간판 퇴행 등에 초점을 두고, 방사통(radiating pain)이 있는 경우 신경 압박에 의한 통증에 초점을 두게 된다. 경추 신경근병증을 의심할 수 있는 징후로는 견관절 외전 증후(shoulder abduction sign)가 있으

며, 이는 환자가 방사통이 있는 쪽의 손을 머리에 올려 놓아 통증이 감소하는 경우를 말한다(그림 19-2).

표 19-1. **경추 통증의 감별 진단**

경추의 해부학적 원인	긴장/염좌
	후관절 증후군
	편타 손상
	신경근병증
	척수증
	감염
	종양
류마티스 질환	류마티스 관절염
	강직성 척추염
	미만성 원발성 과골증(DISH)
경부 이외의 다른 원인	견관절 이상
	흉곽 출구 증후군
	협심증
	대동맥 박리
	근긴장 이상
	사경증

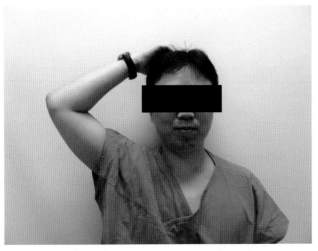

그림 19-2. 견관절 외전 증후(shoulder abduction sign). 환자가 동측의 팔을 머리 위로 올릴 때 통증이 감소하는 경우 경추 신경근병증을 의심해 볼 수 있다.

3) 대표적 질환

(1) 경부 긴장(Strain) 및 염좌(Sprain)

가장 흔한 경부통의 원인으로 외상, 잘못된 자세 등에 의해 만성적인 근육의 피로 혹은 인대의 이상이 초래되어 발생한다. 염좌는 근육 이외의 구조물의 이상을, 긴장은 근육의 이상을 일컫는 용어이다.

(2) 편타 손상(Whiplash injury)

"채찍질(whiplash)"이라는 용어는 교통사고와 같이 차가 후방에서 들이받는 경우 간접적인 충격에 의해 경부가 급작스럽게 과신전되어 받게 되는 손상을 말하는 용어이다. 그러나 반드시 교통사고에서만 발생하는 것은 아니며, 이에

준하는 외상을 받는 경우에도 발생 가능하다. 이러한 경우 경부 구조물의 생리적 한계를 넘어서는 외력이 가해져 경부의 연부 조직에 해부학적 손상을 유발하여 통증을 일으키며, 그 밖에 운동 기능, 고유 감각의 장애와 정신적인 고통까지 동반하는 경우가 많다. 대부분의 경우 환자들은 경부의 통증과 목의 뻣뻣함을 호소하며 또한 두통과 어깨 통증을 호소하기도 한다. 채찍질 손상으로 인하여 연부 조직은 손상되더라도 신경학적 소실은 일어나지 않기도 한다. 편타 손상(whiplash injury)로 인하여 경부의 근육, 인대, 추간판, 추간관절 등 모든 구조물에 손상이 발생할 수 있는데, 인대와 근육의 손상은 대부분 수상 후 수개월 내 회복되지만 증상이 지속되는 경우 경추 후관절(facet joint)이나 추간판의 손상 가능성 여부를 고려해야 한다.

(3) 신경근병증(Radiculopathy)

경추 신경근증(radiculopathy)은 신경근이 압박을 받아 신경근의 기계적, 화학적 자극으로 인하여 신경근이 지배하는 영역의 근력, 감각의 저하 및 상지 방사통을 유발하는 질환이다. 수핵의 탈출(그림 19-3A, 3B), 구상돌기(uncinate process)의 비후 또는 구척추 관절(uncovertebral joint)의 퇴행성 관절염(그림 19-4), 후관절 및 상관절 돌기(superior articular process)의 비후 등의 원인으로 인하여 신경근 압박이 발생한다. 감각 증상이 운동 증상보다 흔하고 통증, 이상 감각, 감각저하 등의 형태 이환 부위에 따라 목, 상지, 머리, 후두부, 어깨, 견갑골 사이 등에 나타날 수 있다. 이학적 검사상 경부의 운동 제한을 보일 수 있으며 잭슨씨 압박검사

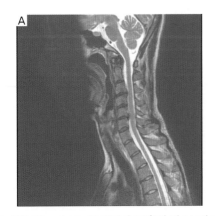

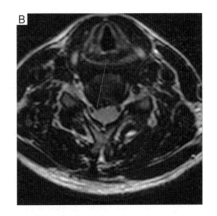

그림 19-3. 경추 T2 weighted MRI에서 C5/6번 디스크의 탈출이 관찰된다. A: sagittal image B: axial image

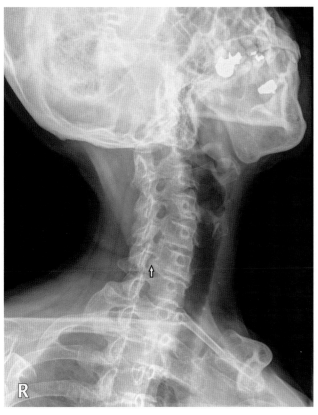

그림 19-4. **구척추돌기 비후(uncovertebral hypertrophy)로 인한 제7 경추 신경공 협착(C7 foraminal stenosis) 소견**

(Jackson's compression test), 스펄링씨 검사(Spurling's test) 등 신경근을 압박하는 수기에 의해서 통증이 유발된다. 제2 경부(C2) 신경근병증은 외상 등으로 인하여 C2 신경근의 압박으로 발생하며 주로 뒤통수와 귀 뒤쪽으로 감각 저하와 찌르는 듯한 통증이 나타난다. 제3 경부(C3) 신경근병증은 흔하지는 않으나 뒤통수 아래 부위, 귀 뒤쪽으로 통증이 나타나며, 이 신경의 지배를 받는 뒤통수밑근육(suboccipital muscles), 등세모근(trapezius), 어깨올림근(levator scapulae), 목빗근(setnocleidomastoid muscle) 등의 약화가 일어날 수 있으나 뚜렷하지 않다. 제4 경부(C4) 신경근병증으로 나타나는 통증 부위가 주로 뒤통수 아래쪽에 나타나므로 다른 두통과의 감별 진단이 필요하다. 제5 경부(C5) 신경근병증으로 나타나는 증상으로는 목 밑에서 시작하여 어깨 윗부분과 견갑골의 뒷부분에 나타나며, 능형근(rhomboid), 등세모근(trapezius), 어깨올림근(levator scapulae)의 일부 약화가 올 수 있으나 뚜렷하지 않은 경우

가 많다. 제5 경부(C5) 신경근병증 환자에서는 주로 어깨 주위의 통증을 호소하게 되며, 이 신경의 지배를 받는 극상근(supraspinatus), 극하근(infraspinatus), 어깨세모근(deltoid muscle)의 약화가 어깨 운동의 장애가 나타날 수 있어 회전근개파열(rotator cuff tear) 등 견관절 자체의 질환과의 감별이 필요하다. 그러나. 견관절 자체의 문제에서 나타나는 통증과는 달리, 제5 경부(C5) 신경근병증으로 인한 방사통은 견관절 움직임에 영향을 받지 않는다는 점에서 차이가 있다. 제6 경부(C6) 신경근병증은 흔한 경부 신경근병증으로 어깨의 바깥쪽으로부터 아래팔의 바깥쪽, 엄지와 검지 손가락 쪽으로 전달되는 통증과 감각 이상이 나타난다. 이 신경의 지배를 받는 두갈래근(biceps brachii), 손뒤침근(supinator) 등의 약화가 일어나며, 심부건 반사로는 두갈래근 반사(biceps jerk) 및 위팔노근 반사(brachioradialis jerk)가 감소되어 나타난다. 제6 경부(C6) 신경근병증으로 인한 증상은 손목굴증후군(carpal tunnel syndrome)과 비슷하여 감별이 필요한데, 손목굴증후군은 여러 신경뿌리 분포에 걸친 통증, 이상 감각이 나타나며 팔렌씨 검사(Phalen's test)와 역팔렌씨 검사(reverse Phalen's test) 등에서 양성 소견이 나타나고, 티넬 증후(Tinnel sign) 양성 등의 소견으로 감별할 수 있다. 제7 경부(C7) 신경근병증의 경우 어깨 뒷부분, 세갈래근(triceps brachii) 부위로부터 앞팔(forearm)의 바깥과 뒤쪽, 가운데 손가락 부위에 통증이 나타나며, 이 신경의 지배를 받는 세갈래근(triceps brachii), 넓은 등근(latissimus dorsi), 손목 굽힘근, 손목 폄근의 약화가 나타날 수 있다. 제7 경부(C7) 신경근병증이 있을 경우 세갈래근 반사(triceps jerk)가 감소되어 나타난다. 제8 경부(C8) 신경근병증은 팔과 앞팔의 내측부터 손의 내측 및 네 번째 손가락과 다섯 번째 손가락의 통증과 이상 감각이 나타나며, 이 신경의 지배를 받는 노쪽손목굽힘근(flexor carpi radialis), 노쪽손목폄근(extensor carpi radialis)를 제외한 뼈 사이 근육, 손목과 손가락의 굽힘근, 폄근의 약화가 나타나게 된다(표 19-2). 그러나 능형근(rhomboid)을 제외한 상지의 모든 근육 집단들은 한 개 이상의 신경뿌리에서 신경 지배를 받기 때문에, 전체적인 근육 약화는 흔하지 않다.

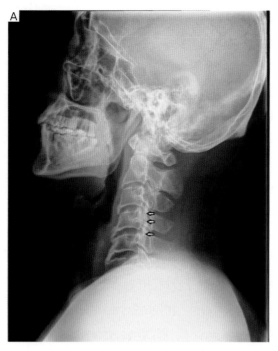
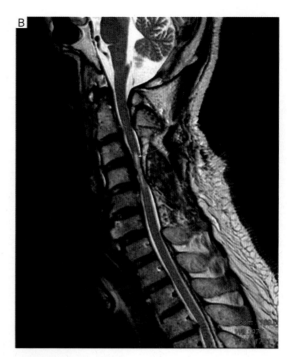

그림 19-5. A: 경추 X-ray 측면 사진에서 경추 3-4-5번에 걸쳐서 후종인대골화증이 관찰되고 있다.
B: 경추 T2 weighted MRI에서 경추 3-4-5번에 걸쳐 후종인대골화증으로 인한 만성적인 척수 압박(chronic spinal cord compression) 으로 척수 신호 강도 변화(spinal cord signal change)가 관찰된다.

표 19-2. 경부 신경의 운동, 감각, 반사 분포

신경근	운동약화	감각이상	반사
C5	어깨 외전, 외회전	겨드랑이, 팔 근위부	두갈래근 반사 (biceps jerk)
C6	팔꿈치 굽힘	첫째, 둘째 손가락	두갈래근 반사 (biceps jerk) 위팔노근 반사 (brachioradialis jerk)
C7	팔꿈치 신전, 손목과 손가락 폄, 엎침	셋째, 넷째 손가락	세갈래근 반사 (triceps jerk)
C8	엄지 대립, 손가락 외전	새끼손가락, 새끼 두덩, 아래팔 내측	

(4) 척수증(Myelopathy)

척수가 위치하고 있는 중심관(cervical canal)이 좁아져 하반신마비(paraplegia), 배뇨장애 등 long track sign이 발생하는 경우로 후종인대 골화증(ossification of posterior longitudinal ligament), 골극 생성(osteophyte formation), 디스크 등에 의해 척수 압박이 지속되어 척수의 변성이 발생하여 나타난다(그림 19-5). 신경근병증이 주 증상으로 통증을 동

반하는데 반하여, 척수증은 통증을 동반하지 않는 경우가 많고 수술적 치료를 필요로 한다는 점에서 신경근병증과 차이가 있다. 환자는 주로 보행 장애, 균형 감각의 소실과 이환 부위 이하의 무감각(numbness)을 호소하며, 세밀한 운동(단추 끼우기, 젓가락질 등)이 불가능해진다. 손을 완전히 쥐었다 폈다하는 동작(grip & release)를 10초에 20회 이상 시행이 불가능하거나, 발꿈치와 엄지발가락을 붙여서 일자로 걷는 동작(tandem gait)가 불가능한 경우, 심부건 반사가 증가한 경우, 상지에서 호프만씨 증후(Hoffmann's sign) 양성 소견이 있는 경우, 하지에서 바빈스키 징후(Babinski sign)가 있는 경우에는 반드시 MRI를 시행하여 척수증(myelopathy) 여부를 확인해야 한다.

(5) 경추 불안정성(Cervical instability)

외상이나 류마티스성 관절염 등의 전신 질환이 있는 경우에 발생하며 퇴행성 변화로 인하여 경추 주위의 근육 및 인대의 약화로 인하여 발생하기도 한다. 특히 C1/2 instability는 외력이 추가적으로 가해졌을 때 급작스러운 마비가 발생하거

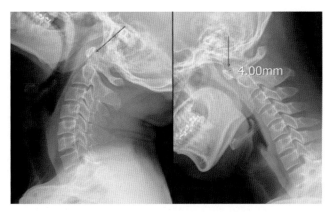

그림 19-6. Flexion view of lateral X-ray에서 환축추 불안정성(C1/2 instability)이 관찰된다. 환추-축추 사이 간격(Atlanto-axial interval)이 5 mm 이상일 경우 수술적 치료가 필요하다.

나 경우에 따라 사망을 일으킬 수도 있으므로 매우 위험할 수 있다. 단순 방사선 촬영의 굴곡-신전 영상(flexion-extension view)에서 주로 관찰되고(그림 19-6), 환축추관절(atlanto-axial joint)의 경우 경부 굴곡 위에서 환축추 사이의 간격(atlanto-dental interval)이 3 mm 이상 벌어지는 경우 경추 불안정성을 의심할 수 있으며, 5 mm 이상 벌어지는 경우는 수술의 적응이 된다. 그러나 단순 방사선 촬영만으로는 진단적 한계가 있을 수 있으므로, 외상이나 류마티스 관절염

(rheumatoid arthritis)의 병력이 있는 환자에서는 CT나 MRI 등의 추가적인 검사를 하는 것이 필요하다.

(6) 경부 후관절 증후군(Facet joint syndrome)

경부 후관절 증후군은 척주관의 후방 지지 구조물인 척추 후관절의 퇴행성 변화, 불안정성, 편타손상 등으로 발생할 수 있으며 가장 흔한 부위는 경추 5-6, 6-7번 사이이다(그림 19-7). 이 질환이 있는 환자들은 무거운 물체를 지고 있거나 목과 어깨에 무엇인가 올라타고 있는 듯한 묵직한 증상을 호소한다. 이학적 검사상 촉진 시 이환된 관절부에 압통이 있고, 경추의 움직임 제한이 있다. 경추 후관절 증후군의 진단으로 해당 후관절 촉진(manual palpation)에 의한 압통만으로는 진단의 정확성이 떨어진다고 보고되고 있으며, 후지 내측지 차단술 혹은 해당 부위의 경추 후관절 주사(facet joint injection)를 실시하여 통증이 소실되는 경우 정확한 진단이 가능하다.

(7) 척추관절병증(Spondyloathropathy)

척추 관절병증은 인대와 근육이 경추에 부착하는 부위의 염증을 주 증상으로 하는 만성 염증성 질환이다. 이 질환에는

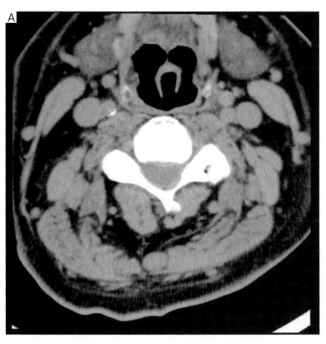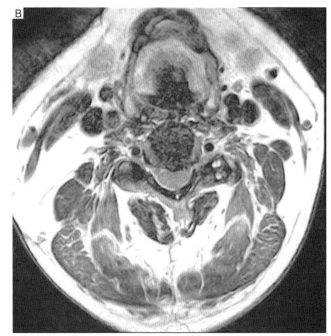

그림 19-7. A: 좌측 경추 5/6번 후관절의 퇴행성 변화와 비후를 보여주는 CT영상
B: 동일한 환자의 경추 MRI에서 좌측 경추 5/6번의 facet joint cyst를 동반한 퇴행성 변화가 관찰된다.

강직성 척추염(ankylosing spondylitis), 건선성 관절병증(psoriatic arthropathy), 소아 척추관절병증(Juvenile-onset spondyloarthropathy), 미분류 척추관절병증(undifferentiated spondyloarthroapthy) 등이 이에 속한다. 이 질환들은 서로 다르지만 유사한 임상 양상과 HLA-B27과 연관성을 보이고 있어, 공통적인 발병 기전을 가질 것으로 추정된다.

(8) 경추성 두통(Cervicogenic headache)

경추의 구조물로 인하여 발생하는 두통을 일컫는 이 질환은 경추의 척수 신경, 신경절, 구척추관절(uncovertebral joint), 후관절, 추간판, 근육 그리고 인대 등의 구조물에서 유래하는 질환이다. 경추성 두통은 긴장성 두통이나 편두통과 달리 경추의 움직임에 의하여 악화되거나 경추의 움직임을 제한하는 경우가 많다. 후두부 혹은 측두부에 통증이 발생하며 안면부, 전두부 등으로 방사되기도 하며 안구통을 일으키기도 하고 두통 이외에 어지럼증, 시각 장애 등을 동반 증상이 나타나기도 한다. 경추성 두통은 ① 경추 통증을 동반한 증상과 징후 ② 국소마취제를 이용한 진단적 차단술에 반응하며 ③ 주로 일측성 두통이라는 3가지 특징을 가지며, 이를 확인하여 진단하게 된다. 경추의 외상 자체가 경추성 두통의 원인에 중요한 요소로 작용할 수 있어, 편타 손상이 새로운 경추성 두통을 일으킬 수 있고 기존의 편두통이나 긴장성 두통이 편타 손상 후 더욱 악화될 수 있다.

4) 치료

경추 통증의 치료에는 수술적 치료, 비수술적 치료, 약물치료, 물리치료 등 다양한 방법이 있으며, 최근 사회적으로 비수술적 치료에 대한 관심이 커지고 있는 상황이다. 본문에서는 중재적 통증 치료의 종류에 대해서만 소개하기로 한다.

(1) 경막외 주사(Epidural injection)

신경근의 주행과정에 근접한 주위 구조물의 손상 및 병적 상태로 인하여 신경근의 기계적 압박 또는 화학적 염증 반응이 발생하여 통증이 발생한다. 경막외 차단술은 신경의 염증 반응을 감소시키는 역할을 하며, 경막외 공간에 국소마취제, 스테로이드를 주로 주입하거나 그 밖에도 알파-2 작용제(alpha-2 agonist), NMDA 수용체 길항제(NMDA receptor blocking agent), 아편유사제(opioids) 등의 약물을 추가적으로 혼합하여 사용하기도 한다. 경막외 스테로이드의 효과는 백혈구와 리소좀 막 안정화(lysosomal membrane stabilization), 부종 억제, 화학적 염증 매개물질 억제, 섬유소의 침착 방지, 모세 혈관의 확장 억제 및 투과성 감소, 섬유모세포(fibroblast) 증식 억제, 반흔 형성 억제 등이 있다. 경막외 차단술의 효과가 단지 스테로이드의 효과라고 생각되어 왔으나 여러 연구 결과를 종합해 보면, 경막외 공간으로 투여된 국소 마취제가 소교세포(microglia)와 별아교세포(astrocyte)의 활성화를 억제해 통증을 감소시키는 것이라고 알려졌다. 또한 전신적으로 투여되거나 국소적으로 투여된 국소마취제가 후근신경절(dorsal root ganglion)에서 교감신경 싹자람(sympathetic sprouting)을 감소시키고, nerve-growth factor mediated neurite outgrowth를 감소시켜 신경병증성 통증을 감소시킨다는 보고도 있다. 이러한 사실들로 보아 국소 마취제는 단순한 신경 전도를 차단하여 통증을 감소시키는 역할뿐만 아니라 여러 가지 기전을 통하여 통증을 감소시키며, 경막외 주사는 단순한 스테로이드 효과가 아니라는 사실을 알 수 있다. 예전에는 방사선 투시 없이 후궁간 접근법(interlaminar approach)을 시행하기도 했으나 경추부는 경막외 공간이 좁고 신경 손상의 가능성이 높으며, 약제의 혈관 내 흡수의 빈도가 높기 때문에 C-arm 유도를 시행하는 것이 좋다. 또한 최근 경추 부위의 경추간공 차단술(cervical transforaminal injection) 후 사지 마비 및 뇌졸중(stroke) 발생에 대한 많은 보고가 있어 상당한 주의가 필요한데 조영제를 이용한 실시간 X-ray영상을 반드시 확인해야 하며, 비입자성 스테로이드(non-particulated steroid)를 사용하는 것이 추천되고 있다.

(2) 경막외 유착 제거술(Epidural adhesiolysis)

최근 경막외 유착 제거술(epidural adhesiolysis)은 경막외 신경성형술(epidural neuroplasty), 감압신경성형술(decompressive neuroplasty) 등 다양한 명칭으로 불리고 있으며, 이에 정확한 기전에 관한 논란이 있는 것은 사실이다. 다만 현재까지 경막외 유착 제거술의 효과에 대해서 많은 논문에 의해 그 효과가 입증되어 왔다는 것은 부정할 수 없는 사실임에 틀림없다. 기계적 원인 혹은 디스크의 수핵에 의한 화학적 자극으로 인하여 신경 주위의 염증을 유발하고 부종을 초래하며 주변조직의 유착을 생성시키게 된다. 경막외 유착은 여러 원인들에 의해 초래되는데 척추수술 후 발생하는 것이 가장 흔한 원인이지만, 추간판 탈출증으로 인한 경막외강의 육아 조직(granulation tissue)의 형성 및 만성 염증 반응이 발생할 수 있다고 이미 알려져 있다. 이에 대한 치료법으로 경막외 유착 용해술이 널리 사용되고 있으며 이 치료법은 기존의 경막외 스테로이드 주사에 반응이 적은 경우에는 고장성 식염수 또는 hyaluronidase와 같은 유착 용해제를 사용하여 경막외 카테터를 통해 약물을 주입하는 방법이다. 이 방법은 주로 요추 부위에 사용되어 왔지만, 경추에도 충분히 활용할 수 있다. 다만, 경추 경막외 공간이 요추 부위에 비해 좁고, 고장성 생리식염수(hypertonic saline)가 척수강(intrathecal space)으로 새어 들어가게 될 경우 심각한 신경학적 손상을 가져올 수 있다는 가능성을 염두해 두어야 한다.

(3) 내측지 차단술 및 고주파 열응고술(Medial branch block and radiofreqyency lesioning)

척추 통증의 다양한 원인 중 상당부분이 척추 후관절이 그 원인이라고 알려져 있다. 후관절통증은 영상이나 이학적 검사 등 임상 소견으로는 정확히 진단할 수 없으며, 반드시 진단적 신경 차단술로만 정확한 진단이 가능하다. 고주파 열응고술은 해당 척추후관절을 지배하는 후지내측지를 파괴시켜 통증을 완화시킨다. 고주파 열응고술의 적응증은 진단적 후지내측지 블록(medial branch block, MBB)에 효과가 있으나 그 효과가 오래 지속되지 않아 반복적으로 시행해야 할 경우에 열응고술을 시행할 수 있다. 고주파 열응고술은 절연체로 감싸진 바늘의 금속 끝부분(active tip)에 전기를 가하여 주위 조직에 열을 발생시켜 병소를 만들게 된다. 감각 신경 자극은 50 Hz에서 시행하며, 최소 자극 전압 역치는 전극과 신경과의 거리에 직접 관계가 있어 바늘 위치의 정확성을 반영한다. 바늘이 신경에 가까울수록 더욱 효과적이며 적어도 0.5 V 이내에서 감각 자극이 일어나

야 한다. 운동 신경 자극은 2 Hz에서 시행하며 운동 장애 합병증을 예방하기 위해 반드시 시행하여야 한다. 고주파 열응고술에서는 타원형의 병소가 전극 축 주위에 형성되므로 전극을 목표 신경에 가까이 평행하게 위치시키는 것이 중요하다. 만성적인 경부 추간관절통을 호소하는 환자에서 고주파 열응고술을 실시한 경우 통증 완화의 기간은 263일(중앙값)이라고 보고되었으며, 후두통(occipital headache)를 호소하는 환자들을 대상으로 제3 후두 신경에 고주파 열응고술을 시행한 경우 대상 환자의 88%에서 297일(중앙값) 동안 통증 완화가 관찰되었다는 보고도 있다. 경부 내측지에 대한 고주파 열응고술은 효과적인 방법이지만 상부 경추의 경우 실조증(ataxia)의 부작용이 있으므로 주의해야 한다.

(4) 수핵성형술(Nucleoplasty)

요추의 수핵성형술의 경우 미국에서는 2000년에 소개되어 국내에서도 시행된 적이 있으나 경추의 경우 이보다 늦은 2007년 최초로 도입되었다. 이 기법은 경피적 경추 추간판 감압술의 하나로 전극을 경추 디스크 내에 삽입하여 디스크 물질을 액체와 기체로 분해시켜 제거하는 방법이다. 이 시술로 디스크 내 압력이 유의하게 감소된다고 알려져 있는데, 요추에 비해 경추는 디스크의 용적이 작아 적은 용적을 감압시키더라도 되더라도 상대적인 용적 감압의 효과가 크기 때문에 요추에 비해 효과적인 통증 경감이 있을 것으로 예상된다. 이 방법은 주로 내포된 디스크(contained disc)에 한하여 사용될 수 있으며, 탈출(extrusion)이 심하거나, 수핵이 떨어져나간 디스크(sequestrated disc), 퇴행성 변화가 심한 디스크에서는 그 효과를 기대할 수 없다는 한계점이 있다. 또한 디스크 높이가 50% 이하로 줄어든 경우에는 큰 효과를 기대할 수 없어 시술의 적용 범위가 적다고 할 수 있다(그림 19-8).

(5) 기타

위에서 언급한 치료법 이외에도 환축추 관절 주사(atlanto-axial joint injection), 제2 경추 후근신경절(dorsal root ganglion) 혹은 제3 후두신경(third occipital nerve)에 대한 블록 혹은 박동성 고주파 열응고술(pulsed radiofrequency

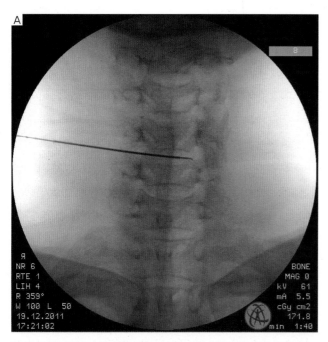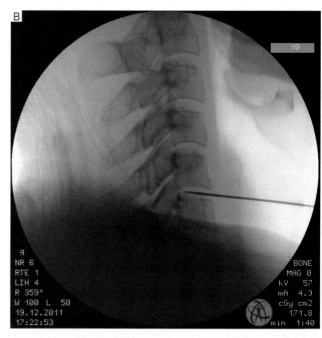

그림 19-8. 경부 수핵 성형술(nucleoplasty) 시행 모습. Perc DC spinewand®가 경추 5/6 디스크에 삽입되어 있다. AP view (A)와 lateral view (B)

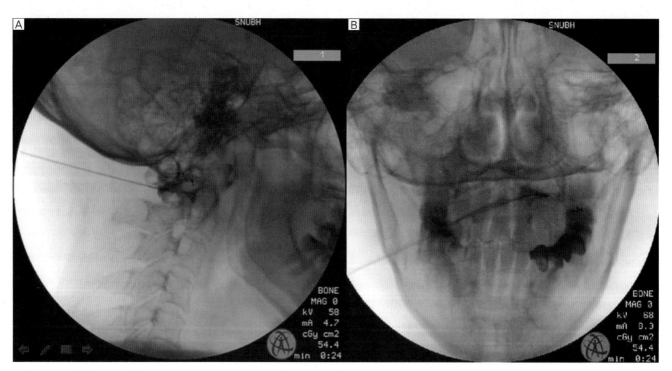

그림 19-9. 환축추 관절 주사(atlanto-axial joint injection) 시행 모습. 관절면을 따라 조영제가 퍼지는 것을 관찰할 수 있다. Lateral view (A)와 AP view (B)

thermocoagulation) 등을 시행할 수 있다. 대후두 신경과 소후두 신경은 각각 제2 경추 신경의 후지(dorsal ramus)와 전지(ventral ramus)로부터 기시하고 제3 후두신경(third oc-

cipital nerve, TON)은 제3 경추의 후지로부터 기시하게 되는데, 이들은 서로 교통한다고 알려져 있다. 따라서, 후두 신경통(occipital neuralgia)이 있는 경우 제2 경추 후근신경절

차단술(C2 DRG block)과 제3 후두신경 차단술(TON bock)을 모두 실시하는 것이 필요하다. 환축추 관절 주사는 관절 내의 병변으로 인하여 통증을 유발하는 경우 시행하게 되며, 제2 경추 후근신경절 혹은 제3 후두신경에 대한 주사는 후두통(occipital neuralgia) 등에 대하여 시행할 수 있다(그림 19-9).

2. 흉추에서 기인하는 통증

흉추는 늑골두와 접하는 늑골척추관절(costovertebral joint)이 양 옆 부분에 위치하고 있어 척추 다른 부위에 비해 더욱 복잡한 구조를 갖게 된다. 그러나 흉추는 흉곽(thoracic cage)에 의해 고정이 되어 있어 척추 다른 부위에 비해 움직임이 적기 때문에 흉추에서 기인하는 통증은 드물다. 따라서 흉추에서 발생할 수 있는 질환에 대해서 간단히 살펴보고자 한다.

1) 질환 및 치료

(1) 후관절 증후군(Facet joint syndrome)

흉추의 후관절 증후군은 ① 방사통의 양상보다는 불분명한 통증이 등 부위에 있고 ② 목 부위나 하지를 포함하지 않는 통증이고 ③ 후관절 부위의 압통 ④ 진단적 방사선 영상이 정상인 경우 의심해 볼 수 있다. 후관절 증후군은 해당 후관절 블록 또는 척수신경 후지내측지 블록을 통해 가능하고 고주파 열응고술을 시행할 수 있다.

(2) 척추 압박 골절(Vertebral compression fracture)

압박 골절은 대부분의 경우 골다공증의 합병증으로 오며, 척추의 전이암이나 다발성 골수종, 외상 등에 의해서도 발생한다. 자세의 변화에 따라 통증이 악화되는 경우가 많고, 해당 부위의 척추를 압박하거나 두드리면 통증을 호소하기도 하며 호흡을 깊게 들이쉬거나 기침에 의해서도 통증을 호소하기도 한다. 치료로는 침상 안정, 진통제 복용, 물리 치료 등 보존적 치료를 시행하거나 경막외 차단술이 효과적이며 이에 증상 경감이 없는 경우 척추후굴풍선복원술(bal-

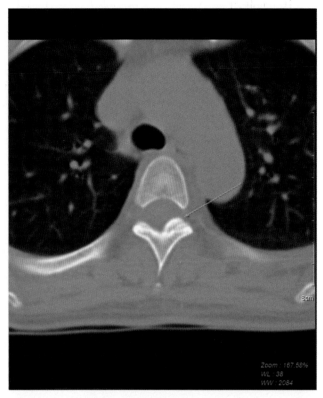

그림 19-10. 제4 흉추 좌측 황색인대 골화증 소견을 보여주는 CT 영상

loon kyphoplasty)이나 척추체성형술(vertebroplasty)을 시행할 수 있다.

(3) 흉추부 신경근병증(Thoracic radiculopathy)

흉추는 경추와 요추에 비해 움직임이 적고 안정적이어서 추간판 탈출증이 매우 드물다. 다만 상부 흉추간판 탈출증 시에는 경추간판 탈출과 비슷한 양상의 통증이 양쪽 상지에 나타날 수 있고, 중간부위 추간판 탈출증일 경우에는 일측 또는 양측으로 통증이 퍼지면서 앞쪽으로는 가슴까지 퍼져서 띠 모양의 통증이 나타나게 되어 심장에 이상이 있는 듯한 증상을 나타내기도 한다. 하부 흉추간판 탈출증에서는 서혜부 및 하지의 통증을 유발하기도 한다. 증상이 모호한 경우가 많아 진단이 늦어지는 경우가 빈번하며, 신경학적 이상이 없는 경우는 대부분 비수술적인 치료로 호전된다. 임상 증상은 피부 분절을 따라 통증이나 저릿함을 호소할 수 있으나 증상이 모호한 경우가 많아 진단이 늦어지는 경우가 빈번하다.

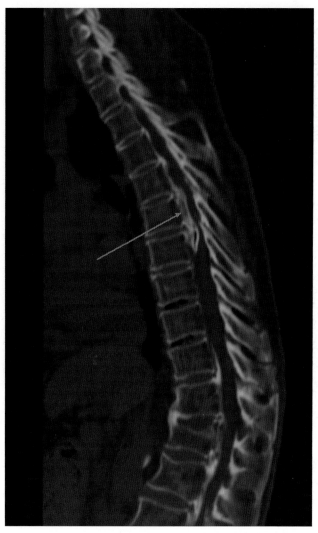

그림 19-11. 제3-제5 흉추 후종인대 골화증 소견을 보여주는 CT 영상

(4) 늑척추관절 증후군(Costovertebral joint syndrome)

흉추에만 특징적으로 존재하는 늑골척추관절은 골관절염(osteoarthritis), 류마티스관절염(rheumatoid arthritis), 건선성 관절염(psoariatic arthritis), 강직성 척추염(ankylosing spondylitis) 등이 침범하기 쉬운 관절이며, 동시에 가속-감속 손상(acceleration-deceleration injury), 외상 등에 의해서도 손상 받아 아탈구(subluxation)가 일어날 수 있다. 또한 폐암 등에 의해 침범될 수 있다. 증상은 해당 부위를 잘 움직이려 하지 않고 해당 부위를 눌렀을 때 심한 압통을 호소하며 움직일 때 'clicking sensation'을 호소하기도 한다. 단순방사선 촬영이나 CT를 이용하여 진단하며 외상 후 발생한 경우 골 스캔(bone scan)을 시행하는 것이 도움이 될 수 있다. 잠재

적인 종양(occult mass) 혹은 불안정성(instability)가 의심되는 경우 MRI를 시행하여 확인하는 것이 필요하다. 늑골척추관절(costovertebral joint)의 통증은 폐 혹은 심장 원인에 의한 통증과 유사한 형태로 나타날 수 있어 이를 감별하기 위한 내과적 검사가 필요하다. 치료로는 경구 진통제를 사용하거나, 이에 반응이 없을 경우 늑골척추관절(costovertebral joint)에 스테로이드 주사를 시행한다.

(5) 횡단성 척수염(Transverse myelitis)

이환 부위 이하의 감각 및 운동 장애가 나타나는 증상으로, 다른 질환에 의해 이차적으로 나타나는 경우도 있으나, 원발성으로 발병할 하는 경우도 있어 현재까지 정확한 발병 원인은 확실하지 않다. 바이러스 감염이나 다발성 경화증 등으로 인하여 면역 체계의 이상을 초래하는 자가 면역 질환으로 생각되고 있으며 일반적으로 좌우 양측을 침범하게 된다. 척수의 탈수초화(demyelination)가 발생하여 이환 부위 이하의 감각 저하, 저린감 및 불완전 마비, 강직 등으로 보행 장애가 나타나거나 배뇨장애 등이 나타날 수 있으며 진단을 위한 MRI촬영이 필수적이다. 치료로는 스테로이드 투여가 필요하며 그 밖에 대증 요법과 재활 치료가 필수적이다.

━━ 참고문헌

Chen YC, Lee SH, Chen D. Intradiscal pressure study of percutaneous disc decompression with nucleoplasty in human cadavers. Spine (Phila Pa 1976) 2003;28:661-5.

Cote P, Cassidy JD, Carroll L. The Saskatchewan Health and Back Pain Survey. The prevalence of neck pain and related disability in Saskatchewan adults. Spine (Phila Pa 1976) 1998;23:1689-98.

Doita M, Kanatani T, Harada T, Mizuno K. Immunohistologic study of the ruptured intervertebral disc of the lumbar spine. Spine (Phila Pa 1976) 1996;21:235-41.

Govind J, King W, Bailey B, Bogduk N. Radiofrequency neurotomy for the treatment of third occipital headache. J Neurol Neurosurg Psychiatry 2003;74:88-93.

King W, Lau P, Lees R, Bogduk N. The validity of manual examination in assessing patients with neck pain.

Spine J 2007;7:22-6.

Lord SM, Barnsley L, Wallis BJ, McDonald GJ, Bogduk N. Percutaneous radio-frequency neurotomy for chronic cervical zygapophyseal-joint pain. N Engl J Med 1996;335:1721-6.

Manchikanti L, Singh V, Cash KA, Pampati V, Datta S. A comparative effectiveness evaluation of percutaneous adhesiolysis and epidural steroid injections in managing lumbar post surgery syndrome: a randomized, equivalence controlled trial. Pain Physician 2009;12:E355-68.

McCarron RF, Wimpee MW, Hudkins PG, Laros GS. The inflammatory effect of nucleus pulposus. A possible element in the pathogenesis of low-back pain. Spine (Phila Pa 1976) 1987;12:760-4.

Nardi PV, Cabezas D, Cesaroni A. Percutaneous cervical nucleoplasty using coblation technology. Clinical results in fifty consecutive cases. Acta Neurochir Suppl 2005;92:73-8.

Racz GB, Heavner JE, Trescot A. Percutaneous lysis of epidural adhesions--evidence for safety and efficacy. Pain Pract 2008;8:277-86.

Takatori M, Kuroda Y, Hirose M. Local anesthetics suppress nerve growth factor-mediated neurite outgrowth by inhibition of tyrosine kinase activity of TrkA. Anesth Analg 2006;102:462-7.

Toda S, Sakai A, Ikeda Y, Sakamoto A, Suzuki H. A local anesthetic, ropivacaine, suppresses activated microglia via a nerve growth factor-dependent mechanism and astrocytes via a nerve growth factor-independent mechanism in neuropathic pain. Mol Pain 2011;7:2.

Veihelmann A, Devens C, Trouillier H, Birkenmaier C, Gerdesmeyer L, Refior HJ. Epidural neuroplasty versus physiotherapy to relieve pain in patients with sciatica: a prospective randomized blinded clinical trial. J Orthop Sci 2006;11:365-9.

Zhang JM, Li H, Munir MA. Decreasing sympathetic sprouting in pathologic sensory ganglia: a new mechanism for treating neuropathic pain using lidocaine. Pain 2004;109:143-9.

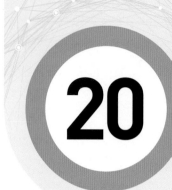

20 요천추부 척추 통증
Lumbosacral Spinal Pain

1. 해부학

1) 골, 관절

요추는 일반적으로 5개로 이루어져 있다. 다른 척추에 비해 크고 튼튼하며, 척추뼈몸통(body), 추궁판(lamina), 추궁근(pedicle), 협부(pars interarticulars), 2개의 횡돌기(transverse process), 2개의 관절돌기(articular process), 2개의 꼭지돌기(mamillary process), 가시돌기(spinous process), 추간판(intervertebral disc)으로 구성되어 있다. 각 요추 상하의 연결은 전방에서는 한 개의 추간판으로, 후방에서는 2개의 후관절로 모두 3관절 복합체를 이루고 있다(그림 20-1). 상관절돌기와 하관절돌기가 후관절을 이루는데, 상관절돌기는 약간 오목하고(concave) 내후 방향을 향하고 하관절돌기는 그와 반대로 약간 볼록하고(convex) 외전방향으로 향해서 서로 맞닿아 있다.

2) 추간판

추간판은 속질핵(nucleus pulposus), 섬유륜(annulus fibrosus) 그리고 종말판(end plate)으로 구성되어 있다(그림 20-2). 속질핵은 추간판 전체면적의 약 40%로 물(80%), 제2형 아교섬유(type II collagen fiber, 17%), 약간의 탄력섬유(elastic fiber)로 구성되어 있다. 섬유륜은 속질핵을 밖에서 원형으로 감싸고 있고, 섬유성 연골로 이루어져 있으며, 상하 양단에서 종말판과 연결되어 있다. 추간판은 무혈관성 조직으로 속질핵 및 섬유륜 안쪽 1/3은 혈관구조물이 존재하지 않는다. 종말판은 척추뼈몸통의

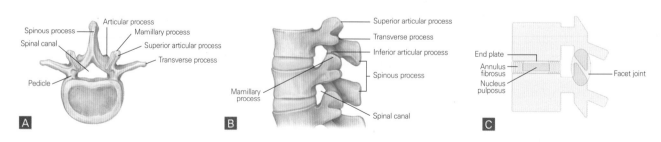

그림 20-1. 요추의 골 해부학 및 관절 복합체
A: 횡단면상 B: 측면상 C: 3관절 복합체 – 척추뼈몸통 전방에는 한 개의 추간판과 후방에는 2개의 후관절로 이루어져 있다.

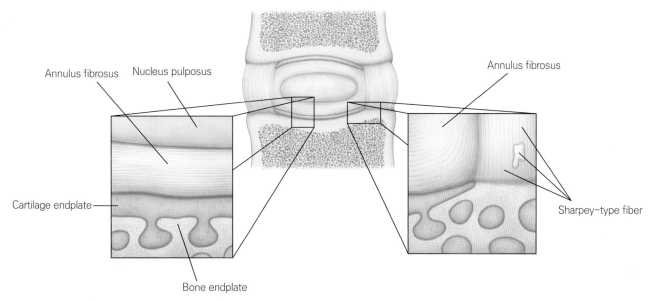

그림 20-2. **추간판 해부학**
종말판의 끝부분이 바깥층 섬유륜과는 거의 접촉이 되어 있지 않고, 이 부분이 퇴행성 변화가 진행되면 골주 형성의 장소가 된다.

혈관구조물과 추간판을 분리하는 일종의 장벽 역할을 한다. 추간판 대사에 필요한 물질들은 대부분 인접 척추뼈몸통 및 바깥쪽 섬유륜의 모세혈관얼기로부터 확산에 의해 공급된다. 종말판은 전체 추간판을 다 씌우고 있지 않으며, 이 점유되지 않은 바깥쪽은 섬유륜이 직접 뼈와 연결되어 소위 Sharpey형 섬유로 되어있다(그림 20-2). 퇴행성 진행이 일어나게 되면 이곳이 골극(spur) 형성과 관련된 부위가 된다.

3) 인대

인대는 여러 가지가 있다. 전종인대(anterior longitudinal ligament)는 후두부에서 시작되어 척추뼈몸통과 추간판 앞면을 대부분 덮고 있고, 골막 및 섬유륜과 붙어 있다. 미골 앞부분까지 내려오며, 후종인대보다 2배 강하다. 후종인대(posterior longitudinal ligament)는 척주관(spinal canal) 내에서 척추뼈몸통과 추간판의 후방에 위치하며, 역시 후두골에서 미골까지 걸쳐 있다. 척추뼈몸통 후면에서는 좁아졌다가 추간판 높이에서는 다시 넓게 퍼지는 형태로 섬유륜과 부착한다. 그 외, 경막외공간의 후방 경계가 되는 황색인대(ligamentum flavum), 가시돌기 사이의 극간인대(interspi-

nous ligament)와 극상인대(supraspinous ligament), 각 횡돌기를 연결해 주는 횡돌기간인대(intertransverse ligament)가 있으며, 제5 요추와 천골(sacrum) 사이 안정성 유지에 큰 역할을 하는 장요인대(iliolumbar ligament), 천장인대(sacroiliac ligament) 등이 있다.

4) 근육

요천추부의 근육들은 기능별로 4군으로 나눌 수 있다(그림 20-3). 굴곡군(flexor group)은 전방 굴곡, 측방 굴곡 작용을 하며, 대요근(psoas major)과 엉덩근(iliacus)이 해당한다. 측굴곡군(lateral flexor group)은 측방 굴곡, 회전을 담당하는 근육들로 복부경사근(obliquas muscle), 측돌기사이근, 요부방형근(quadratus lumborum)이 해당한다. 신장군(extensor group)은 표층, 중간층, 심층으로 나뉘어지며, 등쪽에 있는 대부분의 근육이 여기에 해당한다. 회전근군(rotator group)은 대개의 신장근과 측굴곡근이 회전을 담당한다.

5) 혈관

척주(spinal column)의 동맥혈 공급은 대동맥 후면에서 분지하는 구역동맥(segmental artery)에 의해서 이뤄지며, 척

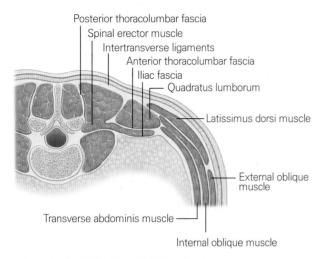

그림 20-3. **제4 요추 부위 근육과 근막들**

수(spinal cord)의 동맥혈 공급은 한 개의 전척수동맥(anterior spinal artery)과 두 개의 후척수동맥(posterior spinal artery), 그리고, 구역동맥에서 분지된 수질동맥(medullary artery) 및 뿌리동맥(radicular artery)에 의해 공급받게 된다.

6) 신경

신경계는 척수(spinal cord), 척수신경(spinal nerve), 교감신경으로 구성되며, 척수는 중추신경계의 일부로 제1-2 요추 높이에서 끝난다. 동척추신경(sinovertebral nerve)은 척수

신경 전지(ventral ramus)에서 유래된 2-4개의 미세 섬유와 회색교통지(gray rami communicants)가 합쳐져 형성된 매우 가는 미세 신경섬유로, 척주관(spinal canal) 내로 다시 들어가 경막의 전방 부위, 후종인대, 추간판 섬유륜 및 척추뼈 몸통 등을 신경지배한다(그림 20-4). 척수신경 후지(dorsal primary ramus)는 횡돌기의 기시 부위를 지나 뒤쪽으로 주행하여 내측지, 중간지, 외측지를 내며, 후관절과 후방 근육을 신경지배한다. 후지의 내측지는 꼭지-부돌기인대(mammillo-accessory ligament) 밑을 지나 후관절로 향한다. 후관절은 동일 분절의 후지내측지에 의해 신경 지배를 받지만, 그 위 분절에서 나오는 후지내측지에 의해서도 지배를 받는다. 예를 들면, 제4-5 요추 후관절은 제3 및 4요추 후지내측지에 의해 지배받는다. 척수신경근(spinal nerve root)이 나오는 척추 분절은 상응하는 분절보다 한 분절 위에 존재한다. 예를 들어, 제5 요추 신경근은 제4-5 요추 추간판 분절에서 시작되지만 실제로는 한 분절 아래의 제5 요추와 제1 천추간의 추간공을 통과한다. 따라서, 일반적으로는 제4-5 요추 추간판탈출증에서 제5 요추 신경근이 압박된다(그림 20-5). 경우에 따라, 추간판 탈출이 좀 더 가운데에 위치하면(central) 두 단계 아래의 신경근이 압박 받을 수도 있고, 반대로, 척주관 외부에서 발생한 극외측(far-lateral) 추간판탈출증인 경우는 해당 신경근이 압박될 수 있다.

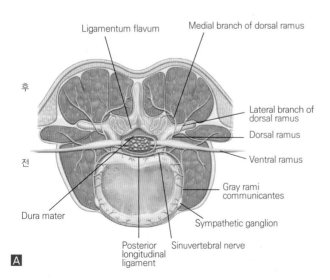

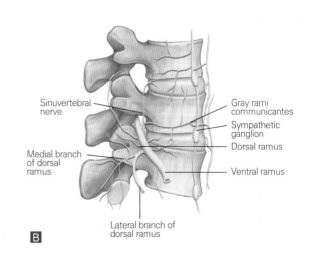

그림 20-4. **척추의 신경 분포 및 인대**
A: 횡단면상 B: 측면상

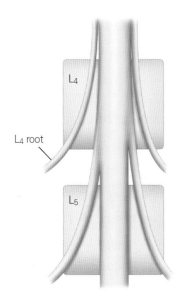

그림 20-5. 신경근 출구
일반적으로 한 분절씩 아래에서 나오게 된다.

2. 요통의 원인

요통은 근육, 인대, 후관절, 천장관절, 추간판의 유해 자극에 의해 유발되고, 경막의 기계적 또는 화학적 자극에 의해 유발되기도 한다. 방사통(radicular pain)은 요추나 천추 신경을 자극할 때 나타나고, 그 신경이 지배하는 부위에 국한되어 분포한다. 찌르는 듯하거나 저림(numbness) 및 따끔따끔함(tingling) 등으로 나타날 수 있고, 띠 모양으로 하지까지 이른다. 연관통(referred pain)은 실제적으로 통증이 일어나는 부위로부터 멀리 떨어진 곳에서 나타나는 통증을 일컫는다. 대체로 쑤시는 듯한 통증을 보이고, 고정된 위치에 발생하는 경향이 있으며, 정확한 경계는 확인하기 어렵다.

과거에 만성 요통의 원인일 것으로 여겨졌던 퇴행성 질환들 중 척추용해증(spondylosis)이나 척추앞전위증(spondylolisthesis)은 통증의 원인이 될 수도 있지만, 정상적인 연령 증가에 따른 변화인 것으로 생각되기도 한다. 종양이나 감염에 의해 요통이 발생하는 것은 매우 드물며, 유병률은 약 5% 정도이다. 근육이나 인대의 염좌(sprain), 분절 기능이상(segmental dysfunction), 그리고 통증유발점(trigger point)

은 국제통증연구학회(IASP)에서 만성 요통의 원인으로 이론적으로는 인정하고 있으나, 아직 이 질환들에 대한 검증된 진단법은 없는 상태이다.

3. 환자의 평가 및 진단

1) 병력

(1) 요통

요통의 상태에 대해서 자세하게 평가하는 것은 중요하다. 요통이 자연적으로 발생하였는지 혹은 외상 후에 발생하였는지, 통증이 지속적인지 아니면 간헐적인지, 통증이 심해지는지 혹은 완화되는지 등을 알아야 한다. 그 외에도 악화 및 완화 요인은 무엇인지, 밤에 심해지는지 등을 알아보아야 한다.

(2) 방사통

발살바 조작이나 기침 등 척수내 압력을 증가시키는 요인에 의해 통증이 증가하는지 알아보고, 이런 경우 추간판성 통증(discogenic pain)을 의심해 볼 수 있다.

(3) 연관통

후관절증후군에서 허리의 통증뿐만 아니라, 허리와 멀리 떨어진 둔부, 대퇴부, 하지 및 족부까지 통증을 호소할 수 있다(그림 20-6).

2) 이학적검사

(1) 감각

솜이나 핀을 이용하여 감각 이상이 있는 부위를 확인한다(표 20-1).

(2) 운동력

무릎, 발목, 엄지발가락, 발바닥을 굴곡 및 신전시켜 힘을 알아본다(표20-1).

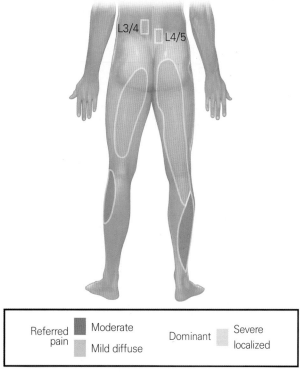

Referred pain / Moderate / Mild diffuse / Dominant / Severe localized

그림 20-6. 요추 후관절에의한 연관통

(3) 반사 작용

환자에게 앉은 자세를 취하게 하고 시행하는 것이 보통이다. 슬개반사(patella reflex)가 저하되거나 소실되면, 제3, 4 요추신경근의 이상을, 아킬레스건 반사(ankle jerk)가 저하되거나 소실되면 제1 천추 신경근의 이상을 의미한다(표 20-1).

(4) 척추 압박

환자를 엎드리게 하여 요추의 가시돌기 및 후관절을 압박

해 본다. 천골 쪽에는 대부분 압통이 없으며, 신경근의 압박이나 자극 증상이 있는 경우 이환 부위 쪽을 압박해 보면 통증을 호소한다.

(5) 하지직거상 검사(Straight leg raising test)

요추 신경근 자극으로 인한 통증을 재현하는 검사로 아픈 쪽 다리를 잡고 무릎 위를 가볍게 누르면서 하지를 들어올린다. 신경근의 긴장이 30도 이하에서부터 나타나면 추간판탈출증을 의심해 볼 수 있다. 반대편 다리를 들어올려 검사할 수 있는데(crossed straight leg raising test), 하지직거상 검사에 비해 민감도는 떨어지지만 특이도는 높다.

(6) 고관절회전

고관절의 굴곡-외전-외회전 및 굴곡-내전-내회전을 통해 고관절 질환 및 다른 질환들을 배제할 수 있다.

(7) 맥박촉지

방사통이 의심되면 환자의 서혜부, 슬와부(popliteal), 족배부(dosalis pedis) 동맥의 맥박을 조심스럽게 만져보아 폐쇄성 혈관 질환을 감별 진단한다.

3) 방사선과적소견

(1) 단순방사선촬영

단순방사선 사진은 뼈의 병변, 즉 골절, 요추전만증(increased lumbar lolosis), 측만증(scoliosis), 척추앞전위증(spondylolisthesis) 등을 확인하는데 유용하다. 일반적으로, 전후상(anteroposterior), 측면상(lateral), 사위상(oblique)을

표 20-1. 요천추부 신경학적 검사

Level	통증	감각 이상	근력 이상	반사 이상
L3	앞 넓적다리 및 무릎	안쪽 넓적다리 및 무릎	대퇴사두근, 장요근, 고관절모음근	무릎반사, 모음근반사
L4	안쪽 다리	안쪽 다리	전경골근, 대퇴사두근	무릎반사
L5	바깥쪽 넓적다리 및 다리	바깥쪽 다리, 발등, 엄지발가락	발가락 신전근 및 굴곡근, 발등굽힘근, 발목 내번 및 외번근, 고관절벌림근	
S1	뒤 넓적다리, 장딴지, 발꿈치	발바닥, 바깥쪽 발 및 발목, 넷째 및 다섯째 발가락	비복근, 대퇴이두근, 대둔근, 발가락굴곡근	아킬레스건반사

시행하고, 굽힘 및 폄 자세에서의 촬영은 요추의 불안정성을 평가하는데 도움이 된다.

(2) 컴퓨터단층촬영

CT는 MRI에 비해 골병변을 평가하는데 유용하며, MRI 촬영이 불가능할 때 좋은 방법이다. 추간판탈출증 및 후관절 증후군 등을 진단할 때 유용하다.

(3) MRI

추간판팽윤, 추간판탈출증, 황색인대 비후 등의 연부 조직의 상태 및 골증식 등을 포함한 요통 및 방사통의 병인을 확인하기 위한 주된 검사방법(gold standard)이다. MRI 검사의 제한점은 검사시간이 길고, 폐쇄공포증이 있는 환자에서 시행이 어렵고, 금속물이 체내에 있을 경우 선명도가 저하된다. 심박동기, 인공판막, 동맥류 클립, 안구 내 이물이 있는 환자에서는 금기이다.

(4) 근전도검사

말초신경병증(peripheral neuropathy), 예를 들어 당뇨병성 신경병증(diabetic polyneuropathy)과 신경근병증을 감별 진단할 때에 유용하다.

4) 주의해야 할 상황(RED FLAGS)

요통과 관련된 증상은 대부분은 4-6주 내에 저절로 호전되는 양성 질환인 경우가 많기 때문에 과도한 검사가 불필요한 경우가 많다. 따라서, Agency for Health Care Policy and Research (AHCPR)에서는 병력 청취 및 이학적 검진 시, 진단에 도움을 주고, 정밀 검사를 요하는 상황에 대한 가이드라인을 제시하였다(표 20-2).

4. 요통을 일으키는 주된 질환들

1) 추간판탈출증(Herniated disc)

추간판탈출증은 요통과 방사통, 연관통을 동반하는 수가 많으며, 하지직거상 검사에서 이상소견을 보인다. 추간판

표 20-2. **요통 및 방사통 환자에서 병력청취 및 이학적 검진 시 주의해야 할 상황**

주의해야 할 상황	고려 사항
1. 병력 청취 시	
1) 연령 < 20	선천성 및 발달 장애, 척추앞전위증
2) 연령 > 50	암, 병적 골절, 감염, 복부대동맥
3) 3개월 이내 단기 증상	심한 병인
4) 외상	골절
5) 열, 오한, 권태, 야간 발한, 체중감소	암, 골수염, 농양, 골절
6) 암 병력, HIV, 스테로이드 장기 복용, 정맥내 약물 남용, 면역억제	암, 골수염, 농양, 골절
7) 지속적인 통증	암, 골수염, 농양, 골절
8) 실금, 안장 마취, 양측 신경학적 증상	말총(cauda equine) 압박
2. 이학적 검진 시	
1) 열	암, 골수염, 농양
2) 근력 감소, 반사 저하, 안장 마취, 괄약근 약화	말총(cauda equine) 압박
3) 가시돌기 압통	골절

탈출은 형태에 따라 분류할 수 있는데, 돌출(protrusion)은 평면상에서 전위된 추간판 목(base)의 직경이 가장 길고, 탈출(extrusion)은 반대로 목의 직경이 짧다. 격리(sequestration)는 연속성이 없는 탈출의 한 유형이다(그림 20-7). 또한, 섬유륜의 통합성(integrity)에 따라 분류할 수 있는데, 내재성 탈출(contained herniation)은 전위된 추간판이 손상되지 않은 섬유륜에 의해 덮여 있고, 비내재성 탈출(noncontained herniation)은 섬유륜이 손상되어 있다(그림 20-7). 일반적으로, 추간판 돌출(protrusion)은 전위된 추간판 목의 직경이 가장 길고, 섬유륜이 완전파열되지 않아 속질핵이 척주관으로 노출되지 않은 상태이고, 추간판 탈출(extrusion)은 목의 직경이 짧고, 섬유륜이 파열되어 속질핵이 척주관으로 노출된 경우를 말한다. 추간판 격리(sequestration)는 탈출된 속질핵이 원래 있던 추간판의 속질핵과 연결되지 않은 상태이다. 추간판탈출증은 제4-5 요추 혹은 제5 요추-제1 천추에서 호발한다(약 90%). 앞서 말했듯이, 대부분 추간판 탈출은 척주관 내부에서 발생하기 때문에, 신경 압박 증상은 해당 추간판보다 한 레벨 아래 신경분절에서 나타나게 되고, 경우에 따라 추간판 탈출이 좀 더 가운데에 위치하면 두 단계 아래의 신경근이 압박되기도 한다.

척추관 외부에서 발생한 극외측 추간판탈출증의 경우는 해당 신경공의 신경근이 압박된다. 증상은 신경근이 압박되는 동측 하지의 방사통, 근위축, 감각이상, 건반사 저하 등이다. 진단은 척수강 내 조영술, CT, MRI 등으로 가능하다. 보존적 치료로 대부분 호전되며, 경우에 따라 경막외블록, 경막외 신경성형술, 경피적 내시경 추간판절제술 및 수술 등을 시행할 수 있다.

2) 척추관협착증(Spinal stenosis)

추간판이나 후관절의 퇴행성 변화는 관절 비후, 골주 등으로 인하여 척추관이 좁아지게 되고, 신경근의 압박과 염증으로 인해 주로 하지 증상이 나타난다. 척추관협착증은 해부학적으로 중심부(central), 외측 함요부(lateral recess), 신경공(neural foraminal) 협착증으로 구분할 수 있다. 주증상은 둔부에서 하지에 저린 통증과 신경성 간헐성 파행(neurogenic intermittent claudication)이 특징이다. 신경성 간헐성 파행은 걷거나 허리를 펼 때 다리가 저리고 아프고, 앉거나 앞으로 구부릴 때 증상이 완화된다. 혈관성 파행은 주기가 비교적 일정 하면서 똑바로 서있거나 움직임을 멈추고 가만히 있으면 증상이 완화된다(표 20-3). X선 소견에서 척추뼈몸통 부근의 골주 형성과 추간공의 협소, 후관절의 변화와 경화 등을 보인다. CT나 MRI 등으로 진단이 매우 용이하다. 치료는 경구 진통제 및 PGE1 유도체 투여, 운동요법, 물리치료 등을 시행하며, 경막외 블록이나 신경근 블록, 경막외 신경성형술 및 수술 등을 시행할 수 있다.

표 20-3. 혈관성 파행과 신경성 파행의 감별

특징	혈관성	신경성
보행 가능 거리	고정	변동
완화 인자	서 있을 때	앉거나 구부릴 때
유발 인자	보행	보행이나 직립위
오르막 보행 시 통증	발생	약하다
자전거 검사(bicycle test)	양성	음성
말초 맥박	감소 혹은 소실	정상
근력의 약화	드뭄	때로는 나타남
요통	때로는 나타남	흔함
요부의 가동성	정상	제한
근위축	드뭄	때로는 나타남
피부 변화	털의 소실과 반들거리는 피부	정상

3) 추간판내장증(Intradiscal derangement)

추간판내장증은 심각한 압박 손상 혹은 피로로 인한 척추 종말판에 작은 골절이 발생하여 촉진되고, 속질핵이 퇴행되면 압박 부하를 견디는 힘이 감소되어, 섬유륜까지 여러 등급의 방사성의 내부 균열로 야기되는 질환이다(그림 20-8). 염증성 화학물질이 속질핵 내에서 유발되고, 이들 염증성 화학물질이 방사성 균열을 통해 바깥 섬유륜에 도달하면 신경 자극을 일으킬 수 있으며, 손상된 추간판 내부로 성장하는 신경을 자극할 수 있다. 오래 앉아 있거나 전방 굴곡 시 통증이 더욱 심해지며, 원인은 외상 과거력이 있는 경우가 많다. X선검사나 CT에서 별 이상이 없는 경우가 많지만, 최근에는 MRI의 발달로 추간판내장증의 진단이 비교적 용이해졌다. 속질핵 기질의 변성으로 수분 결합 능력의 소실을 초래하기 때문에 T2영상에서 속질핵 내에 감소된

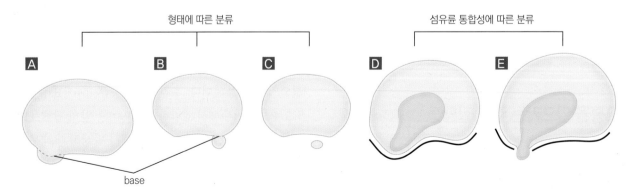

그림 20-7. 추간판 탈출의 분류
A: 돌출. B: 탈출. C: 격리. D: 내재성 탈출. E: 비내재성 탈출.

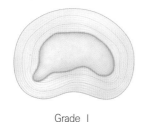

Grade Ⅰ   Grade Ⅱ   Grade Ⅲ   Grade Ⅳ

그림 20-8. 추간판내장증의 등급

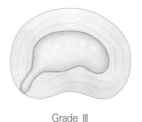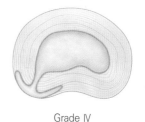

그림 20-9. High-intensity zone
제5 요추와 제1 천추 사이 추간판 뒤쪽으로 high-intensity zone이 관찰된다.

영상 즉 어두운 영상을 보인다. High-Intensity Zone (HIZ)은 추간판의 후방 섬유륜이 매우 밝게 나타나는 것을 의미하는데(그림 20-9), 섬유륜의 균열 및 혈관 분포가 증가되어 있는 육아 조직을 나타낸다. HIZ가 보일 경우 이환된 추간판이 통증을 유발할 가능성이 높다. 감염 및 추간판 퇴행성 변화의 조장 등 부작용의 가능성은 있지만, 추간판조영술(discography)은 추간판내장증을 진단하는데 도움이 될 수 있다. 보존적 치료로 대부분 호전되며, 경우에 따라 경막외 블록, 경막외 신경성형술, 수핵감압술(neucleoplasty) 등을 시행할 수 있다.

4) 후관절증후군(Facet joint syndrome)

후관절증후군은 일종의 퇴행성 척추증으로서 요통과 하지 연관통을 호소하며, 약 15-45%의 유병률을 보인다. 호발 부위는 제5 요추와 제1 천추(요추 전후 운동의 70% 담당) 및 제4-5 요추간(20% 담당)이다. 허리를 뒤로 젖히면 통증이 심해지고, 앉아 있으면 서 있는 것보다 편하다. 아침에 일어날 때 허리가 뻣뻣하나 움직이면 차차 호전된다. 후관절증후군의 연관통은 하부 요추 후관절인 경우에는 둔부, 대퇴부 등에서 나타나며, 상부 요추 후관절인 경우에는 옆구리, 서혜부, 장골능(iliac crest)부위에 통증이 나타날 수 있다(그림 20-6). 요추의 사위상(oblique view) X선에서 후관절 부위의 이상 즉 관절 간격이 좁아지고 경화된 소견을 보이나 이런 소견을 보이지 않는 경우도 많다. 후관절을 압박할 때 통증을 호소하고, 추간관절블록(facet block)이나 후지내측지블록(medial branch block)을 진단 및 치료 목적으로 시행한다.

5) 골다공증에 의한 압박골절(Osteoporotic compression fracture)

골다공증은 골흡수와 골형성의 불균형, 즉 골흡수가 골형성보다 많아 골량이 감소하여 야기된다. 여성에서 많은 질환으로 골밀도 검사(DXA, dual energy X-ray absorptiometry)에서 정상적인 젊은 여성의 골밀도에 비해 -2.5 표준편차 이하인 경우를 골다공증으로 정의한다. 흉-요추 이행부에 많이 발생하고, 낮은 골밀도는 압박골절과 상관관계가 있지만, 골밀도만으로는 골절 위험도를 완전히 반영할 수 없다. 골다공증 치료의 기본은 골량 감소를 방지하고, 골절을 예방하고, 골절에 의한 통증을 감소시키는 것이다. 압박

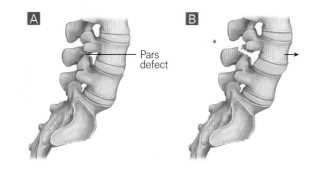

그림 20-10. A: 척추용해증. B: 척추앞전위증

골절이 발생한 경우, 대부분 움직임에 따라 통증이 악화되고, 안정 시에는 통증이 감소되는 특징을 보이며, 이환된 척추뼈몸통에 따른 피부 분절을 따라 통증을 동반하는 경우가 많다. 골 자체로 인한 통증은 골절이 치유되면 호전되나 주로 척추 주위 근육, 특히 척추 기립근들(erector spine muscles)에 심한 압통을 호소한다. X선검사나 MRI로 진단할 수 있으며, 2-3주간 보존적인 치료를 시행한다. 통증이 심하거나 일상생활이 심하게 저해되는 경우 경피적 척추성형술(vertebroplasty, kyphoplasty)이 시행 가능하며, 대부분 좋은 효과를 보인다.

6) 급성 요추 염좌와 근막통증증후군(Myofascial pain syndrome)

급성 요추 염좌(acute lumbar sprain)는 근골격계의 일부 파열로 급성 요통이나 하지의 연관통을 나타내며 대부분 수 주일 이내 증상이 좋아진다. 무거운 물건을 들거나 허리를 옆으로 뒤틀거나, 구부리거나, 추락, 교통사고 등으로 발생하지만, 아주 미미한 원인으로도 발생 가능하다. 병력 및 증상을 통해 대개 진단이 가능하고, 경막외 블록이나, 후지내측지블록을 시행하면 이환 기간을 단축시킬 수 있다. 근막통증증후군(myofascial pain syndrome)은 일반적으로 나쁜 자세, 다리 길이의 차이, 피로, 스트레스, 외상, 수술 후, 내장 질환과의 연관통 등에 의해 요부의 근육에 지속적 긴장을 주어 발생하게 된다. 척추기립근(erector spine muscles), 요방형근(quardratus lumborum) 및 중둔근(gluteus medius)에 잘 생기며, 이상근(piriformis)의 강직에 의해 좌골신경이 압박되어 방사통을 호소할 수 있다. 진단은 촉진을 통해 통증 유발점(trigger point)을 찾을 수 있다. 통증유발점주사, 근육자극술, 스트레칭 등에 효과가 있다.

7) 척추용해증(Spondylosis)과 척추앞전위증(Spondylolisthesis)

척추용해증은 협부의 결손이 일어난 상태이며, 척추의 불안정성을 야기할 수 있다. 척추앞전위증은 하위 척추뼈몸통에 비해 전방으로 전위된 상태이며, 주로 협부 결손에 의해 발생한다(그림 20-10). 척추용해증의 진단은 X선검사로 가능하며, 사위상(oblique view)이 도움이 된다. 뼈스캔 및 MRI도 유용하다. 진단적 블록이 통증의 원인을 감별하는데 도움이 될 수 있다. 척추앞전위증은 주로 요추 4/5번에서 발생하고, 보존적인 치료 및 신경 블록을 시행하나 효과는 미미하다. 증상이 매우 심하거나, 매우 드물지만 신경근이 압박되어 감각이상, 근력약화, 마미증후군 등이 나타나는 경우 수술의 절대적 적응증이 된다.

8) 천장관절 증후군(Sacroiliac joint syndrome)

천장관절 유발 통증에 대한 자세한 내용은 Chapter 22에서 다루어질 것이다.

9) 척추수술후통증 증후군(Failed back surgery syndrome)

척추수술후통증 증후군과 관련된 통증에 대한 자세한 내용은 Chapter 21에서 다루어질 것이다.

━━ 참고문헌

Adams MA, McNally DS, Wagstafi J et al. Abnormal stress concentrations in lumbar intervertebral discs following damage to the vertebral bodies: cause of disc failure? Eur Spine J 1993;1:214-21.

Andersson GBJ, Brown MD, Dvorak J et al. Consensus summary on the diagnosis and treatment of lumbar disc herniation. Spine 1996;21(suppl 24):75S-78S.

Aprill C, Bogduk N. High-intensity zone:a diagnostic sign of painful lumbar disc on magnetic resonance imaging. Br

J Radiol 1992;65:361-9.

Benzon HT, Rathmell JP, Wu CL et al. Practical management of pain. Fifth edition. pp 312-27

Boden SD, Davis DO, Dina TS et al. Abnormal magnetic resonance scans of the lumbar spine in asymptomatic subjects: a prospective investigation. J Bone Joint Surg 1990;72A:403-8.

Bogduk N, McGuirk B. Medical management of acute and chronic low back pain. An evidence-based approach. Amsterdam, Netherlands: Elsevier, 2002;49-63.

Braithwaite I, White J, Saifuddin A et al. Vertebral endplate (Modic) changes on lumbar spine MRI: correlation with pain reproduction at lumbar discography. Eur Spine J 1998;7:363-8.

Carragee EJ, Paragoudakis SJ, Khurana S. Lumbar high-intensity zone and discography in subjects without low back problems. Spine 2000;25:2987-92.

Dvorak J. Neurophysiologic tests in diagnosis of nerve root compression caused by disc herniation. Spine 1996; 21(suppl 24):39S-44S.

El-Mahdi MA, Abdel Latif FY, Janko M. The spinal nerve root "innervations,"and a new concept of the clinico-pathological interrelations in back pain and sciatica. Neurochirurgia 1981;24:137-41.

Fukui S, Ohseto K, Shioani M et al. Distribution of referred pain from the lumbar zygapophyseal joints and dorsal rami. Clin J Pain 1997;13:303-7.

Holm S, Baranto A, Kaigle Holm A, et al. Reactive changes in the adolescent porcine spine with disc degeneration due to endplate injury. Vet Comp Orthop Traraumatol 2007;20:12-7.

McCall IW, Park WM, O'Brien JP. Induced pain referred from posterior lumbar elements in normal subjects. Spine 1979;4:441-6.

McGuirk BE and Bodguk N. Chronic low back pain In: Bonica's Management of pain, 4th eds. Philadelphia: Lippincott Williams & Wilkins, 2010;1105-22.

Merskey H, Bogduk N. Classification of chronic pain. Descriptions of chronic pain syndromes and definition of pain terms. 2nded.Seattle: IASPpress,1994.

Modic MT, Steindberg PM, Ross JS et al. Degenerative disc disease: assessment of changes in vertebral body marrow with MR imaging. Radiology 1988;166:193-9.

Mooney V, Robertson J. The facet syndrome. Clin Orthop 1976;115:149-56.

O'neil CW, Kurgansky ME, Derby R et al. Disc stimulation and patterns of referred pain. Spine 2002;27:2776-81.

Ohtori S, Inoue G, Ito T et al. Tumor necrosis factor-immunoreactive cells and PGP 9.5-immunoreactive nerve fibres in vertebral endplates of patients of paitients with discogenic low back pain and Modic Type I or Type 2 changes on MRI. Spine 2006;31:1026-31.

Peng B, Hou S, Wu W et al. The pathogenesis and clinical significance of a high-intensity zone (HIZ) of lumbar intervertebral disc on MR imaging in the patient with discogenic low back pain. Eur Spine J 2006; 15: 583-7.

Schwarzer AC, Aprill CN, Bogduk N. The sacroiliac joint in chronic lowback pain. Spine 1995;20:31-7.

Schwarzer AC, Aprill CN, Derby R et al. The prevalence and clinical features of internal disc disruption in patients with chronic lowback pain. Spine 1995;20:1878-83.

Smyth MJ, Wright V. Sciatica and the intervertebral disc: an experimental study. J Bone Joint Surg 1959;40A:1401-18.

Vanharanta H, Sachs BL, Spivey MA et al. The relationship of pain provocation to lumbar disc deterioration as seen by CT/discography. Spine 1987;12:295-8.

Waldman SD. Pain management. 2nd ed. Philadelphia, PA: Elsevier/Saunders;2011;751-6.

21 척추수술 후 통증
Failed Back Syndrome

요하지통의 유병률은 전세계적으로 9.4% 정도라고 보고되고 있는데, 연령이 높을수록 유병률이 증가하기에 허리수술도 높은 연령대에서 더 많이 시행되는 경향이 있다.

미국 보고에 의하면 2000년부터 2007년까지 만성요통 환자는 64% 증가하였고 평균 발병 나이도 48.5세에서 52.2세로 증가하였다고 한다. 이러한 만성요통 환자의 증가는 필연적으로 이를 치료하기 위한 허리수술의 증가로 이어지고 있다. 미국에서 1998년과 2008년 척추 유합술을 받은 환자의 수는 각각 77,682명과 210,407명으로 170.9% 정도 증가하였고 laminectomy를 받은 환자의 수는 각각 92,390명과 107,790명으로 11.3% 증가하였다.

이러한 척추수술의 증가와 더불어 척추수술 후 통증을 호소하는 환자도 같이 증가하고 있는데, 총 허리수술 환자의 20%에서 발생한다는 보고가 있지만 40%에서 발생한다는 보고도 있다.

척추수술 후 통증 증후군(failed back surgery syndrome)은 요부후궁절제술 후 증후군(post lumbar laminectomy syndrome), 수술 후 지속 증후군(postoperative persistent syndrome), 또는 요추수술 후 증후군(post lumbar surgery syndrome)이라고도 불리는데 한 번 이상의 척추수술을 받은 환자에서 하지 방사통이나 허리통증이 지속되거나 재발한 경우를 말한다. The Internation Association for the Study of Pain 에서는 척추수술 후 통증 증후군을 '같은 병변 부위에서 기원하는 원인 모를 척추통증이 수술적 치료에도 불구하고 지속되는 경우'라고 정의하고 있다.

척추수술 후 통증 증후군을 수술 후 증상이 재발하는 경우와 구별해야 한다는 의견도 있는데, 수술 후 증상이 재발하는 기간에 대한 정의는 확립되어 있지 않지만 추간판 탈출증의 경우 수술 후 6개월이 지나서 발병한 경우는 재발한 것으로 정의하는 경향이 있다.

척추수술의 지속적인 기술적 발전이 있었음에도 불구하고 난치성 척추수술 후 통증 환자는 증가하고 있고, 척추수술 1년 경과 후 성공률은 일반 보존적 치료보다 조금 낮지만 2년 후에는 비슷하다고 하는 연구 결과들도 많아서, 환자와 의료진 모두 반드시 필요한 환자에게 최소 부위만 수술을 하는 것으로 척추수술에 대한 인식이 변화되고 있다.

척추수술 후 통증은 정확한 원인을 찾기도 어렵고 치료를 하기도 어려우며, 만성 통증으로 진행하는 경우가 많고, 보존적 치료에 대한 반응이 떨어지므로 척추수술 후 통증의 발생을 최소화하려는 노력이 중요하다.

1. 병인

척추수술이 시행되는 퇴행성 척추질환으로 추간판탈출증, 척추협착증, 척추전방전위증, 척추측만증, 척추불안증 등이 있으며 관련된 수술의 종류로는 이환된 척추분절의 상태에 따라 척추후궁절제술, 감압술, 추간공절개술, 척추유합술, 척추고정술 등이 있고 단독 혹은 병합하여 행해진다. 척추수술 후 증후군은 수술 전, 중, 후로 나누어 병인을 생각해 볼 수 있다.

1) 수술 전 요인

수술 전 요인 중에서 환자 요인으로 우울, 불안, 신체화 증상, 건강 염려증 등과 같은 심리적 요인이 동반된 경우 수술 예후가 불량한데, 특히 보상문제가 걸린 경우 그렇지 않은 경우에 비해 수술 후 통증 정도, 마약 사용량, 기능 회복 등에서 좋지 않은 결과를 보였다는 보고가 많다.

흡연도 예후에 영향을 미치는데, 4,555명의 척추협착증으로 수술 받은 환자를 대상으로 한 연구에서 흡연자가 비흡연자에 비해 척추수술 후 진통제의 규칙적 사용이 더 많았고 걷는 능력도 악화되었으며 2년 동안의 삶의 질 평가에서 낮은 점수를 받았다고 한다. 이는 흡연이 수술 후 상처치유를 방해하고 감염 위험을 높이며 유합수술 후 유착불량 상태를 자주 유발한다는 보고와도 연관이 있어 보인다.

그러나 이러한 모든 것들이 수술의 금기는 아니며 이런 부분들을 고려하여 수술 전후 환자교육 및 심리치료를 병행하는 것이 좋다.

그 외 수술 전 요인으로 통증의 원인에 대한 부정확한 진단 및 잘못된 수술 부위 판단 등을 생각해 볼 수 있는데 이는 척추수술 후 통증 환자의 58%에 해당할 만큼 주된 원인이 된다. 예를 들면, cluneal 신경 포착(entrapment) 등에 의한 요하지통처럼 근육, 인대, 건, 신경 포착 등의 병변에 의한 통증을 퇴행성 척추질환으로 잘못 진단하여 척추수술을 하는 경우 등이 이에 해당한다.

질환의 종류도 척추수술 후 통증의 발생과 연관이 있다. 예를 들면 추간공 협착증에 의해 발생하는 요통은 재발된 추간판 탈출증에 의해 발생하는 통증보다 척추수술 후 통증을 일으키는 경우가 많다고 한다. 신경병증 통증의 동반 여부도 매우 중요하다. 만성 하지 통증을 호소하는 상당수에서는 이미 중추감작 등에 의한 신경병증 통증이 동반되어 있는 경우가 많다. 이런 경우 수술로 병변을 제거하여도 신경병증 통증은 지속되는 경향이 있기에 신경병증 통증의 동반 여부를 잘 살펴봐야 한다.

2) 수술 중 요인

수술 중 요인으로 협착 부위의 감압이 불완전하거나 과도한 감압으로 척추불안정이 발생한 경우, 또는 나사나 이식 절편에 의한 신경압박 등 잘못된 수술로 인한 통증이 발생할 수 있다.

수술 도중 신경근이 과도하게 당겨지거나 손상을 주는 경우 수술 후 신경기능 이상에 의한 통증이 발생하기도 한다.

과도한 절개에 의한 큰 수술일수록 근육, 인대 등의 손상이 심하고 수술 후 신경 주변 유착의 발생가능성도 높기 때문에 척추수술 후 통증 발생가능성은 높아진다.

3) 수술 후 요인

수술 후 계속적으로 진행된 퇴행성 변화나 새로이 발생한 척추병변 등에 의해 통증이 지속되거나 재발될 수 있다.

허리 수술은 수술 부위에 생체역학적 변화를 일으켜 인접한 조직에 과도한 부하를 줄 수가 있다. 이것은 수술부위 특히, 유합 부위 위 아래에 퇴행성 변화를 가속시키는데 요추와 천추를 함께 포함한 유합술은 천장관절에도 질환을 유발하기도 한다. 척추관절에 발생한 퇴행성 변화는 척추 관절증을 유발하고 이는 새로운 추간공 협착을 일으킬 수 있으며, 추간판에 발생한 퇴행성 변화는 병변을 악화시키거나 새로운 추간판 탈출을 유도하여 척추관이나 추관공 협착을 유발할 수 있다.

추간판 탈출증의 수술 후 15%에서 수술 부위 혹은 연접분절에서 추간판 탈출이 발생한다고 하고 척추 전방전위증도 자주 동반된다고 한다.

척추수술 후 발생하는 생체역학적 변화는 척추의 움직임을 조절하는 척추 주위 근육에 긴장을 증가시켜 경직, 염증, 피로 등을 유발함으로써 척추 주변 근육통 및 근근막통증을 유발할 수 있고, 수술 중 손상 받은 인대나 건이 완전 회복이 안되어서 이로 인한 통증이 지속되기도 한다.

경막외강을 포함하는 척추수술에서 경막외 섬유화와 유착은 피할 수 없으며 이는 요추의 척추수술 후 증후군의 20-36%에서 통증의 원인이 된다고 한다. 경막외강내 섬유화나 유착 자체가 통증을 유발하지는 않는다. 하지만 섬유화가 후관절의 비대를 초래하여 협착을 유발할 수 있고, 반흔조직이 유착에 의해 신경뿌리를 결박하여 움직임을 제한하거나 신경염을 유발하기도 하며, 뇌척수액으로부터의 영양공급을 어렵게 하며 혈류를 차단하여 신경에 저산소증을 초래하기도 하기에 이러한 유착이나 섬유화가 통증이나 신경인성 파행과 연관이 있는 경우가 많다.

Bosscher 등의 보고에 의하면 74명의 수술 후 통증 환자 중 80%의 환자가 경막외 조영술상 충만결손(filling defect)이 관찰되었고 그 환자들은 모두 경막외 내시경 소견상 심한 정도의 경막외 유착이 관찰되었다고 한다. 충만결손이 없는 경우에도 심하지 않은 유착은 자주 발견되어 수술 후 통증환자의 95.7%가 유착이 발견되었다고 한다. 수술의 정도가 클수록 특히 인공구조물을 삽입한 경우 유착의 범위도 넓고 심했다고 한다.

이상과 같이 척추수술 후 통증의 병인은 매우 다양하며 그 중에서 흔히 접할 수 있는 요추수술 후 통증의 기질적 원인을 열거하면 표 21-1과 같다.

표 21-1. 요추수술 후 통증의 흔한 원인

원 인	
추간공협착	25–29%
경막외강내 유착, 섬유화	20–36%
퇴행성추간판 질환	20–22%
가성관절(유합실패)	14%
신경병증 통증	10%
추간판탈출의 재발	7–12%
후관절 질환	3%
천장관절질환	2%

2. 척추수술 후 통증의 예방

척추수술은 다른 외과적 수술에 비해 치료 경과가 좋지 않아서 환자와 의사 모두에 부담이 된다. 그러므로 수술 성공률과 수술 후 지속될지 모르는 통증에 관하여 환자와의 소통이 중요하다. 환자의 기대치는 집도의가 수술의 목적과 범위에 대하여 명확하게 설명한다면 낮아질 수 있다.

추간판 탈출에 따른 좌골신경통은 3개월의 보존적 치료로 75%에서 회복되며 3개월 이상 통증이 지속될 경우 수술을 시

행하는 것이 비수술적 요법에 비해 단기 관찰 기간 동안 통증 해소와 신체적인 기능 회복에 더 유리하여 수술 성공률이 높다고 한다. 반면 퇴행성척추질환에서 방사통이 적고 요통이 심할 경우의 척추유합술은 집중적인 재활치료에 비해 장점이 없으며 앞으로 어떤 형태의 퇴행성척추질환이 척추유합술에 적합한가에 대한 연구가 더 필요하다고 하겠다.

과도한 수술은 근육, 인대, 건 등의 손상이 많아서 수술 후 지속되는 근골격계 통증의 원인이 될 수 있을 뿐 아니라 경막외강내 신경 주변 유착을 많이 일으킴으로써 난치성 통증을 일으킬 수 있다. 그러므로 정확한 진단과 수술 부위의 최소화를 위해 노력해야 한다.

정확한 진단과 적절한 수술법의 결정을 위해서는 환자의 병력, 이학적 검사, 영상 소견 등을 종합하여 세심하게 판단하고 부정확한 경우 진단적 블록을 시행하는 것도 하나의 좋은 방법일 수 있다.

일단 비수술적 치료 방법을 충분히 시도해 본 후에도 효과가 적으면 수술을 고려하고, 수술을 선택하더라도 반드시 필요한 부분만 최소화하여 수술하는 것이 척추수술 후 통증을 예방하는 좋은 방법이라고 하겠다.

3. 진단

1) 병력청취

병력청취에서 가장 중요한 것은 원래 있던 통증이 지속되는 것인지 아니면 수술 후 새롭게 발생한 것인지 감별하여야 한다. 그러기 위해서는 통증 발생 시기, 위치, 수술 후 증상 변화 양상 등을 포함한 자세한 병력청취가 매우 중요하다.

예를 들어 수술 전에부터 있던 방사통이 수술 직후에도 지속된다면 불완전한 수술이나 잘못된 부위를 수술했을 가능성이 있고 수술 직후 새로운 방사통이 생겼다면 수술적 문제로 새로운 병변이 생겼을 수 있기에 다시 수술하는 것이 필요할 수도 있다. 만약 새로이 발생한 하지 방사통이 수술 후 1-5일 사이에 생겼다면 혈종이나 농양도 의심해 봐야 한다.

수술 전부터 있던 상하지 통증이 수술 후에도 별 호전이 없는 경우 신경병증 통증 요소는 없는지 통증의 양상을 자

세히 확인해봐야 한다. 만약 시술 전부터 신경병증 통증요소를 동반한 만성통증이 있었다면 수술 후에 빠른 개선은 어렵기 때문이다.

수술 후 몇 개월에서 몇 년이 지난 후 발생하는 통증은 수술 부위의 재발이나 수술 인접분절에서의 진행된 퇴행성변화 또는 경막외강에서의 유착이나 섬유화에 의한 경우가 많고 점차 진행된 퇴행성 변화에 의한 척추후관절이나 천장관절부위 통증, 근막통증 증후군, 가성관절 등도 원인이 될 수 있으므로 고려하며 병력청취를 해야 한다.

수술 결과에 영향을 미치는 환자의 요인 중 우울, 불안, 신체화 증상, 건강염려증 등과 같은 심리적 요인과 신체 손상후 보상문제가 걸린 경우 수술 예후가 불량하다고 하였다. 수술 후 통증으로 방문한 환자의 병력청취 시 이러한 부분은 앞으로의 시술 및 수술 등의 치료에 지속적으로 영향을 미치기에 다시 한 번 확인해 보아야 한다.

2) 진찰

진찰은 다른 질환으로 내원하는 일반 환자와 비슷하며 청취한 과거력에 합당한 신체적 징후가 있는지 확인한다. 진찰의 일차적 목적은 복부와 골반장기 및 혈관질환으로 나타날 수 있는 중증 질환이 없음을 확인하고 이학적 검사로 환자가 호소하는 통증의 근원을 찾는 것이다.

우선 환자의 자세와 걸음걸이, 일상생활에서의 움직임 등에서 척추의 변형과 유발통증의 양상을 파악하여 증상과 진찰 소견이 일치하는지 확인한다. 요추 부위의 가동범위를 확인하고 탈의한 상태에서 촉진을 하여 절개 부위의 국소적인 압통과 척추 주변 근육의 근막통증은 없는지 확인한다.

어떠한 자세나 움직임에서 통증이 유발되는지 지속 시간, 양상 등과 함께 일반적인 이학적 검사를 시행하여 의심되는 통증의 원인을 찾는다.

해부학적으로 확인이 되지 않는 비기질적인 허리통증과 운동 제한은 특이도가 떨어지며 심리적 요인, 법적 소송이나 보상과 관련 있으므로 주의 깊게 보아야 한다.

3) 검사

전기 생리학적 검사는 말초신경손상에 의한 신경병증이

의심될 때 외에는 큰 도움이 되지 않는다.

단순촬영은 요추의 정면, 측면, 사위방향 및 척추를 굽힌 자세와 편 자세에서 촬영한다. 이 사진들에서 삽입한 기구의 위치와 척추후궁절제의 부위와 범위, 척추의 변형, 전만-후만증의 정도, 전방전위증, 관절간부 결손이나 골절 유무 등을 알 수 있다. 단순 촬영에서 자세에 따른 척추분절의 불안정과 척추전방전위증은 자기공명영상보다 잘 나타나지만 추간판 병변, 척추관협착증 등에 대한 정보는 제한적이다.

컴퓨터 단순촬영은 금속기구의 위치와 가쪽오목의 협착을 잘 보여주지만 수술 후 발생하는 경막유착은 조영제를 사용하여도 알아내기 어렵다. 3차원으로 재구성한 영상으로 해부학 구조를 좀 더 정밀하게 파악할 수 있다.

자기공명영상은 증상에 대한 원인을 찾는데 가장 유용하다. 특히 Gadolinium-enhanced 자기공명영상은 수술 후 진행된 섬유화와 추간판 질환을 어느 정도는 감별하게 해준다. 수술 후 대부분의 환자에서 경막외강의 섬유화와 유착이 관찰되며 경막외 흉터조직 형성의 정도와 하지 방사통의 강도 사이에 상관관계가 있다는 보고도 있으므로 조영제 증강 소견을 확인하여야 한다. 조영제 증강 영상에서 흉터조직은 조영제에 의해 영상이 증강되지만 탈출된 추간판은 증강되지 않는 것으로 어느 정도 감별이 된다.

4) 중재적 진단검사

임상 소견과 방사선검사가 일치하지 않거나 척추의 퇴행성 변화가 심하여 복수의 병변이 의심될 때는 중재적 진단검사로 신경 및 관절블록을 할 수 있다.

선택적 신경블록, 후지 내측지 블록, 천장관절블록, 교감신경블록 등이 진단 또는 치료 목적으로 사용될 수 있으며 디스크 조영술도 사용될 수 있다. 보고에 의하면 디스크 조영술은 진단적 가치에 대한 논란이 많고 바늘이 추간판에 들어갔다가 나왔다는 사실만으로 나중에 퇴행성 변화를 더 빠르게 진행하게 한다는 보고도 있기에 꼭 필요한 환자에서만 선택적으로 시행되어야 할 것이다.

5) 기타 검사

체열촬영으로 하지 신경근병증에 의한 방사통이 심한 부

위의 체온 저하를 관찰할 수 있다. 근전도나 신경전도검사는 큰 의미는 없지만 말초신경병증 진단에 도움이 될 수 있다. 우울증, 불안장애, 약물 남용이 의심되거나 척수신경자극기 혹은 이식형 척수강내약물 주입기 삽입술이 계획되어 있다면 심리적 평가를 병행한다.

4. 치료

척추수술 후 통증은 장기간 이환 되는 경향이 있고 완치가 어려운 경우가 많다는 점을 고려하여 치료 계획을 세워야 한다. 만약 완전한 통증 제거가 어려운 경우라고 판단된다면 통증 관리의 목표를 기능 회복과 삶의 질 향상, 자발적으로 통증에 대처하고 관리하는 능력을 배양함에 둔다.

척추수술 후 통증도 일반적 퇴행성 척추질환의 치료와 마찬가지로 단계별로 진행한다. 처음에는 보존적 치료를 시행 후 개선이 적으면 최소침습의 중재적 시술을 시행한다. 척추수술을 다시 고려한다고 해도 환자의 통증을 줄이기 어려운 경우가 많고, 수술이 반복될수록 성공률은 더 떨어지고 합병증 발생률은 높아지기에 재수술은 치료의 마지막 단계로 선택적으로 고려하여야 한다.

1) 약물요법

척추수술 후 통증환자에서 약물요법의 'Gold Standard'는 없고 학문적 근거가 높은 연구는 매우 부족하지만 적절한 약제의 사용은 통증을 감소시키고 기능을 회복시키며 운동치료에 도움이 될 수 있기에 중요하다.

약제의 선택은 만성통증에서와 같다. 흔히 사용되는 약제로는 비스테로이드 소염진통제, 항경련제, 항우울제, 마약성 진통제 등이다.

Acetaminophen, 비스테로이드 소염진통제 등의 단순 진통제는 진통효과는 있으나 장기간 사용시 위장관계 부작용과 신독성을 나타낼 수 있으므로 단기적으로만 사용하는 것이 좋다.

COX-2 억제제는 비스테로이드 소염진통제보다 부작용이 적으나 심혈관계 부작용에 대한 안전성이 확보되지 않았다.

학문적 근거는 약하지만 척추수술 후 통증 환자가 신경병증 통증 요소를 가지고 있다면 Gabapentin과 Pregabalin 같은 항경련제나 항우울제 등의 투약을 고려해 볼 만하다.

중등도 이상의 통증환자에 아편유사제의 투여가 고려될 수 있다. 하지만 장기간의 아편유사제 사용이 면역을 억제하고, androgen deficiency, 변비, 우울증 등의 문제를 유발할 수 있으며 morbidity, mortality의 증가와도 연관이 있다는 보고가 있다. 또한 장기간의 아편유사제 사용이 오래 지속되는 통증과 기능을 유의하게 개선시키지 못한다는 보고들도 있다. 그러므로 아편 유사제는 선택적으로 사용되어야 하고 일정기간 사용하여 효과가 없을 경우 투여를 중지하는 것이 좋다.

질환의 특성상 단일제보다는 다른 기전의 약제를 복합적으로 투여하는 것이 효과적일 수 있다. 하지만 모든 약제가 장기 사용 시 부작용 등의 문제가 있기에 완벽한 통증억제 보다는 투약의 목적을 운동 및 재활치료의 효과를 증대시키기 위함에 두고 환자에게 적절한 약을 선택하여 최소 기간만 사용하여야 한다.

2) 운동 및 물리치료

약물치료와 함께 운동 및 물리치료는 척추수술 후 통증 환자의 일차적 보존적 치료법이다. 척추수술 후 통증 환자는 만성통증을 호소하는 경우가 대부분이기에 통증의 감소를 위한 적절한 약물치료와 함께 물리치료 및 운동치료를 함께 고려하는 것이 예후에 좋다.

다수의 환자들은 통증장애로부터 회복이 되지 않아 척추의 안정성에 기여하는 복부가로근, 척추옆근육의 근력이 약화된다. 일반적으로 운동요법의 목표는 통증 감소, 자세 개선, 척추분절의 안정성, 운동의 적합성 및 척추 구조물에 가해지는 기계적 부하를 줄여주는 것이다.

Timm은 250명의 수술 후 통증 환자를 대상으로 물리치료와 운동치료에 관한 Level II의 무작위 연구를 진행하였는데 적극적(active) 운동이 수동적(passive) 방법들보다 효과가 좋았고 물리치료 및 관절 도수치료(joint mamipulation)는 별 개선효과가 없었다고 보고하였다.

이 외에도 여러 연구에서 수술 후 4-6주 안에 시행되는 적극적 운동치료와 재활치료는 강한 근거를 가지고 있다고 한다. 또한 적극적 운동치료와 척수신경자극기와 같은 중재적 시술을 함께하면 기능개선, 투약의 감소, 삶의 질 개선 등에서 개선된다는 근거는 높다.

근육연축으로 인해 운동시 통증이 일시적으로 악화될 수 있으므로 환자 개인의 능력에 적합한 운동요법으로 허리나 엉덩이 근육을 신장시키고 점진적으로 관절의 가동범위를 늘려나가며 복부와 하지의 근육을 강화시킨다. 단시간 내에 효과를 기대하기는 어려우나 1년 이상 계속할 경우 통증 완화 및 기능적 개선, 직장 복귀율이 높아지는 효과를 기대할 수 있다.

3) 기타 보존치료법

만성요통은 심리적, 사회적 요인이 크게 작용하므로 통증에 대한 사고와 행동을 변화시켜 일상생활에서의 고통을 줄이고 삶의 질을 향상시키기 위하여 심리적 보조치료의 일환으로 인지행동요법을 병행할 수 있다.

기타 보존치료로 도수교정, 경피적 신경자극, 침술요법 등이 시행될 수 있으나 척추수술 후 통증 환자에 대한 체계적인 연구는 없는 실정이다.

4) 중재적 시술법

(1) 경막외 블록 및 교감신경블록

경막외 신경블록은 전세계 통증클리닉에서 가장 일반적으로 사용되는 치료법이다. 척추수술 후 통증 환자에서도 보존적 치료에 효과가 적은 경우 일차적으로 고려되는 시술법이다.

어느 후향적 연구에서 척추수술 후 신경근병증에 의한 방사통을 가진 69명의 환자에서 경추간공 경막외 블록 후 50% 이상의 통증 감소를 본인 비율이 26.8%였고 재발한 추간판탈출증 환자에서는 43%였다고 보고하였다.

척추수술 후 통증 환자에서 경막외강의 섬유화 및 유착, 삽입된 기구, 해부학적 변형 등으로 인해 경막외 블록 시 경막천자율이 20%에 달하며 미추 경막외강으로 카테터를 삽입하여도 26%는 목표 부위에 약제를 정확히 주입하기 어렵다고 한다. 그러므로 수술하지 않은 환자들보다 기대효과가 낮거나 효과 지속기간이 짧은 경향이 있다.

최근에 전방 척추수술 후 교감신경 유지 통증(sympathetically maintained pain following anterior spine surgery)을 가진 환자들에게 교감신경블록 및 고주파 열응고술로 난치성 신경병증 통증을 치료하였다고 보고되고 있다.

(2) 신경성형술 및 유착박리술

자연발생적으로 척추수술은 경막외강에 섬유조직의 발생과 유착을 형성한다. 이러한 유착은 신경조직을 압박하거나 움직임을 제한하고 염증, 혈액순환의 장애 등을 일으키며 허리의 움직임 자체를 제한하여 요하지통을 발생시킬 수 있다.

경막외 유착이나 섬유화가 진행된 환자에서 시행하는 시술법은 크게 두 가지로 나눌 수 있다. 하나는 병변 부위에 카테터를 거치시키고 고농도 식염수를 사용하는 방법이고 다른 하나는 굵은 카테터나 풍선 등을 이용해서 물리적으로 유착을 감소시키는 방법이다.

고농도 식염수를 사용하는 방법은 1989년 Racz에 의해 보고된 이후 신경성형술(neuroplasty)이라는 이름으로 알려지며 전세계적으로 많이 시술되고 있는 방법이다. 유착이 있는 병변 부위에 얇은 Racz 카테터와 같은 얇은 카테터를 거치시키고 고농도 식염수를 1-3일간 주입하는 방법이다. 여러 논문에서 고농도 식염수를 척추협착증이나 척추수술 후 발생하는 통증에 사용하여 개선효과를 보고하였기에 유착을 감소시켜 통증을 감소시키는 것으로 알고 있는 경우가 많지만 실제 고농도 식염수 자체가 유착을 감소시켰다는 보고는 없다. 고농도 식염수는 세포의 부종과 염증 감소 및 고삼투압과 고염소 성분 등에 의한 신경흥분성 감소, C-fiber 전도 억제 등에 의해 통증을 감소시키는 효과가 있는 것으로 판단된다.

이 시술법은 수술 후 통증환자에서 보전적 치료법 및 경막외 블록보다 통증개선 효과가 우수한 것으로 보고되고 있고 의학적 근거도 높은 편이다. 하지만 고농도 식염수 자체가 신경내에 주입 시 통증, 진전, 부분 근력약화 등을 유발할 수 있고 많은 양이 척수강내로 주입 시 지주막염, 고혈압, 빈맥, 폐부종 등의 심각한 부작용도 일으킬 수 있기에 약제 주입

전 조영제로 반드시 확인하고 국소마취제를 투여한 후 가능하면 소량을 사용해야 한다.

물리적으로 유착을 감소시키는 방법으로 경막외 내시경을 사용하는 카테터를 이용한 유착 박리술이 있다. 좌우로 조정이 가능한 카테터를 이용하여 병변 부위에 접근한 후 내시경으로 병변을 확인하면서 카테터의 힘으로 유착 부위를 제거하고 약제를 주입하는 방법이다. 내시경을 사용하여 유착을 진단한다는 장점과 물리적으로 실제 유착을 제거한다는 장점 때문에 많이 사용되고 있다.

Manchikanti L 등은 수술 후 통증환자에서 Racz 카테터를 이용한 군과 경막외 내시경을 이용한 군을 비교하였는데 Racz 카테터를 이용한 군보다 경막외 내시경을 이용한 군이 개선효과의 지속시간이 길었지만 비용효과면에서는 Racz 카테터를 이용한 군이 더 우월한 것 같다는 보고를 하였다.

최근에는 내시경을 사용하지 않고 카테터만을 가지고 기계적 유착을 제거하는 방법도 시도되고 있는데 내시경을 이용하는 경우보다 진단적 의미는 적고 경막천자 시 발견이 늦을 수 있다는 단점 등이 있다. 강하고 굵은 카테터를 사용할수록 유착 제거는 용이하지만 주변 조직 손상 및 통증 유발 가능성은 높아진다.

내시경을 이용한 또는 카테터만을 이용한 경막외 유착박리술의 단점을 극복하기 위해 최근에서 풍선확장기능이나 레이저 등을 함께 사용하는 방법들도 있다. 내시경용 카테터 등에 풍선확장기능을 포함시킨 방법은 기존 카테터의 기능에 풍선확장기능을 포함시켰기에 기존 방법보다 좀 더 넓은 부위의 유착을 안전하게 효과적으로 제거한다는 장점이 있어서 많이 사용되고 있다. 레이저를 사용하는 방법은 카테터만으로 불가능한 심한 유착을 제거할 수 있다는 장점이 있지만 신경손상의 위험성이 있기에 세심한 주의가 필요하다. 이들 방법 모두 기존 시술법보다 장점은 많지만 아직 학문적 근거는 충분하지 않아서 더 많은 연구가 필요해 보인다.

수술 후 발생하는 강한 섬유화와 유착은 카테터로 제거하는 것이 불가능한 경우가 많고 유착이 수술 후 통증과 직접적으로 연관이 있는지에 대한 논란도 아직 있는 상태지만 통증유발부위와 관련 있는 유착은 제거할 수 있는 한 제거하는 것이 좋다는 보고들이 많다. 신경성형술과 유착박리술의 단기 효과에 대해서는 논란의 여지가 없지만 장기 효과에 대한 근거는 부족하다.

신경성형술, 유착박리술 및 풍선확장술 등은 척추수술 후 통증 환자에서 보존적 치료 및 경막외 신경블록에 개선효과가 적은 환자에서 적극적으로 고려해 봐야 할 중재적 시술법으로 판단되지만 각각의 장단점 및 비용 대비 효과 등이 차이가 있기에 병변의 위치와 심한 정도, 그리고 환자의 경제적 상태 등을 고려하여 시술법을 선택해야 하겠다.

(3) 후지 내측지 및 천장관절의 블록과 고주파시술법

척추수술 후 통증환자에서 척추관절이나 천장관절에 퇴행성변화가 발생하여 요하지통을 일으키는 경우가 많기에 환자의 진찰 시 반드시 이러한 부위의 병변이 동반되어 있지는 않은지 확인해 봐야 한다.

환자의 진단 시 이런 병변이 의심된다면 진단적 블록을 시행하여 감별하는 것이 중요하고, 블록에 의해 개선효과는 좋지만 지속기간이 짧은 경우 고주파 열응고술을 고려해 볼 수 있다.

최근에 냉각고주파술(cooled radiofreguency)이 이런 질환에서 시술되고 있는데 고주파 열응고술에 비해 응고 생성 크기가 커서 효과가 더 좋고 지속기간이 길다고 보고되고 있지만 근거는 아직 부족하여 더 많은 연구가 필요하다.

(4) 척수자극술

척수자극술은 이제까지 설명한 보존적 요법 및 시술 등에 효과가 적은 경우 시행해 볼 수 있는 매우 강력한 치료 방법 중의 하나이지만 고비용 및 합병증 발생 위험 등의 문제로 매우 선별적으로 시행되고 있다.

척수자극술의 진통효과는 초기에 관문조절이론에 근거한다고 알려져 있었지만 이 시술법이 개발된 이후 많은 연구를 통해 현재는 척수후각뿐 아니라 중추신경도 포함된 다양한 기전으로 제통 효과가 설명되고 있다.

Zucco 등의 80명의 환자를 대상으로 한 다기관 연구에서 전통적 치료방법에 효과가 적은 척추수술 후 하지통증 환자에서 척수신경자극기의 이식 후 1년 경과 보고에서 80-85%에서 비용대비 효과적이었다고 하였다. 하지만 많은 논문들에서 개선 효과 및 만족도가 시간이 지날수록 떨어지는 것으로 보고하고 있다.

이제까지의 척수신경자극기는 척추수술 후 하지통증을 주로 호소하는 환자에서 유용하고 허리통증에서는 기대효과가 상대적으로 낮은 것으로 보고되고 있었기에 수술 후 통증 환자 중 허리통증보다는 신경근성 방사통이 우세하거나 신경병증 통증을 호소하는 환자에게 시험기간 동안 그 효능이 인정되는 경우에 한하여 척수자극기를 삽입하는 것이 권고되고 있었다.

최근에 기존 tonic, 낮은 주파수의 척수자극술이 시간이 지날수록 효과가 떨어지고 허리 통증에 개선효과가 적은 단점을 극복하기 위해 다양한 방법의 자극법이 개발되었다. 대표적인 방법으로 10 kHz의 높은 주파수를 사용하는 자극법, 'Burst' 자극법, high density 자극법 등이 있다.

몇 가지 보고를 보면, 수술 후 통증 환자를 대상으로 한 무작위 대조연구에서 전통적인 낮은 주파수의 자극과 높은 10 kHz의 높은 주파수의 자극을 50% 이상 통증 감소를 기준으로 한 성공률로 비교하였더니 하지 통증은 55% 대 83%, 허리 통증은 44% 대 85%로 높은 주파수의 자극이 성공률이 높았다고 보고하였는데 특히 기존 자극법이 허리통증 개선에 제한적이었던 반면 높은 주파수의 자극은 허리통증의 개선에도 효과적이었다고 보고하였다.

또 다른 연구에서 16명의 허리통증을 호소하는 척추수술 후 통증 환자를 대상으로 Burst 자극법과 10 kHz의 높은 주파수 자극법을 비교한 전향적 연구에서 단기적으로 두 군 모두 의미 있는 통증 감소를 일으켰는데 특히 20개월 후 경과관찰에서 높은 주파수 자극법은 54.9% 정도 허리통증 감소가 있었는데 반해 Burst 자극법은 87.5% 허리통증 감소가 있었고 다리 통증도 Burst 자극법이 더 많이 감소하였다고 한다.

이 외의 지금까지의 연구 보고를 종합해 보면, 새로운 자극법의 결과가 다양하고 아직은 어떤 방식이 더 우수한지에 대한 근거는 부족하다. 하지만 기존 낮은 주파수(tonic, low-frequency)의 방식보다 10 kHz 높은 주파수의 자극법, 'Burst' 자극법, high density 자극법 등은 이상감각으로 인한 불편감도 줄이고 장기적인 통증 개선 정도도 우수하였으며, 특히 수술 후 통증 환자에서 기존 방법으로 개선효과가 적

었던 요통의 개선효과가 조금 더 우수한 것으로 보이기에 기존 자극법에 개선효과가 부족한 환자에서 새로운 자극 방법들로의 변경은 고려해 볼 만하다.

척추수술 후 통증 환자의 대부분이 하지통과 더불어 요통을 호소하는데 기존 자극으로 하지통의 개선효과는 우수하지만 요통의 개선효과가 적어서 의료진과 환자 모두 이 시술을 꺼리는 큰 원인이 되고 있었다. 하지만 새로운 자극법이 요통을 개선시키는 효과가 기존 방법보다는 우수하다는 보고가 많기에 보존적 치료나 비수술적 중재시술에 개선효과가 높지 않은 난치성 환자에서 이제는 좀 더 적극적으로 고려해 볼 만하다고 판단된다.

(5) 이식형 약물주입술

암성통에 적용하던 이식형 약물주입기가 비암성통증에서도 적용 예가 증가하고 있다. 몇몇 연구에서 통증 감소와 기능 호전을 보고하고는 있지만 약물 부작용과 내성 발생 등의 문제가 있다. 아직까지 다른 치료와 그 효능과 유해 부작용에 대한 비교 연구가 없으므로 경구아편유사제를 포함한 의학적으로 가능한 모든 치료에 반응이 없고 아편유사제에 대한 불응성 통증이 아니며, 심리 평가에서 이상 소견이 없을 때 시험 투여 후 매우 선택적으로 삽입할 것을 권장한다.

(6) 수술요법

척추수술 후 통증 환자에서 수술적 치료는 합병증 발생률이 높을 뿐 아니라 수술 성공률도 낮다. 척추수술 후 통증 환자의 재수술은 2년 이내의 수술 성공률이 22-80%로 다양하며 수술 빈도가 높을수록 실패율이 증가하므로 신중히 결정해야 한다.

외과적 수술이 꼭 필요한 경우 또는 비수술적 치료에 개선효과가 없지만 원인이 명확한 경우에 한해서 수술이 권해진다.

5. 요약

척추수술은 다른 외과적 수술에 비해 재발, 퇴행성변화의 심화에 의한 변형, 경막외 유착 등에 의해 수술 후 통증의 발

생이 높은 편이다. 이런 척추수술 후 통증 환자의 치료에서 가장 큰 어려움은 보존적 치료에 효과가 적고, 비수술적 치료에 비용대비 개선효과가 만족스럽지 못할 경우가 많으며 재수술의 성공률도 낮다는 점이다.

한 가지 치료 방법으로 환자의 통증을 조절하기 힘든 경우가 많기에 약물치료 및 운동, 물리치료 등을 유지하면서 중재적 치료들을 병행하는 것이 좋다. 특히 만성통증에서는 운동 및 재활치료가 가장 중요한 치료 방법 중의 하나이기에 약물 및 중재적 치료는 운동 및 재활치료의 효과를 극대화 시키기 위한 수단으로 시행되는 것이 좋다.

치료에 있어서 어려움을 환자가 잘 이해한 상태에서 치료를 시작해야 하고 통증의 감소 및 정상적인 사회생활로 복귀를 목표로 다과적인 지속적 치료를 받을 수 있도록 유도해야 한다.

━━ 참고문헌

대한통증학회. 통증의학. 넷째판. 서울. 신원의학서적. 2012, 243-50.

Amirdelfan K, Webster L, Poree L, Sukul V, McRoberts P. Treatment Options for Failed Back Surgery Syndrome Patients With Refractory Chronic Pain: An Evidence Based Approach. Spine. 2017;42 Suppl 14:S41-S52.

Baber Z, Erdek MA. Failed back surgery syndrome: current perspectives. J Pain Res. 2016;9:979-87.

Birkenmaier C, Redeker J, Sievers B, Melcher C, Jansson V, Mayer-Wagner S. An evaluation of medications commonly used for epidural neurolysis procedures in a human fibroblast cell culture model. Reg Anesth Pain Med. 2011;36:140-4.

Bosscher HA, Heavner JE. Incidence and severity of epidural fibrosis after back surgery: an endoscopic study. Pain Pract. 2010;10(1):18-24.

Choi SS, Joo EY, Hwang BS, Lee JH, Lee G, Suh JH, Leem JG, Shin JW. A novel balloon-inflatable catheter for percutaneous epidural adhesiolysis and decompression. Korean J Pain. 2014;27(2):178-85.

Choi SS, Lee JH, Kim D, Kim HK, Lee S, Song KJ, Park JK, Shim JH. Effectiveness and Factors Associated with Epidural Decompression and Adhesiolysis Using a Balloon-Inflatable Catheter in Chronic Lumbar Spinal Stenosis: 1-Year Follow-Up. Pain Med. 2016;17(3):476-87.

Erdine S, Talu GK. Precautions during epidural neuroplasty. Pain Pract 2002;2:308-14.

Hoy D, March L, Brooks P, Blyth F, Woolf A, Bain C, Williams G, Smith E, Vos T, Barendregt J, Murray C, Burstein R, Buchbinder R. The global burden of low back pain: estimates from the Global Burden of Disease 2010 study. Ann Rheum Dis. 2014;73(6):968-74.

Hou S, Kemp K, Grabois M. A Systematic Evaluation of Burst Spinal Cord Stimulation for Chronic Back and Limb Pain. Neuromodulation. 2016;19(4):398-405.

Hwang BY, Ko HS, Suh JH, Shin JW, Leem JG, Lee JD. Clinical experiences of performing transforaminal balloon adhesiolysis in patients with failed back surgery syndrome: two cases report. Korean J Anesthesiol. 2014;66(2):169-72.

Joo EY, Koh WU, Choi SS, Choi JH, Ahn HS, Yun HJ, Shin JW. Efficacy of Adjuvant 10% Hypertonic Saline in Transforaminal Epidural Steroid Injection: A Retrospective Analysis. Pain Physician. 2017;20(1):E107-14.

Kapural L, Yu C, Doust MW, Gliner BE, Vallejo R, Sitzman BT, Amirdelfan K, Morgan DM, Yearwood TL, Bundschu R, Yang T, Benyamin R, Burgher AH. Comparison of 10-kHz High-Frequency and Traditional Low-Frequency Spinal Cord Stimulation for the Treatment of Chronic Back and Leg Pain: 24-Month Results From a Multicenter, Randomized, Controlled Pivotal Trial. Neurosurgery. 2016;79(5):667-77.

Kapural L, Yu C, Doust MW, Gliner BE, Vallejo R, Sitzman BT, Amirdelfan K, Morgan DM, Brown LL, Yearwood TL, Bundschu R, Burton AW, Yang T, Benyamin R, Burgher AH. Novel 10-kHz High-frequency Therapy (HF10 Therapy) Is Superior to Traditional Low-frequency Spinal Cord Stimulation for the Treatment of Chronic Back and Leg Pain: The SENZA-RCT Randomized Controlled Trial. Anesthesiology. 2015;123(4):851-60.

King JS, Jewett DL, Sundberg HR. Differential blockade of cat dorsal root C fibers by various chloride solutions. J Neurosurg. 1972;36:569-83.

Manchikanti L, Pampati V, Bakhit CE, Pakanati RR. Non-Endoscopic and Endoscopic Adhesiolysis in Post-Lumbar Laminectomy Syndrome Pain Physician. 1999;2(3):52-8.

Matsuka Y, Spigelman I. Hyperosmolar solutions selectively block action potentials in rat myelinated sensory fibers: Implications for diabetic neuropathy. J Neurophysiol. 2004;91:48-56.

Muhammad S, Roeske S, Chaudhry SR, Kinfe TM. Burst or High-Frequency (10 kHz) Spinal Cord Stimulation in Failed Back Surgery Syndrome Patients With Predominant Back Pain: One Year Comparative Data. Neuromodulation. 2017; 20(7):661-7.

Parker SL, Mendenhall SK, Godil SS, Sivasubramanian P, Cahill K, Ziewacz J, McGirt MJ. Incidence of Low Back Pain After Lumbar Discectomy for Herniated Disc and Its Effect on Patient-reported Outcomes. Clin Orthop Relat Res. 2015; 473(6):1988-99.

Rajaee SS, Bae HW, Kanim LE, Delamarter RB. Spinal fusion in the United States: analysis of trends from 1998 to 2008. Spine. 2012;37(1):67-76

Skolasky RL, Wegener ST, Maggard AM, Riley LH 3rd. The impact of reduction of pain after lumbar spine surgery: the relationship between changes in pain and physical function and disability. Spine. 2014;39(17):1426-32.

Smith M, Davis MA, Stano M, Whedon JM. Aging baby boomers and the rising cost of chronic back pain: secular trend analysis of longitudinal Medical Expenditures Panel Survey data for years 2000 to 2007. J Manipulative Physiol Ther. 2013;36(1):2-11.

Thomson S. Failed back surgery syndrome – definition, epidemiology and demographics. Br J Pain. 2013;7(1):56-9.

Timm KE. A randomized-control study of active and passive treatments for chronic low back pain following L5 laminectomy J Orthop Sports Phys Ther. 1994;20(6):276-86.

Weinstein JN, Tosteson TD, Lurie JD, Tosteson AN, Blood E, Hanscom B, Herkowitz H, Cammisa F, Albert T, Boden SD, Hilibrand A, Goldberg H, Berven S, An H; SPORT Investigators. Surgical versus nonsurgical therapy for lumbar spinal stenosis. N Engl J Med. 2008;358(8):794-810.

Woo JH, Park HS. Successful treatment of severe sympathetically maintained pain following anterior spine surgery. J Korean Neurosurg Soc. 2014;56(1):66-70.

Xu J, Liu A, Cheng J. New advancements in spinal cord stimulation for chronic pain management. Curr Opin Anaesthesiol. 2017;30(6):710-7.

Zucco F, Ciampichini R, Lavano A, Costantini A, De Rose M, Poli P, Fortini G, Demartini L, De Simone E, Menardo V, Cisotto P, Meglio M, Scalone L, Mantovani LG. Cost-Effectiveness and Cost-Utility Analysis of Spinal Cord Stimulation in Patients With Failed Back Surgery Syndrome: Results From the PRECISE Study. Neuromodulation. 2015;18(4):266-76.

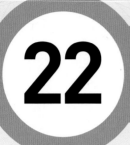

22 천장관절과 기타 부위에서 기인하는 요통
Low Back Pain Originated from Sacroiliac Joint and Other Area

요통의 원인은 추간판이나 척추후관절에서 기인하는 경우가 대부분이나, 천장관절과 이상근(piriformis muscle), 요방형근(quadratus lumborum muscle), 요근(psoas muscle) 등 허리 주변의 근육과 장요인대(iliolumbar ligament) 등 인대 그리고 신경 등의 구조물에서 기인하는 경우도 종종 있다. 필자가 전임의 때 들었던 학회 강의 중 한 교수님께서 허리의 통증은 추간판에서 기인하는 경우가 50%, 척추후관절에서 기인하는 경우가 30%이고, 나머지 20% 중 천장관절이 약 15%, 이상근 등 근육, 장요인대 등의 인대 및 기타 구조물이 5%라 설명하였다. 물론 이에 연령 보정이 들어가면 젊은 연령층에서는 추간판 질환이나 스포츠 손상에 의한 경우가 많을 것이나, 노인층에서는 척추후관절의 관절증 등 퇴행성 질환이 원인인 경우가 증가할 것이다.

1. 천장관절증후군 (Sacroiliac Joint Syndrome)

국제통증연구학회(International Association for the Study of Pain)는 천장관절통(sacroiliac joint pain)의 진단 기준을 제시하였다. 이에 의하면 천장관절통은 천장관절 부위에 국한되는 통증이며, 부하(stress)나 천장관절의 유발검사(provocation test)에 의해 재현될 수 있고, 천장관절에 국소 마취제를 선별적 주사(selective infiltration) 했을 때 통증이 충분히 감소되는 통증으로 정의된다. 이상의 진단 기준(임상 검사, 진단적 관절내차단술, 영상검사)을 적용할 때, 축성 요통(axial low back pain) 환자 중에서 천장관절통의 유병률은 약 16-30%로 보고되고 있다.

1) 해부

천장관절 복합체(Sacroiliac joint complex)는 평균 면적이 17.5 cm²로 척추에서 가장 큰 관절이다. 천장관절은 섬유낭으로 쌓여 있고, 관절강에서 각각 천골과 장골의 관절면으로 분리 구성되며, 생김새는 귀 모양(auricular type)으로 생겼다. 천장관절은 기능상 가동관절(diarthroidal joint)에 속한다. 천장관절은 전상방(anterosuperior)과 하방(inferior)에서 윤활관절(synovial joint)의 특성을 지니고 있으나, 후상방(posterosuperior) 관절면은 관절낭이 없고 골간인대(interosseous ligament)를 갖고 있는 섬유관절(fibrous joint)의 특성을 지니고 있다. 노화에 따른 퇴행성 변화가 일어나게 되면, 천장관절 하부인 윤활관절의 틈새 아래쪽이 좁아지고, 섬유관절강직이 일어나게 된다.

천장관절 주위 인대 구조를 보면, 전방관절낭에서 전천장인대(anterior sacroiliac ligament)가 기인하고(그림 22-1), 관절낭의 후방에는 후천장인대(posterior sacroiliac ligament), 천골결절인대(sacrotuberous ligament), 천골가시인대(sacrospinous ligament)들이 있어 천장관절을 안정되게 지지한다(그림 22-2).

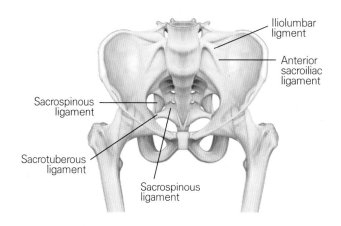

그림 22-1. **천장관절과 인대, 주위 조직들의 해부, 전면**

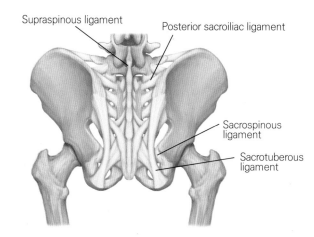

그림 22-2. **천장관절과 인대, 주위 조직들의 해부, 후면**

천장관절의 근육과 근막 지지는 대둔근(gluteus maximus muscle), 중둔근(gluteus medius muscle), 척주기립근(erector spinae muscle), 광배근(latissimus dorsi muscle), 흉요근막(thoracolumbar fascia), 대퇴이두근(biceps femoris muscle), 이상근(piriformis muscle), 복사근(obliquus abdominis muscle), 복횡근(transversus abdominis muscle)들의 네트워크로 이루어진다. 대둔근, 대퇴이두근, 이상근은 천골결절인대에 부착하고, 나머지 근육들은 흉요근막에 연결된다. 천골의 전후방 그리고 상하방으로 쐐기처럼 생긴 구조와 전술한 많은 근육들의 지지는 비록 천장관절의 가동성을 저하시키지만, 높은 안정성을 부여한다. 즉, 천장관절은 무엇보다도 안정성 그리고, 체중부하를 위해 만들어졌다고 할 수 있다. 그러나 천장관

절에서도 약간의 회전(< 3도)과 전위(< 2 mm) 움직임이 일어날 수 있다.

천장관절의 신경 분포를 보면, 천장관절의 후방은 주로 제4 요추 신경근에서부터 제2 천추 신경근의 외측지(lateral branch)와 제3 천추 신경근 일부, 그리고, 상둔신경(superior gluteal nerve)에서 신경 지배를 받는다. 천장관절의 전방은 제2 요추 신경근에서 제2 천추 신경근까지의 전지(ventral ramus)에서 신경 지배를 받는다. 윤활관절낭과 인대들에는 관절로부터의 고유 감각과 통증 감각을 전달하는 기계수용체 등을 포함한 자유신경종말이 존재한다.

2) 원인

천장관절 복합체의 주된 손상기전은 축성 부하(axial loading)와 갑작스런 회전(rotation)의 결합으로 알려져 있다.

해부학적 관점에서 보면, 천장관절을 이루는 수많은 구조물들의 병적 변화들은 모두 통증을 일으킬 수 있다. 이러한 병적 변화들에는 관절낭과 윤활막의 파괴, 인대 손상, 근근막 통증, 저운동 또는 과운동성, 외부에서 오는 압박과 전단력(shearing forces), 낭종, 비정상적인 관절 역학, 미세 혹은 거시골절, 연골연화증(chondromalacia), 염증 등이 있다.

천장관절통의 기계학적인 병인에 대해서 많은 연구들이 보고되었고, 이에 의하면 병인은 관절내(intra-articular)와 관절외(extra-articular) 원인들로 나눌 수 있다. 관절내 원인으로 관절염(arthritis)과 감염, 척추관절병(spondyloarthropathy), 악성종양 등의 원인을 들 수 있으며, 관절외 원인으로는 부착부병증(enthesopathy), 골절, 인대손상, 근근막 손상 등이 있다. 이는 천장관절내 혹은 주위에 주사 시 통증이 확연히 줄어드는 것으로 미루어 알 수 있다. 관절내와 관절외의 원인을 구분하는 것은 치료를 계획할 경우 임상적인 의미가 있다. 관절내의 질환이 원인인 경우와 달리, 관절외의 질환이 원인인 통증은 보다 일측성이며, 젊은 사람에게서 발생하고, 두드러진 압통을 나타내며, 특별한 유발 사건이나 생역학적 원인과 관련되어 있다.

여러 인자들에 의해서 천장관절통이 서서히 발생할 수 있다. 이 중 천장관절에 가해지는 부하를 증가시키는 식으로

작용하는 위험인자들에는 비만, 다리 길이의 차이, 보행 장애, 지속적인 긴장이나 낮은 수준의 외상(조깅과 같은), 척추 측만증, 임신, 척추유합술(특히 천추를 포함하여 고정할 경우) 등이 있다. 척추 수술은 부하 증가, 주위 인대의 약화, 천장관절복합체의 의인성 손상 그리고, 수술 후 과운동성 등을 야기하여, 술 후 천장관절통을 유발시킬 수 있다. 따라서, 척추수술후통증증후군(Failed back surgery syndrome; FBSS) 환자가 축성 통증을 호소할 경우에는 일단 천장관절 병변을 의심하고 진단적 차단술을 고려해야 한다. 임신을 하게 되면 체중이 증가하고, 척추의 전만이 증가하며, 분만기의 기계적 상해 그리고, 호르몬에 의한 인대의 약화 등이 원인이 되어 여성들이 천장관절통에 잘 걸리게 된다. 드물게, 천장관절의 아탈구 또한 임신 시 요통의 원인이 되기도 한다. 천장관절 차단술로 확인된 천장관절통 환자 중 40-50%에서 분명한 유발 사건들이 있었음을 알 수 있다. 이러한 외상 유발성 천장관절통의 주요한 유발사건들로서 자동차 추돌사고, 추락, 누적된 긴장, 그리고 임신 등의 순서로 보고되었다.

3) 진단

(1) 병력, 증상 및 징후

천장관절통은 하요통의 다른 원인들과 구분하기가 어렵고, 수많은 연구들에서도 병력상 또는 이학적 검사상 하나의 증상 혹은 징후만으로는 천장관절통을 진단할 수는 없다고 알려져 있다. 그럼에도 불구하고, 철저한 병력 청취와 이학적 검사가 원인과 추후 진단검사 시행에 대한 중요한 정보를 제공할 수 있기에 반드시 선행되어야 한다. 다음과 같은 소견이 있을 때 진단적 천장관절차단술을 우선적으로 고려해볼 수 있는데, 주로 제5 요추 아래 국한되어 있는 통증, 앉아있다가 일어날 때 악화되는 통증 그리고 천장관절의 압통이다. 근근막성, 척추후관절성, 그리고 추간판성 등의 다른 역학적 원인과 달리 천장관절통은 흔히 일측성이고 분명한 유발 사건이 있는 경우가 많다.

① 통증양상(그림 22-3)

천장관절에 기인한 통증은 둔부로부터 동측 대퇴 전면부, 서혜부와 허리 그리고, 대퇴 후면을 거쳐 하퇴로 방사하나, 진단에 특징적인 방사 패턴을 보이진 않는다. 대부분의 환

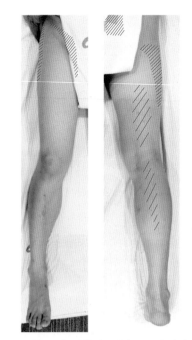

그림 22-3. 천장관절 증후군 환자에서의 통증의 위치

자들은 동측 둔부의 통증을 호소하며, 간혹 대퇴 상부의 후외측으로 통증이 뻗친다고 호소한다. Slipman 등은 천장관절 차단술로 확진된 50명의 환자를 대상으로 한 후향적 연구에서 가장 흔한 통증양상은 둔부통(94%), 하요통(72%), 동측 하지로의 방사통(50%), 서혜부(14%), 상부 요통(6%), 복부(2%) 순으로 보고하였다. 이 환자 들 중 28%에서 무릎 아래로 방사통을 경험하였고, 12%의 환자들은 발의 통증을 경험하였다고 보고하였다.

② 이학적 검사

천장관절증후군 환자들은 이학적 검사상 흔히 천장관절 후방과 천골 고랑의 압통을 호소하고, 다른 신경학적 증상의 호소는 흔히 없다. 천장관절부전(sacroiliac dysfunction)을 확인하기 위하여, 천장 관절에 부하를 가하는 여러 종류의 유발검사들이 흔히 사용되고는 있는데 여기에는 Compression test (Approximation test), Distraction test (Gapping test). Patrick's sign (FABER test), Gaenslen's test (Pelvic torsion test), Thigh thrust test (posterior shear test), Fortin's finger test, Gillet's test 등이 있다. 그러나, 이러한 선별유발검사(screening provocative tests)들만으로는 천장관절부전을 명확히 진단하거나 아니면 통증의 다른 원인 질환들을

완전히 배제하지는 못한다. 또한, 천장관절통의 진단에 있어 유발인자와 호전인자를 알아보는 것외에 진단적 가치가 별로 없다. 오히려 천골 고랑의 압통, 천장관절 부위의 통증, 둔부통, 그리고 환자가 상후장골극(PSIS) 부위가 아프다고 직접 가리키는 것 등이 다른 검사들보다 진단적 민감도 (sensitivity)에서 더 높은 것으로 알려져 있다. 정리하면, 이러한 유발검사들은 환자의 병력과 호소하는 증상들이 천장관절의 문제를 강력히 시사하면서, 통증을 일으킬 수 있는 다른 원인 질환들이 배제되고 나서야 천장관절증후군을 확진하는 데 있어 부가적인 가치가 있다.

(2) 영상진단

진단적 차단술의 결과와 영상의학적 소견을 연관시키려는 여러 연구들에서 만족스런 결과를 보이지 않았다. 아픈 천장관절의 진단에 있어 방사선 동위원소를 이용한 골스캔의 경우 특이도(specificity)는 90-100%로 매우 높지만, 민감도(sensitivity)는 13-46%로 낮아서, 골스캔만으로는 대부분의 환자를 놓칠 가능성이 높다. 단순 방사선 촬영 사진상 시사하는 소견은 천장관절 간격의 협소화 그리고, 골화가 있으며, 전산화단층촬영(CT)에서는 관절의 변형과 관절면이 매끄럽시 못한 것 등이 명확하게 관찰이 된다. 그러나, 전산화단층촬영과 단순방사선촬영을 이용한 연구에서도 역시 결과가 만족스럽지 못하였다. 자기공명영상은 강직척추염 같은 척추관절병증(spondyloarthropathy)이 있을 때 시행하면 천장관절의 염증과 연골의 파괴의 정도를 확인할 수 있다.

(3) 진단적 차단술

세계통증연구학회(IASP) 진단기준상 '확진을 위해 국소마취제를 천장관절내로 주사했을 경우 통증이 반드시 사라져야 한다'고 되어있다. 소용량(<2 mL)의 국소마취제를 이용하여 천장관절을 차단하는 것이 일반적인 표준 참고치로 사용된다. 또한, 이러한 진단적 차단술은 '관절내(intraarticular)로 주사'하는 것이 원칙이다. 만약 주사액의 일부가 주위의 인대나 근육으로 흘러나가면, 진단적 관절낭주사가 주위 연조직을 마취하는데 불충분하여 천장관절 복합체로부터 오는 통증의 실제 유병률이 다소 낮게 평가될 수 있다. 이로

인해 서로 다른 반감기를 가진 두 가지의 국소마취제를 사용하거나 위약과 비교하는(placebo-controlled) 이중 차단술(double-blocks)이 추천되어 왔다. 그러나 이러한 이중차단술은 여러 가지 문제점을 갖고 있는데 첫째, 국소마취제의 효과 지속시간과 약제의 약동학(pharmacokinetics)과의 상관관계가 낮고, 둘째 위음성률이 증가하여 많은 환자들에서 진단을 놓칠 수 있으며, 마지막으로 이중차단술을 이용한 진단방법은 고주파 신경파괴술을 시행할 대상을 선택하는데 경제적으로 효율적이지 않다는 것이다. 따라서, 이러한 이중차단술은 현재 잘 사용되지 않는 추세이다.

(4) 감별진단

- 척추관절병증(spondyloarthropathy)
- 강직척추염(ankylos-ing spondylitis)
- 반응관절염(reactive arthritis)
- 건선관절염(psoriatic arthritis)
- 요천추 신경근 압박
- 척추후관절성 통증
- 둔부통
- 자궁내막증
- 근막통증
- 이상근 증후군

4) 치료

천장관절통의 치료는 다학제적접근(multidisciplinary approach)이 최선이며, 반드시 보존적 치료(투약치료, 인지-행동치료, 도수정형의학, 운동 및 재활치료, 정신건강의학적 평가 등)와 중재적 통증치료가 포함되어야 한다.

(1) 보존적 치료(Conservative management)

천장관절통의 보존적 치료의 목표는 기저 원인의 교정이다. 진성 그리고 기능성 하지길이차이(leg length discrepancy)는 각각 깔창(shoe lift)을 통한 신발 높이의 조절과 물리치료로 치료할 수 있다. 여러 치료 지침에서 운동이 비특이적인 만성요통환자에게 효과가 있다고 하였지만, 천장관절통 환자들에게 있어서는 특히 더 효과적일 수 있다. 천장관

절통 환자들을 대상으로 두 달 반 동안 운동 프로그램을 실시한 결과 모든 환자들에서 현저한 통증완화를 보였고, 근전도검사(Electromyography, EMG) 결과도 정상으로 회복하였다. 가동 범위 운동은 체간과 고관절의 유연성을 증진시키고, 슬와부근육(hamstring muscle)을 신전시킨다. 후천장골극(PSIS)과 아래 천장관절에 대한 측방자세 도수 교정술은 뻣뻣한 천장관절을 유연하게 한다. 관절도수교정술 후 운동요법은 천장관절증후군의 재발을 예방하는 데 효과가 있다.

교정 가능한 병인이 없는 대부분의 환자들 경우에서 다과학적인 치료요법 중의 하나로 약물치료를 고려해 볼 수 있다. 2주 정도의 비스테로이드성 소염제진통제(NSAIDS) 복용이 추천되며, 그 외 근육이완제와 삼환계 항우울제 등의 사용을 고려해 볼 수 있다.

(2) 중재적 통증치료(Interventional pain management)

보존적 치료에 반응이 없는 환자의 경우에 적합하다. 국소마취제와 스테로이드를 관절의 인대 안쪽에(intraarticular) 주사할 경우 환자들의 50-80%에서 즉각적인 통증의 호전이 흔히 관찰되었고, 12시간 내에 90%에서 호전이 보였다. 주사치료를 받았던 환자를 추적 조사한 결과 81%에서 9개월 정도 만족스러운 결과를 보였고, 10±5개월 정도 지속되는 만족스러운 제통 효과를 보였다. 해부학적인 지표를 사용하여 시행하는 맹목적인 방법(Blind technique)도 있지만, 본 교과서에서는 독자들이 좀 더 정확하게 시행할 수 있도록 투시검사장치 유도하와 초음파 유도하의 기법을 소개한다.

① 투시검사장치유도하 천장관절주사법(그림 22-4)

천장관절 주사의 경우 투시검사장치 유도하에 시행하는 것이 추천된다. 환자를 복와위로 눕히고, 투시검사장치를 시술대에 수직으로 위치한 후, 관절 하부를 확인한다. 그 후 환자 위에 위치한 영상증폭장치(intensifier)를 증상이 있는 부위의 반대쪽으로 측방 경사(oblique tilting)를 주는 데 천장관절의 최하부가 가장 넓고, 관절의 전후가 겹쳐 내외측선이 두 개로 분명하게 보이도록 기울인다. (측방경사를 안 주거나, 증상 부위 쪽으로 주어야 할 수도 있으므로, CT나 MRI를 통해 미리 경로를 예측하는 것이 도움이 된다.) 이때 자입부는 관절의 최하부가 된다. 청결소독을 시행하고 자입부를 국소 마취한 후에 22 게이지 척추천자침을 삽입하여 관절낭과 인대를 뚫고 진행한다. 첨단(needle tip)을 외측으로 향하게 하면, 척추천자침이 천장관절내로 자연스

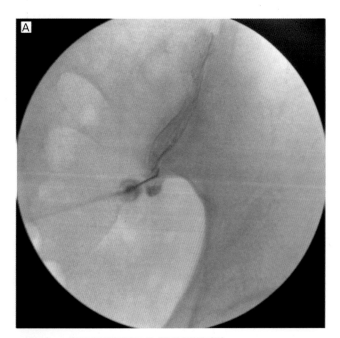
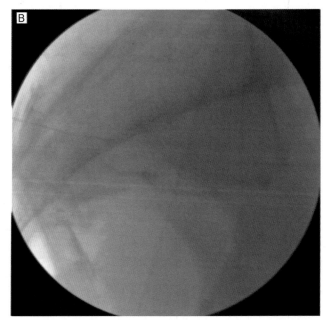

그림 22-4. 투시검사장치유도하 천장관절주사법
A: 전후방 영상 B: 측방 영상

럽게 들어가는 데 도움이 된다. 이후 조영제를 1 mL 주사한 후 영상증폭장치로 관절의 윤곽을 확인한다. 천장관절을 확인 한 후 국소마취제(로피바카인 등)와 스테로이드(트리암시놀론 등)을 적당량 섞어 주사한다. 천장관절부위의 통증이 75% 이상 줄어들면 '확실한 반응'을 보인 것으로 고려된다. 건강보험요양급여비용 청구는 바-25 척수신경총, 신경근 및 신경절 차단술(Spinal Nerve Plexus, Root or Ganglion Block) 자항 LA359(추간관절차단 Facet Joint)에 준용하며, 투시검사장치 영상 요구 시 제출하여야 하므로 반드시 저장한다.

② 초음파유도하 천장관절주사법(그림 22-5)

Harmon 등이 기술한 방법에 의하면, 환자가 복와위를 취하게 하고, 베개를 배 밑에 놓아 요추의 전만을 줄인 후, 저주파수 볼록 탐색자(low frequency convex probe)를 천골열공(sacral hiatus)에 횡으로 위치한 후, 이를 머리쪽, 바깥쪽으로 스캔하여 장골의 내측 경계와 외측 천골 각 사이의 틈새-천장관절-를 확인하고 가장 아래 부위에 탐색자 내측에서 in plane법으로 22 게이지 바늘을 진행시켜 주사한다고 기술하였다. 그러나 본 저자의 경우에는 좀 더 쉽고, 정확하게 하기 위해 해부학적 지표를 자주 이용하는 데 우선 상후장골극(PSIS, Posterior Superior Iliac Spine)를 확인하고, 여기에 초음파 탐색자를 횡(transverse scan)으로 위치시킨다. 그 후 초음파 탐색자를 약간 바깥을 향하게 기울인 후 상후장골극 - 천장관절 - 외천골능(lateral sacral crest) - 후천골공(posterior sacral foramen) - 내천골능(medial sacral crest) - 정중천골능(median sacral crest)이 한 화면에 보이게 한다. 탐색자를 현 위치에서 환자의 머리쪽 약간 위로 수평 이동하면 제1 후천골공이 내측으로 나타나며, 이 곳이 천장관절 상부이다. 여기에서는 천장관절이 장골 밑에서 후내측을 향하여 열리기에 탐색자 내측에서 in plane 기법으로 바늘을 접근한다. 탐색자를 상후장골극에서 환자의 다리 쪽으로 약간 아래로 내리면서 스캔하면 상후장골극이 사라지면서 천장관절이 바로 화면 상방을 향하여 열린다. 이 곳이 바로 천장관절의 하부이고, 본 저자는 주로 out of plane 기법을 사용하여 바늘을 탐색자 가운데 하방에서 접근시켜 진입한다. 여기서 더 아래로 탐색자를 내리면 장골

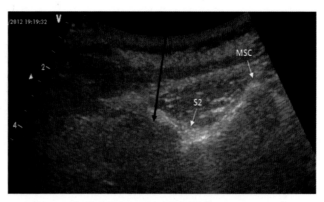

그림 22-5. 좌측 천장관절의 하부의 횡단영상(transverse view)
검은 화살표는 out-of-plane 기법으로 바늘이 수직으로 자입됨을 보여준다. MSC: 정중 천골능 (median sacral crest), S2: 제2 후천골공 (2nd posterior sacral foramen).

과 천장관절이 사라지면서 대좌골절흔(greater sciatic notch)이 확인되고 다음에 기술될 이상근(piriformis muscle)이 보이게 된다. 정리하면, 천장관절 상부는 제1 후천골공 레벨에 그리고 하부는 제2 후천골공 레벨에서 발견되고, 상후장골극 바로 내측아래에 제2 후천골공이 발견된다. 저자의 경우, 천장관절 상부는 섬유관절이기에 증식치료(prolotherapy)를 주로 사용하고, 천장관절 하부는 윤활관절이므로 관절 내 스테로이드를 주로 사용한다.

Klauser 등은 사체를 대상으로 시행한 초음파 유도하 천장관절 주사요법에서 100%의 성공률을 보고하였다. 그러나, 초음파 유도하 주사 요법은 방사선투시검사장치 혹은 CT 유도하와 비교하여 관절강내 보다는 관절 주위 주사가 될 가능성이 높고, 혈관내 주사를 발견하지 못할 수 있다는 단점이 있다. 그럼에도 불구하고 방사선 피폭의 우려가 적고, 외래에서 쉽게 이용 가능하다는 장점 등으로 점점 사용이 증가되고 있다.

③ 부작용

이 시술의 부작용은 출혈, 감염, 일시적인 하지 약화 그리고 일시적인 배뇨장애 등이 있다. 하지의 일시적인 약화는 천장관절 하부와 비슷한 깊이에 존재하는, 이상근의 바로 전면에 위치하는 좌골신경의 부분 차단에 기인한다. 좌골신경의 차단은 국소마취제의 관절 밖으로의 유출이나 척추천자침의 부적절한 거치에서도 기인할 수 있다.

(3) 신경제거술(Neuroablation) (그림 22-6)

고주파 신경제거술 같은 신경파괴 기법은 보존적 치료만으로는 장기간 증상완화를 기대할 수 없는 환자의 경우 좋은 치료방법이 될 수 있다. 첫 연구는 Ferrante 등이 보고하였는데, 관절의 후하방면에 1 cm 미만 간격으로 전극을 건너뛰며 거치하여 연속적인 고주파 응고술을 시행하였다. 그러나 이 후향적 연구에서 적어도 6개월 이상, 50% 이상의 통증완화 효과를 본 환자는 단지 36%에 불과하였다. 이는 관절의 일부분에 대해서만 신경이 제거된 결과로 생각된다. 배측 일차지(dorsal primary ramus)의 외측지(lateral branch)를 표적으로 하는 고주파절제술에 대한 여러 연구가 있었으며, 그 대부분의 경우 60% 이상의 환자에서 적어도 6개월 이상 지속되는 통증 완화를 보고하였다. 하지만 이 연구들은 서로 다른 광범위한 선발 기준을 사용하였고, 고주파응고술에서 표적이 되는 신경의 범위도 L4-S4에서부터 S1-S3으로 범위가 제각각이었다. 여러 해부학적 연구를 보면 천장관절로부터 침해수용성 그리고 고유 감각성 신경자극을 전달하는 외측지들은 그 개수와 위치가 환자 사이, 좌우 양측, 상하 레벨에서도 차이가 있는 것으로 알려져 있다. 이로 인하여 하나에 직경 3-4 mm인 통상적인 병터(lesion)를 만드는 전통적인 고주파 기법을 사용해서 모든 구심성 신경자극을 잡아낸다는 것은 매우 어려운 일인 것이다. 병터의 크기를 키우고, 이러한 장애물을 극복하기 위하여 양극성 병터 생성술(bipolar lesioning), 내부 냉각 전극(internally cooled electrode), 그리고 고주파전극을 냉동 탐색자(cryoprobe)로 대치하는 등의 여러 기법들이 시도되었다. 두 전극 사이에서 연속적인 띠 모양의 병태를 만드는, 양극 전극(bipolar electrode)을 사용해서 좋은 결과가 있었다는 증례들이 있지만, 이 기법은 천골공(sacral foramen) 주위 조직의 임피던스(impedance) 차이에 의한 제한으로 불균형한 가열 형태가 생길 수 있다. 냉동 진통법의 단점은 효과의 지속시간이 짧다는 것이다. 대조 그리고 비대조 연구 모두에서 냉각 고주파(cooled RF)의 유용성이 입증되었다. Cohen 등은 28명의 환자들을 대상으로 한 무작위, 위약대조 연구를 시행하였는데 3개월 그리고, 6개월 시점에서 50% 이상 통증이 완화되고, 기능적 개선 그리고, 약물 복용량 감소를 보인 환자가 각각 64%, 57%였다. 치료에 성공적인 반응을 보인 환자들에게서 효과 지속 시간의 중간값은 약 8개월이었다. Cohen 등의 연구에 의하면, 천장관절 고주파 치료 시 대부분의 환자들에 있어서 시술 후 약 5-10일 정도 일시적인 통증의 악화를 호소하였는데, 이는 시술 관련 조직 손상과 일시적인 신경염(neuritis)에 기인하는 것으로 사료된다. 그 외 일시적인 감각이상(paresthesia), 피부 감염 등이 보고되었다. 고식적 혹은 박동성 고주파 치료의 경우 건강보험요양급여비용 청구는 자-482-1경피적 척추 고주파 열응고술 [척수포함] (Radiofrequency Ablation of Spine, Percutaneous) 가항 S4825(단순 Simple) 혹은 나항 S4826(복잡[3부위 이상으, Complex])로 하며, 선제 조건으로 적어도 1주 이상 간격으로 진단적 차단술 2회 이상을 실시하

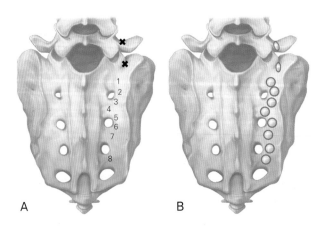

그림 22-6. 고주파 신경 절제술의 모형도식도
A: 우측에 시행한 고식적(L4, L5) 그리고, 냉각(S1-S3) 고주파 신경제거술의 목표. 제5 요추 상관절돌기와 횡돌기의 경계(제4 요추 일차 후지(dorsal primary ramus)), 천골익(sacral ala) (제5 요추 일차 후지), 제1-3 천추 후신경공(외측지). B: 각 목표점에서의 예상되는 병터

며, 의무기록상 단기 호전 후 재악화 등의 고주파치료의 필요성이 기술되어야 한다. 또한, 투시검사장치 영상 요구 시 제출하여야 한다. 냉각 고주파의 경우 신의료기술 등재 신청중이어서, 이에 대한 수가청구는 추후 학회를 통해 확인바란다.

(4) 수술적 치료

천장관절 유합술은 이전부터 골절, 탈구/불안정성과 퇴행성 변화에 따른 이차성 통증 치료에 사용되어 왔다. 그러나 이러한 적응증들 중 천장관절병증은 가장 논란이 되고 있는 부분이다. 이는 빈약한 선발기준과 다양한 측정 결과치 등 여러 교란 인자들에 의해 연구가 제한되었기 때문이다. 최근의 연구에서 천장관절염 환자에게서 천장관절 융합술을 시행하는 것은 제한된 근거(limited evidence)를 보이고 있는 것으로 사료된다.

5) 요약

천장관절통은 만성 축성요통 중 16-30%에 해당하는 흔한 원인이다. 천장관절부전은 병력과 증상, 그리고 양성 유발검사 소견을 보일 때 진단을 의심할 수 있다. 국소마취제를 이용한 관절의 진단적 차단으로 통증이 감소되는 것을 확인하는 것이 아직까지도 천장관절통의 절대적인 표준 진단법이다. 불완전한 차단술의 경우 높은 위양성률을 보일 수 있다. 천장관절통의 원인은 관절내 그리고 관절외 원인들로 나눌 수 있다. 두 경우 모두 치료가 쉽지는 않다. 치료될 수 있는 원인들(하지장차이 혹은 근약화)이 알려진 경우, 치료는 이러한 기저 병변을 교정하는 데 기초를 두어야 한다. 관절내 그리고 관절외 통증 두 경우에서 환자 선별을 엄격히 한 경우 스테로이드 주사는 단기간 그리고 중기간에서 만족스러운 제통을 보일 수 있지만 아직 장기간 효과는 입증되지 못하였다. 천장관절로부터 기인하는 통증을 치료하는 데 있어서 고주파 신경절제술은 중간 정도의 근거(moderate evidence)를 보이고 있다. 따라서, 관절강내 스테로이드 주사를 우선적으로 시도해보고, 효과가 없거나 단기간의 효과를 보이는 경우 제5 요추 후지(dorsal ramus)와 제1-3 천추 외측지에 대한 냉각(혹은 박동성) 고주파 치료를 고려할 수 있다.

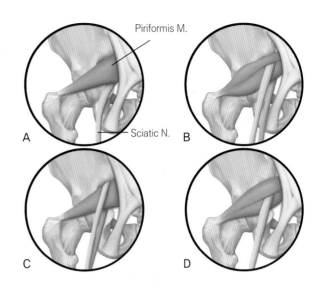

그림 22-7. **이상근과 좌골신경과의 해부학적 관계**

2. 이상근 증후군(Piriformis Syndrome)

이상근 증후군은 엉덩이와 다리 통증의 원인 중 놓치기 쉬운 질환으로, 요통을 호소하는 환자 중 5-8%에 해당되는 드문 질환이다.

1) 해부

이상근은 2-4번 천추 전면, 천장관절의 관절낭, 장골극(iliac spine) 후면 근처 장골의 둔면(gluteal surface)에서 기시한다. 이는 천장관절 전면에서 대좌골공(greater sciatic foramen)을 통해 외측으로 진행하면서, 점점 건(tendon)으로 이행하여, 대퇴골 대전자(greater trochanter)의 내측에서 이상근와(piriformis fossa)에 부착한다.

이상근은 기립위에서 하지 외회전근으로 작용하고, 앙와위에서는 외전근으로 작용하며, 보행시에는 약한 고관절 굴곡근으로 작용한다.

이상근은 제5 요추, 제1, 2 천추 척추 신경의 전지(ventral ramus)의 가지들에 의해 지배를 받는다. 상둔신경과 동맥(superior gluteal nerve and artery)은 이상근 위로 지나간다. 하둔신경과 동맥(inferior gluteal nerve and artery), 내음부동맥(internal pudendal artery), 음부신경(pudendal nerve),

내폐쇄근으로 가는 신경(nerve to obturator internus), 후대퇴피신경(posterior femoral cutaneous nerve), 요방형근으로 가는 신경(nerve to quadratus lumborum), 좌골신경(Sciatic nerve)들이 이상근 아래로 지나간다.

이상근과 좌골신경의 해부학적 위치에는 6가지의 변이가 있을 수 있다(그림 22-7). ① 좌골신경이 이상근의 밑으로 지나가는 경우(84-98%, 가장 흔한 경우); ② 분지된 신경이 하나는 근육을 통과하고, 하나는 근육의 아래로 지나가는 경우 (12%); ③ 분지된 신경이 하나는 근육을 통과하고, 하나는 근육의 위로 지나가는 경우; ④ 분지된 신경이 근육의 위아래로 지나가는 경우; ⑤ 좌골신경이 이상근을 관통하여 통과하는 경우; ⑥ 좌골신경이 이상근의 위로 지나가는 경우). ②의 경우 이상근이 나누어 질 때, 좌골신경의 경골지는 이상근의 하부를 지나는 반면 총비골신경지는 근육을 통하여 지나간다. 이러한 좌골신경과 이상근의 해부학적 변이가 이상근 증후군 환자에 있어 좌골신경 자극증상을 겪는 이유가 된다. 좌골신경 압박은 주로 근육의 건부(tendinous portion)과 골골반(bony pelvis) 사이에서 발생한다. 이상근이 좌골신경의 전면에 위치하는 경우 신경의 압박은 이상근의 위쪽 경계와 대좌골공(greater sciatic foramen)의 위쪽 경계 사이에서 발생한다.

2) 원인

이상근 증후군의 가능한 원인들로 골반과 엉덩이의 외상, 이상근과 인접한 쌍자근들(gemelli muscles)의 비대 혹은 연축, 이상근 혹은 좌골신경의 해부학적 이상, 하지장차이(최소 1.3 cm 이상), 여성, 임신, 비만, 뇌성 마비에 의한 근육긴장 항진, 요추의 과전만(hyperlordosis), 감염 등을 들 수 있다.

이상근의 미세 손상은 운동 선수나 심한 육체 노동을 하는 사람들의 경우에서처럼 과사용이 원인이 되어 나타날 수 있다. 이상근 증후군 환자의 약 50%에서 이러한 외상의 기왕력이 있을 것으로 추측된다. 외상은 흔히 사소하며, 첫 증상 자각 수개월 전에 발생한다. 엉덩이의 외상은 근육에 염증과 연축을 야기한다. 염증이 생긴 근육에서 프로스타글란딘(Prostaglandins), 히스타민(histamine), 브라디키닌(bra-

dykinin), 세로토닌(serotonin) 같은 염증물질이 분비되고, 이 염증 물질이 좌골신경을 자극하여 통증-연축-염증-자극-통증으로 이루어지는 악순환을 초래한다. 이상근의 신전, 연축, 염증은 근육과 골반 사이에서 좌골신경의 압박을 일으킬 수 있다.

몇몇 연구자들은 이상근 증후군을 근근막통증 증후군의 한 가지 형태로 생각하였다. 그러나, 이상근의 단독 이환은 극히 드물고, 고관절과 체간의 회전(혹은 굴곡을 동반한)으로 인한 연부조직손상의 일부로 흔히 발생한다. 또한, 이상근 자체 병변뿐 아니라, 상하 쌍자근(superior and inferior gemelli muscle) 그리고, 내폐쇄근(obturator internus muscle)의 병소들도 단독으로 둔부 통증(하지의 방사통을 동반하거나 안 하는)을 일으킬 수 있다. 주요 병소(부착건병증)인 이상근의 건 부분은 폐쇄근과 쌍자근의 건들과 때때로 합쳐진 후 대전자의 부착부위에 달라 붙는다. 이상근 증후군은 고관절 전치환술 또는 추궁절제술 이후에도 발생할 수 있다. 추궁절제술을 한 경우 상처 조직이 신경근에 달라 붙어 포착을 일으키고 좌골신경을 단축시켜, 이상근에 대한 반복적인 부하와 손상을 야기한다.

3) 진단

(1) 병력, 증상 및 징후

이상근 증후군의 감별진단에는 하요통과 좌골신경통을 일으킬 수 있는 모든 원인이 포함된다. 그러나, 이상근 증후군 환자들에서는 좌골신경의 압박이나 자극이 없는 경우 신경학적 결손은 흔히 관찰되지 않는다. 이상근 증후군의 감별진단에는 척추 후관절 증후군(Facet joint syndrome), 천장관절 부전증(sacroiliac joint dysfunction), 전자 그리고 좌골 윤활낭염(trochanteric and ischial bursitis), 근근막통증증후군, 골반 종양, 자궁내막증과 좌골신경을 자극하는 여러 질환들 등이 고려되어야 한다. 이러한 질환들은 철저한 병력 청취와 신체 검진을 통하여 감별되어야 하며, 이상근 질환의 진단은 이러한 가능한 질환이 배제된 뒤에야 비로소 가능하다.

이상근 증후군의 주증상은 천장골 부위와 둔부의 외상 기왕력, 동측 고관절이나 동측 하지 아래로 방사되는 둔부통, 그리고 이상근을 신전시키는 수기(Lasegue and Freiberg tests)로 유발되는 통증이다.

① 통증양상

이상근 증후군 환자는 흔히 둔부통을 호소하는 데 이때 동측 하지 방사통이 있거나 없을 수 있다. 둔부통은 흔히 천골에서부터 대전자까지 뻗치는 식으로 호소하는데, 이는 근육이 대전자의 내측에 부착되기 때문이다. 일부 환자들에게서 요추 주변 통증을 호소하기도 한다. 이상근이 좌골신경을 자극하면 둔부통이 동측 하지로 방사된다. 통증은 오래 앉아있거나 운전, 자전거 타기, 앉았다가 일어날 때 흔히 악화된다. 이상근이 외측 골반벽과 가깝기에 장운동에 의해 통증이 발생되기도 하며, 이러한 통증은 딱딱한 곳에 앉은 후에 심해진다. 여성에서는 성교통이 나타날 수 있다.

② 이학적 검사

이학적 검사에서 골반이 틀어져있거나, 대좌골공이 내측 경계부터 대전자까지의 둔부에서 압통이 관찰될 수 있다. 방추 모양의 종괴가 둔부에서 만져질 수 있고, 직장과 골반 검사에서 이상근 압통이 있을 수 있다. 통증은 고관절의 굴곡, 내전, 내화전 시 심해진다. 흔히 신경학적 증상은 없지만, 좌골신경이 이상근에 의해 압박될 경우 하사나 말에 저린감이 있을 수 있다. 하지직거상 검사는 흔히 정상이나, 좌골 신경이 자극 될 경우 저린감을 동반하며 제한될 수 있다. Pace sign, Lasegue sign, Freiberg sign 등과 같은 이학적 검사가 이상근 증후군의 진단에 도움이 될 수 있다. 이는 이상근의 기능이 굴곡된 대퇴를 내전시키고, 고관절에서 대퇴를 신전할 때 고관절을 외회전시킨다는 것을 이해하면 쉽게 이해된다.

③ 진단적 검사

이상근 증후군의 진단은 근전도검사(EMG), CT, MRI에서 보이는 이상 소견보다는 주로 임상적인 판단에서 이루어진다. 환측 다리를 굴곡(Flexion), 내전(Adduction), 내회전(Internal Rotation) (FAIR position)시키고 시행한 근전도에서는 H-reflex의 지연을 포함한 근육병증적, 신경병증적 변화를 보인다. 최근 들어 'H-reflex의 지연'은 이상근 증후군의 생리학적 진단 기준으로 받아들여지고 있다. 연부 조직의 전산화단층촬영과 자기공명영상에서는 종종 이상근의 비대가 관찰되며, 골스캔에서는 방사성 물질의 섭취가 증가될 수 있다.

4) 치료

이상근 증후군의 약물 치료는 염증과 연축, 통증을 감소시키기 위해 소염제, 근이완제, 진통제 등으로 이루어진다. 물리 치료는 전술한 FAIR position(고관절의 굴곡, 내전, 내회전)에서 이상근에 압력을 가함으로써 신장(stretching)시키는 것을 포함한다. 자세나 골반경사, 하지장 차이 등 생역학적 이상은 반드시 교정되어야 한다. 초음파 치료 또한 도움이 될 수 있다. 조기에 비스테로이드성 소염진통제와 물리치료, 주사 치료를 시행할 경우 75-80%의 환자에서 효과를 볼 수 있다. 그러나, 보존적 치료에 반응이 없는 경우에는 국소마취제와 스테로이드 주사 같은 침습적 치료를 고려할 수 있다. 이러한 이상근 주사는 치료뿐 아니라 진단에도 도움이 된다. 보툴리눔 독소 주사 시 훨씬 긴 제통 기간을 보이는 것으로 알려져 있다. 보툴리눔 독소는 신경근 접합부에서 아세틸콜린의 방출을 차단함으로써 근육의 이완을 연장시킨다. 이의 회복은 신경근 발아와 근육내 신경 재분포 과정에 의존하며, 몇 주에서 몇 개월 걸린다. 흔히 사용되는 보툴리눔 독소의 용량은 BTX-A (Botox®)의 경우 100 mouse units이며 botulinum toxin type B (Myobloc®)의 경우 5,000~10,000 units이있다. 보툴리눔 주사의 합병증으로는 신경총병증(plexopathy), 다발성신경근염(polyradiculoneuritis), 국소적 건선형 피부염이 보고되었다. 스테로이드와 국소 마취제를 이용한 미추 경막외 차단이 효과가 있었다는 보고가 있는데 이는 아마도 신경근 소매(nerve root sleeve)를 따라 좌골신경 근위부까지 주사액이 확산되어 이상근을 신경 지배하는 신경을 차단하기 때문이라고 생각된다. 환자의 상태에 따라 주사 치료를 3회 하였으나, 극심한 통증의 재발 시 이상근의 수술적 이완술을 고려할 수 있다.

(1) 주사치료

이상근을 주사하는 데 있어 해부학적인 지표를 사용하여 시행하는 맹목적인 방법도 있지만, 본 교과서에서는 근육내에 바늘을 정확히 위치시키기 위하여 투시검사장치 유도하 그리고, 초음파 유도하 이상근 주사요법을 소개한다. 신경생리학적 유도법은 전술한 기법들과 같이 혹은 단독으로 사용될 수 있으나, 요즘에는 통증의학과 의사들 사이에서 많이 사용되지 않기에 본 챕터에선 생략한다. 건강보험요양급여비용 청구는 바-24 척수신경말초지차단술(Block of Peripheral Branch of Spine Nerve) 파항 LA272(좌골신경, Sciatic Nerve)에 준용한다. 투시검사장치나 초음파 시술 영상은 반드시 보관하도록 한다.

① 투시검사장치 유도하 주사기법(그림 22-8)

투시검사장치 유도하 주사기법은 약 30%의 성공률을 보이며, 실패한 경우 대부분 대둔근에 주사된 것으로 보고되었다. 천장관절(sacroiliac joint)의 하부를 표지점으로 사용하는 접근법을 주로 사용한다. 환자를 복와위로 한 후 투시검사장치로 천장관절의 하부 경계와 대좌골공(greater sciatic foramen), 그리고 대퇴 골두가 보이도록 한 화면에 보이도록 증폭장치의 위치를 조정한다. 자입점은 천장관절의 하부 경계에서 1-2 cm 외측, 1-2 cm 미측으로 한다. 신경자극침을 사용할 경우 깊이 7-10 cm에서 좌골신경에 의한 운동 유발 반응이 생길 때까지 수직으로 진행시킨다. 이때 발의 운동 유발 반응은 내번(inversion), 외번(eversion), 배굴(dorsiflexion) 혹은, 저굴(plantar flexion)로 나타난다. 좌골신경 내 주입을 피하기 위하여 이 위치에서 바늘을 0.3-0.5 cm 정도 잡아 뺀 후 코르티코스테로이드를 생리식염수에 섞어 주사한다. 좌골 신경 포착의 징후가 없는 경우라도 좌골 신경 주변으로 스테로이드를 주사하는 것이 추천되는데,

이는 신경의 염증이 흔히 동반되기 때문이다. 그 뒤 주사침을 1.0 cm 더 빼게 되면 첨단은 이상근의 복근에 위치하게 된다. 소량의 조영제를 주입하여 바늘의 위치를 확인한다. 그 후 근육의 부종과 연축을 감소시키기 위하여 국소 마취제와 스테로이드를 섞어 주입한다. 다른 방법으로 본 저자는 신경자극기를 잘 사용하지 않고, 22 게이지 척추천자침을 주로 사용한다. 전술한 상기 자입점에서 천자침을 수직으로 삽입한 후, 피부로부터 4-5 cm 지점에서 대둔근을 거쳐 이상근을 뚫고 들어가는 감각을 느끼고 이 부위에서부터 조영제를 주면서 이상근이 확인될 때까지 천천히 삽입한다. 이상근이 확인되는 지점에서 트리암시놀론을 6-8 ml의 희석한 로피바카인에 섞어 주사한다.

② 초음파 유도하 주사기법(그림 22-9)

근전도검사 유도하에 시행하는 것과 관계없이 투시검사장치 유도하 이상근 주사는 이상근 내에 주사침의 위치를 확인하기 위해서는 그림 22-8과 같은 전형적인 이상근 내 조영 패턴을 보여야 한다고 알려져 왔다. 그러나, 사체에서 투시검사장치 유도하에서 조영제를 주사하였더니, 이상근 내에 정확히 주사된 경우는 전체의 30%에 불과했다. 오히려 초음파 유도하에서 시행한 경우 정확도가 95%에 달하였다. 따라서 투시검사장치 유도하보다 초음파 유도하에서 시행하는 것이 훨씬 더 정확하고, 좌골신경 등의 확인에 있어 유리하다고 하겠다.

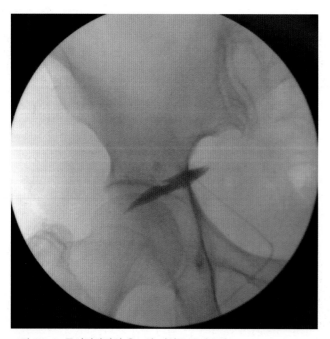

그림 22-8. 투시검사장치 유도하 이상근 주사요법

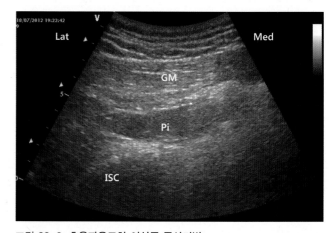

그림 22-9. 초음파유도하 이상근 주사기법
저자는 이상근을 가운데에 위치하고, 주로 Out-of-plane 기법으로 주사한다. In-plane 기법을 사용하여도 무방하다. GM: 대둔근(gluteus maximus muscle), Pi: 이상근(piriformis muscle), ISC: 좌골(ischium).

저자가 사용하는 기법은 다음과 같다. 우선, 환자가 복와위를 취하게 한 후 양 다리를 약간 벌리고 발뒤꿈치를 바깥쪽으로 돌려 둔부가 이완되게 한다. 저주파(2-5 Hz) 볼록탐색자(convex probe)를 처음에 후상장골극(PSIS, posterior superior iliac spine)위에 횡단면(transverse plane)으로 위치시킨다. 그 후 탐색자를 외측으로 이동시켜 장골을 보이게 한다. 이때 장골은 화면의 상내측에서 하외측 구석으로 대각선으로 가로질러 내려가는 고에코의 선(Hyperechoic line)으로 보인다. 일단 장골이 보이면, 탐색자를 이상근의 주행방향에 평행하게(상내측에서 하외측으로 비스듬하게) 위치시키고, 좌골절흔이 발견될 때까지 하방으로 이동한다. 좌골절흔 근방에서 내측의 뼈에 해당하는 고에코성 음영이 사라지고, 두 개의 근육층이 보이게 되는데 이것이 바로 대둔근과 이상근이다. 슬관절을 굴곡시킨 상태에서 고관절을 내외회전시키면, 초음파 영상에서 이상근이 미끄러지는 것으로 이상근을 확인할 수 있다. 초음파 유도하 주사에서 무엇보다도 중요한 것은 좌골절흔을 확인하여 쌍자근(gemelli muscle)과 같은 고관절의 다른 외회전근을 착각하지 않는 것이다. 초음파에서 이상근에 대하여 long-axis in-plane 기법으로, 탐색자 외측에서 22 세이지 척추 천자침을 삽입하여 내측으로 전진하여 좌골절흔에 있는 이상근 복근(belly)에 위치시키거나 long-axis out-of-plane 기법으로 탐색자 아래에서 척추 천자침을 삽입하여 위치시킨다.

③ 수술적 치료

치료에 반응하지 않는 경우나 이상근에 해부학적 이상이 발견된 경우 수술적 치료를 고려할 수 있다. 수술로 근육을 절개, 분할 혹은 얇게 만든다. 수술적 치료 시 약 75%의 환자에서 일상 생활의 회복, 재취업 등이 가능하다. 이는 내폐쇄근(obturator internus muscle), 쌍자근(gemelli muscle), 그리고 대퇴사두근(quadratus femoris muscle)이 이상근과 공통 기능을 나눠 가지며, 이상근의 기능 소실 시 이를 보완해 주기 때문이다.

5) 요약

이상근 증후군은 흔히 천장관절(sacroiliac joint), 대좌골절흔(greater sciatic notch), 그리고 이상근 부위에서 통증이 느껴지며, 좌골신경통(sciatica)과 비슷하게 하지로 방사된다. 통증은 걷거나, 허리를 굽히거나, 혹은 물건을 들 때 악화된다. 이학적 검사에서 둔부 위축과 압통이 있을 수 있고, 이상근의 신장 시 통증이 있을 수 있으며 그리고 Lasegue검사에서 양성반응을 보인다. 반드시 임상 진단과 검사를 통하여 요추, 고관절, 그리고 천장관절 등의 질환을 의심하고 배제한 후 진단하여야 한다. 치료로 초음파 유도하 이상근에 국소 마취제와 스테로이드를 섞어 주사함으로써 좋은 결과를 얻을 수 있다. 반응을 보아 보톡스 주사 혹은 수술적 치료를 시행 고려할 수 있다.

3. 장요인대증후군 (Iliolumbar ligament syndrome)

1) 역학

본 교과서에서는 만성 하요통의 원인으로 여러 가지를 언급하였고, 이에 대한 진단 기법을 기술하였다. 하지만, 장요인대를 포함한 여러 인대이 질환은 특히 신난하기가 매우 어렵다. 그러나, 장요인대의 질환 또한 하요통의 중요한 원인 중 하나이기에, 저자는 하요통을 호소하는 환자에게서 반드시 장요인대를 확인하고 있다.

2) 해부(그림 22-10)

장요인대는 제5 요추 횡돌기와 내측 장골능 심부를 잇는 인대이다. 이는 척추를 골반륜(pelvic ring)에 고정시키고, 천장관절을 안정화시키는 데 있어 생역학적으로 중요한 역할을 한다.

3) 원인

장요인대증후군은 장요인대의 질환에 의해 유발되는 동통성 질환이다. 이 질환은 몸통을 바깥쪽으로 돌리면서 무거운 것을 들어올리는 사람들(육체 노동자, 골프 선수 등)에게서 흔히 발생한다. 이 질환은 인대의 과긴장에서 기인한 것으로 생각된다.

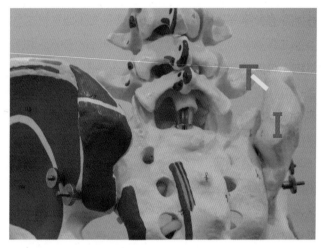

그림 22-10. **장요인대의 부착**
T = 우측 제5 요추 횡돌기(transverse process); I= 장골능(iliac crest);
노란 선=장요인대의 주행

4) 진단

통증은 장골능의 후내측에 국한되고, 지속적일 수 있으며, 반대쪽으로 몸을 옆으로 굽히는 동작에 의해 악화된다. 둔부, 서혜부 그리고, 항문부와 같은 여러 부위에서 연관통이 느껴질 수 있다. 이학적 검사상 장골능의 후내측 촉진 시 압통이 있다. 통증의 다른 해부학적 원인을 찾아 철저한 병력

청취, 이학적 검사, 영상진단검사 그리고 진단적 차단술 등을 시행한 후에야 정확한 진단이 가능하다.

5) 치료(그림 22-11, 12)

보존적 치료로 물리치료와 경구용 소염진통제를 사용한다. 이에 반응이 없으면 주사치료를 고려할 수 있다. 해부학적인 지표를 사용하여 시행하는 맹목적인 방법도 있지만, 장요인대에 바늘을 정확히 위치시키기 위하여 투시검사장치 유도하 혹은 초음파 유도하에서 시행하는 것을 추천한다. 저자는 국소마취제를 이용한 진단적 차단술에 통증이 감소되는 것을 확인한 후 주로 증식치료(prolotherapy)를 시행한다.

4. 요근(Psoas Muscle)과 요방형근(Quadratus Lumborum Muscle)에서 기인하는 요통

1) 역학

Travell과 Simons는 그들의 저서인 「Myofascial Pain and Dysfunction. The Trigger Point Manual」에서 장요근(ilio-

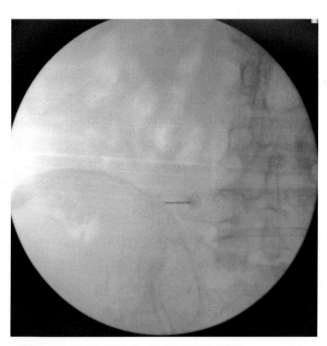

그림 22-11. **투시검사장치 유도하 장요인대 주사요법**

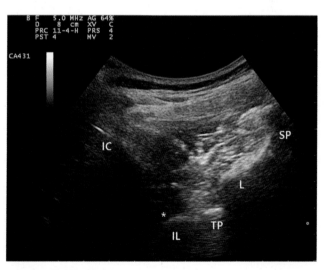

그림 22-12. **장요인대 주사 요법의 초음파 영상**
척추기립근과 장요인대사이에서 국소마취제가 저에코(*)로 퍼지는 것을 주시하라. SP= 극돌기(spinous process), IL= 장요인대(iliolumbar ligament), L= 고리판(lamina), TP= 횡돌기(transverse process).

psoas muscle)은 "Hidden Prankster" 그리고, 요방형근 (quadratus lumborum muscle)은 "Joker of Low Back Pain" 으로 일컬으며 척추수술후통증증후군의 주된 원인 중 하나 이며, 반드시 치료되어야 한다고 기술하였다. 또한 이들 근육에 발생한 근근막 통증증후군이 하요통의 주된 원인이 될 수 있기에 이들 근육의 유발점과 이에 따른 통증 양상을 확인하고 주사치료 하여야 한다고 기술하였다. 근근막통증증후군에 대한 자세한 내용은 본 통증의학 교과서의 다른 챕터에서 자세히 설명이 되어있고, 여러 학자들의 견해에 따라 재조명이 이루어지고 있으므로 이 챕터에서는 이 두 근육에 대해서만 다루겠다.

2) 해부

(1) 장요근(Iliopsoas muscle) (그림 22-13)

대요근(psoas major muscle)은 제12 흉추에서 기시하여, 모든 요추의 측면을 따라 주행한 후 대퇴골의 소전자(lesser trochanter)에 부착된다. 장골근(iliacus muscle)은 장골와 (iliac fossa)의 상부 3분의 2 지점에서부터 기시하여, 대요근건(psoas major tendon)에 합류한 후 소전자 근처의 대퇴골

에 직접 부착된다. 요근은 앉거나 서거나 자세를 유지할 때 작용한다. 대퇴에서 고관절을 굴곡시키는 것이 장골근과 대요근의 주된 기능이다.

(2) 요방형근(Quadratus Lumborum muscle) (그림 22-14)

요방형근은 장요인대(iliolumbar ligament)와 장골능에서 기시하여 제12 늑골 하부와 상부 4개의 요추(1~4) 횡돌기 끝에 부착한다. 주된 기능은 측굴(side bending)과 요추의 안정장치(stabilizer)이다.

3) 진단

(1) 대요근(Psoas Major muscle)

① 통증양상

대요근에서 기인한 통증은 동측 흉추에서 시작하여 천장골 부위까지 이른다. 때때로 이 통증은 상둔부(upper buttock)까지 뻗친다. 일측의 장요근에 통증유발점이 있는 환자에게 요통의 양상을 표현하라고 물으면 손을 수평이 아니라 수직으로 척추 위아래로 움직인다. 양측 장요근에 활동성 통증유발점이 있는 경우 요방형근에시의 경우와 마

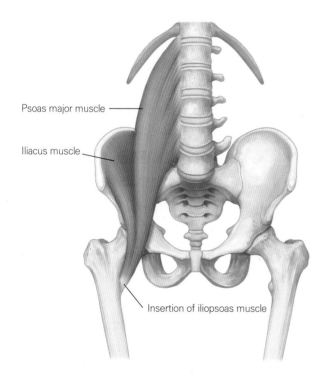

그림 22-13. 대요근과 장골근의 기시부와 부착부

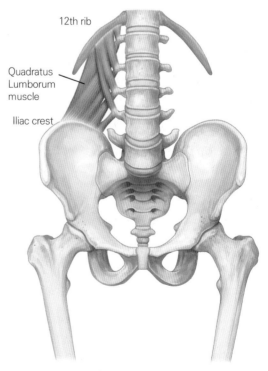

그림 22-14. 요방형근의 기시부와 부착부

찬가지로 통증이 허리를 가로지르는 것 같다고 표현한다. 환자들은 푹신한 소파에서 앉았다 일어나는 데 어려움을 느끼고, 앉을 때보다 일어설 때 통증이 심해진다고 호소한다.

② 이학적 검사

이학적 검사상 고관절에서 대퇴(thigh)의 신전(extension) 에 제한이 있다. 능동 하지직거상검사(straight leg raising test)에서 통증이 증가하나 수동 검사에서는 감소한다. 환자가 측와위(lateral decubitus)를 취하고, 고관절에서 다리를 신전할 경우 통증이 종종 증가한다. 대퇴삼각의 외측에 위치한 전자(trochanter) 근처 장요근이 부착하는 부위를 깊게 누르면 장골근과 요근에 압통이 유발된다. 장골근의 최상부는 전상장골극(anterior superior iliac spine) 뒤의 장골에서 촉진될 수 있다. 요근의 압통은 복근 안쪽으로 깊숙이 촉진하거나 바깥에서 안쪽으로 요근을 척추를 향해 압박함으로 확인할 수 있다.

(2) 요방형근(Quadratus Lumborum muscle)

① 통증양상

요방형근 연축(spasm) 시 환자는 하요통, 무거운 물건을 드는 자세 시 통증, 침대에서 몸을 돌릴 때의 불편함 등을 호소한다. 이 경우 상체의 하중을 요추로부터 감소시키는 자세나 조치 시 통증이 완화된다. 그러나, 단순한 기침이나 재채기만으로도 통증이 악화될 수도 있다. 때때로 통증이 너무 심해 똑바로 선 자세에서 어떤 무게도 참을 수 없다고 환자가 호소하기도 한다. 어떤 환자들은 요방형근 내 깊이 위치한 통증유발점으로부터의 연관통이 전상장골극으로부터 슬개골 외상방까지 이어지는 대퇴 앞쪽으로 번개 치는 듯한 통증이 온다고 이야기한다. 추락이나 중요한 외상 혹은 숙인 상태에서 한쪽 측면으로 물건을 들거나 당기는 동작 시 통증이 유발될 수 있다. 하지장 차이, 일측 왜소골반 등에도 통증이 지속될 수 있다.

② 이학적 검사

이학적 검사상 환자는 누워서 몸을 뒤척이거나 일어나서 기립위를 취할 때 근성방어(muscle guarding) 혹은 체간 강직(truncal rigidity)을 보인다. 통증유발점을 검사할 때 제12 늑골에서 장골능까지 근육 부분을 촉진하기 쉽도록

환자가 복와위를 취하게 한다. 각각 위아래로 표층부 2개, 심부 2개 따라서 총 4개의 통증유발점이 있다. 위쪽의 표층통증유발점의 경우 제12 늑골 바로 아래, 제1 요추 가시돌기로부터 약 5-6 cm 외측의 근육을 촉진하면 장골능 그리고 때때로 동측 하복사분부(lower abdominal quad-rant)으로 통증이 야기될 수 있다. 아래쪽의 표층 통증유발점은 후장골능(posterior iliac crest) 약 1-2 cm 위의 제4 요추 레벨에서 관찰되고, 대전자(greater trochanter)로 연관통을 일으킬 수 있다. 요방형근의 심층 통증유발점은 후상장골극(PSIS) 약 2 cm 위, 제3 요추의 횡돌기에서 촉진될 수 있고, 각각 천장관절과 하둔부(lower buttock)로 연관통을 보인다.

4) 치료

근근막통증증후군 치료 기본 이론은 통증 유발점을 불활성화시키면서 지속된 통증에 의한 통증의 악순환 고리를 차단하는 것이다. 즉, 통증 유발점 주사, 신장 분무 요법과 교감신경계 블록, 물리치료와 근육 재활치료 등으로 통증 유발점을 불활성화시키고, 악순환을 차단하여 정상적인 근육 기능의 회복에 최종적 치료 목표를 둔다. 필요시 보툴리눔 독소를 주사할 수 있다. 이 챕터에서는 투시검사장치 유도하 주사요법에 대해 설명한다.

(1) 투시검사장치 유도하 주사요법

① 대요근(Psoas Major muscle) (그림 22-15)

전후면상에서 제3 요추 극돌기로부터 약 5 cm 외측 지점을 자입점으로 표지한다. 측면상에서 추체의 전 1/3 지점까지, 22 게이지 척추천자침을 "gun-barrel" 기법을 이용하여 전진시킨다. 이 지점에서 조영제를 주입할 때, 측면상에서 요추체 전 1/3지점에서 수직으로 위아래로 퍼지는 것을 확인할 수 있다. 이때 항상 추간공 전면에 위치해야 함을 명심해야 한다. 첨단이 정확하게 위치함을 확인한 후 국소마취제와 스테로이드를 섞어 한 쪽당 8-10 ml 주사한다. 대요근 주사 시에는 반드시 횡돌기의 외측에서 주사하여 신경근과 경막외강으로 주사제가 주입되는 것을 최소화하도록 한다.

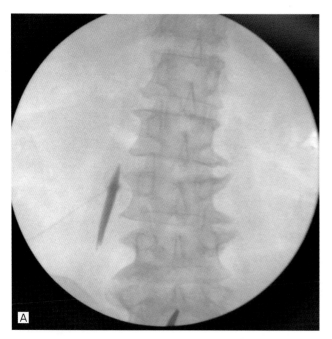
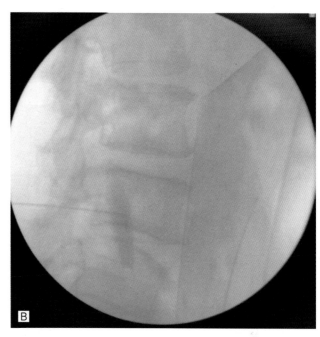

그림 22-15. 투시검사장치 유도하 대요근 주사 요법.
A: 전후면상 B: 측면상 추체의 전면 1/3 지점에서 요근을 따라 조영제가 위아래로 퍼지고 있다.

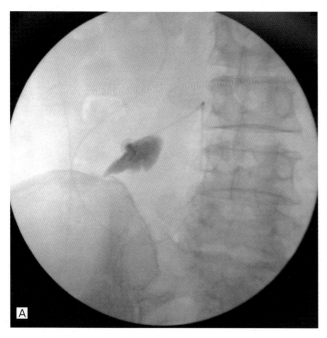
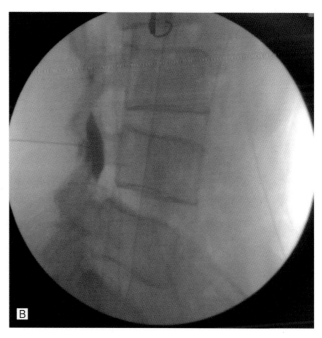

그림 22-16. 투시검사장치 유도하 요방형근 주사 요법
A: 전후면상 B: 측면상; 신경공 레벨에서 횡돌기 뒤에 바늘 끝이 위치하고 있다.

② 요방형근(Quadratus Lumborum muscle)(그림 22-16)
요방형근의 주사는 장골능(iliac crest) 상부 제3-4 요추 레벨에서 안전하게 시행된다. 장골능과 후상장골극 약 2 cm 위

지점에서 자입점을 잡는다. 22 게이지 척추천자침을 "gun-barrel" 기법을 이용하여 전진시키며, 첨단이 신경공 레벨에 오면 멈춘다. 이때 요추의 측면상에서 첨단이 횡돌기 뒤에 위

치해야 한다. 이 지점에서 조영제를 주입하여 확인한다. 요방형근은 횡돌기 레벨에서 신경공의 후방에 위치한다. 천자침은 제3 요추 레벨이나 아래에 위치해야 한다. 국소 마취제와 스테로이드를 섞어 한쪽당 4-6 mL 주사한다.

5. 고관절 질환(Hip joint disorder)

1) 역학

고관절의 통증은 많은 질환에 의해서 유발될 수 있는데, 대표적인 예로 골관절염(osteoarthritis), 류마티스 관절염(rheumatoid arthritis) 그리고, 외상 등을 꼽을 수 있다. 본 챕터에서는 하요통과 연관하여 고관절 질환 중 골관절염에 대해 주로 기술하겠다. 골관절염은 장기간의 부하에 의해 관절연골이 마모되고, 골막의 염증, 골의 반응성 증식이 일어나 결국 골파괴, 기능장애에 이르는 질환이다. 이는 중년 이후의 여성에게서 호발하며, 발병률은 노년층의 증가와 비만 인구의 증가로 점점 증가 추세이다. 유병률에 대한 연구에서 "미국의 60세 이상의 성인 중 14.3%에서 지난 6주 대부분 동안 심한 고관절 통증을 겪는다."라고 기술되어 있다.

2) 해부

고관절은 윤활관절이며, 대퇴골두와 비구(acetabulum)의 절구 공이(ball and socket) 구조로 인하여 모든 방향으로 움직임이 가능하다. 비구강(acetabular cavity)의 깊이는 변연부를 감싸는 섬유연골성 비구순(acetabular labrum)에 의해서 보강된다. 대퇴골두인대(ligamentum teres femoris)는 대퇴골두의 한가운데를 비구에 부착시키며, 따라서 관절내에 존재한다. 관절낭은 전방은 장골대퇴(iliofemoral), 치골대퇴(pubofemoral), 그리고 후방은 좌골대퇴(ischiofemoral) 인대들에 의해서 다양한 두께를 갖는다. 대퇴 신경혈관다발은 장요근(iliopsoas)에 의해 고관절로부터 분리되어있으며, 외측으로 봉공근(Sartorius muscle), 내측으로 장내전근(adductor longus muscle) 그리고 상측으로 서혜인대에 의해 형성된 대퇴 삼각 내에 위치한다. 대퇴 동맥은 대퇴심동

맥(deep femoral artery)을 분지하고, 이는 다시 내측 그리고 외측 대퇴회선동맥(medial and lateral circumflex femoral arteries)으로 갈라져 대퇴골두(femoral head)와 경(neck)을 공급한다. 폐쇄동맥의 후지 또한 대퇴골두인대를 경과하는 주요 분지를 내서 대퇴골두를 공급한다. 대퇴신경(femoral nerve), 폐쇄신경(obturator nerve), 그리고 좌골신경(sciatic nerve)으로부터의 분지들에 의해서 고관절 관절지가 형성된다.

3) 진단

(1) 통증양상

통증은 서혜부에서 대퇴 내측, 전상장골능(anterior superior iliac crest) 하부에서 대퇴 외측, 둔부에서 태퇴 후면에 나타나고, 각각 폐쇄신경(obturator nerve), 대퇴신경(femoral nerve), 좌골신경(sciatic nerve)의 관절 감각지가 분포한다. 경중의 경우 운동 시작 시 통증뿐이지만 점차 진행하여 운동시 통증, 안정 시 통증을 보이게 된다. 일상동작에서 양말을 신고 벗기가 어렵고, 책상다리가 안되게 된다. 진행된 관절염에서 외전과 내회전은 불가능하며, 이는 명확한 굴곡과 신전의 제한과 관계가 있다. 좌골신경통과의 감별에는 Patrick test가 사용되며, 굴곡 구축이 있는 경우는 Thomas test가 양성이 된다.

(2) 검사 소견

단순방사선영상에서 관절간격의 협소화, 골경화, 골낭포 형성, 골극 형성 등이 나타난다.

4) 치료

통증에 대한 대증요법과 생활지도(체중관리, 보행 제한 등), 엉덩관절 주위의 근력 훈련을 실시한다. 약물요법으로서 비스테로이드성 소염진통제를 포함한 진통제 등을 처방한다. 물리치료와 약물치료에 더불어 관절내 주사 치료를 실시할 수 있다. 주사제로는 국소마취제, 스테로이드와 하이알유론산(hyaluronic acid)을 사용할 수 있다. 국소마취제를 관절내에 주사함으로써 통증의 원인을 알아내는 데 도움이 된다. 물론 관절내 주사의 정확도가 차

단술의 진단적 가치를 높인다. 따라서, 이를 위해 치료 목적뿐 아니라 진단에서도 투시검사장치나 초음파 유도하에 시행하는 것이 바람직하다. 관절내 스테로이드는 통증과 염증을 줄인다. 관절내 스테로이드가 운동범위를 늘리고, 통증을 감소시키는 효과는 사용된 용량에 비례한다. 관절 내에 하이알유론산(Hyaluronic acid)을 주는 점탄보충술(visco-supplementation)은 윤활(lubrication)을 향상시키고, 통증을 감소시킴으로 해서 인공관절 치환술을 연기시킬 수 있다는 보고가 있다. 슬관절의 경우에는 많은 연구가 이루어져있지만, 고관절에는 점탄보충술에 대한 연구가 별로 없어 아직까지 사용에 제한이 있다. 이러한 보존적 치료에 반응이 없을 시 수술적 치료를 고려할 수 있다.

(1) 투시검사장치유도하 주사요법(그림 22-17)

여러 가지 접근법이 있으나 본 저자는 경사수직접근법(oblique vertical approach)을 사용한다. 이를 사용하는 이유는 대퇴 신경혈관다발과 외측 대퇴피신경을 피할 수 있기 때문이다. 이의 목표점은 대퇴골두와 대퇴경 접합부 가운데 바깥쪽으로 한다. 힌지를 잉와위로 눕힌 후 환자 위에 위치한 증폭장치를 외측으로 약 10도가량 경사를 준다. 자입점은 대퇴골두와 대퇴경의 접합부 가운데 외측으로 하여 22게이지 척추천자침을 삽입한다. 연부조직을 뚫고 들어가다가 저항이 느껴지는 부분이 있는데 이곳이 관절낭이다. 이곳을 지나면 저항이 줄어들고, 더 진행하면 대퇴골의 딱딱함이 느껴진다. 따라서, 관절낭을 뚫자마자 조영제를 주사한 후 관절강내 위치함을 확인한 후 주사한다. 건강보험요양급여비용 청구는 1회에 한하여 다-228관절조영(Arthrography) HA 280에 준용한다. 시술 영상은 반드시 보관하도록 한다.

(2) 초음파유도하 주사요법(그림 22-18)

본 저자는 전종접근법(anterior longitudinal approach)을 주로 사용한다. 환자를 앙와위로 눕히고, 고관절을 중립 위에 위치시킨다. 고관절 이완 목적 혹은 환자가 불편해할 경우 슬관절 밑에 베개를 놓기도 한다. 주로 볼록 탐색자(curvilinear probe)를 사용한다. 주사의 표적은 전방활액함요(anterior synovial recess)이다. 이는 대퇴골두(head)와 경(neck)의 접합 부위에 위치한다. 탐색자는 대퇴경에 평행하게 위치하고(즉, 탐색자를 하외측에서 상내측으로 비스듬하게 위치한다.), 대퇴골두가 화면에 보이도록 한다. 대퇴골은 고에코성의 구조로 보이고, 이는 대퇴경을 거쳐, 약간 타

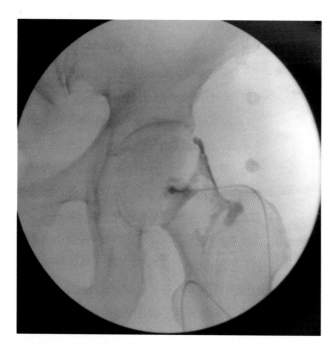

그림 22-17. 투시검사장치유도하 고관절 주사요법, 경사 수직 접근법.

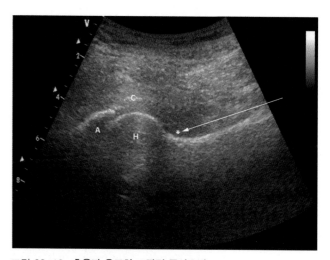

그림 22-18. 초음파 유도하 고관절 주사요법.
A; acetabulum, C; capsule, H; femoral head, Arrow: Imaginary line of needle path

원의 고에코성 구조로 보이는 대퇴골두로 연결된다. 대퇴골두의 머리 쪽으로 관절순(labrum)이 삼각형의 구조물로 보일 수 있다. 주로 In-plane 기법으로 22 게이지 척추천자침을 탐색자 아래에서 삽입하여 전방활액막요에 위치시킨 후 주사액을 주입한다. 건강보험요양급여비용 청구는 마-9 관절강내주사(Intraarticular Injection) KK090으로 한다. 여기에 소정의 초음파 유도료를 비급여로 환자에게 청구한다. 초음파 시술 영상은 반드시 보관하도록 한다.

참고문헌

대한통증학회. 통증수기의 정석. 첫째판. 서울. 메디안북. 2016, 331-46, 379-82.

대한통증학회. 초음파 실전 22례. 첫째판. 서울. 메디안북. 2018, 207-28, 237-52.

Beaton LE, Anson BJ. The relation of the sciatic nerve and its subdivisions to the piriformis muscle. Anat. Rec. 1938;70:1-5.

Benzon HT, Raja SN, Liu SS, Fishman SM, Cohen SP. Essentials of Pain Medicine. 3rd ed. Philadelphia. Elsevier. 2011;330-9.

Bernard TN, Jr., Kirkaldy-Willis WH. Recognizing specific characteristics of nonspecific low back pain. Clinical orthopaedics and related research 1987:266-80.

Bollow M, Braun J, Taupitz M, Haberle J, Reibhauer BH, Paris S, Mutze S, Seyrekbasan F, Wolf KJ, Hamm B. CT-guided intraarticular corticosteroid injection into the sacroiliac joints in patients with spondyloarthropathy: indication and follow-up with contrast-enhanced MRI. Journal of computer assisted tomography 1996;20:512-21.

Christmas C, Crespo CJ, Franckowiak SC, Bathon JM, Bartlett SJ, Andersen RE. How common is hip pain among older adults? Results from the Third National Health and Nutrition Examination Survey. The Journal of family practice 2002;51:345-8.

Cohen SP, Hurley RW, Buckenmaier CC, 3rd, Kurihara C, Morlando B, Dragovich A. Randomized placebo-controlled study evaluating lateral branch radiofrequency denervation for sacroiliac joint pain. Anesthesiology 2008;109:279-88.

Cohen SP. Sacroiliac joint pain: a comprehensive review of anatomy, diagnosis, and treatment. Anesthesia and analgesia 2005;101:1440-53.

Ferrante FM, King LF, Roche EA, Kim PS, Aranda M, Del-aney LR, Mardini IA, Mannes AJ. Radiofrequency sacroiliac joint denervation for sacroiliac syndrome. Regional anesthesia and pain medicine 2001;26:137-42.

Finnoff JT, Hurdle MF, Smith J. Accuracy of ultrasound-guided versus fluoroscopically guided contrast-controlled piriformis injections: a cadaveric study. Journal of ultrasound in medicine: official journal of the American Institute of Ultrasound in Medicine 2008;27:1157-63.

Fishman SM, Ballantyne JC, Rathmell JP. Bonicas Management of Pain. 4th ed. Baltimore. Lippincott Williams & Wilkins. 2010;1094-152.

Harmon D, Alexiev V. Sonoanatomy and injection technique of the iliolumbar ligament. Pain physician 2011;14:469-74.

Harmon D, OSullivan M. Ultrasound-guided sacroiliac joint injection technique. Pain physician 2008;11:543-7.

Kim WJ, Shin HY, Koo GH, Park HG, Ha YC, Park YH. Ultrasound-guided Proltherapy with Polyclecxy ribonuclecticle Soclium in Ischiorernoral Impingernent Snclrome. Pain Practico 2014;14;649-55.

Klauser A, De Zordo T, Feuchtner G, Sogner P, Schirmer M, Gruber J, Sepp N, Moriggl B. Feasibility of ultrasound-guided sacroiliac joint injection considering sonoanatomic landmarks at two different levels in cadavers and patients. Arthritis and rheumatism 2008;59:1618-24.

Mooney V, Pozos R, Vleeming A, Gulick J, Swenski D. Exercise treatment for sacroiliac pain. Orthopedics 2001;24:29-32.

Narouze SN et al. Atlas of Ultrasound-Guided Procedures in interventioanl Pain Management. 1st ed. New York. Springer. 2011;185-7, 214-8.

Parziale JR, Hudgins TH, Fishman LM. The piriformis syndrome. American journal of orthopedics (Belle Mead, NJ) 1996;25:819-23.

Robinson P, Keenan AM, Conaghan PG. Clinical effectiveness and dose response of image-guided intra-articular corticosteroid injection for hip osteoarthritis. Rheumatology (Oxford, England) 2007;46:285-91.

Sconfienza LM, Orlandi D. Sivestri E. Ultraound-guided Musculoskeletal Procedures. 1st ed. Milan. Springer. 2015;13-28.

Slipman CW, Jackson HB, Lipetz JS, Chan KT, Lenrow D, Vresilovic EJ. Sacroiliac joint pain referral zones. Archives of physical medicine and rehabilitation 2000;81:334-8.

Spinner DA, Kirschner JS, Herrera JE. Atlas of Ultra-sound-Guided Musculoskeletal Injections. 1st ed. New York. Springer. 2014;43-55.

Travell JG SD. Myofacial Pain and Dysfunction: The Trigger point Mannulal, Vol. 2. Baltimore: Williams & Wilkins, 1992.

23 원발두통

23-1. 편두통(Migraine)

두통은 가장 흔한 임상증상 중 하나로 높은 유병률로 인하여 사회경제적, 개인적으로 미치는 영향이 매우 크다. 가장 흔한 원발두통 질환은 긴장형두통이지만, 일상이나 직장생활에 지장을 가장 많이 초래하는 중증 원발성두통은 편두통이다. 세계질병부담연구(Global Burden of Disease survey, 2013년)에 따르면 편두통은 전체 질병에 의한 부담 중 7%를 차지하였다. 전체 질병 중에서 6번째로 많은 장애를 유발하였고 2015년 연구에서 특히 50대 이하에서는 3번째로 많은 장애를 유발하는 질환으로 나타났다. 편두통은 흔한 신경혈관성 질환으로 복잡한 병태생리를 가지고 있는데 전형적으로 박동성, 편측성이며 종종 심한 재발성 두통을 일으킨다. 그리고 구역, 구토 및 빛이나 소리공포증을 동반하기도 한다. 전체 중 1/3의 환자에서는 두통에 앞서서 일시적인 신경학적 증상들이 선행되는데 가장 흔한 것은 시각 증상이고 그밖에 감각, 언어 증상이 나타나기도 한다.

1. 편두통의 역학

편두통 유병률은 연구에 따라 약간의 편차는 있지만 여성에서는 15-20%, 남성에서는 3-7% 정도로 전체 유병률은 여성이 남성보다 2-3배 정도 더 높다. 미국을 비롯한 서구에서는 여성은 17-18%, 남성은 6-9%의 유병률을 가지는 것으로 조사되었다. 편두통의 유병률은 성별과 연령별로도 큰 차이를 보인다. 사춘기 이전에는 남녀 유병률이 비슷하나 사춘기 이후에는 여성이 남성에 비해 편두통 유병률이 현저히 상승하게 된다.

한국의 유병률을 살펴보면 2009년 역학조사에서 전국에서 19-69세 성인 1,507명을 대상으로 조사한 결과 1년 두통 유병률은 61.4%(여성 69.9%, 남성 52.8%)였고 편두통유병률은 전체 6.1%로 이중 여성 9.2%, 남성 2.9%였다. 그리고 여성인 경우 40-49세에 가장 유병률이 높았고 남성인 경우 19-29세에 가장 높아 이전 역학조사와 비슷했다. 이는 성별과 연령별 유병률 차이가 없는 긴장형두통과 대조된다(그림 23-1).

2. 편두통의 발병기전

편두통은 가족력이 60%가 넘을 정도로 가족력이 강한 원발성 두통이다. 비록 편두통 발작 시작이 다양한 내적, 외적 유발요인들과 관련이 있을지라도 주된 발병 원인은 신경과 혈관기전으로 설명된다. 20세기까지 편두통을 혈관조절장애의 일종으로 이해하거나 신경기능장애의 결과로 인한 뇌의 질환으로 이해했으나 어느 것도 독립적으로 편두통의 임

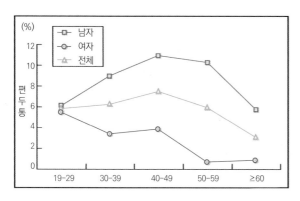
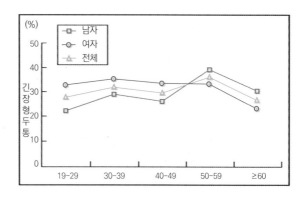

그림 23-1. 연령에 따른 편두통과 긴장형두통 유병률

상증상과 약물에 대한 반응을 설명할 수 없었다. 편두통은 이제 복잡한 유전적 질환이면서 중추신경계의 기능 이상에 주된 기반을 둔 '신경혈관계 통합이론'의 형태로 변화되고 있다(그림 23-2). 편두통 환자들은 대뇌피질신경세포과흥분성(cerebral cortical neuronal hyperexcitability)을 내재하거나 유전적 소인으로 가지고 있을 가능성이 제시되고 있다. 이러한 대뇌피질신경세포과흥분성은 억제된 전기적 활동성이 자극부위로부터 파형의 형태를 지니며 주변으로 퍼져나가는 피질확산억제(cortical spreading depression)를 일으킨다. 이러한 피질확산억제와 동반된 그 부위의 혈류감소가 대뇌피질의 이상을 의미하는 편두통의 조짐(aura)의 원인이 된다. 피질확산억제가 일어난 조직부위에는 많은 양의 칼륨이온, 양성자(proton), 산화질소(nitric oxide, NO), 아라키돈산(arachidonic acid), 프로스타글란딘(prostaglandin)이 생성되는데 이들은 주변의 경막 또는 혈관에 분포하는 삼차신경말단에 탈분극을 일으켜 통증수용기를 자극한다. 자극된 삼차신경말단에서 칼시토닌유전자관련 펩티드(calcitonin gene-related peptide, CGRP), 서브스탠스P(substance P), neurokinin A (NKA)와 같은 다양한 혈관작용폴리펩티드(vasoactive polypeptide)가 분비되어 혈관확장, 혈장단백질 삼출 그리고 bradykinin, prostanoids, 그리고 양성자와 같은 염증 전구매개물(pro-inflammatory mediators)을 분비하는 신경인성염증반응(neurogenic inflammation)을 일으킨다. 이는 중추성 말단 방향으로 삼차신경절과 뇌간의 삼차신경핵을 통한 구심성통증신호를 발생하여 최종적으로 시상, 대뇌의 경로를 통해 두통으로 인식하게 된다. 대량의 내인성 염증 염증물질로 인한 신경인성염증반응은 말초 및 중추성감작을 유발하여 혈관박동 같은 정상적인 자극에도 통증을 유발하고 삼차신경의 피부지배 영역에 이질통이나 과민통증을 일으키게 된다.

CGRP는 삼차신경 말단에서 분비되는 신경펩티드들 중 가장 중요한 역할을 하며 혈관 벽을 자극하여 혈관확장을 포함한 염증반응을 일으킨다. 강력한 혈관확장 작용은 있지만 삼차신경이 분포하는 경막 혹은 두개외(extracranial)혈관투과성에는 관여하지 않는다. CGRP는 염증매개 물질로 알려진 substance P와 공존하는 경우가 많으며, substance P는 삼차신경절의 신경세포에 위치하였다가 신경절이 자극되면 신경말단에서 분비되고 NK-1수용체의 활성화를 일으키게 되며 신경인성 염증 반응 중 특히 혈관의 투과성을 증가시키는 데 중요한 역할을 한다. CGRP를 정맥주사하면 편두통환자에게 두통이나 편두통을 유발하는데 이는 자발적인 편두통시 증가된 CGRP가 원인임을 알려준다. 삼차신경말단에서 CGRP 방출은 opioid, 세로토닌(serotonin, 5-HT1), 감마아미노부티르산 A형(GABAa), 히스타민(histamine), 신경펩티드Y(neuropeptide Y), 성장억제호르몬(somatostatin), VIP수용체 등에 의해 조절된다.

편두통의 발병에는 저하된 5-HT활성이 기여한다고 생각되며 편두통 환자에서 비두통기에 5-HT의 혈중농도가 일반인에 비해 낮은 것으로 보인다. 삼환계항우울제의 편두통 예방 치료제로서의 작용기전은 5-HT활성도를 증가시킴으로서 얻어지는 것으로 생각된다. 중추신경계의 5-HT활성은 감각 자극에 대한 대뇌피질의 반응성과 밀접하게 관련되어 이로 인해 편두통환자들이 두통 급성기에 빛 소음, 냄새 등에 과민하게 된다. 5-HT 수용체 중 5-HT1 수용체군은 삼차신경 세포의 시냅스 전에 위치하여 CGRP를 포함한 신경펩티드의 분비를 억제한다. Triptan제제는 5-HT1수용체군을 항진시키는 작용을 하여 급성기 치료제 역할을 한다. 실험적인 방법으로 NO

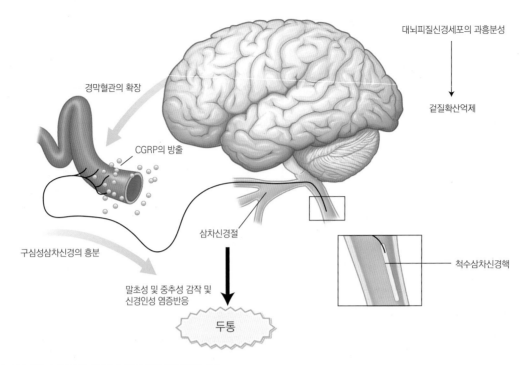

경막혈관의 확장

CGRP의 방출

대뇌피질신경세포의 과흥분성

겉질확산억제

구심성삼차신경의 흥분

삼차신경절

척수삼차신경핵

말초성 및 중추성 감작 및
신경인성 염증반응

두통

그림 23-2. 삼차신경혈관계 통합이론을 통한 편두통의 발병기전

를 주입하면 삼차신경말단에서 신경인성 염증반응이 나타나
며 경막주변 뇌혈관이 확장되고 c-fos 단백이 현저하게 발현
되어 두통의 중추성 경로에도 관여하는 것을 알 수 있다. 산화
질소 공여자(NO donor)인 니트로글리세린(nitroglycerin)을
정주하게 되면 지연성 편두통을 야기한다. 게다가 산화질소
합성효소(NO synthase)억제제는 자발편두통과 소리나 빛공
포증을 개선시키는 것으로 임상결과 나타났다.

3. 편두통의 진단

1) 편두통의 분류

현재 편두통의 분류와 진단은 국제두통학회에서 2013년
에 발표된 국제두통질환분류 제3판 베타판(International
Classification of Headache Disorder, 3rd edition [beta ver-
sion], ICHD-3 beta)의 기준을 사용하고 있다. ICHD-3 beta
에서는 편두통을 무조짐편두통, 조짐편두통, 만성편두통,
편두통합병증, 개연편두통, 편두통과 관련된 삽화증후군으
로 분류한다(표 23-1).

표 23-1. 편두통의 분류(ICHD-3 beta)

1.1 무조짐편두통

1.2 조짐편두통
    1.2.1 전형조짐편두통
        1.2.1.1 두통을 동반하는 전형조짐
        1.2.1.2 두통을 동반하지 않는 전형조짐
    1.2.2 뇌간조짐편두통
    1.2.3 반신마비편두통
        1.2.3.1 가족반신마비편두통
            1.2.3.1.1 가족반신마비편두통 1형
            1.2.3.1.2 가족반신마비편두통 2형
            1.2.3.1.3 가족반신마비편두통 3형
            1.2.3.1.4 가족반신마비편두통 기타 유전자자리
        1.2.3.2 산발반신마비편두통
    1.2.4 망막편두통

1.3 만성편두통

1.4 편두통합병증
    1.4.1 편두통지속상태
    1.4.2 뇌경색이 없는 지속조짐
    1.4.3 편두통경색증
    1.4.4 편두통유발발작

1.5 개연편두통
    1.5.1 개연무조짐편두통
    1.5.2 개연조짐편두통

1.6 편두통과 관련된 삽화증후군
    1.6.1 반복소화기장애
        1.6.1.1 주기구토증후군
        1.6.1.2 복부편두통
    1.6.2 양성돌발현훈
    1.6.3 양성돌발사경

편두통은 크게 두 가지 아형이 있는데 조짐 유무에 따라 무조짐편두통과 조짐편두통으로 나뉜다. 두 두통간에 특성은 동일하므로 무조짐편두통의 진단기준에 따라 편두통을 진단하게 된다. 이런 진단기준에 맞추어서 병력을 청취하고 편두통을 진단한 다음, 조짐 유무를 알아보고 조짐 혹은 무조짐편두통으로 분류한다.

(1) 무조짐편두통(Migraine without aura)

4-72시간 동안 지속되는 발작이 반복적으로 나타나는 두통 질환이다. 편측으로 박동 양상을 보이며, 중등도 또는 심도의 통증 강도를 보이고, 일상의 신체 활동에 의해 악화되며, 구역 또는 빛 공포증과 소리공포증이 동반되는 것이 전형적인 특성이다. 반드시 한쪽 머리가 아프지 않아도 되며 맥박 치듯이 아프다고 호소하지 않아도 진단할 수 있다. 편두통의 가장 큰 특징은 통증의 강도가 적어도 중등도 이상으로 심하다는 것이다. 중등도는 두통으로 인해 학업, 직장일, 혹은 가사일의 업무능률이 적어도 50% 이상 떨어지게 되는 정도로 환자가 진통제를 먹어야 되겠다고 생각하게 되는 수준이다. 심도는 일상생활을 할 수 없는 상태로 조퇴하거나 누워 있어야 하는 수준이다. 소아와 청소년의 경우(18세 이하), 발작은 2-72시간 지속될 수 있다. 소아와 청소년기에서의 편두통은 성인에 비해 양측으로 오는 경우가 더 빈번하다. 한쪽 통증은 일반적으로 청소년기 후반이나 성인기 초기에 나타난다. 무조짐편두통은 흔히 월경주기와 연관을 보인다. 대증 약물을 자주 사용하면 더 악화되는 경향이 있다. 편두통은 단순히 두통만 발생하는 질환이 아니다. 두통이 있는 동안 다른 여러 신체증상을 동시에 경험하게 한다. 진단기준은 다음과 같다(표 23-2).

표 23-2. **무조짐편두통의 진단기준(ICHD-3 beta)**

A. 진단기준 B-D를 충족하며 최소한 5번 발생하는 발작
B. 두통 발작이 4-72시간 지속(치료하지 않거나 치료가 제대로 되지 않았을 경우)
C. 다음 네 가지 두통의 특성 중 최소한 두 가지: 　1. 편측위치 　2. 박동양상 　3. 중등도 또는 심도의 통증 강도 　4. 일상신체활동(걷거나 계단을 오르는 등)에 의해 악화 또는 이를 회피하게 됨
D. 두통이 있는 동안 다음 중 최소한 한 가지: 　1. 구역 그리고/또는 구토 　2. 빛공포증과 소리공포증
E. 다른 ICHD-3 진단으로 더 잘 설명되지 않음

(2) 조짐편두통(Migraine with aura)

조짐은 특징적이고 뚜렷한 신경학적 증상이므로 2번 이상만 있어도 편두통으로 진단할 수 있다. 반복적으로 발생하며, 수 분간 지속되는 완전히 가역적으로 생기는 편측의 시각, 감각 또는 다른 중추신경계 증상으로, 대개 서서히 발생하며 두통과 편두통 관련 증상이 이어서 나타난다. 조짐이란 대개 두통 전에 발생하는 복합적인 신경증상이나, 이는 통증기가 시작된 이후에 시작하거나, 또는 두통기에도 지속될 수도 있다. 시각 조짐은 가장 흔한 형태의 조짐으로 조짐편두통을 가진 환자의 90% 이상에서 최소한 몇 번의 발작에도 발생한다. 이는 성곽분광, 즉 갈깃자선(zigzag) 형태의 번쩍거리는 선이 고정시야 주변부에서 좌우로 번져나가고 바깥쪽으로 불룩하면서 모가 난 섬광모서리를 가지는 모양을 띠고 있으며, 지나간 자리에는 다양한 크기의 암점을 남기는 형태로 흔히 나타난다. 어떤 경우는 양성 증상 없이 암점이 나타나기도 하는데, 이는 종종 갑작스럽게 나타나기도 하고 작은 암점이 서서히 커져 나가기도 한다. 소아와 청소년기에서 덜 전형적인 양측의 시각 증상이 조짐증상으로 나타날 수 있다. 다음으로 흔한 증상은 감각증상으로, 따끔거리는 증상이 한 부위에서 시작하여 점차 움직이며, 한 쪽 몸통이나 얼굴 또는 혀의 일부 또는 넓은 부위를 침범한다. 지나간 자리는 무감각해지기도 하며, 무감각이 유일한 증상으로 나타나기도 한다. 드물게 언어장애도 나타나는데, 일반적으로 실어증의 형태나 종종 구분하기 힘든 경우도 있다. 진단기준은 다음과 같다(표 23-3).

표 23-3. **조짐편두통의 진단기준(ICHD-3 beta)**

A. 진단기준 B와 C를 충족하며 최소한 2번 발생하는 발작
B. 다음 완전히 가역적인 조짐증상 중 한 가지 이상: 　1. 시각 　2. 감각 　3. 말 그리고/또는 언어 　4. 운동 　5. 뇌간 　6. 망막
C. 다음 네 가지 특성 중 최소한 두 가지: 　1. 최소한 한 가지 조짐증상이 5분 이상에 걸쳐 서서히 퍼짐, 그리고/또는 두 가지 이상의 증상이 연속해서 발생함 　2. 각각의 조짐증상은 5-60분 동안 지속됨 　3. 최소한 한 가지 조짐증상은 편측임 　4. 두통은 조짐과 동시에 또는 조짐 60분 이내에 발생함
D. 다른 ICHD-3진단으로 더 잘 설명되지 않으며, 일과성허혈발작은 배제됨

전구증상(premonitory symptoms)은 편두통 발작의 다른 증상이 있기 수 시간 내지 하루나 이틀 전부터 발생한다. 이는 피로, 집중력 저하, 경부경직, 빛 또는 소리에 민감, 구역, 시야 흐림, 하품과 안면 창백 등의 다양한 증상이 복합적으로 나타난다. 두통이 끝난 후에도 무력감, 전신위약, 졸림, 근육통 등의 비특이적 증상을 호소할 수 있다.

(3) 만성편두통

ICHD-3 beta는 만성편두통을 편두통 합병증이 아닌 독립적인 질환분류로 인정하고 있다. 진단기준은 3개월을 초과하는 기간 동안 한 달에 15일 이상 발생하는 두통으로, 그 중 한 달에 최소한 8일은 편두통형 두통 양상을 보이는 것이다.

(4) 편두통 합병증

편두통아형과 합병증은 각각 별개로 분류한다. ICHD-3 beta는 편두통지속상태, 뇌경색이 없는 지속조짐, 편두통경색증, 편두통유발발작 등을 합병증으로 분류하였다.

(5) 개연편두통

앞서 나열된 편두통아형의 기준에서 한 가지를 제외하고, 다른 항목은 모두 충족하며, 다른 두통질환의 기준에는 맞지 않는 편두통유사발작이다.

(6) 편두통과 관련된 삽화증후군

이군의 질환들은 무조짐편두통 또는 조짐편두통이 있거나, 둘 중 하나가 생길 가능성이 높은 환자에게 생긴다. 이제까지는 소아에서만 발생하는 것으로 알려져 있었지만, 성인에서도 발생할 수 있다. 이런 환자들에서 나타날 수 있는 추가적인 증상에는 멀미나 몽유병, 잠꼬대, 야경증, 이갈이 같은 수면질환들이 포함된다.

4. 편두통의 치료

1) 편두통 치료의 기본원칙

편두통의 치료는 크게 급성기치료와 예방치료로 나누어 진다. 치료를 시작하기 전에 반드시 염두에 두어야 할 편두통 치료의 기본 원칙은 다음과 같다. (1) 정확하게 진단하고 환자에게 현재 상태와 치료 계획에 대해 자세히 설명하며 그 이론적 근거와 부작용들에 대해 설명한다.(2) 환자 스스로 두통 일지나 두통 달력을 작성하게 하고 두통 경과를 직접 추적, 관리하게 하여 본인이 치료에 적극적으로 참여하도록 한다.(3) 기대되는 치료효과와 치료 기간에 대해 설명하고 적절한 치료 목표를 제시하여 환자의 기대치를 현실적으로 설정해 준다.(4) 두통 강도와 빈도, 장애 여부와 장애 정도, 구역, 구토 등의 동반 증상을 고려하여 치료방법을 선택한다.(5) 기본이 되는 치료 계획과 함께 개개인의 특정 약물에 대한 반응도, 내약성 및 동반질환을 고려하여 치료 방법을 선택한다.(6) 환자 스스로 편두통 유발 인자(표 23-4)를 찾고 이를 피하도록 교육한다. (7) 약물 과용을 사전에 예방할 수 있도록 전략을 세우고 그 위험성과 치료의 어려움을 설명하여 약물남용을 막도록 환자를 교육시킨다.

표 23-4. 편두통의 유발인자

식이	배고픔, 음주, 식품첨가물, 특정음식
생체리듬	수면(과도하거나 부족), 스케줄변화
호르몬 변화	생리
환경요소	빛, 냄새, 고도, 날씨변화
다른 원인에 의한 머리나 목의 통증	
신체적 피로	운동, 성관계
스트레스와 불안	
두부외상	

2) 급성기 치료

(1) 급성기 약물치료

편두통의 급성기치료는 약물치료가 주를 이루며 발작이 시작된 후 가능한 빨리 통증을 감소시켜 장애를 경감시키는 것이 중요한 목표이다. 급성기 편두통치료는 두통이 심해져 중추감작이 일어나면 두통 개선율이 현저히 떨어지므로 두통이 경하고 중추감작이 일어나지 않는 조기에 약을 복용하는 것이 좋다. 진통제의 효과는 얼마나 빨리 약효가 시작되는가, 두 시간 내에 통증의 완전 조절 여부, 통증이 조절된 후 24시간 내에 재발 여부의 세 가지로 평가한다. 그리고 약물 용량과 투여 경로도 환자의 상태에 따라 적절해야 한다. 동반 증상과 함께 뇌혈관질환, 심혈관질환, 정신질환, 수면중

표 23-5. 급성기 편두통치료제의 효과 근거(2015년 미국두통학회)

근거수준A	근거수준B	근거수준C	근거수준 U	기타

진통제
Acetaminophen 1,000 mg
(비중증발작)
	항구토제
	*Chlorpromazine
	  IV 12.5 mg
	  Droperidol IV 2.75 mg
	  Metoclopramide IV 10 mg
	*Prochlorperazine
		항뇌전증제
		Valproate
		  IV 400 −1,000 mg
			비스테로이드
			소염제
			Celecoxib 400 mg
				근거수준 B음성
				기타
				Octreotide SC 100 mg

에르고트(Ergotamine)
* DHE
코분무제 2 mg,
폐흡입제 1 mg
	에르고트
	* DHE IV, IM, SC 1 mg
	Ergotamine/
	Caffeine 1/100 mg
		에르고트
		* Ergotamine 1−2 mg
			기타
			Lidocaine IV
			*Hydrocorti
			  sone IV 50 mg
				근거수준 C음성항구토제
				*Chloropro mazine IM
				  1 mg/kg
				Granisetron IV 40−80 ug/kg

비스테로이드소염제 Aspirin 500 mg Diclofenac 50,100 mg Ibuprofen 200,400 mg Naproxen 500,550 mg	비스테로이드소염제 Flurbiprofen 100 mg Ketoprofen 100 mg Ketorolac IV/IM 30−60 mg	비스테로이드소염제 Phenazone 1,000 mg		비스테로이드소염제 *Ketorolac tromethamine 코분무제진통제 Acetaminophen IV 1,000 mg
마약성 진통제 * Butorphanol 코분무제 1 mg		마약성진통제 Butorphanol IM 2 mg Codeine 30 mg PO *Meperidine IV 75 mg *Methadone IM 10 mg Tramadol IV 100 mg		
트립탄(Triptan) Almotriptan 12.5 mg *Eletriptan 20,40,80 mg Frovatriptan 2.5 mg Naratriptan *1,2.5 mg *Rizatriptan 5,10 mg Sumatriptan 경구 25,50, *100 mg *코분무제 10,20 mg *도포 6.5 mg *피하 4,6 mg Zolmitriptan *코분무제 2.5, 5 mg 경구2.5, *5 mg		스테로이드 Dexametha sone IV 4−16 mg		
복합제 *아세트아미노펜/Aspirin/ Caffeine 500/500/130 mg *Sumatriptan/Naproxen 85,500 mg	복합제 *Codeine/아세트아미노펜 25/400 mg *Tramadol/Acetaminophen 75/650 mg	복합제 *Butalbital/ Acetaminophen/Caffeine/ codeine 50/325/40/30 mg *Butalbital/ Acetaminophen/Caffeine 50/325/40 mg		
	기타 MgSO₄IV(조짐편두통) 1−2 g Isometheptene 65 mg	기타 *Butalbital 50 mg *Lidocaine intranasal		

* 국내미판매
  근거수준A : 근거에 기반하여 급성기편두통의 치료에 효과가 확립됨
  근거수준B : 근거에 기반하여 급성기편두통의 치료에 효과적일 개연성이 있음
  근거수준C : 근거에 기반하여 급성기편두통의 치료에 효과적일 가능성이 있음
  근거수준U : 급성기편두통의 치료효과에 대한 근거가 상충되거나 부적절함
  근거수준B 음성 : 급성기편두통에 비효과적일 개연성이 있음
  근거수준C 음성 : 급성기편두통에 비효과적일 가능성이 있음

호흡장애, 하지불안증후군, 천식, 레이노현상, 전신홍반성낭창 등 점점 증가되고 있는 동반질환들을 고려해서 약물금기증이 있는지 확인해야 한다. 뇌경색이나 심근경색이 있는 환자에서는 트립탄의 처방을 피한다. 국제두통질환분류 제3판 베타판(ICHD-3 beta)의 약물과용두통(analgesic overuse headache) 진단기준에 따르면 단순진통제는 한 달에 15회

이상, 복합진통제나 편두통 특이약물인 triptan과 ergotamine 제는 한 달에 10일 이상을 3개월 이상 복용하는 경우로 정의 하고 있으므로 급성기 치료 약물 과용을 예방해야 하기 위해 이 기준을 절대 넘지 않도록 제한하여 복용해야 한다. 또한 편두통발작 시 투여하는 약물은 편두통 비특이 약물과 특이 약물로 나눌 수 있다. 2015년 미국두통학회는 급성기약물의 근거중심 분석 결과들을 발표하였다(표 23-5).

편두통의 급성기 치료전략으로는 두 가지 방법이 있다. 첫 째로 단순진통제에서 편두통 특이약물까지 점차 단계를 올 려 치료하는 단계치료(step care) 방법이 있으며, 둘째로 처 음 방문시에는 편두통장애평가 도구인 MIDAS (migrane disability assessment) (표 23-6)에 따라 환자의 장애 정도를 평가하여 경도인 경우 단계 치료와 유사하게 치료하고 중등 도-심도의 경우 처음부터 편두통 특이 약물인 트립탄을 투 여하는 계층치료(stratified care) 방법이 있다. 최근 연구 결 과에 의하면 계층 치료 시 환자의 예후가 좋으며 장기적으 로 비용절감에 유리한 것으로 나타났다 그렇기 때문에 처음 방문 시 환자의 일상생활 장애 정도를 평가하여 그 결과에 따 라 치료계획을 세우는 것이 좋다. MIDAS 설문의 경우 각각의 질문에서 수행하지 못한 일 수 또는 효율이 절반 이상 감소된 일수의 총합으로 점수를 계산하여 평가한다. 0-5점의 경우 장

애가 없거나 거의 없는 상태로 1등급, 6-10점의 경우 경도의 장애로 2등급, 11-20점의 경우 중증도의 장애로 3등급, 21점 이상의 경우 중증의 장애로 4등급으로 평가한다.

선택적 5-HT1B/1D 수용체 작용체인 triptan은 많은 연구 에서 임상근거가 확실한 편두통 치료제이다. 5-HT1B 수용 체는 뇌혈관의 후연접부에 위치하여 뇌혈관을 수축시키며, 아세틸콜린, 노아드레날린, 세로토닌 등의 분비를 억제한 다. 5-HT1D 수용체는 중추와 말초 삼차신경말단에 분포하 여 신경전달물질인 5-HT 분비를 억제하고 CGRP와 sub-stance P의 분비를 억제하는 기능을 한다. Triptan은 현재 전 세계적으로 7개 약물이 시판되고 있으며 그 중 5개가 국내 에서 사용이 가능하다(표 23-7). Sumatriptan은 처음 출시된 triptan으로 피하주사, 근육주사, 경구제, 코분무제, 좌약 등 으로 다양하게 사용할 수 있다. 빠른 효과를 위해서는 피하 주사나 코분무제가 좋고 서서히 진행하는 편두통 환자는 경 구제로 사용한다. 피하주사제가 가장 효과가 뛰어나다고 알려져 있으나 경구제 25 mg와 50 mg을 현재 많이 사용하 고 있다.

표 23-6. **편두통장애평가**(migraine disability assessment, MIDAS) **설문**

다음은 귀하가 지난 3개월 동안 학교나 직장이나 가정에서 편두통 때문에 해를 입었다고 생각되는지와 관련된 문제들입니다.	
1. 지난 3개월 동안 두통 때문에 결석하거나 결근한 날이 며칠이나 됩니까?	일
2. 지난 3개월 동안 직장이나 학교에서 두통 때문에 학습능률이나 작업 능력이 절반 이하로 감소한 날이 며칠이나 됩니까? (단, 1문 항에 해당된 날은 포함시키지 않음)	일
3. 난 3개월 동안 두통 때문에 가사일을 할 수 없었던 날이 며칠이나 됩니까?	일
4. 지난 3개월 동안 두통 때문에 가사활동 능력이 절반 이하로 감소 되었던 날이 며칠이나 됩니까? (단, 3문항에 해당되는 날은 포함 시키지 않음)	일
5. 지난 3개월 동안 두통 때문에 가족활동, 사회활동 또는 여가활동 을 놓친 날이 며칠이나 됩니까?	일
총 합	
A. 지난 3개월간 두통이 며칠이나 지속되었습니까?	일
B. 전혀 아프지 않은 경우가 0점이고 가장 심한 경우가 10점일 때 당신의 두통은 몇 점정도 됩니까?	일

표 23-7. **선택적 5-HT, 수용체 작용체**(triptan)

약물	용량	상품명	Tmaxh	T1/2h
Sumatriptan	50 mg	이미그란, 수마트란, 슈그란	2.5	2
	25 mg	수마트란		
Zolmitriptan	2.5 mg	조믹	2	2.5-3
Almotriptan	12.5 mg	알모그란	1.5-2	3-5
Eletriptan (국내 미발매)	40 mg	–	1.5-2	4
Rizatriptan (국내 미발매)	10 mg	–	1-1.5	2
Naratriptan	2.5 mg	나라믹	2-3	6
Frovatriptan	2.5 mg	미가드	2-4	26

(2) 급성기 비약물요법

근거가 부족하긴 하나 고압산소요법, 바이오피드백, 침, 유발점 마사지, 관자동맥누르기, 경피전기자극, 냉찜질, 요 가, 명상, 이완요법 등을 시도하고 있다. 또한 후두신경블 록, 성상신경절블록, 통증유발점 주사 등의 신경블록을 시 도하고 있다.

3) 편두통의 예방치료

미국의 역학조사에 따르면 편두통 환자의 38% 이상이 예방 치료가 필요하나 실제로 3-13%의 환자만이 예방치료를 받는 것으로 보고되었다. 이는 여전히 편두통 환자들은 예방치료를 받지 못한 채 두통의 위험에 노출되어 있는 취약한 상태인 것을 의미한다. 예방치료가 잘 이루어지지 않는 이유 중 한 요소는 환자들의 무지인데, 이는 교육적 노력으로 개선시킬 수 있다. 또 다른 요소는 의사들이 환자 선택 과정, 약 처방 시작과 관찰 그리고 결과 분석에 익숙하지 못한 것도 요인이 된다.

(1) 편두통 예방치료의 목적

편두통 예방치료의 목적은 발작의 빈도를 50%까지 줄이고 강도와 지속시간을 줄이며, 급성기 치료약물에 대한 반응을 향상시키고 기능을 향상시키고 장애를 줄이며 약물과용두통과 만성매일두통을 예방하면서 편두통으로 인한 전체적인 치료비용을 감소시키는 데 있다.

(2) 편두통 예방치료의 시작

예방치료를 시작해야 하는 경우는 반복되는 두통이 한 달에 적어도 6회 이상, 약간의 장애를 동반하여, 적어도 4일 이상 두통이 있는 경우 심각한 장애를 동반하거나 침상 휴식이 필요한, 적어도 3일 이상의 편두통이 있는 경우 급성기 구제약물이 효과가 없거나, 부작용이 있거나 혹은 사용 금기인 경우, 약물치료가 금기인 경우 시작한다. 그리고 정상기능에서 편두통이 한 달에 4-5일 발생할 때, 약간의 장애를 동반한 편두통이 한 달에 2-3일 발생할 때, 심한 장애를 동반한 편두통이 한 달에 2일 발생할 때 예방치료 시작을 고려해야 한다.

(3) 편두통의 성공적인 예방치료 원칙

성공적인 예방치료의 원칙은 선택된 약제는 부작용을 줄이기 위해 저용량으로 시작해서 천천히 증량한다. 그리고 약제가 목표 용량에 도달하면 약물의 효과 평가를 위해 적어도 2-3개월의 기간 동안 투여를 시도해야 한다. 또한 약제의 조기 효과 평가를 위해 두통 일기, 잡지, 달력 등의 사용이 필요하다. 동반되는 내과적 또는 정신과적 질환을 고려하여 약물을 선택해야 한다. 약물의 상호작용이나 금기약물들을 피해야 한다. 약물의 과용 상태를 잘 관찰해야 하고 치료가 잘 듣지 않는 경우 약물의 병용 요법을 고려해 보아야 한다. 일반적으로 예방 약제를 3-6개월 정도 유지한 후 두통이 잘 조절되면 2-4주에 걸쳐서 서서히 줄여야 한다.

(4) 예방치료 약물

편두통의 예방기전은 아직 확실히 밝혀져 있지 않으며 피질확산억제 차단, vigilance-enhancing adrenergic pathway 억제, 5-HT에 대한 작용, NO 생성억제, NMDA 억제 등이 관여하리라 생각하지만 한 가지만으로는 설명할 수 없다. 특이한 한 가지 약물만 사용하지 않고 현재 많은 약물들을 사용하고 있다(표 23-8).

① 베타차단제

베타차단제는 편두통 예방치료를 위해 가장 널리 사용되는 약물이다. 그러나 모든 베타차단제는 부작용으로 우울감, 피로감, 불면증 및 위장관 증상, 운동내성감소, 저혈압, 서맥, 발기부전 같은 부작용을 호소할 수 있다. 그러므로 천식, 만성폐쇄질환, 당뇨병, 저혈압, 서맥, 저혈당, 말초혈관질환, 레이노병, 심한 우울증 환자에서는 금기이다.

② 항뇌전증제

Valproate와 topiramate를 일반적으로 예방치료의 첫 번째 치료제로 고려한다. 또한 편두통 예방치료제로 FDA에서 승인 받은 divalproex sodium은 Valproic acid와 sodium valproate의 복합제이다. Divalproex sodium 서방형제제 또한 편두통 예방치료에 효과가 있으며 순응도와 부작용 측면에서는 우위에 있다. 그러나 FDA에서는 pregnancy category D로 지정하고 있어 임산부나 임신가능 여성에게 제한해서 사용해야 한다.

③ 삼환계 항우울제와 그 외 항우울제

Amitriptyline이 효과가 가장 좋은 것으로 증명되었다. 특히 수면장애가 동반되었을 때 더욱 효과적이다. 일반적으로 10-25 mg 이하로 투여하면 된다. 그러나 동반된 우울증이 있을 경우 이 용량은 효과적이지 못하고 다른 항우울제가 필요할 수 있다. 진정 작용 등 부작용이 심하면 2차 삼환계우울제(예, nortriptyline)약제로 변경을 고려할 수 있으나

표 23-8. 편두통 예방치료를 위한 약물들

분류와 약물들	하루용량	흔한 부작용
베타차단제		
Propranolol	40-240 mg	피로, 우울증, 구역, 어지럼, 기립저혈압, 서맥
Metoprolol	100-200 mg	
Atenolol	50-200 mg	* 금기 : 천식, 당뇨병, 레이노병, 울혈심부전
Nadolol	20-160 mg	
Timolol	20-60 mg	
항뇌전증제		
Valproate/Divalproex	500-2,000 mg	체중증가, 떨림, 탈모, 구역, 기면, 어지럼, 간효소 상승, 혈소판감소
Topiramate	50-200 mg	이상감각, 체중감소, 식욕부진, 피로, 기억이상, 신결석, 급성 녹내장
Gabapentin	600-3,600 mg	기면, 어지럼, 무력증
Lamotrigine	50-300 mg	스티븐스존슨 증후군
Zonisamide	25-400 mg	신결석, 술폰아미드 (Sulfonamide) 알레르기
삼환계항우울제와 그 외 항우울제들		
Amitriptyline	10-200 mg	입마름, 기면, 체중증가, 변비, 어지럼, 구역
Doxepin	10-200 mg	진정
Nortriptyline	10-150 mg	항콜린부작용
Fluoxetine	10-40 mg	성기능장애, 불안, 불면
Venlafaxine	75-225 mg	구역, 구토, 기면, 입마름, 요저류
칼슘통로차단제		
Flunarizine	5-10 mg	진정, 체중증가, 지연운동이상
Verapamil	120-480 mg	서맥, 저혈압, 변비
Amlodipine	5-10 mg	부종
안지오텐신전환효소억제제 & 안지오텐신수용체길항제		
Lisinopril	10-40 mg	기침
Candesartan	16-32 mg	저혈압, 어지럼
히스타민계/항히스타민계		
N-α-methylhistamine	1-10ng 2/주	주사부위 가려움
Cyproheptadine	2-8 mg	진정, 체중증가
Methylsergide	2 mg	후복막섬유화
Onabotulinumtoxin A	155U	주사부위 통증, 안검하수, 근위약
보조제와 약초		
Riboflavin	400 mg	
Coenzyme Q10	300 mg	위장관 부작용
Magnesium	400-600 mg	설사
Butterbur	100-150 mg	트림
Feverfew	50-300 mg	

확실한 연구가 부족하다.

그 외 칼슘통로차단제, 안지오텐신전환효소억제제제와 안지오텐신수용체길항제, 히스타민계/항히스타민계, 보조제와 약초 등이 있다.

(4) 편두통치료를 위한 신경블록

기본적으로 편두통의 치료는 약물복용을 근간으로 하지만 여러 가지 두통 질환 치료를 위해 말초신경차단술과 통증유발점주사 같은 침습적 시술들이 오랫동안 이루어졌다. 그러나 특이한 두통증후군에 대한 효능을 다룬 연구결과는 많지 않다. 이러한 신경블록의 이론적 근거는 다음과 같다. 경추와 삼차신경섬유로부터의 신경섬유가 척수에서 같은 이차뉴런(second-order neuron)으로 수렴하여 삼차신경핵(trigeminal nucleus)의 경추부위에서 끝나게 된다. 그로 인해 제1, 2, 3 경추신경(C1-3)지배영역에서 일어나는 통증은 삼차신경의 지배영역으로 방사되어 두통을 일으킨다. 신경

표 23-9. 편두통에서의 말초신경블록

연구방법	숫자	시술	결과	연구자
후향성	97	리도카인과 프레드니솔론을 이용한 1회 또는 반복 대후두신경블록	6개월까지 54%의 편두통 환자 호전	Gawel와 Rothbart
후향성	27	부피바케인을 이용한 반복 대후두신경블록과 상안와신경블록	6개월까지 85%의 편두통 환자 호전	Caputi와 Firetto
후향성	14	리도카인과 에피네프린을 이용한 1회 대후두신경블록과 혹은 상안와신경블록	30분동안 6%의 두통 환자의 호전	Bovim과 Sand
전향성	19	리도카인과 트리암시놀론을 이용한 1회 대후두신경블록 (+ 리도카인을 이용한 통증유발점 주사)	90%의 편두통환자에서 유의미한 호전	Ashkenazi와 Young

블록은 그러한 통증 전달경로(trigemino-cervical relay)를 차단하여 통증을 경감하는데 그 의의가 있다. 가장 널리 연구된 시술은 대후두 신경(greater occipital nerve)블록이며 상안와신경(supraorbital nerve)블록이나 귓바퀴관자신경(auriculotemporal nerve)블록도 행해진다. Gawel와 Rothbart 등 여러 연구자들은 편두통 환자를 위한 신경블록의 효과에 대한 의미 있는 결과를 보고하였다(표 23-9).

앞으로 두통 질환치료에 이러한 블록 등의 역할과 표준화된 시술을 명확하게 하기 위한 철저한 임상연구가 필요하다. 최근에 치료에 불응하는 두통, 예방적 약물 치료가 잘되지 않거나 필요로 하는 경우, 그리고 약물치료가 금기인 환자들에게 말초성 신경자극술(neuromodulation)이 새롭게 시도되고 있다. 침습적인 자극술로는 후두신경자극술(occipital nerve stimulation), 나비입천장신경절 자극술(stimulation of the sphenopalatine ganglion)이 있고, 비침습적 자극술로는 단일자극두개경유자기자극술(single pulse transcranial magnetic stimulation), 경피미주신경차단술(transcutaneous vagal nerve stimulation), 경피안와신경자극술(transcuataneous supraorbital nerve stimulation)등이 있다.

편두통은 일회성 통증이 아니라, 만성적으로 진행하는 중추신경계 변화에 의해 나타나는 재발성 질환으로 완치되는 병이 아니라 조절하는 병임을 환자들에게 이해시켜야 한다. 아울러 환자들에게 유발인자의 회피와 함께 규칙적인 운동, 규칙적인 식사시간, 적절한 수면, 규칙적인 일상 활동의 유지 등의 생활관리를 통해 환자 스스로 두통을 예방하고 관리해야 함을 교육해야 한다. 급성기의 조기 약물치료와 더불어 예방약물의 투여는 만성적 두통으로 인한 일상생활의 장애를 완전히 없애지는 못하더라도 상당부분 감소시킴으로써 삶의 질을 개선시킨다는 점에서 매우 중요하다. 편두통 치료를 위한 신경블록 앞으로 더욱 철저한 임상시험들이 필요하지만 약물치료와 병용할 때 즉각적인 통증 감소와 재발 방지에 도움을 줄 수 있으리라 생각한다.

23-2. 긴장형두통(Tension-Type Headache)

긴장형두통(tension-type headache)은 30분에서 7일간 지속될 수 있는 두통이 한 달에 한 번 또는 그 이상의 빈도로 나타나며, 그 양상이 양측성으로 경중이나 중등도 이하의 강도로 누르거나 조이듯이 아픈 질환이다. 긴장형두통을 촉발시키는 요인으로는 정신적 혹은 육체적 스트레스, 불규칙적이거나 부적절한 식사, 커피를 다량 먹거나 금식한 경우, 수면장애, 부적절하거나 감소된 육체 활동 등이 알려져 있다. 실제 임상현장에서는 긴장형두통에 대해 스트레스성두통, 근육수축두통, 신경성두통 등의 여러 명칭 등을 혼용하고 있으나 현재는 국제두통질환 분류 제3판 베타판(International Classification of Headache Disorder, 3rd edition [beta version], ICHD-3 beta)에 근거 긴장형두통이란 용어가 가장 정확한 용어로 사용되고 있다.

긴장형두통은 두통 중에서도 가장 흔한 형태이지만 상당수의 환자들이 통증 강도가 다른 두통의 종류에 비해서 상대적으로 약하고 발생 빈도가 자주 발생하지는 않고 반복되지도 않기 때문에 대부분의 환자가 의료진의 전문 진료를 받지 않고 자가 치료하거나 주변 약국에서 진통제를 구입하여 자가 치료를 하는 경우가 많기에 실제로 병원을 방문하는 환자는 편두통 환자에 비해 상대적으로 적다. 따라서 긴장형두통은 의료인에게 상대적으로 적은 관심을 받고 있으며 임상 연구도 적어 질환명이 익숙한 것에 비해서는 임상적 조명은 적은 현실이다. 하지만 일부의 경우에는 예방치료나 복합치료를 요하는 만성 긴장형두통(chronic tension type headache)도 존재하여 이에 대한 역학, 병태생리 및 알려진 치료법들에 대한 소개와 근거 고찰 등을 본장에서 소개하고자 한다.

1. 역학

긴장형두통은 비교적 흔한 두통의 유형이다. 유럽 조사 연구에 의하면 공통적으로 1년 발생률은 24-37%, 평생 발생률은 78%에 달한다고 밝혀져 있다. 주로 유병률이 가장 많은 나이는 30-39세에 해당하였으며 나이가 들어가면서 유병률이 감소되는 경향을 보이고 있었으며, 20대와 30대에 두통이 시작된 경우가 가장 많았다. 남성보다는 여성에서 1.5-3배 정도로 높은 빈도를 보였으며 고령에서는 남녀가 차이가 없거나 약간 여성에서 흔한 경향을 보였으며, 소아의 경우에는 남녀 성비에 있어 차이를 보이지 않았다. 두통의 형태에 있어서는 사회생활이나 일상생활에 장애를 일으키지 않는 저빈도삽화 긴장형두통(infrequent episodic tension-type headache)이 대부분을 차지하고 있으며 예방 약물치료 등을 비롯한 다양한 치료가 필요한 일상생활 장애를 초래하는 만성긴장형두통의 경우에는 전체 긴장형두통의 2-3%정도로 알려져 있으며 1,000명당 14.2명의 빈도로 발생하였고 여성에서 더 높은 빈도를 보이는 것으로 조사되었다. 소아나 청소년기 만성 긴장형두통은 1.5% 이내로 알려져 있다.

국내에서 긴장형두통에 대한 역학 조사를 시행한 연구 결과를 보면 우리나라 성인에서 긴장형두통의 유병률은 남자 17.8%, 여자 14.7%로 전체적으로는 16.2%였으며, 남녀간의 성비는 1.2:1정도였다. 유병률이 가장 많은 연령대는 30-39세였다. 남자는 50-59세 사이가 24.2%로 가장 높은 유병률을 보였으며 60세 이후로 감소하는 경향을 보였다. 여자는 20-29세 사이가 20.2%로 가장 높은 유병률을 보였으며 역시 나이가 증가함에 따라 유병률도 감소하였다. 만성 긴장형두통은 전체 긴장형두통 환자의 평균 16.0%(남자 13.5%, 여자 18.2%)로 보고되었다. 발병 연령은 남녀 모두 10대에서 30대 사이에서 발생한 경우가 가장 많아 전체 환자의 78.5%(남자 72.0%, 여자 85.5%)를 차지하였으며, 남녀간에 발병 연령 차이는 관찰되지 않았다. 환자들의 평균 유병 기간은 2-5년 사이가 가장 많았으며, 10년 이하였던 경우가 84.2%(남자 87.8%, 여자 80.3%)로 대부분을 차지하였다. 월 평균 두통 발생빈도는 평균 4.6회(남자 4.0회, 여자 5.3회)였으며 남녀간 통계적 차이는 없었다. 또한 긴장형두통 환자의

75.9%에서 한 달에 한 번 이상 두통이 발생하였고, 31.0%에서는 일주일에 한 번 이상 두통이 발생하였다. 두통의 평균 지속시간은 남자가 4.4시간, 여자가 4.9시간이었다. 하루 중 두통이 발생하는 시간이 특별히 정해져 있지는 않은 경향이었으나 저녁에 가장 많이 발생하였다. 계절적으로는 겨울이 가장 많은 경향을 보였으며 긴장형두통 환자의 23.6%에서는 가족 중에 같은 종류의 두통을 앓고 있었던 것으로 조사되었다.

국내 긴장형두통 환자의 주요 증상 보고로는 양측 머리가 아픔(55.6%), 머리가 조이거나 무거운 것을 뒤집어 쓴 듯한 압박감(51.2%), 박동성 통증(45.1%)을 호소하였다. 32.1%의 환자에서는 일상적 동작이나 운동 등에 의해 두통이 악화된다고 하였다. 두통을 느끼는 부위는 머리 여러 부위가 포함되었으나 이 중 후두부 및 목덜미 부위에서 통증을 느낀다는 대답이 가장 많이 포함되었으며 두통의 강도는 경증에서 중등도의 통증 강도가 대부분이었다. 진통제의 과다사용, 6년 이상의 유병기간, 발생연령, 편두통과 동반된 긴장형두통, 미혼, 우울이나 불안의 동반, 과체중이나 비만의 경우 긴장형두통의 만성화에 영향을 미치는 인자들로 알려져 있다.

2. 분류

2013년 국제두통질환 분류 제3판 베타판(ICHD-3 beta)에서는 긴장형두통을 저빈도삽화긴장형두통(infrequent episodic tension-type headache), 고빈도삽화긴장형두통(frequent episodic tension-type headache), 만성긴장형두통(chronic tension-type headache), 개연긴장형두통(probable tension-type headache)의 4가지로 분류하였다. 저빈도삽화긴장형두통의 경우 한 달 평균 하루 미만, 고빈도삽화긴장형두통은 한 달 평균 1-14일, 만성긴장형두통의 경우 한 달 15일 이상의 두통이 나타나는 경우로 분류한다. 긴장형두통의 진단기준에 한 가지만 부합되지 않으면서 다른 두통질환으로 진단되지 않는 경우에는 개연긴장형두통으로 분류한다. 각 두통은 두개주변 압통(pericracnial tenderness)의 여부에 따라서 세분화된다(표23-9).

표 23-9. 긴장형두통의 분류(ICHD-3 beta)

2.1 저빈도삽화 긴장형두통(infrequent episodic tension-type headache)
2.1.1 두개주위 압통과 연관된 저빈도삽화 긴장형두통 (infrequent episodic tension-type headache associated with pericranial tenderness)
2.1.2 두개주위 압통과 무관한 저빈도삽화 긴장형두통 (infrequent episodic tension-type headache not associated with pericranial tenderness)
2.2 고빈도 삽화 긴장형두통(frequent episodic tension-type headache)
2.2.1 두개주위 압통과 연관된 고빈도 삽화 긴장형두통 (frequent episodic tension-type headache associated with pericranial tenderness)
2.1.2 두개주위 압통과 무관한 고빈도 삽화 긴장형두통 (frequent episodic tension-type headache not associated with pericranial tenderness)
2.3 만성 긴장형두통(chronic tension-type headache)
2.3.1 두개주위 압통과 연관된 만성 긴장형두통 (chronic tension-type headache associated with pericranial tenderness)
2.3.2 두개주위 압통과 무관한 만성 긴장형두통 (chronic tension-type headache not associated with pericranial tenderness)
2.4 개연긴장형두통통(probable tension-type headache)
2.4.1 개연저빈도삽화 긴장형두통 (probable infrequent episodic tension-type headache)
2.4.2 개연고빈도삽화 긴장형두통 (probable frequent episodic tension-type headache)
2.4.3 개연만성 긴장형두통(probable chronic tension-type headache)

3. 병태생리

긴장형두통의 병태생리를 밝히기 위한 연구는 많이 시행되었지만 이 두통의 임상양상과 진단기준이 명확하지 않아서 병태생리는 아직도 명확히 밝혀지지 않은 상태이다. 이 질환의 병태 생리를 설명하는 가설 중 말초성 요인과 중추성 요인 중에 어떤 것이 두통 발생의 원인인지 아직 명확하지는 않지만 최근 제시된 긴장형두통의 발생 기전 모델에 의하면 뇌간의 이차성 삼차신경 통각수용기의 하행성 조절의 변화와 연관된 근막통증 감수성과 두개 주위 근육의 긴장과 같은 말초성 요인의 상호작용에 의해 긴장형두통이 발생하고 진행한다고 하였다. 이를 포함한 최근까지의 결론은 말초성 통증기전은 삽화 긴장형두통과 중추성 통증기전은 만성 긴장형두통과 깊은 연관이 있다는 것이며, 두개주위 근막에서 지속적으로 통증이 유발되어 중추로 유입되는 것이 중추 민감화를 형성하게 되므로 삽화 긴장형두통이 치료 없이 지속되는 경우 만성 긴장형두통으로 전환될 수 있는 개연성을 내포하고 있다. 이러한 병태생리관련 이론은 삽화긴장형두통에서의 단순진통제 사용과 만성 긴장형두통에서의 예방치료 사용의 근거를 제시한다.

1) 말초성 요인

삽화 또는 만성 긴장형두통 환자에서 두개주위에 존재하는 근막 및 근육에 압통이 정상인에 비해 증가되어 있고 이 압통이 긴장형두통의 강도와 빈도에 연관성을 보이고 있기에 긴장형두통을 유발하는 말초성 요인으로 주목되었으나 원인을 충분히 설명하기에는 아직 부족하다. 그러나 최근 들어 고빈도 삽화 또는 만성 긴장형두통 환자에서 통증유발점이 존재하고 목과 어깨 부위로 연관통이 동반되고 있으며, 특히 만성 긴장형두통 환자에 존재하는 활성 통증유발점은 두통의 강도와 빈도에 매우 밀접한 연관을 보이고 있어 추가적인 연구가 필요한 부분이 있으나 두개주위 근막에 존재하는 통증유발점이 긴장형두통의 통증 기전에 관여한다는 것을 강하게 제시하고 있다. 교감신경계 변화에 따른 혈류 변화와 두경부 주변 통증에 대한 민감도 증가 역시 말초성 요인의 하나로 고려되어 연구되고 있다.

2) 중추성 요인

말초성 민감화를 가지고는 만성 긴장형두통 환자에서 보이는 전신성 감각과민 양상의 동반 증상을 설명할 수 없다. 따라서 중추성 요인이 관여되는 기전이 필요하며 긴장형두통에서 보이는 근막통증 민감도 증가(increased myofascial pain sensitivity)는 척수 등쪽돌기신경세포, 삼차신경핵의 민감도 증가, 통증억제 신경의 활성도 감소가 이러한 기전에 관여한다고 알려져 있다. 반복되는 통증 자극은 척수와 시상과 연결된 경로를 통해 중추성 감작(central sensitization)을 유발하게 되며 이로 인해서 활성전위가 계속해서 발생하게 되고 통증에 대한 역치가 전반적으로 감소하게 되는 것이다.

위에서 설명한 중추성 감작화는 저빈도삽화 긴장형두통 환자에서는 관찰되지 않지만 고빈도 삽화 긴장형두통 환자에서는 관찰되기에 고빈도 삽화 긴장형두통은 여건에 따라 만성 긴장형두통으로 전환될 수 있음을 알 수 있다. 긴장형두통 환자에서 중추성 민감화에 여러 신경전달 물질(calcitonin-gene-related peptide (CGRP), serotonin (5-HT)과 산화질소(nitric oxide, NO)가 관여한다는 가설이 여러 약리학적 연구에서 보고되고 있으며, 삼환계항우울제(tricyclic antidepressant)인 amitriptyline이 만성 긴장형두통 환자에서 두통과 근막 압통을 감소시키는 것이 임상적으로 이를 뒷받침한다고 할 수 있다.

3) 환경 및 정신적 요인

스트레스나 우울증이 긴장형두통과 깊은 관련이 있는 것으로 알려져 있다. 우울증에서는 중추성 통증 경로의 흥분도 자체를 증가시키는 것으로 알려져 있고 임상적으로 만성 긴장형두통에서 우울증이 흔히 동반되어 있는 경우가 많다.

4) 유전적 요인

고빈도 삽화 긴장형두통은 일란성 쌍둥이에서 이란성 쌍둥이에 비해 발병 일치율이 매우 높고 저빈도삽화 긴장형두통에서는 발병 일치율이 매우 낮다. 또한 만성 긴장형두통의 가족연구에서 유전요소는 매우 중요하다. 따라서 긴장형두통 중 저빈도삽화 긴장형두통은 일차적으로 환경요소에 의해 발생하는 반면, 고빈도삽화 긴장형두통과 만성 긴장형두통은 유전과 환경 요소 복합요인에 의해 발생한다고 알려져 있다. Russel 등의 연구에서는 만성긴장형두통 환자의 일차 직계가족에서 발병률이 2.1-3.9배 높고 남녀 성별에는 영향이 없으며 배우자에서는 발병 유병률이 높지 않은 점으로 보아 만성 긴장형두통은 유전적 요소가 매우 중요한 것으로 보인다.

4. 임상증상

두통 환자의 진단은 거의 대부분 병력청취와 이학적 검사에 의해 결정되는 경우가 많기 때문에 두통 환자를 진료할 때는 병력 청취와 이학적 검사에 가장 많은 시간과 정성을 쏟아야 한다. 병력청취에는 두통의 시작, 빈도, 지속 시간, 강도, 위치, 양상, 악화 또는 완화요인, 두통과 관련된 동반 증상이나 신경학적 소견, 가족력, 약물 복용력, 이전의 두통 병력, 외상력 등이 포함되어야 한다.

1) 발현시기 및 기간

긴장형두통의 경우 연령에 따른 호발 시기가 뚜렷하지 않고 수 시간에서 수일까지 지속되는 경우가 있다. 하루 중에 변화를 보이기도 하지만 일반적으로 지속적이고 주중에 더 자주 나타나는 경향을 보인다.

2) 두통의 특성, 강도

두통의 세기를 시각통증점수(visual analogue scale, VAS)를 사용해서 표현한다면 평가 및 치료효과 판정에 용이하다. 긴장형두통의 경우 VAS가 5를 넘지 않는 경도에서 중등도의 강도를 보이는 경우가 대부분이다.

위치로는 편측성인가 양측성 인가의 여부를 파악 하는 것이 편두통과의 감별에도 중요한데 긴장형두통은 일반적으로 양측성으로 무겁게 압박하거나 조이는 듯한 통증이 전두부, 측두부, 후두하부에서 흔히 통증을 느끼고 되고 두개주위에서 흔하게 압통 또는 의미 있는 통증유발점을 관찰할 수 있다. 또한 환자들은 두통 이외에도 불면증, 초조, 불안, 우울감, 식욕부진, 집중력 저하 등의 증상을 동반하고 있는 경우가 많다. 대부분의 긴장형두통 환자들이 직장 생활이나 학업에 있어 두통으로 인해 상당한 지장을 받는다. 두통의 진단은 최소한 4주 이상의 두통일기를 통해 평가해야 한다. 또한 신경학적 검사 및 다른 검사에서 이상이 없어야 한다. 편두통이 만성화되면 편두통의 특징적이 소견이 약화되면서 긴장형두통과 구분이 어려워질 수 있다. 진단기준을 자세히 살펴보면 편두통과 구분하는 것이 중요한데 편두통과 비교하여 일상생활에 의해 악화되지 않고, 구역이나 구통 증상 등이 없으며, 빛, 소리 공포증이 없고 편측성, 박동성 두통이 아닌 것이 비교되는 긴장형두통의 특징이라 할 수 있겠다. 국제 두통 학회에서 제시한 진단기준은 표 23-10과 같다.

표 23-10. 긴장형두통의 진단기준(ICDH-3 beta)

저빈도삽화 긴장형두통
A. 진단기준 B-D를 충족하며 한 달 평균 하루 미만(1년 12일 미만)의 빈도로 최소한 10번 이상 발생하는 두통
B. 두통은 30분에서 7일간 지속됨
C. 두통은 다음 4가지 양상 중 최소한 2가지 이상을 충족하여야 한다.
1. 양측위치
2. 압박감이나 조이는 느낌(비박동양상)
3. 경도 또는 중등도의 강도
4. 걷거나 계단 오르기 같은 일상 신체활동에 의해서 증상이 악화되지 않음
D. 다음 2가지를 모두 충족한다.
1. 구역이나 구토 증상이 없음
2. 빛이나 소리공포증 중 한 가지는 있을 수 있음
E. 다른 ICDH-3 진단으로 더 설명되지 않음
고빈도삽화 긴장형두통
A. 기준 B-D를 충족하며 두통이 3개월을 초과하여 한 달 평균 1-14일(1년에 12일 이상 180일 미만)의 빈도로 최소한 10회 이상 발생하는 두통
B-E는 저빈도삽화 긴장형두통 진단기준과 같음
만성 긴장형두통
A. 기준 B-D를 충족하며 3개월을 초과하여 한 달 평균 15일 이상 (일년에 180일 이상) 발생하는 두통
B-E는 저빈도삽화 긴장형두통 진단기준과 같음

3) 두통의 완화 요인

긴장형두통은 휴식이나 수면에 의하여 완화되며 경추부 압통점을 동반하는 경우 운동으로 완화되는 특성을 보인다. 대부분의 경우에 수면에 의하여 완화되거나 긴장형두통 자체가 수면을 방해하지는 않는다. 하지만 지속된 긴장형두통에 의해서 우울증이나 불안한 감정이 2차적으로 수반되는 경우 수면 장애를 일으킬 수 있다.

5. 감별 진단 및 동반 질환

임상에서는 긴장형두통을 다른 일차성 두통과 감별하는 것도 중요하지만 이차성 두통이거나 긴장형두통과 동반되며 이를 악화시키는 역할을 하는 동반 질환에 대한 감별이 더욱 중요할 수 있다. 저빈도삽화 긴장형두통을 갖고 있는 환자가 병원을 방문 하는 것은 고빈도삽화 또는 만성 긴장형두통으로 전환된 경우이거나 다른 질환에 의한 두통이 유발되거나 또는 악화되어 두통이 심해지는 경우이기 때문에 이를 감별해야 할 부담이 많아지는 것이 임상에서 겪는 어려움이라고 볼 수 있다. 이 경우 두통을 동반하는 다른 질환이 악화되거나 회복되면 이로 인한 두통은 악화되거나 사라지는 것을 관찰할 수 있으며, 특히 두통일기를 검토하다보면 기존 두통의 특징적인 두통 양상이 달라지는 것을 알 수 있는데 이는 다른 두통(다른 질환 또는 약물과사용 등에 의한)이 동반하게 된 상태임을 의미한다.

일차성 두통을 진단하는데 있어 다음과 같은 위험신호들(red flags)을 갖고 있는 경우에는 이차성 두통이나 다른 동반질환들을 감별하기 위해 반드시 추가적인 검사들을 시행해야 한다. 두통질환에서 위험신호로(red flags) 정리된 것은 표 23-11과 같다.

표 23-11. **두통진단의 위험신호(Red-flag signs)**

1. 전신 증상 동반(열이나 근육통, 체중감소등의 전신증상이 동반된 경우)
2. 신경학적 증상 동반(수막자극증, 의식 혼란, 혼수, 경련등)
3. 갑작스런 발생
4. 40세 이후 발생
5. 두통 양상 변경(두통이 양상이 갑자기 변화하거나 두통이 없는 시기가 갑자기 없어지는 경우)
6. 다른 질환 동반(전신질환으로 HIV나 종양등이 동반된 경우 발생한 두통)

1) 수면장애

수면장애도 두통을 유발하거나 두통을 동반하는 경우가 많은데 수면무호흡 두통은 각성 후 30분 이내에 뚜렷이 느껴지는 아침 두통이 반복되는 양상이며, 무호흡 척도가 큰 경우에 잘 나타나고 수면무호흡 증후군을 치료하면 두통이 없어지는 특징이 있다. 특히 적극적인 치료를 하지 않아 장기간 지속되는 불면은 삽화 긴장형두통을 만성 긴장형두통으로 악화시키는 독립적인 위험인자가 될 수 있다.

2) 갑상선기능저항증

갑상선기능저하증 환자도 두통으로 고생하는 경우가 많은데 이 두통은 양측성, 비박동성, 지속적인 형태를 보이고 있다. 이 경우 환자는 피곤감, 어둔함, 찬 것에 민감, 창백하고 건조한 피부, 이유 없는 체중 증가, 근육통, 강직감, 관절 강직, 부서진 손톱과 모발, 우울증 등의 증상을 동반하고 있다. 갑상선기능저하증에 의한 두통은 갑상선기능저하증을 치료하면 몇 달 안에 없어진다.

3) 심근허혈

심근허혈 시에 두통이 유발될 수 있는데 일부 환자에서는 심근허혈 시 유일한 증상으로 두통만을 가지고 있어 심근허혈에 대한 진단이 지연될 수 있다. 이때의 두통은 두개 주위 어느 부위에서든 느낄 수 있고 편측성 또는 양측성으로 나타날 수 있으며 심근허혈의 다른 증상들과 동조하는 두통이면 반드시 의심해야 한다.

4) 거대세포동맥염

거대세포동맥염은 노인에서 흔한 일차성 전신혈관염으로 주증상은 두통이다. 이 두통은 긴장형두통보다 심각한 양상이며 기존의 긴장형두통을 악화시킬 수 있다. 따라서 50세 이상에서 기존의 두통 양상이 변화되거나 새롭게 두통이 발생하는 경우에는 반드시 고려해야 한다. 대부분 측두부에서 통증을 느끼고 압통을 보이며, 동반증상으로는 턱 절뚝거림(jaw claudication), 체중 감소, 발열, 시각 증상 등이 있다. 이학적 소견으로는 측두동맥염으로 인해 주변 조직 발적, 압통, 동맥박동 감소 등의 징후가 있다. 즉각적인 진단과 치료가 요구되기에 적극적인 감별이 요구되는 질환이다.

5) 특발성두개내고혈압(가성 뇌종양)

뇌척수액 구성은 정상으로 유지되고 뇌수종, 뇌정맥폐쇄, 종괴병변(mass lesion) 등이 없으면서 두개내고혈압을 보이는 증후군이다. 전형적으로 가임기 비만여성에게서 나타난다. 모든 환자에서 두통이 발생하고 그 특징으로는 박동성의 심한 통증이 매일 나타나는 편이고 이로 인해 잠에서 깨게 되는 경우가 많다. 두통은 대개 편측성으로 안와 심부, 측두부, 후두부에서 느껴진다. 증가된 두개내압은 안신경 허혈을 일으켜 시력손실을 유발할 수 있다. 이 질환으로 확진된 환자의 68%에서 초기에 일차성두통으로 진단되었는데, 30%가 고빈도 삽화 긴장형두통으로 가장 많이 진단되었고, 20%는 전조 없는 편두통, 10%는 만성 긴장형두통, 8%는 약물과사용두통으로 진단되었다는 점에서 긴장형두통과 감별이 필요한 이유를 알 수 있다.

6) 특발성뇌척수액압저하증(Idiopathic low cerebro-spinal fluid pressure)

과거에 특발성두개내저혈압증으로 명명되었던 질환이며 앉거나 일어서면 심한 두통을 느끼고 누우면 두통이 거의 사라지는 체위성두통을 보인다. 양측성으로 비박동성의 두통이 다양한 부위에서 느껴지며, 동반증상으로는 경부 강직, 구역, 이명, 빛 공포증 등이 있을 수 있다. 자기공명 촬영이나 뇌조영술을 시행하여 확진할 수 있다.

이 질환의 진단이 중요한 이유는 증상이 감소하거나 시간이 경과하면서 체위성두통 양상이 흐려지게 되는데 이때는 임상적으로 만성두통과 혼동되기 쉬워 진단과 치료가 어렵기 때문이다.

7) 뇌종양

뇌종양에 의한 두통은 종양 자체, 종양에 의한 두개내압 증가, 발생된 뇌수두증에 의해 유발된다. 종양의 위치와 크기에 따라 두통 양상이 다양하지만 많은 경우에서 삽화 긴장형두통과 두통 양상이 매우 유사하다는 것이 중요한 점이다. 또한 종양이 발생한 경우 기존의 일차성 두통이 악화되기도 하는데 긴장형두통이 가장 많은 경우에 해당하였다.

8) 긴장형두통을 악화시키는 일차성두통

(1) 신생 매일지속두통(New daily-persistent headache)

이 두통은 일차성 만성 매일 두통의 한 형태다. 발생하여 3일 이상 지속되는 두통으로 만성 긴장형두통의 요건을 충족하는 두통인 경우에 진단할 수 있다.

(2) 지속반두통(Hemicranias continua)

경증 또는 중등도의 강도를 가진 두통이 편측성으로 지속될 때 진단할 수 있다. 치료용량의 indomethacin투여에 두통이 완전히 사라지는 특징이 있다.

9) 기타

두통은 인플루엔자 같은 바이러스성 전신 감염과 흔하게 동반될 수 있으며, 이 경우 두통은 비특이적 양상을 보이고 열과 권태감을 동반한다. 특히 두통은 패혈증 시에 잘 나타난다. 고혈압의 한 증상이 두통이라고 알려져 왔지만 최근까지의 연구 결과들을 살펴보면 고혈압은 두통과 연관이 없다는 결론을 내리고 있다.

6. 치료 및 예방

치료는 환자 증상에 따른 개별적 접근이 중요하며 치료에서는 크게 급성기에 두통을 완화시키는 약물치료 및 비약물적 치료법과 예방적 약물치료가 있다. 현재까지 긴장형두통의 궁극적인 치료 목표는 만성화로 이행되는 것을 막는데 있다. 약물치료와 함께 더불어서 알려진 유발인자들에 대한 생활교정 및 환자교육도 치료에 효과적이다(표 23-12).

표 23-12. **긴장형두통의 유발인자들**

스트레스
불안, 우울
수면부족, 수면질환
신체활동 부족, 자세불균형,
호르몬변화 및 약물과용사용

1) 급성기 약물치료

급성기 긴장형두통은 약물치료로 대부분 조절된다. 가장 좋은 약물은 비스테로이드성 소염진통제(nonsteroidal anti-inflammatory drug, NSAID)로 평가받고 있다. 현재 임상에서는 aspirin이 효과는 좋지만 위장관보다 부작용이 적은 다른 NSAID들이 선호되고 있다. 대부분 삽화 긴장형두통 환자들의 두통 강도는 경증이거나 중등도 통증이어서 aspirin, acetaminophen, NSAID로 자가 치료를 하는 경향이다.

단순진통제와 복합제를 약물 치료에서 선택할 수 있는데 두통 치료에 효과가 인정되어 이용 가능한 단순 진통제 약물들의 적정 용량은 aspirin 500-1,000 mg, ibuprofen 400

(200-800) mg, ketoprofen 25 mg, naproxen 375-550 mg, diclofenac 12.5-100 mg 경구복용법이며, acetaminophen 1,000 mg 경구복용을 추천한다.

이 중 ibuprofen 400 mg은 다른 NSAID약물보다 위장관 장애가 적은 편이어서 선호되고 있으며, 위장관 부작용이 문제되는 경우 acetaminophen 1,000 mg이 선호된다. Acetaminophen의 경우 1,000 mg 미만에서는 두통 치료에 효과적이지 않다는 연구 결과가 많다. 위장관계 문제와 유효한 효과로 acetaminophen은 1,000 mg 경구복용이 일 차 약제로 많이 사용된다.

Triptan이나 중추성 근이완제(tizanidine)는 긴장형두통에 적절한 효과가 없다는 결과가 대부분이며, 특히나 아편유사제, 진정제, 최면제와는 사용하지 말아야 한다. 상황에 따라서는 응급으로 사용할 수 있는 비경구적 요법으로는 ketorolac 60 mg 근주요법이 유효하다.

복합제로는 처방전 없이 약국에서 일반의약품으로 구입이 가능한데 NSAID나 acetaminophen과 함께 caffeine이 병합된 약물들이 대부분으로 국내에서는 acetaminophen 250-500 mg과 caffeine 50-65 mg의 병합이 주를 이룬다. 연구 결과에 의하면 복합제의 사용이 비교적 안전하고 효과적으로 두통이 조절하는 듯하나 위장관 부작용, 어지러움과 약물과용두통(medication overuse headache) 등의 부작용을 고려한다면 일차적으로 단순 진통제를 사용하고 효과가 없는 경우 2차적으로 복합제 사용을 추천한다.

결론적으로 acetaminophen, aspirin, NSAID는 긴장형두통의 급성기 치료약물로 적절하다고 할 수 있다. Caffeine을 포함한 약물의 투여는 차선으로 선택할 수 있으나 약물과사용두통 발생을 억제하기 위해 빈번한 사용을 자제해야 한다. 또한 만성 긴장형두통에서는 이 약물들이 효과가 없으며 오히려 약물 과사용 두통을 유발할 우려가 높아 한 달에 14일 이상 또는 triptan과 같이 투여할 경우는 9일 이상 사용하지 않도록 유의하여야 한다.

2) 급성기 비약물치료

비약물적 치료 방법으로는 냉, 열찜질, 마사지 요법, 침술, 경추 견인법, 스트레칭 및 요가 등의 방법이 알려져 있지만 간단한 치료 소개에 그치고 있으며 근거 중심 연구 결과는 적은 형태이다. 구체적으로 살펴보면, 현재 임상에서는 자세 교정, 마사지, 척추도수치료, 초음파 및 전기자극치료 등의 물리치료가 넓게 사용되고 있다. 최근까지의 결과들을 보면 마사지, 이완 및 운동의 병행은 어느 정도 효과가 있다고 하였으나 척추 도수 치료는 효과가 없으며 널리 사용되는 것에 비해 과학적 근거가 부족하다고 하였다. 고빈도 삽화 또는 만성 긴장형두통에 대한 침술의 예방효과를 살펴보았으나 효과에 대한 근거를 확인할 수 없었고, 신경차단술 시행에 있어서는 긴장형 두통의 악화 및 동반 요인의 치료에 있어 진단 및 급성기 치료 목적으로 통증 유발점 주사와 대소후두 신경차단술을 시행하는 것이 임상적 의미는 있지만, 만성 긴장형두통 환자에서 반복적인 후두신경차단술 시행은 효과가 없다고 보고되었다. 그러나 2010년 미국두통학회에서 임상의를 대상으로 설문한 결과를 보면 많은 임상의가 두통 환자 치료에서 말초신경차단과 통증유발점 주사를 사용하고 있는 것으로 보고되었다.

3) 예방치료

예방치료는 두통 빈도가 잦거나 약물치료 효과가 빈약한 경우에 반드시 고려해야 하며, 매우 빈번한 횟수를 보이는 삽화 긴장형두통과 만성 긴장형두통이 이에 해당한다. 또한 동반 질환을 가지고 있는 경우에도 예방치료를 고려해야 한다. 그러나 이에 대한 적절한 연구 결과가 많지는 않다.

예방효과가 입증된 약물로는 삼환계항우울제인 amitriptyline, nortriptyline을 들 수 있으며 이중 amitriptyline은 비교적 오래전부터 예방약제로의 대표로 사용되어 왔다. 위약에 비해 30% 이상의 의미 있는 효과를 보인 적정용량은 하루 50-75 mg이다. 이 외에도 하루 mirtazapine (noradrenergic and specific serotonergic antidepressant) 30 mg을 투여하는 것도 뚜렷한 예방효과가 있으며, 하루 venlafaxine (serotonin and noradrenaline re-uptake inhibitor) 150 mg을 투여하는 것도 뚜렷한 예방효과가 있다고 한다. 그러나 다른 항우울제 계열의 약물, 중추성 근이완제(tizanidine), NMDA 수용체 길항제(memantine), 보톡스(botulinum toxin) 등은 예방효과가 인정되지 못했다. 서양인에 비해 동양인이 효과용량이 보다 적은 양상을 고려하여 하루 amitrip-tyline 10 mg을 취침 전 투여방식으로 시작하고 매주 단위로 좋은 효과가 나타나는지 부작용은 어느 정도인지 관찰하면서 10 mg씩 천천히 용량을 증량하는 방식이 좋을 것이다. 일반적인 유지용량으로는 amitriptyline 30-75 mg을 서양인에서 추천하므로 한국인에서는 조금 적은 용량의 사용을 추천된다. Amitriptyline 사용 환자에게 약제 효과가 없거나 다른 약제로 변경하고 싶은 경우 nortriptyline을 사용할 수 있으며 이 경우 10-25 mg 용량으로 시작하여 50 mg로 사용하여 유효한 효과를 보인 연구 결과가 있다. Amitriptyline의 흔한 부작용으로는 입마름, 졸음, 어지럼증, 변비, 체중증가 등이 있으며, 금기로는 전립선 비대증, 녹내장, 임신, 기립성 저혈압, 심전도장애 및 심부전 등이 있다. Mirtazapine의 흔한 부작용은 졸음, 체중증가 등이며, venlafaxine의 부작용은 구역, 구토, 어지럼증, 성욕감퇴 등이다.

예방약물로는 우선 amitriptyline을 투여해보고 다음으로는 mirtazapine이나 venlafaxine을 선택할 수 있으며 6-12 개월마다 약물 투여를 중지해보는 노력을 해야 한다.

23-3. 삼차자율신경두통
(Trigeminal Autonomic Cephalalgias)

삼차자율신경두통(trigeminal autonomic cephalalgias, TACs)은 두통과 얼굴의 한쪽 삼차신경 부위의 자율신경 증상을 특징으로 하는 질환이다. 또한 이 질환은 삼차신경 부교감반사와 함께 얼굴의 교감신경 장애를 가져올 수 있다.

이 두통은 다른 두통과 비교하여 강도가 매우 심하고 오랫동안 반복되는 특징을 지니기 때문에 환자들이 여러 병원을 찾아다니고 심한 경우는 응급의료센터까지 찾아가는 경우도 종종 볼 수 있다. 특히 진단과 치료가 쉽지 않아 정확한 병력청취를 하여야 하며 두통의 양상에 대한 충분한 숙지와 함께 환자에게 적절한 처치가 이루어져야만 좋은 예후를 기대할 수 있다.

삼차자율신경두통에서 나타나는 눈물 등 부교감 자율신경 증상은 삼차자율신경반사(trigeminal autonomic reflex)로 설명할 수 있는데 삼차신경혈관기전(trigeminovascular pathway)을 통해 삼차통각들신경(trigeminal nociceptive afferent nerve)이 활성화되어 얼굴신경의 자율원심신경의 반사적 활성화가 일어나서 생긴다.

군발두통에서는 일주기성과 연주기성이 나타날 수 있는데 일주기성은 시상하부의 교차상핵(suprachiasmatic nucleus)의 조절을 받으면서 자연광에 의해 매개되고, 송과체(pineal gland)에서 분비되는 melatonin에 의한 것으로 알려져 있고 연주기성은 체내 호르몬 수치 변화와 연관이 있다. 돌발반두통과 지속반두통은 두통의 기전이 아직까지 명확하지 않다.

1. 삼차자율신경두통의 분류

국제두통분류 제3판 베타판(International Classification of Headache Disorder, 3rd edition [beta version], ICHD-3 beta)에 의하면 삼차자율신경두통은 군발두통(cluster headache), 발작반두통(paroxysmal hemicrania), 단기지속편측

표 23-13. **삼차자율신경두통의 분류(ICHD-3 beta)**

3.1 군발두통(cluster headache)
    3.1.1 삽화군발두통(episodic cluster headache)
    3.1.2 만성군발두통(chronic cluster headache)
3.2 돌발반두통(paroxysmal hemicrania)
    3.2.1 삽화돌발반두통(episodic paroxysmal hemicrania)
    3.2.2 만성돌발반두통(chronic paroxysmal hemicrania)
3.3 단기지속편측신경통형두통발작(short-lasting unilateral neuralgiform headache attacks)
    3.3.1 결막충혈과 눈물을 동반한 단기지속편측신경통형두통발작(short-lasting unilateral neuralgiform headache attacks with conjunctival injection and tearing, SUNCT)
        3.3.1.1 삽화SUNCT (episodic SUNCT)
        3.3.1.2 만성SUNCT (chronic SUNCT)
    3.3.2 두개자율신경증상을 동반한 단기지속편측신경통형두통발작(short-lasting unilateral neuralgiform headache attacks with cranial autonomic symptoms, SUNA)
        3.3.2.1 삽화SUNA (episodic SUNA)
        3.3.2.2 만성SUNA (chronic SUNA)
3.4 지속반두통(hemicrania continua)
3.5 개연삼차자율신경두통(probable trigeminal autonomic cephalalgia)
    3.5.1 개연군발두통(probable cluster headcahe)
    3.5.2 개연돌발반두통(probable paroxysmal hemicrania)
    3.4.3 개연단기지속편측신경통형두통발작(probable short-lasting unilateral neuralgiform headache attacks)
    3.5.4 개연지속반두통(probable hemicrania continua)

신경통형두통발작(short-lasting unilateral neuralgiform headache attacks), 지속반두통(hemicrania continua), 개연 삼차자율신경두통(probable trigeminal autonomic cepha-lalgia)으로 분류할 수 있다(표 23-13).

2. 군발두통(Cluster headache)

1) 군발두통의 특징

군발두통은 삼차자율신경두통 중 가장 흔한 형태이지만 긴장형두통이나 편두통보다 낮아 유병률은 약 0.1%이다. 남자가 3배 이상 많다고 알려져 있고 보통 20-40세 사이에 나타나기 시작한다.

군발두통은 심한 얼굴 한쪽의 통증을 유발하는데 안와, 안와위, 측두부에 흔하고 이들이 복합되어 나타날 수도 있다. 15-180분간 지속되는데 눈물, 콧물, 땀 등의 부교감신경증상과 동공수축과 눈꺼풀 처짐 등의 교감신경 증상 등 자율신경계 증상을 동반할 수 있고 3%에서는 자율신경증상이 나타나지 않을 수도 있다. 또한 대부분의 환자에서 통증이 유발됐을 때 인질부절 못하고 초조한 양상이나 공격적인 양상을 보이게 된다.

병원에 내원한 환자들은 특징적인 증상을 호소하는데, "한쪽 눈이 빠지는 것 같고 눈물이 나요.", "머리가 깨질 것 같고 칼로 쑤시는 것 같아요.", "이런 증상이 얼마 있다가 또 생겨서 너무 힘들고 미칠 것 같아요, 죽고 싶어요, 한 대 때리고 싶어요." 등의 증상을 이야기한다. 하지만 특징적인 증상이 있어도 임상에서 진단기준에 모두 합당한 증상을 환자가 이야기하지 않기 때문에 진단이 쉽지 않아 다른 질환을 먼저 의심하는 경우도 많이 있다. 따라서 짧은 시간 지속되는 반복적인 일측성의 심한 통증이 있는 경우는 군발두통을 의심해 보아야 하며 자세한 병력청취와 증상 관찰이 필요하다.

2) 군발두통의 진단기준

ICHD-3 beta에 의한 진단기준은 표 23-14와 같다. 두통 발작이 일어나는 기간은 군발기라고 하고 나타나지 않는 기간

을 관해기라고 한다. 군발기는 일반적으로 수주에서 수개월, 관해기는 수개월에서 수년 정도이다. 일 년 중 봄, 가을 같은 특정 계절에 군발기가 잘 발생하는 연주기성과, 하루 중 렘수면 같은 특정 시간에 두통이 잘 발생하는 일주기성이 보인다.

군발두통은 군발기와 관해기에 따라 삽화 또는 만성으로 구별하는데 대부분은 삽화군발두통이다.

(1) 삽화군발두통

두통이 수주에서 수개월(1주에서 1년까지 가능) 지속되고, 이후 최소한 한 달 이상의 관해기로 분리되는 2번 이상의 군발두통을 말한다.

(2) 만성군발두통

관해기가 없거나 있어도 1개월 미만이며, 군발기가 1년 이상 지속되는 군발두통을 말한다.

표 23-14. **군발두통의 진단기준(ICHD-3 beta)**

A. 진단기준 B-D를 충족하며, 최소한 5번 발생하는 발작
B. 편측 안와, 안와위 그리고/또는 측두부의 심한 또는 매우 심한 통증이(치료하지 않을 경우*) 15-180분간 지속됨
C. 다음 중 한 가지 또는 두 가지
  1. 두통과 동측으로 다음의 증상 또는 증후 중 최소한 한 가지:
      a) 결막충혈 그리고/또는 눈물
      b) 코막힘 그리고/또는 콧물
      c) 눈꺼풀부종
      d) 이마와 얼굴의 땀
      e) 이마와 얼굴의 홍조
      f) 귀의 충만감
      g) 동공수축 그리고/또는 눈꺼풀 처짐
  2. 안절부절 못하고 초조한 느낌
D. 군발기 중 절반이 넘는 기간 동안 이틀에 1번에서 하루 8번 사이의 발작빈도
E. 다른 ICHD-3 진단으로 더 잘 설명되지 않음

* 군발두통의 경과 중 일부에서는(그러나 절반 미만의 기간) 발작의 강도는 덜 심하거나, 지속시간이 더 짧거나 길 수 있다.

3) 군발두통과 편두통의 감별진단

군발두통은 편두통과도 감별을 할 필요가 있다. 일반적으로 군발두통은 남자에서 더 많고 거의 대부분 한쪽으로 나타나고 두통발작의 시간이 짧다. 하루에 수차례 올 수 있고

자율신경계 증상을 동반하며 안절부절 못하는 특징이 있고 발작 동안은 누워있을 수 없으며 주기성을 가지는 특징이 있다.

편두통은 여자에서 더 많으며 발작은 전구증상이 있을 수 있고 더 오래 지속된다. 구역, 구토, 눈부심의 증상이 있다 (표 23-15).

표 23-15. **군발두통과 편두통의 비교**

임상특징	군발두통	편두통
성비 (남 : 여)	3-7 : 1	25 : 75
한쪽 통증	거의 100%	68%
기간	15-180분	4-72시간
구역, 구토	+	+++
눈부심	+	+++
움직임에 의해 악화	−	+++
가족력	+	+++
전조(aura)	−	+
자율신경계증상	+++	±

5) 군발두통의 치료

(1) 환자교육과 예방

군발두통은 환자가 군발두통의 자연경과와 복용하는 약물의 사용 목적을 정확하게 알고 있어야 치료 효과를 높일 수 있다. 또한 환자에게 병에 대한 충분한 설명과 함께 두통 발작이 있을 때의 대처 요령법등을 숙지시켜야 하고, 예방적 약물치료가 중요하기 때문에 이에 대한 교육도 필요하다. 특히 심한 사람들은 죽고 싶은 충동을 느끼는 사람도 있고 이러다가 죽는 것 아니냐고 물어보는 사람들도 있어 생명과는 무관하다는 설명을 할 필요도 있다. 또한 유발 인자에 대한 교육도 시켜야 하는데 음주, 흡연, 수면 주기나 생활 리듬의 급격한 변화, 언쟁 등을 피하는 것이 중요하다.

(2) 급성 발작동안 약물치료

① 산소요법

산소마스크를 통한 산소흡입은 가장 효과적인 치료이고 많은 연구에서 산소흡입이 효과가 있다는 것이 입증되었다. 두통이 시작할 때 15-20분간 산소마스크를 이용해 100% 산소를 7-10 L/분 속도로 투여하게 되면 약 60-70% 환자가 산소요법에 효과적으로 반응하고 15분 안에 두통이 감소하게 된다. 산소는 뇌혈관을 수축하고 삼차신경핵 경로를 통한 부교감신경 억제로 인한 기전으로 효과가 있는 것으로 알려져 있다.

② 트립탄(triptan)

Triptan은 군발두통 발작에서 우선적으로 고려하는 약물 치료법이다. Sumatriptan과 zolmitriptan을 피하주사나 비강 내분무 요법으로 사용하는 것이 효과가 좋으나 국내에서는 아직까지 도입되지 않아 사용이 어렵다.

Sumatriptan의 경우 6 mg, 12 mg을 피하주사하여 70-80%, 20 mg 비강투여 시에는 60%의 증상 호전을 보였고, zolmi-triptan의 경우는 5 mg, 10 mg 비강투여를 하여 40-60% 증상 호전을 보였다. 국내에서는 경구투여 약제를 사용하기 때문에 작용시간이 오래 걸리는 단점이 있다.

Triptan은 혈관수축 효과가 있어 허혈성 심질환, 조절되지 않는 고혈압, 뇌졸중 환자는 금기이다.

③ 리도카인(lidocaine)

4%, 10% 리도카인을 비강분무하면 50-100% 환자에서 두통이 호전된다는 보고들이 있으나 작용 시간이 30분 이상 소요되는 단점이 있고 효과에서도 한계가 있는 것으로 알려져 있다.

④ 소마토스타틴(somatostatin) 계열

소마토스타틴이나 그 유사체인 octreotide가 시상하부 활성 억제 기전으로 군발두통에 효과가 있다고 알려져 있으나 충분한 연구는 부족하다.

⑤ 에르고타민(ergotamine) 계열

에르고타민 계열 약제는 군발두통의 치료제로 사용되었지만 효과에 대해서는 논란의 여지가 있다.

(3) 예방적 약물요법

① 스테로이드(steroid)

단기간 스테로이드를 사용하는 것은 군발두통의 발생빈도와 강도를 줄이는 효과적인 방법 중 하나이다. 스테로이드의 효과는 1-2일 안에 나타나고 경구와 정맥 투여 모두 가능하다. 프레드니손은 하루 60-80 mg을 시작용량으로 2-3일 정도 유지하다가 2-3일 마다 10 mg 씩 감량한다. 덱사메타손은 4 mg을 하루에 두 번 2주간 유지하고, 그 다음 1주 간격으로 4 mg 씩 감량한다.

② Verapamil

삽화군발두통과 만성군발두통 모두에서 효과적인 예방약제이다. 따라서 군발기간이 1-2개월 이상이면 가장 우선적으로 verapamil을 고려한다. 80-120 mg 하루 세 번 복용하여 80%에서 효과가 있었다. 일반적으로 하루 200-480 mg을 사용하지만 하루 최대 960 mg까지 사용할 수 있다. 부작용으로는 저혈압, 변비, 말초부종 등이 있다. 또한 사용 전 심전도 검사를 하여 다른 부정맥 등의 문제가 있는지를 확인해야 한다.

③ 리튬(lithium)

리튬도 효과적인 예방 효과를 보이지만 verapamil 보다는 효능이 떨어지고 부작용도 많다. 300 mg을 시작용량으로 600-1,200 mg 정도로 유지한다. 치료용량의 범위가 좁아서 양극성 장애 환자의 치료혈중농도 보다 낮은 0.4-0.8 mEq/L 정도로 유지하는 것이 좋다. 치료 전 신장과 갑상선기능 검사를 실시하고 주기적으로 추적검사를 실시하는 것이 좋다. 부작용은 독성을 나타내는 수준까지 혈중 농도가 올라가면 떨림, 졸음증, 어둔한 말, 착란, 혼수, 안진, 보행실조, 추체외로 징후, 경련이 발생할 수 있다. 또한 혈액 검사에서 다형핵백혈구 증가(polymorphonuclear leukocytosis)가 흔한 반응인데 감염으로 오인되기 쉽다.

④ Topiramate, valproate

Topiramate와 valproate 같은 항경련제도 군발두통의 예방에 효과적이라는 보고도 있는데 topiramate는 하루 50-200 mg, valproate는 하루 600-1,200 mg을 복용한다.

⑤ 기타 약제

Melatonin, warfarin, ergotamine 등이 효과가 있다는 보고도 있다.

(4) 신경차단

스테로이드를 포함하여 큰뒤통수신경차단을 시행하면 단기 예방치료에 효과적이다. 5-73일간 두통이 완화되었다는 보고도 있다.

(5) 수술요법

수술은 약물치료에 전혀 반응하지 않거나 항상 같은 쪽에만 생기는 두통에서 고려할 수 있다.

삼차신경절(trigeminal ganglion)이나 삼차수조(trigeminal cistern)에 국소마취제나 glycerol 또는 alcohol 주입, 삼차신경이나 Gasserian 신경절의 고주파신경뿌리절제술(radiofrequency rhizotomy)이나 감마나이프(gamma knife), 나비입천장신경절(sphenopalatine ganglion)이나 큰표면바위신경(greater superficial petrosal nerve) 절제술 그리고 미세혈관감압술(microvascular decompression) 등의 수술적 방법이 있다.

또한 최근에는 심부뇌자극술(deep brain stimulation)을 실시하여 효과적이었다는 보고도 있다.

3. 돌발반두통

1) 돌발반두통의 특징

돌발반두통은 드문 질환으로 군발두통의 통증과 임상증상이 비슷하지만 반드시 한쪽에 발생하고 시간이 더 짧게 지속되고 더 자주 일어나며 남녀비가 비슷하고 자율신경계 증상을 보이며 인도메타신(indomethacin)에 잘 반응하는 특징을 가진다. 가끔 인도메타신에 대한 반응이 불완전할 수 있는데 용량 부족 때문이다.

유병율은 5만 명당 1명으로 보고되었고 주로 20-30대에 발병하며 가족력은 흔하지 않지만 편두통이나 삼차신경통과 함께 나타날 수 있다.

2) 돌발반두통의 진단기준

ICHD-3 beta에 의한 진단기준은 표 23-16과 같다. 다른 두통과 마찬가지로 병력청취가 중요하고 임상증상을 잘 파악해야 한다. 삽화돌발반두통은 7일에서 1년까지(치료받지 않았을 때) 지속되는 두통발작이 1달 이상 관해기로 분리되어 최소 2번 이상 발생한 돌발반두통이다. 만성돌발반두통은 관해기가 없거나 1달 미만인 두통발작이 최소한 1년 동안 지속되는 돌발반두통이다.

표 23-16. 돌발반두통의 진단기준(ICHD-3 beta)

A. 적어도 20번 이상의 발작을 하면서 진단기준 B-E를 충족
B. 편측 안와, 안와위 그리고/또는 측두부의 심한 통증이 2-30분간 지속
C. 두통과 동측으로, 다음의 증상 또는 증후 중 최소한 한가지 동반
   1. 결막충혈 그리고/또는 눈물
   2. 코막힘 그리고/또는 콧물
   3. 눈꺼풀부종
   4. 이마와 얼굴의 땀
   5. 이마와 얼굴의 홍조
   6. 귀의 충만감
   7. 동공축소 그리고/또는 눈꺼풀처짐
D. 절반이 넘는 기간 동안 하루 5회를 초과하는 발작빈도
E. 치료 용량의 인도메타신*으로 완전히 예방되는 발작
F. 다른 ICHD-3 진단으로 더 잘 설명되지 않음

* 성인의 경우, 경구 인도메타신은 적어도 하루 150 mg으로 시작하여 필요하면 하루 225 mg 까지 증량해야 한다. 주사제 용량은 100-200 mg이다. 유지용량은 그보다 적을 수 있다.

3) 돌발반두통의 치료

돌발반두통은 인도메타신에 아주 반응을 잘하며 하루 150 mg을 분할 투여하면 24-48시간 안에 대부분 호전되고 유지용량은 75-225 mg까지 사용한다. 환자가 약물을 복용하는 것을 잊었거나, 미루었을 때는 두통이 재발할 수 있다. 환자가 두통의 재발이 없고 증상이 호전되었을 때는 중단을 고려하게 되는데, 3개월 정도마다 용량을 서서히 줄이면서 관찰한 후에 중단하는 것이 좋다.

만일 인도메타신에 반응하지 않으면 다른 이차 질환을 고려해야 하지만 일부 환자에서 부작용으로 인해 인도메타신을 투여할 수 없어 cyclooxygenase-2 (COX-2) 억제제인 celecoxib를 투여해서 효과적이었다는 보고도 있다.

장시간 인도메타신을 사용하게 되면 위장관계 부작용이 흔하게 발생기 때문에 위점막보호제 등을 같이 투여하는 것이 좋다.

4. 단기지속편측신경통형두통발작(Short-lasting unilateral neuralgiform headache attacks)

1) 특징과 종류

단기지속편측신경통형두통발작은 수초에서 수분 짧은 시간 두통이 하루 수십 번씩 발생하는 자율신경 증상을 보이는 질환이다. 자율신경 증상에 따라 결막충혈과 눈물을 동반한 단기지속편측신경통형두통발작(Short-lasting unilateral neuralgiform headache attacks with conjunctival injection and tearing, SUNCT)과 두개자율신경증상을 동반한 단기지속편측신경통형두통발작(Short-lasting unilateral neuralgiform headache attacks with autonomic symptom, SUNA)으로 구분된다.

두통발작은 전형적으로 삼차신경분포 유발지역의 접촉에 의하여 거의 즉각적으로 유발되는 것으로 알려져 있는데 세수, 면도, 양치질 그리고 식사 등이 흔한 유발인자이다. 따라서 삼차신경통과 구별이 힘든 경우가 있는데 자율신경 증상이 심하고 두통발작 기간의 차이가 있으며 카바마제핀(carbamazepine)에 반응이 없는 점, 유발인자에 대한 불응기가 없는 점 등으로 구별할 수 있다.

2) 단기지속편측신경통형두통발작의 진단기준

ICHD-3 beta에 의한 진단기준은 표 23-17와 같다. 다른 삼차자율신경두통처럼 자세한 병력청취를 통한 진단이 필요하다. SUNCT는 결막충혈과 눈물을 모두 동반하는 아형이고 대부분이 이 형태이다. 삼차신경통과 SUNCT가 함께 있는 경우도 있을 수 있으며 SUNCT 역시 신경학적 검사와 MRI를 촬영해서 후방오목(posterior fossa)과 뇌하수체 병변에 의한 이차적 원인을 감별해야 한다. 한 달 이상의 관해기로 분리되는데 7일에서 1년까지 지속되는 두 번 이상의 SUNCT를 삽화SUNCT로, 관해기가 없거나 1개월 미만이고 1년 이상 지속되는 SUNCT를 만성SUNCT라고 한다.

SUNA는 결막충혈과 눈물 중 하나만 있거나 둘 다 없는 아형이다. ICHD-2에서는 부록으로 소개된 질환이었으나 ICHD-3 beta부터 정식 진단으로 분류되었다. SUNCT와 같은 기준으로 삽화SUNA와 만성SUNA로 분류한다.

3) 단기지속편측신경통형두통발작의 치료

SUNCT와 SUNA는 인도메타신에 반응하지 않고 많은 다른 치료제에도 잘 반응하지 않아 예방적 치료가 중요하다. 하지만 lamotrigine, topiramate, gabapentin이 효과가 있다는 보고가 있다. 하지만 일차 두통에 사용되는 대부분의 다른 약제들

은 효과가 없는 것으로 알려져 있다. 큰뒤통수신경차단과 후시상하부를 자극하는 뇌심부자극술도 보고되었다.

표 23-17. 단기지속편측신경통형두통발작의 진단기준(ICHD-3 beta)

A. 진단기준 B-D를 만족하는 최소한 20번의 발작
B. 편측 안와, 안와위, 측두부 그리고/또는 다른 삼차신경부위에 단일, 연속적 또는 톱니양 형태의 찌름통증이 중등도 또는 심도의 강도로 1-600초간 지속됨
C. 두통과 동측으로 다음의 두개자율신경증상 또는 징후 중 최소한 한 가지:
  1. 결막충혈 그리고/또는 눈물
  2. 코막힘 그리고/또는 콧물
  3. 눈꺼풀부종
  4. 이마와 얼굴의 땀
  5. 이마와 얼굴의 홍조
  6. 귀의 충만감
  7. 동공축소 그리고/또는 눈꺼풀처짐
D. 절반이 넘는 기간 동안 최소한 하루 한 번의 발작빈도
E. 다른 ICHD-3 진단으로 더 잘 설명되지 않음

5. 지속반두통(Hemicrania continua)

1) 지속반두통의 특징과 진단

지속반두통은 한쪽으로만 발생하는 통증이 발작적이 아니라 지속적으로 나타나는 자율신경계 증상을 동반하는 두통이다. 돌발반두통과 같이 인도메타신에 잘 반응하고 편두통처럼 빛공포증과 소리공포증도 동반될 수 있다.

지속반두통의 ICHD-3 beta에 의한 진단기준은 표 23-18과 같다.

표 23-18. 지속반두통의 진단기준(ICHD-3 beta)

A. 진단기준 B-D를 만족하는 편측두통
B. 3개월을 초과한 기간 동안 지속되며 중등도 또는 그 이상의 강도로 악화
C. 다음 중 한 가지 또는 두 가지 모두:
  1. 두통과 동측으로, 다음의 증상 또는 증후 중 최소한 한 가지:
    a) 결막충혈 그리고/또는 눈물
    b) 코막힘 그리고/또는 콧물
    c) 눈꺼풀부종
    d) 이마와 얼굴의 땀
    e) 이마와 얼굴의 홍조
    f) 귀의 충만감
    g) 동공수축 그리고/또는 눈꺼풀처짐
  2. 안절부절 못하고 초조한 느낌 또는 움직임에 의해 통증이 악화됨
D. 치료 용량의 인도메타신*에 절대적으로 반응함
E. 다른 ICHD-3 진단으로 더 잘 설명되지 않음

* 성인의 경우, 경구 인도메타신은 적어도 하루에 150 mg으로 시작하여 필요하면 하루 225 mg까지 증량해야 한다. 주사제 용량은 100-200 mg이다. 유지용량은 그보다 적을 수도 있다.

2) 지속반두통의 치료

지속반두통은 인도메타신이 효과적인 치료제이다. 하루 150 mg으로 시작해서 225 mg까지 증량할 수 있다.

6. 개연삼차자율신경두통(Probable trigeminal autonomic cephalalgia)

삼차자율신경두통으로 생각되지만 다른 아형의 진단기준에 모두 맞지 않고 다른 두통질환의 진단기준에도 맞지 않는 두통을 말한다. 개연군발두통, 개연돌발반두통, 개연단기지속편측신경통형두통, 개연지속반두통의 종류가 있다.

개연삼차자율신경두통의 ICHD-3 beta에 의한 진단기준은 표 23-19와 같다.

표 23-19. 개연삼차자율신경두통발작의 진단기준(ICHD-3 beta)

A. 군발두통의 진단기준 A-D, 돌발반두통의 진단기준 A-E, 단기지속편측신경통형두통의 진단기준 A-D, 지속반두통의 진단기준 A-D 중 한 가지를 제외한 모두를 충족하는 두통발작
B. 다른 ICHD-3 두통질환의 진단기준을 충족하지 않음
C. 다른 ICHD-3 진단으로 더 잘 설명되지 않음

7. 삼차자율신경두통의 비교

앞에서 설명되었던 삼차자율신경두통은 자율신경계 증상은 서로 비슷하지만 발생 시간에서 차이가 있고 치료에서도 차이가 있다. 이 들 두통들에 대한 비교는 표 23-20과 같다.

표 23-20. 삼차자율신경두통의 감별진단™

	군발두통	돌발반두통	SUNCT/SUNA	지속반두통
성비(남 : 여)	3-7 : 1	1 : 1	2 : 1	1 : 2
지속시간	15-180분	2-30분	1-600초	지속적
발작빈도	1-8회/일	5-40회/일	1-200회/일	>3개월
자율신경계증상	있음	있음	있음	있음
주기성	일주기성/연주기성	없음	일주기성	없음
유발요인	음주	없음	피부접촉	없음
인도메타신 반응	없음	있음	있음	없음

23-4. 기타 원발두통(Other Primary Headache Disorders)

기타 원발두통은 국제두통분류 제3판 베타판(International Classification of Headache Disorder, 3rd edition [beta version], ICHD-3 beta)에서는 외압력두통과 원형두통이 추가되어 ICHD-2에서 8개의 분류가 있었으나 총 10개로 분류되었다. 기타 원발두통은 이차두통과 비슷한 경우가 많아 이에 대한 감별진단이 중요하다. 기타 원발두통의 ICHD-3 beta에 의한 분류는 표 23-21과 같다.

1. 원발기침두통

1) 원발기침두통의 특징

원발기침두통은 두개내 질환(intracranial disorder)이 없으면서 기침이나 발살바수기(valsalva maneuver)에 의해 일어나는데 지속적인 육체적 운동 후에 일어나지는 않는다. 원발기침두통은 모든 두통 환자의 1% 이하에서 발생하는 흔한 질환은 아니다. 원발기침두통은 기침 후 1초에서 30분간, 일부 환자는 2시간 동안 지속되기도 한다. 보통 40세 이후에 머리 양쪽으로 발생하고 기침의 빈도와 두통의 강도는 의미 있는 상관관계가 있다. 현기증, 구역, 수면장애가 환자의 2/3에서 보고되었다.

2) 원발기침두통의 진단기준

ICHD-3 beta에 의한 진단기준은 표 23-22, 23-23과 같다.

표 23-21. **기타 원발두통의 분류(ICHD-3 beta)**

4.1 원발기침두통(primary cough headache)
    4.1.1 개연원발기침두통(probable primary cough headache)
4.2 원발운동두통(primary exercise headache)
    4.2.1 개연원발운동두통(probable primary exercise headache)
4.3 성행위와 연관된 원발두통(primary headache associated with sexual activity)
    4.3.1 개연성행위와 연관된 원발두통(probable primary headache associated with sexual activity)
4.4 원발벼락두통(primary thunderclap headache)
4.5 저온자극두통(cold-stimulus headache)
    4.5.1 저온자극의 외부 처치로 인한 두통(headache attributed to external application of a cold stimulus)
    4.5.2 저온자극의 섭취나 흡인으로 인한 두통(headache attributed to ingestion or inhalation of a cold stimulus)
    4.5.3 개연저온자극두통(probable cold-stimulus headache)
        4.5.3.1 개연저온자극의 외부 처치로 인한 두통(headache probably attributed to external application of a cold stimulus)
        4.5.3.2 개연저온자극의 섭취나 흡인으로 인한 두통(headache probably attributed to ingestion or inhalation of a cold stimulus)
4.6 외압력두통(external-pressure headache)
    4.6.1 외압박두통(external-compression headache)
    4.6.2 외당김두통(external-traction headache)
    4.6.3 개연외압력두통(probable external-pressure headache)
        4.6.3.1 개연외압박두통(external-compression headache)
        4.6.3.2 개연외당김두통(external-traction headache)
4.7 원발찌름두통(primary stabbing headache)
    4.7.1 개연원발찌름두통(probable primary stabbing headache)
4.8 원형두통(nummular headache)
    4.8.1 개연원형두통(probable nummular headache)
4.9 수면두통(hypnic headache)
    4.9.1 개연수면두통(probable hypnic headache)
4.10 신생매일지속두통(new daily persistent headache, NDPH)
    4.10.1 개연신생매일지속두통(probable new daily persistent headache)

표 23-22. **원발기침두통의 진단기준(ICHD-3 beta)**

A. 진단기준 B-D를 만족하는 두통이 최소한 2번
B. 기침, 힘주기 그리고/또는 다른 발살바수기와 연관되어서만 발생하고 이에 의해 유발됨
C. 갑자기 발생
D. 1초에서 2시간 지속
E. 다른 ICHD-3 진단으로 더 잘 설명되지 않음

표 23-23. **개연원발기침두통의 진단기준(ICHD-3 beta)**

A. 다음 중 하나
  1. 진단기준 B-D를 만족하는 두통이 1번
  2. 진단기준 B를 만족하고 C와 D 중 하나를 만족하는 두통이 최소한 2번
B. 기침, 힘주기 그리고/또는 다른 발살바수기와 연관되어서만 발생하고 이에 의해 유발됨
C. 갑자기 발생
D. 1초에서 2시간 지속
E. 다른 ICHD-3 두통질환의 진단기준을 충족하지 않음
F. 다른 ICHD-3 진단으로 더 잘 설명되지 않음

3) 원발기침두통의 감별진단

원발기침두통은 기침으로 인해 발생하는 두통에서 이차두통과 반드시 감별해야 한다. 따라서 신경영상검사를 반드시 시행하여 이차두통으로 발생할 수 있는 구조적 이상이 있는지 확인하는 것이 중요하다. 이차두통의 원인으로는 제1 형 Arnold-Chiari 기형, 후두개와종양, 뇌동맥류, 뇌척수액이상, 경동맥폐색 등이 있는데 두개내에서 발생할 수 있는 여러 질환을 감별해야 한다. 또한 만성기침을 유발할 수 있는 폐질환과의 감별도 필요하다.

4) 원발기침두통의 치료

원발기침두통의 치료에 가장 효과적인 약제는 인도메타신(indomethacin)이다. 보통 50-200 mg/day를 사용하는데 인도메타신은 뇌압을 낮추는 효과도 있다. 장기간 인도메타신을 사용하는 경우 위장장애가 발생할 수 있어 위장보호제를 사용하는 것이 좋다. 다른 치료 약제로는 acetazolamide, propranolol, methysergide, naproxen 등이 있다.

2. 원발운동두통

1) 원발운동두통의 특징

원발운동두통은 편두통의 아형으로 간주되며 운동과 같은 육체적 활동 중이나 이후에 일어나는 박동성 두통으로 빈도가 드문 질환이다. 보통 5분에서 48시간 지속된다. 이차적인 원인으로 인한 두통이 있을 수 있어 이에 대한 검사와 문진이 필요하다.

2) 원발운동두통의 진단기준

ICHD-3 beta에 의한 진단기준은 표 23-24, 23-25와 같다.

표 23-24. **원발운동두통의 진단기준(ICHD-3 beta)**

A. 진단기준 B와 C를 만족하는 두통이 최소한 2번
B. 격렬한 신체운동에 의하여 유발되고 격렬한 신체운동 중 또는 후에만 발생
C. 48시간 미만 지속
D. 다른 ICHD-3 진단으로 더 잘 설명되지 않음

표 23-25. **개연원발운동두통의 진단기준(ICHD-3 beta)**

A. 다음 중 하나
  1. 진단기준 B-D를 만족하는 두통이 1번
  2. 진단기준 B를 만족하고 C를 만족하지 않는 두통이 최소한 2번
B. 격렬한 신체운동에 의하여 유발되고 격렬한 신체운동 중 또는 후에만 발생
C. 48시간 미만 지속
D. 다른 ICHD-3 두통질환의 진단기준을 충족하지 않음
E. 다른 ICHD-3 진단으로 더 잘 설명되지 않음

3) 원발운동두통의 감별진단

운동으로 인해 두통이 처음 발생하였다면 거미막하출혈이나 동맥박리를 감별해야 한다. 따라서 반드시 신경영상검사를 시행하여 응급질환인지 검사를 할 필요가 있다. 또한 심혈관질환이 있는 환자에서 운동유발 두통이 생기면 관상동맥질환에 대한 검사를 하여야 한다.

4) 원발운동두통의치료

원발운동두통은 운동 전에 예방적으로 약물을 복용하는 것이 좋다. 대부분의 경우에 인도메타신에 잘 반응하고 일부 환

자에서 에르고타민(ergotamine)에 효과가 있었다는 보고가 있다. 인도메타신은 보통 25-150 mg/day이 치료용량인데 운동 30-60분 전에 복용하도록 교육을 하는 것이 좋다. 다른 치료제로는 propranolol, naproxen, phenelzine 등이 있다.

3. 성행위와 연관된 원발두통

1) 성행위와 연관된 원발두통의 특징

성행위와 연관된 원발두통은 두개내 질환 없이 성행위에 의해 발생하는 두통으로 대부분 양측성으로 시작하는데 성적흥분이 커지면서 두통이 증가한 후 극치감에 이르렀을 때 통증이 강하게 심해진다. 경우에 따라서는 성행위 중 처음에는 나타나지 않다가 극치감에 이르렀을 때 갑자기 심한 통증이 나타나는 경우도 있다.

2) 성행위와 연관된 원발두통의 진단기준

ICHD-3 beta에 의한 진단기준은 표 23-26, 23-27과 같다.

표 23-26. **성행위와 연관된 원발두통의 진단기준(ICHD-3 beta)**

A. 진단기준 B-D를 만족하는 두통이 최소한 2번
B. 성행위에 의하여 유발되고 성행위 중에만 발생
C. 다음 중 한 가지 이상
  1. 성적흥분이 증가할수록 강도가 증가
  2. 극치감과 동시 또는 직전의 갑자기 터질 듯한 강도
D. 심한 두통은 1분에서 24시간 지속 그리고/또는 최대 72시간까지 경도의 두통 지속
E. 다른 ICHD-3 진단으로 더 잘 설명되지 않음

표 23-27. **개연성행위와 연관된 원발두통의 진단기준(ICHD-3 beta)**

A. 다음 중 하나
  1. 진단기준 B-D를 만족하는 두통이 1번
  2. 진단기준 B를 만족하고 C와 D 중 하나를 만족하는 두통이 최소한 2번
B. 성행위에 의하여 유발되고 성행위 중에만 발생
C. 다음 중 한 가지 이상
  1. 성적흥분이 증가할수록 강도가 증가
  2. 극치감과 동시 또는 직전의 갑자기 터질듯한 강도
D. 심한 두통은 1분에서 24시간 지속 그리고/또는 최대 72시간까지 경도의 두통 지속
E. 다른 ICHD-3 두통질환의 진단기준을 충족하지 않음
F. 다른 ICHD-3 진단으로 더 잘 설명되지 않음

3) 감별진단

성행위 중 극치감에서 두통이 처음 발생하게 되면 거미막하출혈이나 동맥박리 등을 감별할 필요가 있다. 뇌출혈이나 두개내 구조적 이상을 감별하기 위해 신경영상검사를 하는 것이 필요하다. 특히 환자들이 성행위 중에 두통이 일어났다고 정확히 이야기를 하지 않는 경우가 많기 때문에 문진을 할 때 두통 발생 시간, 수면 등과 연관하여 성행위가 관련이 있는지 질문을 하여야 한다. 거미막하출혈 환자의 4-12%에서 동맥류 파열이 성교가 유발인자라는 보고도 있어 이에 대한 감별이 중요하다.

4) 치료

성행위와 연관된 원발두통은 혈관질환이 배제된다면 급성기 때는 트립탄(triptan)을 사용하는데 절반 정도의 환자에서 효과가 있었다는 보고가 있다. Sumatriptan 비강내 투여 20 mg이나 zolmitriptan 비강내 투여 5 mg을 사용할 수 있다. 예방적 치료로는 주로 인도메타신을 사용하는데 propranolol, 베타차단제, triptan도 사용할 수 있다. 인도메타신은 25-225 mg/day을 사용한다.

4. 원발벼락두통

1) 원발벼락두통의 특징

원발벼락두통은 심한 두통이 갑자기 나타나며 1분 안에 두통이 최고조에 도달하는 두통을 말한다. 이 두통은 뇌내 이상소견 없이 갑자기 나타나는 두통이기 때문에 반드시 뇌내 이상을 감별하기 위한 검사를 자세히 시행해서 이상이 없는 경우에 진단할 수 있다.

2) 원발벼락두통의 진단기준

ICHD-3 beta에 의한 진단기준은 표 23-28과 같다.

표 23-28. **원발벼락두통의 진단기준(ICHD-3 beta)**

A. 진단기준 B와 C를 만족하는 심한 두통
B. 갑자기 발생하며 1분 미만에 최대 강도에 도달함
C. 5분 이상 지속됨
D. 다른 ICHD-3 진단으로 더 잘 설명되지 않음

3) 원발벼락두통의 감별진단

원발벼락두통은 뇌내 다른 이상을 반드시 감별을 해야 진단할 수 있다. 감별진단해야 할 질환들로는 거미막하출혈, 비파열성 두개내동맥류, 전초두통, 경동맥박리, 가역적 뇌혈관수축증후군, 뇌정맥동혈전증, 뇌졸중, 경사대 뒤 혈종, 자발두개내압저하, 뇌하수체졸중, 제3뇌실 콜로이드낭, 급성 고혈압성위기, 가역적 후두부 백질뇌병증증후군, 뇌내 감염 등이 있다.

4) 원발벼락두통의 치료

원발벼락두통의 치료나 예후 등은 아직까지 구체적으로 알려진 것이 없다. 일단 정확한 검사를 통해 다른 질환들이 배제된다면 증상에 따른 치료를 하게 된다.

5. 저온자극두통

1) 저온자극두통의 특징

저온자극두통은 차가운 환경에 머리가 노출되었을 때 발생하는 두통으로, 얼음이나 아이스크림처럼 차가운 음식이 갑자기 들어갈 때도 구개와 후인두벽을 지나가면서 발생할 수 있다. 또한 찬물에 들어갈 때나 아주 추운 날씨에 노출될 때도 발생할 수 있다. 차가운 자극에 노출 후 통증이 수초 안에 시작해서 20-60초간 지속되고 더 오래 지속되는 경우도 있다.

2) 저온자극두통의 진단기준

저온자극두통은 매우 낮은 온도에 머리를 보호하지 않고 노출 후 발생하는 저온자극의 외부 처치로 인한 두통과 민감한 사람에서 차가운 물질이 구개나 후인두벽을 지날 때 발생하는 전두부나 측두부의 두통인 저온자극의 섭취나 흡인으로 인한 두통이 있다.

ICHD-3 beta에 의한 진단기준은 표 23-29, 23-30과 같다.

표 23-29. **저온자극의 외부 처치로 인한 두통의 진단기준(ICHD-3 beta)**

A. 진단기준 B와 C를 만족하는 급성두통이 최소한 2번
B. 머리에 대한 외부 저온자극의 처치에 의하여 유발되고 도중에만 발생하는 두통
C. 저온자극을 제거하면 30분 이내에 호전됨
D. 다른 ICHD-3 진단으로 더 잘 설명되지 않음

표 26-30. **저온자극의 섭취나 흡인으로 인한 두통의 진단기준(ICHD-3 beta)**

A. 진단기준 B와 C를 만족하는 전두부 또는 측두부의 급성 두통이 최소한 2번
B. 찬 음식이나 음료를 먹거나 찬 공기를 흡입하여 구개 그리고/또는 후인두벽의 저온자극에 의하여 유발되고 직후에 발생
C. 저온자극을 제거 후 10분 이내에 호전됨
D. 다른 ICHD-3 진단으로 더 잘 설명되지 않음

3) 저온자극두통의 치료

저온자극두통의 특별한 치료는 필요하지 않고 지속시간이 짧아 자연적으로 호전된다. 차가운 환경에 노출되지 않도록 주의하는 것이 필요하다.

6. 외압력두통

1) 외압력두통의 특징

외압력두통은 두개 밖 조직의 지속적인 압박이나 당김으로 발생하는 두통이다. 외압박두통의 기전은 정확히 알려진 것이 없으나 삼차신경이나 후두신경의 압박으로 발생할 수 있다고 한다. 머리를 꽉 끼는 모자, 헬멧, 머리띠, 고글 등의 지속적인 착용 후 발생한다.

2) 외압력두통의 진단기준

외압력두통은 외압박두통과 외당김두통으로 나눌 수

있고 ICHD-3 beta에 의한 진단기준은 표 23-31, 23-32와 같다.

표 23-31. 외압박두통의 진단기준(ICHD-3 beta)

A. 진단기준 B–D를 만족하는 두통이 최소한 2번
B. 이마나 두피의 지속적인 외부 압박에 의하여 발생하고 외부 압박 중 한 시간 안에 발생
C. 외부 압박 부위에서 최대
D. 외부 압박을 제거한 후 한 시간 안에 호전
E. 다른 ICHD-3 진단으로 더 잘 설명되지 않음

표 23-32. 외당김두통의 진단기준(ICHD-3 beta)

A. 진단기준 B–D를 만족하는 두통이 최소한 2번
B. 두피의 지속적인 외부 당김에 의하여 발생하고 외부 당김 중 발생
C. 외부 당김 부위에서 최대
D. 외부 압박을 제거한 후 한 시간 안에 호전
E. 다른 ICHD-3 진단으로 더 잘 설명되지 않음

---

3) 외압력두통의 치료

외압력두통의 특별한 약물치료는 필요 없고 머리에 착용한 것을 벗어야 하며 예후도 좋다. 예방적으로 머리에 꽉 조이는 모자 등을 착용하지 않으면 되지만 착용해야 할 경우는 사이즈를 약간 여유 있게 하는 것이 좋다.

7. 원발찌름두통

1) 원발찌름두통의 특징

원발찌름두통은 날카로운 찌르는 두통이 일시적으로 나타나는 두통이다. 통증은 삼차신경 부위에 흔하게 나타나고 한 번 나타날 수도 있지만 반복적으로 나타날 수도 있다. 또한 자율신경계 증상은 나타나지 않는다.

2) 원발찌름두통의 진단기준

원발찌름두통과 개연원발찌름두통의 ICHD-3 beta에 의한 진단기준은 표 23-33, 23-34와 같다.

표 23-33. 원발찌름두통의 진단기준(ICHD-3 beta)

A. 진단기준 B–D를 만족하는 자발적으로 발생하는 단발 또는 연속되는 찌름두통
B. 각각의 찌름은 수초까지 지속
C. 찌름은 하루에 1회 이상 불규칙적인 빈도로 재발
D. 두개자율신경증상을 동반하지 않음
E. 다른 ICHD-3 진단으로 더 잘 설명되지 않음

표 23-34. 개연원발찌름두통의 진단기준(ICHD-3 beta)

A. 진단기준 B–D 중 2개를 만족하는 자발적으로 발생하는 단발 또는 연속되는 찌름두통
B. 각각의 찌름은 수초까지 지속
C. 찌름은 하루에 1회 이상 불규칙적인 빈도로 재발
D. 두개자율신경증상을 동반하지 않음
E. 다른 ICHD-3 두통질환의 진단기준을 충족하지 않음
F. 다른 ICHD-3 진단으로 더 잘 설명되지 않음

---

3) 원발찌름두통의 감별진단

원발찌름두통은 감별진단을 위해서 신경영상검사가 필요할 수 있다. 삼차신경통, 후두신경통, 원형두통, 결막충혈과 눈물을 동반한 단기지속편측신경통형두통발작, 두개자율신경증상을 동반한 단기지속편측신경통형두통발작 등을 감별해야 한다.

4) 원발찌름두통의 치료

원발찌름두통은 예방이 주된 치료이지만 인도메타신에 반응을 잘 하는 두통이다. 하지만 여기에 반응하지 않을 때 cyclooxygenase-2 (COX-2) 억제제, 멜라토닌, gabapentin 등을 사용해 볼 수 있다.

8. 원형두통

1) 원형두통의 특징

원형두통은 작고 동그란 부위의 지속적인 통증을 특징으로 하는 두통이다. 원형두통은 1-6 cm 지름의 원형이나 타원형 부위에 국한되어 나타난다. 하지만 통증은 지속적이고 환자에 따라서는 수주나 수개월간 지속되기도 한다. 원형두통은 일반적으로 한 곳에만 발생하지만 일부 환자들은

두 군데 이상 부위에 나타나기도 한다.

2) 원형두통의 진단기준

원형두통과 개연원형두통의 ICHD-3 beta에 의한 진단기준은 표 23-35, 23-36과 같다.

표 23-35. 원형두통의 진단기준(ICHD-3 beta)

A. 진단기준 B를 만족하는 지속적 또는 간헐적 머리 통증
B. 두피에 국한되고 다음 4개의 특징을 모두 가져야 한다.
   1. 선명한 윤곽
   2. 크기와 모양이 고정
   3. 원형 또는 타원형
   4. 지름 1-6 cm
C. 다른 ICHD-3 진단으로 더 잘 설명되지 않음

표 23-36. 개연원형두통의 진단기준(ICHD-3 beta)

A. 진단기준 B를 만족하는 지속적 또는 간헐적 머리 통증
B. 두피에 국한되고 다음 4개의 특징 중 3개만 가져야 한다.
   1. 선명한 윤곽
   2. 크기와 모양이 고정
   3. 원형 또는 타원형
   4. 지름 1-6 cm
C. 다른 ICHD-3 두통질환의 진단기준을 충족하지 않음
D. 다른 ICHD-3 진단으로 더 잘 설명되지 않음

3) 원형두통의 감별진단

원형두통의 감별진단으로는 원발찌름두통, 암전이, 다발골수종, 골수염, 표재성 두피혈관의 방추형동맥류 등이 있다. 따라서 이를 감별하기 위한 뇌영상이 필요하다.

4) 치료

원형두통의 치료로는 gabapentin이나 인도메타신이 효과가 있을 수 있으나 치료를 해도 만성화로 진행하는 경우도 있다.

9. 수면두통

1) 수면두통의 특징

수면 중 발생하는 두통으로 반복적으로 일어나는데 4시간까지 지속될 수 있으며 잠에서 깨우게 되고 노인에서 주로 나타난다. 다른 두통에서 나타나는 특징적인 증상이 없어야 되고 다른 이차적인 원인이 배제되어야 진단할 수 있다. 양측성으로 나타나는 경우가 편측성보다 더 많다.

2) 수면두통의 진단기준

수면두통과 개연수면두통의 ICHD-3 beta에 의한 진단기준은 표 23-37, 23-38과 같다.

표 23-37. 수면두통의 진단기준(ICHD-3 beta)

A. 진단기준 B-E를 만족하는 반복되는 두통 발작
B. 잠자는 동안에만 발생하여 잠에서 깨게 함
C. 3개월이 넘는 기간 동안 한 달에 10일 이상 발생
D. 잠에서 깬 후 15분 이상, 4시간 까지 지속
E. 두개자율신경증상이나 안절부절함이 없음
F. 다른 ICHD-3 진단으로 더 잘 설명되지 않음

표 23-38. 개연수면두통의 진단기준(ICHD-3 beta)

A. 진단기준 B를 만족하고 C-E중 두 가지만 만족하는 반복되는 두통 발작
B. 잠자는 동안에만 발생하여 잠에서 깨게 함
C. 3개월이 넘는 기간 동안 한 달에 10일 이상 발생
D. 잠에서 깬 후 15분 이상, 4시간 까지 지속
E. 두개자율신경증상이나 안절부절함이 없음
F. 다른 ICHD-3 두통질환의 진단기준을 충족하지 않음
G. 다른 ICHD-3 진단으로 더 잘 설명되지 않음

3) 수면두통의 감별진단

수면두통과 감별을 해야 할 질환으로는 편두통, 군발두통, 돌발반두통, 약물과용두통, 수면무호흡증후군, 야간 고혈압, 전이성 종양, 경막하출혈, 뇌수종 등이 있다. 수면두통은 낮에는 일어나지 않고 밤에 잠을 자면서 통증이 발생하는 것이 가장 큰 차이점이다.

4) 수면두통의 치료

수면두통은 치료를 해도 수년간 지속되기도 하고 치료에 잘 반응하기도 한다. 잠자기 전 카페인(40-60 mg)을 복용하거나 하루 3번 인도메타신 50 mg을 처방할 수 있다. 리튬(lithium)도 사용해 볼 수 있으나 치료범위가 좁고 심혈관 질환이나 신질환이 있는 경우는 금기이기 때문에 주

의가 필요하다. 다른 치료 약물로는 잠자기 전 아스피린, atenolol, phenobarbital, 에르고타민, 멜라토닌 등을 사용해 볼 수 있다.

10. 신생매일지속두통

1) 신생매일지속두통의 특징

신생매일지속두통은 만성적으로 매일 지속되다가 치료하지 않아도 호전되는 양상의 두통으로 두통이 특정 날짜에 시작하여 지속되는 특징이 있다. 통증은 박동성이거나 압박성이고 보통 양측에 모두 나타나게 된다.

2) 신생매일지속두통의 진단기준

신생매일지속두통과 개연신생매일지속두통의 ICHD-3 beta에 의한 진단기준은 표 23-39, 23-40과 같다.

표 23-39. 신생매일지속두통의 진단기준(ICHD-3 beta)

A. 진단기준 B와 C를 만족하는 지속되는 두통
B. 뚜렷하고 확실히 기억되는 시작을 가지는 통증이 24시간 이내에 지속적이고 멈추지 않게 됨
C. 3개월 넘게 지속
D. 다른 ICHD-3 진단으로 더 잘 설명되지 않음

표 23-40. 개연신생매일지속두통의 진단기준(ICHD-3 beta)

A. 진단기준 B와 C를 만족하는 지속되는 두통
B. 뚜렷하고 확실히 기억되는 시작을 가지는 통증이 24시간 이내에 지속적이고 멈추지 않게 됨
C. 3개월 미만 지속
D. 다른 ICHD-3 두통질환의 진단기준을 충족하지 않음

3) 신생매일지속두통의 감별진단

신생매일지속두통은 만성편두통, 만성긴장형두통, 약물과용두통, 지속반두통 등과 감별을 하여야 한다.

4) 신생매일지속두통의 치료

신생 매일지속두통은 수개월 후에 증상이 호전되기도 하지만 수개월 이상 지속되기도 한다. 이 두통은 만성긴장형두통이나 만성편두통과 비슷해서 이들과 같이 치료를 시도해 볼 수 있다.

참고문헌

대한두통학회. 두통학. 둘째판. 서울, 군자출판사. 2017, 67-137.
대한통증학회, 통증의학. 넷째판. 서울, 신원의학서적. 2012, 279-87.
도진국. 다른 삼차자율신경두통. 대한두통학회지. 2013, 14,47-50.
Alvarez R, Ramon C, Pascual J. Clues in the differential diagnosis of primary vs secondary cough, exercise, and sexual headaches. Headache 2014;54:1560-2.
Ashkenazi A, Blumenfeld A, Napchan U, et al. Peripheral nerve blocks and trigger point injections in headache management a systemic review and suggestions for future research. Headache 2010;50:943-52.
Ashkenazi A, Silberstein SD. Headache management for the pain specialist. Reg Anesth Pain Med 2004;29:462-75.
Banzi R, Cusi C, Randazzo C, et al. Selective serotonin reuptake inhibitors (SSRIs) and serotonin-norepinephrine reuptake inhibitors (SNRIs) for the prevention of tension-type headache in adults. Cochrane Database Syst Rev. 2015;1:5
Bendtsen L, Evers S, Linde M, et al. EFNS guideline on the treatment of tension-type headache-report of an EFNS task force. European Journal of Neurology 2010;17:1318-25.
Bendtsen L, Fernandez-de-la-Penas C. The role of muscles in tension- type headache. Curr Pain Headache Rep 2011;15:451-8.
Bendtsen L, Jensen R. Amitriptyline reduces myofascial tenderness in patients with chronic tension-type headache. Cephalalgia 2000; 20:603-10.
Bendtsen L. Central sensitization in tension-type headache tension-type headache--possible pathophysiological mechanisms possible pathophysiological mechanisms. Cephalalgia 2000;20:486-508.
Bendtsen L. Sensitization: its role in primary headache. Curr Opin Investig Drugs 2002;3:449-53.
Blumenfeld A, Ashkenazi A, Grosberg B, et al. Patterns of use of peripheral nerve blocks and trigger point injections among headache practitioners in the USA: Results of the American Headache Society Interventional Procedure Survey (AHS- IPS). Headache 2010;50:937-

42.

Cordenier A, De Hertogh W, De Keyser J, et al. Headache associated with cough: a review. J Headache Pain 2013;14:42.

Crystal SC, Robbins MS. Tension-type headache mimics. Curr Pain Headache Rep 2011;15:59-66.

Cutrer FM. Pathophysiology of migraine. Semin Neurol 2010;30:120-30.

Dalkara T, Zervas NT, Moskowitz MA. From spreading depression to the trigerminovascular system. Neurol Sci 2006;27:S86-90.

Diener HC, Charles A, Goadsby PJ, et al. New therapeutic approaches for the prevention and treatment of migraine, Lancet Neurol 2015;14:1010-22.

Dodick DW. Clinical clues and clinical rules-primary vs. secondary headache. Adv Stud Med 2003;3:S550-5.

Do JK. Diagnosis and treatment of trigeminal autonomic cphalalgias. Korean J headache 2009;10:47-58.

Donnet A, Valade D, Houdart D, et al. Primary cough headache, primary exertional headache, and primary headache associated with sexual activity: a clinical and radiological study. Neuroradiology 2013;55:297-305.

D'Andrea G, Leon A. Pathogenesis of migraine: from neurotransmitters to neuromodulators and beyond. Neurol Sci 2010;31:S1-7.

Estemalik E, Tepper S, Preventive treatment in migraine and the new US guidelines. Neuropsychiatr Dis Treat 2013;9:709-20.

Evers S, Afra J, Fres A, et al. EFNS guideline on the drug treatment of migraine-revised report of an EFNS task force. Eur J Neurol 2009;16:968-81.

Fernandez-de-Las-Penas C, Alonso-Blanco C, Cuadrado ML, et al. Myofascial trigger points and their relationship to headache clinical parameters in chronic tension-type headache. Headache 2006;46:1264-72.

Friedman DI, Rausch EA. Headache diagnoses in patients with treated idiopathic intracranial hypertension. Neurology 2002;58:1551-3.

Goadsby PJ, Cohen AS, Matharu MS. Trigeminal autonomic cephalalgias: diagnosis and treatment. Current Neurol Neurosci Rep 2007; 7:117-25.

Goadsby PJ, Lipton RB, Ferrari MD. Migraine: current understanding and treatment. N Eng J Med 2002;346:257-70.

Headache Classification Committee of the International Headache Society (IHS). The International Classification of Headache Disorders, 3rd edition (beta version).

Cephalalgia. 2013;33:629-808.

Headache Classification Committee of the International Headache Society. The International Classification of Headache Disorders, 2nd edition. Cephalalgia 2004; 24:1-160.

Headache Classification Subcommittee of the international Headache Society: The International Classification of Headache Disorders: 3rd edition (beta version) ; Cephalalgia 2013; 33:629-808.

Hoffmann J, May A. Diagnosis, pathophysiology, and management of cluster headache. Lancet Neurol 2017; 23:S1474-4422.

Ho TW, Edvinsson L, Goadsby PJ. CGRP and its receptors provide new insights into migraine pathophysiology. Nat Rev Neurol 2010;6:573-8.

International Classification of Headache Disorders, 3rd edition (beta version). Cephalalgia 2013;33:629-808.

Kim BK, Chu MK, Lee TG, et al. Prevalence and impact of migraine and tension-type head-ache in Korea. Journal of clinical neurology. 2012;8:204-11.

Kim JS, Roh JK, Ahn YO. Epidemiological and clinical characteristics of tension-type headache in Korea. J Korean Neurol Assoc 1997;15:615-23.

Lambru G, Matharu MS. SUNCT and SUNA: medical and surgical treatments. Neurol Sci 2013;34:S75-81.

Leinisch-Dahlke E, Jurgens T, Bogdahn U, et al. Greater occipital nerve block is ineffective in chronic tension type headache. Cephalagia 2005;25:704-8.

Liang JF, Wang SJ. Hypnic headache: a review of clinical features, therapeutic options and outcomes. Cephalalgia 2014;34:795-805.

Li D, Rozen TD. The clinical characteristics of new daily persistent headache. Cephalalgia 2002;22:66-9.

Lipton RB, Bigal ME, Diamond M, et al. Migraine prevalence, disease burden, and the need for preventive therapy. Neurology 2007;68:343-9.

Lipton RB, Bigal ME. Migraine: Epidemiology, Impact, and Risk Factors for Progression. Headache 2005;45:S3-S13.

Lipton RB, Silberstein SD. Episodic and chronic migraine headache: breakdown barriers to optimal treatment and prevention. Headache 2015;55:103-22.

Marmura MJ Silberstein SD. The acute treatment of migraine in adults. The American Headache Society evidence assessment of migraine pharmaco-therapies. Headache 2015;55:3-20.

May A, Jurgens TP. Trigeminal autonomic headaches in

daily clinical practice. Expert Rev Neurother 2006; 6: 1531-43.

Miller S, Matharu M. Trigeminal autonomic cephalalgias: beyond the conventional treatments. Curr Pain Headache Rep 2014;18:438.

Nappi G, Agnoli A, Manzoni GC, et al. Classification and diagnostic criteria for primary headache disorders (Ad Hoc Committee IHS, 1988). Funct Neurol 1989;4:65-71.

Noseda R, Burstein R. Migraine pathophysiology: anatomy of the trigeminovascular   pathway and associated neurolog-ical symptoms, CSD, sensitization and modulation of pain Pain 2013;154:S44-53.

Pain Medicine 4th ed. The Korean Pain Society. Koonja.

Pareja JA, Caminero AB, Serra J, et al. Numular headache: a coin-shaped cephalalgia. Neurology 2002;58:1678-9.

Park MH, Koh SB, Park MK, et al. A study on headache in an island area of Korea. J Korean Neurol Assoc 2004;22:40-5.

Pietrobon D, Moskowitz MA, Pathophysiology of migraine Annu Rev Physiol 2013;75:365-91.

Rizzoli P. Preventive pharmacotherapy to migraine. Headache 2014;54:364-69.

Sacco S, Ricci S, Carolei A. Tension-type headache and systemic medical disorders. Curr Pain Headache Rep 2011;15:438-43.

Seo WK, Lee JB, Koh SB, et al. Headache epidemiologic study in Ansan city, Kyunggi-do, Korea. J Korean Neurol Assoc 2002;20:479-85.

Steiner TJ, Stovner LJ, Vos T. GBD 2015:migraine is the third cause of diability in under 50s. J Headache Pain 2016;17:104.

The International Classification of Headache Disorders: 2nd ed. Cephalalgia 2004;24S1:9-160.

VanderPluym J. Indomethacin-responsive headaches. Curr Neurol Neurosci Rep 2015;15:516.

Waeber C, Moskowitz MA. Migraine as an inflammatory disorder. Neurolo 2005;64:S9-15.

Weinman D, Nicastro O, Akala O, et al. Parenteral treatment of episodic tension-type headache: a systematic review. Headache. 2014;54:260-8.

Yu S, Han X. Update of chronic tension-type headache. Curr Pain Headache Rep. 2015;19:469.

Zierz AM, Mehl T, Kraya T, et al. Ice cream headache in students and family history of headache: a cross-sectional epidemiological study. J Neurol 2016;263:1106-10.

24 이차두통

24-1. 머리 또는 목 외상에 기인한 두통
(Headache Attributed to Head and/or Neck Trauma)

이차두통은 어떤 원인질환 또는 기저질환에 의하여 유발된 두통으로 2013년 발표된 국제두통학회의 국제두통질환분류 제3판 베타판(International Classification of Headache Disorder, 3rd edition [beta version], ICHD-3 beta)의 두통 분류와 진단기준에 따라 분류한다(표 24-1). 머리와 또는 목의 외상 또는 손상에 기인한 두통, 두개 또는 경부의 혈관질환에 기인한 두통, 비혈관성 두개내질환에 기인한 두통, 물질 또는 물질금단에 기인한 두통, 감염에 기인한 두통, 항상성질환에 기인한 두통, 두개골, 목, 눈, 귀, 코, 부비동, 치아, 입 또는 기타 얼굴 및 경부 구조물의 질환에 기인한 두통 또는 얼굴통증, 정신과 질환에 기인한 두통 등이다.

이차두통은 두통이 먼저 발생하고 신경학적 증상이 발생하는 경우가 흔하다. 이차두통을 의심하게 하는 두통에는 다음과 같은 특징이 있다. 이전의 두통과 전혀 다른 새로운 형태의 두통, 점점 심해지는 두통, 신경학적 이상소견이 발견된 경우(의식변화, 기억력 감소, 시력장애, 보행장애 등), 50세 이후에 처음으로 나타나는 두통, 일반적인 치료에 잘 반응하지 않는 두통, 운동, 발살바(Valsalva)법, 과로, 기침, 용변, 자세변화, 성행위 후에 나타나는 두통, 동반 증상으로 발열, 발진, 구토, 감염증, 악성종양 등이 있는 경우이다.

이로 인해 자세한 병력 청취와 정확한 신경학적 진찰로 이차두통의 가능성을 면밀히 검토하고, 활력징후, 혈액 검사, 영상검사 등의 추가적인 검사로 정확한 원인 질환을 진단하여 적절한 치료방법을 선택하여야 한다. 다양한 원인에 의한 다양한 유병질환을 확인할 수 있고 원발두통에 비해서는 유병률이 많이 낮지만, 원인질환의 위험한 경과로 인해 사망이나 심한 장애를 유발할 수 있으므로 진단과 치료에 최선을 다해야 한다.

표 24-1. 이차두통의 일반적인 진단기준(ICHD-3 beta)

A. 진단기준 C를 충족하는 두통
B. 두통을 일으킬 수 있는 원인질환이 진단됨
C. 최소 2개를 충족하는 원인질환의 증거
   1. 원인질환의 시작과 시간적으로 밀접하게 연관되어 나타나는 두통:
   2. 다음 조건 중 하나가 해당됨
     a. 원인질환의 악화 시 같이 악화 (빈도나 강도에서 2배 이상 증가)되는 두통
     b. 원인질환의 호전 시 같이 호전되는 두통
   3. 원인질환의 전형적인 특징을 보이는 두통
   4. 인과관계가 있는 그 밖의 다른 근거
D. 다른 ICHD-3진단으로 더 잘 설명되지 않음* 인과관계가 있는 그 밖의 다른 근거:

---

* 원인질환이 있는 위치와 일치되어 발생하는 두통.
* 두통의 특징(예: 증상의 강도)과 평행하게 나타나는 영상검사 또는 기타 실험실 검사 소견
* 일부의 경우(예: 외상성 뇌손상)를 제외하고는 원인질환이 호전되고 3개월 이내에 두통이 완화 또는 소실된다.

1. 머리 또는 목 외상에 기인한 두통

머리와 또는 목의 외상 손상에 기인한 두통은 가장 흔한 이 차두통으로 외상성뇌손상이 발생한 후 나타나는 가장 흔한 증상이기도 하다. 두통은 편두통과 긴장형두통의 양상으로 나타난다. 머리와 또는 목의 외상 손상에 기인한 두통을 크게 원인에 따라 3가지로 분류하면 머리의 외상 손상에 기인한 두통, 편타손상에 기인한 두통, 개두술에 기인한 두통 등이다. 발생기간에 따라 3개월 이내는 급성, 3개월 이후에도 계속되는 경우는 지속 두통으로 분류하고, 머리의 손상 정도에 따라 심도 또는 중등도, 경도로 분류한다.

급성두통은 머리의 외상 손상과 시간적으로 밀접하게 처음으로 발생한 두통으로 '시간적 밀접성'은 의식소실이 없는 경우는 외상 후 7일 이내, 의식소실이 동반된 경우는 의식 회복 후 7일 이내, 머리 외상 후 두통을 느끼고 표현하는 능력을 저하시키는 약물을 중단 후 7일 이내라는 3가지 조건 중 하나가 발생하는 경우를 말한다. 급성두통에서 3개월 이내에 두통이 소실되거나 두통이 지속되지만 머리의 외상 이후 3개월이 지나지 않은 두통도 여기에 속한다. 지속두통은 기존에 있던 원발두통이 외상 손상과 시간적으로 밀접하게 연관되어 만성화되거나 두통의 빈도나 강도가 2배 이상 증가하여 증상이 악화되거나 지속되는 경우를 '지속두통'으로 구분한다. 이번 국제두통질환분류 제3판 베타판에서는 머리나 목의 외상 손상에 기인한 두통으로 3개월 이상 호전 없이 지속되는 만성 외상두통을 '지속두통'으로 명명하였다. 두통의 지속성과 외상 손상 정도는 반드시 비례하지는 않는다. 지속두통의 동반증상으로는 어지럼증, 피로, 집중력 저하, 불면증, 스트레스에 대한 내성 저하, 우울증, 불안과 초조 등이 있다. 두통의 기왕력, 여성, 편두통은 지속두통의 위험인자이다.

1) 머리의 외상 손상에 기인한 급성두통(5.1)

머리의 외상 손상은 큰 의미에서 머리와 또는 목의 외상 손상과 시간적으로 밀접하게 처음으로 발생한 두통의 경우와, 기존에 있던 원발두통이 외상 또는 손상과 시간적으로 밀접하게 연관되어 만성화되거나 악화되는 경우의 두 가지

를 모두 포함한다(표 24-2). 특히 외상성 뇌손상은 머리의 외상 이후 유발되는 다양한 증상과 징후를 포함하는 포괄적인 개념이다.

머리의 외상 손상의 정도는 국제두통질환분류 ICHD-3 beta의 진단기준에 따라 경도, 중등도, 심도로 나눈다. 의식소실의 기간, 글래스고우 혼수척도(Glasgow Coma Scale, GCS): 손상 48시간 이내에 가급적 여러 번 측정하여 가장 좋은 반응을 기준으로 평가함, 외상 후 기억장애의 지속시간(외상손상부터 기억이 회복되는 시간), 인지 수준 변화의 지속시간, 외상성 뇌병변의 영상근거에 따라 분류한다. 처음의 영상증거는 정상으로 보여도 촬영시기에 따라 의심스러우면 다시 찍어 확인해야 한다. 경도의 외상성 뇌손상에 기인한 급성두통의 진단기준은 심도 또는 중등도의 외상성 뇌손상에 기인한 급성두통의 기준에 해당되지 않고, 머리손상 직후에 3가지 중 하나 이상에 증상에 해당되어야 한다. 머리손상 직후의 증상으로는 ① 일시적인 혼돈, 지남력장애, 의식장애가 있거나 ② 머리손상 전후로 사고발생에 대한 기억상실 ③ 머리의 경도 외상손상을 시사하는 구역, 구토, 시각장애, 어지럼, 현훈, 기억력과 집중력저하 등에서 2가지 이상의 동반증상이 있어야 한다. 중등도 또는 심도의 외상성뇌손상에 기인한 급성두통의 진단기준은 ① 30분을 초과하는 의식소실 ② GCS(심도3-8, 중등도9-12) ③ 24시간을 초과하는 외상 후 기억장애 ④ 24시간을 초과하는 인지 수준의 변화 MRI, ⑤ CTA 등의 영상증거(두개강내 뇌혈종 또는 뇌좌상) 등이다.

표 24-2. 머리의 외상 또는 손상에 기인한 급성두통의 진단기준 (ICHD-3 beta)

A. 진단기준 C와 D를 충족하는 두통
B. 머리에 외상 또는 손상이 있음
C. 다음 조건 중 하나가 일어난 후 7일 이내에 두통이 보고됨
  1. 머리의 손상
  2. 머리 외상 후 의식 회복
  3. 머리 외상 후 두통을 느끼거나 표현하는 능력을 저하시키는 약물의 중단
D. 다음 조건 중 하나에 해당됨
  1. 머리 외상 후 3개월 이내에 소실된 두통
  2. 두통이 지속되나 머리 외상 이후 아직 3개월이 지나지 않았음
E. 다른 ICHD-3 진단으로 더 잘 설명되지 않음

표 24-3. 머리의 경도 외상성뇌손상에 기인한 급성두통의 진단기준
(ICHD-3 beta)

A. 1.1 머리의 외상성뇌손상에 기인한 급성두통의 진단기준을 충족하는 두통
B. 다음 두 가지 조건을 모두 충족하는 머리손상
   1. 다음의 조건에 해당되지 않음
      a. 30분을 초과하는 의식소실
      b. Glasgow Coma Scale 13점 미만
      c. 24시간을 초과하는 외상후 기억장애(외상손상부터 기억이 회복되는 시간)
      d. 24시간을 초과하는 인지수준의 장애
      e. 외상성 뇌병변의 영상증거: 두개강내출혈 and/or 뇌좌상
   2. 머리손상 직후에 다음의 조건에 하나이상 해당
      a. 일시적인 혼돈, 지남력장애 또는 의식장애
      b. 머리손상 전후로 사건에 대한 기억상실
      c. 머리의 경도 외상손상을 시사하는 두 가지 이상의 기타 증상 : 구역, 구토, 시각장애, 어지럼증 and/or 현훈, 기억력 and/or 집중력 저하

표 24-4. 머리의 중등도 또는 심도 외상 손상에 기인한 급성두통의 진단기준(ICHD-3 beta)

A. 5.1 머리의 외상손상에 기인한 급성두통의 진단기준을 충족하는 두통
B. 다음 중 최소한 하나의 특징을 보이는 머리손상
   1. 30분을 초과하는 의식소실
   2. 글라스고우혼수척도(GCS) 13점 미만
   3. 24시간을 초과하는 외상후 기억장애
   4. 24시간을 초과하는 인지수준의 장애
   5. 두개강내 뇌혈종 and/or 뇌좌상과 같은 외상성 뇌병변의 영상 증거

(1) 외상성 뇌손상

외상성 뇌손상은 외부의 물리석인 충격에 의한 뇌손상의 결과로 인지적, 신체적, 사회심리적인 기능의 일시적인 또는 영구적인 손상이 일어나고 이에 따른 의식상태의 변화가 동반되는 질환이다. 통증과 장애를 일으키는 가장 흔한 원인이며 경미한 통증과 장애의 가장 흔한 원인이기도 하다. 통증의 유병률은 18-95%로 굉장히 다양한 양상으로 나타난다. 통증양상은 두통, 안면통, 근골격계통증, 강직, 신경병증성 통증 등으로 두통이 가장 흔한 증상이다. 두통은 후두부에서 가장 많이 발생하지만 손상부위와 두통발생 부위와는 큰 연관성이 없어 보인다. 의식소실을 동반하지 않은 경도의 외상성 뇌손상과 머리손상은 지속적인 경추통과 후두통의 주요 원인이 될 수 있다.

외상성 뇌손상은 젊은 성인(15-24세)과 노인에서 가장 많이 발생하고 급성외상손상 환자의 40%가 외상성뇌손상 때문에 사망한다. 주원인은 교통사고(50%), 낙상(20-30%) 등이다. 교통사고는 특히 젊은 사람에서 사망과 장애의 가장

흔한 원인이며, 낙상은 14세 이내와 65세 이상(특히 5세이하와 75세 이상)에서 가장 많이 발생한다. 사망률은 15-24세와 65세이상에서 가장 높다. 외상성 뇌손상 환자의 75%가 경도손상이고 10%가 심도손상이다. 외상성 뇌손상이 발생하는 원인을 알면 발생률과 사망률을 줄일 수 있다. 자동차 운행 시 안전벨트와 어린이용 안전시트의 의무화, 격렬한 스포츠 활동과 자전거, 이륜구동 사용시 헬멧 착용, 낙상방지 시설과 환경조성, 음주운전금지법의 강화로 외상성 뇌손상의 발생빈도를 줄이는 것이 최선의 방법이다.

일단 뇌손상이 발생하면 가벼운 경우라도 뇌기능의 변화로 가족관계, 직업, 사회적 상호관계에서도 장애가 발생할 수 있고 손상 이후의 결과가 너무 위중할 수도 있어 개인뿐만 아니라 가정과 사회를 파괴할 수 있어 예방이 가장 좋은 치료 방법이다.

외상성 뇌손상의 발생기전은 머리부위의 충격에 의한 머리의 가속(acceleration)과 갑작스러운 감속(deceleration)으로 두개내에서 뇌의 이동이 일어나고 단단한 구조물인 두개골과 가볍고 부드러운 뇌의 속도의 차이로 인해 충격이 일어난 곳과 반대부위에서의 직접적인 뇌손상이 발생하고 미만성 축색돌기의 전단(shearing)손상과 견인손상, 뇌타박상, 뇌부종으로 나타난다.

외상성 뇌손상은 외상이 발생한 순간에 일어나는 일차손상과 발생직후에 나타나는 이차손상으로 나눈다. 일차 손상은 두개골골절, 두개내혈종, 열상, 뇌타박상 등의 국소 손상이나 미만성 축색돌기의 손상이고, 결과적으로 생긴 부종은 이차손상으로 분류한다.

두개골골절은 외상에 의한 뇌의 다발성 미만성 손상이 있으며 다양한 신체적, 신경학적 행동장애가 동반되는 경우로, 두개골 골절유무에 따라 폐쇄성과 개방성으로 나누고, 발생 부위에 따라 머리둥근천장과 두개저골절로 나누며 손상 위치에 따라 청력 손상과 발작체위현기증, 눈주위와 귀후방의 점상출혈, 뇌척추액 누출, 안면마비 등이 발생할 수 있다. 두개골골절은 매우 중요한데 이는 두개골을 부러뜨릴만한 강한 외력을 받았다는 것을 의미하기 때문이다. 선상 두개골골절은 정상의식 상태인 환자에서 뇌내 혈종 가능성이 400 배 정도 높다.

두개내혈종은 발생 위치에 따라 경막외, 경막하, 뇌내, 뇌실, 거미막하출혈로 구분하고 특히 뇌실내출혈은 아주 심한 뇌손상을 의미한다. 경막외혈종(epidural hematoma, EDH)은 모든 외상성뇌손상 환자의 0.5%에서 발생하는 드문 질환으로 경막과 두개골 사이에서 볼록렌즈 모양으로 있으며 대부분 측두골과 측두 두정골에서 골절로 인한 중뇌막동맥이 찢어져서 발생한다. 손상의 시간과 신경학적 악화의 명확한 간격이 전형적인 증상이다. 경막하혈종은 EDH보다 흔하며 심각한 외상성뇌손상의 30%를 차지한다. 대뇌 피질 표면의 작은 혈관의 파열에 의해 일어나며 두부의 윤곽을 따라 움직인다. 뇌실질의 손상이 동반될 수 있어 EDH보다 뇌손상이 더 심각하다. 뇌좌상(bruise)과 뇌내혈종은 두부 손상의 20-30%로 전두부와 측두부에서 대부분 발생하며 좌상은 시간이 경과하면서 더 커질 수 있어(20%) 다시 CT를 시행할 수도 있다. 뇌타박상(contusion)은 혈관과 조직의 손상에 의한 미세 뇌출혈이 동반된 상태를 의미하며, 직접충격이 일어난 부위와 충격반대부위에서의 평행가속으로 생성된 음압에 의한 공동형성에 의해 발생한다. 뇌진탕(concussion)은 경도의 뇌손상으로 의식중추가 있는 뇌간의 상행성 망상 활성계의 일시적인(몇 초에서 몇 분) 충격에 기인한 일시적인 의식소실 상태이다. 미만성의 축색돌기의 전단손상(diffuse axonal shearing)은 경미한 뇌진탕으로부터 외상 후에 발생하는 지속적인 쇼크와 무호흡으로 발생한 심각한 허혈성 손상까지를 포함하며, 백색질의 광범위한 손상과 허혈에 의해 일어나는 뇌의 깊은 구조의 변형에 의한 광범위한 신경학적 기능 장애가 일어나서 발생하는 뇌손상의 임상증후군으로, 다양하지만 나쁜 예후를 가진다.

이차손상은 일차손상의 효과에 기인한 손상으로 ① 신경화학적 전달물질에 의해 유발되는 외상발생 후 수시간-수일에 걸쳐 진행이 되는 흥분성 아미노산(excitatory amino acid)의 증가로 유발되는 염증반응 ② 칼슘/염소/나트륨 이온의 세포내 유입에 의한 세포의 부종, 공포, 신경세포사(volume-activated anion channels, VRAC)에 의한 별아교세포(astrocyte)의 부종은 VRAC의 억제제인 tamoxifen으로 치료한다. ③ 신경손상을 일으키는 화학물질과 독소: 살충제, 용매, 일산화탄소중독, 납중독 ④ 비가역적인 뇌손상을 유발하여 심각한 인지장애와 기억장애를 남기는 저산소증 ⑤ 뇌혈관장벽이 파괴되면서 매우 취약해지는 뇌염과 뇌수막염 ⑥ 두개내압의 상승에 의해 더욱 악화되는 뇌손상, 저산소증, 뇌허혈, 뇌부종, 수두증, 뇌탈출 ⑦ 신경화학적 매개체, 두개내압상승, 뇌혈관장벽의 파괴, 혈관운동신경자동조절의 장애 등으로 발생하는 뇌부종 ⑧ 축적된 덩이의 직접적인 압박과 두개내압증가에 의한 뇌탈출 ⑨ 장기간에 걸친 반복적인 외상 뇌손상에 의한 퇴행성질환으로 뇌실질의 위축과 뇌실의 확장을 보여주는 만성 외상뇌병증 ⑩ 외상 후 적절한 통증 관리가 제대로 되지 않아 발생하는 만성통증과 스트레스 때문에 발생하는 심리적이고 신체적 반응은 외상 후 스트레스장애 등이다.

진단은 자세한 병력 청취와 이학적 검사, 근전도검사, 신경전도검사, 유발전위검사, 전정기능검사, 심리검사, 뇌파검사 등을 통해 신경학적 이상 징후를 확인하고 뇌MRI나 CT 등의 적절한 영상근거를 토대로 다양한 영역의 손상유무를 확인할 수 있다.

외상성 뇌손상의 치료는 가장 먼저 간단한 병력과 심폐안정화가 이루어져야 한다. 저혈압은 저혈압이 아닌 환자와 비교할 때 2배의 사망률을 보이고 저산소증이 동반되면 75%의 사망률을 보이므로 중증 뇌손상에서 심폐기능의 안정화는 필수적이다. 심폐기능이 안정화되면 최대한 빨리 신경학적 검사를 시행하고 상태변화에 따라 연속적으로 검사하는 것이 중요하다. 진정제, 수면제, 근이완제가 투여되기 전에 GCS와 동공반사검사를 시행하는 것이 환자의 치료 결정에 매우 중요하다. 뇌 CT는 혈역학적으로 안정되면 최대한 빨리 시행하고 신경학적 변화가 보이면 반복해서 시행한다. CT의 중요 소견은 뇌내혈종, 뇌좌상, 중심선 전위와 기저수조(basal cistern)의 소멸이다. 5 mm 이상의 중심선 전위는 수술적 치료의 기준이 된다. 항응고제나 항혈소판 치료를 받았던 경우는 INR검사를 시행하고 필요시 CT를 시행하고 항응고 효과를 정상화시킨다.

일상생활능력과 사회적 적응력이 떨어진 경우가 많으므로 재활치료센터와 협력하여 일상으로 돌아갈 수 있도록 도와주는 다양한 치료적 접근(약물치료, 재활치료, 심리치료, 인지기능 보조치료, 작업치료 등)이 필요하다. 특히 환자가 자신의 상태를 정확히 인지하지 못하는 경우에는 환자와 환자의 가족 모두에게 적절한 교육과 상담을 해야 한다.

급성 치료는 이차손상을 최소화 하면서 일상생활을 잘 유지할 수 있도록 지지하는 것이다. 대부분 정상 이산화탄소혈증이 요구된다. 과호흡은 뇌로 가는 혈류의 수축에 의해 뇌허혈과 뇌관류의 저하로 이어지며 ETCO2가 30 mmHg 이하에서 주로 발생하고, 고탄산혈증은 혈관이완과 뇌압상승을 일으키므로 피한다. 치료 시작 전에 급성으로 신경학적 악화가 진행되는 경우에 짧은 기간 동안 과호흡(end tidal CO2 25-30 mmHg)을 유지할 수도 있다. 두개내압의 조절과 호흡보조를 위하여 인공호흡기를 사용하고, 뇌실내 카테터를 거치하여 두개내압을 정상으로 유지하고(정상: 0-10 mmHg, 정상치의 상한: 20-25 mmHg, 치료시작시기: 15 mmHg), 두개내압의 지속적인 측정과 조절로 필요 시 뇌척수액을 배액 하거나 수액을 투여하여 적절한 관류압을 유지해야 한다. 카테터 거치에 따른 감염률은 6%, 출혈은 1% 이하다. 정상 체액량 환자에서 동공확대나 의식변화 등의 급성악화시에 만니톨(mannitol)과 고장성(hypertonic)수액이 효과적일 수 있다. 약물치료는 초조와 이차손상을 최소화 하기 위한 진정제, 발작을 예방하는 항경련제, 주의력과 집중력의 문제는 amantadine, methylphenidate, bromocriptine, 항우울제를 처방하고 공격적인 행동에는 carbamazepine, amitriptyline을 사용한다. 외상성 뇌손상 관련 두통에 사용되는 약제에 대한 보고는 별로 없으나 두통치료에 사용되는 약제는 GABA유도체, 비스테로이드 소염제, 항경련제, 선택적 세로토닌 재흡수 억제제(selective serotonin reuptake inhibitors, SSRI), 베타차단제, 칼슘채널 차단제, 스테로이드 등이 고려대상이 된다. 약물과용두통이 생기지 않도록 오남용을 주의하고 만성이 되지 않도록 적극적인 환자교육이 필요하다. 외상 후 발생하는 지속적인 경추성두통이나 후두통에는 신경차단술과 고주파열응고술을 이용한 경추부 후지내측지의 신경절제술이 장기간의 통증 감소를 보이고 있고, 양측 목과 어깨의 불균형으로 인한 상지교차증후군이나 통증이나 저림이 팔과 손으로 내려가는 상완신경총 압박증후군, 회전근개의 염증성 변화로 어깨의 통증과 관절운동 이상을 호소하는 견관절 불완전 증후군 등도

적극적인 중재적 신경치료를 시행한다. 심한 외상성뇌손상에서는 강직이 만성통증의 발현에 기여하고 많은 연구에서 바클로펜의 지속적인 척추강내 주입이 매우 효과적이며, 부분적인 강직에서는 보튤리눔 톡신의 주입과 알코올 신경파괴술이 좋은 결과를 보여준다. 중추성 알파2 작용제인 tizanidine, 경피신경자극, 냉동치료 등을 시도해 볼 수 있다. 종종 수술적인 처치도 필요하다. 심한 뇌손상의 경우 33%에서 개두술을 시행하였다.

2) 편타손상(Whiplash injury)에 기인한 두통

편타손상은 주로 자동차의 추돌 교통사고에서 전형적으로 나타나며 충격에 의해 목이 채찍의 움직임처럼 과도한 굴곡/신전 운동을 하면서 경추부 통증을 포함한 골 또는 연부조직의 손상으로 발생하는 다양한 증상을 호소하는 증후군이다. 뒤 또는 옆으로부터의 강한 충격을 받았을 때 주로 일어나지만, 목에 충격을 가할 수 있는 모든 손상에서 발생할 수 있다. 대개 손상후 7일 이내에 두통이 발생하고 통증의 유병률은 100,000명당 40명으로 20-30대가 60%를 차지하고 남녀의 발생률은 비슷하고 편타손상 환자의 15-30%에서 만성으로 진행한다.

발생기전은 목의 과신전이 더 중요한 손상 원인으로 인대, 추간판, 후방관절낭의 미세손상 때문이다. 과신전 시 후방관절낭은 전방 부위에서는 신연 손상이 발생하고 후방 부위에서는 압박 손상과 활막주름의 끼임으로 인한 자극으로 배근신경절이 자극되어 경부통증이 발생한다. 경부통증의 60%는 후방관절이 원인으로 추정된다. 동일한 기전으로 추간판과 인대도 견열이나 미세 파열로 경부통증과 이차적인 만성 경부 불안정성을 유발할 수 있다. 경부 통증의 가장 흔한 원인은 후방관절낭이고 이어서 추간판 손상으로 경추 5/6 추간판이 가장 손상을 받기 쉽다. 사고충격의 정도와 손상 정도는 비례하지 않는다.

편타손상의 증상은 후두하 두통, 경부통증, 목의 움직임 제한, 목과 어깨, 견갑골 사이, 상지의 통증 등으로, 두통이 가장 흔하게 발생한다. 동반증상으로는 어지럼증, 난청, 이명, 연하곤란, 국소적 경련, 압통, 측두하악관절장애, 외상후 스트레스 장애, 우울증, 인지기능 장애 등이 있다. 환자

를 진찰할 때 초기에 감각기능이상, 근력저하, 심부건반사 소실 등의 신경학적 징후들이 있는지 세심하게 관찰해야 하며, 이학적검사 시 신경조직의 손상 여부와 골절여부를 반드시 배제하여야 한다. 특징적으로 신경학적 징후가 비분절성으로 나타나는 경우가 더 흔하다. 견관절병변이 22%에서 동반되고 운전대를 잡고 있다 정중신경의 둔한 손상으로 수근관증후군도 동반된다. 편타손상관련장애의 퀘벡분류법에 의하면 경부통증이 주 증상으로 1등급은 강직과 압통이 추가되고, 2등급은 근골격계 징후(운동 범위의 감소, 압통점), 3등급은 신경학적 징후가 있는 경우이다. 0등급은 증상이 없고 4등급은 골절이나 탈구로 편타손상이라고 하기에는 적절하지 않다.

영상의학적 진단은 일반 방사선 검사로부터 시작된다. 정면상에서 극돌기, 척추경, 외측괴의 정열을, 측면상에서 척추체전방피질부와 극돌기의 정렬을 특히 경흉추 이행부인 C7/T1/T2를 확인하고 연부조직의 부종이 C3전방에서 5 mm, C6전방에서 15 mm 이상인 경우 숨겨진 골절이나 인대 손상여부를 추가검사로 확인해야 한다. 사면상에서 후방관절과 척추경의 정렬을 확인하고 역동적 굴곡/신전상에서 불안정성을 open mouth view에서 C1골절을 확인한다. 더 정확한 진단을 위해서 CT, MRI, bone scan 등으로 추가 정밀검사를 시행하고 증상이 지속되는 경우 근전도, 신경전도검사, 체열촬영 등이 필요할 수도 있다. 자기공명영상은 보이지 않는 골절, 부종, 신경압박과 출혈, 감염, 종양 등을 진단하는데 가장 좋은 검사 방법으로 설명되지 않는 신경학적 이상을 보이는 경우에도 적응증이 된다. 근전도검사, 신경전도검사는 경도의 외상손상에는 의미가 없고 오히려 이학적 검사의 결과를 확인하는데 부수적인 검사로 유용하다. 경추 추간관절의 이상을 확인할 수 있는 진단적 신경차단과 치료방법으로도 확인할 수 있다.

치료의 목적은 급성통증과 근골격계 증상, 신경학적 증상을 잘 관리하여 만성통증으로의 진행을 막는 것이다. 이를 위한 많은 방법이 소개되고 시행되었으나 효과에 대해서는 논란의 여지가 있다. 가장 먼저 환자에게 병의 경과와 치료법에 대한 충분한 설명과 교육을 해야 한다. 손상 후 4일 이내의 적절한 휴식과 조기 움직임이 좀 더 빠른 회복에 도움

이 되고 만성통증으로의 진행을 방지하는 효과가 있다. 도수치료, 견인치료, 운동치료, 물리치료 등을 시행할 수 있다. 약물요법으로 진통소염제는 효과가 있고 호전이 없으면 다른 치료 방법을 찾아야 한다, 우울과 불안에 의한 만성통증으로의 진행을 줄이기 위한 항우울제와 근육이완제 등을 사용한다. 마약성 진통제는 꼭 필요한 만성통증 환자에서 효과적이지만 약물의 오남용은 항상 주의를 기울여야 한다. 중재적치료로 배측가지의 내측분지 신경차단술이 효과가 있으면 경피적 고주파열응고술을 시행할 수 있고, 경막외강내 또는 선택적 신경절의 신경치료, 통증유발점주사, 추간관절내주사, 보툴리눔 톡신주사 등이다. 대개 자연 치유된다고 알려져 있지만 Schofferman 등은 경부통증이 손상 후 3개월에 56%, 6개월에 30%, 12개월에 24%, 24개월에 18%로 감소하고 이중 5-7%는 영구적인 장애로 남는다고 하였다. 6개월 이상 증상이 지속되는 만성통증은 14-88%의 다양한 발생빈도를 보이고 있어 마취통증의학과의 적극적인 참여와 신경과, 정신건강의학과, 재활의학과 전문의 등과의 협진이 필요할 수 있다.

3) 개두술에 기인한 두통

개두술은 두개내혈종이나 종양, 심한 뇌부종 등에 의한 뇌조직의 압박이 심해지면 적응이 된다. 개두술을 받은 환자의 2/3에서 두통을 호소하며 대개는 수술회복기에 회복된다. 두개기저부위의 수술에서 통증이 가장 많이 발생하고, 개두술 부위의 통증이 가장 심하고 긴장형두통이나 편두통 양상을 보인다. 개두술 후 발생하는 두통의 원인은 경추성 두통 (수술을 위한 자세 때문)과 뇌척수액유출, 감염, 수두증, 두개내출혈 등이다. 3개월을 기준으로 급성과 만성으로 구분한다.

24-2. 두개 또는 경부의 혈관 질환에 기인한 두통
(Headache Attributed to Cranial or Cervical Vascular Disorder)

두통이 두개 또는 경부의 혈관질환과 밀접한 시간연관성을 가지고 처음 발생 시 혈관질환에 기인한 두통으로 진단하고 이는 이차두통의 가장 중요한 원인이다. 혈관질환의 특징은 두통이 급성으로 신경학적 증상과 같이 나타나고 증상이 빠르게 완화되는 것이다. 즉 두통과 신경학적 증상의 발생 사이의 밀접한 시간 연관성이 결정적이다. 3개월을 기준으로 급성과 만성으로 구분한다(표 24-4). 혈관 질환을 시사하는 가장 중요한 단서는 환자가 기존에 경험하지 못한 새로운 두통이 급성으로 발현되는 것이다.

허혈뇌졸중 또는 일과성허혈발작, 비외상성 두개내출혈, 미파열뇌혈관기형, 동맥염, 경동맥 또는 척추동맥질환, 뇌정맥혈전증, 유전성혈관병증, 뇌하수체졸중 등의 질환이 여기에 속한다. 많은 경우 혈관질환의 심각한 증상이나 징후에 의해 두통을 인지하지 못하는 경우 위중한 질환을 놓칠 수 있어 주의해야 한다. 자세한 병력청취와 의식상태, 수막자극징후, 유두부종, 청력감소, 사지의 편마비나 편측의 감각이상 등 편측성의 신경학적 결손과 고열 등의 이학적 검사가 가장 중요하며, 필요하면 뇌신경영상인 CT/MRI/MRA/뇌혈관조영술 등과 요추천자로 뇌척수액검사 등을 시행하여 원인 혈관질환을 정확하게 진단하고 가능한 빨리 적절한 치료를 시작하여 심한 신경학적 후유증을 방지해야 한다.

표 24-4. 두개 또는 경부의 혈관질환에 기인한 두통의 진단기준 (ICHD-3 beta)

A. 진단기준 C를 충족하는 두통
B. 두개 또는 경부의 혈관질환이 있음
C. 다음 중 최소한 2개의 조건에 해당
   1. 두개 또는 경부의 혈관질환과 밀접한 시간연관성을 가진 두통
   2. 다음 중 하나 또는 양쪽을 충족
      a. 질환의 악화 시 동시에 악화되는 두통
      b. 질환의 호전 시 동시에 호전되는 두통
   3. 두개 또는 경부의 혈관질환에 특징적인 양상을 보이는 두통
   4. 원인의 다른 증거가 존재
D. 다른 ICHD-3 진단으로 더 잘 설명되지 않음

1. 허혈성 뇌졸중 또는 일과성 허혈성 발작에 기인한 두통(6.1)

1) 허혈성 뇌졸중(뇌경색)에 기인한 두통(6.1.1)

뇌졸중에 의해 발생되는 두통은 의식변화나 언어장애 등의 국소 신경학적 결손으로 인해 문진이 어려운 경우가 많아 두통을 확인하기 어려울 수 있으나, 급성, 중등도의 두통이 1/3에서 동반되고 이중 절반에서는 다른 뇌졸중 증상이 나타나기 전에 두통이 먼저 시작되었다고 한다. 대체로 뇌졸중 후 발생하는 두통은 열공뇌경색에서 10%로 가장 드물고, 뇌출혈(동맥박리, RCVS (Reversible Cerebral Vasoconstriction Syndrome)에서 흔함)에서는 50% 정도이다. 대개 병변측으로 박동성 두통이 발생하였다. 발생 부위가 클수록, 후순환부에 발생한 경우, 과거 편두통병력이 있거나 연령이 낮은 경우에 두통이 더 자주 발생하였다. 대부분의 경우 두통의 양상은 벼락두통은 아니었다.

경동맥이나 중대뇌동맥 근위부의 폐색이 있는 경우 주로 동측의 이마, 눈주변 등 앞머리, 측두 부위에 통증을 유발한다. 전방부의 뇌경색에서는 동측의 눈과 이마 부위, 앞쪽머리에 통증을 유발한다. 후방부의 뇌경색에서는 손상된 혈관의 위치에 따라 뒷머리나 앞머리가 아플 수도 있다. 드물게 소뇌부위의 뇌경색이 발생시 벼락두통 양상의 두통이 발생한다. 뇌경색에 의해 발생하는 두통은 뇌출혈 같이 심한 통증은 흔하지 않으며, 박동성 통증이나 비박동성의 누르는 듯한 통증, 압박하는 통증 등 다양한 형태의 두통으로 나타난다.

2) 일과성허혈발작(Transient ischemic attack)에 기인한 두통(6.1.2)

뇌 또는 망막의 국소적인 일과성 허혈로 인해 급격히 발생하는 일시적인 국소적 징후와 24시간 이내에 소실하는 두통 양상을 보인다. 전형적인 특징으로 두통이 갑자기 발생하

여 대개 1시간이내에 소실되고, 이러한 양상의 두통이 TIA의 매우 드물게 발생하는 주 증상이다. 뇌경색이 올 수 있다는 경고 또는 전구증상일 수 있다. 고혈압이나 당뇨병, 심장질환, 혈관박리 같은 위험요인을 개선하면 예방할 수 있다. TIA와 심한 두통이 같이 발생하면 다른 혈관질환의 가능성을 찾아야 한다.

2. 비외상성 두개내출혈에 기인한 두통(6.2)

급격히 발생하는 벼락두통의 양상을 보이는 두통으로 출혈 양상에 따라 두통이 유일한 증상이거나 국소 신경학적 결손과 동반되어 나타난다. 원인 질환들은 뇌동정맥기형, 뇌동맥류, 해면상정맥동혈관종 등이다.

1) 비외상성 뇌내출혈에 기인한 두통(6.2.1)

뇌내출혈은 뇌실질내에서 발생시 절반 정도에서 두통을 호소한다. 특징적인 두통으로 갑자기 또는 벼락두통으로 나타나거나, 발생 당일 최고치에 이르는 두통으로, 또는 출혈 부위와 일치되는 곳에서 발생하는 두통 중 최소 한가지의 양상으로 나타난다. 뇌허혈(뇌경색)보다 두통이 더 흔하고 더 심하게 나타난다. 원인질환들은 뇌동정맥기형, 뇌동맥류, 출혈성뇌경색, 정맥동혈관종, 모야모야병 등이다. 고혈압 조절이 안 되는 나이 많은 사람에게 흔히 일어나며 고혈압성 뇌중에 의한 다발성 미세출혈이 있다. 두통발생의 기전은 두개내압의 상승보다는 지주막하강으로 흘러 들어오는 뇌내출혈의 결과와 국소적 압박과 연관되어 나타난다. MRI/MRA를 함께 사용하는 것이 원인 질환의 감별하는데 더 용이하다.

소뇌출혈의 경우에는 더 자주 두통증상이 동반되고 2-6% 환자에서는 갑작스런 심한 두통과 다른 신경학적 이상을 잘 보이지 않는다는 점에서 거미막하출혈의 임상양상과 비슷하다. 응급으로 수술적 감압이 필요할 수도 있다.

2) 비외상성 거미막하출혈(Subarachnoid hemorrhage)에 기인한 두통(6.2.2)

거미막하출혈의 대표적인 특징은 갑자기 발생하는 벼락두통형의 심한 두통으로 약 70% 환자에서는 두통이 유일한 증상이기도 하다. 거미막하출혈의 85%는 뇌동맥류 파열이 원인이고 환자의 85-95%에서 출혈과 함께 두통이 발생하는 것으로 알려져 있다. 동반증상으로 절반 정도의 환자에서 한 시간 이상 지속되는 의식의 변화와 1/3 정도에서 신경학적 증상이 나타난다. 경부경직도 거미막하 출혈의 대표적인 증상으로, 두통 발생 후 수 시간에 걸쳐서 서서히 발생하는 경우가 흔하며 깊은 혼수에서는 관찰되지 않을 수도 있다. 갑작스럽게 시작하여 매우 심한 박동성 두통이 전반적으로 특히 후두부에서 가장 심하게 발생한 다음 목주위로 퍼지며 경부강직이 심해진다. 빛과민성도 흔하게 보고 되는데 이는 뇌막자극의 한 현상으로 이해되고 있다. 또한 시야장애, 유두부종, 유리체밑과 유리체, 망막밑에 국한되는 안구내 출혈도 동반된다.

거미막하출혈에 기인한 두통의 특징은 벼락두통의 갑작스런 발생과 매우 심한 강도의 통증이다. 그러므로 경부강직, 의식저하, 신경학적 손상의 유무와 상관없이 여태 경험하지 못했던 심한 두통이 갑작스럽게 발생하는 경우에는 거미막하 출혈을 의심하여야 한다. 경미한 출혈의 경우에는 통증의 정도도 상대적으로 경미하고 2-3일 정도면 두통이 사라지지만, 출혈량이 많을수록 심한 두통이 지속되는 시간이 길어진다. 초기에 진단이 틀리는 경우도 25-50%로 편두통으로 오진되는 경우가 가장 많다. 오진의 가장 흔한 원인은 적절한 시기에 적절한 신경영상검사를 하지 않았거나 검사결과의 판독을 잘못된 경우다. 진단이 늦어지는 경우 위험한 결과를 초래할 수 있다.

벼락두통은 벼락치듯이 갑자기 일순간(보통 1분 이내)에 통증이 최고조에 이르는, 이제까지 환자가 경험해 보지 못한 강도로 발생하는 심한 두통(머리가 깨질 듯하다. 머리를 망치로 내려치듯이 아프다.)을 말한다. 동맥박리나 뇌정맥동혈전증 등에서도 유사한 두통이 발생할 수 있으나 벼락두통만으로 발현되는 경우는 매우 드물다. 다른 신경학적 이상 증상이 없이 벼락두통이 발생하였을 때, 거미막하출혈을 비롯한 특정질환에 의해서 발행할 가능성은 약 10% 정도다. 모든 벼락두통은 일단 이차두통의 가능성을 염두에 두고 원인질환을 감별 진단해야 하며 30-80%에서 원인 질환이 발견되는 데 혈관성 질환인 경우가 흔하다. 신속한 진단과 치료가 필요하다.

우선 실시해야 하는 검사는 비조영 뇌CT이다. 처음 12시간 이내 CT의 민감도, 특이도는 거의 98-100% 이나 24시간에 93%, 2일이 되면 85%, 7일 이후에는 50%로 저하되어 CT에서는 출혈을 발견하기 어려울 수 있다. 따라서 거미막하출혈이 의심되지만 CT가 정상이거나 애매한 경우는 요추천자를 시행하는 것이 원칙이다. 요추천자를 할 때는 먼저 압력을 측정하고 외상성 요추천자와의 감별을 하고(적혈구/백혈구수) 뇌척수액이 눈으로 보아 정상이라도 반드시 분광광도법을 이용하여 12시간에서 2주사이에 확인하면 동맥류파열에 기인한 거미막하출혈의 증거인 빌리루빈과 황색증을 100% 진단할 수 있다. 거미막하출혈에서 혈관 밖으로 나온 적혈구가 용해되어 혈색소가 방출되고 다시 빌리루빈으로 대사되면서 황색증이 나타나게 된다. 동맥류 파열로 인한 황색증을 확인하기 위해서는 두통 발생 후 12시간-2주 사이에 하는 것이 좋으나 동맥류 파열과 같이 응급을 요하는 경우에는 적용이 어려울 수도 있다. 진단이 늦어지는 경우 위험한 결과를 초래할 수 있기 때문이다.

최근의 신경영상진단이나 치료의 발전에도 불구하고 거미막하출혈은 신경학적 응급상황으로 예후는 좋지 않다. 환자의 10-20%는 병원에 도착하기 전에 사망하고 전체적인 사망률은 40-50%에 이르며 생존자의 50%에서는 신체장애가 남는다. 예후가 매우 나쁘기 때문에 두통만 있고 신경학적 이상이 없는 상태에서 거미막하출혈을 확인하여 치료를 시작할 수 있다면 환자의 예후를 개선시킬 수 있다. 그러므로 벼락두통을 호소하는 환자들에 대해서는 거미막하출혈의 가능성을 배제하는 것이 가장 중요하다.

3) 비외상성 급성경막하출혈에 기인한 두통(6.2.3)

급성경막하출혈에 기인한 두통은 갑자기 1분 안에 최고조에 도달하는 심한 두통으로 국소적인 신경학적 징후와 의식저하가 동반된다. 대부분은 두부외상에 의하여 발생되며, 다른 부위의 두개내 출혈이 없는 비외상성 경막하출혈은 매우 드물다. 때로는 생명을 위협할 정도로 위험한 신경학적 응급상황을 초래할 수 있어 주의 깊게 관찰하여야 한다.

동맥이나 정맥의 출혈이 원인으로 자발 피질동맥파열, 동맥류파열, 동정맥기형, 경막동정맥루, 종양 또는 전이, 혈액응고장애, 모야모야병, 뇌정맥동혈전증, 두개내압저하 등이 있다. 25-100%에서 두통을 호소하며, 단독으로 두통이 발현되기도 하지만 대부분은 급격한 신경학적 악화가 동반되거나 뒤이어서 나타나는 신경학적 응급상황이다.

3. 미파열 혈관기형에 기인한 두통(6.3)

출혈이 없는 미파열 두개내 혈관기형에 유발되는 두통으로 동맥류나 동정맥기형, 경막동정맥루, 해면정맥동혈관종, Sturge Weber Syndrome 등이 이에 속한다. 두통양상은 자주 발생하는 만성두통의 양상으로 나타난다.

1) 미파열 낭종성 동맥류에 기인한 두통(6.3.1)

미파열 동맥류의 발생률은 5%로 출혈이 있었던 다발성 동맥류에서 존재하는 미파열동맥류와 출혈은 없으나 종괴효과나 동맥류팽창, 동맥류색전에 의한 허혈 증상 등을 보이는 경우다. 환자의 1/5에서 두통이 보고된다는 연구도 있으나 질환과 관련이 있을 것 같은 두통의 특징적인 임상적 특성은 없었다. 오히려 새롭게 시작된 두통이 미파열동맥류 때문일 수도 있다. 전형적인 특징으로 미파열 동맥류의 후교통동맥에 동맥류가 발생하면 발생 부위로 편측성 안구후부통증과 동공 확대를 수반하는 제3 뇌신경마비와 두통이 나타난다. 이는 응급상황으로 파열이 임박하거나 동맥류가 점점 커지는 것을 의미한다. 동맥류의 가족력이 있거나 젊은 나이, 다발성으로 생기는 경우는 유전적인 요소가 많아 더 잘 파열된다. 파열시기를 예측할 수는 없으나 크기가 10 mm 이상인 경우, 크기가 클수록, 작아도 가족력이 있는 경우, 후순환계에 위치 할수록, multilobulated 된 경우에 보다 잘 파열된다. 일단 파열되면 50-60%의 사망률과 10-20%의 이환률로 예후가 매우 불량하다.

경고두통(sentinel headache)은 거미막하출혈의 20-50%에서 심한 두통이 거미막하출혈이 발생하기 수일에서 수주

전(동맥류파열 진단 4주전)에 발생한다. 동맥류가 갑자기 팽창하면서 발생하는 두통이다. 이 두통은 본격적 출혈에 비해서 두통의 강도는 강하지 않으나 발생하는 부위는 거의 유사하다. 두통, 구역과 구토, 경부경직 등 거미막하출혈에서 관찰되는 증상들이 동반될 수 있다. 그러므로 이런 두통이 발생하면 적극적인 검사를 시행하여 동맥류를 치료하면 심각한 지주막하출혈을 예방할 수 있다.

2) 동정맥기형에 기인한 두통(6.3.2)

동정맥기형은 뇌혈관 발생과정에서 동맥과 정맥 사이의 모세혈관이 발생되지 않아 동맥과 정맥이 엉켜있는 선천적 혈관기형으로 신경조직은 존재하지 않는다. 저항이 낮은 고속의 단락(shunt)으로 전신혈압보다 혈관내압이 적어 파열은 잘 발생하지 않는다. 성인이 되면 출혈이 가장 흔한 증상으로 50-75%에서 첫 증상으로 나타나고, 동정맥기형과 연관된 발작(steal phenomenon)이 25-50%로 2번째이다. 편두통이나 군발두통과 유사한 두통이 발생한 경우에 실시한 검사에서 여성의 58%에서 미파열 동정맥기형이 발견되는 경우들이 보고되고 있다. 뇌출혈 가능성은 2-4%로 재출혈 가능성이 높다. 두통이 동정맥기형으로 인한 것에는 논란이 있으나 동정맥기형으로 인한 혈류장애, 주변조직의 허혈로 인해 어느 정도 기여하는 것으로 판단된다. 동정맥기형이 커지면서 국소적 신경결손이나 간질 증상이 나타날 수 있다. 진단은 MRI나 혈관조영술을 한다. 혈관내 색전술 후 감마나이프 방사선수술 등이 있다.

3) 경막동정맥류(Dural arteriovenous fistula)에 기인한 두통(6.3.3)

두통에 동반되는 전형적인 특징은 박동성 이명, 안구마비, 오전에 또는 기침 또는 몸을 구부릴 때 진행되거나 악화되는 두통으로 이중 최소 한 가지 이상의 이상이 있어야 진단된다. 정맥혈류의 배출 저하와 혈전생성으로 인한 두개강 내압의 증가로 두통이 발생한다. 경동맥해면정맥동루의 경우 안구나 안구후부의 통증성 안구마비, 결막의 동맥혈화로 나타날 수 있다. 후두부의 잡음도 24%에서 생긴다. 우선적인 치료는 혈관조영술을 통한 색전술이다.

4) 해면상정맥동의 혈관종(Cavernous angioma)에 기인한 두통(6.3.4)

두통이 주 증상으로 두개내출혈 또는 경련발작 양상으로 나타난다. 혈관종과 KRIT 1 돌연변이가 있는 경우에서 두통은 4%만 보고된다. SUNCT 또는 편두통 양상의 두통을 유발할 수 있다. 상기 질환은 혈관조영술에서 혈류가 보이지 않는 양성 질환으로 MRI로 진단이 증가하고 있다. 방사선요법이나 색전술은 효과가 없다. 치료는 수술적 제거다.

5) Sturge Weber syndrome에 기인한 두통(6.3.5)

얼굴에 혈관종이 있고, 같은 쪽으로 뇌수막에 혈관종이 있으면 진단된다. 두통양상은 편두통 양상으로 혈관종이 있는 위치나 양쪽에서 나타나고, 혈관종이 발생하는 반대쪽과 연관되어 장기간의 전조가 있는 조짐편두통이 나타난다. 90%이상에서 경련발작과 50%에서 이로 인한 두통이 보고된다.

4. 동맥염에 기인한 두통(6.4)

동맥염은 경부, 두개, 뇌혈관의 염증에 의해 혈관이 손상되는 질환이다. 흔히 통증을 감지할 수 있는 혈관과 경막을 침범하므로 두통이 매우 중요하고 유일한 소견이다.

1) 거대세포동맥염(Giant cell arteritis)에 기인한 두통(6.4.1)

거대동맥염은 보통 '측두동맥염'으로 알려져 있으며 동맥염과 교원혈관병 중에서 두통과 가장 현저하게 관련이 있는 질환이다 두통이 유일한 증상일 수 있고 50세 이후에 발병률이 급격히 증가한다. 혈관과 그 주변 조직에 림프구와 조직구 등으로 구성된 국소염증성 육아종이 가장 중요한 병리 소견으로, 혈관의 중간막을 침범하여 혈관의 국소협착을 일으키거나 혈전과 혈관내막의 부종 등에 의한 허혈 증상이 발생할 수도 있다.

외경동맥 분지, 특히 측두동맥이 주로 침범되어 한쪽의 이마관자부위의 심한 통증이 발생하지만 양측 모두에서 통증이 발생할 수도 있다. 측두동맥의 종창과 압통이 있으며 염증으로 인해 발열, 몸살, 빈혈 등이 동반되며 ESR, CRP가 많이 증가한 경우는 거대세포동맥염일 가능성이 높다. 60세 이상의 환자에서 최근 발생된 지속적인 두통으로 나타날 경우에도 거대세포동맥염을 고려하여 조직검사가 필요할 수 있다. 측두동맥이 부분적으로 침범되어 일부분이 정상(skip lesion)일 수 있어 조직 검사 시 연속 절편이 필요하다.

거대세포동맥염으로 인해서 혈관이 좁아지거나 폐색이 되면 허혈증상이 발생한다. 씹거나 턱을 많이 움직일 때 통증이 발생하는 턱파행은 거대세포동맥염의 특징적인 증상이다. 안구나 시신경에 혈액을 공급하는 혈관이 침범되면 시력소실이 발생할 수 있다. 특히 후섬모체동맥의 폐색에 의한 전방허혈 시신경병증은 치명적이며, 두통을 동반한 일과성 흑암시의 반복적인 발작은 신속하게 적절한 검사를 시행해야 한다. 시력이 소실되면 회복되는 경우가 드물기 때문에 신속하게 고용량의 스테로이드를 투여해야 한다. 한쪽의 실명과 반대쪽 실명 사이의 간격은 보통 1주일 미만이다. 거대세포동맥염환자는 허혈성뇌졸중과 치매의 위험성도 증가된다. 두통만 있는 경우에도 일반적으로 고용량의 스테로이드를 경구로 신속히 투여하는 것이 좋다. 두통은 3일 이내에 의미 있게 호전되거나 해결된다.

일반적으로 거대세포동맥염은 장기간 치료가 필요한 만성질환으로 드물게 수년 후 증상이 재발하는 경우도 보고된다. 치료를 하지 않는 경우에는 시력소실(10-20%) 등이 드물지 않기 때문에 초기에 고용량의 스테로이드를 적극적인 사용하고, 부작용이 발생할 수 있으므로 환자의 증상이 호전되고 혈액검사에서 ESR, CRP 등이 정상화되기 시작하면 일주일 이내에 감량하여야 한다. 대부분이 고령으로 고혈압, 당뇨, 골다공증 등의 만성질환이 동반되어 있는 경우가 많으므로 스테로이드 장기 사용에 따른 약물 부작용과 기존질환의 악화 가능성을 설명하고, 거대세포동맥염의 재발이나 악화에 대한 위험성을 고려하여 감량하는 속도도 신중하게 결정해야 한다.

2) 중추신경계의 원발혈관염(6.4.2)과 중추신경계의 이차혈관염에 기인한 두통(6.4.3)

중추신경계혈관염은 두통이 주증상으로 50-80%에서 두통을 호소한다. 혈관조영술이나 조직검사 등의 진단 방법에 따라 다르지만 두통 양상이 특이하지 않아 국소신경장애, 경련, 의식 또는 인지장애 같은 증상이 나타나기 전까지는 진단이 어렵다. 두통과 뇌척수액 백혈구증가증이 없다면 중추신경계혈관염의 가능성은 낮아진다. 조직학적으로 혈관염이 진단되어야 하며 증상이 심하지만 치명적이지는 않다. 병태생리는 다양하여 염증, 뇌허혈 또는 뇌경색, 두개내압증가, 거미막하출혈 등이 있다. 치료는 스테로이드 치료와 면역억제요법이다. 치료효과는 거대세포동맥염에서보다 덜하다.

이차혈관염은 염증, 감염, 악성종양, 중독 등 내재된 전신적인 혈관염의 상황이 있어야 진단 가능하다.

5. 경부 경동맥 또는 척추동맥질환에 기인한 두통 (6.5)

두경부동맥의 박리는 흔하지는 않지만 젊은 연령층에서 뇌졸중의 중요한 원인이다. 척추동맥박리보다는 내경동맥, 두개강내보다는 두개강외 혈관에서 더 많이 발생하며, 거미막하출혈의 원인의 가능성이 된다. 혈관 질환이 진단되거나 수술적 또는 중재적 혈관시술로 진단되어야 하며, 통증은 질환이 발생한 위치와 같은 쪽으로 나타나고, 병변의 양상이 심해지면 같이 통증이 심해지거나 악화되고 통증이 한 달 내에 호전이 되어야 한다.

1) 경부동맥박리에 기인한 두통, 안면통증, 또는 목통증 (6.5.1)

(1) 경동맥박리

목통증을 동반 또는 동반하지 않는 두통이 경동맥박리의 유일한 증상으로, 두통이 가장 흔한 증상(55-100%)이고 가장 흔한 초기 증상(33-86%)이다. 두통은 병변 측으로 항상 나타나게 되며 통증이 목, 턱, 얼굴, 안와, 전두 부위와 측두부위까지 침범하기도 한다. 두통이나 안면부 통증이 약 반수에서 첫 증상으로 발현되나 일부는 하루에서 몇 달 정도 뒤늦게 통증이 나타나기도 한다. 약 20%의 환자에서 벼락두통처럼 갑자기 심한 통증으로 시작하기도 하지만 점진적으로 악화 또는 지속되는(평균 4일) 두통은 군발두통으로 오진될 수도 있으므로 주의를 요한다.

경동맥박리에는 뇌허혈 또는 망막허혈과 국소징후 등이 흔하고, 연관징후로는 통증을 동반한 호너(Honer)증후군, 이명, 12번 뇌신경마비가 일어날 수 있다.

목 통증을 동반 또는 동반하지 않는 두통이 허혈 증상보다 먼저 나타나므로 조기 진단과 빠른 치료가 필요하다. 진단은 지방억제 경부 MRI, MRA, CTA를, 그래도 의심되는 경우에 혈관조영술 등으로 진단한다. 치료는 먼저 헤파린을 사용 후 혈관 회복 정도에 따라 와파린으로 3-6개월간 유지한다.

(2) 척추동맥박리

약 70% 정도가 두통을 45%정도에서는 목 부위의 통증을 호소한다. 60%에서 척추동맥박리와 두통이 동시에 발생하지만 일부에서는 뒤늦게 발생하기도 한다. 척추동맥이 박리되는 위치는 척추강 내부보다 척추강에서 빠져 나와 두개강내로 들어가는 부위에서 가장 흔하게 발생한다. 이로 인해서 목이나 후두부의 통증과 함께 연수경색이나 소뇌경색이 흔하게 발생한다.

2) 동맥내막절제후 두통(6.5.2)

경동맥내막절제술에 기인한 두통으로 목과 안면부에 통증이 있다. 동맥내막절제술을 시행 후 두통은 1주 이내에 발생하고 1달 이내에 소실한다. 경동맥내막절제술후 두통에는 세 가지 아형이 있다. 가장 흔한 형태(60%)는 수술 후 수일 이내(1주 이내)에 발생하는 경도의 미만성 단독 두통으로 양성경과로 자연적으로 호전되는 두통이다. 두 번째 아형(38%)은 하루에 한두 번씩, 2-3시간 지속되는 일측 군발두통 양상의 통증으로 2주 이내(1달 이내에 소실)에 소실된다. 세 번째 아형은 수술 후 3일이 지나서 발생하는 심도의 편측 박동성 두통, 안면부통증, 경련발작으로 드물게 발생

하는 과관류증후군의 일종이다. 이러한 두통은 혈압상승 및 수술 후 7일 내외에 발생되는 신경학적 결손 또는 경련을 선행하여 발생하기도 한다. 이런 증상들은 뇌내출혈의 위험성을 알리는 경고 신호이므로 즉각적으로 수축혈압을 140 mmHg 이하로 유지하는데 총력을 기울여야 하고 가능하면 빨리 환자를 움직이게 하여 장기간의 침상생활에 의한 합병증을 최소화해야 한다.

3) 경동맥 또는 척추동맥의 혈관성형술(angioplasty)에 기인한 두통(6.5.3)

경피혈관성형술(Percutaneous transluminal angioplasty, PTA)과 stenting을 의미한다. 풍선을 확장 시 환자의 1/2에서 경부통증, 1/3에서 머리통증이 발생하지만 풍선을 수축시키면 대부분 몇 초 안에 통증이 사라진다. 이로 인한 두통은 드물게 발생하는 과관류증후군의 일종이다. 혈관성형술에서는 심근경색, 술 후 혈종, 신경손상이, 스텐트 시술에서는 뇌졸중, 서맥, 저혈압이 주로 발생할 수 있다.

6. 뇌정맥혈전증에 기인한 두통(6.6)

뇌정맥혈전증에서 두통은 가장 흔한 증상(80-90%)으로 가장 흔한 첫 증상이기도 하다. 특징적인 양상은 없으나 대부분 미만성 진행성의 심한 두통으로 두개내압항진의 다른 징후와 동반되어 나타난다. 편측으로 갑자기 발생하면 편두통, 원발벼락두통, 저뇌척수액압, 비외상거미막하출혈로 오인되기도 한다. 두통이 유일한 증상일 수 있으나 90% 이상에서 국소징후(경련, 또는 신경학적 결손)나 두개내압항진의 징후 또는 아급성뇌병증 또는 해면정맥동증후군이 같이 나타난다. 특별한 양상이 없기 때문에 최근에 발생한 지속되는 두통이라면 반드시 의심하고, 특히 기존에 혈전을 유발하는 상황이 있었다면 더 주의해야 한다. 진단은 T2 조영상 MRI와 MRA, CT with CTA, 그래도 의심되는 경우에는 혈관조영술로 한다. 헤파린 투여와 대증적 치료를 빨리 시작하고 적어도 6개월 간 경구용 항응고제를 사용하고, 원인질환에 대한 치료도

이루어져야 한다.

7. 기타 급성 두개내 동맥질환에 기인한 두통(6.7)

1) 두개내 혈관내 시술에 기인한 두통(6.7.1)

동맥류 또는 동정맥기형의 혈관성형술 또는 색전 시술이 시행되고, 심한 두통이 시술 부위와 동일한 편측으로 시술 시작 몇 초안에 발생하고 시술종료 후 빠르게 24시간 내에 해결된다.

2) 혈관조영술 두통(6.7.2)

조영제의 혈관내 주입은 심한 미만성의 작열감을 동반한 두통을 유발한다. 두통은 혈관조영술 시행 중에 발생되고 종료 후 72시간 이내에 자연 소실된다. 편두통 병력이 있는 환자에서는 편두통발작을 유발할 수도 있다. 반신마비편두통 환자에서는 반신마비 지속상태와 혼수를 일으킬 수 있으므로 혈관조영술이 금기이다.

3) 가역적뇌혈관수축증후군에 기인한 두통(6.7.3)

가역적뇌혈관수축증후군은 종종 신경 이상과 뇌동맥의 가역적 수축을 동반하는 벼락두통으로 나타난다. 정확한 병태생리가 밝혀지지 않았고 혈관조영술에서의 유사소견으로 뇌혈관염과 혼동되기도 한다. 뇌혈관에 부분적이고 다발적인 수축과 확장이 발생하고 수 주에서 수개월내에 호전되는 특징적인 증후군이다. 건강하고 젊은 연령(평균 45세), 주로 여성에서 잘 발생하고 60%에서 선행원인이 있다고 한다. 가역적인 뇌혈관의 수축의 유발 인자는 분만 전후, 성행위, 목욕, 힘든 활동, Valsalva법, 몸 구부리기 등의 특수상황이나, 환각제, 교감신경자극제, 세로토닌작용제, 혈액제제, 급성고혈압, 과칼슘혈증, 포르피린증, 크롬친화세포종, 두부외상, 척수경막하혈종, 경동맥내막절제술, 신경외과적수술 등에 의해 유발된다고 한다. 처음에는 두통, 전신성 경련, 뇌출혈이 나타날 수 있지만 이 시기에 혈관검사소견은 정상일 수 있다. 이후 뇌경색, 일과성허혈발작이 발생하며 이시기에 굵은 혈관에 부분적인 수축이

관찰된다. 두통은 소혈관침범에 따른 자극 소견이고 시간 경과에 따라 혈관조절이상이 중간에서 굵은 혈관으로 진행된다고 추정한다.

뇌혈관조영술이 진단에 가장 유효하며 특징적인 염주모양 소견을 보인다. 그러나 임상증상 발현 후 1주 이내에는 모두 정상으로 보일 수 있다. 반복적인 벼락두통이 있으며 다른 진단기준은 충족하지만 혈관조영술이 정상이라면 반복적인 혈관조영술(두통발생 2주 후)이 진단에 도움이 되고, 개연(probable) 가역적뇌혈관수축증후군도 반드시 고려하여야 한다. 뇌 MRI가 종종 정상 소견일 수 있으나 분수계경색증(watershed)이나 경계구역경색(borderzone) 소견을 보이는 경우가 있다. 가장 뚜렷한 확진 소견은 3개월 이내에 침범되었던 혈관이 정상으로 회복되었음을 확인하는 것이다. 벼락두통이 발생한 환자에서 거미막하출혈, 뇌정맥혈전증이 배제된 경우나, 원인불명의 뇌졸중이 발생 시 그 원인으로 고려해본다. 대체로 예후가 양호한 편이나 MRI 상 30-80%에서 일부 뇌출혈이나 뇌경색이 발생 시 영구적 장애가 남을 수 있다. 가역적후뇌병증은 두통, 시각장애 의식변화, 발작, 국소신경학적 증상을 동반하며, 뇌영상에서 후두부의 가역적인 뇌부종을 특징으로 한다. 대부분 급작스럽고 심한 혈압상승과 관련이 있으나 경한 혈압상승이나 정상혈압에서도 보고되고 있다. 치료는 아직 뚜렷하게 정립되지 않은 상태로 개별적인 상황에 따라 대처한다. 재발성 두통이나 신경학결손을 동반 시, 신경학적 증상이 아직 없더라도 뇌혈관수축이 있는 경우 칼슘채널차단제를 투여할 것을 권고한다.

(1) 가역적뇌혈관수축증후군에 필시 기인한 두통(6.7.3.1)

두통이 75%에서 유일한 증상이며 혈관조영술에서 특징적인 염주 모양 소견이 보이지 않는다.

4) 두개강내 동맥의 박리에 기인한 두통(6.7.4)

급격한 심한 두통발생이 유일한 증상으로 1달 이내에 증상이 소실한다. 동맥박리는 두개강내의 어떤 혈관에서도 발생할 수 있으며 허혈성뇌경색, 두개내출혈 또는 인접한 구조물에 의한 압박 등에 의해 발생한다.

8. 유전성혈관병증에 기인한 두통(6.8)

유전성뇌혈관병증은 유전검사에 의해 진단되고 반복적인 두통발작증상을 보인다.

1) 카다실(Cerebral Autosomal Dominant Arteriopathy with Subcortical Infarcts and Leukoencephalopathy, CADASIL) (6.8.1)

카다실은 상염색체 우성의 유전질환으로 염색체 19번의 NOTCH-3유전자의 다양한 돌연변이에 의해 나타나고, 진단은 돌연변이 유전자의 검사 또는 피부조직검사로 이루어진다. 임상양상으로는 주로 미세한 혈관벽의 손상으로 인한 혈류장애로 생긴 반복적인 피질하뇌경색, 피질하치매가 유발되고, 기분장애의 임상양상을 나타내며 1/3에서 조짐편두통 등이 동반된다. 조짐편두통은 대부분 가장 먼저 나타나는 증상으로 평균 30세경에 발현되며, 편두통 발생 이후 약 15년 후에 허혈성뇌졸중이 발생되고 약 20-30년 후에 사망한다.

드물지만 고혈압, 당뇨, 흡연 등 뇌졸중의 위험인자가 없는 젊은 환자에서 뇌경색 증상이 나타나면 이를 의심하는 것이 중요하다. 진단을 위한 MRI에서 기저핵, 백질 및 뇌교 부위에 다양한 크기와 모양의 다발성 뇌경색이 보이는 것이 특징이다.

2) 멜라스(Mitochondrial Encephalopathy, Lactic Acidosis and Stroke-like episodes, MELAS) (6.8.2)

멜라스는 사립체의 유전적 다양성에 의한 질환으로 사립체근병증, 사립체뇌병증, 젖산산증, 뇌졸중 양상 등의 다양한 임상표현형을 가진다. 이 질환은 발작, 편마비. 반맹, 피질성시각상실, 감각신경성난청, 그리고 간헐적 구토 등의 중추신경계 침범 증상이 동반된다. 두통이 빈번하게 나타나는데 반복적인 편두통 양상 발작으로 나타나거나 뇌졸중 양상이 주 증상으로 나타난다. 반복적인 뇌졸중 증상이 가장 기본 증상으로 소아나 젊은 성인에서 뇌졸중 증상이 반복적으로 발생하면서, 인지저하와 반복적인 두통, 경련과 함께 다양한 장기에 이상을 동반하면 멜라스증후군을 의심

해야 한다.

3) 기타 유전성 혈관병에 기인한 두통(6.8.3)

상염색체 우성의 유전질환으로 반복적인 편두통 발작이 보고된다. RVCL (Retinal Vasculopathy with Cerebral Leukodystroph)은 TREX1 돌연변이, HIHRATL (Hereditary Infantile Hemiparesis Retinal Artery Tortuosity and Leukoencephalopathy)는 COL4A1 돌연변이에 의해 나타난다.

9. 뇌하수체졸중에 기인한 두통(6.9)

뇌하수체졸중은 벼락두통 양상의 급성질환으로 드물게 발생하는 치명적인 질환이다. 대부분의 경우 비기능성 뇌하수체거대선종의 급격한 확장에 따른 종양내출혈 또는 출혈성 뇌경색이 주 원인이다. 발병률은 0.6-22.8%이다. 뇌하수체는 시상하부호르몬의 작용하에 부신피질자극호르몬, 갑상선호르몬, 성호르몬, 프로락틴. 성장호르몬 등을 분비한다. 신속한 혈액검사로 호르몬수치를 검사하고 생명유지에 필요한 부신피질 자극호르몬과 갑상선호르몬치료를 시작한다.

뇌하수체졸중의 임상발현은 매우 다양하고 뇌하수체선종의 출혈이 모든 증상을 유발하지는 않는다. 임상증상은 경색이 일어나기 전 종양의 크기와 커지는 진행방향에 따라 나타난다. 갑작스러운 심한 두통이 가장 흔하고 중요한 증상으로 이는 뇌경막의 견인이나 두개내압상승, 거미막하출혈로 인해 발생하는 것으로 추측된다. 종양의 갑작스러운 성장과 혈액공급의 불균형에 의한 허혈에 의해 경색이 발생하고 방사선치료, 두부손상, 저혈압 등도 원인이 될 수 있다. 다음으로 시력저하 및 동안신경마비, 시야결손 소견이 흔하게 관찰되는데 이는 종양의 빠른 확장으로 인한 뇌하수체나 시각교차 부위의 뇌신경의 압박에 의한다. 다음으로 거미막하출혈이나 뇌압상승으로 인한 뇌수막증 증상으로 구역 및 구토가 유발될 수 있고, 기타 의식저하, 반신마비, 발열, 뇌척수액콧물, 내분비장애 증상 등이 유발될 수 있다. 시상하부손상은 드물다.

　뇌하수체졸중의 진단에는 CT보다 MRI가 더 정확하다. 혈액검사를 통해 호르몬수치를 확인하고 환자의 상태를 유지하기 위해 갑상선호르몬약을 아침에 경구투여하고 여성에게는 여성호르몬을 남성에게는 테스토스테론을 복용/크림/주사제로 투여한다. 스테로이드는 저녁보다 아침에 투여량을 2배로 하여 경구복용할 수 있다. 유즙분비호르몬은 75% 환자에서 치료효과에 반응이 좋아 우선 약물치료를 하는 종양으로 3개월정도 복용 후 수치가 정상화되면 평생 약물치료로 가능하다. 수치가 높으면 bromocriptin을 치료제로 사용해 볼 수도 있다. 양성종양이므로 종양의 크기가 줄어들거나 안정화되면 경접형동접근법으로 수술 또는 감마나이프를 이용한 방사선 치료를 시도해 볼 수 있다.

24-3. 비혈관성 두개내질환에 기인한 두통
(Headache Attributed to Non-Vascular Intracranial Disorder)

1. 두개내질환에 기인한 두통

두개내압의 증가 및 감소는 모두 두통을 유발할 수 있다. 이차두통은 두통을 유발하는 원인질환을 치료하면 두통은 사라지므로 두통의 원인을 찾는 것이 더 중요하다고 하겠다. 비혈관성 두개내질환에 기인한 두통의 분류에 대해서 표 24-5에 국제두통질환분류 제3판 베타판에 의해 기술되어 있다. 이장에서는 두개내압상승에 기인한 두통과 저뇌척수압에 기인한 두통에 대해 상세히 다루도록 하겠다.

1) 두개내압 상승에 기인한 두통
(1) 특발두개내압상승에 기인한 두통

특발두개내압상승은 가임기 젊은 여성에서 잘 나타나며 과체중과 연관이 있다. 원인은 잘 알 수 없으나 뇌압상승에 따른 두통과 시신경유두부종이 특징적인 소견이다. 성장호르몬이나 테트라사이클린(tetracyline) 투여, 갑상선치료제제 투여, 비타민 A 과다투여, 코르티코스테로이드 금단 등의 약물에 의해서도 유사한 증상이 발생할 수 있으므로 감별을 요한다. 특발두개내압상승의 주요증상으로는 두통, 일시적인 시야흐림, 박동성 이명, 광시증, 요통, 안구뒤쪽통증, 복시, 지속적인 시력소실 등이 있다. 두통의 특징은 비교적 박동성으로 매일 아침에 발생하여 수 시간 지속하는 양상을 보인다. 일시적인 시야흐림은 뇌압상승에 의한 시신경의 일시적인 허혈이 원인으로 생각되며 약 70%의 환자에서 흔히 나타나는 증상이다. 6번 뇌신경 마비로 복시가 나타날 수 있으며 박동성이명은 특징적으로 보이는 증상이다. 특발두개내압상승이 발생하는 기전은 정확히 알려져 있지 않으나

표 24-5. 비혈관성 두개내질환에 기인한 두통(ICHD-3 beta)

1. 두개내압상승에 기인한 두통
    1.1 특발두개내압상승에 기인한 두통
    1.2 대사성, 독성 또는 호르몬성 원인에 속발한 두개내압 상승에 기인한 두통
    1.3 수두증에 속발한 두개내압 상승에 기인한 두통
2. 저뇌척수압에 기인한 두통
    2.1 경막천자후두통
    2.2 뇌척수액누공두통
    2.3 자발(특발)저뇌척수압에 기인한 두통
3. 비감염염증병에 기인한 두통
    3.1 신경사르코이드증(neurosarcoidosis)에 기인한 두통
    3.2 무균(비감염)수막염에 기인한 두통
    3.3 기타 비감염염증병에 기인한 두통
    3.4 림프구뇌하수체염에 기인한 두통
    3.5 뇌척수액림프구증가증을 동반한 일과성두통 및 신경학적결손증후군(Neurological Deficits with cerebrospinal fulid Lymphocyte, HaNDL)
4. 두개내신생물에 기인한 두통
    4.1 두개내신생물에 기인한 두통
        7.4.1.1 제3 뇌실의 콜로이드낭에 기인한 두통
    4.2 암종수막염에 기인한 두통
    4.3 시상하부 또는 뇌하수체의 분비과다 또는 분비저하에 기인한 두통
5. 경막내주사에 기인한 두통
6. 뇌전증발작에 기인한 두통
    6.1 뇌전증형반두통
    6.2 발작후두통
7. 1형 키아리기형에 기인한 두통
8. 기타 비혈관성 두개내질환에 기인한 두통

체중증가로 인해 복압상승, 흉강압의 상승으로 뇌정맥압이 상승하여 뇌압상승을 유발한다는 가설이 설득력을 얻고 있다. 자기공명영상이나 정맥조영영상에서 정상적인 소견을 보이며 뇌척수액 검사에서도 세포 수, 단백질, 포도당 농도 등은 정상소견을 나타내며 요추천자 개방압력이 250 mm CSF 이상인 경우 진단할 수 있다(표 24-6).

표 24-6. 특발두개내압상승에 기인한 두통의 진단기준(ICHD-3 beta)

A. 진단기준 C를 충족하는 두통
B. 250 mm CSF 이상(진정제 없이 횡와위에서 실시한 요추천자나 경막외 또는 뇌실내압 감시로 측정함)의 뇌압으로 특발두개내압상승이 진단됨.
C. 다음 중 한 가지 또는 두 가지 모두로 인과관계가 입증됨:
   1. 두통이 특발두개내압상승과 시간연관성을 가지고 발생하거나 두통으로 인하여
      질환이 발견됨
   2. 두통이 두개내압감소에 따라 완화됨
   3. 두통이 두개내압상승과 시간연관성을 가지고 악화됨
D. 다른 ICHD-3 진단으로 더 잘 설명되지 않음.

특발두개내압상승두통의 치료는 뇌압의 감소, 두통의 감소, 시력 유지를 목표로 해야 한다. 두개내압을 낮추기 위해 약물치료와 요추천자, 뇌척수액 션트방법 등이 있으며 신경과, 안과 신경외과와의 다학제적 접근법이 필요하다. 과체중인 환자에서 호발 하므로 식이요법과 운동을 통한 체중감량이 효과가 있다. 하지만 모든 환자에서 체중감량으로 증상이 호전되는 것은 아니며 체중감량으로 뇌압이 감소한다는 것은 많은 연구에서 나타났다. 약물치료로는 탄산탈수효소 억제제인 acetazolamide를 사용할 수 있는데 뇌척수액의 생산을 감소시키는 것으로 알려져 있다. 하루 총 투여용량 1-4 g을 3-4회에 나누어 투여할 수 있다. 토피라메이트(topiramate) 또한 탄산탈수효소 억제 효과가 있으며 편두통의 예방효과도 있어 추천된다 하겠다. 토피라메이트는 하루 총 투여용량 100-200 mg을 사용할 수 있다. 이뇨제인 furosemide도 뇌압 감소목적으로 사용을 고려할 수 있다. 하루에 40-120 mg을 단독 또는 acetazolamide와 병용해서 투여할 수 있다. 요추천자에 의한 뇌척수액의 배액은 일시적인 두통의 호전효과는 있으나 반복적인 천자는 요추천자에 의한 감염이나 다른 부작용으로 추천되지 않는다. 신경외과에서 시행하는 뇌척수액 션트는 효과적인 방법이기

는 하나 일부환자들에서는 효과적이지 않다는 보고도 있다. 시신경의 추가적인 손상과 시력저하를 막기 위해 시신경집감압술도 고려할 수 있다.

(2) 대사성, 독성 또는 호르몬 원인에 속발한 두개내압상승에 기인한 두통

급성간부전, 고이산화탄소혈증, 급성고혈압위기, 라이간뇌증후군, 심부전 등의 대사성 원인으로 두개내압이 상승하여 두통이 발생할 수 있다. 또한 앞에서 언급한 성장호르몬 투여, 테트라사이클린 투여, 비타민 A 과다복용, 갑상선치료제 투여, 코르티코스테로이드 금단 등의 호르몬 및 약물에 의해서도 두통이 발생할 수 있다. 치료는 원인질환을 교정하는 것이 되겠다.

(3) 수두증에 속발한 두개내압상승에 기인한 두통

수두증은 뇌척수액이 뇌실내에 과량 고여있는 경우로 뇌척수액의 생성, 흡수, 흐름의 이상에 의해 발생할 수 있다. 수두증으로 뇌압이 상승하여 발생한 두통이므로 수두증을 감소시키는 치료로 두통을 해결할 수 있다.

2) 저뇌척수압에 기인한 두통

저뇌척수압에 기인한 두통은 요추천자 후 발생한 경막천자후 두통이 특징적이나 외상없이도 자발적으로 발생하기도 한다. 앉거나 서있을 때 두통이 악화되며 누운 자세에서는 완화되는 특징을 보인다.

(1) 경막천자후 두통

경막천자후 두통은 경막천자를 통한 뇌척수액의 누출로 발생한다. 두통의 특징은 누워있을 때는 두통이 사라지고 앉거나 머리를 들면 심한 박동성 두통이 전두부나 눈 주위에 나타나는 특징이 있다. 젊은 여자에서 경막천자후 잘 발생하며 발생빈도는 3.5-11%로 다양하게 보고되고 있다. 경막천자의 이력이 있으면서 경막천자후 5일 이내에 발생하였으며 다른 진단으로 더 잘 설명되지 않는 두통을 경막천자후 두통으로 진단할 수 있다.

경막천자후 두통을 예방하기 위해서는 가는 필첨바늘 형

태의 척추천자바늘을 사용하는 것이 추천되며 바늘의 사단을 경막섬유에 평행하게 하여 천자하는 것이 두통발생의 빈도를 줄일 수 있다. 대부분 2주 이내에 자연적으로 치유되나 침상안정과 수액치료와 같은 대증요법으로 호전이 없는 경우 경막외자가혈액봉합술을 시행하면 90% 이상의 환자에서 즉시 두통이 사라지는 효과가 있다.

(2) 자발두개내압저하에 기인한 두통

자발두개내저혈압(spontaneous intracranial hypotension)은 지난 수십 년 동안 이 질환에 대한 관심이 높아진 중요한 이차두통중의 하나이다. 갑자기 증상이 발현하여 기립 시 증상이 악화되며 누우면 증상이 완화되는 특징을 보인다. 척추에서의 뇌척수액 누출이 유발원인이며 뇌척수액 누출이 막히면 증상이 치료되는 질환이다. 체위성 두통이 가장 흔한 증상이나 체위변화에 따라 두통의 강도가 변화하거나 시간에 따라 심해지는 등 임상증상이 예전에 알려졌던 것보다 훨씬 다양하다. 또한 예전에는 낮은 뇌척수압을 특징적인 소견으로 생각하였으나 최근의 연구들을 보면 뇌척수압이 정상인 환자들도 많이 있다. 어떤 환자들에서는 치료가 잘 되지만 몇몇 환자들에서는 반복적인 경막외자가혈액봉합술에도 반응하지 않는 경우가 있어 뇌척수액의 누출 부위를 잘 찾을 수 있는 진단 기술들에 대한 관심이 높아지고 있다.

① 자발두개내저혈압의 병태생리

자발두개내저혈압은 많은 환자에서 정상 뇌척수압을 보이므로 잘못 명명된 진단명이라고 할 수 있다. 오히려 두개내 뇌척수액 용량감소가 더 적절한 표현이 될 수 있는데 이와 같은 뇌척수액의 누출은 신경뿌리소매(nerve root sleeve)를 포함한 약화된 경막에서의 누출, 추간판탈출에 의한 앞쪽 경막의 찢어짐(ventral dural tear), 뇌척수액-정맥 누공(CSF-venous fistula) 등에 의해 발생할 수 있다. 신경뿌리소매에서의 뇌척수액의 누출은 잘 알려진 자발두개내저혈압의 원인으로 신경뿌리소매 부위의 게실(diverticulum)에 의해 발생할 수 있다. 이와 같은 경우들에서는 신경뿌리 주변을 둘러싼 경막의 거미막층(arachnoid layer)이 돌출되어 훨씬 찢어지기 쉬운 상태가 된다. 돌출된

거미막층 게실은 단독으로 있거나 여러 개가 뭉쳐져서 있는 양상을 보이기도 하는데 흉추나 상부요추부위에 흔히 생긴다. 뇌척수액은 빨리 다량이 누출 될 수도 있지만 이들 게실을 통해 서서히 소량씩 누출이 있을 수도 있다. 최근의 연구들에 의하면 자발두개내저혈압을 가진 환자들에서 많은 수의 신경뿌리소매가 건강인에 비해 크게 부풀어 있는 것이 관찰되었는데 이는 이질환이 결체조직의 구조적인 이상이나 약화와 같은 유전적인 소인과 연관이 있을 것이라는 가설을 뒷받침해 준다.

앞쪽 경막이 찢어지는 경우는 흉추와 하부경추에서 흔히 발생하는데 석회화된 추간판이 탈출하면서 경막을 찢거나 튀어나온 종말판의 골극에 의해 경막 찢어짐이 발생한다. 이와 같이 하부경추와 흉추에서 이런 현상이 많이 발생하는 이유는 정상적인 흉추굴곡에 의해 경막과 흉추체 및 추간판이 밀접하게 붙어있고 흉추 추간판의 석회화 비율이 다른 부위에 비해 높기 때문이다. 이 경우에는 많은 양의 뇌척수액이 빨리 누출되는 양상을 보인다.

뇌척수액-정맥 누공에 의한 자발두개내저혈압은 비정상적으로 뇌척수액과 경막외정맥(epidural vein)간에 연결이 생겨 뇌척수액이 전신 순환으로 소실이 발생하는 경우로 방사선 검사에서 경막외강으로의 뇌척수액 누수가 발견되지 않는 경우들의 원인으로 밝혀졌다. 이 또한 흉추부위에서 호발 한다. 자발두개내저혈압의 발생빈도는 연간 10만 명 당 5명으로 추측되지만 실제로는 오진으로 인해 이보다 훨씬 더 높을 것으로 생각된다.

② 자발두개내저혈압의 진단

서있는 자세에서 두통이 악화되는 경우 흔히 자발두개내저혈압이 의심되어 지는데 두통의 시작은 갑작스럽게 나타나며 일부 환자들은 두통이 발생한 순간과 발생한 날을 기억하는 경우도 있다(표 24-7).

표 24-7. 자발두개내저혈압에 기인한 두통의 진단기준(ICHD-3 beta)

A. 진단기준 C를 충족하는 두통
B. 저뇌척수압(<60 mm CSF) 그리고/또는 영상에서 뇌척수액누수의 증거가 보이는 경우
C. 두통이 저뇌척수압 또는 뇌척수액누수와 시간 연관성을 가지고 발생하거나, 두통으로 인하여 질환이 발견됨.
D. 다른 ICHD-3 진단으로 더 잘 설명되지 않음.

자발두개내저혈압이 의심되는 경우 조영제를 사용한 뇌 MRI검사는 기본적인 검사로 추천되어진다. 광범위한, 양측성의 경막조영증강 소견이 자발두개내저혈압을 나타내는 가장 흔한 소견이다. 다른 중요한 소견으로는 두개내 구조물의 부력이 감소함으로써 뇌간, 제3 뇌실, 유두체(mammillary body) 등이 밑으로 처진 소견을 볼 수 있다. 두개내 정맥동이 커진 소견은 또 하나의 중요한 소견으로 두개내 용량이 감소해서 나타나는 소견이며 경막하수종이나 간혹혈종도 두개내 용량감소를 보상하기 위해 혈관내의 수액이 수동적으로 삼출되어 나타나는 소견이다. 뇌척수액의 누출을 찾기 위해서는 척추영상도 중요한 한부분이다. CT 척수조영술이나 척추 MRI를 시행할 수 있는데 두 영상 모두 대량의 뇌척수액 누출이 있는 것은 확인할 수 있지만 소량의 뇌척수액이 천천히 누출되는 것을 찾아내는 데에는 CT 척수조영술이 더 뛰어나다. 하지만 MRI도 비침습적이며 여러 장점이 많이 있으므로 초기 스크리닝 검사장비로 사용해 볼 수 있겠다. 뇌척수액 압력을 직접 측정하여 <6 cmCSF 이하로 나오면 자발두개내저혈압을 진단하는 명확한 증거가 될 수 있지만 앞에서 설명한 바와 같이 대부분의 자발두개내저혈압 환자들의 뇌척수압이 정상범위에 있으므로 뇌척수액 압력 측정을 자발두개내저혈압 진단을 배제하기 위해서 사용해서는 안 된다.

③ 자발두개내저혈압의 치료

뇌척수액 누수에 대한 치료로는 보존적 치료와 경막외자가혈액봉합술, 수술적 방법이 있다. 침상안정, 카페인, 수액 투여 등의 보존적 치료를 사용해 볼 수 있으나 자발두개내저혈압두통에 표적화된 약제는 없다. 경막외자가혈액봉합술이 가장 효율적으로 사용되어지는 치료법이다. 경막외자가혈액봉합술도 뇌척수액 누출부위와 관계없이 하부흉추나 요추에 시행하는 방법과 뇌척수액 누출부위를 척추영상으로 찾아내어 누출부위에 시행해주는 표적화된 방법으로 나눌 수 있다. 비표적화된 경막외자가혈액봉합술의 성공률은 30-70%로 보고되며 반복적인 시술이 두통치료의 성공률을 높이기 위해 필요하다. 표적화된 경막외자가혈액봉합술의 치료 성공률이 비표적화된 경막외자가혈액봉합술의 성공률보다 높다. 반복적인 경막외자가혈액봉합술에도 두통이 지속되는 경우에는 수술적 치료를 고려할 수 있는데 석회화된 추간판의 탈출이나 골극에 의해 앞쪽 경막이 찢어진 경우가 심한 경막 손상을 유발하므로 수술적 치료의 적응증이 되는 경우가 많다. 뇌척수액-정맥 누공이 있는 환자에서는 수술적 치료가 성공률이 높으나 표적화된 경막외자가혈액봉합술 또한 누공부위를 압박하여 막는 효과를 기대하고 시행하였을 때 25% 정도의 성공률을 나타내어 수술보다 비침습적이라는 점을 고려하였을 때 시행해볼만한 충분한 가치가 있다고 하겠다.

3) 기타

비감염염증병증에 기인한 두통은 염증질환이 사라지면 두통이 사라지며 두개내 신생물에 기인한 두통은 뇌종양이 자람에 따라 진행을 하며 오심이나 구토가 동반된다. 또한 발살바 수기에 의해 악화되는 특징이 있다. 경막 내 주사에 기인한 두통은 경막 내 주사 4일 이내에 발생해서 14일 이내에 현저히 호전되는 특징을 가지고 있다. 뇌전증 발작에 기인한 두통은 발작과 동시에 두통이 발생해서 발작이 끝난 후 저절로 사라지는 특징이 있다. 뇌전증발작이 끝난 후 3시간 이내에 발생해서 72시간 이내에 사라지는 두통을 발작 후 두통이라 한다.

24-4. 물질 또는 물질금단, 감염, 항상성 이상에 기인한 두통
(Headache Attributed to a Substance or its Withdrawal, Infection, and Disorder of Homoeostasis)

1. 물질 또는 물질금단에 기인한 두통(Headache attributed to a substance or its withdrawal)

두통이 어떤 물질의 사용 또는 노출과 시간 연관성이 있으면서 발생하여 물질을 제거한 후 두통이 호전되거나 사라질 때 이를 물질 또는 물질금단에 기인한 두통이라고 진단한다. 약물과용에 의한 두통은 약물과용두통이라고 진단한다.

1) 물질과용에 기인한 두통

물질과용에 기인한 두통의 종류는 표 24-8에 기술하였다.

표 24-8. 물질과용에 기인한 두통의 종류(ICHD-3 beta)

산화질소(nitric oxide, NO)제공자유발두통(즉시, 지연)
포스포디에스터라제(PDE)억제제유발두통
일산화탄소유발두통
알코올유발두통(즉시, 지연)
음식물과 첨가제에 의해 유발된 두통
코카인유발두통
히스타민유발두통(즉시, 지연)
칼시토닌유전자관련펩티드(CGRP)유발두통(즉시, 지연)
외인성급성혈압상승제에 기인한 두통
두통 외의 목적으로 간헐적으로 사용된 약물에 기인한 두통
두통 외의 목적으로 장기간 사용된 약물에 기인한 두통
외인성호르몬에 기인한 두통
기타 물질의 사용 및 노출에 기인한 두통

산화질소제공자유발두통은 amyl nitrate, erythrityl tetranitrate, pentaerythrityl tetranitrate, glyceryl trinitrate (GTN), isosorbide mono- 또는 dinitrate, sodium nitroprusside, mannitol hexanitrate 등과 같은 산화질소제공자들에 노출 후 1시간 이내에 발생하면 즉시산화질소제공자유발두통으로 산화질소제공자가 노출 후 혹은 혈액 내에서 제거된 후 2-12시간 이내에 두통이 발생하면 지연산화질소제공자유발두통으로 진단한다. 두 경우 모두 두통은 노출 후 72시간 이내에 사라진다. 두통은 양측성이거나 박동성일 수 있으며 신체활동에 의해 악화될 수도 있다.

포스포다이에스터라제(PDE)억제제유발두통은 포스포다이에스터라제억제제 투여로 발생하며 대부분 72시간 이내에 저절로 사라진다. 실데나필(비아그라), 타달라필(시알리스), 바데나필(레비트라) 등과 같은 포스포다이에스터라제억제제는 협심증 치료제를 개발하는 과정에서 개발되었으며 발기부전치료와 폐고혈압의 치료에도 적응증을 가지고 있다.

일산화탄소 유발두통은 일산화탄소 노출 후 12시간 이내에 발생하며 72시간 이내에 사라진다. 알코올유발두통은 두통이 알코올투여 3시간 이내에 발생해서 72시간 이내에 사라지거나 12시간 이내에 발생해서 72시간 이내에 사라지면 각각 즉시, 또는 지연알코올유발두통으로 진단한다.

중국음식증후군으로 알려진 모노소디움글루타메이트(MSG)유발두통은 MSG섭취 1시간 이내에 발생해 72시간 이내에 사라지는 대표적인 음식물과 첨가제에 의해 유발된 두통의 한 종류이다. 두통 이외에도 얼굴의 홍조, 가슴의 압박감, 어지럼증, 상체의 화끈거리는 느낌, 복부의 불편감 등이 동반될 수 있다.

그 외에 코카인투여, 히스타민 투여, 칼시토닌 투여 후 1시간 이내에 두통이 발생하거나 아트로핀, 하이드랄라진, 니코틴, 니모디핀, 디지털리스 투여 수분에서 수 시간 이내에 두통이 발생한 경우 물질과용에 기인한 두통으로 진단할 수 있다.

또한 기존의 두통 치료목적으로 사용한 단순 진통제인 아세트아미노펜이나 비스테로이드성소염진통제를 한달에 15일 이상 3개월을 초과하여 복용하거나 에르고트, 트립탄, 아편유사제를 한달에 10일 이상 3개월을 초과하여 복용 후 발생한 두통을 약물과용두통으로 진단한다(표 24-9). 대부분의 환자에서 과용된 약물을 중단하면 증상이 호전되는 양상을 보인다.

표 24-9. **약물과용두통의 종류(ICHD-3 beta)**

에르고타민과용두통
트립탄과용두통
파라세타몰(아세트아미노펜)과용두통
아세틸살리실산과용두통
비스테로이드소염제(NSAID)과용두통
아편유사제과용두통
혼합진통제과용두통
개별적으로는 과용되지 않은 복합약물에 기인한 약물과용두통
증명되지 않은 복수 약물군에 기인한 약물과용두통
기타약물에 기인한 약물과용두통

2) 물질금단에 기인한 두통

여러 가지 물질 또는 약물에 노출된 후 금단에 의해 발생한 두통을 물질금단두통으로 진단한다.

카페인금단두통은 카페인을 하루에 200 mg 이상씩 2주 이상 섭취하던 환자가 카페인 중단 후 24시간 이내에 두통이 발생하고 완전히 중단 후 7일 이내에 두통이 사라지면 진단할 수 있다. 진단을 위해 카페인 100 mg 섭취 후 1시간 이내에 두통이 사라지는지를 확인하는 것도 도움이 된다.

아편유사제금단두통은 아편유사제를 3개월 이상 매일 투여하다가 중단 후 24시간 이내에 두통이 발생하고 7일 이내에 사라지는 특징이 있다.

에스트로겐금단두통 또한 에스트로겐을 3주 이상 매일 사용하던 환자에서 중단 후 5일 이내에 두통이 발생하고 중단 후 3일 이내에 두통이 사라지면 진단할 수 있다.

그 외 코티코스테로이드, 삼환계항우울제, 선택적세로토닌재흡수억제제 등의 약물을 3개월이상 매일 복용하다가 중단 후 두통이 발생하고 3개월 이내에 두통이 사라지면 물질의만성사용후금단두통으로 진단할 수 있다.

2. 감염에 기인한 두통(Headache attributed to infection)

두개내감염이나 전신감염에 의해서 두통이 발생할 수 있으며 감염된 세포에 의해 다양한 면역염증 매개물질들이 활성화되어 두통이 발생한다. 감염에 기인한 두통은 감염이 치료된 후 3개월 이내에 대부분 회복된다.

1) 두개내감염에 기인한 두통

두통이 발열, 의식변화, 경부경직, 경련 등과 동반될 때에는 세균수막염이나 수막뇌염, 바이러스수막염, 두개내 진균이나 기생충감염 등을 의심해 보고 신경과나 신경외과, 감염내과와의 협진이 필요하다. 세균수막염이나 수막뇌염을 앓고 최근 3개월 이내에 회복되었으나 두통이 지속되는 경우에는 세균수막염이 완전히 치료되었는지 확인해보는 것이 필요하다. 대부분 감염이 호전되면서 두통이 사라진다. 고령 환자나 면역이 떨어진 환자들에서는 두개내 진균 혹은 기생충감염에 의한 두통이 발생할 위험도가 크며 크립토코쿠스(cryptococcus), 캔디다증(candida)이 가장 흔하다. 그 외 뇌농양, 경막하축농에 의해서도 두통이 발생할 수 있다.

2) 전신감염에 기인한 두통

전신감염시에는 두통보다 전신무력감, 발열 같은 전신증상이 더 뚜렷하며 인플루엔자 같은 경우에는 두통이 더 두드러진 증상으로 나타나는 경우도 있다. 감염을 치료함으로써 두통은 사라진다.

3. 항상성질환에 기인한 두통(Headache attributed to disorder of homeostasis)

두통이 항상성질환과 연관관계를 가지면서 만성화되거나 악화되었을 때 항상성 질환에 기인한 두통으로 진단한다 (표 24-10).

표 24-10. **항상성질환에 기인한 두통의 종류(ICHD-3 beta)**

저산소증 그리고/혹은 고탄산혈증에 기인한 두통
　고산두통
　항공여행에 기인한 두통
　잠수두통
　수면무호흡두통
투석두통
동맥고혈압에 기인한 두통
　크롬친화세포종에 기인한 두통
　고혈압뇌병증이 없는 고혈압위기에 기인한 두통
　고혈압뇌병증에 기인한 두통
　자간전증 또는 자간에 기인한 두통
　자율신경반사이상에 기인한 두통
갑상샘저하증에 기인한 두통
공복에 기인한 두통
심장두통
기타 항상성질환에 기인한 두통

(1) 저산소증 그리고/혹은 고탄산혈증에 기인한 두통

고산두통은 고도 2,500 m 이상으로 지속적으로 고도 상승 시 시간연관성을 가지고 두통이 발생하고 2,500 m 이하로 하강 후 24시간 이내에 두통이 사라지는 특징을 가지고 있다. 대부분 활동 시나 기침을 할 때 또는 머리를 숙이면 두통이 악화된다. 이는 고령의 환자에서 젊은 사람에 비해 고산두통이 적은 것을 생각해 보았을 때 저산소증에 의한 뇌부종이 두통의 원인이며 노인에서는 뇌위축으로 인해 두통의 발생이 적은 것으로 생각된다. 아세트아미노펜이나 이부프로펜 같은 단순 진통제로 대부분 증상이 호전되며 급성고산병에서는 덱사메타손과 같은 스테로이드제를 투여할 수 있다. 예방법으로 고도에서 힘든 운동을 하기 전 적응기간을 2일정도 두는 것도 추천된다.

종종 항공기 운항 중 이륙 후 혹은 고도변경 후에 눈 주위로 찌르는 듯한 두통이 편측으로 발생하여 착륙 후 사라지는 양상을 보이는 것을 항공여행에 기인한 두통으로 진단할 수 있다. 85%의 환자에서 착륙 중에 발생한다. 단순진통제나 비스테로이드성 소염진통제가 도움이 될 수 있다.

잠수두통은 10 m 이상 잠수 후 정신혼동이나 호흡곤란, 얼굴의 홍조를 동반한 이산화탄소중독 증상이 발생 시 진단되며 100% 산소공급으로 1시간 이내에 두통이 호전되고 3일 이내에 저절로 사라진다. 과도한 신체활동에 비해 몸에 꽉 끼는 잠수복으로 인해 충분한 호흡이 이루어지지 않아 과이산화탄소혈증이 발생하여 두통을 야기한다.

수면무호흡두통은 아침에 일어날 때 두통이 발생하고 수면무호흡증의 악화, 호전과 증상의 악화, 호전이 연관 관계가 있을 때 진단할 수 있으며 수면 다원검사가 필요하다.

(2) 투석두통

원인은 잘 알 수 없으나 투석환자에서 두통이 발생하여 혈액투석 중 악화되고 투석 종료 후 72시간 이내에 저절로 증상이 사라지는 특징을 보인다. 저마그네슘혈증과 고나트륨혈증이 위험인자일 수 있다. 치료로 단순진통제나 비스테로이드성 소염진통제를 사용해 볼 수 있다.

(3) 동맥고혈압에 기인한 두통

동맥고혈압에 기인한 두통은 수축기 혈압이 180 mmHg 이상 혹은 이완기혈압이 120 mmHg 이상 급격하게 상승할 때 양측성 혹은 박동성으로 발생할 수 있다. 두통이 고혈압의 시작과 시간연관성이 있으면서 고혈압의 악화 호전에 따라 두통의 강도도 악화 호전되는 양상을 보인다. 크롬친화세포종이 있거나 고혈압뇌병증, 임신 시 자간전증이나 자간증, 고위척수손상에 의한 자율신경반사이상이 있는 환자에서 혈압상승에 따른 두통을 호소할 때 진단할 수 있다.

(4) 갑상선 기능저하증에 기인한 두통

갑상선 기능저하증 환자의 1/3에서 두통이 발생하며 갑상선 호르몬 수치의 악화와 호전에따라 두통의 증상이 악화 호전되는 경우 진단할 수 있다. 대부분 갑상선 호르몬 치료로 호르몬 수치가 정상화 되면 두통이 사라진다.

(5) 공복에 기인한 두통

최소 8시간 이상의 공복기간을 가진 후 두통이 발생하고 음식을 섭취하면 두통이 호전되는 양상을 보이면 진단할 수 있다. 저혈당이 누통을 유발하는 것은 아니나.

(6) 심장두통

급성심근허혈이 발생하면서 두통이 발생하고 심근허혈이 호전됨과 동시에 두통이 호전될 때 진단할 수 있다. 운동에 의해 악화되며 니트로글리세린 투여로 증상의 호전을 볼 수 있다. 빨리 심장내과의 진료를 받아보도록 권유해야 심각한 상황을 모면할 수 있다.

24-5. 두개골, 목, 눈, 귀, 코, 부비동, 치아, 입 또는 기타 얼굴 및 경부 구조물의 질환에 기인한 두통 또는 얼굴통증
(Headache or Facial Pain attributed to Disorder of the Cranium, Neck, Eyes, Ears, Nose, Sinuses, Teeth, Mouth, or other Facial or Cervical Structures)

머리 또는 목의 외상으로 인한 두통은 머리나 목의 외상 혹은 손상에 기인한 두통으로 분류된다. 특히 편타손상 후 두통의 경우, 목의 문제 때문에 두통이 발생하였을 가능성이 있지만 위 분류에 해당된다. 얼굴, 목, 머리의 통증으로 나타나는 신경통형두통은 통증성두개신경병증과 기타 얼굴통증으로 분류한다.

두통이 두개골, 경부, 얼굴, 목, 눈, 귀, 부비동, 치아 또는 입의 질환과 밀접한 시간연관성을 가지고 처음으로 발생할 때 그 두통을 그 질환에 기인한 이차두통으로 분류한다(표 24-11). 이런 원칙은 새로운 두통이 국제 두통분류 제3 베타판 (International Classification of Head ICHD-3 beta)의 1부에 분류된 어떠한 원발두통의 특성을 갖더라도 마찬가지이다.

원발두통 질환의 특성을 지닌 기존의 두통이 두개골, 경부, 얼굴, 목, 눈, 귀, 부비동, 치아 또는 입의 질환과 밀접한 시간연관성을 가지고 만성화되었거나 악화(보통 빈도와/또는 강도가 2배 이상 증가된 경우를 의미함)되었을 때에는 그 질환이 두통을 유발할 수 있다는 유력한 증거가 있다는 조건에서 처음 두통 진단과 두개골, 목, 눈, 귀, 코, 부비동, 치아, 입 또는 기타 얼굴 및 경부 구조물의 질환에 기인한 두통 또는 얼굴통증의 진단이 함께 내려져야 한다.

경추질환과 목, 머리의 다른 구조물의 질환은 두통의 흔한 원인으로 여겨져 왔는데, 이는 많은 두통이 경부, 목덜미 또는 후두부에서 시작된 것처럼 보이거나 그 부위에 국한되기 때문이다. 경추의 퇴행성 변화는 40세 이상의 거의 모든 사람에서 발견할 수 있다. 그러나 대규모의 대조군 연구에서 그러한 변화가 두통의 유무와 관계없이 흔하게 있다고 보고되었다. 따라서 척추증이나 골연골증으로는 확실하게 두통을 설명할 수 없다. 이와 비슷한 상황이 만성부비동염, 턱관절 질환, 눈의 굴절 이상과 같은 흔한 질환에도 적용된다.

만약 정해진 진단기준이 없다면 거의 모든 종류의 두통이

표 24-11. **두개골, 목, 눈, 귀, 코, 부비동, 치아, 입 또는 기타 얼굴 및 경부 구조물의 질환에 기인한 두통 또는 얼굴통증**

1.1 두개골 질환에 기인한 두통(Headache attributed to disorder of cranial bone)
1.2 목 질환에 기인한 두통(Headache attributed to disorder of the neck)
    1.2.1 경부인성두통(Cervicogenic headache)
    1.2.2 인두뒤힘줄염에 기인한 두통(Headache attributed to retropharyngeal tendonitis)
    1.2.3 두경부근긴장이상에 기인한 두통(Headache attributed to craniocervical dystonia)
1.3 눈 질환에 기인한 두통(Headache attributed to disorder of the eyes)
    1.3.1 급성녹내장에 기인한 두통(Headache attributed to acute glaucoma)
    1.3.2 굴절이상에 기인한 두통(Headache attributed to refractive error)
    1.3.3 사위 또는 사시(잠복 또는 지속사시)에 기인한 두통(Headache attributed to heterophoria or heterotropia (latent or persistent squint))
    1.3.4 안구염증질환에 기인한 두통(Headache attributed to ocular inflammatory disorder)
    1.3.5 활차염에 기인한 두통(Headache attributed to trochleitis)
1.4 귀 질환에 기인한 두통(Headache attributed to disorder of the ears)
1.5 코 또는 부비동에 기인한 두통(Headache attributed to disorder of the nose or paranasal sinuses)
    1.5.1 급성비부비동염에 기인한 두통(Headache attributed to acute rhinosinusitis)
    1.5.2 만성 또는 재발 비부비동염에 기인한 두통(Headache attributed to chronic or recurring rhinosinusitis)
1.6 치아 또는 턱 질환에 기인한 두통(Headache attributed to disorder of the teeth or jaw)
1.7 턱관절 질환에 기인한 두통(Headache attributed to temporomandibular disorder, TMD)
1.8 경상설골인대의 염증에 기인한 두통 또는 얼굴통증(Head or facial pain attributed to inflammation of the stylohyoid ligament)
1.9 기타 두개골, 목, 눈, 귀, 코, 부비동, 치아, 입 또는 기타 얼굴 및 경부 구조물의 질환에 기인한 두통 또는 얼굴통증(Headache or facial pain attributed to other disorder of cranium, neck, eyes, ears, nose, sinuses, teeth, mouth or other facial or cervical structure)

두개골, 목, 눈, 귀, 코, 부비동, 치아, 입 또는 기타 얼굴 및 경부 구조물의 질환에 기인한 두통 또는 얼굴통증으로 분류될 수도 있다. 이 두통들의 양상이 독특하지는 않기 때문에, 두통을 정의하기 위해 단순히 두통의 양상을 나열하는 것만으로는 충분하지 않다. 이번 장의 목적은 가능한 모든 두통의 유형을 나열하는 것이 아니라 두통/얼굴통증과 이러한 통증이 있는 두개골, 목, 눈, 귀, 코, 부비동, 치아, 입 또는 기타 얼굴 및 경부 구조물의 질환이 어떠한 인과관계를 갖는지 정립하는 데 있다. 이러한 이유로 이 장에서 기술된 경부인성두통과 기타 원인에 의한 두통의 진단기준을 명확하고 실용적으로 확립하는 것이 필요하였다. 여기서는 검증되지 않은 진단검사나 연구되지 않은 진단기준을 고려되지 않았다. 대신 개정된 진단기준을 통해 두통과 두경부 질환 사이의 특정 인과관계를 확립하기 위한 신뢰할 수 있고 임상 적용이 가능한 검사법이 개발되기를 기대한다. 이러한 이유로, 또 매우 다양한 원인 질환이 이 장에서 다루어지고 있기 때문에 이에 기인한 두통과 얼굴통증 진단기준의 일반적인 형식을 정하기는 어렵다. 그러나 대부분의 경우 다음에 따른다.

A. 진단기준 C를 충족하는 두통 또는 얼굴통승
B. 두통을 유발할 수 있다고 알려진 두개골, 목, 눈, 귀, 코, 부비동, 치아, 입 또는 기타 얼굴 및 경부 구조물의 질환이나 병소에 대한 임상, 검사실 검사 그리고/또는 영상 증거
C. 통증이 질환이나 병소에서 기인하였다는 증거
D. 다른 ICHD-3 진단으로 더 잘 설명되지 않음

---

1. 두개골 질환에 기인한 두통

두개골 질환 또는 병변에 의한 두통이다.

진단기준:
A. 진단기준 C를 충족하는 두통
B. 두통을 유발할 수 있다고 알려진 두개골내 질환 또는 병소의 임상, 검사실 검사 그리고/또는 영상 증거
C. 다음 중 최소한 두 가지로 인과관계가 입증됨:
   1. 두통이 두개골 질환의 시작 또는 병소의 발생과 시간연관성을 가지고 발생
   2. 다음 중 한 가지 또는 두 가지 모두:
      a) 두개골 질환 또는 병소의 악화와 동시에 두통이 현저히 악화됨
      b) 두개골 질환 또는 병소의 호전과 동시에 두통이 현저히 호전됨
   3. 두개골 병소에 가해진 압력에 의해 두통이 촉발
   4. 두통이 두개골 병소 부위에 국한되어 발생
D. 다른 ICHD-3 진단으로 더 잘 설명되지 않음

선천성기형, 골절, 종양 및 전이 등 대부분의 두개골 질환은 두통을 동반하지 않는다. 단 골수염, 다발골수종 및 파제트병은 예외이다. 유양돌기의 병변이나 측두부 추체염(petrositis)의 경우도 두통을 일으킬 수 있다.

2. 목 질환에 기인한 두통

목 외상에 의한 두통은 머리나 목의 외상 혹은 손상에 기인한 두통 또는 그 아형 중 하나로 분류된다. 뼈, 근육, 기타 연조직을 포함한 목의 구조물에 발생한 질환에 의한 두통이다.

1) 경부인성두통

경부근막통증의 원인(근막유발점)에 의해 주로 발생하는 두통의 경우 다른 기준에 부합하면 두개주변 압통과 관련된 저빈도 삽화긴장형두통, 두개주변 압통과 관련된 고빈도 삽화긴장형두통 또는 두개주변 압통과 관련된 만성긴장형두통으로 분류할 수 있다. 이 경우 부록 진단인 경부근막통증에 기인한 누통을 추가하고, 이 송류의 두통이 신상뗑두통보다는 다른 경부인성두통에 더 관계가 있다는 증거를 좀 더 기다려야 한다. 이 두 분류에 모두 해당되는 증례가 많기 때문에 진단이 어려울 수 있다.

대부분 경추와 그 부속뼈, 디스크, 연조직 질환에 의한 두통이지만 항상 목통증을 동반하지는 않는다.

진단기준:
A. 진단기준 C를 충족하는 두통
B. 두통을 유발할 수 있다고 알려진 경추 또는 경부연조직 질환 또는 병소의 임상, 검사실검사 그리고/또는 영상 증거
C. 다음 중 최소한 두 가지로 인과관계가 입증됨:
   1. 두통이 경부 질환의 시작 또는 병소의 발병과 시간연관성을 가지고 발생
   2. 경부 질환 또는 병소의 호전 또는 소실과 동시에 두통이 현저히 호전 또는 소실됨
   3. 경부운동 범위가 감소하고 유발수기에 따라 두통이 현저히 악화됨
   4. 경부구조물 또는 신경에 진단적 차단 후 두통이 사라짐
D. 다른 ICHD-3 진단으로 더 잘 설명되지 않음

경부인성두통은 편측으로 국한된 통증, 목근육에 손으로 압력을 가하거나 머리를 움직일 때 발생하는 전형적인 두

통, 뒤쪽에서 앞쪽으로 방사되는 통증의 양상을 보이며 편두통과 긴장형두통과는 구별된다. 그러나 이러한 양상들이 경부인성두통의 양상이긴 하지만 이것에 특징적이지 않으며 원인관계를 규명하는데 꼭 필요하지는 않다. 오심, 구토, 소리/빛공포증 같은 편두통의 양상도 경부인성두통에서 보일 수 있지만 편두통에서 나타나는 것보다는 보통 약한 강도로 나타나며 긴장형두통과의 감별점이 된다.

상부경추의 종양, 골절, 감염과 류마티스성 관절염은 공식적으로 확인된 두통의 원인은 아니지만, 개인에서 그 인과관계가 입증된 경우에는 받아들여질 수도 있다. 경추의 척추증과 골연골증은 개인에 따라 B기준에 합당한 원인 질환일 수도 있고 아닐 수도 있다. 경부근막통증이 원인인 경우는 긴장형두통으로 분류하여야 한다. 그러나 추가적인 근거가 나오기를 기대하며 부록에 경부근막통증에 기인한 두통을 포함하였다.

상부경추신경뿌리병증은 상부경추와 삼차신경통각 사이의 잘 알려진 신경모음현상으로 두통을 발생시키는 것으로 생각된다. 다른 근거가 더 있을 때까지는 이 진단은 상부경추신경뿌리병증에 기인한 두통으로 부록에 분류된다.

2) 인두뒤힘줄(Longus Colli)염에 기인한 두통

인두뒤 연조직의 염증 또는 석회화로 인한 두통으로 보통 상부경추의 척추앞 근육이 당겨지거나 눌릴 때 발생한다.

진단기준:
A. 진단기준 C를 충족하는 두통
B. 상부척추부위 척추앞연조직의 비정상적인 부종이 영상으로 입증된 인두뒤힘줄염
C. 다음 중 최소한 두 가지로 인과관계가 입증됨:
　1. 두통이 인두뒤힘줄염의 발병과 시간연관성을 가지고 발생
　2. 다음 중 한 가지 또는 두 가지 모두:
　　a) 인두뒤힘줄염의 진행과 동시에 두통이 현저히 악화됨
　　b) 인두뒤힘줄염의 호전 또는 소실과 동시에 두통이 현저히 호전 또는 소실됨
　3. 두통이 목의 신전, 머리 회전 그리고/또는 삼킴에 의해 현저히 악화됨
　4. 경추 1-3번의 가시돌기 부위에 압통이 있음
D. 다른 ICHD-3 진단으로 더 잘 설명되지 않음

체온과 적혈구침강속도(ESR)는 인두뒤힘줄염에서 보통 증가되어 있다. 목의 후굴에 의해 통증이 가장 잘 유발되나 목의 회전이나 삼킴에 의해서도 유발된다. 대개 경추 1-3번의 가로돌기 부위의 조직을 촉진하면 압통을 호소한다.

척추앞조직의 석회화 소견은 CT나 MRI에서 가장 잘 관찰되나, 목의 일반방사선사진에서도 나타날 수 있다. 몇몇 경우에는, 부기가 있는 척추앞 조직에서 무정형 석회물질(amorphous calcific material)이 흡인될 수도 있다.

상부경동맥박리(또는 경동맥 주변의 다른 병소)는 인두뒤힘줄염에 기인한 두통의 진단이 되기 전에 배제되어야 한다.

3) 두경부근긴장이상에 기인한 두통

근육의 과다활동으로 발생되는 목 혹은 머리의 이상 운동이나 이상 자세를 동반한, 목근육의 근긴장 이상으로 인한 두통이다.

진단기준:
A. 진단기준 C를 충족하는 목과 후두부통증
B. 근육의 과다 활동으로 발생되는 목 혹은 머리의 이상 운동이나 이상 자세로 입증된 두경부근긴장 이상
C. 다음 중 최소한 두 가지로 인과관계가 입증됨:
　1. 두통이 두경부근긴장 이상의 발병과 시간연관성을 가지고 발생
　2. 두경부근긴장 이상의 진행과 동시에 두통이 현저히 악화됨
　3. 두경부근긴장 이상의 호전 혹은 소실과 동시에 두통이 현저히 호전 혹은 소실됨
　4. 두통 부위가 긴장 이상이 있는 근육의 위치와 일치
D. 다른 ICHD-3 진단으로 더 잘 설명되지 않음

두경부 근긴장 이상에 기인한 두통을 유발할 수 있는 국소 근긴장 이상으로는 인두근긴장 이상, 연축사경, 턱근긴장 이상, 혀근긴장 이상과 두개와 경부 근긴장 이상의 조합(두경부분절근긴장이상) 등이 있다. 통증은 국소 근수축 및 감작의 이차적 변화에 기인할 것으로 추정한다.

3. 눈 질환에 기인한 두통

하나 혹은 양쪽의 눈에 발생하는 질환에 기인한 두통이다.

1) 급성녹내장에 기인한 두통

급성좁은앞방각녹내장에 의해 발생하고 그것의 증상과 임상징후를 동반하며 대개 편측인 두통이다.

급성녹내장은 대개 눈과 눈 주위 통증, 시력상실(시야흐림), 오심과 구토를 일으킨다. 안압이 30 mmHg 이상 올라가면 영구적인 시력상실의 위험이 급격히 올라가므로 조기 진단이 매우 중요하다.

진단기준:
A. 진단기준 C를 충족하는 모든 두통
B. 급성좁은앞방각녹내장이 진단됨
C. 다음 중 최소한 두 가지로 인과관계가 입증됨:
   1. 두통이 녹내장의 발병과 시간연관성을 가지고 발생
   2. 녹내장의 진행과 동시에 두통이 현저히 악화됨
   3. 녹내장의 호전 또는 소실과 동시에 두통이 현저히 호전 또는 소실됨
   4. 통증이 이환된 눈을 포함한 부위에 있음
D. 다른 ICHD-3 진단으로 더 잘 설명되지 않음

2) 굴절이상에 기인한 두통

오랜 시간 동안 시각작업(visual task)을 한 뒤 주로 증상이 나타나며 굴절장애로 인한 두통이다.

진단기준:
A. 진단기준 C를 만족하는 두통
B. 한 눈 또는 양 눈에 교정되지 않았거나 잘못 교정된 굴절 이상이 있음
C. 다음 중 최소한 두 가지로 인과관계가 입증됨:
   1. 두통이 굴절장애의 발병이나 악화와 시간연관성을 가지고 발생 그리고/또는 현저히 악화됨
   2. 굴절장애의 교정 이후 두통이 현저히 호전됨
   3. 시력 이상이 오는 거리나 각도에서 오랫동안 시각작업 시 두통이 악화됨
   4. 시각작업 중단 시 두통이 현저히 호전됨
D. 다른 ICHD-3 진단으로 더 잘 설명되지 않음

굴절장애에 의한 두통이 있는 환자의 대부분은 안과 전문의를 찾게 된다. 비록 굴절장애에 의해 두통이 생기는 것은 일반적으로 생각하는 것보다는 흔하지 않지만 어린이에서는 그 근거가 있고 성인에서도 근거가 될 만한 몇몇 증례보고가 있다.

3) 사위 및 사시(잠복 또는 지속사시)에 기인한 두통

오랫동안 지속된 시각작업 이후 주로 발생되는 잠복사시 또는 지속사시로 인한 두통이다.

사위 및 사시에 기인한 두통이 있는 환자의 대부분은 안과 전문의를 찾게 된다. 이 원인에 의한 두통은 뒷받침하는 몇몇의 증례 외에는 증거가 많지 않다.

진단기준:
A. 진단기준 C를 충족하는 전두부 두통
B. 사시가 확인되며, 다음의 증상 중 최소한 한 가지:
   1. 흐린 시야
   2. 복시
   3. 짧은 거리에서 먼거리로 초점을 바꾸거나 그 반대로 하기 어려움
C. 다음 중 최소한 두 가지로 인과관계가 입증됨:
   1. 두통이 사시의 발병과 시간연관성을 가지고 발생하거나, 두통으로 인하여 사시가 발견됨
   2. 사시의 교정 후 두통이 현저히 호전됨
   3. 지속된 시각작업에 의해 두통이 악화됨
   4. 시각작업을 중단 그리고/또는 한쪽 눈을 감으면 두통이 완화됨
D. 다른 ICHD-3 진단으로 더 잘 설명되지 않음

4) 안구염증질환에 기인한 두통

홍채염, 포도막염, 공막염, 결막염과 같은 안구염증질환에 의해 발생하고 그 질환의 임상적 징후와 증상을 동반하는 두통이다.

안구염증은 발생하는 해부학적 위치에 따라(예를 들어, 홍채염, 섬모체염, 맥락막염), 경과에 따라(급성, 아급성, 만성), 추정 원인에 따라(내인 또는 외인감염물질, 렌즈관련, 외상), 염증의 종류에 따라(육아종, 비육아종) 여러 가지로 나뉠 수 있다.

통각영역이 겹치고 모여지기 때문에(이로 인해 복합연관통증이 발생하여) 어떤 안구의 통증이든 어느 다른 부위의 두통을 일으킬 수 있다. 그럼에도 불구하고 안과 질환이 편측인 경우 두통이 동측으로 국한되는 경향이 있다.

진단기준:
A. 진단기준 C를 충족하는 눈 주위 두통과 안구통
B. 홍채염, 포도막염, 섬모체염, 공막염, 맥락막염, 결막염, 각막염 같은 안구염증질환의 임상, 검사실 검사 그리고/또는 영상 증거
C. 다음 중 최소한 두 가지로 인과관계가 입증됨:
   1. 두통이 안구질환의 발병과 시간연관성을 가지고 발생
   2. 다음 중 한 가지 또는 두 가지 모두:
     a) 안구 질환의 악화와 동시에 두통이 현저히 악화됨
     b) 안구 질환의 호전 또는 소실과 동시에 두통이 현저히 호전 또는 소실됨
   3. 다음 중 한 가지 또는 두 가지 모두:
     a) 눈에 국소마취제를 사용하면 두통이 현저히 호전됨
     b) 눈에 압력을 주었을 때 두통이 악화됨
   4. 편측 안구질환의 경우 두통은 동측에 국한
D. 다른 ICHD-3 진단으로 더 잘 설명되지 않음

5) 활차염에 기인한 두통

활차염에 의해 촉발된 편두통삽화는 편두통 또는 그 아형

으로 분류된다.

활차염에 의해 주로 전두부 그리고/또는 안와주변부에서 발생하며 눈의 통증이 동반되거나 동반되지 않는 두통. 눈을 하방으로 움직이는 행위에 종종 악화된다.

진단기준:
A. 진단기준 C를 충족하는 안와주변과 전두부 두통
B. 활차염의 임상 그리고/또는 영상 증거
C. 다음 중 최소한 두 가지로 인과관계가 입증됨:
  1. 편측 안구통
  2. 안구 움직임, 특히 내전하방으로 움직였을 때 두통이 악화됨
  3. 활차주변부위에 국소마취제나 스테로이드제 사용 시 두통이 현저히 호전됨
  4. 편측 활차염일 경우 두통은 동측에 국한됨
D. 다른 ICHD-3 진단으로 더 잘 설명되지 않음

활차 또는/그리고 상사근싸개(sheath)의 염증으로 정의되는 활차염은 전두부 및 눈의 통증을 일으킬수 있으며 상사근이 포함되는 눈의 움직임에 의해 악화된다. 빈번하지 않지만 드물지도 않으며 편측 안와주위 두통을 평가할 때는 반드시 고려되어야 한다.

활차염은 편두통의 삽화를 유발할 수 있으며 이 경우에는 이에 따라 분류한다.

4. 귀 질환에 기인한 두통

한쪽 혹은 양쪽 귀의 염증, 종양 또는 다른 질환에 기인하고 그 질환의 다른 증상 그리고/또는 임상징후와 연관된 두통이다.

진단기준:
A. 진단기준 C를 충족하는 두통
B. 두통을 유발할 수 있다고 알려진 한쪽 혹은 양쪽 귀의 감염, 종양 또는 다른 자극되는 질환이나 병소의 임상, 검사실 검사 그리고/또는 영상 증거
C. 다음 중 최소한 두 가지로 인과관계가 입증됨:
  1. 두통이 귀 질환의 발병이나 귀 병소의 발생과 시간연관성을 가지고 발생
  2. 다음 중 한 가지 또는 두 가지 모두:
    a) 귀 질환이나 병소의 악화나 진행과 동시에 두통이 현저히 악화됨
    b) 귀 질환이나 병소의 완화나 소실과 동시에 두통이 현저히 완화 또는 소실됨
  3. 두통이 이환된 귀나 귀 주변 구조물에 가해진 압력에 의해 악화됨
  4. 편측의 귀 질환이나 병소일 경우 두통은 그와 동측에 국한
D. 다른 ICHD-3 진단으로 더 잘 설명되지 않음

머리와 목의 통각경로에서 통각영역이 겹치고 모여지기 때문에 귀의 통증 질환이나 병소가 두통을 야기할 수도 있다는 것은 분명해 보인다. 이러한 질환에서 이과 질환의 전형적인 양상인 귀통증 없이 두통이 발생할 수는 없을 것으로 보인다.

5. 코 또는 부비동에 기인한 두통

'부비동 두통'이라는 용어는 원발두통 또는 코나 부비동 구조물과 연관된 다양한 상황에 의한 것으로 추정되는 두통 둘 다에 적용되기 때문에 더 이상 사용되지 않는다.

코 그리고/또는 부비동의 질환에 기인하고 그 질환의 다른 증상 그리고/또는 임상징후와 연관된 두통이다.

1) 급성비부비동염에 기인한 두통

급성 비부비동염에 기인하고 그 질환의 다른 증상 그리고/또는 임상징후와 연관된 두통이다.

진단기준:
A. 진단기준 C를 충족하는 두통
B. 급성 비부비동염의 임상, 코 내시경 그리고/또는 영상 증거
C. 다음 중 최소한 두 가지로 인과관계가 입증됨:
  1. 두통이 비부비동염의 발병과 시간연관성을 가지고 발생
  2. 다음 중 한 가지 또는 두 가지 모두:
    a) 비부비동염의 악화와 동시에 두통이 현저히 악화됨
    b) 비부비동염의 완화나 소실과 동시에 두통이 현저히 완화 또는 소실됨
  3. 두통이 비부비동에 가해진 압력에 의해 악화됨
  4. 편측의 비부비동염일 경우 두통이 그와 동측에 국한
D. 다른 ICHD-3 진단으로 더 잘 설명되지 않음

편두통과 긴장형두통은 급성비부비동염에 기인한 두통과 그 위치가 유사하고, 편두통의 경우 코의 자율신경계 증상이 흔히 동반되어 혼동될 수 있다. 화농성 콧물이나 급성비부비동염을 진단할 수 있는 다른 특성의 유무가 감별에 도움이 된다. 그러나 편두통은 코 또는 부비동질환에 의해 유발되거나 악화될 수도 있다.

코점막이나 연관 구조물에서 병적인 통증은 대개 이마나 얼굴로 나타나지만, 더 뒤쪽에서도 나타날 수 있다. 단순히

환자가 설명하는 통증과 연관되는 영상에서의 급성비부비동염의 병적 변화를 발견하는 것만으로는 급성 비부비동염에 기인한 두통으로 확진하기에는 충분치 않다. 국소 마취에 대한 치료 반응이 있으면 좀 더 강력한 증거가 되나 이 또한 특징적이지 않을 수 있다.

2) 만성 또는 재발 비부비동염에 기인한 두통

만성 부비동의 감염 혹은 염증질환에 기인하고 그 질환의 다른 증상이나 임상징후들과 연관된 두통이다.

진단기준:
A. 진단기준 C를 충족하는 두통
B. 현재 혹은 이전의 부비동 감염이나 다른 염증 과정의 임상, 코 내시경 그리고/또는 영상 증거
C. 다음 중 최소한 두 가지로 인과관계가 입증됨:
1. 두통이 만성 비부비동염의 발병과 시간연관성을 가지고 발생
2. 두통이 부비동 울혈, 배농, 그리고 만성 비부비동염의 다른 증상의 정도에 따라 악화와 완화를 반복함
3. 두통이 부비동에 가해진 압력에 의해 악화됨
4. 편측의 비부비동염일 경우 두통이 그와 동측에 국한
D. 다른 ICHD-3 진단으로 더 잘 설명되지 않음

만성 부비동 질병이 지속두통을 유발하는지는 논란의 여지가 있다. 최근 연구가 그러한 인과관계를 지지해 줄 것이다.

6. 치아 또는 턱 질환에 기인한 두통

치아나 턱에 연관된 질환에 기인한 두통이다.

진단기준:
A. 진단기준 C를 충족하는 두통
B. 두통을 유발할 수 있다고 알려진 하나, 혹은 그 이상의 치아 그리고/또는 턱의 질환이나 병소의 임상 그리고/또는 영상 증거
C. 다음 중 최소한 두 가지로 인과관계가 입증됨:
1. 두통이 질환의 시작이나 병소의 발병과 시간연관성을 가지고 발생
2. 다음 중 한 가지 또는 두 가지 모두:
a) 두통이 그 질환이나 병소의 악화나 진행과 동시에 두통이 현저히 악화됨
b) 두통이 그 질환이나 병소의 완화나 소실과 동시에 두통이 현저히 완화 또는 소실됨
3. 두통이 병소에 가해진 압력에 의해 악화됨
4. 편측의 질환이나 병소일 경우 두통이 그와 동측에 국한
D. 다른 ICHD-3 진단으로 더 잘 설명되지 않음

치아 질환은 보통 치통 그리고/또는 얼굴통증을 유발하고 두통을 유발하는 경우는 드물다. 그러나 치아로 부터의 통증은 연관통을 발생시켜 미만성두통을 유발할 수 있다. 치아 또는 턱 질환에 기인한 두통의 가장 흔한 원인은 부분적으로 돌출된 하악 사랑니(wisdom tooth) 주위의 감염이나 외상 자극에 의한 치주염이나 지치주위염이다.

7. 턱관절 질환(Temporomandibular joint disease, TMD)에 기인한 두통

턱관절 구조와 관련된 질환에 의한 두통이다.

턱관절 질환에 기인한 두통은 보통 얼굴의 귀 앞부분, 저작근 그리고/또는 측두부에 가장 잘 나타난다. 통증은 디스크변위, 골관절염, 관절의 과운동성 그리고 국소적 근막통증으로 유발된다. 턱관절 질환에 기인한 두통은 턱관절복합체에 유발된다면 편측으로 나타나지만 근육성 원인이 연관되어 있는 경우 양측성일 수도 있다. 얼굴로의 연관통이 흔하게 나타난다.

진단기준.
A. 진단기준 C를 충족하는 두통
B. 턱관절(TMJ), 저작근 그리고/또는 관련된 구조물에 관련된 병리 소견의 임상 그리고/또는 영상 증거
C. 다음 중 최소한 두 가지로 인과관계가 입증됨:
1. 두통이 턱관절 질환의 발병과 시간연관성을 가지고 발생
2. 다음 중 한 가지 또는 두 가지 모두:
a) 턱관절 질환의 진행과 동시에 두통이 현저히 악화됨
b) 턱관절 질환의 완화나 소실과 동시에 두통이 현저히 완화 또는 소실됨
3. 두통이 능동적 턱 운동이나 턱 운동범위 이상의 수동적 신장 그리고/또는 턱관절, 주위 저작근에 압력을 가하는 행위에 의해 생겼거나 악화됨
4. 두통이 편측일 경우 턱관절 질환과 동측에 국한
D. 다른 ICHD-3 진단으로 더 잘 설명되지 않음

턱관절 질환은 임상적, 영상학적 증거의 상대적인 중요성에 대해 논쟁의 소지를 가지고 있어 진단이 어려울 수 있다. International RDC/TMD Consortium Network and Orofacial Pain Special Interest Group에 의한 진단 기준의 이용이 추천된다.

근긴장에 의한 생기는 턱관절 질환에 기인한 두통은 긴장형 두통과 겹치는 부분이 일부 있다. 턱관절 질환의 진단이 확실하지 않다면 두통은 긴장형두통 또는 그것의 아형(아마도 두 개주변 압통을 동반한 긴장형두통)으로 분류되어야 한다.

8. 경상설골인대의 염증에 기인한 두통

목, 인두 그리고/또는 얼굴통증을 동반하여 편측으로 나타나는 두통으로 경상설골인대의 염증에 의해 발생하고 머리를 돌리는 행위에 의해 잘 유발되거나 악화되는 두통이다. 이전에는 이글증후근(eagle syndrome)으로 하였다.

진단기준:
A. 진단기준 C를 충족하는 머리, 목, 인두 그리고/또는 얼굴의 모든 통증
B. 석회화되거나 길어진 경상설골인대의 영상증거
C. 다음 중 최소한 두 가지로 인과관계가 입증됨:
   1. 경상설골인대를 손으로 누르면 통증이 유발되거나 악화됨
   2. 머리를 돌리는 행위에 의해 통증이 유발되거나 악화됨
   3. 경상설골인대부위의 국소마취제 주사나 경상돌기절제술에 의해 통증이 현저히 호전됨
   4. 통증이 염증이 있는 경상설골인대의 동측에 위치
D. 다른 ICHD-3 진단으로 더 잘 설명되지 않음

경상설골인대의 염증에 기인한 두통은 일반적으로 입인두, 목 그리고/또는 얼굴에서 인지되지만 일부 환자들은 미만성 두통을 경험하기도 한다.

9. 기타 두개골, 목, 눈, 귀, 코, 부비동, 치아, 입 또는 기타 얼굴 및 경부 구조물의 질환에 기인한 두통 또는 얼굴통증

진단기준:
A. 진단기준 C를 충족하는 두통 그리고/또는 얼굴통증
B. 위에서 언급되지 않았지만 두통을 유발할 수 있다고 알려진 다른 두개골, 목, 눈, 귀, 코, 부비동, 치아, 입 또는 기타 얼굴 및 경부 구조물의 질환이 진단됨
C. 다음 중 최소한 두 가지로 인과관계가 입증됨:
   1. 두통 그리고/또는 안면통증이 질환 또는 병소의 발생과 시간연관성을 가지고 발생
   2. 다음 중 한 가지 또는 두 가지 모두:
     a) 질환 또는 병소의 진행과 동시에 두통 그리고/또는 얼굴통증이 현저히 악화됨
     b) 질환 또는 병소의 호전 또는 소실과 동시에 두통 그리고/또는 얼굴통증이 현저히 호전 또는 소실됨
   3. 두통 그리고/또는 얼굴통증이 병소에 가해진 압력에 의해 악화됨
   4. 두통 그리고/또는 얼굴통증이 병소 위치에 국한
D. 다른 ICHD-3 진단으로 더 잘 설명되지 않음

위에서 언급되지 않은 두개골, 목, 눈, 귀, 코, 부비동, 치아, 입 또는 기타 얼굴 및 경부 구조물의 질환에 기인한 두통 또는 얼굴통증을 말한다.

24-6. 정신과 질환에 기인한 두통
(Headache attributed to Psychiatric Disorder)

원발두통 또는 이차두통, 아니면 둘 다인가?

두통도 흔하지만 정신과적 질환도 흔하다. 따라서 우연히 두 질환이 공존하는 경우가 빈번하다. 그러나 새로운 두통이 정신과 질환과 밀접한 시간 연관성을 가지고 처음으로 발생한다면 인과관계가 있을 수도 있다. 만약 인과관계가 명확하다면 그 두통은 정신과 질환에 의한 이차두통으로 분류해야 한다. 이런 원칙은 새로운 두통이 ICHD-3 베타판의 1부에 분류된 어떠한 원발두통의 특성을 갖더라도 마찬가지이다. 원발두통 질환의 특성을 지닌 기존의 두통이 정신과 질환과 밀접한 시간연관성을 가지고 만성화되었거나 현저히 악화(보통 빈도와/또는 강도가 2배 이상 증가된 경우를 의미함)되었을 때에는 그 질환이 두통을 유발할 수 있다는 유력한 증거가 있다는 조건에서 처음의 두통진단과 정신과 질환에 기인한 두통(또는 그 아형 중 하나)의 진단이 함께 내려져야 한다. 만약 인과관계가 확실하지 않다면 기존의 원발두통과 정신질환을 따로 분리하여 진단한다.

정신과 질환의 관해 후에도 지속되는 정신과 질환에 기인한 만성 두통에 대해서는 아직 기술되어 있지 않다.

정신과 질환이 두통을 유발한다는 가설을 지지하는 증거는 미미하다. 따라서 이러한 진단 범주는 두통이 전후사정상, 두통이 증상으로 나타나는 것으로 알려진 정신과 질환의 직접적인 결과로서 나타나는 소수의 경우로 제한된다.

진단기준은 위양성 환자들을 포함하지 않을 만큼 충분이 제한적이면서도 환자 대부분을 포함할 만큼 역치가 낮아야 한다. 정신과 질환에 기인한 두통의 대부분은 객관적인 진단적 생체지표가 없고 개인별 병력과 신체검진에 기초하여 진단하게 된다.

물론 두통 질환은 어떠한 연관성 없이도 정신과 질환에서 발생할 수 있다. 두통 질환은 우울증(단일 삽화 혹은 재발성 주요우울장애, 지속성 우울장애)과 불안장애(분리불안장애, 공황장애, 사회불안장애, 범불안장애), 외상성/스트레스 관련 장애(반응성 애착장애, 급성스트레스장애, 외상후스트레스장애, 적응장애) 등의 많은 정신과 질환에서 우연히 동시에 발생할 수 있고, 이처럼 연관성의 증거가 충분치 않으면 원발두통과 정신과 질환 모두 함께 진단되어야 한다.

하지만 역학조사 결과는 두통과 정신과 질환이 같이 있는 경우가 우연히 두 질환이 동반될 것으로 예상되는 빈도보다 높음을 보여준다. 교란 요인들이 이러한 명백한 동반이환을 설명해 줄 수도 있다. 예를 들어, 한 가지 진단을 받은 환자는 의학적으로 더 철저한 조사 과정을 거치게 되면서 다른 진단을 추가로 받을 가능성이 높다. 편두통과 우울증처럼 근본적으로 연관성을 가지는 동반이환도 또한 가능하다. 추정하는 연관관계는 정신과 질환을 초래하는 두통과, 두통을 초래하는 정신과 질환, 두통과 정신과 질환 사이의 상호 영향, 두 질환을 초래하는 흔한 요인 등을 포함한다.

흔한 정신과 질환 중 우울증이나 불안장애, 외상/스트레스관련 상애 등 특정 질환과 관련하여 빌셍하는 두통은 이들 질환에 기인한 것으로 간주될 수 있을지 모르지만, 연관성이 불명확하고 맥락에 맞는 증거가 부족하므로 이들 정신과 질환에 기인한 두통은 부록에 포함하였다. 확실한 결론을 위해서는 추가적인 연관 기전에 대한 명확한 연구들이 필요하다.

정신과 질환이 동반이환되는 경우 편두통이나 긴장형두통의 빈도와 강도가 증가하고 치료반응도 낮아져 질환이 악화된다는 증거들이 있다. 그러므로 동반된 정신과 질환을 찾아 치료하는 것은 두통의 적절한 치료를 위해 중요하다. 소아나 청소년의 원발두통 질환(편두통과 삽화긴장형두통, 특히 만성긴장형두통)은 정신과 질환과 흔하게 동반이환된다.

소아나 청소년 두통 환자의 경우 수면장애와 외상 후 스트레스장애, 사회불안장애(학교공포증), 주의력결핍/과다활동장애(attention deficit/hyperactivity disorder, ADHD), 행동장애, 학습장애, 유뇨증, 대변실금, 틱 장애 등이 있으면 두통으로 인한 장애나 예후에 부정적인 영향을 끼치므로 반드시 주의 깊게 찾아보아야 하고, 발견되면 잘 치료하여야 한다.

정신과 질환에 기인한 두통 인지를 확실히 하기 위해서는 우선 정신과 질환의 존재 여부를 확인하여야 한다. 모든 두통 환자에서 우울증이나 불안 장애의 흔한 동반이환 증상이 있는지 문진하는 것이 권장된다. 만약 정신과 질환이 의심되면 경험 있는 정신과의사나 심리사의 재평가가 권장된다.

1. 신체화장애에 기인한 두통

신체화장애 증상 발현 중 하나로 두통이 발생한다.

진단기준:
A. 진단기준 C를 충족하는 모든 두통
B. 다음의 두 가지 모두를 만족하여 신체화장애로 진단됨:
1. 과거력상 30세 이전부터 시작된 여러 신체 증상이 있어야 하며, 이 증상들이 알고 있는 질환으로는 충분히 설명될 수 없거나, 연관된 질환이 있다 하더라도 병력이나, 신체검진, 검사실 소견 등을 바탕으로 예상되는 것보다 지나침
2. 질환 경과 중 다음 중 모두:
a) 4가지 다른 부위나 기능(예로, 머리, 가슴, 등, 복부, 관절, 사지, 항문 등의 부위나 월경이나 성관계, 배뇨 작용 등)에서 최소한 4가지 통증 증상
b) 통증 외에 최소한 두 가지 위장관 증상(임신이나 설사, 식품불내성에 의한 것이 아닌 구역이나 위팽만감, 구토)
c) 통증 외에 최소한 1가지 성적 증상(성적무관심이나 발기/사정 이상, 월경 불규칙, 과도한 월경출혈, 전임신기 동안 구토)
d) 통증 외에 최소한 1가지 가성신경학적 증상(균형이나 협응력의 약화 같은 전환장애, 마비 혹은 국소위약, 연하곤란 혹은 목의 덩어리 이물감, 발성불능증, 요저류, 환각, 촉각이나 통각 소실, 복시, 실명, 난청, 발작, 기억상실이나 실신이 아닌 의식소실 같은 해리증상 등)
C. 다음 중 최소한 1가지로 인과관계가 입증됨:
1. 신체화장애에 기인한 다른 신체 증상들의 발생에 따라 두통이 시작되거나 현저히 악화됨
2. 신체화장애에 기인한 다른 신체 증상들의 기복에 따라 그 시점에 맞추어 두통이 지속 또는 완화
3. 신체화장애에 기인한 다른 신체 증상들의 완화에 따라 두통이 완화됨
D. 다른 ICHD-3 진단으로 더 잘 설명되지 않음

신체화장애는 다양한 고통스러운 증상과 이러한 증상에 대한 과도하고 부적응적인 반응이나 관련된 건강염려가 특징이다. 증상으로는 위나 장 관계 문제나 기능이상, 요통, 팔이나 다리, 관절의 통증, 두통, 흉통이나 호흡곤란, 어지럼, 피곤함이나 에너지 부족 느낌, 수면장애 등이 있다. 환자의 고통은 의학적으로 설명이 되건 안 되건 진짜이다. 환자는 고통을 호소하고 장애 정도가 심하다. 일반적인 내과 질환이나 정신과 질환을 동반할 수도 있고, 동반하지 않을 수도 있다. 병원을 자주 찾지만 환자의 걱정을 줄여주지는 못한다. 의사들은 이런 환자들은 치료에 대한 효과가 매우 낮고, 새로운 시술이나 치료를 시도한다 하더라도 기존 증상을 악화시키거나, 새로운 부작용이나 합병증만 초래한다고 생각한다. 반면 환자들은 의학적인 평가나 치료가 불충분하다고 느낀다.

신체화장애 그 자체는 가장 최근의 미국정신과협회의 진단기준인 DSM-5(2013년 5월 발표)에 포함되어 있지 않다. 이는 신체증상 장애(somatic symptom disorder)로 대체되었으며, 하나 이상의 신체 증상과 연관하여 증상의 심각성에 대한 불균형적이고 지속적인 사고, 건강이나 증상에 대한 지속적인 높은 불안, 증상이나 건강염려에 과도한 시간과 에너지 소비 등이 특징이다. 범주의 엄청난 다양성(이는 두통의 심각성에 대한 불균형적인 걱정을 가지고 있는 두통 환자와 두통을 포함한 다양한 신체증상을 평생 동안 지니는 전형적인 신체화장애 환자들 모두 포함)을 고려할 때, 두통이 다양한 신체호소 증상 중 큰 부분을 차지할 때만 신체화장애에 기인한 두통으로 주장하는 것이 합당해 보인다.

2. 정신병장애에 기인한 두통

두통이 망상의 표현으로 나타나는 경우로 그 내용이 환자가 두통을 설명하기 위해 믿고 있는 기전을 포함한다(예를 들어, 두통이 외계인이 머리에 삽입한 도구 때문에 발생하였다고 믿는 경우).

진단기준:
A. 진단기준 C를 충족하는 모든 두통
B. 두통을 설명할 수 있는 기전에 대한 내용을 포함한 망상이 있음(예를 들어, 환자는 자신의 머릿속에 뭔가가 삽입되어 있고 그것이 두통을 유발하였다고 믿거나, 반박할 수 없는 반대의 증거가 있음에도 자신이 두통을 유발하는 뇌종양에 걸렸다고 믿음)
C. 다음 중 한 가지 또는 두 가지 모두로 인과관계가 입증됨:
1. 망상이 시작되면 동시에 또는 그 이후에 두통이 발생
2. 망상이 완화되면 두통도 완화됨
D. 다른 ICHD-3 진단으로 더 잘 설명되지 않음

망상은 명백히 반대되는 증거가 있음에도 불구하고 사실에 대해 부정확한 추론에 근거한 그릇되게 고착된 믿음이다. 망상은 질환이 존재하지 않는다는 반복적인 증거와 적절한 전문가의 설명에도 불구하고 심각한 질환(예로, 뇌종양이나 동맥류)이 있고, 그것이 두통을 초래한다는 잘못된 믿음으로 나타날 수 있다. 망상의 내용은 송수신기가 수술적으로 자신의 머리에 삽입되어 두통이 발생하였다는 생각같이 매우 기이할 수 있다.

환자가 처음에는 어떤 두통(원발두통 중 하나)이 발생하고 이후 증거가 없음에도 뇌종양이 두통을 일으키고 있다는 두통에 대한 망상적인 설명이 발생하였다면 두통은 정신병 장애에 기인한 두통이 아닐지도 모른다. 대신 두통은 원발두통 질환과 함께 신체형 망상장애 같은 정신질환을 추가적으로 진단해야 한다.

━━━ 참고문헌

대한통증학회. 통증의학. 넷째판. 신원의학서적. 2012, 305-12.

Aaseth K, Grande RB, Benth JS, et al. 3-year follow-up of secondary chronic headaches: The Akershus study of chronic headache. Eur J Pain 2011;15:186-92.

Aaseth K, Grande RB, Kvaerner K, et al. Chronic rhinosinusitis gives a ninefold increased risk of chronic headache. The Akershus study of chronic headache. Cephalalgia 2010;30:152-60.

Abu-Bakra M, Jones NS. Prevalence of nasal mucosal contact points in patients with facial pain compared with patients without facial pain. J Laryngol Otol 2001; 115:629-32.

Akinci A, G-ven A, Degerliyurt A, et al. The correlation between headache and refractive errors. J AAPOS 2008; 12:290-3.

Allen DT, Voytovich MC, Allen JC. Painful chewing and blindness: Signs and symptoms of temporal arteritis. J Am Dent Assoc 2000;131:1738-41.

Allet JL, Allet RE. Somatoform disorders in neurological practice. Curr Opin Psychiatry 2006;19:413-20.

Antonaci F, Fredriksen TA and Sjaastad O. Cervicogenic headache: Clinical presentation, diagnostic criteria, and differential diagnosis. Curr Pain Headache Rep 2001; 5:387-92.

Antonaci F, Ghirmai S, Bono G, et al. Cervicogenic headache: Evaluation of the original diagnostic criteria. Cephalalgia 2001;21:573-83.

Aoki Y, Inokuchi R, Gunshin M, et al. Diffusion tensor imaging studies of mild traumatic brain injury: a meta-analysis. J Neurol Neurosurg Psychiat 2012;83:870-6.

Bamsley L, Lord SM, Wallis BJ, et al. The prevalence of chronic cervical zygapophysial joint pain after whiplash. Spine (Phila Pa 1976). 1995;20:20-5.

Bhatoe HS, Deshpande GU. Primary cranial Ewing's sarcoma. Br J Neurosurg 1998;12:165-9.

Blumenthal HJ. Headache and sinus disease. Headache 2001;41:883-8.

Boes CJ, Swanson JW, Dodick DW. Chronic paroxysmal hemicrania presenting as otalgia with a sensation of external acoustic meatus obstruction: Two cases and a pathophysiologic hypothesis. Headache 1998;38:787-91.

Bogduk N, Corrigan B, Kelly P, et al. Cervical Headache. Med J Aust 1985;143:202-7.

Bogduk N. Cervicogenic headache: Anatomic basis and pathophysiologic mechanisms. Curr Pain Headache Rep 2001;5:382-6.

Bogduk N: Headache and the neck. In: Goadsby PJ and Silberstein SD (eds): Headache. Boston: Butterworth-Heinemann 1997;369-81.

Borkum JM. Chronic headaches and the neurobiology of somatization. Curr Pain Headache Rep 2010;14:55-61.

Bousser MG, Ferro JM. Cerebral venous thrombosis: An update. Lancet Neurol 2007;6:162-70.

Cady RK, Dodick DW, Levine HL, et al. Sinus headache: A neurology, otolaryngology, allergy and primary care consensus on diagnosis and treatment. Mayo Clin Proc 2005;80:908-16.

Calabrese LH, Dodick DW, Schwedt TJ, et al. Narrative review: Reversible cerebral vasoconstriction syndromes. Ann Intern Med 2007;146:34-44.

Canestri P, Galli F, Guidetti V and Tomaciello A. Chronic daily headache in children and adolescents: A two years followup. Cephalalgia 2001;21:288.

Caral F. Pituitary apoplexy. Arch Neurol 2001;58:1143-4.

Carroll SC, Gaskin BJ, Danesh-Meyer HV:Giant cell arteritis. ClinExperiment Ophthalmol. 2006;34:159-73.

Chabriat H, Vahedi K, Iba-Zizen MT, et al. Clinical spectrum of CADASIL: A study of 7 families. Lancet 1995;346: 934-9.

Chauhan SK, Peckham T, Turner R. Impingement syndrome associated with whiplash injury. J Bone Joint Surg Br. 2003;85:408-10.

Ciancaglini R and Radaelli G. The relationship between headache and symptoms of temporomandibular disorder in the general population. J Dent 2001;29:93-8.

Close LG and Aviv J. Headaches and disease of the nose and paranasal sinuses. Semin Neurol 1997;17:351-4.

Colby CC and Del Gaudio JM. Stylohyoid complex syndrome: A new diagnostic classification. Arch Otolaryngol Head Neck Surg 2011;137: 248-52.

Couch JR, Lipton RB, Stewart WF, et al. Head or neck injury increase the risk of chronic daily headache: A population-based study. Neurology 2007;69:1169-77.

Csala B, Deuschl G. Craniocervical dystonia. Pragmatic general concept or nosologic entity ? Nervenarzt 1994;65:75-94.

Curioso EP, Young WB, Shecter AL, Kaiser R. Psychiatric comorbidity predicts outcome in chronic daily headachepatients. Neurology 1999;52(Suppl 2):A471.

Darott RB. Ocular causes of headache. Headache 1998; 38:661-7.

Daum KM, Good G, Tijerina L. Symptoms in video display terminal operators and the presence of small refractive errors. J Am Optom Assoc 1988;59:691-7.

Debette S, Leys D. Cervical-artery dissections: Predisposing factors, diagnosis, and outcome. Lancet Neurol 2009;8:668-78.

De Gray LC, Matta BF. Acute and chronic pain following craniotomy: A review. Anesthesia 2005;60:693-704.

De Gray LC, Matta BF. Acute and chronic pain following craniotomy: A review. Anesthesia 2005; 60: 693-704.

De Vuyst D, De Schepper AM, Parizel PM. Chronic cocaine abuse. JBR-BTR 2001;84:60.

Diener HC, Katsarava Z, Limmroth V. Headache attributed to a substance or its withdrawal. Handb Clin Neurol 2010;97:589-99.

Digre KB, Bruce BB, McDermott MP, et al. Quality of life in idiopathic intracranial hypertension at diagnosis: IIH Treatment Trial results. Neurology 2015;84:2449-56.

Ducros A, Bousser MG. Thunderclap headache. BMJ 2013;346:E8557.

Dueland AN. Headache and Alcohol. Headache 2015;55: 1045-9.

Dworkin SF. Research diagnostic criteria for temporomandibular disorders: Current status & future relevance. J Oral Rehabil 2010;37:734-3.

Eastwood JD, Hudgins PA and Malone D. Retropharyngeal effusion in acute calcific prevertebral tendonitis: Diagnosis with CT and MR imaging. Am J Neuroradiol 1998;19:1789-92.

Edlow JA, Caplan LR. Avoiding pitfalls in the diagnosis of subarachnoid hemorrhage. New EnglJ Med 2000;342: 29-36.

Egermark I, Carlsson GE and Magnusson T. A 20-year longitudinal study of subjective symptoms of temporomandibular disorders from childhood to adulthood. Acta Odontol Scand 2001;59:40-8.

Ekbom K, Torhall J, Annell K and Traff J. Magnetic resonance imaging in retropharyngeal tendonitis. Cephalalgia 1994;14:266-9.

Epstein JB, Caldwell J and Black G. The utility of panoramic imaging of the temporomandibular joint in patients with temporomandibular disorders. Oral Surg Oral Med Oral Pathol Oral Radiol Endod 2001;92:236-9.

Faux S, Sheedy J. A prospective controlled study in the prevalence of posttraumatic headache following mild traumatic brain injury. Pain Med 2008;9:1001-11.

Fredriksen TA, Sjaastad O. Cervicogenic headache: Current concepts of pathogenesis related to anatomical structure. Clin Exp Rheumatol 2000;18 (2 Suppl 19):16-18.

Friedman J, Standaert DG. Dystonia and its disorders. Neurol Clin 2001;19:681-705.

Gambini O, Islam L, Demartini B and Scarone S. Psychiatric issues in patients with headaches. Neurol Sci 2010; 31 Suppl 1:S111-S3.

Gerling J, Janknecht P, Kommerell G. Orbital pain in optic neuritis and anterior ischemic optic neuropathy. Neuro-Ophthalmology 1998;19:93-9.

Gladstone J, Bigal ME. Headaches attributable to infectious diseases. Curr Pain Headache Rep 2010;14:299-308.

Gobel H, Heinze A, Heinze-Kuhn K and Austermann K. Botulinum toxin A in the treatment of headache syndromes and pericranial pain syndromes. Pain 2001;

91:195-9.

Gobel H, Baloh RW. Disorders of ear, nose, and sinus. In: Olesen J, Tfelt-Hansen P and Welch KMA. The Headaches. 2nd edition. Philadelphia: Lippincott Williams & Wilkins 2000;905-12.

Gobel H, Deuschl G. Dauerkontraktionen kranialer oder zervikaler Muskeln. Munchener Medizinische Wochenschrift 1997;139:456-8.

Gobel H, Edmeads JG. Disorders of the skull and cervical spine. In: Olesen J, Tfelt-Hansen P and Welch KMA (eds). The Headaches. 2nd edition. Philadelphia: Lippincott Williams & Wilkins 2000;891-8.

Gobel H, Martin TJ. Ocular disorders. In: Olesen J, Tfelt-Hansen P and Welch KMA. The Headaches. 2nd edition. Philadelphia: Lippincott Williams & Wilkins 2000;899-904.

Gonzalez-Gay MA, Barros S, Lopez-Diaz MJ, et al. Giant cell arteritis:Disease patterns of clinical presentation in a series of 240 patients. Medicine (Baltimore) 2005; 84:272-90.

Gordon GE, Chronicle EP and Rolan P. Why do we still not know whether refractive error causes headaches ? Towards a framework for evidence based practice. Ophthalmic Physiol Opt 2001;21:45-50.

Gorelick PB, Hier DB, Caplan LR, et al. Headache in a acute cerebrovascular disease. Neurology 1986;36:1445-50.

Guidetti V, Galli F, Fabrizi P, et al. Headache and psychiatric comorbidity: Clinical aspects and outcome in an 8-year follow-up study. Cephalalgia 1998;18:455-62.

Guo S, Olesen J, Ashina M. Phosphodiesterase 3 inhibitor cilostazol induces migraine-like attacks via cyclic AMP increase. Brain 2014;137:2951-9.

Hayashi T, Kuroshima Y, Yoshida K, et al. Primary osteosarcoma of the sphenoid bone with extensive periosteal extension-Case report. Neurol Med Chir (Tokyo) 2000; 40:419-22.

Headache Classification Committee of the International Headache Society (HIS). The international classification of headache disorder,(beta version) Cephalalgia 2013; 33:684-93.

Headache Classification Committee of the International Headache Society (HIS). The international classification of headache disorder,(beta version) Cephalalgia 2013; 33:694-712.

Henrikson T, Ekberg EC and Nilner M. Symptoms and signs of temporomandibular disorders in girls with normal occlusion and Class II malocclusion. Acta Odontol Scand 1997;55:229-35.

Hung CI, Liu CY, Cheng YT and Wang SJ. Migraine: A missing link between somatic symptoms and major depressive disorder. J Affect Disord 2009;117(1.2):108-115.

Ivanhoe CB, Lai JM and Francisco GE. Bruxism after brain injury: successful treatment with botulinum toxin-A. Arch Phys Med Rehabil 1997; 78:1272-3.

Jacome D. Primary yawning headache. Cephalalgia 2001; 21:697-9.

Jamshid Ghajar. Traumatic brain injury. Lancet. 2000;356: 923-9.

Kenny TJ, Duncavage J, Bracikowski J, et al. Prospective analysis of sinus symptoms and correlation with paranasal computed tomography scan. Otolaryngol Head Neck Surg 2001;125:40-3.

Kirveskari P. Prediction of demand for treatment of temporomandibular disorders. J Oral Rehabil 2001;28:572-5.

Knackstedt H, Bansevicius D, Kjersti A, et al. Cervicogenic headache in the general population: The Akershus study of chronic headache. Cephalalgia 2010;30:1468-76.

Kranz PG, Malinzak MD, Amrhein TJ, et al. Update on the diagnosis and treatment of spontaneous intracranial hypotension. Curr Pain Headache Rep 2017;21:37.

Lake A. Behavioral and nonpharmacologic treatments of headache. Med Clin North Am 2001;85:1055-75.

Lake AE 3rd, Rains JC, Penzien DB and Lipchik, GL. Headache and psychiatric comorbidity: historical context, research relevance, and clinical implications. Headache 2005;45:493-506.

Lam DK, Lawrence HP, Tenenbaum HC. Aural symptoms in temporomandibular disorder patients attending a craniofacial pain unit. J Orofac Pain 2001;15:146-57.

Lance JW, Anthony M. Neck-tongue syndrome on sudden turning of the head. J Neurol Neurosurg Psychiat 1980;43:97-101.

Lanza DC, Kennedy DW. Adult rhinosinusitis defined. Report of the Rhinosinusitis Task Force Committee of the American Academy of Otolaryngology Head and Neck Surgery. Otolaryngol Head Neck Surg 1997;117:S1-S7.

Lee AG, Brazis PW. Temporal arteritis: a clinical approach. J Am Geriatri SOC 1999;47:1364-70.

Leone M, D'Amico D, Grazzi L, et al. Cervicogenic headache: A critical review of the current diagnostic criteria. Pain 1998;78:1-5.

Leone M, D'Amico D, Moschiano F, et al. Possible identification of cervicogenic headache among patients with migraine: An analysis of 374 headaches. Headache 1995;35:461-4.

Levine HL. Patients with headache and visual disturbance: a differentiation between migraine and sinus headache. Arch Otolaryngol Head Neck Surg 2000:126:234-5.

Lewis J, Fourman S. Subacute angle-closure glaucoma as a cause of headache in the presence of a white eye. Headache 1998;38:684-6.

Lipton RB. Risk Factors for and Management of Medication-Overuse Headache. Continuum 2015;21:1118-31.

List T, Wahlund K and Larsson B. Psychosocial functioning and dental factors in adolescents with temporomandibular disorders: A case-control study. J Orofac Pain 2001;15:218-27.

Lord S, Barnsley L, Wallis B and Bogduk N. Third occipital headache: A prevalence study. J Neurol Neurosurg Psychiat 1994;57:1187-90.

Lord SM and Bogduk N. The cervical synovial joints as sources of post-traumatic headache. J Musculoskel Pain 1996;4:81-94.

Lucas S, Hoffman JM, Bell KR, et al. Characterization of headache after traumatic brain injury. Cephalalgia 2012;32:600-6.

Magnusson T, Egermark I, Carlsson GE. A longitudinal epidemiologic study of signs and symptoms of temporomandibular disorders from 15 to 35 years of age. J Orofac Pain 2000;14:310-9.

Maizels M, Burchette R. Somatic symptoms in headache patients: The influence of headache diagnosis, frequency, and comorbidity. Headache 2004;44:983-93.

Marazzitti D, Toni C, Pedri S, et al. Prevalence of headache syndromes in panic disorder. Int Clin Psychopharmacol 1999;14:247-51.

Marcusson A, List T, Paulin G and Dworkin S. Temporomandibular disorders in adults with repaired cleft lip and palate: A comparison with controls. EOS 2001; 23:193-204.

Markham CH. The dystonias. Curr Opin Neurol Neurosurg 1992;5:301-7.

Marmura MJ, Hernandez PB. High-altitude headache. Curr Pain Headache Rep 2015;19:483.

McCluskey PJ, Lightman S, Watson PG, et al. Posterior scleritis. Clinical features, systemic associations, and outcome in a large series of patients. Ophthalmology 1999;106:2380-6.

Miller TR, Shivashankar R, Mossa-Basha M, et al. Reversible cerebral vasoconstriction syndrome, part 1: epidemiology, pathogenesis, and clinical course. AJNR Am J Neuloradiology 2015;36.8:1392-9.

Mitsikostas DD and Thomas AM. Comorbidity of headache and depressive disorders. Cephalalgia 1999;19:211-7.

Mokri B. Spontaneous low pressure, low CSF volume headaches: spontaneous CSF leaks. Headache 2013;53: 1034-53.

Molina OF, dos Santos Junior J, Nelson SJ, Nowlin T. Profile of TMD and bruxer compared to TMD and nonbruxer patients regarding chief complaint, previous consultations, modes of therapy, and chronicity. Cranio 2000;18:205-19.

Murphy E and Merrill RL. Non-odontogenic toothache. Jlr Dent Assoc 2001;47:46-58.

Nampiaparampil DE. Prevalence of chronic pain after traumatic brain injury: A systemic review. JAMA 2008; 300:711-9.

Nicholson RA. Chronic headache: The role of the psychologist. Curr Pain Headache Rep 2010;14:47-54.

Obermann M, Nebel K, Riegel A, et al. Incidence and predictors of chronic headache attributd to whiplash. Cephalalgia 2010;30:528-34

Ogus H. Degenerative disease of the temporomandibular joint and pain-dysfunction syndrome. J Roy Soc Med 1978;71:748-54.

Packard RC. Chronic post-traumatic headache: associations with mild traumatic brain injury, concussion, and post-concussive disorder. Curr Pain Headache Rep 2008;12:67-73.

Pakalnis A, Greenberg G, Drake ME, Paolich J. Pediatric migraine prophylaxis with divalproex. J Child Neurol 2001;16:731-34.

Pearce JM. Longus cervicis colli 'myositis' (syn: retropharyngeal tendonitis). J Neurol Neurosurg Psychiat 1996;61:324-9.

Pinto A, De Rossi SS, McQuone S, Sollecito TP. Nasal mucosal headache presenting as orofacial pain: A review of the literature and a case report. Oral Surg Oral Med Oral Pathol Oral Radiol Endod 2001;92:180-3.

Poughias L, Kruszewski P, Inan L. Cervicogenic headache: A clinical review with special emphasis on therapy. Funct Neurol 1997;12:305-17.

Radat F, Milowska D, Valade D. Headaches secondary to psychiatric disorders (HSPD): a retrospective study of 87 patients. Headache 2011;51:789-95.

Radat F, Psychopathology and headache. Rev Neurol 2000;156 Suppl 4:4S62-7.

Radat F. Sakh D, Lutz G, et al. Psychiatric comorbidity is related to headache induced by chronic substance use in migraineurs. Headache 1999; 39:477-80.

Radat F, Swendsen J. Psychiatric comorbidity in migraine: A review. Cephalalgia 2005;25:165-78.

Sandstrom M, Wilen J, Oftedal G, Hansson Mild K. Mobile phone use and subjective symptoms. Comparison of symptoms experienced by users of analogue and digital mobile phones. Occup Med (Lond) 2001;51:25-35.

Sarkozi J, Fam AG. Acute calcific retropharyngeal tendonitis: An unusual cause of neck pain. Arthritis Rheum 1984;27:708-10.

Sav MY, Sav T, Senocak E, Sav NM. Hemodialysis-related headache. Hemodial Int 2014;18:725-9.

Scherer A, Engelbrecht V, Nawatny J, et al. MRI of the cerebellopontine angle in patients with cleidocranial dysostosis. Rofo Fortschr Geb Rontgenstr Neuen Bildgeb Verfahr 2001;173:315-8.

Schiffman E, Ohrbach R, Truelove E, et al. Diagnostic criteria for temporomandibular disorders (DC/TMD) for clinical and research applications: Recommendations of the International RDC/TMD Consortium Network and Orofacial Pain Special Interest Group. J Oral Facial Pain Headache 2014;28:6-27.

Schiffman ES, Ohrbach R, List T, et al. Diagnostic criteria for headache attributed to temporomandibular disorders (TMD). Cephalalgia 2012; 32:683-92.

Schofferman J, Bogduk, Slosar P. Chronic whiplash and whiplash-associated disorders: an evidence-based approach. J Am Acad Orthop Surg. 2007;15:596-606.

Seiden AM and Martin VT. Headache and the frontal sinus. Otolaryngol Clin North Am 2001;34:227-41.

Sheftell FD, Tepper SJ, Lay CL, et al. Post-traumatic headache: emphasis on chronic types following mild closed head injury. Neurol Sci 2007;28:S203-7.

Sjaastad O, Fredriksen TA, Stolt-Nielsen A, et al. Cervicogenic headache: The importance of sticking to the criteria. Funct Neurol 2002;17:35-6.

Sjaastad O, Bakketeig LS. Prevalence of cervicogenic headache: Vaga study of headache epidemiology. Acta Neurol Scand 2008;117:173-80.

Smitherman TA, Baskin SM. Headache secondary to psychiatric disorders. Curr Pain Headache Rep 2008;12: 305-10.

Solomon S. Chronc post-traumatic neck and head pain. Headache 2005;45:53-67.

Sonnesen L, Bakke M, Solow B. Malocclusion traits and symptoms and signs of temporomandibular disorders in children with severe malocclusion. Eur J Orthod 1998;20:543-59.

Spitzer WO, Skovron ML, Salmi LR, et al. Scientific monographic of the Quebec Task Force on Whiplash-Associated Disorders: Redefining 'whiplash' and its management. Spine 1995, 20 Suppl 8.1-73.

Sydbom A, Blomberg A, Parnia S, et al. Health effects of diesel exhaust emissions. Eur Respir J 2001;17:733-46.

SY Park, KR Han, WD Cho, et al. 측두동맥염으로 의심되는 환자의 치료 경험. 대한마취과학회지 2003;44:138-41.

SY Yoon, SH Park, JH Hwang, et al. Multiple Crebral Infarctions due to Unilateral Trmtic Vertebral Artery Dissection after Cervical Fractures. Korean J Neurotrauma 2016;12:34-7.

Tehindrazanarivelo A, Lutz G, Petitjean C, et al. Headache following carotid endarterectomy: A prospective study. Cephalalgia 1992;12:380-82.

Tepper SJ, Tepper DE. The cleveland clinic manual of headache therapy. 2nd edition. 서울: 메디안북. 2016년, 87-126.

Tosun F, Gerek M, Ozkaptan Y. Nasal surgery for contact point headaches. Headache 2000;40:237-40.

Tychsen L, Tse DT, Ossoinig K, Anderson RL. Trochleitis with superior oblique myositis. Ophthalmology 1984; 91:1075-9.

Voigt K, Nagel A, Meyer B, et al. Towards positive diagnostic criteria: A systematic review of somatoform disorder diagnoses and suggestions for future classification. J Psychosom Res 2010;68:403-14.

West B, Jones NS. Endoscopy-negative, computed tomography-negative facial pain in a nasal clinic. Laryngoscope 2001;111(4 Pt 1):581-6.

Yanguela J, Pareja JA, Lopez N, Sanchez del Rio M. Trochleitis and migraine headache. Neurology 2002;58:802-5.

Yanguela J, Sanchez del Rio M, Bueno A, et al. Primary trochlear headache. A new cephalgia generated and modulated on the trochlear region. Neurology 2004;62:1134-40.

Yutzy S. Somatoform disorders. In: Tasman A, Kay J and Lieberman JA (eds). Psychiatry, 2nd ed. Chichester: John Wiley and Sons 2003:1419-20.

Zaragoza-Casares P, Gomez-Fernandez T, Gomez de Lianno MA, Zaragoza-Garcia P. Bilateral idiopathic trochleitis as a cause of frontal cephalgia. Headache 2009;49:476-7.

25 통증성 머리신경병증과 기타 안면통 및 기타 두통 질환

Painful Cranial Neuropathies, Other Facial Pain and Other Headache Disorders

이 장에서는 일차성 두통, 이차성 두통을 제외한 두부 및 기타 안면부 통증 및 기타 두통 질환을 다룬다. 국제 두통 분류 제3 베타판(International Classification of Head ICHD-3 beta)에 의하면 아래와 같은 질환을 포함한다(표 25-1).

표 25-1. 통증성 머리신경병증과 기타 안면통증(Painful cranial neuropathies and other facial pains)

삼차신경통(Trigeminal neuralgia)
설인신경통(Glossopharyngeal neuralgia)
중간신경(안면신경) 신경통 (Nervus intermedius (Facial nerve) neuralgia)
후두신경통(Occipital neuralgia)
시신경염(Optic neuritis)
허혈눈운동신경마비에 기인한 두통(Headache attributed to ischemic ocular
　　motor nerve palsy)
Tolosa-Hunt 증후군(Tolosa-Hunt syndrome)
부삼차신경-눈교감(Raeder's) 증후군(Paratrigeminal oculosympathetic
　　(Raeder's syndrome)
재발통증성안근마비신경병증(Recurrent painful opthalmoplegic neuropathy)
구강작열감증후군(Burning mouth syndrome (BMS))
지속특발얼굴통증(Persistent idiopathic facial pain (PIFP))
중추신경병통증(Central neuropathic pain)

기타 두통 질환(Other headache disorders)
　　분류되어 있지 않은 두통(Headache not elsewhere classified)
　　명기되지 않은 두통(Headache unspecified)

표 25-2. 기타두통질환(Other headache disorders)

분류되어 있지 않은 두통(Headache not elsewhere classified)
명기되지 않은 두통(Headache unspecified)

1. 통증성 머리신경병증과 기타 안면통(Painful cranial neuropathies and other facial pains)

통증성 머리신경병증(Painful cranial neuropathy)은 특정한 머리신경이 분포하는 부위에 통증이 발생하는 질환들은 지칭한다. 신경의 압박, 꼬임, 추위에의 노출, 다른 형태의 자극이나 중추신경의 병변에 의한 신경의 흥분으로 인하여 통증이 발생한다. 머리 또는 목에서 발생한 통증은 삼차신경, 중간신경, 혀인두신경, 미주신경, 상부 경추에서 기원한 후두신경의 구심성 섬유에 의해서 중추신경으로 전달된다. 과거에는 대상포진처럼 원인이 명확하거나 영상검사에서 밝혀지는 구조적 이상이 있는 경우에는 이차성(secondary), 원인이 불명확한 경우에는 원발성(primary)으로 구분하였으나, 대부분의 환자에서는 원인을 밝히기 위한 충분한 검사나 수술을 통한 원인규명이 되지 않는 경우가 많아 '원발성'인지 '이차성'인지 구별하기 어렵다. 따라서 환자가 호소하는 증상이 전형적일 때는 추후 혈관압박 또는 다른 원인에 의하여 신경이 압박을 받거나 탈수초화 되어서 통증이 발생하는 원인이 밝혀지더라도 '이차성'이라는 용어보다 '고전적(classical)'이라는 용어를 사용하여야 한다. 이차성이라는 용어는 종양, 다발성 경화증과 같은 다른 구조적 이상에 의하여 신경통이 발생하였을 때에만 사용한다.

1) 삼차신경통

삼차신경통은 삼차신경의 하나 이상의 분지가 분포하는 지역에 가벼운 접촉에 의해서 일측성으로 발생하는 얼굴통증을 말한다. 찌르거나 전기충격과 같은 통증이 특징적이다. 지속적으로 발생하는 얼굴통증이 있을 수 있다. 초기에는 치과질환으로 오인되어 불필요한 치과치료를 받는 경우도 많다. 안면통증 중에서는 가장 흔하고, 1.74:1로 여자에서 높은 발병률을 보인다. 발병률은 보고자에 따라서 차이가 있으나 연간발병률은 10만 명당 2-8명으로 보고된다. 20-30대부터 발생할 수 있으나, 40대 이상이 대부분이고 연령이 증가할수록 발생률이 높아져서 80세 이상에서는 25.9/100,000/년의 발병률을 보인다. 40대 이전에는 0.2/100,000/년의 발병률을 보이므로, 만약 40대 이전에 발생한다면 통증성삼차신경병증의 가능성을 반드시 살펴보아야 한다. 생애 유병률은 0.3% 수준으로 보고된다.

전통적으로 삼차신경통은 전다리뇌수조(prepontine cistern)에서 삼차신경근의 신경혈관압박에 의해서 발생하는 것으로 설명한다. 이는 미세혈관감압술 시 채취된 삼차신경절 표본이 축삭소실, 탈수화 등을 보이는 것으로 증명된다. 주로 혈관의 이상, 동정맥 기형, 종양, 동맥루, 거미막염에 의한 압박이다. 다발성경화증, 당뇨, 치아의 염증성질환, 부비동염도 삼차신경통의 원인으로 지목되고 있다. 삼차신경통이 신경병증성 특성을 가지는 것에는 다양한 신경생리학적기전이 복잡하게 작용한다. 말초수용체의 활성, 침해성 자극의 전파와 침해성 들신경(nociceptive afferent)을 통한 중추신경세포로의 수렴과 신경전달물질의 상호작용에 의해 신경병증성 통증이 발생한다.

(1) 고전적 삼차신경통(Classical trigeminal neuralgia)

통증은 세수, 면도, 칫솔질과 같은 무해한 자극에 의해 발생한다. 강력하고 발작적인 전기 쇼크 같은 통증이 삼차신경의 영역에서 발생한다. 통증발작은 수초에서 2분까지 지속되며 자극에 의해 통증이 유발되지 않는 불응기가 존재한다. 통증은 V2, V3 영역 또는 V2와 V3영역이 모두에서 발생하는 경우가 93%를 차지하였고, V1영역에서 통증이 발생하는 경우 7%로는 드물다. 통증은 대부분 일측성으로 반대편으로 넘어가지 않는다. 5%에서 양측에서 통증이 발생할 수 있으나 양측에서 동시에 발생하는 경우는 드물다. 양측에서 통증이 발생하는 경우에는 종양이나 다발성경화증 같은 이차성원인을 먼저 의심하여야 한다. 좌측보다는 우측에서 발생하는 경우가 많다. 환자들은 대부분 통증이 시작되는 순간을 잘 기억한다. 통증유발점은 91%에서 찾을 수 있다. 통증유발점은 한 분지 이상에서 발견되고 통증이 발견되는 부위와는 다른 부위에 유발점이 존재하는 경우도 있다. 통증유발점은 코끝에 가까울수록 흔하게 발견된다. 통증이 심한 경우 얼굴근육의 수축 및 눈물이나 눈충혈 같은 자율신경증상이 있을 수 있다. 통증성 발작 사이에 통증이 없는 경우에는 순수돌발성 고전적삼차신경통, 지속되는 배경통증이 있는 경우에는 지속얼굴통증이 수반되는 고전적삼차신경통으로 분류한다. 지속얼굴통증이 수반되는 고전적삼차신경통은 비정형삼차신경통 또는 삼차신경통 제2 형으로 불리던 질환으로 중추감작으로 인하여 지속얼굴통증이 발생되는 것으로 생각된다.

진단은 전적으로 임상양상에 의해서 이루어진다. 통증의 특성, 회수, 기간, 악화인자, 통증유발점의 존재 및 신경학적 결손 여부를 확인하여야 한다(표 25-2). 고전적삼차신경통은 얼굴통증의 원인 중에서는 가장 흔하지만 흔한 질환은 아니

표. 25-2. **고전적삼차신경통의 진단기준**

고전적삼차신경통
A. 진단 기준 B와 C를 만족하며 3회 이상 발생하는 편측 얼굴통증
B. 삼차신경의 1개 이상의 분지에서 발생하며, 삼차신경의 분포를 넘지 않는 통증
C. 다음 4가지 특성 중 3가지 이상을 만족하는 통증
1. 1초에서 2분까지 지속되는 반복되는 돌발성 통증발작
2. 심한 강도
3. 전기충격 같거나, 쏘거나 찌르거나 날카로운 통증
4. 통증이 발생하는 쪽 얼굴의 무해한 자극에 의해서 발생
D. 임상적으로 명백한 신경학적결손 없음
E. 다른 ICHD-3 진단으로 더 잘 설명되지 않음

순수돌발성 고전적삼차신경통
A. 고전적삼차신경통의 진단기준을 충족하며 반복되는 편측 얼굴통증
B. 통증 사이에는 지속적인 얼굴통증이 없음
C. 다른 ICHD-3 진단으로 더 잘 설명되지 않음

지속얼굴통증이 수반되는 고전적삼차신경통
A. 고전적삼차신경통의 진단기준을 충족하며 반복되는 편측 얼굴통증
B. 침범된 쪽에 중등도의 지속적인 얼굴통증
C. 다른 ICHD-3 진단으로 더 잘 설명되지 않음

표 25-3. 미국신경학회(American Academy of Neurology, AAN)와 유럽 신경학회(European Federation of Neurological Socieities, EFNS)의 고전 적삼차신경통 치료 권고안

	권고안	권고수준
약물치료	Cabamazepine 경구투여는 통증감소에 효과적이다.	Level A
	Oxycarbamazepine 경구투여는 통증감소에 효과적일 수 있다.	Level B
	Baclofen, Lamotrigine, Pimozide 통증감소에 사용될 수 있다.	Level C
침습적치료	약물치료에 반응하지 않는 환자는 침습적 시술을 조기에 고려할 수 있다.	Level C
	삼차신경절 신경절용해술, 동결절제술, 풍선압박술, 고주파 열응고술 등이 고려될 수 있다.	Level C
	감마나이프와 같은 방사선치료가 고려될 수 있다.	Level C
	미세혈관감압술이 고려될 수 있다.	Level C
	미세혈관감압술이 다른 시술과 비교하여 통증감소기간이 가장 긴 것으로 보인다.	Level C

기 때문에 반드시 진단기준을 따르는지 충분히 검사하여야 한다. 부비동염, 치과질환, 외상 및 삼차신경통을 일으키는 이차적 원인을 배제하여야 한다. 설인신경통, 중간신경통, 군발두통, 삼차자율신경두통, 재발통증성안근마비신경병 증 등과 같이 안면 부위에 통증을 유발할 수 있는 질환과도 감별하여야 한다. 자기공명영상 또는 자기공명혈관촬영술 을 시행하여 삼차신경을 압박하는 혈관구조물을 발견하거 나 이차 원인을 감별하여 진단을 확인한다. 최근에는 신경생 리학적 검사의 발전으로 삼차신경반사(trigeminal reflex)도 감별진단에서 95%의 민감도와 93%의 특이도를 보인다. 3D 자기공명영상(3D fast imaging employing steady-state acqui- sition and magnetic resonance angiography)은 수술 시 소견 과 95%의 상관관계를 보인다.

치료는 약물치료, 신경차단 및 수술로 나뉜다(표 25-3). 치 료를 약물치료는 carbamazepine이 일차선택약으로 선호된 다. Oxcarbazepine은 carbamazepine으로 인한 부작용을 견 디기 힘들거나 carbamazepine으로 통증이 조절되지 않는 경우 주로 사용한다. Carbamazepine 단독으로 효과가 없는 경우에는 baclofen 또는 lamotrigine을 병용하는 것이 도움 이 된다. 노인 환자가 많으므로 약물은 소량부터 시작하는 것이 좋다. Carbamazepine은 100 mg 일 2회 투여로 시작하 여 600-1,200 mg/일 까지 증량할 수 있다. 졸음, 어지러움, 보행실조, 변비, 울렁거림, 백혈구 감소증, 간기능 이상, 재 생불량성비혈, Stevens-Johnson's syndrome이 발생할 수 있 으므로 주의 깊게 관찰하며 약물을 투여하여야 한다. 갑작 스럽게 통증이 소멸되기도 하기 때문에 통증이 없는 기간이

3-6개월 정도 지속되면 약물을 감량하거나 중단하는 것이 권장된다. Gabapentin, pregabalin, phenytoin, valproate등 도 치료에 사용된다. Gabapentin을 통증유발점 국소마취제 주사와 병행해서 치료하는 경우 통증조절에 도움이 되었다 는 보고도 있고, Pregabalin을 1년간 투여한 경우 통증 조절 에 효과적이라는 보고도 있다. 경구약물을 투여하기 힘든 환자에서는 phenytoin이나 fosphenytoin을 단기간 정주로 사용하는 것이 급성통증조절에 도움이 된다.

국소마취제를 이용한 신경차단이 삼차신경통의 진단이나 약물치료로 통증을 참을 수 없는 환자, 수술을 기다리는 환 자에게서 도움이 된다. 통증유발점에 국소마취제 주사를 하거나 국소마취제 스프레이를 사용하는 것이 급성통증조 절에 도움이 된다. 보튤리늄톡신을 통증유발점에 주사하는 것도 통증조절에 효과적인 것으로 보고되고 있다. 삼차신 경의 말초지인 상악신경 및 하악신경 및 각 신경의 분지의 차단이 통증을 경감시킨다.

약물치료에 잘 반응하지 않는 환자들에게는 침습적인 방 법이 사용된다. 경피적 신경파괴술은 알코올을 이용한 신 경절용해술, 동결절제술, 풍선압박술, 고주파 열응고술 등 이 치료를 위해 사용된다. 알코올을 이용해서 신경절용해 술을 시행한 경우에는 평균적으로 11개월의 통증경감효과 가 있었다. 반복 시술 시 재발률의 차이는 없고, 약 11%에서 감각 이상 및 저작근 약화 등의 부작용이 발생하였다. 고주 파를 이용한 열응고술은 시술 후 6개월에 88%, 3년 후에 54%의 통증감소효과를 보인다. 시술 후 4-10%에서 시술 부 위의 무감각증상이 발생한다. 시술 중 V1영역이 손상된 경

우 각막의 무감각으로 인한 각막염이 발생할 수 있다. 이외에도 일시적인 저작근 약화, 뇌신경 손상 그리고 혈관손상 등이 발생할 수 있다. 이러한 부작용을 줄이기 위해서 4극전극을 이용하여 작은 병소를 생성하고 정확한 시술 위치를 정할 수 있었다는 보고가 있다. 또한 단층촬영장치와 네비게이션을 이용하여 합병증을 줄이고 재발률을 낮추었다는 보고도 있다. 박동성고주파가 고주파열응고술 대신 시도되었으나 최근의 이중맹검연구에 의하면 효과적이지 못한 것으로 보고되었다. 풍선압박술은 80-90%에서 즉각적인 통증감소를 보이고 2-3년 동안 통증감소효과가 나타난다. 시술 후 18개월이 지나면 26%에서 재발하면, 10년까지 관찰한 경우 30%에서 재발한다. 표준화된 압력과 압박시간은 없으나 보통 1.3-1.6 atm에서 1분간 시행한다. 이때 압력계를 반드시 사용할 필요는 없고, 조영제 0.75-1 mL를 No 4 balloon catheter에 서서히 주입하여 풍선이 배(Pear)모양이 되도록 부풀린다. 무감각, 이질통과 같은 합병증이 발생하고 드물게 저작근 약화, 뇌수막염, 뇌신경손상 등이 발생한다. 풍선의 압력이 높을수록 무감각, 이질통 및 저작근약화가 발생할 가능성이 높다. 동물실험에서는 압박 시간이 길수록 효과적인것으로 나타났다. 미세혈관 감압술은 비정상적인 혈관이 삼차신경이 압박한다는 가정하에, 전신마취하에 후두하두개골절개술을 한 후 삼차신경절을 압박하는 동맥의 위치를 바꾸거나 정맥을 응고시켜 시행한다. 수술 후 통증감소기간은 0.6-10년에 달하는 것으로 보고되고 있으며, 수술 후 5년에 58-78%에서 통증감소효과를 보인다. 하지만 이중맹검연구가 없어 근거는 부족하다. 합병증으로 감염, 안면신경마비, 무감각, 뇌척수액 누수 및 청력손실이 있을 수 있다. 수술로 인한 사망률은 0.1%로 보고된다. 감마나이프나 사이버나이프를 이용한 방사선수술도 시행한다. 뇌간에서 2-3mm떨어진 신경근삽입부(root entry-zone)을 목표로 정하여 70-100 Gy를 조사하여 시행한다. 목표가 뇌간에 가까울수록 안면의 무감각이 증가하는 것으로 보고 되고, 조사량이 90Gy를 넘으면 합병증이 증가하기 때문에 80Gy가 최대용량으로 추천된다. 뛰어난 초기 통증감소효과를 보이나 시간이 지날수록 효과가 떨어지는 것으로 보고된다. 시술 후 2년에 33%가 치료에 실패하였으며, 시술 후 7년후에 조사한 결과는 33%가 약물없이 지낼 수 있었고, 63%가 치료에 만족하였다. 하지만 이전에 다른 침습적인 치료를 받은 군에서는 10%만 장기간 통증감소를 보였기 때문에 환자 선택에 있어서 유의하여야 한다. 사이버나이프를 이용한 치료도 우수한 초기 통증감소효과가 보고되고 있다. 최근에는 운동피질자극술(motor cortex stimulation)과 심부뇌자극술(deep brain stimulation)이 기존 치료에 반응하지 않는 환자에게 시도되고 있다. 침습적인 치료의 효과와 부작용은 보고자마다 차이가 많으며, 이는 치료 후 재발에 대한 정의가 연구자마다 다르고, 삼차신경통의 특성상 통증이 없는 기간이 존재하기 때문이다. 따라서 침습적인 방법을 선택할 때에는 환자의 상태뿐만 아니라 질환의 특성 및 시술자의 숙련도도 잘 고려하여 선택하여야 한다.

(2) 통증성삼차신경병증(Painful trigeminal neuropathy)

이차성삼차신경통 또는 증상성삼차신경통으로 불리던 것으로 혈관신경압박 이외의 다른 원인질환으로 인하여 삼차신경의 하나 이상의 분지영역에 두통이나 얼굴통증이 발행하는 경우 진단한다. 대상포진, 종양과 다발성경화증이 주요한 원인이다. 원인에 따라서 표 25-3과 같이 명명한다. 통증은 원인에 따라서 양상과 강도가 다양하다.

대상포진환자의 10-15%는 삼차신경절을 침범하며 그 중 80%는 안구분지를 침범한다. 드물게 포진이 발생하지 않는 경우에는 뇌척수액에서 대상포진 DNA를 중합효소연쇄반응으로 확인하여야 확진할 수 있다. 통증의 발생시기에 따라서 급성기에 발생하는 급성대상포진에 기인한 통증성삼차신경병증과 대상포진후 삼차신경병증으로 나눈다. 급성기에 안구분지를 침범한 경우 제 III, IV, V 뇌신경의 마비를 동반할 수 있으니 유심하게 관찰하여야 한다. 치료는 대상포진 및 대상포진후신경통의 치료와 동일하다. 성상신경절차단이 통증조절에 도움이 된다. 통증성외상 후 삼차신경병증은 기계적, 화학적, 열 혹은 방사선에 의해서 발생한 외상에 의하여 발생한다. 사랑니 발치나 악교정수술후 발생하는 경우가 많다. 통증은 손상된 신경분지의 원위부에서 발생한다. 주로 작열감이 발생하고 쏘는 듯한 통증이 발생하기도 한다. 통각과민, 무해자극통증과 같은 양성증상과

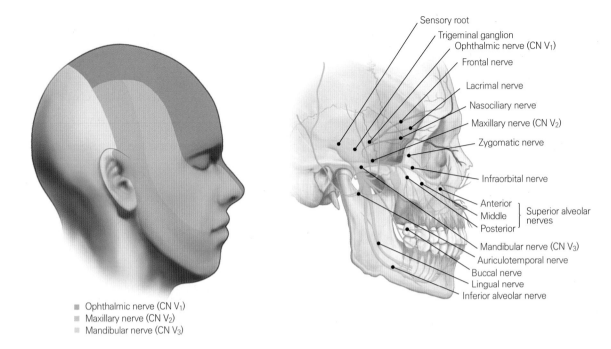

- Ophthalmic nerve (CN V₁)
- Maxillary nerve (CN V₂)
- Mandibular nerve (CN V₃)

그림 25-1. 삼차신경의 분포
삼차신경은 안구신경(V1), 상악신경(V2), 그리고 하악신경(V3)로 분지한다. 각 분지는 피부, 피하조직그리고 경막의 감각을 담당한다. 하악신경은 운동신경을 가지고 있어, 측두근(temporal), 교근(master), 외측및 내측날개근(lateral and medial pterygoid)의 운동을 담당한다.

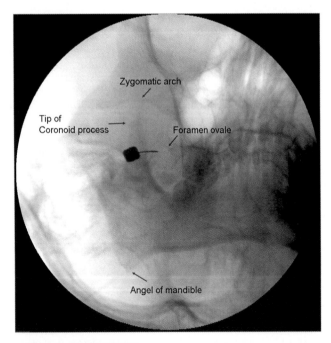

그림 25-2. 삼차신경절 차단
삼차신경절블록을 하기위해서는 C-arm 영상증강장치를 미측으로 30도 (Submental view)에서 병변쪽으로 30도 외측으로 기울인다. 관골궁 아래에 하악의 갈고리돌기를 두면 난원공이 잘 보인다.

감각저하, 통각저하와 같은 음성증상이 삼차신경의 분지영역에서 발생한다. 국소적인 발적이나 경한 부종이 발견될 수 있다. 스트레스가 통증을 증가시키고 통증을 발생시키는 통증유발점이 손상 부위 근처에 존재하기도 한다. 통증이 심할수록 우울증과 같은 정신과적 문제가 잘 발생한다. 손상의 정도에 따른 적절한 영상검사가 필요하고, 정량감각검사가 반드시 시행되어야 한다. 신경생리적 검사도 권장되나 불가능한 경우가 많다. 항경련제, 항우울제, 마약성진통제 등이 치료약물로 사용되나 치료에 잘 반응하지는 않는다. 안면신경의 마비가 있는 경우 손상된 신경을 수술적으로 복원하는 것도 도움이 된다. 하지만 손상 후 1년 이내에 시행하는 것이 추천된다.

다발성경화증판, 종양 등이 자기공명영상에서 삼차신경 뿌리를 압박하는 증거가 보이거나 다발성경화증으로 진단되고 전기생리학적 검사 이상을 발견하는 경우에는 공간점유병소에 기인한 삼차신경병증 또는 다발성경화증판에 기인한 통증성삼차신경병증으로 진단된다. 고전적삼차신경통으로 진단된 경우라도 지속적인 통증, 무감각, 마비, 보행

장애 같은 증상이 나타나면 공간점유병소에 기인한 삼차신경병증을 의심하여야 한다. 공간점유병소에 기인한 삼차신경병증은 약물치료에 잘 반응하지 않으며 수술적 치료로 대부분 치료한다.

표 25-4. 통증성삼차신경병증

급성대상포진에 기인한 통증성삼차신경병증
대상포진후 삼차신경병증
통증성외상후 삼차신경병증
다발성경화증판에 기인한 통증성삼차신경병증
공간점유병소에 기인한 통증성삼차신경병증

2) 혀인두신경통(Glossopharyngeal neuralgia)

삼차신경통과 비교하여 1%의 발병률을 보일 정도로 드문 질환이다. 혀인두신경의 신경혈관압박이 원인이 되는 고전적혀인두신경통과 소뇌교각종양, 편도주위농양, 경동맥류, Arnold-Chiari 기형, 그리고 Eagle증후군으로 불리는 골화된 경상돌기의 압박, 다발성경화증 등이 원인인 이차성혀인두신경통으로 구분된다(표 25-5). 미주신경의 귓바퀴분지와 혀인두신경의 분지영역에서 돌발성 통증이 발생한다. 혀인두신경의 감각섬유는 혀의 뒤쪽 1/3, 편도, 인두, 중이 그리고 경동맥체(carotid body)를 담당하는데, 따라서 귀 안, 혀바닥, 편도오목 또는 턱뼈각의 아래에서 일시적으로 찌르는 삼차신경통과 유사한 편측 통증이 특징적이다. 양측성으로 통증이 발생하는 경우는 드물다. 통증은 수초에서 수분까지 지속되며, 삼차신경통처럼 매일 10회 이상 발생하는 통증이 수주에서 수개월씩 완화와 재발을 반복한다. 삼킴, 말하기 또는 기침에 의해 유발된다. 통증 발생 전에 수주에서 수개월 동안 침범된 부위에서 불쾌한 느낌을 경험하기도 한다. 드물게 기침, 목소리변화, 실신 그리고 서맥과 같은 미주신경 증상이 통증발작시에 동반되는 경우도 있다.

병력청취와 이학적 검사가 진단에 중요하다. 골화된 경상골기가 X-ray검사상 발견되면 Eagle 증후군을 의심할 수 있다. 두부의 자기공명영상 또는 자기공명혈관촬영술을 시행하여 혀인두신경을 압박하는 혈관구조물이나 공간점유병소가 있는지를 확인한다. 다발성경화증이 있는

환자에서는 양측성으로 발견되기도 한다. 중간신경통과 감별하여야 한다. 드물게 혀인두신경에 대상포진이 발생하기도 한다.

치료는 삼차신경통과 유사하다. 약물치료 및 설인신경차단과 같은 보존적 치료를 먼저 적용 후 실패하면 미세혈관감압술이 수술적 치료로 고려된다. 수술 시 추골동맥 또는 우하소뇌동맥의 압박이 발견된다.

표 25-5. 혀인두신경통의 진단기준

A. 진단기준 B와 C를 충족하며 3회 이상 발생하는 편측의 통증발작
B. 혀의 뒤쪽부위, 편도오목, 인두, 또는 아래턱뼈각 아래 그리고/또는 귀 안에서 통증이 발생
C. 다음의 4가지 특성 중 3가지 이상을 만족하는 통증
1. 수초에서 2분까지 지속되는 돌발발작의 반복
2. 심한 강도
3. 쏘이고, 찌르거나 날카로운 양상
4. 삼킴, 기침, 말하기 또는 하품에 의해 촉발됨
D. 임상적으로 신경학적 결손이 발견되지 않음
E. 다른 ICHD-3 진단으로 더 잘 설명되지 않음

3) 중간(안면)신경통(Nervus intermedius [facial nerve] neuralgia)

중간신경통은 안면신경(뇌신경 VII)의 감각분지에 발생하는 신경통이다(표 25-6). 중간신경은 안면신경의 운동분지와 속귀신경(vestibulocochlear nerve, 뇌신경 VIII) 사이에 존재한다. 중간신경에 존재하는 감각섬유는 외이도의 피부, 코와 코인두의 점막, 입안 바닥, 입천장의 감각과 혀의 앞쪽 2/3의 맛을 감지한다. 무릎신경절에 감각신경의 신경세포체가 존재하기 때문에 무릎신경통(Geniculate neuralgia)으로 불리기도 한다.

이도내에서 발생하는 짧고 갑작스러운 통증발작이 외이, 측두 및 후두쪽으로 퍼져나간다. 차가움, 소음, 침삼킴 및 촉각자극에 의해서 통증이 유발된다. 통증 발작 시 침분비가 증가하고 쓴맛, 이명과 현기증이 발생하는 경우도 있다.

삼차신경통과 마찬가지로 혈관신경압박이 원인으로 추측되고 있다. 혈관신경압박 이외의 원인이 발견되지 않은 경우 경우 고전적중간신경통, 대상포진의 합병증으로 발병하는 경우는 급성대상포진에 기인한 이차중간신경병증으로 명명한다. 대상포진이 원인인 경우에는 과거에는 Ramsay

Hunt syndrome으로 불렀다.

외이의 복잡하고 중첩된 신경분포(auriculotemporal nerve of trigeminal nerve, nervus intermedius of facial n, glossopharyngeal nerve, vagus nerve, optic nerve)를 생각해 보면 특정한 신경혈관 접촉이 발견되지 않는다면 어느 한 신경에 의한 신경통으로 단정지어 진단하기는 어렵다. 따라서 귀에 통증을 발생시키는 질환들을 감별하기 위해서 통합적인 문진과 검사가 필요하다. 코, 코곁굴, 구강, 치아, 코인두, 인두 및 후두를 검사하여야 하며, 청력도(audiogram), 듣기유발전위(auditory evoked potential), 안뜰(vestibular)기능검사 등을 시행하여 통증을 유발하는 다른 원인을 배제하여야 한다. 자기공명영상 또는 자기공명혈관촬영술을 반드시 시행하여 뇌, 소뇌다리내각(cerebellopontine angle)과 안면신경의 이상여부를 확인하여야 한다. 대상포진이 원인인 경우에는 고막 또는 외이도에 포진이 발견되니 확인하여야 한다.

표 25-6. 중간신경통의 진단기준

고전적중간신경통(Classical nervus intermedius neuralgia)

A. 진단기준 B와 C를 충족하며 최소한 3번 발생하는 일측성의 통증발작
B. 통증은 이도 안에 위치하며, 종종 두정-후두부로 방사됨
C. 다음의 4가지 특성 중 3가지 이상을 만족하는 통증
    1. 수초에서 수분까지 지속되는 돌발발작의 반복
    2. 심한 강도
    3. 쏘이고, 찌르거나 날카로운 양상
    4. 이도의 뒤쪽 벽 그리고/또는 귓바퀴주위 부위를 자극하면 통증이 유발됨
D. 임상적으로 신경학적 결손이 발견되지 않음
E. 다른 ICHD-3 진단으로 더 잘 설명되지 않음

급성대상포진에 기인한 이차중간신경병증(Secondary nervus intermedius neuropathy attributed to acute herpes zoster)

A. 진단기준 C를 충족하는 일측성의 얼굴통증
B. 중간신경영역 내의 귀 그리고/또는 입점막에 포진발진이 발생
C. 원인을 확인할 수 있는 다음의 두가지 증거가 모두 발견됨
    1. 통증이 포진발진 7일 이내에 발생함
    2. 통증은 중간신경의 영역에 국한
D. 말초안면마비의 임상 양상
E. 다른 ICHD-3 진단으로 더 잘 설명되지 않음

약물치료는 삼차신경통과 유사하다. 다른 원인 감별을 위해서 외이의 신경을 차단해 볼 수 있으나 중간신경이나 무릎신경절에 직접적으로 주사할 수는 없다. 미세혈관감압술이나 중간신경절제술을 시행할 수 있다.

4) 후두신경통(Occipital neuralgia)

후두신경통은 큰 뒤통수신경, 작은 뒤통수신경 또는 제3뒤통수신경 영역의 후두부 두피에 일측성 혹은 양측성의 발작성, 쏘거나 찌르는 듯한 통증이 발생하는 것을 말한다(25-7). 발병률은 100,000명당 3.2명으로 보고되고 있다. 남자보다 여자에게 많이 발생하는 것으로 보이나 유의미한 차이는 없다. 주로 수축된 근육이나 상부경추의 척추증으로 인한 신경압박 또는 신경자극에 의해서 발생한다. 드물게 혈관, 종양 등의 압박에 의해서도 발생할 수 있다.

통증은 뒤통수 밑에서 시작해서 상부 경부, 머리 뒤쪽, 눈 뒤쪽까지 전파된다. 통증은 제2 경추신경의 후근과 삼차신경핵의 삼차경부신경간연결을 통하여 전두-안와 영역에도 발생한다. 속귀신경, 혀인두신경, 미주신경 및 경부교감신경과의 연결로 안통, 이명, 어지러움, 구역, 비충혈 등이 발생한다. 때때로 통증이 발생하는 부위의 감각저하나 이상감각이 동반된다. 통증을 발생시키는 신경을 누를 경우 통증이 유발되는 압통점이 존재한다.

후두신경통을 진단하기 위한 특정한 검사 방법은 없다. 검사는 후두신경통과 유사한 다른 질환을 감별하기 위해서 시행한다. 후두신경통으로 의심되는 두통이 최근에 발생하였다면 두개내 및 경추의 원인을 감별하기 위하여 뇌와 경추의 자기공명영상을 반드시 촬영하여야 한다(표 25-7). 통증발생이 오래 되었다고 하더라도 최근에 변화가 있거나 치료에 반응하지 않는다면 반드시 촬영하여야 한다. 온혈구계산(complete blood count), 적혈구침강속도(Erythrocyte sedimentation rate), 혈액화학검사들을 다른 질환과 감별하기 위해서 시행한다. 감염, 종양, 혈관문제, 선천성기형과 같은 질환과 감별하여야하며, 고리중쇠, 위광대뼈돌기관절 또는 목근육이나 그 삽입 부위의 압통유발점에서 발생하는 연관통과 구분하여야 한다.

치료는 보존적치료, 중재적치료 및 수술로 나뉜다. 보존적 치료는 자세교정과 근육 및 신경의 통증을 감소시키는 것이다. 비스테로이드성 진통제와 아세트아미노펜은 일시적인 통증감소를 보인다. 삼환계 항우울제 및 선택적노르에피네프린재흡수억제제, 항경련제 및 마약성 진통제가 약물치료에 사용된다. 후두신경차단은 후두신경통을 진단하고 치료하기 위해서 사용된다. 후두신경차단으로 일시적 통증의 감소가 확인되면 후두신경통으로 진단할 수 있다. 국소마취제과 스테로이드를 이용하여 후두신경을 차단하는 경우 일시적인 통증감소를 보이나 통증감소 효과가 수개월씩 지속되는 경우도 있다. 보툴리눔 독소도 사용된다. 보툴리눔 독소는 날카롭고 쏘는 통증을 감소시킬 수 있고 수개월간 삶의 질을 호전시킨다. 박동성고주파의 사용도 도움이 된다는 보고가 있다. C2 신경절제술, C2 - C3 신경근절제술, 말초신경자극기 삽입술 등이 시도된다.

표 25-7. 후두신경통의 진단기준

A. 진단기준 B–E를 충족하는 일측성 또는 양측성 통증
B. 통증은 큰뒤통수신경, 작은뒤통수신경 그리고/또는 제3 번 뒤통수신경 영역에서 발생
C. 다음의 3가지 특성 중 2가지 이상을 포함하는 통증
  1. 수초에서 수분까지 지속되는 돌발발작의 반복
  2. 심한 강도
  3. 쏘거나, 찌르거나 날카로운 양상
D. 원인을 확인할 수 있는 다음의 2가지 증거가 모두 발견된다.
  1. 이상감각 그리고/또는 무해자극통증이 두피 그리고/또는 머리카락의 무해한 자극에 의해서 발생함
  2. 다음 중 하나 이상을 포함
    a) 통증이 발생하는 신경분지의 압통
    b) 큰뒤통수신경이 나오는 부분이나 C2 신경 영역에 유발점이 있음
E. 통증이 발생하는 신경을 차단했을 때 일시적으로 통증 감소
F. 다른 ICHD-3 진단으로 더 잘 설명되지 않음

5) 시신경염(Optic neuritis)

시신경염은 시신경의 염증에 의한 탈수초화반응으로 인하여 중심시야 장애와 눈 뒤의 통증을 발생하는 질환이다(표 25-8). 인구뒤신경염(Retrobulbar neuritis)로 불리며 다양한 원인이 있지만 주로 다발경화증에 의한 급성 탈수초성 시신경염이 가장 흔하다(20%).

시력상실은 주로 일측 눈에 발생하지만 양측도 발생 가능하다. 통증은 90% 이상에서 발생하고 시력저하보다 먼저 나고 안구운동에 의해 심해진다. 90%에서 두통이 동반된다. 시신경유두(Optic disc)의 부종이 30%에서 발견되며 자기공명영상에서 시신경의 비대와 조영증강이 관찰될 수 있다. 자기공명영상은 증상 발생 후 2주 이내에 반드시 시행해야 하며 가장 흔한 원인인 다발경화증이 의심되는 소견이

있는지 확인하여야 한다. 자기공명영상에서 안구분절의 조영증강을 보일 경우 눈 움직임과 동반된 통증이 높게(90%) 발생한다. 치료는 스테로이드 정맥주사 및 경구투여, 인터페론 베타-1a 투여가 시행된다.

표 25-8. 시신경염의 진단기준

A. 진단기준 C를 충족하는 편측 또는 양측 두통
B. 임상, 전기생리, 영상 그리고/또는 검사실 검사에서 시신경염이 입증됨
C. 원인을 확인할 수 있는 다음의 2가지 증거가 모두 확인됨
  1. 통증이 시신경염과 시간연관성을 가지고 발생함
  2. 두통은 다음 중 1가지 이상의 양상이 나타남
    a) 눈뒤, 눈, 전두 그리고/또는 측두부에서 발생
    b) 눈 움직임에 의해 악화됨
D. 다른 ICHD-3 진단으로 더 잘 설명되지 않음

6) 허혈눈운동신경마비에 기인한 두통

외안근을 지배하는 신경인 눈돌림신경(Oculomotor, 뇌신경 III), 도르래신경(Trochlear, 뇌신경 IV), 외전신경(Abducens, 뇌신경 VI)의 미세혈관의 허혈에 의해서 발생하는 마비와 전두 그리고/또는 눈주위에 발생하는 편측통증이 있다. 복시와 같은 시각증상이 통증의 시작 전 또는 통증의 발생과 동시에 발생한다(표 25-9).

통증은 수일에서 2개월까지 지속된다. 통증이 심할수록 지속되는 기간도 길다. 50세 이상에서 흔하고, 고혈합, 고지혈증, 흡연, 당뇨와 같은 동반질환이 있는 경우에 잘 발생한다. 병의 원인은 신경에 혈액을 공급하는 동맥의 동맥경화로 인한 신경의 탈수초화현상이다. 허혈성눈운동신경마비가 발생한 환자의 약 60%에서 통증이 발생한다. 통증은 눈과 눈썹주위에서 가장 흔하게 발생한다. 당뇨환자에게 흔하나 통증의 발생은 당뇨동반여부와 무관하다. 통증의 강도는 다양하나 동안신경마비에서 가장 심하게 호소한다. 이는 동안신경이 해면정맥굴(carvenous sinus)에서 안면신경의 안신경분지분지와 같이 지나는 것으로 설명이 된다. 통증은 동안신경마비에서 가장 흔하고, 외전신경마비에서 가장 드물다. 진단은 눈운동신경마비를 이학적 검사로 확인한다. 자기공명영상으로 외상, 종양, 뇌경색, 뇌동맥류 등의 다른 원인을 감별한다. 70%에서 3개월 이내에 자발적으로 회복되므로 대증적 치료를 한다. 아스

피린이 치료에 도움이 된다는 보고도 있지만, 대부분의 환자에서 아스피린을 미리 복용하고 있어 효용성은 의심이 된다. 복시를 치료하기 위해서 안대를 사용하는 것이 도움이 된다.

표 25-9. 허혈눈운동신경마비에 기인한 두통의 진단기준

A. 진단기준 C를 충족하는 일측성 두통
B. 허혈성 눈운동신경마비(ocular motor nerve palsy)가 임상적으로 그리고 영상검사에 의해서 확인됨
C. 원인을 확인할 수 있는 다음의 두가지 증거가 모두 확인됨
　　1. 두통이 눈운동신경마비와 시간연관성을 가지고 발생함
　　2. 두통은 동측 눈썹과 눈 주변에 국한됨
D. 다른 ICHD-3 진단으로 더 잘 설명되지 않음

7) Tolosa-Hunt 증후군(Tolosa-Hunt syndrome)

동안신경(Oculomotor, 뇌신경 Ⅲ), 활차신경(Trochlear, 뇌신경 Ⅳ), 외전신경(Abducens, 뇌신경 Ⅵ) 중 하나 이상의 신경마비와 동반되어 발생하는 편측 안와통증을 발생시키는 질환이다(표 25-10). 정확한 원인은 알 수 없으나, 해면정맥동(carvenous sinus), 상안와틈새(superior orbital fissure) 또는 안와(orbit)에서 발생한 육아종성 염증에 의해 발생한다. 육아종성 염증이 해면정맥동을 넘어서 커지면 삼차신경의 제1 분지 및 시신경(Optic), 안면신경(Facial), 내이신경(Vestibulocochlear)에 장애가 발생하기도 한다. 때로는 교감신경이 영향을 받아 안검하수와 동공수축이 발생하기도 한다. 종양, 혈관염, 기저뇌막염, 사르코이드증(sarcoidosis), 당뇨 등을 배제하기 위해서 혈액검사와 자기공명영상검사가 필요하다. 확진은 조직검사로 할 수 있다. 스테로이드투여로 빠르게 호전되나 30-40%에서 재발하기 때문에 세밀한 추적 관찰이 요구된다.

표 25-10. Tolsa-Hunt 증후군의 진단기준

A. 진단기준 C를 만족하는 편측 두통
B. 다음 두가지 모두:
　　1. 해면정맥동, 상안와틈새 또는 안와의 육아종염증이 MRI나 조직검사에서 입증됨
　　2. 제3, 4, 6번 뇌신경 중 하나 이상의 동측 뇌신경 마비
C. 원인을 확인할 수 있는 다음의 두가지 증거가 모두 확인됨
　　1. 두통이 제3, 4, 6번 뇌신경 마비와 동시에 또는 2주 전부터 발생
　　2. 두통은 동측 눈썹과 눈 주변에 국한
D. 다른 ICHD-3 진단으로 더 잘 설명되지 않음

8) 부삼차신경-눈교감(Raeder's) 증후군(Paratrigeminal oculosympathetic neuralgia [Raeder's syndrome])

중간머리우묵(middle cranial fossa) 또는 경동맥의 질환에 의해서 삼차신경의 안분지(V1), 때때로 상악분지(V2)까지 포함하는 부위에 호너(Horner)증후군을 동반하여 발생하는 지속적인 일측성 통증이다(표 25-11). 삼차신경과 안구동공교감신경섬유가 중간머리우묵에서 같이 주행하기 때문에 이 위치에 병변이 발생하는 경우 눈주변의 칼로 찌르거나 후벼 파는 듯한 통증과 안검하수, 축동, 안구함몰과 같은 호너증후군의 증상이 발생한다. 호너증후군의 증상이 통증과 함께 나타나기 때문에 군발두통, 경동맥박리, 경동맥류 등과 감별하여야 한다. 특정한 병리적 원인에 의한 것이 아니기 때문에, 부삼차신경-눈교감 증후군을 유발하는 이차적인 원인들을 주의 깊게 검토하여야 한다. 이차적 원인이 발견되지 않는다면 스테로이드 투여가 치료에 효과적이다. 진통제 및 Vitamin B 투여도 도움이 된다는 보고가 있다.

표 25-11. 부삼차신경통-눈교감증후군의 진단기준

A. 진단기준 C를 충족하는 지속적인 일측성 두통
B. 중간머리우묵 또는 동측 경동맥의 기저질환이 영상검사상 확인됨
C. 원인을 확인할 수 있는 다음의 두가지가 모두 확인됨
　　1. 두통이 기저질환의 발생과 시간연관성을 가지고 발생함
　　2. 두통은 다음 중 한 가지 이상의 양상을 보임
　　　　a) 삼차신경의 안구분지영역에 국한된 통증, 상악분지까지 통증이 퍼질 수 있음
　　　　b) 눈운동에 의해 악화
D. 동측의 호너증후군
E. 다른 ICHD-3 진단으로 더 잘 설명되지 않음

9) 재발통증성안근마비신경병증(Recurrent painful opthalmoplegic neuropathy)

두통을 동반한 하나 이상의 운동신경마비의 반복 발작이다(표 25-12). 주로 안신경(Ophthalmic nerve, 뇌신경 Ⅲ)이 마비된다. 이전에는 안근마비편두통(Opthalmoplegic migraine)으로 불리었으나, 이 증후군은 편두통 보다는 반복적인 통증성 신경병증으로 판단되고 잘못된 병명으로 잘못된

치료를 유도할 수 있기 때문에 안근마비편두통이라는 용어는 더 이상 사용하지 않기로 하였다. 두통은 눈운동신경마비 14일 전부터 발생할 수 있다. 두통은 치료하지 않으면 4-72시간 정도 지속된다. 드문 질환이기 때문에 진단은 뇌동맥류, 종양, 당뇨성 안구 신경병증 또는 Tolsa-Hunt syndrom등을 제외한 후 진단한다. 자기공명영상에서 Gadolinium 조영증강이나 신경의 비후가 관찰된다. 일부 환자에서 corticosteroid 치료가 도움이 된다.

표 25-12. 재발통증성안근마비신경병증의 진단기준

F. 진단기준 B를 충족하는 최소한 2번의 발작
G. 동측 제3, 4, 6번 뇌신경 중 하나 이상, 때로는 셋 모두의 마비를 동반하는 편측 두통
H. 적절한 검사에 의해 안와, 안장옆, 안와열, 뒤머리뼈우묵 병변이 배제됨
I. 다른 ICHD-3 진단으로 더 잘 설명되지 않음

10) 구강작열감증후군(Burning mouth syndrome [BMS])

임상적으로 뚜렷한 원인병변이 없이 하루 2시간 넘게, 3개월을 초과하여 반복되는 입안의 작열감 또는 이상감각을 말한다(표 25-13).

통증은 항상 양측성이고, 강도가 변한다. 치통과 유사한 강도이다. 가장 흔한 부위는 혀의 끝이나 구강내 점막 어디에서도 발생할 수 있다. 입안건조감, 이상감각, 미각변화 등을 동반한다. 남성, 여성 모두 나이가 증가할수록 발생이 증가하지만, 여성이 5:1로 더 많이 발생한다. 폐경기 여성에서 유병률이 높다. 수면장애를 일으키지 않으며, 아침에는 통증이 적지만 낮 시간 동안 점차적으로 통증이 증가한다. 정신사회적 혹은 정신과적 이상과 동반되는 경우가 있어, 통증성머리신경병증의 하부 분류에 속하는 신경병증성 통증의 일종인지 의심스럽다는 의견이 있었으나 말초 미세신경섬유의 손상, 삼차신경영역의 이상소견, 중추신경에서 하행신경억제의 이상소견들이 발견되어 신경병증성 통증으로 인정되고 있다.

폐경 여성에 호발하는 점으로 미루어 성호르몬의 감소와 스트레스 호르몬의 증가에 의한 말초미세신경섬유 및 기저핵의 손상에 의해 발생하는 것으로 추측되고 있다. 말초형과 중추형으로 나뉘며 이 두가지 형태가 모두 나타나는 경우도 있다. 국소형은 혀신경차단과 같은 신경차단에 통증감소를 잘 보이지만, 중추형은 국소적 치료에 잘 반응하지 않으며 우울이나 불안 같은 정신과적 질환을 자주 동반한다. 국소적 또는 전신적 이상에 의한 이차구강작열감증후군이 존재하는지는 논란이 있으나 근거가 부족하다. 치료는 말초형은 clonazepam, capsaicine, lidocaine을 도포하거나 신경차단을 하는 방법을 주로 사용한다. 중추형은 항우울제, 항경련제, 벤조다이아제핀, 마약성 진통제 등이 사용된다. 비약물성 치료로는 인지행동치료, 명상 등이 도움이 되며 경두개자기자극술 등이 시도된다.

표 25-13. 구강작열감증후군의 진단기준

J. 진단기준 B와 C를 충족하는 입 통증
K. 3개월 이상, 하루 2시간 이상 매일 반복
L. 통증은 다음 2가지 특성을 만족
　　1. 작열하는 양상
　　2. 입점막의 표면에서 느껴짐
M. 정상 입점막 및 감각검사를 포함한 임상검사가 정상
N. 다른 ICHD-3 진단으로 더 잘 설명되지 않음

11) 지속특발얼굴통증(Persistent idiopathic facial pain)

임상적으로 신경학적 결손이 없이, 다양한 임상양상을 보이는 3개월 이상 동안 하루 2시간 넘게 매일 반복되는 지속적인 얼굴 또는 입 통증이다(표 25-14). 지속성특발얼굴통증은 다양한 증상이 나타나지만 흔하게는 둔하고, 성가시고 아프다고 이야기한다. 예리한 통증이 발생할 수도 있고, 스트레스에 의해 악화된다. 얼굴, 치아, 잇몸의 사소한 수술 또는 외상 등에 의해 시작되는 경우가 많다. 하지만 대부분의 환자들은 원인이 되는 사건을 기억하지 못한다. 주로 깊은 곳에서 발생하는 통증이지만 표면에서도 발생할 수 있다. 비록 임상적으로는 신경학적 이상이 없지만, 정량감각검사에서는 감각저하가 발견되기도 한다. 아프고, 타는듯하고, 콕콕 쑤시고, 찌르는듯한 통증이 주로 나타난다. 시간이 지나면서 통증이 두경부 전체로 퍼질 수도 있다. 모호한 진단기준 때문에 다른 질환을 제외한 후 진단되는 쓰레기통 진단명이라는 평이 있다. 지속얼굴통증이 수반되는 고전적삼차신경통, 통증성외상후삼차신경병증 및 근막통증과 구분하는 것이 중요하다. 비전형치통(atypical odontalgia)는 발

치 후 다른 치과적인 문제가 없음에도 불구하고 치아 또는 치조에서 발생하는 지속적인 통증을 말한다.

표 25-14. 지속특발얼굴통증의 진단기준

O. 진단기준 B와 C를 충족하는 얼굴 그리고/또는 입 통증
P. 3개월 이상에 걸쳐 하루 2시간 이상 매일 반복되는 통증
Q. 통증은 다음의 두가지 특성 모두를 가지고 있어야 함
　　1. 통증의 부위가 명확하지 않고 말초신경의 분포를 따르지 않음
　　2. 둔하고 아프거나 성가신 양상
R. 임상 신경학적 검사는 정상
S. 적절한 검사를 통해 치과적 원인은 배제됨
T. 다른 ICHD-3 진단으로 더 잘 설명되지 않음

치료는 주로 항우울제, 항경련제 등이 사용되고 있고, 경두개자기자극술도 효과가 있는 것으로 보고되고 있다. 침습적인 시술은 외상성 신경병증의 위험 때문에 권장되지 않는다.

12) 중추신경병통증(Central neuropathic pain)

중추신경병통증은 중추신경계의 손상으로 인하여 발생하는 신경병증성 통증을 말한다. 혈관, 감염, 탈수초화 및 종양에 의한 중추신경계의 손상이 원인이다. 다발성경화증에 기인한 중추신경병통증(Central neuropathic pain attributed to multiple sclerosis), 중추뇌졸중후통증(Central Post-Stroke Pain) 및 척수손상후통증으로 나뉘나 척수손상후통증은 안면부통증이 아니므로 이 단원에서 다루지 않는다. 이 단원에서 다루는 중추신경병통증은 중추신경계의 병변이 원인이 되는 편측 또는 양측 두경부 통증을 말한다. 척수삼차신경핵 또는 척수후각부터 대뇌피질사이의 병변에 의해서 발생한다. 척수시상로와 삼차신경시상로에 병변이 있는 경우 발생할 위험이 크다. 체성감각로에 자극을 발생시키는 병변에 의해서 발생하거나 병변부위에서 떨어진 신경세포에서 탈신경으로 인한 정상적인 신경전달이 소실된 후 발생하는 과민반응으로 인하여 통증이 발생된다고 추측된다.

원인에 따라서 다양한 임상양상을 보이고 탈수초화 정도에 따라서 감각 이상을 동반할 수도 있다. 안면 및 두부 근육의 경련, 수축 및 압궤통, 작열감을 주로 호소하는 이상감

각, 통각과민, 이질통, 쏘거나 찌르는 듯한 통증, 저림등을 호소한다. 추위, 움직임, 가벼운 접촉이나 감정적인 고통에 의해서 통증이 악화된다.

진단은 중추신경계의 손상이 발생한 과거력, 중추신경계의 이상을 시사하는 영상 또는 진단검사, 중추신경계의 손상 이후 발생한 통증으로 진단한다(표 25-15).

표 25-15. 중추신경병통증의 진단기준

다발경화증에 기인한 중추신경통증
A. 진단기준 C를 충족하는 얼굴통증 그리고/또는 두통
B. 다발성경화증이 진단되고, 자기공명영상에서 뇌간이나 삼차신경핵 상행로에 탈수초병변이 확인됨
C. 통증이 탈수초병변과 시간연관성을 가지고 발생하거나, 통증으로 병변이 발견됨
D. 다른 ICHD-3 진단으로 더 잘 설명되지 않음

중추뇌졸중후통증
A. 진단기준 C를 충족하는 얼굴통증 그리고/또는 두통
B. 허혈 혹은 출혈에 의한 뇌졸중이 발생함
C. 다음의 두가지 모두로 원인이 입증됨
1. 통증은 뇌졸중 발병 6개월 이내에 발생
2. 영상(보통 MRI)상 해당부위의 혈관성병변이 입증됨
D. 다른 ICHD-3 진단으로 더 잘 설명되지 않음

다발성경화증에 기인한 중추신경병통증은 다발성경화증이 진단된 환자에서 삼차신경이나 상부경추신경의 탈수초화에 의해서 두경부에 일측 또는 양측으로 발생하며 탈수초화의 정도에 따라서 감각손실이 있을 수 있다. 중추뇌졸중후통증은 뇌졸중 발생 6개월 이내에, 감각저하와 함께 두경부의 일부 또는 전부에서 주로 편측으로 발생하는 얼굴통증 또는 두통이다. 다양한 임상양상을 보이나 삼차신경의 말초지, 다른 뇌신경 또는 경추신경의 병변으로 인한 신경분절을 따르는 통증은 아니다. 통증은 체간이나 침범된 측의 팔다리에도 발생할 수 있다. 외측연수 병변에 의해 편측얼굴통증이 단독으로 발생할 수 있으나, 교차반이상감각이 대부분 동반된다.

치료는 항경련제, 벤조다이아제핀, 바클로펜 처럼 중추신경계의 활성을 낮추는 약물, 삼환계 항우울제 또는 선택적 노르에피네프린 재흡수 억제제, 마약성 진통제 등이 사용되고 말초신경자극술이나 운동피질 및 심부뇌자극술 등과 같은 신경조절치료가 도움이 된다는 보고도 있다.

2. 기타 두통 질환(Other headache disorders)

기타 두통 질환은 기존의 진단기준에 부합하는 질환명이 없어 처음으로 주장되거나 진단을 내리기에는 정보가 불충분한 경우에 진단하는 질환명이다(표 25-2).

1) 분류되어 있지 않은 두통(Headache not elsewhere classified)

분류되어 있지 않은 두통은 분류체계에 포함되지 않은 새로울 것으로 예상되는 두통에 대해서 진단하는 진단명이다. 향후 규명하지 못한 질환을 밝히기 위해서 사용한다.

2) 명기되지 않은 두통(Headache unspecified)

명기되지 않은 두통은 주어진 정보가 제한적이어서 특정 두통 질환으로 분류를 할 수는 없지만, 현재 두통이 있거나 이전에 있었던 경우에 사용한다. 환자의 사망 또는 대화 불가능한 상태로 인하여 정보를 얻기 힘든 경우에 이 진단명을 사용하여야 한다. 정보를 더 얻을 수 있는 경우임에도 충분히 정보를 얻지 않고 이 진단을 붙여서는 안 된다.

━━ 참고문헌

Acharya S, Carlén A, Wenneberg B, Jontell M, Hägglin C. Clinical characterization of women with burning mouth syndrome in a case-control study. Acta Odontol Scand. 2017;28:1-8.

Balcer LJ. Optic Neuritis. New England Journal of Medicine. 2006;354:1273-80.

Benoliel R, Gaul C. Persistent idiopathic facial pain. Cephalalgia. 2017;37:680-91.

Choi I, Jeon SR. Neuralgias of the Head: Occipital Neuralgia. J Korean Med Sci. 2016;31:479-88.

Cruccu G, Gronseth G, Alksne J, et al. AAN-EFNS guidelines on trigeminal neuralgia management. Eur J Neurol. 2008;15:1013-28.

Dorsch JN. Neurologic Syndromes of the Head and Neck. Primary Care: Clinics in Office Practice. 2014;41:133-49.

Elmas F, Shrestha BL. Eagle's Syndrome. New England Journal of Medicine. 2017;377:e18.

Erdine S, Ozyalcin NS, Cimen A, Celik M, Talu GK, Disci R. Comparison of pulsed radiofrequency with conventional radiofrequency in the treatment of idiopathic trigeminal neuralgia. Eur J Pain. 2007;11:309-13.

Fariselli L, Marras C, De Santis M, Marchetti M, Milanesi I, Broggi G. CyberKnife radiosurgery as a first treatment for idiopathic trigeminal neuralgia. Neurosurgery. 2009;64:Suppl 2:A96-101.

Feller L, Fourie J, Bouckaert M, Khammissa R a. G, Ballyram R, Lemmer J. Burning Mouth Syndrome: Aetiopathogenesis and Principles of Management. Pain Res Manag. 2017:1926269.

Goadsby PJ. Raeder's syndrome [corrected]: paratrigeminal paralysis of the oculopupillary sympathetic system. J Neurol Neurosurg Psychiatry. 2002;72:297-9.

Headache Classification Committee of the International Headache Society (IHS). The International Classification of Headache Disorders, 3rd edition (beta version). Cephalalgia. 2013;33:629-808.

Hu Y, Guan X, Fan L, Li M, Liao Y, Nie Z, et al. Therapeutic efficacy and safety of botulinum toxin type A in trigeminal neuralgia: a systematic review. J Headache Pain. 2013;14:72.

Huang C, Amasanti M, Lovell B, Young T. Recurrent painful ophthalmoplegic neuropathy. Pract Neurol. 2017;17:318-20.

İlgen Uslu F, Özkan M. Painful ophthalmoplegia: a case report and literature review. Agri. 2015;27:219-23.

Inoue T, Shima A, Hirai H, Suzuki F, Matsuda M. Nervus Intermedius Neuralgia Treated with Microvascular Decompression: A Case Report and Review of the Literature. NMC Case Rep J. 2017l;43:75-8.

Kandan SR, Khan S, Jeyaretna DS, Lhatoo S, Patel NK, Coakham HB. Neuralgia of the glossopharyngeal and vagal nerves: long-term outcome following surgical treatment and literature review. Br J Neurosurg. 2010; 24: 441-6.

Karol EA, Karol MN. A multiarray electrode mapping method for percutaneous thermocoagulation as treatment of trigeminal neuralgia. Technical note on a series of 178 consecutive procedures. Surg Neurol. 2009;71:11-17.

Kung NH, Van Stavern GP. Isolated Ocular Motor Nerve Palsies. Semin Neurol. 2015;35:539-48.

Little AS, Shetter AG, Shetter ME, Bay C, Rogers CL. Long-term pain response and quality of life in patients with typical trigeminal neuralgia treated with gamma knife stereotactic radiosurgery. Neurosurgery. 2008;63:915-

23.

Montano N, Conforti G, Di Bonaventura R, Meglio M, Fernandez E, Papacci F. Advances in diagnosis and treatment of trigeminal neuralgia. Ther Clin Risk Manag. 2015;11:289-99.

Mullen E, Green M, Hersh E, Iloreta A-M, Bederson J, Shrivastava R. Tolosa-Hunt Syndrome: Appraising the ICHD-3 beta diagnostic criteria. Cephalalgia. 2017; 333102417745271.

Pritchett CV, Zacharek MA. Raeder syndrome: Paratrigeminal oculosympathetic syndrome presenting as a manifestation of chronic sinusitis. Ear Nose Throat J. 2015;94:E22-25.

Santos M, Burton K, McGillen B. Raeder's Paratrigeminal Syndrome: Headache and Horner's Lacking Anhidrosis. J Gen Intern Med. 2016;31:1102-3.

Tang IP, Freeman SR, Kontorinis G, Tang MY, Rutherford SA, King AT, et al. Geniculate neuralgia: a systematic review. J Laryngol Otol. 2014;128:394-9.

Watson JC, Sandroni P. Central Neuropathic Pain Syndromes. Mayo Clin Proc. 2016;91:372-85.

Wilker SC, Rucker JC, Newman NJ, Biousse V, Tomsak RL. Pain in Ischemic Ocular Motor Cranial Nerve Palsies. Br J Ophthalmol. 2009;93:1657-9.

Zakrzewska JM, Linskey ME. Trigeminal neuralgia. BMJ. 204;348:g474.

Zeng Q, Zhou Q, Liu Z, Li C, Ni S, Xue F. Preoperative detection of the neurovascular relationship in trigeminal neuralgia using three-dimensional fast imaging employing steady-state acquisition (FIESTA) and magnetic resonance angiography (MRA). J Clin Neurosci. 2013;20:107-11.

Zurawski J, Akhondi H. Tolosa-Hunt syndrome--a rare cause of headache and ophthalmoplegia. Lancet. 2013;382(9895):912.

26 흉복부 통증
Thoracoabdominal Pain

1. 흉부 통증

흉통은 발생장기나 조직에 따라 내장통과 체성통으로 나뉘어지며 내장통은 심장, 식도, 위에서, 체성통은 근골격계와 피부 및 주요기관을 싸는 피막에서 발생한다. 또 체성통은 조직의 깊이에 따라 피부, 인대집(tendon sheath), 골막, 표재근막 등의 표재통(superficial pain)과 근육, 근막, 인대, 관절피막(joint capsule), 골막 등의 심부통으로 분류하기도 한다. 일차보건의료기관을 찾는 환자의 약 1%가 흉통을 호소하며 그 중 1.5%는 불안정협심증이나 심근경색 환자이다. 일반적으로 흉통의 발생빈도는 흉벽통증이 20%, 역류식도염 13%, 늑연골염(costochondritis) 13%이고, 기타 폐렴이나 폐색전증과 같은 폐질환, 심인성흉통, 심부전 및 대동맥박리 등이 원인이다. 그 외에도 경흉척추, 목 및 가로막(diaphragm) 아래 구조물에 의해서도 발생할 수 있다. 흉복부통증에서는 특징적으로 신경자극모음(convergence)에 의해 장기와 떨어진 신체부위에서 통증이 인지되는 연관통(referred pain)이 나타나므로 체성통과 내장통을 구분하기 어려울 때가 많다. 예를 들면 심장질환에 의한 연관통은 왼쪽가슴과 팔의 안쪽으로 연관되므로, 응급진료를 요하는 불안정협심증(unstable angina)이나 급성심근경색증 및 폐색전증과 같이 생명을 위협하는 질환의 연관통 부위를 인지하는 것이 조기발견과 응급처처에 도움이 된다. 또한 비심장흉통 중에서도 병력청취와 진찰을 통하여 근골격계흉통

(musculoskeletal chest pain)과 위장관흉통(gastrointestinal chest pain)을 구분함으로써, 개개인의 위험도와 특징에 근거하여 검사와 치료를 하는 체계적 접근이 필요하다.

여기서는 편의상 통증이 발생하는 기관에 근거하여 심혈관계, 호흡기계, 위장관계, 근골격계 및 기타 흉통으로 나누어 기술하고자 한다.

1) 심혈관계 흉통(Cardiovascular chest pain)
(1) 협심증(Angina)

협심증(angina pectoris)은 관상동맥의 협착으로 심근 산소요구량과 공급간 불균형 및 이로 인한 심근허혈이 원인이다. 심근허혈은 좌심실 기능부전과 심전도 변화를 초래하며 대부분 흉통을 유발하지만 통증이 없는 경우도 있다. 남성의 통증은 일반적으로 짓눌림(crushing), 압박감(pressure), 쥐어짜는(squeezing) 양상이며 통증으로 인식하지 않을 수도 있다. 왼쪽 턱과 어깨 및 팔의 굴곡근 부위로 연관되지만 드물게는 왼쪽과 동일한 부위의 오른쪽 혹은 명치 부위로 연관되어지기도 한다. 여성은 남성에 비해 통증의 국재화가 뚜렷하지 않고 흉통이 심하지 않으며 연관통이 나타나는 범위가 넓을 뿐만 아니라 쥐어짜는 느낌이 적고 충만감(fullness) 혹은 날카롭고 짜르는 듯하거나 타는 듯한 통증을 호소하기 때문에 비정형통(atypical pain)으로 서술되기도 한다. 흉통은 심각한 심장질환의 존재를 암시하는 신호이지만 통증이 없는 일시적 심근허혈도 있을 수 있고, 때

로는 특히 여성에서 흉통이 소화불량에 따른 증상으로 오인되기도 한다. 심장에서 척수로의 들신경(spinal cardiac afferent fiber)은 좌심실 앞쪽의 심장바깥막(epicardium)에 주로 분포하며 반사성교감신경활성을 일으키기 때문에 이 부위에 심근허혈이 발생하면 혈압과 맥박이 상승하게 된다. T2-T6 뒤뿌리신경절에 세포체가 존재하며 심근허혈시 분비되는 산(acid), 아데노신(adenosine), 브라디키닌(bradykinin), 히스타민(histamine), 프로스타글란딘(prostaglandin) 등과 같은 통증유발물질(algogen)에 반응하는 화학감수성 통각수용기(chemosensitive nociceptor)이다. 화학매개 통증유발물질 중에서 아데노신이 가장 중요하다. 미주들신경(cardiac vagal afferent fiber)은 하후방(inferoposterior) 좌심실벽에 주로 분포하며 이 부위의 심근허혈은 서맥과 저혈압을 유발할 수 있고 브라디키닌이 중요한 화학매개체로 작용한다. 일반적으로 협심증은 신체활동이나 감정적인 스트레스에 의해 악화되고 설하니트로글리세린 투여로 즉시 해소되지만 안정시에도 발생하거나 새로운 양상으로 오래 지속되면 불안정협심증(unstable angina)을 의심하여야 한다. 호흡곤란을 동반하는 경우가 많으며 관상동맥의 협착 정도가 아주 심하거나 급성으로 혈전이 생기는 경우에는 휴식시에도 유발될 수 있다.

불안정협심증과 급성심근경색(acute myocardial infarction)을 의미하는 급성관상동맥증후군(acute coronary syndrome)은 생명을 위협할 수 있으므로 즉각적인 진단을 필요로 하지만 병력청취와 진찰소견으로 이를 진단하기는 쉽지 않다. 일차의료시설에서 임상증상과 징후를 종합하여 관상동맥질환으로 인한 흉통을 예측할 수 있는 인자로는 55세 이상 남자/65세 이상 여자, 관상동맥과 뇌혈관을 포함한 폐쇄성혈관질환의 기왕력, 운동시 악화, 압통이 없고, 심장에서 통증이 발생한다는 환자의 주장 등이 있으며, 이 중 한 개 이내 양성이면 관상동맥질환의 가능성이 1% 이하이지만 4-5개 양성이면 63%라고 한다. 따라서 흉통환자는 조기에 12-전극 심전도검사를 하고 심근허혈이나 심근경색을 시사하는 소견이 있으면 환자의 과거력, 진찰소견 및 위험요인 등을 종합하여 추가적인 전문진료를 받도록 조치하여야 한다.

(2) 기타 심혈관계 질환

허혈심장질환 외에도 흉통을 유발하는 심혈관계질환으로는 심장막염(pericarditis), 급성대동맥증후군(acute aortic syndrome), 폐색전증(pulmonary embolism)과 폐고혈압이 있다.

심장막염의 증상은 질병의 경과에 따라 발현시간이 다양하며 날카로운 흉막성통증이고 쇄골주위와 심장끝 및 왼쪽 어깨부위로 방사되며 앉아서 앞으로 기대는 자세에 의해 통증이 완화된다. 청진하면 심장막마찰음을 확인할 수 있다.

급성대동맥증후군은 대동맥박리(aortic dissection), 벽속혈전(intramural thrombus), 관통죽상화관궤양(penetrating atherosclerotic aortic ulcer) 등과 같이 통증을 동반하며 생명을 위협하는 대동맥질환을 포함한다. 찢어지고 갈라지거나 칼로 찌르는 듯한 통증을 가슴 앞쪽에 호소하며, 주로 등쪽과 어깨뼈 가운데로 방사된다. 고혈압과 결합조직병(connective tissue disease)의 과거력이 있고 대동맥 부전증에 의한 심잡음이 들리거나 말초혈관의 맥박이 상실될 수 있다.

2) 호흡기계 흉통(Respiratory chest pain)

호흡기계 흉통의 주된 발생부위는 가로막과 가슴가로막(mediastinum)을 포함한 흉강의 내면을 싸고 있는 벽쪽가슴막(parietal pleura)이다. 가로막의 말단부(peripheral part)와 갈비뼈 부위의 벽쪽흉막은 늑간신경의 지배를 받으므로 인접한 흉벽 피하조직에 분포하는 신경원으로 통증이 국재화된다. 그러나 가로막의 중심부는 가로막신경의 지배를 받으므로 이 부위의 자극은 동측의 어깨 끝과 목 부위로 연관통을 일으킨다. 엽사이틈새(interloabar fissure)와 폐실질을 싸는 내장쪽가슴막(visceral pleura)은 미주신경과 교감신경의 지배를 받고 있으나 통증수용체가 없다. 벽쪽가슴막과 흉벽에서 발생하는 통증은 심호흡, 기침, 재채기나 상체운동으로 악화된다. 통증의 강도나 특성은 동일한 질환에서도 개인차가 심하기 때문에 원인질환을 추정하는 지표가 될 수 없다. 그러나 시간에 따른 통증의 변화양상은 진단에 유용한데 예를 들면 갑작스럽게 발생한 통증은 늑골골절이나 기흉을, 흉벽에서 통증이 서서히 강해진다면 종양이 있을 가능성이 있다.

벽쪽가슴막 염증은 흔히 가슴막염(pleurisy)이라고 하는데 날카롭고 국재화된 통증이며 기침이나 심호흡 및 상체를 비틀거나 숙이면 악화된다. 통증 부위에서 가슴막마찰음(pleural rub)이 있고 일반적으로 가슴막삼출(exudative pleural effusion)을 동반한다. 흉벽종양이 가슴 쪽 흉막을 침범하면 종양부위에 만성둔통을 초래하며 늑간신경으로 확산되면 해당분절에 연관된 신경병증통증이 발생한다. 드물지만 흉벽, 늑골 및 척추의 외상도 비슷하게 국재화되거나 분절성 통증을 유발한다. 흉막 이외에도 호흡기계에서 근골격계를 제외하고 흉통을 일으키는 원인질환은 표 26-1과 같다.

표 26-1. 호흡기계 흉통을 일으키는 원인

1. 악성가슴막질환
   폐암, 유방암, 중피증(mesothelioma)
2. 감염
   폐렴, 기관기관지염(tracheobronchitis), 가슴막염(pleurisy)
3. 기흉
4. 결합조직질환
   전신홍반루푸스(systemic lupus erythematosus), 류마티스관절염, Wegener's granulomatosis
5. 기타 희귀질환
   폐동맥고혈압, 폐색전증, 석면폐(asbestosis), 유행근육통(epidemic myalgia)
6. 의인성 원인
   흉강천자, 가슴관삽입, 흉강경/흉강절개, 가슴막유착(pleurodesis)

호흡기계 흉통이 의심되면 혈액검사, X-선 촬영, 흉막천자 및 조직검사를 통하여 원인질환을 찾아보고 그에 따른 적절한 치료를 받을 수 있도록 조치하여야 한다. 일반적인 통증과 같이 WHO에서 마련한 지침에 따라 비스테로이드 소염진통제, 아편유사제를 단독 혹은 병용투여하며 신경병증통증 요인이 있으면 항우울제나 항경련제와 같은 보조진통제를 사용할 수도 있다. 또 골절이나 수술후통증에는 흉막강에 국소마취제를 주입하거나 늑간신경, 방척추/경막외 신경차단도 도움이 된다.

3) 위장관계 흉통(Gastroesophageal chest pain)

심장질환이 없음에도 불구하고 흉골주위에 반복적으로 협심증과 유사한 통증이 나타나는 비심장성흉통은 목, 어깨, 흉곽에 생기는 근육통, 식도와 위장관질환에 의한 통증,

과도한 스트레스, 긴장에 의한 흉통을 총칭한다. 근골격계 흉통을 제외하고 가장 빈도가 높은 질환이 비심장성흉통의 35-60%에서 발견되는 위식도역류질환(gastro-esophageal reflux disease; GERD)이다.

위내용물이 식도로 역류되어 가슴앓이(heart burn)나 산역류와 같은 증상이 발생되는 것을 위식도역류질환이라고 부르며 이로 인한 식도염증이 역류성식도염이다. 식도통증의 원인은 대부분 위산의 역류지만 식도근육수축에 의해 발생하기도 한다. GERD는 어떤 이유에서든 아래식도조임근(lower esophageal sphincter)의 압력이 감소한 결과, 강한 산성의 위 내용물이 식도로 역류하고 위점막에 비해 산성에 약한 식도점막의 손상 및 염증이 생기는 질환이다. 식도에는 분비, 운동, 점막운반(mucosal transport) 및 혈류조절을 위한 신경지배가 이루어지고 있으나 체성신경에 비해 그 분포가 상대적으로 희박하다. 상방 삼분의 일까지는 가로무늬근(striated muscle)이 분포하고 감각신경의 민감도가 높아 기도흡인을 막는 방어반사 기능을 수행하기에 유리하며 그 아래는 민무늬근이 분포하고 감각신경의 민감도도 낮다. 식도의 들신경은 척수와 미주신경으로 전파되며 통각수용체는 위산으로 유발되는 염증과 손상으로 인해 민감도가 변하지만 증상의 강도는 염증의 중증도에 비례하지 않는다. 위-식도의 미주들신경(vagal afferent)은 뇌간의 고립로핵(solitary tract nucleus)에 투사되고 세포체는 목신경절과 결절신경절(jugular and nodose ganglion)에 분포한다. 일반적으로 미주들신경은 내장통전달과는 무관하다. 위와 식도의 척수들신경(spinal afferent)은 흉추의 척수신경과 큰내장신경(greater splanchnic nerve)을 거쳐 C1~L2 분절까지 광범위하게 분포하며 세포체는 뒤뿌리신경절(dorsal root ganglion)에 존재한다. 척수들신경은 생리적범위에서 장벽긴장도에 반응하는 저역치기계수용기와, 통증을 유발하는 수준의 높은 압력에 반응하는 고역치기계수용기가 존재한다.

GERD에서 위산역류로 발생하는 식도통증은 가슴앓이가 가장 흔한데 가슴이 타는 듯 화끈거리거나 쓰린 증상을 말하며 대개 흉골(가슴뼈) 아래쪽에서 위쪽으로 밀쳐오는 것 같은 특징이 있다. 협심증과 증상이 비슷하나 통증이 국재

화되지 않고 뻐근함, 조여듬, 결림, 앞가슴이 찢어지는 통증과 신트림을 호소하고 상체를 앞으로 숙이거나 누웠을 때 더 심해지는 경향이 있다. 우유나 물을 마시면 위산이 중화돼 일시적으로 통증이 완화될 수 있으며 상체를 높인 자세만으로도 통증이 경감되는 특징이 있다. 비만, 음주, 흡연이 악화요인이며 심장성흉통처럼 운동으로 악화되지 않는다.

진단은 proton pump inhibitor를 1 주일 정도 투여하여 증상이 호전되거나 내시경으로 식도염 확인 및 산에 대한 예민도 측정(산관류; acid perfusion)으로 통증이 유발되거나 혹은 식도의 산성도를 측정하는 방법으로 가능하다.

역류식도질환 외에 식도운동장애, 담낭과 담도질환, 췌장염, 간염, 소화성궤양 및 비종대 등의 위장관질환에서도 흉통을 동반할 수 있다.

4) 근골격계 흉통(Musculoskeletal chest pain)

근골격계 흉통은 전흉벽(anterior chest wall)의 뼈와 연골, 흉벽근육조직, 흉척추(thoracic spine) 뿐만 아니라 흉벽의 피부병변, 감염 및 류마티스 장애로 발생한다. 외상, 타박 및 근긴장 등과 같이 원인이 명백한 경우도 있지만 외상과 무관한 근골격계흉통은, 일관성 있는 명확한 정의가 정립되어 있지 않고 진단을 확증하는 최적표준화된(gold standard) 검사가 없으므로 진단을 내리기거나 유병률을 예측하기 힘들다. 따라서 통증발현 시간의 급만성도, 국재화, 반복재연성 및 자세에 따른 변화 등 병력청취와 숙련된 신체검사가 진단에 필수적이다.

(1) 뼈와 연골조직에 의한 흉통

① 늑연골염과 티체증후군(Tieze syndrome)

두 질환은 갈비와 흉골을 연결하는 연골부통증을 호소하고 서로 유사한 점이 많다(표 26-2). 압통이 있으며 기계적 장애(mechanical derangement), 근육불균형, 신경성염증(neurogenic inflammation)에 의해 발생하지만 뚜렷한 원인이 없는 경우가 대부분이다. 협심증을 동반하거나 증상이 비슷하기 때문에 주의하여야 한다. 보존적치료가 우선이며 온열치료, 비스테로이드 소염제 및 증상이 심할 때에는 스테로이드와 국소마취제를 주사하기도 한다. 늑연골염은 수

개월 이내에 자연 소실되며 신전운동(stretching exercise)이 도움이 된다.

표 26-2. 늑연골염과 티체증후군의 비교표

	늑연골염	티체증후군
염증	없음	존재
관절침범	다수, 편측	1개, 편측
	2nd ~5th 늑연골부	2nd, 3rd 늑연골부
유병률	상대적으로 흔함	드뭄
연령대	전연령층, 청소년기와 노년기	젊은 연령대
통증의 특질	쑤심, 날카로운, 짓누르는	쑤심, 날카로운, 찌르는 듯
통증발생	신체활동, 안정시 통증소실	심한 기침, 구토, 가슴충격
통증악화 요인	상체운동, 심호흡	운동
다른 질환 관련성	관절병증, 협심증	없음

② 늑골통(Rib pain)

늑골통은 종창(swelling), 짓무름(erosion), 골절을 초래하는 외상에 의하여 발생한다. 처음에는 흡기와 가슴-상지운동시 악화되는 다소 모호한 통증을 호소한다. 제1늑골 골절 때에는 어깨뼈(scapula), 목, 쇄골 주위에 국재화된 통증을 호소하며 때로는 흉골로 방사되기도 한다. 외상부위에 압통이 있으며 종창은 없을 수도 있다. 늑골골절이 보이면 흉강이나 복강내 장기 손상이 없는지 확인하여야 하며 다발성 늑골골절이나 골절자체가 흔하지 않은 제1-제4 늑골 또는 제11, 12번 늑골골절이 있는 경우에는 혈흉이나 기흉이 있을 수 있다. 또 영유아에서 늑골골절이 보이면 아동학대를 의심하여야 한다. 약 3주간 증상에 따른 대증요법을 시행하고 폐합병증을 예방하기 위하여 심호흡을 시킨다. 부목고정(splinting), 신경차단, 국소마취제 도포 등은 근거가 높지 않으므로 일상적으로 시행하지는 않지만 심한 통증으로 심호흡 장애 및 객담배출이 힘들 때에는 신경차단과 국소마취제 도포가 도움이 될 수도 있다.

③ Slipping rib 증후군

하부늑골 특히 9, 10번 늑골의 갈비연골사이 섬유성접합부(interchondral fibrous attachment)의 파열, 이완 등 불완전성으로 인해 늑연골의 말단부가 둥글게 말리면서 위쪽 늑골의 내측을 타고 넘어가면서 늑간신경과 충돌(impingement)하여 발생한다. 반복적 상체운동이 많은 운동선수에 많으며 통증

은 서서히 발생하나 심하고 날카로운 양상으로 상복부와 하흉부 전방의 늑연골에 발생한다. 진단은 늑연골의 앞쪽 말단부 압통과 유동성 및 명치 아래쪽 늑연골에 손가락을 구부려 앞쪽으로 당기면 특징적인 연발음과 함께 통증이 유발되는 hooking maneuver 등 임상적 특징에 의존한다. 진통제 및 통증유발동작을 피하고 테이프고정(strapping)과 늑간신경차단 또는 통증부 국소마취제 도포도 가능하다.

(2) 근육조직에 의한 흉통

근긴장으로 인한 통증은 근골격계흉통에서 가장 흔한 원인이며 외상이나 과사용(overuse) 후 갑자기 발생한다. 그러나 심리적 긴장이나 불안이 장시간 지속되면 점진적으로 근육통이 초래될 수도 있다.

① 근긴장(Muscle strain)

늑간근 긴장은 흉벽근긴장의 약 50%로 가장 흔하게 침범되며 장작패기, 기침, 조정(rowing) 등 상체운동을 격하게 하는 스포츠에서 발생한다. 과거력이 확실하고 국소압통이 존재하며 기침이나 신장으로 악화되는 임상소견으로 진단할 수 있다. 온열찜질, 진통제, 통증유발동작을 피하고 난치성 통증에는 국소마취제를 도포할 수도 있다.

대흉근은 상지와 상체운동에 가장 중요한 역할을 하는 근육이며 역도나 럭비 등의 스포츠 및 추락에 의한 손상으로 근육파열이 초래될 수 있다. 터지는 소리나 느낌과 함께 종창과 반상출혈(ecchymosis)이 생기고 어깨와 상완으로 통증이 발생한다. 시진 및 촉진에서 앞겨드랑선(anterior axillary fold) 소실, 침범부위의 결손, 좌우비대칭 및 상완의 내전(adduction) 제한이 있으면 초음파나 자기공명영상으로 손상부위를 확인하고 적절한 치료를 하여야 한다.

이 밖에도 과격한 운동에 의해 내외빗사근(internal and external oblique muscle)과 앞톱니근(serratus anterior muscle) 손상이 올 수 있으나 상대적으로 흔하지 않아 생략한다.

② 근막통증

근막통증은 근육과 근막에서 발생하며 둔하거나 쑤시는 통증과 함께 딱딱하게 뭉쳐진 근육이 만져진다. 근육손상과 과사용이 원인이며 침범된 근육의 활동, 자세불량, 냉기, 불안, 심리적 스트레스에 의해 악화된다. 딱딱한 근육띠 안에 존재하는 유발점이 특징인데 대흉근, 늑간근, 소흉근, 앞톱니근, 목갈비근(scalenus muscle), 복장근(sternalis muscle) 등의 유발점은 통증이 흉벽으로 연관된다. 통증유발점을 찾는 것이 중요하며 근육이외의 다른 통증원인도 찾아보아야 한다. 자세교정과 침범된 근육의 신전, 진통제 및 유발점 주사로 통증이 만성화되거나 섬유근통으로 이행되지 않도록 한다.

③ 섬유근통

하지불안증후군, 기능성위장장애와 만성피로증후군과 같이 중추성민감을 특징으로 하는 만성통이다. 통증과 함께 렘수면(REM sleep)의 감소를 동반하는 수면장애, 이상감각, 인지장애, 어지러움, 실신(syncope), 구갈, 두통, 불안 및 우울증이 나타나며 신체부위에 다수의 압통점이 존재한다. 비심장흉통의 2.7-30%에서 나타나며 1990년에 재정되고 2000년 개정된 미국류마티스학회(American College of Rheumatology; ACR) 진단 및 중증도 기준(diagnosis and severity criteria)에 근거하여 진단할 수 있다. 약물요법 뿐만 아니라 피로, 수면 및 정서장애 등 총체적인 치료를 필요로 한다.

④ 전심장잡음증후군(Precordial catch syndrome)

전심장성 잡음 증후군(precordial catch syndrome)은 좌흉골 하연이나 심첨부를 따라 한 늑간에 국한되어 갑작스럽게 날카로운 통증이 수초간 지속되며 휴식 중이나 경한 신체활동 중 생길 수 있고 흡기 시에 악화되기도 한다. 심호흡으로 악화되므로 빠르고 얕은 호흡을 하여 어지러움을 호소하기도 한다. 청소년기에 자주 나타나며 30대 이후에 증상이 소실되는 경우가 많다. 원인은 반복되는 불편한 자세로 늑간근의 경련이 생겨 주변 신경이 눌려 발생되는 것으로 추측되고 있다. 특별한 조치는 필요하지 않으나 통증이 발생하면 일단 환자를 안심시키고 심호흡 및 바른 자세를 유지하고 휴식을 취하도록 유도한다. 근골격계의 다른 질환 및 심폐질환이 없어야 한다.

(3) 경흉척추(Cervical and thoracic spine)와 관련된 흉통

분절성기능부전은 외상, 노력(effort), 빗나간 동작(false movement) 등으로 인해 척추관절에 과도한 긴장이 걸려 발생하며 척추의 퇴행변화와 관계없이 통각수용기의 비정상적인 발사(firing)가 나타날 수 있다. 구조적 변화없이 분절성으로 관절의 가동역과 운동의 질(quality)이 떨어지므로 근골격계흉통 중에서 진단이 어렵다. 하부경추와 상부흉추(C4-C7, T1-T8)의 분절성기능부전은 침범된 분절의 신경이 투사되는 신경세포가 지배하는 동일한 분절의 심부조직신경과 신경자극모음(convergence)에 의해 전흉벽에 연관통이 나타난다.

분절성기능부전은 근골격계흉통의 14%, 급성심근경색 의심하에 입원하는 환자의 29%에서 보고되고 있다. 또 심장내과에서 심혈관조영술을 받기 위해 입원하는 만성흉통 환자의 18%에서 경흉추나 흉곽에서 기원하는 불편감으로 정의하는 경흉추협심증(cervicothoracic angina; CTA)이 있고 CTA 환자의 80%에서는 심혈관조영 결과가 정상이므로 척추주위 구조물에 대한 진찰이 중요하다는 보고도 있다. 경흉추협심증은 허혈심장병에 비해 더 날카롭고 지속기간이 짧은 통증이며 신체활동으로 통증이 악화되는 빈도가 낮고 척추주위의 목과 등 및 어깨와 팔에 통증을 동반하는 경우가 더 많다. 또 신체활동으로 통증이 해소되기도 하며 척추옆근육에 압통이 존재하기도 한다.

이 밖에도 경추 C7 추간판병증(discopathy)에 의한 경추협심증(cervical angina), 흉부에서 분절성으로 신경뿌리증상을 있을 때에는 흉추디스크탈출에 대한 평가로 영상검사가 필요할 수도 있다.

5) 기타 흉통

(1) SAPHO 증후군

SAPHO 증후군은 윤활막염(synovitis), 여드름(acne), 고름물집증(pustulosis), 뼈과다증(hyperostosis)과 뼈염(osteitis)을 특징으로 하는 만성질환이다. 골비대증은 비정상적으로 뼈가 자라는 상태로 전흉벽을 구성하는 흉골과 쇄골의 내측말단부에 호발하여 통증을 유발한다. 뼈염은 천장관절(sacroiliac joint)과 척추에 경직을 초래한다. 특징적인 임상소견으로 진단하며 혈액검사에서 HLA-B27 양성이면 확진된다.

(2) 심인성 흉통

정신의학적 질환이 있을 때에도 비심장성흉통이 발생할 수 있다. 비심장성흉통에서 정신의학적질환의 유병률은 관상동맥질환자의 2배이며, 불안은 심장질환자의 2-3배라고 한다. 스트레스나 우울은 관상동맥질환이 있을 때에 더 자주 심근허혈을 유발한다. 스트레스로 근육이 수축되고 빈맥 및 가슴이 답답하거나 숨막히는 증상을 호소하며 운동과 관련이 없다. 또 비심장성흉통 환자에서 공황장애도 흔히 나타나므로 신체질환에 따르는 심리질환을 파악하여 적절한 항우울제로 병용치료를 하는 것이 중요하다.

2. 복부 통증(Abdominal pain)

복부통증은 내장통증(visceral pain)과 체성통증(somatic pain)과 같은 근골격계 통증 혹은 혼합형으로 구분지어 생각해 볼 수 있다. 내장통증은 체성통증과는 다른 특징을 보이며 그 기전이 아직도 명확하지 않고 연구도 상대적으로 많이 되어 있지 않다.

내장통증은 통증의 기원이 신체 내부에 있는 것으로 내부 장기의 특정한 병리적인 결과와 쉽게 연관되지 않으며, 내장의 구심성 신경(visceral afferent neuron)의 흥분 때문이라고만 할 수는 없다. 만성적이고 반복적인 복부통증을 호소하는 환자들의 50% 이상에서 구조적, 대사기능적, 염증성 원인들을 발견할 수 없는 경우가 많다. 이러한 형태의 가장 흔한 것에는 기능성 소화불량(functional dyspepsia), 과민대장증후군(irritable bowel syndrome) 등이 있다. 또한 복부장기와 관련된 내장통증에서 뚜렷한 병태생리학적인 관련성이 없는 경우도 드물지 않다. 이런 경우 기능성 통증증후군(functional pain syndrome) 또는 기능성 신체화 증후군(functional somatic syndrome)이라고 추정하게 된다.

내장기관의 조절은 대개 무의식적으로 대뇌신피질과 변연계에서 독자적으로 진행된다. 내장이 외상에 노출되었을 때뿐만 아니라 내장기관의 조절장애(dysregulation)가 있을 때에도 불쾌감이나 통증이 유발될 수 있다. 즉 외상이나 급만성 염증과 같은 내장의 구심성 신경의 감작이 없을지라도 내장에서 기인하는 불쾌한 감각이 발생할 수 있는 것이다.

복부내장통증은 복부의 근골격계 통증과는 다른 양상을 보이며 감별이 필요하다.

1) 복부 내장통증의 일반적인 특징

내장통증은 일반적으로 다음과 같은 특징을 보인다.

- 통증의 위치가 모호하다.
- 흔히 자율신경계 반응과 내장기능의 변화와 관련되어 있다.
- 신체의 다른 부위로 방사되는 연관통(referred pain)을 일으킨다.
- 내장통증은 정서적인 또는 감정적인 반응과 강하게 관련되어 있다.
- 내장 손상의 정도와 통증의 강도가 일치하지 않는다.
- 내장통증은 내장 손상과는 관련이 없는 경우도 있으며, 모든 내장기관이 통증을 유발할 수 있는 것도 아니다. 예를 들어 간이나 폐실질은 통증을 유발하지 않으나, 간피막(liver capsule)이나 흉막(pleura)은 통증을 유발할 수 있다.
- 내장통증은 내장에서의 통증, 심부의 체성 및 표재성 신체구조물에서 전달되는 통증, 다른 내장에서 기인하는 통증으로 구성되어 있다.
- 내장통증을 일으키는 확실한 생리적인 자극은 긴장 또는 변형(strain), 장의 등용적수축(isovolumic contraction), 장간막의 당김(mesenteric tether), 허혈(ischemia), 염증성 매개물질 등이 있다.

이러한 특징은 내장의 감각신경이 낮은 밀도로 분포하는 것과 내장신경의 신호들이 중추신경계로 들어가서 광범위하게 분산(divergence)되는 것 때문이다.

2) 내장의 구심성 경로의 해부학과 생리학

내장의 감각신경은 거의 대부분 얇은 수초화(thin myelinated) A-delta 섬유와 비수초화(unmyelinated) C 신경섬유로 되어 있다. 대부분의 내장은 이중 구심성 경로(dual afferents innervation)를 가지는데, 미주신경(vagus nerve)과 척수의 내장 구심성 신경(spinal visceral afferent neuron)으로부터 척수와 뇌간 하부로 구심성 신호를 전달한다(그림 26-1).

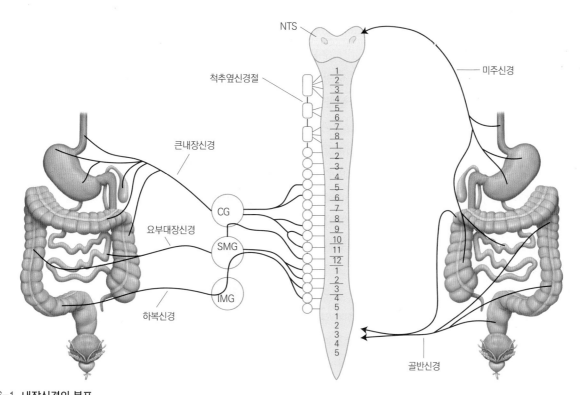

그림 26-1. 내장신경의 분포
CG, 복강신경절(celiac ganglion); SMG, 상장간막신경절(superior mesenteric ganglia); IMG, 하장간막신경절(inferior mesenteric ganglia); NTS, 고립로핵(nucleus tractus solitarius)

미주신경은 골반장기와 대장 원위부를 제외한 복부 장기 대부분의 구심성 신호를 전달하며, 80% 이상이 구심성 섬유이다. 미주신경은 결절신경절(ganglia nodosum)과 목신경절(ganglia jugulare)를 경유하여 뇌간의 고립로핵(nucleus of the solitary tract)으로 구심성 신호를 전달한다. 척수의 구심신호는 척수앞신경절(prevertebral ganglia)를 경유하여 척수후근신경절(dorsal root ganglia)를 거쳐 척수시상로(spinothalamic tract)를 통해 척수상부로 전달된다. 일부 척수후각신경(postsynaptic dorsal horn neuron)은 등쪽기둥의 내측(medial aspect of the dorsal columns)을 통하여 척수상부로 내장통증을 전달하기도 한다. 척수앞신경절은 교감신경절이며 복강신경절(celiac ganglion), 상장간막신경절(superior mesenteric ganglion), 하장간막신경절(inferior mesenteric ganglion), 골반신경절(pelvic ganglion) 등이 있다. 또한 척수를 통하여 척수상부로 이동하는 내장의 구심성 신호는 체성 구심성 감각신호와 수렴(viscerosomatic convergence)되어 내장의 자극이 체성 연관통(somatic referred pain)을 유발하기도 한다.

체성통증과 비교하였을 때, 내장의 통증감각성 구심신경과 비통증성 구심신경을 구분하는 것은 어렵다. 그러나 기계적 자극에 반응하는(mechanosensitive) 내장 감각 수용체는 저역치(low-threshold receptor) 및 고역치 수용체(high-threshold receptor)의 두 종류로 생리적인 구분을 할 수 있다. 미주신경은 저강도의 기계적 자극으로 활성화될 수 있으며 넓은 자극범위(wide range stimulus intensity)를 지니고 있다. 척수의 구심성 신경은 저강도의 자극으로 활성화될 수 있는 넓은 자극범위의 저역치 섬유(low-threshold fiber)와 아마도 유해한 강한 기계적 자극에 의하여 활성화 되는 고역치 섬유(high-threshold fiber)로 구분된다. 넓은 자극범위의 신경은 아마도 기본적인 생리적 조절을 하며, 고역치 수용체는 유해한 자극과 관련이 있는 것으로 여겨지지만, 내장 손상으로 인한 감작(sensitization)이 일어난 경우에는 저역치 구심성 신호도 통증과 관련이 될 수 있다. 또한 대부분의 내장감각신경은 기계적 자극뿐만 아니라 화학물질을 포함한 다양한 자극에 반응하는 polymodal neuron이다.

척수의 구심성 경로는 내장통증의 위치와 강도에 기여하는 것으로 여겨진다. 따라서 신경블록이나 수술적 신경파괴는 척수의 구심성 경로를 목표로 하게 된다. 그러나, 내장기관 대부분이 미주신경과 척수의 복잡한 구심성 경로를 함께 가지고 있기 때문에, 효과적인 내장통증의 조절을 위해서는 신경블록뿐만 아니라 내장기능을 조절하기 위한 약물치료도 병행하는 것이 필요하다.

3) 내장의 구심성 경로의 감작

내장에는 이른바 조용한 통각수용체(silent nociceptor)가 분포하는데 평소에는 기계적인 자극에 반응하지 않는 구심성 섬유(mechanically insensitive afferent)이나 내장의 구심신경은 염증이나 손상에 대한 반응으로 감작되면 기계적 자극에 반응을 나타내게(mechanosensitivity) 될 수 있다. 염증매개물질들(prostaglandin, bradykinin)의 분비가 이온 통로의 특성을 빠르게 변화시켜 신경흥분성을 증가시키게 된다. Cytokine이나 growth factor 등은 전사조절(transcriptional regulation)을 통해 신경의 유전자 발현의 변화를 야기하여 감작을 일으킬 수 있다. 이러한 변화는 말초와 중추에서 모두 발생할 수 있으며, 말초의 자극을 강화(peripheral sensitization)시키고 중추신경계에서의 감각처리를 변화시켜(central sensitization) 내장통증 및 연관통의 발생에 기여하게 된다.

4) 내장통증의 중추 처리과정

뇌-장 축(brain-gut axis)은 대뇌의 인지, 감정, 자율신경중추와 신경내분비중추(neuroendocrine center), 내장신경계(enteric nervous system), 면역계가 쌍방향의 신경 연결경로를(bidirectional neural pathway) 제시하는 이론적 모델인데, 내장 기능은 중추신경계의 고도로 통합된 복잡한 조절이 필요하다는 것을 시사하고 있다. 따라서 뇌-장 축의 이상은 내장의 기능적 질환에서의 통증과 감정변화 및 자율신경계 변화에 기여하게 된다.

미주신경은 고립로핵으로 감각신호를 전달하며, 이는 팔옆핵(parabrachial nucleus)과 배쪽안쪽 시상(ventromedial thalamus)을 거쳐 뇌섬피질(insular cortex)에 도달한다. 이러한 과정에서 자율신경계와 감정반응과 관련된 시상하부(hypothalamus), 시신경교차위핵(supraoptic nucleus), 앞쪽 띠이랑피질(anterior cingulate cortex), 편도핵(amygdala) 등과 연결된다. 척수의 구심성 신호는 시상의 뒤가쪽배쪽핵(ventral posterolateral nucleus)을 통하여 뇌섬엽과 연결된다. 이러한 중추에서의 연관성을 통하여 내장통증 시 동반되는 감정적인 반응과 자율신경계 반응이 설명될 수 있다.

5) 기능성 내장통증(Functional visceral pain)

주로 복부의 통증과 불쾌감을 주 증상으로 하지만 대부분의 경우 위장관의 기능적 이상으로 인한 설사, 변비, 소화불량 등을 동반한다. 대표적인 질환으로 과민대장증후군(irritable bowel syndrome), 기능성 소화불량(functional dyspepsia), 기능성 복통증후군(functional abdominal pain syndrome)이 있다.

(1) 과민대장증후군(Irritable bowel syndrome)

과민대장증후군을 진단하기 위한 특별한 실험실 검사나 영상검사는 없다. 이러한 검사는 다른 질환을 배제하기 위한 목적으로 시행한다. 배변습관의 변화와 함께 복통을 동반한다. 유사한 증상을 일으키는 질환이 배제되고, 진단기준을 만족시키면 진단을 내릴 수 있다. 대개 Rome criteria IV (2016 개정)를 따른다. 복통이 진단 6개월 이전에 시작되어 지난 3개월 동안 평균 1주일에 최소 하루 이상 반복적으로 나타나며, 다음의 증상 중에 2개 이상과 복통이 관련되어야 한다.

- 배변과 연관(배변 후 복통 호전이나 악화)
- 배변 빈도의 변화와 관련
- 변의 모양 변화와 관련

또한 치료적인 목적으로 3가지 형태로 분류할 수 있는데, 변비형 과민대장증후군, 설사형 과민대장증후군, 복합형 과민대장증후군으로 구분할 수 있다.

유병률은 여성의 20%, 남성의 10% 정도로 여성이 2:1의 비율로 많이 발생하지만 대부분의 경우 증세가 심하지 않으므로 병원을 방문하지 않는 경우가 많다.

과민대장증후군의 발생기전은 아직 명확하게 밝혀지지 않았지만 내장에 가해지는 구심성 자극에 대한 과민성반응과 정신적, 사회적 스트레스로 인한 자율신경계의 이상반응이 과민대장증후군의 증상을 악화시킨다고 알려져 있다. 병태생리학적 기전으로는 말초와 중심기전으로 나눌 수 있는데 말초기전으로는 위장관운동성 변화, 장점막 염증, 장감염의 후유증 등이 있으며 중추기전으로는 스트레스로 인한 자율신경계 장애, 내장의 감작 반응 등이 거론되고 있다. 또한 이러한 환자들은 섬유근육통(fibromyalgia)이나 간질성 방광염(interstitial cystitis)과 같은 정신과적 문제(불안이나 우울)와 관련있는 질환들을 동반하는 경우가 많으며 유전적인 요인과 어릴 때 살아온 환경 등이 스트레스에 대한 반응을 결정하고 증상의 정도와 치료효과에도 영향을 미친다.

(2) 기능성 소화불량(Functional dyspepsia)

상부위장관 내시경 등으로 확인된 위장관의 기질적인 손상 없이 지속적이고 반복적인 통증과 불쾌감이 상복부(epigastric, upper abdomen)를 중심으로 나타나는 것을 말한다. Rome criteria IV (2016)에 의하면, 식후불편증후군(postprandial distress syndrome)과 상복부통증증후군(epigastric pain syndrome)으로 나누고 있다. 다음 증상 중 1개 이상이 진단 6개월 전에 시작되어 지난 3개월 동안 평균 1주일에 최소 하루 이상 반복적으로 지속되면 식후불편증후군으로 진단할 수 있다.

- 식후 포만감의 불쾌감(일상생활에 영향을 줄 정도)
- 조기 포만의 불쾌감(보통 양의 식사를 마치기 힘들 정도)

또한 명치통증증후군은 다음 증상 중 1개 이상이 진단 6개월 전에 시작되어 지난 3개월 동안 평균 1주일에 최소 하루 이상 반복적으로 지속되면 진단할 수 있다.

- 상복부 통증의 불쾌감(일상생활에 영향을 줄 정도)
- 상복부 화끈거림의 불쾌감(일상생활에 영향을 줄 정도)

15-20%의 유병률을 보이며 과민대장증후군과 달리 남녀 차이는 없으며 30-40%에서 과민대장증후군과 기능성 소화불량이 중복되어 나타난다. 불안이나 우울 등의 정신적 문제가 흔히 나타나며 과민대장증후군 환자와 같이 내장감작과 자율신경이상반응이 병태생리학적 원인으로 이해되고

있으며 위산, 헤리코박터균, 장염 후유증 등의 요인도 거론된다.

(3) 중추 매개성 복통 증후군(Centrally mediated abdominal pain syndrome)

이전에는 기능성 복통 증후군(functional abdominal pain syndrome)이라고 불렸으나 2016년 Rome criteria Ⅳ에서 명칭이 바뀌었다. 적어도 진단 6개월 전에 발병하여 지난 3개월 이상 지속되어야 하며, 다음 5가지 사항을 모두 만족시켜야 한다.

- 지속적인 복통
- 식사, 배변, 월경과 같은 생리적인 상황의 통증과 관련이 없거나 가끔 있어야 한다.
- 통증이 일상생활의 기능에 어느 정도 지장을 주어야 한다.
- 통증이 거짓이 아니어야 한다.
- 통증이 다른 기질적 또는 기능적위장관 질환이나 그밖의 질환에 의해 설명되지 않아야 한다.

중추 매개성 복통 증후군은 전형적으로 정신과적인 문제가 동반되어 있지만 진단에 이용될 만한 특징적인 정신과적인 문제가 정해진 것은 없다. 또한 어느 정도의 위장관 기능장애가 동반될 수 있다. 일상생활은 직장일, 친목이나 사회적 활동, 레저, 가족생활, 자신이나 남을 돌보기 등의 지장을 주는 것 등이 포함된다.

(4) 기능성 내장통증의 치료

기능성 만성복통환자들의 치료는 질병자체의 원인이 불분명하여 주로 나타나는 증상에 맞추어 대증적 치료를 하며 따라서 치료결과는 그렇게 만족스럽지 않다.

① 일반적인 치료원칙

의사와 환자간에 신뢰관계를 형성하는 것이 중요하며 환자에게 질병에 대해 안심할 수 있게 설명을 잘하는 것이 중요하다. 비약물적 요법으로 식이요법과 정신과적 치료요법이 있으며 증상을 유발하는 음식(유제품, 기름진 음식, 초콜릿, 알코올, 카페인 등)을 피하고 스트레스 및 불안으로부터 벗어날 수 있도록 도와주어야 한다.

② 약물치료

약물치료로는 위장관의 중추신경계 과민성 반응과 불안, 우울을 감소시키는 약물을 사용하며 저용량의 삼환계 항우울제(tricyclic antidepressants, TCA), 선택적 세로토닌 재흡수 억제제(selective serotonin reuptake inhibitors, SSRI), 세로토닌 노르에피네프린 재흡수 억제제(setotonin norepinephrine reuptake inhibitors, SNRI), 항간질제(pregabalin 등), 항연축제(antispasmodics), 항불안제 등의 약제들이 사용된다.

저용량 삼환계 항우울제로 nortriptyline, amitrptyline이 많이 사용되며 5 mg을 시작 용량으로 75 mg까지 증량할 수 있고 효과가 나타나는데 2주 정도의 시간이 필요하지만 75 mg에서도 효과가 없고 부작용이 나타나면 중지해야 한다. 또한 항콜린(anticholinergic) 작용이 있으므로 복통이 심한 환자나 설사가 심한 환자, 수면장애가 있는 환자에서 유용할 수 있다. 선택적 세로토닌 억제제의 경우 단독으로 사용하기보다 불안이나 우울증을 동반하는 경우 저용량의 삼환계 항우울제와 같이 사용하는 것이 좋다.

세로토닌 수용체에 작용하는 약물(5-HT₃ antagonist, 5-HT₄ agonist)이 최근 들어 사용되고 있지만 안전성에 대한 우려가 있기도 한다. 복통이 심할 경우에는 항연축제, 항불안제를 같이 사용할 수 있다.

6) 만성췌장염(Chronic pancreatitis)의 통증

만성췌장염은 췌장조직의 섬유화, 석회화 등으로 영구적 손상을 일으키는 경우이며 환자의 70-80%에서 과도한 음주가 원인으로 알려졌지만 과도한 음주자의 5-10%에서만 만성췌장염이 발생하기 때문에 유전적, 식이습관, 감염, 손상, 흡연 등 다른 요인도 작용할 것으로 생각되고 있다.

전형적인 증상으로는 등쪽으로 퍼지는 깊은 곳에서 찌르는 듯한 명치부위의 복통이 간헐적 혹은 지속적으로 나타나며 앉아있거나 앞으로 숙이면 통증이 감소되고 오심, 구토, 탈수, 영양부족 등의 증세가 흔히 동반된다. 병이 진행되었을 경우 지방변(fatty stool), 포도당 불내성(glucose intolerance) 등이 나타나며 아밀라제와 리파제의 혈청 농도가 증가한다. 영상의학적 특징은 단순복부영상에서 췌장전체의 석회화가 30-90%의 환자에서 나타나며 내시경 역행성 담췌도조영술(endoscopic retrograde cholangiopancreatography)로 만성췌장염을 확진할 수 있다.

만성췌장염 치료의 가장 큰 문제점은 통증이며 특히 음주가 관계가 있는 경우 음주는 절대로 피해야 하며 과식과 지방이 많은 음식도 피해야 한다. 복강신경총블록(celiac plexus block)의 경우 진단과 진통의 목적으로 많이 사용되며 효과가 있을 경우 2개월 정도 효과가 지속되지만 췌장수술을 하였거나 반복적 주사를 하는 경우에는 도움이 되지 않는다. CT유도나 내시경적 초음파유도 복강신경총블록을 할 수 있으나 내시경적 초음파 복강신경총블록이 보다 안전하고 효과적이라고 보고되고 있으며 스텐트삽입, 췌장절제술 등도 통증치료로 사용한다. 통증이 심할 경우 아편유사제(opioids)를 사용하지만 알코올중독이 있었던 환자의 경우 아편유사제 중독으로 옮겨갈 수 있다.

7) 악성종양으로 인한 통증

복부내장기관의 악성종양으로 발생하는 통증은 악성종양으로 인한 장기의 팽창, 막힘, 허혈, 감염, 장간막 견인 등이 원인이지만 수술이나 항암치료, 방사선치료에 의해서도 발생하며 오심, 발열, 전신권태와 같은 증세를 동반하기도 한다

암성통증의 1차적 발생기전은 다음과 같다.
- 기계적: 암조직으로 인한 내장기관의 팽창과 막힘(장내강, 간)
- 허혈성: 암조직으로 인한 내장혈관 침입과 압박.
- 염증성: 암조직이 내장기관을 침습하여 2차적으로 염증매개 물질생성.
- 신경병증성: 암조직이 내장주변의 신경조직을 침범하거나 압박

(1) 췌장암으로 인한 통증

췌장의 신경지배는 복강신경총을 거쳐 T5-11로 이어진다. 복부후벽과 혈관, 복강신경총의 국소적 염증과 침습으로 명치, 흉벽하부에 통증을 일으키며 옆구리, 앞가슴, 하복부 등에도 통증이 퍼지며 누우면 심해지고 앉으면 감소된다. 강

한 아편유사제 진통제에도 통증이 잘 조절되지 않고 폐쇄성 황달, 체중감소, 식욕부진, 변비나 설사 등이 흔히 동반되며 진통제로만 진통하는 것보다 복강신경총블록술을 같이 하는 것이 통증감소에 효과적이다.

(2) 간암, 담낭암으로 인한 통증

암조직이 간에 전이되어 간의 피막을 팽창시키거나 간담도폐쇄로 통증이 발생한다. 특히 간내로 전이되거나 간담도폐쇄로 인한 담즙정체로 간비대가 있을 때 우측 갈비뼈 밑이나 옆구리에 통증을 느끼며 우측 경부, 어깨, 견갑골에도 통증이 방사된다. 진통을 위해 진통제나 스테로이드를 쓸 수 있으며 복강신경총블록이 효과적이다.

(3) 만성위장관폐쇄

장관의 폐쇄가 복부전체에 통증을 일으키며 종양으로 인한 폐쇄뿐만 아니라 자율신경이상, 장폐색증(ileus), 대사이상, 약물에 의해 발생하기도 한다. 간헐적 혹은 지속적으로 찌르는 듯한 통증이 오며 구토, 식욕부진, 변비 등이 동반되기도 한다.

(4) 복막암종증(Peritoneal carcinomatosis)

복막의 염증, 장간막의 견인, 유착, 복수 등이 통증을 일으킨다.

(5) 방사선 장염(Radiation enteritis)

복부방사선 치료 후 약 50%의 환자에서 방사선치료에 의한 장염으로 복통이 발생한다.

8) 감별이 필요한 비내장성 복부통증

복부통증은 항상 내장성으로 기인하는 것은 아니며, 내장과 관련이 적은 체성통증과의 감별이 필요하다.

(1) 복부 근막통증증후군(Myofascial pain syndrome)

복부 내장통증과 감별할 질환으로 복부의 근막통증증후군이 있다. 특히 복벽의 복직근(abdominal rectus muscle)과 복사근(abdominal oblique muscle)의 근막통증증후군은 복

부 내장통증과 유사하게 보일 수 있다. 복근의 근막통증증후군이 의심되는 환자의 경우 문진과 신체진찰을 하여 감별한다. 일반적으로 복근의 압통점(trigger point)을 자극하여 발생하는 연관통(referred pain)은 복부의 같은 사분면(quadrant)에서 발견되지만 간혹 다른 사분면이나 요부에서 나타나기도 한다. 복근의 압통점은 외상, 근육의 긴장 등에 의해서 발생할 수 있으며, 때로는 위궤양이나 궤양성 대장염, 게실염 등의 내장질환에 대한 체성 반응(viscero-somatic response)으로 기인할 수도 있다. 또한 압통점은 구역, 구토, 식욕저하, 복통, 설사 등의 증상을 유발할 수도 있다. 압통점은 부적절한 자세와 신체활동, 감정기복에 의해서 지속될 수 있다.

복부 근막통증증후군은 기능성 내장통증에서 보이는 배변습관의 변화, 음식물 섭취로 복통 악화, 체중감소가 동반되지 않는 경우가 많다. 또한 기침과 재채기, 심호흡, 자세를 바꿀 때 통증이 심해지는 경우 복근 근막통증증후군의 가능성이 높다.

복근을 촉진하여 압통점과 근 긴장 부위를 찾아내고 진찰대 위에서 환자의 머리와 어깨를 조금 들어 올려 복근을 긴장시켜 통증이 유발되는지 관찰한다(Carnett's sign).

(2) 앞배피부신경 포착증후군(Anterior cutaneous nerve entrapment)

복부 내장통증과 감별할 또다른 질환으로 앞배피부신경 포착증후군이 있다. 드물게 발생하는 이 질환은 앞쪽 복벽에 분포하는 갈비사이신경(intercostal nerve)의 분지인 앞배피부신경이 포착된 부위에서 날카로운 통증을 호소하며, 그 신경이 지배하는 복부에 압통을 느끼게 된다. 통증은 내측으로 백색선(linea alba)부위로 방사되는데 보통 배 중앙을 넘지는 않는다. 대개 통증은 피부신경이 복직근의 외측 경계에서 복벽의 근막을 뚫고 지나가는 부위에 포착된다.

이 증후군으로 진단받는 사람은 여성이 더 많다. 위치가 모호한 내장통증과는 다르게 환자들은 통증이 있는 부위를 특정하여 호소하며 촉진 시에 날카로운 압통을 호소한다. 환자가 배에 힘을 주거나(Valsalva maneuver) 허리를 펴서 복벽을 긴장시킬 때에도 통증이 발생하기도 한다. 따라서

환자는 허리를 구부려 복벽의 긴장을 완화하려는 자세를 취하게 된다.

참고문헌

대한통증학회. 통증의학. 넷째판. 서울, 신원의학서적, 2012, 341-5.

Arcidiacono PG, Calori G, Carrara S, et al. Celiac plexus block for pancreatic cancer pain in adults. Cochrane Database Syst Rev 2011;3:CD007519.

Ayloo A, Cvengros T, Marella S. Evaluation and treatment of musculoskeletal chest pain. Prim Care 2013;40:863-87.

Bielefeldt K, Gebhart GF. Visceral pain. In: Benzon HT, Rathmell JP, Wu CL et al. Practical management of pain. 5th ed. Philadelphia: Elsevier; 2014;441-8.

Bösner S, Haasenritter J, Becker A, et al. Ruling out coronary artery disease in primary care: development and validation of a simple prediction rule. CMAJ 2010; 182:1295-300.

Brims FJ, Davies HE, Lee YC. Respiratory chest pain: diagnosis and treatment. Med Clin North Am 2010;94:217-32.

Brock C, Gregersen H, Gyawali CP, et al. The sensory system of the esophagus--what do we know? Ann N Y Acad Sci 2016;1380:91-103.

Christensen HW, Vach W, Gichangi A, et al. Cervicothoracic angina identified by case history and palpation findings in patients with stable angina pectoris. J Manipulative Physiol Ther 2005;28:303-11.

Collins SA, Griksaitis MJ, Legg JP. 15-minute consultation: a structured approach to the assessment of chest pain in a child. Arch Dis Child Educ Pract Ed 2014;99:122-6.

Cotton PB, Elta GH, Carter CR, et al. Gallbladder and sphincter of Oddi disorders. Gastroenterology 2016; 150:1420-9.

Drossman DA. Functional gastrointestinal disorders: history, pathophysiology, clinical features and Rome IV. Gastroenterology 2016;150:1262-79, e2.

Foreman RD, Garrett KM, Blair RW. Mechanisms of cardiac pain. Compr Physiol 2015;5:929-60.

Harding G1, Yelland M. Back, chest and abdominal pain - is it spinal referred pain? Aust Fam Physician 2007;36:422-9.

Houghton LA, Fell C, Whorwell PJ, et al. Effect of a second-generation α2δ ligand (pregabalin) on visceral sensation in hypersensitive patients with irritable bowel syndrome. Gut 2007;56:1218-25.

Huis In't Veld MA, Cullen L, Mahler SA, et al. Low-risk chest pain and the rapid rule-out protocol. West J Emerg Med 2017;18:474-8.

Keefer L, Drossman DA, Guthrie E, et al. Centrally mediated disorders of gastrointestinal pain. Gastroenterology 2016;150:1408-19.

Lacy BE, Mearin F, Chang L, et al. Bowel disorders. Gastroenterology 2016;150:1393-1407.

Mayer E, Wong H. Abdominal, peritoneal, and retroperitoneal pain. In: Fishman SM, Ballantyne JC, Rathmell JP. Bonica's Management of pain. 4th Ed. Philadephia: Lippincott Williams & Wilkins; 2010;899-924.

McConaghy JR, Oza RS. Outpatient diagnosis of acute chest pain in adults. Am Fam Physician 2013;87:177-82.

Min YW, Rhee PL. Esophageal hypersensitivity in noncardiac chest pain. Ann N Y Acad Sci 2016;1380:27-32.

Min YW, Rhee PL. Noncardiac chest pain: update on the diagnosis and management. Korean J Gastroenterol 2015;65:76-84.

Olesen AE, Farmed AD, Olesen SS, et al. Management of chronic visceral pain. Pain Manag 2016;6:469-86.

Olesen SS, Bouwense SAW, Wilder-Smith OHG, et al. Pregabalin reduces pain in patients with chronic pancreatitis in a randomized, controlled trial. Gastroenterology 2011;141:536-43.

Ruepert L, Quartero AO, de Wit NJ, et al. Bulking agents, antispasmodics and antidepressants for the treatment of irritable bowel syndrome. Cochrane Database Syst Rev 2011;8:CD003460.

Sikandar S, Dickenson AH. Visceral pain - the ins and outs, the ups and downs. Curr Opin Support Palliat Care 2012;6:17-26.

Smith JN, Negrelli JM, Manek MB, et al. Diagnosis and management of acute coronary syndrome: an evidence-based update. J Am Board Fam Med 2015; 28:283-93.

Stanghellini V, Chan F, Hasler WL, et al. Gastroduodenal disorders. Gastroenterology 2016;150:1380-92.

Stochkendahl MJ, Christensen HW. Chest pain in focal musculoskeletal disorders. Med Clin North Am 2010; 94:259-73.

27 골반 및 회음부 통증
Pelvic and Perineal Pain

만성 골반통의 원인들로는 부인과, 비뇨기과, 소화기내과 질환 및 신경 및 근골격계의 이상 등 매우 다양하다. 원인이 매우 다양할 뿐 아니라 통증의 발생 기전에 대해서 아직 많은 것이 밝혀지지 않은 분야들도 있다. 일부 골반통은 통증의 원인이 모호하고 치료도 어려운 관계로 만성으로 진행되거나 중추 감작을 초래할 가능성이 높아 환자들은 치료에 대한 실망과 이로 인한 좌절에 빠지기 쉽고 의사들은 의사들 대로 치료가 쉽게 되지 않는 질환이라는 인식을 갖게 된다. 그래서 만성 골반통 환자들은 정신신체 질환(psychosomatic disease)을 앓고 있는 것으로 종종 간주되기도 하였다. 골반통 환자들을 대할 때에는 체성통증인지 내장통증인지를 구별해야 하며 다른 부위에서 기인된 연관 통증일 가능성도 염두에 두어야 한다. 따라서 이들 환자들을 진찰할 때는 골반을 포함하여 흉 복부에서 넓적다리에 이르는 부위에서 부인과, 비뇨기과, 내과적 질환이나 신경계, 근골격계 질환이 없는지, 정신적인 문제는 크지 않은지를 확인할 필요가 있는데 통증클리닉에서는 주로 신경계와 근골격계 질환에 의한 통증에 대하여 다루게 된다.

1. 해부

1) 골반부

골반은 복강에서 가장 아래 부분에 해당되며 마치 세면대

같은 모양을 하고 있다(그림 27-1). 골반의 앞은 치골궁(pubic arch), 뒤는 천골과 미골, 양 옆은 장골(엉덩뼈, ilium)이 그 경계를 이룬다. 골반은 그 안의 장기들을 지지하고 보호하는 역할뿐만 아니라 머리, 몸통, 상지의 무게를 하지로 전달하는 역할과 자세 유지에 도움을 주는 역할을 한다.

골반의 발달된 관절과 인대들로 인해 장골, 천골, 5번째 요추는 서로 단단히 붙어 있게 된다(그림 27-2). 천골과 장골은 천장관절(엉치엉덩관절, sacroiliac joint)에 의해, 장골과 요추는 장요인대(엉덩허리인대, iliolumbar ligament)에 의해서 연결되며 천골과 좌골(궁둥뼈, ischium)은 천골결절인대(엉치결절인대, sacrotuberous ligament)와 천골극인대

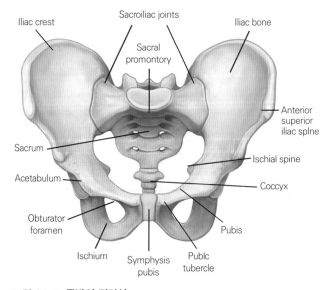

그림 27-1. **골반의 전면상**

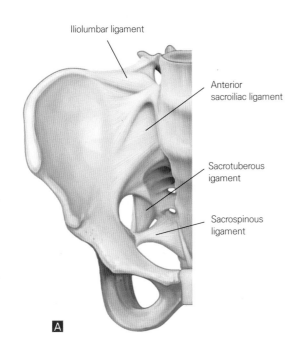

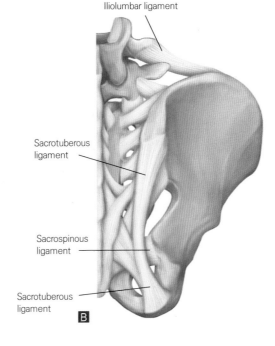

그림 27-2. 우측 절반 골반의 인대들(A: 전면상, B: 후면상)

(엉치가시인대, sacrospinous ligament)에 의해 연결되어 있다. 양쪽 치골은 가운데에서 만나 치골연합을 형성한다.

골반의 근육들은 두 개의 군으로 나눌 수 있는데 하나는 골반의 벽을 이루는 이상근(piriformis muscle)과 내폐쇄근(obturator internus muscle)이고, 다른 하나는 골반가로막(pelvic diaphragm)을 이루는 항문거근(levator ani muscle)과 미골근(coccygeus muscle)이다(그림 27-3).

골반은 주로 상, 하 하복신경총(superior, inferior hypogastric plexus)으로부터 신경지배를 받는다(그림 27-4). 상하복신경총은 대동맥신경총(aortic plexus)과 하장간막신경총(inferior mesenteric plexus)에서 나온 가지들, 요추 신경의 내장신경(splanchnic nerve)의 가지들이 합쳐서 이루어진다. 이 신경총은 5번째 요추체의 하 1/3 부위와 첫 번째 천추의 상 1/3 부위 사이, 천골곶의 후복막에 양측으로, 좌우 총장골동맥(common iliac artery) 사이에 위치한다. 이후 아래로 내려가면서 좌, 우 하복신경을 형성한 후 S2-4에서 기인한 골반내장신경과 결합하여 하하복신경총을 구성하게 된다. 상하복신경총은 요관의 일부와 난소, 구불결장 및 내장골동맥을 둘러싸는 신경총들에 가지를 보내고, 하하복신경

총은 직장, 요관의 일부, 방광, 요도, 음경, 자궁, 질 등에 분포하게 된다.

2) 회음부(Perineal region)

골반가로막보다 아래 부분이면서 양 하지 사이의 공간을 회음부라 칭한다. 양측 좌골결절을 잇는 가상선의 중앙에는 회음체(샅힘줄중심, perineal body)가 위치하는데 이는 골격근, 평활근, 아교섬유(collagenous fiber) 및 탄력섬유(elastic fiber)로 구성된 덩어리이다. 특히 여성에서 골반저부의 구조를 유지하는데 있어 중요한 역할을 한다. 양측 좌골결절을 잇는 가상선 앞을 비뇨생식부위(urogenital triangle)라 하는데 요도와 질이 이곳의 골반바닥근육을 뚫고 지나가고 뒤는 항문부위(anal triangle)라 하며 항문이 여기의 골반바닥근육을 통과하게 된다.

회음부는 주로 음부신경 가지로부터 신경지배를 받는데, 일부 장골서혜신경(ilioinguinal nerve)이나 음부대퇴신경(genitofemoral nerve)의 음부가지로부터 앞음순가지 혹은 앞음낭가지(anterior labial or scrotal branch)를 받기도 하며 S2-4의 가지 혹은 항문미골신경(anococcygeal nerve)으로

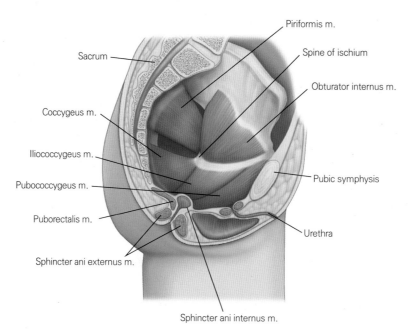

그림 27-3. **골반 측면벽의 근육들을 보여주는 시상단면상(좌측)**

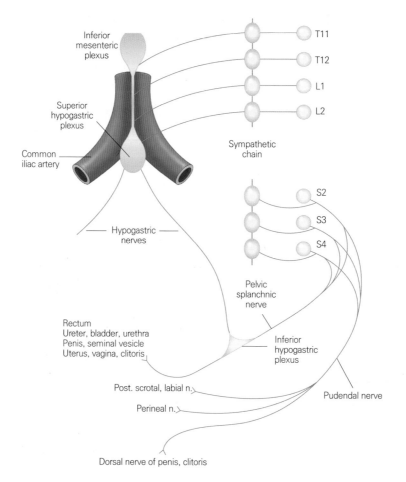

그림 27-4. **골반의 신경분포**

부터도 일부 가지를 받는다(그림 27-5). 음부신경은 외부생식기와 방광 및 항문의 괄약근의 감각을 담당하는 체신경(somatic nerve)으로 엉치신경얼기(S2-4)에서 기시하여 이상근과 미골근 사이를 지나 대좌골공의 아래 쪽을 통해 골반을 빠져 나온 다음 좌골극을 지나 소좌골공(lesser sciatic foramen)을 통해서 다시 골반으로 들어가게 되는데 이때 이 신경의 앞에는 천골극인대가 뒤에는 천골결절인대가 위치한다. 이후 음부신경관 혹은 Alcock's (pudendal) canal이라 불리는 속폐쇄근막(obturator fascia)의 껍질 내를 지난 후 하직장신경(inferior rectal nerve), 회음신경(perineal nerve), 음경등신경(dorsal nerve of penis) 혹은 음핵등신경(dorsal nerve of clitoris)과 뒤음낭신경(posterior scrotal nerve) 혹은 뒤음순신경(posterior labial nerve)을 내게 된다(그림 27-6).

2. 골반 통증의 임상 평가

1) 병력

환자 통증의 양상, 정도, 방사, 나타나는 시기, 악화 혹은 완화시키는 요인 등의 정보를 얻어야 하는 것은 다른 부위의 통증과 동일하다. 통증클리닉에서는 특히 내장통증과의 감별진단이 중요한데 이에는 통증의 양상이 중요한 역할을 한다. 체성 골반통증은 병변이 있는 곳에 국한되는, 분명하게 표현되는 날카로운 통증일 가능성이 높은데 체성통증도 만성으로 진행되면서 말초 및 중추 감작이 동반되면 통증이 확산되는 양상을 보일 수도 있다. 이에 반해 골반의 내장통증은 위치가 명확하지 않고 통증이 모호하며, 쑤시거나 경련성 혹은 조이는 듯한 통증이 더했다 덜했다를 반복하며 흔히 다른 곳으로 확산되는 양상으로 표현된다. 이외에도 생리, 소변이나 대변과 통증의 연관 유무를 확인하여야 한다.

2) 진찰

통증클리닉을 방문하는 골반통 환자들은 대부분 산부인과, 비뇨기과 혹은 내과적인 진찰을 거쳐 오기 때문에 호소하는 통증이 내장통증보다는 체성통증(somatic pain)이나 신경병성 통증이 아닌지 확인하는 진찰을 하게 된다. 환자로 하여금 바로 누운 자세에서 머리나 어깨를 들거나 다리를 들어올리도록 하여 복부 근육에 긴장을 준 전후 압통의 변화를 관찰하는 검사(Carnett's test)에서, 복부 근육을 긴장시킬 때 통증이 더 증가하거나 변화가 없으면 통증은 복부의 근육 등에서 시작되는 통증이고 줄어든다면 내장에서의 통증일 가능성을 의심하게 한다. 기타 근골격계 원인을 찾기 위하여 천장관절, 고관절 및 요추 부위에 대한 진찰도 필요하며 신경병성 통증 여부를 구별하기 위해 장골서혜신경

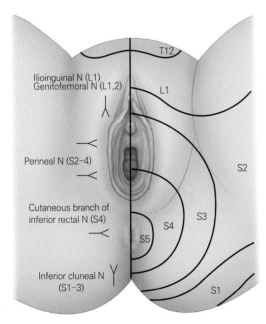

그림 27-5. **회음부의 감각신경과 피부분절 (여성)**

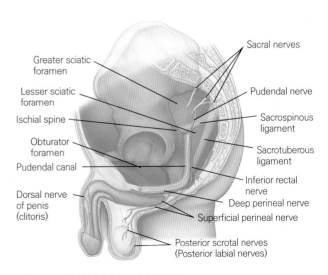

그림 27-6. **음부신경과 그 가지 신경들**

이나 장골하복신경 주행 방향을 압박 하거나 감각검사를 할 수도 있다.

3. 통증의 원인 질환들

1) 부인과 질환에 의한 통증

자궁내막증, 골반유착, 골반염 질환, 분만 후 지속되는 골반대의 통증, 골반울혈증후군, 여성외음부동통(vulvodynia), 성교통증(dyspareunia) 등을 들 수 있는데 가장 흔한 원인은 자궁내막증이고 유착이 그 뒤를 따른다.

2) 비뇨기과 질환에 의한 통증

간질성 방광염, 요도증후군(urethral syndrome), 만성고환통 및 여러 치료에 불응하는 전립선염증후군(prostatitis syndrome) 등이 있다. 만성전립선염증후군의 경우 항생제를 포함한 여러 치료 치료에 불응하는데 최근 연구 결과들에 의하면 그 원인이 세균감염보다는 면역체계가 중재된 과도한 염증 반응이라는 연구 결과들이 나오고 있다.

3) 위장관계 질환에 의한 골반통

만성복통의 원인질환 중 과민성대장증후군(irritable bowel syndrome), 게실병(diverticular disease), 크론병(Crohn's disease), 궤양대장염(ulcerative colitis) 및 만성충수염과 기능성 위장관 질환(functional gastrointestinal disorder) 등은 그 증상이 골반통으로 표현될 수 있다.

4) 근골격계 질환에 의한 골반통

(1) 천장관절 통증

골반대의 통증의 흔한 원인으로서 일반적인 요통 환자의 16에서 30%를 차지한다고 한다. 통증은 대부분 둔부에 국한되지만 요추부, 서혜부 및 하지에서의 연관통으로 나타날 수도 있다. 진단을 위하여 천장관절에 대한 압박검사, 신장검사, Patrick's test (flexion, abduction external rotation test), Gaenslen's test (pelvic torsion test), 넓적다리 밀어 올리기 (thigh trust test, posterior shear test) 등을 시행하는데 이들

검사들은 하나만으로는 신빙성이 떨어지기 때문에 검사 양성의 수가 증가할수록 천장관절질환의 가능성이 커지게 된다. 국소마취제를 이용한 진단적 차단술도 시행하지만 위양성 혹은 위 음성의 가능성이 높은 문제점을 안고 있다. 국소마취제와 스테로이드의 주입, 고주파열응고술, 박동성고주파술 및 냉동진통술 등의 치료가 시도되고 있다.

(2) 미골통(Coccygodynia)

여성에게서 더 흔하고 주로 손상이나 골절, 미골관절의 과운동이 원인이다. 간혹 골반바닥근육들의 경련 혹은 주변 장기에서의 연관통일 수도 있다. 주 증상은 미골과 그 주위 조직에서의 통증인데 딱딱한 곳에 앉을 때, 앉았다가 일어설 때 악화되는 성격을 보인다. 치료는 진통제나 앉을 때 미골을 보호하는 것, 온욕, 마사지 등의 물리치료와 골반바닥근육들의 이완요법 등이 우선 시도되며, 이후 국소마취제와 스테로이드를 국소적으로 주입하는 방법, 추간판 내 주입방법, 미추차단술, 홑신경절(ganglion impar) 차단술 또는 고주파치료술 등이 시도된다. 이런 보존적 요법에도 불구하고 통증이 지속되면 미골을 제거하기도 하지만 거의 추천되지 않는다.

(3) 근막통증증후군

골반 및 회음부 근육 내의 통증유발점을 압박 시 예리하고 깊숙한 압통이 나타나게 되고, 통증은 쑤시는 통증 혹은 경련성 통증으로 나타나고 흔히 타 부위로 연관통을 형성한다. 특히 골반바닥을 이루고 있는 근육들에서의 연관통은 환자들이 정확히 표현하기 어렵다. 골반의 뒷부분을 이루는 근육들인 항문괄약근, 항문거근과 미골근에 근막통증증후군이 있으면 대부분 미골에서 통증을 느끼게 되고(그림 27-7 A). 골반바닥 전방에 위치하는 근육들인 좌골해면체근이나 구요도해면체근에 근막통증증후군이 있을 때에는 외음부 쪽으로 통증이 전해진다. 한편 골반벽을 이루는 근육들의 경우를 보면 이상근은 엉덩이와 허벅지 뒷부분에서, 내폐쇄근은 골반바닥, 엉덩이 혹은 넓적다리 후방에서 연관통을 나타낸다(그림 27-7 B, C). 상기한 근육 외에도 골반부 혹은 회음부 통증과 연관이 있는 근육들로는 장요근, 요방형근, 척추주위근육, 복근, 넓적다리의 내전근(adductor),

대둔근과 중둔근 등이 있다. 간혹 내전근 인대의 병변이 운동선수들에게서 발생하면서 골반통으로 표현될 수 있다(그림 27-7D). 근막통증증후군의 치료로는 약물요법, 마사지 등의 물리요법, 국소마취제를 이용한 근육 내 주사요법, 근육이완요법 및 보툴리눔 주사요법 등이 시행되고 있다.

5) 신경계통질환에 의한 골반통

(1) 흉요부에서 기원(Thoracolumbar origin)하는 신경들에 의한 통증

요추 상부의 손상이나 복부 수술 자국 등이 신경의 손상을 일으켜서 골반통으로 나타날 수 있다. 가장 흔히 연관되는 신경들

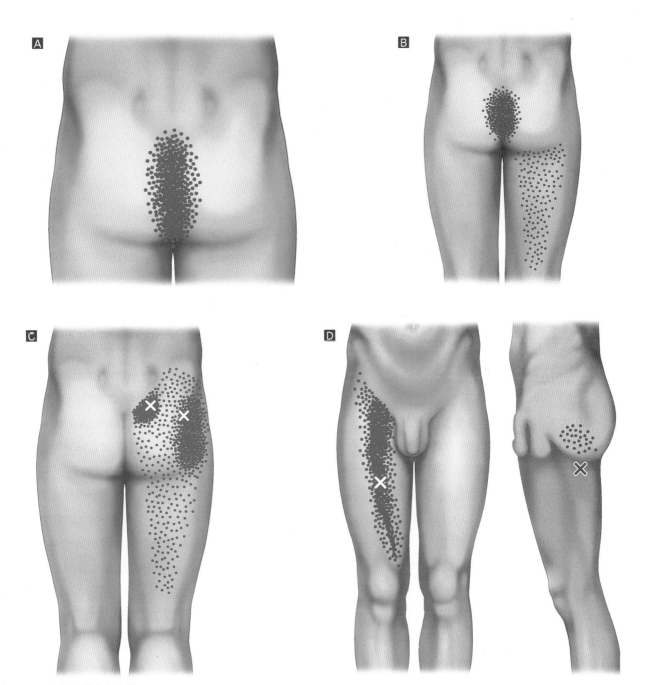

그림 27-7. **통증유발점(X)과 연관통**
A: 항문괄약근, 항문거근 및 미골근의 연관통   B: 이상근의 통증유발점과 연관통
C: 우측 내폐쇄근의 연관통   D: 넓적다리 내전근의 통증유발점과 연관통

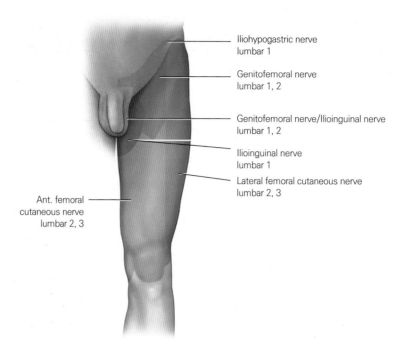

그림 27-8. **서혜부와 전방 넓적다리의 감각신경들**

은 장골하복신경, 장골서혜신경, 음부대퇴신경 및 폐쇄신경 등이다(그림 27-8, 표 27-1). 폐쇄신경에 문제가 생기면 골반과 하지에 만성 통증이 생기고 하지 내전근(adductor)의 근력이 약해지며 허벅지와 슬관절의 내측에 감각 변화가 동반된다.

(2) 천부에서 기원(Sacral origin)하는 신경들에 의한 통증: 음부신경통

난산이나 자전거타기 등은 음부신경을 누르거나 늘려서 신경 기능의 손실을 초래할 수 있고 골반내의 종양이나 종양을 제거하기 위한 수술 등에 의해서도 신경손상이 발생할 수 있다. 또한 천골전굴(nutation of sacrum) 시에는 천골극인대와 천골결절인대가 팽팽히 당겨지게 되는데 이로 인해 두 인대 사이가 좁아지고 그 사이의 음부신경이 눌릴 수가 있다. 음부신경에서 발생하는 통증과 작열감은 양측 혹은 일측으로 음순, 회음부 등에 발생하며 앉는 자세에서 악화되거나 유발되고, 서있는 자세처럼 좌골극으로의 압박을 제거할 시 완화된다.

6) 기능성 통증

여기서 기술하는 항문거근증후군은 근골격계질환으로,

일과성 직장통증은 위장관계질환으로 분류되기도 한다. 또한 미골 자체에는 문제가 없고 만지거나 압박 시 통증이 없는 미골통을 기능성 통증으로 분류하기도 한다.

(1) 항문거근증후군(Levator ani syndrome)

거근경련(levator spasm), 만성 직장통증(chronic proctalgia) 등의 이름으로도 불리며 만성적이고 반복적으로 항문직장 부위에서 둔하고 누르는 듯한 느낌 혹은 이물감을 느끼게 된다. 증상은 앉아 있을 때 더 악화되고 수시간 혹은 수일 지속되고 항문거근을 누르면 압통이 발생한다. 통증의 기전은 배변 시 항문직장의 근육과 골반바닥 근육들과의 협동 장애로 생각되고 있다. 진단은 다른 질환이 없는 것을 확인하는 것과 특징적인 증상으로 내리게 되고 치료로는 손가락을 이용한 마사지, 온욕, 근육이완제, 전기자극, 바이오피드백 훈련 등을 이용한 근육의 이완 등이 시도된다.

(2) 일과성 직장통증(Proctalgia fugax)

갑작스러운 직장의 경련성 통증으로서 주로 야간에 나타났다가 수초에서 수분 후 사라지는 것이 특징이다. 특이 이상 소견이 발견되지 않으며 원인도 불명이다. 진단은 다

표 27-1. 만성 골반통에 연관될 수 있는 허리신경얼기에서 나온 신경들

Nerves	Segment	Sensory distribution	Motor innervations
Iliohypogastric	T12–L1	Upper buttock Suprapubic	Internal oblique Transversus abdominis
Ilioinguinal	L1–L2	Inguinal ligament Upper medial thigh Lateral scrotal skin or mons/labia	Internal oblique Transversus abdominis
Genitofemoral	L1–L2	Upper medial thigh Lateral scrotal skin of mons/labia	Cremaster in males
Obturator	L2–L4	Superior medial thigh	Adductor longus and brevis Gracilis Pectineus Adductor magnus Obturator externus
Lateral femoral cutaneous	L2–3	Anterolateral thigh	None
Femoral	L2–L4	Anteromedial thigh (anterior cutaneous branch) Anteromedial leg (saphenous nerve)	Iliopsoas Pectineus Sartorius Quadriceps femoris

른 기질적인 문제가 없다는 것과 특징적인 증세로 내릴 수 있다. 대개의 경우 이것이 심각한 질환이 아니라는 것을 환자들에게 주지시켜 주는 것 이외에는 치료가 필요하지 않다.

4. 골반통의 치료 요법들

골반통은 그 원인과 통증의 기전이 다양하여 한 가지 치료만으로는 만족스러운 치료 결과를 얻기 힘들 때가 많아 다학과적인 접근의 중요성이 강조된다.

1) 교육

통증의 기전 등에 대한 정보를 제공하면서 환자가 자신의 통증에 대한 대처 전략(coping strategies)을 세우고 활동 영역을 넓히며 근력과 기능을 회복하여 자신감을 되찾을 수 있도록 도와주도록 한다.

기본적으로 환자의 잘못된 자세를 교정하도록 하여야 하는데 잘못된 자세는 근육들과 관절들에 스트레스를 주어서 골반통이나 요통을 악화시킬 수 있을 뿐만 아니라 빨리 피로에 빠지며 생체 역학의 변화를 초래함으로써 쉽게 손상을 입을 수 있게 하기 때문이다. 의자에 너무 오래 앉아 있지 말고 가능한 자세를 자주 움직이는 것이 도움이 된다는 것을 환자에게 주지시킬 필요가 있다.

2) 정신과적 요법

이들은 종종 성적 학대의 과거력과 우울증, 정서장애, 가정불화 등의 문제를 가지고 있다. 그 결과 흔히 장래를 파국적(catastrophic)으로 보게 되고, 상황에 원활히 대처하지 못하게 되어 자신이 자신의 주인이 되지 못하고 통증에 의해 자신의 생활이 조절 당하게 된다. 많은 수의 환자들은 수면장애를 겪게 된다. 간혹 특정 상황에 대한 두려움이나 정서적인 장애가 통증으로 표현되기도 하는데 이때에는 이 문제들이 해결되기 전에는 통증치료가 용이하지 않게 되므로 이들 자신이 스트레스를 관리하고 수면의 질을 높일 수 있도록 도와주어야 하는데 정신과전문의의 자문이 필요할 때도 있다.

3) 약물요법

골반염의 경우 항생제를, 만성 전립선증후군에는 알

파 아드레날린수용체차단제를 투여하는 등 각 질환에 특정한 약물을 투여하게 되며 만성통증에 대하여는 진통소염제, 아편유사제, 보조진통제 등의 약물을 사용하게 된다.

4) 비 침습적요법

마사지, 근막이완요법(myofascial release), 스트레칭, 이완요법 등의 수기 요법(manual therapy)과 경피적전기신경자극술(transcutaneous electrical nerve stimulation), 치료적초음파(therapeutic ultrasound) 및 운동조절장애의 관리(management of motor control deficit), 바이오피드백을 포함한 운동요법 등이 있다.

5) 중재적 통증치료 요법

(1) 통증유발점 주사

국소마취제를 주로 사용하며 간혹 스테로이드를 섞어서 주입하기도 하고 건침법(dry needling)을 적용하기도 한다. 국소마취제에 일시적인 효과만을 보일 때에는 보툴리눔을 사용해 볼 수 있다.

(2) 진단적 혹은 치료적 신경차단술

진단을 내리기 어려운 만성 골반통 환자들에서 국소마취제를 이용한 진단적 신경차단술은 통증의 원인을 찾는데 중요한 역할을 한다. 진단적 차단술에서 통증의 원인이 나오게 되면 치료적 차단술이 시행되기도 하는데 이 때는 흔히 국소마취제에 스테로이드를 추가하게 된다. 골반 및 회음부통증에서 주로 적용되는 신경차단술 들에는 장골서혜신경과 장골하복신경 차단술, 음부대퇴신경의 음부가지 신경차단술, 상 하복신경총차단술, 홑신경절차단술과 음부신경차단술 등이 있다.

(3) 신경절제시술

고주파열응고술, 박동성고주파술, 냉각고주파술(cooled radiofrequency), 냉동진통법과 화학적신경절제술이 이에 속한다.

(4) 신경조절술

척수신경자극술(spinal cord stimulation), 말초신경자극술(peripheral nerve stimulation)과 천추신경자극술(sacral nerve stimulation) 등이 시행되고 있다.

6) 수술적 요법

여러 치료에도 반응을 하지 않을 때 수술적 요법을 고려해 볼 수 있다. 예를 들어 더 이상 자녀를 둘 계획이 없는 환자에게서 부인과 질환에 의한 골반통이 치료되지 않을 때 자궁절제술을 시행하기도 한다. 그러나 골반통의 치료를 목적으로 시행한 자궁절제술의 성공률은 60-70%를 넘지 못한다고 하며 3-5%의 환자들에게서는 오히려 통증이 악화되거나 다른 형태의 통증이 발생하였다고 한다. 마찬가지로 조절되지 않는 만성 고환통의 경우에서도 고환절제술 후 약 80%에서는 통증이 지속되었다고 한다. 따라서 수술적 요법은 매우 신중히 선택되어야 할 것이며 일부 환자들에게서는 골반통 치료의 목적이 완전한 통증의 제거가 아니라 통증의 조절이라는 점을 인식시킬 필요도 있다.

참고문헌

대한통증학회. 통증의학. 넷째판. 서울, 신원의학서적, 2012, 347-63.

Andromanakos NP, Kouraklis G, Alkiviadis K. Chronic perineal pain: current pathophysiological aspects, diagnostic approaches and treatment. Eur J Gastroenterol Hepatol 2011;23:2-7.

Apte G, Nelson P, Brismée JM, Dedrick G, et al. Chronic female pelvic pain--part 1: clinical pathoanatomy and examination of the pelvic region. Pain Pract 2012;12:88-110.

Bonder JH, Chi M, Rispoli L. Myofascial pelvic pain and related disorders. Phys Med Rehabil Clin N Am 2017;28:501-5

Breser ML, Salazar FC, Rivero VE, et al. Immunological mechanisms underlying chronic pelvic pain and prostate inflammation in chronic pelvic pain syndrome. Front Immunol 2017;8:898.

McCrory P, Bell S. Nerve entrapment syndromes as a cause of pain in the hip, groin and buttock. Sports Med

1999;27:261-74.

Nagpal AS, Moody EL. Interventional management for pelvic pain. Phys Med Rehabil Clin N Am 2017;28:621-46.

Nelson P, Apte G, Justiz R 3rd, et al. Chronic female pelvic pain--part 2: differential diagnosis and management. Pain Pract 2012; 12:111-41.

Van Kerrebroeck P. Understanding the pelvic pain mechanism is key to find an adequate therapeutic approach. Urologia 2016;83 Suppl 1:2-4.

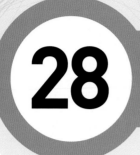

28 혈관성 통증
Pain due to Vascular Diseases

동맥이나 정맥의 여러 질환에 의하여 나타날 수 있는 혈관성 통증의 특성과 위치에 의하여 해당 혈관의 상태를 진단할 수 있으며 비혈관적 원인에 의한 통증이 혈관 문제와 관련된 통증과 유사하게 나타나는 경우에는 진단과 치료가 늦어질 수 있다. 이 장에서는 여러 가지 혈관성 통증에 대하여 통증의 발생의 기전과 함께 치료에 대하여 살펴본다.

1. 혈관의 신경해부학 및 혈관성 통증의 기전

교감신경과 감각신경섬유들이 동맥과 정맥의 외피로 들어가 외피신경총(adventitial plexus)을 형성하며 대부분이 구심성 감각신경으로 구성된다. 외피신경총 다발에서 대부분이 교감신경인 무수신경섬유들이 혈관 중격으로 접근하여 경계신경총(border plexus)을 형성하고 중격에 들어가 분지하여 근신경총(muscular plexus)을 형성한다.

큰 동맥과 중간 정도 크기의 동맥에는 구심성 감각신경과 교감신경의 신경 지배를 받는다. 따라서 중대형 동맥의 통증은 주사 바늘 등에 의한 직접 손상이나, 스텐트(stent)나 혈관 확장용 풍선으로 혈관이 늘어나거나 대동맥 박리처럼 혈관이 잘리면 유해자극 수용체가 자극되어 통증을 느끼게 된다. 중대형 정맥들도 구심성 감각신경과 교감신경의 지배를 받는다. 하행 정맥의 혈전이나 폐색으로 정맥팽창 혹은 울혈이 생겨서 정맥외피가 늘어나면 정맥외피의 유해자극 수용체가 자극되어 통증을 느끼게 된다.

유해자극성 혈관통증은 근원적인 유해자극이 해결되면 사라진다. 따라서 유해자극의 원인을 해결하면 통증이 사라진다.

신경병성 혈관통증은 발생 기전과 어떻게 지속되는지에 대하여는 명확하게 알려져 있지는 않다. 신경병성 혈관통증도 구심성 유해자극성 혈관통증과 같이 구심성 감각신경으로 전달되나, 유해자극성 혈관 통증과 다르게 자율신경관련 요소들을 동시에 가진다. 따라서 약물이나 국소마취제에 의한 교감신경 차단이나 교감신경절제를 시행하면 신경병성 혈관통증의 변조가 이루어진다는 보고가 있다. 신경병성 혈관통증이 복합부위통증증후군(complex regional pain syndrome)으로 진행하기도 한다. 대퇴동맥이나 요골동맥 혈관으로 카테터 삽입 시술 후 복합부위통증증후군 증상이 발생한 증례나 지혈대를 사용하는 사지 수술 후 복합부위통증증후군 증상이 나타난 사례들이 보고되었다. 만성 허혈성 통증동물모델 연구에서 일정시간 허혈 후 재관류 결과 통각과민과 이질통을 보일 때 광학 현미경으로는 무수섬유와 유수섬유의 손상 소견을 찾을 수 없었다. 그러나 전자현미경으로는 허혈-재관류 손상(ischemia-reperfusion injury)이 관련 다리 근육과 신경 모세혈관의 미세혈관 손상을 일으킨다는 것을 발견할 수 있었다고 하였으며 그 결과 모세혈관 내피세포들이 팽창되고 혈소판 응집도 일어나며 백혈구와 적혈구들로 모세혈관이 막히게 된다. 모세혈관은 거의 적혈구 크기이므로 쉽게 지속적 관류 장애가 수 시간에서 수일까지 지속되어 계속되는 염증을 초래하게 된다고 하였다. 따라서 이러한 병태생리가 복합부위통증증후군 환자들의 일부에서 발생할 수 있는데 즉, 심부조직의 미세혈관 병변의 결과로 허혈과 염증이 생기고 그 결과 염증성 및 신경병성 통증을 초래하여 이상감각을 나타나게 하는 원인이 될 수 있다고 할 수 있다. 혈관 질환에서 혈관 자체의 병변이나 혈관이 막히고 재관류가 되는 과정에서 혈관성 통증이 발생하는 원인들은 많이 알려져 있다.

2. 혈관성 통증의 종류

혈관 질환에서 통증은 흔하게 발생하는 소견이며 통증의 위치, 성질, 진행 과정은 혈관 질환의 진단과 치료에 중요하다고 할 수 있다. 혈관성 통증의 원인은 동맥성 통증, 미세혈관성 통증(후소동맥, 모세혈관, 세정맥), 정맥성 통증으로 분류한다(표 28-1).

1) 동맥 질환에 의한 통증

동맥 질환에 의한 통증은 동맥경화, 동맥의 혈전, 동맥염 혹은 세동맥염(폐쇄혈전혈관염, thromboangiitis), 다카야수병(Takayus's disease), 전신성거대세포동맥염(systemic giant cell arteritis), 세동맥 기능부전(레이노병, Raynaud disease), 홍색사지통증(erythromelalgia) 등에 의해 생긴다. 동맥성 통증의 기전으로 휴식 상태에서도 지속적인 통증을 일으키는 경우로는 허혈이 매우 심하거나, 사지에 통증유발점 특성을 지닌 근통점들이 있을 때, 반사성

표 28-1. 혈관성 통증질환의 특징 비교

상태	원인	통증 양상	통증 부위 및 특징
간헐 파행	골격근 관류의 감소	작열통, 경련통, 쑤시는 듯한 통증	통증은 휴식 시에는 없지만 충분하게 근육이 움직인 후에 나타날 수 있으며 운동 종료 후 소실
신경성 파행	요천추 신경총신경뿌리 압박	심부 통증으로서 쑤시고 화끈거림이 특징. 원위부 감각이상이나 저린감	걸으면 엉덩이에서 발끝까지 통증이 퍼지고 걷다가 허리를 구부리거나 앉으면 통증 감소
정맥성 파행	근위 정맥 폐색	파열 통증	운동하는 사지의 중혈
구획증후군	정맥 충혈과 구획 조직 고혈압으로 인한 동맥 기능부전	국소 통증	다리의 전외측면 통증
대동맥과 큰 동맥의 통증	직접적인 손상이나 전단, 신장으로 인한 박리나 혈종	가능한 원위부 허혈과 함께 박리선을 따라 쥐어뜯는, 찢어지는, 천자성 통증	대동맥의 경우 처음에는 흉골밑 견갑골 사이 통증, 허혈성에서 오는 통증
	직접적인 손상이나 전단, 신장으로 인한 박리나 혈종	급성, 작열하는 관통성 통증	복막, 후복막, 흉막
	혈관염	미만성의 쑤시는, 위치를 알기 어려운 통증	발생부위에 따라 가슴, 등 혹은 견갑골 사이
죽종색전증	근위부 죽상경화병변, 동맥류로부터 섬유소, 혈소판 및 콜레스테롤 조각들로 이루어진 다수의 작은 물질들이 색전 유발	급성 통증, 색전부위 손발가락의 압통	발가락이나 분지 동맥의 폐색에 따르는 발가락 등과 말단 발의 청색증 및 허혈성 변화
홍색사지통증	혈관수축/혈관이완 비정상 동맥 반응성	사지의 작열통과 홍반	이환 부위를 찬 공기나 찬물에 노출시키거나 위로 들어 올리면 증상이 경감
레이노 현상	손발가락 동맥연축에 의하며 허혈기	창백 및 청색증 시기에 손발가락의 차가움, 무감각 혹은 감각이상	충혈기 시 적색조 변화 및 따뜻해짐 외에도 지끈거리는 박동성 통증
버거병 (Buerger's disease)	상하지 원위부의 중, 소 동정맥을 침범	심한 지속적 통증, 작열통	침범된 사지의 파행, 레이노 현상 및 표재정맥의 이동성 혈전정맥염
혈전증후군	하지의 깊은 정맥 혈전이 먼저 있음	경한 가려움증, 작열통, 국소화된 궤양 통증	하지부종, 정맥류염의 부차적인 색소침착, 정체성 피부궤양
정맥류염	불완전한 판막 체계	광범위 쑤시는 통증, 또는 작열통	하지
표재성 정맥염	말초정맥의 화학적 자극 혹은 감염	정맥을 따라 국소화된 압통	염증, 정맥을 따라 만져지는 다발

교감신경 장애를 동반할 때이며 근운동 시 허혈이 일어나는 경우, 허혈과 염증 혹은 대사질환이 같이 있는 경우(폐쇄혈전혈관염, 염증성 세동맥염, 당뇨병 세동맥염) 등이 있다.

2) 미세혈관 기능부전에 의한 통증

미세 환경 변화와 모세혈관 투과성 변화가 통증 발생에 관련되며 많은 물질들이 통증을 일으키는데 그 중 히스타민, 5-hydroxytryptamine, kinin 등과 substance P가 잘 알려져 있고 신경성 염증이 미세혈관 질환에 관여하고 있다.

3) 정맥 질환에 의한 통증

전형적인 정맥성 통증은 혈전성 정맥염에서 볼 수 있는데 안정 시 통증이 흔히 나타난다. 심부 정맥의 혈전성 정맥염의 경우에는 상당수 환자에서는 증상이 없을 수 있다. 촉진 시 압통과 발을 수의적으로 배굴하면 장딴지에 통증이 유발되는 Homans 징후를 볼 수 있다. 특히 정맥 울혈이 일어나면 많은 생화학적 인자들이 활성적으로 통증을 유발한다. 정맥염은 혈관주위 조직, 근육 및 인대 등의 염증도 일으키고 정맥성 통증을 유발한다. 통증은 정맥뿐만 아니라 근통점들로부터도 발생하고 피부 통각과민도 흔히 동반된다. 결국에는 혈전염후섬유조직염(postphlebitic fibrositis)으로 진행되며 반사성 교감신경 장애가 올 수 있다.

3. 혈관성 질환의 진단

만성적인 심혈관계 질환을 가진 고위험의 환자가 많으므로 심폐 및 신기능에 관하여 상세한 평가가 필수적이다. 혈액 및 생화학적 검사 및 영상검사도 필요하다. 진단을 위한 체계적 접근은 자세한 병력 조사와 신체검사를 포함하고, 휴식 시와 운동 후 말초 맥박을 촉진 및 청진을 하고 비침습적 혈관 시험을 하는 것이 추천된다. 비침습적 검사에서 허혈 상태가 의심되면 동맥 및 정맥 촬영 등 침습적 검사가 시행되어야 한다.

1) 동맥 질환의 임상 소견

급성 동맥 폐색은 해당 동맥 부위에 의해서 혈액 공급이 되는 조직의 허혈을 일으키게 되는데 광범위한 측부 순환이 없거나 말단기관으로 가는 유일한 동맥에 대한 폐색 시 보통 6시간 후부터 비가역적 허혈로 진행하게 된다. 임상적 증상으로 5P 징후 즉 통증(pain), 마비(paralysis), 이상감각(paresthesia), 창백(pallor), 맥박소실(pulselessness)이 나타나며 이 중 이상감각, 마비가 급성 동맥 폐색의 진단에 가장 중요한 증상이라 할 수 있다. 급성 동맥폐색의 경우 원위부 허혈성 손상에 따른 통증이 가장 먼저 나타나는 증상이며 환자의 약 70-80%가 호소한다. 운동마비와 이상감각 등의 신경증상은 동맥폐색의 정도가 심하다는 것을 암시하며 말초신경장애 때와는 달리 폐색된 원위부에 마치 장갑이나 양말을 착용한 것처럼 일정부위 이하에 나타나게 된다.

이와 같은 신경증상은 말초신경 말단과 횡문근들이 동맥 순환폐색으로 인한 무산소증 손상을 받아 나타나는 것으로 이런 경우 대부분의 경우 6-8시간 이내에 원위부의 조직 괴사를 가져오기 때문에 긴급 수술이 필요하게 된다. 동맥폐색 원위부에서 맥박이 촉진되지 않는 것은 분명하나 연부조직 손상에 의한 부종인가를 oscillometry나 도플러검사로 맥박소실 여부를 감별해야 한다. 동맥폐색 여부의 진단이 어려울 때는 빨리 동맥촬영을 시행한다. 동맥수술 중에도 술중 동맥촬영을 시행하여 확인한다.

만성 동맥 부전의 경우 파행 및 옥죄는 느낌, 쑤시는 불쾌감과 탈력감, 허혈성 휴식 통증 및 궤양 괴사에 수반되는 통증이 있다. 진행된 허혈의 징후들로 피부위축, 허혈 부위를 거상하면 창백해지고 내리면 발적되는 버거 징후, 국소적 창백 혹은 청색증, 허혈성 괴저나 궤양들이 있다.

바로 누운 자세에서 환자의 다리를 60도 이상 올리면 다리 하부가 창백하게 되고 다리를 체위보다 낮게 내리면 홍조상태로 변하게 된다. 이때 하지의 정맥이 채워지는 데 걸리는 시간(venous filling time)이 10-15초 이상으로 지연되는데 이들은 하지 만성 폐쇄의 특징적 소견이다. 홍조변색은 동맥폐색를 일으킨 부위의 피부 모세혈관이 대상성으로 최대한 확장되어서 나타나는 것이고 급성 동맥폐색 때는 나타나지 않는다.

간헐 파행이란 운동-통증-정지-회복의 순환을 나타내는 병태를 말하며 만성 동맥폐색증의 특징적인 증상이다. 비교적 단기간의 보행으로 장딴지에 피로감과 압박감이 생기며 또한 통증 때문에 걸을 수 없게 되지만 단시간의 휴식에 의해 신속하게 증상이 소실되고 다시 보행이 가능해진다. 통증의 발생은 근혈류량 저하에 의한 것이다. 운동 시는 심박출량이 증가하고 근육내 혈관저항으로 심박출량의 90%까지가 골격근을 관류하여 운동에 필요한 에너지를 공급하게 된다. 그러나 혈행 장애가 있는 하지를 운동시키면 근운동에 필요한 혈류량이 부족하게 되므로 근육 운동으로 생긴 대사산물이 축적되고 이중 통증 유발물질이 신경말단을 자극하여 통증이 발생하게 된다. 만성 동맥 폐색증에 의해 일어나는 간헐 파행은 폐쇄 부위, 범위, 측부 순환의 발달 상태, 근육 운동량 등에 의하여 결정된다. 폐쇄성 동맥경화증에서는 중심동맥의 부분 폐쇄가 많고 측부 순환로가 잘 발달하여 말초 혈류가 비교적 유지되고 있으므로 간헐 파행을 호소하는 경우가 많다. 한편 폐쇄성혈전혈관염에서는 말초 폐쇄가 많아서, 안정 상태의 통증 및 궤양 혹은 괴사가 발생하는 경우가 많으며, 폐쇄성동맥경화증에 비해 간헐 파행을 호소하는 빈도는 적다.

2) 발목상완지수(Ankle brachial index)

발목 대 상완 동맥 수축기 혈압의 비율로서 1.00-1.40이면 정상범위이고 0.91-0.99인 경우는 경계, 0.90 이하인 경우는 비정상이며 1.4 이상인 경우는 혈관의 석회화로 인해 혈압기로 동맥의 압박이 불가능하다는 것을 의미한다. 특히 0.59±0.15이면 간헐 파행, 0.26±0.13이면 안정 상태에서도 통증, 0.05±0.08은 조직괴사가 임박한 것이다.

3) 레이저 도플러 피부 충만압

5 mW He-Ne 레이저(632.8 nm)를 이용하여 laser speckle method로 5 cm 거리의 피부혈류를 측정한다. 정상인에서 발목/팔 혈압비가 평균 1.10, 경증의 말초혈관 폐쇄 질환의 경우 0.72, 심한 경우 0.66 정도이다.

4) 보행 검사

(1) 6분 보행 검사

수술을 하지 않는 말초혈관 폐쇄 환자를 6분간 걷게 하면서 통증 정도를 평가하는 것이 치료 결과 판정 및 예후 판정에 유용하다.

(2) 통증 없이 걸을 수 있는 거리
(3) 최대로 걸을 수 있는 거리

5) Ratschow 검사

양와위로 누워서 양다리를 들고 2분간 발목을 20-40번 정도 회전시킨다. 이때 다리가 창백하게 되면 양성이다. 간헐 파행이 있는 환자는 도중에 장딴지 통증을 호소하기도 한다. 검사 후 앉혀서 다리를 침대 아래로 내리면 반응성 충혈을 보인다.

6) 복합 초음파촬영술 및 색 도플러초음파촬영술

복합 초음파촬영술(duplex sonography) 및 색 도플러초음파촬영술(color doppler sonography)은 혈관의 단면 해부학적 영상과 아울러 혈류의 방향, 속도 및 파형을 측정할 수 있다.

7) 동맥혈관조영술, 전산화단층촬영술(CT) 및 CT 혈관조영술, 자기공명혈관조영술

일상적인 진단 검사법에 포함시킬 필요는 없지만 재관류술의 가능성이 있는 경우에 시행할 수 있다. 이들 검사법들은 해부학적 구조를 평가하여 중재술 및 수술적 재관류술 계획을 세우는 데 도움이 된다.

4. 혈관 질환의 치료

1) 내과적 치료

내과적인 치료는 위험인자를 조절하고 혈전억제제의 사용으로 병변의 진행을 억제하고 선택적인 재활치료와 필요하면 혈관 확장제 및 혈류 동태변화 유발 약물 등을 사용하여 동맥 부전을 개선시키는 것이다.

말초동맥 질환 환자의 치료 방침은 심근경색이나 사망 등의 심혈관사건(cardiovascular accident) 발생 예방, 사지 증상의 개선, 임계사지허혈증(critical limb ischemia)으로의 악화 및 사지손실의 예방이다. 위험인자 조절 및 항혈소판제 치료는 심혈관사건의 예방을 위해 처음부터 시행되어야 하며 금연이 중요하다. 안지오텐신 전환효소 억제제, 베타차단제, 고지혈증 치료를 위한 항혈소판제인 aspirin과 clopidogrel은 죽상경화환자의 심혈관사건 위험을 줄이기 때문에 간헐적 파행, 임계사지허혈증, 혹은 이전에 하지의 재관류술을 받은 모든 증상이 있는 말초동맥 질환 환자에서 사용이 권고된다. 스타틴의 사용은 심근경색, 뇌경색 및 사망을 감소시킨다. 간헐 파행 및 임계사지허혈증 환자의 치료방법에는 보존치료, 약물치료, 비수술적 중재술 및 수술적 치료 등이 포함된다. 보존치료는 발의 청결도 유지 및 수분 크림을 이용한 건조 방지 등의 적극적 발관리가 포함된다. 발 손상을 줄이기 위해 잘 맞는 보호 신발이 필요하다. 파행 환자에게는 규칙적인 운동을 권고하고 cilostazol은 혈관확장 및 항혈소판 효과를 동시에 가지는 phosphodiesterase 억제제제로 파행이 나타날 때까지의 보행 거리를 40-60% 증가시키고 삶의 질을 개선시킬 수 있는 것으로 알려져 있다. 혈관재개통술은 적절한 약물 및 운동 치료에도 불구하고 일상생활을 방해하며 점점 심해지는 심한 파행 혹은 임계사지허혈증 환자의 경우 적응증에 해당된다.

2) 물리치료 및 재활요법

만성 동맥폐쇄 질환에서 측부 혈행의 발달에는 운동부하가 필수적이므로 지속적인 운동요법이 증상 개선에 중요하다. 동맥 질환의 경우 정맥계의 이상이 동반되면 더욱 악화된다. 정맥주위의 강력한 근육은 하지의 펌프장치와 같아서 말초에 있는 심장과 같은 역할을 한다. 따라서 약물치료 등과 함께 올바른 운동부하를 시키는 치료를 하는 것이 중요하다.

만성 정맥 질환에서 보행 시 정맥압의 증가는 미세혈류에 지장을 주어 오래된 정맥류들의 증상과 만성 정맥부전의 특징적인 발목 주위의 영양성 변화를 일으키는 주된 원인이다. 증가된 정맥압의 미세혈류에 대한 영향은 형태학적 변화뿐만 아니라 기능적 이상을 일으키는데, 기능이상에는 혈류 동태의 변화, 모세혈관 투과성 증가와 섬유소원대사의 이상에 의한 종속 하지에 백혈구들의 포착현상이 있다. 이는 혈소판들의 분리를 동반하여 비가역적인 변화를 일으킨다. 백혈구의 활성이 cytokines, 백혈구성 산소유리체들, 단백분해 효소, 그리고 혈소판 활성인자들을 방출한다고 알려지고 있다. 외부에서 마사지 및 운동을 통한 근육의 압박이 울혈을 경감할 뿐 아니라 백혈구의 포착을 감소시키므로 정맥계의 미세혈류부전의 치료에 물리치료가 필요하다.

3) 신경블록

(1) 경막외 블록

신경블록은 통증과 혈관 연축 개선에 도움을 주며 특히 통증을 동반하는 궤양이 있을 때 경막외 블록이 좋은 치료 방법이다. 경막외 도관을 유치한 후 통증자가조절장치를 이용하여 지속적으로 약제를 투여한다. 허혈성 통증이 잘 조절되지 않을 때는, 경막외 조영을 시행하여 위치를 확인하고 조영 소견이 적당하지 않을 때는 도관의 위치를 바꿔 다시 삽입한다.

(2) 교감신경절 블록 및 절제

교감신경절 블록은 작열통, 혈관 연축 및 재건수술이 불가능한 폐쇄성 동맥 질환에서 시행할 수 있는 방법이다. 하지 근육의 혈류는 개선시키지 못하나 피부혈류를 개선시켜서 피부 괴사 치료에 도움이 된다.

수술적 교감신경 절제술은 혈관우회술과 병행 시 50-60%에서 피부 혈류를 개선시키고 파행도 개선시키는 등 증상의 호전 효과가 있다. 교감신경 절제술만으로는 일반적으로 수술환자의 20-30%에서 증상의 호전이 오며 영구적인 효과는 없다.

신경파괴제를 이용한 교감신경절 블록은 불완전하고 일시적이나 외과적 교감신경절 절제수술보다 환자의 신체적 부담이 적다. 더구나 측부 혈행의 발달에는 운동부하가 필수적이므로 외과적 수술은 측부혈행을 확립할 시기에 충분한 운동 부하가 불가능하나, 신경파괴제를 이용한 교감신경절 블록 시술을 할 경우 수 시간이 지나면 충분한 운동부하를 시킬 수 있는 점에서 더 우수하다. 상지의 냉감, 통증 및 궤양에 대해서는 종래 신경파괴제를 이용한 흉부 교감신경절 블록을 많이 시행했으나, 최근에는 장기간의 확실한 효과를 얻을 수 있는 흉강경하 흉부 교감신경절 소작술이 시행되고 있다. 하지의 증상에 대해서는 요부 교감신경절 블록이 흔히 시행된다. 혈행장애에 대하여 교감신경절 블록을 시행할 경우, 교감신경절 블록 전에 반드시 국소마취제를 이용한 시험적 교감신경절 블록을 시행하여 체열측정기로 온도 상승의 정도를 기록한다. 경막외 카테터가 삽입되어 있으면 카테터로 국소마취제를 투여할 수 있다. 또한 혈관조영술로 폐쇄정도를 재확인한다. 이의 결과로부터 교감신경절 블록 시행 전에 기대하는 온도상승의 목표를 설정한다. 혈행장애에 대한 교감신경절 블록은 폐쇄가 심한 경우에는 교감신경절 블록이 성공하여도 객관적으로 판단하기 어렵다. 또한 죽상동맥경화증에서는 중심부에서 협착되어 있기 때문에 말초의 온도가 상승하기 어렵다. 교감신경절 블록의 효과 판정은 대퇴부의 피부온도 차이를 비교하여 알 수 있다. 말초 피부온도가 상승하지 않을 경우 대퇴부의 온도차를 확인하여 효과 없는 블록을 반복하지 말아야 한다. 블록 전에 목표로 설정해 둔 온도까지 피부온도가 올라가면 블록을 중단한다. 블록 시 급격히 온도가 상승되는 경우에는 장기간의 효과가 기대되지만 서서히 증가되는 경우에는 효과가 짧은 경우가 많다. 요부 교감신경절 블록은 복와위와 측와위법이 있다.

(3) 척수 자극기의 사용

척수 자극기의 사용은 혈관재건이 불가능한 말기의 허혈성 혈관질환 환자들에서 통증을 조절하고 혈액순환을 개선시킬 수 있는 방법으로 보고되고 있다. 폐쇄성동맥경화증, 폐쇄혈전혈관염, 당뇨병 등에 의해서 초래된 허혈에 의한 통증과 간헐 파행을 개선하고 궤양의 치료를 촉진한다고 한다.

4) 혈관 재개통술

혈관 재개통술은 카테터를 이용한 비수술적 중재술 또는 수술적 중재술에 의해 이루어진다. 재개통술은 적절한 약물 및 운동치료에도 불구하고 일상생활을 방해하며 점점 심해지는 심한 파행 혹은 임계사지허혈증 환자의 경우에 해당된다. 재개통술이 예상되는 환자에서는 자기공명혈관조영술, 전산화단층혈관조영술 혹은 고식적 혈관조영술을 이용하여 혈관의 해부학적 상태를 평가해야 한다. 비수술적 중재술은 경피적풍선확장술, 스텐트 삽입술, 폐쇄성 동맥경화증에 대한 인공혈관 우회로술, 대퇴동맥-대퇴동맥 우회로술, 대퇴동맥-슬와동맥 우회로술이 행해진다.

5. 사지의 혈관질환

1) 말단청색증(Acrocyanosis)

말단청색증은 세동맥이 수축되어 있고 이차적으로 모세혈관과 세정맥의 확장이 일어나 손이나 드물게는 발에 지속되는 청색증을 보인다. 청색증은 추위에 노출되면 심해진다. 여성이 남성보다 더 많고 30대 이전에 생긴다. 대부분의 환자는 증상이 없으며 손가락의 색조 변화 때문에 병원을 방문한다. 신체검사에서 정상 맥박, 말초 청색증, 습한 손바닥을 보인다. 중심청색증과 동맥혈 산소 포화도의 감소는 없다. 한랭과 정신적 긴장 등을 유인으로 하는 혈관운동 조절기능의 실조에 의해 사지 말단의 지속적 청색증과 부종 그리고 다한증을 나타내는 질환이다. 증상은 손가락 등의 사지에 지속적인 냉감과 청자색 변화 등이다. 사지 말단의 부종과 다한증을 종종 수반한다. 여름이 되면 증상이 경감되기 때문에 겨울에 추울 때 1-2회 경막외 블록을 받으면 충분하다. 증상이 심할 때는 교감신경블록이 저명한 효과를 나타내고, 교감신경블록은 국소마취제를 사용하여 반복해서 시행하며 국소마취제에 의한 블록으로 장기간에 걸쳐 효과를 나타내는 경우가 많다. 그밖에 정신적 인자의 제거와 손발을 차게 하지 않는 것 등 일상생활 태도의 개선에 의한 예방도 중요하다. 말단청색증은 여자 환자의 빈도가 높고 궤양 형성과 괴사 등을 초래하지 않으며 사지 말단의 색깔의 변화가 레이노 현상처럼 창백, 청색증, 홍조의 간헐적인 변화가 아니고 지속적이라는 것으로 레이노병과 구별된다.

2) 섬유근육형성이상(Fibromuscular dysplasia)

섬유근육형성이상은 중간 크기 혹은 작은 동맥을 침범하는 증식성 질환으로서 주로 신동맥이나 경동맥을 침범하지만 드물게는 장골동맥이나 쇄골하동맥 등의 사지 혈관을 침범하기도 한다. 사지 혈관을 침범하게 되면 일반적인 죽상경화증의 임상 양상과 마찬가지로 파행 및 안정 시 통증이 발생하게 된다. 중재술 및 수술적 재건술은 심한 증상이나 절단 위험의 사지 환자에서 도움을 줄 수 있다.

3) 레이노 현상(Raynaud's phenomenon)

레이노 현상은 추위에 노출된 이후 따뜻해지는 과정에서 사지 말초의 소동맥의 발작성 연축, 세동맥의 폐쇄에 의한 손가락과 발가락 끝의 창백, 모세혈관의 반응성 확장, 환원 헤모글로빈 혈액의 울혈에 의한 청색증, 세동맥벽의 평활근 마비, 세동맥 확장 및 충혈에 의한 홍조 등의 피부의 색깔변화가 순차적으로 나타나는 상태를 레이노 현상이라 부른다.

또한 어떤 질환을 수반하지 않고 레이노 현상을 나타내는 것을 레이노병 또는 일차성 혹은 원발성 레이노 현상이라고 부른다. 일차성 레이노 현상은 주로 10-20대의 젊은 여성(남성:여성=1:5)에게 나타나며 좌우 대칭성으로 새끼손가락의 끝에 많이 발병한다. 한편 이차성 레이노 현상은 성별이나 연령별의 차이가 없고 편측성인 경우도 있다. 교원병의 경우 레이노 현상이 초반 증상으로서 출현하는 경우도 있다. 레이노 현상의 발생기전은 아직까지 분명하지 않지만 혈관운동중추의 불안정화, 교감신경의 과긴장, 말초동맥의 이상 감수성, 혈관벽에서 노르에피네프린의 과잉생산, 혈액점도의 상승, 근위부 동맥의 폐쇄 등을 생각할 수 있다. 청색증을 나타내고 있을 때는 냉감과 저림 그리고 통증을 수반한다. 혈관 연축이 자주 발생하며 장기간 지속시는 손톱의 변화와 궤양 형성 및 괴사 등을 초래하는 경우가 있다. 환자들은 따뜻하게 하고 추위에 노출되지 않도록 한다. 국소마취제에 의한 교감신경절 블록이 도움이 될 수 있으며 심한 증례에서는 약물치료로서 nifedipine, isradipine, felodipine 및 amlodipine 등의 dihydropyridine 계열 칼슘차단제의 사용이 레이노 현상의 빈도 및 중증도를 감

소시킬 수 있다.

4) 폐쇄혈전혈관염(Thromboangiitis obliterans)

버거병(Buerger's disease)이라고도 불리는 염증성 폐색혈관질환으로 대개 상하지 원위부의 중, 소동정맥을 침범한다. 드물게 뇌혈관, 내장혈관 및 관상동맥이 침범되기도 한다. 이 질환은 주로 40세 미만의 젊은 남자에서 발생하며 발생 기전은 알려져 있지 않지만 흡연과 관련이 있다고 할 수 있다.

폐쇄혈전혈관염의 임상 양상은 침범된 사지의 파행, 레이노 현상 및 표재정맥의 이동성 혈전정맥염의 3가지 주 증상을 포함한다. 사지의 원위부 동맥을 침범하기 때문에 파행 증상은 주로 장딴지나 발 혹은 상지의 전완이나 손에 나타난다. 손발가락의 허혈이 심해지면 손발톱의 변성, 통증성 궤양 및 괴저 등이 손발가락의 끝부분에 나타나게 된다. 상완 및 슬하동맥의 맥박은 잘 촉지되지만 요골, 척골 및 경비골 동맥의 맥박은 촉지되지 않는다. 금연 이외의 특별한 치료법은 없다. 흡연을 지속하는 한 예후는 더 불량하지만 금연한다고 해도 큰 기대를 하기는 어렵다. 증상 및 허혈증이 심한 정도에 따라 국소적인 괴사조직 제거술 및 동맥 우회로술 등을 고려할 수 있다. 염증이 동반된 경우 항생제가 도움이 될 수 있지만 항응고제나 스테로이드 치료는 도움이 되지 않는다. 이러한 치료가 모두 실패하면 절단술이 필요할 수 있다.

5) 죽종색전증(Atheroembolism)

죽종색전증은 사지허혈의 또 다른 발생 기전으로 근위부 죽상경화병변 혹은 동맥류로부터 다수의 섬유소, 혈소판 및 콜레스테롤 조각들로 이루어진 다수의 작은 물질들이 색전을 일으킨다. 대동맥벽에 부착되어 크게 돌출된 죽종으로부터 색전이 발생하면 하지 허혈증뿐 아니라 뇌경색이나 신부전을 초래할 수도 있다. 죽종색전증은 동맥내 중재술의 합병증으로 발생하기도 한다. 급성 통증과 함께 색전 부위 손발가락의 압통을 호소하게 된다. 손발가락 혈관의 폐색으로 인해 청색 발가락(blue toe) 증후군이 발생되고 손발가락의 괴사 및 괴저가 동반될 수 있다. 죽종색전증으로 인한 허혈은 치료하기가 매우 어렵고 항혈소판제 혹은 항응고제,

스타틴 치료제를 시도할 수 있다.

6) 홍색사지통증(Erythromelalgia)

홍색사지통증은 드문 기능성 말초동맥 질환으로 사지말단의 이상 혈관확장에 의한 피부온도 상승과 피부홍조, 종창 그리고 타는 듯한 심한 통증발작을 특징으로 한다. 손보다 발에 흔하고 여자보다 남자에 많다. 어떤 나이에도 발병하지만 중년에 가장 흔히 발생한다. 일차적으로 생기기도 하지만 고혈압, 진성 적혈구증가증, 본태성 혈소판증가증 같은 질환에 이차적으로 생기는 것이 흔하고, 흔하지 않은 원인으로 calcium channel blockers, bromocriptine과 peroglide 같은 약제의 부작용이나, 전신홍반성루푸스, 신생물딸림증후군(paraneoplastic syndrome)에서 발생하거나 신경염과 동반되어 발생한다. 침구를 덮거나 날씨가 따뜻해졌을 때 같은 따뜻한 환경이나, 걷고 있을 때처럼 다리가 아래쪽에 있는 상태에서 타는 듯한 통증이 발생한다. 증상은 통증이 생긴 부위를 찬 공기나 물에 노출시키거나 들어 올리면 감소된다. 원인은 확실치 않지만 세로토닌대사 이상, 프로스타글란딘대사 이상, 후근 신경근 및 척수내 병변 등을 생각할 수 있다. 만성적 경과를 취하며 치유가 어려운 경우가 많다. 치료는 발병 유인을 피하고 증상들이 돌발하면 찬물에 사지를 담근다. 환자 다리를 들어 올리면 증상이 완화되는 경우도 많다. 말초에서 맥박이 촉지되고 신경학적으로 정상인 점이 허혈성 폐쇄 질환 및 말초신경염과 다른 점이다. 이차적인 경우 연관된 질환의 치료가 도움이 된다. 진성 적혈구증가증, 본태성 혈소판증가증 같은 질환에 이차적으로 생기는 것에는 아스피린이 효과적이고, nitroprusside, propranolol, 항세로토닌제 등으로 치료한 보고가 있다. 반복적인 교감신경 블록이 효과를 나타내는 경우도 있다.

7) 동상(Frostbite)

동상은 심한 추위에 노출되거나 매우 차가운 물질에 직접 접촉되었을 때 생기는 조직손상이다. 조직손상은 동결과 혈관수축에 의하여 일어난다. 피부에는 외계의 기온에 따라 체온을 조절하는 기능이 있으나, 어떤 온도 이하의 저온에서는 그 조절이 불가능하게 되어 동상이 일어난다. 그 온도는 보통 영하 5도 이하이다. 급성 동상은 말초혈관 수축 때문에 이환부는 창백해지고 감각은 마비된다. 또한 냉자극이 계속되면 동맥혈관 내피의 손상과 혈전의 형성으로 조직이 괴사에 빠진다. 또 세포외액에 얼음결정이 형성되어 직접 세포괴사를 일으키기도 한다. 동상은 말초 사지에 쉽게 발생하며, 혈관, 신경, 근육이 가장 손상되기 쉬우며 그 다음으로 피부와 근막 그리고 결합조직이 손상되고 힘줄이나 뼈는 비교적 잘 견딘다. 동상은 추위에 의해 피부의 혈액순환이 두절된 상태인데, 혈액순환이 빨리 회복되면 피부상태도 곧 원상태로 된다. 그러나 만일 두절된 시간이 길면 궤양이나 괴사를 일으켜 손가락이나 발가락이 떨어져 나간다. 처음에는 혈관의 수축시기로서 냉감각을 거의 느끼지 못하고, 통증도 별로 없으며, 피부는 차갑고 창백하고 딱딱하고 뻣뻣하다. 이런 상태에서 피부가 얼었다가 녹으면 충혈이 되고, 화끈화끈 달아오르고, 피부가 부풀면서 가려워진다. 부종은 24-48시간 내에 최고도에 달하고 수일 내에 점차 감소한다. 동상은 피부 손상의 깊이에 따라 1도, 2도, 3도 동상으로 구분한다.

치료는 다시 따뜻하게 해주는 것인데 동결 상황에 다시 노출되지 않을 환경에서 시행한다. 섭씨 40-44도 온도의 따뜻한 물에 병변 부위를 담가준다. 마사지나 얼음물 및 고열의 적용은 피해야 한다. 손상 부위는 비누나 소독제로 깨끗이 닦고 멸균 드레싱을 해야 한다. 이환부위를 따뜻하게 해줄 때 진통제가 필요한 경우가 있다. 감염의 증거가 있다면 항생제를 사용한다. 교감신경차단제의 효과는 아직 확립되지 않았다. 회복되면 이환된 사지는 추위에 민감할 수 있다.

8) 동창(Pernio)

동창은 추위 노출과 관련된 혈관염 양상의 질환으로 급성형이 보고되었다. 추운 환경에서 다리나 발의 하부에 융기성 홍반 병변이 발생한다. 발생 부위는 동상과 같이 손가락·발가락의 끝부분, 손등·발등 부분, 귓볼, 코끝, 뺨 등의 말단노출 부위이다. 가려움과 작열감을 동반하고 물집이나 궤양이 생기기도 한다. 병리 소견은 내막 증식 및 단핵 및 다형핵백혈구의 혈관 주위 침범을 특징으로 하는 혈관염 소견이다. 피하 조직에서는 거대 세포가 발견되기도 한다. 갑자기 따뜻하게 해주면 상태를 악화시킬 수 있다. 치료는 추위 노출을 피하고 실온에서 서서히 따뜻하게 해주는 것이다. 동창에 걸리기 쉬운 사람은 혈행이 방해 받지 않도록 넉넉한 장갑, 양말 등을 조기에 사용하여 보온하고, 수족 마사지나 온욕 등을 하여 혈행을 좋게 한다. 교감신경차단제와 dihydropyridine 계열의 칼슘차단제가 일부 환자에서 효과적이다.

9) 그물울혈반(Livedo reticularis, 망상피반)

이 질환은 피부에 그물코 모양의 홍반이 발생하는 색조 변화가 특징이다. 주로 사지, 특히 하지에 발생하기 쉽다. 피반은 진피와 피하지방조직의 경계부에 있는 소혈관에서, 정맥 쪽의 긴장저하와 동맥 쪽의 긴장항진에 의해 생기는 그물코 같은 홍반을 말한다. 주로 젊은 여성의 무릎이나 하지를 중심으로 하여 지속성 홍반이 나타난다. 병리학적으로는 진피와 피하조직 경계부의 소정맥에 울혈이 생기고, 진피상층의 세소혈관은 확장되며 혈관벽은 두꺼워진다. 특수형으로는 적외선 난로 등 열선자극에 의해 갈색 색소침착을 나타내는 망울혈반이 생기는데 이것을 열성 홍반(erythema ab igne)이라고 한다. 이것은 일과성이며 점차 없어지는 것이 보통이다. 분지상피반(livedo racemosa)은 사지에 나뭇가지 모양으로 끊어짐이 없는 자홍색 지속성 홍반이 나타나며 궤양을 동반한 원발성 망상피반(atrophie blanche en plaque)도 있다. 특별한 원인이 없는 경우도 있으나, 이차성 망상피반은 죽종색전증, 전신홍반루푸스 및 다른 혈관염, 항인지질 항체, 과다점도, 한랭글로불린혈증, Sneddon씨 증후군(허혈성 뇌졸중과 망상피반) 등에서 나타날 수 있으며 드물게 피부 궤양이 발생한다.

10) 만성동맥폐쇄증(Chronic arterial occlusive disease)

만성동맥폐쇄증에 의해 일어나는 간헐 파행은 폐쇄 부위, 범위, 측부순환의 발달 상태, 근육 운동량 등에 의하여 결정된다. 폐쇄성 동맥경화증에서는 중심동맥의 부분 폐쇄가 많고 측부순환로가 잘 발달하여 말초혈류가 비교적 유지되고 있으므로 간헐 파행을 호소하는 경우가 많다. 한편 폐쇄성 혈전혈관염에서는 말초 폐쇄가 많고 안정 시 통증이나 궤양과 괴사가 발생하는 경우가 많으며 폐쇄성 동맥경화증에 비해 간헐 파행을 호소하는 빈도는 적다. 또 통증 출현 부위는 족지부나 지근부인 경우가 많다.

간헐 파행을 주소로 하는 환자를 진단한 경우 동맥성 파행과 척추관협착증에 의한 마미신경증후군과의 감별이 필요하다. 마미신경증후군에서는 보행뿐 아니라 장기간의 기립으로도 증상이 나타나며 동맥성 파행의 경우는 기립위에서는 증상이 경감된다. 증상은 저린감과 근력저하 등이 있고 통증은 이동성이다. 회복에 요하는 시간이 길고 전굴위에서 증상이 경감되며 후굴위에서 악화된다. 젊은 운동선수 등에서는 발달된 비복근두와 가자미근건에 의해 슬와동맥이 간헐적으로 압박되어 간헐 파행을 초래하는 슬와동맥 포착성증후군이 있다. 폐쇄가 진행되면 안정 상태에서도 피부와 피하조직의 혈액량이 부족하여 통증이 나타난다. 피부는 감각신경 자유종말보다 허혈에 대한 저항성이 높아서 궤양이 형성되기 전부터 허혈성 신경장애가 발생한다. 이것은 신경 자체의 혈행장애에 의한 것으로 생각되며 다리와 발의 넓은 범위에 걸친 통증을 초래하며 지각이 상을 수반한다. 하지를 밑으로 늘어뜨리면 정수압에 의해서 말초혈류량이 증가하기 때문에 환자는 하지를 밑으로 늘어뜨린 상태를 선호한다. 또 밤에는 혈압이 하강하기 때문에 야간 통증을 호소하는 경우도 있다. 따라서 혈압하강제를 투여할 경우는 주의를 필요로 한다.

만성 동맥폐쇄증의 치료 목표는 증상의 진행 정지, 혈관 확장, 통증 관리, 궤양과 괴사의 관리, 전신 관리이다. 혈관 재건술, 풍선도자에 의한 폐쇄동맥 확장술의 적용을 결정함에 있어서는 뇌와 심장 그리고 신장 등의 주요 장기가 동맥경화성 병변에 의한 합병증을 수반하고 있는 경우가 많아서 위험인자를 충분히 고려해야 한다. 보존적 약물 치료로는 혈관확장제, 항응고제 그리고 혈소판응집 억제제 등이 사용되고 있지만 각각의 효능은 일정하지 않다.

안정 시 통증에는 교감신경 블록이 효과적일 수 있다. 더욱이 허혈에 빠진 발가락 등에 궤양이 발생하면 상당히 치료가 어렵고, 세균 감염까지 병발되면 염증성의 통증까지 더해져 심한 통증을 호소하게 된다. 이런 경우는 지속적 경막외 블록으로 통증을 관리할 수 있는데 말초혈관 연축 제거에 의한 혈관 확장과 진통에 효과적이다. Fontaine 분류는 말초동맥 질환의 임상적 분류 방법인데 이에 의해 블록 시행 여부를 결정할 수 있다.

(1) I기

냉감과 저림 등에 대해서는 경구 투여약으로 경과를 관찰하고 증상이 심한 경우 경막외 블록 또는 국소마취제에 의한 요부 교감신경절 블록을 시행한다.

(2) II기

간헐 파행에 대해서는 신경파괴제를 이용한 요부 교감신경절 블록과 함께 보행 운동을 시행한다.

(3) III기

안정 시 통증은 신경파괴제를 이용한 요부 교감신경절 블록으로 경감되는 경우가 많지만 통증이 지속될 때는 지속적 경막외 블록이 필요하다.

(4) IV기

궤양과 괴사가 존재할 경우에는 신경파괴제를 이용한 요부 교감신경절 블록과 지속적 경막외블록을 시행하고 궤양 치료와 괴사부위의 자연 탈락을 기다린다.

신경블록 시행과 함께 고혈압, 당뇨병, 고지혈증 등에 대한 지속적인 관리는 물론 필요한 경우 고압산소요법과 프로스타글란딘 투여를 병행한다.

6. 정맥 질환의 임상 양상, 진단 및 치료

만성 정맥 질환은 모세혈관확장증 및 망상정맥으로부터 정맥류와 부종, 피부 변화 혹은 궤양을 동반한 만성 정맥부전까지 다양하다. 정맥류는 최소 직경 3 mm로 확장되어 구불구불해지면서 피부 표면으로 돌출된 표재 정맥들이다.

모세혈관확장증 또는 거미 정맥들은 직경 1 mm 이내로 확장된 작은 정맥으로 피부표면에 위치한다. 만성 정맥부전은 정맥 고혈압과 체액 및 혈액 성분들의 사지 조직 내 유출 등 정맥부전의 결과이다. 정맥류 환자에게서 발생할 수 있으나 대개는 심부 정맥의 질환에 의해 발생한다.

정맥 질환에서는 당기고, 찌르고, 타는 듯한 혹은 얼얼한 불쾌감이 동반된다. 정맥혈전 시 급성 통증은 거의 없으며 맥박은 촉지된다. 정맥부전의 징후는 정맥류, 압통을 동반하며 끈같이 만져지는 혈전화된 표재성 정맥들, 홍반, 피부 색소 침착, 발열감, 부종, 경결, 국소 염증 소견, 발바닥을 배굴하면 장딴지 통증이 있는 Homans 징후, 장딴지를 전후 압박하면 통증이 있으나 옆으로 압박하면 통증이 없는 Bancroft 징후, 장딴지위에 혈압계를 감고 80 mmHg로 압력을 올리면 즉시 통증이 생기는 Lowenberg 징후들이 있다.

Trendelenburg검사는 일단 다리를 거상하여 정맥울혈을 사라지게한 뒤 지혈대를 대퇴상부와 하부에 감고 다시 서게 한다. 이때 대복재정맥을 압박한 지혈대나 소복재정맥을 누르고 있던 손가락을 떼어 놓았을 때 즉시 혈류가 위에서 밑으로 역행성으로 흘러 정맥류가 부풀면 대복재정맥이나 소복재정맥의 정맥밸브의 부전이 있음을 알려준다. 한편, 대복재정맥을 압박한 지혈대나 소복재정맥을 누르고 있던 손가락을 떼지 않았는데도 신속히(35초 이내) 차오르면 Trendelenburg검사 이중 양성으로 보며, 이는 그 하부에서 교통정맥 밸브부전증이 있음을 보여준다.

Perthes검사는 혈압기 판막을 대퇴부에 감아 대복재정맥 끝을 압박하면서 환자를 한참 걷게 한 뒤에도 정맥류가 차 있으면 교통정맥 부전증으로 혈류가 심부정맥에서 표재정맥으로 역류되고 있음을 보여준다. Ochsner-Mahorner 검사도 위와 같은 원리로 다리의 여러 부위에 지혈대를 여러 개 감아 부분적인 정맥부전을 찾는 방법이다.

정맥 질환을 가진 환자들을 평가하는 주요 진단검사는 정맥 복식 초음파검사이다. 정맥 복식 초음파검사는 표재 및 심부 정맥의 폐쇄와 역류를 발견하기 위해 B-방식 영상과 스펙트럼 도플러의 조합을 이용한다. 색 도플러 초음파는 정맥혈류 패턴을 알아보는 데 유용하다. 폐쇄는 혈류가 없거나 정맥 내 에코발생 혈전이 존재할 경우 혹은 압박 조작이 적용되었을 때 정맥 허탈이 안 되는 경우(관내 혈전의 존재를 의미) 진단될 수 있다. 정맥 역류는 특히 총대퇴정맥 혹은 복재-대퇴 접합부에서 Valsalva 수기 동안 혹은 의심되는 부위보다 원위부에 띠를 압박했다가 풀었을 때, 정맥 혈류 방향의 지속적인 역전으로 진단된다.

중재술을 필요로 하는 병리학적 소견이 없다면 자기공명영상, 전산화단층촬영 및 정맥조영술은 원인 규명 및 치료계획을 위해 거의 요구되지 않는다.

정맥류는 대개 보존적 요법으로 치료한다. 다리를 주기적으로 올려 주고, 장시간의 기립을 피하며, 탄력 보조 스타킹을 착용하면 증상은 흔히 감소한다. 탄력 스타킹 혹은 신장붕대를 통한 외부 압박은 정맥의 정수압에 대한 균형을 제공한다. 만성 정맥부전 환자들은 장시간 기립 혹은 좌위를 피해야 하며 이를 위해 자주 다리를 올려주는 것이 도움이 된다. 스타킹 혹은 여러 층의 압박 붕대를 이용한 누진 압박요법은 효과적일 수 있다. 만성 정맥부전 치료에 효과적인 약물은 없다. 정맥내 열절제술, 경화요법 및 수술 등을 포함한 절제술은 지속적인 증상이 있거나 대복재정맥의 기능부전, 피부염, 부종 및 궤양을 포함한 정맥부전의 합병증이 있는 환자들에게 정맥류 치료를 위해 이용된다. 또한 절제술은 미용적인 이유로도 시행할 수 있다.

혈관성 통증은 다원적인 특성으로 인하여 통증 치료에 여러 방법을 사용할 수 있으며 대부분의 경우 해당되는 동맥이나 정맥의 상태를 정상으로 복원 가능하다면 연관된 통증을 치료하거나 개선시킬 수 있다. 만성 혈관 통증은 신경염이나 신경병증 이상을 동반하므로 만성통증 관리에는 관련 전문분야 전문가의 참여가 바람직하다.

─── **참고문헌**

대한통증학회. 통증의학. 넷째판. 서울, 신원의학서적. 2012, 365-79.

대한내과학회. Harrison's 내과학. 열아홉번째판. 서울, 도서출판 MIP. 2017, 2416-34.

Andersen G, Vestergaard K, Ingeman-Nielsen M, et al. Incidence of central post-stroke pain. Pain 1995;61:187-93.

Fishman SM, Ballantyne JC, Rathmell JP. Bonica's management of pain, 4th ed. Lippincott Williams & Wilkins, 2010;512.

Kumral E, Kocaer T, Ertubey NO, et al. Thalamic hemorrhage. A prospective study of 100 patients. Stroke 1995;266:964-70.

Seretny M, Colvin LA. Pain management in patients with vascular disease. Br J Anaesth 2016;117 Suppl 2:ii95-ii106.

Swigris JJ, Olin JW, Mekhail NA. Implantable spinal cord stimulator to treat the ischemic manifestations of thromboangiitis obliterans (Buerger's disease). J Vasc Surg 1999;29:928-35.

Ugurlu S, Seyahi E, Oktay V, et al. Venous claudication in Behcet's disease. J Vasc Surg 2015;62:698-703.

29 암성통증의 역학 및 통증 증후군
Epidemiology and Cancer Pain syndrome

암성통증이란 암 자체에 의한 통증만을 의미하는 것은 아니고, 암을 진단하고 치료하는 과정 중에 발생하는 통증, 암과 간접적으로 관련되어 나타나는 통증, 암 환자가 경험하는 암과 관련 없는 통증까지도 모두 포함하는 개념이다.

통증은 암을 진단받은 환자에게 가장 흔하고 두려운 증상으로, 환자의 활동을 제한하고 삶의 질에 큰 영향을 미치게 된다. 따라서 암 환자에서 있어서 통증은 제5의 활력징후이며, 통증조절이 암 환자의 치료와 예후에 매우 중요한 역할을 하게 된다.

현재 암에 대한 진단 및 치료 방법의 발전 덕분에 환자들의 기대수명이 증가하게 되었고, 이로 인해 오히려 암성 통증의 발생 빈도는 더욱 증가하고 있다. 결국 암 환자에서 암의 치료와 함께 통증을 조절하고 동반증상을 치료하는 것이 중요한 목표가 되며, 이를 위해 암성통증의 원인과 기전 및 특징에 대한 이해가 필요하다.

1. 암성 통증의 역학

2015년 국가 암 등록 통계자료에 따르면 암은 우리나라의 사망 원인 1위를 차지하고 있으며, 매년 21만 명 정도의 암 환자가 발생하고 7만7천여 명이 암으로 사망하고 있다. 인구 구조의 변화 및 의학기술의 발전으로 암 환자의 발생은 증가하면서 사망률은 낮아지고 있어, 암 환자수가 해마다 증가하고 그 생존기간이 길어지고 있다.

암성 통증의 유병률은 암을 새로 진단받은 환자의 경우 25-50%, 항암치료를 받는 환자의 경우 33-59%, 진행된 혹은 전이된 암의 경우 64-74%, 말기 암 환자의 경우 80-90%로, 암이 진행될수록 통증의 빈도는 증가되었다. 암의 병기와 상관없이 전체 암 환자의 통증 유병률은 53%이며 대개 중등도 이상의 통증을 호소하고, 암이 치료된 환자의 33%에서도 관리가 필요한 통증을 호소하는 것으로 나타났다. 암의 종류별로는 폐암, 전립선암, 유방암에서 통증의 유병률이 높았고, 호발부위는 요부(36%), 복부(27%), 흉부(23%), 하지(21%), 머리(17%), 골반(15%)순이었다.

암 환자의 약 50%에서는 통증관리가 제대로 이루어지지 않고 있는데, 이의 이유를 환자 측 요인과 의사 측 요인으로 나누어 볼 수 있다. 환자 측 요인으로는 마약에 대한 내성이나 중독에 대한 두려움, 마약의 부작용이나 후유증에 대한 걱정, 통증 때문에 암의 치료에 집중할 수 없다는 걱정, 통증은 참는 것이 미덕이라는 생각, 의사와 소통이 안 되는 경우, 경제적 이유 등이 있다. 의사 측 요인으로는 환자와 통증에 대한 소통이 안 되는 경우, 통증평가를 제대로 못한 경우, 통증조절이나 마약 용량에 대한 지식이 없는 경우, 마약의 부작용이나 중독 등에 대해 지나치게 걱정하는 경우 등이다. 실제로 암성통증의 80-90%는 대부분 약물요법으로 조절이 가능하나 나머지는 중재적 치료가 필요하다.

2. 암성 통증의 원인

암 환자들이 경험하는 통증의 원인은 다양하나 다음의 4가지 범주로 나누어 볼 수 있다. 첫째, 암 자체에 의한 통증이다(60-65%). 이는 가장 많은 원인으로 암의 성장이나 침윤 혹은 전이에 의해 발생하며, 암이 뼈와 골막에 침윤하거나 척추에 전이된 경우, 암이 복막이나 내장장기에 침윤하여 장기피막을 신장시키거나 장기괴사를 일으키는 경우, 암이 신경계에 침윤하여 신경을 압박하거나 두개내압을 상승시키는 경우, 암의 침윤에 의해 혈관이나 장이 폐쇄된 경우 등이 해당된다. 둘째, 암 치료와 관련된 통증으로(20-25%), 화학요법치료 후에 말초신경병증이나 골괴사, 만성 점막염으로 통증이 발생하는 경우, 개흉술이나 유방절제술 등의 수술 후에 지속적인 통증과 환상통 및 절단 통증이 발생하는 경우, 방사선치료 후에 신경총병증(plexopathy)이나 방사선골괴사와 구강 점막염에 등에 의해 통증이 발생하는 경우가 해당된다. 셋째, 암이나 암치료와 간접적으로 관련된 통증으로(3-10%), 감염이나 대사불균형 등에 의한 통증이 해당된다. 넷째는 암과 관련 없이 발생하는 통증으로(3-10%), 이러한 통증도 암성통증에 영향을 줄 수 있으므로 암성통증의 범주 안에 포함되며, 암 환자가 기존에 가지고 있던 편두통, 당뇨병성 신경병증에 의한 통증이나 퇴행성변화와 관련된 요통 등이 해당된다. 암 환자의 생존률이 높아지면서, 암의 진단 및 치료와 관련된 통증과 노화로 인해 발생하는 통증이 증가하고 있다.

3. 암성 통증의 분류

암성통증은 병태생리에 따라 통각수용성 통증과 신경병증성 통증으로 분류할 수 있으며, 통각수용성 통증은 다시 체성통과 내장통으로 분류할 수 있다. 암성통증은 어느 한쪽 형태로 나타날 수도 있지만 대개는 혼합된 형태이며, 면역기전과 염증기전이 동반되기도 한다. WHO의 암성통증 관리지침에 따르면 통각수용성 통증은 80%에서 조절되지만 신경병증성 통증은 아직 조절이 어려운 것으로 보고되고 있다.

1) 통각수용성 통증(Nociceptive pain)

암의 성장이나 침윤 혹은 전이에 의해 암이 뼈나 내장, 혈관, 신경, 연부조직 등을 침범하여 나타나거나, 항암치료로 인한 조직손상의 결과로 나타난다. 암에 의해 통각수용기가 자극되어 발생하는 통증으로, 이는 체성통과 내장통으로 나눌 수 있다.

(1) 체성통(Somatic pain)

체성통은 암이 피부, 피하조직, 뼈, 관절, 근육, 혈관에 침윤하여 발생할 수 있다. 암이 자라면서 histamine, bradykinin, cytokine, prostaglandin, potassium, ATP 등의 생산과 분비를 유발하고, 암에 의해 NGF (Nerve growth factor)와 TNF-alpha가 분비되며, 암이 침윤된 조직에서 Protease 등이 분비되어 통각수용체(nociceptor)를 활성화시켜 통증을 일으킨다. 이것은 표면통증(예, 암에 의한 피부궤양)과 심부통증(예, 암세포의 골수침윤)으로 나눌 수 있으며, 표면통증은 부위가 명확하고 날카롭고 찌르는 듯한 통증인 반면에 심부통증은 통증부위가 덜 명확하고 쑤시는 양상의 통증이다.

(2) 내장통(Visceral pain)

흉부, 복부, 골반 내의 장기에 분포하는 내장성 구심신경들은 다형성 통각수용체(polymodal nociceptor)로 주로 염증, 허혈, 신장(stretching), 당겨짐(traction) 등의 자극에 반응한다. 따라서 내장장기들은 신장, 허혈, 염증에는 매우 예민하지만, 상대적으로 절개 혹은 화상 같은 일반적인 통증 유발 자극에는 둔감하다. 통증이 발생하는 경우를 살펴보면, 암에 의해 창자간막(mesentery) 혹은 인대, 혈관이 압박되거나 당겨질 때, 간이나 비장, 신장과 같은 고형 내장장기의 피막(capsule)이 신장될 때, 중공장기(hollow organ) 내장벽의 신장과 수축시에, 장막 혹은 점막표면이 신장될 때 발생한다. 또한 암에 의해 내장장기의 신경조직이 압박되거나 침범될 때, 암 침범으로 내장혈관의 압박에 의해 허혈이 일어날 때, 내장장기들에서 암의 침윤으로 인해 분비되는 염증매개체들이 형성될 때 발생될 수 있다. 내장통은 통증부위가 명확하지 않고 지속적으로 조이거나 욱신거리는 통증을 호소하며, 구역, 구토, 발한 등이 동반되거나 연관통(referred pain)으로 나타나기도 한다.

2) 신경병증 통증(Neuropathic pain)

신경병증 통증은 암이 성장하면서 신경조직을 압박하거나 암이 말초신경이나 신경총, 척수 등에 침윤 혹은 전이되어 발생하고, 암치료를 위한 수술이나 화학요법, 방사선요법 등에 의해 중추신경 혹은 말초신경조직의 손상이나 기능이상이 일어나 발생한다. 통증의 특징은 통증 부위에 감각저하, 통각과민, 이질통(allodynia) 등의 감각이상이 동반되면서, 화끈거리거나 저리고 전기가 오는듯한 통증이 발작적인 통증과 함께 나타나는 것이다. 심한 경우에는 쇠약(weakness)과 근소모(muscle wasting)가 동반되기도 한다. 암 환자에서 신경병증성 통증의 유병률은 약 20%이고 혼합통증까지 합하면 암 환자의 약 40%가 신경병증 통증으로 고통받고 있다. 암 환자에서 신경병증 통증은 다음과 같이 분류해 볼 수 있다.

(1) 단일신경병증(Mononeuropathy)

대표적인 것이 암이 갈비뼈 혹은 흉벽에 전이되어 나타나는 갈비사이신경(intercostal nerve)의 신경병증이다. 갈비뼈로의 전이와 병적골절의 발생률은 약 1-5%이며, 대개 유방암, 전립선암, 위암, 대장암, 다발성 골수종(multiple myeloma)에서 잘 나타난다. 주 증상은 깊은 흡입(inhalation), 기침이나 재채기, 혹은 몸을 움직일 때 통증이 심해지는 것이다.

(2) 신경총병증(Plexopathy)

경부신경총병증은 주로 두경부암이나 경부 임파선으로의 전이 때문에 발생한다. 귀의 앞뒤부위와 뒷머리, 목의 앞부위, 어깨, 턱부위로 칼로 베는듯한 통증양상을 보이고, 동측에 호너 증후군(Horner's syndrome)이나 횡경막 신경마비와 같은 증상이 동반되기도 한다.

상완신경총병증은 암이 상완신경총을 누르거나 침윤되어 발생하며, 판코스트 종양(pancoast tumor)이나 암전이 혹은 방사선치료 후에 발생할 수 있다. 유방암이나 폐암, 림프종에서 잘 나타나고, 환자의 84%에서 통증이 첫 증상으로서 신경학적 증상보다 먼저 나타난다. 통증은 어깨와 겨드랑 부위에서 누르는 듯한 쑤시는 통증으로 시작되어 상지로 내려가며, 어깨를 움직일 때 통증이 심해지는 양상을 보이고, 운동장애나 지각소실이 수개월 내에 진행될 수 있다.

요천추부신경총병증은 주로 자궁경부나 자궁, 방광, 전립선 등의 골반내 장기 암의 전이에 의해 발생하며, 그 외에 대장직장암, 육종(sarcoma), 임파선종 등의 전이로도 발생한다. 신경총의 상부(L1-4)에 암이 침윤되면 허리와 아랫배, 엉덩뼈능선(iliac crest), 넓적다리 전측부에 통증이 발생하고, 하부신경총(L4-S3)에 암이 침윤되면 엉덩이와 회음부에 통증이 발생하고 다리의 후외측으로 방사된다. 통증은 화끈거리고 찌르는 듯한 심한 통증이나 경련통의 양상으로 나타나며, 하지 직거상 검사 양성소견과 궁둥패임(sciatic notch)에 압통을 보이기도 한다.

4. 암성통증의 평가

암성통증에 대한 치료 계획을 세우기 위해서는 통증을 정확하게 평가하는 것이 중요하다. 암성통증은 단순히 통각수용성 통증으로만 평가할 수 없고, 조직의 손상정도와도 비례하지 않기 때문에 통증에 대한 평가는 쉽지 않다. 따라서 다면적인 평가와 함께 여러 요인들에 대한 종합평가가 필요하다.

1) 암성통증의 기본 평가

첫째, 통증의 병력조사가 필요하다. 통증의 특징(통증의 강도, 위치, 성격, 방사 양상, 악화 요인과 감소 요인), 통증의 시간적 양상(급성-아급성-만성, 하루 동안의 변동여부, 진행여부, 지속적 혹은 일시적 양상인지 돌발성 통증인지 여부), 정신사회적 부문의 평가(과거 질병이나 불안, 우울정도, 자살생각, 기능장애의 정도, 아편유사제 사용에 대한 선호도 등)가 포함된다. 암 환자에서는 섬망(delirium), 우울, 불안이 가장 흔한 정신적 문제들이며, 특히 암 환자의 25-50%에서 우울장애가 발생하고 통증의 강도 및 예후에 많은 영향을 끼치므로 이에 대한 평가가 중요하다. 소아인 경우 통증병력, 질환병력, 학교생활, 정신사회적 병력 등을 전체적으로 평가해야 하며, 특히 환자부모와 긴밀한 상호 협력을 통하여 소아의 수면 습관이나 기분의 변화 등과 같은 통증의 징후를 인지하는 것이 중요하다.

둘째, 과거 혹은 현재의 통증치료법에 대한 조사가 필요하다. 과거에 시행 받았거나 현재 시행중인 통증치료의 종류와 이의 효과 및 부작용에 대해 세밀하게 조사한다.

셋째, 환자의 이학적 검사 및 신경학적 검사를 통해 통증부위에 대한 평가와 운동신경, 감각신경, 자율신경에 대한 평가를 시행하고 그 외에 근근막통증, 근경련 등의 동반 증상에 대한 평가가 이루어져야 한다.

넷째, 신경영상학적 검사에 대한 평가로 과거 시행한 검사들에 대한 검토와 함께 통증관련부위의 검사가 필요하다. 검사를 해석할 때는 위음성(false negative)과 제한점에 대해 고려해야 하며, 암이 재발하였을 때 통증이 검사이상보다 선행해서 나타날 수 있다는 것을 명심해야 한다.

다섯째, 통증을 재평가한다. 짧은 간격으로 통증을 재평가하여 진통제의 교체나 증량 등의 치료전환 시점을 결정한다.

2) 암성통증의 통증평가 척도

암성 통증 강도를 측정하는 단순척도에는 시각통증등급(VAS), 숫자통증등급(NRS), 언어통증등급(VRS)이 있으며, 다중척도에는 BPI (Brief Pain Inventory), MPAS (Memorial Pain Assessment Scale), McGill pain Questionnaire, Edmonton Symptom Assessment Scale, Pain Quality Assessment Scale 등이 있다. 신경병증성 암성 통증의 진단을 위해 LANSS (Leeds Assessment of Neuropathic Pain)나 DN4 같은 척도가 도움이 될 수 있다. 소아의 경우 FPS (Face Pain Scale)를 사용할 수 있으나 3세 미만의 소아 혹은 통증을 정확히 표현하기 어려운 경우에는 FLACC 등급을 이용할 수 있다.

3) 치료중의 암성통증 평가

효과적인 치료방법의 수정을 위해 주기적으로 치료효과와 부작용을 평가해야 한다. 외래환자의 경우 통증의 정도에 따라 수일에서 수 주마다 통증과 부작용을 평가하고, 통증의 양상이 변화하거나 새로운 통증이 발생했을 때에는 통증을 전반적으로 재평가한다. 치료 중에 통증이 남아 있을 때에는 그것이 질환의 진행 때문인지, 새로운 원인이 있는지를 재평가해야 한다. 평가는 규칙적인 간격을 두고 시행해야 하는데, 정맥, 피하, 근육주사로 약제투여 후인 경우 투여 후 15-30분, 경구복용의 경우 약제투여 후 1시간에 최대 효과가 나타나므로 이때 통증을 평가하고 기록한다. 환자와 가족에게 통증자가기록지를 이용하도록 교육하는 것도 도움이 될 수 있다. 통증의 예후에 대한 평가는 ECS-CP (Edmonton Classification System for Cancer Pain)와 CPPS (Cancer Pain Prognostic Scale)로 시행할 수 있다.

5. 암성통증 증후군

암성통증증후군은 기존 암의 진행 혹은 그 치료과정과 관련하여 발생하는 특징적인 통증양상과 이학적 증상들로 정의된다. 이러한 통증증후군은 급성과 만성으로 나누어지는데, 급성통증은 주로 진단 및 치료적 중재술에 의해 발생하고, 만성통증은 주로 암의 직접 침윤이나 항암치료와 관련되어 발생한다. 급성 암성통증을 제대로 치료하지 않으면 만성통증으로 이행될 수 있으며, 대표적인 암성통증 증후군에는 다음과 같은 것들이 포함된다.

1) 급성 암성통증 증후군(그림 29-1)

급성 암성통증 증후군은 진단 및 치료적 중재술에 의한 통증과 항암치료와 관련된 통증으로 나누어 볼 수 있다. 진단 및 치료를 위해 시행하는 혈액 채취, 요추천자, 조직검사, 골수생검, 암색전술(tumor embolization) 등이 포함되며, 골수생검을 시행 받는 환자의 84%가 통증을 경험하고 이 중 8-34%의 환자는 심한 정도의 통증을 호소한다고 보고되었다.

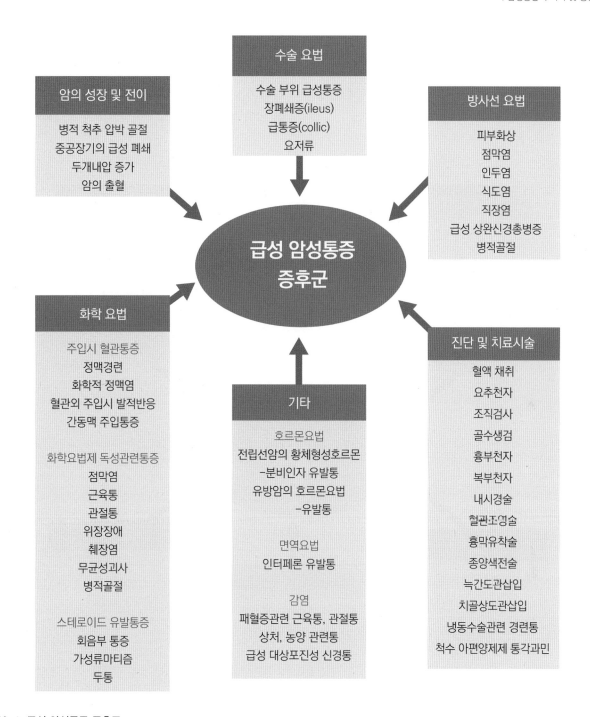

그림 29-1. 급성 암성통증 증후군

　　항암치료 관련 급성통증으로는 수술을 시행받은 후 수술 부위 급성통증과 장폐쇄, 뇨저류 등에 의해 통증을 호소할 수 있다. 화학요법과 관련된 통증으로는 화학요법제 주입 시 정맥경련, 화학적 정맥염 등에 의한 혈관통증이 발생할 수 있으며, 화학요법제 독성으로 인해 점막염, 근육통, 관절통, 위장장애 등이 발생할 수 있다. 방사선요법의 경우 점막염, 인두염, 식도염, 병적골절 등으로 인한 통증이 발생할 수 있다. 호르몬요법 시에는 황체형성호르몬 분비관련 통증반응이 발생할 수 있고, 면역요법 시에는 인터페론 유도 통증반응이 일어나 관절통, 근육통이 발생할 수 있다. 대개 합병증이 없으면 통증은 사라지지만 심한 경우에는 아편유사진통제가 요구되거나 치료를 중단해야 하는 경우도 있다.

2) 만성 암성통증 증후군(그림 29-2)

대부분의 만성 암성 통증은 암에 의해 직접 야기되며 일부 항암치료와 관련되어 발생한다. 만성 암성통증 증후군 중 가장 대표적인 것으로는 다음과 같은 것이 포함된다.

(1) 암성 골통증

암이 뼈에 침윤 혹은 전이하여 발생하는 골통증은 암성통증의 가장 흔한 원인이다. 뼈는 폐와 간에 이어 세 번째로 흔한 전이 부위로, 골전이는 암환자의 30-69%에서 일어나고,

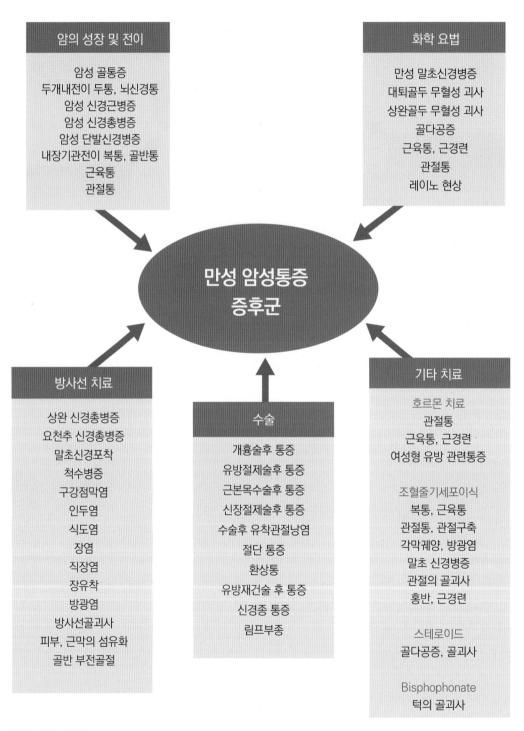

그림 29-2. 만성 암성 통증 증후군

골전이를 가진 환자에서 약 65-85%가 중등도 이상의 통증을 경험한다. 뼈에서 기시하는 가장 흔한 암은 골육종(osteosarcoma)이며, 뼈로 잘 전이되는 암은 전립선암, 유방암, 폐암, 골수종(myeloma)이다. 골전이의 가장 흔한 부위는 척추이며, 척추골전이 환자의 69%가 흉추에, 20%가 요천추에, 10%가 경추에, 나머지가 다발 부위에 전이된다고 보고되었다. 척추 이외로의 골전이는 주로 골반뼈나 갈비뼈, 상하지의 장골 등에 발생한다.

암성 골통증의 기전은 아주 다양해서 통각수용성, 신경병증성, 염증성, 허혈성 같은 요소들이 혼재되어 나타나는 복합적인 통증기전이다. 암의 골전이로 통증이 발생하는 원인에는 암에 의한 골용해(osteolysis), 침윤된 암세포에 의해 비정상적으로 분비된 염증매개 물질들의 통각수용체 자극, 암의 주위 신경 압박, 골막의 신전과 골내 압력증가, 암의 혈관이나 연부조직 압박, 반사성 근경련 같은 다양한 원인들이 있다. 암세포들은 뼈를 직접적으로 파괴하진 않지만 골파괴세포(osteoclasts)의 생산을 활성화시켜 국소적인 골파괴를 일으키고 이로 인한 구조적인 소실과 pH의 감소를 일으켜 통각수용성 통증이 발생하게 된다. 이러한 기전으로 발생하는 통증은 주로 움직임과 체중부하 활동 시에 발생하는 사건통(incident pain)과 관련된다. 또한 골수와 골기질에 침윤된 암세포가 염증매개물질들의 분비를 자극하고 이러한 염증매개물질들에 의해 말초신경말단이 감작되어 통증이 일어난다. 암의 팽창(expansion)으로 인한 주변 신경의 압박과, 신경 싹돋음(sprouting) 증가, 신경말단 혹은 신경축삭구조의 탈신경화 등에 의해 신경병증성 통증이 발생할 수 있다.

암성 골통증은 척추에서 가장 많이 발생하며, 통증의 특징은 둔하고 쿡쿡 쑤시는 양상의 기저통증이 지속되면서 골병변과 일치되는 부위에서 자발통이 전기 충격 오듯이 나타나거나 움직임 혹은 체중부하 활동 시 유발되는 양상으로 나타난다. 암의 전이에 의해 발생되는 통증은 통증의 유무나 강도가 전이성 암의 크기나 수와 반드시 비례하는 것은 아닌 점에 유의해야 한다. 또한 척추의 전이성 골통증은 수면에 의해서 잘 완화되지 않고, 환자가 누운 자세를 취해도 통증이 반드시 줄어들지는 않는 특징을 보인다.

골전이 때 발생할 수 있는 주요 동반질환은 병적 골절과 척수압박이다. 병적 골절은 골전이 환자의 8-30%에서 발생하며, 주로 척추, 갈비뼈, 장골에서 일어난다. 전이로 인한 척추의 압박골절(vertebral compression fracture)은 흉추에서 가장 빈번하게 일어나고, 흉추신경근을 압박하여 가슴이나 상부복부로의 방사통을 일으킬 수 있다. 전이성 척추압박골절에 의한 통증은 퇴행성 질환에 의한 통증과는 달리 어느 분절에서라도 발생 가능하고, 심한 경우에는 척추붕괴에 의한 척수압박이 나타날 수도 있다. 체중부하를 담당하는 장골들의 병적 골절은 골전이 환자의 10-20%에서 발생하고 가장 흔하게 발생하는 부위는 대퇴골 근위부이다. 병적골절은 암환자에게 치명적이며 일반 골절과는 다른 접근 방식의 치료가 요구된다. 최근에는 병적 골절의 위험요소들을 평가하여 예방적 수술을 시행하거나 골절 위험성을 줄이기 위한 bisphosphonate나 denosumab의 장기복용 등의 치료가 추천되고 있다.

척수압박(spinal cord compression)과 척수손상은 척추전이의 가장 심각한 합병증이다. 척수압박은 척추의 병적골절이나 직접 암의 침윤에 의해 나타날 수 있으며, 경막외 척수전이는 모든 암환자의 5-8%에서 일어나고, 대개 진행된 유방암, 전립선암, 폐암 등에서 동반된다. 가장 초기증상은 요통이며 그 외에 감각저하, 근력저하, 비정상적인 반사, 장이나 방광의 기능 이상, 마비 등이 나타날 수 있다. 요통이 나타나고 수주 후에는 영구적인 신경학적 손상이나 마비가 올 수 있기 때문에 신속한 진단과 치료가 필요하며, 환자가 의심 증상들을 보이면 신경학적 변화가 없어도 MRI 등의 검사가 필요할 수 있다.

그 외에도 골용해의 증가와 고칼슘혈증을 유발하는 체액성 인자의 분비에 의해 악성 고칼슘혈증이 발생하여 구역, 구토, 탈수, 정신착란 같은 증상을 일으킬 수 있다. 또한 척추 불안정(spinal instability)이 발생하여 움직임시의 통증이 심해져 일상적인 활동이 어려워질 수 있고, bisphosphonate로 치료받은 환자는 통증과 턱뼈의 골괴사를 경험할 수 있다.

(2) 화학요법 말초신경병증

최근 항암치료의 발달로 이와 관련된 부작용들을 줄일 수 있게 되면서, 환자들에게 화학요법제를 더 많은 용량으로 장기간 투여할 수 있게 되었다. 따라서 여러 종류의 암의 생존율이 높아졌지만 화학요법으로 인한 말초신경병증도 증가하게 되었다. 화학요법 말초신경병증은 화학요법 시 나타나는 가장 흔한 통증증후군이며, 화학요법을 시행 받는 환자의 30-40%에서 발생하고, 발과 손에서 시작되는 용량 의존성 감각다발신경병증(sensory polyneuropathy)을 나타낸다. 기간별 유병률을 보면 화학요법 치료 1개월에 68%, 3개월에 60%, 6개월 이후에 30%로 나타났다. 화학요법 말초신경병증은 기존의 치료에 잘 반응하지 않아 필요에 따라 화학요법제의 양을 줄이거나 치료를 중단해야 하는 경우도 있으며, 말초신경병증을 일으키는 화학요법제는 표 29-1과 같다.

　화학요법 말초신경병증의 기전은 말초 감각신경과 운동신경의 손상 혹은 기능이상이다. 화학요법제들은 A-beta와 C 신경섬유 통각수용체에서 비정상적인 자발적 방전(discharge)을 증가시키고, 미토콘드리아 기능을 파괴하고, cytokine 매개 염증을 일으키고, 척수후근신경절(dorsal root ganglion)과 척수후각신경세포에서 신경막 이온채널의 변화를 일으키며 NMDA 수용체를 활성화시키고, 세포내 칼슘농도를 변화시켜 신경병증 통증을 일으킨다.

　화학요법 말초신경병증의 빈도와 심각도는 약제의 종류, 약제의 양, 투여 일정, 투여 속도, 치료 기간과 관련이 있다. 통증은 대개 대칭적이고 발과 손부위에 저림과 화끈거림, 무감각과 불편함을 나타내는데, 초기에는 감각 이상(paresthesia)이 가볍게 나타나다가 시간이 지날수록 통증강도가 강해지고 약제에 노출될수록 통증이 더 근위부 쪽으로 올라가는 양상을 보인다. 증상은 대개 손보다는 발에서 많이 나타나고, 운동신경약화는 일어날 수 있지만 감각이상보다는 드물다. 또한 많은 화학요법 말초신경병증 환자들이 고유감각이 소실되기 때문에 걷거나 설 때 불균형 감각을 느낄 수 있고, 좀 더 진행되면 Romberg 징후 양성과 조화운동불능(ataxia), 양측의 심부건반사 감소를 나타낼 수 있다. 어떤 경우에는 화학요법 치료가 끝난 후에도 말초신경병증의 증상과 징후가 수주 혹은 수개월에 걸쳐 지속되거나 더 나빠질 수 있는데, 이런 현상을 coasting이라 부른다. 또한 교감

표 29-1. 말초신경병증을 일으키는 화학요법제

분류	약물	발생빈도(%)	특징
Platinum compounds	Cisplatin Carboplatin Oxaliplatin	30–100 6–42 7–20	■ 감각 혹은 감각운동 신경병증이다. ■ 자율신경증상은 드물다. ■ 내이독성(ototoxicity)이 발생할 수 있다. ■ 용량 의존적이며, coasting이 흔하다. ■ 한랭자극에 감각이상, 감각장애 호소. ■ 대개 3개월 안에 증상 소실되나, 수년간 지속될 수 있다.
Vinca alkaloids	Vincristine Vinblastine Vinorelbine	30–57 25–40 7–40	■ 감각운동 신경병증이다. ■ 자율신경증상은 20–30%에서 나타난다. ■ 용량 의존적이며, coasting이 일어날 수도 있다. ■ 3개월 안에 증상 소실되나, Vincristine은 더 오래 지속된다.
Taxanes	Paclitaxel Docetaxel	57–83 1–64	■ 통증이 심한 대칭적인 감각신경병증, 운동신경증상은 빈도가 낮다. ■ 증상의 악화와 완화가 반복될 수 있다. ■ 감각이상과 이질통 호소. ■ 용량 의존적이며 coasting이 흔하다. ■ 대개 3개월 안에 증상 소실되나 수년간 더 지속되기도 한다.
Proteasome inhibitors	Bortezomib	31–55	■ 소섬유(small-fiber) 감각신경병증으로 4%에서는 치료를 중단한다. ■ 운동신경증상과 자율신경증상이 흔함. ■ 용량 의존적이고 종종 3–6개월에 회복되나 수년간 지속될 수 있다.
Other	Thalidomide	25–83	■ 감각신경 혹은 감각운동 신경병증이다. ■ 자율신경증상이 56%에서 나타난다. ■ 용량 의존적이며 1년 이상 지속된다.

From Journal of Clinical Oncology 2014 June 1; 32(16): 1743

신경변화가 동반되어 나타나 기립성 저혈압 같은 합병증이 발생하기도 하고, 우울증, 불안 수면장애 등이 동반되기도 한다.

화학요법제 외에 조혈성장인자(hematopoietic growth factor)도 신경병증성 통증을 일으킬 수 있는데, 화학요법치료에 동반되어 나타나는 호중구감소증(neutropenia)을 치료하기 위해 G-CSF (granulocyte colony-stimulating factors)를 투여받은 환자들은 골통증과 두통을 호소할 수 있다.

(3) 지속적인 수술 후 통증

지속적인 수술 후 통증은 대개 수술 후 3개월 이후에도 통증이 지속되는 것을 말하며, 개흉술 후 통증(postthoracotomy pain), 유방절제술 후 통증(postmastectomy pain)과 환상통(phantom pain)과 같은 통증증후군이 발생할 수 있다.

개흉술 후 통증의 발생빈도는 30-65%이며, 폐암 환자에서 수술 후 5년 동안 약 40%의 환자에서 통증이 발생한다고 보고되었다. 주된 원인은 갈비뼈의 당김과 절개에 의한 갈비사이신경의 손상이고, 수술 부위에 무감각, 압통, 화끈거리는 감각이 나타난다. 통증강도는 수개월 혹은 수년에 걸쳐 점차적으로 감소되지만, 수술 후 3개월 이후에도 통증강도가 계속 승가하면 암의 재발을 고려해볼 수 있다.

유방절제술 이후에 지속적인 통증의 발생빈도는 20-50%이고, 유방암 환자에서 수술 후 2년 동안 47%에서 통증증후군이 발생한다고 보고되었다. 유방절제술 후 통증은 겨드랑이부위의 임파선 절개 시에 발생하는 갈비사이위팔신경(intercostobrachial nerve)의 부분적 손상 때문이고, 상완신경총이 손상되면 상지의 통증과 이상 감각을 나타낼 수 있다. 유방절제술 후 환자의 약 10%에서는 환상통의 형태로 통증을 호소하고, 일부에서는 어깨관절의 유착관절낭염(adhesive capsulitis)이 발생하여 통증을 나타낼 수 있다.

환직장통(phantom rectal pain)은 직장암 수술 후 환자의 18%에서 나타나고, 환상감각(phantom sensation)이 배뇨나 배변느낌으로 나타날 수 있다. 암으로 사지절단을 시행한 환자는 47%에서 환지통을 호소하며, 32%에서 단단통(stump pain)을 경험한다.

지속적인 수술 후 통증의 위험요인들로는 부적절한 수술

부위 통증조절, 수술 부위에 방사선치료, 신경독성이 있는 화학요법을 시행한 경우이고, 불안, 우울과 같은 정신사회학적 요인들도 포함된다. 이러한 고전적인 수술 후 통증 이외에도 수술 후 유착, 누공(fistulae)같은 합병증의 결과로도 통증이 발생할 수 있다.

(4) 방사선요법 후 통증

방사선치료는 중추신경조직에 손상을 주어 국소적인 방사선 괴사(radionecrosis)를 일으킨다. 방사선은 뇌의 백질 혹은 척수에 주로 영향을 끼치며 괴사와 혈관손상을 일으키고 축삭과 희돌기교세포(oligodendrocyte)의 소실과 탈수초화를 일으킨다. 증상으로는 부종, 덩이효과(mass effect), 두개내압 증가, 통증, 인지장애 등이 나타날 수 있다. 방사선치료는 또한 말초신경조직에 손상을 주어 섬유화를 일으키며 상완신경총병증과 요천추신경총병증 같은 신경병증성 통증을 일으킨다. 그리고 방사선에 의해 점막이 손상을 입게 되어 입, 인두, 식도에 점막염(mucositis), 결장염(colitis), 직장염(proctitis) 등이 나타난다. 그 외에도 방사선치료를 받은 두경부암 환자는 턱의 골괴사가 발생할 수 있고, 비뇨기암 환자는 골반의 부전골절(insufficiency fracture)이 발생할 수 있다. 방사선요법 후 통증은 발생 시기가 다양하여 치료 후 수개월에서 수년에 걸쳐 발생할 수도 있으며, 환자의 대부분이 동시에 다른 치료를 받기 때문에 통증의 원인을 구분해 내는 것이 중요하다. 최근 방사선치료는 점점 더 표적치료가 되어가고 있으므로 이러한 통증증후군들의 발생이 줄어들고 있다.

6. 개별적인 암의 통증 특징

췌장암의 경우 통증은 췌장관이 막히거나, 결체조직, 말초혈관, 신경조직에 암이 침윤하고, 주변 장기를 침범했을 때 일어난다. 췌장암의 통증 유병률은 75-97%이며, 췌장암은 종종 늦게 진단되기 때문에 환자의 약 25%는 진단 시에 중등도 이상의 통증을 나타낸다. 대개 통증은 상복부에 국한되어 나타나고 등으로 방사되는 양상을 보이며, 암의 위치가 췌장의 머리부위인 경우에는 대부분의 환자가 명치부위 통증을 호소하나 몸통이나 꼬리 부위인 경우에는 통증 호소가 훨씬 덜하다. 암이 복강신경얼기(celiac plexus)에 침윤되면 신경병증성 통증이 나타나고, 후복막강(retroperitoneal space)으로 전이가 되면 요추부에 국한된 통증이 나타날수 있다. 따라서 요통은 췌장암 환자에서 종종 후복막 혹은 복강신경얼기에 암의 침윤이 일어났음을 나타내며, 환자가누워있을 때 악화되고 앞으로 기울여 앉으면 좀 편해지는 양상으로 나타난다. 췌장암에 의한 통증은 종종 극심한 통증을 나타내어 진통제 외에도 신경블록 등의 치료가 필요하다.

폐암은 흉곽내에서 암이 성장하면서 통증을 나타나고, 가슴막에 암이 침윤(pleural infiltration)되면 심한 통증과 함께 가슴막 삼출액(pleural effusion)을 일으키고 기침과 호흡곤란이 동반된다. 가장 흔한 통증은 갈비뼈와 어깨를 포함하는 흉통이며, 부위가 명확치 않은 둔한 양상으로 나타나 목과 등 부위로 방사되기도 하고 기침에 의해 심해지는 양상을 보인다. 암이 진행되면 흉벽과 상완신경총에도 침범하게 되어 신경조직의 손상과 신경병증성 통증이 나타나고, 갈비뼈와 갈비사이신경에 침범한 경우에는 심한 통증을 호소한다.

유방암이 진행되면 대개 뼈와 간, 폐, 늑막, 뇌로 전이된다. 골전이는 통증을 주로 일으키고 골절, 척수압박과 같은 심각한 합병증이 동반될 수 있으며, 폐와 가슴막으로 전이되면 통증과 함께 호흡곤란과 기침이 나타날 수 있다. 유방암 수술 후에 환자의 20-50%에서 통증을 호소하고, 겨드랑이 부위에서의 신경손상이 있는 경우 신경병증성 형태의 통증이 나타날 수 있다.

전립선암은 뼈로 잘 전이되기 때문에 골통이 흔하고, 전이는 척추 특히 요천추부에 잘 일어나며, 주변조직과 요도, 방광, 요관 등에 암의 침윤이 일어나 통증이 나타나기도 한다. 통증은 주로 직장, 요도, 치골상 부위, 음경 부위에 나타나고 허리와 하지 및 복부로 방사되는데, 천추(sacrum)로 전이된 경우에는 회음부에 통증이 나타나 앉거나 엎드린 자세처럼 회음부를 누르면 통증이 심해지는 양상을 보인다. 전립선암 환자의 54%가 치료 후 5년까지 통증과 기능제한을 호소한다고 보고되었다.

위암이 진행되면 내장성통증, 소화불량, 식욕감퇴, 오심, 구역질, 구토 등의 증상이 나타나고 가끔 출혈이 동반된다. 간혹 위내장의 폐쇄가 발생하기도 하며, 위암 전이가 잘되는 부위는 간과 복막이다. 위암은 경련통 양상의 내장통을 일으킬 수 있으며, 통증의 조절 시에 전형적인 진통제 이외에도 경련억제제제(spasmolytics)가 큰 역할을 한다.

대장암은 통증 없이 시작되어 오랜 시간동안 진행되며, 대장암의 가장 흔한 첫 증상은 심한 통증과 동반된 장폐쇄이다. 간으로의 전이가 가장 흔하고, 폐와 뼈, 뇌로도 전이가 되기도 한다. 진행된 직장암의 경우 주변 신경조직과 천추로의 침윤이 일어나 신경병증성 성격을 가진 매우 심한 통증을 나타낸다.

7. 돌발성 암성통증

돌발성 통증(breakthrough pain)은 규칙적인 진통제의 투여로 기저통이 충분히 효과적으로 조절됨에도 불구하고, 자발적으로 혹은 유발요인에 의해 환자에서 일시적으로 악화되는 통증을 말한다. 여러 연구 결과에 따르면 대개 통증은 5-10분 이내에 급격히 악화되어 최대에 이르고 평균 30-60분 정도 지속되는 특징을 보였으며, 매일 3-4회 정도의 빈도를 보였다. 빠르게 시작되어 짧은 지속시간을 나타내는 것이 특징이므로 일반적인 약물치료로 효과적으로 조절하기가 어렵고, 실제로 개개인마다 다른 형태를 보인다. 만성 암성 통증으로 아편유사진통제를 사용하고 있는 환자에서 급성 통증이 발생했을 때는 돌발성 암성 통증 이외에도 기존과 다른 새로운 암성 통증의 발생이나 아편유사진통제의 내성, 아편유사진통제에 의해 유발된 통각과민, 지속성 진통제의 예상된 약효 지속시간 전에 통증이 악화되는 현상(end-of-dose failure)과 중독(addiction)의 가능성 등을 고려해야 한다. 돌발성 통증은 자발통(spontaneous pain)과 사건통(incident pain)으로 나누며, 자발통은 유발요인이 없이 통증이 발생하여 예측이 불가능한 통증이고, 사건통은 확인할 수 있는 유발요인에 의해 통증이 발생하여 다소 예측이 가능한 통증이다. 사건통의 유발요인으로는 걷기, 침대에서 움직이기, 일어나기와 같은 의지적 행동과, 기침, 구토와 같은 비의지적 행동, 그리고 상처소독과 같은 시술이 포함된다. 지속적인 암성통증은 암 자체 혹은 암치료의 결과로 나타날 수 있지만, 돌발성 통증의 대부분은 암 자체와 관련되어 발생한다.

전체 암 환자의 50-64%가 돌발성 통증을 경험한다고 보고되고 있으며, 국내 연구에서는 암 환자의 38%에서 돌발성 통증을 호소하였고, 이중 41%만이 약물 치료를 통해 증상이 호전된 것으로 보고되었다. 돌발성 암성통증의 평가 도구로는 ABPAT (The Alberta Breakthrough Pain Assessment Tool)와 ECS-CP (Edmonton Classification System for Cancer Pain)가 있다. 돌발성 암성통증의 치료를 위해서는 신속하게 작용하는 아편유사제를 투여하는데, 진통제의 양은 기저통을 조절하기 위해 규칙적으로 투여되는 진통제 하루용량의 10-20% 정도 된다고 보고되고 있다. 자발통이나 비의지적 요인에 의한 유발통인 경우는 증상이 발생하면 즉시 약을 복용하고, 통증유발 행동이나 시술 시에는 통증발생 전에 미리 약을 복용토록 권하고 있다. 돌발성 통증은 보행이나 일상적인 활동을 방해하고 수면이나 기분에 큰 영향을 끼치기 때문에 암 환자의 삶의 질과 예후를 결정하는데 매우 중요한 요소가 된다. 따라서 돌발성 암성통증은 암의 치료과정 중에 어쩔 수 없이 나타나는 현상이 아니라 적극적인 치료가 필요한 통증이라는 것을 인식하고 관심을 가져야 한다.

통증은 암 환자에서 생존의 주요 독립적인 예측인자(predictor)로 통증조절여부에 따라 생존률이 크게 달라질 수 있다. 따라서 암 환자에서의 통증관리는 통증의 감소 차원을 넘어 인간으로서의 존엄과 삶의 질을 유지하고 환자의 여명 기간을 연장시키기 위해 필수적인 요소이다. 앞으로 암 환자의 전문적이고 체계적인 통증관리를 위해 통증전문의의 적극적인 참여와 지속적인 노력이 필요할 것으로 생각된다.

▬ 참고문헌

대한통증학회. 통증의학, 셋째판. 서울. 군자출판사. 2007, 425-42.
대한통증학회. 통증의학, 넷째판, 서울. 군자출판사. 2012, 381-8.
보건복지부. 2015 국가암등록 통계
Bennett MI, Rayment C, Hjermstad M, et al. Prevalence and aetiology of neuropathic pain in cancer patients: a systematic review. Pain 2012;153:359-65.
Breivik H, Cherny N, Collett B, et al. Cancer-related pain: a pan-European survey of prevalence, treatment, and patient attitudes. Ann Oncol 2009;20:1420-33.
Burton AW, Fine PG, Passik SD. Transformation of acute cancer pain to chronic cancer pain syndromes. J Support Oncol 2012;10:89-95.
Caraceni A. Evaluation and assessment of cancer pain and cancer pain treatment. Acta Anaesthesiol Scand 2001;45:1067-75.
Chamberlain MC. Neurotoxicity of cancer treatment. Curr Oncol Rep 2010;12:60-7.
Cipta AM, Pietras CJ, Weiss TE, et al. Cancer-related pain management in clinical oncology. J community supportive oncol 2015;13:347-55.
Davies A, Buchanan A, Zeppetella G, et al. Breakthrough cancer pain: an observational study of 1000 European oncology patients. J Pain Symptom Manage 2013;46:619-28.
Dy SM. Evidence-based approaches to pain in advanced cancer. Cancer J 2010;16:500-6.
Fainsinger RL, Nekolaichuk C, Hagen N, et al. An international multicentre validation study of a pain classification system for cancer patients. Eur J Cancer 2010;46:2896-904.
Falk S, Dickenson AH. Pain and nociception: mechanisms of cancer-induced bone pain. J Clin Oncol 2014;32:1647-54.
Fallon MT. Neuropathic pain in cancer. Br J Anaesth 2013;111:105-11.
Farquhar-Smith P. Chemotherapy-induced neuropathic pain. Curr Opin Support Palliat Cares 2011;5:1-7.
Fasanella KE, Davis B, Lyons J, et al. Pain in chronic pancreatitis and pancreatic cancer. Gastroenterol Clin North Am 2007;36:335-64.
Glare PA, Davies PS, Finlay E, et al. Pain in cancer survivors. J clin oncol 2014;32:1739-47.
Gordin V, Weaver MA, Hahn MB. Acute and chronic pain management in palliative care. Best Pract Res Clin Obstet Gynaecol 2001;15:203-34.
Hausheer FH, Schilsky RL, Bain S, et al. Diagnosis, management, and evaluation of chemotherapy-induced peripheral neuropathy. Semin Oncol 2006;33:15-49.
Kerckhove N, Collin A, Conde S, et, al. Long-term effects, pathophysiological mechanisms, and risk factors of chemotherapy-induced peripheral neuropathies: A

comprehensive literature review. Front Pharmacol 2017;8:86.

Kocoglu H, Pirbudak L, Pence S, et al. Cancer pain, pathophysiology, characteristics and syndromes. Eur J Gynaecol Oncol 2002;23:527-32.

Kurita GP, Tange UB, Farholt H, et al. Pain characteristics and management of inpatients admitted to a comprehensive cancer centre: a cross-sectional study. Acta Anaesthesiol Scand 2013;57:518-25.

Lema MJ, Foley KM, Hausheer FH. Types and epidemiology of cancer-related neuropathic pain: the intersection of cancer pain and neuropathic pain. Oncologist 2010; 15 Suppl 2:3-8.

Malik B, Stillman M. Chemotherapy-induced peripheral neuropathy. Curr Neurol Neurosci Rep 2008;8:56-65.

Mantyh PW. Bone cancer pain: from mechanism to therapy. Curr Opin Support Palliat Care 2014;8:83-90.

Marcus DA. Epidemiology of cancer pain. Curr Pain headache Rep 2011;15:231-4.

Meuser T, Pietruck C, Radbruch L, et al. Symptoms during cancer pain treatment following WHO-guidelines: a longitudinal follow-up study of symptom prevalence, severity and etiology. Pain 2001;93:247-57.

Middlemiss T, Laird BJ, Fallon MT. Mechanisms of cancer-induced bone pain. Clin Oncol 2011; 23:387-92.

Neufeld NJ, Elnahal SM, Alvarez RH. Cancer pain: a review of epidemiology, clinical quality and value impact. Future Oncol 2017;13:833-41.

Portenoy RK, Bruns D, Shoemaker B, et, al. Breakthrough pain in community-dwelling patients with cancer pain and noncancer pain, part 1: prevalence and characteristics. J Opioid Manag 2010;6:97-108.

Quasthoff S, Hartung HP. Chemotherapy-induced peripheral neruopathy. J Neurol 2002;249:9-17.

Rinne ML, Lee EQ, Wen PY. Central nervous system complications of cancer therapy. J Support Oncol 2012; 10:133-41.

Seretny M, Currie GL, Sena ES, et al. Incidence, prevalence, and predictors of chemotherapy-induced peripheral neuropathy: A systematic review and meta-analysis. Pain 2014;155:2461-70.

Sperlinga R, Campagna S, Berruti A, et al. Alberta Breakthrough Pain Assessment Tool: A validation multicentre study in cancer patients with breakthrough pain. Eur J Pain 2015;19:881-8.

Treede RD, Rief W, Barke A, et al. A classification of chronic pain for ICD-11. Pain 2015;156:1003-7.

van den Beuken-van Everdinggen MH, de Rijke JM, Kessels AG, et al. Prevalence of pain in patients with cancer: a systematic review of the past 40 years. Ann Oncol 2007;18:1437-49.

Wells NL, Sandlin V. Expectations of pain and accompanying symptoms during cancer treatment. Curr Pain Headache Rep 2012;16:292-9.

30 암성통증에 대한 약물요법
Pharmacotherapy for the Cancer Pain

암성통증을 치료하는 가장 좋은 방법은 원인이 되는 종양을 제거하는 것이다. 그러나 암의 제거가 불가능한 경우 통증치료로서 진통제를 중심으로 하는 약물요법과 신경블록, 신경외과적 수술, 정신심리치료 등이 있다. WHO는 암성통증에 대하여 3단계 진통제사다리에 따라 사용할 것을 권장한 바 있으며 우리나라에서도 2004년 4월 보건복지부에서 암성통증 관리지침에 대한 권고안을 만들어 보급하였으며 2015년 5월에 6판을 발행하였다.

1. 약물요법의 원칙

세계보건기구에서 암성통증 환자를 위한 치료지침으로 권장하는 3단계 진통제사다리(그림 30-1)가 있다. 이러한 방법으로 암 환자의 90%에서, 말기 암 환자의 75%에서 통증을 조절할 수 있다. 암성통증치료의 기본적인 약리학적 전략은 적절한 진통제를 선택, 적절한 용량, 적절한 경로, 적절한 간격으로 적극적으로 약물 용량을 적정하여 지속적인 통증 및 돌발 통증을 방지하고 약물에 따른 부작용을 방지, 예방, 치료하는 것이다. 약물요법의 기본 원칙은 가능한 한 경구로(by mouth), 일정한 시간간격을 두고(by the clock), 순서에 따라 단계적으로(by ladder), 개개인에 적절한 진통제를 선택하고(for the individual), 적정 용량을 지속적으로 세심한 배려를 하면서(with attention to detail) 투여하는 것이다.

첫 번째 단계는 경한 통증인 경우에 acetaminophen, aspirin 또는 다른 NSAIDs (ibuprofen, indomethacin)를 투여하며 그럼에도 불구하고 통증이 지속되거나 증가할 경우에는 제2 단계로 codeine이나 hydrocodone, oxycodone 같은 약한 아편유사제를 추가해서 투여한다. 약한 아편유사제 용량이 점차 증가하게 되면 제3 단계로 접어드는데 좀 더 강력한 morphine, oxycodone, hydromorphone, methadone, fentanyl 또는 levorphanol 등으로 대체한다. 보조제는 진통효과를 강화시키거나 통증을 악화시키는 다른 증상을 치료하기 위해서 어느 단계에서나 투여하는 것을 권하고 있다. 통증이 심할 때는 어떤 단계에서나 강한 아편유사제를 선택할 수 있다.

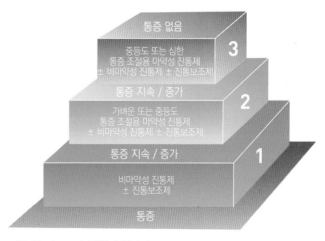

그림 30-1. WHO 진통제 사다리

427

표 30-1. 국내에서 사용 가능한 비 아편유사진통제의 종류와 투여 량

계열	성분명	투여간격	시작용량 (mg/일)	최대용량 (mg/일)	국내제형용량 (mg)	비 고
p-aminophenol derivative	acetaminophen	q4-6h	2,600	4,000	160, 300, 500, 650 (어린이 80mg 내외)	소염작용이 없고, 혈소판 기능 억제가 있음
Salicylates	aspirin	q4-6h	2,600	6,000	100, 500, 900	완화 의료 목적으로는 거의 사용하지 않음
propionic acids	ibuprofen	q4-8h	1,600	3,200	100, 200, 400, 600	비교적 적은 부작용
	naproxen	q12h	500	1,500	250, 275, 500, 750	
	fenoprofen	q4-6h	800	800	200, 400, 600	
	ketoproten	q6-12h	100	100	25, 50	
	flurbiprofen	q8-12h	100	100	40, 50	고용량에서의 안전성에 대한 경험이 적음
	oxaprozin	q12-24h	600	600	200	하루 한 번 투여 가능
acetic acids	indomethacin	q8-12h	75	200	25	propionic acids 계통보다 소화기 및 중추 신경계 부작용이 많음
	sulindac	q12h	200	400	100, 200	신장 장애가 적음
	diclofenac	q8-12h	75	200	25, 50, 100	
	ketorolac	q4-6h	40	40	10	장기 사용 금지
	tromethamine(PO)				100, 200, 400, 600	
	etodolac	q6-12h	600	1,200	(소방정, q24h)	
oxicams	piroxicam	q24h	20	40	10, 20	3주 이상 사용 시 위궤양의 위험 현저히 증가
naphthyl-alkanones	piroxicam	q24h	100	2,000	500	소화기 부작용이 비교적 적음
fanamates	mefenamic acid	q6h	500×1 이후 250 q6h	1,000	250, 500	설사 유발 장기 사용 금지
	meclofenamic acid	q6-8h	150	400	50, 100	
selective COX-2 inhibitors	celecoxib	q12-24h	200	400	200	소화기 부작용이 현저히 적고, 혈소판 억제 작용이 없음 신장 부작용 감소는 증명되지 않음

표 30-2. 환자 상태에 따른 비 아편유사진통제의 선택

환자의 상태	권장약제
혈소판 감소증 또는 출혈 경향이 있는 경우	· acetaminophen
위궤양, 위출혈 등 소화관 장애가 우려되는 경우	· acetaminophen · 필요한 경우 NSAIDs와 위점막보호를 위한 proton pump inhibitor, H2 차단제, misoprostol 등을 같이 사용 · COX-2 선택억제제
간 기능 장애의 우려가 있는 경우	· acetaminophen 보다는 NSAIDs 고려(acetaminophen은 장기간 사용 시 간 기능장애를 유발함)
신장 장애가 있는 경우	· acetaminophen, sulindac
천식 및 과민증이 있는 경우	· acetaminophen 고려 · aspirin은 천식에서 금기
뼈 전이에 의한 통증, 염증을 동반하는 통증, 피부 전이 통증, 관절통이 있는 경우	· NSAIDs · acetaminophen은 소염작용이 없어 효과가 덜하다.
설사가 있는 경우	· mefenamic acid 사용을 피함
두통이 있거나 뇌전이가 의심되는 경우	· indomethacin 사용을 피함

2. 비 아편유사진통제

비 아편유사진통제는 크게 acetaminophen과 비 스테로이드 소염제(NSAIDs)로 나눌 수 있다(표 30-1). NSAIDs는 중등도 통증이 있을 때 처음 선택하며 아편유사진통제나 보조제와도 함께 사용할 수 있다. 암성통증은 75%가 골 전이 때문이며 이때 손상된 세포막에서 생성된 arachidonic acid가 prostaglandin, leukotriene을 만들어 통증을 유발하게 되는데 NSAIDs는 이 과정에서 prostaglandin과 prostacyclin의 형성을 억제하여 진통효과를 나타낸다. Acetaminophen은 다른 NSAIDs와 달리 소염작용이 거의 없고 위장관 자극과 혈소판 기능 억제 효과가 없어 혈소판 감소증, 출혈 경향이 있는 경우 또는 위궤양, 위출혈 등 소화관 장애가 우려되는 경우 유용하게 사용된다. 시작 용량은 2,600 mg/day이며, 최대용량은 4,000 mg/day이다. 소염작용이 없어 뼈 전이에 의한 통증, 염증을 동반하는 통증, 피부 전이 통증, 관절통이 있는 경우에는 거의 효과가 없다. 장기간 투여 시 간 기능장애를 유발할 가능성이 있으므로 간 기능 장애가 예상되는 환자에서는 사용시 주의해야 한다. 선택적 COX-2 억제제는 기존의 NSAIDs에 비하여 소화기 부작용이 현저히 적고, 혈소판 억제 작용이 없어 위장관 출혈 위험이 있는 환자에게 적합하다. Celecoxib은 시작용량 200 mg/day에서 최대 400 mg/day까지 사용 가능하다. NSAIDs는 다양한 종류가 있으나 비슷한 진통효과를 가지며 대부분 소화성 궤양 등의 위장장애, 혈소판 기능 억제, 간 및 신장 기능장애 등의 부작용 가능성이 있으며 환자상태에 따라 문제가 적은 약제를 선택해야 되고 주기적인 감시가 필요하다(표 30-2). 아편유사진통제와 NSAIDs 그리고 acetaminophen을 같이 사용하면 한 가지만 사용하는 것보다 진통효과가 좋으며 각각의 용량을 줄이는 효과가 있고 아편유사진통제를 적게 쓸 수 있어 부작용도 줄일 수 있다. 화학요법치료 중에는 간 기능 저하로 약제의 효과가 강하게 나타날 수 있고, 스테로이드, salicylate 등도 NSAIDs 대사를 억제한다. 그러나 phenobarbital이나 항히스타민제는 대사를 촉진시켜 NSAIDs의 용량 증가가 필요하다. 어떤 특정 약제가 어떤 환자에 우수한 효과를 나타낸다는 근거가 없기 때문에

일단 한 가지 약제를 선택했으면 통증이 없어지거나 최대 권장량까지 사용해 보고 만약 한가지 약제의 최고 용량에서도 효과가 없으면 다른 NSAIDs로 대체해 보는 것이 좋다. 또한 내성이나 신체적 정신적 의존성이 없지만 천정효과가 있으므로 한 가지 약제를 권장량 이상 사용하는 것은 추천되지 않으며 두 가지 이상의 NSAIDs를 병용해서는 안 된다. NSAIDs 특히 아스피린 계통의 약제는 응고장애나 위장장애가 있을 때는 사용을 금한다. 또한 NSAIDs는 소염작용이 있어 발열 등 감염의 징후가 가려질 수 있으므로 감염의 가능성이 있는 경우 환자 상태의 변화를 주시해야 한다.

3. 아편유사진통제

1) 아편유사진통제의 분류

아편유사진통제는 진통제의 역가에 따라 약한 아편유사진통제와 강한 아편유사진통제가 있다. 또한 아편유사진통제 수용체에 대한 작용제(agonist)와 부분작용제(partial agonist), 혼합 작용-길항제(mixed agonist-antagonist)로 분류하기도 한다. 작용제로는 morphine, hydromorphone, codeine, oxycodone, hydrocodone, methadone, levorphanol, fentanyl 등이 있으며, 부분작용제(partial agonist)인 buprenorphine이나 혼합 작용-길항제(mixed agonist-antagonist)인 pentazocine, butorphanol tartrate, dezoncine, nalbuphine hydrochloride 등이 있다. 이들은 천정효과가 있으며, 작용제와 달리 한 종류의 수용체는 길항하고(mu), 다른 종류의 수용체는 항진시킨다(kappa). 따라서 작용제를 투여하고 있는 환자에서 이러한 제제를 주면 금단증상이 나타나고 통증이 더 심해질 수 있다. Meperidine은 급성통증에는 쓸 수 있으나 작용시간이 짧고 독성 대사산물인 normeperidine이 체내 축적될 수 있고, 중추 신경을 자극하기 때문에 불쾌감(dysphoria), 초조, 경련 등을 일으킬 수 있어서 암성통증 환자에서 지속적 투입은 금기다. 일반적으로 중등도의 통증에서는 codeine, oxycodone이, 심한 통증에는 morphine, oxycodone, hydromorphone,

표 30-3. 국내 시판 아편유사진통제

성분명	제형	비고
Morphine	경구 서방형 / 속효성 주사제	신기능 저하 시 주의
Oxycodone	경구 서방형 / 속효성 주사제	
Oxycodone/Naloxone 복합	경구 서방형	
Hydromorphone	경구 서방형 / 속효성	
Hydromorphone/Acetaminophen 복합	경구 속효형	
Fentanyl	경피 패치, 경점막 속효성, 주사제	경점막 제제: 최소 용량 제형으로 투여 시작하여 증량
Codeine	경구 속효성	신기능 저하 시 주의 최대 240 mg/day
Codeine/Ibuprofen/Acetaminophen 복합	경구 속효성	신기능 저하 시 주의
Tramadol	경구 서방형, 주사제	Tramadol성분 최대 400 mg/day
Tramadol/Acetaminophen 복합	경구 서방형 / 속효성	TCA/SSRI병합 투여 시 주의
Buprenorphine	경피 패치	최대 20 hr

methadone, levorphanol, fentanyl 등이 추천된다. bu-phrenorphine, butorphanol, dezocine, nalbuphine, pen-tazocine, meperidine 등은 암성통증 치료에는 추천되지 않는다. 현재 우리나라에서 암성통증에 사용되는 아편유사진통제는 표 30-3와 같다.

2) 내성과 신체적 의존성

아편유사진통제를 오래 사용하면 내성(tolerance), 신체적 의존성(physical dependence)이 올 수 있으며 이들 약제의 남용현상인 정신적 의존성(psychological dependence, ad-diction)과는 구별되어야 한다. 신체적 의존성은 아편유사진통제를 갑자기 끊거나 naloxone을 투여했을 때 나타나는 증상으로 초조, 불안, 오한, 발열, 관절통, 눈물, 콧물, 발한, 오심, 구토, 복통, 설사 등 마치 홍역 증상 같이 나타난다. 반감기가 짧은 약제인 codeine, hydrocodone, morphine, hydro-morphone 등은 금단증상이 6-12시간에 나타나서 24-72시간에 절정에 이른다. 반감기가 긴 methadone, levorphanol, transdermal fentanyl 등은 24시간 또는 그 이후에 나타나고 경하다. 이러한 금단증상은 신체적 의존 현상이고 아편유사진통제 사용 후 2주 정도 지나서 온다. 대부분의 암환자가 2주 이상 아편유사진통제를 사용하지만 중독증을 나타내는 경우는 드물다. 암성통증과 관련된 중독증은 1:1,000 이하이다. 대부분의 경우 중독증보다는 부족한 치료가 문제가 된다.

내성은 시간이 지날수록 통증 제거를 위한 아편유사진통제의 요구량이 증가하는 것을 말한다. 초기 증상은 같은 용량으로 진통 기간이 짧아지는 것이며 대개 병의 악화를 의미한다. 암이 더 이상 진행되지 않을 때는 용량이 증가하지 않는다.

내성은 NMDA수용체와 관계가 있으며 NMDA길항제인 dextromethorphan, 케타민 등이 내성을 길항하는 효과가 있으며, 케타민을 benzodiazepine과 함께 투여하면 케타민의 부작용인 정신운동성 효과를 없애주면서 morphine 내성을 막아줄 수 있다.

3) 용량조절

통증조절은 통증 정도에 따라 다르며 통증이 심하지 않을 때는(NRS 1-3) 비 아편유사진통제로 시작하고 24-72시간에 재평가한다. 중등도의 통증(NRS 4-6)은 약한 아편유사진통제나 강한 아편유사진통제를 선택하고 24-48시간에 재평가한다. 통증이 심할 때는(NRS 7-10) 속효성의 강한 아편유사진통제를 선택하고 24시간에 재평가한다. 재평가 시 통증의 정도에 따라 용량적정을 반복하며 만일 신경병증성통증 혹은 골성통증이 동반되어 있다면 진통 보조제를 병용하며 통증의 원인을 재진단한다(그림 30-2).

아편유사진통제 투여력이 없는 환자의 경우 초기 용량은 경구 모르핀 5-15 mg(혹은 동등 진통 용량의 다른 아편유사

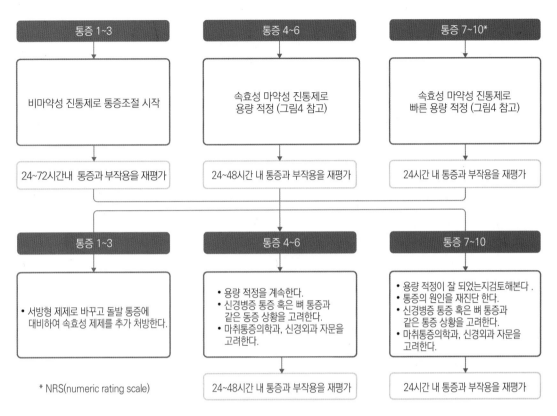

그림 30-2. 통증 정도에 따른 통증 조절 방법

진통제)을, 아편유사진통제를 투여 중인 환자의 경우 이전 24시간 투여량의 10-20%를 속효성제제로 투여한다. 경구 속효성제제는 투여 60분, 주사제는 투여 15분 후 진통 효과와 부작용을 평가한다. 통증이 감소하면 동일 용량으로 필요시 반복 투여한다. 통증이 지속되거나 악화되는 경우 용량을 50-100% 증량하여 투여 후 재평가한다. 통증이 감소할 때까지 2-3회 반복한다. 용량 증량을 반복해도 통증이 조절되지 않는 경우 통증을 포괄적으로 재평가하고 주사용 아편유사진통제로 용량적정 및 치료 계획을 재검토한다(보조진통제 추가, 중재적 통증 치료, 아편유사진통제 전환 등). 속효성 진통제로 안정적으로 통증이 조절되는 경우 이전 24시간 동안 투여한 아편유사진통제의 총량에 근거하여 지속성 진통제(속효성 진통제 24시간 요구량의 50%) 및 돌발 통증에 대비한 속효성 진통제를 처방한다. 통증이 NRS 3이하 이면서 지속적인 부작용 발생 시 진통제 용량을 10-25% 정도 감량 후 재평가한다(그림 30-3).

주사용의 경우는 처음 사용할 때는 1-5 mg의 모르핀에서

시작하며, 사용하던 환자는 아편유사진통제 전체용량을 모르핀으로 환산한 후 이전 24시간 총 사용량의 10%를 사용하며 15분 간격으로 재평가한다(그림 30-4). 아편유사진통제의 환산에는 동등진통 용량표(표 30-4)를 이용한다.

아편유사진통제는 mu(μ), kappa(κ), delta(δ), sigma(σ)의 수용체의 친화도에 따라 그 작용특성이 다르게 나타나므로 통증을 치료하기 위해 여러 가지 약제를 혼합 사용하는 것은 바람직하지 못하다. 따라서 한가지 아편유사진통제에 부작용이 나타나면 다른 종류의 아편유사진통제로 대체해보는 것이 중요하다. 약제 선택 시 강한 아편유사진통제를 최후에 쓰려고 아껴두는 경향이 있는데 이는 옳지 못하며 통증치료를 위하여 필요하면 언제든지 사용하는 것을 주저하지 말아야 한다.

피하로 투여하는 fentanyl을 제외하고 작용제들은 천장효과가 없거나 최대 추천용량이 없다. 처음으로 아편유사진통제를 투여하는 경우에는 모르핀의 진통효과는 개인차가 커서 1일 총 5 mg만 내복해도 충분한 효과를 얻는 경우도 있

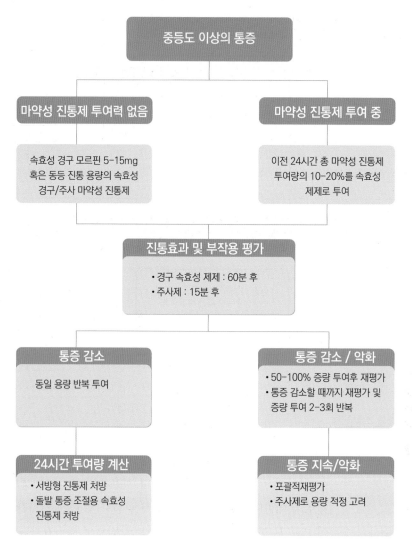

그림 30-3. **아편유사진통제 용량 적정**

고, 수백 밀리그램을 4시간마다 투여해야 하는 경우도 있다. 대부분의 환자가 통증이 매일 있거나 지속되는 통증을 호소하기 때문에 아편유사진통제를 필요할 때만 주는 것보다 규칙적인 시간간격을 두고 투여해야 비교적 안정된 혈중 농도를 유지할 수 있어서 좋다. 새로운 약제로 시작할 때는 24-48시간 동안에는 필요할 때만 투여해서 하루 용량을 정하는 것이 좋다.

만약 morphine을 4시간마다 30 mg씩 투여해야 하는 환자의 경우 하루 용량인 180 mg을 90 mg씩 2회에 걸쳐서 서방형으로 투여하며 중간에 통증이 있을 때마다 하루 총량의 1/6-1/8씩 추가 용량(escape dose)을 준다. 만약 추가 용량이 하루 2회 이상일 경우 정기 투여량을 올려주는 것이 좋

다. 증량할 때는 투여간격을 줄이는 것보다는 용량을 증가시키는 것이 좋다. 이렇게 해서 정해진 하루 총량을 서방형으로 투여하면 된다.

지속적으로 투여량을 조절할 경우, 투여 다음날 진통효과를 판정해서 충분히 진통되지 않고 또 잠을 잘 수 없으면 다음날의 하루 투여량을 30-50% 증량하며 통증은 없지만 졸음이 심할 때는 30-50% 감량한다. 또는 다음과 같이 임시 추가 투여량을 이용해서 조절한다. 경구 투여의 경우에는 작용 발현까지의 시간이 짧은 염산 모르핀(정제, 수용액, 좌약)을 쓰며 용량은 경험적으로 하루 사용량의 1/6(내복의 경우) 또는 1시간량(피하 또는 정맥 내 지속 주입의 경우)이 좋다. 투여 회수에 제한은 없으나 사용하는 약제의 제형에

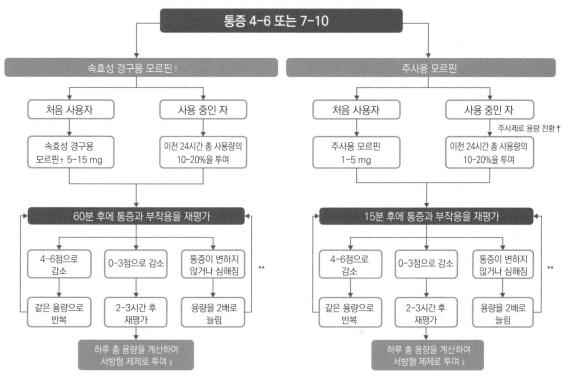

그림 30-4. **중등도 또는 심한 통증환자에서의 진통제 용량적정 방법**

* NRS(numeric)　　† 동등 용량의 속효성 oxycodone　　‡ 동등진통용량표 참조　　§ 돌발 통증에 대비하여 속효성 제제 (이전 24시간 총 용량의 10~20%)를 함께 처방

* 점수는 NRS(numeric rating scale)로 산정 / 환자의 상태에 따라서 마약성 진통제는 어느 단계에서나 가능하다.

** 2~3회 반복 후에도 반응이 없다면 통증 재평가, 특수한 통증 증후군(예:신경병증통증), 중재적 시술 고려, 보조 진통제 재평가를 고려한다.

표 30-4. **아편유사진통제의 동등진통 용량표**

마약성 진통제	정맥 · 피하	경구	정맥 · 피하 : 경구
Morphine	10	30	1 : 3
Oxycodone	10	15–20	1 : 1.5–2
Hydromorphone	1.5	7.5	1 : 5
Hydrocodone	–	30–45	–
Codeine	–	200	–

따라 경과를 관찰할 시간이 있어야 한다. 예를 들면, 주사약은 15-30분, 염산 모르핀 수용액은 1시간, 좌약은 1-2시간이다. 하루에 사용했던 총 임시 추가 투여량을 다음날의 정기 투여 량에 추가해서 이를 새로운 정기 투여량으로 한다. 즉 하루 30 mg이 기본으로 처방되어 있는 환자가 1회 5 mg의 추가 투여를 4회 받았다고 하면 다음날부터는 기본 처방을 50 mg(30 mg+(5 mg×4))으로 한다. 모르핀은 투여량을 증량해도 그 효과에 상한이 없다고 하지만 심한 통증에 대해서 모르핀을 계속 증량해가는 것을 불안해 하는 의료종사자

들이 많기 때문에 일반적으로 통증에 비해 과소 투여하는 경향이 있다. 암성통증에 있어서는 85%의 환자에서 경구투여로 필요한 모르핀 양은 30-180 mg/day이다. 그러나 약 1%의 환자에서는 하루 필요량이 1,000 mg을 넘는 경우도 알려져 있다.

암의 치료가 잘되거나 신경파괴술로 통증이 감소되었을 때 아편유사진통제를 감량하는 방법은 처음 2일간은 하루 용량의 반을 투여하고 다음엔 2일마다 25%씩 줄여가서 하루 총량이 30 mg이 될 때까지 줄여간다. 30 mg으로 2일간

준 뒤에는 끊어도 된다.

돌발 통증에 대비하여 속효성 진통제(이전 24시간 투여된 아편유사진통제의 10-20%)를 처방한다. 특정 상황에서 발생하는 통증(Incident pain)은 통증을 유발하는 상황(예: 움직일 때)이 발생하기 전에 미리 속효성 진통제를 투약한다. 펜타닐 경점막 속효성제제는 경구 모르핀으로 60 mg/일(혹은 동등 진통 용량의 다른 아편유사진통제) 이상의 용량으로 1주일 이상 투여한 환자의 돌발 통증 조절을 위해 투여한다. 아편유사진통제를 처음 사용하는 환자에게는 사용하지 않는다.

4) 투여 방법

(1) 경구투여

가장 편하고 경제적이다. 연하곤란(dysphagia), 조절되지 않는 구토 등으로 경구투여가 불가능하면 덜 침습적인 다른 방법을 시도한다.

(2) 직장투여

오심, 구토가 있거나 수술 전후 금식일 때 이용할 수 있다. 용량은 경구용량과 같게 시작한다.

(3) 피부투여

Fentanyl이 유일한 피부투여용 제제이다. 우리나라에는 12, 25, 50, 75, 100 mcg/h의 제제가 있고 최대용량은 300 mcg/h이다. 그 이상의 용량을 투여해야 할 경우에는 경구나 피하투여 방법을 이용한다. 72시간 동안 fentanyl이 공급되도록 되어 있는데 혈중농도 상승은 12-18시간이 걸리고 반감기는 17(범위 13-22)시간 걸리므로 빠른 용량 조절용으로는 나쁘지만 피부저장소에서 계속적으로 서서히 전신적으로 흡수되기 때문에 작용이 서서히 나타나고 또 서서히 없어지는 것이 장점이기도 하다. 또 온도에 비례하여 전신적으로 흡수되는 용량이 증가하므로 전기 담요(heating pads), 가열등(heating lamps) 같은 직접적인 외부 열원에 노출되는 부위에는 부착하지 않도록 해야 한다. 약 25 mcg/h의 fentanyl 첩포는 하루 60 mg의 경구적 morphine의 효력과 같다(표 30-5).

표 30-5. 펜타닐 경피패치 동등진통 용량표

펜타닐 경피 패치	정맥·피하 Morphine/24hr	경구 Morphine/24hr
12 mcg/hr	10 mg	30 mg
25 mcg/hr	20 mg	60 mg
50 mcg/hr	40 mg	120 mg
75 mcg/hr	60 mg	180 mg
100 mcg/hr	80 mg	240 mg

(4) 비강내 투여

혼합 작용-길항제인 butorphanol이 유일한 제제이다. 급성 두통에서 적응증이 된다. 그러나 혼합작용-길항제이기 때문에 규칙적 사용은 추천되지 않는다.

(5) 경구점막 투여

Fentanyl이 유일한 경구점막 투여용(oral transmucosal) 제제이다. 현재 우리나라에는 200, 400, 600, 800, 1,200, 1,600 mcg의 제제가 있으며 손잡이가 있는 캔디형의 고유의 모양으로 제작되고 있다. 입안에서 타액에 의해 녹아 주로 경구점막으로 흡수되지만 무의식적으로 삼키더라도 부분적으로 위와 장에서도 흡수된다. 그러나 사용시 구강점막에 문지르거나 혀 밑에 넣어 복용하고 가급적 삼키지 않도록 주의한다. 작용시작은 매우 빠르며(5-15분) 최고 진통 효과는 20-30분이면 도달하고 약 2시간 정도 효과가 지속된다. 주로 돌발통증(breakthrough and incident pain)의 치료에 사용되고 있다.

(6) 정맥주사

근육주사는 통증이 있고 흡수가 불확실해서 추천되지 않으나 정맥주사는 여러 가지 장점이 있다. 지속적인 오심, 구토가 있거나 삼키기 어려운 환자, 의식이 맑지 못해 기도흡인 우려가 있을 때, 용량이 많아 정제의 양이 너무 많을 때, 빨리 용량을 증가시켜야 할 때 등에 아편유사진통제를 지속적으로 주입하면 좋다. Morphine, hydromorphone, fentanyl, sufentanil, methadone 등이 사용된다.

(7) 피하주사

피하주사도 정맥주사와 마찬가지로 경구투여가 불가능하

거나 지속적인 주입이 필요한 경우에 사용된다. Hydromorphone을 피하주사로 투여할 경우 투여량의 약 78% 정도가 효과를 나타내며 비교적 고농도(10 mg/mL)로도 투여가 가능하여 매우 효과적으로 진통효과를 나타낸다. 초기용량은 morphine은 5 mg/mL, hydromorphone은 1 mg/mL가 추천되며, 주입속도는 2 mL/hr를 넘지 않는 것이 좋다. 그리고 피하주사는 정맥주사에 비해 최고 혈장 농도에 이르는 시간이 느리므로 지속적 주입장치 사용시 잠금 간격(lockout interval)을 좀 더 길게 주어야 한다.

(8) 경막외 주입

경막외강에 국소마취제와 아편유사진통제를 주입하는 방법으로 특히 모르핀은 척수 후각의 아편유사진통제 수용체에 직접 작용하여 진통효과를 나타내므로 경구로 투여하는 용량의 1/10-1/100의 용량으로도 같은 진통효과를 얻을 수 있다.

(9) 뇌실내 주입

두경부 종양에 의한 통증에 좋다. 5 mg/day 이하의 소량으로 조절이 가능하다. 다른 방법에 비해 내성이나 호흡억제가 덜 나타난다. 대개 morphine sulfate가 사용되며 50-700 mcg/day의 용량으로 주입한다. 일반적으로 infusion pump는 전복벽 피하에 위치시킨다. 감염이 가장 큰 합병증이다. 70-90%의 환자에서 효과가 있다고 보고되고 있으며 그 적응증도 상완신경총 장애, 복부·회음부 통증, 골반통, 심한 미만성 통증 등에도 적용된다.

(10) 지속적 주입장치

경구, 정맥내, 피하, 경막외 등 어떤 경로로도 줄 수 있고 필요한 진통제 용량을 빨리 측정할 수 있어 경구로 대체할 용량을 정할 수 있다.

환자 자가진통법(patient controlled analgesia, PCA)은 약물의 양을 미리 결정하여 약물 주입기나 일회용 주입기를 장치하고 환자가 스스로 통증을 조절할 수 있도록 고안한 것으로 특수한 펌프를 이용하여 진통제를 경막외강, 정맥내, 피하 등에 주입하는 방법이다.

통증을 느낄 때 의료진의 처치를 기다리지 않고 환자 스스로 자신의 통증을 관리할 수 있도록 함으로써, 환자가 안심할 수 있게 하고 빨리 통증을 조절할 수 있는 장점이 있다.

반면, 특수한 장치나 기구가 필요하고 행동이 제한되며 정상적인 판단력이 없거나 전신 상태가 극도로 나쁜 경우에는 적용이 안 된다는 단점이 있다.

5) 부작용의 치료

변비와 진정작용이 제일 흔한 부작용이고 그 외에 구역, 구토, 호흡억제, 입 마름, 요저류, 가려움증, 간대성 근경련증(myoclonus), 인지기능변화, 불쾌감(dysphoria), 도취감(euphoria), 수면장애(sleep disturbances), 성기능 장애(sexual dysfunction), 신체의존성, 내성, ADH 부적합분비증후군 등이다. 그 밖에 폐부종, 인지기능장애, 섬망, 경련을 나타내기도 하고 오히려 통각과민(hyperalgesia) 현상이 나타나기도 한다.

(1) 변비

모르핀이 장관의 연동 운동을 억제하고 항문 괄약근의 긴장을 증가시켜 변비를 초래한다. 흔히 나타나는 부작용이며 서서히 나타난다. 병이 진행되어 장폐색이나 장폐쇄증 등이 오고 음식 섭취량이 감소되면 더 심해진다. 예방법으로는 자극성 설사약(stimulant laxative), 완하제(stool softner)를 사용하거나, Polyethylene glycol을 사용한다. 아편유사진통제의 양이 증가하면 laxative도 증량한다. 또한, 적절한 수분의 섭취를 권장하고 있다. 변비가 생기게 되면 변비의 원인과 중증도를 파악하고, 장폐쇄나 장폐색일 경우도 고려해야 한다. 경한 경우 섬유성 성분섭취를 늘려주고 우유나 마그네슘을 준다. 심한 경우 bisacodyl(2-3 tablets PO daily)이나 lactulose(30-60 ml daily), sorbitol(30 ml every 2 hours)을 쓴다. 변비가 지속되는 경우 ① 장 폐색, 분변 매복 감별 ② 아편유사진통제 전환 ③ 위장관 운동 촉진제 추가 ④ 관장도 고려한다. 경구용은 취침 전에, 직장용은 아침에 주는 것이 좋다.

(2) 구역, 구토

모르핀 투여 시작 초기 또는 증량 시에 나타난다. 아편제제 때문에 오는 것은 항구토제에 잘 듣는다. 통상 1-2주 정도 지나면 없어질 수 있다. 먼저 구역, 구토가 다른 원인 (constipation, central nervous system pathology, chemotherapy, radiation therapy, hypercalcemia 등)에 의해 발생한 것인지 고려한다. Prochlorperazine (10 mg, 매 6시간, 경구), chlorpromazine, haloperidol (0.5-1 mg, 매 6-8시간, 경구) 같은 신경이완제에 저항하는 구토는 metoclopramide (10-20 mg, 매 6시간, 경구)가 잘 듣는다. 이런 약물들은 구역, 구토가 있더라도 1주일은 사용한 후에 효과가 없을 시 약물을 교체한다. Granisetron (2 mg, 매일, 경구), ondansetron (8 mg, 하루 3회, 경구)도 변비 발생에 주의하며 사용해볼 수 있다. Dexamethasone도 사용을 고려한다. 전정기관장애로 오는 경우에는 scopolamine이나 hydroxyzine이 쓰인다.

(3) 진정, 졸림

치료 시작 초기나 증량 시에 나타난다. 일시적으로 올 수 있고 곧 적응된다. 그러나 가끔 혼수상태까지 되기도 한다. 계속될 때는 용량을 줄이고 횟수를 늘린다. 이는 사용하는 총량은 유지하되 혈중최고 농도를 줄일 수 있어 효과가 있다. 그래도 안 되면 다른 아편유사진통제로 대체하고 중추신경 자극제를 줄 수도 있다. Caffeine (100-200 mg, 매 6시간마다, 경구), dextroamphetamine (5-10 mg, 하루 1-3회, 경구), methylphenidate (5-10 mg, 하루 1-3회, 경구), modafinil (100-200 mg daily) 등을 쓴다. 진정작용과 함께 혼돈도 흔히 오는데 곧 내성이 생긴다.

(4) 호흡억제

정맥주사를 급속하게 하는 경우에 올 수 있다. 주로 μ 수용체에 작용되어 나타나는 현상으로 뇌의 호흡중추에 직접 작용하며 이산화탄소(CO_2)에 대한 반응성이 저하되어 호흡억제가 나타난다.

장기간 아편유사진통제를 사용한 경우엔 호흡억제에 대한 내성이 생겨 잘 안 오지만 통증이 갑자기 소실되면 통증으로 오는 자극이 없으면서 진정작용은 나타나게 되어 호흡억제가 올 수 있다. 길항제인 naloxone의 사용은 신중을 기해야 한다. 0.4 mg을 생리식염수 10 mL에 희석하여 1-2 mL

(0.04-0.08 mg)씩 증상이 호전될 때까지 30-60초마다 반복 투여한다. 일반적으로 opioid의 반감기가 naloxone보다 길기 때문에 이 과정을 반복할 준비를 한다. 완전히 반전시키고 나면 금단증상과 함께 통증이 다시 나타나기 때문에 소량씩 주어 호흡억제제만 반전시키고 진통작용은 유지되도록 하는 것이 중요하다. 반복하여 투여하거나 0.8 mg을 250 ml 5% 포도당 용액에 섞어서 지속적 주입하기도 한다. 급성 호흡곤란증보다는 아급성 호흡곤란이 더 심각한데 이는 진정작용이 먼저 오면서 서서히 호흡수가 감소하여 환기장애까지 진행된다. 따라서 호흡수의 감소보다는 진정되는 정도를 관찰하는 것이 호흡억제제가 올 것을 예측하는 지표가 된다.

(5) 가려움증

진통용량에서 피하혈관이 확장되고 일부에서는 히스타민 분비가 일어나 땀이 나거나 피부가려움증이 생길 수 있다. 항히스타민제인 diphenhydramine (25-50 mg, 매 6시간, 경구나 정맥주사), promethazine (12.5-25 mg, 매 6시간, 경구)이나 소량의 naloxone (0.25-1 μg/kg/h)으로 치료할 수 있다.

(6) 배뇨장애

모르핀을 경막외 투여할 때 잘 온다. 전립선 비대증 환자에서 발생할 빈도가 높다. 다른 아편유사진통제로 바꾸거나 알파차단제(α-adrenergic blocker)를 투여할 수 있다.

(7) 섬망(Delirium)

먼저 섬망이 다른 원인(hypercalcemia, CNS metastases, 약물 등)에 의한 것인지 평가한다. 다른 원인이 제외되면 opioid의 감량이나 교체를 고려한다. Haloperodol (0.5-2 mg, 매 4-6시간, 경구나 정맥주사), olanzapine (2.5-5 mg, 매 6-8시간, 경구나 설하), risperidone (0.25-0.5 mg, 하루 1-2회)으로 치료할 수 있다.

4. 보조 진통제

아편유사진통제의 진통작용을 강화하거나, 그 부작용을

치료하거나 또는 수반되는 다른 증상을 치료하기 위해서 주는 약제들을 말하며 WHO 진통제 사다리 어느 단계에서도 사용 가능하다.

1) 뼈 전이 통증

(1) Bisphosphonate

Bisphosphonates (pamidronate, etidronate), calcitonin은 종양으로 오는 과칼슘중에 쓰이며 뼈 통증(bone pain)을 줄인다. Bisphosphonates는 Pyrophosphate의 유사체로 골 흡수를 방해하여 작용을 나타낸다. calcitonin은 Bisphosphonates와 유사한 작용을 한다. 부작용으로 Bisphosphonates는 권태감, 저마그네슘혈증, 구역, 설사, 발열, 경련, 뼈 통증 등이 있으며, calcitonin은 안면홍조, 구역, 구토, 설사 등이 있다. Pamidronate(1회 90 mg씩 4주마다 정주, 1일 300-600 mg 경구 투여, 최대 용량: 경구 1,200 mg/day)는 신기능 이상이 있는 환자에서 주의하여 사용해야 하며 백혈구 수의 확인이 필요하고, etidronate (5-10 mg/kg/day으로 시작, 최대 용량: 1,200 mg/day)는 칼슘이나 비타민 D섭취가 제한된 환자에서 주의하여 사용해야 한다. Calcitonin(상용 용량: 5-10 IU/kg)은 사용시 skin test가 필요하다. Strontium-89두 정맥주사 하여 뼈 통증을 줄인다.

2) 신경병증 통증

(1) 항우울제

암성통증 특히 신경병증 통증, 중추성 통증, 구심로 차단 통증에 삼환계 항우울제가 쓰인다. 이들 약제는 아편유사 진통제와 상승작용이 있고 그 자체도 진통작용이 있다. 통증과 우울증이 있는 수면장애에도 유용하다. 그 작용기전은 하행성 억제로의 활성화에 의하는데 주로 신경전달물질과 그 수용체에 영향을 주어 기분이 좋아짐, 아편유사진통제 작용강화, 직접 진통효과 등이다. 가장 널리 알려진 것은 amitriptyline이다. 당뇨병 신경장애에도 효과가 있다. 1-2주 후에 진통효과가 나타나 4-6주 때 최고로 나타난다. 초기에는 10-25 mg을 자기 전에 투여하고 2-4일에 걸쳐 10-25 mg씩 증가시켜서 100 mg까지 사용한다. Imipramine은 초기에는 25-75 mg/day로 시작하여 300 mg/day까지 사용한다.

Nortriptyline은 초기에는 30-75 mg/day로 시작하여 최대 150 mg/day까지 사용한다. Venlafaxine은 37.5 mg/day로 시작하여 225 mg/day까지 사용한다. 그 밖에 세로토닌 재흡수 억제제인 fluoxetine, paroxetine(시작 용량: 20 mg/day, 최대 용량: 50 mg/day) 등도 항 우울효과와 진통효과가 있다.

항우울제 부작용으로 마약성 진통제와 병용 시 중추신경계 부작용, 항 콜린작용에 의한 진정, 입 마름, 변비, 배뇨장애 등이 있으므로 심질환, 전립선 비대증, 신경인성 방광, 치매, 협각성 녹내장 동반 시 주의해야 한다.

(2) 항경련제

삼차신경통, 대상포진 후 신경통, 사지 절단 후 신경통, 반사성 교감신경위축증 등의 신경병증성 통증에 쓴다. 특히 칼로 베는 듯한 통증이나 타는 듯한 통증에 phenytoin, carbamazepine, valproate, clonazepam 등은 신경 자동흥분을 억제한다. Carbamazepine(상용 시작 용량: 200 mg/day, 최대용량: 800 mg/day)은 일시적으로 골수 억제작용이 있다. 화학요법이나 방사선요법을 시행하는 환자에서는 주의를 요한다. Gabapentin은 최근 많이 쓰이기 시작한 약제로 보통 900-1,800 mg/day 정도 사용하며 최고 3,600 mg까지도 쓴다. 초 회 300 mg/day로 시작해서 1-3일 간격으로 300 mg씩 증량한다. Pregabalin은 보통 150 mg/day로 시작해서 최고 600 mg/day까지도 쓴다. Gabapentin, pregabalin은 신기능 장애 시 감량하여 사용한다. 국소마취제의 전신투여(IV lidocaine, oral mexilitine, tocainide)나 항부정맥 제제를 신경병증 통증에 쓰기도 한다.

(3) 케타민(Ketamine)

Morphine으로 조절되지 않는 통증이나 암성 신경병증 통증에 쓰인다. 정맥주사는 0.1-0.2 mg/kg, 피하주사는 0.5 mg/kg로 시작하여 정맥주사는 15분마다(피하주사는 45분마다) 통증이 경감될 때까지 2배로 증량, 반복하다가 통증이 조절되면 총 용량을 시간당 정맥주사나 피하주사 지속 용량으로 시작(예, 60분 동안 12 mg의 케타민이 필요했다면 12 mg/hr로 정주 시작)한다. 부작용으로 이상한 꿈, 환각, 섬망,

혈압상승, 맥박 증가, 안구진탕, 구역, 구토 등이 있다. 침 과 다 분비로 scopolamine이 필요하기도 하다.

3) 기타

(1) 스테로이드(Corticosteroid)

기분이 좋아짐, 항염작용, 항구토작용, 식욕촉진 등의 효과가 있다. 뇌나 척수의 부종을 덜어주며 뇌압이 올라갈 때나 경막외 또는 척수강 내에서 척수가 눌릴 때 응급으로 쓰기도 한다. 신경주위 부종으로 신경이 눌러서 오는 통증을 줄여준다. 상완신경총이나 요천추신경총 장애 때 dexamethasone (4-100 mg/day)이나 prednisolone (40-100 mg/day)을 아편유사진통제와 같이 통증조절을 위해 쓴다.

부작용으로는 경구와 식도의 캔디다증(candidal leukoplakia), 근육 쇠약, 고혈당증, 체중 증가, 위장관 장애, 급성 신경증 등이 있다. 최소의 효과량을 투여하며 중단 시 서서히 감량한다.

표 30-6. Corticosteroid 동등 용량

약제	동등 용량
Hydrocortisone	20 mg
Prednisone	5 mg
Methylprednisolone	4 mg
Triamcinolone	4 mg
Betamethasone	750 mcg
Dexamethasone	750 mcg

(2) 신경이완제(Neuroleptic agents)

통증은 근연축을 동반하여 더 많은 통증을 유발할 수 있기 때문에 중추에 작용하는 근이완제를 같이 쓴다. 이들은 신경근 접합부나 운동신경에 직접적인 영향은 없이 중추신경이나 고위중추에 작용해서 근이완 효과를 나타낸다. 진통효과는 없다. Benzodiazepines (Diazepam, Lorazepam, Midazolam), carisoprodol, baclofen, chlorphenesin, chlorzoxazone, cyclobenzaprine 등이 있다. Phenothiazine계의 methotrimeprazine은 진통효과가 있어 15 mg 근육주사가 10 mg morphine과 동일한 효과가 있으며 마약성 진통제에 부작용이 있을 때 쓰기도 한다.

(3) 진경제

Hyoscine N-Butyl Bromide (Buscopan)이 주로 쓰인다. 적응증으로 장운동 항진에 의한 복통, 담도계, 요로, 여성 생식기계의 경련성 통증, 기타 평활근 경련에 의한 통증이 있다. 장폐색 시 위액 분비를 줄여 구토를 감소시킨다. 세균성 설사, 울혈성 심부전, 부정맥, 궤양성 대장염, 갑상선 기능항진증, 전립선 비대증 등은 질환에 의한 증상을 악화시킬 수 있으므로 사용 시 주의가 필요하다.

(4) 항히스타민제

항히스타민효과 이외에도 진경, 진토, 항불안 작용이 있어 보조 진통제로 쓰인다. Hydroxyzine(상용 용량: 75-150 mg/day), diphenhydramine 등이 있다. 졸음, 두통, 피로, 구강 건조증 등의 부작용이 있다.

━━ 참고문헌

대한통증학회. 통증의학. 넷째판. 서울, 신원의학서적. 2012, 389-9.
보건복지부. 암성통증관리지침 권고안. 여섯째판. 2015.
Scott M. Fishman, Jane C. Ballantyne, James P. Rathmell: Bonica's Management of Pain. 4th ed. Philadelphia, Lippincott Williams&Wilkins. 2009;582-605.

암성통증에 대한 중재적 요법
Interventional Approaches in Cancer Pain

말기 암 환자뿐만 아니라 초기 암 환자나 항암치료 중인 암 환자 중에서 상당수의 환자들이 심한 통증을 호소하나, 절반 이상의 환자들이 적절한 통증 관리의 부재로 인해 고통을 겪고 있다. 암 환자들의 통증에 대하여 권장하고 있는 세계보건기구의 3단계 약물치료법은 많은 환자들에게서 적절한 통증치료 효과를 보이고 있다. 그렇지만 약물치료를 받고 있는 환자들 중 일부는 통증조절이 잘되지 않거나 약물투여에 어려움이 있어서 신경차단술 등의 적극적인 중재적 시술이 필요하게 된다. 또한 암의 종류에 따라 통증의 빈도와 심한 정도가 다양하게 나타나고 통증이 심한 경우 초기에 중재적 시술이 적용되기도 한다. 암성 통증을 호소하는 환자들은 개개인이 통증의 부위나, 통증의 정도, 암의 병기 등이 다르기 때문에 환자에게 가장 적절한 치료 술기를 선택해서 적용해야 하며 치료술기의 적용 시점이나 시술의 장점과 위험성, 소요되는 비용 등에 대하여 종합적으로 고려하여야 한다. 그러나 암성 통증에 대한 중재적 요법은, 비용이나 부작용, 암성통증에 미치는 효과 등을 고려하여, 가능하다면 조기에 적극적으로 시행하는 것이 암성통증 관리의 측면에서 더욱 좋은 결과를 얻을 수 있을 것으로 생각된다. 또한 암성통증을 중재요법으로 관리하고자 할 때에는 암에 의한 직접적인 통증인지 혹은 암 환자의 치료와 관련된 다른 요인에 대한 통증인지를 감별해야 한다.

1. 치료 목적

암성통증의 치료는 일차적으로 환자의 상태에 대한 세심한 평가를 하고, 환자의 통증을 적절히 조절하는 것 외에도 환자의 삶의 질을 증가시키는 데에 신경을 써야 한다. 따라서 환자의 모든 생리적 기능 그리고 통증 이외에 동반되는 다른 증상들에 대해서도 같이 고려하여 통증치료에 임하여야 한다. 일반적으로 암성통증치료의 목표는 통증의 감소와 기능의 회복에 있다. 약물요법으로 통증의 감소가 있더라도 환자가 심하게 진정 또는 최면상태가 되거나, 치료되지 않는 오심, 구토가 발생한다면 바람직한 치료라 할 수 없다. 암성통증에 대한 치료는 일차적으로 통증의 감소에 있으며 신체의 기능에 영향을 주는 것은 가능한 한 피해야 한다.

2. 암성통증 환자를 위한 중재적 요법의 종류

1) 방사선치료

방사선치료는 암성 통증의 완치나 보존적 목적으로 사용될 수 있다. 방사선치료는 일반적으로 통증의 원인이 국소적이고 일부분에 국한된 경우에 주로 고려되는 치료법으로, 골 전이, 경막외 종양, 뇌 전이에 의한 암성 통증의 치료에 중추적 역할을 한다. 특히 수술이나 항암제 투여와 같이 시행될 때 효과적이다. 방사선치료는 척추 및 척수의 원발성 암과 전이 암의 치료에 우선적으로 고려될 수 있다. 방사선치료를 권유할 때는 방사선에 의한 척수염 같은 부작용에 대해서 설명해야 한다. 감마나이프를 이용한 치료는 암성 통증뿐만 아니라 삼차신경통의 치료에도 효과적인 것으로 알려져 있다.

2) 수술적 치료

증상 맞춤형 중재적 암상통증 치료를 위한 다양한 수술적 방법들이 있다. 이러한 방법들이 적절한 환자에서 시행된다면 암성 통증의 완화에 도움이 될 수 있다. 특히 전이성 척추암을 가진 환자들에서 효과적인 통증 조절 방법으로 이용될 수 있으며, 고주파열응고술을 이용한 방법도 가능하다.

증상 맞춤형 중재적 암상통증 치료의 수술 방법에는 암 절제술, 보존적 치료 및 신경외과적 절제술이 있다. 암 절제술은 완치를 목적으로 하며. 보존적 치료는 암의 크기를 감량하고, 신경 조직을 감압시키고, 향후 발생할 통증 유발 요인을 예방할 목적으로 시행한다. 신경외과적 절제술에는 척수시상로 절단술, 척수 절개술, 등쪽 신경뿌리 절제술, 교감신경 절제술, 말초신경 절제술, 신경로 절단술, 시상 파괴술, 뇌하수체 절제술 등이 있다.

3) 신경파괴 치료

암성통증 환자에서 적절한 약물치료를 하였음에도 통증 치료가 어려운 경우에 신경파괴술을 이용하여 장기적으로 치료 효과를 볼 수 있다. 말기 암 환자인 경우 암이 전이되어 여러 부위에서 통증이 나타나고 전신상태가 불량해지면 신경파괴술의 적용이 어려워진다. 특히 내장통에 대한 복강신경총 파괴술 등의 방법은 비교적 통증의 초기에 환자의 전신상태가 양호한 상태에서 시술하는 것이 권장된다. 약물이나 기구를 이용한 신경파괴술은 주로 암이나 신경 조직에 약물의 주입이나, 열이나 저온을 이용한 직접적인 조직파괴를 통해 이루어진다. 신경파괴술은 일반적으로 약물(페놀, 알콜), 열(고주파열응고술, radiofrequency), 저온(냉동파괴술, cryoablation) 등이 사용된다. 신경파괴술의 목적으로 페놀은 3%에서 10%까지 다양한 농도로 사용되며, 5%를 초과하여 사용하는 경우에는 단백질 변성을 일으킨다. 알콜은

ethyl-alcohol 만을 사용하여야 하며, 35% 이상의 농도를 사용하여야 신경파괴 효과를 나타내며, 주로 50% 이상의 농도로 사용된다.

4) 신경차단 치료

많은 암성통증 환자들이 통증자극에 대한 신경의 반응을 조절하는 신경차단술의 방법으로 실질적인 도움을 받고 있다. 비록 이런 방법들의 대부분이 장기적인 해결책은 되지 않지만 신경이나 근육에서 기인하는 국소적인 통증에 일시적이나마 즉각적인 치료 효과를 보이기도 한다. 암 환자에 있어서 신경차단술은 통증을 관리하는 측면에서 볼 때 진단적 또는 예후적, 치료적 역할을 한다.

3. 신경 파괴술

1) 말초신경 파괴술

대부분의 암성통증 환자들이 약물치료요법으로 통증치료를 받고 있지만, 난치성통증인 경우에 신경파괴술도 일정한 역할을 하고 있다. 말초신경 파괴술은 암성통증에 선택적으로 적용하여 의미 있는 치료적 효과를 보임에도 불구하고 실제로 임상적인 가치는 적게 평가되어 있다. 말초신경 파괴술은 효과가 장기적이지 않을 수 있고, 신경염이나 탈구심성통증, 감각중첩, 운동장애, 다른 부위의 조직 손상 등이 발생할 수 있음을 유념해야 한다. 환자의 선택은 기대수명이 짧고, 예후적 신경차단술로 통증치료의 효과가 확실히 있어야 하며, 환자의 동의가 있어야 한다. 대상이 되는 통증은 난치성으로 심한 통증이 지속될 것으로 예상되고, 국소적인 체성통증이어야 한다.

(1) 두경부

삼차신경절과 삼차신경분지, 설인신경, 상후두신경 등이 대상이 된다.

(2) 상지

상지통증 환자에서 신경파괴술은 어느 정도의 운동장애

가 동반되게 된다. 상완신경총, 견갑상신경 등이 대상이
된다.

(3) 흉복벽

늑간신경, 장서혜신경, 장하복신경 등이 대상이 되고 척추
옆 차단술로 시술하기도 한다.

(4) 회음부, 하지

선택적 천추신경파괴술이 적용되며 방광기능 장애에 주
의하여야 한다. 대퇴신경, 좌골신경에 대한 신경파괴술이
보고되어 있다. 장요근의 근막내로 페놀을 주입하는 요부
체신경파괴술도 사용되고 있다.

2) 교감신경 파괴술

여러 가지 암성통증 질환에 교감신경계가 관여하고 있으
며, 교감신경계에 의한 통증은 신경조직의 손상에서 기인하
는 신경병증성 통증과 내장신경에서 기인하는 내장통으로
나타난다. 내장통인 경우에는 교감신경이 분포하는 말단
장기의 손상이 존재하며 손상되지 않은 교감신경섬유가 통
증자극을 전달한다. 암성통증 환자에서 교감신경 파괴술을
시술하려면 먼저 통증의 원인을 찾는 것이 중요하다. 일차
적으로 임상적인 평가를 하고 이학적 검사나 영상의학과적
검사 등을 하여 통증에 교감신경계가 관여하는 것을 확인하
여야 한다. 종종 통증이 복합적인 기전으로 발생하기도 하
므로, 통증의 원인이 체성신경과 내장신경 모두가 관여하는
것으로 예상되면 국소마취제를 사용한 진단적 차단술을 통
하여 주된 원인이 되는 신경을 찾아야 한다.

내장통은 체성통증에 비하여 아편유사제에 대한 반응이
적게 나타나는 경향이 있으므로 일반적인 아편유사제 치
료는 효과가 불충분할 수 있다. 항우울제나 항경련제 등의
보조진통제를 투여하여 추가적인 통증치료의 효과를 볼
수 있다. 그렇지만 교감신경계가 관여하는 암성통증 환자
에서 일반적인 약물치료의 용량에 대한 반응을 예측하기
어렵거나 환자의 전신상태가 치료용량을 감당하기 어려
운 경우에는 교감신경파괴술을 적용하여 통증치료를 할
수 있다.

(1) 성상신경절(Stellate ganglion) 파괴술

두경부, 상지의 통증에 적용된다. 단점으로 부작용이 많
아 제한적으로 사용된다.

(2) 흉부교감신경절(Thoracic sympathetic ganglion) 파괴술

흉부교감신경절블록은 상대적으로 더 간단하고 효과적인
방법인 척수강내블록, 경막외블록, 척추옆 체신경블록 들이
있어서 다른 부위에서의 교감신경블록에 비하여 적게 시
술된다. 상지의 암성통증에 대하여 제2, 3 흉부 교감신경
절블록이 적용된다. 중흉부에서의 교감신경절블록은 식
도나 흉막, 호흡기계의 암성통증이 주된 적용대상이 된다.
중하부의 흉부교감신경절은 내장신경을 형성해서 복부
내장에 분포하므로 복부 내장통에 대하여 내장신경블록
을 할 수 있다.

(3) 요부교감신경절(Lumbar sympathetic ganglion) 파괴술

종양의 직접적인 침범이나 방사선요법 후 섬유화에 의한
요부 신경총병증, 하지의 림프부종에 의한 통증, 자궁경부
나 직장암의 요부교감신경 침범에 의한 발의 화끈거림증 등
에 적용된다. 또는 하복부나 골반내, 회음부 통증에도 적용
할 수 있다.

(4) 복강신경총(Celiac plexus) 파괴술

암성통증에서 장기적으로 가장 효과적이고 흔히 사용되
는 방법이다. 상복부의 암성통증에 적용되며 급성 내장질
환이나 만성 내장질환, 암에 대한 치료로 간색전술에 따르
는 불쾌감 등에도 적용된다. 가장 흔한 적응증은 췌장암에
의한 상복부 통증과 그에 연관되어 나타나는 요통이다.

(5) 하장간막신경총(Inferior mesenteric plexus) 파괴술

하복부의 통증에 적용한다.

(6) 상하복신경총(Superior hypogastric plexus) 파괴술

하복부나 골반내의 장기에서 기인하는 암성통증이 대상

이다. 부인과적인 암, 직장암, 주위 림프절에 대한 침범이나 전이 등에 적용된다.

(7) 외톨이신경절(Ganglion Impar) 파괴술

골반내, 회음부에서 발생하는 내장성, 체성통증에 적용된다.

3) 척수신경 파괴술

척수신경 파괴술은 척추강 내로 주입된 약물이 척수의 후근신경이나 후근신경 주위의 일부 척수구조물을 파괴하여 진통효과를 나타낸다. 통증이 심하고 잘 국소화되는 경우에 해당된다. 주로 사용하는 약물은 척수액에 비하여 고비중인 5-7% 페놀과 저비중인 무수알콜이 있다. 척수신경 파괴술의 적용은 환자의 기대수명이 6-12개월 이내이고, 암성통증이 지속될 것으로 예상되고, 통증이 난치성이며 척추 2, 3개 분절에 국한되어야 하고, 통증의 원인이 체성통증이며 국소마취제차단술에 확실한 효과가 있어야 한다.

4. 신경차단술

1) 진단적 신경차단술

통증의 해부학적인 요인을 규명하고, 흉복부의 통증인 경우에 체성통증과 내장통을 구분하고, 말초부위에서의 통증이 교감신경성인지 또는 체성통증인지 구별하는데 적용한다.

(1) 통증의 해부학적인 요인

표재성으로 통증이나 압통점이 있는 경우에 신경차단술을 하여 통증의 원인이 되는 조직을 규명하고, 더 깊은 부위인 관절부위에서도 국소마취제를 주사하여 관절이나 관절 주위에서 기인하는 통증을 규명하는데 적용한다.

(2) 내장통, 체성통증

흉부, 복부 또는 골반부위에 통증이 나타나는 경우에 늑골연골이나 늑간신경 또는 연부조직에 신경차단술을 하여 체성통증을 진단하는데 사용하고, 흉부교감신경이나 복강신경총, 내장신경을 차단하여 통증의 원인이 내장통인지 진단할 수 있다.

(3) 말초에서의 교감신경성통증, 체성통증

내장부위가 아닌 말초신경이 분포하는 부위에서 교감신경성통증과 체성통증을 구분하는데 진단적 신경차단술이 유용하게 이용된다. 척추주변에서 체신경 섬유와 분리되어 있는 교감신경 섬유를 선택적으로 차단하여 의미 있는 결과가 나오면 교감신경이 통증을 전달한다는 것을 알 수 있다. 경우에 따라서 부위 정맥 교감신경차단술도 진단적으로 사용된다.

실제로 말초신경에서는 어느 정도 교감신경의 차단 없이 체신경 섬유만 선택적으로 차단하기가 어렵기 때문에, 먼저 선택적 교감신경차단을 해보는 것이 권장된다. 통증유발점이나 신경종, 국소적인 질환들에 대하여는 어느 정도 체신경만 차단하는 것도 가능하다.

2) 예후적 신경차단술

신경파괴제에 의한 신경파괴술이나 신경절제술 같은 시술을 하기 전에 신경차단술을 하여 그 효과를 예측하는데 유용하게 사용할 수 있다. 신경파괴술을 하여 환자 자신이 직접 신경학적인 변화를 경험하게 하고 시술자와 환자 모두에게 신경파괴술 등의 시술 여부를 결정하는데 도움을 준다.

3) 치료적 신경차단술

암 환자에서 치료적 신경차단술을 사용하는 근거는 감각 및 통증경로를 차단하여 통증을 치료하는 효과가 있기 때문이며, 임상적으로 운동기능의 장애가 발생하지 않도록 통증을 전달하는 신경섬유만 선택적으로 차단할 수 있는 장점이 있다. 교감신경 유지 통증증후군, 근근막 통증증후군, 신경병증성 질환, 대상포진 등의 급성통증에서 신경차단술의 통증치료 효과를 잘 볼 수 있다.

국소마취제에 스테로이드를 혼합하여 신경이나 신경주위, 경막외강 등에 주입하여 치료 효과를 볼 수 있다. 종양의 신경에 대한 침범이나 압박으로 인하여 발생하는 통증,

방사선요법 후 발생하는 신경염, 말초신경병증 등에서 진통 효과를 볼 수 있다.

4) 신경차단술과 신경파괴술의 선택

암성통증 치료에 침습적인 술기들을 적용함에 있어서 통증의 치료효과와 그에 따르는 부작용의 발생을 고려해야 한다. 또한 통증의 원인과 기전, 부위, 통증의 정도, 그리고 다른 부위의 통증이 존재하는지 등이 고려되어야 한다. 일반적으로 암성통증에 대한 신경차단술의 적용이 충분한 효과를 보기 위해서는 통증이 잘 특징되어지고 국소화되어 있어야 하며, 통증이 체성통인지 또는 내장통인지 구분되고, 여러 부위에서 통증을 나타내는 통증증후군에 속하지 않아야 한다. 통증에 대한 환자들의 애매한 표현들은 적절한 치료 술기를 선택하는데 어려움을 준다. 또한 우울증이나 불안, 심리적인 문제들도 증상에 무관하게 많이 발생하게 되므로 고려해야 한다.

잘 국소화된 통증인 경우에는 대부분의 신경차단술이 비교적 효과적인 치료성적을 보인다. 그러나 진통범위를 확대하여 적용하게 되면 진통효과도 감소하게 되고 예기치 않은 신경학적 부작용을 나타낼 수 있다. 예외적으로 교감신경을 차단하는 방법들은 비교적 확산되어 나타나는 내장통이나 교감신경과 관련된 통증에 국한되어 진통효과를 보인다.

신경병증성 통증에 비하여 체성통증 또는 내장 손상에 의한 통증이 신경차단술에 반응이 더 좋다. 난치성인 신경병증성 통증에 대하여 신경파괴제를 이용한 신경파괴술을 적용할 수 있다. 신경파괴술을 하기 전에는 반드시 국소마취제를 사용하여 충분한 진통효과를 나타내는지 확인하여야 한다.

진행된 암 환자인 경우 여러 부위에서 통증을 호소하게 된다. 비록 통증이 여러 부위에서 나타나더라도 가장 심한 통증이 나타나는 부위에 신경차단술 등의 치료를 하면, 나머지 남아있는 통증에 대하여는 보존적인 치료로 통증을 조절할 수 있다.

선택적 신경차단술에 사용하는 국소마취제의 주사는 진단적, 예후적 차단술에 중요한 역할을 한다. 치료적 차단술로써 국소마취제 차단술은 비 암성통증의 치료에 널리 사용되기도 하지만, 암성통증의 치료에는 제한적인 역할을 하게 된다. 국소마취제나 스테로이드의 주사는 일회성 또는 반복적으로 시술할 수 있으며, 카테터를 통하여 지속적인 주입이 가능하고, 방사성 통증이나 염증성 통증 또는 일시적인 통증으로 예상되는 경우에 고려하게 된다. 암환자에서 발생할 수 있는 비암성통증, 예를 들어 대상포진에 의한 통증, 개흉술 또는 유방절제술 후 통증 등에는 국소마취제나 스테로이드의 국소 주사가 효과적일 수 있다.

신경파괴술은 조직의 손상에 의한 통증이 지속될 것으로 예상될 때 적용한다. 말초신경에 대한 신경파괴술은 신경염이나 탈구심성통증 등의 부작용이 나타날 수 있으므로 환자가 호소하는 통증의 정도, 난치성 통증, 환자의 예상되는 기대수명 등을 고려해서 적용한다. 또한 신경파괴술에 수반되어 나타날 수 있는 사지의 운동장애나 장 또는 방광 기능장애 등을 고려해야 한다.

신경차단술을 선택하게 되면 술기의 편리성에 기반을 두어야 한다. 무엇보다도 시술자의 경험과 능력이 중요하고 시술에 필요한 바늘이나 침대 등 여러 가지 기구 그리고 해부학적으로 도움을 받을 수 있는 초음파기기나 방사선장치 등이 필요하다.

척수강내 아편유사제의 장점은 약물의 가역성이 있다는 것과 효용성을 검증하는데 편리성을 들 수 있다. 이미 아편유사제에 대한 반응이 검증되어있기 때문에 척수강내 아편유사제는 효과적이긴 하나 전신적인 부작용이 나타날 수 있어서 제한적으로 사용될 수도 있다. 척수강내 아편유사제는 여러 부위에서 통증이 나타나거나 통증이 확산되어 나타날 때 적용된다.

5. 척수 진통법

척수진통법은 국소마취제와 아편유사제 등의 약물을 척수내로 주입하여 진통효과를 얻는 방법으로 경막외, 척수강내, 혹은 뇌실에 약물을 주입하는 방법으로 주로 카테터를 이용한 지속적 주입법이 이용되고 있다. 시술 방법의 적용은 주로 경막외 주입과 척수강내 주입이 시술자의 선호도에 따라 선택적으로 사용되고 있다. 아편유사제에 의한 척수 진통법은 아편유사제의 작용 부위가 일차적으로 척수후각의 수용체이므로 약물의 주입이 직접 척수액내로 이루어지거나 경막외강으로 주입하여 척수액내로 흡수되게 하여야 한다. 척수강내 주입에 비하여 경막외강으로 주입하는 방법은 약물이 수동적으로 경막을 통과하여 지주막하강으로 들어가기 때문에 아편유사제의 치료 용량이 10배 더 필요하게 된다. 이런 이유로 인하여 경막외강내 주입은 비용적인 면이나 약물용기를 자주 바꾸어주는데 따르는 감염의 위험성 증가 등의 면에서 단점이 있다. 또한 경막외 카테터의 거치가 잘못되거나 또는 경막외 섬유화가 발생하여 경막외 약물의 확산이 방해 받는 요인이 되기도 한다. 그렇지만 약물 주입기를 사용하여 경막외강내로 주입하는 방법도 많이 사용되고 있으며, 국소마취제를 이용하여 경막외 카테터를 통증을 전달하는 분절에 적절하게 거치시킨다면 좋은 진통효과를 볼 수 있다.

암환자들에서 척수 진통법은 보통 적은 비율에서 적용되는데, 통증에 대한 일반적인 약물치료에서 치료효과가 부족하거나, 용량에 제한이 있거나, 약물과 관련된 독성이 나타나는 경우에 사용하게 된다. 또한 심한 신경병증성 통증을 나타내는 환자에서도 반응이 좋으며 국소마취제나 clonidine 등을 첨가하면 더 좋은 효과를 볼 수 있다. 그 외에 사용되는 약물로는 baclofen, ketamine, droperidol, midazolam 등이 있다.

일반적으로 척수 진통법에서의 부작용은 사용하는 약물에 의한 부작용이 가장 흔하게 나타나지만 보존적인 치료로 잘 조절되며, 아편유사제인 경우에 진정이나 구역, 소양증, 뇨정체 등이 발생할 수 있으나 보통 그 정도가 심하지 않다. 심각한 합병증인 호흡억제는 특히 아편유사제 내성 환자에게는 드물게 발생한다. 국소마취제를 사용하는 경우 하지의 근력약화, 저혈압, 그리고 장이나 방광기능에 이상이 발생할 수 있다. 수막염이 발생할 수 있지만 적절한 감염관리를 하면 예방할 수 있다. 척수강내 카테터 끝에 염증성 육아종이 발생하여 하지의 신경학적 증상을 나타낼 수 있으며,

이런 경우 신속한 진단과 치료를 하여 영구적인 신경학적 손상을 피하여야 한다.

1) 경피적 카테터 거치법

최소한의 침습적인 방법으로 단기간 사용을 위하여 적용되며, 약물주입기 매몰 방법을 시술하기 전에 시험적으로 효과를 검증하기 위하여 적용하기도 한다. 기대수명이 수일 정도로 매우 짧은 환자에게 사용한다. 감염의 위험성과 카테터 등의 기구적인 실패의 원인으로 장기적인 사용이 제한된다.

2) 터널식 카테터 거치법

거치된 카테터의 외부 연결부위쪽 카테터를 피하로 터널을 만들어서 측면의 복벽으로 나오게 하는 방법이다. 항균필터를 사용하고 카테터가 나온 피부에 적절한 감염관리를 하면 수개월 이상 카테터를 유지할 수 있다. 집에서 호스피스 관리를 받을 수 있는 장점이 있으나 약물주입기 매몰법에 비하여 외부에 약물주입기가 연결되어 있고 감염의 가능성, 카테터의 분리나 제거가 발생할 수 있는 단점이 있다.

3) 약물주입기 매몰법

앞쪽 복벽 피하에 매몰하는 약물주입기는 크기가 소형이며 컴퓨터화되어 있어 약물의 주입속도와 용량을 조절할 수 있으며, 환자 스스로 통증을 조절할 수 있는 기능도 있다. 환자의 복벽에 주입기를 매몰하기 어려운 경우, 심한 복수, 복벽에 염증이나 다른 병소가 있는 경우, 전신적인 감염이나 출혈소인이 있으면 금기사항이 된다.

6. 신경조절치료

신경조절치료는 약물이나 전기적 방법을 이용하여 이루어진다. 전기적 조절방법은 암성 통증 환자뿐만 아니라 수술후실패증후군, 복합부위통증증후군, 신경병성통증, 허혈성사지통 등에 광범위하게 사용된다. 또한 국소마취제와

마약성 진통제를 이용한 척수강내약물주입법도 자주 사용된다.

1) 말초신경 자극법

피부, 말초신경, 척수신경, 심부뇌구조 등에 전기자극치료가 암성 통증의 조절을 위하여 사용될 수 있다. 이러한 전기자극치료는 일반적으로 척수신경자극술에 준용하여 이루어진다.

2) 경피적피부 자극법

경피신경전기자극치료(transcutaneous electrical nerve stimulation)가 대표적인 방법이다. 치료효과는 제한적이지만 비용이 저렴하고 부작용이 거의 없고 비침습적이기 때문에 약물치료나 침습적 치료가 어려운 일부 환자에서 적용될 수 있다.

3) 척수신경 자극법

암성통증 환자에서 신경조직에 암의 침습, 항암요법이나 방사선치료에 의한 신경병성통증이 생긴 경우에는 척수신경자극법의 적용이 될 수 있다. 그러나 암세포가 시술 부위의 경막외강으로 퍼진 경우에는 부작용의 가능성이 증가하므로 피하는 것이 좋다.

■■■ 참고문헌

대한통증학회. 통증의학. 넷째판. 서울. 군자출판사. 2012, 401-6.

Abram SE. Neural blockade for neuropathic pain. Clin J Pain 2000;16:S56-61.

Aghayev K, Papanastassiou ID, Vrionis F. Role of vertebral augmentation procedures in the management of vertebral compression fractures in cancer patients. Curr Opin Support Palliat Care 2011;5:222-6.

Buchanan D, Brown E, Millar F, et al. Outpatient continuous interscalene brachial plexus block in cancerrelated pain. J Pain Symptom Manage 2009;38:629-34.

Chew C, Ritchie M, O'Dwyer PJ, et al. A prospective study of percutaneous vertebroplasty in patients with myeloma and spinal metastases. Clin Radiol 2011;66:1193-6.

de Leon-Casasola OA. Interventional procedures for cancer pain management: when are they indicated? Cancer Invest 2004;22:630-42.

Fujii T, Nagaro T, Tsubota S, et al. Case reports: management of intractable upper extremity pain withcontinuous subarachnoid block at the low cervical level without impairment of upper extremity function. Anesth Analg 2010;110:1721-4.

Hökkä M, Kaakinen P, Pölkki T. A systematic review: non-pharmacological interventions in treating pain in patients with advanced cancer. J Adv Nurs 2014;70:1954-69.

Kim PS. Interventional cancer pain therapies. Semin Oncol 2005;32:194-9.

Kohase H, Umino M, Shibaji T, et al. Application of a mandibular nerve block using an indwelling catheter for intractable cancer pain. Acta Anaesthesiol Scand 2004;48:382-3.

Lee MG, Choi SS, Lee MK, et al. Thoracic spinal cord stimulation for neuropathic pain after spinal meningioma removal: a case report. Clin J Pain 2009;25:167-9.

Lema MJ. Invasive analgesia techniques for advanced cancer pain. Surg Oncol Clin N Am 2001;10:127-36.

Markman JD, Philip A. Interventional approaches to pain management. Anesthesiol Clin 2007;25:883-98.

Miguel R. Interventional treatment of cancer pain: the fourth step in the World Health Organizationanalgesicladder? Cancer Control 2000;7:149-56.

Peeters-Asdourian C, Massard G, Rana PH, et al. Pain control in thoracic oncology. Eur Respir J 2017;50(3). pii: 1700611.

Rhee SM, Choi EJ, et al. Catheter obstruction of intrathecal drug administration system. Korean J Pain 2012;25:47-51.

Sakamoto B, Kuber S, Gwirtz K, et al. Neurolytic transversus abdominis plane block in the palliative treatment of intractable abdominal wall pain. J Clin Anesth 2012;24:58-61.

Slatkin NE, Rhiner M. Phenol saddle blocks for intractable pain at end of life: report of four cases and literature review. Am J Hosp Palliat Care 2003;20:62-6.

Slipman CW, Chow DW. Therapeutic spinal corticosteroid injections for the management of radiculopathies. Phys Med Rehabil Clin N Am 2002;13:697-711.

Vranken JH, Van Der Vegt MH, Ubags LH, et al. Continuous sacral nerve root block in the management of neuropathic cancer pain. Anesth Analg 2002;95:1724-5.

Yakovlev AE, Resch BE, Karasev SA. Treatment of cancer-related chest wall pain using spinal cord stimulation. Am J Hosp Palliat Care 2010;27:552-6.

Yarmohammadi H, Nakamoto DA, Azar N, et al. Percutaneous computed tomography guided cryoablation of the celiac plexus as an alternative treatment for intractable pain caused by pancreatic cancer. J Cancer Res Ther 2011;7:481-3.

32 호스피스 완화의학
Hospice and Palliative Medicine

우리나라에 호스피스 완화의학이 소개된 지 50여 년이 지났지만 여전히 일반인들에게는 전통적으로 죽음에 대한 부정적인 시각이 크고 현대의학의 발전과 함께 의료가 완치에 초점이 맞추어져 있기 때문에 호스피스 완화의학의 제도적인 발전에는 어려운 점이 많은 것 같다.

그럼에도 불구하고 최근 수십 년 사이에 생활양식의 변화 및 의학의 발달로 인해 평균 수명이 연장되고 그에 따라 만성 질환 또한 크게 증가되었다. 또한 경제수준의 향상으로 삶의 질 향상에 대한 요구가 높아져서 만성 질환에 의한 말기 환자들의 고통을 제거하고 편안한 삶을 유지하고자 하는 욕구가 팽배하게 되었다. 특히 암 환자에서 치료방법의 발전에 따라 생존 기간이 길어졌고 이에 호스피스 완화의학의 필요성이 자연스럽게 대두되었다. 호스피스 완화의료는 통증과 증상의 완화 등을 포함하는 신체적, 심리사회적, 영적 영역에 대한 종합적인 평가와 치료를 통해서 말기 환자와 그 가족의 삶의 질을 향상시키는 것을 목적으로 하는 의료의 한 부분으로서 주로 암 말기 환자를 대상으로 발전하였으나 최근 모든 말기 환자를 대상으로 확대되고 있다.

우리나라에서도 정부에서는 2002년 호스피스 완화의료 제도화 계획을 발표한바 있으며 2016년 2월 〈호스피스 완화의료 및 임종 과정에 있는 환자의 연명치료 결정에 관한 법률(이하 연명의료결정법)〉이 제정되었고 2017년 8월부터 시행되게 되었으며 여기에는 말기 환자로서 기존의 암성 질환 이외에 비 암성 질환으로 후천성 면역결핍증, 만성 간경변 등이 추가되었다.

여기서는 호스피스 완화 의료의 개념과 역사적 배경, 대상 및 구조, 완화의료 전달체계 등에 대한 개요만을 설명하고자 하며 자세한 내용은 다른 호스피스 완화의료 교과서를 참고하기 바란다.

1. 호스피스 완화의료의 정의

호스피스 완화의료는 환자와 가족들이 질병의 마지막 과정과 사별기간에 겪는 신체적, 심리적, 사회적, 영적 문제들을 예방하고 해소하기 위해 의사, 간호사, 사회복지사, 성직자, 자원봉사자 등 다양한 전문가들로 구성된 호스피스 완화의료팀에 의해 제공되는 통합적이고 전인적인 완화의료와 돌봄을 의미한다.

세계보건기구(WHO)에서는 완화의료를 말기질환 환자 및 환자 가족이 겪게 되는 통증 및 다른 신체적, 정신사회적, 영적 문제에 대한 평가와 처치 등을 통해 삶의 질 향상을 도모하는 의료행위라고 정의하였으며, 호스피스완화의료는 다학제적 팀 접근을 통해 신체적 정신사회적 영적인 돌봄을 제공해야 한다고 제언하고 있다. 다학제팀은 의사, 간호사, 사회복지사, 영적 돌봄 제공자, 작업치료사, 예술치료사, 자원봉사자 등으로 다양하게 구성될 수 있다.

미국의 NHPCO (National Hospice Palliative Care Organization)에서도 호스피스 케어는 여명이 얼마 남지 않은 말기 환자들에게 환자 개인의 필요와 원하는 바에 알맞은 전문적인 의학적 돌봄, 통증 조절, 정서적, 영적지지를 제공하는 팀 접근이라고 하였다.

이렇게 호스피스는 기본적으로 다학제간 팀접근을 통한 총체적인 돌봄이다. 또한 미국 호스피스 완화의료협회는 호스피스 완화의료를 말기 환자나 가족에게 입원간호와 가정간호를 연속적으로 제공하는 프로그램, 그리고 완치가 되지 않는 말기 환자들이 가능한 한 편안하게 살 수 있도록 하는 지지와 간호라고 정의하였다.

호스피스, 완화치료(palliative care), 완화의학, 말기치료(terminal care) 등은 모두 같은 의미로 사용되나 그 내용과 강조점이 조금씩 다르다.

* 말기치료 : 죽음이 예견되는 환자를 말기시기에 돌보는 치료
* 호스피스 : 말기치료와 죽음 및 사별까지 포함하여 돌보는 치료
* 완화치료 : 호스피스뿐만 아니라 항암제 등을 사용하는 생명연장치료를 포괄한 치료
* 완화의학 : 완화치료를 현대 의료체계에 맞게 받아들여 의학의 한 분과로 독립시킨 의료 활동의 한 분야라고 할 수 있다. 즉 호스피스 완화의료라 함은 완화의료에 케어라는 개념을 더 많이 포함하는 호스피스를 강조하기 위해 사용되는 용어라고 할 수 있다.

우리나라에서는 2010년 5월 암 관리법 전부개정을 통해 말기 암 환자의 삶의 질 향상을 위한 완화의료제도에 대한 법적 근거를 마련하였으며 전부 개정 법률에 의하면 '말기 암 환자'란 적극적인 치료에도 불구하고 근원적인 회복의 가능성이 없고 점차 증상이 악화되어 몇 개월 내에 사망할 것으로 예상되는 암 환자로 정의하고 있다. 또한 '말기 암 환자 완화의료'는 통증과 증상의 완화 등을 포함한 신체적, 심리사회적, 영적 영역에 대한 종합적인 평가와 치료를 통하여 말기 암 환자와 그 가족의 삶의 질을 향상시키는 것을 목적으로 하는 의료라고 정의하고 있다.

호스피스 완화의료의 대상은 말기 암 환자에서 시작되었으나 미국의 NHPCO에서는 호스피스 완화의료의 대상 질환을 암 이외에 AIDS, 심혈관질환, 신부전, 만성 호흡기 질환, 당뇨, 다발성 신경병증, 파킨슨병, 치매, 류마티스 관절염, 만성 간질환 등을 포함한 만성 질환까지 확대하였다.

우리나라도 암 이외에 후천성 면역 결핍증, 만성 폐쇄성 호흡기 질환, 만성 간경변을 호스피스 완화의료 대상까지 확대되었다.

2. 개념의 변천

기존의학이 질병중심으로 완치를 목표로 한 적극적인 치료를 하는데 비해 완화의학은 환자를 중심으로 환자의 안녕을 위한 증상을 조절하는 것이 치료 목표이다. 기존의학이 질병중심이며 완치나 지지적 치료를 목표로 이루어지는데 비해 완화의학은 환자 중심적이며 증상 중심으로 치료하고 치료 장소는 병원보다는 가정이다. 의학적 문제뿐만 아니라 정신사회적 영적 문제까지 해결해 주어야 하며 증상완화에 관심을 두고 치료한다. 일반적으로 기존의학은 활력증후를 중요시하지만 완화의학은 활력증상인 안녕, 통증, 수면을 중요하게 생각한다(표 32-1). 병의 초기에는 질병 지향적 치료가 주가 되지만 증상에 대한 관심 역시 필요하며 점차 병이 진행되고 회복이 불가능해지면 환자의 삶의 질을 극대화하고 환자의 바람을 우선으로 하는 방향으로 치료계획을 변경해 나가야 한다.

표 32-1. 기존의학과 완화의학의 차이

기존의학	완화의학
질병중심	환자중심, 증상 중심
치료 장소는 주로 병원	가정에서 치료
의학적 문제 해결	의학적, 사회적, 정신적, 영적 문제 해결
완치가 목표	증상완화가 목표
활력증후(혈압, 맥박, 호흡, 체온)가 중요	활력증상(안녕, 통증, 수면)이 중요

또한 기존 치료에서 완화의료로의 돌봄의 연속성이 강조되고 있다. 과거에는 수명연장을 위한 항암치료를 받는 말기 암 환자에게는 조절되지 않는 증상들이 있는 경우에도

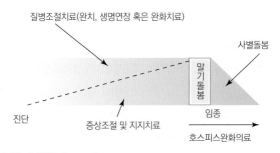

그림 32-1. 질병의 진행에 따른 돌봄의 연속성 및 완화치료 모델

완화치료를 고려하지 않았으며 환자가 정말 말기 상태가 되어 어떤 치유를 위한 치료도 도움이 되지 않는다고 생각될 때에 완화치료를 시작했다. 이 상황에서는 항암치료는 하지 않았다.

현대에 와서 상당한 개념의 변화가 생겨서 환자에게 고통스러운 증상이 있으면 그때가 적극적 항암치료를 받는 진단 초기라 해도 완화치료를 시행하고 있다. 또 임종직전이라도 환자의 증상 조절에 도움이 된다는 확신이 있으면 항암치료를 한다. 돌봄의 연속성을 도식화하면(그림 32-1) 질병의 진행에 따라 완치, 수명연장, 완화를 목적으로 한 질병 조절치료는 점차 감소하여, 생의 마지막에 죽음의 과정이 시작되면서 점차 없어지는 것을 보여준다. 환자에게 편안함을 제공하기 위한 증상조절과 지지적 돌봄은 점점 증가하여 임종 직전에서 최대화가 된다. 환자들은 호스피스 프로그램에서 대개 이런 돌봄을 받는다. 상실로 인하여 예상되는 좌절과 비애는 죽기 전에 시작되며 애도 반응은 죽음 이후에도 지속된다. 호스피스 완화의료는 환자뿐만 아니라 가족을 위해 세 단계 모두에서 제공되어야 한다.

이렇게 암치료의 연속선상에서 적극적인 암치료와 함께 완화 의료를 제공함으로서 말기 암 진단에 따른 의료서비스 제공의 단절을 극복할 수 있다.

3. 호스피스 완화의학의 역사적 배경

호스피스의 어원은 호스피탈리스와 호스피티움이라는 라틴어에서 파생된 것으로 호스피탈리스는 호스페스라는 주인이라는 의미에서 병원의 의미로 바뀌었고 호스피티움은 주인과 손님 사이의 따뜻한 마음을 표현하는 장소라는 의미로 바뀌어 호스피스라는 말이 생기게 되었다. 중세기에 예루살렘을 방문하는 순례객들이 하룻밤 쉬어갈 수 있도록 마련된 숙소를 호스피스라 하였고 그 뜻이 변천되어 말기 환자가 최대한 자신의 품위와 인격을 가지고 남은 삶을 보내도록 도와주는 것을 의미하게 되었다.

호스피스의 역사를 보면 1900년대 영국의 성 요셉 호스피스가 최초의 호스피스이며 그 당시는 주로 영적 및 간호치료가 대부분이었다. 이후는 1967년 St. Christopher's Hospice 를 중심으로 Cicely Saunders가 현대의학에 호스피스를 접목시키고, 개별적이며 지속적인 가정방문 치료와 더불어 증상조절을 강조하며 근대 호스피스의 새로운 장을 열었다. 또한 그 전까지의 의료는 주로 완치의 개념을 중시했으나 이 시기를 기점으로 완화의학이라는 의학의 새로운 전문 분야가 태동하게 되었다.

국내에서는 1965년 마리아의 작은자매회라는 수녀회에서 설립한 강릉의 갈바리의원이 우리나라 최초의 호스피스 기관이며 1980년대에 들어 종교단체에 연관된 기관이나 대학에 종사하는 극소수의 의사와 간호사들을 중심으로 임종환자 돌봄에 대한 관심을 가지기 시작하면서 산발적으로 증가해왔고 1990년대에 와서는 질적, 양적으로 급속히 팽창하였다. 1988년 서울 성모병원에서 처음 호스피스 병동이 설립되고, 세브란스병원에 가정 호스피스 프로그램이 시작되었다. 1990년에 기독교를 중심으로 한 한국호스피스 협회가 발족하고, 1991년에는 가톨릭계가 중심이 된 한국 가톨릭 호스피스협회가 창립하면서 종교계를 중심으로 호스피스가 발전되기 시작하였다. 1998년 7월에는 한국 호스피스 완화의료학회가 창립되어 의사, 간호사, 사회복지사, 성직자 등 다학제적인 전문가가 모였으며 호스피스 완화의료에 대한 학문적 접근과 대국민 홍보를 통한 발전을 모색하기 시작하였다.

우리나라의 호스피스 역사는 결코 다른 나라에 비해 뒤지지 않으며 국민적 관심도도 높아지고 있지만 경제적 여건이나 의사들의 참여부족으로 다른 나라에 비해 발전 속도는 느린 것이 사실이다. 아직도 종교적인 색채가 너무 강하고 호스피스를 죽음을 중심으로 하는 활동으로 간주하거나 간호사들만 하는 간호활동, 또는 안락사와 관련된 것으로 잘못 인식하고 있는 경향이 있다. 호스피스에 대한 이런 잘못된 인식이 일부 말기환자들이 호스피스를 두려워하고 기피하는 원인이 되고 있다.

2002년 정부에서 호스피스 완화의료의 제도화 추진을 표명한 이래 암 관리법 전부개정에 이어 연명의료법이 제정되고 시행되게 되면서 일반인들 및 의료인들의 인식의 변화가 이루어지고 있다.

4. 호스피스 완화의료의 제도화 및 법제화

정부에서는 호스피스 완화의료의 제도화를 위한 노력으로서 2002년에 호스피스 완화 의료의 제도화 추진 계획을 발표하였고 2005년부터 말기 암 환자를 위한 완화의료 전문기관 지정 및 지원 사업을 시작하였으며, 2010년 5월 암 관리법 전부 개정을 통해 말기 암 환자의 삶의 질 향상을 위한 완화의료 제도에 대한 법적근거를 마련하였고 전문인력 교육을 위한 기준을 마련하였다.

2011년 6월 암 관리법이 개정 발효되면서 말기 암 환자를 위한 완화 의료 기관 육성 및 전문 인력 양성을 위한 지원이 정부의 역할로 법적으로 명시되어 완화의료 제도화에 큰 기틀을 마련하게 되었다. 보건복지부와 국립암센터에서는 2008년부터 호스피스 완화의료 전문인력 양성을 위한 표준 교육프로그램과 교육 자료를 개발하여 운영하고 있다. 무엇보다도 적절한 완화의료를 위해서는 통증관리와 증상관리를 제공할 전문 인력의 체계적인 교육이 중요하다고 하겠

다. 2016년 2월 3일에 제정된 호스피스 완화의료 및 임종과정에 있는 환자의 연명의료 결정에 관한 법률(연명의료결정법)이 2017년 8월 4일에 시행되면서 2011년부터 암 관리법에 의해 추진되던 호스피스완화의료(호스피스)가 새로운 법에 의해 추진되게 되었다. 연명의료결정법은 호스피스 완화의료 서비스 대상인 말기 환자의 범위를 말기 암 환자로 국한하지 않고 점진적으로 모든 만성 질환의 말기 환자로 확대하고 좀 더 체계적인 기반을 마련할 수 있는 법적 근거를 제공한 것이다.

한편 기존의 건강보험의 행위별 수가제에서는 호스피스의 확대를 기대하기 어렵기 때문에 현재 호스피스 수가 신설 등 에 대한 제도화가 추진되고 있으며, 2009년부터 완화의료 서비스에 대한 포괄수가를 개발하여 시범사업을 진행한 바 있다. 2008년 입원형 호스피스의 건강보험 수가 적용시범사업을 시작하였고 2015년 7월부터 입원형 호스피스의 건강보험이 적용되고 있으며, 2016년 3월부터 가정형 호스피스의 건강보험 수가 적용 시범 사업 등은 한국의 호스피스 완화의료 관련 정책으로써 중요한 것이다.

5. 호스피스 완화의료 전달체계

호스피스는 그 활동장소나 형태에 따라 병동형, 산재형, 독립형, 가정형으로 나뉘며 어느 한 가지 형태가 가장 효율적이라고 할 수 없고 여러 형태가 같이 있어야 환자 상태에 따라 도움을 주기 쉽다.

1) 병동형 호스피스 완화의료

병원내의 일부 병동에서 호스피스 완화의료 활동을 하는 것을 의미한다. 기존 의료 시스템을 이용하므로 의료인력 활용이 가능하고 환자 상태 파악이 용이하고 환자가 안정감을 가질 수 있으며 응급 시 빠른 대처가 가능하다는 장점이 있으나 간혹 호스피스 완화의료병동을 죽음의 장소로 생각하는 부정적인 측면도 있다.

2) 산재형 호스피스 완화의료

병원에 호스피스 완화의료팀이 구성되어 활동하는 유형으로 환자는 각 과에 입원되어 있는 상태로 호스피스 완화의료팀의 돌봄을 받게 된다.

3) 독립형 호스피스 완화 의료

별도의 건물을 가지고 호스피스 완화의료만을 운영하는 것으로 환자와 보호자의 요구를 만족시키기 쉬우며 병원호스피스보다 적은 비용으로 유지할 수 있다.

4) 가정형 호스피스 완화의료

가정에서 가족들과 마지막 시기를 보낼 수 있도록 하면서 가정간호를 통해 환자의 통증이나 증상조절을 하고 필요시 입원 또는 처리를 할 수 있도록 하는 형태로 병원 내에 사무실을 두고 환자의 입원 후 퇴원 시 추후관리를 가정간호를 통해 할 수 있다.

6. 호스피스 완화 의료팀

호스피스 완화의료팀은 여러 분야의 전문가들이 함께 참여하여 유기적인 관계를 가지고 서로 협조하여야 성공할 수 있다. 참여전문가들은 의사, 간호사, 사회복지사, 성직자, 자원봉사자 등으로 구성된다.

1) 의사

의사는 호스피스 완화의료 팀에서 중추적 역할을 한다. 그들은 전반적인 의학 분야에 능통해야 하고 환자 질병 관리와 관련된 지침에도 익숙해야 한다. 호스피스 완화의료 분야에서 일하는 의사는 많은 고난이도의 의학적인 치료의 갈등 상황에 대한 평가, 감독 및 조정의 역할을 한다. 또한 다학제 팀을 이끌 책임이 있다. 그들은 의학적 의사 결정에 대해 논의 하고 연구와 연구 결과의 적용을 판단하는 통합적인 역할을 한다.

2) 간호사

간호사는 환자와 가장 많이 접촉하는 팀 구성원이다.

간호사의 전문적인 업무는 환자에게 신체적, 심리사회적 영적 측면을 포괄하는 전인간호를 제공하고 증상관리, 환자 및 가족의 교육, 간호 상담, 가족지지, 임종 돌봄 및 일상생활에서 환자 상태에 따라 최적의 건강 기능을 적절히 유지할 수 있도록 도우며 안전한 환경에서 돌봄을 받을 수 있도록 간호하는 것이다.

3) 사회복지사

사회복지사의 역할은 가족과 환자가 질환과 장애로 인한 개인적 사회적 문제를 관리할 수 있도록 돕는 것이다. 또한 환자의 사망이 임박한 경우 질병의 진행과 사별 과정에서 지지를 제공하는 역할을 담당한다. 사회복지사의 평가는 심리사회적 관점에서 환자와 가족의 요구를 평가하고 특히 가족이 미래계획을 세우기 시작할 때는 환자의 기능저하와 경제적 어려움에서 비롯되는 가족 문제를 예견하여 지원을 제공한다. 그들은 지역사회의 자원과 연결하거나 환자나 가족 개인 상담을 포함한 정서적 지지를 하고 사별에 대한 상담을 한다.

4) 성직자

성직자는 숙련되고 개인적으로 판단하지 않는 경청자(listener)이어야 하며 동시에 삶의 의미와 관련된 질문들에 대해 상담해 줄 수 있어야 한다. 환자와 가족들은 반드시 삶의 의미와 관련된 의문들을 갖게 될 것이다. 대부분의 경우 성직자의 역할은 과거에 대한 정리와 미래에 대한 준비를 도와줄 수 있도록 이야기를 들어주는 것이다. 또한 성직자는 많은 경우에 절친한 상담자(confidant)로서의 역할을 수행하고 환자와 가족들에게 의미를 줄 수 있는 종교의식과 성례전을 준비함으로서 종교적인 전통으로서 그들을 지원하는 역할을 수행한다. 성직자는 임종 돌봄을 포괄하는 호스피스 교육과 훈련을 받아야한다.

5) 자원봉사자

호스피스 완화의료팀에서 자원봉사자의 역할은 상황에 따라 다양하다. 자원이 부족하거나 보통인 상황에서 자원봉사자는 환자에게 대부분의 돌봄을 제공할 것이다. 자원봉사자는 호스피스 완화의료팀에 포함되어 있으며 그 목적은 의료진을 도와 환자와 가족을 위해 최상의 삶의 질을 누리도록 돕는 것이다. 자원봉사자는 지역사회의 모든 영역으로부터 수급되며 종종 호스피스 완화의료기관과 환자 사이에 연결고리를 만들어 주기도 한다. 호스피스 완화의료팀에 자원봉사자를 포함시킴으로서 지역사회 차원에서의 지원과 전문지식이 형성된다. 적절한 훈련과 지원을 통해 자원봉사자는 환자와 가족에게 직접 서비스를 제공하고 행정적 업무를 돕고 더 나아가 상담자로서 활동할 수도 있다. 또한 자원봉사자는 의식을 고양시키고 보건교육을 제공하며 기금을 모금하고 재활지원을 수행하고 나아가 일부 의료적 돌봄을 수행하는 등의 여러 가지 다른 역할을 할 수도 있다.

7. 요약

호스피스 완화의학은 의사, 간호사, 사회복지사, 성직자, 자원봉사자 등으로 이루어진 다학제 팀 의료로서 환자와 가족들이 질병의 마지막과정과 사별기간에 겪는 신체적 심리적 사회적 영적 문제들을 예방하고 해소할 수 있도록 통합적이고 전인적인 돌봄을 제공하는 의료이다. 모든 말기환자도 인간으로서의 존엄과 가치를 가지며 행복을 추구할 권리를 가지고 있다. 그러나 암과 같은 질환으로 사망하는 경우 대부분 말기에는 그로 인하여 환자자신은 물론 가족들까지 고통받게 된다. 완화의학은 이러한 치유 불가능한 환자들의 고통스러운 증상조절을 전문으로 하는 의학의 한 분야이며 완화의학의 발전과 제도적 뒷받침으로 최첨단의학으로도 치유되지 못하고 사망에 이르게 되는 환자들이 인간으로서의 존엄성을 끝까지 유지하고 편안하고 기쁜 시간을 살다가 생을 마감할 수 있도록 도와줄 수 있기를 기대한다.

━━ 참고문헌

김문영. 말기 간질환 환자에서의 호스피스 완화의료. 한국 호스피스 완화의료학회지 2017, 20, 167-72.

김시영. 호스피스 완화의료. J Korean Med Assoc. 2008, 51, 505-8.

대한마취통증의학회. 마취통증의학. 셋째판. 서울, 여문각. 933-8.

보건복지부. 완화의료 팀원을 위한 호스피스완화의료 개론. 2012(1).

이경식 이혜리 홍영선 염창환. 완화의학 암 환자의 증상조절. 둘째판. 서울, 도서출판 비타민세상. 2006, 10-21.

이경식. 완화의학. 서울, 군자출판사. 2005, 1-11.

장윤정. 호스피스 완화의료의 이용 및 임종과정에 있는 환자의 연명의료 결정에 관한 법률 시행에 따른 호스피스 완화의료의 변화에 대한 이해. 한국 호스피스완화의료학회지 2017;20:173-6.

한국호스피스완화의료학회. 호스피스 완화의료 의사 상급교육교재. 도서출판 한국의학 2011.

홍영선. 한국호스피스의 과거 현재 미래. J Korean Med Assoc. 2008;51:509-16.

Cherny NI, Fallon M, Kaasa S, Christakis NA, Portenoy RK, Currow DC: Oxford textbook of palliative medicine. Oxford. Oxford university press. 5thed. 365-75.

World Health organization. http://www.who.int/cancer/palliative/definition/en/accessed

33 수술 후 통증
Postsurgical Pain

수술후 통증이 환자를 고통스럽게 하고, 삶의 질(quality of life)과 만족도를 떨어뜨리며, 수술후 합병증의 원인이 되어 재원일수(hospital stay)를 연장시킨다는 것에는 논란의 여지가 없다. 충분한 수술후 통증관리는 이러한 면에서 중요하다. 많은 병원에서 수술후 통증 조절을 목적으로 나름대로 정해진 프로그램들을 운영하고 있으나, 항상 만족할 만한 성과를 얻지는 못하는 실정이다. 그 원인으로 이제껏 관습적-경험적으로 사용해온 진통제/진통법들이 충분한 근거가 부족했던 것을 우선 생각해볼 수 있다. 더욱이 다양한 수술적 침습에 의한 수술후 통증의 발생 기전이 각각 다르기 때문에, 수술후 통증관리를 일상적 루틴(routine)으로 시도한다면 충분한 효과를 기대하기 힘들 것이다. 그러므로 통증의 기전을 생각하고, 진통제/진통법의 작용부위를 고려한 치료가 필요하다. 최근 수술후 통증관리 방법에서 환자의 수술후 빠른 회복(enhanced recovery after surgery, ERAS)을 위해 강조되고 있는 중요한 요소들을 이 장에서 설명해 보고자 한다.

1. 수술후 통증의 전신 작용

1) 심혈관계

수술이라는 침습적 자극에 의한 급성통증은 교감신경을 항진시켜 심박수 상승, 협압 증가, 혈관저항 증가를 일으킨다. 따라서 강한 수술후 통증은 교감신경기능 항진으로 심혈관계 합병증과 연관된다. 특히 허혈성심질환 환자에서 빈맥과 고혈압은 심근산소 수요공급 밸런스를 악화시켜 심근허혈의 위험성이 증가한다. 또한 수술후 통증에 의한 교감신경의 활성화는 해당부위의 혈관을 수축시켜 국소 대사 스트레스를 야기한다. 이로 인한 산증(acidosis)은 말초감작에 중요한 역할을 하는 TRPV-1을 자극하여 통증의 악순환을 일으킨다.

술후 30일 이내 사망률을 평가한 후향적 코호트연구에서 경막외진통법(epidural analgesia)이 다른 진통법과 비교해서 사망률이 적었다는 보고가 있지만, 의미 있는 차이가 없다는 보고도 있다. 유럽심장병학회(ESC)의 비심장수술에 관한 주술기평가의 가이드라인(2009년)에서 심장병을 동반한 환자가 고위험수술을 받을 경우 흉부경막외마취를 시행할 것을 추천하고 있다.

2) 호흡계

수술후 호흡기능변화는 수술에 의한 직접적인 영향과 통증에 의한 간접적인 영향에 의해 발생한다. 특히 상복부나 흉부 수술에서는 강한 통증과 더불어 횡격막기능저하, 흉곽과 늑간근육의 긴장증가 등으로 인해 호흡저하가 야기된다. 흉복부수술후 호흡기능의 저하는 주로 폐활량의 저하와 기능적잔기량의 저하에 의해 발생한다. 충분한 심호흡이나 객담배출이 어려워 폐렴의 위험성이 증가하며, 기능적

잔기량의 저하로 무기폐의 위험성이 증가한다. 환기/관류 불균형에 의한 가스교환저하로 저산소혈증이 발생한다.

통증을 조절하여 호흡기능저하를 개선할 수는 있으나 진통법의 종류나 사용약제에 따라 차이가 있다. 아편유사제(opioids)를 사용한 경우 횡격막의 기능은 개선되지 않으나, 국소마취제만을 이용한 흉부경막외진통법을 이용했을 경우 횡격막의 기능이 개선되었다고 한다. 상복부나 흉부수술에 있어서는 경막외진통법이 아편유사제의 전신투여와 비교해서 무기폐나 폐렴 등의 수술후 호흡기합병증을 감소시킨다는 보고가 많다. 사지수술에서는 수술후 통증 자체가 호흡기능에 대한 영향이 크지 않고 진통법이나 사용약제도 호흡기능에 미치는 영향이 크게 중요하지 않다.

3) 내분비계

수술 상처에 의한 염증과 조직의 재관류장애 등은 체내 스트레스 반응을 일으킨다. 주술기의 통증은 출혈, 수혈, 감염, 체온이상, 저혈압, 혈당치 이상, 정신이상 등과 함께 전신적인 스트레스반응을 유도하게 된다. 스트레스반응은 크게 시상하부-교감신경-부신수질계(sympathetic nervous adrenal medullary system, SAM)와 시상하부-뇌하수체-부신계(hypothalamic pituitary adrenal system, HPA)의 2가지에 의해 조절된다.

수술후 통증은 부신피질자극호르몬(ACTH)과 코티솔(cortisol), 아드레날린(adrenalin)과 노르아드레날린(noradrenalin), 항이뇨호르몬, 레닌, 알도스테론, 성장호르몬, 글루카곤(glucagon) 등을 증가시켜서 대사반응을 촉발시킨다. 카테콜아민 및 스트레스호르몬의 분비에 의해 말초혈관저항의 증가, 심근수축의 증가, 심박수의 증가 등이 나타난다. 빈맥에 의해 심근산소소비량이 증가하여 심근허혈의 위험성이 증가한다. 또한 심근의 부담을 증가시켜서 심장예비력이 떨어진 상태의 환자에서 심부전의 위험성을 증가시킨다.

수술후 통증은 식욕을 저하시켜서 영양밸런스에 악영향을 미친다. 대부분 수술후 인슐린분비량은 감소하지 않는데 비해, 수술후 통증에 의한 스트레스호르몬, 카테콜아민, 글루카곤, 성장호르몬 등의 분비가 증가하면 고혈당의 위험

성이 있다. 고혈당의 정도는 통증의 강도와 연관이 있는 것으로 알려져 있다.

4) 면역체계

적절한 통증의 조절은 수술적 침습에 따른 주술기의 면역억제를 감소시킬 수 있는 것으로 알려져 있다. 반면에 다수의 진통제에는 면역억제작용이 있는 것으로 보고되어, 진통효과와 전신작용(부작용)과의 균형을 고려할 필요가 있다.

(1) 아편유사제의 영향

모르핀(morphine)은 인체 면역기능을 용량의존적으로 억제하는 것으로 밝혀졌다. 반면에 펜타닐(fentanyl)이나 레미펜타닐(remifentanil)은 면역억제작용이 별로 없는 것으로 알려져 있다. 트라마돌(tramadol)은 NK세포기능을 항진하는 것으로 알려져 있다.

(2) 비스테로이드소염제(NSAID)의 영향

NSAID는 cyclooxygenase (COX)를 억제함으로써 수술침습에 의한 국소염증반응을 억제하며 진통효과를 나타낸다. 반면에 창상수복과정에서 필요한 염증반응까지 억제하여 창상치유를 지연시킬 위험성도 있으므로 과도한 투여는 자제하는 것이 좋겠다. 동물실험에서 COX-2 억제제는 수술 혹은 모르핀에 의한 면역억제를 예방할 수 있는 것으로 보고되었다.

(3) 부위마취의 영향

부위마취는 훌륭한 진통효과를 보이며, 면역억제작용을 가진 전신마취약제 및 진통제들의 사용량을 감소시킴으로써 주술기 면역억제를 감소시킬 수 있을 것으로 기대된다. 전신마취(흡입마취제)와 부위마취(경막외마취, 척추마취)를 비교한 임상연구에서 부위마취 쪽이 훨씬 높은 면역기능을 유지한 것으로 보고되고 있다. 그리고 전신마취 단독으로 마취관리를 했을 때와 비교해서 부위마취를 병용하는 것이 수술후 장기간의 암 재발률 및 전이율을 감소시켰다는 후향연구 결과가 있다.

2. 만성수술후 통증(Chronic postsurgical pain, CPSP)

"수술 받은 상처가 아프다"라고 통증클리닉에 내원 중인 환자 5,130명에 대해 시행한 조사에서, 만성통증의 원인이 수술 때문이라고 대답한 환자가 23%였고, 그 중 통증 때문에 일상생활에 지장을 초래할 정도의 기능장애가 있는 환자수가 절반 정도였다고 Crombie 등(1998년)이 최초로 보고하였다. 이후 만성(chronic)혹은 지연성(persistent) 수술후 통증의 개념이 널리 퍼지기 시작하였고, 1999년 IASP는 만성수술후 통증(CPSP)을 "외과적 수술 후 발생하여 적어도 2개월 이상 지속되는 통증으로서, 다른 원인으로 인한 통증 및 수술 전부터 존재한 통증은 제외"라고 정의하였다. 하지만 "2개월 이상 지속되는" 이라는 정의가 타당한지, 침습도가 다른 수술들을 같이 취급해도 되는지 등에 대해 여전히 논란 중이다. 정의의 문제는 그렇다고 해도 수술후통증이 오래 동안 지속되는 환자가 존재한다는 것은 사실이다(표33-1). CPSP의 원인은 복잡해서 규명하기 어려운 점이 많다. 수술에 의한 신경손상이 CPSP에 관여한다는 것이 유일하게 판명된 사실이다. CPSP 원인인자

표 33-1 수술별 만성수술후 통증(chronic postsurgical pain)의 발생률

수술	만성통증발생률 (%)
Amputation	30–85
Thoracotomy	5–67
Mastectomy	11–57
Inguinal hernia repair	0–63
Sternotomy	28–56
Cholecystectomy	3–56
Knee arthroplasty	19–43
Breast augmentation	13–38
Vasectomy	0–37
Radical prostatectomy	35
Gynecological laparotomy	32
Iliac crest bone harvest site	30
Hip arthroplasty	28
Saphenectomy	27
Hysterectomy	25
Craniectomy	6–23
Rectal amputation	12–18
Cesarean section	12
Dental surgery	5–13

에 대해 각 수술별로 다소의 차이는 있으나 수술후 급성통증의 유무가 원인인자의 가능성이 높은 것으로 보고되고 있다.

Wall 등(1998년)은 수술절개에 앞서 모르핀 등 진통제나 국소마취제를 이용하여 중추감작을 예방함으로써 술후통각과민을 억제할 수 있다는 선행진통(preemptive analgesia) 개념을 제창하였다. 그러나 2002년까지 시행된 선행진통의 무작위비교실험연구(RCT) 결과들을 메타분석한 것에 의하면 NSAIDs, opioids, NMDA길항제, 경막외진통, 천골경막외진통, 지주막하진통, 그리고 국소마취제 국소주입 등의 수술절개전 진통군 모두가 수술후 진통군과 비교해서 술후통증의 정도나 진통제 사용량 등에 유의한 차이가 없는 것으로 보고되었다. 이는 선행진통의 기전으로 생각되는 중추감작은 수술절개에 의한 침습자극뿐아니라 수술중의 조직손상이나 주술기 염증반응 및 스트레스호르몬 등이 관여하고 있어서 수술절개의 진통만으로는 억제하기 힘들기 때문인 것으로 생각된다. 이후 Katz 등은 선행진통을 수술전 진통만이 아니고 주술기 전체의 진통에 의해 중추감작을 예방하자는 넓은 의미의 선행진통으로서 예방진통(preventive analgesia)이라는 용어를 제창하였다. 수술 중 통증의 자극과 조직손상의 정도, 수술후 급성기 상처의 염증반응 정도가 각각 어떻게 중추감작에 영향을 미치는지 수술종류/방식이나 환자상태에 따라 달라질 수 있으므로 앞으로 예방진통의 유용성에 대해 구체적인 검토가 필요할 것으로 생각된다.

3. 수술후 진통법(Postsurgical analgesia)

1) 약물요법(Analgesics)

수술후 통증의 원인에는 수술에 의한 조직의 손상에 의한 기계적 자극이나 화학적 자극에 의한 침해수용성 통증, 그리고 조직손상부위의 염증에 의한 염증성 통증이 있다. 약물요법은 한가지 약제를 사용하는 단독요법보다 여러 약제를 같이 사용하는 혼합요법(multimodal analgesia)이 부작용을 줄일 수 있으며 효과를 증대시킬 수 있어 추천되고 있다. 투여경로에 따라 정주, 근주, 피하지방, 직장내, 경막외, 척수강내 등의 방법이 있다.

(1) 아편유사제(Opioids)

수술후 통증관리에서 NSAIDs와 함께 가장 많이 사용되는 진통제이다. Opioid 수용체는 μ, κ 그리고 δ 수용체가 알려져 있다.

① Morphine

Morphine은 오랫동안 사용된 opioid이다. 90%가 간에서 대사되어, 신장을 통해 90%가 배출되고 담즙으로 10%가 배출된다. 단백결합능이 30-40% 정도로서, 단백결합하지 않은 morphine은 생리적 pH에서 대다수가 이온화되어 있기 때문에 수용성이 높다. 그러므로 효과는 서서히 나타나고, 정주 후 반감기는 2-3시간 정도로 길다. 대사산물인 morphine-6-glucuronide (M6G)가 강한 진통효과를 나타내기 때문에, 1회 주입만으로도 진통지속시간이 길어서 수술후 통증조절에 많이 사용되고 있다. 수술후 통증조절 목적으로 사용할 때 부작용으로는 소변정체, 가려움증, 섬망 등이 있다. Morphine은 히스타민(histamine)을 유리(release)하므로 천식환자에서 사용을 주의해야 한다. 또한 간기능부전의 환자의 경우 M6G 축적에 따른 호흡억제, 섬망 등의 위험성이 있으므로 신중히 투여해야 한다.

② Fentanyl

Fentanyl은 1960년대에 개발되어 지금까지 수술후 진통, 암성통증, 만성통증 등 널리 사용되고 있다. μ수용체에 강한 선택성을 가지고 있어서 진통효과는 morphine의 100-300배 강하다. μ1수용체에 선택성이 높아 다른 opioid와 비교해서 부작용이 적다. 진통효과는 작용부위인 중추신경계의 농도에 상관이 있다. 혈중농도가 작용부위의 농도를 반영하는 것은 아니지만, 진통에 필요한 fentanyl의 혈중농도는 0.6-3.0 ug/mL 정도로 알려져 있다. 혈액내 생리적 pH에서는 80% 이상이 단백결합을 하여 지용성이 높고, 중추신경계로의 이행이 빠르다. 정주 후 효과발현이 수분 내로 빠르고, 재분포가 빠르므로 작용지속시간도 30-60분 정도로 짧다. 재분포 후 지방조직으로부터 서서히 혈액 내로 돌아오기 때문에 반감기는 3.1-7.9시간 정도로 길다. 주로 간에서 약리학적 활성이 없는 norfentanyl, hydroxyproprionyl fentanyl, hydroxyproprionyl norfentanyl로 대사되고, 남은 10% 정도가 신장으로 배설된다.

③ Buprenorphine

Buprenorphine은 1966년 영국에서 합성되어, 1978년부터 임상적으로 사용되기 시작한 반합성 아편유사제다. μ수용체와 κ수용체에 부분작동하고, δ수용체에 길항작용을 하여 부분작동성(partial agonist) opioid로 분류된다. Opioid 수용체에의 높은 친화성으로 다른 opioid를 수용체로부터 밀어내는 효과를 가지며 작용 시간이 긴 것이 장점이다. 진통효과는 morphine의 25-40배 정도이다. μ수용체에 대한 작용의 특징은 'high affinity', 'slow onset', 'long duration' 으로서, 서서히 효과를 발현하며, 작용시간이 길고, 의존성이 있다. 정주, 근주 모두 반감기는 2-3시간 정도이고, 작용지속시간은 6시간 이상이다. 주로 간에서 대사되어 70% 정도가 담즙으로 배설된다. 대사산물인 norbuprenorphine의 약리학적 활성도는 buprenorphine의 1/10 정도로 알려져 있다. Morphine과 같은 기관지수축작용이 없어 천식환자에서도 비교적 안전하게 사용될 수 있다.

④ Tramadol

1962년에 독일에서 합성된 아편유사제로서, 노르아드레날린(noradrenaline) 혹은 세로토닌 재흡수억제제(serotonin reuptake inhibition)에 의한 약리학적 작용을 하며, μ수용체에 의한 진통작용은 거의 없다. 간에서 CYP2D6에 의한 대사산물인 mono-O-demethyl-tramadol (M1)이 μ수용체에의 친화성을 가진다. CYP2D6은 개인차가 있어서 진통효과도 개인차가 있을 수 있으나 대개 morphine의 1/5배 정도의 진통효과를 지닌다. 다른 opioid에 비해 부작용이 적고, 내성이나 의존성이 적어 비교적 안전하게 사용할 수 있다. 체성통 및 내장통 모두에게 효과적이다. Tramadol에 acetaminophen을 추가함으로써 진통효과의 발현이 빨라지고 진통의 정도도 좋아지는 것으로 보고되어, 경구용 tramadol/acetaminophen 복합제제로 시판되고 있다. '세로토닌 증후군'의 부작용을 피하기 위해서 SSRI, SNRI, MAO inhibitor, 삼환계항우울제 등과 병용을 피하는 것이 좋다.

⑤ Meperidine (Pethidine)

1939년 독일에서 합성된 meperidine은 주로 μ 수용체에 작용하며, 진통효과는 morphine의 1/6-1/10배 정도로 알려져 있다. 대사산물인 normeperidine은 신경독성이 있기 때문에 지속적인 투여는 추천되지 않는다. 근육주사의 경우 최고혈중농도 도달시간은 약 1시간 정도이고, 혈중반감기는 약 3.3시간 정도로 알려져 있다. 진통효과뿐 아니라 진정 및 떨림(shivering) 억제효과도 있다. 떨림에 대해서는 0.5 mg/kg 혹은 성인에서 50 mg 일회정주가 일반적 추천용량이다.

(2) NSAIDs

NSAIDs는 수술후 통증조절 목적으로 가장 많이 사용되는 약제 중 하나이다. 하지만 위장장애, 간기능장애, 심혈관계장애 등 부작용에 대해 신중히 투여되어야 한다. NSAIDs는 COX를 억제함으로써 소염진통작용을 한다. 신장애의 위험성이 있으므로 수술후 2일 정도 이하로 사용하는 것이 바람직하다.

(3) 기타 약제

① Acetaminophen

Acetaminophen은 NSAIDs와 달리 항염증작용은 없다. 일반적인 복용량에서 위장장애, 간기능장애, 혈액응고이상 등 부작용이 적다. 최근 부작용으로 간장애가 보고되고 있으므로 수술후 3일을 초과해서 사용은 추천하지 않는다.

② Ketamine

Ketamine은 N-methyl-D-aspartate (NMDA) 수용체의 비경쟁적 길항제로서, 흥분 전달을 억제함으로써 진통작용을 한다. Ketamine은 NMDA수용체를 차단함으로써 중추감작을 예방하고, opioid의 효과를 개선하여 통증의 만성화를 억제할 수 있다는 장점이 있다. 0.2-0.5 mg/kg 정도의 소량의 정주로 수술후 통증과 신경병증통증에 효과적이다. 체성통에는 유효하나 내장통에는 효과가 적다. 생물학적 반감기가 4시간 정도로 장시간 진통효과를 기대할 수 있으나 조절이 어려운 점과, 부작용으로 환각, 악몽, 구역, 어지럼증, 복시 등의 문제가 될 수 있다.

2) 자가조절진통(Patient-controlled analgesia, PCA)

자가조절진통(PCA)이란 환자가 통증을 느꼈을 때 본인이 판단하여 기계를 조작해서 설정된 일정량의 진통제가 주입되어 통증을 조절하는 방법을 말한다. 주로 정맥내(intravenous), 경막외(epidural), 또는 말초신경주위(perineural) 주입경로를 사용한다.

과거에는 환자가 통증을 호소하면, 간호사가 통증을 평가하고, 담당의사에게 의뢰 후 처방을 받은 진통제가 투여되는 과정을 거쳤기 때문에 진통제가 투여되기까지 환자는 통증으로 인한 고통을 참고 기다려야만 했다. 하지만 PCA의 경우 이러한 기다림 없이 환자 스스로 버튼을 눌러서 진통제를 투여 받을 수 있어서 이론상 신속한 통증조절이 가능하고 진통제의 급격한 혈중농도 상승을 예방하며, 진통제의 효과를 유지하기 쉽고 부작용의 위험성이 더 적은 진통방법이라고 할 수 있다. 현재 많은 병원에서 수술후진통법의 기본으로 설정되어 있다.

(1) 정맥내 자가조절진통(Intravenous PCA, IV-PCA)

PCA가 종래의 진통법보다 더 우수하다는 근거를 얻으려면, 일단 primary end-point인 진통효과가 우수할 것, 그리고 secondary end-point인 진통제의 사용량 감소 및 환자의 만족도 증가, 재원일수 감소, 저렴한 가격 등에서 더 우월해야 하며, 진통제에 의한 부작용의 정도나 빈도가 감소해야 한다고 할 수 있다. 그런데 1992년 IV-PCA에 관해 처음 보고된 메타분석에 의하면, IV-PCA를 선호하는 환자가 더 많은 것으로 보고되었으나, 진통제의 총사용량이나 재원일수 등은 종래법과 유의한 차이가 없었다고 하였다. 2001년에 시행된 메타분석에서는 IV-PCA는 종래법보다 유의한 진통효과가 없었다고 하였다. 2004년의 Cochrane 보고에서는 IV-PCA법이 종래법보다 진통효과나 환자의 만족도 면에서 우월하다고 보고하였다. 그러나 이 보고에서 IV-PCA법이 종래법보다 더 많은 양의 진통제가 사용되었기 때문에 부작용인 가려움증이 더 많았고, 재원일수는 차이가 없었다고 하였다. 현시점에서는 IV-PCA가 종래법과 비교하여 특별히 장점은 없는 것으로 생각된다. 다만 IV-PCA에 지속적말초신경블록법이나 다른 진통법을 같이 사용하는 multimodal analgesia 방법을 사용하는 것이 opioid의 사용량을 줄일 수 있어서 더 도움이 될 것이다.

IV-PCA가 다른 진통법에 비해 나은 점은 투여경로, 즉 정맥로의 확보가 용이하여 별도로 시술이 필요하지 않고, 항응고요법을 시행 받고 있어도 제한 받지 않는다는 점이다.

실제 사용하는 IV-PCA의 약물과 사용법은 표 33-2에 정리하였다. 일반적으로 fentanyl 0.5-1.0 ug/kg/hr을 기준으로 해서 설정을 하고, fentanyl의 사용량을 줄이려면 ketorolac 30 mg을 fentanyl 100 ug의 대체로 사용할 수 있다.

표 33-2. IV-PCA 투여약물과 사용량

사용약제	단회투여량	Lock-out 시간	지속투여량
Morphine (성인)	0.5–2.5 mg	5–10 min	0.01–0.03 mg/kg/hr
(소아)	0.01–0.03 mg/kg	5–10 min	0.01–0.03 mg/kg/hr
Fentanyl (성인)	10–20 ug	4–15 min	0.5–1 ug/kg/hr
(소아)	0.5–1 ug	5–15 min	0.5–1 ug/kg/hr (최대 4 ug/kg/hr)
Meperidine	5–25 mg	5–10 min	–
Buprenorphine	0.03–0.1 mg	8–20 min	–
Pentazocin	5–30 mg	5–15 min	–

Ketorolac 30mg을 fentanyl 100 ug 혹은 morphine 10 mg과 대체하여 사용할 수 있다.

IV-PCA의 효과를 극대화 시키기 위해서 수술직후 IV-PCA 개시 전에 이미 약물의 혈중농도를 환자가 아프지 않다고 느끼는 혈중농도, 즉 최소효과진통농도(minimum effective analgesic concentration, MEAC)까지 올려둬야 한다. 혈중농도가 올라가지 않은 상태에서는 환자가 bolus 버튼을 눌러도 효과를 느낄 수 없다. 머지않아 환자는 소용없음을 깨닫고 아픈데도 불구하고 bolus버튼을 누르지 않게 된다. 이것은 IV-PCA의 실패라고 할 수 있으므로 주의해야 한다.

IV-PCA의 단점은 주요 사용약제 opioid의 부작용을 조심해야 하는 것이다. 가장 흔한 부작용은 수술후 구역 및 구토(postoperative nausea and vomiting, PONV)로 보고되고 있으며, PONV의 위험성이 높은 수술이나 환자의 경우 미리 항구토제를 투여하는 것도 예방책이 될 수 있겠다.

(2) 경막외 자가조절진통(Patient-controlled epidural analgesia, PCEA)

경막외진통법(epidural analgesia)은 경막외강(epidural space)에 국소마취제나 opioid를 주입함으로써 통증을 조절하는 방법이다. 거치한 카테터(catheter)로부터 지속적으로 약물을 투여하면 오랫동안 통증을 조절할 수 있다. 수술후 통증은 주로 말초의 침해수용기의 자극이 Aδ섬유와 C섬유를 통해 척수후각에 입력되어 생기는 침해수용통증이다. 경막외강에 주입된 국소마취제와 opioid는 Aδ 및 C섬유의 전달을 차단함으로써, 특히 움직일 때의 통증(motion pain)에 대해 훌륭한 진통효과를 제공한다. 또 내장통증은 대부분 교감신경의 내장구심성섬유를 경유하여 나타나며, 경막외진통법은 내장통에도 일정부분 효과가 있다.

경부로부터 회음부까지 넓은 영역에 이용 가능한데, 특히 심호흡이나 기침 등 움직일 때 통증이 심하고 내장통과도 연관이 있는 흉부나 상복부 수술후 통증에 유용하다. 국소마취제는 교감신경차단 효과와 opioid 사용량을 줄일 수 있게 하여 수술후 소화기관의 기능회복에 더욱 도움이 된다. 수술후 폐렴 발생률을 감소시켜 호흡기능이나 산소화 능력도 개선시킨다. 스트레스성 반응을 억제하여 허혈성심질환의 합병증 발생도 줄인다.

경막외진통법의 금기는 항응고제 투여 중, 혈액응고 이상, 두개내압 항진, 자입부위 감염, 패혈증, 순환혈액량 감소, 척추이상, 환자가 동의하지 않은 경우 등이다. 경막외혈종은 심각한 신경장애를 일으킬 위험성이 있으므로 수술전 항응고요법을 받는 환자나 수술후 가능한 빨리 항응고요법을 재개해야 하는 환자의 경우 경막외진통법은 피하는 것이 좋다. 최근에는 항혈소판제를 복용하는 환자수가 증가하는 한편, 수술후 심부정맥혈전(deep vein thrombus, DVT)이나 폐색전증의 예방을 위해 항응고요법이 강화되는 등 경막외진통법을 적용하기 힘든 환자가 증가하는 추세이다. 이런 경우 IV-PCA나 신경블록법을 고려하는 것이 좋다. 카테터를 거치하는 경우에는 거치뿐만 아니라 제거하는 타이밍도 중요한데, 국가 및 학회별로 조금씩 달라 통일된 가이드라인은 없지만 이들을 참고하여 스케줄을 잡는 것이 안전할 것이다.

국소마취제나 opioid가 적절하게 작용하려면 카테터를 수술부위의 피부분절에 적합하도록 적절한 척추레벨에 삽입하는 것이 중요하다. 주요 수술별 카테터 거치부위는 표 33-3과 같다. 국소마취제를 단독으로 주입해도 효과가 좋지만, opioid와 같이 주입하는 것이 진통효과가 더 크다. 국소마취제는 교감신경차단에 의한 혈압저하와 운동신경차단의 위험성이 높다. 그러므로 국소마취제 단독투여는 opioid에 의한 PONV나 장폐색(ileus) 등의 부작용이 우려될 때 사용하는 것이 좋다. 국소마취제나 opioid 어느 쪽도 용량의존적으로 부작용의 위험성이 증가한다. 경막외진통법에 사용되는 국소마취제로는 운동신경차단 효과가 적은 levobu-pivacaine, ropivacaine, bupivacaine등이 추천된다. 경막외 opioid 단독투여는 운동신경차단이나 교감신경차단에 의한 혈압저하의 위험성이 적은 장점이 있다. 하지만 국소마취제와 비교해서 진통효과가 더 좋다는 근거는 없다.

Morphine의 경우 지용성이 작아서(수용성이 커서) 경막외강으로부터 뇌척수액으로 이행한 뒤에도 척수로 잘 침투되지 않아 서서히 머리쪽(cranial)으로 퍼져간다. 그러므로 수술부위와 카테터 거치부위가 떨어져 있는 경우 유용할 수 있다. 보존제가 함유되지 않은 morphine 1-3 mg을 경막외강으로 1회 투여한다. 많은 양을 투여하면 호흡억제가 나타날 수 있으니 주의해야 한다. Fentanyl의 경우 지용성이 커서 뇌척수액으로 이행한 후에 신속하게 척수로 침투하여 직접 작용한다. 그러므로 fentanyl 이 morphine에 비해 작용발현이 빠르며, 머리쪽으로 퍼지는 효과가 적어 분절효과(segmental effect)가 크다. 대개 1회 투여로 fentanyl 50-100 ug을 경막외강으로 주입한다. Fentanyl은 지속시간이 짧기 때문에 지속주입이 필요하다.

표 33-3. 수술별 경막외카테터 거치 부위

수술부위	수술	카테터 거치부위
흉부	폐절제술, 유방절제술, 개흉술 등	T4-T8
상복부	식도절제술, 위절제술, 간절제술, 담낭적출술 등	T6-T8
중복부	방광 및 전립선절제술, 신적출술 등	T7-T10
하복부	복부대동맥류수술, 결장절제술, 자궁전적출술 등	T8-T11
하지	고관절 및 슬관절 전치환술 등	L1-L4

표 33-4. 수술후 경막외 자가조절진통(Patient-controlled epidural analgesia, PCEA)

	사용약제	Basal Rate	Bolus	Lock-out Time	AIB/PIB
흉부/상복부수술	0.1-0.2% ropivacaine + fentanyl 2-3 ug/mL	4-6 mL/hr	2-5 mL	15-30 min	4-6 mL/1-2hr
하복부/하지수술	① 0.08-0.15% ropivacaine + fentanyl 2-4 ug/mL ② 0.0625-0.125% levobupivacaine + fentanyl 2-4 ug /mL	4-5 mL/hr	2-5 mL	15-30 min	3-5 mL/1-2hr

하복부수술 및 하지수술의 경우 운동신경차단에 의한 근력약화방지를 위해 국소마취제의 농도를 낮추는 것이 좋다. 국소마취제의 농도 및 아편유사제의 용량은 환자상태에 맞춰서 가감한다. AIB/PIB의 경우 카테터가 막히지 않도록 basal rate을 0으로 하는 것 보다 0.1-0.2 mL/hr로 하는 것이 좋다.

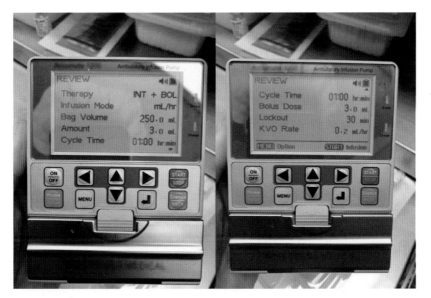

그림 33-1. **자동간헐적(automatic/programmed intermittent bolus)주입장치**
시행자가 설정한 시간에 설정한 양의 약물이 일시 주입되는 자동간헐적 주입기계. PCA, PCEA 기능도 겸비하고 있다. 그림은 3 mL의 약이 1시간마다 일시 주입되고, 만일 환자가 bolus버튼을 누르면 3mL가 추가로 주입되도록 설정한 PCA기능을 겸비한 AIB/PIB 기계의 한 예이다. Lockout은 30분, 주입로 폐쇄의 예방을 위해 0.2 mL/hr로 설정을 해두었다.

국소마취제를 경막외강에 지속주입을 하다 보면 차단범위가 서서히 좁아져서 진통효과가 떨어지게 된다. 지속주입에 비해 간헐적주입(intermittent bolus)이 차단범위가 보다 넓게 유지된다. 이때마다 환자가 요청하여 의료진이 추가 경막외주입을 하는 것은 의료진의 업무량을 증가시킨다. 그러므로 진통효과가 떨어지기 시작할 때 환자가 버튼을 눌러서 bolus 주입이 되도록 하는 것이 진통효과도 유지되며, 기다리는 시간도 단축되어 환자의 만족도 높아진다 (patient-controlled epidural analgesia, PCEA).

환자가 스스로 아프기 전에 미리 bolus 버튼을 누르면 좋겠으나, 실제로 환자가 알아서 미리 버튼을 누르는 것은 생각보다 쉽지 않으며, 아프기 시작한 다음에 누르게 되는 것이 현실이다. 그리고 잘 때는 누를 수가 없어서 통증으로 자다가 깨기도 한다. 최근에는 자동으로 간헐적주입(automatic intermittent bolus/ programed intermittent bolus, AIB/PIB)이 되는 기계가 출시되어서 이러한 문제점을 해결할 수가 있게 되었다 (그림 33-1). 게다가 AIB/PIB의 경우 지속주입을 할 필요가 없어서 약제의 사용량을 줄일 수 있으며, 지속주입에 비해 운동신경의 차단도 더 적은 것으로 알려져 있다. 추천되는 경막외진통법은 표 33-4와 같다. Opioid는 PONV의 위험성이 높은 환자나 고령자의 경우 주입량을 줄이는 것이 좋다.

3) 신경블록

최근 들어 초음파의 발전과 보급으로 인하여 초음파가이드하 말초신경블록(ultrasound-guided peripheral nerve block, US-guided PNB)이 빠르게 보급되어, 예전에 비해 PNB의 안전성과 성공률이 향상되었다. 심부정맥혈전 및 폐색전증 예방으로 항응고요법의 시행이 증가함에 따라 경막외진통법을 대신할 수단으로서 PNB의 유용성이 재평가 받기 시작하였다. 또한 ropivacaine, levobupivacaine 등 심장독성이 적고 장시간 작용하는 국소마취제를 사용할 수 있게 되어, 많은 양의 국소마취제가 필요한 신경블록도 예전보다 비교적 안전하게 시행할 수 있게 되었다. 그 결과 사지수술 뿐 아니라 체간부블록(truncal block)인 transversus abdominis plan (TAP) block, rectus sheath block (RSB) 등의 복벽부블록(abdominal wall block), pectoral nerves block (Pecs block), serratus plane block (SPB), parasternal block 등의 흉벽부블록(thoracic wall block), 그리고 흉부척추옆블록(thoracic paravertebral block, TPVB) 등의 신경블록들이 multimodal analgesia의 일환으로서 수술중 및 수술후 통증조절 목적으로 사용되고 있다.

(1) 복벽부블록(Abdominal wall block)

① Transversus abdominis plane (TAP) block

TAP block은 원래 촉지법(palpation)을 이용하여 external oblique muscle (EOM), latissimus dorsi muscle, iliac crest를 경계로 하는 'Triangle of Petit'을 자입부로 하여 시행하는데, 바늘을 피부에 수직으로 자입하여, EOM의 근막을 뚫으면서 첫 번째 'pop'을 느끼고, 계속 진입시켜서 internal oblique muscle (IOM)의 근막을 뚫으면서 두 번째 'pop'을 느낀 후 국소마취제를 조심스럽게 흡인하면서 주입한다('2-pop' technique). 근래에는 초음파의 발전과 보급으로 TAP block을 안전하고 정확하게 시행할 수 있게 되었다.

Bupivacaine과 ropivacaine이 가장 많이 사용되는 국소마취제이다. 0.25-0.75%까지 다양한 농도가 사용되나 0.25-0.375%의 농도가 가장 많이 사용된다. 주입량은 증례에 맞추어 적당량을 주입하면 되는데, 일반적으로 양쪽에 각각 10-20 mL씩 주입한다. 만일 많은 양이 필요하다면 농도를 낮추어 사용한다. TAP에 major vessel이 주행하지는 않으나, 국소마취제의 전신독성(local anesthetic systemic toxicity, LAST)은 항상 주의해야 한다. Ropivacaine은 TAP block 후 약 30분 정도에 최고혈중농도에 도달하므로, TAP block 후 30분 정도는 주의 깊게 관찰해야 한다. 3 mg/kg을 주입하였을 때 평균 최고혈중농도(mean peak plasma concentration)는 잠재적인 독성농도(potential toxic plasma concentration)인 2.2 μg/mL에 도달한다고 한다.

② Rectus sheath block (RSB)

RSB는 rectus abdominis muscle을 관통하는 T7-12 척수신경의 anterior cutaneous branch를 블록하는 방법이다. 이 신경들은 대개 rectus abdominis muscle의 가쪽(lateral)을 뚫고 관통하여 표면으로 주행하므로, RSB는 가쪽 rectus ab-

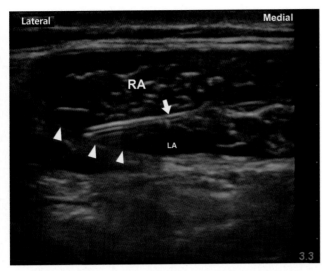

그림 33-2. Ultrasound view of rectus sheath block (RSB). Arrow: needle, Arrow head: posterior layer of rectus sheath, LA: local anesthetics, RA: rectus abdominis muscle.

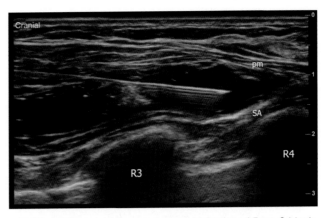

그림 33-4. Ultrasound image of second injection of Pecs 2 block. We can see local anesthetic spread over serratus anterior muscle. pm: pectoralis minor muscle, SA: serratus anterior muscle, R3: 3rd rib, R4: 4th rib.

(2) 흉벽부블록(Thoracic wall block)

흉벽부블록의 대표적인 것은 Blanco 등이 보고한 PECS block이다. PECS block에는 type 1과 2가 있으며, 이후 serattus plane block (SPB)이라는 것도 보고하고 있다.

① Pecs block

Pecs 1 block은 pectoralis major muscle과 minor muscle의 근구막 사이에 국소마취제를 주입하여 medial 및 lateral pectoral nerve를 block하는 방법이다(그림 33-3). Pecs 1 block에 더하여 wide excision, mastectomy 등 보다 광범위한 수술에 필요한 axilla 주변과 intercostal nerve를 block 하기 위해 2nd injection이 고안되었는데, 이 2nd injection과 Pecs 1을 합하여 Pecs 2 block이라고 한다. Pecs 2 block의 2nd injection은 Pecs 1 block보다 더욱 lateral 쪽에서 시행하게 되는데, anterior axillary line의 3rd 혹은 4th rib 레벨에서 pectoralis minor muscle과 serattus anterior muscle 사이에 국소마취제를 주입하는 방법이다(그림 33-4). Blanco는 serattus anterior muscle 위뿐만 아니라 아래에 주입하는 것도 Pecs 2 block의 2nd injection이라 하였다. Pecs 2 block은 T2-4 dermatome 영역을 block할 수 있으며, 퍼지는 정도에 따라 T6 영역까지도 block이 가능할 것으로 기대된다.

② Serratus plane block (SPB)

Blanco 등은 그 이후 SPB을 보고하게 된다. SPB는 PECS 2 block 보다도 더욱 lateral 쪽에서 시행하는데, mid-axillary

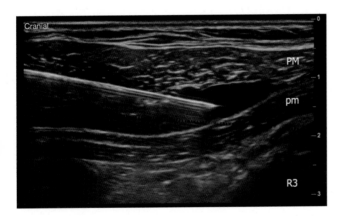

그림 33-3. Ultrasound image of Pecs 1 block. We can see local anesthetic spread between pectoralis major and minor muscle. PM: pectoralis major muscle, pm: pectoralis minor muscle, R3: 3rd rib.

dominis muscle과 posterior layer of rectus sheath 사이에 국소마취제를 주입하는 것이 효과적이다 (그림 33-2).

③ Ilioinguinal/iliohypogastric nerve block (II/IHNB)

Ilioinguinal/iliohypogastric nerve block은 서혜부 영역의 피부감각을 지배하므로 서혜부 탈장수술의 통증조절에 효과적이다. 물론 posterior TAP block을 해도 이 영역까지 블록이 가능하지만, 사용하는 국소마취제의 양을 많이 줄일 수 있다는 장점이 있다.

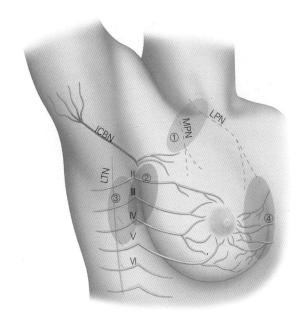

그림 33-5. 흉벽부블록에서 약물주입부위
① injection site of PECS 1 block, ② 2nd injection site of PECS 2 block, ③ injection site of SPB, ④ injection site of parasternal blocks. ICBN: intercostobrachial nerve, LPN: lateral pectoral nerve, LTN: long thoracic nerve, MPN: medial pectoral nerve, Ⅱ-Ⅵ: 2nd-6th intercostal nerve.

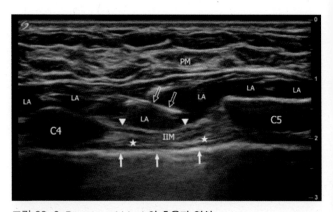

그림 33-6. Parasternal block의 초음파 영상
Pectoralis major muscle 아래에 주입한 국소마취제가 퍼지는 것을 볼 수 있다. PM: pectoralis major muscle, Arrow head: external inter-costal membrane, IIM: internal intercostal muscle, star: innermost intercostal/transversus thoracis muscle, C4: 4th costal cartilage, C5: 5th costal cartilage.

line에서 latissimus dorsi muscle이 보이는 곳에서 serratus anterior muscle 위 혹은 아래에 국소마취제를 주입하는 block을 말한다(그림 33-5).

③ Parasternal block (PSB)

Pecs block이나 SPB는 intercostal nerve의 lateral cutane-ous branch (LCB)를 block할 수 있지만 anterior cutaneous branch (ACB)를 block할 수는 없다. ACB를 block하기 위해서는 transversus thoracic muscle plane block (TTPB)이나 pecto-intercostal plane block (PIPB), internal intercostal plane block (IIPB) 등의 parasternal blocks (PSB) 방법을 이용할 수 있다 (그림 33-6).

④ **흉부척추옆블록(thoracic paravertebral block, TPVB)**

흉추의 척추옆공간(paravertebral space)에 국소마취제를 주입하여 편측 척수신경과 교감신경을 블록하는 방법이다. 편측만 통증조절을 해도 되는 가슴수술, 폐수술, 간수술 등의 수술후진통에 유효하다. 초음파유도로 시행한다면 컬러 도플러로 혈관의 유무를 확인하고 흉막과 바늘을 보면서 시행하므로 기흉 및 혈관천자 등 합병증을 피할 수 있고, 국소

마취제를 주입할 때 척추옆공간으로 약물이 퍼지면서 흉막이 밀려서 내려가는 모습을 볼 수 있어서 효과판정에 도움이 될 것으로 생각된다 (그림 33-7). 국소마취제는 수술절개 레벨을 중심으로 1회 주입으로는 15-20 mL, 여러번 주입법으로는 2 레벨 별로 3-5 mL 주입하면 된다.

⑤ **늑간신경블록(intercostal nerve block, ICNB)**

늑골하연의 innermost intercostal muscle과 internal/exter-nal intercostal muscle 사이에 늑간신경이 동/정맥과 같이 주행한다. 늑골각(angle of rib) 부근에서 시행하는 것이 추천되어 왔지만 초음파유도하에서는 흉막 및 혈관을 확인할 수 있기 때문에 특별히 위치의 제한은 없는 편이다. 단, 늑골각보다 내측에서 ICNB를 시행하면 교감신경블록이나 지주막하블록의 가능성이 있으므로 피하는 것이 좋다.

(3) 상지블록

어깨 및 쇄골을 포함한 상지 수술의 신경블록은 일부 수술에서 목신경얼기블록(cervical plexus block, CPB)이 필요하기도 하지만, 기본적으로 팔신경얼기블록(brachial plexus block, BPB)이 가장 효과적이며 많이 사용된다. 팔신경얼기의 해부 및 말초가지에 대한 설명은 다른 chapter에 설명되어 있기 때문에 생략하기로 한다.

① 목갈비근사이접근법(interscalene brachial plexus block, ISB)

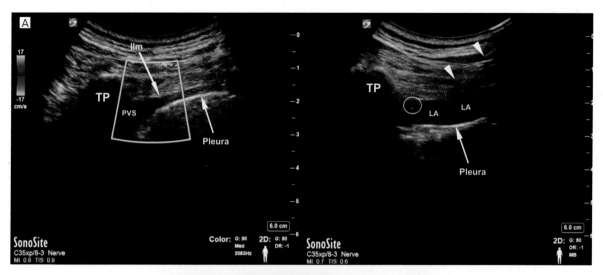

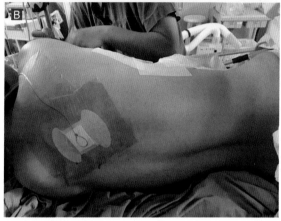

그림 33-7. 국소마취제 주입전과 주입후의 흉부척추옆블록(thoracic paravertebral block, TPVB)
초음파 이미지(A)와 카테터 거치 사진(B). 국소마취제 주입 시 흉막이 밀려 내려가는 모습을 초음파로 볼 수 있다(A). 우측 폐절제술 후 통증조절을 위한
TPVB 카테터 거치 사진(B). Ilm: internal intercostal membrane, PVS: paravertebral space, TP: transverse process, arrowhead: needle, circle: tip of needle.

② 빗장위접근법(supraclavicular brachial plexus block, SCB)

③ 빗장아래접근법(infraclavicular brachial plexus block, ICB)

④ 겨드랑접근법(axillary brachial plexus block, AXB)

(4) 하지블록

하지의 신경지배는 허리신경얼기(lumbar plexus)와 엉치신경얼기(sacral plexus)의 지배를 받는다. 해부 및 말초가지에 대한 설명은 다른 chapter에 설명되어 있기 때문에 생략하기로 한다.

① 허리신경얼기블록(lumbar plexus block, LPB)

② 대퇴신경블록(femoral nerve block, FNB)

③ 복재신경블록(saphenous nerve block)

④ 좌골신경블록(sciatic nerve block, SNB)

⑤ 발목블록(ankle block)

4. 주요 수술 별 수술후 진통법

1) 심장수술(Cardiac surgery)

심장수술후 통증조절은 스트레스반응으로부터 생기는 합병증을 억제함으로써 수술후 합병증이나 예후에도 영향을 미친다. 심장수술의 마취관리는 예후를 개선시키기 위해 조기각성, 조기인공호흡이탈 및 조기탈관(early extubation) 등 중환자실 재원일수의 단축을 위한 'fast-track anesthesia'가 중요하다. 이를 위해 여러 가지 작용기전이 다른 진통제를 사용함과 동시에 적절한 신경블록을 같이 사용하여 통증과 부작용을 최소화하는 수술후 통증관리 "multimodal analgesia"가 필요하다. 일반적으로 수술후 통증은 1-2일에서 최대이고, 3-7일 동안 감소하는 경향이다. 수술후 통증의 4대 위험인자로서, 수술전부터 통증이 있는 경우, 불안, 젊은 연령, 수술방법(개흉수술, 개복수술, 정형외과수술)이 알려져 있으므로, 이런 위험인자가 있는 경우 더욱 세심한 수술후 통증조절이 필요하다.

(1) 아편유사제(Opioid)

충분한 진통으로 스트레스반응을 최소화하여 수술후 빨리 회복하도록 opioid를 사용한다. 하지만 심장수술 시 심폐우회로 인한 일과성의 뇌장애로 인한 섬망이 더욱 조장되거나, 고령자나 간기능장애 환자에 있어서 opioid 대사산물이 축적되어 부작용이 나타나는 경우가 있으니 주의가 필요하다. 그러므로 opioid는 소량으로 시작하여 효과와 부작용을 잘 관찰하면서 용량을 조절하면서 필요성이 떨어지면 즉각 사용을 중단하는 것이 중요하다. 보통 IV-PCA를 이용하여 사용하게 된다.

(2) 신경축블록(Neuraxial block)

심장수술에 있어서 지주막하블록이나 경막외블록 등의 신경축블록을 시행하는데 가장 주의해야 할 사항은 경막외혈종이다. 미국부위마취학회(ASRA)의 가이드라인에 의하면 헤파린(heparin)을 사용할 때 경막외혈종의 위험인자는 바늘의 자입 시점으로부터 1시간 이내의 헤파린 사용, 바늘 자입 시 출혈, 항응고제의 사용 등이다. 또 헤파린을 사용할 때 경막외혈종의 대부분은 카테터를 제거할 때 발생하므로, 카테터를 제거하기 2-4시간 전에 헤파린의 사용을 중단하고, 혈액검사로 응고계의 이상유무를 확인한 후 제거하되, 카테터 제거 후 적어도 12시간은 하지의 감각이나 운동에 장애가 없는지 면밀히 관찰하는 것이 필요하다. 지주막하블록은 국소마취제를 사용하지 않고 mor-phine 단독투여를 한다. 심장수술에 있어서 지주막하블록 효과를 검토한 15개의 RCT 문헌의 메타분석에 의하면, 지주막하블록의 경우 안정 시, 움직일 때, 기침할 때 모두 높은 진통효과가 있었으나 탈관까지의 시간이나 재원일수의 감소에는 유의한 차이가 없었다고 한다. 경막외진통법은 수술에 따라 결과가 조금 다르게 보고되고 있다. CABG의 경우 흉부경막외진통법은 수술후 통증을 개선시키고 탈관까지의 시간을 단축시키지만 재원일수의 단축이나 트로포닌 수치억제에는 특별히 차이가 없는 것으로 보고되고 있다. 복부대동맥수술에 있어서 흉부경막외진통법과 opioid 전신투여와의 메타분석에서는 움직일 때 통증, 인공호흡시간, 심혈관계호흡기합병증, 간부전에서 모두 유의하게 흉부경막외진통법이 효과가 좋은 것으로 보고되고 있다.

(3) 신경블록

흉부척추옆블록(TPVB)이 주로 사용된다. 흉부척추옆블록은 심부블록(deep block)으로 분류되고 있는데, ASRA 가이드라인에서 NSAIDs, aspirin의 중단은 필요하지 않으나, clopidogrel은 14일, 와파린은 48시간의 중단을 추천하고 있다. 경막외진통법과 비교해서 혈압저하가 적다는 장점이 있고, 늑간신경블록과 비교해서는 체성통증뿐 아니라 교감신경블록에 의한 내장통에도 효과가 있으며, 국소마취제의 용량 조절로 1군데에서 여러 레벨 분절로 광범위한 통증조절이 가능하다는 장점이 있다.

늑간신경블록(ICNB)은 비교적 쉽게 시행할 수 있는 신경블록으로서 항응고제를 중단하지 않아도 시행할 수 있다는 장점이 있다. 그러나 각 분절별로 블록해야 하는 단점이 있다.

초음파를 사용하게 되면서 한번에 여러 분절의 블록이 가능한 parasternal block을 쉽게 시행할 수 있게 되었다. 비교적 많은 양의 국소마취제가 필요할 수 있지만, 농도를 적절히 조절하면 큰 문제가 되지 않는다.

2) 제왕절개수술

제왕절개 수술후 통증관리는 충분한 진통을 제공함으로써 조기보행을 할 수 있도록 해야 하고, 진통제가 수유를 통해 신생아에게 영향을 미칠 수 있다는 점도 고려해야 한다. 임신부는 제왕절개수술 후에는 신생아를 돌봐야 하므로, 다른 환자에 비해 수술후 삶의 질이 충분히 보장될 필요가 있고, 단순히 통증을 줄이는 수준이 아닌 그에 따른 부작용을 최소화시킬 필요가 있다. 임신부의 심부정맥혈전에 따른 폐색전증의 위험성은 비임신부보다 10배정도 높기 때문에, 그 대책의 하나로서 조기보행은 유용하다. 여러 가지 방법을 함께 사용하는, 소위 multimodal analgesia는 부작용을 경감시키고 진통효과는 상승시키는 효과를 얻을 수 있다. 이는 임신부에게 투여된 각종 약물들의 수유로의 이행량을 경감시킨다는 의미에서도 중요하다. 그리고 제왕절개 수술이 예정된 환자에게 있어서 가장 두려운 것은 통증이고, 통증과 스트레스는 내분비계와 신경계에 영향을 미쳐 모유수유에 부정적인 영향을 미치게 된다는 점, 그리고 제왕절개 수술후 통증은 수술직후뿐 아니라 6개월 후에도 10-20%에 육박할 정도로 만성통증이 심각한 문제가 된다는 점에서 통증조절은 매우 중요하다고 할 수 있겠다.

제왕절개 수술후 통증에는 절개를 한 피부 및 복벽(abdominal wall), 자궁근의 치유(healing) 과정에서 생기는 염증성 통증과, 임신 중에 커진 자궁이 분만 후 수축하는 과정에서 생기는 통증이 있다. 전자는 구심성섬유를 주로하여 Aδ-fiber를 통하는 것에 비해, 후자의 경우 Aδ-및 C-fiber를 통한다. 통상적인 하복부절개(Pfannenstiel)에서는 하복부 정중절개와 비교했을 때 피부분절(dermatome)이 더 적은만큼(T11-12 대 T10-L1) 통증이 적을 수 있다. 다른 수술과 마찬가지로 스트레스나 불안도 영향을 미칠 수 있으나, 특히 산과환자에서는 출산에 이르는 경과, 출산의 만족도, 신생아의 상태, 수면상태, 가족들의 지지(support), 호르몬 변화의 영향, 감정의 기복이 크게 영향을 미친다. 미국마취과학회의 산과마취에 관한 진료가이드라인에 의하면 아편유사제의 투여방법으로서 정맥 또는 근육 투여보다는 지주막하강(intrathecal) 또는 경막외(epidural)투여를 추천하고 있다. 진통효과가 크고, 운동신경을 차단하지 않으며, 교감신경차단도 없기 때문에 조기보행이 가능하고 모유로의 이행도 무시할 만한 수준이기 때문이다. 수술후 통증 조절에 multimodal analgesia가 가장 많이 사용되고 있다. 여기에는

보통 앞에서 기술한 항염증치료(anti-inflammatory medication), acetaminophen, neuralxial opioids, systemic opioids 등이 포함된다. Acetaminophen과 NSAIDs는 통증조절에 효과적이어서 기본이라고 할 수 있다. 게다가 규칙적으로 투여하면 필요에 따라(PRN)투여하는 것에 비해 더 효과적이다.

Intrathecal opioids, 특히 morphine은 수술 후 진통에 매우 효과적으로서, 제왕절개 수술 후 진통에 매우 안전하고 효과적이며 통상적으로 사용되는 방법이다. 하지만 이 방법도 안타깝게 완전히 위험성이 없는 것은 아니다. 가장 흔히 문제가 되는 것은 구역, 구토, 가려움증이다. 게다가 이러한 부작용은 intrathecal morphine 용량에 비례해서 더욱 증가하는 경향이 있다. Neuraxial morphine에 있어서 가장 두려운 부작용은 호흡억제(respiratory depression)이다. 다행히도 이 문제는 드물어서 1%이내라고 하지만, 비만환자, 호흡기 문제로 약물을 복용하는 환자, 수면무호흡증 환자 등에서는 위험성이 증가할 수 있으니 특히 조심해야 한다. 이런 경우 잠재적인 부작용의 위험성이 증가하므로 neuraxial morphine의 투여는 어려울 것이다. 그리고 환자가 allergy가 있는 경우 및 neuraxial anesthesia가 금기인 경우도 마찬가지로 neuraxial morphine의 투여는 힘들다. 이러한 경우 말초신경블록은 제왕절개 수술후 통증조절에 중요한 역할을 한다.

제왕절개수술후 통증조절에 유용한 신경블록은 TAP block이다. 여러 문헌에서 intrathecal morphine을 사용하지 않은 환자에 있어서 TAP block의 이득은 명확하다. 수술 후 진통효과를 개선시키고 아편유사제의 사용량을 줄인다. 하지만 multimodal analgesia regimen의 한 구성으로서 TAP block이 intrathecal morphine을 완전히 대체하기는 어려워 보인다. 비록 TAP block이 intrathecal morphine 보다 부작용이 적다고 하더라도, intrathecal morphine이 더 우월한 진통효과를 보인다. 그러므로 현재 multimodal analgesia regimen의 한 구성으로서 TAP block은 다음과 같은 상황에서 유익할 것이다. ① morphine에 allergy가 있거나, neuraxial anesthesia를 시행할 수 없을 때 등 intrathecal morphine을 사용할 수 없을 때, ② multimodal analgesia regimen으로서

같이 사용하는 진통제에 과민(intolerance)할 때, ③ postanesthesia care unit에서 rescue analgesia가 필요할 때, ④ 구역, 구토, 호흡억제 등 intrathecal morphine의 부작용의 최소화가 필요할 때.

제왕절개수술후 통증조절에 있어서 주의해야 할 점이 하나 더 있는데 약물의 모유이행이다. 산모의 약물농도가 신생아의 치료농도이거나, 모유의 약물 양이 일반적인 산모투여량의 10%이하라면 태아에게는 안전할 것으로 생각된다. 특히 진정 및 진통을 위해 단기투여된 midazolam, propofol, fentanyl, morphine의 모유로의 이행은 산모투여량의 수% 이내밖에 되지 않아 문제되지 않는다. 기타 약물 중 acetaminophen이나 NSAIDs는 비교적 안전하다고 알려져 있으나, indomethacin은 신생아 경련이나 간독성의 보고가 있으므로 주의해야 한다.

5. 노인환자에서 수술후 통증

고령화 사회가 되어감에 따라 고령의 노인환자가 수술을 하는 경우도 증가하게 되었다. 노인환자는 나이를 먹음에 따라 차차 신체기능의 변화가 생겨서 장기의 기능이나 예비력이 저하되고 동반질환을 가지고 있는 경우가 많다. 또한 통증에 대해 개인차가 크고, 인지기능의 저하가 동반된 경우 수술후 통증에 대한 평가가 충분하게 이루어지지 않아 그 결과 통증관리가 적절히 이루어지지 않은 경우가 생길 수 있다. 또한 조기보행이나 조기재활이 늦어져 심부정맥혈전(DVT)이나 섬망이 발생할 위험성이 크다.

혈관내용적의 감소와 카테콜아민에 대한 반응성의 저하로 경막외진통법에 의해 혈압이 감소하기 쉽다. 동맥경화가 진행되어 있어 증상이 없다고 해도 심혈관계질환을 동반하고 있을 가능성이 크다. 수술후 통증은 빈맥이나 고혈압 등 심혈관계에 악영향으로 허혈성심질환을 일으키거나 악화시킬 수 있다. 저산소혈증이나 고이산화탄소혈증에 대한 호흡중추의 감수성이 저하되어 있어 opioids, benzodiazepine계 등에 대한 호흡억제 위험성이 증가한다. 통증으로 인해 심호흡이나 기침을 하지 못해 무기폐나 폐렴 등 호흡

기계 합병증을 일으키기 쉽다. 간기능이 저하되고 간혈류도 감소되어 간에서 대사되는 약물을 감량하여 사용해야 할 필요가 있다. 신장기능 및 신혈류도 감소되어 NSAIDs 같이 신기능에 영향을 미칠 수 있는 약물이나 morphine 같이 대사산물이 약리학적 활성을 가진 약물의 사용에는 특히 주의해야 한다. 나이가 들어감에 따라 인지기능도 저하된다. 인지기능의 저하는 수술후각성을 지연시키고 재활치료를 어렵게 하며 나아가 사망률을 증가시킨다. 노인환자는 수술후인지기능장애(postoperative cognitive disorder, POCD)의 위험성이 높다. 대부분 일과성이지만 지속될 수 있다. 수술후섬망도 노인환자에서 중요한 문제 중 하나이다. 수술후 재활지료의 지연, 합병증의 증가, 입원기간의 증가로 장기예후에 악영향을 미친다. 노인환자의 경우 별로 통증을 느끼지 못한다고도 하는데, 사실은 인지기능장애나 섬망이 있으면 통증에 대한 평가가 어려워 적절한 통증치료가 이루어지지 않는 경우가 많다. 이런 경우 통증이 만성화되어 신경병증성통증으로 이행할 위험성이 있다. 노인환자에서 적절한 통증평가와 더불어 여러가지 진통법을 조합한 multimodal analgesia에 의한 통증관리가 적절히 이루어져야 한다.

6. 소아환자에서 수술후 통증

"신생아나 소아는 통증을 거의 못 느낀다"라는 잘못된 인식, 통증 평가의 어려움, 약물의 사용법과 투여 량에 대한 지식부족, 호흡억제를 포함한 진통제 부작용에 대한 두려움 등 지금까지 소아환자에 있어서 통증관리가 적절히 이루어지지 않은 잘못된 배경이 있었다. 신생아뿐만 아니라 태아도 통증을 느끼고, 통증에 대한 기억이 남는다. 그리고 신생아기에 반복적인 침해자극을 받게 되면 성장 후 통증에 대한 감수성에 영향을 미치게 된다. 수술후 통증이 만성통증으로 이행할 수 있고 나아가 발달에 영향을 미칠 수도 있다. 적절한 수술후 통증조절은 스트레스 및 수술후합병증을 감소시키고 사망률을 감소시킨다. 유아기 및 사춘기를 포함한 소아의 발달단계에 상응한 수술후 통증조절의 필요성에 대해서는 미국마취과학회(American Society of Anesthesiologists, ASA)의 2012년 가이드라인에도 기재되어 있다. 소아 환자의 경우 말을 못하는 시기에는 통증의 평가가 어렵다. 소아의 통증평가로써, visual analogue scale (VAS), numerical rating scale (NRS), face scale 등의 self-reporting scale을 이용하거나, behavioral observational pain scale (BOPS)이나 FLACC (face, legs, activity, cry, consolability) 등의 observational scale을 이용한다.

최근에는 초음파의 보급으로 인해 비교적 안전하게 신경블록을 이용한 부위마취/진통을 시행하고 있는 추세이다. 소아환자들은 각성상태에서 신경블록을 하기 어렵기 때문에 전신마취 혹은 깊은 진정상태에서 신경블록을 시행하게 되는데, 초음파가이드 신경블록의 안전성 및 유용성에 대해 보고되고 있다. 하지만 RCT연구결과는 그리 많지 않아서 향후 많은 연구결과가 기대된다. 아무래도 아직까지 소아 환자에 있어서 수술후 통증조절의 기본은 약물요법이며, 그 중에서도 아세트아미노펜이 중요한 진통제이다. 아세트아미노펜은 안전성이 높고, 시럽, 분말, 정제, 좌약, 그리고 최근에는 정주용까지 제품이 출시되어 소아에 사용하기 편하게 되었다. 여기에 NSAIDs, opioids, 경막외진통(caudal block 포함), 신경블록 등 다양한 방법을 조합한 multimodal analgesia 방법으로 부작용을 최소화하고 효과를 극대화시키는 전략이 필요하다. 소아에 있어서도 초등학생 정도가 되면 PCA관리를 할 수 있다. 스스로 하기 어려운 경우 간호사나 보호자에 의한 진통법(nurse-controlled analgesia, NCA)을 시행할 수 있다.

▬ 참고문헌

American Academy of Pediatrics. Committee on Psychosocial Aspects of Child and Family Health; Task Force on Pain in Infants, Children, and Adolescents. The assessment and management of acute pain in infants, children, and adolescents. Pediatrics 2001;108:793-7.

American Society of Anesthesiologists Task Force on Acute Pain Management. Practice guidelines for acute pain management in the perioperative setting: an updated report by the American Society of Anesthesiologists Task Force on Acute Pain Management. Anesthesiology 2012;116:248-73.

Anand KJ, Hickey PR. Pain and its effects in the human neonate and fetus. N Engl J Med 1987;317:1321-9.

Ballantyne JC, Carr DB, Chalmers TC, et al. Postoperative patient-controlled analgesia: Meta-analyses of initial randomized control trials. J Clin Anesth 1993;5:182-193.

Ballantyne JC, Carr DB, deFerranti S, et al. The comparative effects of postoperative analgesic therapies on pulmonary outcome: cumulative meta-analyses of randomized, controlled trials. Anesth Analg 1998; 86: 598-612.

Barrington MJ, Ivanusic JJ, Rozen WM, et al. Spread of injectate after ultrasound-guided subcostal transversus abdominis plane block: a cadaveric study. Anaesthesia 2009;64:745-50.

Ben-Eliyahu S, Page GG, Schleifer SJ. Stress, NK cells, and cancer: Still a promissory note. Brain Behav Immun 2007;21:881-7.

Blanco R, Fajardo M, Parras Maldonado T. Ultrasound description of Pecs II (modified Pecs I): a novel approach to breast surgery. Rev Esp Anestesiol Reanim 2012; 59:470-5.

Blanco R, Parras T, McDonnell JG, et al. Serratus plane block: a novel ultrasound-guided thoracic wall nerve block. Anaesthesia 2013;68:1107-13.

Blanco R. The 'pecs block': a novel technique for providing analgesia after breast surgery. Anaesthesia 2011;66: 847-8.

Budd K. Pain management: is opioid immunosuppression a clinical problem? Biomed Pharmacother 2006;60:310-7.

Cheney FW. The American Society of Anesthesiologists Closed Claims Project: what have we learned, how has it affected practice, and how will it affect practice in the future? Anesthesiology 1999;91:552-6.

Craig DB. Postoperative recovery of pulmonary function. Anesth Analg 1981;60:46-52.

Crombie IK, Davies HTO, Macrae WA. Cut and thrust: antecedent surgery and trauma among patients attending a chronic pain clinic. Pain 1998;76:167-71.

Falzone E, Hoffmann C, Keita H. Postoperative analgesia in elderly patients. Drugs Aging 2013;30:81-90.

Horlocker TT, Wedel DJ, Rowlingson JC, et al. Regional anesthesia in the patient receiving antithrombotic or thrombolytic therapy: American Society of Regional Anesthesia and Pain Medicine Evidence-Based Guidelines (Third Edition). Reg Anesth Pain Med 2010;35:64-101.

Hudcova J, McNicol E, Quah C, et al. Patient controlled opioid analgesia versus conventional opioid analgesia for postoperative pain. Cochrane Database Syst Rev 2006; 18: CD003348

Katz J, Clarke H, Seltzer Z. Review article: Preventive analgesia: quo vadimus? Anesth Analg 2011;113:1242-53.

Kim H, Shim J, Kim I. Surgical excision of the breast giant fibroadenoma under regional anesthesia by Pecs II and internal intercostal plane block: a case report and brief technical description: a case report. Korean J Anesthesiol 2017;70:77-80.

Kim YD, Park SJ, Shim J, et al. Clinical usefulness of pectoral nerve block for the management of zoster-associated pain: case reports and technical description. J Anesth 2016;30:1074-7.

Kim YD, Yu JY, Kim H, et al. Risk of encountering dorsal scapular and long thoracic nerves during ultrasound-guided interscalene brachial plexus block with nerve stimulator. Korean J Pain 2016;29:179-84.

Lee LA, Domino KB. Complications associated with peripheral nerve blocks: lessons from the ASA closed claims project. Int Anesthesiol Clin 2005;43:111-8.

Liu S, Carpenter RL, Neal JM. Epidural anesthesia and analgesia. Their role in postoperative outcome. Anesthesiology 1995;82:1474-506.

Macrae WA, Davies HTO. Chronic Postsurgical Pain. In: Crombie, I.K., Ed., Epidemiology of Pain, IASP Press, Seattle, 125-42.

McDonnell JG, O'Donnell B, Curley G, et al. The analgesic efficacy of transversus abdominis plane block after abdominal surgery: a prospective randomized controlled trial. Anesth Analg 2007;104:193-7.

Perkins FM, Kehlet H. Chronic pain as an outcome of surgery. A review of predictive factors. Anesthesiology 2000;93:1123-33.

Perlas A, Lobo G, Lo N, et al. Ultrasound-guided supraclavicular block: outcome of 510 consecutive cases. Reg Anesth Pain Med 2009;34:171-6.

Powell ES, Cook D, Pearce AC, et al. A prospective, multicentre, observational cohort study of analgesia and outcome after pneumonectomy. Br J Anaesth 2011; 106:364-70.

Rigg JR, Jamrozik K, Myles PS, et al. Epidural anaesthesia and analgesia and outcome of major surgery: a randomised trial. Lancet 2002;359:1276-82.

Rose DK, Cohen MM, DeBoer DP. Cardiovascular events in the postanesthesia care unit: contribution of risk factors. Anesthesiology 1996;84:772-81.

Scarci M, Joshi A, Attia R. In patients undergoing thoracic surgery is paravertebral block as effective as epidural analgesia for pain management? Interact Cardiovasc Thorac Surg 2010;10:92-6.

Snyder GL, Greenberg S. Effect of anaesthetic technique and other perioperative factors on cancer recurrence. Br J Anaesth 2010;105:106-15.

Ueshima H, Kitamura A. Blocking of multiple anterior branches of intercostal nerves (Th2-6) using a transversus thoracic muscle plane block. Reg Anesth Pain Med. 2015;40:388.

Walder B, Schafer M, Henzi I, et al. Efficacy and safety of patient-controlled opioid analgesia for acute postoperative pain: A quantitative systemic review. Acta Anaesthesiologica Scandinavica 2001;45:795-84.

Wijeysundera DN, Beattie WS, Austin PC, et al. Epidural anaesthesia and survival after intermediate-to-high risk non-cardiac surgery: a population-based cohort study. Lancet 2008;372:562-9.

34 분만통
Labor Pain

출산에 따른 고통은 여성이 느낄 수 있는 가장 큰 고통 중 하나이다. 분만통은 신체적, 정신적 요소에 영향을 받으며, 개인에 따라 분만통의 정도를 다르게 인지한다. 다양한 방법이 분만통을 줄이기 위해 사용되어 왔다.

1. 분만통에 영향을 미치는 요소

많은 신체적, 생리적인 요소가 분만통에 영향을 미친다. 임산부의 나이, 출산력, 월경통과 같은 임신 전의 통증경험, 피로도, 진통 전의 자궁경부 상태, 태아의 위치나 크기와 골반 크기 등이 분만통과 관련이 있다. 초산부의 자궁경부는 경산부의 자궁경부에 비해 분만통 시작 전에 덜 부드러운 상태이므로, 초산부는 경산부에 비해 특징적으로 경부확장 5 cm 미만인 시기에 좀 더 통증을 느끼게 된다. 옆으로 누운 자세나 곧게 선 자세보다 똑바로 누운 자세, 태아 머리에 비해 작은 골반, 비정상적인 태아 위치, 자연분만보다는 유도분만의 경우 더욱 심한 분만통이 동반된다. 또한 심리적인 요소가 분만통의 정도를 변화시킨다. 과거 분만통의 경험, 문화, 교육수준, 의료진의 감정적인 지지 등이 영향을 미친다. 분만통에 대한 두려움, 불안은 근긴장도를 증가시키고 통증 감지가 증가된다. 자기 암시, 라마즈 분만법, 이완법, 최면 등의 방법으로 분만통에 따른 불안의 정도를 줄일 수 있다.

2. 분만통의 경로

분만 1기(분만통의 시작에서 자궁경부의 완전한 확장 사이 기간)의 주된 통증은 내장통증이다. 분만 2기(자궁경부의 완전한 확장에서 태아분만 사이 기간)는 주로 체성통증이며, 분만 2기에는 분만 1기의 통증이 남아 있는 상태에서 체성통증이 겹쳐진다고 볼 수 있다. 분만 1기에는 자궁수축과 자궁경부확장으로 통증이 발생한다. 자궁경부확장은 조직 손상을, 자궁체부수축은 자궁근 허혈을 유발한다. 통증 양상은 둔탁하고 국소화되어 있지 않다. 분만통은 복벽, 허리엉치부위, 엉덩뼈능선(iliac crest), 볼기부위(gluteal area), 넓적다리에 연관통증(referred pain)의 형태로 나타날 수 있다. 자궁수축에 의한 통증은 내장성 혹은 경련성(cramp like) 통증이다. 분만 1기 통증자극은 내장구심섬유(visceral afferent nerve fiber)인 교감신경을 통해 T10-L1 척추분절에서 척수로 들어가 해당 부위인 배꼽과 치골 사이 하복부와 허리에 통증을 느낀다. 분만 2기에는 자궁수축과 자궁경부의 확장으로 인한 내장통증에, 태아 하강으로 인한 질과 회음부, 골반바닥(pelvic floor)의 확장에 의한 체성통증이 더해진다. 체성통증은 통증자극이 음부신경(pudendal nerve)을 통해 S2-S4척추분절의 척수로 들어가 회음부에 심한 통증을 일으킨다. 임산부는 직장에 압력을 느끼고 배변이 될 것 같은 느낌을 갖는다.

3. 분만통이 임산부와 태아에 미치는 영향

분만통은 호흡기계, 순환계, 자율신경계, 시상하부나 변연계를 자극하여 생리적 반응이나 정서적 반응을 일으켜 임산부나 태아 그리고 신생아에 악영향을 끼칠 수 있다. 자궁수축 시 임산부의 과호흡에 의한 호흡성 알칼리증은 산소-헤모글로빈 해리곡선을 좌측으로 이동시켜서 태아 산소전달이 감소될 수 있다. 자궁수축의 중간에는 저환기에 의해 저산소혈증이 나타날 수 있다. 분만통은 교감신경을 자극하여 에피네프린과 노르에피네프린을 증가시켜 자궁의 혈류량을 감소시키기도 한다. 심혈관계 질환이나 임신중독증, 폐동맥고혈압 등이 있는 임산부는 분만통에 따른 심혈관계의 변화에 적응하지 못할 수 있다. 또한 건강한 태아는 임산부의 심혈관계의 변화에 따른 자궁혈류량의 변화에 잘 견디지만 임신중독증이나 자궁내성장지연 등이 있으면 분만통이 태아에게 악영향을 끼칠 수 있다. 무통분만으로 통증을 억제하면 임산부 혈중에서 자궁수축억제제(tocolytic)인 에피네프린이 감소하여 진통양상을 정상적으로 바꾸어 줄 수 있다. 분만통은 임산부와 태아의 정서적 유대, 배우자와의 성적관계 등에도 좋지 않은 영향을 끼쳐서 산후 우울증이나 드물게 외상후 스트레스 장애를 증가시킬 수 있다.

4. 분만통의 관리

1) 비약물적 방법

(1) 최면

최면은 좁은 범위에 집중하면서 암시에 반응을 증가시키고, 외부의 자극에 반응을 줄이는 방법을 말한다. 자기최면(self-hypnosis)은 자궁수축에 의한 통증의 감각을 줄이는데 사용될 수 있다. 감각 대뇌겉질과 편도 변연계(amygdala-limbic system) 사이의 신경 활동을 줄임으로써 통증을 감정적으로 해석하는데 영향을 미치는 듯이 보인다. 임산부가 자기최면을 실시하더라도 주변 상황과 자신을 제대로 인식하고 스스로 조절할 수 있다.

(2) 생체되먹임(Biofeedback)

생체에서 나오는 신경-생리상태를 나타내는 신호(체온, 심박수, 근육긴장도)를 어떤 형태의 자극 정보로 바꾸어서 그 생체에 다시 전달하여 자기제어를 하는 치료 방법이다. 기본적인 원리는 생각이나 감정이 신체의 기능에 영향을 미친다는 개념이다. 예를 들어 호흡 생체되먹임 장치는 호흡의 속도, 리듬 등을 분석하여 천식, 불안, 과호흡에 따른 증상을 줄이고, 이완된 상태를 만드는데 도움을 줄 수 있다.

(3) 경피전기신경자극(Transcutaneous electrical nerve stimulation, TENS)

경피전기신경자극은 주파수와 강도가 다양한 낮은 전압의 전기자극을 사용하여 분만통을 줄이는 방법이다. 전기적 자극은 선택적으로 낮은 역치의 유수신경(myelinated nerve)을 활성화시킨다. 또한 엔도르핀, 엔케팔린의 분비를 증가시킨다. 분만통을 감소시키고 임산부의 감정 상태를 증진시킬 수 있으나 경막외진통의 보조요법으로 효과가 없다고 보고되기도 하였다.

2) 약물적 요법

(1) 흡입마취제

의식소실과 후두반사소실을 일으키지 않을 정도의 저농도 흡입마취제를 분만통을 조절하기 위하여 사용할 수 있다. 아산화질소는 엔토녹스(Entonox, N_2O/O_2= 50:50)라는 상품으로 오래 전부터 단독 혹은 전신적 약물투여나 신경축진통(neuraxial analgesia)의 보조수단으로 사용되어 왔으며, 현재도 많은 나라에서 사용하고 있다. 아산화질소는 신경축진통에 비해 진통효과는 떨어지나, 많은 임산부에게 진통효과가 있다. 부작용으로 어지러움, 구역, 불쾌감, 임산부의 협조 어려움이 발생할 수 있으나 임산부와 태아, 신생아에게 비교적 안전하다. 분만실 내에 배기 시스템이 적절히 갖추어져 있지 않으면, 분만실 근무자가 아산화질소에 노출될 위험이 있다. 45-60초 내에 최대 진통효과에 도달하여 자궁수축의 초기에 사용하고 자궁수축의 최고점 이후에는 중지시키는 것이 좋다. Richardson 등의 연구에 따르면 신경축 진통은 90% 이상에서 통증조절이 잘 이루어졌지만, 아산화질소는 약 반수에서만 높은 수준의 진통효과가 있어, 진통감소라는 측면에서는 신경축 진통이 효과적이었으나, 진통의 만족도는 신경축 진통을 한 군과 아산화질소를 사용한 군에서 비슷하여 분만통을 조절하는 진통 방법에 따른 만족도는 진통의 정도만으로 결정되지 않는다고 보고하였다. 1.0-4.5% 데스플루란은 30-60% 아산화질소에 비해 진통효과는 비슷하였지만 기억소실이 더 많이 동반되었다. 0.8% 세보플루란은 과도한 진정의 위험을 피하면서 효과적인 진통작용이 나타날 수 있다.

(2) 정맥진통

분만통을 줄이기 위해 사용되는 정맥진통 방법 중 메페리딘(페티딘)이 가장 많이 연구되었는데, 메페리딘은 태아의 근육활동, 심장박동수의 변이성, 산소포화도를 감소시키고, 신생아산증, 아프가점수 저하, 호흡저하를 일으키고, 신경행동학적 점수, 근육 긴장도, 모유 흡인력을 감소시킨다. 분만통을 관리하기 위해 레미펜타닐을 이용한 자가조절진통법이 점차 많이 사용되고 있다. 레미펜타닐 자가조절진통법은 아산화질소를 이용한 진통법, 메페리딘을 이용한 진통법보다 진통효과가 크고, 다른 아편유사제의 전신사용보다는 아편유사제에 의한 신생아 악영향이 적지만 작용 기간이 짧고 신경축 진통에 비해 진통작용이 약하다. 몇몇 연구에서는 임산부의 호흡저하와 저산소혈증을 유발하였다고 보고하였다. 그러므로 지속적인 모니터링을 하면서 제한적으로 신경축 진통을 거절한 임산부나 신경축 진통에 부적합한 임산부에게 수행하는 것이 바람직하다고 할 수 있다.

3) 신경축 진통

신경축 진통은 분만 1기와 분만 2기 분만진통을 완벽하게 조절할 수 있는 유일한 방법이다.

경막외진통은 임산부의 카테콜아민 혈중 농도를 감소시키고, 자궁태반순환과 자궁수축을 촉진시킬 수 있으며, 과호흡을 줄여 임산부와 태아의 산소공급을 개선시키고, 응급제왕절개 시 전신마취를 피하고 효과적이고 신속한 경막외마취를 가능하게 한다. 경막외진통을 하면 전신적 아편유사제 주입이나 전혀 진통을 하지 않은 경우에 비해 신생아

산-염기 균형이 개선된다.

(1) 신경축 진통의 종류와 특징

① 경막외진통

경막외진통은 수세기 동안 무통시술의 주류를 이루고 있는데, 경막외 카테터가 분만 후까지 진통을 제공해 주고, 이어지는 제왕절개 시 경막외진통이 경막외마취로 전환될 수 있다. 경막외진통은 약물의 지속적인 주입, 마취통증의학과 의사 혹은 환자에 의한 간헐적인 주입 혹은 이 2가지 방법 병용에 의해 이루어진다.

② 척추경막외병용진통

최근에 많이 이용되는 방법으로, 완전한 진통에 걸리는 시간은 경막외진통보다 빠르다(2-5분 vs. 10-15분). 저용량 경막외진통(low dose epidural analgesia: 0.25% bupivacaine or equivalent)과 척추경막외진통을 비교한 메타 분석 보고에 의하면 척추경막외진통은 저용량 경막외진통에 비해 약 5.4분 마취시작이 빠르다. 천골진통(sacral analgesia)도 빠르고 강력하다. 빠른 천골진통은 분만 1기 후반에 무통시술을 하거나, 급속분만의 경우 임산부의 진통에 중요한 역할을 한다. 척추진통(spinal analgesia)은 경막외진통에 비해 필요한 마취제가 훨씬 적으므로 국소마취제에 의한 전신독성 가능성이 적고, 투여된 약물의 전신흡수 시 임산부와 태아의 혈중농도도 더 낮다. 또한 척추진통은 분만초기에 국소마취제 없이 지용성 아편유사제만으로도 완전한 진통이 가능하며, 이 경우 운동차단이 없고, 저혈압의 위험이 적으며, 거동을 원하는 임산부나 심장의 전부하에 민감한 폐쇄성심질환을 가진 임산부에게 적합하다. 척추경막외병용진통의 단점은 시술 후 1-2시간 이내에는 경막외진통을 위한 카테터가 적절히 거치되어 있는지 알기가 어렵다는 점이다. 그러므로 어려운 기도삽관이 예상되거나, 태아 심음의 이상 등 적절히 작동하는 경막외카테터가 환자의 안전에 중요한 경우 척추경막외병용진통이 무통시술을 위한 적절한 선택이 아닐 수 있다. Simmons 등의 메타분석에서는 척추경막외병용진통은 저용량 경막외진통보다 진통 시작은 빠르지만 소양증의 발생률이 높고, 임산부의 만족도, 저혈압, 제왕절개 비율, 신생아 결과 등에서 차이가 없으므로 더 뛰

어난 진통법이라고 보기 어렵다고 기술하였다.

③ 지속척추진통

이 방법은 안내도관 바늘의 직경이 커서 경막천자후두통을 잘 일으키므로 일반적으로 추천되지는 않으나, 의도치 않게 경막천자가 된 경우 무통시술을 위해 사용할 수 있는 방법 중 하나이며 필요한 경우 쉽게 수술을 위한 마취로 전환될 수 있다.

④ 미추진통(Caudal analgesia)

현대 무통시술에서는 잘 사용하지 않는 방법으로 경막외 진통에 비해 기술적으로 어렵고 흉부 부위까지 진통을 위해서는 많은 양의 마취제가 필요하며, 임산부의 혈중 약물농도의 상승을 일으킬 수 있다.

(2) 경막외진통 시작(Initiation)

일반적으로 경막외 카테터를 거치한 후 시험 용량을 주입하고, 결과가 음성이면 지용성 아편유사제와 함께 국소마취제를 경막외강에 분할하여 주입한다.

분만진통 조절을 위한 이상적인 진통제는 운동신경 차단이 없으면서, 빠른 효과를 나타내고, 긴 작용시간을 가지며, 독성이 무시할 만하고, 자궁활동, 자궁태반순환에도 거의 영향이 없고 태아에 영향이 적은 특성을 가져야 한다. 국소마취제와 아편유사제의 조합이 이상적인 진통제에 근접한다고 할 수 있다. 국소마취제에 아편유사제를 첨가하면 아편유사제의 작용에 의해 작용 발효가 늦고 긴 작용시간을 가진 국소마취제의 잠복기를 줄일 수 있다. 그러므로 현대의 경막외진통은 지용성 아편유사제와 긴 작용시간을 가진 소량의 국소마취제를 혼합하여 사용하는 추세이다.

① 국소마취제

A. 부피바카인(Bupivacaine)

전통적으로 경막외진통 시 가장 흔하게 사용되었고, 대부분이 혈중 단백질과 결합하여, 태반 통과가 어렵고, 제대정맥 대 임산부 정맥의 비율이 0.3 정도이다. 아편유사제 없이 부피바카인을 단독으로 경막외 주입 시 8-10분 후에 통증의 감소를 느끼기 시작하여, 최대의 효과를 나타내기까지 20분 정도가 필요하다. 진통 지속시간은 90분 정도이고, 진통의 시작을 위해서 부피바카인 6.25 mg에서 12.5 mg (0.0625%

용액 10-20 mL, 혹은 0.125% 용액 5-10 mL) 정도를 사용한다. 경막외진통을 시작하거나 유지할 때 국소마취제의 용량(dose)뿐만 아니라 농도를 적절히 선택하는 것이 중요하다. 부피바카인의 용량이 20 mg으로 같아도 4 mL (0.5%)를 주입한 경우보다 10 mL (0.2%)나 20 mL (0.1%)를 주입한 경우 진통효과가 뛰어났으며, 진통의 지속시간은 20 mL를 주입한 경우 가장 길었다. 저농도, 고용적 투여가 좀 더 진통에 효과적이고 안전하다고 할 수 있다.

B. 로피바카인(Ropivacaine)

같은 용량을 비교했을 때 부피바카인에 비해 로피바카인은 심장기능 저하와 부정맥 유발이 덜하다. 그러나 초기의 많은 연구들이 로피바카인과 부피바카인을 동일한 역가를 가진 것으로 가정하고 실험을 진행하였는데, 실제로는 로피바카인은 부피바카인에 비해 25-40% 역가가 낮다. 같은 역가를 나타내는 용량으로 부피바카인과 로피바카인을 비교하면, 로피바카인이 전신독성을 적게 일으킨다고 볼 수 없으며, 희석된 국소마취제를 쓰는 현재의 추세를 반영한다면 전신독성 또한 큰 문제가 되지 않는다.

운동신경차단도 초기의 연구는 같은 농도에서 두 약제를 비교했으므로, 로피바카인이 운동차단이 덜한 것이 아니고, 같은 농도에서 로피바카인의 역가가 낮은 것이라고 볼 수 있다. 메타 분석에서 로피바카인을 사용한 경우 운동차단의 비율은 더 적었으나, 분만의 결과에 영향을 미치지는 않았다. 2010년 Beilin 등의 focused review에서 무통분만 시 로피바카인의 사용이 부피바카인에 비해서 일반적으로 이득이 없다고 결론지었다. 반면에 상완신경총마취나 제왕절개를 위한 경막외마취처럼 많은 양이 필요한 경우 로피바카인은 좀 더 안전하다고 할 수 있다.

C. 레보부피바카인(Levobupivacaine)

레보부피바카인은 로피바카인과 마찬가지로 부피바카인과 같은 용량 사용 시 부피바카인에 비해 심장 독성이 적고, 로피바카인과 역가는 비슷하다. 운동신경차단 정도도 부피바카인에 비해 덜해 부피바카인과 0.87정도의 역가비를 갖는다. 레보부피바카인이 부피바카인에 비해 운동신경차단의 빈도가 낮지만 분만의 결과는 차이가 없고, 무통시술 시 임상적인 이득을 얻기 힘들다.

② 아편유사제

A. 지용성 아편유사제(펜타닐, 수펜타닐)

지용성 아편유사제는 작용 시작이 빠르며, 전신적인 흡수 또한 빠르다.

경막외 펜타닐 단독 사용은 초기 분만진통에 완전한 진통을 위한 용량을 사용하면 부작용(가려움증, 구역, 임산부의 진정)이 심해지며, 분만 1기 후기, 혹은 분만 2기에서 적절한 진통을 제공하지 못한다. 그러므로, 실제 임상에서는 경막외 펜타닐 혹은 수펜타닐은 작용 시간이 긴 저농도의 아미드 국소마취제와 같이 사용한다. 신경축 진통을 위해 국소마취제에 지용성 아편유사제를 사용하면 진통시작이 신속해지고, 진통기간이 연장되며, 진통의 질이 향상된다.

B. 그 외의 아편유사제

모르핀은 경막외 아편유사제 중 가장 먼저 사용되었으나 진통작용이 일정하지 않고, 약효 작용시작이 늦으며(30-60분), 분만 후까지 지속되는 부작용 등 여러 약점을 가지고 있어서 지용성 아편유사제의 도입 후 거의 쓰여지지 않는다.

③ 보조제(Adjuvant)

경막외진통에 보조제를 사용하면 진통기간을 연장하고, 다른 진통제 사용량을 감소시켜 특정한 부작용의 발생을 줄일 수 있다.

A. 에피네프린

1.25-5 μg/mL (1:800,000-1:200,000) 정도의 소량의 에피네프린을 국소마취제에 혼합하여 경막외 주입할 수 있는데, 경막외 부피바카인의 진통발효 시간을 줄이고, 작용 시간을 증가시킨다.

B. 클로니딘(Clonidine)

경막외 클로니딘의 투여는 중등도 정도의 진통작용을 나타내는데, 클로니딘 60 μg은 로피바카인의 최소국소마취제농도를 2/3로 줄인다. 에피네프린과 달리 클로니딘은 운동차단을 일으키지 않으나 진정작용이 있고, 저혈압과 서맥의 위험성으로 인해 임산부에서의 사용은 위험할 수 있으나 대개의 저혈압은 치료에 잘 반응한다. 150 μg이상의 클로니딘의 사용은 태아 심박수의 이상을 초래할 수 있다.

C. 네오스티그민(Neostigmine)

네오스티그민은 척수 내에서 신경전달물질의 분비를 줄이는 아세틸콜린의 분해를 억제하여 진통작용이 나타난다. 미국에서는 신경축 진통 사용에 승인이 되지 않았으며, 임산부 신경축 진통의 일상적인 사용에 대해서는 추후 연구가 필요하다.

(3) 척추진통의 시작

아편유사제 혹은 아편유사제와 국소마취제를 수막공간내(intrathecal) 주입하는 척추진통은 대개 척추경막외병용진통의 일부로 시행된다. 수막공간내 아편유사제는 내장성통증이 주가 되는 초기진통에 완전한 진통을 제공하며(경막외진통을 위해 경막외강에 단독으로 주입되는 아편유사제는 완전한 진통을 제공하지 못한다), 국소마취제는 아편유사제와 혼용할 수 있으나 단독으로는 잘 사용하지 않는다. 수막공간내 아편유사제와 국소마취제의 혼용은 진통시간을 연장시키고 진통의 질을 향상시키며 개별 약물의 사용량을 줄이는 효과가 있다.

① 아편유사제

A. 펜타닐, 수펜타닐

가장 흔히 사용되는 아편유사제이고 교감신경과 운동신경 차단 없이 완전한 진통을 보여준다. 신경축 진통 시 사용되는 수막공간내 펜타닐의 50% 유효용량(ED50)은 5.5-18 μg이며, 95% 유효용량(ED95)은 17 μg정도이다. 수펜타닐의 ED50과 ED95는 각각 1.8-4.1 μg, 8-10 μg이며, 반감기는 펜타닐보다 약간 더 길다. 국소마취제와 같이 사용할 경우, 펜타닐 10-15 μg과 부피바카인 2.5 mg 혹은 수펜타닐 1.5-2 μg과 부피바카인 2.5 mg을 혼합 사용하면 만족할 만한 진통을 얻을 수 있다.

B. 그 외의 아편유사제

수막공간내로 국소마취제, 지용성 아편유사제와 함께 저용량(0.1-0.25 mg)의 모르핀을 사용하는 방법은 지속적인 경막외진통이 어려운 경우 유용하게 사용될 수 있다.

② 국소마취제

분만이 진행되어 분만 1기의 후반이나 분만 2기가 되면 체성통증이 강해지므로, 국소마취제가 아편유사제에 추가되어야 한다. 부피바카인은 1.25 mg에서 2.5 mg 정도의 용량을 많이 사용한다. 로피바카인과 레보부피바카인은 부피바카인에 비해 역가가 낮으므로, 수막공간내 투여로는 잘 사용하지 않는다.

③ 보조제(Adjuvant)

클로니딘은 단독 혹은 아편유사제, 국소마취제에 첨가하면 진통작용이 나타나고, 진통의 작용시간을 연장시킨다. 그러나 진정작용과 저혈압, 태아 심장 박동수의 이상을 유발할 수 있으므로, 잘 사용하지 않는다.

(4) 진통의 유지

① 경막외진통

현재는 대개 저용량 긴 작용시간을 가지는 아미드 국소마취제와 지용성 아편유사제를 혼합하여 사용한다. 리도카인과 2-클로르프로카인은 작용시간이 짧고, 빠른 내성(tachyphylaxis)를 가지고 있어 임상에서 잘 사용되지 않는다. 아미드 국소마취제인 부피바카인, 로피바카인, 레보부피바카인은 서로 우열을 가리기 어려우며, 펜타닐은 수펜타닐에 비해 제대혈에서 높은 농도로 측정되나, 신생아에게 두 약제 모두 악영향을 미치지는 않는다. 0.0625% 부피바카인과 펜타닐 2 μg/mL의 경막외 투여는 0.125% 부피바카인과 비교 시 임산부의 진통과 신생아에 비슷한 영향을 미치나 운동차단은 적게 일어났다. 현대 임상에서는 아편유사제와 혼합하여 사용하는 경우 부피바카인은 0.05-0.125%의 농도를 사용한다. 임상적으로 많이 사용하는 펜타닐의 농도는 1.5-3 μg/mL이고 수펜타닐의 농도는 0.2-0.33 μg/mL이다.

A. 간헐적 일시 주입(Intermittent bolus)

주입펌프가 도입되기 전에는 경막외진통을 시작한 후 진통작용이 약해지기 시작했을 때, 국소마취제의 추가 일시 주입을 간헐적으로 시행하여 경막외진통을 유지하였다. 일반적으로 국소마취제와 아편유사제 혼합용액 8-12 mL를 일시 주입한다.

B. 연속 주입

연속적인 경막외주입의 잠재적인 혜택은 진통을 안정적인 수준으로 유지하고, 일시 주입의 횟수와 전신 국소마취제의 독성 위험을 줄일 수 있다. 10-14 mL/h 속도의 0.125% 부피바카인의 주입은 운동신경차단을 유발할 수 있으나, 각 환자의 개인적인 요구에 맞추어 국소마취제의 용량을 적정하고, 국소마취제 농도를 낮추고 아편유사제를 첨가하여 국소마취제의 총 용량을 감소시킴으로써 유효한 진통을 제공하면서도 운동기능차단을 최소화할 수 있다.

C. 경막외자가조절진통

경막외자가조절진통은 연속 경막외주입에 비해 운동 신경 차단이 덜하고, 국소마취제의 총 주입량이 감소하며, 의료진의 작업량을 감소시키나, 통증 점수, 환자의 만족도 및 임산부와 신생아 결과에 차이가 없다. 저농도 국소마취제를 사용하는 경우, 지속 주입에 따른 국소마취제 투여량의 증가가 운동 차단을 증가시키거나 분만 결과에 불리한 영향을 미친다는 증거는 없다. 일반적으로 연속 주입량은 시간당 투여 허용량의 절반이나 1/3정도로 정한다. 연속 주입이 없는 경우 일시 주입량은 8-12 mL, 잠금 간격은 10-20분, 연속 주입을 병행하는 경우 연속 주입 속도는 4-8 mL/h, 일시 주입량은 5-8 mL, 잠금 간격은 10-15분이 적당하다고 추천될 수 있다.

D. 시간 맞춤 간헐적 일시 주입(Timed intermittent bolus injection)

일시 주입이 지속적 주입보다 진통효과 면에서는 더 좋은 결과를 나타내는데, 더 큰 용적을 높은 분사 압력으로 투여할 때 아마도 경막외공간에 마취제의 분포가 더 좋아지기 때문이다. 여러 연구에서 프로그램된 주입기를 통해 시간 맞춤 (자동) 간헐적 일시 주입으로 30-60분마다 5-10 mL정도의 용액을 경막외로 주입하면, 동일한 용량(drug mass)을 지속적 주입에 의해 주입한 경우보다 개선된 환자 만족도, 적은 약물사용량, 돌발통의 감소, 긴 지속 시간을 보여 주었다. 또한 기구 분만의 비율도 감소시킬 수 있었다. George 등의 메타분석에서는 시간 맞춤 간헐적 일시 주입이 총 국소마취제 소모량의 감소와 환자 만족도를 증가시킨다고 보고하였다.

② 척추진통

지주막하공간에 카테터를 위치시켜 간헐적으로 혹은 연속 주입에 의해 국소마취제와 아편유사제를 함께 주입하여 지속적으로 분만진통을 관리하는 것으로 경막외진통 시술 중 의도하지 않은 경막 천자가 발생하는 경우 사용할 수 있다.

5. 분만 후 통증

Komatsu 등의 보고에 의하면 초산부가 질식분만을 한 경우 아편유사제 사용을 중단한 기간, 진통제 사용을 중단한 기간, 통증이 없어진 기간, 기능적으로 회복된 기간은 각각 0일, 11일, 14일, 19일(중앙값)이었으며, 제왕절개를 한 경우 위의 기간은 각각 9일, 16일, 21일, 27일(중앙값)로 모두 질식분만을 한 임산부보다 길었으며, 통증도 많이 경험하였다.

분만 후 만성통증 발생 비율은 제왕절개 후 6-18%, 질식분만 후 4-10% 정도이다. 분만 전에 통증을 이미 갖고 있었거나, 전신마취를 시행한 경우, 만성질환이나 요통을 갖고 있는 경우, 분만 후 통증이 심한 경우에서 분만 후 만성통증을 겪을 확률이 높아진다. 분만 방법은 독립적으로 분만 후 만성통증과 관련이 없다. 분만 후 통증의 정도가 심한 경우 만성통증 발생률을 2.5배, 산후우울증을 3배 높인다는 보고가 있다. 그러므로 경막외진통 등으로 분만에 따르는 급성통증을 조절하면 만성통증으로 이행을 막을 수 있으며, 산후우울증을 줄일 수 있다.

6. 요약

임산부의 신체, 생리적 요소가 분만통에 영향을 미치며, 분만통은 임산부의 심혈관계, 호흡기계, 그리고 태아나 신생아의 산소전달, 산-염기균형에 영향을 미칠 수 있다. 분만통을 관리하는 방법 중 신경축 진통이 가장 효과적이다. 경막외진통을 위해 흔히 긴 작용 시간을 가지는 저용량 아미드 국소마취제와 지용성 아편유사제를 혼합하여 사용한다. 신경축 진통보다는 진통효과는 약하지만 신경축 진통을 거절한 임산부나 신경축 진통에 부적합한 임산부에게 레미펜타닐 정맥 자가조절진통은 좋은 대안이 될 수 있다.

참고문헌

Abboud TK, Swart F, Zhu J, et al. Desflurane analgesia for vaginal delivery. Acta Anaesthesiol Scand 1995;39:259-61.

Anim-Somuah M, Smyth R, Howell C. Epidural versus non-epidural or no analgesia in labour. Cochrane Database Syst Rev 2005;4, 6.

Banerjee A, Stocche RM, Angle P, et al. Preload or coload for spinal anesthesia for elective Cesarean delivery: a meta-analysis. Can J Anaesth 2010;57:24-31.

Beilin Y, Halpern S. Ropivacaine versus bupivacaine for epidural labor analgesia. Anesth Analg 2010;111:482-7.

Buyse I, Stockman W, Columb M, et al. Effect of sufentanil on minimum local analgesic concentrations of epidural bupivacaine, ropivacaine and levobupivacaine in nullipara in early labour. Int J Obstet Anesth 2007;16:22-8.

D'Angelo R, Gerancher JC, Eisenach JC, et al. Epidural fentanyl produces labor analgesia by a spinal mechanism. Anesthesiology 1998;88:1519-23.

Dewandre PY, Kirsch M, Bonhomme V, et al. Impact of the addition of sufentanil 5 microg or clonidine 75 microg on the minimum local analgesic concentration of ropivacaine for epidural analgesia in labour: a randomized comparison. Int J Obstet Anesth 2008;17:315-21.

Ding T, Wang D-X, Qu Y, et al. Epidural labor analgesia is associated with a decreased risk of postpartum depression: a prospective cohort study. Anesth Analg 2014;119:383-92.

Eisenach JC, Pan PH, Smiley R, et al. Severity of acute pain after childbirth, but not type of delivery, predicts persistent pain and postpartum depression. Pain 2008;140:87-94.

George RB, Allen TK, Habib AS. Intermittent epidural bolus compared with continuous epidural infusions for labor analgesia: a systematic review and meta-analysis. Anesth Analg 2013;116:133-44.

Halpern SH, Walsh V. Epidural ropivacaine versus bupivacaine for labor: a meta-analysis. Anesth Analg 2003;96:1473-9.

Jones L. Pain management for women in labour: an overview of systematic reviews. J Evid Based Med 2012;5:101-2.

Komatsu R, Carvalho B, Flood PD. Recovery after Nulliparous BirthA Detailed Analysis of Pain Analgesia and Recovery of Function. Anesthesiology 2017;127:684-94.

Lee S, Lew E, Lim Y, et al. Failure of augmentation of labor epidural analgesia for intrapartum cesarean delivery: a retrospective review. Anesth Analg 2009;108:252-4.

Reynolds F. Labour analgesia and the baby: good news is no news. Int J Obstet Anesth 2011;20:38-50.

Richardson MG, Lopez BM, Baysinger CL, et al. Nitrous oxide during labor: maternal satisfaction does not depend exclusively on analgesic effectiveness. Anesth Analg 2017;124:548-53.

Simmons SW, Taghizadeh N, Dennis AT, et al. Combined spinal-epidural versus epidural analgesia in labour. Cochrane Database Syst Rev 2012 Oct 17;10:CD003401.

Van De Velde M, Carvalho B. Remifentanil for labor analgesia: an evidence-based narrative review. Int J ObstetAnesth 2016;25:66-74.

Vella LM, Willatts DG, Knott C, et al. Epidural fentanyl in labour. An evaluation of the systemic contribution to analgesia. Anaesthesia 1985;40:741-7.

Vermelis JM, Wassen MM, Fiddelers AA, et al. Prevalence and predictors of chronic pain after labor and delivery. Curr Opin Anaesthesiol 2010;23:295-9.

Yeo ST, Holdcroft A, Yentis SM, et al. Analgesia with sevoflurane during labour: I. Determination of the optimum concentration. Br J Anaesth 2007;98:105-9.

35 외상 관련 통증
Trauma Related Pain

외상 관련 통증(trauma related pain)이란 상하지 절단, 골절, 혈관 손상, 폐타박상, 외상성 뇌손상 등의 다발성 외상에 수반되는 통증과 이를 의학적으로 치료하기 위한 처치에 따른 통증을 포함한다. 외상 환자에서의 통증관리의 목표는 외상 자체의 회복뿐 아니라 통증으로 인해 유발되는 환기와 혈역학적 영향 및 소화, 신장 기능에 대한 부작용을 최소화하여, 환자의 안정과 장기간의 결과 개선을 통해 이환율(morbidity)과 사망률(mortality)을 감소시키기 위한 것이다. 외상 환자의 통증치료에는 약물 치료와 다양한 중재 시술이 포함되며 이들 치료를 서로 조합하여 상승 작용을 나타낼 수 있는 다면적 치료(multimodal therapy)가 요구된다.

1. 병태생리학

중증도 이상의 통증이 불충분하게 관리되는 경우 신경계의 생리해부학적 변화를 초래할 수 있다. 신경 가소성(neural plasticity)이란 반복된 자극에 의한 신경 조직의 변화를 의미하고, 임상적으로는 급성기 통증이 불충분하게 관리되었을 때 만성 신경병성 통증으로 발전할 수 있음을 시사한다. 이들 반응에는 사이토카인과 급성기 반응물질의 방출, 카테콜아민과 코티졸의 증가, 성장호르몬과 부신피질자극호르몬의 상승, 레닌-안지오텐신계의 활성화, 응고 장애, 면역반응의 변화 등이 관련된다.

2. 외상 관련 통증의 관리

1) 약물학적 중재
(1) 진통제

① 아세트아미노펜(Acetaminophen)
② 비스테로이드소염제(Nonsteroidal anti-inflammatory drug, NSAID)
③ 아편유사제(Opioid)

(2) 기타 약물

① NMDA 수용체 길항제(N-methyl-D-aspartate receptor antagonist)
② 국소마취제(Local anesthetic)
③ 항우울제(Antidepressant)
④ 항경련제(Anticonvulsant)
⑤ α-2 수용체 작용제(α-2 receptor agonist)
⑥ 벤조디아제핀(Benzodiazepine)
⑦ 엔토녹스(Entonox®)
⑧ 코르티코스테로이드(Corticosteroid)

2) 중재적 통증 완화 시술

(1) 경막외진통(Epidural analgesia)

(2) 부위마취(Regional anesthesia)

(3) 말초신경블록(Peripheral nerve block)

(4) 자가조절진통(Patient-controlled analgesia, PCA)

(5) 기타

① 경피전기신경자극(Transcutaneous electrical nerve stimulation, TENS)

② 최면(Hypnosis)

③ 침술(Acupuncture)

④ 심리적 중재: 이완요법, 생체되먹임(biofeedback)

3. 외상 형태에 따른 치료

1) 흉부 외상

흉부 외상(chest trauma)은 응급실로 내원한 외상 환자의 약 10% 이상을 차지하고 사망률은 4-20%이며, 주요 원인은 자동차 사고(63-78%)와 낙상(10-17%)이다. 심한 흉부 손상의 경우 폐활량과 강제호기량이 감소되고, 무기폐와 호흡부전을 초래하며, 폐 감염을 증가시킨다. 따라서 흉부 외상 환자에서 이환율과 사망률을 감소시키기 위해서는 적극적인 통증조절을 통해 폐활량을 증진시키고, 폐 분비물의 배출을 도와 환자의 조기 거동과 흉부 물리 치료 등이 가능하게 해주어야 한다. 흉부 외상의 통증조절에는 다음과 같은 방법들이 있다.

(1) 전신적 진통제

한두 개의 늑골만 골절되었을 때에는 아세트아미노펜, 비스테로이드소염제, 코데인 등의 투여로 통증이 조절될 수 있지만, 급성기 통증이 심한 경우에는 모르핀과 같은 좀 더 강력한 아편유사제가 필요할 수 있다. 강력한 아편유사제는 기침을 억제하고 통증감소와 함께 폐 합병증을 개선시킬 수 있고, 케타민 또한 보조제로서 매우 효과적이다. 골절된 부위에 리도카인 첩포(lidocaine patch)는 효과가 없고, TENS가 비스테로이드소염제보다 더 효과적이라는 보고도 있다.

(2) 부위마취

부위마취를 통한 진통은 전신적인 진통제보다 더 효과적이다. 블록의 효과는 즉시 나타나며, 전신적인 진정 작용이 드물기 때문에 두부와 복부 손상 등의 다른 신체 부위의 손상 정도를 평가할 수 있다. 부위마취의 단점은 시술이 침습적이고, 때때로 시술 자체가 통증을 일으키며, 국소마취제 독성의 위험이 있고, 카테터가 빠지거나 감염의 원인이 될 수 있다는 것이다.

① 흉부 경막외블록

흉부 외상과 흉부 수술에서 골절된 늑골 부위에 대한 경막외블록은 통증점수와 호흡 지표로 판단할 때 매우 효과적이라고 증명되었다. 바늘이 삽입되는 위치는 다발성 늑골 골절의 중간 지점이다. 이는 분절성 진통(segmental analgesia)을 일으키고 기흉도 거의 일으키지 않으며, 양측성의 늑골 골절에 선택적인 방법으로 국소마취제의 독성도 거의 없다. 흉부 경막외블록의 단점은 기술적인 복잡성과 경막 천자와 척수 신경 손상의 위험, 아편유사제의 사용과 관련된 소변정체와 가려움증, 저혈압 및 운동신경블록이다. 금기증에는 저혈압, 혈량 저하증, 심한 두부 및 척수 신경 손상과 패혈증 등이 있다.

② 흉부 척추옆블록

편측의 흉부 척추옆블록(thoracic paravertebral block)은 다발성 늑골 골절과 개흉술 환자에서 흉부 경막외블록만큼 좋은 진통효과를 나타낸다. 이 방법은 기술적으로 덜 복잡하며 혈역학적 변화도 거의 없기 때문에 혈량 저하증과 저혈압 환자에서도 절대적 금기는 아니다. 하지만 기흉의 위험과 경막외강이나 척수강내로 약제가 투여될 위험이 있으며, 여러 부위의 늑골 골절이 있거나 양측 차단이 시도되었을 때에는 국소마취제의 독성도 발생할 수 있다. 대개 20 mL 국소마취제의 일회성 주입은 5-6개의 피부분절을 차단하고, 카테터를 넣어 지속적인 차단 효과를 얻기도 한다. 흉부 경막외블록처럼 흉부 척추옆블록도 분절성 흉부마취를 나타내고, 편측성의 다발성 늑골 골절이 있으면서 요추부 척수 손상이나 두부 손상을 동반한 환자에게 비교적 안전하게 시행될 수 있다.

③ 늑간신경블록

늑간신경블록(intercostal nerve block)은 통증감소에 매우 효과적이지만 골절 부위마다 주사를 해야 하고 바늘 주입

부위의 촉진 시에 통증을 일으킬 수 있다. 골절 부위가 증가할수록 기흉과 혈관 내 주사의 가능성, 국소마취제 독성의 위험도가 증가한다.

④ 흉막사이블록

흉막사이블록(interpleural block)은 다발성 늑골 골절의 일차적 치료방법은 아니다. 흉막사이공간에 혈액이 존재한다면 국소마취제의 희석 효과로 인해 신경블록이 제대로 되지 않을 수 있으며 약 5% 미만에서 기흉을 유발할 수도 있다. 카테터의 방향은 예측하기 어렵고 주입된 국소마취제는 중력의 영향을 받으며 환자의 자세에 따라 목표한 늑간신경으로 가는데 도움을 주거나 방해가 될 수도 있다. 이러한 요인들 때문에 신경블록을 신뢰할 수 없고, 결과를 예측할 수 없게 되므로 국소마취제의 사용량이 많아지게 되고, 따라서 국소마취제 독성의 위험도 매우 높아지게 될 위험성이 있어서, 흉부 외상의 1차적 치료보다는 2차적 치료로 고려해 볼 수 있다.

2) 화상

급성기 화상 통증을 방치했을 경우 만성 통증의 발현 빈도가 높아지고 이와 관련된 우울증의 발생이 증가한다. 또한 병원에서 퇴원할 때 자살 충동의 빈도가 증가하는 것으로 알려져 있고, 외상 후 스트레스 장애가 나타날 가능성이 높아진다. Choiniere 등은 화상 환자의 절반은 드레싱 교환 시에 부적절한 제통이 이루어지고 있다고 보고하였고, 이후로도 화상의 통증치료는 아직 적절하게 이루어지지 못하고 있는 경우가 많다.

(1) 화상 통증의 기전

화상 환자의 치료는 손상 후 수개월에 걸쳐 이루어지고 이때 침해 수용성 통증에 매일 그리고 장기간 노출이 된다. 화상 손상 정도에 따라 그 치료가 차이가 있겠지만 조직 제거술, 상처 소독, 화상 드레싱에 의한 통증은 거의 매일 노출된다. 화상 환자의 통증은 안정과 움직임 시의 배경통증(background pain), 갑자기 발생하는 돌발통증(breakthrough pain), 치료 과정 중에 일어나는 시술통증(procedural pain)으로 분류될 수 있다. 화상 후 몇 분 이내에 염증반응이 시작되며 수일간 지속되는데 일차성, 이차성 통각과민이 일어나게 된다. 화상 후 급성기 통증을 지나 피부결손의 치유단계에 있는 화상 환자에서 화상 부위의 감각소실뿐만 아니라 반흔 조직의 이상 감각이나 통각 과민의 발병률은 무시할 수 없다. 화상의 치유 과정에서 반흔 조직에서의 통증과 이상 감각은 신경병성 통증으로 이해되고 있으며 새로 재생되는 신경 말단부의 이상 혹은 반흔 조직의 재생 시 신경 지배 결손으로 인한 비정상적인 신호의 입력 때문으로 여겨지고 있다. 시간이 갈수록 증폭 현상(wind-up)의 기전이 작용하여 말초수용체의 민감도와 척수 후각에 있는 NMDA 수용체의 흥분성이 증가되고 중추로부터 내려오는 통증 촉진 경로가 활성화되게 된다. 따라서 NMDA 수용체의 활성을 조절하는 케타민과 가바펜틴은 화상 환자의 통증관리에 유용한 약물이 될 수 있다.

화상 환자의 초기 진통에는 주로 정맥 주사가 이용되는데, 이는 환자가 혈량저하 상태와 혈관수축 상태가 되어 근육 주사나 피하 주사가 신뢰할 만한 방법이 되지 못하기 때문이다. 초기 치료가 끝난 후에는 PCA를 통한 정맥내 아편유사제로 배경 통증을 치료할 수 있고 이후에 경구 투약으로 바꿀 수 있다. 좀 더 심한 시술 통증에 대해서는 더 강한 진통약제의 투여나 국소 혹은 전신마취의 방법이 이용될 수 있다. 화상 환자에서 시행되는 각각의 치료에는 다음과 같은 방법들이 있다.

(2) 약물 치료

① 국소 도포제

국소적 항균제(topical antimicrobial agent)는 통증을 감소시키고, 상처의 건조를 막고, 상처감염을 막는데 가장 필수적인 요소이다. 실버 설파다이아진(sliver sulfadiazine)이 광범위한 항균 효과를 가지면서 상대적으로 통증이 없는 표준 항균제이지만 sulfa계 알러지, 임신, 수유산모, 신생아에서는 금기이다.

② 아편유사제

아편유사제는 화상통증관리에 있어서 가장 기본적이고 널리 사용되는 약물이며, 외상 후 스트레스 장애의 증상을 감소시킬 수 있다. 아편유사제의 효과는 광범위하나 호흡 억제와 가려움증, 구역, 구토 같은 부작용을 동반한다. 아편유사제의 사용량이 통증관리 시 점차 증가할 수 있는데 이는 아편유사제 유도 통각과민과 내성(opioid induced hyperalgesia and tolerance)이라고 하는 상태와 관련이 있다. 통각과민의 기전이 내성 상태를 유도하는 것으로 추정되며, NMDA, glutamate 수용체가 중요한 역할을 하는 것으로 생각된다. 아편유사제의 근육 주사나 피하 투여는 조직의 관류가 감소된 환자에서는 약제의 전신적인 흡수가 잘 안되기 때문에 적당하지 않다. 화상 환자는 오랜 기간 동안의 아편유사제의 처치를 필요로 하기 때문에 배경 통증을 위한 효과적인 약물 조합을 만드는 것이 목표이다. 시술 통증은 별개로 관리되어야 하는데, 아편유사제를 적절한 시간에 환자의 반응에 맞추어서 사용하게 된다. 드레싱 교환과 괴사조직 제거술의 통증조절을 위해 아편유사제를 사용하는 경우 작용시간이 처치 시간을 넘어가게 되면 원하지 않는 부작용이 나타날 수 있다. 따라서 시술 시의 통증을 위해서는 레미펜타닐(remifentanil)과 같은 단기 작용 아편유사제가 이상적인 선택이 된다. 대표적으로 사용되는 아편유사제에는 모르핀, 옥시코돈, 펜타닐, 레미펜타닐, 알펜타닐, 메타돈 등이 있다.

③ 진통제

아세트아미노펜과 비스테로이드소염제는 단독으로 쓰일 때에는 약한 진통효과를 보이지만 아편유사제와 함께 사용될 때는 상승효과를 보여 더 고용량의 아편유사제와 같은 진통효과를 나타낸다. 비스테로이드소염제는 염증성 통증에 아주 효과적이지만 신부전의 위험성을 증가시키고 궤양과 출혈을 유발할 가능성이 있으므로 화상 환자에서 주의하여야 한다.

④ 기타 약물

A. 가바펜틴

신경병성 통증을 가지고 있으나 아편유사제에 잘 반응하지 않는 환자군을 이용한 실험에서 가바펜틴(gabapentin)이 아편유사제에 추가되었을 때 효과적인 진통을 얻을 수 있었다고 보고되었다. 신경병성 통증의 치료를 위하여 권장되는 용량은 300 mg을 하루 3회 복용 시작하여 필요하면 3,600 mg/day 까지 증가시킬 수 있다. 소아는 10 mg/kg로 시작하며 40-50 mg/kg까지 증량할 수 있다. 프레가발린

(pregabalin)도 하루에 2회 투여하며, 가바펜틴은 화상으로 인한 가려움도 감소시킨다.

B. 케타민

케타민(ketamine)은 기억상실과 진통효과, 호흡기와 혈역학적 기능을 유지해주는 작용들로 인해 괴사 조직 제거술과 드레싱 교환 시에 가장 널리 사용되는 약제이다. 환각이나 각성, 섬망 등이 나타날 수 있지만 벤조디아제핀의 전처치나 프로포폴의 동시 투여로 감소시킬 수 있다. 케타민은 아편유사제에 반응하지 않는 화상 환자에서 시술 통증을 조절하기 위한 적절한 선택이 된다.

C. α-2 수용체 작용제

클로니딘(clonidine)은 진통, 항불안, 수면 효과를 나타내며, 소아에서도 안전하게 사용될 수 있다. 한 연구에서 클로니딘의 사용은 화상 환자에서 아편유사제의 요구량을 감소시키는 것으로 보고되었다.

D. 벤조디아제핀

진통효과는 없지만 환자의 불안을 감소시키는데 효과적이며, 로라제팜 1 mg을 아편유사제와 함께 사용 시 속임약군과 비교해서 더 좋은 통증감소 효과를 보여주었다. 미다졸람은 좀 더 신속한 단기간의 작용을 요할 때 적절하다.

E. 삼환계 항우울제

삼환계 항우울제는 저용량에서 신경병성 통증에 효과가 있고, 고용량에서는 기분을 바꾸어주는 효과가 있다. 부작용으로 진정 작용이 있으며 밤에 사용되면 수면에 도움을 줄 수 있다. 용량은 10 mg을 밤에 복용하는 것으로 시작하여 점차 증량시킨다.

F. 엔토녹스

엔토녹스(Entonox®)는 드레싱 교환 같은 단기간의 통증을 감소시킬 수 있지만 구역, 구토 등이 일어날 수 있다. 이는 마스크를 잡을 수 있는 화상 환자에서 자가 투여될 수도 있다.

G. 항히스타민제

항히스타민제(antihistamine)는 불안, 통증, 가려움의 조절을 위해 화상 센터에서 종종 사용된다. 다수용 C-신경섬유(polymodal C-fiber)를 통해 전달되는 가려움은 특히 화상 손상의 치유기에 더 심하고 통증 자체보다도 더 괴로울 수

있다. 항히스타민제의 진정 작용은 수면을 증진시키고 불안을 감소시키는데 유용할 수 있다. 항히스타민제는 독립적인 항통각수용체 효과를 가지고 있고 아편유사제의 진통효과를 증진시킬 수 있다.

(3) 중재적 치료

① 부위마취와 전신마취

부위마취는 광범위한 부위의 화상 환자에서는 적절하지 않고 비록 부위마취에 금기증이 되지 않더라도 화상과 피부이식제공부위(skin graft donor site)가 한 번의 신경블록으로 차단될 수 있는 범위를 벗어난 경우에는 부위마취의 유용성이 없어지게 된다. 그럼에도 불구하고 지속적인 경막외블록, 부위마취, 신경블록, 국소마취제의 피하침윤이 화상 환자의 치료를 위해 이용되어 왔다. 사지에 국한된 화상에서 신경블록은 통증조절을 위한 효과적인 방법이다. 이러한 시술의 일부는 카테터를 넣어 국소마취제를 지속적으로 주입할 수 있는 방법들이 있다. 다른 방법들로 조절되지 않는 통증이 심한 환자에서는 괴사 조직 제거술과 드레싱 교환을 위해 때때로 전신마취가 요구되기도 한다.

② 비약물성 치료

두려움, 불안, 우울 그리고 악몽 등은 화상 환자들에서 흔히 볼 수 있는 증상들이며, 종종 외상 후 스트레스 질환이 주요 화상의 결과로 나타난다. 이러한 환자들에서의 심리학적 상담은 장기간의 심리적 후유증을 최소화시키며, 약물치료에 추가적으로 시행하는 필수 치료이다. 최면, 생체되먹임, 침술 등도 화상 통증을 감소시킨다고 보고되고 있지만 신뢰할 만한 연구는 없는 상태이다.

3) 환상통증과 절단통증

외상은 혈관 관련 질환에 이어 환상통증(phantom pain)의 두 번째 흔한 원인이다. 모든 사지절단 환자는 수술 직후에 절단통증(stump pain)을 경험한다. 이는 수술 후에 카테터를 통한 경막외마취나 부위마취로 잘 조절되고, 혹은 정맥내 PCA로 잘 조절된다. 하지만 회복 기간이 지난 후에도 통증이 지속되는 경우가 있으며, 지속적인 절단통증의 유병률은 5~22%이다. 원인으로는 허혈, 외상, 염증, 피부감염, 골

수염, 뼈돌기, 흉터조직, 연관 통증, 신경종(neuroma), 잘 맞지 않는 의족이나 의수가 있다. 치료에는 가능한 원인을 제거해주는데 초점이 맞추어진다. 원인에 따라서 수술적 교정술을 시행하거나, 혈관 재형성, 항생제 투여, 신경종 부위에 국소마취제와 스테로이드 주사가 시행될 수 있다.

환상통증의 유병률은 다양하지만 대략 60~80%로 보고되고 있다. 환상통증은 구심로차단, 말초기전, 중추신경계의 신경가소성의 결과로 나타난다고 생각된다. 환상통증을 막기 위한 선행진통전략(preemptive analgesic strategies)에는 지속적인 경막외블록과 말초신경블록 등이 있는데, 이의 효과에 대해서는 다양하게 보고되었으나 증거는 제한적이다. 아직 기준이 되는 권고안은 없지만, 시행되는 치료에는 다음과 같은 방법들이 포함된다.

(1) 약물 치료

환상통증은 신경병성 통증으로 분류되며, 약물치료의 효과에 대해서는 잘 알려져 있지 않다. 가장 많이 연구된 항경련제는 카바마제핀이며, 어느 정도 효과가 있는 것으로 보고되고 있다. 항우울제와 항경련제에 아편유사제를 첨부하는 것이 환상통증의 발병률을 감소시킨다고 알려져 있고, 모르핀의 경구투약 또한 효과가 있다고 알려져 있다. 케타민의 경우 절단통증과 환상통증을 가진 환자에서 통증과 통각과민이 대조군과 비교하여 모두 감소하였으며, 절단통증과 환상통증의 치료에 모두 효과적이라고 보고되고 있다.

(2) 중재적 치료

사지 절단 전후에 이루어지는 경막외블록이 환상통증의 심한 정도를 감소시키는 것처럼 보이나 실제 발병률은 전혀 감소되지 않았고, 다양한 연구에서 경막외블록의 효과에 대해 결과는 다양하고 일관되지 않았다. 신경종에 대한 페놀(phenol) 점적 주입이 적용되었는데 많은 환자들에서 통증의 감소를 나타냈고 1-3회 주입 후 12%에서는 통증이 없어졌다고 보고되었다. 지속적인 국소마취제의 신경 주위 주입이 환상통증과 환상사지감각을 효과적으로 조절하였다는 보고도 있다. 박동성 고주파열응고술(Pulsed RF)을 좌골신경에서 시행하거나, 제 4, 5 요추 후근신경절(dorsal root ganglion)에 시행하여 통증이 감소되었다는 보고가 있지만, 장기간의 효과에 대한 신뢰할 만한 연구는 아직 없다. 사지 절단 후에 발생한 복합부위통증증후군 환자에서 척수자극기 시행에 대한 장기간의 효과가 보고되었다. 다른 중재적 치료에는 잘린끝 주사(stump injection), 통증유발점 주사, 보툴리눔 독신 주사, 교감신경블록, 척수강내 주사 등이 포함된다. 근전기 보형물(myoelectric prosthesis), 거울치료(mirror therapy), 뇌심부자극술(deep brain stimulation, DBS)도 환상통증에 긍정적인 효과를 보이는 것으로 나타났다.

4) 척추 압박골절

척추 압박골절(vertebral compression fracture)은 가장 흔한 골다공증성 골절의 형태이다. 흔히 발생하는 부위는 흉요추 연결부위(thoracolumbar junction), 흉추 중간부위(T7-8)와 요추이고, 한 개의 척추 압박골절이 가장 흔한 형태이다. 또한 척추 압박골절은 노인 환자 사망률의 주요 원인이 되기 때문에 빠른 진단과 치료가 필요하다. 치료의 주요 목표는 생명을 보존하고, 신경학적 기능을 잘 유지시키며, 안정되고 통증이 없는 척추체를 유지해 주는 것이다.

다발성 압박골절을 가진 환자에서는 비스테로이드소염제보다 좀 더 강력한 진통제가 필요하지만 비스테로이드소염제는 뼈통증의 우선 선택 약제이다. 치료는 PCA나 경구 투약을 통한 단기작용 아편유사제로 시작하고 아편유사제의 요구량을 평가한다. 심한 척추 압박골절을 가진 환자의 과반수 이상은 만성통증으로 이행되며, 이러한 환자들에서는 장기 작용 아편유사제로 바꾸어 준다. 신경병성 통증이 지속될 때는 항경련제와 삼환계 항우울제의 추가가 도움이 될 수 있다. 척추 압박골절을 가진 노인 환자에서는 골절의 예방이 치료만큼이나 중요하다. 예방을 위해 사용되는 대표적인 2가지 약제에는 비스포스포네이트(bisphosphonate)와 칼시토닌(calcitonin) 등이 있고 이들 두 약제는 모두 파골세포의 골흡수를 억제한다고 알려져 있다.

급만성기의 지속되는 통증에는 경막외블록 혹은 경막외 카테터 거치를 통한 지속적 블록 혹은 척추체 옆의 회색교통가지블록(gray ramus communicans block)을 통한 제통

이 필요하다. 척추 압박골절 후의 급성통증이 많이 나타나는 것은 변형된 척추의 형태 때문이다. 이러한 척추 변형을 감소시키기 위한 방법으로 경피적 척추성형술 등이 이용될 수 있고, 축성등통증(axial back pain)을 가지는 환자로써 새로 발생한 혹은 진행되는 척추 압박골절이 있는 경우에 좋은 적응증이 된다. 또한 압박골절 환자에서 후지내측지블록(medial branch block)을 시행한 결과 통증의 감소가 있다고 보고하였다. 따라서 향후 척추 압박골절의 치료는 통증의 원인으로 전방척추뿐 아니라 후방척추에 의한 것도 고려해야 하며, 이에 대한 신뢰할 만한 연구가 이루어진다면 척추 압박골절에서 좀 더 완전한 진통을 기대할 수 있을 것이다.

5) 척수손상

척수손상(spinal cord injury)의 흔한 원인들은 자동차 교통사고, 낙상, 그리고 스포츠 손상 등이다. 외상성 척수손상의 경우 손상된 부위 아래로 심각한 운동, 감각, 자율신경 기능 장애를 초래한다. 척수손상과 관련된 통증에는 통각수용성 통증과 신경병성 통증이 있으며, 급성통증은 대개 손상 후 6개월 내에 시작하게 된다. 이러한 급성기 신경병성 통증은 일반적인 단순진통제, 비스테로이드소염제, 근이완제 등에 잘 반응하지 않게 된다. 중추성통증 혹은 신경병성 통증은 척수손상 후에 오는 가장 흔한 통증의 형태이고, 유병률은 50%를 넘는다. 중추성통증의 가장 흔한 증상들로는 화끈거리고, 찌르는 듯한, 쿡쿡 쑤시는 양상의 통증이다. 이질통(allodynia)은 흔하지만 일반적이지는 않으며 척수손상 환자는 척수공동증(syringomyelia)으로 발달할 수도 있고, 척수공동증이 있으면 중추성통증의 발현가능성이 높아진다고 생각된다.

중추성통증의 중요한 치료 약제로는 항경련제, 항우울제, 리도케인, 케타민, 아편유사제, 캡사이신 등이 있으나 경구 투여 멕실레틴은 효과가 없는 것으로 보고되고 있다. 가바펜틴과 프레가발린은 척수손상 후의 중추성통증에 우선 선택 약제이며, 라모트리진은 불안전한 척수손상에서 효과가 있고, 발프로산(valproic acid)은 중추성통증을 줄이지 못하는 것으로 나타났다. 아미트리프틸린의 경우 우울증이 있는 환자에서만 효과가 있었고, 뇌졸중 후의 중추성통증에

효과적이라는 보고도 있다. 케타민과 아편유사제의 혈관내 주입도 통증조절에 효과적이었다. 척수손상 관련 강직(spasticity)의 치료에는 척수강내 바클로펜(baclofen)의 투여와 보툴리눔 독신 주입이 강직을 감소시키는데 효과적이라고 보고되었다. 그 이외의 치료에는 TENS, 미세 후근신경절 절단술(microsurgical DRG lesioning), 대뇌운동피질자극술(motor cortex stimulation) 등이 있다.

6) 외상성 뇌손상

외상성 뇌손상(traumatic brain injury)은 통증과 장애의 가장 흔한 원인으로, 주원인은 교통사고와 폭력, 낙상 등의 순서이고, 외상성 뇌손상 환자의 통증 유병률은 18~95%이다.

분류와 상관없이 가장 빈번하게 나타나는 통증은 두통, 근골격계 통증, 강직, 신경병성 통증, 안면통 등이다. 두통은 가장 흔한 증상이고 경중의 외상성 뇌손상 환자에서 더 높은 유병률이 보고되고 있는데, 한 연구에서는 89%까지도 보고하고 있다. 두통은 후두부에서 가장 많이 일어나지만 뇌손상 부위와 두통 부위와는 큰 연관성이 없어 보인다. GABA 유도체인 피라세탐(piracetam)은 두통의 발생 빈도를 많이 낮추는 것으로 나타났다. 그 이외에도, 비스테로이드소염제, 항경련제, SSRI, SNRI, 베타차단제, 칼슘채널차단제, 스테로이드 등이 고려 대상이 될 수 있다.

외상후 발생하는 경추성 두통이나 경추통 환자에서 고주파열응고술을 이용한 경추부 후지내측지 신경절제술이 장기간의 통증 감소를 제공할 수 있다. 중등도의 심한 외상성 뇌손상에서는 강직이 급성통증의 발현에 기여할 수 있다. 전형적으로 하지에서는 대부분 신전근 과다근육긴장(extensor hypertonia)이 나타나고 이들 환자에서 강직의 치료는 중요하다. 많은 연구에서 외상성 뇌손상 환자에서 강직과 통증에 대해 지속적인 척수강내 바클로펜 주입이 매우 효과적이라고 증명되었다. 부분적인 강직을 가진 환자에서는 보툴리눔 독신의 주입과 알코올 신경파괴술(alcohol neurolysis)이 좋은 결과를 보여준다고 보고되었다. 중추성 α-2 수용체 작용제인 티자니딘(tizanidine), TENS, 냉동치료를 포함하는 치료들이 외상성 뇌손상과 관련된 강직에 시도해 볼 수 있다. 외상성 뇌손상의 경우도 척수손상과 같이 약물 치료, 중재적 치료, 심리 치료, 재활 치료, 인지 기능 보조 등의 다면적 치료가 이루어져야 한다.

7) 편타 손상

편타 손상(whiplash injury)은 충격에 의해 목이 채찍의 움직임과 같이 과도하게 앞뒤로 흔들리면서 발생하는 경추부 통증을 포함하는 증후군이다. 편타 손상은 자동차 교통사고에서 전형적으로 나타나며, 특히 뒤 혹은 옆으로부터 강한 충격을 받았을 때 주로 일어나지만, 목에 충격을 가할 수 있는 모든 손상으로부터도 발생할 수 있다. 편타 손상의 증상에는 목과 어깨 혹은 상지의 통증, 후두부의 두통, 목의 움직임 제한 등이며 그 이외의 동반되는 증상으로는 어지럼, 난청, 감각이상, 국소경련, 압통, 외상 후 스트레스 장애, 인지 기능 장애 등이 있다. 초기에 환자를 진찰할 때 신경학적 증상들이 있는지에 대해 세심하게 관찰해야 하며, 이학적 검사 시 신경 조직의 손상 여부와 골절 여부를 반드시 배제해야 한다. 자기공명영상은 보이지 않는 골절, 감염이나 종양의 존재를 선별하는데 가장 좋은 도구이고, 설명되지 않는 신경학적 이상을 보이는 경우에 적응증이 된다.

이학적 검사상 경추 추간관절의 이상을 나타내는 경우 이에 대한 진단적신경블록(diagnostic nerve block)은 많은 도움이 된다. 치료에는 보존적 치료과 중재적 치료로 나누어 볼 수 있는데, 보존적 치료에서는 조기 거동과 다면적 치료와 같은 적극적인 치료가 좀 더 효과적이라고 하나 명확한 증거는 없다. 중재적 치료에는 경막외블록, 통증유발점 주사, 추간관절 주사와 압통점이 있는 근육 내에 보툴리눔 독신 주사, 경피적 고주파열응고술 등이 포함된다. 경추부 경막외강내 스테로이드 주사는 신경근 증상을 가진 경우에 효과가 있다고 보고되었다. 통증유발점 주사는 단순 초음파 치료만큼 효과적이나 물리치료보다 더 효과적이지는 않고, 보툴리눔 독신 주사는 만성 편타 손상에서 치료 효과를 입증한 연구는 아직 없다. 고주파열응고술을 이용한 경추부 후지내측지 신경 절제술은 의미 있는 통증감소와 효과를 나타낸다고 보고되었다.

8) 응급실에서의 통증관리

응급실을 찾는 환자들의 가장 흔한 원인은 통증이므로 적절한 통증조절과 관리는 환자 치료에 매우 중요하다. 하지만 응급실 내원 환자들에게 적절한 통증조절이 잘 이루어지지 않는 진통결핍(oligoanalgesia)이 여러 연구에서 보고되었고, 한 연구에서는 응급실에서 급성 통증을 호소하는 환자의 70%까지 적절한 통증조절이 되지 않는 것으로 보고되었다. 통증조절에 미치는 영향이 다양하지만 환자에게서 발생되는 요인보다는 적절한 통증사정의 실패, 통증조절에 대한 지식부족, 적절한 교육과 프로토콜 부재 등과 같은 병원 요인과 의료진으로부터 발생하는 요인이 더 크게 작용할 것이다. 응급실에서의 진료는 환자의 진단을 확인해 나가는 과정이므로 진통조절에 적극적이지 않을 수 있다. 혈역학적 불안정 혹은 호흡저하가 동반된 외상 환자에서는 통증에 대한 평가가 불충분하고 어렵고, 외상성 복통 환자에서 적극적인 제통으로 인해 환자의 상태가 변하거나 진단이 늦추어 질 수 있다는 걱정과 염려는 적극적인 통증조절을 망설여지게 한다.

다발성 외상이 아닌 혈역학적으로 안정된 상지와 하지의 단일 부위 골절과 외상 환자에서는 부위마취, 경막외마취, 말초신경블록을 통한 제통이 가능하지만 이는 많은 인력과 장비를 요구하므로 의료 시스템의 개선을 통한 제도적인 보완이 필요한 상태로 생각된다.

4. 요약

외상 환자들에서 급성기의 통증조절은 매우 중요한 역할을 한다. 외상은 외상부위뿐만 아니라 신체 전반에 걸쳐 광범위한 영향을 미치고 사망률과 이환율 증가에 기여하고, 이런 효과는 단지 생리학적 반응뿐 아니라 심리적 반응도 포함한다. 외상 관련 통증이 불안정하고 다양한 특성을 나타내기 때문에 통증에 대한 평가 및 조절이 어렵지만, 통증에 대한 정기적인 평가 및 지속적인 약제의 용량과 시술에 대한 재평가가 이루어진다면, 각각의 외상 환자에 대한 통증조절의 권고안을 마련할 수 있을 것이고, 적극적인 다면적 치료를 통해 외상 환자의 치료 결과에 많은 발전이 있을 것으로 기대된다.

표 35-1. 골절외상 환자에서 지속적인 신경블록의 적응증(Rova : Ropivacaine) 외상 지속적 신경블록 주입량

외상	지속적 신경블록	주입량
몸쪽 위팔뼈 골절(근위 상완골 골절, poximal humerus fracture)	목갈비근사이 블록(사각근간 블록, interscalene block)	초회 주입량 : 0.5% Rova 20 mL 지속적 주입량 : 0.2% Rova 5-10 mL/hr
먼쪽 위팔뼈 골절(원위 상완골 골절, distal humerus fracture) 노뼈 골절(요골 골절, radius fracture) 자뼈 골절(척골 골절, ulna fracture) 주요 상지 외상	빗장위 블록(쇄골상 블록, supraclavicular block) 빗장아래 블록(쇄골하 블록, infraclavicular block) 겨드랑 블록(액와 블록, axillary block)	초회 주입량 : 0.5% Rova 20 mL 지속적 주입량 : 0.2% Rova 5-10 mL/hr
갈비뼈 골절(늑골 골절, rib fracture)	흉부 척추옆 블록(thoracic paravertebral block)	초회 주입량 : 0.5% Rova 15 mL per catheter 지속적 주입량 : 0.2% Rova 5-10 mL/hr per catheter
넙다리뼈 골절(대퇴골 골절, femur fracture)	허리신경얼기 블록(lumbar plexus block)	초회 주입량 : 0.2-0.5% Rova 20 mL 지속적 주입량 : 0.2% Rova 5-10 mL/hr
넙다리뼈 골절(대퇴골 골절, femur fracture)	넙다리신경 블록(대퇴신경 블록, femoral nerve block)	초회 주입량 : 0.2-0.5% Rova 20 mL 지속적 주입량 : 0.2% Rova 5-10 mL/hr
정강뼈 골절(경골 골절, tibia fracture) 종아리뼈 골절(비골 골절, fibula fracture)	궁둥신경 블록(좌골신경 블록, sciatic nerve block)	초회 주입량[능동적인 발등굽힘(dorsiflexion)의 종아리뼈 골절(fibula fracture) 확인 후에] : 0.2-0.5% Rova 5-10 mL 지속적 주입량 : 0.1-0.2% Rova 5-10 mL/hr

Chelly JE et al.(2010)

━━ 참고문헌

Battle CE, Hutchings H, Evans PA. Risk factord that predict mortality in patients with blunt chest wall trauma: A systemic review and meta-analysis, Injury, Int. J Care Injured 2012;43:8-17.

Becotte A, de Medicis E, Martin R, et al. Continuous sciatic nerve block in phantom limb pain prevention. Can J Pain 2008;24:736-9.

Borghi B, D'Addabbo M, White PF, et al. The use of prolonged peripheral neural blockade after lower extremity amputation :the effect on symptoms associated with phantom limb syndrome. Anesth Analg 2010;111:1308-15.

Brofeldt BT, Cornwell P, Doherty D, et al. Topical lidocaine in the treatment of partial-thickness burns. J Burn Care Rehabil 1989;10:63-8

Chelly JE, Ghisi D, Fanelli A. Continuous peripheral nerve blocks in acute pain management. Br J Anaesth 2010; 105(S1):i88

Dauri M, Faria S, Gatti A, et al. Gabapentin and pregabalin for the acute post-operative pain management. A systematic-narrative review of the recent clinical evidences. Curr Drug Targets. 2009;10:716-33.

Devor M, Wall PD, Catalan N. Systemic lidocaine silences ectopic neuroma and DRG discharge without blocking nerve conduction. Pain 1992;48:261-8.

Dillingham TR, Pezzin LE, MacKenzie EJ. Limb amputation and limb defiency: Epidemiology and recent trends in the United States. South med J 2002;95:875-83.

Gaillard M, Herve C, Mandin L, et al. Mortality prognostic factors in chest injury. J Trauma 1990;30:93-6.

Hedderich R, Ness TJ. Analgesia for trauma and burns. Crit Care Clin 1999;15:167-84.

Ho AM, Karmakar MK, Critchley LA. Acute pain management of patients with multiple fractured ribs: a focus on regional techniques. Current Opinion in Critical care 2011;17:323-7.

Ingalls NK, Horton ZA, Bettendorf M, et al. Randomised, double-blind, placebo-controlled trial using lidocaine patch 5 % in traumatic rib fractures. J Am Coll Surg 2010;210:205-9.

Jonsson A, Cassuto J, Hanson B. Inhibition of burn pain by intravenous lignocaine infusion. Lancet 1991;338:151-2.

Karmakar MK. Acute pain management of patient with multiple rib fracture. J Trauma 2003;54:615-25.

Katz WA, Barkin RL. Dilemmas in chronic/persistent pain management. Am J Ther. 2008;15:256-64.

Kopf A, Ruf W. Novel drugs for neuropathic pain. Curr Opin Anaesthesiol 2000;13:577-83.

Lang EV, Benotsch EG, Fick LJ, et al. Adjunctive non-pharmacological analgesia for invasive medical procedures: A randomised trial. Lancet 2000;355:1486-90.

Linde K, Vickers A, Hondras M, et al. Systematic reviews of complementary therapies: An annotated bibliography. Part 1: Acupuncture. BMC Complement Altern Med 2001;1:3.

Mao J, Price DD, Mayer DJ. Mechanisms of hyperalgesia and morphine tolerance: A current view of their possible interactions. Pain 1995;62:259-74.

Meyer WJ III, Nichols RJ, Cortiella J, et al. Acetaminophen in the management of background pain in children postburn. J Pain Symptom Manage 1997;13:50-5.

Oncel M, Sencan S, Yildiz H, et al. Transcutaneous electrical nerve stimulation for pain management in patients with uncomplicated minor rib fractures. Eur J Cardiothorac Surg 2002;22:13-7.

Ong BY, Arneja A, Ong EW. Effects of anesthesia on pain after lower limb amputation. J Clin Anesth 2006;18:600-4.

Pohjolainen T. A clinical evaluation of stumps in lower limb amputees. Prosthet Orthot Int 1991;15:178-84.

Richardson P, Mustard L. The management of pain in the burn unit. Burns 2009;35:921-36.

Richelson E. The clinical relevance of antidepressant interaction with neurotransmitter transporters and receptors. Psychopharmacol Bull 2002;36:133-50.

Richman JM, Liu SS, Courpas G, et al. Does continuous peripheral nerve block provide superior pain control to opioids? A meta-analysis. Anesth Analg 2006;102:248-57.

Rupp T, Delaney KA. Inadequate analgesia in emergency medicine. Ann Emerg Med. 2004;43:494-503.

Schulz-Stubner S, Boezaart A, Hata JS. Regional analgesia in the critically ill. Crit Care Med 2005;33:1400-7.

Smythe M. Patient-controlled analgesia: A review. Pharmacotherapy 1992;12:132-43.

Todd KH, Samaroo N, Hoffman JR. Ethnicity as a risk factor for inadequate emergency department analgesia. JAMA. 1993;269:1537-9.

Tremont-Lukats IW, Megeff C, Backonja MM. Anticonvulsants for neuropathic pain syndromes: Mechanisms of action and place in therapy. Drugs 2000; 60: 1029-52.

Velmahos GC, Chan LS, Marray JA, et al. Inflence of flail chest on outcome among patients with severe thoracic cage trauma. Int Surg 2002;87:240-4.

Wehner D, Hamilton GC. Seizures following application of local anesthetics to burn patients. Ann Emerg Med 1984;13:456-8.

Wu CL, Tella P, Staats PS, et al. Analgesic effects of intravenous lidocaine and morphine on postamputation pain: A randomized double-blind, active placebo-controlled, crossover trial. Anesthesiology 2002;96:841-8.

PART IV

통증관리
Pain management

36 NSAIDs and Acetaminophen

비스테로이드 소염제(Nonsteroidal anti-inflammatory drugs, NSAIDs)는 전세계적으로 통증을 감소시키고 염증을 줄이기 위해 가장 많이 사용되는 진통제이다. 1899년에 aspirin을 시작으로 새로운 분류의 비스테로이드 소염제와 coxib까지 비스테로이드 소염제는 진료에서 긴 역사를 가지고 있다. 비스테로이드 소염제는 실제로 구조적으로 다양하지만 모두 해열이나, 항염증, 진통제의 성격을 갖고 있어 같은 그룹으로 분류된다. 비스테로이드 소염제에 대한 반응은 개개인마다 다르며 약제에 따라 다른 반응을 보인다. 20종류 이상의 비스테로이드 소염제가 상업적으로 사용되는데, 그 중에서도 화학적 구조로 분류되는 6개가 중요 그룹으로 분류된다. 대부분의 비스테로이드 소염제는 완전히 흡수되고 first-pass hepatic metabolism을 무시하고 혈장 단백질과 결합하며 적은 분포 용적을 보인다. 반감기는 약제마다 다르지만 일반적으로 단시간 작용하는 ibuprofen, diclofenac, ketoprofen, indomethacin이나 장시간 작용하는 naproxen, celecoxib, meloxicam, nabumetone, piroxicam으로 나눌 수 있다.

1. 작용 기전

비스테로이드 소염제의 주요 기전으로 cyclooxygenase (prostaglandin synthase, COX)의 억제로 arachidonic acid (AA)를 prostaglandin, prostacyclin 및 thromboxane으로의 변환을 억제한다. Arachidonic acid는 20 carbon polyunsaturated fatty acid로 세포의 인지질(phospholipid)에 에스테르화 된 후 세포에서 매우 낮은 레벨로 있다가 여러 가지 자극에 반응하여 phospholipase A2 (PLA2) 효소가 활성화되고 인지질이 가수분해 되어 세포 막에서 AA가 세포질로 방출된다. 이렇게 방출된 AA는 3가지 경로를 거치는데 다시 인지질로 결합되거나, 세포 밖으로 확산되거나, 대사된다. Free AA는 COXs (prostaglandin G/H synthases)에 의해 prostaglandin G2 (PGG2)로 변환되고 peroxidase에 의해서 PG endoperoxide (PGH2)로 바뀌고 PGH2는 tissue specific isomerase에 의해서 5가지 활성화 구조물인 PGE2, PGI2, PGD2, PGF2α and TXA2로 바뀌게 된다(그림 36-1). Prostanoids는 직접적으로 침해성 수용체를 활성화 시키지는 않는다. 대신에 bradykinin같은 물질에서 물리적, 화학적 감작을 일으키는데 기여한다. PGE2 같은 경우는 작은 혈관의 내피세포에서 많이 분비되는데 말초 및 중추 감작에 중요한 역할을 한다. Protanoid 중에서 TXA2나 PGF2α 는 혈관 수축 작용을 하고, PGE2, PGD2, PGI2는 혈관 이완 작용을 한다.

1980 후반과 1990 초에 COX enzyme의 첫 cDNA가 seminal vesicle에서 시퀀스되었다. 분자 생물 학자가 cytokines과 glucocorticoid에 의해 조절되는 두 번째 COX isoform을 발견하였다. 두 isoform은 다른 유전자로부터 인코딩되었고 prostaglandin G/H synthase-1 and -2 혹은 COX-1 과 COX-2로 명명된다. COX-1은 위장에서의 위 보호작용, 폐,

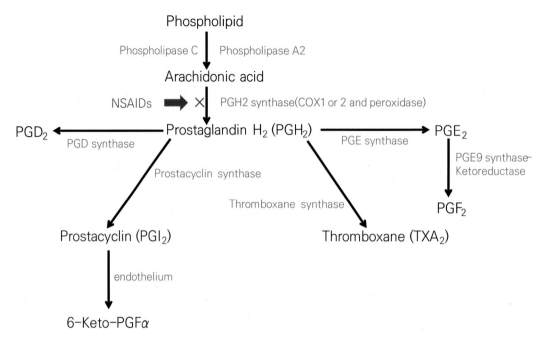

그림 36-1. Eicosanoid 합성

신장에서 항상성을 유지하는데 필수적이며, 혈소판 응집을 위한 필수적인 prostaglandin을 생성한다. 염증이 발생한 상황에서는 COX-1의 mRNA와 단백질의 발현이 바뀌지 않아 염증 과정에서는 제한적인 역할을 하는 것으로 보인다. 대신 비스테로이드 소염제를 사용했을 경우 COX-1 억제 작용 때문에 부작용이 나타나게 된다. COX-2는 조직 손상이나 lipopolysaccharide (LPS), interleukin-1, tumor necrosis factor alpha (TNF-α)와 같은 자극에 의해서 생성된다. COX-2 전염증성(proinflammatory) 자극과 열, 염증, 통증으로 생성되며, 염증이 있는 상황에서 COX-2는 대식세포와 염증과정을 전파하는 다른 세포에서 발현된다. 말초에서 prostaglandins은 histamine이나 bradykinin과 같은 다른 매개물질로 인한 신경 말단의 통각 감작과 터치 등의 비침습적 자극에 대한 침해 수용체의 감작을 일으킴으로 인한 통각 과민에 기여한다. 말초 염증은 COX-2 발현을 증가시키고 중추신경계에서 prostaglandin synthase 발현을 증가시킨다. 중추 신경에서는 prostaglandins은 감각신경이 척수 후각에 연접하는 척수 레벨에서 직접적으로 통각수용에 작용하는 것으로 알려져 있다. COX-1과 COX-2는 기본적으로 후근 신경절이나 척수 후각 및 복측 회색질에서 발현되지만, COX-1의 억제가 아닌 COX-2의 억제가 통각과민을 감소시킨다.

또한, 전염증성 사이토카인(proinflammatory cytokine), interleukin-1β (IL-1β)는 국소염증 세포에서 COX-2를 발현시키는데 중요한 역할을 한다. 중추 신경계에서는 IL-1β는 COX-2 발현을 증가시키지만, PGE2는 그렇지 못하다. 말초 염증은 아마도 어떤 신호 분자(signal molecule)를 생성시키고 이 분자는 혈액뇌장벽(blood brain barrier)를 통과하여 IL-1β를 증가시키고 이에 따라 COX-2가 척수의 신경과 비신경세포에서 발현된다. 현재, 여러 증거들이 사람이 수술 받을 때 IL-6가 중추 신경에서 PGE2 형성을 촉진하고 이는 COX-2와 PGE2의 생성을 증가시킨다. 하지만 COX-2는 뇌, 고환, 신장 등을 포함한 많은 조직에서 정상적인 상황에서도 발현된다.

말초의 염증 조직으로부터 중추에 영향을 미치는 두 가지 경로가 있는 것으로 보인다. 하나는 염증 부위를 지배하는 민감해진 신경 섬유의 전기적 활성도가 영향을 미치는 것으로 염증 조직에 가해지는 자극의 발현시간, 작용 기간과 특성 및 염증 조직의 위치에 대한 신호를 보내게 된다. 이러한 자극 전달은 말초에 자극하는 COX-2의 억제제와 신경차단술에 민감하게 반응한다. 두 번째로 염증 조직에서 발생하는 체액성 신호가 중추신경에서 광범위하게 COX-2가 유도되도록 작용한다.

2. 약물 동력학

대부분의 비스테로이드 소염제는 약 산성으로 pKa는 6보다 작고 약산성을 띄기 때문에 99% 이온화 형태로 존재하게 된다. 비스테로이드 소염제는 경구 약물로 가장 많이 투여되며 정맥이나 근주, 좌식, 국소적으로 투여할 수 있다. 비스테로이드 소염제는 혈장 단백질에 잘 결합하며 특히 albumin에 90% 정도 결합한다. 따라서 혈장에서 순환되는 약물의 적은 비율만이 약리학적으로 활성화된다.

1) 흡수

대부분의 비스테로이드 소염제는 경구로 투여되고 최고 혈장 농도는 대부분 2-3시간 내에 도달한다. 위장관에서의 약의 흡수는 그 정도가 흡수 속도보다 중요하다. 대부분 위나 소장에서 빠르고 완전하게 흡수된다. 직장으로의 투여는 위장관의 부작용을 최소화하고 비스테로이드 소염제의 흡수 정도와 속도는 경구투여와 비슷하다. 국소적으로 투여되는 비스테로이드 소염제는 안전하고 효과적이며 위장관에 미치는 영향도 적다. 무릎 같은 병변에는 효과적이지만 깊은 곳에는 영향을 미치지 못 한다.

2) 분포

대부분의 비스테로이드 소염제는 약산성이며 혈장 단백질에 높은 비율로 결합하고 지방친화성이다. 대부분의 경우 1% 미만이 혈장에서 비결합 상태로 존재한다. 따라서 저알부민혈증은 비스테로이드 소염제의 자유 분획을 증가시키고 분포와 제거에 영향을 준다. 또한 결합되지 않는 형태의 약이 약리학적 효과를 나타내기 때문에 실질적인 분포(Vd/F)는 경구로 투여되었을 경우에 대개 0.1-0.3 L/kg이다. 비스테로이드 소염제는 와파린처럼 높은 혈장 단백질 결합률을 보이는 약과 경쟁한다. 따라서 비스테로이드 소염제와 와파린을 같이 쓸 때 출혈의 가능성이 증가할

수 있다.

3) 제거

비스테로이드 소염제의 주요 대사 경로는 간에서의 산화나 접합이다. 비스테로이드 소염제의 반감기는 다양하고 대사산물은 유효한 효과를 가질 수 있다. 비스테로이드 소염제의 혈장 제거 반감기는 0.25-70시간 정도로 다양하다. 대사되지 않은 비스테로이드 소염제의 신 배설은 전체 배설의 10%보다 적은 양이고 대부분의 비스테로이드 소염제의 대사 산물들은 담즙을 통해서 배설된다.

(1) 병적인 컨디션이 비스테로이드 소염제의 배설에 미치는 영향

① 신부전
A. 흡수 및 분포

비스테로이드 소염제의 흡수는 신부전 환자에서 영향을 미치지 않지만 혈장 단백질과의 결합을 저해할 수 있다. 그 결과로 단백질과 결합되지 않는 비스테로이드 소염제의 분획이 증가하여 혈장에서 약제의 분포를 증가시킨다.

B. 제거

비스테로이드 소염제의 비결합 분획이 증가함에 따라 혈장에서의 제거가 증가한다. Diflunisal, ketoprofen, naproxen, indoprofen, benoxaprofen, tiaprofenic acid 같은 비스테로이드 소염제의 제거는 acyl glucuronides를 형성하는 것이 주요 경로 인데 신부전 환자에서는 의미 있게 감소한다. 이와 다른 기전을 가진 다른 비스테로이드 소염제에서 신부전이 제거에 미치는 영향은 적다. 모든 비스테로이드 소염제는 높은 비율로 단백질에 결합하기 때문에 투석이 아마도 제거율에 영향을 미치지는 않을 것으로 보인다. 따라서 신장 투석을 시행하는 환자에서 용량 조절은 필요하지 않다.

② 간질환
A. 흡수 및 분포

경도나 중등도의 간 장애는 비스테로이드 소염제의 경구투여 시 생체 이용률에 변화가 없을 것으로 보인다. 간은 알부민을 생성하는 주요 기관이다. 간기능 부전으로 결합되지 않은 비스테로이드 소염제의 비율이 늘어날 것으로 생각된다.

B. 제거

간에서는 제거는 기본적으로 혈류에 독립적이고 약 대사능력을 반영하는 것이다. Ibuprofen의 제거는 아마도 간 질환에 영향을 받지 않는 것으로 보인다.

3. 각 약제의 특성

1) 살리실산염(SALICYLATES) 제재

현재 사용할 수 있는 살리실산염(salicylates)은 아스피린(aspirin), diflunisal, choline magnesium trisalicylate, and salsalate이다.

(1) 아스피린(Aspirin)

아스피린은 가장 많이 연구되고 흔하게 쓰이는 비스테로이드 소염제이다. 아스피린은 반감기가 저용량에서 2.5시간이고 고용량에서 19시간이다. 위와 소장에서 잘 흡수되고 경구투여 후에 1시간 뒤에 최고 혈중 농도에 도달한다. 아스피린에서 소장과 간에서 살리실산염(salicylates)으로 빠른 전환이 이루어진다. 대사는 일차 약물 동력학(first order)와 영차 약물 동력학(zero order kinetics)을 따른다. 아스피린은 비가역적인 아세틸화(acetylation)와 COX의 불활성화로 prostaglandin의 생성을 억제한다. 혈소판은 새로운 COX를 합성할 수 없다. 따라서 혈소판의 미세소체효소(microsomal enzyme)의 아세틸화는 혈소판의 활동 기간 동안 대략 10-14일 정도 이어진다. 모든 비스테로이드 소염제 중에서 아스피린만 바이러스로 인한 질병에 사용될 때 경련, 혼수 및 드물게 사망과 관련되는 Reye's syndrome과 연관되어 있다.

2) ACETIC ACID 제재

(1) INDOMETHACIN

Indomethacin은 비록 흡수되는 양이 환자마다 차이가 있지만, 경구 및 직장으로 흡수가 잘 된다. 반감기는 장간 재순환으로 환자마다 많은 차이가 있다. 이 약제는 알부민과 높은 결합률을 보인다. 대사는 간에서 탈메틸(demethylation)과 탈아세틸(deacetylation)되고 비활성화 대사물과 대사되지 않는 부분이 담즙과 소변으로 배설된다. 임상적으로 위염, 신 장애 등의 높은 빈도의 부작용으로 사용에 제한이 있지만 급성 통풍으로 인한 관절염이나 퇴행성 관절염에는 사용되고 있다. 뇌척수액에서는 농도가 낮지만 윤활액에서의 농도는 5시간 안에 혈장 농도와 같아진다.

(2) SULINDAC

Sulindac은 indomethacin보다 독성이 적고 효과가 비슷한 약을 찾으려는 노력으로 개발되었다. 위장관 독성은 sulindac disulfide로 간의 미세소체효소(microsomal enzyme)에 의해 바뀐 다음에 흡수된다. 배설은 담즙을 통해서 주로 이루어지지만 장간 순환을 한다. 25% 미만의 환자에서 변비 등의 위장관 문제를 일으킨다. Indomethacin보다 CNS에 미치는 영향은 적어 보인다.

(3) TOLMETIN AND ETODOLAC

두 약제는 다른 분류의 비스테로이드 소염제에 비해 부작용이 적다. 일부는 변화되지 않는 형태로 부분적으로는 결합된 상태로 소변으로 배설된다. Tolmetin은 나트륨의 저류로 부종을 일으킬 수 있고, 간기능 이상을 일으킬 수 있는데 약제를 복용 중지하면 돌아온다.

Etodolac은 약간의 COX-2 선택성이 있어 다른 비스테로이드 소염제와 비교할 때 위 자극 현상이 적다. 최대 용량에서 진통 시간은 약 8시간으로 아스피린 보다 길다. 200-400 mg 경구투여 후 2시간 이내에 혈장 최고 농도(16-25 mg/L)가 나타난다. 강한 단백 결합을 보이며 0.4 L/kg의 분포 용적을 보인다. 소변으로 주로 배설되고 60%의 양이 24시간 내에 배설된다. 건강한 사람에서 7시간 정도의 반감기를 갖는다. 최대 용량은 하루 1g이고 200에서 300 mg 용량을 하루 두 번 복용하는 것은 요통이나 어깨 통증에서 naproxen 500 mg을 하루 두 번 복용하는 것과 진통 효과는 유사하다. 대규모 임상연구에서 복통과 소화 불량은 다른 비스테로이드 소염제와 비슷하게 나타났고 위 궤양의 발생률은 0.3%보다 적다. 수술 후 통증 조절에서는 etodolac 100-200 mg이 아스피린 650 mg과 유사한 진통 효과를 낸다.

(4) KETOROLAC

Ketorolac은 미국에서 주사제로 가장 많이 사용하는 비스테로이드 소염제이다. Ketoloac은 99%이상 단백질 결합을 하기 때문에 적은 양만 분배되고 결합되어 신장으로 배설된다. 분포용적은 0.28 L/kg이며 30분 이내에 작용이 시작되어 최대 효과가 1-2시간 정도에 나타나고 반감기는 건강한 사람에서 5-6시간 정도이다. 아스피린보다 해열작용이 20배 정도 크기 때문에 수술 후 환자에게 일괄적으로 처방하면 발열반응이 감춰질 수 있다. 여러 연구에서 ketorolac은 수술 후 통증에 효과적인 것으로 연구되었으며 마약성 진통제의 보조제로서도 사용된다. Ketorolac 30 mg 근육 주사는 모르핀 12 mg의 근주, meperidine 100 mg 근주와 같은 효과를 나타낸다. 중추와 말초 신경 모두에 작용한다. 적절한 ketorolac의 적절한 주사 용량은 아직 논란 중이지만 많은 용량의 사용은 위장관 및 수술 부위의 출혈을 야기할 수 있다. European Committee for Proprietary Medicinal Products에 의하면 노인에서는 하루에 최대 용량을 60 mg, 노인이 아닌 나이에서는 90 mg을 권장하고 있다. 최근에는 매 6시간 마다 7.5-10 mg보다 낮은 용량을 사용하는 것으로 권장하고 있다. 신장 기능 저하 환자에서는 청소율이 50% 정도 감소하는 것으로 나타났다.

경구용 ketorolac은 미국에서 주사용 형태로 사용 후에 3년쯤 뒤에 승인되었고 효과는 naproxen이나 ibuprofen과 비슷하다. 하지만 경구용은 10-20 mg로 용량 제한이 있다. Ketorolac은 위장관 독성으로 5일 이상 사용하지 말아야 한다.

(5) Diclofenac

Diclofenac은 COX-2에 선택적으로 작용한다. COX-2에 대한 효능은 indomethacin이나 naproxen 혹은 다른 비스테로이드 소염제보다 강하고 celecoxib와 비슷하다. Diclofenac은 경구투여 후에 빠리 흡수되지만 first pass effect로 50%만 전신적으로 효과를 나타낸다. 경구투여 후에 최대 혈중 농도는 2-3시간 후에 나타난다. Diclofenac은 혈장에서 높은 단백질 결합률을 보이기 때문에 0.12 L/kg의 분포 용적을 보인다. Diclofenac은 일차적으로 소변(65%)으로 배설 되고 담즙으로도(35%) 배설된다. Diclofenac은 diclofenac sodium과 diclofenac potassium의 두 가지 형태로 만들어져 복용되는데 Diclofenac potassium은 위에서 분해되고 흡수된다. 이에 반해 Diclofenac sodium은 장피복정(enteric-coated)으로 되어 있어 산성의 위 환경에서 저항성이 있고 십이지장에서 분해된다. 간독성이 있고, 이는 transaminases의 상승으로 알 수 있어 치료 동안에 측정되어야 한다. Diclofenac은 경구투여 후에 활액에 축적되고 이는 혈중 반감기인 1-2시간 이상 치료 효과가 있는지에 대해 설명할 수 있다. 경구로 미리 투여된 약제는 수술 후에 중등도와 중중도 통증에 의미 있는 진통작용을 제공한다.

경피 첩포제는 발목 염좌나 상과염 또는 무릎 관절염에 효과가 있다. 이 때 전신 흡수율이 6%이고(경구투여에 비해 158배 낮음) 국소적으로 부착 부위에 축적되어 효과적이다.

3) PROPIONIC ACID 제재

이 분류에 해당하는 약제는 ibuprofen, fenoprofen, ketoprofen, flurbiprofen, naprexen이다. 이 분류의 새로운 약은 oxaprozin이다.

(1) Ibuprofen

Ibuprofen은 상부 위장관에서 빠리 흡수되어 1-2시간 정도에 최대 혈중 농도에 도달한다. 혈장 단백질에 높은 강하게 결합하고 분포 용적은 0.14 L/kg이다. 우선적으로 간에서 대사가 되고(90%) 일부 대사되지 않은 형태로(10%) 소변으로 배설된다. 2시간 반 정도의 짧은 반감기를 가지고 낮은 독성의 잠재성이 있고 열이나 경-중등도 통증에 쓰인다. 1,200-1,400 mg/day의 용량에서 경 중등도 통증에 효과 적다. 1,600 mg/day 이상 사용 시 혈액 순환량이 적거나 심박출량이적은 노인일 경우 신장에 부작용이 발생할 수 있다. Ibuprofen은 두통, 편두통, 생리통, 급성 수술 후 통증에 효과적이다.

(2) Ketoprofen

Ketoprofen은 방출되는 양식이 다르긴 하지만 약리학적 특성은 다른 proprionic acid 제재와 비슷하다. (S)-enantiomer (dexketoprofen)는 위장관에서 빠르게 흡수되고, 빠른 효과를 보인다. 캡슐은 위에서 방출되고, 캡슐 펠럿(capsule pallet) 제재는 산성인 위에서 분해가 안되고 알칼리성의 소장에서 잘 방출된다. 캡슐을 투여할 때 최고 농도는 1-2시간 내에 도달하고 캡슐 펠럿(capsule pallet)은 6-7시간 걸린다. Ketoprofen은 높은 혈장 단백질 결합(99%)을 하고 분포 용적은 0.11 L/kg이다. 간에서 glucuronic acid와 결합되어 소변으로 배출된다. 대사 물질은 다시 원래의 화합물로 전환될 수 있다. 따라서 대사 물질은 모(母) 화학물의 저장소가 된다. 이런 점은 신기능 저하된 상태에서 중요하다. 서방형 ketoprofen은 급성 통증에서는 추천되지 않는다. 일반적으로 초기 용량으로는 50-75 mg으로 속효성을 쓰거나 200 mg 서방형 제재를 사용하는 것이 추천된다. 최대 용량은 속효성 제재로 300mg, 서방형 제재로 200 mg이다. Ketoprofen은 acetaminophen보다 중등도 및 중증의 수술 후 통증이나 급성 요통에서 더 나은 효과를 보인다.

(3) Naproxen

Naproxen은 상부 위장관에서 흡수가 잘 된다. 13시간 정도의 긴 반감기를 가지기 때문에 하루 두 번 투여하면 된다. 4-6시간 내에 최고 혈장농도에 이르지만 항정상태(steady state)는 2일 정도 걸린다. Naproxen의 분포 용적은 0.16 L/kg이다. 치료 용량에서 99% 이상이 albumin과 결합을 보인다. Naproxen은 6-0-desmethyl naproxen으로 대사되고 대사물은 활성이 없다. 배설은 일차적으로 비활성 glucuronide 대사물로, 주로 신장을 통해 이루어진다.

Naproxen은 관절염이나 염증성 질환을 치료할 때 aspirin보다 효과적이다. 또한 위 자극 증상도 aspirin보다 적다. Naproxen은 혈소판 응집을 저해해서 출혈 가능성을 높이지만 심혈관계에 가장 안전한 비스테로이드 소염제 중에 하나이다.

(4) Fenoprofen

Fenoprofen의 칼슘 유도제가 흔히 사용된다. 경구투여 후에 최대 혈장 농도에 2시간 정도되면 도달하고, 그 농도는 20-30 ug/mL이다. 하루에 2.4 g이 권장되며 24시간 안에 항정상태에 도달한다. Aspirin을 복용하는 것보다 잘 견딜 수 있고 위장관 잠재 출혈이 더 적다. 하지만 소화 불량이 흔한 부작용이다.

(5) Oxaprozin

Oxaprozin은 성인에서 류마티스 관절염, 골관절염, 강직성 척수염 등에 효과적으로 알려져 있다. 경구로 투여 시 높은 생체 이용률(95%)로 혈중 최고 농도는 투여 후 3-5시간 내에 도달한다. 간에서 주로 대사되고 신장이나 대변으로 배출된다. Oxaprozin은 염증이 생긴 활액 조직에 잘 침투해 들어간다. 이 약제는 신경에서 anandamide hydrolase를 억제하여 강한 진통작용을 이끌어 내고 염증 세포에서 NF-κB를 활성화를 억제시킨다. 또한 활성화된 단핵 세포를 세포 자멸하게 한다. 단핵세포, 대식 세포, NF-κB 경로는 전염증 및 세포독성 매개물질을 합성하는데 중요한 역할을 하기 때문에 기존의 비스테로이드 소염제를 넘어서는 약력학 특성을 가진다.

4) ANTHRANILIC ACID 제제

이 비스테로이드 소염제는 Prostaglandin 합성과 prostaglandin에 대한 조직 반응을 차단하기 때문에 독특하다. Mefanamic acid는 심각한 범혈구 감소증과 관련이 있고 다른 많은 부작용이 있다. 따라서 1주일 이상 사용할 수 없다. Meclofenamate는 위장관 독성의 발생률이 높아 더 이상 first line 약제가 아니다. 경구투여 시 잘 흡수되고 혈중 최고 농도는 2시간이 지나면 도달하며 반감기는 4-6시간이다.

5) OXICAM 제제

(1) MELOXICAM

Meloxicam은 비선택적 COX 억제제이지만 낮은 치료 농도(7.5 mg) 에서 COX-2에 더 영향을 미치고 염증 세포에서 prostanoid 합성을 억제하여 항염증성 효과를 나타낸다. 따라서 위장관 독성이 덜하다. 하지만 15 mg의 meloxicam은 비선택적 COX 억제를 한다. 간이나 신장 기능 부전이

meloxicam의 약물 동태학에 의미 있는 영향을 주지는 않는다. 중등도의 신 부전이 있을 때 Meloxicam이 신기능에 악영향을 주는 것은 보고 된 바가 없다. 하지만 FDA에서는 신기능 부전이 있을 때 7.5 mg만을 사용할 수 있도록 허가하였다. 노인에 있어 용량 조절이 필요하지는 않다. 하지만 cholestyramine, lithium 및 cytochrome P450-2C9와 3A4를 억제하는 약의 일부와 상호작용을 할 수 있다. 따라서 이런 약제들과의 사용에서 주의를 기울일 필요가 있다. 반감기는 20시간으로 하루 한 번 사용한다. 지연성으로 완전히 흡수되고 99.5% 혈장 단백질과 결합한다. Meloxicam은 대사되어 4가지 비활성화 대사산물로 바뀌어 소변이나 대변으로 배설된다. 항정상태는 투여 후 3-5일이 되어 도달한다.

6) COX-2 억제제

COX-2 억제제는 심각한 위장과 합병증을 줄이기 위해서 개발되었다. celecoxib, rofecoxib, valdecoxib가 미국과 유럽에서 사용이 승인 되었으나 rofecoxib와 valdecoxib는 부작용의 발생 때문에 판매가 중지되었다. 최근에 parecoxib와 etoricoxib가 유럽에서 사용이 승인되었다. 가장 최신 약물인 lumiracoxib는 간독성 발생 가능성 때문에 사용이 중지 되었다.

Coxib들은 투여 시에 체내에 넓게 분포하게 된다. 모든 coxib들은 충분한 뇌 농도에 이르러 중추 진통 효과를 보이며, 염증이 있는 관절에서 prostaglandins의 형성을 감소 시킨다. 반감기는 lumracoxib는 2-6시간, celecoxib는 6-12시간, etoricoxib는 20-26시간 정도이다. COX-2 억제에 대한 상대적인 선택성의 정도는 lumiracoxib=etoricoxib > valdecoixb=rofecoxib >> celecoxib 순서를 나타낸다.

(1) Celecoxib

Celecoxib는 경구투여 후에 최대 혈장 농도는 2-3시간 후에 도달한다. Celecoxib는 97% 혈장 단백질과 결합하고 분포 영적은 400L이다. 대사는 간에서 cytochrome P450-2C9로 대사된다. 소아에서는 적응증이 되지 않고 임산부에게는 카테고리 C약이다. 반감기는 11시간 정도 된다. Celecoxib는 혈소판 응집을 방해하지 않고 주술기에 투여하여

도 된다. 부작용으로 두통, 부종, 소화불량, 설사, 구역, 부비동염이 있다. Sulfonamide에 알러지가 있거나 aspirin이나 다른 비스테로이드 소염제에 비해 Celecoxib는 우선적으로 COX-2를 억제하기 때문에 위가 상대적으로 보호되는 효과가 있다.

(2) Etoricoxib

Etoricoxib는 2세대 약으로 COX-2에 높은 선택성을 가진 약제이다. 용량 의존적으로 COX-1 억제 없이 COX-2를 억제한다. 위에서 prostaglandin 합성을 억제하지 않고 혈소판에 대한 영향도 없다. Etoricoxib는 COX-2에 COX-1보다 106배 정도 선택적으로 작용하며, Celecoxib와 비교하여 7.6배 더 선택적으로 작용한다. 최고 혈중 농도는 1-2시간 내에 도달하며, 제거 반감기는 22시간 정도 된다. Etoricoxib는 cytochrome P-450 의존성 산화를 거쳐 대사되며 간질환이 있을 경우 제거가 길어진다. 만성 통증 조절을 위해서는 60-90 mg을 사용하고 급성 통증을 위해서는 120 mg을 사용한다.

7) ACETAMINOPHEN

Acetaminophen은 p-aminophenol derivative로 aspirin과 비교하여 비슷한 진통작용과 해열 작용을 갖는다. 해열 작용은 아마도 내부의 발열원에 대한 억제로 시상 하부의 체온 조절 중추에 대한 직접적인 작용으로 보인다. 최근에 통증에 대한 작용이 세로토닌 전달 경로에 대한 영향이라는 가설이 대두되었다. 중추에서 prostaglandin의 합성에는 아스피린과 대등하지만 말초에서 prostaglandin 합성에는 영향을 나타내지 않는다. 650 mg에서 300 mg보다 더 큰 효과가 있지만 1,000 mg이상에서 더 큰 효과를 나타내지는 않는 것으로 보아 천정효과가 있다. 일반적인 용량에서는 위장관이나 혈소판의 기능에 미치는 특별한 부작용이 없다. 대부분 간에서 대사되며 일부 대사산물이 과량 투여되었을 때 간독성이 있다. 오랜 에탄올 사용자, 영양실조 환자나 금식 환자에서 약용량이 약간 초과할 때 간독성이 발생할 수 있다. 2,600-3,000 mg/day의 용량에서 만성 복용을 하여도 안전하지만 하루 4 g을 초과하지 말아야 한다. 독성은 기저 glutathione 레벨과 관계가 있다. 90%의 acetaminophen이

간에서 sulfate와 glucuronide conjugation되어 신장으로 배설되고 적은 양만 변화 없이 소변으로 배출된다.

정맥 투여되는 paracetamol은 수술 후 통증에서 마약성 진통제의 사용량을 35-45% 감소시킨다. 하지만 5 mg/kg에서 천정 효과를 보인다. 최근에 정맥으로 투여가능한 acetaminophen으로 propacetamol이 있다. Propacetamol은 1 g이 가수분해를 거쳐 0.5 g의 paracetamol이 된다.

4. 비스테로이드 소염제의 안정성 및 부작용

비록 비스테로이드 소염제가 흔히 쓰이고 오랜 기간 사용되고 연구되었지만 부작용은 여전히 남아 있다. 그 부작용은 단기적으로 사용시 메스꺼움, 속 불편함, 어지러움 같은 작은 것으로부터 알러지 반응, 위장관, 신장, 혈액응고 및 뼈 회복의 지연 등의 주요 부작용이 있을 수 있다. 장기적으로 사용 시 주요 부작용의 위험을 높인다. 비스테로이드 소염제와 관련된 3가지 흔한 부작용은 위장관, 피부, 신경정신적인 것과 관련이 있으며 신경정신적 부작용은 나이와 관련이 없다. 하지만 임상적으로 중요한 부작용은 위장관, 신장, 혈액학적, 간 기능과 관련이 있다.

1) 위장관계 부작용

위장관 출혈은 비스테로이드 소염제 사용의 가장 빈번하게 보고되는 심각한 부작용이다. 비스테로이드 소염제 복용자의 30-40%에서 위점막에 대한 작용이 나타난다. 이는 불편감에서부터 위궤양까지로 다양하다. 소화불량은 비스테로이드 소염제 사용자의 15%에서 나타난다. 비스테로이드 소염제와 위장관 질병과의 상관관계에 대한 증거는 1970년대 위내시경과 새로운 비스테로이드 소염제가 소개되면서부터 제시되었다. 비스테로이드 소염제의 오랜 사용과 관련된 합병증은 잘 알려져 있다. 위험인자로 위장관 합병증의 과거력, 높은 용량이나 여러 종류의 비스테로이드 소염제 사용, 노인, 항응고제의 병용, 흡연, 스테로이드의 동반 사용, 음주, helicobacter pylori가 있다.

비스테로이드 소염제가 위에서 궤양을 일으키는 것은 상피세포에 국소적 자극과 prostaglandin의 합성 억제 때문이다. prostaglandin의 합성 억제는 위점막을 자극하는 물질에 대한 자기 방어를 약화시킨다. prostaglandin은 중탄산염의 분비, 혈류 조절, 상피세포의 교체에 영향을 줄 수 있기 때문에 비스테로이드 소염제의 사용 기간과 용량은 위점막 손상의 가능성에 상호 연관되어 있다. 또한 기존에 위궤양이 있었던 경우에는 혈소판 응집에 영향을 주어 위출혈에 위험성을 증가시킨다. 비스테로이드 소염 진통제에 의한 장 질환에서 정확한 기전은 모르지만 소장과 대장도 포함되는 것으로 알려져 있다. 이 같은 장 질환을 예방하기 위해 사용되는 방법 중에 장용정 제재는 효과가 없는 것으로 보인다.

위장관 보호제인 Misoprostol, H2 수용체 길항제, 양성자 펌프 억제재(proton pump inhibitor)같은 위장관 보호제의 동반 사용은 비스테로이드 소염제의 장기간 사용과 관련된 합병증을 감소시킬 수 있다. 이 외에도 선택적 COX-2 억제재의 사용은 비선택적 비스테로이드 소염제와 비교하여 위장관 궤양의 발생이 덜 할 수 있다.

2) 신장 독성

비스테로이드 소염제는 신장기능을 감소시키고 신부전을 야기할 수 있다. 신 기능 감소는 ibuprofen의 사용환자의 18%에서 발생한다고 보고 되었으며, 비스테로이드 소염제 사용환자의 6%에서 급성 신부전이 발생하였다. 신기능 저하에 대한 기전으로 prostaglandin의 생성의 감소로 인해 신혈류가 감소되고, 신수질 허혈(medullary ischemia)이 발생할 수 있다. 아스피린의 경우 신세뇨관 세포 수용체의 억제 작용으로 spironolactone의 이뇨 효과를 차단할 수 있다. 이와 마찬가지로 비스테로이드 소염제는 thiazides나 loop 이뇨제의 반응을 바꿀 수 있다. 급선 신 부전은 COX-2 선택적 억제제나 비선택적 비스테로이드 소염제에 상관 없이 발생할 수 있다. 급성 신부전이 발생하는 COX-2 선택적 억제제와 일반 비스테로이드 소염제의 상대적 위험도(relative risk)는 2.31이라는 보고가 있다. 수분 저류 및 부종이 비스테로이드 소염제 복용 시 나타날 수 있는데, 나트륨 저류는 COX-2 억제에 의한 것이고 COX-1과 COX-2의 억제로 사구체 여과율이 바뀐다. 모든 비스테로이드 소염진통제는 고혈압과 부종과 관련이 있는데, 지속적으로 사용 시 1-8주 사이에 해소된다.

비스테로이드 소염제 관련 신독성의 위험인자는 장기간의 비스테로이드 소염제의 사용, 고용량이나 여러 종류의 비스테로이드 소염제 사용, 혈액 용적 부족, 울혈성 심부전, 혈관 질환, 과레닌혈증(hyperreninemia), 쇼크, 폐혈증, 전신 홍반성 낭창, 간질환, 나트륨 결핍, 신증후군, 이뇨제, 동반 약제의 사용(diuresis, ACE inhibitor, beta blockers, potassium supplements), 고령 등이 있다.

3) 간 독성

간 독성은 대부분의 비스테로이드 소염제 사용에서 드문 합병증이다. 간과 관련된 합병증은 비스테로이드 소염제를 투여 받는 환자의 3% 발생한다고 보고하였다. 간 독성이 발생하는 기전으로 면역학적, 용량과 관련된 대사성으로 보이고 aspirin과 acetaminophen은 용량과 관련하여 발생한다. 또한 paracetamol은 잠재적으로 간 독성이 있는 것으로 보이며 급성 간부전의 원인의 42% 차지할 정도이고 미국에서는 가장 흔한 간부전의 원인이다. Acetaminophen은 간에서 전부 대사되며 과용량 사용 시 일부 대사물이 간 독성과 연관이 있다. Acetaminophen 관련 간 독성의 기전으로 간세포의 glutathione부족, 독성 대사물의 축적, 사립체(mitochondria) 기능부전, 면역 변화이다. 위험인자로 우울증, 만성 통증, 음주나 마약의 사용이다. Acetaminophen에서 간 독성을 유발하는 가장 낮은 용량은 125-150 mg/kg 사이이다. 간 독성을 야기하는 역치 용량으로 어른일 경우 10-15 g이고 소아의 경우 150 mg/kg이다. 건강한 성인의 경우 하루 용량 제한은 4 g이다. 의사는 지속적으로 약의 사용에 조사해봐야 하는데 마약성 진통제와의 혼합제로서 acetaminophen의 양이나 의사처방 없이 먹는 acetaminophen에 대해 주의를 기울어야 한다.

4) 심혈관계 부작용

COX의 억제는 thromboxane과 prostacyclin의 합성을 감소시킨다. Thromboxane의 기능은 혈관 수축 및 혈소판 응집을 촉진한다. 활성화된 혈소판에서 생성되는 Thromboxane A2 (TXA2)는 새로운 혈소판의 활성화와 혈소판 응집을 증가시킨다. Endothelial-derived prostacyclin (PGI2) 기능은 기본적으로 혈소판 활성화의 억제로 지혈마개(hemostatic plug)의 생성을 억제한다. 비선택적 비스테로이드 소염제는 COX-1과 COX-2를 억제하여 thromboxane과 prostacyclin의 생성을 감소시킨다. Thromboxane과 prostacyclin의 불균형은 혈전생성을 촉진시키는 상황으로 갈 수 있다. 저용량 아스피린(81 mg/day)은 혈소판 응집 억제 효과를 보이고 고용량 아스피린(1.5-2 g/day)은 역설적으로 혈전생성 효과를 보인다. 아스피린의 진통효과는 고용량에서 나타나고, 이는 aspirin의 항혈전 효과에 부정적인 영향을 준다. Celecoxib는 항염증약으로 COX-2를 억제한다. COX-2는 혈소판에는 발현되지 않기 때문에 이 약제는 혈소판 응집과는 관련이 없고 위험도 증가도 관련이 없다. 반대로 선택적 COX-2 억제제인 rofecoxib와 valdecoxib는 혈전증을 증가시켜 시장에서 철회되었다. 메타 분석에 따르면 비선택적 비스테로이드 소염제 중에서 ibuprofen, piroxicam, naproxen보다 diclofenac은 가장 위험도가 높은 것으로 나타났다.

5. 요약

비스테로이드 소염제는 급 만성 통증 조절에 오랜 기간 사용되었다. 염증이 동반된 통증이 있는 경우에서 특히 유용한 진통제이다. 비스테로이드 소염제의 안전하고 효과적인 사용을 위해서 Prostaglandin 경로에 대한 복잡한 효과에 대해 많은 이해가 필요하다. 비스테로이드 소염제의 위장관과 혈액학적 부작용을 줄이기 위해 COX-2 선택적 차단제들이 개발되고 있다. 대체로 비스테로이드 소염제는 경구투여 후 빠르고 광범위하게 흡수되고 강한 단백결합 때문에 조직 분포는 매우 제한적이고, 간에서 대부분 대사된다. 신장으로의 제거에는 덜 의존적인 특징이 있다. 비스테로이드 소염제를 사용하는 경우에는 각 약제의 효능과 부작용을 잘 알고 선택해야 한다.

━━ 참고문헌

Agrawal NG, Rose MJ, Matthews CZ, et al. Pharmacokinetics of etoricoxib in patients with hepatic impairment. J Clin Pharmacol. 2003;43:1136-48.

Buvanendran A, Kroin JS, Berger RA, et al. Up-regulation of prostaglandin E2 and interleukins in the central nervous system and peripheral tissue during and after surgery in humans. Anesthesiology. 2006;104:403-10

Cooke AR, Hunt JN. Relationship between pH and absorption of acetylsalicylic acid from the stomach. Gut. 1969;10:77-78.

Dembo G, Park SB, Kharasch ED. Central nervous system concentration of cyclooxygenase-2 inhibitors in humans. Anesthesiology. 2005; 102:409-15.

Duggan DE, Hogans AF, Kwan KC, et al. The metabolism of indomethacin in man. J Pharmacol Exp Ther. 1972; 181:563-75.

Evans AM, Hussein Z, Rowland M. Influence of albumin on the distribution and elimination kinetics of diclofenac in the isolated perfused rat liver: analysis by the impulse-response technique and the dispersion model. J Pharm Sci. 1993;82:421-28

Flowers R, Moncada S, Vane J. Analgesic, anti-pyretics and antiinflammatory agents: drugs employed in the treatment of gout. In: Gilman A, Goodman L, Rall T, et al, eds. The pharmacological Basis of Therapeutics. 7th ed. New York: Macmillan; 1985:674-715.

Gills JC, Brogden RN. Ketorolac: a reappraisal of its pharmacodynamics and harmacokinetic properties and therapeutic use in pain management. Drugs. 1997;53: 139-188.

Kean WF. Oxaprozin: kinetic and dynamic profile in the treatment of pain. Curr Med Res Opin. 2004;20:1275-77.

Kroin JS, Buvanendran A, McCarthy RJ, et al. Cyclooyxgenase-2 (COX-2) inhibitor potentiates morphine antinociception at the spinal level in a post-operative pain model. Reg Anesth Pain Med. 2002;27:451-55.

Levy G. Clinical pharmacokinetics of aspirin. Pediatrics. 1978;62:867-72.

Morgan GJ, Poland M, DeLapp RE. Efficacy and safety of nabumetone versus diclofenac, naproxen, ibuprofen, and piroxicam in the elderly. Am J Med. 1993;9:19S-27S.

Park JY, Pillinger MH, Abramson SB. Prostaglandin E2 synthesis and secretion: the role of PGE2 synthases. Clin Immunol. 2006;119: 229-0

Pavliv L, Voss B, Rock A. Pharmacokinetics, safety and tolerability of intravenous ibuprofen in healthy adults. Am J Health Syst Pharm. 2011;68:47-51

Rhodes M. Nonsteroidal anti-inflammatory drugs for post-thoracotomy pain. J Thorac Cardiovasc Surg. 1992;103: 17-20.

Romsing J, Moniche S. A systemic review of COX-2 inhibitors compared with traditional NSAIDs, or different COX-2 inhibitors for postoperative pain. Acta Anaesthesiol Scand. 2004;48:525-46.

Verbeeck RK. Pathophysiologic factors affecting the pharmacokinetics of nonsteroidal antiinflammatory drugs. J Rheumatol Suppl. 1988;17:44-57

Vidal L, Kneer W, Baturone M, et al. Meloxicam in acute episodes of soft tissue rheumatism of the shoulder. Inflamm Res. 2001;50:S24-S29.

37 마약성 진통제
Opioid Analgesics

마약성 진통제는 중등도에서 심한 통증을 조절하기 위해 흔히 사용할 수 있는 치료방법이며 또한 가장 효과적인 것으로 알려져 있다. 비록 모든 환자가 마약성 진통제의 투입으로 효과를 보는 것은 아니지만 다양한 치료의 일환으로 사용한다면 좀 더 많은 환자가 통증 완화의 효과를 누릴 수 있을 것이다.

지난 20년 동안 마약성 진통제는 작용부위와 기전에 관한 많은 연구들이 있었다. 특히 환자에서 약물의 운명, 분포와 관련된 약동학에 관한 연구의 발전으로 마약성 진통제의 분석학적 방법의 진보는 큰 성과로 여겨진다. 이러한 약동학에 관한 연구와 마약성 진통제와 관련된 유전적 다형성(polymorphism) 연구의 발전으로 약물 투여 시 환자 반응의 개인간 차이 그리고 부작용을 최소화할 수 있는 방법을 제시하기도 한다.

1. 마약성 수용체(Opioid Receptor)

수용체의 존재가 처음 제시된 것은 1954년이며 1976년 Martin 등에 의해서 다양한 수용체가 존재함에 관한 구체적 연구가 발표되었다.

수용체는 proline과 aromatic residue와 함께 7개의 transmembrane domain으로 구성되며 특징적인 G-protein-coupled 수용체의 모습을 가진다. μ, δ, κ, σ 의 수용체가 존재한다(표 37-1).

표 37-1 Opioid Receptors and Their Clinical Effects

Receptor	Effect
Mu (μ)	
μ₁	Supraspinal analgesia
	Spinal analgesia
	Respiratory depression
	Slowing of gastric transit
	Pruritus, nausea, vomiting
μ₂	Most cardiovascular effects
	Physical dependence
	Euphoria
Kappa (κ)	
κ₁	Spinal analgesia
	Diuresis
	Sedation
	Miosis
κ₂	Low potential for abuse
κ₃	Supraspinal analgesia
Delta(δ)	Modulation of μ-receptor activity
	Spinal analgesia
Sigma(σ)	No analgesia
	Dysphoria
	Hypertonia
	Respiratory and vasomotor
	Stimulation
	Mydriasis

Waldman Pain management (2nd ed)

μ, δ, 그리고 κ 의 수용체는 서로 구조적으로 유사성을 가진다. μ 수용체는 δ, κ 수용체와 각각 66%, 68%의 동일

한 아미노산 서열을 가지는 반면 δ, κ 수용체는 서로 58%의 동일한 구조를 가진다. μ 수용체는 enkephalin보다 endorphins에 강한 결합력을 가지고 δ 수용체는 enkephalin, κ 수용체는 dynorphin에 결합력을 가진다.

수용체는 중추 및 말초신경계에 고루 분포한다. μ 수용체는 중추신경계 중에서도 caudate nucleus에 가장 고농도로 분포한다. 그 외에도 neocortex, thalamus, nucleus accumbens (NAcc), hippocampus, amygdala, 그리고 척수 후각의 표피층(superficial layer) 에 분포한다. 대부분의 척추 μ 수용체 리간드 결합부위는 구심성 통각수용체 말단의 시냅스전에 위치한다. μ 수용체는 마약성 진통제의 진통효과와 중독에 가장 강하게 연관된다. Morphine은 δ 보다 μ 수용체 결합력이 50배 더 강하다. μ 수용체는 통각, 호흡, 심혈관계 작용, 장 운동, 기억, 체온조절, 면역 등 다양한 생리적 기능을 조절한다. δ 수용체는 중추신경계에 더욱 제한적으로 분포한다. 주로 olfactory bulb, caudate, putamen, neocortex, NAcc, thalamus, hypothalamus, brain stem에 분포한다. 기능은 진통, 운동 조절, 인지 기능, 감정 조절, 장 운동, 호흡 등의 생리적 조절을 담당한다. δ 수용체의 활성화는 보상적인 호흡의 억제없이 spinal analgesia를 제공한다.

2. 분류

3가지 방법으로 분류할 수 있다. 수용체에 대한 작용을 근거로 한 분류로서 partial agonist (buprenorphine), agonist (morphine, codeine, methadone, fentanyl), agonist-antagonist (butorphanol, nalbuphine, pentazocine, and dezocine) 그리고 antagonist (naloxone, naltrexone, cholecystokinin)로 분류할 수 있다.

수용체에 대한 결합력을 기준으로 약한 마약류(codein, propoxyphene) 혹은 강한 마약류로 분류할 수 있다.

그 다음의 분류로 마약류가 어떻게 합성되는 가에 따라서 naturally occurring (morphine, codeine), semisynthetic, synthetic compound 로 나눌 수 있다 (표 37-2).

표 37-2 Classification of Opioids on the Basis of Trinsic Activity and Synthetic Orgin

AGONISTS
Phenanthrene Alkaloids
Morphine
Codeine
Thebaine
Semisynthetic Opioids
Diacetylmorphine (heroin)
Hydrocodone
Hydromorphone
Oxycodone
Oxymorphone
Synthetic Opioids
Morphinan derivatives: levorphanol
Phenylpiperidine derivatives
Meperidine
Fentanyl
Sufentanil
Alfentanil
Propioanilide derivatives
Methadone
Propoxyphene
AGONIST–ANTAGONISTS
Semisynthetic Opioids
Buprenorphine
Nalbuphine
Synthetic Opioids
Benzomorphan derivatives: pentazocine
Morphinan derivatives: butorphanol dezocine
ANTAGONISTS
Naloxone
Naltrexone
Methylnaltrexone
Alvimopan

3. 작용기전

수용체는 중추와 말초신경계 전체를 통해서 골고루 퍼져 있다. 이러한 수용체들은 이가(bivalent)의 구조로서 한곳은 신호 전달을, 다른 한 곳은 수용체 선택성을 담당하고 있다. 이러한 수용체들에 대한 인지부위는 매우 특이적이며, l-isomer만이 진통 작용을 일으킨다.

진통효과는 수용체에 대한 결합력의 정도에 따라 결정된다. 생화학적 실험을 통하여 수용체 결합력의 순서가 정해졌으며 sufentanil이 가장 강한 결합력을 보인다.

수용체는 음이온의 성격을 가지며 opioid는 수용체와 결합하기 위해 반드시 이온화가 되어야 한다. 수용체의 활성화는 일차적으로 억제의 성격을 가진다. 직접적인 억제효과는 pertussis-sensitive G_i/G_o 단백질에 결합된 수용체와 결합함으로서, 자극효과는 cholera toxin-sensitive Gs protein에 결합함으로 나타난다. Opioid agonist는 adenylyl cyclase를 억제하고 따라서 cAMP생산을 감소시킨다. 결국 N-type calcium channel을 닫게 하고 potassium channel을 열게 하여 흥분성Gs 단백질을 활성화시켜 활성화효과를 나타나게 한다.

또 다른 기전으로 뇌간(brainstem)에서 GABA-ergic transmission의 억제이다. 뇌간은 GABA가 pain inhibitory neurone을 억제하면서 활발히 활동하는 장소이다. 결과적으로 이러한 disinhibitory action은 descending inhibitory pathway를 강화하게 된다. 또한 일차 구심성 통각수용체로부터 pain-evoked tachykinin의 생성을 줄이게 한다. DRG에서 생성된 수용체는 말초조직으로 이동이 된다. 염증성 통증의 과정 동안에 내인성 opioid는 상향 조절된다. 이러한 말초진통효과는 말단에서 G-protein-coupled cAMP에 의해서 발생한다. 최근 μ 수용체에서 single nucleotide polymorphism (SNP) 이 진통효과 반응의 다양성과 마약중독과 상관이 있음이 밝혀졌다. 이러한 유전적 차이는 드물게 나타나는 고용량의 morphine 요구량과 codein 투여시의 내성을 설명할 수 있다.

4. 약역학(Pharmacodynamics)

1) 중추신경계(Central nervous system, CNS)

진통효과는 CNS의 여러 단계를 거쳐서 나타나게 된다. 임

상적으로 사용되는 대부분의 opioid는 μ 수용체를 통해서 그 진통효과를 나타낸다. δ 수용체는 동물에서는 진통효과가 있으나 사람에게는 그 효과가 제한적이며 BBB (blood brain barrier)를 통과하지 못한다는 단점이 있다. 일부 opioid (meperidine, methadone, ketobemidone 그리고 dextropropoxyphene)는 NMDA 길항효과가 있어 항이질, 항통각과민의 효과가 있다. NMDA 길항제는 모르핀 내성의 발생을 억제한다고 알려져 있다.

진통효과는 척수후각부터 시작되는 상행성 침해 전달체계(ascending transmission of nociceptive information)를 억제하고 descending inhibitory pathway를 강화함으로서 나타난다. 또한 변연계에 작용하여 통증에 대한 감정적인 부분을 조절하고 통증을 덜 느끼게 한다. 이러한 중추성 효과 외에도 말초진통효과도 있으며 염증성 피부의 통각수용체의 흥분을 억제시킨다.

또한 행복감, 평온함 그리고 보상 작용을 나타낼 수 있다. μ 수용체가 주로 행복감을 담당하며 κ 수용체의 자극은 불쾌감을 나타낸다. μ 와 δ 수용체가 보상 작용을 담당하며 또한 도파민 경로가 이를 일부 담당한다.

Opioid는 연수의 기침중추를 억제하여 나타나는 기침 억제효과가 있다. 기침을 억제하는 것과 호흡 억제 사이의 상관관계는 없다고 한다.

모든 종류의 opioid는 일정한 수준의 오심, 구토를 발생시킬 수 있으며 이것은 연수에 위치한 화학수용체 자극 부위(chemoreceptor trigger zone)에 작용함으로서 발생한다. 위장관 배출의 지연도 오심 발생에 기여한다.

축동(miosis)이 동안신경(oculomotor nerve)의 Edinger-Westphal nucleus의 자극으로 발생할 수 있다. 축동은 내성이 더디게 나타나며 pinpoint pupil은 opioid 중독 시 전형적으로 볼 수 있는 소견이다.

고농도의 모르핀은 주로 hippocampal pyramidal cell의 뉴론을 자극하여 경련을 일으킬 수 있다. 대사물 중 morphine-3-glucuronide (M3G)가 주로 EEG의 spiking과 epileptiform discharge를 일으킬 수 있다. 또한 normeperidine (meperidine 대사물)과 norpropoxyphene (propoxyphene 대사물)은 잘 알려진 CNS 흥분의 원인들이다.

고농도의 Opioid를 빠르게 정맥주사하는 것은 근육 강직을 일으킬 수 있고 60세 이상의 노인들에게 흔히 나타난다. 근육 강직의 정확한 기전은 잘 알려져 있지 않으나 opioid 결합 부위가 풍부한 striatum에서 매개되는 것으로 추측된다. 특징적으로 흉부와 복부의 근육들이 잘 생기며 소위 wooden chest의 발생으로 기계호흡이 어려울 수도 있다.

2) 호흡계(Respiratory system)

모든 μ 수용체 agonist는 용량 의존적으로 호흡억제를 시킨다. Agonist-antagonist 또한 호흡억제를 시키나 이것은 천장효과(ceiling effect)가 있다. 주로 뇌간의 호흡중추의 CO_2 반응도를 감소시키고 또한 연수의 호흡중추도 억제시킨다. Resting CO_2가 증가하며 CO_2 response curve가 우측으로 이동하게 된다. μ 수용체 agonist의 동일 역가 용량(equianalgesic dose)도 동일하게 호흡억제를 유도한다. 호흡억제의 특징적인 형태는 호흡수의 감소이다. 보상적으로 호흡 시에 분당 호흡량의 증가가 일어나지만 불완전하다. 호흡을 자극하기 위해 hypoxic drive에 의존하거나 통증을 주기도 한다. κ 수용체는 고용량을 쓰더라도 호흡억제가 덜한 편이다. Opioid를 장기간 쓰는 환자들에게 중추성 무호흡과 실조성 호흡(ataxic breathing)이 주로 관찰되며 용량의존적으로 나타난다. 길항제로서 partial opioid agonist와 physostigmine을 쓸 수 있으며 진통효과는 보존하면서 호흡억제를 길항할 수 있다.

3) 심혈관계(Cardiovascular system)

Opioid는 용량의존적으로 미주 자극을 통해 서맥을 일으킨다. 그러나 meperidine은 atropine과의 구조적 유사성으로 인해 빈맥을 초래한다. Morphine과 다른 종류의 opioid는(meperidine, codein) 히스타민을 유도하여 저혈압을 초래할 수 있다. Naloxone은 opioid에 의한 히스타민 분비를 억제시키지 못한다. 모르핀은 전부하, 심박동수 등을 조절하여 심근산소소모량을 줄여서 협심증에 치료효과가 있는 것으로 알려져 있다. Pentazocine과 butorphanol은 전신적 그리고 폐동맥압, 좌심실 충만압의 증가,

그리고 좌심실의 박출률(ejection fraction)을 감소시킨다. Methadone은 QT 간격을 증가시킬 수 있으며 또한 torsades de pointes나 ventricular arrhythmia도 발생할 수 있다.

4) 위장관계(Gastrointestinal tract)

소용량에서도 위장관 운동을 느리게 하고 결과적으로 위장관 배출시간을 지연시킨다. 소장과 대장에서 resting tone은 증가하고 장의 연동운동은 감소하게 된다. Opioid는 주로 submucosal plexus에 작용하며 acetylcholine, PGE2, 그리고 VIP (vasoactive intestinal peptide)의 효과를 억제시키게 된다. 이러한 효과들은 대부분 norepinephrine과 내장세포의 alpha2-adrenergic receptor를 통해서 일어나게 된다. 위장관 효과는 장관내에 위치한 μ와 δ에 의해 매개가 된다. 변비는 내성이 잘 생기지 않는 것으로 알려져 있다. 또한 담관의 sphincter of Oddi를 수축시켜서 공통 담관의 압력을 증가시킨다.

5) 비뇨기계(Genitourinary effect)

요저류를 흔히 볼 수 있으며 요괄약근 압력의 증가와 배뇨근의 중심성 억제를 감소시킨다.

6) 내분비계(Endocrine system)

μ 수용체 agonist는 gonadotropin-releasing hormone과 corticotropin-releasing hormone을 감소시키고 결국 LH (luteinizing hormone), FSH (follicle-stimulating hormone), ACTH, 그리고 β-endorphine의 생성을 감소시킨다. 결국 혈장내 testosterone과 cortisol의 양이 감소하게 된다.

7) 자궁(Uterus)

치료용량의 opioid는 자궁수축을 더디게 하여 분만을 지연시킬 수 있다.

8) 피부(Skin)

Histamine 분비에 의해서 표피 혈관의 확장과 말초혈관의 저항이 감소한다. 또한 주사 주입 부위에서 두드러기가 발

생하는 것을 관찰할 수 있는데 이 또한 histamine 분비 때문에 발생한다.

Oxymorphone, methadone, fentanyl과 sufentanil은 histamine 분비를 하지 않는다. Pruritus는 opioid 사용의 주된 부작용이며 intrathecal 주입시 부작용이 더 강하게 나타날 수 있으며 주로 척수후각의 뉴런에서 관여한다.

9) 면역계(Immune system)

모르핀은 cell mediated와 humoral immune response에 관여된 수많은 면역세포와 neuronal mechanism을 변화시킨다. Opioid의 장기 복용자는 HPA (hypothalamic-pituitary-adrenal axis) 기능에도 변화가 온다. 헤로인 중독자는 변화된 면역체계 때문에 비중독자에 비하여 감염성 질환의 빈도가 높다고 한다.

5. Tolerance(내성)

내성이란 약물이 노출되었을 때 그 효과가 감소하거나 동일한 효과를 얻기 위해서 약물의 용량을 증가시키는 경우를 의미한다. 내성은 선천적 혹은 후천적으로 발생하며 후천적인 발생의 요인에는 pharmacokinetic, pharmacodynamic, learned의 3가지 유형이 있다.

Pharmacokinetic tolerance는 약물의 반복적인 투여 후 대사와 분포(즉, 효소 유도)의 변화로 생기며 pharmacodynamic tolerance는 약물에 의한 수용체 밀도의 변화에 의해 발생한다. Learned tolerance는 일종의 보상적 기전으로 발생한다.

Short-term tolerance는 protein kinase C를 통한 μ와 δ 수용체의 인산화(phosphorylation)와 관련 있고 long-term tolerance는 adenylyl cyclase activity의 증가와 관련이 있다. 내성 발생 시 G protein regulated cellular mechanism에 의한 수용체의 decoupling이 발생하고 내인성 opioids 또한 down regulation 된다. 부작용의 종류에 따라서 내성이 조금씩 다르게 나타나는데 이것을 selective tolerance라고 한다. 오심, 구토, 진정, 호흡억제는 내성이 빠르게 발생하나 변비, 축동에 대한 내성은 매우 느리게 혹은 거의 발생하지 않는다.

약물을 반복적으로 투여할 경우 그 약물뿐만이 아니라 구조적으로 유사한 약물에게도 내성이 발생할 수 있는데 이것을 cross-tolerance 라고 한다.

임상적으로 의미 있는 내성은 opioid를 만성적으로 투여하는 소수의 환자들에게서 예측하지 못하게 발생한다. 대부분의 암성 및 비암성 통증 환자들은 opioid 증량없이 수개월에서 수년간 진통작용이 잘 유지된다. 만일 opioid의 증량에도 불구하고 환자의 반응이 없다면 다른 종류의 opioid로 전환하는 것을 고려해야 한다.

NMDA 길항제가 모르핀에서 발생하는 항침해 내성을 차단할 수 있다고 한다.

6. Hyperalgesia(통각 과민)

Opioid를 단기간 혹은 장기간 사용하는 환자들에게 통증에 대한 민감도가 증가하는 것을 opioid induced hyperalgesia라고 한다. 그 원인에 대한 다양한 기전이 제시되었다. 내성의 발생 시 관찰되는 central glutaminergic system의 활성화가 연관이 있어 보인다. 또한 척추내 dynorphins의 투여가 통각과민의 발생에 중요한 역할을 한다. Opioid의 사용은 dynorphin 레벨의 증가와 연결이 되며 이것은 곧 척추 흥분성 neuropeptide의 분비로 이어진다. 즉, pronociceptive 경로가 발생하고 이것이 상행 조절된다고 볼 수 있다.

40-50%의 opioid의 용량감소, 저용량의 methadone, ketamine의 사용이 통각과민을 치료할 수 있다고 알려져 있다.

7. Addiction and Physical denpendence (마약중독과 신체의존)

Addiction의 WHO 정의는 지속적 혹은 주기적으로 약물에 의한 심리적 효과를 얻기 위해 약물을 얻고자 하는 강한 충동으로 특징되는 사람과 약물 사이의 상호작용으로 볼 수 있다. 그 작용기전으로 내인성 opioid와 mesolimbic dopamine system에 의한 보상효과로 볼 수 있다.

Midbrain의 ventral tegmental area에서 기원하는 dopaminergic mesolimbic system이 opioid 사용에 의한 보상 효과에 기여한다.

8. 약동학(Pharmacokinetics)

1) 흡수와 투여 경로(Absorption and Routes of administration)

흡수란 약물의 주입된 부위로부터 얼마나 빨리 제거되는가를 의미한다. 이러한 과정은 약물의 분자 모양, 사이즈, 이온화 정도, 지방 용해도 그리고 통과해야 하는 세포막의 생리 화학적 특성에 달려있다.

2) 경구투여(Oral route)

경구투여는 편하고 저렴하여 opioid의 장기 투여 환자에게 가장 선호되는 방법이다. 대부분의 opioid는 경구투여 후 잘 흡수된다. 흡수되는 순서는 액체형, 기름형, 현탁액 그리고 딱딱한 제형의 순서이다. 장관에서 흡수된 약물은 간에서의 first-pass metabolism을 거치게 되고 장벽에서 효소에 의한 어느 정도의 대사가 일어나게 된다. 경구투여 시 주사보다 작용시간이 느릴 수 있다. 일부 opioid는 경구-정맥 역가 치환비율(oral-to-parenteral potency ratio)이 높은데 이것은 C3 aromatic hydroxyl residue의 치환으로 접합되지 않기 때문이다.

3) 피하 투여(Subcutaneous route)

경구투여보다 작용시간이 빠르며 위장관의 기능에 의존하지 않는다. 흡수는 다양할 수 있다. 피하주사는 간헐적 주입, 수술 후 환자 자가 통증 조절법, 그리고 지속적 주입의 방법으로 사용할 수 있다. 단점은 소량만 주입될 수 있고 주사 주입부위에 통증이나 괴사가 올 수 있다.

4) 직장 투여(Rectal route)

상부 위장관이나 주사 주입이 가능하지 못할 때 할 수 있는 방법이다. 만일 환자의 직장이나 항문에 병변이 있다면 하지 않아야 한다. 흡수는 경구투여와 비슷하다.

5) 비강내 투여(Intranasal route)

코의 점막을 통한 흡수는 지방용해도에 따라서 결정되며 이 방법은 first-pass metabolism을 피할 수 있다. 분말 혹은 물에 녹인 형태 2가지 모두 사용할 수 있다. Butorphanol이 nasal spray로 사용할 수 있는 유일한 약제이다. 이 방법은 혈관주입보다 우수하지는 못하며 혈관접근이 어려운 환자들에게 대신 사용될 수 있는 방법이다.

6) 경피 투여(Transdermal route)

Fentanyl은 경피 투여로 사용할 수 있는 유일한 약제이다. Fentanyl의 적은 분자량, 높은 지방 용해도와 역가 때문에 가능하다. 두 종류의 구조층, 즉 fentanyl 함유 reservoir와 rate-controlling membrane이 중요한 구조물이다. 12.5, 25, 75, 100 μg/hr가 있으며 한번 부착 시 72시간 동안 효과가 유지된다. 피부에 부착 후 혈중 농도에 fentanyl이 처음 나타나는 시간은 초기 1-2시간 후이다.

7) 분포(Distribution)

체내에 주입된 후 2 phase에 걸쳐서 분포가 진행되며 early phase와 late slow diffusion phase로 진행된다. Early phase는 초기에 혈류가 풍부한 심장, 간, 콩팥, 뇌에 약물이 분포되는 것을 의미하며 slow diffusion phase는 그 후 천천히 혈류량이 적은 근육, 피부, 지방, 장기 등에 분포하는 것을 의미한다. Volume of distribution은 약물이 체내에 분포되는 정도를 말하는 것으로 이것의 차이로 약물의 작용시간이 결정된다.

8) 대사(Metabolism)

Opioid는 간에서 conjugation 과정을 거쳐서 opioid glucuronide로 변환된 뒤에 소변으로 배설된다. UGT (Uridine 5-diphosphate-glucuronyltransferase)가 대사 및 conjugation 과정에 매우 중요한 역할을 한다.

9. Phenanthrene Alkaloids

1) Morphine

Morphine은 분자식 구조내에 OH group이 존재하여 지방 용해도가 낮고 수용성이다. 경구 섭취 후 최고 혈중농도에 도달하는 시간은 30-90분이며 주로 상부 소장에서 흡수가 일어난다. 경구섭취 후 광범위한 first-pass metabolism 때문에 생체이용률이 매우 낮다. 이러한 낮은 생체이용률 때문에 oral-to-parenteral 비율이 제한될 때가 많다.

2) Codeine

Morphine과 비교하여 codeine은 간에서의 first-pass metabolism이 적어서 oral-to-parenteral 전환 비율이 높은 편이다. Codeine은 90%에서 간에서 비활성화 형태로 바뀌어서 소변으로 배설된다. Opioid receptor에 대한 결합력이 낮아서 심한 통증을 치료하기에는 효과가 부족하다. 15 mg의 소량의 농도에서 기침을 억제하는 효과가 있다.

3) Thebaine

10. Semisynthetic Opioid

1) Heroin

Heroin은 morphine의 분자구조 3, 6번의 위치에서 acetylation이 됨으로써 생성된다. 이것은 결국 6-monoacetylmorphine에서 다시 morphine으로 바뀌게 된다.

2) Hydrocodone

이것은 codeine과 유사하며 여러가지 기능을 가진 semisynthetic opioid이다. 생체이용률은 50%이다. Codeine과 마찬가지로 약한 진통제에 해당하며 기침을 억제하는 효과가 있다.

다른 Opioid와 같이 호흡억제, 진정, 인지력 감소, 변비 그리고 요 저류(urinary retention) 등의 효과가 있다.

3) Hydromorphone

Morphine보다 지용성이 강하나 일반적인 약동학은 morphine과 유사하다. morphine보다 6-8배 더욱 강력하다. 1.5 mg의 hydromorphone은 10 mg morphine과 equianalgesic dose에 해당한다. 분포가 빨라서 주입한 약물의 90%가 10분 내에 혈중에서 사라지게 된다.

4) Oxycodone

Mophine으로부터 유도되었으나 수용체 결합능력 및 약동학은 서로 다르다. 2가지 형태 즉 immediate-release와 sustained-release oxycodone이 존재한다. 생체이용률은 50-80%에 달하며 morphine보다 우수하다. Oxycodone은 간에서 active metabolite인 oxymorphone으로 대사된다. Oxycodone의 항침해 효과는 대부분 μ receptor에 작용하여 얻어지나 일부 κ receptor도 작용한다. Morphine에 비해 변비가 더 심하게 나타나는 편이고 오심은 덜 하다고 알려져 있다.

5) Oxymorphone

짧은 반감기, 그러나 수용체로부터의 분리가 더디기 때문에 작용시간은 morphine보다 길다. 주사인 경우는 10배, 경구용 제재인 경우는 3배 더 morphine보다 강력하다. 헤로인처럼 oxymorphone은 중독의 위험이 많다. 구조적으로 길항제인 naloxone과 유사하다.

11. Synthetic Opioid

1) Levorphanol
2) Meperidine
3) Fentanyl
4) Alfentanil
5) Sufentanil
6) Remifentanil
7) Methadone
8) Tramadol
9) Tapentadol

12. Agonist-Antagonist

1) Pentazocine

2) Nalbuphine

3) Butorphanol

4) Buprenorphine

13. Antagonists

1) Naloxone, Naltrexone, Methylnaltrexone, Alvimopan

━━━ 참고문헌

Matic M, de Wildt SN, Tibboel D, van Schaik RHN. Analge-
sia and opioids: A pharmacogenetics shortlist for im-
plementation in clinical practice. Clin Chem 2017;63:
1204-13.

Perez-Aguilar JM, Xi J, Matsunaga F et al. A computation-
ally designed water-soluble variant of a g-protein-cou-
pled receptor:The human mu opioid receptor. PLoS
One 2013;8:e66009.

Collu F, Ceccarelli M, Ruggerone P. Exploring binding prop-
erties of agonists interacting with a delta-opioid recep-
tor. PLoS One 2012;7:e52633.

Maguire DR, France CP. Antinociceptive effects of mixtures
of mu opioid receptor agonists and cannabinoid recep-
tor agonists in rats: Impact of drug and fixed-dose ra-
tio. Eur J Pharmacol 2017.

Inturrisi CE. Clinical pharmacology of opioids for pain. Clin J
Pain 2000;18:S3-S13.

Lotsch J, Geisslinger G. Current evidence for a genetic
modulation of the response to to analgesics. Pain
2006;121:1-5

Charles Inturrisi, Arthur Lipman. Opioid analgesics. In:
Fishman SM, Ballantyne JC, Rathemell JP, 4 th ed.
Bonica's management of pain. Philadelphia: Lippincott
Willams and Wilkins, 2009;1172-86.

Koyyalagunta D, Waldman SD. Opioid analgesics. In: Wald-
man SD, 2nd ed. Pain management. Philadelphia: Saun-
ders, 2011;890-912.

38 보조진통제
Adjuvant Analgesics

보조진통제는 약물학적 특성상 약물 사용의 일차적 목표가 진통제 역할은 아니다. 그럼에도 실제의 임상 진료에서 아편유사제와 함께 사용할 경우에 독립적인 혹은 부가적인 진통효과를 가진다고 밝혀진 약물들을 총칭하는 개념이다. 홍미로운 점은, 최근 이들 약물 중에 일부는 특정 종류의 통증 질환들에서는 이들 약물이 일차적인 통증치료제로 사용되기도 한다는 사실이다. 보조진통제의 임상적 유용성은 아편유사제와 함께 투여했을 때 아편유사제의 복용량을 줄일 수 있고, 아편유사제에 내성을 보이는 통증에도 특유의 진통 작용으로 통증을 줄일 수 있을 뿐만 아니라 아편유사제의 부작용을 줄여 아편유사제의 치료 지수(therapeutic index)를 증가시킬 수 있다는 점이다. 이러한 특성과 역할을 가진 보조진통제를 적절한 시기에 정확한 방법으로 사용하면 환자들의 통증 조절에 아주 많은 도움을 줄 수 있다. 보조진통제가 고려되는 대부분의 환자들은 이미 여러 종류의 약물이 투여되고 있는 경우가 많아 이들 보조진통제의 투여 여부나 투여량(dose)에 대한 결정을 할 때는 환자가 가진 질병에 대한 정확한 이해와 명확한 치료 목표를 가지고 있어야만 한다. 이러한 보조진통제들도 자체의 약물 부작용을 가지고 있기 때문에, 대개의 경우 일차적인 진통제만으로는 만족할 만한 진통효과를 얻을 수 없는 경우에 보조진통제의 사용이 권고된다. 일반적으로 아편유사제만으로도 최소의 부작용으로 통증 조절이 잘 되는 경우에는 보조진통제를 단지 사용 중인 아편유사제의 투여량을 줄일 목적으로 사용하지는 말아야 한다. 이런 특징들을 가진 보조진통제에는 여러 가지 약물들이 있지만 본 장에서는 가장 많이 사용되고 있는 항우울제와 항경련제를 중심으로 관련된 약물들을 기술하였다.

1. 항우울제

1960년대에 항우울제가 항우울효과와는 별개로 진통효과도 있다는 보고가 최초로 있었던 이후에 1972년에 Merskey와 Hester에 의해 이것은 항우울효과와는 별도의 진통 작용이라는 것이 명확하게 밝혀졌다. 그 후로도 여러 무작위 대조 연구들에서 항우울제의 항우울효과와 진통효과는 명확하게 분리되어 있다는 사실이 반복적으로 밝혀졌다. 이를 근거로 통증과 우울증으로 동시에 고통 받고 있는 환자들에게는 항우울제를 사용하는 것이 권유되었다. 현재는 항우울제의 진통효과는 우울증 동반 여부와 관계없다는 것도 증명되었고, 우울증이 동반된 통증 환자에게 항우울제를 사용하면 진통효과가 항우울효과보다도 빨리 나타나고 소량에서도 진통효과가 나타난다는 것도 확인되었다. 이것은 항우울제에 의한 진통효과는 항우울효과와는 별도의 기전을 가진다는 것을 의미한다. 이러한 특성을 가진 항우울제는 만성 통증치료에 중요한 역할을 담당하고 있는데, 이것은 항우울제가 모노아민 조절, 아편유사제와의 상호작용, 하행 억제 및 이온채널 차단 등의 다양한 기전으로 중추신경계의 통각 경로와 상호 작용을 하고 있기 때문이다. 항우울제에는 삼환계 항우울제, 선택적 세로토닌 재흡수 억제제, 세로토닌-노르에피네프린 재흡수 억제제와 모노아민 산화효소 억제제, 사환계 항우울제 등의 약물들이 있다.

1) 항우울제의 진통 기전

항우울제에 의한 진통효과는 항우울효과와는 별도의 기전에 의해 발생한다고 여겨지는데, 이러한 항우울제에 의한 진통효과는 척수 상부와 척수, 그리고 말초성 과정 모두에서 나타난다. 여러 만성 통증에 항우울제가 진통 작용을 나타내는 주요 기전은 척수 상부와 척수 부위에 있는 연접틈새(synaptic cleft)에서의 노르에피네프린과 세로토닌같은 억제성 신경전달물질의 재흡수 차단을 통한 이들 물질의 증가로 야기되는 하행성 억제 경로의 강화 때문으로 생각된다. 또한, 항우울제는 척수내에서 glutamate나 substance P 같은 통증을 증가시키는 흥분성 신경전달물질들을 감소시켜 진통효과를 일으키며, 뇌에서 통증을 악화시키는 우울, 불안과 관련이 있는 신경전달물질들의 변연계 배출량을 감소시키고 엔돌핀의 분비를 강화시킨다. 이런 사실들은 선택적 세로토닌 재흡수 억제제와 같이 세로토닌에만 선택적으로 작용하는 약이 노르에피네프린에 작용하거나 세로토닌과 노르에피네프린 모두에 작용하는 약물에 비해 효과적이지 않거나 덜 효과적인 사실을 설명해 준다. 중추 및 말초 신경계에서의 신경세포들의 흥분성에 아주 중요한 역할을 하는 전압의존성 나트륨채널의 차단제로서의 역할과 연접 후(postsynaptic) NMDA 수용체 억제도 중요한 역할을 한다. 항우울제는 중추감작(central sensitization)이나 수상 후 수 시간에서 수일 후까지 통증이 지속되는 것과 관련된 프로스타글란딘의 합성효소를 억제하여 항염증 효과도 나타낸다. 그 외에도 도파민 강화작용, 항콜린성 효과, 항히스타민 효과, 아편유사제 매개효과, 칼륨채널 활성화, GABA$_B$ 수용체 강화 작용, 칼슘채널 차단 작용 등이 항우울제의 진통효과에 관련이 있다고 여겨지고 있다. 최근에는 항우울제의 NMDA 수용체에 대한 길항제(antagonist)나 나트륨채널에 대한 차단제로서의 역할이 많은 주목을 받고 있다.

2) 항우울제의 종류와 특성

항우울제에는 노르에피네프린과 세로토닌에 모두 영향을 주는 삼환계항우울제, 부작용이 적어 항우울제를 이용한 치료에 가장 먼저 선택이 고려되는 선택적세로토닌재흡수억제제, 임상적인 효용 가치가 명확한 세로토닌-노르에피네프린재흡수억제제, 우울증에는 효과적이지만 진통제로서는 부족한 모노아민산화효소억제제, 아직은 유용성이 제한적인 사환계항우울제 같은 약물들과 그 외에 새롭게 개발된 몇 가지 약물들이 있다.

(1) 삼환계항우울제

삼환계항우울제에는 amitriptyline, clomipramine, desipramine, dothiepin, doxepin, imipramine, iprindole, lofepramine, nortriptyline, opipramol, protriptyline, trimipramine 등의 약물들이 있다. 선택적세로토닌재흡수억제제가 소개되기 이전에는 삼환계항우울제가 주요우울장애의 치료제로 사용되어 왔으나, 1987년에 최초의 선택적세로토닌재흡수억제제인 fluoxetine (Prozac)이 소개된 이후로는 삼환계항우울제가 항우울효과를 나타낼 수 있는 고용량에서는 많은 부작용을 보여서 더 이상 우울증 치료에는 사용되지 않았다. 그럼에도 삼환계항우울제가 가진 진통효과는 항우울효과와는 별개인 점 때문에 만성신경병증통증치료에는 중요한 역할을 담당해 왔다. 사실은 역사적으로 볼 때 삼환계항우울제가 가진 진통효과의 작용 방식이 밝혀지기 전부터 이미 삼환계항우울제가 통증치료에 사용되어 왔었다. 삼환계항우울제는 수면 패턴의 정상화, 근육 이완, 진통 작용 이외에도 기분을 좋게 해주기도 한다.

삼환계항우울제의 진통효과에는 다양한 기전들이 관련되어 있다. 이런 다양한 기전들을 통해 삼환계항우울제는 여러 종류의 신경병증질환에 효과가 있다. Amitriptyline, nortriptyline, desipramine은 대상포진후신경통, 섬유근육통, 요통, 두통에 효과가 있다. 하지만 대상포진후신경통에 대한 일차 치료제로 amitriptyline을 선택하는 것은 많은 부작

표 38-1. 항우울제의 종류에 따른 진통 작용의 주요 기전

종류	약물	주요 기전	선택능력비(S/NE)
삼환계항우울제	Amitriptyline Doxepin Imipramine	S 〉 NE 재흡수 억제	
	Desipramine Nortriptyline	NE, S 재흡수 억제	
선택적세로토닌재흡수억제제	Citalopram Fluoxetine Paroxetine Sertraline Fluvoxamine	S 〉 NE 재흡수 억제	
세로토닌-노르에피네프린재흡수억제제	Duloxetine	S, NE 〉 D 재흡수 억제	S 〉 NE (10배)
	Venlafaxine		S 〉〉 NE (30배)
	Milnacipran		S ≒ NE
사환계항우울제	Amoxapine	NE, S 재흡수 억제	
	Maprotiline	NE, S, D 재흡수 억제	
비정형 항우울제	Bupropion	D, NE 재흡수 억제	
	Trazodone	S 수용체 대항제 S 재흡수 억제	
	Mirtazapine	NE, S 연접 전 작용제 S 수용체 차단	
	Nefazodone	S 수용체 차단 S 재흡수 억제	

S: 세로토닌, NE: 노르에피네프린, D: 도파민, 선택능력비(Selectivity Potency Ratio)

용 때문에 논쟁의 여지가 있다. Amitriptyline, desipramine, clomipramine, imipramine, nortriptyline은 모두 당뇨병성 신경병증통증에 효과가 있다. Clomipramine은 단일 및 다발성신경병증통증에 효과가 있다는 보고가 있다. 삼환계항우울제가 골관절염에 의한 통증을 줄여준다는 일부 보고도 있다. Doxepin이 요통을 줄여준다는 보고도 있다. 하지만 인간면역결핍바이러스(Human Immunodeficiency Virus; HIV)에 의한 감각신경병증이나 척수손상에 연관된 통증에는 삼환계 항우울제가 효과가 없다.

(2) 선택적세로토닌재흡수억제제

선택적세로토닌재흡수억제제에는 alaproclate, citalopram, escitalopram, etoperidone, fluoxetine, fluvoxamine, paroxe-tine, sertraline, zimeldine 등의 약물들이 있다. 선택적세로토닌재흡수억제제는 삼환계항우울제에 비해 부작용이나 안전성 측면에서는 이점을 가지고 있지만 통증완화 효과는 제한적이다. 선택적세로토닌재흡수억제제가 삼환계항우울제에 비해 진통효과가 떨어지는 것은 세로토닌에만 선택적으로 작용하는 특성 때문이다. 하지만 삼환계항우울제에 반응하지 않거나 삼환계항우울제에 의한 부작용의 위험이 있는 일부 환자들에게는 도움이 될 수 있다. 한 종류의 통증에 효과가 있다고 다른 종류의 통증에도 효과가 있는 것은 아니며, 한 종류의 선택적세로토닌재흡수억제제가 효과가 있다고 다른 종류의 선택적세로토닌재흡수억제제도 효과가 있는 것은 아니다. 만성 통증 환자의 치료에 있어 선택적세로토닌재흡수억제제와 삼환계항우울제의 효과를 비교했을 때 일치된 결과를

보이지 못하고 있다. 그래서 삼환계항우울제를 사용할 수 없는 환자들을 제외하고는 선택적세로토닌재흡수억제제를 일차 선택 약물로 사용하는 것은 추천되지 않는다.

선택적세로토닌재흡수억제제의 진통효과는 세로토닌 효과와 더불어 아편유사제 체계와의 상호작용도 연관되어 있다. 당뇨병성신경병증통증 치료 시에 paroxetine이 imipramine 보다 진통효과는 적었으나 부작용도 적었다는 보고가 있다. 이와 유사하게 당뇨병성신경병증통증 치료 시에 amitriptyline, desipramine, fluoxetine의 효과를 비교하였을 때 amitriptyline과 desipramine의 진통효과가 더 컸다는 보고도 있다. Citalopram이 당뇨병성신경병증 치료 시에 부작용이 별로 없이 진통효과를 보였다는 보고가 있다. 선택적세로토닌재흡수억제제는 섬유근육통에는 거의 효과가 없다.

(3) 세로토닌-노르에피네프린재흡수억제제

세로토닌-노르에피네프린재흡수억제제에는 duloxetine, milnacipran, nefazodone, venlafaxine 등의 약물들이 있다. 세로토닌-노르에피네프린재흡수억제제는 삼환계항우울제가 가진 항콜린성이나 항히스타민 효과가 상대적으로 적어 부작용이 적다. 세로토닌-노르에피네프린재흡수억제제는 우울증의 유무와 관계없이 신경병증통증이나 섬유근육통 환자에게 효과가 있다. 세로토닌과 노르에피네프린 모두의 재흡수를 차단하는 venlafaxine은 이질통(allodynia)과 바늘로 찌르는 통각과민(hyperalgesia)에 대한 조절 능력을 인간실험 모델들에서 보여주었고, 유방암에 의한 신경병증통증도 완화시켰다. Duloxetine은 최근 당뇨병성신경병증에 의한 통증치료제로 미국 식품의약품안전청(Food and Drug Administration; FDA)으로부터 승인을 받았다. Duloxetine은 저용량에서도 세로토닌과 노르에피네프린 모두에 작용하므로 20 mg 정도의 소량만으로도 효과가 충분하다. 그러나 venlafaxine은 저용량에서는 세로토닌에만 작용을 하므로 진통효과를 얻기 위해서는 항우울효과를 얻기 위한 정도의 용량이 필요하다. Milnacipran은 미국에서 섬유근육통 치료에 승인을 받았다.

(4) 모노아민산화효소억제제

모노아민산화효소억제제에는 harmaline, iproclozide, ip-

roniazid, isocarboxazid, moclobemide, nialamide, selegiline, toloxatone, tranylcypromine 등의 약물들이 있다. 모노아민산화효소억제제는 많은 약물 부작용과 약물 상호작용의 위험성, 사용 중에는 타이라민(tyramine)을 제거한 식사를 해야만 하는 이유들로 통증치료에는 거의 사용되지 않고, 진통효과가 있다는 증거도 거의 없다.

(5) 사환계항우울제

사환계항우울제에는 amoxapine, maprotiline, mianserin, mirtazapine 등의 약물들이 있다. 2세대 항우울제인 사환계항우울제는 삼환계항우울제와 비교 시에 상대적으로 부작용이 적고 만성 통증의 치료에 있어서 삼환계항우울제만큼 효과도 있다고 알려져 있다. Amoxapine이 암성통증치료에 효과가 있었다는 보고가 있고, maprotiline은 만성 통증 중에서도 특히 대상포진후신경통에 효과가 있었다는 보고가 있다.

(6) 기타 항우울제들

기타에 속할 수 있는 항우울제들은 비정형 항우울제로 칭할 수 있는데, 이들은 위의 어느 범주들에도 속하지 않는다. 이들은 만성 통증에 효과를 보이며, 진통 작용은 도파민-노르에피네프린 재흡수 억제와 세로토닌 수용체의 조절을 통해 일어난다. 노르에피네프린과 도파민의 재흡수를 억제하는 bupropion은 화상으로 인한 통증과 신경병증통증에 효과가 있다고 한다. Trazodone은 당뇨병성신경병증과 구심로차단(deafferentation)통증에 제한적으로 효과가 있었다. Mirtazapine은 섬유근육통과 만성긴장성두통에 효과적이라는 보고가 있지만, 더 많은 연구가 필요하다. Nefazodone은 동물실험에서 진통효과와 아편유사제 강화 효과를 모두 보였고, 편두통과 긴장성두통에 효과가 있었다.

3) 항우울제의 부작용과 이상반응

항우울제의 이상반응들은 대개 그들의 약물학적 특성과 연관되어 있다. 삼환계항우울제에 의한 이상반응으로는 심장독성, 혼돈(confusion), 요축적, 기립성저혈압, 악몽, 체중증가, 졸음, 입안건조 및 변비 등이 있다. 삼환계항우울제를 사용하는 경우 이러한 이상반응이 환자의 30-100% 정도에서 보일 정도로 상대적으로 빈번하고 견디기가 어려운 경우가 많아 환자의 반응에 대한 주의 깊은 관찰이 필요하다. 삼환계항우울제의 경우 1형 항부정맥 작용이 있고, 강력한 나트륨채널 억제 효과가 있어 특히 동일한 전기생리학적인 특성을 가진 다른 약물을 복용중인 환자에서는 치료 용량에서도 QT 연장과 같은 심장독성을 보일 수 있어서 동맥경화성 심혈관질환을 가진 환자나 심실전도이상을 가진 환자에게 삼환계항우울제를 처방하는 경우에는 매우 주의해야 한다. 그래서 삼환계항우울제 치료를 시작하기 전에 자세에 따른 혈압 측정과 QT 간격 측정을 위한 심전도를 반드시 시행하여야 한다. 부작용을 줄이고 효과를 늘리기 위해 선택적세로토닌재흡수억제제 같은 다른 종류의 항우울제와 함께 소량의 삼환계항우울제를 함께 사용하는 경우도 있다. 1세대 삼환계항우울제 약물들 중에서는 desipramine이 가장 항콜린성과 진정에 의한 이상 반응이 적은 약이어서, amitriptyline이나 imipramine을 복용할 수 없는 환자의 경우 desipramine이 대체 약물로 고려될 수 있다.

선택적세로토닌재흡수억제제의 경우에는 항콜린성, 항히스타민, 항아드레날린성, 심장 관련 부작용이 없어서 삼환계항우울제보다는 상대적으로 안전하다. 가장 흔히 보고되는 선택적세로토닌재흡수억제제에 의한 심한 이상반응으로는 선택적세로토닌재흡수억제제의 과량 투여나 약물 간의 상호작용으로 야기된 고농도의 세로토닌으로 인한 세로토닌증후군이다. 세로토닌증후군은 인지형, 자율신경형, 신체형의 3가지 임상 징후를 보이는 것이 특징적인데, 두통, 초조(agitation), 정신혼돈, 땀, 고열, 고혈압, 빈맥, 설사, 간대성근경련증(myoclonus), 떨림(tremor), 환각(hallucination), 혼수와 같은 증상을 보인다.

세로토닌-노르에피네프린재흡수억제제는 삼환계항우울제가 가진 항콜린성이나 항히스타민성 효과나 알파-아드레날린성 수용체 효과가 상대적으로 적어 부작용이 적을 뿐만 아니라 다른 약물과의 상호작용에 의한 위험성도 낮다.

Paroxetine, venlafaxine, duloxetine 같은 짧은 반감기를 가진 강력한 선택적세로토닌재흡수억제제와 세로토닌-노르에피네프린재흡수억제제는 복용 중이던 약물을 갑자기 중단할 경우에 금단증상을 보일 위험성이 높다. 심각한 금

표 38-2. 항우울제의 종류에 따른 부작용과 이상 반응

종류	이상 반응		특이사항
삼환계항우울제	항콜린성	요저류, 변비, 입안건조, 졸음, 흐려보임, 빈맥, 기억력 장애, 혼돈	지속성 통증 환자의 60% 이상에서 발생
	항아드레날린성	기립성 저혈압, 빈맥, 현기증,	
		떨림(trembling), 발기부전	노르에피네프린 재흡수 억제에 의해 발생
	항히스타민성	진정, 졸림, 체중 증가	
	심장	QT 연장	
선택적세로토닌재흡수억제제	말초와 중추신경계의 세로토닌 작용의 증가	구역, 구토, 위장 불쾌감, 식욕부진, 성욕 감소, 극치감(orgasm) 지연, 땀과다증, 졸림 혹은 불면증, 졸음, 피로, 체중 증가	주로 위장관계 부작용. Paroxetine은 금단증상의 위험
		SIADH	노인과 이뇨제 복용 환자에서 주로 심한 경우 치명적
		세로토닌증후군	인지, 자율신경, 신체형 임상 증상
세로토닌-노르에피네프린재흡수억제제	혈청과 중심성 세로토닌 농도 증가	duloxetine	구역, 구토, 변비, 졸림, 입안건조, 땀과다증, 식욕부진, 쇠약	금단증상의 위험
		venlafaxine	중추신경계와 신체형 이상증상: 초조, 설사, 간기능효소 상승, 고혈압, 저나트륨혈증	서방형 제제는 부작용이 적어 주로 가벼운 위장관계 장애 발생. 금단증상의 위험
		milnacipran	구역, 구토, 두통, 변비, 현기증, 불면증, 안면홍조, 땀과다증, 심계항진, 빈맥, 입안건조, 고혈압	대개는 잘 견디나 5% 정도의 환자에서 부작용 발생

SIADH (Syndrome of Inappropriate AntiDiuretic Hormone): 항이뇨호르몬과다분비증후군

단증상으로는 초조(agitation), 식욕부진, 불안, 착란(confusion), 조정부전(impaired coordination), 설사, 어지럼증, 불쾌한 기분, 피로, 두통, 경조증(hypomania), 불면증, 구역, 신경과민, 악몽, 감각 이상 등이다.

4) 항우울제의 사용 지침

통증치료를 위해 항우울제를 사용할 경우 첫 번째 선택 약은 삼환계항우울제이다. 치료 초기에는 낮은 농도로 시작해서 차츰 최대로 견딜 수 있는 용량까지 올린다. 2010년에 발표된 미국마취과학회의 사용 지침에 따르면 지속성통증을 가진 환자를 치료할 경우에는 삼환계항우울제와 세로토닌-노르에피네프린재흡수억제제를 중재적 치료방법을 포함한 여러 다양한 치료방법 중의 한 가지로 반드시 포함하기를 권유하고 있다. 세로토닌-노르에피네프린재흡수억제제는 기존에 심장질환을 가진 환자에게 삼환계항우울제보다 안전하게 사용할 수 있다. 선택적세로토닌재흡수억제제는 당뇨병성신경병증 치료에 한해 고려해 볼 수 있다.

2. 항경련제

1942년 Bergouignan이 phenytoin이 삼차신경통에 효과가 있다는 것을 보고한 이후, 항경련제는 삼차신경통과 환지통은 물론 편두통에도 효과가 있는 약물로 알려져 있다. 사실 항경련제는 이미 오래 전부터 편두통, 만성신경병증성통증, 기분장애, 정신분열증 및 다양한 종류의 신경근증후군 등 여러 비간질성 질환들에 FDA 승인이 없는 상태에서도 실제 임상에서는 처방이 되어 왔다. 실제로 carbamazepine의 경우에는 삼차신경통이 의심되는 환자에게 carbamazepine을 투여해 효과가 있는 경우에 삼차신경통이 있다고 진단이 가능할 정도이다. 현재까지 미국과 유럽 모두에서 신경병증통증치료에 사용을 허가 받은 약물은 carbamazepine, gabapentin, pregabalin 이렇게 3가지 약물이다. 가장 많이 연구되어 있는 신경병증통증으로는 당뇨병성신경병증, 대상포진후신경통, HIV관련신경병증 통증이다.

항경련제는 신경의 흥분성 조절에 중요한 역할을 해서 양극성장애나 신경병증통증치료에 효과를 나타낸다. 항경련제가 신경의 흥분성을 조절하는 주된 기전 2가지는 전압의존성 나트륨과 칼슘채널을 차단하는 것이다. 그 이외에도 GABA와 glutamate를 통한 신경전달을 조절하거나 세포내 신호 전달경로들을 변화시키는 등의 다양한 작용 기전을 가진다. 이런 이유로, 단일 기전을 통해 주로 작용하는 항경련제조차도 그 약물의 효능이나 내성에는 여러 작용방식이 관련되어 있을 수 있다는 것을 반드시 인식하고 있어야 한다. 다양한 작용 기전을 통해 효과를 나타내는 항경련제의 특성은 특정한 작용 기전을 목표로 한 하나의 약물이 별다른 효과가 없거나 도저히 받아들일 수 없을 정도의 부작용을 보이는 경우에 다른 약물로의 전환을 통한 치료가 가능하게 해 준다는 장점을 가진다. 항경련제가 가진 신경 과흥분성의 조절 효과는 신경병증성통증과 간질이 신경의 과흥분성을 공통으로 가지기 때문에 간질만이 아니라 신경병증통증을 포함한 광범위한 신경학적 증상의 치료에 항경련제가 유용하게 이용될 수 있다는 토대를 제공하고, 이런 점을 고려하면 "항경련제"보다는 "신경조절제"라고 부르는 것이 더 약물의 특성에 적합한 명칭일 수도 있겠다. 항우울제와 달리 항경련제의 진통효과를 얻기 위한 약물 용량은 항경련효과를 보이는 용량과 동등하다. 표 38-3에서는 항경련제의 표적 작용 기전에 따라 항경련제를 분류하였다.

1) 전압 의존성 나트륨 채널 차단

(1) Carbamazepine

Carbamazepine의 주요한 작용 기전은 전압의존성 나트륨채널의 차단이지만 칼슘채널 이나 다른 분자 표적들에도 약리학적 활성을 가지며, 삼차신경통에 동반된 통증의 치료에 특히 유용하다. Carbamazepine의 사용에 따른 이상반응은 흔한 편인데, 관련된 가장 흔한 이상 반응은 특히 치료 초기 단계에서 보이는 현기증, 졸음, 불안정, 메스꺼움 및 구토 등이다. 그래서 carbamazepine을 삼차신경통 치료에 이용하는 경우에는 매일 200 mg을 하루에 2회로 나누어 투여하기 시작하여 하루에 필요한 400-800 mg의 치료 용량까지 일주일에 100 mg씩을 증량하는 적정(titration)이 필요하다. Carbamazepine의 이상반응은 용량과 관련이 있어서, 장기간

표 38-3. 작용 기전에 따른 항경련제의 종류

작용 기전			약물
전압의존성 나트륨채널 차단			Carbamazepine, Oxcarbazepine, Phenytoin, Lamotrigine, Lacosamide
칼슘채널의 α2δ 서브유닛 조절			Gabapentin, Pregabalin
GABA		GABA$_A$ 작용제	Phenobarbital, Benzodiazepines
		GABA 전달체 1 차단	Tiagabine
		GABA 아미노전이효소 억제	Vigabatrin
연접 소포(vesicle) 2A 조절			Levetiracetam
Kv7 칼륨 채널 활성			Retigabine/ezogabine
AMPA 차단			Perampanel
복합 기전			Topiramate, Valproate

적정한 치료농도 유지가 어려운 분들은 신경병증성통증이 덜 심한 시기에 용량을 줄여 사용할 것이 권고되는데, 오랜 기간 동안 고용량의 carbamazepine을 사용하는 환자들에게는 예방 효과의 가능성에 대한 잇점을 살리기가 어렵다. 이런 경우에 속방형(immediate-release)을 서방형(extended-release) 제제의 carbamazepine으로 바꾸는 것이 한 가지 해결방법이 될 수 있다. 속방형 제제를 서방형으로 바꾸고 나서 중추신경계와 관련된 부작용들의 발생률이 49%에서 20%로 줄었다는 보고가 있다. Carbamazepine을 사용하는 경우에 반드시 기억해야 하는 매우 잘 알려진 몇 가지의 위험한 부작용들이 있다. 독성표피반응이나 Stevens-Johnson증후군 같은 심각한 피부 반응의 위험성과 가능성은 낮지만 재생불량성빈혈이나 무과립구증 같은 조혈 계통에 대한 위험성에 대해서도 잘 알려져 있다. 이런 조혈계통에 대한 부작용의 위험 때문에 carbamazepine으로 치료를 하게 되면 혈액 검사를 반드시 주기적으로 시행하여야 한다. 투약 2주전, 투약 2주후, 그리고 그 뒤로는 6주 간격으로 혈액 검사를 실시하여야 한다.

(2) Oxcarbazepine

Oxcarbazepine은 부분발작(partial seizure) 치료를 위해 단독으로 혹은 보조적으로 사용되는 항경련제이다. Oxcarbazepine은 비활성 상태에서 나트륨채널과 결합해 차단하고, 칼륨채널의 전도를 증가시키며 고전압활성 칼슘채널을 억제한다. Oxcarbazepine은 carbamazepine과 구조적으로

관련이 있는 carbamazepine의 ketone형 유사물질(keto-analog)이어서 carbamazepine과 약리적 작용 방식의 차이로 인해 carbamazepine과는 다른 임상적인 특성을 보인다. 이런 이유로, carbamazepine에 의한 부작용으로 더 이상의 사용이 어려워 다른 약물의 사용이 필요한 경우에 oxcarbazepine이 특별히 권유된다. Oxcarbazepine을 단독적으로 사용한 경우에 볼 수 있는 가장 일반적인 부작용은 메스꺼움, 현기증, 졸림, 두통, 복시(diplopia), 피로, 비정상 시력 등이고 저나트륨혈증의 위험성이 있어 혈청 나트륨의 농도에 주의해야 한다. 또한 oxcarbazepine도 심한 피부 반응의 위험성이 있다.

(3) Phenytoin

Phenytoin은 미국에서는 전신긴장간대발작(generalized tonic-clonic seizure) 및 복합부분발작의 조절에 적응증을 가지고 있고, 신경외과 수술 중이나 후에 발생하는 발작의 예방 및 치료를 위해 사용된다. Phenytoin과 관련된 가장 흔한 이상 반응은 눈떨림(nystagmus), 조화운동불능(ataxia), 불명료언어(slurred speech), 협조감소(decreased coordination) 및 정신착란 등이다. Phenytoin이 가진 항경련 작용의 정확한 기전은 아직 완전히 규명되지는 않았으나 주로 전압의존성 나트륨채널 차단에 의한 것으로 생각된다.

(4) Lamotrigine

Lamotrigine도 carbamazepine에 잘 반응을 하지 않는 삼

차신경통에 약간의 효과를 보였다. Lamotrigine은 테트로도톡신(tetrodotoxin)-저항성 나트륨채널을 차단하고 연접 전 신경세포로부터의 glutamate 분비를 억제하여 효능을 보인다. Lamotrigine은 다른 항경련제 약물치료와는 달리 화학적으로 관련이 없는 phenyltriazine으로, 유럽과 미국 등의 여러 나라에서 간질 환자의 단독 혹은 보조적 치료제로 이용되고 있고, 양극성장애의 유지 및 치료에 대한 허가도 받았다. Lamotrigine은 특정한 신경병증성통증에 적응증을 가지고 있지는 않지만, 당뇨병성신경병증, 다발성경화증, 척수손상, 중추중풍후통증(central post-stroke pain), 다발성신경병증, 복합부위통증증후군, 삼차신경통과 연관된 통증의 치료에 잠재적 유용성을 보인다는 보고들이 있었다. Lamotrigine의 장점은 진정 효과가 적고 체중 증가를 야기하지 않는다는 것이다. 성인 간질 환자 치료를 위해 lamotrigine을 사용하는 경우에 발병률 10% 이상으로 가장 흔하게 볼 수 있는 이상반응은 현기증, 두통, 복시, 조화운동불능, 메스꺼움, 흐려보임(blurred vision), 졸림, 비염 및 피부발진 등이다. 이 중에서도 중요한 이상 반응은 피부발진인데, 이것은 용량의 단계적 증가(escalation)와 직접적인 연관성이 있다. 그래서 하루에 200 mg 이상의 용량을 사용하기 전에는 이런 효과가 저명하지는 않지만, 상대적으로 용량을 천천히 올리는 것이 필수적이다. 간질 치료를 위해 lamotrigine을 복용하는 여성은 간질약을 복용하지 않는 여성들과 태아 기형 발생률을 비교하였을 때 차이가 없어 가임기 여성에게 사용 가능한 약이다. 림프절병증(lymphadenopathy)과 유방압통 증상도 lamotrigine의 사용을 어렵게 한다.

(5) Lacosamide

Lacosamide는 성인에서 부분적으로 시작된 발작들의 치료에 보조적으로 사용 가능한 항경련제로 최근 허가된 기능화된 아미노산으로 정확한 작용 기전은 아직 정확하게 밝혀지지는 않았지만, lacosamide에 의한 전압의존성 나트륨채널의 조절 기전은 전압의존성 나트륨채널의 조절에 관여하는 다른 항경련제들의 기전과는 다른 방식이라고 생각되고 있다. 위약에 비해 10% 이상의 발생률을 보인 가장 흔한 이상 반응들은 복시, 두통, 현기증, 메스꺼움 등이다.

(6) 새로운 나트륨채널 차단제

Ralfinamide는 신경병증통증치료를 위해 개발되고 있는 소분자의 알파 아미노산 유도체로 테트로도톡신 내성 및 민감성 나트륨채널 모두를 차단해 효과를 나타내는 것으로 생각되고, 일차 구심성 신경세포에서 신경전달물질의 방출을 조절할 뿐만 아니라 NMDA 수용체를 차단한다고 알려져 있다. CNV1014802는 신경병증통증치료를 위해 개발 중인 소분자의 상태의존성 나트륨채널 차단제이다. XEN402도 새로운 나트륨채널 차단제로 신경병증통증치료를 위해 개발 중이다.

2) 칼슘 채널의 α-2-δ 서브유닛 조절

Gabapentinoids는 신경병증통증치료를 위한 항경련제 중에서 가장 많이 연구 개발되어온 약물이다. Gabapentinoid 항우울제인 gabapentin과 pregabalin이 모두 신경병증통증에 효과가 있다는 것은 너무나 잘 알려져 있다. 이외에 수술 후 통증치료에도 효과가 있다는 연구결과도 많이 있다. 이 두 약물이 가진 "신경조절제"로서의 효과는 현재는 간질이 아닌 주로 통증치료에 사용되고 있다. 이들 두 약물은 모두 GABA 수용체나 나트륨채널이 아닌 전압의존성 칼슘채널의 α-2-δ 서브유닛에 결합하여 통각성(nociceptive) 신경세포내로의 칼슘 유입을 억제한다. 이들 약물과 연접 전 수용체와의 결합은 척수와 척수 위 경로에서 glutamate나 substance P 같은 흥분성 신경전달물질의 분비를 억제한다. 이들 두 약물은 다른 대부분의 항경련제에 비해 월등한 안전성을 보여 많이 사용된다. 이런 이유로 새롭게 개발된 진통제의 효능을 입증하기 위한 비교 연구에도 자주 이용되고 있다. Gabapentin은 미국에서 대상포진후신경통 치료에 허가가 나 있고, pregabalin은 대상포진후신경통, 당뇨병성신경병증과 섬유근육통에 사용이 허가되어 있다. Pregabalin은 유럽의 많은 나라들에서 일반적인 신경병증통증치료에 사용 허가가 났다. 이 약물들의 실제 임상적 사용 범위는 이러한 제품의 승인 범위를 훨씬 넘고 있으나, 불행히도 아직까지 언제 gabapentin을 처방 할지에 대한 완전한 의견 일치는 이루지 못하고 있다. 신경병증통증에 관한 국제통증연구협회 특별관심그룹(IASP Special Interest Group)과 캐나다 통증학회에서는 원인이 무엇이든 신경병증성통증을 가진 환자에게는 gabapentin을 1차 치료제로 쓸 것을 공개적으로 권장하고 있지만, 유럽신경과학연맹(European Federation of Neurological Sciences)에서는 당뇨병성말초신경병증, 대상포진후신경통, 중심성 통증에서만 gabapentin을 1차 치료제로 쓸 것을 권유하고 있다.

(1) Gabapentin

Gabapentin은 1977년에 경직과 간질 치료를 위해 GABA의 유사물질로 처음 합성되었다. 현재 gabapentin은 독성과 주요 약물 상호작용이 적어서 신경병증통증치료 시에 제일 먼저 선택되는 약물이며 더 이상 보조진통제가 아닌 주요 진통제로 여겨지고 있다. 그러나 주로 신장으로 배설되므로 신장 기능에 문제가 있는 경우에는 용량을 줄여서 사용해야 한다. Gabapentin이나 morphine을 단독으로 투여한 경우보다 gabapentin과 morphine을 함께 투여한 경우가 진통효과도 뛰어났을 뿐만 아니라 gabapentin이나 morphine을 단독으로 투여한 경우보다 각각의 약물이 더 적은 용량이 투여되었다는 연구가 있다. 여기에 더해 수술 후 통증 조절을 위한 여러 연구들에서 gabapentin을 같이 투여한 경우

에서 아편유사제의 요구량이 줄었다는 연구결과들도 있다. Gabapentin의 부작용은 치료 초기에 발생되는 경우가 많고, 흔한 이상 증상들로는 졸림, 현기증, 조화운동불능, 피로, 집중 장애, 부종 등이다.

(2) Pregabalin

알킬화된 GABA 유사물질인 pregabalin은 gabapentin보다 10년 정도 후에 개발되었고 gabapentin과 유사한 약리학적 작용을 한다. Pregabalin은 gabapentin보다 결합능력이 5 내지 6배 정도 더 강력하고, 90% 이상의 생체 이용률을 가지고 선상의 약동학을 보인다. Pregabalin은 또한 환자들 간에 약동학적인 변동성이 낮다. 전형적인 복용 방법은 하루에 150 mg의 용량을 2회 혹은 3회로 나누어 복용을 시작해 최대 용량을 당뇨병성말초신경병증 300 mg/day, 섬유근육통 450 mg/day, 대상포진후신경통 600 mg/day까지 늘릴 수 있다. Pregabalin도 주로 신장으로 배설되므로 gabapentin과 마찬가지로 신장 기능의 이상이 있는 경우에는 용량을 줄여서 사용해야 한다. Pregabalin은 체중증가를 일으킬 수 있다.

표 38-4. 신경병증 통증 환자에게 흔히 사용되는 항우울제와 항경련제의 투약 방법

	약물	시작 용량(day)	최대 용량(day)	적용가능질환	특이사항
항우울제	Amitriptyline	10 mg	150 mg	만성 통증의 일차 치료제, FM	많은 부작용
	Imipramine	50 mg or 25 mg bid	150 mg	비암성통증(주로, DPN)	
	Nortriptyline	10 mg	150 mg	화학요법과 관련된 통증, 구강안면통증	
	Desipramine	10 mg	200 mg	PHN, 두통, DPN	
	Duloxetine	60 mg	120 mg	DPN, FM, 요통, 골관절염	20 mg의 소량도 세로토닌과 노르에피네프린 모두에 작용
	Venlafaxine	150 mg	225 mg	DPN	PHN에 효과 없다
항경련제	Carbamazepine	200 mg	1,200 mg	TN, GN, DPN	피부 반응과 조혈 계통에 위험성
	Gabapentin	300 mg	3,600 mg	cancer NP, DPN, PHN, 수술 후 통증, 환지통, CRPS	신장 기능 저하 환자에 사용시 주의
	Pregabalin	75 mg or 50 mg tid	600 mg	DPN, PHN, FM, SCI	
	Topiramate	25 mg bid	400 mg	편두통 예방	부작용에 의한 높은 중단 가능성
	Valproate	500 mg	2,500 mg	편두통 예방	간독성, 최기성, 췌장염의 위험성

bid: 하루에 2번, tid: 하루에 3번, CRPS: 복합부위통증증후군, DPN: 당뇨병성 신경병증, FM: 섬유근육통, GN (Glossopharyngeal neuralgia): 혀인두신경통, NP: 신경병증성 통증, PHN: 대상포진 후 신경통, SCI: 척수 손상, TN: 삼차신경통

3) 그 이외의 작용 기전을 가진 약물들

복합 작용기전을 가진 topiramate와 함께, levetiracetam, zonisamide, tiagabine 같은 약물들은 일차성두통에 진통효과를 보일 수 있다는 연구결과가 있다. Topiramate는 편두통의 예방약으로 허가를 받았다. Topiramate가 진통작용을 보인다는 보고들은 제법 있으나, 부작용들 때문에 사용이 제한된다. 간질 치료를 위해 topiramate를 1년 이상 복용한 환자들에게서 지속적으로 인지장애를 보였고, 당뇨병성신경병증 환자들을 대상으로 한 연구에서 topiramate가 진통효과를 보였음에도 불구하고 39.5%의 환자들이 부작용 때문에 약물 복용을 중단하여야 했다. 역시 복합 작용기전을 가진 valporate는 항경련제, 정신병 치료제, 편두통의 예방적 치료제로 사용되고 있다. 반드시 기억해야 할 주요 부작용은 간독성, 최기성(teratogenicity), 췌장염이다. 가임기 여성에게 사용할 경우에는 소위 태아valproate증후군(fetal valproate syndrome)의 위험성을 반드시 인지하고 있어야 한다. 흥미롭게도, valporate는 직모를 곱슬머리로 바꾸기도 하는데 어떤 사람들은 이런 부작용을 반기기도 한다.

3. 골격근이완제

골격근이완제는 급만성의 근육 관련 통증에 주로 사용되는 carisoprodol, chlorzoxazone, cyclobenzaprine, metaxalone, methocarbamol, orphenadrine 같은 약물들로, 여기서 말하는 골격근이완제는 수술 시 사용하는 탈분극 혹은 비탈분극 근이완제를 의미하는 것은 아니다. 미국 FDA에서는 급성통증이 동반된 근골격계의 불편감을 줄이는 데 골격근이완제의 사용을 승인하였고, 대개 근육 연축(spasm)과 동반된 통증치료를 위해 1에서 3주 정도의 기간 동안 사용된다. 근육과 관련된 급성 통증의 경우 국소적인 통증과 압통, 근육 연축 및 운동 범위의 제한이 발생한다고 알려져 있으나 실제로 근육에 통증이 동반된 연축이 발생하는지는 논란의 여지가 있다. 근육 연축이라는 것이 실제로는 근막 통증이 있는 경우에 보일 수 있는 것들 중에서 한 가지 변형된 형태일 가능성이 있어 실제로 연축이 발생된 것은 아닐 수

도 있다는 견해도 있다. 특정 근육 부위의 증가된 근육긴장도를 실제 만질 수 있는 경우, 온찜질에 의해 통증이 감소되는 경우, 방사통에서는 보일 수 없는 부위로 통증이 방사되는 경우, 운동에 의해 근육이 풀리는 경우, 근육이 뼈에 붙는 부위에서 발생하는 부착부(enthetic) 통증인 경우에는 근육 연축의 발생을 의미한다고 할 수 있는 경우들이다. Baclofen과 tizanidine은 FDA로부터 다발성 경화증, 척수 질환이나 손상 같은 상위운동신경원(upper motor neuron) 증후군으로 인한 경직(spasticity)의 치료에 사용할 수 있는 허가를 받았다. Diazepam 등의 benzodiazepines 계열의 약물들도 골격근의 연축 완화를 위한 보조제로 흔히 이용되고 있다.

1) 골격근이완제의 작용 기전

아직까지 골격근이완제의 작용 기전에 대해 정확하게 알려진 바는 없으나, 골격근이완제가 뒤뿔(dorsal horn) 내에서의 다연접(polysynaptic) 반사를 다양한 경로로 억제해 간접적으로 골격근을 이완시킨다고 생각되고 있다. 특이한 것은 cyclobenzaprine, methocarbamol, carisoprodol, chlorzoxazone 같은 골격근이완제들이 상당한 정도의 진정 작용을 보인다는 점이다. 흥미롭게도, 진정 작용을 가진 약물들 역시 다연접 반사를 억제하는데, 이런 특성 때문에 골격근이완제가 임상적 효과를 나타내는 것이 진정 효과 때문인지 아니면 통증-연축-통증 순환의 변화 때문인지를 정확하게 결정하기는 어렵다.

다른 흔히 사용되는 약물들의 근육 연축과의 특정 연관성에 대해서는 그다지 알려져 있지 않다. Benzodiazepine 계열의 약물인 diazepam은 고양이를 이용한 실험에서 다연접 반사를 억제하는 것이 확인되었으나 임상적으로 사용되는 양 보다 많은 양을 투여해야만 했다. Benzodiazepines은 중추신경계 내에서 GABA의 연접 후 효과를 증강시켜 작용한다. Baclofen은 GABA$_B$ 수용체에는 결합하지만 GABA$_A$ 수용체에는 결합하지 않는 지방친화성의 유도체로 glutamate나 substance P 같은 흥분성 신경전달물질을 부분적으로 억제해 효과를 나타낸다. 새로운 항강직 약물인 tizanidine도 척수의 흥분성 물질 감소를 통해 효과를 나타내는 알파-2 아드레날린 수용체의 작용제이다.

2) 골격근이완제의 종류와 이상반응

골격근이완제는 작용기전에 따라 크게 3가지로 분류할 수 있다. 중추신경계를 억제하는 경우와 GABA 작용제로 작용하는 경우, 중추성 알파-2 작용제로 작용하는 경우이다. 그리고, 중추신경계를 억제하는 경우에는 항히스타민성, 진정-수면성, 삼환계 항우울제성의 3가지 종류가 있다.

Orphenadrine은 항히스타민성, 항콜린성 특성을 나타내는 중추신경계에 억제 작용을 나타내는 골격근이완제로, propoxyphene과 함께 사용할 경우에는 부가효과(additive effect)로 인해 착란(confusion), 불안, 경련 등을 보일 위험이 있다. 비경구투여는 유사아나필락시스반응(anaphylactoid reaction)의 위험성 때문에 사용이 제한되고, 고용량 사용시 항콜린성 부작용의 위험성이 있다.

진정-수면성의 중추신경계에 억제 작용을 나타내는 골격근이완제에는 carisoprodol, chlorzoxazone, metaxalone, methocarbamol 같은 약물들이 있다. Carisoprodol은 간에서의 대사물질이 신체적 정신적 의존성을 야기해서 약물 남용의 위험성이 있어 사용이 권장되지 않는다. Metaxalone은 특별한 약물 상호작용이 없어 비교적 부작용이 심하지 않은 약이지만, 심한 신부전 혹은 간부전 환자에서는 금기이다. Methocarbamol은 경구용과 비경구용 모두 사용 가능하나, 주사형은 부작용이 많은 편으로 통증, 피부 박리(skin sloughing), 혈전정맥(thrombophlebitis) 등을 보일 수 있다. 주사형의 methocarbamol을 라텍스알러지(latex hypersensitivity)가 있는 환자에게 사용할 경우에는 주의해서 사용해야 한다.

Cyclobenzaprine은 삼환계항우울제성 중추신경계에 억제 작용을 나타내는 골격근이완제로, 중추신경계에 작용하는 진정-수면 골격근이완제보다는 삼환계 항우울제와 구조적으로나 약물학적으로 더 유사하고, 이상반응도 삼환계 항우울제와 유사하게 나타난다. 흥미롭게도 5 mg tid가 10 mg tid와 효과는 비슷한데 진정효과는 적었다는 보고가 있었다. Cyclobenzaprine은 요통, 근육 연축, 섬유근육통에 사용 가능하다. Cyclobenzaprine과 삼환계 항우울제를 같이 사용하는 것이 명확하게 더 좋은 경우가 아니면 같이 사용하지 않는 것이 좋다. 부정맥, 울혈성심부전, 갑상선기능항진증, 급성 녹내장, 협전방각녹내장, 심근경색증의 급성회복기의 경우에는 cyclobenzaprine의 사용 금기이다. 선택적 세로토닌 재흡수 억제제와 함께 사용하는 경우에는 세로토닌증후군이 생명을 위협할 수도 있다. Tramadol과 함께 사용하는 경우에는 발작의 위험성이 높다. 모노아민 산화효소 억제제와의 동반 사용이나, 사용 중단 이후 2주 이내에 cyclobenzaprine을 사용하는 것은 금기이다. 중추신경계 억제 작용을 가진 약물을 사용중인 환자에게는 사용 시 주의가 필요하고, 고령에서는 중추신경계와 연관된 이상반응의 위험성이 높다. 장기간 사용한 환자에서는 금단 증상의 위험 때문에 약물을 점차적으로 줄여 나가야만 한다.

GABA 작용제로 작용하는 골격근이완제에는 diazepam, baclofen 같은 약물들이 있다. Diazepam은 benzodiazepines 계열의 약물들 중에서 근육 연축의 치료를 위해 가장 흔히 사용되는 약물로, 척추 부위에서의 GABA 매개성 연접전 억제에 의해 근육이완 효과를 보인다고 생각된다. 진정 작용과 약물 남용의 위험성 때문에 단기간에만 사용하여야 하고 근육이완을 위한 1차적 치료제로는 이용하지 않아야 하고, 금단 증상의 위험성이 있어 점차적으로 약물을 끊어야 한다. 흔히 사용되듯이, 아편유사제와 함께 사용할 경우에는 호흡억제의 이환률과 호흡부전에 의한 사망률의 위험성이 높다는 것을 잘 알고 있어야 한다. Baclofen은 GABA$_B$ 수용체의 작용제로 척수에 존재하는 GABA$_B$수용체에서의 단일과 다연접 전파를 억제하여 작용한다. 척수강내로 투여할 수 있다는 특징이 있어, 심한 강직환자나 경구를 통한 치료에 실패한 경우에 척수강내로 투여해 치료해 볼 수 있다. 다발성경화증이나 척수병변 같은 중추신경계 질환에 동반된 강직의 치료에 주로 사용된다. 금단증상, 반동현상(rebound phenomena), 급작스런 약물 중단에 의한 발작의 위험성이 있어 점차적으로 약물을 중단해야만 하고, 고령자나 신기능 저하 환자에게는 주의해서 사용해야 한다.

Tizanidine은 중추성 알파-2 작용제로 작용하는 골격근이완제로 clonidine과 구조적으로 연관되어 있으나 항고혈압 효과는 훨씬 약하다. 대부분 환자에서 가장 주요한 이상반응은 진정 효과이고, 가장 흔한 부작용은 졸음이다. 신기능 이상이 있는 환자에서의 사용은 주의를 요한다. 알코올과

표 38-5. 골격근이완제의 작용기전에 따른 분류와 복용방법

작용기전		약물	투여량	작용 발현	지속시간(Hr)	특이사항
중추신경계 억제 골격근 이완제	항히스타민성	Orphenadrine	100 mg PO bid	1 hr (PO)	4–6	중증근무력증과 Lambert Eaton 증후군에는 금기
	진정–수면성	Carisoprodol	250–750 mg PO qid (N–R)	30 min	4–6	약물 남용의 위험성
		Chlorzoxazone	250–750 mg PO qid	– 1 hr	3–4	효과가 떨어짐.
		Metaxalone	800 mg PO qid	1 hr	4–6	심한 신부전 혹은 간부전 환자에서는 금기
		Methocarbamol	750–1500 mg PO qid	30 min (PO)	4–6	주사형 사용 시 부작용이 많고, 라텍스 알러지 환자에는 주의해서 사용
	삼환계 항우울제성	Cyclobenzaprine	5–10 mg PO tid	– 1 hr	12–24	부정맥, 울혈성심부전, 갑상선기능항진증, 급성과 협전방각녹내장, 심근경색증 급성 회복기에 사용 금기 MAOI와 동반 사용하거나 사용 중단 2주 이내 사용 금기
GABA 작동제 골격근이완제		Benzodiazepines (diazepam)	2–10 mg PO qid (N.R.)	30 min (PO)	가변적	단기간에만 사용
		Baclofen	5–10 mg tid 30 min (IT)	3–4 days (PO) 4–6 hr (IT)	가변적 (PO)	금단증상, 반동현상, 급작스런 약물 중단에 의한 발작의 위험성
중심성 알파–2 작동제 골격근이완제		Tizanidine	4–8 mg PO qid	2 weeks	가변적	진정 작용, 신기능 이상 환자에 사용 주의

bid: 하루에 2번, qid: 하루에 4번, IT: 척수강내, MAOI (MonoAmine Oxidase Inhibitor): 모노아민 산화효소 억제제, N–R (Not Recommended): 비추천, PO: 경구

함께 투여하면 혈중에 20% 정도 더 오래, 15% 정도 더 높게 유지되는 효과가 있어 주의를 해야 한다. 경구피임약과 함께 사용 시에는 tizanidine의 제거율을 줄여, 진정에 의한 부작용의 위험성이 높아진다.

4. 국소마취제

앞서 기술한 carbamazepine이나 oxcarbazepine 같은 약들과 마찬가지로 lidocaine이나 mexiletine 같은 국소마취제들도 모두 나트륨채널 차단제다. 그래서 국소마취제의 투여로 현재 환자가 겪고 있는 통증증후군이 나트륨채널 차단제에 반응을 하는지 여부를 결정하는데 이용이 되기도 한다. 국소마취제는 활동전위 전파에 관련된 나트륨채널을 차단하는데, 이 나트륨채널을 차단하면 자발통과 유발통 모두에 효과를 나타낸다. 흥미로운 점은, 국소마취제에 의한 진통효과는 마취 효과를 나타내는 용량보다 아래에서 발생한다는 것이다. 나트륨채널 차단제는 신경병증통증에 상당한 효과를 보인다고 알려져 있지만, 심각한 부작용의 가능성 때문에 관습적으로 극심한 난치성통증이나 점강성(crescendo) 신경병증성통증의 치료를 위한 이차적인 치료제로 고려되고 있다.

1) Lidocaine

Lidocaine은 정맥이나 국소 도포를 통한 투여가 가능하다. Lidocaine의 정맥투여가 다양한 유형의 말초신경병증통증증후군에 효과가 있다는 것이 무작위 대조 연구들의 메타 분석을 통해 입증되었지만, lidocaine의 정맥 주사 요법은 장기적

효과에 대한 데이터의 부족과 지속적 통증 완화를 위해서는 반복적인 주사가 필요한 단점이 있다. 이런 이유로 상당수 환자들에게는 그다지 실용적이지 않다. 흥미로운 점은 일회성의 lidocaine 정맥 주사를 통해 mexiletine의 장기적 경구투여에 대한 반응이 예측 가능하다는 보고가 있었다. 이는 일회성의 lidocaine 정맥 주사에 긍정적인 반응을 보인 환자들은 mexiletine을 이용한 장기적 경구투여에 좋은 반응을 보일 수 있다는 가능성을 제시했다고 할 수 있다. Lidocaine 정맥투여에 효과를 보인 환자가 부작용으로 인해서 mexiletine 장기 경구투여를 할 수 없는 경우에는 topiramate, lamotrigine, carbamazepine, oxcarbazepine 같은 나트륨채널 차단 효과를 가진 항경련제를 고려해 볼 수 있다.

2) Mexiletine

Mexiletine은 경구 섭취가 가능한 lidocaine 유사물질로 항부정맥 효과를 가진다고 알려져 있다. Mexiletine은 상당수의 무작위 대조 임상시험에서 당뇨병성다발성신경병증에 효과가 있다는 보고가 있었다. Mexiletine은 이차와 삼차 심방실전도차단이 있는 경우에는 사용이 금기이다. Mexiletine은 적정 약물농도이 범위가 좁이 실제 사용할 경우에 유효용량이 부작용을 야기하는 농도와 매우 근접해 있거나 같다. 이런 이유로, mexiletine은 상대적으로 위장관계나 중추신경계의 부작용이 흔해 구역, 구토, 설사 같은 이상 반응이 흔하고 이 외에도 떨림(tremor), 어지럼증, 불안정(unsteadiness), 감각이상(paresthesia) 같은 이상 반응들의 발생률이 높아 약 반수의 환자는 약물 독성으로 중단을 해야만 했다.

5. 스테로이드

코티코스테로이드에 의한 진통효과는 주로 아라키돈산(arachidonic acid) 경로의 포스포리파아제(phospholipase) A2의 억제에 의해 가능하다. Prednisone과 dexamethasone 같은 코티코스테로이드는 말초 신경 손상으로 인한 염증성신경병증성통증 환자에게 보조진통제로 효과적이다. 또한, 코티코스테로이드는 뼈통증, 장폐색이나 림프부종으로 인

한 통증 및 두개내압과 관련된 두통치료에 효과적으로 이용되어 왔다. Presnisone과 dexamethasone이 넓은 범위의 용량에서 진통효과가 있다는 것이 알려져 있으나, 코티코스테로이드들 서로 간의 상대적인 효능, 장기간 사용, 용량반응 관계에 따른 진통효과에 대해서는 아직까지 제대로 알려져 있지 않다. 외부에서 글루코티코이드를 투여한 경우 시상하부-뇌하수체-부신축을 억제하는 효과가 있어서, 고용량의 스테로이드를 단기간에 사용하는 것은 환자의 기능 장애와 통증이 급속하게 심해지는 경우에만 주로 권유된다. 고농도를 사용할수록 치료를 장기간 시행할수록 부작용의 위험성은 증가하며, 부종, 소화 불량, 칸디다증과 때로는 위장출혈이 발생하기도 한다.

6. NMDA 대항제

NMDA-수용체 복합체들은 말초와 중추 신경계 내에서 발견된다. 동물실험에서 중추 및 말초성 NMDA 수용체가 통각과민과 만성 통증에 아주 중요한 역할을 한다는 것이 확인되어 있다. 흥분성 연접틈에서 분비된 glutamate는 NMDA 수용체를 활성화시켜 통각의 전파를 증폭시킨다. Dextromethorphan, methadone, memantine, amantadine, ketamine 같은 NMDA 수용체 대항제 약물들은 아편유사진통제에 대한 반응이 좋지 못한 통각과민성신경병증 치료에 효과를 보일 수 있다. 저용량 ketamine은 일차적인 진통제가 아닌 중증 급성 통증, 급성 수술 후 통증 또는 만성 통증과 같은 중추성 민감화와 관련된 통각과민에 대한 진통제로서 주로 역할을 한다. 아편유사제에 대한 보조제로서 ketamine을 사용한 경우에 진통효과가 20%에서 30% 정도 증가되었고, 아편유사제의 용량도 25%에서 50% 정도까지 줄일 수 있었다는 보고들이 있다. 하지만 ketamine은 적정약물농도(therapeutic window)가 좁고, 환각이나 기억력장애 같은 견디기 어려운 부작용을 일으킬 수 있다. 흥미로운 점은, D-methadone, memantine, dextromethorphan 같은 NMDA 대항제는 아편유사진통제의 내성을 예방하거나 반대로 작용할 수 있다는 것이다.

7. 국소용 제제

1) 캡사이신(Capsaicin)

매운 고추에 함유된 활성 요소인 캡사이신에 국소적으로 노출이 되게 되면 열감각과 관련된 소구경의 들신경(afferent nerve)들을 가지고 있는 바닐로이드(vanilloid) 1 수용체의 감소를 야기한다. 바닐로이드 1 수용체의 감소는 말초 통각 전달을 억제하게 되고, 이로 인해 병적 통증 반응을 줄여준다. 캡사이신의 작용 기전은 바닐로이드 수용체의 고갈에 의한 것이라고 생각되지만, 신경분해(neurolysis)에 의해서도 가능하다. 캡사이신에 의한 진통 작용은 용량 의존적이고, 수 주간 지속될 수 있다. 0.075% 혹은 그 이하 농도의 캡사이신을 이용한 연구들은 혼합된 결과를 보였는데, 이는 아마 불순응(noncompliance) 때문이라고 생각된다. 미국과 유럽에서 사용이 승인된 8% 고농도 국소 캡사이신(QutenzaTM)이 대상포진후신경통에 효과를 보였다. 캡사이신의 사용은 특히 치료 첫 주 동안 마치 몸에 불이 타는 것 같은 감각이 들게 되는 경우가 자주 있어 캡사이신의 사용이 제한되게 된다. 그래서 치료는 약 0.025%로 시작해서 낮은 농도의 크림이 담긴 용기 전체를 모두 사용한 이후에 약 0.075% 농도로 올려 사용하여야 한다. 환자들에게는 눈이나 점막 부위가 약물에 노출되지 않도록 주의를 주어야 한다. 진통효과가 최대로 될 때까지는 한 달 정도의 시간이 필요하기 때문에 치료를 시작할 때 불에 타는 것 같은 감각은 대개 1주 정도면 익숙해진다는 사실을 환자들에게 얘기를 해 주어야 한다. 캡사이신 크림으로 신경병증성통증을 치료하는 경우에는 이를 보조적인 치료제로 생각해야 한다.

2) 국소 리도카인 패치

5% 리도카인 패치는 1999년에 미국에서 대상포진후신경통 치료에 허가를 받았고, 다른 국소적인 말초신경병증들에도 효과를 보였다. 손상이 없는 통증이 있는 피부 부위에 하루에 12시간 동안 패치를 3개까지 붙일 수 있다. 이 방식을 적용할 경우에 혈중 리도카인 농도가 임상적으로 유의한 수준까지는 올라가지 않는다. 그럼에도 패치를 붙이는 사이의 12시간 동안 환자들이 통증 감소가 있다고 얘기하는 것은 리도카인의 지속적인 국소적 투여로 야기된 약물의 축적에 의한 결과로 여겨진다. 임상적으로 가벼운 피부 반응을 제외하고는 리도카인 패치에 의한 부작용은 특별한 것이 없다. 다만, 항부정맥 치료제로 mexiletine을 복용 중인 환자나 중증의 간기능 부전이 있는 환자의 경우에는 주의를 요한다. 이 약제에 의한 가장 흔한 부작용은 국소적인 피부 반응으로 전신적인 흡수는 미미한 수준이다. 드물지만 부정맥, 졸림, 위장관계장애 등의 부작용도 가능하다.

▬▬ 참고문헌

Ali Z, Palmer JE, Goli V. Anticonvulsants: Clinical. In: McMahon SB, Koltzenburg M, Tracey I, et al. Wall & Melzack's Textbook of Pain. 6th ed. Philadelphia: Saunders 2013;500-22.

Anand P, Bley K. Topical capsaicin for pain management: therapeutic potential and mechanisms of action of the new high-concentration capsaicin 8% patch. Br J Anaesth. 2011;107(4):490-502.

Bialer M. Why are antiepileptic drugs used for nonepileptic conditions? Epilepsia. 2012;53 Suppl 7:26-33.

Brogan S, Mandyam S, Drennan DA. Non-Opioid Analgesics. In: Hemmings HC, Egan TD. Pharmacology and Physiology for Anesthesia: Foundations and Clinical Application. Philadelphia: Saunders 2013;272-90.

Dharmshaktu P, Tayal V, Kalra BS. Efficacy of antidepressants as analgesics: a review. J Clin Pharmacol. 2012;52(1):6-17.

Jackson KC, Argoff CE. Skeletal Muscle Relaxants and Analgesic Balms. In: Fishman SM, Ballantyne JC, Rathmell JP. Bonica's Management of Pain. 4th ed. Baltimore: Lippincott Williams & Wilkins 2010;1187-93.

Jackson KC, Argoff CE, Dubin A. Skeletal Muscle Relaxants. In: Benzon HT, Rathmell JP, Wu CL et al. Practical Management of Pain. 5th ed. Philadelphia: Mosby 2014;569-74.

Khan MI, Walsh D, Brito-Dellan N. Opioid and adjuvant analgesics: compared and contrasted. Am J Hosp Palliat Care. 2011;28(5):378-83.

Knotkova H, Pappagallo M. Adjuvant analgesics. Med Clin North Am. 2007;91(1):113-24.

Lee KK. Psychopharmacological Treatment for Chronic

Pain. Korean J Psychopharmacol. 2008;19(2):77-84.

Lussier D, Huskey AG, Portenoy RK. Adjuvant analgesics in cancer pain management. Oncologist. 2004;9(5):571-91.

McCleane G. Muscle Relaxants. In: Smith HS. Current Therapy in Pain. 1st ed. Philadelphia: Saunders. 2009; 470-5.

McCleane G. Local Anesthetics. In: Smith HS. Current Therapy in Pain. 1st ed. Philadelphia: Saunders. 2009; 465-70.

Mika J, Zychowska M, Makuch W, et al. Neuronal and immunological basis of action of antidepressants in chronic pain - clinical and experimental studies. Pharmacol Rep. 2013; 65(6):1611-21.

Morisset V, Davis JB, Tate SN. Mechanism of Action of Anticonvulsants as Analgesic Drugs. In: McMahon SB, Koltzenburg M, Tracey I, et al. Wall & Melzack's Textbook of Pain. 6th ed. Philadelphia: Saunders. 2013;491-9.

Park JC, Choi YS, Kim JH. Current pharmacological management of chronic pain. J Korean Med Assoc. 2010; 53(9):815-23.

Smith HS, Argoff CE, McCleane G. Antidepressants as Analgesics. In: Benzon HT, Rathmell JP, Wu CL et al. Practical Management of Pain. 5th ed. Philadelphia: Mosby. 2014;530-42.

Stanos SP, Tyburski MD, Parikh SS. Minor and Short-Acting Analgesics, Including Opioid Combination Products. In: Benzon HT, Rathmell JP, Wu CL et al. Practical Management of Pain. 5th ed. Philadelphia: Mosby; 2014;508-29.

Suzuki S, Koköfer A, Gerner P. Local Anesthetics. In: Hemmings HC, Egan TD. Pharmacology and Physiology for Anesthesia: Foundations and Clinical Application. Philadelphia: Saunders. 2013;291-308.

Watson CPN, Gilron I, Pollock BG, et al. Antidepressant Analgesics. In: McMahon SB, Koltzenburg M, Tracey I, et al. Wall & Melzack's Textbook of Pain. 6th ed. Philadelphia: Saunders. 2013;465-90.

Wright ME, Rizzolo D. An update on the pharmacologic management and treatment of neuropathic pain. JAAPA. 2017;30(3):13-17.

39 물리치료
Physical Therapy

1. 개요

물리치료(physical therapy)란 여러 가지 물리적 요소 즉, 따뜻한 열, 한랭, 광선, 전기, 전자기파, 초음파, 운동, 치료자의 손, 견인 등을 이용하여 환자의 통증을 줄이거나 통증으로 인한 제한된 근육이나 관절의 운동, 조직의 치유를 정상화시키는 치료를 말한다. 물리치료의 역사는 오랜 역사를 가지고 있으며 각종 약물치료와 더불어 사용되고 있다.

물리치료를 처방하는 과정은 의학적 진단 과정을 거쳐 이를 토대로 하여야 한다. 즉 자세한 병력 청취, 전신상태의 점검, 신체검사와 기능평가 과정을 거치며 영상의학적 자료를 포함한 다양한 진단학적 자원을 기초로 종합적인 판단을 거쳐야 한다.

1) 물리치료의 종류

물리치료의 종류는 조직에서 치료 반응을 일으키는 데 사용되는 재료를 말하며, 여기에는 열, 한랭, 물, 전기, 전자기파 등이 이용된다. 이 장에서는 통증치료에 사용되는 물리치료에 대하여 적용기술, 생리학적 효과, 주의점 등을 기술하고자 한다.

(1) 처방

물리치료를 처방하는 데 있어서 적응증/진단, 치료 종류, 치료 부위, 치료 강도, 치료 시간, 치료 횟수 등을 고려해야

하며, 치료제를 선택하는 데 있어서 치료 부위, 열이나 한랭의 도달 깊이, 열이나 한랭 강도, 몸 상태, 동반질환(암, 신경병증 등), 환자의 특성(금속이식, 심박동기, 한랭 알레르기), 연령, 성별 등을 고려해야 한다.

2. 온열치료

온열치료는 열을 전도, 대류, 복사, 기화 및 전환 등의 전달 수단을 이용하여 조직에 표재열이나 심부열을 전달하여 치료효과를 얻는 것으로 오래 전부터 넓은 분야에서 사용되어 왔으며, 그 기전에 대한 이해와 주의 및 금기사항 등을 고려하여 적절한 처방이 중요하다고 할 수 있다.

1) 온열치료의 분류

온열치료는 그 침투하는 깊이에 따라 표재열(superficial heat)과 심부열(deep heat)로 나눌 수 있으며, 열이 조직으로 전달되는 방법에 따라 전도열(conduction), 대류열(convection), 전환열(conversion) 등으로 구분하기도 한다. 전도열은 온습포, 파라핀열 등과 같이 직접 접촉을 통하여 열을 전달하는 방법이고, 대류열은 물과 같은 매질의 대류를 통하여 열을 전달하는 방법이고, 전환열은 초음파 같은 다른 형태의 에너지를 열에너지로 변환하여 열을 전달하는 방법이다(표 39-1).

표 39-1. 온열치료의 분류

치료	열전이 방식	투과 깊이
온습포	전도	표재열
복사열	복사	표재열
유동치료	대류	표재열
회전욕	대류	표재열
파라핀욕	전도	표재열
단파	전환	심부열
극초단파	전환	심부열
초음파	전환	심부열

2) 온열치료 시 고려사항

온열치료 시 우선적으로 조직에 전달할 적절한 온도와 시간을 고려해야 한다. 일반적으로 온열치료의 효과는 조직의 온도가 40-45도에서 약 5-30분간 지속될 때 가장 효과적인 것으로 알려져 있다. 조직내 온도의 분포는 조직과 열전도 특성, 특정 깊이 내에서 열로 전환되는 에너지의 양, 온열치료기의 적용 방법 등에 영향을 받으며 온열에 대한 정상 생리학적 반응 등이 조직내의 온도분포에 영향을 주게 된다.

3) 온열치료의 생리적 효과

온열치료는 혈관확장작용을 통하여 혈류를 증가시켜 항체가 유입되고, 조직파편과 대사산물들이 배출되어 만성 염증반응의 해소와 영양공급을 증가시켜 조직치유를 빠르게 하는 작용을 한다. 그런데 온열에 의한 혈관확장은 출혈을 증가시킬 수 있으며, 급성 염증반응과 부종형성을 증가시킬 수 있으므로 주의가 필요하다. 일반적으로 온열치료는 만성 염증상태는 호전시키지만 급성 염증상태는 악화시킬 수 있다.

온열치료는 일반적으로 Ia 구심성 신경섬유와 Ib 구심성 신경섬유의 흥분빈도를 증가시키고, II 구심성 신경섬유의 흥분빈도는 감소시켜 근경련을 감소시키는 것으로 알려져 있다. 온열치료는 관절의 탄성도를 증가시켜 관절을 부드럽게 하는 효과가 있으며, 효소반응에도 영향을 주어 결체조직을 이완시키는 것으로 알려져 있다.

그 외에도 온열치료는 전신적인 이완, 관문조절설(gate control theory) 등의 기전과 엔도르핀 등 호르몬 분비에도 관여하여 통증을 완화시켜 주는 것으로 생각되고 있다.

4) 온열치료의 적응증

온열치료는 통증, 근경련, 관절구축, 긴장성 근육통, 섬유조직염, 건초염 등의 각종 질환에 널리 사용된다.

5) 온열치료의 금기증

온열치료는 국소적인 효과뿐만 아니라 전신적인 효과도 있고, 부작용을 일으킬 수 있으므로 주의해야 한다. 급성외상, 급성염증 또는 출혈, 광범위한 반흔(scar), 통증에 대한 적절한 의사전달이 어려운 경우, 감각저하 부위, 허혈 부위, 부종, 온도조절 기능의 저하 등은 온열치료의 일반적인 주의 및 금기증에 해당한다.

6) 온열치료의 종류
(1) 표재열
① 온습포(Hot pack)
온습포는 규산겔로 채워진 분할된 캔버스주머니로 구성되어 있다. 일반적으로 74.5도 정도로 유지되는 물탱크 속에 담가두었다가, 6-8겹의 수건으로 감싸서 30분 이내로 치료부위에 접촉하여 주게 된다. 온습포의 온열분포는 피부에 주로 국한되며 화상의 위험이 있기 때문에 오래 사용하지 않도록 주의해야 한다(그림 39-1).

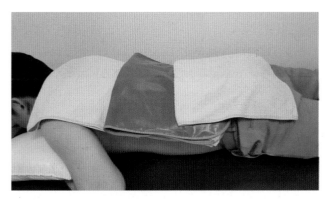

그림 39-1. 온습포(hot pack)

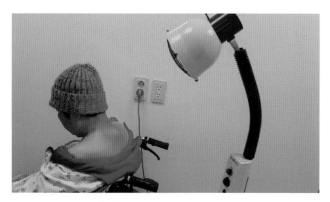

그림 39-2 **온열램프**

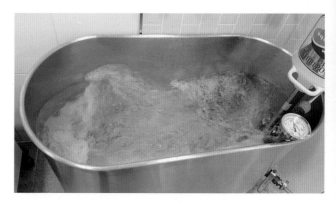

그림 39-3. **수치료 (회전욕, Whirlpool)**

② 온열램프

전구를 이용한 온열램프나 적외선 온열램프를 이용하여 열을 전달해 주는 방법으로 피부로부터의 약 2 cm 깊이에 1.3도의 온도상승이 일어나는 것으로 알려져 있다. 보통 흔히 250 Watt의 전구를 환자로부터 30-60 cm 정도에서 사용하는 것이 안전하다. 온열램프는 일반적인 열치료의 주의사항 외에 광과민성, 피부건조증 환자에서는 주의해야 한다(그림 39-2).

③ 수치료

물의 대류성질을 이용하여 온열, 마사지, 표피의 괴사조직 제거 등의 목적으로 사용하게 된다. 수치료 종류로는 회전욕(whirlpool), 허버드통(hubbard tank), 교대욕 등의 방법이 있으며 환자의 상태, 치료목적에 따라 적절한 방법을 선택하게 된다. 화상을 입은 환자의 치료에도 이용하게 되며, 약 36도의 온도에서 표피 괴사조직의 제거와 치료에 이용하게 된다. 교대욕은 온열과 한랭을 교대로 하는 방법이다(그림 39-3).

④ 파라핀욕

파라핀욕은 광유와 파라핀 왁스를 1:6-7의 비율로 섞어서 통속에 넣어 치료하는 방법이다. 온도는 약 45-54도 정도로 수치료보다는 높으나 비열이 낮으므로 환자가 견디기 용이하다. 치료방법은 약 7-12회 반복하여 파라핀욕조 속에 넣었다 뺏다 한 후 20분간 수건에 싸두는 직심법(dip method)를 주로 이용하게 된다. 주로 수부(hand)의 열치료에 이용하게 된다(그림 39-4).

(2) 심부열

① 초음파

치료방법이 비교적 간단하고, 각 조직의 서로 다른 흡수계수를 이용하여 선택적 온도상승을 일으킬 수 있는 장점이 있어 가장 많이 이용되고 있는 심부열 치료법이다. 초음파가 조직에 미치는 영향은 온열효과와 비온열효과(공동화, 매질운동, 정상파)로 구분되는데 온열효과를 이용하여 주로 통증치료에 이용하게 된다.

초음파 치료는 여러 근골격계 질환에 유용하게 사용되며, 통증과 관절운동범위를 호전시키는 효과가 있다. 초음파 치료를 할 때 온열효과로 치료효과를 얻고자 할 경우에는 0.5-2.5 W/Cm² 강도의 연속적 파장의 형태를 사용하는 것이 좋으며, 단속적 파장은 순간적으로 더 높은 강도가 얻어지므로 비온열 효과를 강조하고자 할 경우에 사용하는 것이 좋다.

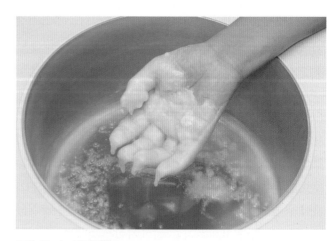

그림 39-4. **파라핀욕**

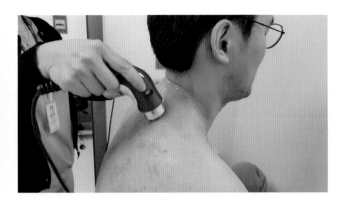

그림 39-5. **초음파**

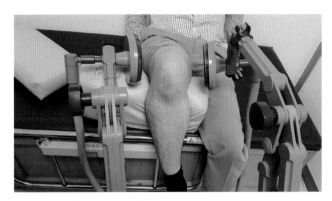

그림 39-6. **단파**

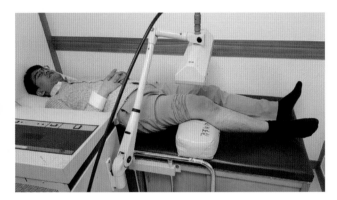

그림 39-7. **극초단파**

치료법은 문지르기법(stroking), 피부에 고정하여 치료하는 방법 등이 있다. 일반적인 열치료의 금기증 외에도 임신된 자궁이나 안구 같이 공동화 현상과 열에 의한 손상의 위험이 있는 부위에는 피해야 한다. 척수의 경우 높은 강도의 초음파 치료는 금기에 해당한다. 뇌, 안구, 생식기 주변, 임신된 자궁, 심장박동기 주위, 후궁절제술을 한 척추부위, 악성종양, 근골격계 미성숙 부위 등은 초음파 치료의 일반적인 주의 및 금기증에 해당한다(그림 39-5).

② 단파

전환열을 발생하기 위해 라디오파를 사용하는 것으로 주로 27.12 MHz의 파장을 이용하게 된다. 치료부위에 따른 여러 종류의 단파투열기가 개발되고 있으며, 두 개의 전극판 사이에 환자를 위치시켜 빠른 교류전류에 의해 열을 발생시키는 방법이 주로 사용된다.

단파치료를 할 때 금속물질은 국소적인 열이 발생할 수 있으므로 금속삽입물을 가지고 있는 경우가 일반적인 주의 및

금기증에 해당한다(그림 39-6).

③ 극초단파

임상적으로 915 MHz의 파장이 많이 사용되며, 915 MHz의 극초단파 투열을 하게 되면 피하지방 및 근육층까지도 어느정도 온도상승의 효과를 얻을 수 있다. 따라서 관절과 근육의 온열에 주로 이용되며, 혈종의 흡수 등에도 이용된다. 극초단파는 백내장을 유발할 수 있으므로 치료 시 환자와 치료자는 보호안경을 착용해야 한다(그림 39-7).

3. 한랭치료

한랭치료는 경험적으로 사용되던 방법으로 외상 후 일차적인 치료로 이용되거나 근골격근 장애, 신경근육장애의 치료 보조요법으로 이용되고 있다. 흔히 얼음, 냉수포, 스프레이 등으로 전도 혹은 증발을 이용하여 혈관을 수축시키거나, 신경 전도시간 감소 및 경직의 감소로 진통효과를 얻을 수 있으며 급성 염증이나 통증성 물질 분비의 감소, 감각 및 운동신경전달의 감소, 근방추의 민감도 감소 등의 효과가 있다. 국소허혈, 레이노드현상(Raynaud phenomenon), 한랭 불내성(cold intolerance), 한랭 알레르기에는 사용하지 않아야 한다.

한랭치료는 대개 운동치료 및 기타 다른 치료와 같이 사용하게 된다. 얼음팩(ice pack), 냉습포 등은 비열이 높아 치료부위를 빨리 냉각 시키게 된다. 치료는 10-20분간 환부에 직접 접촉하여 치료를 하며, 얼음팩을 사용할 경우 수건으로 감싸

준다. 냉회전욕(ice whirlpool)은 급속히 냉각시키며 대개 10-20분간 시행한다. 에틸렌 클로라이드나 플루오르메탄올 환부에 뿌리는 스프레이 방식도 사용되고 있다. 주로 외상, 만성동통, 근경직, 화상 등에 한랭치료를 이용하게 된다.

4. 전기치료

전기치료는 이미 그리스 로마시대에서부터 전기뱀장어를 이용한 치료법이 사용되었다. 전기기술의 발전과 더불어 장비가 개발되면서 직류, 교류, 단속류 등의 전기의 흐름을 이용하여 말초신경계가 유지되어 있는 근육의 수축을 유발하여 치료적 효과를 얻었고 근력 및 근 지구력 증가, 경직된 근육의 조절, 관절 운동 범위의 증가, 근위축의 예방, 관문조절설에 따른 통증역치의 증가와 중추 통증 조절 물질의 분비 등을 유도하기도 한다. 경피적 전기신경자극(TENS)이 널리 알려져 사용되고 있으며 그 외에 신경근전기자극기(NMES)로 장시간 움직이지 않았던 근육을 강화시키거나 전기 영동법을 이용하여 약물 분자나 이온을 전류의 흐름을 통하여 인체 조직으로 흡수되게 하는 방법 등이 있다.

전기치료는 크게 운동신경 섬유를 자극시켜 근육 수축을 유도하거나 큰 직경의 구심성 섬유를 자극시켜 통증을 조절할 목적으로 사용된다. 전기치료에 사용되는 전류는 파장의 형태, 진폭, 기간, 주파수에 따라 분류할 수 있고 기본적인 전기 파장으로는 직류, 교류 및 맥류(pulsed wave)가 있다. 직류는 파장 형태가 변화 없이 전하가 한 방향으로 흐르는 전류이며 교류는 멈춤이 없이 양방향으로 전하가 흐르는 전류로 양위상 전위와 음위상 전위의 모양에 따라 대칭 또는 비대칭으로 나눌 수 있다.

1) 경피신경전기자극치료(TENS : Transcutaneous Electrical Nerve Stimulation)

임상적으로 TENS는 통증을 완화시키기 위한 전기자극을 의미한다. TENS의 통증조절 기능은 말초신경을 탈분극시켜 이루어지는 것으로 근육의 수축을 유발하지는 않는다. 50-100 Hz의 TENS는 날록손(naloxone)에 의하여 역전되지 않는 진통작용이 있다. TENS의 통증조절 기전은 '관문조절설'로 설명되는 신경조절이 주된 기전으로 알려져 있으며, 자극의 종류에 따라서는 엔도르핀의 분비증가에도 영향을 주는 것으로 알려져 있다.

대부분의 TENS 기기는 휴대용으로 전지를 사용하여 100 mA 이하의 전류를 발생시키며 두 전극은 주된 신경 경로에 평행이 되도록 통증 부위에 부착하게 된다. 최적의 전극 위치와 자극 강도는 시행착오를 거쳐 환자 스스로가 결정하게 된다. TENS를 적용하였을 때 통증완화 효과는 신속하게 나타나지만 장기간 사용하면 습관화에 의하여 진통효과가 감소하는 것이 가장 큰 제한점이다.

류마티스관절염, 급성기 통증, 골관절염, 수술 후 통증, 출산 후 통증, 요통, 대상포진성 통증, 신경병증성 통증, 근막통증, 경부통증 등 광범위한 통증의 치료에 사용되며 TENS의 부작용은 흔치 않지만 접촉성 피부염과 피부자극이 가장 흔한 부작용이며, 경정맥동 위나 심박동기를 사용하는 환자, 임신 중에는 사용을 금하는 것으로 되어 있다(그림 39-8).

2) 간섭파 치료(ICT : Interferential Current Therapy)

간섭파 치료는 두 개의 교류전류를 주파수, 강도, 또는 cycle 시간을 달리하여 치료부위에 다양한 형태의 파형이 형성되도록 하는 전기치료이다. 간섭파에 사용되는 전류는 주로 4,000-5,000 Hz의 중주파 전류로 TENS에 사용되는 저주파 전류에 비하여 피부저항이 낮아 더 깊은 부위에 침투할 수 있는 장점이 있다. 이러한 간섭파 치료는 통증조절을

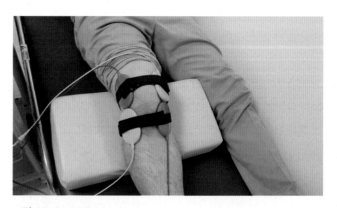

그림 39-8. TENS

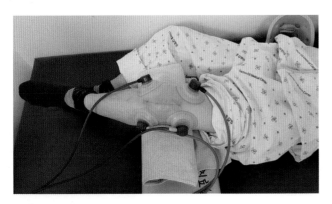

그림 39-9. ICT

위한 전기치료로서 그 생리학적 기전은 TENS와 동일하나 TENS보다 더 높은 강도의 전류를 전달할 수 있다는 점이 차이점이다. 간섭파 치료의 적응증과 금기증은 TENS와 동일하다(그림 39-9).

3) 이온삼투법

이온삼투법은 전기장을 이용하여 하전입자를 조직내로 침투시키는 방법이다. 근건막의 통증을 완화시킬 목적으로 주로 사용된다. 즉, 일반적으로 스테로이드나 국소마취제의 국소주입이 적응증이 되는 근골격계 염증반응이 적응증이 될 수 있으며, 특히 발바닥 근막과 같이 주사를 놓을 때 다소 통증이 심하거나 환자가 주사를 싫어하는 경우, 주사 위치 피부에 상처가 있을 경우 등에 주사요법보다 효과적으로 사용되고 있다. 통증완화를 위한 이온삼투법에는 스테로이드나 리도카인 등의 약제가 주로 사용된다.

5. 기타치료

1) 운동치료

운동 치료란 근육을 이용하여 몸의 일부분을 어떤 형태로 움직이게 하는 운동을 통하여 근육의 기능(근력, 지구력, 운동의 조절, 관절 운동 범위 등)을 향상시키기 위해 의학적인 처방과 감독 하에서 이루어지는 치료의 한 분야이다. 운동치료의 기본 개념은 개체는 가해지는 자극에 적응한다는 가설에 기초를 둔 과부하의 원칙에 있다. 즉 개체 혹은 조직이 이미 익숙해져 있는 상태보다 더 강한 자극을 주어 새로운 자극에 적응시켜 능력을 향상시킬 수 있는 원리이다. 근 골격계통의 전문의는 마치 심장내과 의사가 항고혈압제를 처방하거나 외과의가 메스를 사용하는 것처럼 운동요법을 친숙하게 사용해야 한다. 운동요법의 목표는 환자에게 해를 주는 생체역학적인 결함을 교정하고 근골격계의 정상적인 구조-기능 관계를 유지 및 복구시켜 주는 것이다. 비록 의사나 치료사가 운동 프로그램을 감독하기는 하지만 실제로 환자가 독립적으로 집이나 체육관에서 대부분의 운동을 수행해야 한다. 집에서 행하는 운동이 독립적으로 시행하도록 재평가와 재활 프로그램의 발전을 통하여 환자를 고무 하는 것은 아주 중요하다. 운동요법의 중요 요소로서 유연성, 힘, 신경근 조절능의 훈련 등이 있다. 환자의 필요에 따라 각각 다른 목적으로 운동들이 처방되며 나아가 심혈관계 적응도, 조절과 협조, 속도 등을 유지 증진시키기 위하여 또한 이완을 촉진시키는 목적들이 있다.

대부분의 통증환자들은 근육의 탄력성의 상실 및 길이의 단축을 동반하고 있다. 따라서 모든 운동에 앞서 이의 교정 및 부리한 운동으로 인한 이차적 손상을 예방하기 위해 각 부위의 신장운동(stretching exercise)이 우선되어야 한다. 또한 신체 구조공학을 교육함으로 부적절한 자세를 예방하며 과로로 인한 긴장을 완화시킨다. 사용되는 운동치료의 종류로는 이완운동, 수동운동, 능동 보조운동, 능동운동, 근력 강화운동 등이 있으며 적절한 효과를 얻기 위해서는 각각의 운동을 단독으로 또는 조화시켜 시행하여야 한다. 통증 환자의 활동도를 증가시키는 구체적인 운동의 종류로는 통증에 따라 특별히 실시하는 운동(요통 환자에서 실시하는 윌리암 운동이나 근근막 통증 증후군 환자에서 실시하는 신장운동)과 자전거, 수영, 걷기 등의 일반적인 운동이 있다. 통증환자에게 적합한 운동은 행동을 변화시켜주는 프로그램으로서 환자의 통증을 유발시키지 않는 범위에서 실시하고 운동 정도의 정량화가 가능하고 쉽게 할 수 있어야 한다. 운동 정도는 우선 며칠간 환자가 더 이상 할 수 없는 정도의 통증, 피로 등이 오는 기초 운동량을 측정한다. 이를 토대로 초기 목표 운동량을 증가시키는 프로그램을 진행한다. 실질적인 운동 방법은 환자 개개인의 상태에 따라 구별되어야 하며 그 증상의 정도에 따라 단계적으로 처방되어야 한다. 그럼으로써 운동치료를 통증의 개선에도 응용할 수 있을 것이다.

2) 척추견인치료

견인(traction)이란 당기는 힘을 가하여 연부조직을 신장시키거나 관절표면이나 골편을 분리시키는 것을 의미하며, 척추견인은 경추나 요추부에서 기인하는 통증완화를 목적을 사용한다.

척추견인의 생리적인 효과는 추간공을 확대시키고, 후관절을 분리시키며, 근육과 인대를 신장시킬 수 있다. 또한 후종격인대를 팽팽하게 당겨서 섬유륜을 안쪽으로 밀어주며, 추간거리를 늘려주는 효과를 얻을 수 있다.

견인치료의 효과로 통증의 호전을 기대할 수 있는 신경근병변, 추간판탈출증, 근육경직 등이 적응증이 된다. 추간판탈출증의 초기와 근육경직이 동반된 환자에서 침상안정을 위해 최소 무게를 사용하여 수일간의 지속적인 견인을 시행하기도 한다. 견인치료를 처방할 때는 환자의 자세, 견인 무게 및 방법, 다른 물리치료의 첨가 여부, 치료 빈도 및 시간 등을 꼭 포함하여 처방해야 한다.

경추의 경우 20-30도 정도의 경부가 굴곡되는 자세, 요추의 경우 고관절을 70도로 굴곡하고 18도 방향으로 견인하는 자세가 효과적인 것으로 알려져 있다. 견인에 필요한 무게는 경추의 경우 10 lbs 정도가 환자 머리의 무게를 보상해 주는 데 필요하게 되며 원하는 효과를 얻기 위해서는 최소 25 lbs 정도를 가해 주어야 한다. 요추의 경우 마찰력을 극복하기 위해서는 체중의 1/4 정도의 무게가 필요하며 50-100 lbs 정도까지 견인력을 가해 줄 수 있는 것으로 알려져 있다. 견인치료기간은 경추의 경우 15-20분, 요추의 경우 20-30분간 간헐적인 방법으로 시행하며, 1주일은 매일, 이후에는 주 3회씩 3-4주간 치료하는 방법이 많이 사용된다.

견인치료의 일반적인 금기증으로는 인대 불안정성, 골수염, 추간판 염증, 척수 및 골 종양, 불안정성 골절, 중등도 이상의 골다공증, 조절되지 않는 고혈압, 심혈관 질환, 심한 불안, 척수병증 등이 있다(그림 39-10).

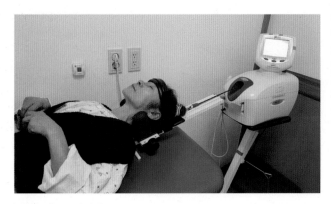

그림 39-10. 견인치료

3) 광선치료

광선치료는 자연광이나 일정한 파장의 광선을 사용하여 질환을 치료하고자 하는 것으로 자외선, 적외선, 가시광선 등을 통증치료에 응용한다. 피부궤양 등의 치료에 이용되나, 현재 대부분 피부과 영역 치료에 이용되고 있다.

4) 저에너지 레이저

레이저는 높은 단색성과 간섭성 및 방향성 등의 특성 때문에 의료분야에도 널리 응용되고 있으며, 광에너지에 따라 고에너지, 저에너지 레이저로 구분된다. 통증의학 분야에서는 저에너지 레이저가 주로 사용되며 재표적인 것으로는 He-Ne 레이저(파장 632.3 m)와 Ga-As 적외선 레이저(파장 904 nm)가 있다. 저에너지 레이저는 조직에서 온도변화를 일으키지 않으며 생리학적 효과는 콜라겐 합성의 증가, DNA 합성의 변화, 신경활성의 증가 등이 추정되고 있으나 아직까지 확실히 밝혀진 바는 없다. 임상적으로 창상의 치유, 관절염, 통증조절 등에 적용되고 있으나 그 효과에 대해서는 아직 논란이 많다.

5) 진동

진동은 근육의 촉진과 재교육을 목적으로 널리 사용되고 있다. 여러가지 진동 치료기가 있는데, 150 Hz, 1.5 nm 진폭에서 가장 효과적이라고 알려져 있다. 효과의 지속시간은 짧지만 현저한 효과를 기대할 수 있으며, 진동은 상부 운동신경 질환에서 근조절을 촉진하기 위해 주로 쓰이지만 근골격계 통증의 통증조절과 창상의 치료에도 효과가 있다.

참고문헌

박창일, 문재호. 재활의학. 둘째판. 서울, 한미의학. 2012, 143-69.

한태륜, 방문석. 재활의학. 셋째판. 서울, 군자출판사. 2008, 158-88.

Bjordal JM, Couppe Roberta C, Chow RT, et al.: A systematic review of low level laser therapy with location-specific doses for pain from chronic joint disorders. Aust J Physiother 2003;49(2):107-16.

Braddom RL: Physical medicine and rehabilitation, ed 4. Philadelphia: Saunders. 2010;449-467,871-911.

Burkner P, Khan K: Clinical sports medicine, ed 3. North Ryde: McGraw-Hill co. 2007;158-9.

Delisa JA: Physical medicine and rehabilitation, ed 5. Philadelphia: Lippincott Williams and Wilkins. 2010;811-882,1691-41.

Doering TJ, Aaslid R, Steuernagel B, et al.: Cerebral autoregulation during whole-body hypothermia and hyperthermia. Am J Phys Med Rehabil. 1999;78(1): 33-38.

Dyson M: Non-thermal cellular effects of ultrasound. Br J Cancer 1995;45:167-71.

Einhorn TA: Current concepts review enhancement of fracture-healing. J Bone Joint Surg Am 1995;77(6):940-56.

Fuentes JP, Olivo SA, Magee DJ, et al.: Effectiveness of interferential current therapy in the management of musculoskeletal pain: a systematic review and meta-analysis. Phys Ther 2010;90(9):1219-38.

Garrison DW, Foreman RD: Effects of transcutaneous electrical nerve stimulator (TENS) on spontaneous and noxiously evoked dorsal horn cell activity in cats with transected spinal cords. Neurosci Lett 1996;216:125-8.

Gowans SE, deHueck A: Pool exercise for individuals with fibromyalgia. Curr Opin Rheumatol 2007;19(2):168-73.

Hall CM, Brody LT: Therapeutic Exercise moving toward function ed 2. Baltimore: Lippincott Williams and Wilkins 2005;582-642

Hyden JA, van Tulder MW, Tomlinson G: Systematic review: Strategies for using exercise therapy to improve outcomes in chronic low back pain, Ann Intern Med 142(9):2005;776-85.

Kelly R, Beehn C, Hansford A, et al.: Effect of fluidotherapy on superficial radial nerve conduction and skin temperature. J Orthop Sports Phys Ther 35(1):2005;16-23.

Kottke FJ, Stillwell GK, Lehmann JF, et al.: Krusen's handbook of physical medicine and rehabilitation, ed 3. Philadelphia: WB Saunders. 1982;275-350.

Kroeling P, Gross A, Goldsmith CH, et al.: Electrotherapy for neck pain. Cochrane Database of Systematic Review Issue 4:2011;CD004251.

Lechmann JF, deLateur BJ, Stonebridge JB, et al.: Therapeutic temperature distribution produced by ultrasound as modified by dosage and volume of tissue exposed. Arch Phys Med Rehabil 48:1967;662-6.

Nyborg WL: Biological effects of ultrasound: development of safety guidelines. Part II: general review. Ultrasound Med Biol 27:2001;301-33.

Oakley EM: Dangers and contraindications of therapeutic ultrasound. Physiotherapy 64:1978;173-4.

Oosterveld FG, Rasker JJ: Effects of local heat and cold treatment of surface and articular temperature or arthritis knees. Arthritis Rheum 31(11):1994;1578-82.

Pellecchia G: Lumbar traction: a review of the literature. J Orthop Sports Phys Ther 20:1994;262-6.

Ramos G, Martin W: Effects of vertebral axial decompression on intradiscal pressure. J Neurosurg 81:1994;350-3.

Van der Windt DAWM, van der Heijden GJ, van den Bergs, et al.: Therapeutic ultrasound for acute ankle sprains. Cochrane Database of Systematic Reviews Issue 1:2002;CD0012500.

Wong AM, Leong CP, Chen CM: The traction angle and cervical intervertebral separation. Spine (Phila Pa 1976) 17:1992;136-8.

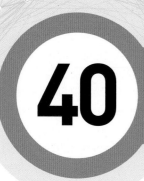

40 보완 대체 의학
Complementary and Alternative Medicine

보완대체 의학의 일반적인 정의와 사용되는 일반적인 혼합물에 대해서는 아직 확실한 것은 없다. 미국 국립 보건원의 보완대체 의학 센터에서는 보완과 대체의 단어적 의미를 주류 의학의 반대적 의미로 정의하였다. 주류 의학과 함께 비주류 의료 행위를 하게 되면, 이러한 의료 행위는 보완으로 볼 수 있고, 만약 주류 의학 대신에 비주류 의료 행위를 하게 되면 대체로 볼 수 있다. 일부 다른 나라에서는 보완, 대체 그리고 비주류 의학보다는 전통 의학이라는 단어를 사용한다. 전통의학은 그것이 설명될 수 있는 유무에 관계 없이, 신체적, 정신적 질환을 치료 또는 진단, 예방 및 호전을 포함하여, 건강을 유지하는 데 사용되는 다른 문화에 기원하는 경험, 믿음, 이론을 바탕으로 하는 지식, 처치 그리고 기술의 총합으로 정의된다. 전통의학은 생약(herbal medicine), 동물의 일부, 그리고 무기질 등을 이용하는 것을 포함한다.

나라별로 보완, 대체 의학의 의미는 그 나라의 주류 건강 관리 체계 또는 나라의 전통적인 의학의 부분에 해당되지 않는 포괄적인 건강 관리 행위로 사용하고 있다. 따라서 주류 또는 체계적 의학 그리고 보완 대체 의학 또는 전통의학을 바로 보는 시각은 그 나라의 사회 문화적 환경에 달려 있다. 예를 들어 아유르베다(Ayurveda) 또는 전통 중국 의학은 서양 나라에서는 보완 대체 의학으로 간주되지만, 동종의학(homeopathy)은 아시아 또는 아프리카 나라에서는 보완 대체 의학으로 볼 수 있다.

미국 국립보건원(N.I.H.)의 산하 기관인 National Center for Complementary and Alternative Medicine (NCCAM) (2000)에서 보완 대체 의학의 치료방법 및 산물(product)의 분류를 크게 아래와 같이 5종류로 세분화하였다.

- 천연산물: 허브, 비타민, 미네랄 그리고 유산균을 포함하며, 대부분 상품화 되었고, 건강약품으로 구매할 수 있다.
- 심신의학(Mind Body Medicine): 침술요법(acupuncture), 이완 요법, 바이오 피드백, 명상, 최면, 유도명상, 요가, 기공 태극권, 음악치료 등이 있다.
- 에너지 치료(Energy Therapy): 파동, 명상, 약손, 기치료, 두개천골요법 등이 있다.
- 도수치료(Manual therapy): 마사지, 정골의학, chiropractic(지압요법) 등이 있다.
- 기타 치료: 아유르베다, 전통 중국 의학, 동종요법, 자연 요법 등이 있다.

우리나라에서의 보완대체 의학의 정의는 대한의학회에서 위의 NCCAM의 정의를 기초로 하여 현재 우리나라 사회에서의 인정 되는 정통의학, 주류의학, 제도권 의학, 정규 의학에 속하지 않은 모든 보건의료 체제 및 이와 동반된 이론이나, 신념 그리고 진료나 치료에 이용되는 행위와 제품들의 치유 자원 전체로 규정 하였다.

한국에서 보완 대체 의학의 이용률이 점차적은 증가하고 있으며, 최근 연구에 따르면 1998년 기간 동안 보완대체 의학을 경험한 인구가 전체인구의 29% 정도에 이른다고 보고 하고 있다.

그리고 보완 대체 의학은 건강한 성인에 비하여 만성 질환을 앓고 있는 환자들에서 그 이용률이 더 높으며, 특히 만성 근골격계 질환 등에서 그 이용률이 높다.

원인에 관계없이 만성 통증을 호소하는 환자들의 경우 기존 치료에 잘 반응하지 않고, 증상 호전이 느리며, 치료에 대한 만족도가 낮아 보완 대체 요법에 대한 요구가 높으며, 특히 병태생리학적인 원인이 불확실하여 치료가 불명확하며 결과적으로 불안, 우울증을 수반할 수 있는 섬유근육통 등에서 이용률이 높은 것으로 조사되고 있다. 한국에서는 오래 전부터 내려오는 민간요법 및 동서양 의학이 함께 공존하고 있는 의료체계의 이원화 구조, 최근에는 인터넷 보급의 일반화로 인한 보완 대체 의학에 대한 환자들의 접근이 더욱 용이해져, 이에 대한 정보들이 무분별하게 노출되고 있으며, 그에 따른 피해 사례 역시 많은 것으로 보고 되고 있다. 따라서 본 장의 목적은 보완 대체 의학의 모든 분야를 다루기 보다는 일반적으로 의학적 연구의 성과가 많은 질환, 치료방법 등을 중심적으로 서술하여, 보완 대체 의학을 환자의 치료방법으로 선택할 때 도움을 주는데 있다.

1. 본론

1) 도수치료

최근에 경-요추 질환에 대한 적절한 관리를 위하여 좀 더 적극적인 보존적 치료방법으로 접근하고 있다. 이러한 비수술적 보존적인 접근 방식으로는 전통적인 물리치료방법온, 냉찜질, 운동 치료, 견인 치료, 마사지와 대체의학적 방법인 도수치료 등이 있으며, 이 모든 방법에 대하여 치료효과, 횟수, 기간 등에 대한 연구 등이 점차적으로 증가하고 있다. 또한 현재의 의료 체계에서는 치료방법에 대한 비용 대비 효과를 확인하는 것도 중요하다. 치료자는 근골격계 질환에 대한 모든 보존적인 치료방법들에 대한 의학적 적응증 및 금기증에 대하여 잘 숙달할 필요가 있으며 보존적인

치료방법이 근골격계 질환에 적응증에 해당될 때 치료효과, 비용대비 효과 등을 모두 고려하여 가장 이상적인 방법을 환자에게 제공해야 할 것이다.

(1) 도수치료의 정의와 목적

국제 도수의학 협회에서는 도수치료는 신체의 기능장애가 있는 근골격계 질환 등을 대상으로 해부학적 및 척추운동역학적 병변에 대한 지식을 가진 시술자가 손을 이용하여 통증이 없는 최대한의 가동 범위와 자세의 균형을 확보하여 신체기능향상을 유도하는 치료법으로 정의하고 있다. 도수치료의 목적은 자세 균형과 적절한 기능을 위해 통증이 없는 최대한의 가동 범위를 증가시켜 적절한 신체 역학을 유지하는데 도움을 주고 제한된 부위의 가동 범위를 호전시키는 것이다.

도수치료는 대부분 관심 분야가 척추 질환에 초점을 맞추고 있지만 척추 및 말초 관절 질환 모든 치료 부위에 해당된다. 다만 아직까지 작용기전, 효과, 위험도에 대해서는 아직 의학적으로 논란이 있으며, 척추 및 다른 근골격계 질환의 다른 보존적인 치료방법에서처럼 장기간 치료효과를 다룬 좋은 질의 무작위 배정 대조군 연구가 아직 많지 않다. 또한 임상적 경과, 통증의 유병 기간, 도수치료의 다양한 테크닉, 맹검 방식의 어려움 등이 있어서 연구에 제한이 있다. 현재까지 경추 및 요추 질환에 있어서 도수치료효과에 대한 체계적인 문헌 고찰 등이 발표되어 있다.

(2) 작용 기전

도수치료는 그 치료효과가 말초 및 중추 부위에 작용하는데, 사람을 대상으로 한 연구에서 도수치료의 테크닉 중에 하나인 고속도의 밀치기 형태(high-thrust)를 이용할 때 운동 신경원의 흥분성이 감소하고 통증 역치가 증가하는 것을 보고하였다. 이러한 운동신경원의 흥분성의 감소는 정상 대조군에서 약 10-20초간 짧게 유지된다. 또 다른 연구에서는 요통이 있는 환자군에서의 척추 도수치료를 시행한 경우에서는 경사 복근의 활동성이 증가하지만, 정상 대조군에서는 활동성의 증가가 없었는데, 이러한 결과는 만성 통증 환자에서 운동신경원의 흥분성에 장기간 영향을 줄 수 있다는

것을 시사한다고 보고하였다. 동물 연구에서는 척추의 밀치기(thrust)를 시행한 경우에 근육방추(muscle spindle) 의 구심성 섬유의 활동성이 몇 초간 감소된 것이 관찰되었고, 이러한 척추 주변 근육의 근육방추의 구심성 섬유의 활동성의 감소와 동반되어 침근전도 활동성의 감소가 약 6분간 지속되었다. 따라서 이러한 근육 경련의 감소는 근육 허혈 정도 및 말초성 감작을 감소시켜 척추 후각으로 통증에 관련된 감각 전도를 줄일 수 있다. 그 외의 다른 연구에서는 만성 요통 및 정상 대조군에서 척추 도수치료 후에 시간 총합(temporal summation)이 즉각적인 감소를 보이는 것은 도수치료의 중추성 기전을 시사한다고 보고하였다. 정상 사람 또는 관절의 염증을 유발시킨 동물 모델을 이용한 연구에서 도수치료에 의한 진통 효과는 아편유사제(opioid) 길항제인 naloxone에 의하여 영향을 받지 않는 것으로 보고되었다. 그러나 수술 후 통증을 연구하기 위한 동물 모델에서 말초의 아편유사제 수용체를 naloxone으로 차단한 경우에 관절 도수치료의 진통 효과를 차단하였다. 그 외 5HT1A, α-2 noradrenergic 수용체, Adenosine A1 수용체, Cannabinoid-1, 2 수용체 등이 도수치료 등의 치료효과를 가져오는데 관련이 있다고 동물 실험 등에서 확인되었다. 그리고 신경병증 통증 모델에서 관절 도수(mobilization)을 시행한 경우에 척수 내의 손상 후에 신경아교 세포의 활성도를 감소시키고, 운동 기능을 향상시키며, 신경손상으로 인한 수초 두께의 감소를 원래 상태로 회복시키는 것이 보고 되었다. 이러한 연구 결과 등은 관절 도수가 내인성 억제 체계(endogenous inhibitory systems)들을 활성화시켜서 중추 및 말초 신경 체계 등에 영향을 미치거나, 신경손상으로 인하여 유발된 병적 상태를 호전시키는 것을 시사할 수 있다.

결론적으로 도수치료는 관절의 운동 범위를 향상 시키고, 정상 적인 운동 범위까지 회복시키거나 근육의 동원 양상(recruitment pattern)을 정상적으로 회복하는데 도움을 주는 것으로 효과를 나타내는 것으로 생각하고 있다. 그리고 도수치료는 결체조직(connective tissue)을 신장시켜 결체 조직 형태에 유사한 효과를 주고, 또한 말초의 통각 수용기(nociceptor)의 기계적 자극을 감소시켜 중추신경계로 신호 전달을 줄여서 통증을 감소시키는 것으로 생각된다.

(3) 임상적 근거

경추 및 요추부 질환에 대한 도수치료의 효과를 다룬 체계적 문헌 고찰 등이 여러 발표되었다. 그 중에 도수치료 효과를 다룬 코크란 체계적인 문헌 고찰 위주로 임상적 근거를 제시하려고 한다. 도수치료의 임상적 연구를 위한 무작위 대조군 연구를 하는데 있어서 어려운 점은 적절한 위약 치료방법을 사용하는데 있다. 비록 몇몇 연구에서 위약 치료방법을 대조군으로 제시했지만 대부분의 연구에서 동등한 치료효과를 보이는 다른 치료방법 또는 특별한 치료방법 없이 도수치료의 효과를 비교하였다.

① 경추 질환

도수치료는 경추부 질환 환자에서 통증을 감소시키고 그 기능을 회복하는데 있어서 일반적으로 이용되는 치료방법 중에 하나이다. 코크란 리뷰에서 기계적 경통에 대한 도수치료의 효과를 다루었는데, 총 27개의 연구, 1,552 대상자를 바탕으로 급성 또는 만성 경통 질환에서 통증 조절에 대한 도수치료의 의학적인 근거는 낮은 것으로 보고하였다. 도수치료의 임상적 치료효과는 작았으며, 그 치료 정도는 임상적 중요한 치료효과를 나타내지는 못하였다. 또한 이 연구에서 흉추부 도수치료가 급성 경통에 대하여 빠른 통증 감소 및 기능 향상을 보이지만 경추부 도수치료와 함께 한다고 하여서 부가적인 치료효과가 없는 것을 확인하였다. 그 외에 이 연구에서는 도수치료의 여러 가지 테크닉이 있고, 각각의 치료효과는 있지만 의학적 근거는 낮은 것으로 보고하였으며, 향후에는 장기간 치료효과, 치료 횟수 및 기간, 더 많은 대상자, 부작용 등에 대한 연구가 필요할 것으로 보고하였다.

② 요추 질환

도수치료는 요통에 대한 일반적인 치료 중에 하나로, 현재까지 여러 개의 가이드 라인, 체계적인 문헌 고찰 등이 발표되었다. 코크란 체계적인 문헌 고찰에서는 2,674명의 대상자를 포함한 총 20개의 무작위 배정 연구를 분석하였다. 이 연구 결과에 따르면 급성 요통 환자에서 척추 도수치료가 1주, 1개월, 3-6개월, 1년 간 비교 그룹, 대조군 등과 비교하여 통증 및 기능 향상 면에서 차이가 없었다. 만성 요통을 다룬 코크란 체계적인 문헌 고찰에서는 단기간 통증 및 기능 호전에 있어서 도수치료의 의학적 근거는 높지만 일반적인 치료, 진통제, 다른 물리치료방법, 운동 또는 요통 학교 등과 치료효과를 비교할 때 차이는 없다고 분석하였다. 이러한 불분명한 부분은 있지만, 미국 통증 학회에서 발표한 의학적 근거에 따른 가이드라인에서는 급성 및 만성 요통 환자에서 도수치료 사용을 권유하였다. 흥미로운 점은 요통을 보이는 환자에서 척추도수치료와 일반적인 운동치료(유산소운동, 근력강화운동), 특수운동치료(몸통근육 재교육운동) 등을 비교할 때 통증 호전에 있어서 일반적인 운동치료에 비하여 척추도수치료, 특수운동치료가 단기간 우수하지만, 장기간 치료효과에 있어서는 유사하다.

③ 말초 관절

비록 대부분의 연구 결과가 척추질환에 초점을 두고 있지만, 말초질환에 대한 도수치료의 효과를 다룬 문헌도 발표되었다. 퇴행성 관절염 환자를 대상으로 대조군 및 위약군과 도수를 비교할 때 기능적 면에서 호전을 보였고, 통증역치도 증가하였다. 외측상과염 환자에서는 통증 없는 범위까지 파지력이 증가하였고, 압력 통증역치도 증가하였다고 보고된 문헌들이 있지만 위약군 또는 대조군과 비교는 없다. 급성 또는 만성 족관절염좌 환자는 최근에 발표된 3개의 체계적인 문헌 고찰에서 도수치료가 통증 감소, 족관절 가동범위 증가, 기능적 향상이 있다고 분석하였다.

④ 신경 도수(Neural mobilization)

한 개의 체계적 고찰에서 다양한 근골격계 질환의 치료에 있어서 도수치료효과를 분석하였다. 11개의 연구들을 고찰한 결과, 통증 감소에 있어서 신경 도수의 치료효과는 의학적 근거가 제한적이다라고 결론 내렸다. 그러나 11개의 연구들은 방법상에서 동일하지 않았고, 연구 질 등이 그렇게 높지 않았다.

⑤ 적응 및 금기

도수치료의 적응으로는 퇴행성관절질환, 추간판팽륜, 두통, 추간판탈출증, 관절통, 근막통증증후군, 측만증, 염좌, 근긴장, 아탈구 등이 있을 수 있다. 고속도의 밀치기 형태의 도수치료 금기는 점점 진행하는 신경학적 장애, 불안정한 척추분절, 심한 골다공증, 류마티스관절염, 골종양, 척수 종양, 척추관절증, 출혈경향, 숙달되지 않은 기술 등이다. 경추를 도수치료를 할 때 위험성이 더 커지고 신경근의 손상, 척수손상, 척추동맥, 다른 연부 조직과 골조직의 손상이 있을 수 있다.

⑥ 결론

급성 및 만성 경-요통, 외측상과염에 대한 도수치료의 치료효과에 대해서는 중등도의 의학적 근거를 가지고 있다. 그 외 다양한 근골격계 통증 상태에 대해서 제한적인 의학적 근거를 보이고 있다. 비록 도수치료가 일반적으로 말초관절 질환에 대한 치료방법 중에 하나이지만, 이에 대해서는 현재까지는 제한적인 의학적 근거를 보이고 있다. 향후에는 대조군 등을 이용한 질 높은 연구를 통하여 다양한 근골격계 질환에 대한 도수치료의 효과 등에 대해서 확인할 필요가 있다.

2) 동종요법

(1) 기원

동종요법의 창시자는 독일의 의사 하네만(Hahnemann, 1755-1843)이다. 그는 스코틀랜드 의사 윌리엄 칼렌(William Cullen)이 쓴 "약물학에 대한 논설(A treatise on materia medica)"을 영어에서 독일어로 번역하던 중 기나피라는 약물에 주목하게 되었다. 기나피(cinchona bark; Peruvian bark)는 남아메리카 원주민이 말라리아치료에 사용하던 것인데 이를 직접 복용해 보면서 기나피는 건강한 사람에서 간헐열과 비슷한 증상을 만들 수 있음을 기록하고 이러한 현상에 착안하여 여러 가지 치료법을 연구하였다. 그후 그의 논문에서 병을 치료하는 3가지 방법에 대하여 다음과 같이 논하였다.

첫 번째 방법은 병의 원인을 없애거나 파괴하는 것으로 예방치료(preventive treatment)다. 두 번째 방법은 가장 흔하게 사용 되는 것으로, '반대는 반대(contraria contrariis)로', 즉 '반대'로 치료하는 것으로, 변비를 설사약으로 치료하는 것 같은 고식적 치료(palliative treatment)이다. 세 번째 방법은 '비슷한 것은 비슷한 것으로(similia similibus)' 치료하는 것이다. 병을 치료하기 위해서는 건강한 몸에서 비슷한 증상을 일으킬 수 있는 약을 찾아야 한다." 수 년 후 세 번째 방법을 그리스어 'homoios- 비슷한', 'pathos-괴로움 또는 병고(病苦)'에서 기원한 'homeopathy'라고 명명하였다.

(2) 원리

① 유사의 법칙

그 사람의 병적 상태와 가장 비슷한 상태, 즉 동종(同種)의 상태를 약으로 만들어 주어 그 사람의 치유 반응을 유발하는 것이다. 동종요법은 환자의 병적 상태와 가장 '비슷한 괴로움'을 일시적으로 유발할 수 있는 매우 적은 양의 약을 환자에게 투여하는데 이렇게 동종의 방식으로 치유가 일어나는 현상을 '비슷한 것은 비슷한 것을 다스린다(like cures like)'는 유사(類似)의 법칙(the law of similars)'이라고 한다.

② 시험

동종요법은 모든 질병을 약으로 다스린다. 동종요법에서 쓰는 약은 할미꽃, 석송, 측백나무, 옻나무 같은 식물, 오징어, 꿀벌, 거미, 뱀 같은 동물, 그리고 금, 은, 동, 철, 소금, 모래, 비소 같은 광물처럼 대부분 자연에서 그 원료를 얻는다. 하네만(Hahnemann)은 "사람의 몸에 직접 약을 시험해 보아야만 약물의 참된 성질, 진정한 효과를 발견할 수 있다. 모든 효력이 있는 약물은 사람 몸에서 특이한 증상을 일으킬 수 있다."고 주장하였다. 하네만도 직접 동종요법 약을 복용하여 자신의 몸에서 나타난 변화를 자세히 관찰하여 기록하는 일을 평생 실천하였다. 이러한 과정은 동종요법에만 있는 특별한 것으로 시험(proving)이라고 부른다.

③ 역동화

동종요법 약은 식물, 동물, 광물 등을 곧바로 사용하는 것이 아니라 역동화라는 특수한 과정을 거쳐서 만든다. '역동화'란 동종요법 약의 원료를 희석(dilution)하고 세게 흔들어 주는 진탕(succussion)과정을 반복하는 단순한 방법이다. 자연계의 모든 물질에는 독특한 생명력(life force, dynamis)이 있는데 그러한 생명력만 순수하게 뽑아 쓰기 위해서는 그 물질에 다양한 방법의 충격을 주어야 한다는 것이다. 세게 흔들어 준다거나 빻아 주어 충격을 주면서 독성을 약화시키기 위해 희석을 시키는 데, 수십 번, 수백 번, 수천 번 등 희석을 많이 할수록 역설적으로 그 물질의 치유력은 더 강력해진다는 것이다. 이러한 제약과정이 아직 과학적으로 설명이 되지 않기 때문에 그 동안 기존 의학계에서 비판의 대상이 되어 왔으며 최근 동종요법 약의 물리, 화학, 생물학적 작용에 대해서 기초과학적 연구가 활발하게 진행되는 중이다.

(3) 진단 및 처방

동종요법의 원리는 그 사람의 병적 상태와 가장 비슷한 상태, 즉 동종(同種)의 상태를 약으로 만들어 그 사람의 치유 반응을 유발하는 것이라고 했다. 이를 위해서는 우선 그 사람의 몸과 마음의 전체적인 상태를 정확하게 파악하는 것이 중요하다. 환자의 '병명'에 그다지 큰 비중을 두지 않는다. 그보다는 환자의 증상, 생리현상, 심리상태 등 세 가지 측면에서 그 사람만의 개인적 특성을 중요하게 생각한다. 다음 의사가 하는 일은 이 환자의 증상전체(totality of symptoms)에 가장 잘 맞는 약을 동종요법 약물학 문헌을 검색하여 찾아내는 일이다. 이 과정에서 의사는 레퍼토리(repertory)라고 부르는 일종의 증상의 색인집(index)을 이용하여 약을 찾아 나가는데 최근에는 레퍼토리나 동종요법 약물학이 모두 컴퓨터에 입력되어서 검색 프로그램으로 나와 있다. 같은 병명을 가진 환자들이라도 그 개인적 특성에 따라 치료를 달리 하여 치료약이 완전히 달라지기 때문에 증상을 잘 살펴야 한다. 동종요법에서는 같은 '병명'을 가진 질병 이라도 현대의학처럼 같은 약을 처방하지 않고 개인적인 특성에 따라 달리 처방한다. 왜냐하면 치료를 해야 할 대상은 '병명'이 아니라 '병에 걸린 사람'으로 보기 때문이다.

(4) 치료 및 적응질환

동종요법에는 특정한 병에 대한 특정한 약이 없다. 왜냐하면 '병적 변화를 일으킨 몸의 일부분'이 아니라 '고통을 호소하는 사람 전체'이고 몸과 마음의 묘한 관계를 연결해서 약을 처방할 때 근본적인 치유가 일어난다고 보기 때문이다. 그 중에서도 현대의 동종요법에서 주로 다루는 질환들은 과민성대장증후군, 자가면역성질환, 알레르기, 관절염, 만성통증, 만성피로, 불안, 우울, 주의력결핍, 틱장애 등 특효약이 없거나 장기적으로 약을 복용해야만 하는 만성질환이다.

(5) 미래와 한계점

① 안정성

동종요법 약제는 원료를 고도로 희석하여 사용하고, 약을 복용한 후 나타나는 부작용에 대한 보고는 문헌에서 찾기 힘들 정도로 드문 관계로 동종요법은 일반적으로 가장 안전한 치료법들 중의 하나로 간주되고 있다. 오히려 동종요법에만 의존하여 기존의 고식적인 치료를 무시한다거나 치료에 적극적이지 않는다면 그것이 더 위험하다. 그러나, 적합한 동종요법 약제를 복용한 후 초기에 일시적으로 원래 증상이 악화되는 현상이 생기는데 이른바 동종요법적 악화(homeopathic aggravation)라고 하여 통상 동종요법 의사들은 이를 치유력이 자극되어서 나타나는 좋은 징후로 해석하는 경향에 있다. 이것은 전체 환자의 약 20% 정도에서 나타날 수 있는 것으로 생각되고 있으며, 이에 대해서는 논란이 많은 형편이다.

② 효능

동종요법은 고도의 희석과 진탕을 반복하는 이른바 역동화 과정을 거쳐서 제조된 약을 사용하기 때문에 시초부터 기존 의학계 또는 약학계로부터 거센 반대와 비판을 받아왔다. 현재까지 동종요법의 효능에 대한 시비는 대부분 동종요법의 효과가 위약효과(placebo effect)인가에 대한 것들이다. 동종요법이 과연 특정 질병에서 확실하게 효과가 있는가에 대해서는 아직 연구가 크게 부족한 형편이다. 앞으로 다양한 질병에 대한 임상연구가 활발하게 진행되어야 할 것이다.

③ 전망

동종요법의 증례채취 면담과정은 의사와 환자의 교감을 통해서 이루어지는 일종의 예술(art)이라고 할 수 있고, 의사와 환자는 이 과정을 통하여 이른바 치유적 만남(healing encounter)을 가지게 된다. 그리고 그 사람에게 가장 잘 맞는 동종요법 약을 세심하게 골라 투여할 때 오랫동안 치료되지 않던 병이 치유되는 것을 종종 경험하게 된다. 동종요법은 비록 과학적으로 그 기전이 명확하게 밝혀지지도 않았고 또한 임상연구도 부족한 상태이지만 과학기술의 맹신으로 비인간화된 기존 제도권 의학의 부족한 점을 보완하여 더욱 인간적이고 완전한 미래의 의학을 창출하는데 기여할 것으로 생각한다.

3) 봉독 요법

(1) 역사

인류 역사에서 봉독이 언제 처음 사용됐는지 아직 자세하게 밝혀지지 않고 있다. 다만, 각종 문헌을 보면 수천 년 전부터 자연 치료법으로 사용했음을 짐작해 볼 수 있다. 기원전 2000년, 고대 이집트 문헌인 파피루스나 바발로니아 의서에는 봉독이 치료 목적으로 사용되었다는 기록이 있다. 최초의 침구학 문헌인 마왕퇴의서(기원전 168년)에는 '벌에 쏘인 닭고기 덩어리를 식초나 대추기름에 담근 후 아픈 부위에 발라 치료했다.'는 기록도 있다. 또한 히포크라테스는 봉독을 '신비한 약(Arcanum)'이라고 표현하였다. 1888년 오스트리아 의사 Philip Terce가 류마티스성 질환의 치료에 봉침을 사용한 것이 봉독요법의 근대화의 시작이라고 하겠다. 봉독은 지금도 동서양을 막론하고 질환 치료제로서의 활발한 연구가 진행되고 있다. 봉독의 구성 성분과 화학적 작용, 통증 및 면역관련, 암과 에이즈에 이르기까지 다양한 실험이 이뤄지고 있다. 문제는 봉독요법이 민간요법으로 널리 쓰이면서 부작용이 적지 않았다는 사실이다. 일반인들이 행하는 생벌침은 치료과정 자체가 혐오스러울 뿐만 아니라 벌침 자체 안에 있는 곰팡이나 박테리아 등을 제거하지 못해 인체에 위험할 수도 있는데 감염증으로 인해 많은 부작용을 일으킬 수 있으므로 추천하지 않아야 한다. 봉독을 주원료로 한 아피독신은 1980년대 후반 '이탈리아 꿀벌(Apis Mellifera)'의 독을 전기 충격법으로 추출, 건조한 뒤 식염수에 녹여 만든 주사액이다.

(2) 성분 및 효과

봉독은 40여 종의 복합 물질로 구성되어 있으며 이 중에서 펩타이드군에서 아주 강력한 항염증 작용과 면역안정 작용이 있다. 물리적 성질은 비중이 1.1313으로 수용성이며 효력의 변화 없이 100℃에서 10일간 견딜 수 있으며 저온에서도 효과는 변하지 않는다. 봉독의 주 성분은 크게 5가지 종류 즉 수분, 효소, 펩티드, 질소성분자(small nitrous molecule), 비질소성분자(nonnitrogenous molecule)로 구분할 수 있다. 통증과 염증 질환에 효과를 내는 것은 펩티드 성분 중에서 멜리틴(mellitin), 아파민(apamin)이고, 효소로는 phospholipase와 cardiopeptidase로 생각된다.

① 펩티드

봉독의 가장 특징적인 주성분으로 26개의 아미노산으로

구성되어 있다. 멜리틴은 뇌하수체-부신 체계를 자극하여 카테콜아민과 코티손을 방출하게 된다. 작용을 나타내는 멜리틴은 hydrocortisol 보다 100배 이상 항염증 작용이 강하다. 멜리틴은 Ⅰ, Ⅱ의 두 가지 형태가 존재하며 봉독에는 둘 다 들어있다. 멜리틴Ⅱ는 멜리틴Ⅰ에 비하여 21번째기후부터 아미노산의 순서가 다르다. 아파민 또한 정도는 약하지만 멜리틴과 비슷한 생물학적인 작용이 있으며 adolapin은 항염증 작용뿐만 아니라 cyclooxygenase 억제로 통증완화 작용이 있다. 항류마티즘약으로 잘 알려진 indomethacin보다 약 70배 더 강력하다.

② 효소

Cardiopeptidase 포함 성분은 부신을 자극하여 내인성 홀몬을 분비하는 외에 심근에 직접 작용하여 관상동맥순환에 영향을 주지 않으면서 심근의 수축력과 심박수를 증가시킨다고 한다. 또한 생체 내외에서 심장에 대하여 항부정맥 효과가 있는 것으로 관찰됐다. Hyaluronidase는 조직의 간질세포에 존재하는 점성의 mucopolysaccharide인 히알루론산을 가수분해하고, 이렇게 해서 주사된 액체가 주변 조직에 침체되는 속도의 증가를 촉진하고 독성 성분들이 그것의 목표에 도달하게 된다.

③ 질소성분자

질소성분자(small nitrous molecule)로는 Dopamine, Serotonin, Norepinephrine 등이 있다.

④ 비질소성분자

비질소성분자(non-nitrogenous molecule)로는 탄수화물, 지질, 아미노산 등이 있다.

인체의 면역체계를 도와주는 특이한 작용이 있어 인체가 질병에 대항하는 능력을 강하게 해준다. 따라서 만성 통증으로 체내 면역력이 떨어져 있는 환자에게 자가 치료 기능을 향상시켜 스스로 염증을 없앨 수 있는 면역상태를 만들어 준다. 봉독은 일반 소염진통제에 비해 100배나 강한 항염증 작용이 있고, 신경 세포 내의 신경 전달과정을 차단함으로써 진통 작용도 뛰어나다. 또한 골관절염뿐만 아니라 류마티스 관절염과 같은 자가 면역 질환에도 효과가 있다. 봉독은 자연 치료제임과 동시에 면역계에 직접 작용하기 때문에 면역체계를 진정시키고, 자가면역으로 파괴된 관절을 안

정시키며, 강력한 항염증 작용으로 약물의 과다 투여와 부작용 등에서 어느 정도 해방될 수 있게 해준다.

(3) 봉독의 치료방법

① 봉침법

② 주사요법

A. 피내주사(Intradermal injection):
봉독을 피내로 주사하는 방법이 가장 효과적이다. 이 층에는 몸에 순환하는 혈액 량의 1/5이 분포되어 있으므로 일반적인 봉독 치료법은 피내주사로 치료하는 것을 말한다

B. 피하주사(Subcutaneous injection)

C. 관절내 주사(Intra-articular injection)

D. 방아쇠점 주사(Trigger point injection)

③ 이온전기 도입법, 이온 삼투요법 전기영동법

④ 초음파요법

⑤ 연고

⑥ 흡입요법

(4) 치료기간 및 횟수

만성 질환의 치료는 보통 1주일에 2-3번, 총 12-20회 정도를 하게 되며 자가면역성 질환 등 난치병은 30회까지 정기적으로 치료하기도 하며 이런 경우에는 주사를 천천히 놓아야 한다. 경험이 많지 않은 치료자는 한 번 치료 때 주사 수가 20대를 넘지 않는 것이 좋다. 주사수가 10대 이상 넘어갈 때는 처음 5-10대를 주사 하고 5-10분 쉬었다가 나머지 용량을 주사한다. 치료가 끝난 후에 최소한 10-20분 대기실에서 휴식하도록 한다. 1차 치료 후에도 질병의 호전이 없으면 1달 쉬었다가 2차 치료를 시작한다.

(5) 봉독 알레르기 테스트

① 생리 식염수로 희석된 약을(1 mg/2 mL), 0.05 mL, 전완부에 피내 주사한다

② 주사를 맞은 곳에 바늘구멍 크기의 피가 보이고, 이 점을 중심으로 약 5-10 mm 정도의 팽진이 나타나고, 10-15분 뒤에 그 주위에 1-3 cm 정도의 홍반이 생긴다.

이 부위가 약간 부으며 가려울 수 있다

③ 홍반이 2.1 cm 이상이고 팽진이 0.5 cm 이상이거나 위족 (pseudopodia)가 나타나면 양이라고 할 수 있다.

(6) 봉독에 대한 반응

① 국소적 즉각 반응

주사바늘에 의해 즉각 통증이 뒤따르는 화끈거리고 찢는 듯한 통증, 부종, 발적이 생기고 형성된 팽진 주위가 수 분 내에 4-5 cm 정도 출혈되고 부종이 있는 조직이 점점 단단해지고 크기와 볼록함이 점점 커진다. 점차 피부는 거위살처럼 변하고 다양한 강도의 소양감이 생긴다. 특별한 처치는 필요치 않으며 통증을 심하게 호소하면 얼음주머니를 대주는데 봉독의 자극 효과를 지속시키는 방법이다.

② 국소적 지연 반응

봉독 투여 3-4시간 후에 시작되며 심한 부종, 발적, 소양증, 통증이 있고 부종은 약 12시간 후에 절정에 도달하며 가라앉는데 2-3일이 걸린다. 얼음주머니, 항히스타민제에 잘 반응하며 부종이 있는 팔, 다리를 올리거나 압박붕대를 감아주는 것도 좋은 방법이다. 전신 증상은 없다.

③ 전신적 즉각 반응

봉독에 예민한 사람은 수분 내에 전반적인 홍조, 오한, 고열, 발한, 두통, 어지러움, 구토, 호흡곤란, 의식상실이 오고 맥박이 빨라지고 전신이 가렵고 두드러기가 생기고 전신이 붓는다. 얼굴 특히 눈이 충혈된다. 하루 이틀 지나면 증상은 서서히 없어 지나 피로감은 오랫동안 남는다. 응급 조치가 필요하면 epinephrine 등 신속한 응급조치가 필수적이다.

④ 전신적 지연 반응

봉독주사 후 2주째에 독감증상과 유사하게 열감, 전신 쇠약감이 온다. 'Healing crisis'로 증상이 사라지면 원래의 통증이 훨씬 감소됨을 환자가 느끼게 된다.

(7) 부작용과 주의사항

봉독은 다른 화학적 약품에 비해서 부작용이 거의 없고 아주 안전하다고 알려져 있다. 가장 흔한 합병증인 가려움증의 치료는 가장 좋은 방법이 얼음찜질을 하는 것이다. 때로는 가려움증에 따르는 국소 연고제들도 도움이 되기도

한다. 가려움증은 환자에 따라서 그 정도가 다르지만 대개는 참고 견딜만하며 치료를 계속 함으로써 대략 4-8번째쯤 부터 가려움증이 적어지게 되고 치료를 계속하면 봉독치료에 면역이 생겨 가려움증이 없어지게 된다. 만약 환자가 가려움증이 너무 심하여 아주 고통을 겪거나 잠을 자지 못할 경우에 항히스타민제를 사용할 수 있다.

봉독용액 자체에 강력한 항세균 작용이 있어 주사 후에 세균성 염증이 생기는 일은 아주 드물지만 때로는 환자가 긁은 손톱자국에 염증이 생길 수 있으므로 주의를 해야 한다. 간혹 주사 맞은 부위에 피부 색깔이 거무죽죽하게 바뀌는 경우가 있으나 이것은 치료 후 4-8주 후에 원래 색깔대로 돌아오므로 걱정하지 않아도 된다. 봉독은 뇌혈관, 심장, 결핵, 당뇨, 신장질환자는 사용하지 않는 것이 좋다. 특히 중증 당뇨 환자를 주의해야 한다. 봉독은 부신피질스테로이드 호르몬을 촉진시키는 작용이 있어 혈당을 높일 수 있기 때문이다. 때로는 뇌출혈과 같은 보기 드물지만 심각한 부작용이 보고되기도 한다.

4) 아로마테라피

아로마테라피란 향기를 뿜어내는 허브로부터 추출한 천연 향유를 생활 속에서 건강에 활용하기도 하고 의학에서 전문적으로 질병에 사용하는 치료법을 말한다. 허브의 꽃, 잎, 줄기, 뿌리 등에서 추출한 휘발성 정유(essential oil)로 스트레스 해소나 심신의 불균형 상태를 해소하여 심신을 건강하게 하고, 정신적, 감정적, 영적 차원에서 치유, 개선의 효과를 가져오는 전인 치료적 요법이다.

(1) 기원

아로마테라피의 역사는 대략 기원전 5000년경 고대의 신성한 종교의식에 이용되던 방향료부터 현대의 아로마학이 이루어지기 까지 수많은 향료의 발달사와도 밀접한 관련이 있다. 냄새 중에서 달콤하고, 향기로운 것을 나타내는 향료는 인류 문명이 시작되면서부터 발달하기 시작하였다. 선사시대, 원시시대에서도 신에게 바치는 과일, 꽃, 수지 등의 방향물질 등이 그것이다

고대 이집트, B.C. 3000년 전의 인더스 문명, B.C. 2000년

중국의 황하문명 등에서도 종교적 행사에 여러 가지 향이 사용되었다. 라틴어의 Per Fumum (Through Smoke)은 방향물질의 훈증을 의미한다. Herodotos (B.C.484-425)나 Hippocrates (B.C.460-377)에 의해 기록된 많은 방향식물과 식물정유 등이 향료 공업발전의 기원으로 추측되며 염증 감소와 상처치유기술에 대해서 저술하였다. 로마제국 분열시 콘스탄티노플은 동서 물자 교류의 요충지였고 향료가 그 중 큰 부분을 차지하였다. 르네상스 시대에 접어들면서 알코올 증류법의 발달과, 식물학, 화학 및 유리제조법에 대한 기술이 개발되었고, 동서양의 교역로가 개척되는 등 향료와 의학 산업의 발달이 이루어졌다. 그 후로 현대에 이르기까지 향을 제조하는 증류법, 압착법, 추출법 등이 계속 발전 하였고 새로운 합성향료가 많이 개발되었다. 20세기초 프랑스의 Gattefosse는 lavendar 오일이 화상에 효과가 있는 것을 발견하고 방향유에 대한 연구를 집약하여 1928년 책의 출간과 함께 'Aromatherapy'라는 용어를 처음 사용하였다. 그 이후 Valnet의 전쟁 부상병의 치료, Maury의 마사지 기법, Tisserand의 저술 『The Art of Aromatherapy』 등을 통하여 현대적인 아로마테라피의 전기를 마련하게 되었다.

(2) 작용기전

향기요법 치료 전후의 인체 생기를 조사한 결과 혈압과 맥박이 안정되고 뇌파검사에서 안정된 알파파가 증가되고 체열검사에서 순환기능이 향상되며 혈청검사에서 스트레스 호르몬인 아드레날린 등 혈액중 카테콜아민 수치가 정상치로 떨어져 항불안, 항스트레스효과를 확인하는 등 아로마테라피의 질병 치유나 예방에 대한 과학적인 근거는 아직 많은 연구 중이지만, 몇몇 연구에서는 보조적인 치료 수단으로서 효과적임이 입증되고 있다.

냄새의 자극에 의해서 일어나는 감정의 변화는 대뇌기저 부 분의 후각 관련 구조들로부터 기인하고 있는 것으로 밝혀지고 있는데 이와 관련된 후각영역과 변연계의 반응으로 일어나는 감정과 심리의 변화를 데이터화, 객관화하기 위하여 유발전위, 뇌파, 말초맥관수축, 수축기 혈압, 미세진동, 심박수, 피부전위 등을 측정하여 그 작용기전을 밝히려는 노력이 진행 중이다.

(3) 에센셜 오일

방향성 식물의 꽃, 잎, 줄기, 뿌리, 열매에서 추출한 100%의 지용성으로 식물에서 추출한 식물의 호르몬 성분을 말한다. 인체에 사용 가능한 향유는 70종 정도이고, 단일 또는 여러 종류를 혼합해서 사용하기도 한다. 식물의 양에 비해 추출되는 양이 극히 소량이다. 추출 방법이나 추출 시기에 따라 달라진다. 원액의 피부 접촉을 피하고 carrier oil과 희석된 상태로 사용한다. 추출 방법은 증류법, 솔벤트 추출법, 흡수법, 압축법, 가스 추출법 등이 있으며, 에센셜 오일의 주 화학성분은 phenol, terpene, alcohol, ketone, ester, ether, oxide, aldehyde, coumarin, acid 등이 있다. 가장 중요하고 많이 사용하는 아로마 에센셜 오일들로는 캐모마일, 유칼립투스, 제라니움, 라벤더, 로즈, 로즈마리, 센달우드, 마조람, 자스민, 네롤리 등이 있다.

(4) 사용법 및 주의사항

아로마치료에 사용되는 여러 가지 에센셜 오일들은 두 가지 이상 배합하여 시너지효과를 얻을 수 있다. 아로마 에센셜 오일은 매우 농축된 상태라서 원액이 피부에 직접 닿으면 자극이 되므로 피부에 적용시킬 때는 무향이면서 순식물성 캐리어 오일에 희석하여 사용하는 것이 바람직하다. 캐리어 오일은 에센셜 오일을 신체내로 운반하는 매개체 역할을 하며, 비타민 A, E, F 등이 풍부하고, 진정효과, 피부연화, 피부에 영양분을 공급하는 역할도 한다. 이러한 캐리어 오일들에는 포도씨 오일, 아몬드 오일, 아보카도 오일, 살구씨 오일 등 여러 종류가 있다.

아로마테라피의 적용 방법에는 마사지, 흡입법, 목욕법, 습포법, 스팀법, 내복법 등 여러 방법을 통해 이용된다

주의할 점으로는 피부에 원액 그대로 사용하지 말고, 민감성에 대한 테스트를 하고, 감광성에 주의한다. 에센셜 오일을 사용할 때는 정확한 용량을 지켜야 한다, 에센셜 오일은 모두 피부와 점막을 자극하므로 주의해야 한다. 임신중이나 고혈압 간질병 환자에게는 금지된 특정한 에센셜 오일을 사용하지 않는다. 어린이에 사용시는 2-3배 희석해서 사용한다. 2주 이상 같은 오일의 사용은 간독성이나 신독성의 위험이 있으므로 피한다.

(5) 적응증

아로마테라피는 류마티스 억제, 세포성장촉진, 소염진통 작용, 진정, 이완효과, 면역기능 항진효과 등이 있으며 스트레스, 불안, 우울증, 불면증, 두통과 같은 정신, 신경장애에 적용되며, 근육통이나 류마티스 관절염, 소화장애, 여성질환, 생리장애, 폐경기 장애, 산후질병, 피부 질환, 원형탈모증, 혈액 임파선 순환 장애, 방광염, 감기, 인후염, 기관지염과 같은 감염증세, 면역기능장애, 내분비기능장애, 학습장애, 기억력장애 등의 질환에 널리 적용된다. 또한 술 후 오심, 구토에도 효과적이라는 보고도 있다.

5) 침술(Acupuncture)

다양한 보완 대체 요법 중에서, 침술은 통증 조절에 있어서 일반적으로 적용하는 방법 중에 하나이다. 침술의 효과를 얻기 위해서는 신경혈관다발(neurovascular bundle)이 풍부한 침술 자리(acupoint)라는 해부학적 지점에 침(needle)을 경피적으로 놓거나, 일련의 전기적 또는 도수적 자극을 주어야 한다. 질 좋은 무작위 이중맹검을 이용한 침술의 치료효과에 대한 문헌 등이 많이 증가하면서, 비록 섬유근육통 등과 같은 만성 통증에 대해서는 아직 그 치료효과에 대해 결론이 나오지 않았지만, 퇴행성 슬관절염, 요통 등의 만성적인 통증 상태에 대한 침술의 치료효과에 대하여 입증되었다. 통증치료에 있어서 침술의 그 효용성 및 치료 기전 등을 지지하는 의학적 문헌 등은 많이 나와 있지만, 침술의 무통 작용에 대한 위약효과가 미치는 정도에 대해서는 아직 설명이 안되고 있다. 여러 행동학적, 기능적 신경 영상의학적 검사 등으로 이 부분에 대한 연구가 진행 중이다.

(1) 위약효과

의학 분야에서, 위약은 질병 또는 다른 의학적 상태에 대해서 가상적 효과를 보이거나, 치료효과가 없는 것으로 생각된다. 일련의 치료방법의 효과를 확인하기 위하여 위약은 종종 대상자를 대조군으로 삼기 위해 기만하는 방법이다. 위약 효과는 대상자 들이 연구자와 상호 관련을 맺거나, 또는 치료적 방법의 과정, 치료 과정에 직접적인 참여로 인

하여 임상적 증상을 호전시키는 것으로 보고되었다. 이러한 효과는 실제 활성 치료들(active therapies)과는 차이를 보이며, 연구자 주변의 환경적 또는 전후 사정적 암시 등으로 발생한다. 최근 연구에 따르면 위약 효과는 엔도르핀(endorphin)과 도파민과 같은 다양한 신경전달물질 들과 연관된 정상적인 신경생물학적 기계적 기전에 의하여 나타나는 것으로 보고 되었다. 비록 이러한 위약효과가 임상적으로 중요한 효과는 없지만, 위약 개입의 일련 과정이 특히 욕지기(nausea)와 통증 영역에서 환자 보고 성과(patient-reported outcomes)에 영향을 미칠 수 있다. 통증에 대한 위약효과는 환자에게 어떻게 동의서를 받았는지, 그리고 어떠한 연구 방법으로 진행되는 지에 따라서 다르게 나타날 수 있다. 비록 여러 요인 들이 침술의 위약 효과에 영향을 미칠 수 있지만, 가장 중요한 기여 인자(contributing factor) 중에 2가지는 기대감(expectancy)과 전-조건화 (preconditioning)이다.

(2) 기대감(Expectancy)

기대감은 치료효과를 예측하거나, 기대하는 상태를 의미한다. 침술이 치료 결과에 대한 환자의 기대감이 미치는 영향을 주제로 다룬 연구들의 결과는 매우 흥미롭다. 4개의 무작위 배정의 독일 연구를 분석한 체계적인 문헌 고찰에 따르면 기대의 정도가 치료 결과에 영향을 미치는 것으로 분석하였다. 침술 이전에 높은 기대감을 가진 환자군에서 낮은 기대감을 가진 환자 군에 비하여 침술 후에 치료효과가 더욱 좋은 것으로 보고하였다. 미국에서 발표된 연구에 따르면 기대감과 치료효과와의 관련성은 없다고 보고된 결과도 있다. 기대감이 치료효과에 미치는 영향을 연구 하기 위하여 위(sham)침술과 침술을 비교할 때, 위침술에서 기대감이 시술 전에 높은 정도가 치료 결과에 더욱 많은 영향을 미쳤지만, 실제 침술에서 그렇지 않았다. 또 다른 연구에서는 높은 기대감이 낮은 기대감에 비하여 치료효과가 좋았지만 실제 침술에서만 이런 결과를 보였다. 따라서 미래의 통증과 관련된 침술 연구에서 침술의 치료효과와 기대감의 상호 관련성에 대한 연구가 더욱 더 필요할 것으로 사료된다.

(3) 전조건화(Preconditioning)

전조건화는 환자가 침술을 받기 전에 치료효과에 대해서 이미 효과가 있다고 기대하고 있는 상태를 말한다. 침술 치료효과에 대한 전조건화의 미치는 영향을 연구한 최근 연구에서는 실제 침술과 위 침술간에 중요한 영향 및 상호 관련성은 없는 것으로 보고하였다. 비록 전조건화가 기대된 통증 감소에 영향을 미치거나 통증 치료 부위에 위약 효과를 증가시키기는 하지만, 이러한 효과가 기대감에 의한 것인지에 대한 여부는 향후 연구가 필요한 것으로 보인다.

(4) 요약

최근 기능적 신경 영상의학적 연구 결과에서 위약(place-bo)이 통증 전달 경로를 조절하는 뇌 영역을 활성화 시키고, 심지어 기분(mood)과 관련된 상부 척추 부위에도 영향을 미치는 것으로 보고되었다. 실제 침술과 실제 침술과 같은 기대감을 보이는 위침술 모두에서 실제 치료적 효과를 기대하지 않는 피부 자극(prick)에 비하여 우측 배외측(dorsolateral) 전전두엽, 전측 대상회와 중뇌 부위를 더욱 활성화 시키는 것으로 보고하였다. 이러한 결과는 비록 실제 침술이 특이적인 생리적 효과를 보이지만, 잠재적인 침술의 이로운 치료 효과에 대한 환자의 기대감과 믿음이 또한 상부 척추의 보상적 체계에 활성도를 조절하고 있다고 볼 수 있다.

요약하면 비록 통증 치료에 있어서 침술의 효과를 지지해 주는 임상적 근거가 지속적으로 보고된다고 하더라도, 특별한 통증 상태에서 침술에 의한 진통 효과를 연구할 때, 침술의 위약효과에 영향을 미칠 수 있는 요인들에 대해서도 고려해야 할 것이다.

6) 음악치료
(1) 개념

질병에 대한 다양한 치료적 접근 가운데 음악치료는 음악으로 질병을 치유하는 것이다. 음악을 매개로 한 치료법은 현대의학의 발달과 함께 유용한 치료 수단으로 등장하게 되었다. 음악치료의 근본 개념은 음악을 통한 심리치료이다. 즉 정신과 신체 건강을 복원 및 유지시키며 향상시키기 위해 음악을 사용하는 것이다. 음악치료의 적용 범위는 방대하다. 의학적 질환, 심리적 외상, 신체적 결함, 감각운동기능 손상, 심리적 장애, 의사 전달 장애, 정신지체, 학습장애, 노화, 스트레스의 감소와 이완, 고통 경감, 출산보조 등 폭넓게 적용되고 있다. 음악치료의 적용 범위가 다양한 만큼 치료 기법도 다양하나, 음악치료의 본질적 과정은 음악과 개인의 의미 연결을 중심축으로 이루어진다.

(2) 역사

음악은 인류문명의 시작 이래로 치료적 목적으로 사용되었다. 고대 주술사들이 소리와 음률 및 주술을 사용하여 환자들을 치료하고자 했던 것이 예라 할 수 있다. 그리스 철학자들은 병이란 곧 무질서라고 생각하고 음악은 육체와 정신의 무질서를 교정하는데 치료적 가치가 있다고 보았다. 아리스토텔레스와 플라톤 역시 음악의 치료적 사용을 옹호하였고, 특히 연극이나 음악 연주를 통한 감정의 카타르시스는 정신 건강에 매우 중요하다고 주장하며 정서적 장애가 있는 사람들에게 음악과 화성을 처방하였다. 19세기 말 영국의 Canon Harfords는 환자의 옆방에서 음악을 연주하여 치료적 효과를 입증한 바 있다. 그러나 음악이 치료적 목적으로 오랜 기간 사용되어 왔다 하더라도 과학적 연구와 관찰을 통해 전문적 영역으로 자리 잡게 된 것은 불과 수십 년 전의 일이다. 세계 제2차 대전의 발발로 인해 많은 사람들이 전쟁을 통한 심신의 상처를 입게 되었다. 많은 부상 군인들이 정신적 충격을 경험하게 되었는데, 이 환자들을 돕기 위해 음악인들이 병원에서 음악을 연주하게 되었다. 환자들의 음악적 경험은 의료진이 예상치 못했던 긍정적 결과를 낳아 음악의 치료적 효과가 새롭게 인식되기 시작했다.

(3) 이론적 배경

인간은 제반 예술 활동을 한다는 점에서 다른 종의 동물과 구별된다. 인간에게는 창의성이 있고 이것이 예술을 가능케 하고 개인의 독특한 개성이 표현된다. 이러한 창의성과 표현기능은 예술치료의 근간을 이루고 있다고 할 수 있다. 임상에서 예술의 기능은 창의성과 표현기능을 바탕으로 한 진단적 기능과 치료적 기능에서 찾아볼 수 있다. 진단적 기능에의 적용은 이미 오래 전부터 투사적 심리 검사 등을 통하여 발달해 왔고, 치료적 기능에의 적용은 음악치료, 미술치료, 무용치료, 문학 치료 등 다양한 분야에서 발달해 왔다. 음자극은 지능이나 기능의 정도에 상관없이 인간 존재에 직접적으로 침투할 수 있는 힘을 소지하고 있으며 친근하고 즐거우며 위협적이지 않는 비언어적인 의사소통의 의미를 지니고 있다. 느낌이나 감정을 일으키고 이러한 정서적 반응은 생리적 반응을 활성화시킨다, 즉 정신과 신체를 통합하고 활성화한다. 대뇌의 변연계가 음악적 자극에 반응하여 사람에게 강한 정서적인 반응을 불러일으키기도 한다. 또한 리듬적인 구조를 가지는 청각 자극은 비리듬적인 자극과는 색다른 방법으로 더 높은 청각 통로로, 더 큰 강도로 신호를 보낸다고 한다. 그래서 사람은 외부에서 들려지는 청각 자극에 반응하게 되고 이것은 심장 근육의 생리적인 동조화 현상으로 연결되거나 통증이나 불안에 쏠려있는 마음을 다른 곳으로 분산시킨다고 한다.

(4) 기법 및 효과

다양한 치료적 기법으로 발달하여 왔으며 현재 창조적 음악 치료, 발달음악치료, Guided Imagery and Music, Clinical Orff Schulwerk(오르프 음악교육), 정신 역동적 음악치료 등이 있고 광범위한 증상에 적용되며 개인의 문제에 다가가서 깊은 음악적 체험을 하도록 하여 치료적 효과를 나타낸다. 그 적응으로는 발달장애, 행동장애, 신체장애, 일반 환자, 정신과적 장애 등이 있으며 통증을 완화시키는 약제와 함께 사용했을 때 전체적인 통증 강도를 줄이거나 진통제의 용량을 줄이는 효과가 있다. 화상 환자에서 진통제 요구량 감소나 통증의 감소에 효과가 있다.

음악치료가 의학적 측면에서 보다 전문성을 지닌 치료법의 하나로 발전하려면 보다 과학적인 방법을 이용하여 치료적 효과를 평가, 검증하는 것이 요구된다.

2. 요약

1) 민간요법과의 차이, 경계할 점

간단히 정리하자면 정통의학은 이론적인 체계 정립된 과

학적인 방식으로 접근하나 민간요법은 오랜 세월을 경험과 체험을 바탕으로 하였다. 그러므로 의료인은 이에 대한 충분한 철학을 가지고 접근하여야 한다.

2) 대체의학의 한계 및 주의점

(1) 대체의학이 치료되지 않은 모든 병의 치료 방식이 아니다.
(2) 만병통치요법이라는 시술자의 오해와 충분한 증례를 확보 하지 않고 소수의 치료 사례를 과장홍보한다.
(3) 제도권 의학을 경시하며 오도시키는 경우가 있고 이로 인해 치료 기회를 놓칠 수 있다.
(4) 과학적 검증이 되지 않아 부작용이 발생될 수도 있다.
(5) 상업적 비윤리적인 행위가 있으며 비법으로 둔갑하여 환자에게 피해를 주는 경우도 있다.

■■■ 참고문헌

Afari N, Eisenberg DM, Herrell R, Goldberg J, Kleyman E,Ashton S, et al:Use of alternative treatments by chronic fatigue syndrome discordant twins. Integr Med 2000;2:97-103.

Astin JA: Why patients use alternative medicine: results of a national study. JAMA 1998;279: 1548-53.

Atlas LY, Wager TD: A meta-analysis of brain mechanisms of placebo analgesia: consistent findings and unanswered questions. Handb Exp Pharmacol. 2014;225:37-69.

Ax S, Gregg VH, Jones D: Chronic fatigue syndrome: sufferers' evaluation of medical support. J R Soc Med 1997;90:250-4.

Bialosky JE, Bishop MD, Robinson ME, Barabas JA, George SZ: The influence of expectation on spinal manipulation induced hypoalgesia: an experimental study in normal subjects BMC Musculoskelet Disord. 2008 Feb 11;9:19.

Bombardier CH, Buchwald D. Chronic fatigue: chronic fatigue syndrome, and fibromyalgia: disability and healthcare use. MedCare 1996;34:924-30.

Bulbulian R, Burke J, Dishman JD: Spinal reflex excitability changes after lumbar spine passive flexion mobilizationJ Manipulative Physiol Ther. 2002 Oct;25(8):526-32.

Chou R, Huffman LH; American Pain Society; American College of Physicians. Nonpharmacologic therapies for acute and chronic low back pain: a review of the evidence for an American Pain Society/American College of Physicians clinical practice guideline.Ann Intern Med. 2007 Oct 2;147(7):492–504.

Dishman JD, Bulbulian R: Spinal reflex attenuation associated with spinal manipulation Spine (Phila Pa 1976). 2000 Oct 1;25(19):2519–24.

Ellis RF, Hing WA: Neural mobilization: a systematic review of randomized controlled trials with an analysis of therapeutic efficacy. J Man Manip Ther. 2008;16(1):8–22.

Ferreira ML, Ferreira PH, Latimer J, Herbert RD, Hodges PW, Jennings MD, et al: Comparison of general exercise, motor control exercise and spinal manipulative therapy for chronic low back pain: A randomized trial. Pain. 2007 Sep;131(1–2):31–7.

Finniss DG, Kaptchuk TJ, Miller F, Benedetti F: Biological, clinical, and ethical advances of placebo effects. Lancet. 2010 Feb 20;375(9715): 686–95.

George SZ, Bishop MD, Bialosky JE, Zeppieri G Jr, Robinson ME: Immediate effects of spinal manipulation on thermal pain sensitivity: an experimental study.BMC Musculoskelet Disord. 2006 Aug 15;7:68.

Gross A, Miller J, D'Sylva J, Burnie SJ, Goldsmith CH, Graham N,et al: Manipulation or mobilisation for neck pain. Cochrane Database Syst Rev. 2010 Jan 20;(1): CD004249.

Hr□bjartsson A, Gøtzsche PC: Placebo interventions for all clinical conditions. Cochrane Database Syst Rev. 2010 Jan 20;(1):CD003974.

Jun ES, Park KH, Park HK, Lee JK, Yoo DH, Kim SY: Use of complementary therapies for rheumatologic conditions among patients of rheumatologists. J Korean Acad Fam Med 2001; 22:371–85.

Kaptchuk TJ, Miller FG: Placebo Effects in Medicine. N Engl J Med. 2015 Jul 2;373(1):8–9.

Kirsch I, Kong J, Sadler P, Spaeth R, Cook A, Kaptchuk T, et al: Expectancy and Conditioning in Placebo Analgesia: Separate or Connected Processes? Psychol Conscious (Wash D C). 2014 Mar;1(1):51–9.

Korean Academy of Medical Sciences. Development for complementary and alternative therapies assessment methodology and its application. 2005.

Kwon YB, Lee JD, Lee HJ, Han HJ, Mar WC, Kang SK, et al: Beevenom injection into an acupuncture point reduces arthritis associated edema and nociceptive responses. Pain. 2001;90:271–80.

Lee SI, Khang YH, Lee MS, Koo HJ, Kang W, Hong CD: Complementary and alternative medicine use in Korea: prevalence, pattern of use, and out-of-pocket expenditures. Korean J Prev Med 1999;32:546–55.

Leung AY, Wallace MS, Schulteis G, Yaksh TL: Qualitative and quantitative characterization of the thermal grill. Pain. 2005 Jul;116(1–2):26–32.

Lewith GT, Godfrey AD, Prescott P: A single-blinded, randomized pilot study evaluating the aroma of Lavandula augustifolia as a treatment for mild insomnia. J Altern Complement Med. 2005;11:631–7.

Lewith GT, Watkins AD, Hyland ME, Shaw S, Broomfield JA, Dolan G, et al: Use of ultramolecular potencies of allergen to treat asthmatic people allergic to house dust mite: double blind randomised controlled clinical trial. Br Med J 2002;324:520.

Linde K, Allais G, Brinkhaus B, Fei Y, Mehring M, Shin BC, et al: Acupuncture for the prevention of tension-type headache. Cochrane Database Syst Rev. 2016 Apr 19;4:CD007587

Linde K, Witt CM, Streng A, Weidenhammer W, Wagenpfeil S, Brinkhaus B, et al: The impact of patient expectations on outcomes in four randomized controlled trials of acupuncture in patients with chronic pain. Pain. 2007 Apr; 128(3):264–71.

Loudon JK, Reiman MP, Sylvain J: The efficacy of manual joint mobilisation/manipulation in treatment of lateral ankle sprains: a systematic review. Br J Sports Med. 2014 Mar;48(5) :365–70.

Martins DF, Bobinski F, Mazzardo-Martins L, Cidral-Filho FJ, Nascimento FP, Gadotti VM, et al:.Ankle joint mobilization decreases hypersensitivity by activation of peripheral opioid receptors in a mouse model of postoperative pain. Pain Med. 2012 Aug;13(8):1049–58.

Martins DF, Mazzardo-Martins L, Cidral-Filho FJ, Gadotti VM, Santos AR: Peripheral and spinal activation of cannabinoid receptors by joint mobilization alleviates postoperative pain in mice. Neuroscience. 2013;255:110–21.

Martins DF, Mazzardo-Martins L, Cidral-Filho FJ, Stramosk J, Santos AR: Ankle joint mobilization affects postoperative pain through peripheral and central adenosine A1 receptors. Phys Ther. 2013 Mar;93(3):401–12.

Martins DF, Mazzardo-Martins L, Gadotti VM, Nascimento FP, Lima DA, Speckhann B, et al: Ankle joint mobilization reduces axonotmesis-induced neuropathic pain and glial activation in the spinal cord and enhances nerve regeneration in rats. Pain. 2011 Nov;152(11):

2653-61.

Maruyama N, Sekimoto Y, Ishibashi H, Inouye S, Oshima H, Yamaguchi H, et al: Suppression of neutrophil accumulation in mice by cutaneous application of geranium essential oil. J Inflamm (Lond). 2005;2:1.

Miller AL: Epidemiology, etiology, and natural treatment of seasonal affective disorder. Altern Med Rev. 2005;10:5-13.

Moss P, Sluka K, Wright A: The initial effects of knee joint mobilization on osteoarthritic hyperalgesia. Man Ther. 2007 May;12(2):109-18.

NCCAM (National Center for Complementary and Alternative medicine). 2000. Expanding Horizons of Healthcare : Five-Year Strategic Plan 2001-2005. NIH Publication No 01-5001. Washington DC:U.S Department of Health and Human services.

Paungmali A, O'Leary S, Souvlis T, Vicenzino B: Naloxone fails to antagonize initial hypoalgesic effect of a manual therapy treatment for lateral epicondylalgia. J Manipulative Physiol Ther. 2004 Mar-Apr;27(3):180-5.

Park HJ, Lee SH, Son DJ, Oh KW, Kim KH, Song HS, et al: Antiarthritic effect of bee venom: inhibition of inflammation mediator generation by suppression of NF-kappaB through interaction with the p50 subunit. Arthritis Rheum. 2004;50:3504-15.

Pioro-Boisset M, Esdaile JM, Fitzcharles MA: Alternative medicine use in fibromyalgia syndrome. Arthritis Care Res1996;9:13-7.

Reilly D: Randomised controlled trials for homoeopathy. When is useful improvement a waste of time? Double positive paradox of negative trials. Br Med J 2002; 325:41.

Remes-Troche JM, Tellez-Zenteno JF, Rojas-Serrano J, Senties- Madrid H, Vega-Boada F, Garcia-Ramos G: Thalamic and mesencephalic hemorrhages after multiple honeybee stings: a lifethreatening apitherapy complication. Eur Neurol. 2003;49:188-9.

Rubinstein SM, Terwee CB, Assendelft WJ, de Boer MR, van Tulder MW: Spinal manipulative therapy for acute low-back pain. Cochrane Database Syst Rev. 2012 Sep 12;(9): CD008880.

Shang A, Huwiler-Muntener K, Nartey L, Juni P, Dorig S, Sterne JA, et al: Are the clinical effects of homoeopathy placebo effects? Comparative study of placebo-controlled trials of homoeopathy and allopathy. Lancet 2005;366:726-32.

Sherman KJ, Cherkin DC, Ichikawa L, Avins AL, Delaney K,

Barlow WE, et al: Treatment expectations and preferences as predictors of outcome of acupuncture for chronic back pain. Spine (Phila Pa 1976). 2010 Jul 1;35(15):1471-7

Shukla S, Torossian A, Duann JR, Leung A: The analgesic effect of electroacupuncture on acute thermal pain perception--a central neural correlate study with Fmri. Mol Pain. 2011 Jun 7;7:45.

Skyba DA, Radhakrishnan R, Rohlwing JJ, Wright A, Sluka KA: Joint manipulation reduces hyperalgesia by activation of monoamine receptors but not opioid or GABA receptors in the spinal cord. Pain. 2003 Nov;106(1-2):159-68.

Vicenzino B, Paungmali A, Teys P: Mulligan's mobilization-with-movement, positional faults and pain relief: current concepts from a critical review of literature. Man Ther. 2007 May;12(2):98-108.

Vick JA, Shipman WH, Brooks R Jr: Beta adrenergic and antiarrhythmic effects of cardiopep, a newly isolated substance from whole bee venom. Toxicon. 1974;12: 139-44.

Wasan AD, Kong J, Pham LD, Kaptchuk TJ, Edwards R, Gollub RL: The impact of placebo, psychopathology, and expectations on the response to acupuncture needling in patients with chronic low back pain. J Pain 2010 Jun;11(6):555-63.

Wolf CJ, Brault JS. Manipulation, traction and massage. In: Braddom RL, Physical medicine and rehabilitation, 5th edition, Philadelphia, Elsevier Health Sciences, 2015; 347-67.

World health organization.general guideline for methodologies on research and evaluation of traditional medicine 2000, available at : http://appas.who.int/iris/bitstream/10665/66783/1/.

Wu C, Qu S, Zhang J, Chen J, Zhang S, Li Z, Chen J, et al: Correlation between the Effects of Acupuncture at Taichong (LR3) and Functional Brain Areas: A Resting-State Functional Magnetic Resonance Imaging Study Using True versus Sham Acupuncture. Evid Based Complement Alternat Med. 2014;2014:729091.

Zyloney CE, Jensen K, Polich G, Loiotile RE, Cheetham A, LaViolette PS, Tu P, et al: Imaging the functional connectivity of the Periaqueductal Gray during genuine and sham electroacupuncture treatment. Mol Pain. 2010 Nov 16;6:80.

41 정신의학적 통증관리
Psychological Management of Pain

통증을 이분법적으로 육체적인 면과 심리적인 면으로 나누어 생각할 수 있지만 이러한 관점은 의사와 환자들을 혼돈시키며, 치료를 방해하는 요인이 된다. 통증은 감각, 정서, 인지, 행동적인 요소뿐만 아니라 사회적 요인에 영향을 받아 다양한 모습으로 나타나는 복합적인 경험이다. 성공적으로 통증을 치료하기 위해서는 통증의 여러 측면을 포괄하여 고려하는 통합적인 접근이 필요하다. 이를 위해서는 정신사회적(psychosocial) 평가가 반드시 선행되어야 하며 많은 수의 환자에게 정신사회적 개입과 치료가 필요하다. 통합적인 치료의 일환으로써 정신의학적 통증관리가 효율적으로 이루어지면 통증과 더불어 환자의 삶의 질, 기능 상태, 치료에 대한 만족감이 개선되며 치료진의 사기도 진작된다. 정신의학적 통증관리는 통증을 완치하는데 초점을 맞추기보다는 통증을 조절하고 통증과 상호작용하는 정신적, 사회적 기능을 개선하는 데에 초점을 맞추어야 한다. 치료에 어떤 종류의 정신과적 치료가 더 효과가 있는지에 대해서는 여전히 논란의 여지가 많다. 치료의 효과와 환자의 만족도를 최대한도로 높이려면 각각의 정신의학적 통증관리 기법을 개별 환자에게 맞추어 적용해야 한다. 환자의 정신사회적인 특성에 맞춘 정신의학적 중재는 일반적인 치료에 비하여 효과가 더 좋고 오래간다. 만성 통증 환자들을 개별 특성에 따른 하위 집단으로 분류하려는 시도가 계속되었다. 다차원적인 통증 척도에 따라 세 집단으로 분류할 수 있다. 기능장애 집단은 통증의 강도가 세고 그 정도에 비해 높

은 빈도의 정신의 고통을 겪는다. 대인관계에서 고통 받는 집단은 주위 사람으로부터 받는 배려와 정서적 격려가 부족하다고 느끼는 특징이 있다. 적응된 환자 집단은 통증의 강도가 약하고 이로 인한 정서적인 고통, 신체적인 장애가 다른 두 집단에 비해 적으며 일상생활에서 통증으로 인한 지장을 덜 받는다. 그러나 이러한 하위 집단 분류를 바탕으로 구체적인 치료방법을 선택하고 그 치료의 효과를 예측할 수는 없다. 정신의학적 통증관리의 세부 기법들은 정신건강의학과 의사나 정신건강 전문가뿐만 아니라 통증의학과 의사, 외과 의사, 간호사, 물리치료사 등 통합적 치료팀의 모든 치료자의 치료 과정에 이미 녹아 들어있는 부분이 있다. 통증 치료를 위한 시술 과정을 사전에 자상하게 설명해주고 환자를 안심시켜줌으로써 환자는 치료 과정과 치료자에 대한 신뢰를 가지게 되고 이전에 느꼈던 과도하고 부적절한 불안감과 낫지 않을 것이라는 잘못된 믿음은 줄어든다.

1. 행동치료(Behavioral therapy)

행동치료는 환자의 증상을 과거 경험에서 학습된 것으로 보고 객관적으로 관찰할 수 있는 문제행동을 학습이론(learning theory)에 근거하여 분석하고 치료한다. 행동주의적 관점에서 볼 때, 증상이란 사고, 감정 및 행동이 잘못 학습된 결과이다. 이를 변화시키고 다시 체계적으로 학습시

커서 기능 저하를 줄이고, 삶의 질을 향상시키는 것이 행동치료의 목표이다. 이론적으로는 고전적 조건화(classical conditioning), 행동의 강화(reinforcement), 조작적 조건화(operant conditioning) 등이 기초가 되어 개발된 치료법이다. 고전적 조건화는 음식(비조건 자극)을 보고 침을 흘리는(비조건 반응) 개에게 얼마 동안 종소리(조건 자극)와 음식을 주어 침을 흘리게 하면, 나중에는 음식 없이 종소리만 들려주어도 침을 흘리게(조건 반응) 된다는 유명한 실험 결과를 근거로 하고 있다. 치과 진료실에서 드릴 소리에 공포를 느끼고 시술 과정에서 통증을 경험하면(비조건 자극) 심장 박동수가 증가하고 근육은 경직될 것이다(비조건 반응). 이것이 학습되면 나중에 환자 대기실에 앉아만 있거나 드릴 소리만 들어도(조건 자극), 심장 박동이 빨라지고 근육은 경직된다(조건 반응). 조작적 조건화는 행동의 결과나 환경에 끼친 영향에 의해 학습이 일어나는 것을 말한다. 긍정적 강화(positive reinforcement)는 음식, 상, 돈 등 반응에 대한 결과가 반응을 증가시키는 것을 의미한다. 아편, 코카인, 니코틴 등 많은 약물은 긍정적 강화물로 작용한다. 때로는 역효과를 주는 사건이 강화물로 작용하는 경우가 있는데, 어떤 아이들의 경우 꾸중이 일종의 자신에 대한 관심으로 느껴져 특정 행동이 강화되기도 한다. 부정적 강화(negative reinforcement)는 부정적인 결과를 사라지게 하는 반응이 증가하는 것으로, 불쾌한 결과를 피할 수 있는 모든 행동은 강화된다. 부정적 강화는 처벌과는 다른 것이다. 처벌은 원하지 않는 행동을 약화시키거나 억제시키기 위한 자극으로 특정 행동의 강화 여부와는 상관이 없다. 강화 기제를 통하여 일정한 행동 패턴이 학습된다. 환자가 통증으로 유발된 행동으로 가족의 관심과 지지를 받으면 이것이 긍정적 강화로 작용하여 이후에 그런 행동을 보일 가능성이 높아질 수 있다. 추가로 진통제를 복용하여 통증이 감소하면 이후에 진통제를 자의로 추가 복용하는 행동이 늘어날 수 있다.

통증은 주관적인 감각 및 정서 경험일 뿐만 아니라 다양한 행동을 동반한다. 이를 통증 행동(pain behavior)이라고 한다. 통증 행동에는 ① 신음 소리, 헐떡임과 같은 언어적 표현, ② 절뚝거림, 움찔거림, 아픈 부위를 막는 등과 같은 비언어적 표현, ③ 앉거나 눕는 시간과 빈도가 증가하여 전반적인 활동량의 감소, ④ 통증을 줄이는 약물이나 처치를 구하는 행동의 증가가 있다. 통증 행동에 대하여 치료진과 가족이 보이는 반응에 따라 환자의 통증 행동은 강화될 수도 있고 약화될 수도 있다.

행동치료에는 고전적 및 조작적 조건화를 이용한 행동수정 기법 이외에도 이완 훈련, 체계적 탈감작법, 자기 주장 및 사회기술 훈련, 노출 치료 등 다양한 기법이 있다. 이러한 기법들은 행동치료 세션뿐만 아니라 입원 및 외래진료실 등 다양한 상황에서 적용될 수 있다. 통증을 유발할 수 있는 물리치료를 할 때에는 서서히 강도를 높여 환자가 느끼는 불편감을 줄인다. 시술이나 검사 전에는 자세한 설명으로 환자를 안심시켜 불안감을 최소화하고 시술 후에는 편안하고 조용한 환경에서 안정을 취할 수 있도록 하면 좋다. 걷기와 운동을 격려하여 활동량을 증가시키는 것은 좋지만 지나친 운동으로 통증이 유발되지 않도록 점진적이고 적절한 휴식을 취하도록 교육한다. 진통제를 처방할 때는 투약 시간을 명확히 하고, 필요 시 투약은 최소화한다. 환자를 진찰할 때 통증 행동만으로 증상의 심한 정도를 평가하지 않도록 유의한다.

탈감작 효과를 보이는 새로운 치료 기법으로 안구운동탈민감재처리(eye movement desensitization and reprocessing, EMDR)가 있다. 외상후스트레스장애에 처음으로 사용된 치료방법이다. 정신적 외상을 입은 후 그 외상이 해결되지 않고 괴로운 기억으로 남아있을 때, 그 기억과 관련된 자극이 부적절하게 처리되어 고립된 회로처럼 남아 있다고 보고, 그 괴로운 기억을 안구운동이나 다양한 양측성 감각자극으로 재처리 함으로써 증상을 감소시키고 더 적응적인 대응 기전을 개발하도록 하는 것이다. EMDR이 환상사지통증(phantom limb pain)과 절단 후의 심리적인 어려움에 효과가 있다는 보고가 있다.

2. 인지행동치료(Cognitive behavioral therapy)

인지행동치료는 우울증 치료를 위해 Aaron Beck이 고안한 인지치료(cognitive therapy)에 앞서 설명한 행동치료를 통합한 치료방법이다. 인지적 기법(cognitive technique),

행동적 기법(behavioral technique), 설명적 기법(didactic technique)의 3가지 기법이 통합되어 있다. 정신장애뿐만 아니라 통증을 동반한 다양한 신체 질환(두통, 섬유근통증후군, 입얼굴 통증, 허리통증)에서 효과를 입증하는 많은 연구 결과들이 보고되어 만성 통증에서 일차적인 정신치료 방법으로 추천된다. 통증의 강도, 통증 행동, 신체 증상, 감정적인 고통, 우울, 신체 기능, 치료와 관련된 사회경제적 비용, 업무로의 복귀 등에서 명백한 호전을 나타내었다. 통증의 감소와 신체 기능의 호전은 인지행동치료 종료 후 12개월 후에도 지속되는 것으로 보고되었다.

인지행동치료의 원리는 왜곡된 부적응적인(maladaptive) 인지 및 이와 관련된 행동의 문제를 경험적으로 교정하여 보다 나은 인지 행동 기술을 습득함으로써 증상을 호전시키고 재발을 방지하는 것이다. 인지행동치료의 작업 모델은 자극-반응 패러다임에 기반한다. 어떠한 사건(event)에 대해 인지적 평가(cognitive appraisal)를 하게 하고, 이에 따라 감정(emotion) 반응이 나타나고 행동(behavior) 반응으로 이어지는데, 이는 다시 사건을 발생시킨다. 이 순환 중에 감정은 인지적 평가에 영향을 주고, 행동 반응도 인지적 평가에 영향을 미친다. "병원에 3개월이나 다녔는데도 통증이 가라앉지 않으니 앞으로도 좋아지지 않을 것이고 다시 일하지도 못 할거야"라고 생각하면 기분은 우울해지고 활동량은 저하되고 물리치료와 같은 치료에도 적극적으로 참여하지 않게 되어 결과적으로 통증은 더욱 심해지거나 좋아지지 않을 것이다. 그러면 부정적인 생각은 더욱 공고해지는 악순환을 겪게 된다. 통증이 스트레스를 유발하고, 스트레스가 증가하면 통증에 의해 유발된 고통과 괴로움이 증가하

는 통증과 스트레스의 악순환 관계와 비슷하다고 할 수 있다. 인지행동치료는 환자가 경험하는 스트레스의 인지, 행동, 감정적 측면에 개입하여 악순환의 고리를 느슨하게 하여 전반적 기능 상태와 삶의 질이 높아지도록 하는 정신치료방법이다.

자동적 사고(automatic thought)와 인지왜곡(cognitive distortion)은 인지행동치료에서 중요한 개념이다. 자동적 사고란 어떤 상황 또는 사건을 기억할 때 실제보다 자신의 왜곡된 견해에 따라 즉각적이고 자동적으로 나타나는 인지이다. 잘못된 논리에 의한 잘못된 인지를 인지적 왜곡 혹은 잘못된 신념(false belief)이라고 한다. 이 두 가지를 합해 스키마(schema) 혹은 인지 구조(cognitive structure)라고 한다. 인지적 왜곡에는 이분법적 사고(dichotomous thinking), 과잉 일반화(overgeneralization), 재앙화(catastrophizing), 섣부른 결론에 도달하기(jumping to conclusions) 등이 있다(표 41-1). 재앙화는 만성 통증 환자에서 특징적인 인지적 왜곡이다. 통증 환자의 재앙화는 증상을 과대 평가하고, 통증 지각을 반추(rumination)하여 다른 곳으로 주의를 돌리지 못하여 결과적으로 무력감에 빠지게 되는 것이다. 통증 재앙화를 보이는 환자들은 치료에 잘 반응하지 않을 뿐만 아니라 삶의 질이 낮고 자살 사고가 많다.

통증 환자를 인지행동치료 할 때에는 지속적인 교육이 중요하다. 자동적 사고와 인지적 왜곡과 같은 인지행동치료의 개념과 정신치료 과정에 대한 교육뿐만 아니라 통증의 기전, 활동량 조절(activity pacing), 진통제의 올바른 복용 방법, 통증과 인지/정서의 상호 관련성, 수면 위생, 스트레스 관리, 체중 관리, 효과적인 의사소통 방법, 금연 등에 대

표 41-1. 인지 왜곡

인지왜곡	논리적 오류	예시
이분법적 사고	모든 일이 어떤 극단일 것으로 믿는다(흑백 논리).	"통증이 완치되지 않으면, 나는 아무 일도 할 수 없을 거야"
과잉 일반화	한 가지 경우에서 진실인 경우, 그것을 약간 유사한 경우에도 비논리적으로 확장시켜 적용하여 자신을 평가한다.	"이전에 복용했던 진통제가 효과가 없었으니 이번에 받은 새 약도 효과가 없을 것이고, 수술도 효과가 없을 거야"
재앙화	최악의 상황만을 생각하고 그러한 상황이 거의 대부분 자신에게 일어날 것이라고 여긴다.	"내가 계속 아프니 병원비로 가산을 탕진하고 결국 가족들도 거리로 나앉게 될 거야"
섣부른 결론에 도달하기	사실로서 입증되지 않은 내용을 부정적으로 결론 내린다.	"오늘 진료 시간이 이전보다 짧았던 것은 내가 좋아지지 않아서 선생님이 나를 포기한 것이 분명해"

한 교육도 필요하다. 환자가 가지고 있는 자동적 사고와 인지적 왜곡을 파악하고 이를 좀 더 건강하고 건설적인 방향으로 교정할 수 있는 새로운 기술을 습득하도록 한다. 이완훈련(복식호흡, 점진적 근육 이완법)과 같은 행동치료적 기법도 도움이 된다.

1) 불면증의 인지행동치료

통증이 있으면 수면의 질이 나빠지고 불면증이 잘 유발된다. 통증은 각성을 유발하기 때문에 잠들기 어려움, 수면 중 각성을 초래하고, 이러한 야간 수면구조(sleep structure)의 변화에 의해 주간졸림증과 낮잠이 증가하고 활동량은 감소한다. 이것이 다시 하루주기리듬(circadian rhythm)의 변화와 야간 수면의 질 저하를 일으키는 악순환이 반복된다. 통증 환자에서 수면의 질이 저하되면 통증의 정도가 더 심해진다고 알려져 있다. 따라서 통증 환자를 치료할 때 수면에 대한 평가와 적극적인 치료가 필수적이다. 통증 환자에서 가장 흔한 수면장애는 불면증이며 일차적인 치료방법은 인지행동치료이다. 불면증의 인지행동치료는 인지적 및 생리적 각성 수준을 낮추고, 비적응적인 수면 습관을 교정하며, 수면에 대한 잘못된 믿음과 태도를 수정한다. 중요한 기법으로 수면위생교육, 자극조절(stimulus control), 수면제한 (sleep restriction), 이완훈련, 인지치료가 있다.

(1) 수면위생교육

일정한 시각에 일어나도록 하여 수면-각성리듬을 규칙적으로 유지하도록 한다. 낮잠이나 낮에 눕지 않도록 하며 통증 때문에 어쩔 수 없다면 15분 내외 짧은 시간 동안만 침실 이외 다른 곳에서 쉬도록 한다. 수면 중 깼을 때 시계를 보면 지금까지 잔 시간과 남은 시간을 무의식 중에 계산하면서 더욱 각성이 되므로 시계를 보지 않도록 한다. 카페인, 술, 저녁 시간의 흡연을 피하도록 한다. 잠들기 1,2시간 전에 반신욕이나 족욕을 하면 도움이 될 수 있다.

(2) 자극조절

수면을 방해하는 요인과 침실/침대와의 연관성을 줄이는 방법이다. 침실에서는 밤에 잠을 자는 이외의 행동을 피하도록 한다(식사, 텔레비전, 낮잠, 독서 등). 정해진 취침 시각 이후 잠이 올 때에만 침실에 들어가서 눕도록 한다(통증이 심하다고 낮에 침대에 누워서 쉬는 것은 좋지 않다).

(3) 수면제한

실제로 자는 시간 만큼만 침대에 있도록 하여 수면 효율을 높이는 방법이다. 불면증 환자는 많은 시간을 침대에 누워있지만 실제로 잠을 자는 시간은 짧다는(수면효율이 낮다는) 관찰에 근거하고 있다. 통증이 있으면 활동량이 감소하고 누워있는 시간이 늘어나면서 수면효율이 낮아지게 된다. 따라서 불면증이 발생하기 전, 즉 수면에 문제가 없었을 당시의 평소 취침과 기상 시각 정도로 수면 시간을 줄이도록 하는 것이 적당하며, 매일 같은 시각에 기상하는 것이 매우 중요하다. 노인이나 보행의 어려움이 있는 경우 수면 시간을 지나치게 줄이면 낮 동안 졸음으로 인하여 낙상의 위험성이 있으므로 주의한다.

(4) 인지치료

수면에 대한 인지왜곡 및 태도를 찾아내어 수정한다. 예를 들어 "밤에 8시간은 중간에 깨지 않고 잘 지야 통증이 덜하다"는 비현실적인 기대를 한다면, 몇 시간을 자야 정상이라는 기준은 없으며 통증이 있기 때문에 수면의 질이 떨어질 수 밖에 없다는 것을 이해하도록 한다. 지나치게 자려고 노력하는 과정에서 오히려 불안감이 생겨 방해가 되므로, 역설적으로 미리 정한 수면 시간 이외에는 눕지 않고 깨어 있도록 지시를 하면 불안이 감소하면서 쉽게 잠이 들 수 있다.

2) 마인드풀니스(Mindfulness) 기반 인지치료

전통적 인지행동치료 기법에 mindfulness 명상의 개념을 결합한 것이다. Mindfulness 명상을 통해 자신의 생각과 느낌을 알아차리고(aware) 이전처럼 자동적으로 반응하는 대신, 판단 없이 관찰하고 그대로 받아들이도록 하는 훈련을 한다. 부정적인 생각과 감정들을 비판단적인 방식으로 관찰함으로써 그러한 생각과 감정에 자동적으로 반응하지 않고 궁극적으로는 그것들로부터 벗어나는 것도 가능해진다. 만성 섬유근통증후군, 골관절염, 류마티스관절염, 요통, 편두통 등에서 명상, 기공, 태극권 등의 명상 요법의 통증 개선 효과가 보고되었다. 마인드풀니스 기반 스트레스 관리 프로그램은 만성 통증 환자들의 기분, 통증 강도, 통증과 관련된 고충, 삶의 질을 개선시키는데 다학과적 통증치료 프로그램과 동등한 효과가 보고되었다.

3. 최면치료

최면(hypnosis)이 통증 치료에 사용되기 시작한 기록은 1840년대 문헌에서 찾을 수 있을 정도로 오래되었다. 최면이라는 용어를 하나의 말로 정의하기는 어려우나 일반적으로 말초적 지각과 비판적 판단은 저하되고 국소적으로 주의 집중이 고양된 상태로 치료자에 의해 유도(induction)된 후, 암시(suggestion)에 의해 환자나 피험자의 지각, 감각, 사고, 그리고 행동이 변화하는 과정을 치료적으로 이용하는 것이라고 할 수 있다. 모든 사람에서 최면이 유도되고 효과가 있는 것은 아니다. 최면과 최면 후 암시에 반응하는 정도는 개인마다 다르고 어느 정도는 기질 특성을 가진다고 하는데, 이것을 최면감수성(hypnotic susceptibility) 혹은 최면성(hypnotizability)이라고 한다. 환자의 최면감수성과 통증의 양상 등에 따라 적절한 암시 내용과 치료 기법을 사용할 수 있다. 그러나 인지행동치료와 비교하면 최면치료의 만성 통증에 대한 효과를 입증하는 연구 결과는 많지 않다. 만성통증보다는 급성통증의 완화와 수술 전 마취에 효과가 있다는 보고가 많은 편이다. 최면치료 방법도 표준화되어 있지 않기 때문에 추가적인 연구가 필요하다. 임상적으로는 인지행동치료나 이완훈련 등에 순응도가 떨어질 경우 대안으로 사용할 수 있을 것이다.

최면의 진통 완화 기전은 크게 신체적 이완(physical relaxation)과 지각 변화(perceptual alteration)의 두 가지로 나눌 수 있다. 통증이 생기면 근육이 경직된다. 경직된 근육은 통증을 악화시킨다. 따라서 최면 유도 후 '뜨는 느낌(floating)' 혹은 '가벼워짐(lightness)'과 같이 이완과 편안함을 유발하는 이미지에 몰입시키면 근육이 이완되고 자율신경계가 안정되면서 통증이 줄어든다. 지각 변화는 통증을 느끼지 않는 다른 신체 부위의 감각에 집중하게 하여 주의를 분산시키거나 통증 부위가 마비된다는 암시를 사용하는 기법이다. 예를 들면 통증 부위에 마치 주사를 맞는다거나, 치과에서 마취를 했던 느낌을 되살리고 그것이 아픈 부위로 퍼져간다는 암시를 준다. 혹은 통증이 나쁜 액체와 같아서 몸 안을 돌아다닐 수 있고 몸 밖으로 흘러 빠져나간다는 암시, 통증이 있는 신체 부위를 다른 신체로부터 분리시키는 암시, 자신이 신체로부터 분리되어 나와 통증으로부터도 분리되는 암시, 차가운 개울물과 같은 이미지를 사용하여 통증 부위가 점점 차가워진다고 암시도 사용할 수 있다.

통증완화에 사용되는 이미지와 은유에는 몇 가지 원칙이 있다. 첫째, 환자는 통증은 지속되지만, 통증 신호(pain signal) 자체와 그것이 유발하는 고통(discomfort) 사이에는 차이가 있다는 것을 느낄 수 있어야 한다. 둘째, 최면을 통하여 환자는 스스로 통증을 견딜 만한 것으로 변형시키는 경험을 해야 한다. 이전에는 통증이 있거나 없는 둘 중 하나였지만, 최면을 통하여 통증이 있기는 하지만 저림, 얼얼함, 따뜻함, 차가움과 같은 이전과는 다른 감각으로 변형된다. 마지막으로 환자는 통증과 싸우지 않아야 한다. 통증과 싸운다는 것은 오히려 통증에 더 집중한다는 것으로, 불안과 우울이 더 심해지고 신체적으로 더 긴장하게 되어 결과적으로 통증이 더 악화되기 때문이다.

1) 자기최면(Self-hypnosis)

자기최면은 최면 유도와 암시를 환자가 자신에게 행하는 것이다. 만성 통증의 치료에 있어서 최면 상태에서의 통증 감소를 일상생활에 연장시키기 위해서는 최면 상태를 자주 유도하면서 암시나 상상을 통하여 통증을 약화시켜야 한다. 그런데 치료자가 매일 여러 번씩 최면을 유도해주는 것은 사실상 불가능하기 때문에 자기최면 방법을 환자에게 교육하여 스스로가 통증을 조절하도록 하는 것이다. 녹음된 치료자의 음성을 사용할 수도 있다.

4. 바이오피드백(Biofeedback)

생체 내에는 수많은 피드백(feedback) 기전이 항시 작동하고 있다. 그 중 대표적이고 이해하기 쉬운 것이 체온 조절 기전이다. 체온이 정상 범위보다 상승되는 경우 우리 몸에서는 이를 감지하여 발한을 시킴으로써 체온을 낮추려 하고, 체온이 지나치게 떨어지는 경우는 몸을 떨게 함으로써 이를 방지한다. 이러한 생리 작용은 피드백 기전에 의해 지배되어 항정상태(homeostasis)를 유지할 수 있게 한다. 이 항정상태가 일시적 혹은 장기적으로 손상되어 있는 것을 질병 상태로 보는 것이 바이오피드백 치료의 개념이다. 항정상태에서 벗어나 있는 생체내 피드백 기능을 외부의 정신생리적 피드백 기기를 사용하여 교정시켜 주는 것이다. 바이오피드백 기기에 의해 얻어진 생체내의 정신생리적 정보는 즉각적, 객관적이며 부인하기 어렵고 쉽게 눈에 띄므로 평소에는 알기 어려웠던 정보를 환자에게 알려줄 수 있다. 보편적으로 사용하는 생체 신호는 근전도, 피부 체온, 피부 전도, 뇌파, 심장박동수, 혈압 등이다. 환자의 상태와 치료방법에 따라 적당한 생리 신호를 선택하며 측정된 신호는 실시간으로 컴퓨터 모니터에 표시되어 환자에게 제시된다.

치료 과정은 복식 호흡, 점진적 근육 이완, 자율 훈련(autogenic training) 등 근육과 자율신경계를 이완할 수 있는 행동치료적 이완 훈련과 함께 통증을 유지 및 악화시키는 부정적인 인지를 교정하여 신체 상태를 스스로 조절하고 통제하는 경험을 하도록 한다. 바이오피드백의 통증 감소효과는 성인뿐만 아니라 만성 통증을 앓는 어린이와 청소년에서도 나타났으며, 섬유근통증후군, 근육긴장성두통 및 편두통에서도 통증 개선효과가 있었다.

하는 것이다. 공감적인 태도를 가진 치료자와의 경험을 통해 만성 통증 환자는 자신이 이해 받는다는 경험을 하며, 통증이 자신의 삶에 끼치는 영향의 다양한 측면(사회적, 정서적, 행동적)을 좀 더 깊이 이해할 수 있다. 이러한 과정은 통증과 관련된 일차이득(primary gain)과 이차이득(secondary gain)에 의해 유발되는 문제 해결에 도움이 되며, 환자가 전체 치료 프로그램에 적극적으로 참여하도록 북돋아 치료에 대한 순응도를 높인다. 치료적 기법으로는 안심시키기(reassurance), 지지(support), 암시(suggestion), 대화적 의사소통, 칭찬, 격려와 조언 등을 사용하여 현실적인 문제에 초점을 맞춘다. 지지적 정신치료는 꼭 전문가만이 행하는 것이 아니고 이와 비슷한 치료 과정은 통증의학과 의사, 간호사, 물리치료사와 치료팀의 구성원 모두가 매일매일 행하고 있다.

안심시키기는 슬픔이나 불안에 떠는 환자의 이야기를 차근차근 들은 뒤에 치료자의 권위를 이용해서 환자를 위로해주고, 그렇게 심각한 것은 아니니 걱정하지 말라는 식으로 마음을 든든히 해주는 것이다. 지지는 자상한 말투로 과연 그렇겠다고 이해하는 자세를 취하고 격려와 충고도 넌지시 해주고, 환자가 처한 어려운 환경을 식, 산섭석으로 조성해수는 것이다. "지금 당장은 통증이 심하겠지만 차차 좋아질 가망이 많으니 두고 보십시오"라는 의사의 말이 때로는 환자에게 큰 힘이 될 수 있다. 암시는 치료자가 환자에게 간접적으로 또는 넌지시 환자의 괴로운 증상이 없어지고 있다는 생각이나 신념이 들도록 해주는 방법이다.

5. 지지적 정신치료 (Supportive psychotherapy)

지지적 정신치료는 정신분석(psychoanalysis)뿐만 아니라 대상관계 이론, 자기심리학, 대인관계이론, 인지 및 학습이론 등 다양한 이론도 포함한다. 치료 목표는 정신분석이나 표현형 정신치료(expressive psychotherapy)와는 달리 통찰 획득보다 실제적 방안에 중점을 둔다. 증상 완화와 자존심, 자아 기능, 적응 기술을 회복시키고 개선하고 유지하도록

6. 집단 정신치료(Group psychotherapy)

집단 정신치료는 특정 집단을 대상으로 하는 정신치료 기법이다. 처음 시작은 정신질환자가 대상이 아니라 결핵 환자를 대상으로 내과 의사가 시작하였다. 1905년경 미국의 한 내과의사가 실망과 절망에 빠진 결핵환자들을 모아 질병교육을 하였는데, 여기에 참여했던 환자들이 서로 도움과 위로를 주고 받으면서 사기가 높아지고 결국 치료에도 적극적으로 임하게 되었다고 한다. 이후 암, 과민대장증후군, 통

중에서도 집단 정신치료가 시행되었고 그 효과가 입증되었다. 개인 정신치료와 비교하여 같은 시간에 여러 명의 환자를 치료할 수 있기 때문에 비용 효과 측면에서 유리한 장점이 있다. 이론적 배경에 따라 인지행동, 정신역동 집단 정신치료 등이 있다. 공통적인 치료의 목표는 환자의 자신감과 자존감을 향상시켜 질환에 좀 더 잘 대처할 수 있도록 하는 것이다. 집단 구성원의 수는 10명 내외가 적당하며 주 1회가 보통이나 문제와 치료법에 따라 날마다, 한 달에 한번 혹은 1년에 한 번 정도까지 다양하다. 한 번 만날 때 시간은 1-2시간 정도이다. 보통 1명 이상의 치료자가 참여한다. 치료자는 집단의 구성, 목표를 설정하여 치료 방안을 만들고 치료적 환경을 조성, 유지하는 역할을 한다.

만성 통증의 집단 정신치료를 통해, 환자는 자신의 어려운 점을 말할 수 있는 기회를 가지며 여기에 대해 다른 환자들의 피드백을 받는다. 집단 구성원들이 서로의 경험을 공유하는 과정에서 위로와 격려를 받기도 하고, 잘못된 믿음이나 인지적 왜곡을 교정할 수 있는 기회를 얻는다. 다른 환자에게 도움을 주는 경험을 통해 자신감이 늘어나고, 자신과 비슷한 경험을 하는 다른 환자들을 보며 사회적 고립감은 감소한다.

집단 정신치료와는 달리 자조 그룹(support group)은 치료자가 없는 환자들의 모임을 말한다. 온라인에서 만들어진 환자 모임도 여기에 해당한다. 구성원 간 정서적, 사회적 지지를 하며, 정보를 공유하는 측면도 있지만, 치료자가 없기 때문에 잘못된 정보가 전달될 위험성이 있다.

7. 요약

통증지각은 생리적, 심리적, 사회적 요인으로부터 형성된다. 통증을 올바로 이해하고 치료하기 위해서는 통증의 발생 원인이나 기전에 따라 각각을 분리하여 생각하기 보다는 몸과 마음 모두를 고려하는 태도가 필요하다. 특히 만성통증 환자들은 우울증, 불면증 등 정신과적 문제와 사회적, 직업적 어려움을 흔히 겪는다. 정신의학적 통증관리의 목표는 통증의 감소뿐만 아니라 기능의 회복에 있다. 통증 치료 과정에 환자가 잘 적응하고 효과적으로 대처할 수 있도록

돕는 것이 다학과적 통증관리에서 정신의학의 역할이라고 할 수 있다.

참고문헌

대한마취통증의학회. 마취통증의학. 셋째판. 서울, 여문각, 2014, 729-42.

대한신경정신의학회. 신경정신의학. 셋째판. 서울, 아이엠이즈컴퍼니, 2017, 745-88.

대한통증학회. 통증의학. 넷째판. 서울, 신원의학서적. 2012, 39-56.

민성길. 최신정신의학. 여섯째판. 서울, 일조각. 2016, 779-816.

조두영. 임상행동과학. 서울, 일조각. 1985, 380-400.

한국정신신체의학회. 정신신체의학. 서울, 집문당. 2012, 742-75.

Babu AS, Mathew E, Danda D, et al. Management of patients with fibromyalgia using biofeedback: a randomized control trial. Indian J Med Sci. 2007;61(8):455-61.

Bajwa ZH, Wootton RJ, Warfield CA. Principle and Practice of Pain Medicine. 3rd ed. New York: McGraw Hill;2017;179-96.

Caro XJ, Winter EF. EEG biofeedback treatment improves certain attention and somatic symptoms in fibromyalgia: a pilot study. Appl Psychophysiol Biofeedback. 2011;36(3):193-200.

Chavooshi B, Saberi M, Tavallaie SA, et al. Psychotherapy for Medically Unexplained Pain: A Randomized Clinical Trial Comparing Intensive Short-Term Dynamic Psychotherapy and Cognitive-Behavior Therapy. Psychosomatics. 2017;58(5):506-18.

Deer TR, Leong MS, Buvanedran A, et al. Comprehensive Treatment of Chronic Pain by Medical, Interventional, and Integrative Approaches. New York: Springer; 2013;827-962.

Dinges DF, Whitehouse WG, Orne EC, et al. Self-hypnosis training as an adjunctive treatment in the management of pain associated with sickle cell disease. Int J Clin Exp Hypn. 1997;45(4):417-32.

Ehde DM, Dillworth TM, Turner JA. Cognitive-behavioral therapy for individuals with chronic pain: efficacy, innovations, and directions for research. Am Psychol. 2014;69(2):153-66.

Etkin A, Pittenger C, Polan HJ, et al. Toward a neurobiology of psychotherapy: basic science and clinical applications. J Neuropsychiatry Clin Neurosci. 2005;17(2):145-58.

Hayes SC, Luoma JB, Bond FW, et al. Acceptance and commitment therapy: model, processes and outcomes. Behav Res Ther. 2006;44(1):1-25.

Holt-Lunstad J, Smith TB, Layton JB. Social relationships and mortality risk: a meta-analytic review. PLoS Med. 2010;7(7):e1000316.

Jensen MP, Barber J, Hanley MA, et al. Long-term outcome of hypnotic-analgesia treatment for chronic pain in persons with disabilities. Int J Clin Exp Hypn. 2008;56(2):156-69.

Jensen MP, Hanley MA, Engel JM, et al. Hypnotic analgesia for chronic pain in persons with disabilities: a case series. Int J Clin Exp Hypn. 2005;53(2):198-228.

Kandel ER. A new intellectual framework for psychiatry. Am J Psychiatry. 1998;155(4):457-69.

Kang DH, Jo HJ, Jung WH, et al. The effect of meditation on brain structure: cortical thickness mapping and diffusion tensor imaging. Soc Cogn Affect Neurosci. 2013;8(1):27-33.

Kozasa EH, Tanaka LH, Monson C, et al. The effects of meditation-based interventions on the treatment of fibromyalgia. Curr Pain Headache Rep. 2012;16(5):383-7.

Lee JS, Pyun YD. Use of hypnosis in the treatment of pain. Korean J Pain. 2012;25(2):75-80.

Melzack R. From the gate to the neuromatrix. Pain. 1999;Suppl 6:S121-6.

Orme-Johnson DW, Schneider RH, Son YD, et al. Neuroimaging of meditation's effect on brain reactivity to pain. Neuroreport. 2006;17(12):1359-63.

Osborne PJ, Jimenez-Torres GJ, Landa Y, et al. Chronic pain management group psychotherapy for psychiatric inpatients: A pilot study. Bull Menninger Clin. 2017; 81(2):123-49.

Quartana PJ, Campbell CM, Edwards RR. Pain catastrophizing: a critical review. Expert Rev Neurother. 2009; 9(5):745-58.

Rubin JJ. Psychosomatic pain: new insights and management strategies. South Med J. 2005; 98(11):1099-110.

Scascighini L, Litschi M, Walti M, et al. Effect of an interdisciplinary outpatient pain management program (IOPP) for chronic pain patients with and without migration background: a prospective, observational clinical study. Pain Med. 2011;12(5):706-16.

Scascighini L, Toma V, Dober-Spielmann S, et al. Multidisciplinary treatment for chronic pain: a systematic review of interventions and outcomes. Rheumatology (Oxford). 2008;47(5):670-8.

Spiegel D, Bierre P, Rootenberg J. Hypnotic alteration of somatosensory perception. Am J Psychiatry. 1989; 146(6):749-54.

Stoelb BL, Molton IR, Jensen MP, et al. The Efficacy of Hypnotic Analgesia in Adults: A Review of the Literature. Contemp Hypn. 2009; 26(1):24-39.

Turk DC, Swanson KS, Tunks ER. Psychological approaches in the treatment of chronic pain patients--when pills, scalpels, and needles are not enough. Can J Psychiatry. 2008;53(4):213-23.

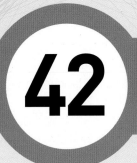

42 진단적/치료적 신경블록
Diagnostic/Therapeutic Nerve Block

신경블록은 말초에서 발생하는 통증자극이 중추신경계로 전달되는 것을 막음으로써 통증을 완화시킨다. 신경블록이란 용어는 소위 신경차단술, 신경치료술, 혹은 신경주사 등의 용어와 혼용되어 왔는데, 대한통증학회에서는 환자와 진료의의 이해를 돕고자 "신경블록" 혹은 "신경주사치료"라는 용어로 통일하여 사용하기로 하였다.

이러한 신경블록은 크게 진단적 신경블록(Diagnostic Nerve Block)과 치료적 신경블록(Therapeutic Nerve Block)으로 나눌 수 있다.

1. 진단적 신경블록(Diagnostic Nerve Block)

진단적 블록의 정의는 통증을 전달하는 말초신경이나 통증의 원인으로 의심되는 신경종, 관절, 통증유발점등에 소량의 국소마취제를 이용해 블록을 한 뒤 통증 호전 여부를 통해 통증 원인을 진단하는 것이다. 진단적 신경블록은 통증의 원인이 되는 해부학적 요인을 파악할 때, 연관통(referred pain)과 같은 통증을 진단할 때, 혹은 통각수용성 통증(nociceptive pain)의 척수신경 분절위치(segmental level)를 확인할 때와 같이 다양한 목적으로 실시된다. 또한, 척수신경의 어느 분절에서 통증이 일어나는지, 이 통증이 국소마취제의 어떤 농도에서 없어지는지, 통증이 가라앉은 시점에서 얼마 후에 다시 재발하는지, 통증이 차차 감소되는지,

혹은 국소마취제에 의한 차단으로 통증이 소실된 뒤에 새로더 강력한 통증이 발생하는지 등의 정보를 통하여 통증의원인과 성질에 대하여 파악할 수 있다. 그 외에도 복부의 통증이 내장통(visceral pain)인지 체성통(somatic pain)인지구분할 때, 말초 부위 통증이 교감신경 매개성 통증(sympathetically maintained pain)인지 체성통(somatic pain)인지또는 중추성 통증(central pain)인지 구분하기 위해 실시할수 있다.

1) 진단적 블록의 역할
(1) 통증의 해부학적 요인 파악

① 국소마취제를 압통부위에 직접 주사하여 통증이 완화되는지 확인할 수 있다. 신경포착증후군이나 외상 혹은 수술 이후 발생한 신경종(neuroma), 근근막통증증후군(myofascial pain syndrome) 등의 진단을 위한 주사요법이 이에해당한다.

② 진단적 신경블록의 가장 대표적인 예는 척추후관절증후군(facet joint pain syndrome)을 진단하기 위해 실시하는후지내측지 블록(medial branch block)이다. 정확한 진단을위하여 작용시간이 다른 2종류의 국소마취제를 사용해 통증의 완화 여부와 완화 기간을 평가하는 2회의 진단적 비교신경블록(double comparative diagnostic block)을 실시하여 척추후관절증후군을 진단할 수 있다. 이러한 진단적 신경블록 결과는 이후 실시하는 척추후지내측지 고주파열응

고술(radiofrequency thermocoagulation)의 반응을 예측하는 데 도움이 된다. 그러나 진단적 블록을 반드시 2회 실시해야 하는가에 대하여는 논란의 여지가 많다. 2회의 진단적 블록은 잘 디자인된 임상연구에서 환자를 선별하기 위해 제시된 것이다. 이를 실제로 임상에서 환자를 치료하는데 적용하는 것은 환자에게 진정한 치료의 기회를 박탈할 수도 있다. 즉, 진단적 블록 중 하나라도 '위음성'을 보인 경우 이 환자는 척추후지내측지 고주파열응고술을 못 받게 되는 것이다. 이와 더불어 2010년 발표된 연구에서는 비용-효율면(cost-effectiveness)에 있어서 척추후관절증후군이 의심되는 환자에게 2회의 진단적 블록 후 고주파 열응고술을 실시하는 것이 한번도 진단적 블록을 실시하지 않고 고주파열응고술을 실시하는 것이 비하여 약 2.5배 높은 의료비 지출을 초래하기도 하였다. 척추후관절증후군에 대한 근본적 치료 방법인 후지내측지 고주파열응고술은 신경축 블록(neuraxial block)보다 덜 침습적인 시술로 여겨지며, 부작용 역시 거의 발생하지 않거나 발생하더라도 대부분 매우 경하고 일시적이다. 이러한 문제들을 종합했을 때, 실제로 임상에서, 진단적 블록을 반드시 2회 실시하고, 조건을 충족시켜야만 고주파열응고술을 받도록 하는 것은, 불필요한 의료비 상승은 물론, 환자에게서 안전하고 근본적 치료(gold standard treatment)의 기회를 박탈하는 결과를 낳고 있다. 따라서, "임상연구"가 아닌 실제 진료환경에서 이러한 진단 방법에 대한 재고가 필요하며, 예외적인 상황에서는 반드시 2회의 진단적 블록이 아니더라도 고주파열응고술을 실시할 수 있는 방안이 마련되어야 한다.

③ 삼차신경절에 대한 치료 전 실시하는 신경블록은 이후 실시하게 될 삼차신경가지의 고주파열응고술이나 박동성고주파시술, 알코올이나 페놀을 이용한 신경파괴술 전에 진단적 블록의 목적으로 실시될 수 있다. 그러나 삼차신경통이나 해당 신경절 혹은 신경가지에 통증이 발생하는 경우, 환자는 해당신경분절에 발생하는 통증으로 인해 음식을 먹을 때, 말할 때, 양치질할 때, 세수할 때 등 일상생활 모두에 걸쳐 극심한 장애를 겪게 된다. 따라서 이러한 환자에게 고주파시술을 실시하기 전 진단적 블록을 반드시 실시해야 하는가는 논란의 여지가 있다. 삼차신경

절에 실시되는 진단적블록이나 고주파 시술들은 매우 침습적이며 이로 인해 환자들은 시술과 연관된 극심한 통증을 경험하게 된다. 또한 진단적 시술 도중 의도하지 않게 국소마취제가 조금이라도 뇌척수액으로 흘러 들어가거나 주변의 동맥으로 주입된다면 의식저하, 경련, 심혈관계 억제와 같은 생명을 위협할 정도의 부작용을 초래하게 된다. 따라서 명확하게 삼차신경절 혹은 그 분지에 병변이 의심되는 경우라면 진단적 블록없이 치료적 신경파괴술을 실시하는 것이 고려되어야 한다. 실제로 일차성 삼차신경통 치료에 있어 고주파시술보다 훨씬 높은 의료비가 발생하는 감마나이프와 같은 시술은 진단적 블록 없이 적용하면서, 감마나이프보다 더 침습적일 수 있는 고주파열응고술과 같은 시술은 진단적 블록을 요한다는 것은 논리에 어긋난다고 볼 수 있다.

④ 방사통(sciatica)에 대한 선택적 신경근블록(selective nerve root block)은 진단적 영상검사 소견과 통증 양상이 일치하지 않을 때 통증의 해부학적 위치파악을 위해 유용하게 사용할 수 있다. 그러나 이를 통해 통증의 원인이 척추신경공 위치에서 신경압박에 의한 것인지 아니면 더 바깥쪽(distal site)에서 발생하는 것인지를 구분할 수는 없다.

⑤ 제3 후두신경통(third occipital nerve headache)의 진단을 위해 C2-C3 후관절블록을 실시할 수 있다. 그러나 경추부위에서 후관절 통증증후군을 진단하기 위해 진단적블록을 실시하는 경우 위양성률이 27% (95% confidence interval 15-38%)에 이른다는 보고도 있다.

(2) 연관통(Referred pain) 진단

통증의 원인이 되는 부위에 국소마취제를 주사했을 때 연관통(referred pain)이 함께 호전되는 경우를 관찰할 수 있다. 대표적인 예로 근근막통증증후군(myofascial pain syndrome)에서 통증의 원인이 되는 근육의 유발점(trigger point) 주사를 통해 연관통이 호전되는 경우, 요추의 후관절 통증증후군 환자에서 후지내측지블록이나 후관절블록 이후 엉치와 뒤쪽 허벅지 부위의 연관통이 함께 호전되는 경우를 들 수 있다.

(3) 내장통(Visceral pain)과 체성통(Somatic pain), 교감신경매개성통증(Sympathetically maintained pain)의 구분

가슴 부위 통증이 늑골늑연골조직(costochondral tissue)에서 기원하는지, 해당 부위의 근육에서 기원하는지, 혹은 늑간신경(intercostal nerve)에서 기원하는 신경통인지 진단적 블록을 통해 구분할 수 있고, 복강신경총블록(celiac plexus block)이나 상하복신경총 블록(hypogastric plexus block)을 통해 복부나 골반의 통증이 내장기관에서 기인하는 통증인지 진단할 수 있다.

교감신경의 과흥분은 통증의 만성화와 연관이 있다고 알려져 있는데 이런 경우 해당 교감신경에 진단적 블록을 통해 교감신경매개성통증(sympathetically maintained pain)을 진단할 수 있다. 대표적으로 실시되는 교감신경블록은 성상신경절블록(stellate ganglion block), 흉추교감신경절블록(thoracic sympathetic block), 요추교감신경블록(lumbar sympathetic block) 등이다. 이러한 교감신경 블록을 실시했음에도 통증이 그대로 남아 있는 경우 교감신경비의존성통증(sympathetically independent pain)이라고 한다. 이러한 분류는 통증을 진단하고 치료하는데 있어 중요한 정보를 제공하지만, 복합부위통증증후군(complex regional pain syndrome)에서는 교감신경매개성 통증으로 나타나거나 비의존성통증으로 나타날 수도 있다.

(4) 중추성 통증(Central pain)의 구분

중추성 통증(central pain)이란 척수신경이나 뇌에서 발생하는 통증을 일컬으며 중추신경계의 통증조절(central modulation) 장애로 인해 발생한다고 알려져 있다. 대표적인 예가 외상성 척수신경 손상(traumatic spinal cord injury)이나 뇌졸중(stroke) 이후 발생하는 통증이다. 이러한 중추성 통증은 경막외국소마취제 주입이나 마약성 진통제 투약에도 잘 반응하지 않아 치료가 매우 어려운 것으로 알려져 있다. 또한 말초신경 손상이 발생한 경우, 통증이 장기간 지속되면서 중추신경계의 통증 조절장애를 초래하는 경우가 있다. 이런 경우는 척추신경 손상이나 뇌졸중으로 인한 중추선통증(central pain)과는 달리 척추분절이나 신경얼기(nerve plexus)에 진단적블록을 실시하여 약간의 통증 완화효과를 나타내기도 한다.

2) 예측적 신경블록(Prognostic Nerve Block)

향후 실시하게 될 말초신경파괴술의 장기적인 효과를 예측하기 위해 실시하는 블록을 뜻한다. 그러나 예측적 신경블록만으로 말초신경파괴술이 얼마나 효과가 있을지, 그 효과가 어느 정도 지속될 지를 완벽하게 예측하기 어려운데, 그 이유는 말초 신경뿐만이 아니라 척수신경이나 중추신경계를 통한 통증 인지 및 조절기능의 장애를 함께 고려해야 하기 때문이다.

3) 진단적 신경블록의 해석

진단적 신경블록의 결과를 해석할 때 다음과 같은 요소들을 고려해야 한다.

① 위양성과 위음성

위양성(false positive): 본래 음성이어야 할 검사 결과가 잘못되어 양성으로 나온 경우를 말한다.

위음성(false negative): 본래 양성이어야 할 검사 결과가 잘못되어 음성으로 나온 경우를 말한다.

후관절통증증후군이 의심되는 요통을 호소하는 151명의 환자를 대상으로 실시된 연구를 살펴보면, 주치의가 임상적 판단하에 요추 후관절통증증후군으로 진단하고 바로 후지내측지 고주파 열응고술(medial branch radiofrequency thermocoagulation)을 실시한 경우, 진단적 블록을 1회 실시하여 통증 감소를 확인한 뒤 고주파 열응고술을 실시한 경우, 2회의 진단적 블록 후 고주파 열응고술을 실시한 경우에서 3개월 뒤 50% 이상의 통증 완화효과를 얻은 경우는 각각 33%, 39%, 64%였다. 한번도 진단적 블록을 실시하지 않은 그룹과 1회의 진단적 블록을 실시한 그룹에서 후지내측지의 고주파 열응고술 성공률에 큰 차이가 없는 이유 중 하나로 1회의 진단적 블록에서 플라세보효과(placebo effect)가 크게 작용했을 가능성이 있다(위양성, false positive). 그러나 이 연구에서 제시된 또 다른 논점은, 철저하게 2회의 진단적 블록을 실시하여 진단하는 경우 위음성률(false negative, 요추후관절증후군환자이지만 어떤 원인에 의해 진단적 후지내측지블록으로 통증 완화효과를 얻지 못하는 경우)이 높아지게 되고 이로 인해 환자에게 알맞은 치료적 신경블록(고주파 열응고술)을 실시하지 못할 가능성이다. 소량의 국소마취제를 사용하는 진단적 블록에서 처음에는 통증 완화효과를 얻은 환자가 두 번째 진단적 블록에서는 소량의 국소마취제가 인지하지 못하게 주변 혈관으로 주입되고(intravascular administration) 이로 인해 불완전한 신경블록이 되어 통증완화 효과를 제대로 얻지 못한 경우가 위음성의 대표적인 경우라 하겠다. 실제로 일반 fluoroscope이 아닌 digital subtraction imaging을 통해 요추 후지내측지 블록 시 국소마취제가 혈관으로 주입되는 경우는 10% 정도로 보고되고 있다.

② 통증의 만성화로 인한 신경계의 변화

만성통증이 지속됨에 따라 발생하는 말초신경의 민감성증대(peripheral sensitization)와 이로 인해 혹은 자발적으로 발생하는 중추신경의 민감성증대(central sensitization), 중추신경의 가소성(central plasticity)과 같은 통증의 만성화로 인한 신경계의 변화로 인하여 진단적 블록의 결과에 영향을 줄 수 있다.

③ 그 외에도 진단적 교감신경블록으로 통증이 완화된 경우 국소마취제가 주변에 위치하는 체성신경을 일부 블록하여 통증 완화효과를 얻었을 가능성, 앞에서 설명한 것처럼 국소마취제가 혈관으로 주입되어 제대로 된 신경블록 결과를 얻지 못하거나 혹은 신경병증통증(neuropathic pain)에서 국소마취제의 전신효과(systemic effect)로 인해 통증 완화를 초래하는 경우도 고려할 필요가 있다.

2. 치료적 신경블록(Therapeutic Nerve Block)

1) 치료적 신경블록의 대표적인 예는 수술 후 급성 통증 (postoperative acute pain)을 조절하기 위한 신경블록이다. 수술 이후 통증과 연관된 신경이나 신경얼기(nerve plexus)에 국소마취제를 주입하여 국소마취제의 작용기간 동안 수술 후 급성 통증을 거의 완벽하게 조절할 수 있

다. 또한, 목표가 되는 신경이나 신경얼기 옆에 카테터를 거치하고 국소마취제를 희석하여 지속적으로 주입하는 방법을 이용하면 급성통증을 조절하는 기간을 연장시킬 수 있다. 만성 통증의 경우는 급성통증보다 치료적 신경블록의 경과를 명확히 예측하기란 쉽지 않다. 그러나 만성 통증을 호소하는 일부 환자에서 치료적 신경블록을 반복적으로 실시함으로써 통증을 인지하는 수용체(nociceptor)와 통증을 전달하는 말초 C 신경섬유와 A δ 신경섬유의 과흥분성(hyperexcitability)을 조절하고 국소마취제의 작용기간보다 오랜 동안 통증 완화효과를 얻는 경우도 있다.

2) 치료적 신경블록을 실시하여 환자의 재활치료를 도울 수 있는데, 그 예로 복합 부위통증증후군(complex regional pain' syndrome) 환자에서 국소 부위에 치료적 신경블록을 실시하여 환자가 재활운동을 보다 원활히 받도록 도울 수 있다.

3) 경막외 스테로이드주입술(혹은 경막외 신경블록; epidural steroid injection, epidural block), 척추후관절(facet joint)이나 천장관절(sacroiliac joint)에 염증 소견이 관찰되는 환

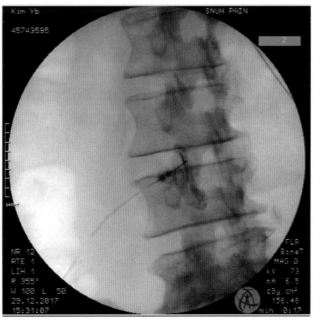

그림 42-1. 요추후관절강내 약물주입술
조영제가 관절강내에 퍼지는 것을 확인한 뒤 부신피질호르몬제제를 국소마취제과 섞어 주입한다.

자에서 직접 부신피질 호르몬제제를 주입하는 경우가 치료적 블록의 예이다. 척추후관절통증의 경우는 관절강내에 직접 부신피질 호르몬 제제를 주입할 수도 있지만(그림 42-1) 해당관절을 지배하는 후지내측지(medial branch)에 작용시간이 다른 국소마취제를 사용하여 2회의 진단적 비교신경블록을 실시한 뒤(그림 42-2) 척추후관절통증으로 진단되는 경우 치료적 신경블록으로서 고주파열응고술(radiofrequency thermocoagulation)을 실시하는 것이 일반적이다. 그러나, 천장관절의 경우 관절강내에 국소마취제와 혼합한 부신피질호르몬제제를 직접 주입하는 것이 치료적 블록으로 인정되고 있다. 천장관절의 관절강내로 부신피질호르몬제제 없이 국소마취제만을 사용하여 진단적블록을 실시함으로써 정확한 진단에 도움이 될 수 있다. 그러나 국소마취제를 주입할 때, 천장관절의 관절강내(intraarticular space)로 퍼지는 것 외에도 주변 인대로 국소마취제가 함께 퍼질 가능성이 높고 이런 경우 통증의 원인이 관절자체에 의한 것인지 주변의 인대에서 비롯되는 것인지 구분이 애매할 수도 있다.

4) 그 외 말초 신경이 포획되어 통증을 일으키는 수근관터

널증후군(carpal tunnel syndrome)이나 후두신경통(occipital neuralgia)에서 직접 신경이 포획되는 부위에 부신피질호르몬제제와 국소마취제를 섞어서 주입하는 경우가 치료적 블록의 예이다.

5) 대표적인 치료적 신경블록은 신경파괴제(글리세롤, 에타놀, 페놀) 주사 또는 신경파괴술을 이용하는 방법이다. 냉동신경파괴술(cryoneurolysis)는 넓은 부위에 작용하여 통증 전달을 억제하고 고주파 열응고술(radiofrequency thermocoagulation)은 이 보다는 좁은 부위에 작용하여 신경을 파괴함으로써 통증 전달을 억제하게 된다. 박동성고주파(pulsed radiofrequency)는 고주파열응고술(radiofrequency thermocoatulation)보다는 낮은 온도를 적용하며 통상 그 효과도 고주파열응고술보다는 떨어지는 것으로 여겨진다. 그러나 고주파열응고술보다 부작용 발생 가능성이 낮아 다양한 부위에 널리 적용할 수 있다는 장점이 있다.

이상의 진단적 블록과 치료적 블록의 개론은 다음 장에서 소개될 것이다.

참고문헌

Benzon HT, Raja SN, Liu SS, et al. Essentials of Pain Medicine. In: Candido KD, Molloy RE, Benzon HT, eds. Diagnostic Nerve Block. 3rd ed. Philadelphia: Elsevier Saunders; 2011;153-61.

Cohen SP, Williams KA, Kurihara C, et al. Multicenter, Randomized, Comparative Cost-effectiveness Study Comparing 0, 1, and 2 Diagnostic Medial Branch (Facet Joint Nerve) Block Treatment Paradigms before Lumbar Facet Radiofrequency Denervation. Anesthesiology 2010;113:395-405.

Joo Y, Kim YC, Lee SC, et al. Impact of Type of Needle on Incidence of Intravascular Injection During Diagnostic Lumbar Medial Branch Block. Reg Anesth Pain Med. 2016;41:392-7.

Levy BA. Diagnostic, Prognostic, and Therapeutic Nerve Blocks. Arch Surg 1977;112:870-9.

McMahon SB, Koltzenburg M, Tracey I, et al. Wall and Melzack's Textbook of Pain. 6th ed. Philadelphia: Elsevier Saunders; 2013;524-5.

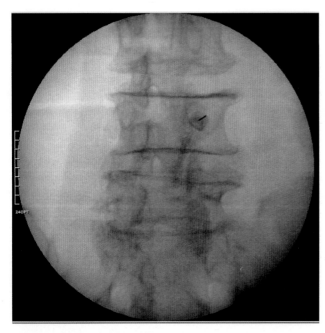

그림 42-2. 요추후지내측지 블록
요추후관절증후군을 진단하고 향후 해당 신경에 고주파 열응고술을 계획하기 위한 진단적 목적으로 실시된다.

43 교감신경블록
Sympathetic Nerve Block

교감신경계는 신경내분비계에서 시상하부-뇌하수체-부신 축과 함께 복잡하게 연결되어 있다. 따라서 교감신경블록은 교감신경의존 통증질환, 혈액순환 장애, 다한증 등 자율신경계 질환, 면역계통 질환 및 외상후스트레스증후군 등 광범위한 영역에서 진단과 치료로 이용된다.

1. 해부학

교감신경계는 흉요추 분절의 척수(spinal cord), 즉 첫째 가슴분절(T1 segment)에서 둘째 또는 셋째 허리분절(L2 or L3 segment) 사이에서 척수 회색질(gray matter) 중간-가쪽뿔(intermedio-lateral horn)에 위치하는 교감신경 세포체(cell body; 신경원, neuron)에서 시작한다.

신경절이전섬유(preganglionic nerve fiber)는 신경세포체에서 신경절까지 구간을 일컬으며, 척수 앞뿔을 나오는 얇은 말이집신경섬유(myelinated nerve fiber)로 흰색을 띠므로 백색교통가지(white ramus communicans)라고 하며 B-fiber이다. 신경절이전섬유의 대부분은 척주 양측에 쌍으로 위치하는 척추옆신경절(paravertebral ganglion)에서 시냅스(synapse; 연접)한다. 교감신경줄기(sympathetic trunk)는 신경절과 신경절 사이를 아래-위로 진행하는 신경섬유로 구성된다. 신경절이전섬유의 일부는 해당 척추옆신경절을 지나쳐 진행하다가 신경총(plexus)에서 시냅스하거나 목표 장기 가까운 곳의 측부신경절(terminal or collateral ganglia)에서 시냅스 한다. 하나의 신경절이전 신경세포체는 15-20개의 신경절이후세포체와 시냅스한다. 신경절이전섬유와 신경절이후세포체의 시냅스에서 신경전달물질은 아세틸콜린(acetyl-choline)이다.

신경절이후섬유(postganglionic nerve fiber)는 교감신경절에 세포체가 있으며 민말이집신경섬유(unmyelinated nerve fiber; 회색교통가지; gray ramus communicans)인 C-fiber이다. 대부분의 신경절이후섬유는 척수신경에 합류되어 뻗어나가 표적 장기의 민무늬근육, 심장, 샘에 분포한다. 일부 신경절이후섬유는 척수신경과 연결되지 않고 큰 혈관이나 내장에 분포한다. 극히 일부의 신경절이후섬유는 측부신경절에서 나와 부신수질과 같은 표적 장기에 분포한다. 교감신경 말단에서 표적장기에 분비되는 신경전달물질은 노르에피네프린(norepinephrine)이며, 예외적으로 땀샘에서의 신경전달물질만 아세틸콜린이다(그림 43-1).

머리뼈 바닥에서 엉치뼈까지 척주 양쪽 옆으로 뻗어가던 교감신경줄기는 엉치-꼬리뼈 연결부위 앞에서 만나 외톨이신경절을 이룬다(그림 43-2).

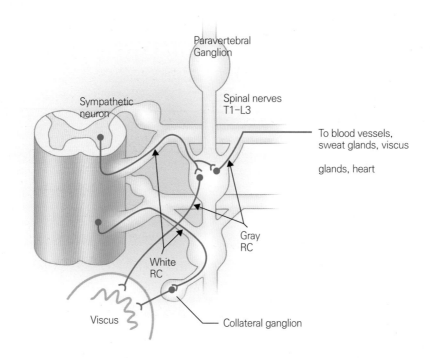

그림 43-1. **교감신경 해부학**

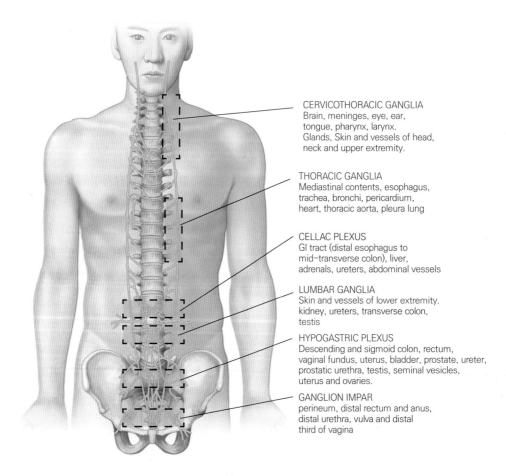

그림 43-2. **임상에서 이용하는 교감신경절 또는 교감신경얼기 블록**

2. 성상(별)신경절블록(Stellate Ganglion Block)

1) 임상적용

(1) 적응증

성상신경절블록은 주로 머리, 목, 팔 및 가슴 상부의 교감신경의존통증 완화와 혈류를 증가시키기 위해 시행된다. 기타 다한증, Meniere's 증후군, 망막폐쇄, 이명, 퀴니딘 중독에 의한 약시 등의 비통증성 질환에 적용된다(표 43-1).

1947년부터 보고되어 오던 성상신경절블록의 정신과적 질환과 증상에 대한 치료 효과를 2017년 Summers와 Nevin이 최근 10년간의 RCT를 통해 외상후스트레스증후군 치료에도 효과적임을 입증하였다.

(2) 금기증

항응고제를 투여하고 있거나 혈액응고에 이상이 있는 환자, 시술부위 감염, 시술 반대측 폐기능에 장애가 있는 경우 및 최근 심정지의 기왕력이 있는 경우는 절대적 금기이다. 심장 전도 장애 또는 녹내장은 상대적인 금기증이다.

2) 해부학

성상신경절이전 교감신경섬유의 세포체는 첫째와 둘째 가슴 척수분절의 중간 회색질 가쪽뿔에 있고, 척수 앞뿔을 나온 백색교통지(신경절이전섬유)는 첫째 및 둘째 가슴교감신경절, 성상신경절 및 위 또는 가운데 목교감신경절에서 시냅스한다. 신경절이후섬유는 목동맥을 따라 올라가 머리로 가거나 회색교통지를 통해 척수신경을 거쳐 목신경얼기(cervical plexus), 위 목신경(upper cervical nerve)과 연결된다. 표적장기는 머리와 목에서 혈관운동, 동공확대근, 샘분비, 털세움운동에 관계하고, 상지와 상흉부에서 혈관운동, 피부 땀 분비에 관여한다. 일부는 심장 전도에 관여한다.

성상신경절은 아래 목교감신경절과 첫째 가슴교감신경절이 융합되어 별 모양을 이루고 있다. 성상신경절의 약 80%는 아래 목교감신경절과 첫째 가슴교감신경절이 태생기에 유합되어 발생한다. 크기는 길이 2-2.5 cm, 넓이 1 cm, 그리고 두께가 0.5 cm이다. 첫째 갈비뼈 목 앞에 있거나 C7과 T1 척추체 사이로 확장되어 있으며 길어진 경우

표 43-1. 성상신경절블록의 임상적응

전신 작용	감기 예방, 자율신경 실조증, 수족냉증, 본태성 고혈압 및 저혈압, 갑상선 기능 항진증 및 저하증, 당뇨병, 거식증, 과식증, 차멀미, 현기증, 공황장애, 불면증, 뇌졸중후 편마비, 류마티스 관절염, 다발성 경화증, 베체트병, 시그렌 증후군, 근무력증, 통풍, 만성피로 증후군, 비만증, 재생불량성빈혈, 딸꾹질, 골다공증, 외상후스트레스증후군 등
피부	다한증, 여드름, 아토피성 피부염, 두드러기, 백선, 가려움증, 지루성 피부염, 단순포진, 대상포진, 천포창, 켈로이드, 탈모증, 동상, 동창, 손발톱박리증, 손발톱 경화증, 액취증, 진행성 지장 각화증, 무좀 등
두경부	편두통, 긴장성 두통, 경추성 두통, 군발성 두통, 측부 동맥염, 뇌경색, 측부동맥염, 뇌혈관 연축 등
안면	안면신경마비, 헌트증후군, 비정형 안면통, 저작근 증후군, 악관절증 등
눈	망막혈관 폐쇄증, 망막색소 변성증, 중심성 망막증, 포도막염, 시신경염, 황반부종, 각막궤양, 녹내장, 알레르기성 결막염, 동공 긴장증, 비문증 만성피로, 건조안, VDT 증후군 등
코, 귀, 인후두, 구강	돌발성 난청, 알레르기성 비염, 메니에르병, 이명, 후각장애, 코골이, 수면 시 무호흡증후군, 만성 부비강염, 술후성 상악낭포, 돌발성 현훈, 설통증, 구내염, 설염, 구순염, 구내 건조증, 이갈이 등
어깨, 팔	혈행장애(레이노 증후군, 동맥폐쇄증, 버거병), 외상성 경부 증후군, 흉곽출구 증후군, 유착성피낭염, 회전근개 증후군, 유방절단 후 증후군, 테니스엘보, 건초염, 경추증, 상박신경총 손상 후 통증, 복합부위통증증후군, 대상포진후신경통 등
순환기	심근 경색, 협심증, 동성 빈맥, 신경순환 무력증 등
호흡기	만성 기관지염, 폐 색전, 폐 수종, 과환기 증후군, 천식 등
소화기	과민성 대장 증후군, 궤양성 대장염, 크론병, 역류성 식도염, 변비, 설사, 복부팽만증, 덤핑 증후군, 위염, 간염, 치질 등
비뇨생식기	월경 이상, 월경 곤란증, 자궁내막증, 갱년기 장애, 요실금, 방광염, 빈뇨, 임포텐스, 야뇨증, 신후신염, 불임, 질경련, 전립선 비대증, 전립선염 등
요하지	요하지통, 슬관절통, 지단홍통증, 지단청색증, 티눈, 하지정맥류, 장하지 경련 등

는 C7 횡돌기의 앞결절(anterior tubercle)에서 목최장근 (longus coli muscle) 근막에 위치한다. 아래 목교감신경절과 첫째 가슴교감신경절의 20%는 유합되지 않고 각각 C7 횡돌기와 첫째 갈비뼈 목에 위치한다. 따라서 이들을 통틀어 목-가슴 신경절(cervicothoracic ganglion)이라고도 부른다.

3) 수기

(1) 전방 방기관 접근법

C6 횡돌기는 앞결절과 뒤결절이 모두 있고, C7 횡돌기는 뒤결절만 존재한다. 척추동맥이 횡돌기공을 통과하므로 (그림 43-3) 척추동맥을 천자하지 않기 위해 C6 횡돌기의 전결절(Chassaignac's tubercle)이 목표지점이다. 환자는 바로누움자세에서 어깨 밑에 얇은 베개를 받치고, 목빗근이 긴장되지 않도록 턱은 내리고 입은 약간 벌리도록 한다. 반지연골 가쪽으로 횡선을 그어 앞목갈비근(anterior scalenus muscle)과 기관 사이에서 목갈비근과 목동맥 (carotid artery)을 바깥쪽으로 밀치고 C6 횡돌기를 촉지한다. 25G, 4 cm 바늘을 직각으로 자입하여 C6 횡돌기 전결절에 위치시킨다. 일단 뼈에 바늘이 닿은 후 2 - 3 mm

정도 물러나 목최장근 근막에 주사한다. 바늘이 잘 고정하고 수시로 혈액 흡인과 이상감각이 없음을 확인하면서 국소마취제를 주사한다.

성상신경절블록은 심각한 합병증이 일어날 수 있기 때문에 고농도의 국소마취제나 지속시간이 긴 국소마취제는 신중한 고려 후 사용한다. 1% 이하의 lidocaine 또는 mepivacaine 이 적당하다. 투여 용량은 5 mL로 성상신경절블록이 가능하나 팔의 교감신경을 블록하기 위해서는 10 mL 이상이 필요할 수도 있다.

되돌이후두신경블록과 횡경막신경블록에 의한 호흡곤란, 미주반사에 의한 심정지 및 양측성 기흉 등의 합병증이 올 수 있으므로 일시에 양측 블록은 시행하지 않는다.

(2) 초음파영상하 수기(제51장 초음파영상을 이용한 신경블록 참조)

척추동맥이 빗장뼈아래동맥에서 분지하여 C7 횡돌기 앞을 지나 올라가 C6횡돌기공(transverse foramen)으로 들어간다. 일반적으로 C6 횡돌기에서 성상신경절을 블록할 때는 척추동맥을 천자할 위험이 적으나 C7에서 블록 시 척추동맥을 천자하기 쉽다. 따라서 목이 굵거나, 갑상선비대증

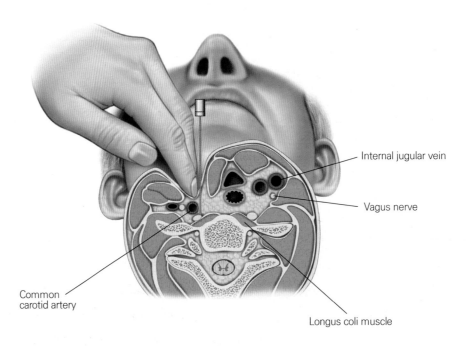

Internal jugular vein

Vagus nerve

Common carotid artery

Longus coli muscle

그림 43-3. 성상신경절 블록: 전방 방기관 접근법

환자, 또는 팔의 교감신경을 완전히 블록하기 위해 C7 분절에서 시도하는 경우 초음파영상 유도아래 시도하는 것이 안전하다. 국소마취제 5 mL 이내 주사로 충분하다.

(3) 블록의 확인

성상신경절은 C7–T1의 회색교통지를 통해서 팔의 교감신경분포를 공급하는 경우가 일반적이나 상당수에서 T2와 T3의 회색교통지에서 나와 성상신경절을 통과하지 않고 팔신경얼기와 직접 Kuntz섬유로 연결되어 팔의 교감신경분포에 관여하므로 성상신경절블록 만으로 팔의 완전한 교감신경블록이 불가능할 수 있다.

성상신경절 블록의 성공 여부는 통상적으로 호너 증후군, 안면부 또는 상지 피부온도 상승, 발한 정지 등으로 확인할 수 있다. 또한 경부교감신경블록 후 시신경초 직경이 증가하는 현상을 초음파영상으로 확인할 수 있다.

3) 합병증

(1) 혈관내 주사: 국소마취제 1% lidocaine, 1 ml 미만이라도 척추동맥 안으로 주사되면 즉각적으로 전신경련, 무의식, 호흡마비, 혈압저하 등의 전신독성이 나타날 수 있다.
합병증이 발생하면 기도확보, 산소 마스크, 인공호흡, midazolam 1mg의 정맥주사 등 심폐소생술이 필요하다.

(2) 경막외강 주사: 추간공을 통하여 경막소매(dural sleeve)를 따라 경막외강으로 국소마취제가 주사될 수 있는데 환자는 목소리가 나오지 않고 경련도 없이 호흡마비로 진행되어 발견하기 어렵다. 증상이 늦게 나타나므로 주사 후 30분 이상 지속적 관찰을 요한다.

(3) 기흉 또는 혈종: 흉통이나 호흡 곤란을 호소하면 흉부 X–선 촬영으로 횡격막신경 블록, 기흉 또는 혈종에 의한 기도 폐쇄 등의 감별진단이 필요하다.

(4) 되돌이후두신경블록: 가장 흔한 합병증이다. 발성이 안 되는 경우는 드물지만 쉰 목소리를 내는 정도까지 포함하면 약 20% 환자에서 나타난다. 미리 충분한 설명을 하여 환자가 당황하지 않게 하고, 목소리가 제대로 나올 때까지 경구 섭취를 금한다.

(5) 횡격막신경블록: 되돌이후두신경블록과 동시에 호흡 곤란을 호소하는 경우가 종종 발생한다. 환자를 안심시키고 등받이 기댄 앉은 자세로 흉식호흡을 훈련시킨다. 산소마스크를 대고 심호흡을 연습시키는 것도 좋다.

(6) 팔신경얼기블록: 바늘이 횡돌기보다 깊이 들어가거나 외측에 치우치면 발생할 수 있다. 역시 충분한 시간 마취에서 회복될 때까지 환자를 안심시켜야 한다.

(7) 호너증후군: 성상신경절블록이 잘 이루어졌다는 표시가 되며 일시적인 증상이므로 합병증이라고 하기 어렵다. 그러나 국내에서 6개월간의 지속적 호너증후군이 보고되었다.

3. 가슴(흉부)교감신경절블록(Thoracic Sympathetic Ganglion Block)

1) 임상적용

(1) 통증질환: 상지 복합부위통증증후군, 상지 환상통, 대상포진 및 대상포진후신경통, 개흉술후 통증, 유방절제술 후 통증, 늑골골절 후 통증, 흉부 및 상지 암성 통증, 상지 동상 등

(2) 혈관 질환: 심근 허혈 통증, 상지 레이노이드병, 말초동맥폐쇄질환

(3) 비통증질환: 손 다한증, 유방암 관련 림파부종

2) 해부학

가슴교감신경절은 척추체 옆, 갈비뼈머리인대 앞에 위치하며, 위-아래의 신경절이 신경간으로 연결되어 있다. 위치별로 나누어 설명하면, 첫째 가슴신경절은 대부분 아래목신경절과 결합해서 성상신경절을 이루지만 일부는 둘째 가슴신경절과 합쳐지는 경우도 있다. 둘째부터 여섯째 가슴신경절은 방사상 갈비뼈머리인대의 앞가장자리로부터 갈비뼈머리 사이에 위치한다. 일곱째부터 열째 가슴신경절은 가슴뼈몸통 옆면 가운데에서 약간 뒤쪽에서 갈비뼈머리의 앞에 위치하고, 열한 번째-열두 번째 가슴신경절은 가슴뼈몸통의 옆면에서 약간 앞쪽으로 위치한다. 거의 대부분 양

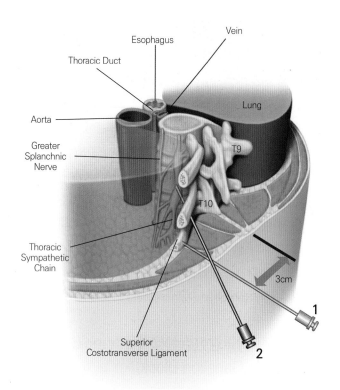

그림 43-4. 가슴교감신경절 블록을 위한 해부학
A: aorta, CTL: costotransverse ligament, E: esophagus, GSN: greater splanchnic nerve, RHL: rib head ligament, TD: thoracic duct, TSG: thoracic sympathetic ganglion

측 대칭으로 10-12쌍의 신경절이 있고 그 수와 주행이 규칙적이다(그림 43-4).

해당 척추체옆신경절에서 시냅스하지 않은 백색교통지는 교감신경줄기인 내장신경(splanchnic nerve)을 형성하고 복강신경절(celiac ganglion), 상장간막신경절(superior mesenteric ganglion), 하장간막신경절(inferior mesenteric ganglion)에서 시냅스한다. 복강신경절이후 교감신경은 하부 식도에서 횡행대장 중간까지의 대장과 위, 간, 췌장, 소장, 신장, 부신에 분포한다.

흉부교감신경과 요부교감신경의 신경절이후 섬유는 상-하 장간막신경절, 상-하 아랫배신경줄기(superior-inferior hypogastric plexus)에서 시냅스하고 골반강내 장기에 분포한다.

3) 수기

환자는 엎드린 자세로 한다. 상 흉추 측면상은 어깨가 투시를 가리므로 가슴을 높은 지지대로 받치고, 양팔을 늘어뜨린

자세를 취하도록 한다. 측면상 투시가 어려울 때는 사위상을 응용해야 한다. 하 흉추는 흉추가 약간 굴곡 되게 만들고 아래 가슴을 지지하여 숨쉬기에 불편하지 않도록 한다.

전후 상 투시에서 척추몸통과 투시대가 평행이 되도록 조사각도를 조절하여 척추종판이 한 개의 선으로 보이도록 한다.

가시돌기에서 가측 3-4 cm 되는 지점에 갈비뼈 위가장자리를 바늘 삽입점으로 한다. 피부를 소독하고 멸균포를 씌운다. 1% lidocaine으로 피부를 마취한다. 2개 이상의 분절을 동시에 블록할 경우 투시 중 바늘이 겹쳐 보이지 않게 하기위해 아래 척추몸통부터 시술하는 것이 좋다.

22 G, 8 cm 바늘을 사용하여 목표로 하는 척추의 횡돌기 아래가장자리에서 추궁근(pedicle) 외측에 바늘이 닿게 한다. 기흉을 피하기 위해 바늘 끝을 척추몸통 가깝게 내측으로 향하는데, 너무 내측으로만 향하면 경막외강으로 들어갈 수 있고 신경근 손상을 줄 수 있다.

전후-측면을 교대로 투시하여 척추몸통 옆면에 바늘 끝을 밀착시키면서 전진한다. 바늘 끝의 위치는 투시기의 정면 상에서는 척추몸통 가측에서 3 mm 안쪽, 측면상에서는 척추몸통 중앙보다 뒤쪽 1/3에 위치시킨다. 단 아래가슴뼈에서는 척추몸통 중앙보다 앞쪽 1/3에 위치시킨다.

흡인하여 혈액이 나오지 않는 것을 확인한 후 조영제 1-2 mL를 주사한다. 투시기로 조영제의 주입 시, 혈관 내로 주입되거나 늑간신경으로 흘러 들어가지 않음을 확인한다.

국소마취제는 분절 당 2-3 mL 주사한다. 블록 효과는 5분 이내에 나타나며, 블록 측의 팔 특히 손바닥과 손등에 피부 온도 상승, 발한 정지, 통증의 감소나 소실로 인해 블록의 성공을 확인한다. 합병증의 발생을 피하기 위해 붓으로 블록 측과 반대쪽 피부 촉각을 비교하여 감각 저하가 없음을 확인한다. 호너 증후군이 발생하거나 피부의 감각 저하가 있는 경우 신경파괴제를 주입하지 않는다(그림 43-5).

치료효과를 장시간 얻기 위해서 1-2 mL의 신경파괴제를 각 바늘을 통해 천천히 주입한다. 블록 후 블록 체위 그대로 1시간 안정시키고 6시간 정도 더 침상 안정을 시킨다. 다음날 기흉의 발생 여부를 확인하기 위해 흉부 X-선 사진을 찍는다.

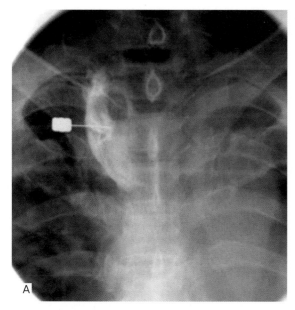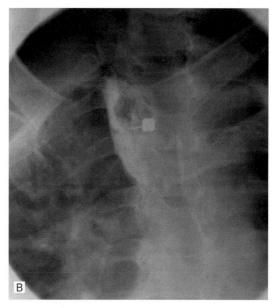

그림 43-5. 가슴교감신경절 블록 투시영상
위쪽 가슴교감신경절 블록의 측면상에서는 가슴척추가 어깨에 가려 보이지 않는 경우가 많으므로 사위상을 이용한다.
A: 투시 정면상에서 조영제가 늑골 머리 주위에 퍼지고, B: 사위상에서 가슴척추몸통 옆으로 퍼져 있다.

4) 합병증

(1) 기흉: 흉막이 인접해 있어서 기흉의 발생 빈도가 높다. 기흉증이 발생되면 시간이 경과함에 따라 가슴통증과 호흡곤란을 호소한다. 심하면 흉관(chest tube)을 삽입한다.

(2) 신경염: 신경파괴제 사용 시 알코올 신경염이 발생할 수 있다.

(3) Horner 증후군: 상흉추 블록에서 가능성이 있다.

(4) 기타 합병증: 감염, 혈종, 경막외강/지주막하강 주사

4. 복강신경얼기블록(Celiac Plexus Block), 내장신경블록(Splanchnic Nerve Block)

1) 임상적용

내장신경은 해부학적으로 복강신경얼기와 구별되어 바늘의 위치가 복강신경얼기블록 후복막각 접근법보다 위쪽 흉추에 놓여지게 되고 기흉의 위험이 크다는 차이가 있으며, 임상적으로 유사한 적응증과 의미로 사용되어 왔다. 간, 췌장, 쓸개, 위, 콩팥, 작은창자와 부신 및 횡행결장에 분포하는 자율신경은 모두 내장신경과 복강신경얼기에 연결이 되

므로 대부분의 복부 통증 관리에 적용할 수 있다. 주로 악성종양에 의한 상복부 내장통이나 급, 만성 췌장염의 통증관리에 사용된다.

2) 해부학

복부 장기로 가는 교감신경의 대부분은 T5-T12 척수분절에서 시작된다. 큰내장신경(greater splanchnic nerve)은 T5-T9 흉추옆신경절에서 시냅스하지 않고 통과하여 뻗어 나온 신경절이전섬유로 구성되며, 작은내장신경(lesser splanchnic nerve)은 T10와 T11, 가장작은내장신경(least splanchnic nerve)은 T12 척추옆신경절 양측에서 온 신경절이전섬유로 구성된다. 이들은 척수가쪽뿔 신경체에서 나온 신경절이전섬유들이 곧 하나의 신경줄기를 형성하여 척추의 앞옆면을 따라 내려간다. T12-L1 높이에서 횡격막각을 통과하고, 복강으로 들어가고 대동맥 앞에서 복강신경얼기(celiac plexus)에 이른다.

복강신경얼기는 복강동맥(celiac artery)과 위장간막동맥(superior mesenteric artery) 사이(T12-L1 높이), 횡격막 열공 바로 아래, 후복막, 복부대동맥 앞면에서 복강신경절(celiac ganglion)과 위장간막신경절(superior mesenteric gan-

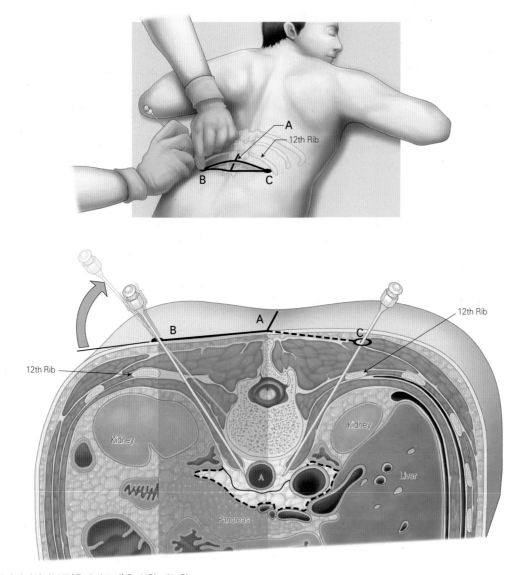

그림 43-6. 복강신경얼기블록(후방접근법)을 위한 해부학

glion) 및 대동맥신동맥신경절(aortico renal ganglion)로 이루어지는 신경망의 총칭이다(그림 43-6).

3) 수기

접근 방법에 따라 후방 접근법과 전방접근법으로 나눌 수 있다. 후방접근법에는 후횡경막각 접근법, 대동맥을 천자하고 그 앞쪽으로 블록 바늘을 위치시키는 대동맥 통과법, 그리고 디스크 통과법이 있다. 배 쪽으로 접근하는 전방접근법으로 개복 수술시 행하는 방법과 초음파 유도하 경피적 전방접근법이 있다. 최근 내시경술과 초음파 유도를 겸한

방법도 소개되고 있다. 수기에 따르는 각각의 장단점이 있으나 본 장에서는 흔히 사용하는 후횡경막각 접근법만 설명하도록 한다.

내장통은 대부분 양측성이므로 동시에 양측을 블록할 수 있는 엎드린 자세에서 하는 것이 편리하다. 그러나 엎드린 자세를 견디지 못하거나 호흡이 가쁜 경우에는 옆누움자세에서 한쪽씩 블록하는 것이 유리하다.

환자의 복부에 베개를 받쳐 등을 약간 굴신시킨 후 영상증강장치 투시하에 첫째 허리뼈를 확인한다. L1 가시돌기 아래에서 가쪽으로 5-7 cm 되는 지점을 자입점으로 한다. 블

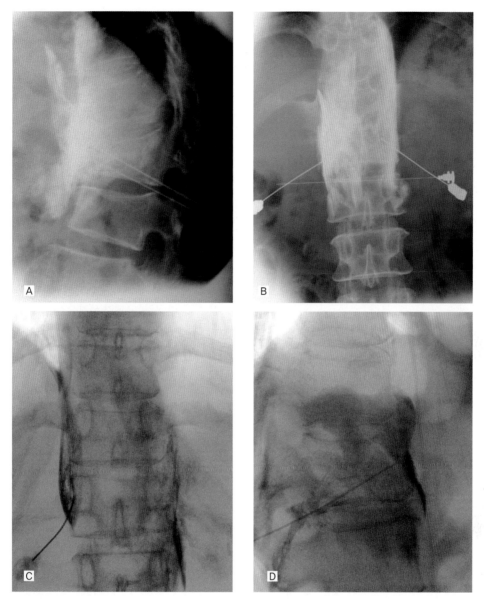

그림 43-7. 복강신경얼기블록의 투시영상
복강신경얼기블록 후횡경막각 접근법으로 약물이 복강동맥 주위로 퍼지면(A & B) 박동에 따른 조영제 움직임을 볼 수 있다. 같은 수기에서도 조영제가 내장신경 위치로 퍼지면 내장신경 블록의 결과를 이룬다. 적응증과 합병증은 유사하다. 굳이 기흉 등의 위험을 무릅쓰고 바늘의 위치를 높이 거치시킬 필요가 없다. 고주파열응고술을 이용한 내장신경 파괴술의 경우에는 바늘의 위치를 내장신경까지 거치시켜야 한다(C & D).

록 전 복부 CT를 검토하여 복강동맥과 위장간막동맥 사이에서 간이나 콩팥 등 주요 장기를 통과하지 않는 사위 각도를 미리 설정하는 것이 안전하다. 이때 바늘 끝 1 cm를 10도 정도 구부려 사용하면 사위 각도를 줄일 수 있어 주요장기 손상의 위험을 줄일 수 있다. 장기 손상의 위험도가 높은 경우에는 CT 유도하에 시행하는 것을 권장하기도 한다.

22G, 10-12 cm 바늘을 자입점에서 T12 가시돌기를 향하여

삽입한다. 블록바늘이 L1 몸통 중간에 닿으면 측면상을 보면서 L1 몸통 옆면을 스쳐 앞-옆까지 삽입한다. 투시기 전후상에서 L1 몸통 가장자리에서 5 mm 정도 안쪽에 위치하고 측면상에서 L1 앞가장자리에 위치시킨다. 조영제를 투여하여 정면상에서 아래-위로 퍼지고 측면상에서 척추 앞면과 횡격막각을 따라 삼각형으로 퍼지게 된다(그림 43-7). 국소마취제 투여 후 진통효과와 합병증 유무를 확인하고 신

경파괴제를 주사한다.

장기간의 신경블록을 위해서는 50-100% 알코올 10-20 mL 를 한쪽에 각각 사용한다. 알코올 주입 시 통증을 호소하면 중단하여야 한다.

4) 합병증

(1) 저혈압: 저혈압이 일과성으로 발생하므로 블록 전 충분한 수액의 보충이 필요하며, 시술 중 승압제 정주가 필요할 수 있다. 기립성 저혈압은 블록 후 5일까지도 발생할 수 있다. 따라서 시술 후 24시간 침상 안정, 지속적 수액 정주와 혈압 관찰이 필요하다.

(2) 설사: 일과성이지만 증상이 2일 이상 지속되면 수액의 공급과 지사제의 투여로 치료한다.

(3) 알코올 독성: 무수알코올 주사가 복막을 통해 흡수되어 전신 독성을 일으키면 빈맥, 안면 홍조, 의식 소실, 섬망 등을 보일 수 있다. 취기에 약한 환자에게는 무수알코올 대신 보톡스를 사용하는 방법을 권장한다.

(4) 어깨-팔 통증, 반응성 늑막삼출, 기흉, 딸꾹질: 방법간 큰 차이를 보이지 않는다.

(5) 감염, 농양, 출혈: 전방접근법에서 예측되는 합병증이나 실제 그 발생 비율은 매우 낮다.

(6) 허리통증: 바늘로 인한 근육손상이나 후복막 혈종, 알코올에 의한 자극 혹은 허리신경얼기의 손상에 의해서 발생할 수 있다. 허리 통증을 호소하는 환자에서는 1시간 간격으로 2회 정도 혈색소치를 측정해 혈색소치가 감소한다면 후복막 출혈을 의심하고 방사선과적 검사를 할 필요가 있다. 소변검사에서 혈뇨의 증상이 보이면 콩팥의 손상을 의심해야 한다.

(7) 하반신 마비, 일과성 운동 마비: 영상증강장치를 이용 하여도 드물게 바늘 자극이나 알코올 주입에 의한 일시적인 동맥의 수축에 의한 척수허혈이 발생하며 하반신 마비, 일과성 운동 마비가 발생할 수 있다. 신경차단제가 척수뿌리동맥(특히 artery of Adamkiewicz)에 주사되는 경우에는 심각한 부작용이 발생할 수 있다.

5. 허리(요부)교감신경절 블록 (Lumbar Sympathetic Ganglion Block)

1) 임상적응

(1) 동맥경화성 혈관질환, 당뇨병괴저, 버거병, 레이노증후군, 혈관재건술 후의 순환장애 등 혈관 확장 및 혈류증대가 필요한 질환

(2) 하지 복합부위통증증후군, 비뇨생식기 통증, 절단술후 단단통 등 통증질환

(3) 다한증, 수족 냉증 등 비통증성 질환

2) 해부

하지를 지배하는 교감신경은 T10−L2의 척수 옆뿔의 세포에서 시작하며, 백색교통지를 통하여 L1−L3 교감신경절에서 신경절이후신경세포와 연접한다. 신경절이후섬유는 회색교통지로 다리의 척수신경에 들어간다. 허리교감신경줄기는 허리뼈 몸통 앞-옆면에 붙어 아래-위로 달려가며, 허리교감신경절은 분절마다 한 개씩 있지 않고 몰려서 존재한다. 허리뼈몸통 가운데에서 요정맥이 교감신경줄기와 교차한다. 요동맥은 요정맥의 윗부분을 달려간다. 이러한 교감신경절, 교감신경간, 백색교통가지, 회색교통가지 및 요동-정맥은 안쪽으로 허리뼈몸통, 바깥쪽 허리근근막, 앞에 대동정맥으로 둘러싸인 동일 구획(compartment)안에 위치한다. 교감신경블록은 구획 블록을 목표로 한다.

허리교감신경절의 위치 및 수는 다양하다. 많은 환자에서 L1과 L2 신경절은 융합되며, 대부분의 신경절은 L2/3, L4/5 추간판 부위에 위치한다. 이러한 신경절의 존재 위치 및 우측 횡격막각은 L3 허리뼈 몸통까지, 좌측 횡격막각은 L2 몸통까지 도달한다는 것을 고려할 때, 교감신경절블록은 L2 보다는 L3, L4, L5 몸통에서 행하는 것이 효과적이다. 신경절이후신경섬유는 허리신경얼기를 형성하는 척수신경에 합류하여 대퇴, 좌골, 폐쇄 신경에 포함되어 분포하지만, 일부 교감신경은 다리의 혈관에 분절적으로 분포한다. 허리교감신경줄기로부터의 주된 가지에는 신경절이후신경섬유, 내장들신경섬유, 허리 몸들신경섬유가 포함된다(그림 43-8).

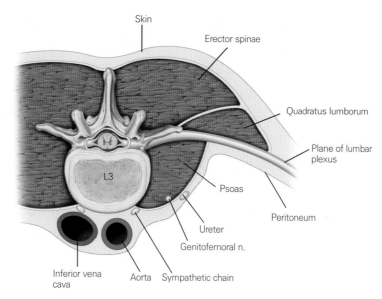

그림 43-8. 허리(요부)교감신경절 블록을 위한 해부학

3) 술기

허리교감신경절블록에는 엎드린자세가 가장 편리하지만 통증이나 해부학적 변형이 있다면 옆누운자세에서 행할 수 있다.

방정중 접근법의 경우 엎드린자세에서 가시돌기가 반대측 허리뼈몸통 가장자리에 도달할 때까지 영상증강장치를 경사영상이 되도록 회전한다. 신경블록 바늘의 경로상에 가로돌기가 존재하는 것을 피할 수 있다. 피부 위 자입점에 국소마취한다. 그 후 바늘을 방사선 조사방향과 평행되게 삽입하여 바늘 축의 연장선이 허리뼈몸통 가장자리에 도달하도록 한다. 신경블록 바늘의 끝이 허리뼈몸통의 앞옆에 위치하도록 한다. 바늘 끝이 허리뼈몸통에 접촉되면 척추주위 근육의 압력에 의하여 몸통의 옆면을 따라 앞으로 전진될 수 있다. 최종적으로 허리근과 근막을 통과하여 허리뼈몸통의 앞옆, 뒤복막강에 도달하게 된다. 저항소실법에 의하여 뒤복막강을 확인할 수 있다. 이후 2 mL의 조영제를 주입하여 신경블록 바늘 끝의 최종위치를 확인한다. 바늘 끝이 뒤복막강내에 적절하게 위치하였다면 조영제는 아래 위로 확산되고 몸통의 뒤로는 확산되지 않으며, 앞옆에서 경계면이 뚜렷한 선형의 외곽을 나타낸다(그림 43-9).

만약 조영제가 허리근내에 존재하거나, 근막 부근에 존재하게 된다면 근육의 줄쳐진 모양의 띠가 관찰되거나, 경계면이 확실하지 않은 둥근 모양의 조영상 형태가 나타난다. 이 경우 신경파괴제를 주입할 수 없다.

분절당 2-3 mL 국소마취제 주사로 5분 이내에 교감신경블록 효과가 관찰되지만 진단적블록 효과를 얻는 경우가 대부분이고, 장기간 치료효과를 위하여 신경파괴제 주사를 고려한다. 신경파괴제를 주사하는 경우에는 합병증을 줄이기 위해 소량(분절당 1-2 mL)을 2-3개 분절에 나누어 주사하는 것이 좋다.

신경파괴제 주입 전 국소마취제를 주입하여 말초 피부 온도의 상승, 땀분비 감소 및 증상 완화를 관찰하거나 적외선 체열촬영으로 블록효과를 평가한다. 신경파괴제로는 알코올 또는 페놀이 추천된다.

4) 합병증

(1) 요부 교감신경 신경파괴제 블록 시행 시 흔히 관찰되는 합병증은 음부넙다리신경의 신경염이다.

(2) 사정장애는 남성에서 치명적일 수 있다. 따라서 신경파괴적 블록인 경우 L3 이하에서 최소량의 신경파괴제를 사용한다.

(3) 기타 허리근 및 요관의 괴사, 출혈 등이 발생한다.

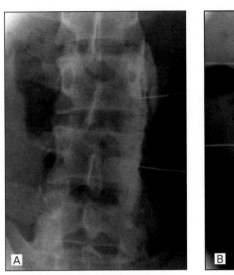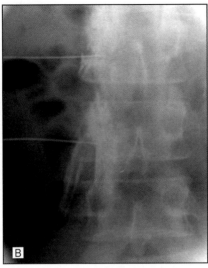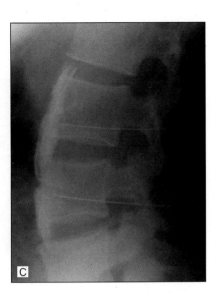

그림 43-9. 허리(요부)교감신경절블록 투시 영상
A: 정면상, B: 측면상, C: 조영제가 장요근으로 흐른 분절에서는 신경파괴제 주사를 절대 금지한다.

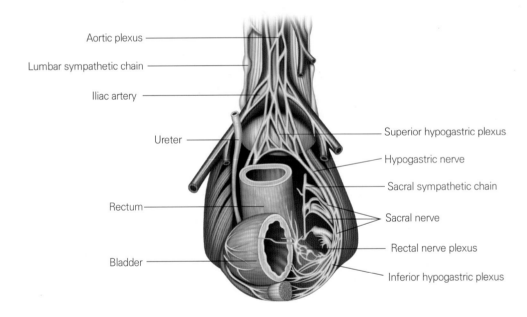

그림 43-10. 상하복신경얼기블록을 위한 해부학

6. 상하복신경얼기 블록(Superior Hypogas-tric Plexus Block)

1) 임상적용

골반 내 장기 특히 직장, 자궁, 난소, 전립선, 및 고환에서 오는 하복부 또는 회음부의 통증을 진단하고 치료하는 데 사용한다.

2) 해부

복강신경총과 요부교감신경간에 연결되어 있으며, 하장간막 기시부 하단에서 대동맥분지부까지 대동맥 신경총의 좌우에 요내장신경이 합쳐져 천골 전면으로 내려가면서 골반신경총을 이룬다. 상하복신경총은 후복막강에 위치하며 제5 요추 하단과 제1 천추 상단에 걸쳐 좌우로 위치한다(그림 43-10).

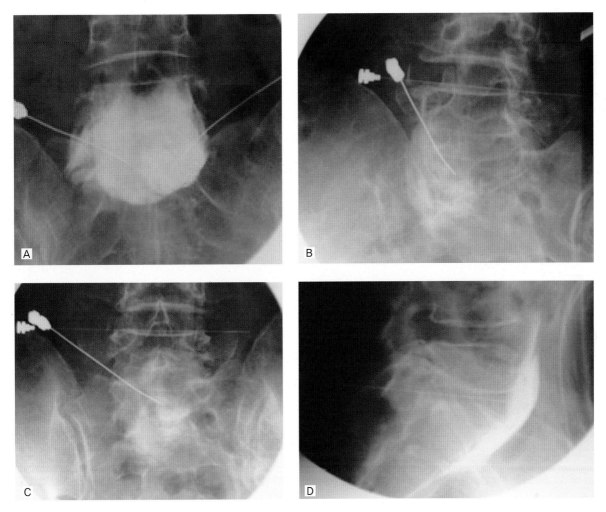

그림 43-11. 상하복신경얼기블록의 투시영상
Plancarte 법의 정면상과 사위상(A&B) 및 추간판 경유법 정면상과 측면상(C&D)

3) 술기

(1) Plancarte 법

Plancarte가 1990년 처음 기술하였다. 복와위에서 베개를 하복부에 넣고 L5 요추 상단에서 외측 5-7 cm를 자입점으로 한다. 22 G, 12 cm 바늘을 안쪽으로 45도, 아래로 30도 되는 방향으로 각도를 정하고 투시기 전후상에서 제1 천추 극돌기 하단을 향해 천자 한다. 측면상에서 바늘 끝은 천추 앞가장자리에 위치시킨다. 국소마취제 5 mL와 동량의 조영제를 주사하여 약물의 퍼짐이 투시기 전후상에서 추체 바깥가장자리를 벗어나지 않고 측면상에서 L4/5 요추간에서 제1, 2 천추 앞으로 확산되는 모양을 보이면 바늘이 정확한 위치에 놓인 것이다.

(2) 경추간판 접근법

L5 횡돌기가 방해되는 경우 사용할 수 있으나 추간판 협소화가 없어야 한다. 장골동맥의 천자가 일어나지 않으며 바늘 하나로 양측을 차단할 수 있다는 장점이 있다. 환자는 복와위 또는 측와위로 하고 투시기를 사위면으로 하여 L5 추체 아래가장자리, S1 상관절돌기 및 장골능이 삼각형을 이루게 하고 그 중심을 삽입점으로 한다. 22 G, 12 cm 바늘을 투시각도에 평행하게 삽입하고 추간판에 닿으면 저항소실법으로 전진한다. 바늘 끝이 투시기 전후상에서 정중선에, 측면상에서 L5/S1 추간 앞가장자리에 위치하는 것이 좋다. 국소마취제 10-15 mL를 주사한다(그림 43-11).

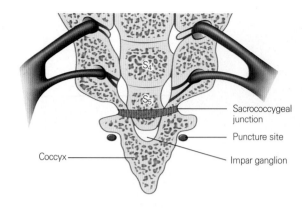

그림 43-12. 외톨이 신경절블록을 위한 해부학

3) 합병증

(1) 국소마취제 중독

(2) 출혈 및 혈종

(3) 추간판염: 추간판 경유 접근법의 경우는 추간판염이 생기지 않도록 철저한 무균조작과 함께 항생제를 투여하는 것이 좋음

(4) 골반강염 및 복막염

(5) 체신경 손상: 바늘에 의한 직접적인 신경뿌리 또는 말초신경 손상 뿐 아니라 신경파괴제에 의한 신경염/신경손상이 발생할 수 있음

(6) 골반내 장기 손상: 요도, 방광, 대장, 자궁 등의 손상 가능성은 있으나 보고된 경우는 없음

7. 외톨이신경절 블록(Impar ganglion block)

1) 임상적용

골반강, 회음부 통증은 체신경 자율신경이 혼합되어 있고 방광, 직장, 성기능에 복합적으로 관계하므로 통증 치료가 어렵다. 외톨이교감신경절블록은 1990년 Plancarte 등에 의해 회음부 전이성 암성 통증을 치료하기 위해서 처음으로 소개된 후 현재 회음부의 암성통증, 항문주위 다한증, 항문이급후증, 그리고 난치성 꼬리뼈통증 치료를 위해 자주 이용되고 있다.

2) 해부

양측으로 내려온 교감신경간은 천골부에 이르러 점차 근접하고 천미골부 앞에서 합쳐져 외톨이신경절(ganglion impar, ganglion of Walther)을 이룬다. 외톨이신경절은 천골신경, 미골신경, 회색교통지로 연결되어 있고 회음부, 직장말단, 항문, 요도말단, 외음부, 질의 아래 1/3에 분포한다 (그림 43-12).

3) 수기

(1) Plancarte 방법

엎드린자세 또는 옆누운자세에서 항문꼬리인대(anococcygeal ligament) 위쪽 엉덩 주름(intergluteal crease) 사이에서 바늘을 삽입하여 바늘 끝이 엉치꼬리뼈 접합부에 닿도록 한다.

이때 22 G, 8 cm 바늘을 미리 끝부분 2.5 cm 되는 부위를 25-30도 구부려서 엉치꼬리뼈 접합부의 굴곡 정도를 따라 삽입하기 좋게 만든다. 영상증강장치를 이용하여 측면상을 보면서 깊이를 조절하여 내부 장기의 손상이 없도록 조심한다.

바늘이 적당한 위치에 도달하면 저항소실법으로 뒤복막강을 확인하고 조영제 3 mL를 주사하여 올챙이꼬리 모양으로 퍼지는지 확인한다(그림 43-13). 국소마취제 3-5 mL를 주사하여 진단적 블록 후 동량의 신경파괴제를 주사한다.

이 방법은 구부린 바늘이 원하는 방향으로 잘 삽입되지 않아서 수 차례 반복 시도해야 하는 경우가 종종 있으며, 환자들이 심한 통증을 호소하는 경우가 흔하다.

(2) 엉치꼬리뼈 접합부 접근법

엎드린자세 또는 옆누운자세에서 영상투시하에 22 G, 8 cm 바늘을 엉치꼬리뼈 접합부의 가운데로 수직으로 삽입하여 뒤복막강에 도달하는 방법으로 생리식염수를 채운 주사기로 저항이 소실되면 조영제 1 mL를 주사하여 영상을 확인한 후 국소마취제로 진단적 블록을 시행한다. 통증이 소실되고 부작용이 없으면 신경파괴제를 주사하고 1시간 이상 같은 체위로 안정시킨다(그림 43-13).

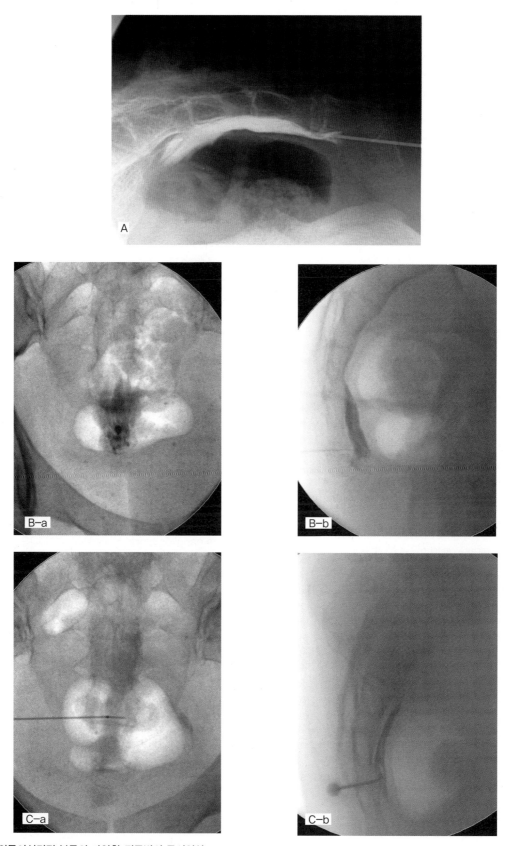

그림 43-13. **외톨이신경절 블록의 다양한 접근법의 투시영상**
Plancarte법(A), 엉치꼬리뼈 접합부 통과법(B-a: 정면상, B-b: 측면상), 측면 접근법을 이용한 고주파 열응고술(C-a: 정면상, C-b: 측면상).

(3) 기타 방법

환자를 엎드린자세 또는 옆누운자세로 하고 꼬리뼈 가로돌기 바로 아래를 바늘 자입점으로 하고 미리 구부려 놓은 22 G, 6 cm 바늘을 천미골 접합부 방향으로 위쪽 안쪽으로 진행시킨다. 바늘 끝이 꼬리뼈에 닿는 느낌이 있으면 바늘을 조금 후퇴시킨 후 꼬리뼈 앞 방향으로 바늘을 더듬으며 이동한다.

엉덩이 가측에서 척주와 직각 되게 가로질러 접근하여 고주파 열응고술을 시행하기도 한다.

4) 합병증

(1) 경막외강 주사
(2) 직장 천공
(3) 방광 및 배변장애
(4) 기타: 혈종, 감염, 주사부위의 자극 증상 등

참고문헌

대한마취통증의학회. 마취통증의학. 셋째판, 서울, 여문각. 2014, 1105-18.

대한통증학회. 통증의학. 넷째판, 서울, 신원의학서적. 2018, 591-610.

대한통증학회. 통증수기의 정석. 서울, 메디안북. 2016, 101-326.

대한체열학회. 임상체열학. 둘째판, 서울, 도서출판 의학출판사. 2014.

Chang WS, Yoon DM, Lee YW, Oh HK. A clinical study of splanchnic nerve block. Korean J Anesthesiol 1999; 36: 273-8.

Choi E, Nahm FS, Lee PB. Sympathetic block as a new treatment for lymphedema. Pain Physician 2015; 18:365-372.

Choi YS, Jeon DH, Choi BI, Lee YW. The use of radiofrequency lesion generation on the ganglion impar for the treatment of chronic coccygodynia. - A case report- Korean J Anesthesiol 2008;54:236-9.

Chung JY, Choi JB, Lee YW. Radiofrequency lumbar sympathectomy: comparison with neurolytic alcohol block. Kor J Pain 2004;17:42-6.

Feigl GC, Dreu M, Ulz H, Breschan C, Maier C, Likar R. Suceptibility of the genitofemoral and lateral femoral cutaneous nerves to complications from lumbar sympathetic blocks: is there a morphological reason? Br J Anaesth 2014;112:1098-104.

Fishman SM, Ballantyne JC, Rathmell JP. Bonicas management of pain. 4rd ed. Philadelphia, Lippincott Williams & Willkins, 2010:612-15, 1409-11.

Han ST, Kim C, Han KR, Cho HW, Noh HJ. Lumbar sympathetic ganglion block with alcohol for plantar hyperhidrosis. Kor J Pain 2005;18:161-16.

Hong JH, Kim JM,Kim AR, Lee YC, Kim SY, Kwon SH, et al. The effects of lumbar sympathetic ganglion block in the patients with spinal stenosis and the skin temperature changes according to the contrast spread patterns. Kor J Pain 2009:22:151-7.

Ka AJ, Moon DE, Suh JH. Paraplegia following celiac plexus block. Kor J Pain 1993;6:129-32.

Kim KS, Ko HH, Hwang SM, et al. Stereotactic neurotomy of the ganglion impar through the sacrococcygeal junction in cancer related perineal pain: a case report. Kor J Pain 2005;18:263-6.

Kim MS, Yoon KB, Yoon DM: Effect of cervical sympathetic block on optic nerve sheath diameter measured by ultrasonography. Ultrasound in Med & Biol 2015; 41:1599-604.

Kim YC, Bahk JH, Lee SC, Lee YW. Infrared thermographic imaging in the assessment of successful block on lumbar sympathetic ganglion. YMJ 2003;44:119-124.

Kweon TD, Han CM, Kim SY, Lee YW. The change of blood pressure, heart rate, and heart rate variability after stellate ganglion block. Kor J Pain 2006;19:202-6.

Lee HK, Yoon KB, Suh YS, Kim C. Changes of index finger temperature as indices of success of thracic sympathetic ganglion block. Kor J Pain 1994;7:217-21.

Lee JK, Chung JK, Lee SM. The spread of contrast media in celiac ganglion block. Kor J Pain 1994;7:211-16.

Lee JY, Kim TJ, Shin HK, Lim HK, Chung CK, Song JH, et al. Prolonged Hornors syndrome following stellate ganglion block - A case report- Kor J Pain 2005;18:78-81.

Lee KH, Yoon DM. A Severe Retropharyngeal Hematoma after stellate ganglion block -A case report- Kor J Pain 2008;21:62-5.

Lee SI, Moon SK, Kim KT, Choe WJ, Park JS, Kim JW. A case of chronic diarrhea after neurolytic celiac plexus block - A case report- Kor J Pain 2005;18:74-7.

Lee YW, Chung JY, Kim HJ, Shin YS. Change of infrared thermographic findings in bilateral Bells palsy treated with stellate ganglion block - A case report - Kor J Pain 2001;14:93-7.

Lee YW, Yoon DM, Lee GM, Han ST, Park HJ. Trans-inter-vertebral disc approach of superior hypogastric plexus block for pelvic cancer pain: A retrospective study. Kor J Pain 2000;13:202-7.

Moon HS. Thoracic sympathetic ganglion block for a patient with hyperhidrosis. Kor J Pain 1995;8:139-43.

Oh JS, Chung IH, Ji HJ, Yoon DM. Clinical implication of topographic anatomy on the ganglion impar. Anesthe-siol 2004;101:249-50.

Park CH, Lee DS, Kim BI. Effect of the oblique fluoroscopic approach for performing stellate ganglion block. Kor J Pain 2006;19:68-71.

Park JS, Kim KJ, Lee YW, Yoon DM, Yoon KB, Han MY, et al. Estimation of stellate ganglion block injection point using the cricoid cartilage as landmark through X-ray review. Kor J Pain 2011;24:141-5.

Shin CS, Lee YW, Kim JL, Jung CI, Lee JB. Thoracoscopic T2 sympathectomy effects on QT interval. Kor J Pain 2000;38:76-80.

Shin SK, Kweon TD, Ha SH, Yoon KB. Ejaculatory failure after unilateral neurolytic celiac plexus block. Kor J Pain 2010;23:274-7.

Shwita AH, Amr YM, Okab MI. Comparative study of the effects of the retrocrural celiac plexus block versus splanchnic nerve block, C-arm guided, for upper gas-trointestinal tract tumors on pain relief and the quality of life at a six-month follow up. Kor J Pain 2015;28:22-31.

Summers MR, Nevin RL, Stellate ganglion block in the treatment of post-traumatic stress disorder: A review of historical and recent literature. Pain Practice 2017;17:546-53.

Waldman SD. Interventional pain management. 2nded. Philadelphia, W.B.Saunders Co. 2001:363-534.

Yang JY, Kim C, Han KR, Cho HW, Kim EJ. Dorsal percuta-neous thoracic sympathetic ganglion block with alcohol for the treatment of palmar hyperhidrosis. Kor J Pain 2005;18:171-5.

44 뇌신경블록
Cranial Nerve Block

뇌신경은 12쌍으로 구성되어 있으며, 두부의 통증감각은 주로 삼차신경을 통해 전달된다. 일부 내장 감각신경은 얼굴신경, 설인신경, 미주신경을 통해 전달이 되며 각각의 뇌신경은 고유의 특수 기능을 담당하고 있다. 이 장에서는 통증치료를 위한 뇌신경차단을 위주로 설명하며, 각 신경에 접근하는 방법을 알아보고자 한다.

1. 얼굴신경블록(Facial Nerve Block)

슬상신경통(geniculate neuralgia), 비정형성 얼굴신경통, Bell 마비에 동반되는 통증, 슬신경절 대상포진(Ramsey-Hunt syndrome) 등의 통증질환과 편측 안면연축을 포함하는 경련 상태 등의 진단 및 치료에 얼굴신경블록이 유용하다. 국소마취제를 이용한 얼굴신경블록이 이러한 얼굴통증의 치료에 이용되나 얼굴연축의 비수술적 치료는 와까쓰끼가 창안한 천자압박법, Botulinum 독소를 이용한 블록 등이 있다. 고령자, 건측의 청력장애, 얼굴신경마비 후의 경련, 개두술을 원하지 않는 경우, 심장질환 등의 다른 합병 질환 때문에 두개강내 얼굴신경 감압술은 곤란한 경우가 있으며 이러한 경우 얼굴신경블록법이 우선적으로 고려된다.

1) 해부

얼굴신경의 경로는 매우 복잡하고 여러 가지를 내고 있으며 지각, 운동, 부교감 섬유를 포함하고 있다. 두개 내에서 안면신경은 뇌교에서 나오며 굵은 운동신경근과 가는 지각신경근으로 구성된다. 두개의 신경근은 측두골에 위치한 내이도로 들어가고 얼굴신경관을 통해 내이에서 빠져 나온다. 얼굴신경관 내에서 얼굴신경은 두 신경근은 하나의 신경으로 합쳐지고 슬상신경절을 형성한 후 대추체신경(greater petrosal nerve), 등골신경(stapedial nerve), 고실끈신경(chorda tympani)을 분지한다. 얼굴신경은 경유돌공을 통해 두개 외로 나온다. 신경블록의 목표가 되는 경유돌공은 경상돌기의 후내방, 유양돌기의 전내방에 위치한다. 두개골을 빠져나온 얼굴신경은 제일 먼저 우이개신경을 분지하여 후두근, 측두두정근, 악이복근(digastric muscle), 경돌설골근에 가지를 보내고 있다. 주된 부분은 경상돌기와 외경동맥의 외측을 통해서 전상방으로 이하선신경총을 형성한 후 측두지, 협골지, 협근지, 하악연지, 경지 등을 내어 얼굴 전체의 표정근에 분포한다(그림 44-1).

2) 블록방법

환자는 앙와위로 하고 얼굴은 블록할 쪽의 반대쪽으로 향하게 하고 유양돌기가 잘 노출되도록 한다. 소독약으로 피부를 닦은 후 25 G, 4 cm 바늘을 유양돌기의 전연에서 삽입한다. 이곳은 외이도의 바로 밑이 되고 하악지(mandibular ramus)의 중간 높이이다. 바늘을 유양돌기의 골막에 도달할 때까지 수직으로 자입한 후 바늘을 약간 전방으로 방향

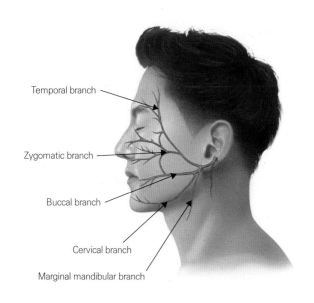

그림 44-1. 안면신경의 분지

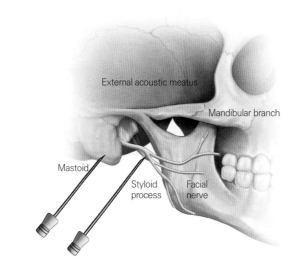

그림 44-2. 안면신경블록

을 바꿔서 유양돌기의 전연을 지날 때까지 미끄러지듯 전진 시킨다. 바늘을 유양돌기의 전연을 1.5 cm 정도 지나면(그림 44-2) 경유돌공에서 나오는 안면신경을 접하게 된다. 혈액이나 뇌척수액이 흡인되지 않는 것을 확인하고 국소마취제 3-4 mL를 주입한다. 슬상신경통이나 대상포진후신경통 등을 치료할 때는 국소마취제와 스테로이드를 혼합하여 주입하기도 한다.

천자압박법에 의한 안면신경블록은 유양돌기의 끝에서부터 코 쪽으로 0.5 cm 부위를 자입점으로 하여 바늘의 방향은 정면에서 보아 정중선에 대해서 약 30도, 측면에서 보아 이마 중앙선과 인중을 연결하는 선에 평행하게 전진한다 (그림 44-3). 바늘의 목표점은 경유돌공의 출구이다. 바늘이 경유돌공 근처에서 안면신경간을 천자하면 순간적으로 통증과 함께 안면신경마비가 일어나게 된다. 천자를 반복하지 않기 위해 시술자의 눈은 가능하면 블록부위보다 환자의 표정근 특히 안검의 움직임을 주목한다. 마비가 오면 바늘을 그대로 유지하고 필요 이상으로 깊이 삽입하지 않도록 한다. 블록 정도는 가까스로 눈을 감을 수 있을 정도가 좋다. 40분에서 1시간 후 마비의 정도가 변하지 않으면 바늘을 뺀다. 천자압박법에 의해 충분한 마비가 얻어지지 않거나 계속 재발하는 경우에 알코올을 미량 주입하여 블록할 수 있다. 블록침 천자에 의해 조금이라도 마비가 있을 때 2% 메

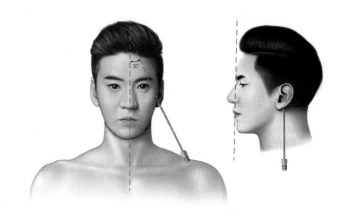

그림 44-3. 천자압박에서 바늘의 방향

피바카인 0.01-0.03 mL를 주입한다. 이 양은 실제의 주입량이며 블록침 접합부의 사강이 약 0.07 mL인 것을 고려해야 한다. 예측했던 마비가 나타나고 합병증이 일어나지 않은 것을 확인하면 20분 후에 동량의 알코올을 주입한다. 주입 알코올의 양이 많으면 의외로 심한 마비를 일으킬 수 있으며 주입 알코올에 의해 때로 격심한 현기증과 구토를 보이기도 한다. 부작용 때문에 근래에는 사용빈도가 줄어들고 있다.

O'Brien법은 1927년 O'Brien이 기술한 방법으로 하악관절의 위, 후협골돌기의 밑에서 시행하는 안면신경블록이다. 환자의 턱을 움직여서 하악관절을 확인한 후 블

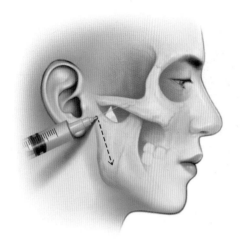

그림 44-4. O'Brien법을 이용한 안면신경블록

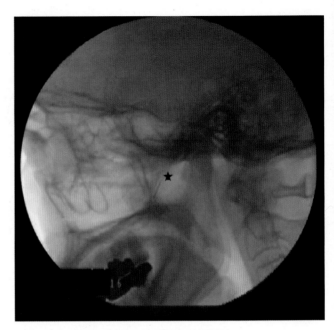

그림 44-5. 협골궁직하법을 이용한 안면신경블록

록침을 골막까지 약 1 cm 정도 삽입한다. 그리고 국소마취제 2-3 mL를 주입한다. 안면신경의 주행이 다양하기 때문에 블록이 불완전할 수도 있다. 그래서 관절 위에 주사를 한 후 바늘을 약간 뽑아서 방향을 바꿔 하악지의 후연을 따라 아래쪽으로 다시 삽입한 후 바늘을 뽑으면서 국소마취제를 주입한다. 그리고 협골궁을 따라 앞쪽으로 다시 삽입한 후 바늘을 뽑으면서 국소마취제를 주입한다. 또 간편하게 시행하는 방법으로 그림과 같이 이주전연으로부터 외안각, 구각으로 그은 각각의 선이 이루는 각의 2등분선 위에서 코 쪽으로 1-2 cm 부위를 삽입점으로 한다(그림 44-4). 블록침은 26 G, 1.5 cm의 일회용 바늘을 사용한다. 길이는 각각에 따라 다르지만 0.5-1.5 cm 정도로 국소마취제 0.3-0.5 mL를 주입한다. 이것으로 눈을 감는 것이 가까스로 가능한 블록이 얻어지면 20분 후에 동량의 알코올을 주입할 수 있으나 알코올 사용은 항상 주의를 요한다.

협골궁직하법은 삼차신경통 치료에서 하악신경블록을 행할 때 협골궁 중앙직하에 국소침윤을 행하면 눈이 감기지 않는 예가 있는 것에 착안하여 고안되었다(그림 44-5). 협골궁 중앙 직하에서는 합병증이 적게 일어나고, 블록침의 종류나 약물의 양은 O'Brien법과 같다.

확실성을 기하기 위해서 말초신경자극기를 사용해서 전기적으로 안면신경 측두지의 주행을 찾아 블록하는 방법이

있다. 경피적으로 안륜근에 가장 강한 연축을 보이는 점을 찾아서 그 곳에 표시를 한다. 소독한 후 표시에서부터 1.5-2 cm 하방의 피부를 국소마취하고 그 부분을 삽입점으로 하여 그곳부터 바늘을 표시의 바로 밑 약 0.5 cm의 점을 향해 삽입한다. 다음에 말초신경자극기를 저출력으로 하여 바늘 끝을 미세조정해서 안륜근에 가장 강한 연축을 보이는 부위를 찾는다. 자극을 계속해가면서 국소마취제 0.3-0.5 mL를 주입한다. 바늘 끝이 좋은 위치에 있으면 즉시 연축을 정지한다. 20분 후 합병증이 없으면 신경파괴제 0.5 mL를 주입하는데 신경파괴제의 사용은 말초신경염 등의 합병증을 일으킬 수 있으므로 항상 주의를 요구한다.

3) 합병증

혈관이 풍부하고 중요한 혈관이 근처에 있기 때문에 혈종형성의 위험이 증가하지만 블록할 부위를 손으로 압박함으로써 감소시킬 수 있다. 척추와 가깝기 때문에 지주막하강에 국소마취제가 주입되어 전척추마취가 일어날 수 있다. 가장 중독한 합병증으로 발생빈도는 낮지만 청력장애가 발생할 수 있는데 천자압박법에서는 잘 생기지 않고 알코올 주입이나 약물 주입시 문제가 될 수 있다. 만성 중이염이 있

는 경우 주의를 요한다. 골벽이 깨져서 얼굴신경관이 개방 상태에 있으면 미량의 약물로도 쉽게 내이에 이르고 청력장애를 일으킬 수 있다. 안진이나 현기증은 천자압박법보다는 약물 주입법에 의해 일어난다. 국소마취제에 의한 것이면 수시간 이내에 회복한다. 몸을 움직이면 구역, 구토를 일으킬 수 있으므로 안정을 요한다. 안진과 함께 구역 또는 구토가 일어나는 수가 많은데 블록에 대한 불안, 공포 및 혈압의 변화로도 일어나는 수가 있다. 외이도 내출혈은 가장 많은 합병증이며 환자가 외이도 내의 이상을 호소한다든지 부르는 것에 대답을 하지 못하는 것으로 알게 된다. 블록침의 방향, 외이도와의 관계를 고려하여 막을 수 있다.

2. 설인신경블록(Glossopharyngeal Nerve Block)

1921년에 Harris가 처음 증례 보고를 하면서 설인신경통이라는 용어를 사용하였고 설인신경블록이 이러한 통증에 유효할 수 있음을 제시하였다. 초기에는 두개골 밖에서 시행하는 설인신경절제나 알코올을 사용한 신경파괴를 시도하였으나 설인신경통보다는 오히려 설인신경을 따라 분포하는 암성통증의 치료에 효과적이었다. 글리세롤이나 고주파열응고법을 이용하여 두개 밖에서 신경을 파괴시키는 방법이 주목을 받고 있는데 이는 약물에 반응하지 않거나 부작용이 심한 경우에 시도될 수 있다. 설인신경블록은 국소마취제로의 블록과 신경파괴 둘로 나누어 그 적응증을 고려할 수 있다. 국소마취제 블록은 설인신경통과 슬신경절(geniculate ganglion)에 의한 신경통을 감별하는데 유용하고 설인신경을 파괴할 환자에게 운동과 감각의 장애가 어느 정도 올 것인가 예측하는데 도움이 되기도 하며 급성 설인신경통과 암성통증에 의한 응급상황에서도 효과적이다. 설인신경 파괴술은 설근부, 인후두부, 편도 등의 암성통증 치료에 사용된다.

1) 해부

설인신경은 경돌인두근, 두개설근, 두개인두근에 가는 운동신경 분지와 혀의 뒤쪽 1/3, 구개편도 그리고 입과 인두의

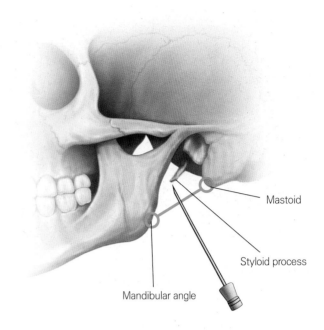

그림 44-6. **경상돌기의 위치**

점막을 지배하는 감각신경 분지를 갖는다. 혀의 뒷부분 1/3의 미각섬유도 포함하며 경동맥 소체의 화학수용체와 경동맥동의 압수용체의 자극을 전달하기도 한다. 부교감신경섬유는 이신경설을 통과하며 신경절로부터 전달되는 부신경은 이하선으로 분비정보를 전달한다. 설인신경은 연수로부터 미주신경, 부신경과 함께 내경정맥에 근접하여 경정맥공을 지나 두개강을 나와 내경정맥과 내경동맥사이의 구에 위치한다. 설인신경은 두개를 나온 직후 고실신경총과 이신경절에 분포하고 이어서 경동맥동지를 낸 후 경상돌기와 경인두근의 내측, 동시에 미주신경과 부신경의 외측을 따라 내려와 경돌인두근의 외측하단으로 가기도 하고 전방으로 구부러져 설골설근의 후연으로 나온 후 설근 부근에 분포하기도 한다. 경돌설골인대의 머리쪽 끝이 석회화된 것으로 생각되는 경상돌기는 설인신경블록의 지표로 사용되며 그 길이는 개인차가 있고 하악각과 유양돌기를 연결한 선의 중앙에 위치한다(그림 44-6).

2) 블록방법

국소마취제의 구강내 분무 또는 도포법은 인후두부에 국소마취제를 도포 또는 분무하는 방법으로 간단하고 안전하

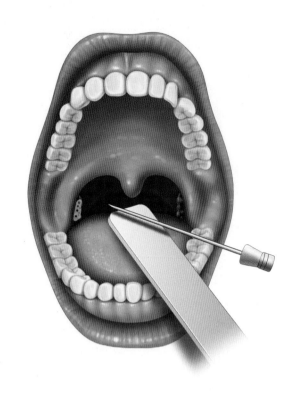

그림 44-7. 구강내 접근법을 이용한 설인신경블록

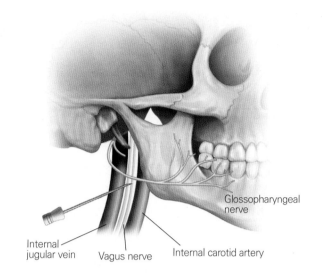

그림 44-8. 구강외 접근법을 이용한 설인신경블록

게 시행할 수 있는 장점이 있다. 환자는 좌위로 하고 설압자로 혀를 누른 후 전후구개궁에 국소마취제를 분무하거나 도포한다. 구개편도와 설근부에도 반복하며 국소마취제는 4% 리도카인이 사용된다.

구강내 접근법은 구개편도하부에서 설인신경의 편도지와 설지를 블록하는 방법으로 수술을 위한 마취나 통증질환의 진단적 목적으로 사용될 수 있다. 환자를 앙와위나 좌위로 하고 혀를 2% 리도카인으로 마취한다. 환자의 입을 크게 벌리게 하고 설압자나 후두경의 날로 혀를 아래쪽으로 누른다. 22 G, 9 cm 바늘을 25도 정도 구부린 후 후편도주(posterior tonsillar pillar)의 외측하방에서 점막을 천자한다. 전구개공의 하단에서 변연으로부터 0.5 cm 외측을 삽입점으로 한다. 약 0.5 cm 정도 전진시킨 후(그림 44-7) 혈액이나 뇌척수액이 흡인되지 않는 것을 확인하고 국소마취제 또는 스테로이드 혼합액을 주입한다. 신경파괴제를 사용하는 경우에는 무수알코올이나 페놀, 글리세린을 사용하는데 국소마취제로 제통 효과 및 구개편도와 설근부의 지각소실이 얻어지고 합병증이 없는 것은 확인하고 15내지 20분 후에 국

소마취제와 동량의 신경차괴제를 주입한다.

구강외 접근법은 환자를 앙와위로 하고 유양돌기와 하악각까지 가상선을 긋는다. 이 선의 중앙에 경상돌기가 위치하게 되며 이 점을 천자점으로 한다. 22G, 4 cm 바늘을 주사기에 부착하여 피부면과 수직으로 천자한다. 경상돌기에 바늘이 닿으면 바늘을 경상돌기 뒤쪽으로 걸어 이동시키고(그림 44-8) 뼈와 접촉이 없어지는 순간 혈액이나 뇌척수액이 흡인되지 않는 것을 확인한 후 0.5% 리도카인 7 ml와 스테로이드 혼합액을 조금씩 주입한다. C자형 영상증강장치를 사용하여 두개의 측면상과 두개저상의 두 방향으로부터 바늘 끝과 경정맥공의 위치를 확인하는 것이 큰 도움이 된다.

3) 신경파괴

설인신경통이나 암성통증 환자에서 지속적인 통증완화를 위하여 적은 양의 알코올, 페놀, 글리세롤을 사용한 설인신경파괴술이 효과적이다. 설인신경의 파괴를 위한 설인신경 고주파열응고술은 신경파괴제에 의한 부작용을 줄일 수 있다.

4) 설인신경근의 미세혈관적 감압술

설인신경근의 미세혈관적 감압술(Jannetta의 시술)은 치료되지 않는 설인신경통에 대한 신경외과적인 방법이다.

이러한 시술을 설인신경통이 압박에 의한 단일 신경병증에 기인된다는 것에 기초를 두고 있다. 이러한 뇌내적 접근은 설인신경 분포지역에 대중요법으로 치료되지 않는 통증을 가진 암 환자에서 시행될 수 있다.

5) 합병증

양쪽이 블록되면 연하곤란이 올 수 있으므로 구강내 분무 또는 도포법에서는 반대쪽이 블록되지 않도록 주의가 요구된다. 구강내 접근법은 큰 혈관이나 다른 뇌신경으로부터 떨어져 있기 때문에 신경파괴제를 사용하는 경우 장점이 있다. 설인신경블록의 가장 심각한 합병증은 내경정맥과 경동맥의 손상이다. 혈종형성과 국소마취제의 혈관내 주입 등도 가능하며 운동신경블록으로 경돌인두근의 약화를 초래하여 연하장애가 일어날 수 있다. 미주신경블록으로 성대마비가 일어날 수 있으며 반사적인 빈맥도 발생될 수 있다.

3. 삼차신경블록(Trigeminal Nerve Block)

삼차신경통은 삼차신경의 지배영역에 짧은 전기적 충격과 같은 통증을 특징적으로 하는 안면부 통증질환으로 그

원인에 따라 삼차신경통은 정형적 및 비정형적 삼차신경통으로 크게 나눌 수 있으며 비정형적 삼차신경통은 뇌종양, 다발성경화증, 혈관질환, 대상포진 감염 등이 원인이 된다. 정형적 삼차신경통이 발생하는 기전은 아직 확실하지 않으나 삼차신경근의 혈관압박이 해부학적 유발원인으로 생각되고 있다. 비록 삼차신경근의 혈관압박이 신경의 탈수초현상을 일으키는 것은 확실하지만 압박 자체가 통증을 유발하는 것은 아니며 탈수초현상에 의한 이차적 신경 변화가 통증의 직접적 원인으로 생각되고 있다. 이 이차적 신경 변화는 크게 말초신경과 중추신경의 변화로 나누어 생각할 수 있으며 다시 말초신경의 변화는 전기연접전달(ephaptic transmission)과, 이소성신호발생(ectopic impulse generation)이 일어나는 것으로 생각되며, 중추성 변화는 광동범위 뉴우런(wide dynamic range neuron, WDR neuron)의 변성과, 통증의 중추성억제(central inhibition)가 감소하는 것으로 생각된다. 따라서 신경의 혈관압박을 제거하는 것만으로는 이러한 직접적인 통증의 원인을 제거할 수 없으며 압박을 없앰으로써 증세를 완화시킬 뿐이다.

삼차신경통의 치료는 투약과 수술적인 방법으로 나누며 불가피한 경우 일시적 제통을 위하여 말초신경블록이 적용되고 있다. 수술적인 방법에는 개두술을 통한 미세혈관감

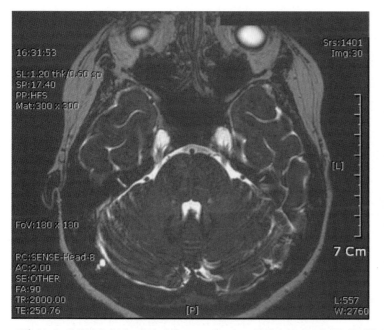
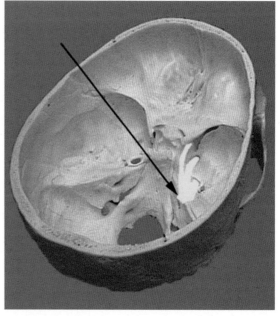

그림 44-9. 삼차신경이 뇌교에서 나와 Meckel's cave 안에서 삼차신경절을 형성한 핵자기공명영상사진과 도해

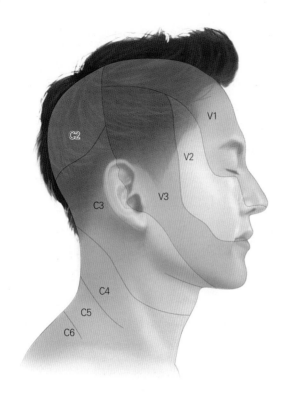

그림 44-10. **삼차신경의 지배영역**

압술, 정위적 고주파열응고술, 경피적 미세압박술, 글리세롤주사 등이 있다. 미세혈관감압술은 0.3-1%의 사망률뿐만 아니라 2-5%에 달하는 부작용 또는 합병률이 보고되고 있으며, 고주파열응고술은 시술중 통증이 심하고 신경을 정확하게 찾는 것이 쉽지 않고 각막의 무감각이 초래될 수 있어 삼차신경 제1지에는 신중해야 한다. 글리세롤주사는 재발율이 높고 부작용이 적지 않아 점차 그 사용을 피하는 추세이다. 경피적 미세압박술은 압박시간의 조절 이후 비교적 부작용이 적어졌지만 일시적인 복시, 저작근 약화 등의 문제가 있어 환자의 상태에 따라 적절한 선택이 요구된다.

1) 해부

삼차신경은 뇌교의 전상방에서 나오며 12쌍의 뇌신경중 가장 큰 신경이다. 운동신경근과 감각신경근의 두 뿌리가 여기서 시작되어 전외측으로 달려 후두와 안으로 들어가 측두골 추체의 첨(apex) 근처의 두개골 함몰에 위치하는 Meckel's cave에서 삼차신경절을 이루고 이는 다시 안신경, 상악신경, 하악신경 등 3개의 감각신경으로 분지 된다(그림 44-9). 이중 안신경은 상안와열, 상악신경은 정원공, 하악신경은 난원공을 통하여 각각 두개를 빠져나가 안면에 분포한다. 운동신경근은 난원공 근처에서 하악신경과 합해져 두개를 나와 안면에 분포한다(그림 44-10). 따라서 안신경과, 상악신경은 전적으로 감각신경이지만 하악신경은 운동신경을 포함하는 혼합신경이다. 삼차신경은 안면 피부뿐만 아니라 두개내 경막의 중앙 및 전방, 입과 코의 점막, 혀의 전방 삼분의 이와 치아의 감각을 지배한다. 하악신경은 저작근, 악설골근, 이복근의 전복, 고막장근, 구개근 등에 운동신경 분지를 낸다. 삼차신경의 말초신경들은 자율신경을 포함하고 있어 안신경은 모양체신경절(ciliary ganglion), 상악신경은 접형구개신경절(sphenopalatine ganglion), 하악신경은 이신경절(otic ganglion)과 각각 연관되지만 이들 자율신경섬유들의 세포체(cell body)는 두개내가 아닌 상경추교감신경절(superior cervical sympathetic ganglion)에 있고 외경동맥을 따라 올라와 합쳐진 것들이다.

2) 블록방법

삼차신경블록은 그 적용 위치에 따라 신경근 또는 신경절을 목표로 하는 두개내 신경블록과 삼차신경의 분지를 목표로 하는 말초신경블록이 있다.

(1) 말초신경블록

환자의 전신상태가 좋지 않거나 고령인 경우 또는 여명이 길지 않은 암성통증 환자에서 유용하며 시술 방법이 비교적 간단하고 그 효과가 즉각적이지만 지속적이지 못하여 알코올이나 페놀 등 신경파괴제를 사용한 경우뿐만 아니라 고주파열응고술을 시행한 경우도 1-2년 안에 재발하는 단점이 있다. 삼차신경은 많은 분지를 갖고 있지만 임상에서 유용하게 신경블록을 적용하는 분지는 제한적이다.

① 안와상신경블록(Supraorbital nerve block)

삼차신경의 제1지인 안신경은 직접 접근이 어렵고 그 분지들 중 전두신경(frontal nerve)의 가지인 안와상신경(supraorbital nerve)과 활차상신경(supratrochlear nerve)이 접근 가능하고 어렵지만 비모양체신경(nasociliary nerve)도 직접 접근이 가능하다. 활차상신경은 그 지배영역이 좁고 활차(trochlea) 근처에서 상사근(superior oblique muscle)을 다칠 수 있어 잘 시행하지 않는다. 안와상신경은 직접적인 지표가 없어 C-자형 영상증강장치로 안와가 잘 보이도록 하고 안와 상연의 중앙보다 약간 내측에서 신경자극을 하며 신경을 찾는다. 이때 손가락으로 이 부위를 압박하여 환자가 압박감을 많이 느끼는 점을 찾는 것도 도움이 되며 사전에 26G 1 cm 길이의 바늘을 사용하여 안와상공(supraorbital foramen)이나 절흔(notch)을 바늘 끝으로 느껴보는 것도 한 방법이 된다. 안와상공은 두개가 있는 경우도 있고 구멍이 없이 절흔 상태로 존재하는 경우도 있어 주의가 요망된

다(그림 44-11 A). 고주파열응고는 안와상공이나 절흔 안으로 확실하게 캐뉼라가 삽입되는 경우는 2 mm 활성팁을 사용하여 병소를 만들 수 있으나 그렇지 않은 경우는 같은 지점의 안와연(orbital rim)보다 아래에서 안와 상벽을 향하여 약간 내측으로 전극을 삽입하여 신경과 전극이 접촉하도록 하는데 이때는 5 mm 활성팁을 사용하는 것이 신경을 찾는데 더 용이하다. 50 Hz로 감각신경 자극을 하여 적절한 위치인지를 확인하고 2 Hz로 2 volt로 자극하여 안구나 안와 주변근육이 자극되지 않음을 확인한 후 국소마취제를 0.5 ml 이하로 주사하고 75℃에서 60초간 병소를 만드는데 이때 피부가 손상되지 않도록 유의한다. 영상증강장치를 이용하는 경우에는 우측 안와를 기준으로 활차상신경은 안와 외연의 2시 방향, 안와상신경은 1시 방향에서 찾는 것이 도움이 된다(그림 44-11 B, C).

② 상악신경블록(Maxillary nerve block)

삼차신경의 제2지인 상악신경은 그 본지를 직접 블록할 수도 있고 그 분지인 안와하신경(infraorbital nerve)이나 상치조신경(superior alveolar nerve)을 블록할 수도 있지만 상치조신경은 접근 가능한 부위가 너무 표재성으로 신경파괴는 시행하지 않는다. 상악신경 본지의 블록은 C-자형 영상증강장치를 이용하여 안면의 정확한 측면상을 맞춘 후 좌, 우 상악골의 후연이 일직선으로 일치하게 조절하고 접형구개와(sphenopalatine fossa)를 향하여 바늘을 삽입하는데 이

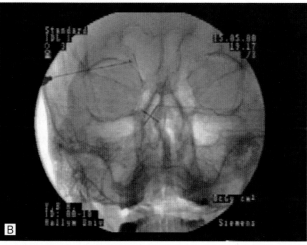
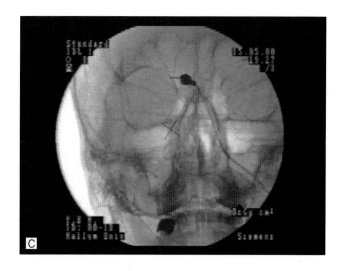

그림 44-11. **안와상신경의 분포.**
A: 안와상신경의 도해, B: 안와상신경의 고주파열응고술 위치, C: 활차상신경의 고주파열응고술 위치

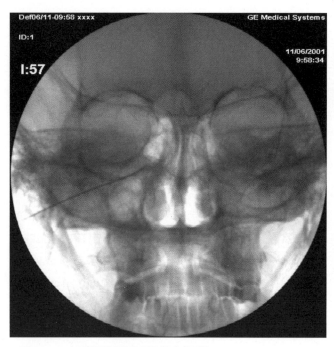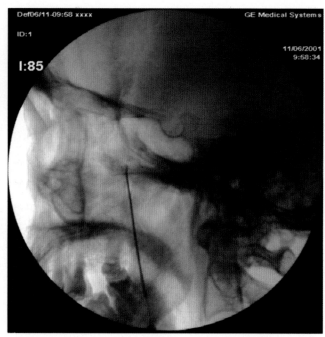

그림 44-12. 상악신경블록의 전후상과 측면상

때 협골궁보다 약간 아래에서 두개골 기저부를 향하여 약간 두측으로 전진시킨다. 동시에 상악골 보다는 접형골(sphenoid bone)에 가깝도록 약간 후방을 향한다. C-자형영상증 강장치를 전후상으로 돌리면서 상안와열과 비강 사이에 위치한 정원공(foramen rotundum)을 찾은 후 바늘 끝이 전원공에 근접하도록 한다. 고주파열응고술의 경우 10 mm active tip을 갖은 curved tip 100 mm cannula가 좋으며 active tip이 정원공 하연을 지나가도록 하여야만 한다(그림44-12). 이때 바늘 또는 캐뉼라 팁의 각도를 30도 이상으로 미리 만들어야만 방향 조절이 가능하며 협골궁에 걸리지 않고 정원공을 향하여 두측으로 바늘이 갈 수 있도록 조금 더 미측에서 바늘을 자입해야 하지만 구강내로 바늘이 들어가지 않도록 유의해야 한다. 고주파의 병소는 다른 수기에서와 같다.

③ 안와하신경블록(Infraorbital nerve block)

안와하신경블록은 비익(ala nasi)에서 비구순구(nasolabialfold)를 따라 5 mm 정도 외측에서 바늘을 삽입하여 동공을 향하여 전진시킨다. 일단 안와하공(infraorbital foramen) 에 닿으면 측면상으로 돌려 안와하연 근처까지 바늘을 전진한다(그림44-13). 신경블록의 경우 국소마취제나 신경파괴제의 용량이 0.4 mL면 충분하며 신경파괴제를 사용할 때는 미리 사용한 국소마취제나 조영제가 흡수된 후 신경파괴제를 주사하여야만 다른 곳으로 약이 퍼짐을 막을 수 있다. 고주파열응고술의 경우 안구에 너무 가까이 바늘 끝이 닿지 않도록 주의하며 병소를 만드는 동안 눈동자를 가끔 돌리도록 하여 안구나 근육이 열손상을 입지 않도록 주의한다. 치아에 통증이 있는 소구치(premolar tooth) 통증은 안와하신경의 고주파열응고를 하여서는 잡히지 않으므로 상악신경이나 삼차신경근에 병소를 만들어야 하지만 신경파괴제의 경우 일부 소구치를 지배하는 전상치조신경(anterior superioralveolar nerve)에 잘 도달하여 통증 조절이 가능할 수 있다.

④ 하악신경블록(Mandibular nerve block)

상악신경블록과 마찬가지로 준비하고 C-자형 영상증강장치를 맞춘 후 바늘을 하악절흔(mandibular notch) 안을 통하여 익돌판(pterygoid plate)의 후연을 지나 전진한다(그림 44-5). C-자형 영상증강장치를 난원공(foramen ovale)이 잘 노출되게 하여 목적에 따라 바늘을 난원공 중심의 전, 후로 맞추며 고주파열응고술의 경우 캐뉼라의 활성팁이 난원공을 지나가게 한다. 하악신경은 저작에 관여하는 운동신경을 포함하고 있어 신경파괴는 피하는 것이 좋으며 이곳의 통증은 삼차신경근에 병소를 만드는 것이 좋다.

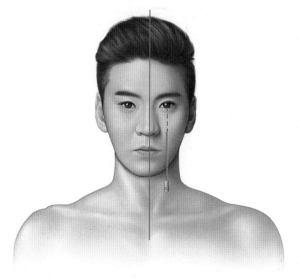
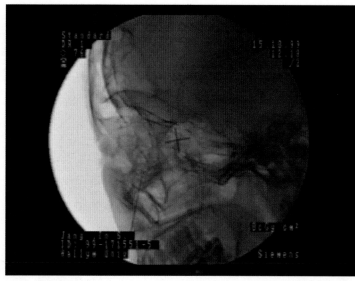

그림 44-13. 안와하신경블록

⑤ 턱끝신경블록(Mental nerve block)

턱을 놓는 위치에 따라 다를 수 있지만 방사선 전후상에서 대개는 제2 경추 외연에 이공(mental foramen)이 위치하며 동시에 하악골체의 중간에 위치한다. 이공 안으로 바늘을 삽입하여 신경블록하는데 이때 바늘로 이공을 후비듯 하면 턱끝신경의 기계적 손상이 발생하여 이상신경증이 초래될 수도 있다.

(2) 두개내 삼차신경블록

두개골 기저부의 난원공을 통하여 바늘을 삽입하여 삼차신경절 또는 신경근을 블록하는 방법으로 고주파열응고술, 경피적풍선압박술, 글리세롤주사법 등이 있는데 글리세롤주사법은 그 부작용 등으로 최근에는 거의 사용하지 않게 되어 여기서 논하지 않기로 한다.

① 삼차신경근 고주파열응고술(RF trigeminal rhizotomy)

난원공을 찾는 것이 이 시술에서 대단히 중요한데 이는 C-자형영상증강장치를 이용하여 명확하게 찾는 것이 중요하고 과거 방법과 같이 피부의 지표를 이용하는 것은 정확하지 않으며 위험을 초래할 수도 있다. 난원공의 주위에는 정원공 이외에도 전내측에는 foramen of Vesalius, 후외측에는 innominate canal of Arnold가 있을 수 있으며 이들을 뚫을 경우 측두엽 또는 ventriculartemporal horn안의 혈관을

다쳐 출혈을 일으킬 수도 있다. 일단 난원공을 정확하게 찾으면 하악신경(V3)을 위하여는 구각(angle of mouth)보다 2-3 cm 외측, 3-5 mm 두측에서 바늘을 삽입하고 상악신경(V2)을 위하여는 구각보다 2-3 cm 외측, 2-3 mm 미측에서 천자한다. 바늘을 너무 외측에서 삽입하면 난원공을 지난 후 바늘 끝이 정맥동을 뚫을 수 있고 너무 내측에서 삽입하면 측두엽으로 들어갈 수 있다. 또 구각보다 너무 아래에서 삽입하면 삼차신경 제1지 쪽으로 바늘이 나갈 수 있으며 구각보다 너무 위에서 삽입하면 신경절 아래로 나갈 수 있다. 피부를 뚫은 후에는 일단 약간 외측을 향하여 바늘을 전진시켜 하악골 전연을 스치듯이 지나간 후 다시 난원공을 향하여 내측으로 방향을 선회하는데 이는 구강점막을 뚫지 않기 위함이다. 바늘이 난원공 가까이에 도달되었다고 생각되면 방사선 측면상으로 두개골 기저부를 보며 바늘 끝이 난원공의 입구에 살짝 걸치도록 하고 다시 방사선 전후상을 보며 위치를 확인한다(그림 44-14).

바늘이 난원공을 찌를 때 심박수가 떨어질 수 있으므로 주의하여야 하며 atropine 0.4 mg으로 잘 반전된다. 그러나 이때 혈압이 매우 오를 수 있으므로 연속적으로 동맥압을 감시하여야 한다. TEW type의 캐뉼라와 SMK 캐뉼라를 사용할 수 있는데 TEW캐뉼라는 그 안으로 삽입하는 전극의 끝이 굽어 있어 방향성은 있으나 그 직경이 20G으로 굵어 심

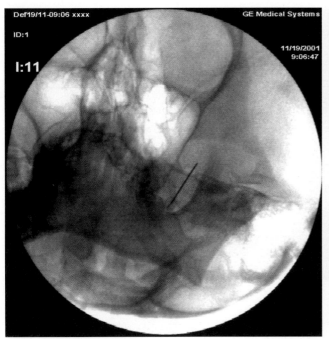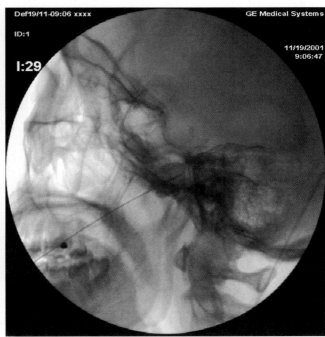

그림 44-14. 바늘이 난원공을 통과한 사진

한 통증이 수반된다. 따라서 SMK 캐뉼라가 더 선호될 수 있는데 부위에 따라 활성팁의 길이를 맞추어 사용하는 것이 좋다. 즉 통증 부위가 적을 때 또는 상악이나 하악신경 어느 한 부위만 일 때는 2 mm, 그리고 상악과 하악이 동시에 침범되었을 때는 5 mm의 활성팁이 있는 100 mm 캐뉼라를 사용하는 것이 바람직하다. 다만 V2의 경우 방향성을 고려하여 Curved tip Kampolat cordotomy electrode를 사용하면 편리할 수 있다. 일반적으로 캐뉼라가 난원공을 뚫을 때 그 중앙보다 약간 안쪽을 통과하며 그 후 C-자형 영상증강장치를 전후상으로 하고 추체(petrous body) 상연이 안와속 하방 1/3지점에 오도록 맞추고 캐뉼라의 끝이 안와의 내측 연을 향하는지 확인한다. 난원공을 지날 때 통증이 심하므로 alfentanyl과 소량의 진정제를 직전에 투여하는 것이 편리하다. 다시 C-자형 영상증강장치를 돌려 측면상으로 하고 캐뉼라의 깊이를 조절하는데 상악신경을 위해서는 캐뉼라 끝이 방사선 측면상에서 petroclival junction 부근의 사대(clivus)와 같은 수준(level)에 맞추고 하악신경을 위해서는 이보다 약 2 mm 정도 미측에 위치하게 한다(그림 44-14).

캐뉼라의 위치가 정해지면 다시 50 Hz로 감각신경 자극을

하여 조금씩 이동하며 정확한 위치를 찾는다. 삼차신경통 환자는 신경이 매우 예민해져 있어 비삼차신경통 환자에서의 0.1-0.2 volt 수준이 아닌 0.03 volt 전후의 자극에서도 강렬한 반응을 보인다. 병소는 온도를 서서히 올리는 방법 보다는 75℃, 60초간 첫 시도를 하는 것이 좋으며 대부분은 이 한 번으로 충분하지만 2차 시도를 하는 경우는 80℃에서 60초간 시행한다. 그러나 이 이상의 시도는 부작용을 초래할 수 있다. 병소를 만들 때 소독된 마스크를 사용하여 환자에게 산소를 충분히 투여한 후 thiopental sodium 등 정맥마취제를 사용하여 짧은 마취를 하며 시술하는 동안 산소포화도를 계속 감시하여야 한다.

② 삼차신경절의 경피적미세압박술(Percutaneous microcompression of trigeminal ganglion)

일단 난원공을 정확하게 찾으면 구각보다 2-3 cm 외측, 5 mm 두측에서 바늘을 삽입한다. 4F Fogarty 카테터의 사용을 위해서는 14G의 바늘이 필요하며 가능하면 바늘 끝의 경사각이 예리하지 않은 것이 좋다. 바늘의 삽입점은 환자에 따라 다르게 하여야 하는데 경험이 매우 중요하다. 시술방법은 고주파열응고술과 같다. 바늘 끝이 난원공의 입구에 도착했을 바늘이 난원공을 뚫지 않도록 매우 조심하여야 하

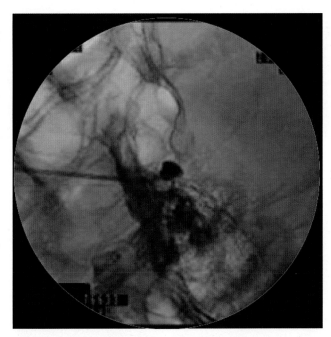

그림 44-15. 삼차신경절의 경피적 미세압박술의 측면상 사진

는데 이는 14G의 두꺼운 바늘로 신경을 손상시킬 위험성과 뇌척수액의 심한 방출을 방지하기 위함이다. 또한 바늘은 쉽게 경막을 뚫고 Meckel's cave 밖으로 나갈 수 있을 뿐만 아니라 뇌혈관 손상을 초래할 수도 있다. 바늘의 경사 끝을 난원공 입구에 살짝 거치하였는데도 출혈이 되는 경우 바늘을 1-2 mm만 더 전진시키는데 이 출혈은 난원공의 입구를 가로지르는 부경막동맥(accessory meningeal artery)때문이며 출혈이 되어도 별로 문제가 되지 않는다. 바늘이 난원공을 찌를 때 또는 카테터로 난원공을 뚫을 때 심박수가 떨어질 수 있으므로 주의하여야 하며 atropine 0.4 mg으로 잘 반전된다. 그러나 이때 혈압이 매우 오를 수 있으므로 마취를 깊게 하고 동맥삽관을 하여 연속적으로 동맥압을 감시하여야 한다. 풍선을 부풀려 신경절을 압박할 때도 심한 고혈압이 발생될 수 있으므로 역시 주의가 필요하다(그림 44-15). 삼차신경절을 압박시킬 때 부풀리는 풍선의 부피는 매우 중요한데 그 부피가 너무 작거나 너무 크면 압박은 되지 않고 오히려 부작용만 초래할 수 있기 때문이다. 신근만 등의 연구결과 한국인에서 압박한 풍선의 부피는 평균 0.59 mL 이었는데 porus trigemini로 풍선이 탈출하는 현상을 보이지 않은 환자에서 1.2 mL까지 풍선을 팽창시켰으나 통증은

지속되고 부작용으로 복시 현상만 나타났었다. 복시현상은 제4 뇌신경인 활차신경이 삼차신경절 주위를 가깝게 지나가기 때문으로 생각되며 대부분 몇 개월 안에 증세가 사라지지만 1 ml 이상 풍선을 부풀리는 것은 피하는 것이 좋다. 일단 풍선이 porus trigemini로 탈출을 하면 시술 직후부터 어느 정도 감각저하를 보이며 통증이 완전히 사라진다.

4. 접형구개신경절블록 (Sphenopalatine ganglion block)

접형구개신경절의 신경블록은 1908년 Sluder가 두통과 안면통의 치료를 위하여 처음 시도한 이래 눈, 귀, 비강의 통증 등 다양한 목적으로 시술되었으며, 요통과 관련된 혈관 및 근육의 경련을 치료하기 위하여 시도되기도 하였다. 그 시술 빈도는 부침이 있었지만 치료의 한 방편으로 그 중요성이 점차 부각되고 있었으며 영구블록의 필요성을 공감하던 중 1990년 Sluijter가 고주파열응고를 사용하여 이 신경절의 절개술을 개발하였다. 그 효과에 대해서는 아직도 논란이 있지만 지금은 편두통, 군발성 두통 및 안면통을 그 적응증으로 한다.

1) 해부

접형구개신경절은 익돌관(pterygoid canal)의 전방, 비중갑개(middle nasal concha) 뒤쪽의 접형구개공에 위치하며 직접적인 접근은 그 외측의 접형구개와를 통해서만 가능하다. 접형구개와는 상악골의 후벽과 익상돌기(pterygoid process) 사이에 위치하며 접형구개공은 접형구개와의 가장 내측 최상부에 위치한다. 접형구개신경절은 누선, 구개 및 비강의 점액선에 부교감신경을 보내며 상경부 교감신경절로부터 온 교감신경 섬유들이 익돌관과 심부 추체신경을 통해 접형구개신경절에서 시냅스를 이루지 않고 지난다. 감각신경은 5개의 가지를 갖는데 인두지(pharyngeal-branch)는 접형동과 인두 상부점막을 지배하고 대구개신경은 대, 소구개공을 통하여 경구개 및 연구개를 지배한다. 비구개신경(nasopalatine nerve)은 절치공을 통하여 경구개에

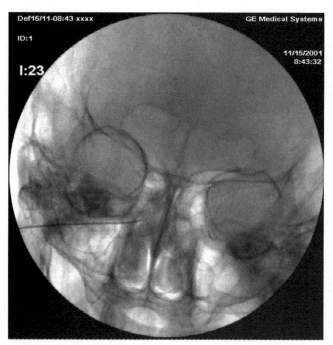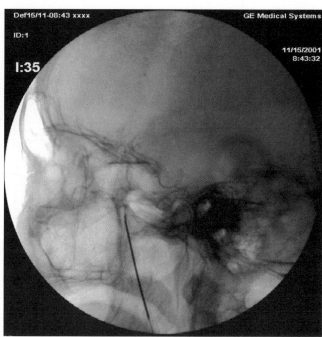

그림 44-16. 접형구개신경절블록을 위해 비강의 외벽에 있는 접형구개공 안으로 바늘을 위치시킨다.

달하며 안와지를 통하여 접형동과 사골동(ethmoidal sinus)을 지배하며 후상비지(posterior superior nasal branch)를 통해 비강을 지배하는데 이러한 감각지배 해부에 대한 정확한 이해는 적응증과 부작용을 고려할 때 매우 중요하다.

2) 블록방법

접형구개신경절의 블록은 국소마취제를 면봉에 묻혀 도포하는 방법과 대구개공을 통한 주사법이 있으나, 이들은 모두 직접적으로 접형구개신경절에 접근하여 블록하는 방법이 아니므로 정확한 블록 여부를 알기 어려우므로 고주파열응고를 위한 시험블록으로는 적합하지 않다. 따라서 일시적인 블록이 아닌 고주파열응고술을 하기 위해서는 접형구개와를 통하여 접형구개신경절에 직접 접근하여 시험블록을 해야 하지만 접형구개와 주위는 혈관이 많은 부위이므로 출혈 가능성이 있어 이를 통한 직접적인 블록을 자주하는 것은 바람직하지 않다. 캐뉼라의 삽입은 협골궁의 가장 내측, 동시에 협골궁 바로 아래에서 하는 것이 좋은데 이는 구상돌기의 바로 위에 해당되며 정원공에서의 상악신경블록에서와 같이 하악골절흔(mandibular notch)에서 들어가

면 상악골 후벽에 닿아 캐뉼라의 전진이 어렵다. 따라서 상악신경블록에서도 이와 똑같은 방법으로 시술하는 것이 좋다. 접형구개와 속에서는 정원공의 아래를 지나가는데 이 때 상악신경 자극이 심하면 방향을 조금 바꾸고 국소마취제를 주사하는 것이 좋다. 그러나 이 주위는 혈관이 많기 때문에 여러 번 방향을 바꾸거나 캐뉼라를 들락거리면 출혈이 심하여 술 후에 얼굴이 많이 부어 오를 수 있으므로 조심하여야 한다. 접형구개공은 캐뉼라가 미끄러져 들어감으로써 알 수 있는데 만약 뼈에 닿아 더 이상 전진이 안 되면 비강외벽에 닿은 것이므로 방사선 전후상을 보며 약간 상부로 다시 캐뉼라를 위치시킨다. 일단 접형구개공에 들어가면 캐뉼라 끝이 비강의 외벽보다 약간 내측에 위치하게 하여 첫번째 병소를 만들고 이 곳에서 캐뉼라를 다시 2 mm 전진시켜 두 번째 병소를 만들어야 접형구개신경절의 위치의 변이에 대응할 수 있다(그림44-16). 감각신경 자극은 Kline의 주장과 같이 1 volt로 자극하면, 골막 등의 자극에 의해서도 이상감각이 올 수 있으므로 0.5 volt 이하에서 반응이 있어야 정확하며 병소는 80도, 60초로 방향을 바꾸며 2-3회 정도 만든다. 합병증은 비출혈과 접형구개와 내의 출혈이 있을 수

있으나 심각한 정도는 아니며 환자들이 구개 주위의 감각저
하를 불평할 수 있다.

참고문헌

대한통증학회. 통증의학. 넷째판. 서울, 신원의학서적. 2012, 611-
20.

오홍근, 윤덕미(역). 통증 클리닉 요법의 실제. 서울, 군자출판사.
1998, 178-81, 327-9.

차영덕, 윤건중(역). 통증크리닉. 신경블록법. 서울, 군자출판사.
1995, 129-30.

Barash PG, Cullen BF, Stoelting PK. Clinical anesthesia. 3rd
ed. Philadelphia: Lippincott Raven; 1997;645-68.

Barton S, Williams JD. Glossopharyngeal Nerve Block. Arch
Otolaryng 1971;93:166-8.

Beaver DL, Moses HL, Ganote CE. Electron microscopy of
the trigeminal ganglion, II, autopsy study of human
ganglia. Arch Pathol 1965;79:557-70.

Beaver DL, Moses HL, Ganote CE. Electron microscopy of
the trigeminal ganglion, III, trigeminal neuralgia. Arch
Pathol 1965;79:571-82.

Bell KR, Cyna AM, Lawler KM, et al. The effect of glosso-
pharyngeal nerve block on pain after elective adult ton-
sillectomy and uvulopalatoplasty. Anesthesia 1997;52:
586-602.

Blumenfeld A, Nikolskaya G. Glossopharyngeal neuralgia.
Curr Pain Headache Rep. 2013; 17(7):343.

Bonica JJ. The management of pain. 2nd ed. Philadelphoa:
Lea & Frbiger. 1990;1941-61.

Brown DL. Regional anesthesia and analgesia. 1st ed. Phil-
adelphia: W.B. Saunders; 1996;69-76,333-4.

Brown JA, Preul MC. Percutaneous trigeminal ganglion
compression for trigeminal neuralgia. J Neurosurg
1989;70:900-4.

Burchiel KJ. Percutaneous retrogasserian glycerol rhizolysis
in the management of trigeminal neuralgia. J Neuro-
surg 1988;69:361-6.

Calvin WH, Loeser JD, Howe JF. A neurophysiological the-
ory for the pain mechanism of tic douloureux. Pain
1977;3:147-54.

Capuchino AS, Meadowa D, Morgan L. Local anesthesia for
eye surgery without a facial nerve block. Anesthesia
1993;48:428-31.

Clemente CD. Anatomy a regional atlas of the human body.
2nd ed. Baltimoere: Munich, Urban & Schwarzenberg.

1981;667-72.

Cousins MJ, Bridenbaugh PO. Neural blockade. 3rd ed.
Philadelphia: Lippincott Raven Publishers; 1998;311-
3,411-31.

Dach F, Eckeli ÁL, Ferreira Kdos S, Speciali JG. Nerve block
for the treatment of headaches and cranial neuralgias
- a practical approach. Headache 2015;55 Suppl 1:59-
71.

Dubner R, Sharav Y, Gracely RH, et al. Idiopathic trigeminal
neuralgia, sensory features and pain mechanisms. Pain
1987;31:23-33.

Fraioli B, Esposito V, Guidetti B, et al. Treatment of trigem-
inal neuralgia by thermocoagulation, glycerolization,
and percutaneous compression of the gasserian gangli-
on and/or retrogasserian rootlets: long-term results and
therapeutic protocol. Neurosurgery 1989;24:239-45.

Fromm GH, Chattha AS, Terrence CF, et al. Role of inhibi-
tory mechanisms in trigeminal neuralgia. Neurology
1981;31:683-7.

Fromm GH, Terrence CF, Maroon JC. Trigeminal neuralgia,
current concepts regarding etiology and pathogenesis.
Arch Neurol 1984;41:1204-7.

Ho KWD, Przkora R, Kumar S. Sphenopalatine ganglion:
block, radiofrequency ablation and neurostimulation - a
systematic review. J Headache Pain. 2017 Dec 28;
18(1):118.

Jannetta PJ. Arterial compression of the trigeminal nerve at
the pons in patients with trigeminal neuralgia. J Neuro-
surg 1967;26:159-62.

Jung SW, Lee JB, Hong SJ, et al. The clinical effectiveness
and selectivity of radiofrequency trigeminal rhizotomy
using a 2 mm active tip electrode for the treatment of
trigeminal neuralgia. Korean J Anesthesiology 2005;48:
619-23.

Kang HK, Park YO, Shin KM, et al. Nasociliary nerve ther-
mocoagulation for trigeminal neuralgia. The Journal of
Korean Pain Society 2003;1:92-6.

Kerr FWL, Miller RH. The pathology of trigeminal neuralgia,
electron microscopic studies. Arch Neurol 1966;15:308-
19.

Kerr FWL. Pathology of trigeminal neuralgia, light and elec-
tron microscopic observations. J Neurosurg 1967;26
(suppl):151-6.

Kline MT. Stereotactic radiofrequency lesions. Florida:
Deutsch press inc; 1992;72-6.

Letcher FS, Goldnny S. The effect of radiofrequency current
and heat on peripheral nerve action potential in the cat.

J Neurosurg 1968;29:42-7.

Lobato RD, Rivas JJ, Sarabia R, et al. Percutaneous micro-compression of the gasserian ganglion for trigeminal neuralgia. J Neurosurg 1990;72:546-53.

Loeser JD. Cranial neuralgias. In: Bonica JJ. Eds. The management of pain. 2nd ed. Philadelphia: Lea & Febiger; 1990;676-82.

Loeser JD. Tic douloureux and atypical face pain. In: Wall PD, Melzack R. Textbook of pain. 2nd ed. New York: Churchill Livingstone; 1989;535-42.

Lutz J, Linn J, Mehrkens JH, et al. Trigeminal neuralgia due to neurovascular compression: High spatial resolution diffusion tensor imaging reveals microstructural neural changes. Radiology 2011;258(2):524-30.

Mullan S, Lichtor T. Percutaneous microcompression of the trigeminal neuralgia. J Neurosurg 1983;59:1007-12.

Rovit RL, Murali R, Jannetta PJ. Trigeminal neuralgia. 1st ed. Baltimore: Willams & Wilkins; 1990;109-36.

Seltzer Z, Devor M. Ephaptic transmission in chronically damaged peripheral nerves. Neurology 1979;29:1061-4.

SH Butler, JE Charlton. Neurolytic blockade and hypophysectomy. In: Bonica JJ. Eds. The Management of Pain. 3rd ed. Philadelphia: Lippincott Williams & Wilkins; 2001;1967-82.

Shin KM, Ahn CS, Choi YR, et al. Effect of percutaneous microcompression in trigeminal neuralgia. Korean J Anesthesiology 1997;032(05):845-9.

Shin KM, Shin SC, Cho YR, et al. Stereotactic radiofrequency gasserian ganglionotomy. The Journal of Korean Pain Society 1996;1:183-6.

Shin KM. Analysis of balloon volumes used during percutaneous microcompression of the gasserian ganglion for trigeminal neuralgia in Korean patients. Korean J Anesthesiology 2000; 38:301-06.

Shin KM. Stereotactic sphenopalatine ganglionotomy using radiofrequency thermocoagulation. The Journal of Korean Pain Society 1999;2:227-30.

Sweet WH, Mark VH. Unipolar anodal electrolytic lesion in the brain of man and cat: Report of five human cases with electrically produced bulbar or mesencephalic tractotomies. AMA Arch Neurol Psychiatry 1953;70: 224-34.

Sweet WH, Poletti CE. Problems with retrogasserian glycerol in the treatment of trigeminal neuralgia. Appl Neurophysiol 1985;48:252-7.

Taha JM, Tew JM. Comparison of surgical treatments for trigeminal neuralgia, reevaluation of radiofrequency rhi-zotomy. Neurosurgery 1996; 5:865-71.

Uematsu S. Current techniques in operative neurosurgery. New York: Grune & Stratton; 1977;469-90.

Vervest ACM, Stolker RJ, Groen GJ: Radiofrequency lesioning for pain treatment: a review. Pain Clinic 1995;8(2):175-89.

Wang CM, Guan ZY, Zhang J, Cai CH, Pang QG, Wang RW, et al. Comparative study of trigeminocardiac reflex after trigeminal ganglion compression during total intravenous anesthesia. J Neurosurg Anesthesiol. 2015;27(1): 16-20.

Wang JY, Bender MT, Bettegowda Ch. Percutaneous Procedures for the Treatment of Trigeminal Neuralgia. Neurosurg Clin N Am. 2016;27(3):277-95.

Xue T, Yang W, Guo Y, Yuan W, Dai J, Zhao Z. 3D Image-Guided Percutaneous Radiofrequency Thermocoagulation of the Maxillary Branch of the Trigeminal Nerve Through Foramen Rotundum for the Treatment of Trigeminal Neuralgia. Medicine (Baltimore). 2015 Nov;94(45): e1954.

Young RF. Glycerol rhizolysis for treatment of trigeminal neuralgia. J Neurosurg 1988;69:39-45.

45 경막외블록
Epidural Block

경막외블록(epidural block)은 1901년 Jean-Anthanase Sicard와 Ferdinand Catheline이 심한 궁둥신경통 환자에서 엉치뼈틈새(sacral hiatus)를 통해 코카인(cocaine)을 투여하여 효과적인 통증치료가 되었다고 기록한 것을 시초로, 1921년 Fidel Pages Mirave가 허리 부위의 경막주위마취(peridural anesthesia)를 시행하였다고 기록하였다. 1931년 Archile Dogliotti가 경막외공간의 확인을 위한 저항소실법을 도입되고 나시, 급·만싱 통증 조질을 위한 목석으로 폭넓게 사용되고 있다.

경막외블록이 척추 질환 환자에서 치료 방법으로 인정받을 수 있는지, 수술적 치료를 대체할 수 있는지, 효과가 없을 경우 적절한 수술 권유시기는 언제인지 등에 대한 논란은 아직까지 진행되고 있는데, 몇몇 보고에 의하면 요·하지통 환자에서 경막외블록이 수술을 줄이는 효과(surgery-sparing)는 확실하고, 시술로 수술을 미루었다가 수술하는 경우와 바로 수술을 한 경우의 경과 차이도 없었다는 보고들이 있어서 응급을 요하지 않는 척추 질환 환자는 경막외블록을 보존적 치료의 하나로 적극적으로 시행 후 수술여부를 결정하는 것이 적절하다고 인정된다.

통증클리닉 외래에서는 주로 경막외공간에 스테로이드를 투여하여 신경과 신경주위 조직의 염증을 억제할 목적으로 주로 사용되고 있다. 이 장에서는 경막외공간의 해부학, 척추 병변의 병태생리 및 스테로이드 치료 근거, 그리고 목, 등, 허리, 엉덩이에서의 각각의 경막외공간 접근법 및 술기

에 대해 서술하였다.

1. 경막외블록과 연관된 해부

경막외공간(epidural space)은 척수막을 싸고 있는 공간으로 큰구멍(foramen magnum)에서 엉치뼈 틈새(sacral hiatus)까지 연결된다. 안쪽은 경막(dura mater)을 둘러싸고 있고 바깥쪽은 척추 줄기(pedicle)와 척추사이구멍(vertebral foramen), 뒤쪽으로 황색인대(ligamentum flavum)와 척추판(lamina)의 전면으로 둘러싸여 있고, 척추사이구멍을 통해 척추옆공간(paravetebral space)과 연결된다. 일반적으로 경막외 공간은 전면부와 후면부로 구분할 수 있는데 전면부는 앞쪽은 척추뼈 몸통(vertebral body), 척추원반(vertebral disc), 뒤세로인대(posterior longitudinal ligament)로 그리고 뒤쪽은 경막(dura mater)으로 이루어져 있고, 후면부는 앞쪽은 경막 그리고 뒤쪽은 황색인대와 척추판으로 이루어져 있다. 황색인대는 목 부위에서는 상대적으로 얇고 아래쪽으로 가면서 허리 부위에 가까워질수록 두꺼워진다. 후면부의 경막외공간의 앞뒤 거리는 상부 등뼈에서 2.5-3.0 mm, 하부 등뼈에서 4.0-5.0 mm이다. 반면에 허리뼈에서는 5.0-6.0 mm이다(그림 45-1).

신경뿌리(nerve root)는 척추사이구멍 안쪽에서 배쪽 뿌리(ventral root)와 등쪽 뿌리(dorsal root)가 합쳐 척수신경

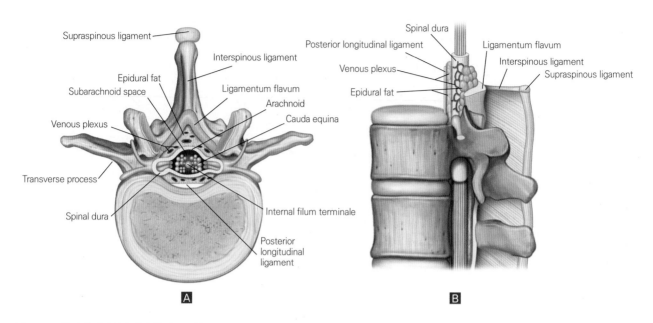

그림 45-1. 허리의 경막외공간과 주변 구조물
A: 횡단면   B: 종단면

(spinal nerve)이 되며 척추사이구멍의 바로 가쪽에서 배쪽 가지(ventral ramus) 및 등쪽가지(dorsal ramus)가 형성된다. 신경뿌리는 각각의 척추사이구멍 위쪽에서 경막주머니(dural sac)를 빠져나와 아래쪽으로 향하며, 경막 및 지주막의 연장인 경막소매(dural sleeve)에 싸여 있다. 즉 경막소매는 각각의 신경뿌리와 동행한다. 이러한 경막소매는 신경뿌리를 척추사이구멍 레벨에서 척수신경이 될 때까지 싸고 있으며 이후 경막은 척수신경의 신경바깥막(epineurium)이 된다. 신경뿌리와 척수신경 접합부의 바로 근위부에는 뒤뿌리신경절(dorsal root ganglion)이 존재한다. 결과적으로 척수신경은 매우 짧으며 길이는 척추사이구멍의 폭보다 길지 않다. 따라서 뒤뿌리신경절은 신경뿌리의 경막소매 내에 존재하며 척추사이구멍의 내측상방에 위치한다. 그러나 이러한 뒤뿌리신경절은 척수신경이 짧은 경우, 척추사이구멍의 원위부에 존재하기도 한다(그림 45-2). 추궁판간 혹은 꼬리뼈 접근 시 약제의 확산은 조절될 수 없으며 척수신경이 항상 차단되지는 않는다. 그 이유는 외측 오목(lateral recess)의 좁은 정도, 경막주머니(epidural sac)의 크기 등에 따라 다양하게 변하는 앞쪽 경막외공간으로의 약제의 확산이 일정하지 않기 때문이다. 일반적으로 지주막하 공간과 경막아래공간의 끝은 S2에 위치한다. S5 신경뿌리와 종말끈(filum terminale)은 경막을 빠져나와 엉치뼈공간을 통해 엉치뼈틈새로 빠져 나온다. S1-S4 신경뿌리들은 엉치뼈관(sacral canal)내에서 앞쪽뿌리와 뒤쪽뿌리로 나뉘어져 천추의 앞쪽과 뒤쪽의 엉치뼈구멍(sacral foramen)을 통해 빠져 나온다. 경막외블록의 주된 작용기전은 경막외공간에 주입된 국소마취제가 경막소매로부터 경막하로 침투해서 척수신경의 근위부를 블록하는 것으로 알려져 있다.

경막외공간에는 지방, 림프관, 동맥, 정맥얼기(venous plexus) 등이 있으며 경막외공간의 용적을 변화시키는 정맥얼기는 주로 옆쪽과 앞쪽에서 발달되어 있어 경막외공간을 정중에서 천자할 때에는 정맥손상의 빈도가 비교적 적으나 천자 시 바늘이 중앙 부위를 벗어나 외측으로 치우치면 혈관 천자의 가능성이 많아진다. 경막외공간에는 음압이 존재하고 이 음압은 천자침이 황색인대를 통과해서 경막외공간 안에 있음을 확인하는 지표의 역할을 한다. 경막외공간의 압력은 심한 흡기 때에 음압이 되고 발살바법(Valsava maneuver), 기침, 복압을 높이는 조작 등에 의해서 상승한다. 동맥은 여러 높이에서 척추사이구멍의 앞쪽과 뒤쪽을 통해 경막외공간 내로 들어간다. 앞쪽의 구역 동맥(seg-

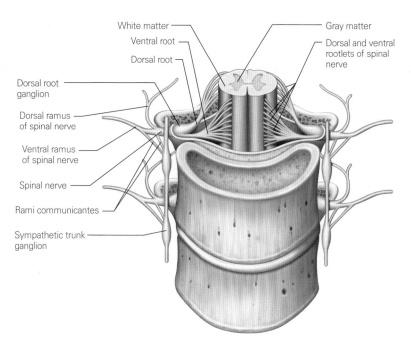

그림 45-2. 척수신경(spinal nerve)의 분지 및 뒤뿌리신경절(dorsal root ganglion)의 위치

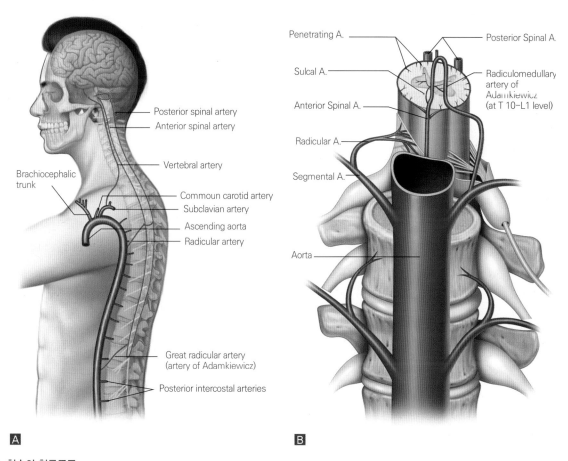

A

B

그림 45-3. 척수의 혈류공급
A: 척수는 각 구역동맥(segmental artery)에서 나온 뿌리동맥(radicular artery)을 통해 혈류공급을 받는다.
B: T10-L1에서는 Adamkiewicz 동맥을 통해 혈류공급을 받는다.

mental artery)들은 하부 목뼈, 하부 등뼈, 상부 허리뼈 부위에서 가장 흔하게 존재하는데 상부 등뼈에서는 가는 뿌리동맥(radicular artery), 하부 등뼈와 허리엉치뼈 부위에서는 큰 뿌리동맥(Great radicular artery; artery of Adamkiewicz)에 의해서 지배된다(그림 45-3A). 이 뿌리동맥들은 대동맥에서부터 각각 분지하여 척수신경을 따라 척추관내에 들어가며 두 줄기로 갈라져서 한 줄기는 앞뿌리동맥으로 앞척수동맥(anterior spinal artery)에 달한다. 그러나 앞척수동맥은 위 아래의의 앞뿌리동맥의 가지가 합해져서 형성되며, 두 가지가 합쳐지는 중간지점은 혈류가 가장 적어 허혈에 손상받기 쉬운 지점이다(그림 45-3B).

1) 목 부위

목 부위에서 등쪽과 배쪽 신경뿌리는 각각의 척추사이구멍에서 척수신경을 형성한다. 목뼈는 7개로 이루어져 있지만 목 척수 신경은 8개로 이루어져 있다. 첫 번째 경추 신경이 뒤통수(occiput)와 고리뼈(atlas) 사이에서 시작되므로 각각의 목 척수 신경은 같은 번호의 목뼈 위에 위치하게 된다. 만약 환자의 증상이 C7과 연관된 통증일 경우 C6-C7 척추사이구멍이 블록을 위한 목표 부위가 된다. 목뼈 척추사이구멍은 크기가 4-5 mm 정도이고 목 척수 신경은 척추사이구멍의 약 1/4-1/3 정도의 부피를 차지한다. 목 척수 신경은 척추사이구멍의 앞쪽 바깥쪽으로 약 45도, 아래 방향으로 약 10도의 각도를 이루며 지나간다. 척추동맥(vertebral artery)은 C3-C6 목뼈에서 척추사이구멍의 바로 앞쪽 안쪽에 위치한다.

2) 등 부위

등 척수신경은 척추사이구멍의 뒤쪽 위쪽 부위에서 척추를 빠져나간다. 등뼈의 가시돌기(spinous process)가 꼬리 부위로 길게 뻗어 있어 척추판(lamina)이 넓고 길며, 가로돌기(transverse process)의 바닥 부위도 넓다. 또한 갈비뼈 때문에 적절한 C-arm 영상증강장치의 영상을 얻기가 어렵고, 갈비뼈 자체가 블록 바늘이 진행하는데 장애물이 되기도 한다. 따라서 경척추사이구멍 경막외블록을 시행할 때는 직선형(straight) 바늘보다는 끝을 약간 구부린 바늘을 사용하

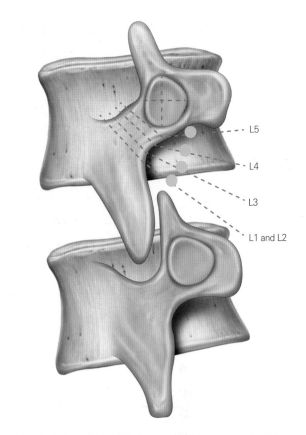

그림 45-4. 척수신경 L1-L5가 각각의 척추사이구멍에서 빠져 나오는 각도의 차이

는 편이 낫다.

3) 허리 부위

L1-L2로부터 L5-S1까지 각 해당 척추사이구멍으로부터 다섯 쌍의 허리 척추 신경이 나오는데 L1에서 L5까지 각각의 척추사이구멍에서 다른 각도로 나온다. L1에서 나오는 척수신경은 예각으로 꺾어져 아래쪽, 앞쪽으로 나오는 반면 L5에서 나오는 척수신경은 비교적 수평으로, 좀 더 둔각으로 나온다(그림 45-4).

4) 엉치 부위

5개의 융합된 뼈로 이루어진 엉치뼈는 쐐기 모양의 큰 뼈다. 엉치뼈 기저부는 S1 엉치뼈로 이루어져 있다. 엉치뼈의 앞뒷면에는 S1-S4 엉치 척수 신경과 혈관이 나오는 4쌍의 엉치뼈 구멍(sacral foramen)이 있다. C-arm 영상에서 엉치뼈

후면의 엉치뼈 구멍은 전면의 엉치뼈 구멍보다 크기가 작고 둥근 원처럼 보인다. 반면 엉치뼈 전면의 엉치뼈 구멍은 후면의 구멍보다 크기가 크고 타원형이나 C자 형태의 곡선 모양으로 보인다.

2. 척추병변의 병태생리

척추신경뿌리의 염증반응이 부챗살 통증을 유발하는 데 중요한 역할을 하게 되는데 이러한 염증 반응은 기계적 압박과 prostaglandin, cytokine과 같은 염증매개물질로 인해 유발된다.

추간판(vertebral disc)으로부터 발생되는 통증의 병태생리에 대해서는 잘 알려져 있지 않다. 통각수용신경구조물(nociceptive neural structures)이 섬유테(annulus fibrosus)의 바깥쪽 1/3에서 발견된다. 이러한 통각수용신경섬유(nociceptive neural fibers)는 작은 민말이집신경섬유 C (small unmyelinated C fibers)인데 calcitonin gene-related peptide (CGRP)나 substance P와 같은 신경매개물질에 의해 활성화된다.

신경이 추간판 안으로 자라 들어가 기질(matrix) 내부로 확장되며 신생혈관증식(neovascularization)을 동반하게 된다. 이러한 신경들은 척추종말판(vertebral end plate) 부위에서 시작되며 추간판 자체의 통증 발생에 영향을 준다.

추간판이 퇴화되면서 결과적으로 추간판탈출(herniation of intervertebral disc)이 발생하게 되는데 이런 속질핵탈출(herniated nucleus pulposus)은 IL-6, IL-8과 같은 cytokine과 염증매개물질을 국소적으로 방출시키게 되고 이는 화학적 신경뿌리염(chemical radiculitis)을 유발시킨다. 또한 이로 인해 신경의 기능과 형태의 변화가 발생하게 된다.

3. 스테로이드 치료의 근거

중재적 통증치료에 사용되는 코르티코스테로이드(corticosteroid)인 글루코코르티코이드(glucocorticoid)는 부신피질의 zona fasciculata에서 생성되는데 염증 부위에서 생성되는 시토카인(cytokine)과 케모카인(chemokine)에 강력한 억제 작용을 보이고 가역적인 국소 마취 작용을 유발한다. 코르티코스테로이드의 다른 작용 기전으로는 세포막을 안정화(membrane stabilization)시키며, 신경펩티드(neuropeptide)의 생성과 작용을 억제한다. 또한 포스포리파아제(phospholipase) A2의 작용을 블록하며 신경세포유리(neuronal discharge)를 억제하고 뒷뿔신경세포(dorsal horn neurons)의 민감화(sensitization)를 억제한다. 이와 같이 병변 부위의 강력한 항 염증 작용 및 신경 안정화 작용 등은 통증 완화에 탁월한 효과를 보일 것으로 예상되어 많은 연구가 진행되었다. Carette 등은 158명의 신경뿌리 자극 증상이 있으며 그에 해당하는 방사선 소견이 있는 158명의 환자를 대상으로 좌골신경통의 치료를 위한 허리뼈 척추고리판간 경막외 스테로이드 주사의 효과에 대해 연구하였는데 78명의 실험군 환자에게 methylprednisolone 80 mg을 투여하고 80명의 대조군 환자에게는 식염수를 투여하였다. 6주 후 치료군에서 유의한 시각통증등급(visual analogue scale, VAS)의 감소가 있었지만 3개월 후에는 두 군간의 차이가 없었고 기능상의 호전은 두 군 모두에서 유의한 차이가 없었다고 하였다. Arden 등은 하지통과 신경뿌리 자극 증상이 있는 228명을 대상으로 허리뼈 척추고리판간 경막외 스테로이드 주사의 효과에 대해 연구하였는데 120명의 실험군 환자에게 triamcinolone 80 mg을 투여하고 108명의 대조군 환자에게는 식염수를 투여하고 Oswestry Disability Questionnaire (ODQ)와 VAS로 환자를 평가하였다. 3주 후 치료군에서 유의한 호전이 있었으나 그 후 평가에서는 두 군간의 차이가 없다고 하였다. Riew 등은 허리 신경뿌리통증 환자 55명에서 경척추사이구멍 경막외블록을 통한 선택적 신경뿌리 주사의 효과를 연구하였는데, 실험군 28명은 국소마취제와 스테로이드를 사용하였고 대조군 27명은 국소마취제를 사용하여 13-28개월 추적 관찰한 결과, 실험군에서는 8명이 수술을 받았고, 대조군에서는 18명이 수술을 받아 두 군간의 유의한 차이를 보였다. Stav 등은 경부 통증 환자 42명을 대상으로 실험군 25명에게는 경막외 스테로이드 주사를 시행하였고, 대조군 17명에게는 경부 근육에 주사하였다. 주사는 2주 간격으로 3회 실시하고 마지막 시술 1주 후 통증 정도를 평가한 결과 실험군에서 76%, 대조군에서 35.5%의 호전을 보였고, 시술 1년후 시행한 평가에서 실험군에서 68%, 대조군에서 11.8%의 호전을 보여 실험군에서 유의한 통증 완화를 보였다고 하였다. Bush와 Hillier는 난치성 좌골신경통 환자 23명을 대상으로 꼬리뼈 경막외 스테로이드 주사의 효과를 연구하였는데 12명의 실험군 환자에게 triamcinolone 80 mg과 0.5% procaine hydrochloride가 들어있는 25 mL의 주사제를 투여하고 11명의 대조군 환자에게는 25 mL의 식염수를 투여하였다. 4주 후 실험군의 환자에서 유의한 통증의 감소를 보였고 1년 후 두 군 모두에서 유의한 통증의 감소가 있었으며 두 군간의 차이를 보이지 않았다. Dashfield 등은 60명의 만성 좌골신경통 환자를 대상으로 꼬리뼈 경막외 스테로이드 주사와 척추

내시경을 통해 신경뿌리에 시행한 스테로이드 주사를 비교하였는데 두 군 모두에서 유의한 통증의 감소를 보였으며 두 군간의 유의한 차이는 없었지만 꼬리뼈 경막외 스테로이드 주사군에서 6주, 3개월, 6개월 후 더 많은 VAS의 감소를 보였다(표 45-1).

이와 같은 연구의 결과로 볼 때 방사통의 치료를 위한 경막외 스테로이드 주사는 통증치료에 효과가 있으며 대부분의 연구에서 1주에서 12개월까지 다양한 기간 동안 효과가 있다고 밝히고 있다. 하지만, 스테로이드 제제의 장기간 사용은 여러 부작용을 동반할 수 있어 이에 대한 고려가 필요하다. 스테로이드 제제의 사용으로 발생할 수 있는 부작용은 표 45-2에 정리되어 있다.

표 45-2에 정리된 부작용 외에도 심각한 신경학적 합병증으로 경척추사이구멍 접근법(transforaminal approach)을

표 45-1. 경막외 스테로이드 주사에 대한 연구

저자	환자군	연구설계/주사 방법	결과 평가	결론
Arden, et al	대조군 = 108 실험군 = 120	RA, DB, PC 척추고리판간 ESI 조영술하에 시행하지 않음	1-ODQ 2-VAS, 기타	ESI 후 3주에 효과가 있었으나 그 이후에는 차이 없었음
Wilson-MacDonald, et al	대조군 = 48 실험군 = 44	RA, DB, PC 척추고리판간 ESI 조영술하에 시행하지 않음	1-ODQ 2-Oxford pain chart	ESI 후 35일에 효과가 있었으나 그 이후에는 차이 없었음
Carette, et al	대조군 = 80 실험군 = 78	RA, DB, PC 척추고리판간 ESI 조영술하에 시행하지 않음	1-ODQ 2-VAS, 기타	6주 후에 하지 통증 호전 되었으나 그 이후에는 차이 없었음
Cuckler, et al	대조군 = 31 실험군 = 42	RA, DB, PC 척추고리판간 ESI 조영술하에 시행하지 않음	1-Subjective improvement>75%	증상 호전되지 않음
Riew, et al	대조군 = 27 실험군 = 28	RA, DB, PC 경척추사이구멍 ESI Fluoroscopy 사용	1-Need for operative treatment	실험군에서 수술 요구가 더 작음
Stav, et al	대조군 = 17명 실험군 = 25명	DB, PC 목뼈 경척추사이구멍 ESI	1-VAS	1주, 1년 후 통증세기의 감소를 보임
Bush and Hillier	대조군 = 11 실험군 = 12	RA, DB, PC 꼬리 ESI 조영술하에 시행하지 않음	1-VAS 2-Grogono and Woodgate Symptomatology Questionnaire	4주 후에 하지 통증의 생활방식에 개선이 있었으나 1년 후 별다른 차이 없었음
Dashfield, et al	꼬리군 = 33 내시경군 = 27	RA, DB 꼬리 ESI와 척추내시경을 이용한 스테로이드 주사 비교 Fluoroscopy 사용	1-McGill Pain Questionnaire 2-Hospital Anxiety and Depression Scale 3-VAS	꼬리뼈 ESI군에서 6주, 3개월, 6개월 후에 통증세기의 감소와 불안감의 감소를 보임

DB, 이중맹검(Double blinded); ESI, 경막외 스테로이드 주사(Epidural steroid injection); ODQ, Oswestry Disability Questionnaire; PC, 전향적 연구(Prospective controlled); RA, 환자군 임의배정 (Randomized); VAS, 시각통증등급(Visual Analogue Scale)

표 45-2. 경막외 스테로이드 주사 시 발생할 수 있는 부작용

내분비계(Endocrine)	피부과적(Dermatologic)
부신 억제(Adrenal suppression)	안면홍조(Facial flushing)
고코르티졸증(Hypercorticism)	상처 치유 부진(Impaired wound healing)
쿠싱양 증후군(Cushingoid syndrome)	다모증(Hirsutism)
고혈당(Hyperglycemia)	점상출혈(Petechiae)
당뇨병 유발(Precipitation of diabetes mellitus)	반상출혈(Ecchymosis)
면역 억제(Immunosuppression)	두드러기(Hives)
저칼륨혈증(Hypokalemia)	피부염(Dermatitis)
무월경(Amenorrhea)	과색소침착(Hyperpigmentation)
월경 불순(Menstrual disturbances)	저색소침착(Hypopigmentation)
성장 부진(Retardation of growth)	피부 위축(Cutaneous atrophy)
	무균성 농양(Sterile abscess)

심혈관계(Cardiovascular)	소화기계(Gastrointestinal)
고혈압(Hypertension)	궤양성 식도염(Ulcerative esophagitis)
수액 저류(Fluid retention)	과산증(Hyperacidity)
울혈성 심부전(Congestive heart failure)	위궤양(Peptic ulceration)
심부정맥 혈전증(Deep vein thrombosis)	위출혈(Gastric hemorrhage)
	설사(Diarrhea)
	변비(Constipation)

근골격계(Musculoskeletal)	안과적(Ocular)
골감소증/골다공증(Osteopenia/osteoporosis)	망막출혈(Retinal hemorrhage)
무혈성 골괴사(Avascular necrosis of bone)	후낭하 백내장(Posterior subcapsular cataracts)
병적 골절(Pathologic fracture)	안압 상승(Increased intraocular pressure)
근육쇠약 및 위축(Muscle wasting and atrophy)	안구 돌출(Exophthalmus)
근육통(Muscle pain)	녹내장(Glaucoma)
관절통(Joint pain)	시신경 손상(Damage to optic nerve)
	진균 및 바이러스성 이차 감염(Secondary fungal and viral infection)

심리학적(Psychological)	대사관련(Metabolic)
감정 기복(Mood swings)	고혈당증(Hyperglycemia)
불면증(Insomnia)	당뇨(Glycosuria)
정신병(Psychosis)	지방 재분포(Redistribution of fat)
불안감(Anxiety)	음성 질소평형(Negative nitrogen balance)
다행감(Euphoria)	나트륨 및 수분 저류(Sodium and water retention)
우울증(Depression)	

신경계(Nervous system effects)	기타(Other adverse effects)
두통(Headache)	경막외 지방종증(Epidural lipomatosis)
현기증(Vertigo)	발열(Fever)
불면증(Insomnia)	
불안정(Restlessness)	
활동 증가(Increased motor activity)	
허혈성 신경병증(Ischemic neuropathy)	
발작(Seizures)	

이용한 경막외 스테로이드 주사시 뿌리동맥(radicular artery)을 관통하여 스테로이드 입자가 경색(infarction)을 유발하여 뇌졸중(stroke)이나 척수신경손상(spinal cord injury) 등의 합병증을 유발할 수 있으므로 특히 주의하여야 한다. 현재 식품의약품안전처의 약제 허가에 의해 경막외공간에 주입할 수 있는 스테로이드 약물은 오직 dexamethasone만이 사용 가능하다.

4. 경막외블록의 적응증과 금기증

국소마취제를 사용하는 경막외블록의 의의는 신속하고 확실한 통증조절효과, 통증의 악순환 제거, 혈행 개선의 세 가지 요소가 있다. 일반적으로 예리한 통증과 찌르는 듯한 통증 등의 자율신경과 혈관운동신경이 흥분된 상태, 특히 기질적 변화가 없고 기능적 변화에 국한되어 있는 상태가 좋은 적응증이 된다. 이것에 반해서 둔통이 지속적으로 존재하는 경우나 통증이 가시지 않는 계속적인 불쾌감 등에는 효과가 적다. 그리고 통증 부위가 유동적이고 통증의 질과 강도의 변화가 많은 경우에도 효과가 적다. 척수신경의 어느 분절에서 통증이 일어나는지, 이 통증이 어떤 농도에서 없어지는지, 진통이 된 후 얼마 후에 통증이 재발되는지, 통증이 차차 감소되는지, 또는 국소마취제에 의한 차단으로 통증이 소실한 뒤에 더 강해지는 느낌을 가지는 통증의 원인과 성질의 정보를 얻을 수 있다. 이것을 진단적 블록이라고 하고 경막외블록은 척수신경의 어느 부위에도 적용할 수 있으므로 활용도가 높다.

1) 적응증

적응증으로는 가장 흔한 추간판탈출증과 신경근성통증 증후군, 척추사이구멍의 협착증 및 척추앞전위증(spondylolisthesis), 대상포진 또는 대상포진후신경통, 복합부위통증증후군, 근골격계 질환, 목위팔증후군, 가슴문증후군(thoracic outlet syndrome), 꼬리뼈통증, 직장통, 척추 골절, 수술 또는 외상 후 급성통증, 암성통증 등이 있다.

2) 금기증

경막외블록의 절대적 금기증으로는 바늘 자입 부위의 감염, 환자의 거부, 응고 장애, 심한 저혈량증, 뇌압 증가 상태, 국소 마취제에 대한 알레르기 등이 있으며, 상대적 금기증으로는 패혈증, 신경블록 시행 시 협조가 되지 않는 환자, 과거 병력상 신경학적 결손이 발생된 경우, 심한 척추 기형, 심한 고혈압 등이 있다.

5. 시술

1) 사용약제

현재 국내에서 식품의약품안전처의 약제허가에 의해 경막외공간에 주입할 수 있는 스테로이드는 오직 dexamethasone 뿐이다.

2) 바늘

척추고리판간 접근법, 꼬리 접근법에서는 Tuohy 바늘을 주로 이용하고, 경척추사이구멍 접근법에서는 블록용 바늘을 사용한다.

3) 시술 방법

경막외블록은 척추고리판간 접근법(Interlaminar approach), 경척추사이구멍 접근법(transforaminal approach), 꼬리 접근법(caudal approach)으로 약물을 주입하게 된다.

(1) 척추고리판간 접근법(Interlaminar approach)

허리 부위나 등 부위에서 시행할 때는 주로 옆누운자세(lateral position)에서 시행하지만 목 부위에서 시행할 때에는 앉은자세(sitting position)에서 시행하는 것이 중심선을 잡거나 바늘의 방향을 중앙으로 유지하기에 더 편리할 수 있다.

① 목 부위

시술은 앉은자세(sitting position), 옆누운자세(lateral position), 엎드린자세(prone position)에서 시행할 수 있다. 앉은자세는 시술자가 중앙선을 인지하기 쉽고 환자의 머리를 앞으로 굴곡한 상태에서 아래쪽 목뼈 경막외공간이 넓어져 시술이 용이해진다. 목뼈 압박골절이 있거나 혈관미주신경성 실신(vasovagal sycope)의 병력이 있는 경우에는 앉은자세를 취하지 않는다. 옆누운자세에서는 머리와 귀 밑에 어깨 높이만큼의 푹신한 베개 또는 받침대를 넣어 목뼈가 머리부터 등뼈 사이에서 일직선이 되도록 하고, 그 상태에서 목뼈를 최대한 굽히도록 한다. 양쪽 팔 사이에도 팔베개를 놓아 양쪽 어깨높이가 대칭이 되도록 한다. 엎드린자세에서는 가슴부위에 푹신한 베개를 넣어 목

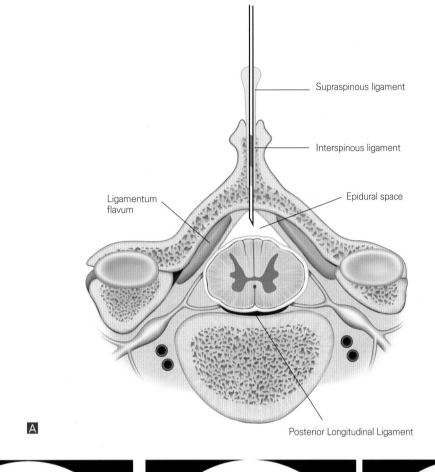

Supraspinous ligament

Interspinous ligament

Epidural space

Ligamentum
flavum

Posterior Longitudinal Ligament

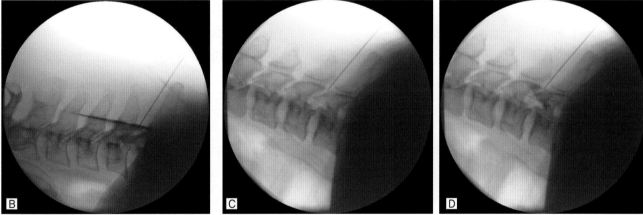

그림 45-5. **목뼈 척추고리판간 접근법 및 방사선 측면 영상**
A: 목뼈 척추고리판간 경막외블록시의 횡단면 모식도
B: 정중접근법을 통해 접근했을 때 바늘의 위치 및 조영제가 퍼지는 양상
C: 정중옆접근법을 통해 접근했을 때의 바늘의 위치
D: 정중옆접근법을 통해 접근했을 때 조용제가 퍼지는 양상

뼈가 최대한 굽혀지도록 하고, 이마에 얇은 수건이나 도넛 모양의 베개를 받쳐 환자가 편안한 자세를 유지할 수 있도록 한다.

목표로 하는 병소의 부위에 따라 정중접근법 또는 정중옆 접근법(paramedian approach)을 이용하여 경막외공간에 약제를 주입할 수 있다. 정중접근법은 척추고리판간 정중

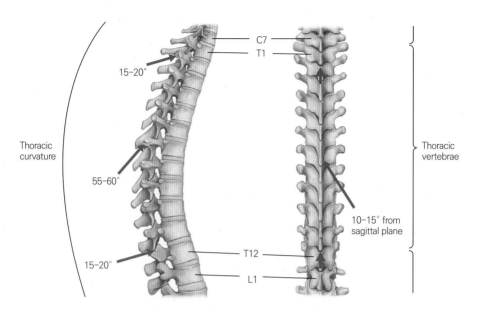

그림 45-6. 등뼈 척주(vertebral column)의 가시돌기(spinal process)의 기울기에 따른 바늘 접근 각도

앙 부위에 국소 마취를 한 후 바늘을 삽입한다. 바늘이 정중앙을 향하도록 주의하면서 C-arm을 이용하여 측면 영상을 자주 확인하며, 측면상에서 spinolaminar line (spinous process의 base)에 근접하면 저항소실법을 시행하며 조심스럽게 바늘을 전진시킨다. 저항 소실이 발생하면 C-arm 영상중강장치의 유도하에 조영제를 주사하여 경막외공간을 확인하고 약제를 주입한다. 정중옆접근법은 편측의 척추사이구멍의 협착 등으로 목 부위 방사통이 있을 때 통증 조절을 위해 사용이 용이하다. C-arm의 전후면 영상을 이용하여 정중앙에서 5 mm 정중옆선에서 바늘을 삽입하여 측면상에서 저항소실법을 시행하며 조심스럽게 바늘을 전진시켜 spinolaminar line을 넘어서서 저항 소실이 발생하면 C-arm 영상증강장치의 유도하에 조영제를 주사하여 편측으로 조영제가 경막외공간에 퍼지는 것을 확인하고 약제를 주입한다(그림 45-5).

② 등 부위

등 부위에서 척추의 가시돌기(spinous process)는 척추 레벨에 따라 기울기가 달라 이에 따른 바늘의 접근각도 및 접근법이 달라진다. 일반적으로 T1-T2 및 T19-T12 레벨의 가시돌기는 목 부위나 허리 부위의 가시돌기처럼 수평 내지 약간 아래쪽으로 기울어져 있어(15-20도), 정중접근법을 이용하기가 용이하며, T3-T8 레벨의 가시돌기는 허리 부위보

다 길게 아래쪽으로 가파르게 기울어(55-60도), 서로 가까이 위치하므로 정중접근법보다 방정중접근법이 경막외공간으로 접근하기 용이하다(그림 45-6).

환자의 체위는 옆누운 자세로 하며 베개의 높이를 조절하여 가능하면 환자가 자연스러운 자세를 취하도록 한다. 앉은 자세로 시행해도 좋다. 목표하는 척추사이에서 정중선으로부터 바깥쪽으로 1 cm, 위쪽 척추의 가시돌기 하단에서 1 cm 정도 아래쪽을 바늘의 삽입점으로 하여 중앙으로 15도 정도, 머리 쪽으로 15도 정도 기울여 바늘을 전진시킨다(그림 45-7). 강한 조직인 황색인대를 지나면서 바늘 진입 시 저항이 증가함을 느껴야 하는데 황색인대가 얇아서 저항 증가가 확실치 않을 수도 있으므로 우발적 경막천자의 발생률이 높아질 수 있다. 바늘이 정중앙을 향하도록 주의하면서 C-arm을 이용하여 측면 영상을 자주 확인한다. 황색인대를 지나 경막외공간으로 들어갈 때 갑작스러운 저항소실이 일어난다. 바늘이 황색인대를 통과하기 전에 탐침(stylet)을 빼고 공기나 생리식염수를 넣은 주사기를 연결해 저항소실을 확인한다. 그 위치에서 혈액이나 척수액이 흡인되는지 확인한 후 약제를 주입한다(그림 45-8).

③ 허리 부위

정중접근법에 의한 바늘의 삽입 부위는 시술하고자 하는 척추 부위의 가시돌기 사이이며 이 부위에 국소 마취를 시

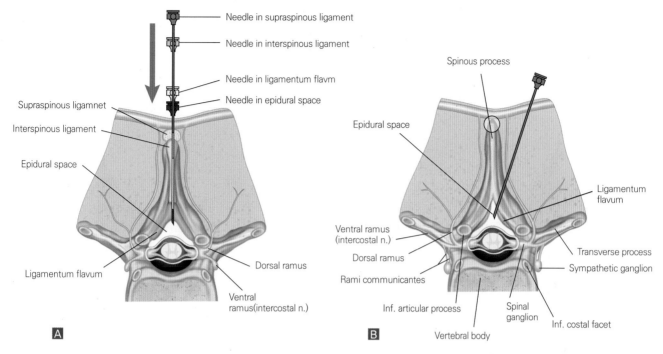

그림 45-7. **등뼈 척추고리판간 경막외블록**
A: 정중접근법   B: 방정중접근법

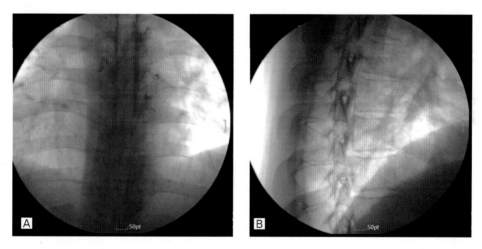

그림 45-8. **등뼈 척추고리판간 경막외블록의 방사선 영상**
A: 전후면 영상   B: 측면 영상

행한다. 바늘이 피부, 피하조직, 가시윗인대(supraspinous ligament), 가시돌기사이인대(interspinous ligament)를 거쳐 황색인대 근처에 도달하게 되면 내침(stylet)을 제거하고 유리주사기나 저항소실 주사기를 연결하여, C-arm 영상중 강장치의 측면영상(lateral view) 관찰 하에 신경블록 바늘을 저항소실법을 적용하여 경막외공간에 도달한다. 혈액

혹은 뇌척수액의 역류가 없음을 확인한 후 C-arm를 이용하여 영상 소견을 지속적으로 관찰하면서 조영제를 주입한다. 조영제가 경막외공간 내에서 균등하게 확산됨을 확인한다(그림 45-9). 요추 부위에서는 대다수의 환자에서 정중접근법으로 경막외블록이 가능하나, 때로는 정중접근법에 의한 시술이 힘든 경우, 방정중접근법을 사용할 수 있다. 방

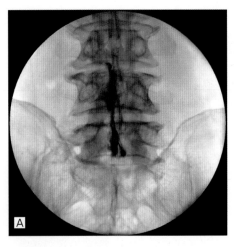
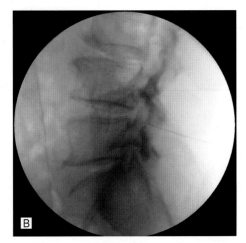

그림 45-9. 허리뼈 척추고리판간 경막외블록의 방사선 영상
A: 전후면 영상   B: 측면 영상

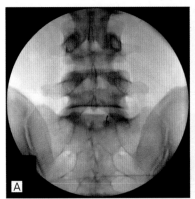
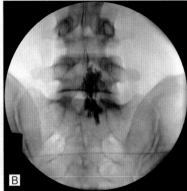
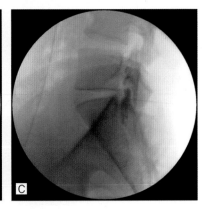

그림 45-10. 허리뼈 정중옆 척추고리판간 접근법(parasagittal interlaminar approach)에서의 방사선 영상
A: 바늘 삽입 위치   B: 전후면 영상   C: 측면 영상

정중접근법은 바늘의 방향을 척추의 중심부를 향하여 기울여 삽입하게 되며, 바늘이 피부와 피하조직을 거쳐 바로 황색인대에 도달하게 되면, 정중접근법과 같은 과정을 거쳐 경막외공간을 확인하고 약제를 주입할 수 있다.

한편, 척추고리판간 접근법을 이용하여 병소가 있는 편측 배쪽경막외공간(ventral epidural space)에 스테로이드 주입을 위해 정중옆 접근법(parasagittal approach)이 고안되었다. 환자는 엎드린 자세에서 C-arm 영상증강장치의 전후면 상에서 시술하고자 하는 부위의 척추고리판간 공간(interlaminar space)의 가장 가쪽으로 바늘을 삽입한 후 저항소실법을 이용하여 편측 경막외공간에 도달한다. 혈액 혹은 뇌척수액의 역류가 없음을 확인한 후 C-arm을 이용하여 영상

소견을 지속적으로 관찰하면서 조영제를 주입한다. 조영제가 편측 배쪽경막외공간 내에서 균등하게 확산됨을 확인한 후 약제를 주입한다(그림 45-10).

(2) 경척추사이구멍 접근법(Transforaminal approach)

경척추사이구멍 접근법은 척추사이구멍(intervertebral foramen)을 통해 척추뼈몸통후면(posterior wall of verte-bral body)에 접근하여 주입된 약물이 척수신경뿐 아니라, 앞쪽 경막외공간(anterior epidural space)에 직접적으로 약물을 주입하므로 통증의 원인이 앞쪽 경막외공간에 있는 경우 척추고리판간 접근법에 비해 훨씬 적은 용량의 약물로도 앞쪽 경막외공간의 병소 부위에 효과적으로 도달할 수 있

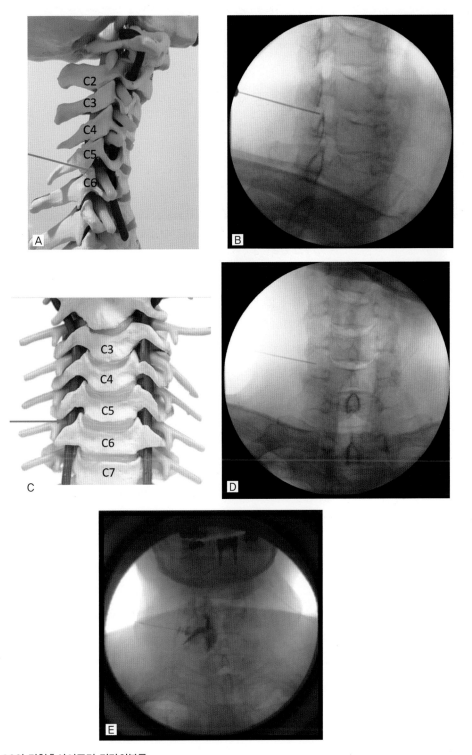

그림 45-11. 우측 C6의 경척추사이구멍 경막외블록

A: C5/C6 척추사이구멍에서 나오는 신경뿌리가 C6 신경뿌리에 해당하며, 척추사이구멍 앞쪽으로는 척추구멍(vertebral foramen)을 통과하는 척추동
맥이 위치한다.

B: 바늘의 끝이 위관절돌기에 닿으면 위관절돌기의 앞쪽면을 통해 척추사이구멍의 뒤쪽으로 진입한다.

C: 관절기둥(articular pillar)의 1/2보다 안쪽으로는 척추구멍(vertebral foramen)을 통과하는 척추동맥이 위치한다.

D: 전후 영상에서 바늘의 끝이 척추사이구멍 내에 위치하면서 관절기둥(articular pillar)의 가운데까지 위치하였음을 확인한다.

E: 조영제를 주사하여 혈관 내 조영 없이 경막외공간으로 흘러 들어가고 해당 신경뿌리집(nerve root sheath)을 따라 흘러가는 것을 확인한다.

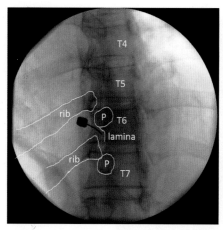

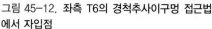

그림 45-12. 좌측 T6의 경척추사이구멍 접근법
에서 자입점

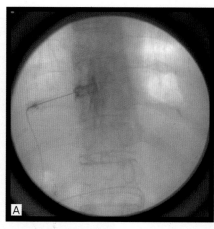

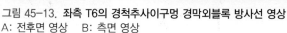

그림 45-13. 좌측 T6의 경척추사이구멍 경막외블록 방사선 영상
A: 전후면 영상   B: 측면 영상

다. C-arm 영상하에 시행한 꼬리(caudal) 접근법, 척추고리
판간(interlaminar) 접근법은 각각 69%, 36%만이 주입된 약
제가 앞쪽 경막외공간에 도달하지만 경척추사이구멍 접근
법은 88%에서 약제가 앞쪽 경막외공간에 도달한다고 한다.
통증의 원인이 앞쪽 경막외공간에 있는 경우 적은 약제
로도 병소 부위에 효과적으로 도달할 수 있는 최적의 치
료 방법이라 할 수 있고, 이러한 이유로 고리판간 경막외
블록에 비해 효과가 더 좋았다는 보고도 많다.

정확하고 안전한 시술을 위해서는 반드시 실시간으로
C-arm 영상증강장치를 이용하여 조영 영상을 확인해야 하
며, 이를 통해 원하는 부위에 충분히 약물이 주입되는지 예
측할 수 있고, 직접적인 신경손상과 우발적으로 약물이 혈
관으로 유입되는 것을 예방할 수 있다.

① 목 부위

바로누운자세(supine position) 또는 옆누운자세(lateral
position)에서 시행할 수 있으며 주로 바로누운자세에서 어
깨 아래에 얇은 베개 등을 놓아 경추가 약간 젖혀진 자세를
유지할 수 있도록 돕는다. C-arm 영상증강장치로 측면상으
로 맞춘 후 경사면상으로 돌리면서 목표하는 척추사이구멍
이 가장 크게 보일 때까지 회전시킨다. 척추동맥(vertebral
artery)이 C3 - C6 목뼈에서 척추사이구멍의 바로 앞쪽 안쪽
에 위치하기 때문에 척추사이구멍의 뒤쪽 1/2지점, 위관절
돌기의 앞쪽 부위를 목표점으로 해서 관모양시야기법을 이
용하여 바늘을 삽입한다. 바늘의 끝이 위관절돌기에 닿으

면 위관절돌기의 앞쪽면을 통해 척추사이구멍의 뒤쪽으로
진입한다. C-arm의 전후상면에서 바늘의 끝이 척추사이구멍
내에 위치하면서 관절기둥(articular pillar)의 가운데까지 위치
하였음을 확인한 후 조영제를 주사하여 혈관 내 조영 없이 경
막외공간으로 흘러 들어가고 해당 신경뿌리집(nerve root
sheath)을 따라 흘러가는 것을 확인한 후 약제를 주입한다
(그림 45-11).

② 등 부위

환자를 엎드린 자세로 하여 가슴 배 부위에 베개를 넣어
가능한 한 척추 몸통과 시술대가 평행이 되도록 하며, C-arm
영상증강장치를 이용하여 목표로 하는 척추몸통의 아래부
분과 아래 척추몸통의 윗부분의 종말판(end plate)이 하나
의 선으로 보이도록 한다. 시술하려는 방향으로 C-arm을
10-20도 정도 비스듬히 회전시킨다. 등뼈의 경우 가로돌기
(transverse process)가 척추고리줄기(pedicle of vertebral
arch)에 비해 크기 때문에 목표점을 척추고리줄기 아래쪽
척추고리(vertebral arch)의 바깥쪽 경계에서 바늘을 찌르는
것이 척추사이구멍으로 진입하는 데 용이하다(그림 45-12).
바늘은 끝을 약간 구부려 사용하면 좀 더 용이하게 진입할
수 있다. 굽은 바늘 끝이 안쪽을 향한 상태에서 척추사이구
멍의 뒤쪽 경계에 닿으면 바늘을 180도 회전시켜 굽은 바늘
끝이 바깥쪽으로 향하도록 한 후 척추사이구멍 내로 조금씩
진입하고, 진입이 가능하면 다시 바늘을 180도 돌려 척추사
이구멍의 안쪽으로 진입시켜, C-arm의 측면 영상에서 바늘

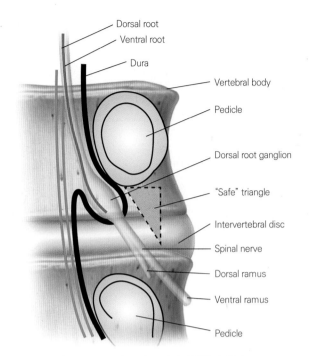

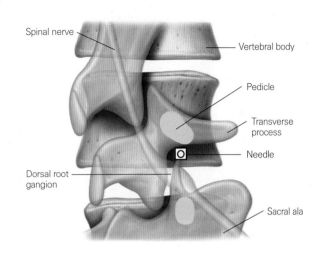

그림 45-14. Safe triangle과 주변 조직의 해부학적 위치

그림 45-15. 이상적인 우측 L4 경척추사이구멍 경막외블록을 위한 바늘 진입법

끝이 신경뿌리를 피해 전경막외강에 도달하도록 하고 전후 영상에서 척추고리줄기의 중앙선 안쪽으로 도달하지 않도록 주의한다. Adamkiewicz 동맥이 흔하게 위치하는 T9-L2 사이에서의 차단은 치명적인 하지 마비를 초래할 수 있기 때문에 혈관 천자가 되지 않도록 주의한다. 조영제를 투여하여 조영제가 신경뿌리(nerve root)뿐만 아니라 경막외공간까지 퍼지는 것을 확인하고 약제를 투여한다(그림 45-13).

③ 허리 부위

해부학적 목표점은 통과하는 신경뿌리의 상방에 해당하는 척추몸통 줄기(pedicle)의 중앙 직하부이다. 이 부위는 척추몸통 줄기의 직하부, 척추몸통의 바깥선, 신경뿌리와 후근신경절의 가상의 연결선으로 구성되는 삼각부위 내에 위치한다. 이 삼각부위를 시술 시 척수신경을 피할 수 있다는 개념에서 safe triangle이라 부른다(그림 45-14).

환자를 시술대 위에서 엎드린자세로 눕히고 엉덩뼈능선 위로 복부에 베개를 집어 넣어 척추앞굽음(lordosis)을 편평하게 만들어야 시술이 용이하다. C-arm을 이용하여 허리뼈의 좌우균형이 잘 맞도록 조절한 후, C-arm을 위아래로 기울이면서 목표로 하는 허리뼈 몸통의 아래쪽 종말판(end

plate)을 일치시켜 하나의 선처럼 보이게 한다. C-arm을 시술하고자 하는 신경의 방향쪽으로 20-30도 회전하여 경사영상(oblique view)에서 아래쪽 분절의 위관절돌기가 척추몸체의 측면에 위치하도록 영상을 조정하여 'Scotty dog view'를 만든다. Scotty dog view에서 Safe triangle의 상부, 즉 척추 줄기의 중앙 하부를 피부 자입점으로 하고 관모양 시야기법(tunnel vision technique)을 사용하여 바늘을 척추사이구멍으로 진입시킨다(그림 45-15). C-arm을 회전하여 측면 영상을 확인하여 바늘의 위치를 확인하면서 바늘을 전경막외강까지 진입시킨 후 조영제를 투여하여 전경막외공간이 확인되면 약제를 주입한다(그림 45-16).

시술 시 바늘이 척추몸통 줄기의 직하부보다 꼬리쪽으로 치우치지 않고 직하부를 통과하는 것이 척수신경을 피할 수 있어서 좋지만 대부분의 환자에서는 변형성 척추증이 동반되어 있기에 줄기의 직하부로 통과하기는 쉽지 않다. 이런 경우 C-arm을 약간 꼬리 쪽으로 좀 더 기울여 자입점을 정하거나 자입점을 줄기의 직하부보다 조금 아래쪽에서 시작하여 목표로 향한다면 줄기 직하부로의 바늘의 통과가 용이할 수 있다.

해부학적으로 정확한 safe triangle이라 판단되는 곳에 바늘을 진입시켜도 척추사이구멍 협착증이 동반되었거나 유착이 있는 경우 바늘 진입 시 이상감각이 유발될 수 있다. 그러므로 척추사이구멍 내에서는 환자가 통증이나 이상감각

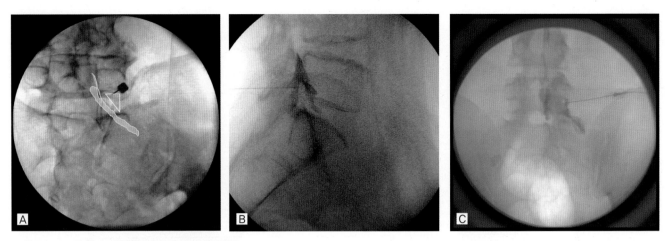

그림 45-16. 우측 L5의 경척추사이구멍 경막외블록

A: 경사 영상(oblique view)을 통해 safe triangle에 바늘 삽입

B: 측면 영상에서 바늘의 위치를 확인하고 조영제 주입

C: 전후면 영상에서 조영제를 주사하여 경막외공간으로 흘러 들어가고 해당 신경뿌리집(nerve root sheath)을 따라 흘러가는 것을 확인

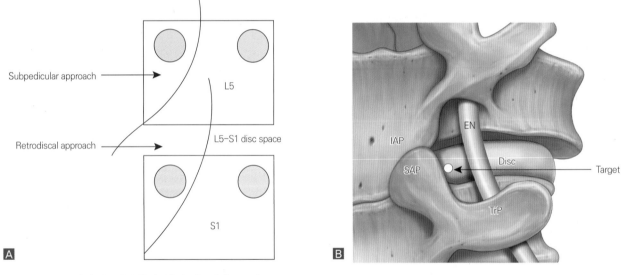

그림 45-17. 전통적인 접근법과 추간판후방 접근법의 목표점

A: 전통적인 접근법(subpedicular approach)과 추간판후방 접근법(retrodiscal approach)의 목표점

B: 위관절돌기의 바로 옆, 추간판의 바로 후방이 추간판후방 접근법의 목표점이 된다. Segmental exiting nerve (EN), transverse process (TrP), inferior articular process (IAP)

을 호소하면 바로 멈출 수 있을 정도의 속도와 조심성을 가지고 목표에 접근해야 한다. 통증이나 이상감각 발생시 신경의 손상을 방지하기 위해 바늘을 약간 뒤로 빼고 조영제를 투여한다.

경척추사이구멍접근법은 T10 - L1 사이에서는 Adamkiewicz 동맥이 흔히 지나가는 부위에 시술하기에 전척수증후군 등의 위험성이 있다는 점 외에도 시술 부위 내측에 협

착이나 유착이 심할 경우 상위 추간판 뒤쪽 부위(retrodiscal area) 및 신경절 이전 부위(preganglionic area)로 약이 잘 퍼지지 않는다는 단점이 있다. 이에 Adamkiewicz 동맥의 주행부위를 피하면서 병소에 조금이라도 약제가 확실이 퍼질 수 있는 다양한 방법들이 개발되었다. 그 중 많이 알려진 방법으로 추간판후방 접근법(retrodiscal approach)과 신경절 이전 접근법(preganglionic approach)이 있다. 이론적으로

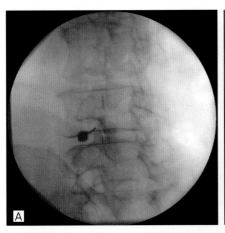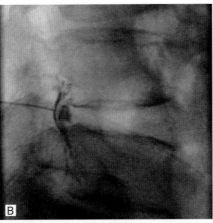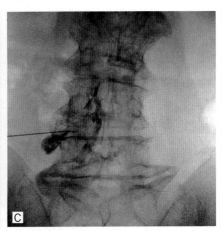

그림 45-18. 추간판후방 접근법을 통한 좌측 L4의 경척추사이구멍 경막외블록
A: 경사영상에서의 바늘 자입점
B: 측면 영상에서 바늘의 위치를 확인하고 조영제 주입
C: 전후면 영상에서 조영제를 주사하여 경막외공간으로 흘러 들어가고 해당 신경뿌리집(nerve root sheath)을 따라 흘러가는 것을 확인

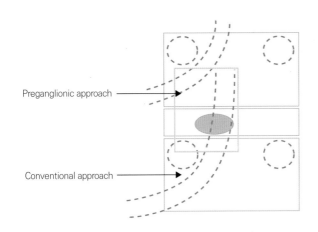

그림 45-19. 전통적인 접근법(conventional approach)과 신경절이전 접근법(preganglionic approach)의 목표점

는 이 두 가지 방법은 병소가 되는 추간판, 같은 레벨의 신경 그리고 아래 레벨로 이행하는 신경 모두에 약제가 퍼지게 하는 방법이다.

추간판후방 접근법 이나 신경절이전 접근법은 목표부위가 비슷하여 같은 개념으로 이해되기도 하지만 바늘 끝의 목표점은 약간의 차이가 있다. 추간판후방 접근법은 병소가 의심되는 추간판의 뒤쪽, 위관절돌기 바로 가쪽을 목표점으로 하고 추간판 조영술과 같은 방식으로 추간판을 향해 바늘을 진입시킨다(그림 45-17). 돌출된 추간판 때문에 추간판을 찌를 위험성이 많으므로 척추사이구멍 접근 후부터는 반드시 측면상을 보면서 조심스럽게 접근하여 추간판을 찌르지 않으

려 노력해야 하고, 추간판을 찔렀다면 서서히 빼서 조영제가 앞쪽 경막외공간 및 추간판 후방으로 퍼지는 지점에 바늘 끝을 위치시키고 약제를 주입한다(그림 45-18).

신경절이전 접근법(preganglionic approach)은 추간판후방 접근법과 같지만 목표점은 병소가 의심되는 추간판의 위쪽 몸통의 아래경계가 된다(그림 45-19). 이 방법은 추간판을 향해 바늘이 접근하지 않기 때문에 추간판을 찌를 가능성은 추간판후방 접근법 보다는 적지만 이 또한 척추사이구멍 내 접근 후부터는 측면상을 보면서 서서히 목표점에 접근해야 하고 환자가 통증이나 이상감각을 호소하면 바로 멈춘다.

④ 엉치 부위

환자를 시술대 위에서 엎드린자세로 눕히고 엉덩뼈능선 위로 복부에 베개를 집어 넣어 척주앞굽음(lordosis)을 편평하게 만든 후 C-arm을 이용하여 전후 영상에서 시술하고자 하는 부위가 중앙에 오도록 조절한다. C-arm을 기울여 엉치뼈(sacrum)의 뒤쪽구멍(posterior foramen)과 앞쪽구멍(anterior foramen)이 겹치는 부위가 형성되도록 조정한다. 겹치는 부위가 잘 형성되지 않으면 C-arm을 좌우로 돌려 적절한 영상을 얻는다. 바늘을 관모양시야기법(tunnel vision technique)을 이용하여 삽입한 후 측면 영상을 확인하여 바늘이 뒤쪽 구멍을 통과해 전경막외공간까지 전진한다. 조영제를 주입하여 바늘이 적절히 삽입되었는지 확인한 후 약

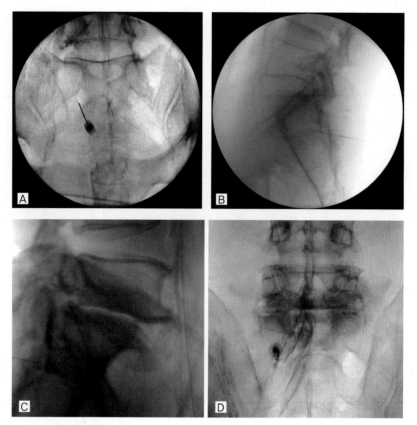

그림 45-20. 좌측 S1의 경척추사이구멍 경막외블록
A: 전후면 영상에서 S1 엉치뼈 구멍 확인 후 바늘 삽입
B: 측면 영상에서 바늘이 뒤쪽 구멍을 통과하도록 전진
C: 측면 영상 조영제를 주입하여 바늘이 적절히 삽입되었는지 확인
D: 전후면 영상에서 경막외공간으로 흘러 들어가고 해당 신경뿌리집(nerve root sheath)을 따라 흘러가는 것을 확인

제를 주입한다. 이 부위는 혈관이 많이 존재하므로 혈관 내로 약물을 주사할 가능성이 많다. 따라서 약물을 주입하기 전에 방사선 영상에서 조영제가 혈관에 흡수되지 않는 것을 반드시 확인해야 한다(그림 45-20).

(3) 꼬리 접근법(Caudal approach)

환자의 체위를 엎드린자세로 하며 복부 밑에 베개 등을 넣어 허리부위의 척추앞굽음(lordosis)을 감소시킨다. C-arm 영상증강장치를 이용하여 전후 영상에서 양쪽 엉치뼈뿔(sacral cornua) 사이 엉치뼈틈새(sacral hiatus)의 정중앙을 확인한다. C-arm 측면 영상에서 엉치뼈의 휘어짐과 엉치뼈 틈새의 깊이를 확인한 후 엉치뼈틈새보다 다소 아래쪽에서 블록 바늘을 엉치뼈틈새을 향하여 45도 각도로 전진하며 이후 블록 바늘을 약간 뒤쪽으로 잡아당긴 후 더 낮은 각도로

전진한다. 바늘이 엉치꼬리인대(sacro-coccygeal ligament)를 통과하면서 저항감이 느껴지다가 경막외공간에 진입함에 따라 저항감 소실이 관찰된다. 이후 바늘 끝 사단을 아래쪽으로 향하게 하면서 1-2 cm 정도 더 전진시킨 다음, C-arm 측면 영상, 전후 영상을 보면서 조영제를 주사하여 엉치뼈의 경막외공간 내 퍼지는 양상을 확인한 후 척수 천자나 혈관 천자가 없음을 확인한 후 약제를 투여한다(그림 45-21).

4) 시술 후 조치 및 추적관찰

모든 환자는 시술 전, 시술 도중, 회복 시까지 환자감시에 주의를 기울여야 한다. 가능하다면 산소포화도, 혈압, 심전도를 관찰해야 하고, 시술이 끝난 후 최소한 30분 이상 환자를 관찰해야 한다. 환자의 통증 정도, 감각이나 운동의 변화, 시술과 관련하여 다른 주관적, 객관적 증상의 발현 여부를

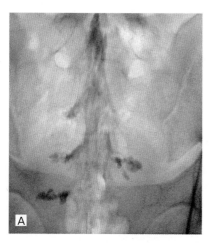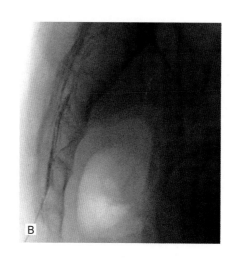

그림 45-21. 꼬리 접근법을 통한 경막외블록의 방사선 영상
A: 전후면 영상. B: 측면 영상

반드시 평가한다.

퇴원 후에는 블록의 효과 판정뿐 아니라 감염이나 다른 합병증이 생겼는지 여부를 판별하기 위해 1-3주 후 외래에서 추적 관찰한다. 열, 오한, 주사 부위의 부종, 발적 및 분비물이 지속될 때, 이전에는 없었던 다른 종류의 요통이나 경부 통증, 목의 심한 뻣뻣함, 통증의 증가, 보행이나 일어서기 등 기본적인 일상생활이 곤란할 정도의 운동 기능이상, 대소변 장애 능의 징후가 나타나는 경우 감염을 의심해야 한다.

6. 합병증

경막외블록 후 초래될 수 있는 합병증은 직접적인 척수신경뿌리나 척수의 손상, 경막외혈종이나 농양, 약제의 산성이나 첨가제의 신경 독성, 전척수의 허혈 손상, 거미막염(arachnoiditis), 횡단성 척수염(transverse myelitis) 등이 있으며 약제로 인한 알레르기 반응이나, 저혈압, 심폐정지도 초래될 수 있다.

우발적인 경막 천자의 발생율은 0.5% 이하로 알려져 있으며, 우발적인 경막 천자를 인식 못하고 약제를 주입하게 되면 즉각적인 전척추마취가 일어나 의식 소실, 저혈압, 무호흡 등이 나타날 수 있다. 척수나 신경 조직에 직접적인 손상을 입히면 항상 통증을 동반하므로 약제 주입 시 통증을 호

소하면 즉시 주입을 멈추고 통증의 원인을 확인해야 한다.

감염 환자나 면역 저하 환자 혹은 암 환자에서 감염이 되어 척추 농양을 형성하면 척수가 압박되어 손상되지 않도록 즉각적으로 척추뼈고리절제술을 시행해야 한다.

경막외블록 후 우발적인 약제의 혈관내 주입으로 인한 혈관경련이나 스테로이드 입자로 인해 척수 및 뇌간에 색전증이 발생할 수 있으며 이로 인해 뇌경색과 척수 허혈이 발생할 수 있다. 척추동맥(vertebral artery)은 깊은목동맥(deep cervical artery)이나 오름목동맥(ascending cervical artery)으로부터 목 부위의 구역동맥(segmental artery)이 나오는데 이 분지는 목뼈척추사이구멍의 뒤쪽 방향으로 들어가거나 척추동맥과 문합하게 된다(그림 45-3). 따라서 목뼈 경척추사이구멍 경막외블록시 주의가 필요한데 이 혈관의 손상으로 인해 전척수동맥 증후군(anterior spinal artery syndrome)이 발생할 수 있다.

등부위의 경막외공간은 혈관 공급이 풍부하여 경막외블록을 시행할 경우 혈관내 주입 가능성이 있으며 국소마취제의 전신 독작용이 나타날 수 있고, 특히 경막외혈관이 확장되어 있는 산모, 척추원반 돌출 환자에서 일어날 수 있다. 또한 Adamkiewicz 동맥의 손상에 주의하여야 하는데 Adamkiewicz 동맥은 T10-L1 사이에 위치하고 척수의 아래 2/3에 혈류를 공급한다(그림 45-3). 따라서 이 동맥이 손상되는 경우 하부 척수의 허혈이 발생할 수 있다.

꼬리뼈 경막외 블록 시에는 많은 용적의 약제를 주사하게 되므로 소방형성(loculation)으로 인한 척수손상의 가능성이 있으며, 대퇴골의 무혈성 괴사, 방광이나 장의 기능 부전 등이 발생할 수 있다.

━━ 참고문헌

대한마취통증의학회. 마취통증의학. 셋째판. 서울, 여문각, 2013, 1093-103.

대한통증학회. 통증수기의 정석, 서울, 메디안북, 2016, 139-54, 209-13, 299-314.

대한통증학회. 통증의학. 넷째판. 서울, 신원의학서적. 2012, 565-90.

Abdi S, Datta S, Lucas LF. Role of epidural steroids in the management of chronic spinal pain: A systematic review of effectiveness and complications. Pain Physician 2005;8:127-43.

Alleyne CH, Jr., Cawley CM, Shengelaia GG, Barrow DL. Microsurgical anatomy of the artery of Adamkiewicz and its segmental artery. J Neurosurg 1998;89:791-5.

Arden NK, Price C, Reading I, Stubbing J, Hazelgrove J, Dunne C, et al. A multicentre randomized controlled trial of epidural corticosteroid injections for sciatica: the WEST study. Rheumatology 2005;44:1399-406.

Baker R, Dreyfuss P, Mercer S, Bogduk N. Cervical transforaminal injection of corticosteroids into a radicular artery: a possible mechanism for spinal cord injury. Pain 2003;103:211-5.

Benzon T, Rathmell JP, Wu CL, Turk DC, Argoff CE. Raj's practical management of pain, 4th ed. Philadelphia, Mosby. 2008;223-35, 991-1002.

Bicket MC, Chakravarthy K, Chang D, Cohen SP. Epidural steroid injections: an updated review on recent trends in safety and complications. Pain Manag. 2015;5:129-46.

Boswell MV, Shah RV, Everett CR, Sehgal N, McKenzie Brown AM, Abdi S, et al. Interventional techniques in the management of chronic spinal pain: evidence-based practice guidelines. Pain Physician 2005;8:1-47.

Bush K, Hillier S. A controlled study of caudal epidural injections of triamcinolone plus procaine for the management of intractable sciatica. Spine 1991;15:572-5.

Buttermann GR. Treatment of lumbar disc herniation: epidural steroid injection compared with discectomy. A prospective, randomized study. J Bone Joint Surg Am 2004;86-A:670-9.

Carette S, Leclaire R, Marcoux S, et al. Epidural corticosteroid injections for sciatica due to herniated nucleus pulposus. N Engl J Med 1997;336:1634-40.

Chen B, Rispoli L, Stitik TP, Foye PM, Georgy JS. Optimal needle entry angle for cervical transforaminal epidural injections. Pain Physician 2014;17:139-44.

Dashfield AK, Taylor MB, Cleaver JS, Farrow D. Comparison of caudal epidural steroid with targeted steroid placement during spinal endoscopy for chronic sciatica: A prospective, randomized, double blind trial. Br J Anaesth 2005;94:514-9.

Derby R, Lee SH, Date ES, Lee JH, Lee CH. Size and aggregation of corticosteroids used for epidural injections. Pain Med 2008;9:227-34.

Derby R, Melnik I, Choi J, Lee SH, Lee JE. Reliability and Safety of Contra-Lateral Oblique View for Interlaminar Epidural Needle Placement. Pain Physician 2017;20: E65-E73.

Dooley JF, McBroom RJ, Taguchi T, Macnab I. Nerve root infiltration in the diagnosis of radicular pain. Spine (Phila Pa 1976) 1988;13:79-83.

Ferrante FM, Wilson SP, Iacobo C, Orav EJ, Rocco AG, Lipson S. Clinical classification as a predictor of therapeutic outcome after cervical epidural steroid injection. Spine (Phila Pa 1976). 1993;18:730-6.

Furman MB, Lee TS, Berkwits L: Atlas of image-guided spinal procedures. Philadelphia, Saunders. 2013;57-62, 93-103.

Ghai B, Bansal D, Kay JP, Vadaje KS, Wig J. Transforaminal versus parasagittal interlaminar epidural steroid injection in low back pain with radicular pain: a randomized, double-blind, active-control trial. Pain Physician 2014;17:277-90.

Ghai B, Vadaje KS, Wig J, Dhillon MS. Lateral parasagittal versus midline interlaminar lumbar epidural steroid injection for management of low back pain with lumbosacral radicular pain: a double-blind, randomized study. Anesth Analg 2013;117:219-27.

Gillilan LA. The arterial blood supply of the human spinal cord. J Comp Neurol 1958;110:75-103.

Huntoon MA, Martin DP. Paralysis after transforaminal epidural injection and previous spinal surgery. Reg Anesth Pain Med 2004;29:494-5.

Huntoon MA. Anatomy of the cervical intervertebral foramina: vulnerable arteries and ischemic neurologic injuries after transforaminal epidural injections. Pain 2005; 117:104-11.

Jasper JF. Lumbar retrodiscal transforaminal injection. Pain Physician 2007;10:501-10.

Jeong HS, Lee JW, Kim SH, Myung JS, Kim JH, Kang HS. Effectiveness of transforaminal epidural steroid injection by using a preganglionic approach: a prospective randomized controlled study. Radiology 2007;245: 584-90.

Kim C, Moon CJ, Choi HE, Park Y. Retrodiscal approach of lumbar epidural block. Ann Rehabil Med 2011;35:418-26.

Kim Dh, Kim YC, Kim KH. Minimal invasive percutaneous spinal technique. Philadelphia, Saunders, 2011;111-36

Kim SH, Koh WU, Park SJ, Choi WJ, Suh JH, Leem JG, et al. Clinical experiences of transforaminal balloon decompression for patients with spinal stenosis. Korean J Pain 2012;25:55-9.

Lee JW, Kim SH, Choi JY, Yeom JS, Kim KJ, Chung SK, et al. Transforaminal epidural steroid injection for lumbosacral radiculopathy: preganglionic versus conventional approach. Korean J Radiol 2006;7:139-44.

Lee JW, Hwang SY, Lee GY, Lee E, Kang HS. Fluoroscopic cervical paramidline interlaminar epidural steroid injections for cervical radiculopathy: effectiveness and outcome predictors. Skeletal Radiol 2014;43:933-8.

Lutz GE, Vad VB, Wisneski RJ. Fluoroscopic transforaminal lumbar epidural steroids: an outcome study. Arch Phys Med Rehabil 1998;79:1362-6.

Manchikanti L. Role of neuraxial steroids in interventional pain management. Pain Physician. 2002;5:182-99.

Murthy NS, Maus TP, Behrns CL. Intraforaminal location of the great anterior radiculomedullary artery (artery of Adamkiewicz): a retrospective review. Pain Med 2010;11:1756-64.

North RB, Kidd DH, Zahurak M, Piantadosi S. Specificity of diagnostic nerve blocks: a prospective, randomized study of sciatica due to lumbosacral spine disease. Pain 1996;65:77-85.

Raj PP, Lou L, Erdine S, Staats PS, Waldman SD, Racz G, et al. Interventional pain management. 2nd ed., Philadelphia, Saunders, 2008; 127-34, 144-51, 267-72, 322-42, 405-8.

Rathmell JP. Atlas of image-guided intervention in regional anesthesia and pain medicine. 2nd ed., Philadelphia, Lippincott Williams & Wilkins, 2011;58-63.

Rathmell JP, Aprill C, Bogduk N. Cervical transforaminal in-

jection of steroids. Anesthesiology 2004;100:1595-600.

Riew KD, Yin Y, Gilula L, Bridwell KH, Lenke LG, Lauryssen C, et al. The effect of nerve-root injections on the need for operative treatment of lumbar radicular pain. A prospective, randomized, controlled, double-blind study. J Bone Joint Surg Am. 2000;82-A:1589-93.

Schaufele MK, Hatch L, Jones W. Interlaminar versus transforaminal epidural injections for the treatment of symptomatic lumbar intervertebral disc herniations. Pain Physician 2006;9:361-6.

Stav A, Ovadia L, Sternberg A, Kaadan M, Weksler N. Cervical epidural steroid injection for cervicobrachialgia. Acta Anaesthesiol Scand. 1993;37:562-6.

Thomas E, Cyteval C, Abiad L, Picot MC, Taourel P, Blotman F. Efficacy of transforaminal versus interspinous corticosteroid injection in discal radiculalgia – a prospective, randomised, double-blind study. Clin Rheumatol 2003;22:299-304.

Tiso RL, Cutler T, Catania JA, Whalen K. Adverse central nervous system sequelae after selective transforaminal block: the role of corticosteroids. Spine J 2004;4:468-74.

Waldman SD, Atlas of interventional pain management, 4th ed., Philadelphia, Elsevier, 2015;178-87, 551-67.

Weiner BK, Fraser RD. Foraminal injection for lateral lumbar disc herniation. J Bone Joint Surg Br 1997;79:804-7.

Yoon JY, Kwon JW, Yoon YC, Lee J. Cervical interlaminar epidural steroid injection for unilateral cervical radiculopathy: comparison of midline and paramedian approaches for efficacy. Korean J Radiol 2015;16:604-12.

46 경막외 신경성형술과 내시경술
Epidural Neuroplasty and Epiduroscopy

척추통증의 원인이 다양한 만큼 척추통증을 치료하는 방법 또한 다양하다. 척추통증의 원인으로는 근육이나 인대, 추간판과 추간관절, 척추관협착증 외에도 척추전방전위증, 척추분리증 그리고 척추수술후통증증후군 등이 있는데 때로는 통증의 원인을 정확히 찾아내는 것조차 쉽지 않다. 척추통증의 원인을 알아보기 위하여 병력청취와 이학적 검사, 신경학적 검사 등을 시행하고 단순영상촬영, CT, MRI, 초음파 등의 영상학적 검사를 시행하지만 환자의 증상과 잘 맞지 않는 경우도 많다. 최근에는 척추내 경막외강을 직접 들여다 볼 수 있는 경막외내시경술의 발달로 척추통증의 원인을 밝혀내는 새로운 도구로 자리잡고 있다. 환자의 통증 부위와 검사 소견이 얼마나 일치하는지를 임상적 검사와 MRI 그리고 경막외내시경을 이용하여 살펴본 연구 결과를 보면 신경근을 직접 눌러서 방사통을 호소하는 경우에는 MRI가 정확하게 그 병변 부위를 나타낸 반면 신경근을 직접 누르는 것과 상관관계가 없는 통증의 경우에는 경막외내시경이 환자의 통증 부위를 밝히는데 보다 더 유용하다고 한다. 이런 연구는 앞으로 척추통증의 원인을 찾는데 경막외내시경의 유용성이 보다 중요하게 될 것을 의미한다. 특히 허리 수술후통증증후군 환자를 대상으로 한 연구에서 경막외내시경으로 경막외강내 섬유화를 관찰하였던 환자의 80% 이상에서 MRI로는 어떤 소견도 발견할 수 없었다고 하며 이는 MRI 결과만으로는 경막외강내 섬유화를 진단할 수 없고 경막외내시경적 접근을 통해서 진단이 가능하다는 것을 보여

준다. 이번 장에서는 경막외내시경술에 대한 내용을 중심으로 치료적 관점의 접근에 대해서 알아보고 그와 더불어 내시경술을 하지 않지만 경막외강내의 병변을 치료하는 척추신경성형술에 대해서 알아보고자 한다. 특히 레이저를 이용한 경막외내시경술은 통증이 있는 경막외강내를 직접 관찰하면서 통증의 원인이 되는 경막외강내 염증부위나, 반흔조직, 디스크의 돌출 부위를 레이저를 이용하여 제거할 수 있으며 동시에 카테터를 이용하여 유착된 부위를 해결할 수도 있으며, 필요하면 병변 부위에 직접 약물을 투여할 수 있어서 진단과 치료를 동시에 할 수 있는 도구로 활용될 것으로 본다.

1. 역사

보고 싶다는 인간의 본능이 사물을 보는 것으로써 믿음이 생긴다는 관념을 갖게 하였다. 의학에서도 인체 내부 장기를 보고 싶은 욕망으로 인하여 내시경이 발명되었고 그로 인하여 병의 진단과 치료에 유용하게 활용되고 있다. 내시경의 역사는 1806년 프랑크푸르트의 Phillip Bozzini가 처음으로 경직된 의학적 내시경(rigid medical endoscope)을 제작하여 시작하였고 1855년에 프랑스 의사인 Antonin J. Desormeaux가 촛불 대신에 등유램프를 광원으로 이용하였다. 1868년에는 Adolf Kussmaul이 첫 번째로 진정한 내시경

을 발명하였으며 1879년에 독일의사인 Maximilian Nitze에 의해서 방광경(cystoscope)이 시행된 것이 경직된 내시경(rigid endoscope)을 실제로 인체에 사용한 경우다. 그 뒤에 1958년 B.I.Hirschowitz가 처음으로 굴곡성 내시경(flexible endoscope)을 소개함으로써 진단과 치료에 빠르게 적용하게 되었고 이에 대한 활발한 연구가 이루어지게 되었다.

경막외내시경은 아직 시작 단계이지만 이미 60년 이상 시도되어 왔다. Burman이 관절경(arthroscope)으로 사체의 척추관을 내다보았고 Stern에 의하여 1936년 처음 척수내시경(myeloscope)을 환자에게 사용하였으며 Pool은 1937년 척수경을 임상에 처음 적용하여 1942년까지 400명의 환자를 검사하여 신경염(neuritis), 디스크탈출(herniated disc), 종양(neoplasm), 유착(adhesions), 정맥성 충혈(venous congestion) 등을 진단하였다. 그로부터 25년이 지나 1967년에 Ooi가 척수내시경에 대한 연구를 재개하였고 여러 가지로 적용해 보았다. 결국 작은 직경을 가지면서 휘어질 수 있는 광학기계(flexible optics)와 광원(light sources)의 개발이 관건이었다. 1991년 Heaver 등이 토끼와 개 그리고 사체에 굴곡성 내시경을 이용하여 경막외강을 조사하게 되었다. 그 뒤 1993년에 Leu가 꼬리뼈 접근(sacral approach)을 통하여 경막외강내를 보고 진단함과 동시에 치료적 접근도 가능하다고 하였다. 1994년에는 Schutze와 Krutze가 처음으로 만성 통증 환자를 대상으로 굴곡성의 카테터가 입혀진 경막외내시경 장치(catheter-secured epiduroscopic unit)를 이용하여 경막외강내를 비디오 검진(video-optic examination)하여 그 결과를 발표하였다. 경막외내시경은 1996년 드디어 FDA (food and drug administration)로부터 경막외강을 볼 수 있는 장비로서 인정을 받았다. 이후에도 1997년 Schutze는 척수신경자극술(spinal cord stimulation, SCS)을 하는데 경막외내시경을 사용하였다고 보고하였고 같은 해에 Michel과 Metzger는 경막외강내 병변을 관찰하는데 경막외내시경이 유용하다고 하였다. Schutze의 연구들을 보면 2001년에는 초음파의 도움을 받아 경막외내시경적 검사를 시행하였다고 보고하였고, 2004년에는 만성 통증 환자를 대상으로 500건이 넘는 경막외내시경술을 시행하여 내시경 하에 경막외 진통치료(endoscopically assisted epidural an-

algesia) 뿐 아니라 레이저 기술을 이용하여 경막외강내 섬유조직과 유착을 치료하였다고 보고하였다.

현재도 기술의 발달이 계속되고 있고, 보고 싶은 욕망에 대한 기대치를 충족시키기 위하여 경막외내시경에 대한 연구가 활발히 진행되고 있다. 또한 척추통증 환자에게 경막외내시경술이 도움이 되면서 많은 의사들이 관심을 갖고 접근하고 있다. 미래에는 보다 진보된 경막외내시경이 개발됨과 동시에 이를 이용하여 척추통증 환자에게 내시경을 다양하게 접근하고 내시경을 통하여 다양한 치료법들이 발전되리라고 본다.

2. 병리

기존에는 퇴행성 변화들과 생체역학 과정(biomechanical process)들을 통하여 척추통증을 설명하여 왔는데 최근에는 척추통증의 원인을 설명하는데 있어서 다른 관점인 생화학적 과정(biochemical process)들에 관하여 관심이 증가되고 있다. 게다가 면역조직화학적 검사(immunohistochemical examination) 기법을 이용하여 디스크 물질이 섬유륜(annulus fibrosus)을 뚫고 빠져나와 신경조직과 만났을 때 신경근에서 일어나는 면역학적 작용과 염증과정(inflammatory process)을 설명하고 있으며 이는 면역생성능력이 있는 세포의 반응(immunocompetent cellular response)들이라고 생각된다. T-림프구(T-lymphocytes)와 대식세포(macrophage)에 대한 단세포적 항체(monoclonal antibody)들의 발견이 이러한 설명을 뒷받침하고 있다. 즉, 디스크탈출이 있는 경우에 디스크 물질이 다른 조직과 만나면 다른 조직에서 자가면역반응(autoimmune response)을 유발시킬 수 있다. Kuslich 등이 발표한 임상연구를 보면 신경근이 압박을 받거나 잡아당겨졌을 때 이 부위에 신경근이 자극되거나 염증반응이 일어났을 경우에만 통증을 나타낸다고 하였다. 이런 결과는 통증을 일으키는 원인이 단지 물리적 변화에 의해서만 일어나는 것은 아니라는 것을 보여주는 것이다. 통증이 시작되고 또한 지속되는 기전으로는 물리적인 압박(mechanical impact)들뿐 아니라 염증과정(inflammatory process)들과 면역학적과정(immunologic process)들이 어떤 형태로든지 작용한다고 본다. 신경근이 디스크나 면관절(facet joint)들이나 추간공(intervertebral foramen)들에 의해서 눌리든지, 굴곡이 되든지, 당겨지면 신경근이나 후척추신경절(dorsal spinal ganglion)들의 모양이 변형되면서 국소적 미세혈류(local microcirculation)의 변화를 초래한다. 퇴행성변화가 온 디스크로부터 수핵이 탈출되면 화학적으로 유발된 신경근염(chemically induced radiculitis)을 야기시킨다. 이러한 변화들이 뇌척수액(cerebrospinal fluid, CFS) 순환장애와 불충분한 섬유소분해(fibrinolysis)와 함께 신경근의 영양공급을 방해하여 결국 신경섬유(nerve fiber)들과 세포체(cell body)의 변화를 가져온다. 척추 통증을 유발하는 변화가 신경근 주변에서 일어나면 그 신경근 주변과 경막외강에 유착(adhesion)이나 섬유화(fibrosis), 혈관막힘(vascular obstruction)이 일어나고, 만성 염증성변화인 신경근염(radiculitis), 경막외강염(epiduritis), 지주막하염(arachnoiditis) 등이 초래되며 황인대의 비후나 낭종 등도 형성된다. 경막외내시경으로 관찰하면 경막외유착을 쉽게 볼 수 있는데, 보통 흰색을 띄지만 때로는 황갈색 등 다른 색깔을 나타내기도 하고 작고 가는 것부터 굵은 크기까지 다양하다. 중요한 것은 이런 유착이 환자의 통증과 연관이 있느냐 하는 것이다. 경막외강내 유착이나 섬유화는 섬유륜(annulus fibrosus)으로부터 경막외강으로 프로테오글리칸(proteoglycan)이 빠져 나와 생성되는데, 이는 경막외강내 유착이나 섬유화가 수술적 조작 없이도 일어날 수 있다는 것을 설명해 준다. 경막외강의 앞쪽(anterior or ventral epidural space)에는 비활성화된 통각수용체(silent nociceptor)들이 많이 모여 있는데, 이들은 serotonin, histamine, bradykinin, prostaglandin, phospholipase A2와 같은 물질에 의하여 감작이 되기 전까지는 물리적 매체에 반응을 하지 않는다. 섬유륜이 터져서 디스크 물질이 나와 염증반응을 일으켜서 염증물질이 생성되면 통각수용체들이 활성화 되어 물리적 자극에 의하여 통증을 야기시킬 뿐 아니라 경막외강내에 유착이 일어나게 된다. 신경구조물들의 부종과 동반된 국소적 염증반응과 국소적인 순환장애 그리고 섬유성유착 등이 경막외 섬유화가 있을 때 증상을 나타내는 결정적 요인이다.

더불어 골극이 자라고 디스크가 튀어 나오면 후방종인대(posterior longitudinal ligament)를 늘어나게 만들고 이는 염증변화와 함께 신경내막의 모세혈관(endoneural capillary)들의 투과성(permeability)과 벽면을 통해서 생기는 압력(transmural pressure)의 변화를 초래하고 결국 부종을 유발시킨다. Brown의 연구에 따르면 병적 변화가 온 조직의 압력이 5-10 mmHg 정도만 되어도 정맥혈류에 지장을 받으며 동맥혈도 20-30% 정도 영향을 받는다고 한다. 이는 10 mmHg 정도의 낮은 압력만 가해져도 신경근에 대한 영양공급이 20-30% 감소한다는 것을 의미한다. 이런 부종들은 경막외내시경으로 관찰되고 대개 무혈관(avascular) 상태로 관찰되는데 경막외섬유화의 중등도(severity)와는 무관하다.

3. 병태생리 및 통증완화 기전

척추통증의 병태생리에 대하여 다양한 설명들이 있는데 해부학적으로 척추의 기능적 단위인 추간판과 양쪽의 면관절이 유기적인 관계를 가지고 움직이며, 이 중 어디 하나의 문제는 결국 다른 곳에도 영향을 미치어 통증을 유발시키게 된다. 추간판 자체의 퇴행성 변화(degenerative change)는 물론이고 양쪽 면관절의 병변이 추간판의 퇴행성 변화를 유도하여 디스크의 혈류변화와 수분함량의 변화를 초래하고 궁극적으로 섬유륜의 손상을 가져온다.

허리 통증의 원인을 그 동안 알려진 것과 같은 추간판탈출증이나 척추관협착증 등과 같은 구조적 결함에서만 찾으려 해서는 그 많은 허리 통증 환자를 해결하기엔 역부족인 것이 사실이다. 정상인을 대상으로 시행한 연구에서 60대는 60%에서 디스크탈출 소견을 보이고 30대에서도 30%가 디스크탈출이 있다고 하는데, 이는 MRI에서 보는 구조적 형태와 환자가 호소하는 허리 통증이나 다리로 오는 연관통을 연관을 짓기에는 무리가 있다는 것이다. 그래서 허리 통증의 원인에 대한 다른 각도의 접근이 필요하다. 한 연구에 의하면 수술적 조작이 없는 경우도 섬유륜파열(annular tear), 혈종(hematoma), 감염(infection), 지주막하 조영제(intra-

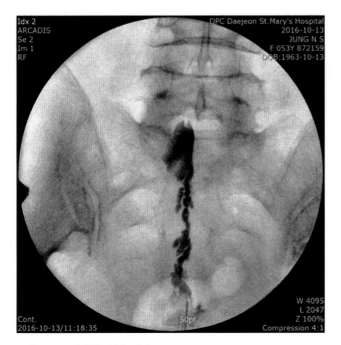

그림 46-1. 경막외조영술 사진
오른쪽 경막외강으로는 조영제가 퍼지지 않고 있어서 병변이 오른쪽에 있음을 의심하게 된다.

thecal contrast media) 등에 의해서 이차적으로 경막외유착이 일어날 수 있다고 한다. 디스크탈출이 있는 조직에서는 TNF-α와 interleukin 1 (IL-1)과 같은 염증성 매개물들이 분비된다. 신경근이 공격을 받으면 염증반응이 일어나고 이런 염증 매개물들이 분비된다. 경막외내시경으로 보면 염증반응이 있는 병소를 확인할 수 있으며 이는 치료의 대상이 되는 것이다. 또한 경막외강내 염증이 있으면 붓고(swelling) 붉어지면서(redness) 통증유발시험(pain provocation test)에 양성반응을 보이는 등 중요한 증상이 나타난다. 하지만 ESR, CRP, WBC 등이 증가하는 염증징후가 늘 관찰되지는 않는다. 신경근염과 경막외강염 등과 같은 경막외강내 만성염증은 경막외내시경상에서 부종성을 띤 비후된 조직의 형태로 보여진다. 이런 염증조직들은 통증의 원인이 된다. 염증과정은 재생조직(repair tissue)의 형성으로 특징되는 육아조직(granulation tissue)과 섬유모세포(fibroblast)들의 생성으로 특징되는 증식형태(proliferative form)를 보인다. 염증의 요소 중에서 병리형태학적(pathomorphological) 변화뿐 아니라 척추신경근에서 이차적으로 오는 염증성 요소들도 관여한다. 경막외강내에 섬유화가 있다면 이는 신경근을

잡아당기거나 압력을 가하여 통증에 대하여 과민하게 만들고, 뇌척수액을 통한 영양공급에 장애를 초래하여 통증에 예민한 병변을 형성시키고, 반흔조직을 만들어 경막외강내 정맥의 흐름을 방해하여 부종을 초래하고 결국 허리 통증을 유발시킨다. 이런 경우에 MRI 등의 영상기법으로는 경막외강내 섬유화를 진단할 수 없는 한계가 있다. 경막외조영술을 시행하여 조영제가 퍼지는 것을 관찰하여 조영제 퍼짐의 결손이 있다면 그곳에 유착이 있다고 생각할 수 있다(그림 46-1). 이렇게 조영제 퍼짐의 결손이 있는 병변 부위로 특수한 줄을 집어 넣고 유착박리술을 시행하여 유착된 부위를 뚫고 그곳에 직접 약물을 주입하면 통증을 줄이거나 없앨 수도 있다. 유착을 박리하는 방법으로는 Racz catheter로 구분되는 기구들이나 Navi catheter로 구분되는 카테터의 방향을 조절할 수 있는 기구들을 이용한다. C-arm 영상증강장치를 통하여 이들 기구의 위치를 확인하고 충만결손(filling defect)이 있는 부위로 또는 MRI 사진상 병변이 있는 부위와 환자의 통증호소 부위가 일치하는 부위로 기구들을 보내어 유착을 박리시킨 후에 약을 주입한다. 이런 시술을 신경성형술(neuroplasty)이라고 하여 널리 이용되고 있는데, 적응증은 경막외내시경술과 같으며 이 시술도 신중하게 환자를 선택하여야 하고 시술 방법에 대해서도 제대로 된 교육을 받아야 시술의 좋은 효과뿐 아니라 환자에게 만족감까지 줄 수 있다.

경막외내시경술은 신경성형술과 같은 접근을 하지만 경막외강을 직접 관찰할 수 있고 더불어 경막외강내 병변을 직접 제거할 수 있다는 장점이 있다. 하지만 경막외내시경술은 내시경에 대한 보다 긴 교육과정이 필요하다는 단점이 있다. 경막외내시경술은 경막외강내의 병변을 직접 보면서 진단과 동시에 치료를 곧바로 할 수 있는데, 어디에 유착이나 섬유화가 있는지, 어느 신경이 염증이 있고 과민하게 되었는지, 어디에 혈관증식이 되어 있는지 뿐 아니라 신경근의 어디가 눌렸는지 등을 보면서 통증의 원인을 확인할 수 있을 뿐 아니라 유착된 부위를 박리하고 병소를 제거하여 신경근이 자유롭게 움직일 수 있도록 하고 병변 부위에 직접 약물을 주입할 수도 있다. 뿐만 아니라, 비정상적인 척추주변신경(sinuvertebral nerve)을 소작하여 통증의 근원을

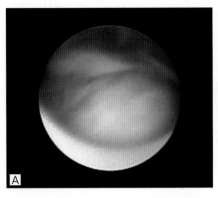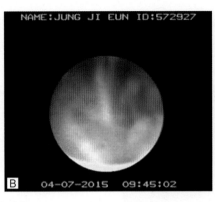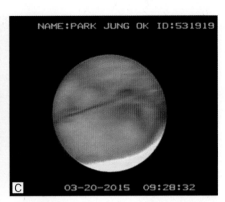

그림 46-2. 경막외내시경으로 본 병적 경막외강내 사진
A: 디스크돌출, B: 염증소견, C: 유착

끊어낼 수도 있다. 레이저를 사용하는 경우는 병소부위를 보다 적극적으로 치료할 수 있지만 신경근에 대한 열손상 등의 위험도 있다. 레이저 사용 시 발생하는 고열로 인한 신경근과 주변 조직의 손상을 방지하기 위해서는 충분한 생리식염수를 주입하면서 시술해야 한다. 생리식염수를 주입하면서 레이저를 사용한다면 레이저로 인한 손상을 줄일 수 있을 뿐 아니라 생리식염수를 이용한 지속적 세척으로 인하여 주변의 염증 물질을 씻어줄 수 있고, 출혈이나 재유착의 가능성을 보다 줄일 수 있는 장점이 있다. 경막외강에서 검체를 채취하여 세포검사를 한 보고를 보면 허리 통증 환자에서 특이하게 큰원세포(big round cell)가 관찰되었다고 하면서 허리 통증 진단의 방법으로 활용할 수 있을 것으로 본다.

4. 적응증과 금기

통증 원인을 설명할 수 없을 때에는 환자와 의사 모두 당혹스럽다. 하지만 어떤 경우든 통증의사는 환자의 통증을 없애주어야 한다. 특히 척추 통증의 경우에는 그 구조의 복잡함과 기능의 복합성 때문에 그 원인을 정확히 규명하기가 쉽지 않다. 통증의 원인을 모르면 결국 올바른 치료에 대한 접근을 할 수가 없다. MRI나 CT 등의 영상을 통해서 척추 통증의 원인을 설명할 수 없을 때 경막외내시경을 이용하면 척추통증의 원인을 밝히는데 도움이 되고 치료의 도구로도

사용할 수 있다.

경막외내시경의 주 적응증은 다른 내시경들과 같이 척추통증질환을 정확하게 진단하기 위함이다. 경막외내시경의 진단적 가치로는 경막외강내의 해부학적 구조물들을 관찰하고 디스크 돌출, 염증상태, 섬유화나 반흔조직 및 유착 등의 병적 상태의 구조물이 있는지도 살필 수 있다(그림 46-2). 또한 통증유발검사를 하여 통증유발 부위를 정확히 알아낼 수도 있다. 아직은 많은 제한이 있지만 경막외내시경을 통한 조직생검(biopsy)이나 도말표본(smear) 등도 할 수 있다.

경막외내시경의 치료적 사용으로는 약물을 병소 부위에 직접 주입할 수 있고, 반흔조직이나 유착 등을 기계적, 약물적 또는 레이저 등으로 제거할 수 있고, 경막외강내 병변으로 인하여 문제가 되는 환자들에게 경막외나 지주막하에 카테터를 거치할 때와 척추자극기 등을 삽입할 때 직접 보면서 시도할 수도 있다. 디스크탈출이나 척추관협착이 있을 때 디스크 조직이나 협착을 일으키는 부위를 레이저를 이용하여 제거할 수 있다(그림 46-3). 면관절 비후가 있는 경우에 같은 방법으로 비후 부위를 제거하여 부피를 줄여주고 척추관을 넓혀줄 수도 있지만 실제로 면관절 부위에 대한 접근은 아직까지 기술적으로 한계가 있다. 최소침습적 수술조작을 할 때에도 경막외내시경을 보조적으로 이용할 수도 있으며, 경막외강내 이물질이 있을 때도 이를 제거할 수도 있다. 앞으로는 척추수술 결과를 평가하는 데도 경막외내시경을 이용할 수 있을 것으로 본다. 경막외내시경을 많

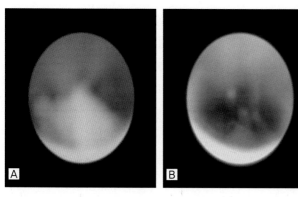

그림 46-3. **경막외내시경술 시술할 때 레이저를 이용하여 디스크를 제거하는 사진**
A: 디스크가 경막을 누르는 모습
B: 레이저를 이용하여 디스크가 제거된 후 모습

이 시행한 일부 경험 있는 의사들은 경막외내시경술을 척추 통증을 호소하는 환자에게 일차적으로 적용하여 통증이 만성으로 진행하는 것을 막아야 한다고 주장하기도 한다. 경막외내시경술의 새로운 적응증으로 개척할 분야로는 어떤 치료에도 반응하지 않는 통증이 지속되는 경우, 기존에 치료받고 있는 부위와 다른 부위에서의 통증이 의심되는 경우, 만성 염증성질환의 치료와 관찰이 필요한 경우, 경막외강내 시술을 받은 경우 시술 후 관찰이 필요한 경우 등이 포함된다.

경막외내시경술을 하는 도중에 주의해야 하는 경우는 경

표 46-1. **경막외강 신경성형술 및 내시경술의 금기**

절대적 금기
시술 거부자 또는 동의서를 받을 수 없는 환자
천자 부위에 감염이 있거나 전신적 감염 환자
신경학적 장애자: 뇌압 상승, 뇌혈관 질환, 수막낭종, 수막류, 천추신경(S2-S4) 감각이상 환자
망막 이상, 임신, 장 기능이상, 방광 기능이상 환자
척추의 기형으로 내시경 통과가 어려운 환자
신부전, 간부전 환자
조영제나 국소마취제에 알레르기가 있는 자
불안정 협심증
악성종양 환자
상대적 금기
혈액응고 장애 환자
60분 이상 엎드려 있을 수 없는 환자
약물 또는 알코올 중독자

막외강내 출혈이나 경막의 천공, 환자가 시술을 견디지 못하는 경우, 기술적 문제가 있는 경우와 더불어 세척용액을 과다 사용하여 환자가 두통을 호소하는 경우 등이 있는데 이럴 때는 가급적 시술을 빨리 끝내도록 하여 더 큰 합병증을 미리 방지해야 한다.

5. 장비

1) 내시경

내시경의 종류는 사용하는 재질이나 직경의 크기 등에 따라 다양하고 현재도 연구가 진행되고 있어서 보다 선명한 화질의 영상을 제공하고 있다. 경막외내시경은 천골열공에서 진입하여 천골의 굴곡(kyphosis)을 지나 요추부의 굴곡(lordosis) 부위를 향해서 진행해야 하고 좌우로 움직이면서 경막외강을 관찰해야 함으로 잘 휘어지면서 경막외강내 구조물에 손상을 주어서는 안 된다. 내시경의 구조는 수많은 유리섬유들을 특수한 고무재질로 덮고 금속줄과 코일들로 둘러싸고 있어서 빛과 이미지를 전달하는데 사용되기 과도하게 내시경 끝을 구부리면 유리섬유가 손상되어 이미지 전달을 잘 못하게 되므로 시술자는 내시경의 기계적 원리에도 이해를 가지고서 조심스럽게 다루어야 한다. 대부분의 내시경은 재사용하게 되므로 소독이 또 하나의 관건이지만 표준적인 자동세척과 소독의 과정을 거치고 적절한 관리를 하면 환자의 안전을 보장할 수 있다. 경막외내시경을 위한 장비들로는 경막외내시경을 비롯하여 비디오 카메라 장치와 비디오 모니터가 필요하다(그림 46-4).

2) 레이저

디스크탈출 질환에 대한 레이저의 사용은 Choy가 1984년에 처음 소개하였고 1998년 ND:YAG 레이저를 사용한 경험들을 바탕으로 처음 보고하였다. Hellinger 등에 의하면 레이저 치료의 기전은 (1) 탄성을 증가시키고 (2) 덩어리들을 제거하며 (3) 교원질의 위축에 의한다고 하였다. Holmium-YAG 레이저(2,100 nm)는 ND:YAG 레이저에 비해서 조직내

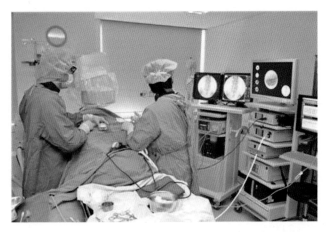

그림 46-4. 경막외내시경 장비와 시술 사진

흡수가 빠르고 보다 적게 태우며 조직 투과가 매우 얇다는 장점을 가지고 있어서 매우 민감한 신경조직을 조사하는데 적절하다. 레이저로 조직을 절제하기 위한 최소의 에너지 세기는 8 Hz의 주사파에서 0.8 J이면 충분하다고 하며 보통 5-8 watt의 세기를 사용한다. 실제 레이저를 사용하는데 있어서 레이저 에너지 세기는 조사하는 부위에 따라서 다르게 할 수 있다. 즉 신경근에 가까운 곳은 보다 적은 에너지를 사용하고 디스크 조직에는 많은 에너지를 사용해도 안전하다. 레이저 파이버는 300 microm 이하면 경막외내시경과 함께 사용할 때 충분히 기능을 나타낼 수 있으며 보통 265 microm의 직경을 표준으로 사용한다.

6. 시술 전 준비

경막외내시경은 다른 영상진단법들에 비해서 진단적 가치가 높은 술기일 뿐 아니라 내시경의 시술 통로(working channel)를 통하여 중재적 시술을 함께 할 수 있는 장점이 있다. 경막외내시경을 하기 위해서는 다른 중재적 시술처럼 환자의 안전과 시술의 효율성을 고려해야 하는데 특히 내시경을 하려는 시술자는 시술의 방법과 이론적 배경에 대한 철저한 이해와 숙련된 기술을 터득하여야 한다. 적절한 환자의 선택도 숙련된 기술 못지 않게 중요하고 시술하는 동안 환자와 대화를 통한 적극적인 협조를 이끌어내야 하며 활력징후 등을 시술 동안 지속적으로 감시해야 하고

필요하다면 시술자 외의 마취 전담의가 입회하도록 한다. 무엇보다 환자의 선택이 중요하므로 다시 한번 환자의 통증증상과 MRI를 통한 통증의 부위 등이 일치하는 지를 확인할 필요가 있다. MRI와 CT 등 영상뿐 아니라 검사실 소견도 확인하여 혈액응고 장애나 감염의 소견 등이 없는지 시술 전에 확인해야 한다. 조영제를 사용하기 때문에 신장 기능을 미리 확인하고 조영제 사용량에 대해서 고려해야 한다. 환자가 현재 복용 중인 약물도 조사하여 시술에 영향을 줄 수 있는 약물은 없는지 살펴보아야 한다. 특히 혈액응고 상태에 영향을 줄 수 있는 약제를 투여받고 있는 환자는 다섯 반감기 동안 약제를 끊도록 하는 것이 원칙이다. 환자가 불안증 등으로 항불안제를 복용중인 환자는 시술에 따른 불안과 통증을 감소시키기 위해서도 복용중인 약물을 끊지 않도록 한다. 신경학적 검사에 대한 기록을 남기는 것도 중요하고 필요하다면 정신과적 검사도 의뢰할 수 있다.

시술 전 환자로부터 동의서를 받을 때는 시술에 대한 자세한 설명과 더불어 시술에 따르는 합병증과 시술 후 주의점까지도 포함해야 한다. 시술에 대한 설명을 할 때는 환자나 보호자가 이해하기 쉬운 말을 사용하여 환자와 보호자가 의사의 설명을 충분히 이해하고 동의한 후 서명을 받아야 한다.

정맥로는 예기치 못한 응급상황에 대처하기 위하여 기본적으로 확보해 두어야 한다. 시술을 시작하기 한 시간 전에 감염을 예방하기 위하여 예방적 항생제를 정주하도록 한다. 환자의 상태에 따라서 환자가 매우 긴장되어 있다면 시술 전에 진정제를 투여할 수도 있는데 이때는 진정제 투여에 따른 설명이 필요하다.

7. 마취와 진정

경막외내시경술을 시행할 때 기본적으로는 국소마취를 하는 것이 환자의 안전을 보장할 수 있다. 하지만 필요하다면 적절한 약제를 이용하여 진정을 시키는 것도 필요하다. 국소마취제를 선택함에 있어서 선택하고자 하는 약제의 역

가(potency)에 따라서 약제의 지방용해도(lipid solubility)를 고려하도록 하고, 작용 기간에 따라서 단백 결합도(protein binding)를 고려하고, 작용 발현시간(onset rapidity)에 따라서 산성 해리상수(acid dissociation constant, pKa)를 고려하도록 한다.

환자가 안절부절 못하거나 주사에 대하여 공포심을 갖는 경우 또는 예민한 환자는 시술 전에 진정제의 투여나 마취가 필요할 수 있다. 진정제 투여가 예정된 환자는 환자가 시술장에 도착하기 6시간 전까지 물 외의 음식을 먹지 않도록 하고 2시간 전부터는 물도 마시지 않도록 한다. 진정제를 투여할 경우에는 심혈관계와 호흡기계의 감시를 하면서 산소를 공급하고 기도폐쇄, 저산소혈증, 폐흡인 등의 위험이 발생할 수 있으므로 심폐소생술에 대한 대비를 미리해 두어야 한다. 진정에 사용하는 약물로는 소량의 midazolam과 propofol 등을 환자의 상태에 따라 적당하게 조절해서 정주하도록 하고 진통제로는 fentanyl, sufentanil, alfentanil, remifentanil이 흔히 사용된다. 적은 양의 아편유사제를 사용하더라도 많은 양의 진정제와 병용 시는 호흡억제를 일으킬 수 있으므로 주의해야 한다. 불안과 통증을 느끼는 정도는 환자에 따라 매우 주관적이므로 약제와 용량을 조절하는 자가 정주 진정진통법(patient controlled sedation/analgesia)이 효과적일 수 있다. 적당한 진정상태는 환자가 편안하게 느끼며 이완된 상태로 있으면서도 기도반사가 유지되고 의료진에 협조적인 상태여야 한다. 특히 진정상태로 시술을 할 때는 늘 환자와 충분한 대화를 하면서 환자의 불안을 최소화시켜야 한다. 경우에 따라서 시술자 외에 마취 의사가 환자의 상태를 면밀히 관찰하도록 하는 것이 필요할 수 있는데 마취 의사가 시술 동안 환자의 활력징후와 의식상태를 관찰한다면 보다 환자의 안전을 보장할 수 있고 시술자는 시술에 전념할 수 있다.

8. 시술실기

1) 자세 및 준비사항

환자를 수술침대에 엎드리게 하고 환자의 엉덩이 밑에 베개를 두어서 요추부 굴곡(lumbar lordosis)이 펴지도록 하고 양 무릎은 약간 굽히도록 하면서 발목은 벌려서 양 발이 각각 외전하도록 하여 환자의 천골틈새(sacral hiatus)를 노출시킨다(그림 46-5). 이런 자세는 꼬리뼈 경막외강으로 접근을 쉽게 하고 경막외내시경이 경막외강내로 진입할 때 허리의 굴곡이 경막외내시경의 진로를 방해하지 않도록 하게 한다. 환자의 머리부위를 약 15도 정도 높게 하는 역 Trendelenburg (reverse Trendelenburg) 자세를 취하게 하는데 이는 경막외내시경술을 하는 동안 주입되는 생리식염수가 과도하게 머리 방향으로 올라가지 않고 중력에 의하여 아래로 빠져 나가도록 하는 데 도움이 된다. 환자의 머리는 오른쪽이나 왼쪽으로 돌리도록 하고 코를 통하여 산소를 공급하도록 한다. 이는 경우에 따라서 경막외내시경술을 하는 동안 환자가 통증을 심하게 호소하면 진정을 위하여 약물을 투여하기도 하는데 이때 호흡이 느려져 맥박산소포화도가 떨어질 수도 있기 때문이다. 어떤 환자는 적은 양의 진정제의 투여만으로도 심한 호흡 곤란을 초래하므로 시술하는 동안 진정을 계획하는 경우는 산소공급 장치와 더불어 마스크와 인공호흡이 가능한 응급시술 기구들과 심폐소생술에 대비한 약을 준비해 두노록 한다.

시술하는 동안 환자의 안전을 위하여 심전도, 혈압, 심박동수, 맥박산소포화도 등 환자 감시장치들을 부착하여 주기적으로 환자의 활력 징후를 관찰하도록 한다. 때로는 근전도를 통하여 신경근의 손상을 감시하기도 하지만 환자를 마취하거나 깊은 진정을 하지 않는 경우에는 의사 소통을 통하여 신경 손상을 감지 할 수 있으므로 굳이 하지 않아도 된다. 시술하는 동안 환자가 깨어 있도록 하는 것이 가장 좋은 환자의 감시이며 환자의 안전 관리에 도움이 된다.

천골틈새 부위를 회음부와 차단되도록 테이프를 붙이고 꼬리뼈 경막외강으로의 접근 부위를 중심으로 넓게 철저히 소독하고 소독포를 덮는다. 소독된 경막외내시경에 카메라와 광원을 연결하고 초점을 맞춘 후 화이트 밸런스를 조정한다. 준비된 경막외내시경의 세트에 경막외강내에서 시야를 확보하고 레이저에 의한 열손상을 방지하기 위한 생리식염수가 지속적으로 주입되도록 준비한다.

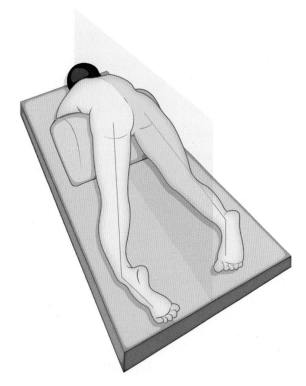

그림 46-5. 경막외내시경 시술할 때 자세

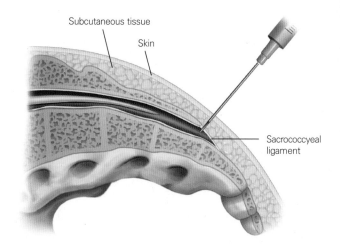

그림 46-6. 꼬리뼈 경막외내시경의 접근

2) 경막외강내 내시경적 접근 실제

시술 전에 단순촬영 영상이나 CT, MRI 등을 통하여 꼬리뼈 접근 가능성에 대해 미리 예측하도록 한다. 천골틈새부위를 C-arm 영상증강장치(이하 영상증강장치)를 이용하여 앞뒤면(anteroposterior, AP) 사진으로 확인하고 카테터 삽입부위를 중심으로 국소마취를 시행한다. 측면사진(lateral view)을 확인하여 경막외강 깊이까지 마취가 되도록 하는 것이 시술 시작 시 환자에게 불편을 주지 않는다. 꼬리뼈 경막외강 입구가 충분히 마취되면 18G Tuohy 바늘을 천골열공을 통하여 꼬리뼈 경막외강내로 삽입한다(그림 46-6). 조영제를 3-5 mL 주입하여 조영제의 퍼짐을 보면서 경막외강의 해부학적 구조와 더불어 충만결손(filling defect) 부위를 관찰하여 환자의 통증 부위와 일치하는지, 시술의 목표점이 어디인지 등을 판단한다. Tuohy 바늘 안으로 유도철사(guide wire)를 넣고 바늘은 제거한 후에 유도철사 주위에 5 mm 정도의 피부절개를 한다. 카테터가 들어갈 수 있는 케뉼라를 거치시키고 내시경과 레이저가 포함된 카테터를 생

리식염수를 주입하면서 동시에 경막외강내를 관찰하면서 서서히 병변 부위까지 밀어넣는다. 먼저 뒤쪽 경막외강(posterior epidural space)를 보고 다음에 앞쪽 경막외강(anterior epidural space)을 검사하는데 경막외강내 관찰과 더불어 영상증강장치를 이용하여 카테터의 위치를 수시로 확인하는 것이 중요하고 경막외내시경으로는 경막외강내에 염증이나 유착 상태 등을 살펴본다(그림 46-7).

경막외강내에서 내시경 시술을 할 때 가장 기본이 되는 구조물은 경막이다. 내시경으로 경막을 확인 후 주변의 해부학적 구조물을 파악하고 이해한 후에 카테터를 좌우로 움직여 유착박리술을 시행하고 필요하다면 레이저를 이용하여 조직을 제거할 수 있다. 카테터가 앞쪽 경막외강에 위치시킨 상태에서 내시경으로 경막외강을 관찰할 때 경막이 위쪽에 위치하면 레이저 파이버가 아래쪽에 있게 되므로 비교적 안전하게 레이저를 사용할 수 있다(그림 46-2). 정상적으로 경막이나 신경근은 내시경 관찰하에서 표면이 매끄럽고 선홍색의 혈관들이 보기 좋게 배열되어 있으며, 더불어 정상 경막외강에서는 노랗고 뽀글뽀글한 지방조직들이 산재해 있는 모습을 볼 수 있다(그림 46-8). 비정상적인 병적 구조물은 표면이 불규칙하고 희끗희끗한 섬유화 조직들이 끼어 있고 지방조직도 관찰되지 않으며 때로는 유착이 심하여 카테터의 통과가 힘이 든다(그림 46-2). 염증이나 반흔조직 등이 있으면 유착과 더불어 신경근의 염증과 부종도 관찰되는데 앞쪽 경막외강에서 디스크 돌출이 발견되면 레이저를

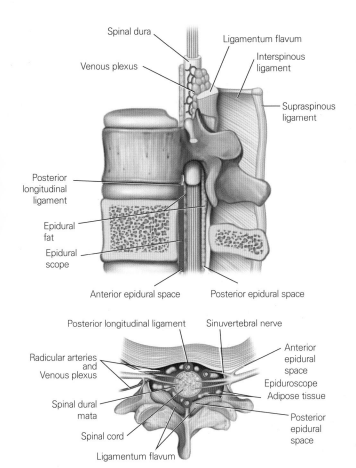

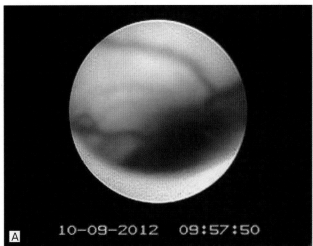

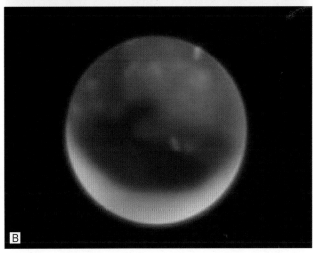

그림 46-7. 경막외내시경의 위치: 빨간색 줄이 경막외내시경을 나타낸다(A). 빨간색 동그라미가 경막외내시경의 다양한 위치를 보여준다(B).

그림 46-8. 경막외내시경이 앞쪽 경막외강에 있을때 보는 정상 경막의 모습(A)과 지방조직(B).

이용하여 디스크를 제거할 수 있다(그림 46-3).

경막외내시경술을 할 때는 생리식염수를 지속적으로 주입하면서 시행하여야 하는데 생리식염수의 주입은 내시경의 시야를 좋게 해 주고, 레이저에 의한 열 손상을 예방하고, 화학적, 면역학적, 염증성 매개체물과 통증유발 물질들을 씻어주는 역할을 한다. 경막외내시경을 통하여 레이저를 사용할 때는 레이저에 의한 신경 손상에 주의를 해야 하는데 신경근 감시장치를 부착하여 관찰할 수도 있지만 무엇보다 중요한 것은 시술하는 동안 환자와 지속적인 교감을 하면서 환자가 호소하는 통증의 부위와 발목과 발가락 움직임에 관심을 갖는 것이 중요하다. 레이저로 조직의 파괴를 시키기 전에 레이저가 목표로 하는 조직이 안전한 조직인지 확인하기 위하여 2.5 watt, 5 Hz로 시험자극을 먼저 시도하지만 이렇게 적은 에너지로도 조직의 손상을 가져온다는 연

구도 있어서 주의를 해야 한다. 경막외내시경술을 하는 적절한 시간은 60분 이내로 하는 것이 추천되는데, 시술 시간이 길어지면 환자가 힘들어하고 감염을 포함한 합병증의 가능성이 높아진다. 시술하는 동안 환자가 심한 통증을 호소하거나 자세로 인하여 매우 불편해 한다면 진통제, 진정제 등의 적절한 약물 등을 통하여 진정을 시키는 것이 필요하며 특히 시술 도중에 신경학적 이상 징후를 보이면 즉시 시술을 멈추고 환자의 상태를 면밀히 평가해 보고 시술의 재개 여부를 결정해야 한다. 시술을 멈추어야 할 시점을 정하는 것도 중요한데 경막외내시경술을 통한 치료의 목적이 병변 부위를 제거하여 신경의 감압을 가져오는 것이기 때문에 유착된 주변 조직이 적절히 제거되어 신경근의 움직임이 자유롭게 되었을 때, 돌출된 디스크를 제거하기 위함이라면

디스크를 제거하고 카테터가 병변 부위 위로 타고 넘어갈 수 있게 되었을 때, 시술 후 조영제를 주어 조영제의 퍼짐이 처음의 결손 부위에 잘 퍼지고 신경근을 따라 조영이 잘 되었을 때, 환자가 주관적으로 원래의 불편감이 사라졌다고 말할 때 등을 들 수 있다. 경막외내시경술을 끝내기 전에 시술 후에 경막외강내 출혈이 있는지도 관찰하고 출혈이 있다면 생리식염수 세척을 하거나 레이저를 사용하거나 고주파를 이용하여 지혈을 하고 환자의 상태에 따라서 경막외강내에 스테로이드나 hyaluronidase 등을 주입할 수 있고 지속적 경막외카테터를 삽입할 수도 있다. 시술이 끝나면 카테터를 제거하고 피부를 봉합하고 회복실로 옮긴 후 한 시간 정도 관찰한다. 시술 후 환자는 절대안정을 취할 필요는 없지만 약 6시간 정도는 화장실가고 식사하는 기간 외에는 가급적 누워서 지내도록 하여 시술 후 주입한 약물이 경막외강내에 잘 머물도록 한다. 환자의 활력징후가 안정되고 음식을 먹을 수 있고 혼자서 화장실에 갈 수 있는 등 퇴실 기준에 맞으면 보호자와 동반하여 보내는데 24시간 내에 응급상황이 발생하는 경우 곧바로 의사에게 연락할 수 있도록 조치를 취하는 것이 중요하며 때로는 입원 관찰을 하는 것도 필요하다.

9. 합병증과 시술 후 관리

경막외내시경술을 시행한 환자에서 나타나는 합병증의 대부분은 자연 치유가 되지만 신경근 손상을 가져온 경우에는 영구적 불구를 초래할 수 있다. 아무리 숙련된 시술자가 시술을 할지라도 늘 합병증이 동반될 가능성은 있으므로 주의를 게을리해서는 안된다. 특히 경막외내시경술을 처음 시도하는 자는 시술에 대한 해부학적 지식과 기술적 술기를 완전히 숙지한 후에 시행하도록 하고 숙련자의 감시 아래서 숙련이 될 때까지 충분히 훈련을 한 후에 조심스럽게 접근해야 한다.

경막외내시경술로 인한 합병증으로는 시술부위의 통증, 경막천공에 따른 뇌척수액 누출과 두통, 감염, 저린감, 일시적인 지주막하 블록 등이다. 혈관내 약물주입, 혈관손상, 뇌

혈관이나 폐색전, 약물에 대한 과민반응 등을 초래할 수도 있고 시각장애가 상당기간 지속될 수 있으며, 뇌수막염, 구토 증상도 동반될 수 있다. 방사통, 전반적인 요통, 경막외 강내 출혈, 정신혼란 등도 일시적으로 올 수 있지만 방광장애와 직장장애, 발저림 등의 신경학적 증상이 나타나면 상당히 오래 지속될 수도 있고 때로는 불구가 오래 지속될 수 있으므로 주의가 필요하다.

10. 한계와 전망

기술의 발달에 힘입어 경막외내시경술의 기구들도 내시경을 비롯하여 레이저와 고주파 및 조직검사용 기구 등이 향상되어 전에 비하여 보다 선명한 영상을 바탕으로 적극적인 치료가 가능하게 되었다. 하지만 아직도 개선의 여지가 많고 나아가야 할 길이 멀다. 양방향만으로 움직여지는 카테터가 좌우뿐 아니라 상하로도 움직여질 수 있도록 한다면 시술자가 운신의 폭이 더욱 커질 것이며, 경막외강내에서 다양한 술기가 가능한 기구들의 더 많은 발전이 요구되어 생검뿐 아니라 경막외강내 검체의 체취 등이 가능하도록 하는 것도 필요할 것으로 본다. 줄기세포 등의 다양한 치료법 등이 경막외강내에서 이루어지게 된다면 허리 통증 환자들에게 보다 효율적으로 도움이 될 수 있을 것이다. 무엇보다 경막외내시경이 내시경 본래의 취지에 맞게 경막외강을 보면서 진단할 수 있는 도구로의 적극적인 활용도 중요하다고 본다.

하지만 시술적 측면에서 배움의 길이 상대적으로 멀다. 그동안의 축적된 경험들을 바탕으로 알맞은 프로토콜의 마련과 훈련 프로그램의 개발에도 힘을 쏟아야 할 것으로 본다. 이런 난관들을 극복한다면 경막외내시경술은 허리 통증 환자들에게 희망을 주는 좋은 시술로 자리매김 하리라 믿는다.

━━━ **참고문헌**

대한마취통증학회. 마취통증의학. 여문각. 2010, 656.

Anh J. Laser decompression. J Korean Spine Surg 2000;7;318-21.

Bosscher HA, Heavner JE. Incidence and severity of epidural fibrosis after back surgery: An endoscopic study. Pain Practice 2010;10:18-24.

Epstein JM, Adler R. Laser assisted percutaneous endoscopic neurolysis. Pain Physician 2000;3:43-5.

Hayek SM, Helm S, Benyamin RM, et al. Effectiveness of spinal endoscopic adhesiolysis in post lumbar surgery syndrome: A systematic review. Pain Physician 2009; 12:419-35.

Jo D, Finch PM, Oh J. Epiduroscopic laser neural decompression for removal of L23 disc herniation in a patient with symptoms suggestive of L5 nerve root involvement. Pain Med 2016; Feb 18. pii: pnv 118.

Jo D, Lee DJ. The extent of tissue damage in the epidural space by Ho/YAG laser during epiduroscopic laser neural decompression. Pain Physician 2015;18:E209-14.

Jo D, Kim ED, Oh HJ. The comparison of the result of epiduroscopic laser neural decompression between FBSS or not. The Korean J Pain 2014;27:63-7.

Jo D, Yang HJ. The survey of the patient received the epiduroscopic laser neural decompression. The Korean J Pain 2013;26:27-31.

Kim JD, Jang JH, Jung GH, et al. Epiduroscopic laser disc and neural decompression. Journal of Neurosurgical Review 2011 (Suppl 1);14-9.

Kim DH, Abdi S, Schutze G. Epiduroscopy: Atlas of procedures. Thieme 2017.

Lee SI, Kim KT, Hwang JK. Endoscopic and non-endoscopic epidural adhesiolysis in FBSS patient. Korean J Anesthesiol 2004;46:329-5.

Lee WY, Jeong YS. The effect of epiduroscopy in spinal stenosis. Korean J Pain 2002;15:154-8.

Loeser JD. Bonica's management of pain 3rd ed. 1508-64.

Manchikanti L, Boswell MV, Rivera JJ, Pampati VS, Damron KS, McManus CD, et at. A randomized controlled trial of spinal endoscopic adhesiolysis in chronic refractory low back and lower extremity pain. BMC Anestheiology 2005;5:10.

Manchikanti L, Rivera JJ, Pampati VS, et al. Spinal endoscopic adhesiolysis in the management of chronic low back pain: a preliminary report of a randomized, double blind trial. Pain Physician 2003;6:259-67.

Manchikanti L, Saini B, Signh V. Spinal endoscopy and lysis of epidural adhesions in the management of chronic low back pain. Pain Physician 2001;4:240-65.

Marchetti PG, Binazzi R, Vaccari V, De Zerbi M, Landi S. Failed back syndromes: opinions and personal experiences. Chir Organi Mov 1994; 79:127-30.

Rothstein L. Anterior epidural endoscopy: a new approach. In: Presented at proceedings of the 10th international musculoskeletal laser society congress. Luxembourg, 2003;19-21.

Rothstein L. Anterior epiduroscopic approach to endoscopic discectomy: technique and clinical results. In: Presented at proceedings of the 11th international musculoskeletal laser society congress and the 4th global conference of the American academy of minimally invasive spinal surgery and medicine, Seoul Korea: 2004;21-4.

Ruetten S, Meyer O, Godolias G. Application of Holmium:YAG laser in epiduroscopy: extended practicabilities in the treatment of chronic back pain syndrome. J Clin Laser Med Surg 2002;20:203-6.

Schenk B, Brouwer PA, Van Buchem MA. Experimental basis of percutaneous laser disc decompression (PLDD): a review of literature. Lasers Med Sci 2006;21:245-9.

Schutze G. Epiduroscopy-Spinal Endoscopy, Springer, Heidelberg 2008.

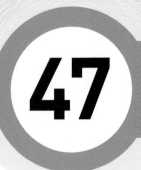

1. 척수자극술

1965년 Melzack과 Wall의 관문조절설을 바탕으로, 1967년 Shealy 등이 암 환자에서 후방기둥(dorsal column)을 전기 자극함으로써 통증을 완화하였다는 결과를 발표하였다. 그들은 통증완화가 후방 기둥의 전기 자극에 의한 것으로 후방기둥자극술(dorsal column stimulation)이라고 명명하였다. 그러나 최근에 단순히 후방기둥자극 외에도 척수의 모든 부분에서 다양한 기전들에 의해 통증을 억제한다는 것이 알려지면서 척수자극술(spinal cord stimulation)이라 불리게 되었다.

1970년대 들어 여러 가지 시도들이 이루어졌으나 치료 효과 면에서 성공률이 저조하였고, 1980년대 들어 환자의 적절한 선택과 척수자극기의 기술적 발달 등으로 치료 성적이 향상되었다. 또한 4극, 8극, 16극 등 다양한 유도(lead), 8채널 박동 발생기, 다유도전극(multilead electrode)의 도입, 무선 조정 박동 발생기 등의 개발로 다양한 질환 들에서 높은 치료 성공률을 보여 통증치료 영역에서 척수자극술이 더욱 보편화되고 있다.

1) 기전

척수자극술의 기전에 대하여는 여러 가지 가설들이 제시되고 있으나, 아직까지도 명확한 기전이 제시되고 있지 않다. 관문조절설(gate control theory), 즉 (1) A-β 구심 섬유의 체절성 역행성 활성화(segmental antidromic activation), (2) 척수-시상로의 전도 차단, (3) 척수상부 고위중추를 통한 통증 억제(supraspinal inhibition), (4) 중추성 억제기전을 통한 원심성 교감신경으로부터의 유출 감소, (5) GABA, adenosine, serotonin 등 신경전달물질의 활성화 등이 기전으로 제시되고 있다. 최근에는 (6) 콜린전달체계(cholinergic transmitter system)가 기전이라는 보고도 있다. 아편양 계통과는 무관한 것으로 알려져 있다.

2) 적응증

(1) 만성 난치성 통증 환자가 적용 대상으로 척추수술후통증증후군, 복합부위통증증후군 제1형과 제2형, 난치성 협심증, 말초혈관질환 외에도, 환지통, 대상포진후신경통, 척수손상 등에 효과적인 것으로 알려져 있다.

(2) 척추수술후통증증후군의 경우 신경병증 통증과 침해성 통증이 공존하며 척수자극술은 침해성 통증에는 별다른 효과가 없으며 주로 신경병증 통증에 효과적이기 때문에 요통보다는 상하지통 환자들에게 더욱 효과적이다.

(3) 난치성 협심증이나 허혈성 통증에 대한 척수자극술의 효과는 교감신경계의 활성을 억제하는 것으로 치료 성공률은 80-90%에 달할 정도로 높고 특히 유럽에서 주로 시행되고 있다. 협심증에 미치는 효과는 중추신경계의 억제, 심장내 신경 활성도의 안정화 및 아데노신 분비에

의해서 나타나며, 허혈성 통증에 대한 효과는 후방 신경 뿌리(dorsal root)의 구심성 신경 섬유를 역행성으로 자극하여 말초에서 CGRP가 분비되어 혈관확장효과를 나타낸다.

(4) 성공적인 치료효과를 이루기 위해서는 특히 환자의 선택이 중요한데 시술 전 환자에 대한 전반적인 평가가 필수적이다. 여러 가지 통증 치료법들이 모두 실패한 환자들이 대상이 된다. 절대적인 금기 사항은 출혈성 경향이 있거나 감염증 등이 있을 경우이며, 약물중독 증상이나 자극기 작동이 어려운 환자, 심박조율기나 제세동기 사용 환자에서는 피하는 것이 좋다. 또한 정신건강의학적인 문제가 있거나 이차적 이득을 노리는 경우는 피하는 것이 좋다. 경피적 전기신경자극에 대한 반응과 척수자극술의 성공 여부와는 관계가 없다.

(5) 다음은 척수자극술의 결과에 영향을 미치는 몇 가지 요소들이다.

① 통증의 부위가 제한되어 있거나 말초에 국한된 경우 더 반응이 좋다.

② 시각통증등급(VAS) 8-9/10 이상의 심한 돌발통에는 잘 반응하지 않으며, 낮은 VAS 점수를 보이는 성질의 통증에 더 잘 반응한다.

③ 돌발통보다는 지속통에 더 잘 반응한다.

④ 외부 부하의 변화로 오는 통증보다는 외부 온도의 변화(특히 저온)로 오는 통증에 더 잘 반응한다.

⑤ 척수의 후방 기둥의 굵은 섬유 기능이 남아 있어야, 시술 도중 자극이 제대로 통증 부위를 커버하는지 확인할 수 있다.

⑥ 항경련제, 항우울제 등에 반응하면 신경병증 통증을 의미하며, 마약을 포함한 진통제에 반응하면 침해성 통증일 가능성이 높다. 고식적 척수자극술은 침해성 통증에는 반응이 좋지 않다.

3) 기구

전극 유도(electrode lead), 박동 발생기(pulse generator) 및 프로그래머로 구성된다(그림 47-1, 47-2).

(1) 전극 유도는 단극, 2극, 4극, 8극, 16극이 있고, 각 전극의 위치도 다양한 간격으로 배치 개발되어 유용하게 이용되고 있다. 현재 단극은 다극에 비해 자극의 조절이 힘들고 전력 소모가 많아 사용되고 있지 않다. 전극 유도의 형태는 패들형과 원통형이 있으며, 패들형은 한쪽 면이 절연되어 한 방향으로만 전기적 자극이 출력되어 전력 소모가 적은 대신, 삽입 시 척추후궁절제술 등과 같은 수술적인 방법이 요구된다.

(2) 최근 이식형 박동 발생기 크기가 점점 작아지고 있으며 충전이 가능한 제품도 개발되어 있다. 비충전식 박동 발생기의 경우 사용 기한이 3-5년 정도지만 충전식의 경우 8-9년으로 보다 장시간 사용할 수 있게 되었다. 충전을 할 수 없는 고령 환자 등에서는 비충전식을 사용해야 한다.

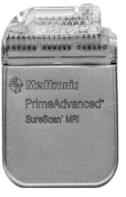

그림 47-1. 다양한 전극 유도(원통형 및 paddle형)

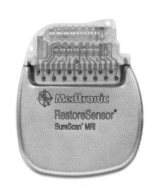

그림 47-2. 박동 발생기

4) 프로그래밍

(1) 고식적(Conventional) 척수자극술(그림 47-3)

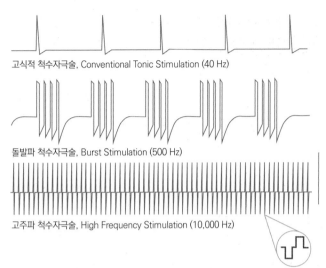

고식적 척수자극술, Conventional Tonic Stimulation (40 Hz)

돌발파 척수자극술, Burst Stimulation (500 Hz)

고주파 척수자극술, High Frequency Stimulation (10,000 Hz)

그림 47-3. 척수자극술 다양한 파형

① 프로그래밍은 대개 진폭(amplitude), 박동 폭(pulse width), 박동 수(pulse rate) 및 전극의 선택으로 조절하게 된다.

② 진폭은 전압이나 전류로 조절하며, 종래의 고식적 방법은 대개 0-10 V 정도이다.

③ 박동 폭은 100-400 μsec으로 박동 폭이 크면 더 넓은 부위를 포함하나 좀 더 많은 전력을 필요로 하며 대개 200 μsec으로 시작한다.

④ 박동 수는 보통 40-100 Hz 정도를 사용하게 된다.

(2) 고주파(High frequency) 척수자극술

① 고주파 자극은 자극의 주파수를 10 kHz까지 올리는 것을 말한다(그림 47-3). 이는 신경 또는 축삭(axon)에 작용하여 랑비에르 결절(Ranvier node)를 따라 나트륨 통로를 비활성화함으로써 자극 전도를 차단한다. 짧고 낮은 진폭의 자극에서는 척수 후방 기둥에서의 전도 차단이나 활성화는 생기지 않는다. 후방 신경 뿌리 진입 구역(dorsal root entry zone)의 신경 뿌리에 고주파 자극은 광역동범위(wide dynamic range) 신경의 활성을 억제하고 과감작을 감소시킨다.

② 정량적 감각 검사 결과 고주파 척수자극술이 고식적

저주파 척수자극술에 비해서 압력 감지(pressure detection)와 압력통(pressure pain)의 역치가 더 높은 것을 확인할 수 있다는 연구도 보고되었다. 고주파 척수자극술이 고식적 저주파 척수자극술에 비해서 만성 요통에 효과가 더 좋다는 연구 결과들이 많이 있다.

(3) 돌발파(Burst stimulation) 척수자극술

① 돌발파 척수자극술은 500 Hz의 4-5개 파동의 돌발파를 40 Hz 단위로 반복하는 것을 말한다(그림 47-3). 후방 신경 뿌리 신경절(dorsal root ganglion)을 목표로 자극을 하게 된다.

② 돌발파 척수자극술은 침해성 통증에 좀 더 효과적이다. 또한 내인성 아편유사제를 방출하는 효과도 가지고 있다.

③ 최근에는 돌발파 척수자극술이 척추수술후통증후군 환자에서 요천추부 통증에 효과적이라는 보고가 있다. 또한 같은 빈도(500 Hz)의 자극에서 돌발파 척수자극술이 고식적 저주파 척수자극술에 비해서 통증을 줄여주는 정도가 크다는 것을 보여준 연구가 있다. 돌발파 척수자극술은 내측 척수-시상로를 통해서 대뇌 피질을 활성화시켜서 통증의 인지를 조절하게 한다.

④ 고식적 척수자극술과 달리 GABA-B 수용체를 활성화시키지 않는다는 연구 결과도 있다.

⑤ 최근에는 16명의 환자에서 고주파 척수자극술과 돌발파 척수자극술을 비교하였을 때, 돌발파 척수자극술이 하지 통증을 조절하는 데에 우수하다는 보고가 있었다.

(4) 고밀도(High density) 척수자극술

① 감각역치이하(subsensory)의 척수자극술은 신경병증 통증 환자에서 확실하게 효과가 있다는 것이 쥐 실험을 통해서 밝혀졌다. 이 실험에 따르면 1 kHz의 감각 역치 이하의 척수자극술은 10 kHz의 고주파 척수자극술 만큼 효과적이다. 고밀도 자극은 20-25%까지 자극의 밀도를 증가시킬 수 있다.

② 고밀도 자극에서 전하의 이동 범위는 고주파 척수자

극술이나 돌발파 척수자극술과 비슷하게 된다.

③ 고밀도 척수자극술의 효과에 대해서는 아직 연구가 부족하다. 몇몇 소규모 연구에서 고밀도 척수자극술이 고식적 척수자극술에 비해서 통증을 더 줄이고 이상 감각 등 부작용을 줄인다는 보고가 있다. 특정 환자들에서는 고밀도 척수자극술하에서도 이상 감각이 없어지지 않는 경우도 있다(그림 47-4).

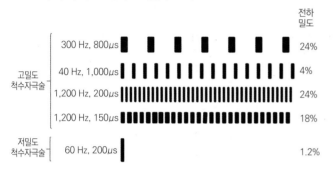

그림 47-4. 고밀도(high density) 척수자극술

5) 시술 방법

(1) 먼저 시험적 거치술을 시행하고 효과가 인정되면, 영구적 거치술을 시행하게 된다.

(2) 시험적 거치술에서 전극 유도를 경막외상에 거치시키는 방법으로, 피부 절개 없이 경피적으로만 하거나 피부 절개를 하여 연장선(extension cable)을 피부 밖으로 빼내는 두 가지 방법이 있다. 경피적 시험자극술은 시술이 간단하고 피부 절개에 의한 통증이 없어서 자극 효과를 판단하는데 유리하지만, 영구적 자극술 시행 시 다시 전극 유도를 삽입하여야 하는 불편함이 따른다.

(3) 환자의 자세는 복와위로 배 밑에 베개를 넣어 척추를 완만하게 자세를 잡고, 영상증강장치 투시하에 시행한다. 척수자극기 거치용 천자 바늘을 사용하여 경막외강을 천자하는데, 천자 각도가 너무 급하지 않도록 하여야, 전극이 뒤쪽 경막외강에 삽입이 순조롭고 경막천자 시 우발적인 척수의 손상을 예방할 수 있다. 대개 원하는 전극 유도의 위치보다 2-3척추 아래 부위에서 방정중접근법으로 천자하는 것이 도움이 된다.

(5) 전극 유도는 현재는 8극이 주로 이용되고 있으며, 전극의 위치는 요하지통의 경우 흉추 8-12번째 부위, 상지통

의 경우 경추 3-7번째 부위, 협심증의 경우 왼쪽 흉추 1-2번째 부위가 적당하다(표 47-1).

표 47-1. 통증 부위에 따른 자극 전극 위치

통증 부위	자극 전극 위치
어깨	경추 2–4번째
상지	경추 4번째-흉추 1번째
손	경추 5–7번째
협심증	경추 7번째-흉추 2번째
흉부	흉추 1–7번째
허리, 복부	흉추 8–10번째
엉덩이	흉추 11번째-요추 1번째
하지	흉추 11번째-요추 1번째
발	흉추 12번째-요추 1번째

(6) 시술 중 전기 자극 과정에서 자극이 비정상적으로 강하면 경막하강에 전극 유도가 위치하지 않았는지 확인하여야 하며, 낮은 전압에서 운동신경이 자극되면 유도가 경막외강의 앞쪽에 위치한 것으로 확인할 필요가 있다.

(7) 환자가 통증이 있는 부위에 자극이 온다고 하면 전극 유도를 그 위치에 고정시킨다. 가장 중요한 점은 자극 부위가 통증이 있는 부위 전부를 포함해야 한다는 점이며, 자극의 부위와 범위는 전극 유도를 어디에 거치시키는가에 따라 달려 있다.

(8) 일반적으로 상지나 하지, 몸통의 한 편을 자극하기는 쉬우나 몸통의 정중선 부근 및 복부, 천추 신경 지배 영역인 항문 주위나 회음부의 통증 및 서혜부 통증은 위치상 매우 자극하기가 어렵다. 하지만 최근에는 다중 전극 유도 및 다중 자극 채널 등의 도입으로 이러한 부위를 포함한 보다 넓은 영역의 통증도 조절이 가능하게 되었다. 즉, 자극 방식이 단일 자극과 이중 자극 등으로 다양하며 좌우의 전극을 교차하는 횡단 자극도 가능하게 되어 몸의 정중선 부근의 통증도 조절 가능하게 되었다.

(9) 대개 1주일 정도의 시험적 자극을 거쳐 50% 이상의 통증완화효과가 있고, 진통제 복용량이 감소하고, 환자가 만족하면 영구적 거치술을 시행하게 된다(그림 47-5). 영구적 거치술 시행 시에는 전극 유도가 빠지거나 위치가 이동할 것에 대비하여 확실히 고정하여야 한다.

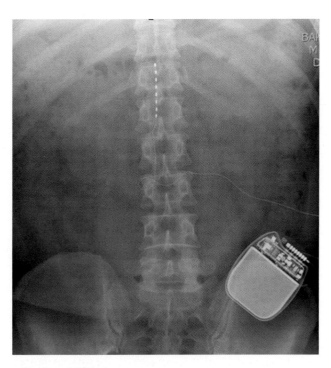

그림 47-5. **척수자극술**
8극 전극 유도와 충전용 박동 발생기가 이식됨.

(10) 재충전용 이식형 박동 발생기를 사용할 것인가는 환
자의 조절 능력에 따라 선택하며, 위치는 대개 환자 스
스로가 충전과 조절 가능한 하복부나 상위 둔부 부위
에 이식한다. 하복부에 이식 시에는 둔부 부위에 비해
환자가 몸을 비틀 때 전극 유도의 위치가 바뀔 가능성
이 있으며, 둔부에 위치시킬 경우에는 환자가 생활하
기에 불편함을 호소하는 경우가 더 많아 대부분 하복
부에 이식한다.

6) 합병증

(1) 심각한 합병증이 보고된 경우는 드물다. 일반적인 수술
에 따르는 감염, 출혈 등이 올 수 있으며 뇌척수액 유출,
뇌막염 등이 발생할 수 있다.

(2) 척수자극술에 따르는 부작용으로는 박동 발생기의 이
식 부위에 일시적으로 통증이 있을 수 있으며, 봉합 후
잘 치유되지 않고 감염되는 경우도 있다. 감염이 의심
되면 즉시 전극 유도 등을 제거하여야 한다.

(3) 기계적 작동 불량 외에 전극 유도의 위치 이동으로, 통
증 부위에 자극이 잘 안 오고 통증을 호소하는 경우도

발생할 수 있다. 특히 경추에 위치한 경우 위치 이동이
잘 발생할 수 있으며, 시술 후 가능한 1-2달 동안은 환자
가 등을 심하게 구부리거나 몸을 비틀지 않도록 교육을
시켜야 한다. 최근에는 다중 전극 유도(4극 또는 8극)의
개발로 전극 유도가 빠져서 재수술을 요하는 경우가 현
저히 감소하였다.

(4) 전극 유도가 부러지는 경우도 있을 수 있으나 삽입 시술
시 전극 유도를 잘못 조작하는 경우 외에는 거의 발생하
지 않으며, 전극 유도가 꼬이거나 꺾여 있는 경우 장기
간 사용 시 끊어질 수도 있다.

2. 뇌자극술

(1) 심부 뇌자극술(deep brain stimulation)은 주로 말초신
경 질환이나 부분적 척수 손상 등이 있는 구심로 차단성
통증에 좋은 효과가 있으며, 시상증후군이나 무감각통
증(anesthesia dolorosa) 또는 완전 척수 손상과 같은 경
우에는 좋은 효과를 기대하기 어렵다.

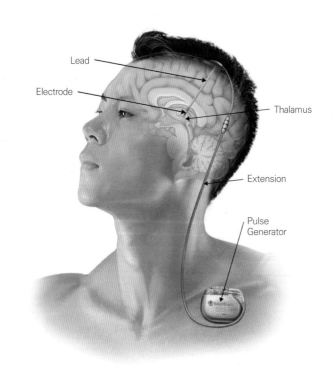

그림 47-6. **심부 뇌자극술**(Deep brain stimulation)

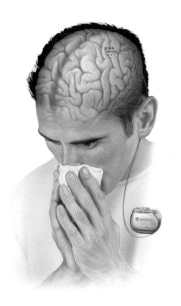
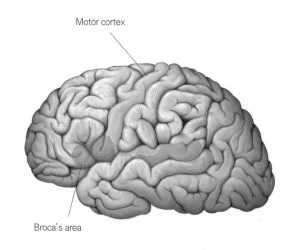

Motor cortex

Broca's area

그림 47-7. **운동피질자극술(Motor cortex stimulation)**

(2) 심부 뇌자극술에는 주로 두 군데의 자극 부위가 있는데, 하나는 중뇌(midbrain)의 수관 주위 회백질(periaque-ductal gray) 또는 뇌실 주위 회백질(periventricular gray) 부위이며, 다른 하나는 시상(thalamus)의 체성 감각 체계(somatosensory system)인 복측 후내측/복측 후외측 핵(ventroposteromedial/ventroposterolateral nuclei) 또는 속섬유막(internal capsule)의 뒤뿔(posterior limb) 부위이다(그림 47-6).

(3) 심부 뇌자극을 시행하는 경우에는 영상증폭장치하에서 다중접촉정위뇌수술법으로 전극 유도를 심는다.

(4) 운동피질자극술(motor cortex stimulation)은 주로 안면통, 뇌졸중후통증 등과 같은 만성 난치성 통증 등에 효과가 있는 것으로 경막외강에서 Broca's motor area를 전극으로 자극하는 방법으로 일반적으로 척수자극술과 마찬가지로 1주일 정도의 시험기간을 거친 후 박동 발생기를 몸 속에 이식한다(그림 47-7).

3. 척수강내약물주입술

1980년대 들어 척수강내진통법이 활성화되면서 주로 암성통증 환자에 적용되고 점차 기존의 통증 치료에 반응하지 않는 비암성난치성통증 환자에게도 유용하게 이용되고 있다.

1) 투여 약물

(1) 투여 약물로는 여러 가지 다양한 약제들이 시도되고 있으나 시주박하강내 투여 약물은 미국의 식품의약기구(FDA)에서는 모르핀, 바크로펜 및 ziconotide만 승인하고 있고, 한국에서는 모르핀만 승인하고 있다.

(2) 아편유사제로는 주로 모르핀이 사용되며, 미국 식품의약기구의 승인은 없으나 하이드로모르폰이 모르핀에 비해 효과는 5배 강력하면서, 영향을 미치는 대사물질이 적고 척수강내에서의 확산이 적고, 지주막하강내 주입 시 카테타 끝에 생길 수 있는 육아종의 발생 빈도도 적은 것으로 알려져 있다.

(3) 부작용으로 가려움증, 구역 및 구토, 소변 정체, 변비 및 호흡 억제 등이 나타날 수 있으며, 약제의 용량이 사용하면서 점차 증가하게 되는데 이는 수용체에서의 내성, 질병의 진행, 정신건강의학적인 문제(대처 능력), 펌프 오작동 및 육아종의 발생 등으로 발생할 수 있으며, 이때 약물 교체나 일시적인 약물투여 중단(약물 휴일) 등의 방법으로 대처해야 한다.

(4) 지주막하강내에 투여되는 약물

① 국소마취제로는 리도카인보다는 부피바카인이나 로피바카인이 좀 더 안전한 약제로 알려져 있다.

② 미국 식품의약기구에서 난치성 암성통증에 경막외강내에 사용이 공인된 α-2 작용제인 클로니딘은 경막외강(25-300 μg) 및 지주막하강 내 투여 시 진통 작용을 보여 난치성 비암성통증, 암성통증, 술 후 통증 등의 통증 질환들에 다양하게 이용되고 있다.

③ 모르핀이나 국소마취제와 혼합 투여 시 서로 상승 작용을 하는 것으로 알려져 있고, 동물실험에서 열 통각 과민 및 촉각 이질통에 효과가 있다는 보고가 있으며, 모르핀에 비해 신경병증 통증에 더욱 효과적인 것으로 알려져 있으나 교감신경 억제 작용으로 기립성 저혈압, 서맥, 진정 등이 나타날 수 있으므로 주의를 요한다.

④ N-형 전압 작동 칼슘 통로 길항제인 ziconotide (SNX-Ⅲ)는 바다 달팽이의 독에서 추출한 약제로, 일차 구심성 신경 말단에서 신경전달물질(substance-P)의 분비를 억제하고 척수 후각에서 글루타메이트(glutamate)의 분비를 억제하여 진통효과를 보이며, 주로 신경병증 통증에 효과적인 것으로 알려졌다. 특히 동물실험에서 기계적 이질통에 주로 효과가 있는 것으로 보고되었으며, 하루에 2.5-25 μg의 용량으로 모르핀에 비해 장기간 사용을 하여도 내성이 생기지 않는 장점이 있으며, 급성 통증에서도 효과가 있는 것으로 알려져 있다. 치료 영역대가 좁아서 현기증, 구역, 안구 진탕, 혼돈, 운동 실조, 기억 장애, 소변 정체, 변비, 환각, 경련 등의 부작용이 고용량을 사용하거나 빠르게 용량을 증량 시 쉽게 나타날 수 있으나, 금단증상 없이 약물투여 중단 시 바로 회복된다. 그러므로 약물투여 시는 최소 용량으로 시작하여 세심히 관찰하면서 서서히 증량하는 것이 안전하다. 비용이 아주 고가여서 국내 도입에 어려움이 있는 실정이다.

그 외 NMDA 수용체의 길항제인 케타민이 시도되고 있으며, GABA 수용체 작동제인 바클로펜은 미국 식품의약기구로부터 승인된 약제로 주로 심한 근육 강직의 치료 목적으로 주로 이용되며 뇌졸중 및 근골격계 통증에 효과가 있는 것으로 보고되고 있으나 진통효과를 나타내는 용량에서는 대개 부작용으로 근력 저하가 생길 수 있어서 진통을 위한 사용은 한계가 있다.

2) 약물투여 장치

(1) 척수강 내에 약물을 투여하기 위해서는 약물투여 장치가 필요하게 된다. 삽입형 약물투여 장치에는 단순 경피적 카테터 삽입술부터 펌프의 피하 삽입 방법까지 다양하게 있다. 펌프의 피하 삽입 방법은 시술 받은 후에 카테터가 빠지거나 손상을 받거나 감염이 일어날 가능성이 적고, 활동(특히 수영, 목욕 등)에 제한이 없는 장점이 있다. 그러나 시술 절차가 복잡하고 비용상의 문제가 있어서 6개월 이상 장기간 사용 시에만 고려된다.

(2) 지주막하강내 주입 시 주로 이용되는 펌프식 제품은 여러 제품이 소개되고 있으나, 매우 고가이기 때문에 삽입 이전에 미리 효과를 충분히 판정한 후에 시행해야 한다. 일정 용량 주입식 펌프와 주입 용량을 조절할 수 있는 프로그램이 가능한 펌프로 나눌 수 있다. 일정 용량 주입식 펌프의 경우 약물 농도에 따라 주입 용량의 변경이 가능하나 이때는 모든 약물을 교체하여야 하는 불편함이 따르며, 프로그램이 가능한 펌프는 연동식 펌프가 내재되어 있는 SynchroMed Ⅱ (Medtronic) 펌프가 개발되어 사용되고 있다(그림 47-8). SynchroMed Ⅱ 펌프는 저장고와 충전 포트가 중요한 부분으로 내장된 전지에 의

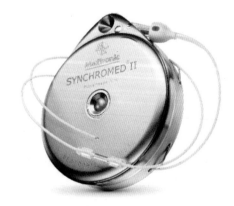

그림 47-8. SynchroMed Ⅱ 약물 주입 펌프

해 작동되며, 외부에서 프로그래밍된 약제 용량을 자동적으로 지주막하강 내로 방출하게 되며 정확한 용량, 주입 속도, 주입 시간 등을 외부 프로그래머를 이용하여 입력하게 되고 이러한 정보는 펌프 기억장치에 저장되어 작동하게 된다.

(3) 이러한 제4형 약물투여 장치는 카테터를 지주막하강에 삽입하고 한쪽 끝은 펌프에 연결된다. 시술은 철저히 소독된 상태로 영상증강장치하에서 시행하게 된다.

(4) 카테터를 어느 부위에 거치시킬 것인가는 여러 의견들이 있으며, 통증 부위에 가깝게 거치시키는 것이 효과적일 수 있으나 수용성인 모르핀을 사용하면 큰 차이가 없다는 의견도 있다.

(5) 펌프는 대개 하복부에 이식하게 되는데 이식 시 펌프가 움직이지 않게 크기가 꼭 맞게 만드는 것이 중요하며 절개 부위가 충전 포트를 가리지 않도록 하는 것이 중요하다. 대개 배터리 수명 관계로 7년마다 교체하여야 한다.

3) 적응증

(1) 펌프의 피하 삽입 방법은 다음과 같은 가이드라인이 있다. 6개월 이상의 적절한 통증치료(약물치료와 신경치료 등)에도 효과가 없고, 심한 통증(VAS 7 이상)이 지속되는 불인성 통증

(2) 고용량의 모르핀(1일 200 mg 이상) 경구 투여나 또는 동등 역가의 타 마약성 진통제를 투여를 하였음에도 통증이 제어되지 않는 암성통증(VAS 7이상)으로 여명이 1년 이상으로 예상되는 경우

(3) 모르핀 또는 타 마약성 진통제의 부작용 등의 이유로 약물투여를 할 수 없는 암성통증(VAS 7 이상)으로 여명이 1년 이상으로 예상되는 경우

4) 합병증

(1) 일반적인 감염이나 출혈 등의 부작용 외에 카테터 끝이 막히거나 꺾임, 펌프의 작동 이상 등이 생길 수 있으나 최근 기술적인 발달로 이러한 문제는 거의 없다.

(2) 카테터 거치 시 무리한 힘을 주어서는 안 되며, 경우에

따라 카테터 끝이 척수내로 박힐 수 있어서 피부 분절성이 아닌 이상감각이나 화끈거리고 찌르는 듯한 통증이 나타나면 척수내 거치를 의심하고 확인하여야 한다.

(3) 지주막하강 내에 거치된 카테터의 끝부분에서 생길 수 있는 육아종은 대개 5% 정도에서 발생하며, 이는 카테터 끝에서 약물 주입에 따른 비만 세포의 탈과립현상에 의한 국소적인 만성 염증성 반응으로 설명하고 있다. 심한 경우 척수나 신경근이 눌려 새로운 부위에 통증 등의 증상이 나타날 수 있으며, 좁고 긴 흉추 부위에서 잘 발생하는 것으로 알려져 있다.

(4) 육아종 발생 시 약제의 주입을 중단하거나, 1-2척추 레벨 아래까지 카테터를 뽑으며, 용량과 주입 속도를 낮추거나 다른 약제로 교체하는 것이 좋다.

5) 프로그래밍

(1) 척수강내약물주입술의 가장 큰 문제점이 돌발통에 대한 통증 조절이 어렵다는 점이었다. 약물조절장치의 프로그래밍을 통해서 시간대마다 들어가는 약의 용량을 다르게 설정할 수 있다. 예를 들어서 밤에 수면 시 통증이 심한 사람은 밤 시간대에 들어가는 약의 용량을 증량하여 설정할 수 있다.

(2) 환자가 통증을 느낄 때마다 휴대 가능한 장치의 버튼을 눌러서 지주막하 모르핀을 추가로 주입할 수 있는 myPTM®이 Medtronic사에서 개발되어 사용되고 있다(그림 47-9).

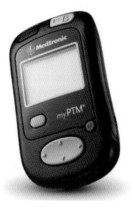

그림 47-9. myPTM®

(3) 의사가 프로그래밍을 통해서 폐쇄 간격, 일회 주입 회수 등을 정맥내 통증 자가조절장치(PCA)처럼 설정을 할 수 있고, 환자는 의사가 설정한 한도 내에서 통증이 있을 시 모르핀을 버튼을 통해서 추가로 주입할 수 있다. 이러한 방식으로 돌발통을 해결할 수 있게 되었다. 단점으로 인지기능이 떨어진 노인 환자에서 사용이 어렵고, 수면 시간의 통증은 버튼을 눌러서 해결하기 어렵다는 점이 있다. 또한 환자가 일회 주입 버튼을 얼마나 누르는가에 따라서 약물 재충전 시간이 바뀌기 때문에 약물 재충전 시간을 맞추기 어렵다는 단점이 있다(그림 47-10, 47-11).

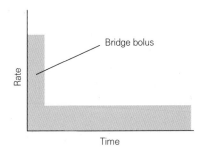

그림 47-11. **Bridge bolus법**
펌프 내에 농도가 다른 새로운 약제로 채웠을 때 사용하는 주입법으로 펌프 내의 튜브와 카테터 내에 남아 있는 기존의 약제를 새로 채워진 약제의 농도와 같게 주입하기 위해 새로운 농도의 약제가 카테터의 끝에 도달할 때까지 주입 속도를 조절하는 방식이다.

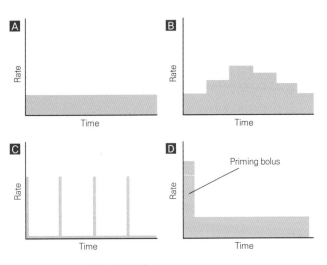

그림 47-10. **다양한 주입 방법**
A: Simple continuous method. 24시간 내내 정해진 주입 속도로 주입하는 방법으로 환자의 통증이 크게 변동이 되지 않는 경우에 사용하는 주입법이다.
B: Flex dosing method. 환자의 통증이 특정 시간대에 더욱 심할 경우 1주일에 1-7일 동안 13가지 형태까지 약제의 용량, 주입 속도, 주입 기간을 설정할 수 있는 방법이다.
C: Bolus dosing method. 통증이 있을 때 일회 주입법을 작동시키면 정해둔 용량이 주입되고 다시 원래의 주입 속도로 돌아간다.
D: Priming bolus. 펌프를 이식한 후 펌프 내의 튜브나 카테터내를 완전히 채울 수 있도록 하거나 펌프를 교환한 후, 카테터를 교환한 후 등의 경우에 사용하는 주입 방법으로 계산된 빈 공간을 완전히 채울 수 있는 용적(priming volume)이 주입된 후 원래 희망하는 속도로 약제를 주입하는 방식이다.

참고문헌

대한통증학회. 통증의학. 넷째판. 서울, 신원의학서적. 663-8.

Brogan SE, Winter NB. Patient-controlled intrathecal analgesia for the management of breakthrough cancer pain: a retrospective review and commentary. Pain Medicine 2011;12:758-1768.

Brogan SE. Intrathecal therapy for the management of cancer pain. Curr Pain Headache Rep 2006;10:254-59.

Bittar RG, Burn SC, Bain PG, et al. Deep brain stimulation for movement disorders and pain, J Clin Neurosci 2005;12:457-463.

Barolat G, Massaro F, He J, Zeme S, Ketcik B. Mapping of sensory responses to epidural stimulation of the intraspinal neural structures in man. J Neurosurg 1993;78: 233-39.

Brook AL, Georgy BA, Olan WJ. Spinal cord stimulation: a basic approach. Tech Vasc Interventional Rad 2009; 12:64-70.

Deer TR, Ranson MT. Complications of neuromodulation. In: Pain management. 2nd ed. Edited by Waldman SD. Philadelphia, Saunders. 2011;1316-23.

De Jongste MJ, Spincemaille G, Staal MJ. Spinal cord stimulation for ischemic heart disease. Neurol Res 2000;22:293-8.

Fukshansky M, Burton AW. Spinal cord stimulation. In: Essentials of pain medicine and regional anesthesia. 2nd ed. Edited by Benzon HT, Raja SN, Molloy RE, et al. Philadelphia Churchill Livingstone. 2005;454-73.

Gao J, Wu M, Li L, Qin C, Farber JP, Linderoth B, Foreman RD. Effects of spinal cord stimulation with standard clinical and higher frequencies on peripheral blood flow in rats. Brain Res 2010;1313:53–61.

Holsheimef J, Barolat G. Spinal geometry and paresthesia coverage in spinal cord stimulation. Neuromodulation 1998;1:129–36.

Kunnumpurath S, Srinivasagopalan R, Vadivelu N. Spinal cord stimulation: principles of past, present and future practice: a review. J Clin Monit Comput 2009;23:333–9.

Leak WD, Ansel AE. Neural stimulation: spinal cord and peripheral nerve stimulation, In: Pain medicine: a comprehensive review. Edited by Raj PP. Philadelphia, Mosby. 1996;327–33.

Linderoth B, Foreman RD, Conventional and novel spinal stimulation algorithms: hypothetical mechanisms of action and comments on outcomes. Neuromodulation 2017;20:525–33.

Linderoth L, Foreman RD. Mechanisms of spinal cord stimulation in painful syndromes: role of animal models. Pain Med 2006;7:S14–S26.

Linderoth B, Foreman RD. Physiology of spinal cord stimulation: review and update. Neuromodulation 1999;2:150–64.

Mazloomdoost D, Perez-Toro MR, Burton AW. Spinal cord stimulation. In Pain management 2nd ed. Edited by Waldman SD. Philadelphia, Saunders. 2011;1303–23.

Melzack R, Wall PD. Pain mechanisms: a new theory. Science 1965;150:971–9.

Muro K, Levy RM. Implanted drug delivery systems for the control of chronic pain. In Essentials of pain medicine, 3rd ed. Edited by Benzon HT, Raja SN, Liu SS, et al. Elsevier Inc., Philadelphia. 2011;439–50.

Nanney A, Muro K, Levy RM. Implanted drug delivery systems for the control of chronic pain. In: Essentials of pain medicine, 3rd ed. Edited by Benzon HT, Raja SN, Liu SS, et al. Elsevier Inc., Philadelphia. 2011;451–61.

North RB, Linderoth B. Spinal cord stimulation. In: Bonica's management of pain, 4th ed. Edited by Fishman SM, Ballantyne JC, Rathmell JP. Lippincott Williams & Wilkins. Philadelphia. 2010;1379–96.

Oakley JC. Spinal cord stimulation in axial low back pain: solving the dilemma. Pain Med 2006; 7:S58–S63.

Oakley JC, Prager JP. Spinal cord stimulation: mechanisms of action. Spine 2002;27:2574–83.

Osenbach RK. Intrathecal drug delivery in the management of pain. In: Bonica's management of pain, 4th ed. Edited by Fishman SM, Ballantyne JC, Rathmell JP. Lippincott Williams & Wilkins. Philadelphia. 2010;1437–57.

Prager JP, Stanton-Hicks M. Neurostimulation. In Neural blockade in clinical anesthesia and pain medicine. 4th ed. Edited by Cousins MJ, Carr DB, Horlocker TT, et al. Philadelphia Lippincott Williams & Wilkins. 2009;948–986.

Rauck RL, Wallace MS, Leong M, et al. A randomized, double-blind, pacebo-controlled study of intrathecal ziconotide in adults with severe chronic pain. J Pain Symptom Manage 2006;31:393–406.

Shealy CN, Mortimer JT, Reswick JB. Electrical inhibition of pain by stimulation of the dorsal columns: preliminary clinical report. Anesth Analg 1967;46:489–491.

Tsubokawa T, Katayama Y, Yamamoto T, et al. Chronic motor cortex stimulation in patients with thalamic pain. J Neurosurg 1993;78:393–401.

Waldman SD. Impalantable drug delivery systems: practical considerations. In: Pain management. 2nd ed. Edited by Waldman SD. Saunders. Philadelphia. 2011;1311–15.

Yaksh T, Rudy TA. Analgesia mediated by a direct spinal action of narcotics. Science 1976;192: 1357–8.

48

고주파열응고술
Radiofrequency Ablation

1. 고주파열응고술

1) 정의

고주파 열응고술은 고주파를 이용해서 열로 응고시키는 기술을 의미한다. 바늘을 신경 주변에 거치하고, 열을 가해 단백질 변성을 유발하여, 신경의 이상신호를 차단하는 방법이라고 해석될 수 있다.

따라서 이번 장에서는 고주파가 어떻게 만들어지고 어떻게 신경에 영향을 줄 것인지에 대한 이해가 선행되어야 할 것이다. 열응고술의 크기, 온도 및 시간이 필요한지 의문도 해결해 볼 필요가 있다. 또 어떤 신경과 통증 질환에 효과적인지와 통증완화 지속 기간 등을 살펴볼 필요도 있다.

최근에는 박동성 고주파, 냉각 고주파, 디스크내 고주파 등과 같이 다양한 방법이나 다양한 위치에 대한 접근이 확대되고 있어, 그 응용에 대한 이해와 임상 결과도 확인해 볼 필요가 있겠다.

2) 고주파치료의 역사

(1) 열로 신경을 치료 하자는 생각은 오래전 히포크라테스 시대에서부터 전통적인 의학의 한 분야로 자리잡고 있었다. 전기를 이용하여 열을 발생시켜 보겠다는 생각은 대단한 발상의 전환이며, 신경의 전도 과정에 대한 이해와 맞물려 발전한 부분이기도 할 수 있다.

(2) 1931년 Kirsher는 극심한 통증으로 고생하는 삼차신경통 환자의 갓세르신경절(Gasserian ganglion)에 직류를 이용하여 전기 치료를 시도하였다. 이후 불응성 삼차신경통 환자에서 직류전기치료가 여러 차례 시도되었다.

(3) 그러나 직류의 경우 병소의 크기를 예측하기 어렵고 증례가 많아지면서 부작용도 발생하게 되면서, 병소 크기예측이 가능한 고주파를 이용하게 되었다. 1960년대 중반 암성통증에 대해 고주파 척수파괴술(lateral cordotomy)이 Rosomoff에 의해 처음 시행되기도 하였다. 1970년대에는 삼차신경통 환자들에게 일반적으로 고주파치료를 시도하여 많은 증례가 발표되기도 하였으며, 전압이나 치료 시간을 조절할 수 있는 기계가 개발되어 더 세밀한 치료를 할 수 있는 배경이 되었다.

(4) 1975년 Shealey는 척추통증에 대한 고주파치료를 최초로 적용한 연구를 발표하였다. 그는 척추후관절을 지배하는 후지내측지의 고주파치료가 요통의 치료에 상당히 효과적임을 주장하였다. Uematsu 등이 14 gauge needle을 이용하여 75℃에서 큰 병소를 만드는 방법으로 후근신경절(DRG)에 대한 고주파 열치료를 발표하면서 신경절에 대한 접근도 고려할 수 있게 하였다. 그러나 이 방법은 후근신경절에 심각한 손상을 일으켜 구심로차단(deafferentation)통증을 유발하게 되어 일단 금기가 되기도 하였다.

(5) 기계의 발달과 함께 해부학적인 이해도 깊어지고, 바늘의 굵기나 길이 등의 개발도 이루어지면서 1980년대가 되어 본격적인 고주파치료의 영역이 확대되었다. Slui-jter와 Metha는 22G의 작은 구경의 고주파 캐뉼라(Slui-jter- Metha cannula, SMK needle, 그림 48-1)를 개발하고 온도 감시 캐뉼라 시스템을 소개하였다. 이를 통해 환자가 깨어 있는 상태에서 적절한 온도에 의한 적정 크기의 병소를 만들어 부작용을 최소화할 수 있도록 한 것이다. 이후 Sluijter는 이러한 SMK needle 을 이용하여 다양한 척추 부위의 통증치료연구를 발표하였고 이것이 하나의 기준처럼 이용되고 있는 실정이다.

(6) 이후 척추주위신경뿐 아니라 척추추간판에 적용하기도 하고 우리나라에서 발표된 교통신경지 고주파치료 등에 적응하기도 하였다. 나아가 교감신경절 등에 대해서도 고주파치료술의 효과를 입증하는 연구들이 많이 발표되고 있다.

(7) 최근에는 온도를 높이지 않으면서도 선택적인 신경을 신속하게 전기장에 노출시켜 효과를 볼 수 있는 박동성 고주파가 사용되고 있으며, 온도를 낮추면서 넓은 범위의 병소를 만들어 주는 냉각 고주파술도 소개되고 있다.

3) 고주파치료의 작용 기전

(1) 전기적인 신호를 신경 부위에 전달시켜 주변 조직에 열을 일으키는 것, 그렇게 해서 단백질 변성을 유발하여 감각신경의 과도한 전달 과정을 억제시켜 줌으로써, 통증을 조절하는 것이 이해하기 쉬운 단순화된 작용기전이다.

(2) 신경생리학적으로 Letcher와 Goldring은 고양이에서의 활동전위(action potential)를 비교하여 병소의 크기와 고주파의 효과를 파악하여, 작은 수초화신경 및 가는 비수초화신경을 선택적으로 차단하는 것을 보고하였다. 즉 C와 A δ fiber 같은 감각신경부분을 차단할 것으로 본 것이다. 반면 Smith 등은 고주파가 형태학적으로는 큰 신경이나 작은 신경 모두 파괴한다고 보고하기도 했다. 이 연구는 14G 카테터를 사용하였기 때문에 연구결과에 문제제기가 있기도 하였으나, Ue-matsu 역시 비슷한 결과를 발표한 바 있어 논란이 되기도 하고 있다. 1993년 Van Kleef는 경추부에서 경피적 신경근의 부분차단술을 시행 시 근전도와 두피유발전위가 변하지 않는 점을 발견하였고 이런 사실은 고주파 열치료술후에도 큰 신경섬유는 안전하게 보존된다는 가설이 적용되어, 고추파열응고술을 통해 선택적인 신경치료효과가 있다고 주장하였다. 그러나 2001년에는 자신의 과거 연구와 비교하면서 후신경절(dorsal root ganglion)내에 도자를 위치할 때와 주변에 위치할 때를 비교하여 그 신경세포의 형태를 확인하였고 주변부에 도자를 위치한 경우 광학현미경상에는 큰 손상이 없으나, 면역세포화학검사상 신경의 손상 후 재생에 관여하는 물질들이 증가하는 것을 통해 선택적인 신경치료효과가 있으나 역시 구심로차단의 부작용 가능성에 주의하여야 함을 강조하였다. 결국

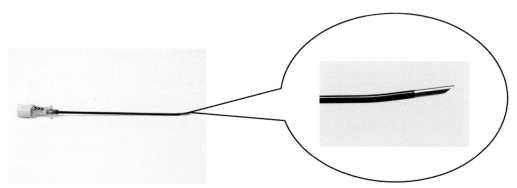

그림 48-1. RF needle
바늘 끝의 절연되지 않은 부분이 활성종단을 만드는 부분이다.

일정 정도는 신경과 떨어진 위치에 도자를 접근시키는 것이 안전하고 선택적인 신경치료효과를 보일 것으로 판단하여 어느 정도 거리를 떨어뜨릴 것인가가 핵심적 요건이 될 수 있다. 경우에 따라서는 적절한 위치에서 고주파술을 시행하였다고 했으나, 예상치 못한 신경염과 같은 부작용을 경험하게 되는 이유이기도 하다.

(3) 일반적으로 고주파는 가장 원위부만 제외하고 절연된 바늘을 이용하여 시행한다. 이 원위부의 절연되지 않은 부분을 활성종단(active tip)이라고 부르고, 5, 10, 15 mm 정도를 사용하고 있다.

(4) 고주파의 병소는 서양배 모양(oval shape, 그림 48-2)으로 형성되는데 이는 원위부는 활성종단에서 약간 튀어나오고 기저부는 활성 종단에서부터 근위부로 확장되는 모양이다. 그러므로, 고주파열응고술을 시행할 때에 목표하는 신경의 주행경로에 평행하게 바늘을 위치시켜야 신경 부위에 효과적으로 병소가 만들어질 것이다.

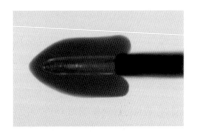

그림 48-2. 서양배 모양의 고주파병소

(5) 우선 활성종단 주위에 형성되는 병소의 온도변화는 2가지 요인에 의해 예측될 수 있다. 병소를 만드는 교류저항(impedance)의 변화와 병소가 만들어진 이후 관찰되는 활성종단의 온도 저하이다.

(6) 뼈는 절연체 역할을 하기 때문에 저항값이 낮게 나타날 것이고, 혈관과 같이 열을 신속하게 퍼지게 하는 조직이 주변에 있게 되면 온도가 떨어지게 된다. 일반적으로 단백질 변성은 45-50℃ 정도에서 이루어지기 때문에 선택적인 신경치료가 이루어질 것으로 예상할 수 있지만, 이러한 주변 조직과의 근접 정도나 바늘의 비절연

부분의 길이(활성종단의 크기)에 따라서 병소 크기가 달라진다.

(7) 최근 온도측정 센서의 발달로 원하는 신경과의 거리, 병소의 크기 및 신경주변조직의 온도 등을 쉽게 알 수 있고, 치료 중에도 실시간으로 저항값을 알 수 있어 안전하게 고주파술을 시행할 수 있게 되었다. 하지만 목표하는 신경에 너무 멀지도, 너무 가깝지도 않은 위치를 찾아내는 노력이 필요하다.

4) 고주파치료기의 이해

(1) Cosman은 고주파 병변발생기와 전기 도관(cannula)을 개발한 고주파치료기의 개척자로서 1950년대에 RFG-2란 상업적 고주파 발생기를 개발했다. 대부분 고주파치료기의 전면 패널을 보게 되면 저항(impedance), 양방향 온도 측정기, 자극 전류, 전력, 시간조절기 등을 볼 수 있다.

(2) 고주파전류의 흐름은 보통 환자에게 전파성 접지판(dispersive ground plate)을 피부에 부착하고, 고주파 발생기에 연결된 활성종단을 통해 병소가 만들어진 전류를 다시 고주파 발생기로 순환시키는 방법을 사용한다.

(3) 활성종단에서 열이 발생하는 기전은 고주파발생기에서 발생하여 활성종단으로 전해지는 고주파 전압으로부터 만들어진다. 주어진 위치의 공간에서 전기장은 고주파와 함께 진동하며, 근처의 전기를 띤 이온들을 동일한 높은 주파수로 전후운동을 일으킨다. 이런 이온의 진동운동으로 발생하는 마찰열이 주변 조직에 열을 발생시켜 고주파 병변이 만들어지는 것이 기본적 생체기전이다. 이런 이온의 진동은 더 강한 자기장이 있는 활성종단끝에서 더욱 격렬하고 따라서 cannula 끝 근처의 조직온도가 가장 높게 된다.

(4) 열에 의한 효과와 전기장의 역할이 고주파의 치료효과를 가져 올 것으로 기대한다. 단 열의 형성은 활성종단의 축과 평행하게 전파되고 반면 전기장은 전극종단으로부터 앞으로 투사되어 나간다는 것이다(그림 48-3).

(5) 원하는 목표점에 도달하여 병소를 만들었을 때 cannula

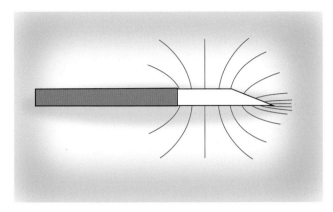

그림 48-3. 활성종단에서 발생하는 전기장

의 두께나 활성종단의 길이에 따라 그 차이가 있지만, 병변 주위 2-3 mm 밖으로는 전혀 열이 발생되지 않아 치료 병변 주위에 중요한 조직이 있어도 안심하고 치료

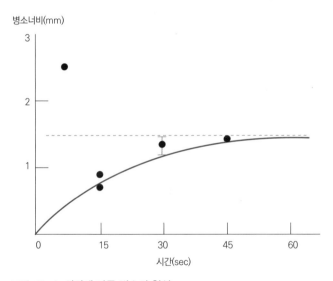

그림 48-4. 시간에 따른 병소의 형성

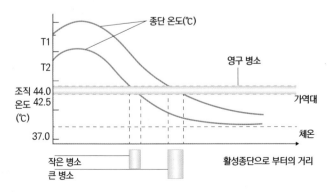

그림 48-5. 활성종단으로부터 거리에 따른 조직 온도

할 수 있다는 장점을 제공한다(그림 48-4).

(6) 또한 고주파 발생 시간에 따른 고주파 병변이 평균적으로 30-60초 이상이 되면 평형상태에 도달해 병소의 크기가 더 이상 커지지 않아 주변조직을 손상시키지 않을 수 있다는 장점을 보여주는 것이다(그림 48-5).

(7) 활성종단의 위치가 정확하지 않게 되면, 병소의 크기가 평형상태에 이르지 못하게 되고 보통 평형상태에서는 100-200 Hz 정도씩 교류저항이 감소하는 현상이 나타나지 않게 된다. 그림 48-4에서 보듯이 적절한 가역대에 위치시키는 것이 중요하다고 할 수 있다.

(8) 병소의 크기는 활성종단의 길이와 발생열의 온도에 좌우된다. 흔히 사용하는 22G(약 0.8 mm 단면 지름)의 5 mm 활성종단을 가진 도관의 경우 횡단면으로는 6-7 mm 정도와 종단면으로는 대략 2.0 mm 정도의 병소를 만든다고 볼 수 있다(그림 48-6).

(9) 도관을 목표하는 신경 주변에 근접하게 위치시킨 것을 확인하기 위해, 신경자극기를 이용하는데, 일반적으로 감각신경자극으로 50 Hz, 운동신경자극(근육수축)으로 2 Hz를 주로 사용한다. 임상적으로는 50 Hz 0.3-1.0 V 내에서 평소 통증이 있는 부위에 찌릿한 이상감각이 나타나면, 이후 2 Hz로 감각신경의 자극 역치의 1.5-2.0 배에서 근육수축양상을 확인하는 방법을 쓴다. 너무 신경과 가깝게 있게 되면 0.25 V에 수축 양상이 나타나고 저항도 500 Ω이 넘게 나오게 된다. 즉 운동신경을 손상시킬 수 있기 때문에 멀리 위치시켜야 할 것이다. 참고로 활성종단과 운동신경 사이의 최소 안전거리 1 cm에서 자극을 위해서는 2 V 정도의 자극 강도가 필요하다고 한다.

(10) 교류저항값(impedance) 감시도 매우 유용한 지표이다. 이는 활성종단의 위치를 알려주는 지표가 되기도, 경막외조직에선 300-600 Ω 정도의 저항값이 나오고, 척수내로 들어가면 1,000 Ω이 나타난다. 후지내측지의 경우는 가장 좋은 결과값을 보이는 저항값은 600-660 Ω 정도로 알려져 있다. 추간판내로 들어가면 200 Ω으로 떨어져 나온다.

(11) 그러나 이보다 더 중요한 것은 신경 주변의 고주파 병

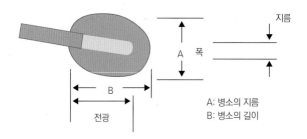

지름, mm	길이, mm	온도, ℃	시간, s	A	B
1.1	5	72	360	3	7
1.2	3	65	120	2	4
1.6	5	70	60	8	8
1.6	10	80–90	60	10	10-12
1.6	10	80	60	10	12

그림 48-6. 종단 길이에 따른 고주파 병소의 크기

소가 만들어지고 평형상태에 이르게 되면 환자의 통증이 호전됨과 동시에 100-150 Ω 정도로 저항값이 떨어지는 양상을 확인하는 것이다. 위치가 정확하지 않거나 혈종 등이 발생하여 오히려 치료 중 저항값이 상승하는 경우도 있어 감시와 확인이 필요하다.

5) 고주파치료의 임상적 적용

(1) 적응증 및 금기사항

고주파치료의 적응증은 정확하게 어떤 질환이라고 규정할 수는 없다. 현재 급여 기준에도 단순고주파와 복합고주파술로만 규정되어 있고 신경근, 교감신경절, 삼차신경절 등으로 경피적척추고주파열응고술의 소정점수로 준용하여 산정하며, C-ARM 또는 Fluorosopy는 별도 산정이 불가하다고 되어 있다.

역사적으로 삼차신경절이나 척수 부위에 사용해 왔던 점과 척추 주변의 후지내측지와 같은 신경에 사용하였던 것을 고려하여 삼차신경통이나 불응성 암성통증, 척추인성 통증에 사용할 수 있을 것으로 고려되고 있으며, 최근 연구들에 의해 여러 관절의 감각을 담당하는 부위에 장기적인 효과를 보기 위해 사용할 수 있을 것으로 판단되고 있다.

따라서 다양한 질환에 대하여 아래와 같은 기준을 가지고 적용하는 것이 현재까지의 임상적인 합의로 판단될 수 있다.

① 후지내측지 차단술을 2회에 걸쳐 시행하고 상당한 효과가 입증되지만 그 지속기간이 길지 않을 때 고주파술을 고려한다는 것이 현재 심사평가원의 기준으로 제시되고 있으나 이에 대한 기준을 뒷받침할 근거는 아직 마련되어 있지 않다. 다만 요통의 원인이 척추후관절에서 기인한 것을 확인하기 위해서 최소한 1번 이상의 신경블록이 필요하다는 것과 한번의 신경블록에 양성을 보인다고 해도 위양성의 비율이 25-45%에 이를 수 있다는 것은 명심할 부분이다. 김경훈 등은 실제 추간관절의 압통을 통한 이학적 검사는 후관절 질환의 진단에 상당히 인과관계가 있는 것으로 보고 있다. 결국 고주파술 적용 시 적절한 통증 조절과 장기간의 지속효과를 보기 위해서는 환자의 선택이 가장 중요하다고 보는 것이다. Aceveo 등은 후관절의 통증유발

징후에 대해 보고하였고, 이는 매우 높은 신뢰도를 보이고 있다. 결과적으로 진단적 신경치료, 유발 검사를 포함한 신체검사, 방사선학적 결과 등을 종합적으로 검토하여 주치의의 최종 결정이 중요할 것으로 판단된다.

② 삼차신경통 환자에서도 과연 진단적 차단술 후에 고주파술을 시행할 것인가에 대한 논의가 있었으나, 이에 대해서는 삼차신경통이 보이는 확실한 임상적 양상과 그 통증의 위중성을 근거로 일차적 고주파술도 인정하고 있는 추세이다.

③ 통증 기간이 급성이거나 보존적치료에 반응한다면 고주파치료의 적응증이 되지는 않는다. 또한 고주파치료의 경우 그 신경치료가 일정 범위에 국한되어 나타나기 때문에 넓은 부위의 통증을 조절하지는 못한다고 볼 수 있다. 더불어 중추성통증을 해결하기도 어렵다고 할 수 있다.

④ 정신과적 병력이 있거나 노령의 경우라 하더라고 주치의의 판단에 따라 충분히 고주파술을 적용할 수 있다.

⑤ 사각근치료나 종아리퇴축술 등 운동신경에 대한 미용적 측면에서의 고주파술의 효과에 대해서는 효과적이라는 보고가 제시되고 있으나 아직 충분한 근거가 마련되어 있지 않다. 또한 합병증이 발생하고 통증이 발생하는 경우도 증가하고 있다.

(2) 시술 과정

시술을 위해서는 환자를 충분히 안심시키는 것이 중요하며, 어떤 바늘을 사용할 것인지, 어떤 고주파술을 사용할 것인지, 어떤 신경을 치료할 것인지 등을 결정해야 한다. 신경의 주행 방향에 따라 해부학적 접근이 평행하게 되기 어렵다면 고식적인 열 고주파치료술이 아닌 박동성 고주파를 선택할 수도 있다.

① 신경을 찾는 과정이 필요하므로, 진단적 주사보다 시간이 오래 걸릴 수 있음을 미리 고지하여야 한다. 또한 신경 자극에 대한 환자의 교육과 협조가 필요하다.

② 전기적으로 열을 발생시키고, 전기 회로가 환자의 신체를 통과하게 되므로, 열 고주파치료기의 사전 상태

의 점검과 환자와의 접지를 잊지 않는다.

③ 감각신경의 자극을 통한 위치 판단을 위해서 국소마취제를 이용한 피부 마취를 많은 양을 쓰지 않는다면, 그 자체로 신경을 찾는데 크게 영향을 주지는 않는다.

④ 신경을 찾은 뒤 고주파술을 시행하기 앞서 국소마취제를 투여하는 것은, 열에 의한 통증을 경감시킬 수 있다. 고주파술 이후 신경염이나 통증을 조절할 목적으로 스테로이드를 투여하는 것은 아직 그 근거가 명확하지는 않으나 이론적으로는 충분히 설명될 수 있다.

(3) 시술 후 관리 및 임상 경과

적절한 환자에게 정확하게 시술이 시행되면, 통증이 확실히 조절되는 것을 확인할 수 있다. 물론 이것이 시술 시 사용한 국소마취제나 스테로이드의 효과일 수도 있다는 문제 제기도 있으나, 이를 사용하지 않은 박동성 고주파술을 이용한 경우에서도 충분한 효과가 나타난다.

① 단계별 경과

치료 후 호전을 보이다가 불편하다고 호소하는 기간이 있을 수 있다. 시술 후 근육통이 나타나 더 아픈 경우도 있지만, 일정한 시간 동안 지속되는 경우 특히 해당 피부분절에 신경병증성 양상이 나타나면 신경염의 발생을 의심할 수 있다. 대부분 3주가 경과하면 호전되는 것이 일반적이다.

임상적으로 효과가 얼마나 지속될 것인가에 대해서는 다양한 연구 결과들이 있다. 최근 연구에서는 후관절에 의한 요통의 경우 후지내측지 고주파술을 시행하였을 때 3개월에서 길게는 1년까지 효과적이라는 보고들이 있다. 최병인 등은 3개월에 성공률이 71.4%에 이른다고 보고하였다. 물론 통계적으로 유의한 효과가 없다고 하는 연구도 있지만, 평균 3-6개월로 환자에게 말해 줄 수 있을 것으로 판단된다. 삼차신경에 고주파 적용은 훨씬 지속적인 효과가 있는 것으로 알려져 있는데, 최근 연구에서는 초기에 97%의 환자가 효과적이며 5년이 지나서 58%의 효과를 보이고 있었다고 한다.

② 실제 사례

고주파치료의 실제적 적용은 논문을 소개하는 것으로 그 적용 사례를 살펴보고자 한다.

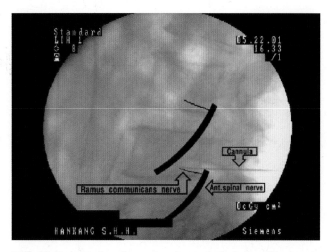

그림 48-7. Lateral radiographs demonstrating the RF cannula position for lesioning of the ramus communicans nerve at the posteroinferior third aspect of the L4 vertebrae.

a. 만성 추간판인성(Discogenic) 요통의 치료를 위해 교통가지(Ramus communicans)에 적용한 고주파술

디스크인성 통증에 있어서 교통지의 역할을 처음 부각시키고 이를 고주파치료한 연구로서, 척수후근신경이나 교감신경이 아닌 교통지가 척추통증을 유발하는 요인이 될 수 있고 또한 이 신경 부위의 고주파술이 높은 치료효과를 보인다는 것을 보여주었다.

그림 48-7에서 투시영상을 15-20도 정도 사위로 한 뒤 척추체의 하방 1/3 정도 높이를 겨냥해서 바늘을 진입시켜 척추체에 닿게 한다고 되어 있다. 척추체는 옆에서 보았을 때 약간 convex하기 때문에 좀 더 바깥에서

접근해야 바늘이 뜨는 것을 방지할 수 있을 것이다(그림 48-7).

b. 후관절통증의 조절을 위한 후내측지 고주파 적용을 위한 다른 접근 방법

요추에서의 후관절 후지내측지의 고주파 열응고술은 후내측지 블록 이후 반 이상 통증이 감소할 경우, 그 기간이 오래 가지 않고 반복되는 경우 시행하게 된다.

따라서 SAP와 횡돌기가 만나는 지점을 타고 넘어가는 방법을 C-arm의 tunnel vision technique을 활용하여 조금 더 깊지만 훨씬 효과적으로 병변을 만들 수 있을 것으로 제시하고 있다(그림 48-8).

c. 경추 후관절 통증의 치료를 위한 후내측지의 해부학적 위치 분석

20구의 사체를 해부하고 이를 3D CT로 재구성해 C4-C7 사이에 주행하는 경로를 분석해서 고주파의 적용하는 위치를 새롭게 제시한 것이었다.

경추부의 후지내측지는 각각의 신경에서 보통 한 개의 후지내측지를 분지하며 외측지와는 횡돌기의 후경내측(medial side of the posterior tubercle of the TP) 정도에서 분리된다.

3D CT로 재구성해 본 결과 아래의 그림처럼 위아래 SAP를 연결한 선의 중간 정도(49-53%)를 지나고 추간관절중간을 연결한 선의 상부 28-35% 정도 위치를 지난다고 보고하였다(그림 48-9, 10).

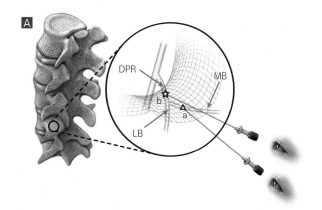
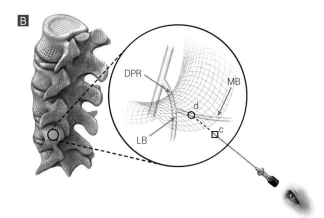

그림 48-8. 고식적 방법과 tunnel vision 방법을 이용한 고주파술의 바늘 위치의 비교

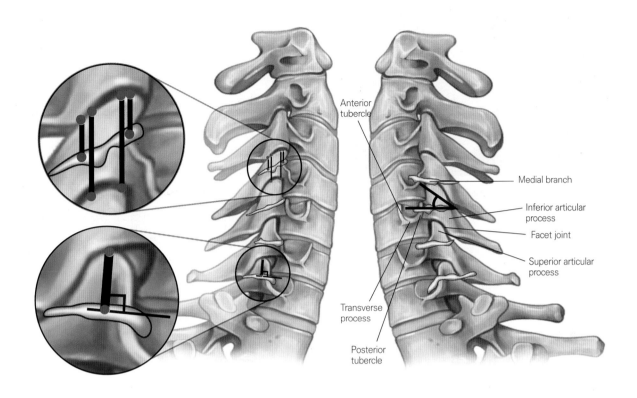

Anterior tubercle

Medial branch

Inferior articular process

Facet joint

Superior articular process

Transverse process

Posterior tubercle

그림 48-9. 고주파 열치료술의 평균적 병소 형성 모양과 권장하는 신경블록 위치

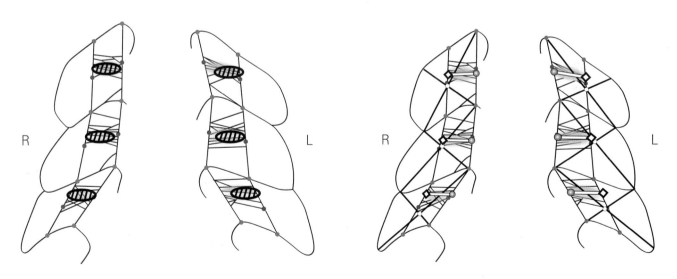

R   L   R   L

그림 48-10. 경추체의 후지내측지의 주행 경로

따라서 고식적인 고주파를 시행하는 경우 30도 정도 사위를 하여 위에서 언급한 두 위치를 연결한 지점으로 평행하게 위치시키도록 하는 방법이 도움이 될 것이다.

d. **무릎 골관절염에 적용된 복재신경 고주파**
만성골관절염에서 특히 무릎질환에서 감각을 담당하고 있는 슬신경에 고주파를 하겠다고 생각한 것은 매우 당연하면서도 쉽게 생각해보지 않은 것이었다.

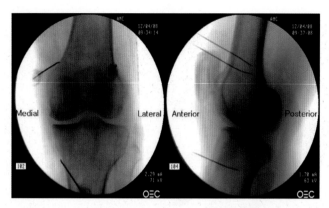

그림 48-11. 무릎관절 주변의 genicular nerve의 고주파술 영상
Superior medial, superior lateral and inferior medial genicular nerves run down these areas.

이수종 등이 수술하기 어려운 환자에서 무릎관절 주변의 saphenous nerve를 신경블록 하여 통증을 호전시킨 증례를 발표한 바 있다.

복재신경의 치료는 대퇴신경의 분지로 평가해 대퇴신경블록의 50% 정도 수가로 산정되고 있으나 그 효과는 매우 탁월하다고 볼 수 있다.

Superior lateral, superior medial, inferior medial genicular branch를 목표신경으로 삼은 연구이다(그림 48-11). 63명의 환자에서 진단적 주사 후 호전을 보였던 38명을 대상으로 고주파치료군과 대조군을 비교 추적 관찰하여 그 효과를 발표한 것이다. KL grade 등이나 유병 기간 등에 큰 차이가 없는 두군에서 치료 후 12주까지 현격한 통증 조절의 차이가 나타나는 것을 보여줌으로써 만성골관절염에서 고주파치료의 효과를 입증하였다고 본다.

e. 삼차신경통 환자에서 성공과 실패에 미치는 예측 요소
삼차신경통은 그 통증이 매우 심할 뿐만 아니라 그 치료 역시 매우 어려운 질환이다. Cabamazepine이 drug of choice로 매우 효과적이라는 것이 다행이지만 여전히 10% 이상의 환자에서 약물치료로 조절되지 않는 극심한 통증을 호소하고 있다. Gamma-Knife 수술을 하거나 balloon decompression과 같은 치료를 시행하기도 하고 있으나, 고주파술이 훨씬 덜 위험하면서도 효과적이라는 연구가 많다.

이러한 삼차신경통에 대한 고주파술에 있어 그 효과를 높일 수 있는 요인을 찾아보려고 한 후향적 연구가 우측의 연구이다(그림 48-12). 물론 양측이 아프거나 극심한 통증을 호소하는 경우, 정신과적 요인을 동반한 경우 그 효과가 높지 않으며, 발작성 양상의 통증이나 혼합성 통증의 경우 매우 효과가 좋은 것으로 예상된다는 결론이다.

f. 경추 수핵성형술의 결과
경추부에서 추간판원인성 통증 환자를 치료한 결과 6개월의 추적관찰에도 77.3%의 성공률을 보였다는 후향적 연구이며 특히 경추부에서 추간판내 수핵성형술이 매우 효과적일 수 있음을 국내에서 처음 제시한 결과라고 평가되고 있다.

추간판에서 시행하는 고주파치료는 intradiscal electrothermocoagulation (IDET)라고 불리는 새로운 치료법으로 시작되었다. 이론적으로 추간판원인성 요통의 경우 섬유륜의 균열이 생기는 부분과 수핵의 팽창과 누출이 통증의 원인 부위가 될 수 있기 때문에 이 부분을 열로 응고시킨다는 발상은 합리적인 추론이 가능하다.

실제 IDET의 경우 전극선을 수핵과 섬유륜 사이로 돌려 위치시켜, 열을 발생시키는 방법을 사용한다(그림 48-13). 고주파 발생기를 이용하여 전극에서 발생된 열이 요통을 유발하는 추간판의 비정상적으로 자라 들어온 신경들을 응고시키고 파괴시키게 된다. 이러한 단백변성으로 균열된 섬유륜 주변이 딱딱하고 두껍게 변하게 되면 추간판이 안정된 형태로 자리잡게 되어 통증개선효과를 가져오게 된다. 최근까지 IDET는 새로운 요통의 치료법으로 소개되어 임상적으로 주목받아 왔지만 아직 그 효과에 대해서는 너무도 다른 결과들이 제시되고 있어 논란이 되고 있는 것도 사실이다. 그러나 최근 미국 FDA가 추간판내 열치료술과 냉각 고주파술에 대해 승인을 하면서, 이러한 추간판내로의 접근방식이 공인된 치료법으로 제시되고 있다.

국내에서도 L-DISQ®나 YES DISC®(그림 48-14) 등과 같은 추간판내 고주파기기, 플라즈마 수핵성형술 기구

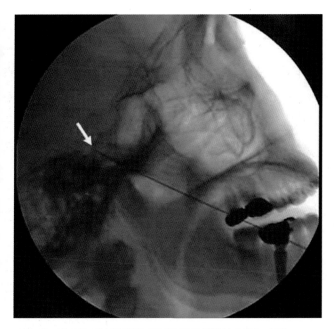

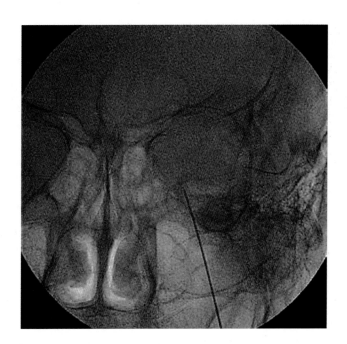

그림 48-12. 바늘이 난원공을 통과해 약간 진행되어 있는 상태

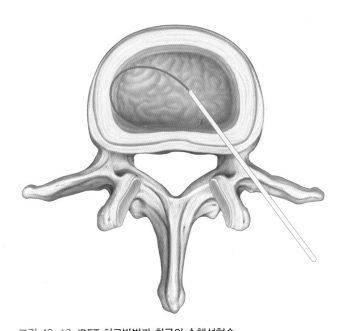

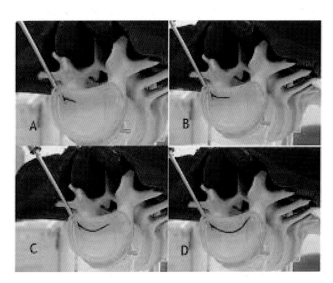

그림 48-13. IDET 치료방법과 최근의 수핵성형술

들이 발명되어 임상에서 많이 사용되고 있다. 물론 이에 대한 연구결과들이 더 많이 축적되어 그 유효성과 안전성이 입증되어야 할 부분이지만 임상적으로 환자 선택을 잘 한다면 유용한 치료법으로 평가될 수 있다고 본다.

2. 박동성 고주파

1) 일반적 이론

(1) 고주파를 이용한 치료에서 가장 문제가 되는 것은 후근 신경절(dorsal root ganglion) 치료 등에서 구심로차단

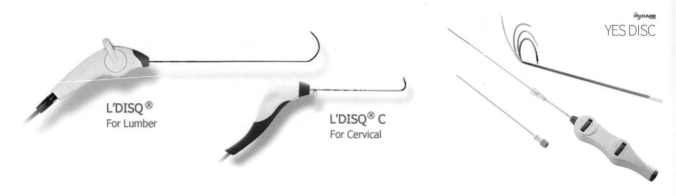

그림 48-14. L-DISQ®와 YES DISC®

통증과 같은 후유증이 나타나는 것이다. 또한 운동신경의 손상, 신경염의 발생 등은 고주파 이용에 제한점으로 지적된다.

(2) 이러한 과정에서 낮은 온도에서 전기장의 영향을 통해 부작용을 줄이면서 효과를 볼 수 있는 방법에 대한 연구가 진행되었다. 더욱이 1990년대에 들어 요부 교감 신경절에 고주파를 시행 받은 환자들에서 교감신경 블록의 징후 없이 좋은 통증 경감이 있었으며, 추간판성 통증의 경우에 시행된 추간판 고주파술에서 수용체와 신경 종말부를 파괴하지 않을 정도의 온도 상승으로도 만족할 만한 결과가 나타나는 것을 보고하고, 고주파의 임상 효과가 고주파의 열 자체만이 아닐 것이라는 견해가 생겼다. 이에 따라 고주파의 임상적인 효과에 있어 열병소의 생성보다는 전기장 형성에 대한 관심이 높아지게 되었다.

(3) 신경을 파괴하지 않으면서 충분한 강도의 고주파를 적용하기 위하여 활성 종단의 온도를 낮게 유지하는 방법이 연구되었다. 전극의 활성 종단을 찬 식염수로 냉각하는 방법은 신경을 파괴할 수 있는 온도가 활성종단의 먼 곳까지 도달할 수 있게 하기 때문에 유용한 방법이 아니었고, 병소 생성기의 출력 범위를 줄이는 방법은 출력 감소 시 고주파로 바람직한 임상 효과를 기대할 수 있는지 의심스러웠다. 그러므로 병소 생성기의 출력을 일정하게 유지하면서 일정한 간격을 주어 박동적으로 적용하는 방법이 고안되었다. 따라서 활성종단에서 생성된 열이 열전도와 혈액 순환에 의해 제거될 수 있는 충분한 시간을 주어 신경을 파괴하지 않으면서 충분한 강도의

고주파를 적용하게 되었다. 따라서 이 방법을 '박동성 고주파(pulsed radiofrequency)'라 명명하였다.

(4) 신경조직 주변에 짧은 시간 동안 상대적으로 높은 전압을 적용하는 기술을 통해 온도의 급격한 상승을 피함으로써 신경 손상의 위험성 없이 안전하게 시술할 수 있게 되었다(그림 48-15). 일회의 주기는 500,000 Hz의 주파수로 이루어지는데 이 주파수에서 신경 파괴가 발생하지 않고 열발생도 없으며 탈분극 역시 일어나지 않아 실제로 박동성 고주파 시술 도중 환자는 통증을 호소하지 않는다.

(5) 박동성고주파는 열로 인한 효과는 최소로 유지한 채 강력한 자기장을 형성하는 것을 목표로 한다. 박동성이라는 용어에서 알 수 있듯이 고주파 전류는 연속적이 아니라 일정 간격을 두고 전달된다. Cahana 등의 연구에 의하면 박동성 고주파의 유익한 효과는 크게 2가지로 설명될 수 있다. 첫째, 활성 종단 온도의 경미한 상승으로 통증완화효과를 나타낸다는 것이고 둘째, 조직이 빠르게 변화하는 전기장에 노출되어 통증완화효과를 보인다는 것이다.

(6) 박동성 고주파는 2-15 mm 정도의 활성 종단에서 일어나는 열 형성과 전기장에 조직을 노출하여 고주파 병소가 형성된다. 전기장은 전류나 그로 인한 열 생성과는 관계가 없다. 전기장의 분포는 앞서 설명된 전류의 양상과는 아주 다르다.

(7) 전도체의 모양이 편평하다면 전기장은 상대적으로 약하게 형성된다. 만일 전도체의 모양이 둥글다면 전하밀

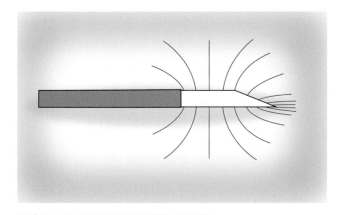

그림 48-15. 활성종단에서 발생하는 전기장

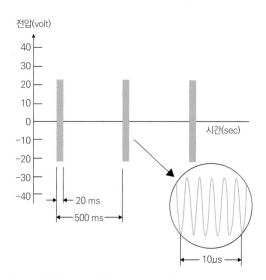

그림 48-16. 박동성 고주파 중 duty cycle의 모양

도(charge density)는 원의 반지름에 역비례한다. 고주파 전극에서 이것은 원통형의 활성 종단 주위의 전기장은 상대적으로 약하지만, 종단의 원위부가 날카로울수록 보다 강한 전기장이 형성됨을 의미한다. 이러한 전기장의 형성은 입자의 극성화를 야기하고 고주파 전기장이 빠르게 변화하는 경우 전기장 안에 있는 입자는 유전력(dielectrophoretic force)이라는 힘을 띠게 된다.

(8) 열 형성은 측면으로 전파되며 활성종단의 축과 평행하게 전파되고 전극 종단의 전방으로는 최소로 전파되는 반면, 전기장은 전극종단으로부터 앞으로 투사되며 활성종단의 축을 따라서는 약하다. 활성 종단의 위치를 결정할 때 고주파 열응고술의 경우 목표물을 열에 최대로 노출시키기 위해서 활성 종단을 신경에 평행하게 위치시켜야 하고, 박동성 고주파술의 경우 목표 물을 전기장에 최대로 노출시키기 위해서 활성 종단을 신경에 직각으로 놓아야 한다고 설명하였다(그림 48-15, 16).

2) 박동성 고주파 시술 시 주의 사항

(1) 전압과 저항

① 현재 박동성 고주파 시술 시 일반적으로 45 V가 사용되고 있다. 1초당 2회, 20 msec의 활성주기를 적용하는 것이 발생한 열을 제거 하는데 유리하다고 판단되어, 현재 일반적으로 받아들여지고 있지만, 시술 시간을 보통 120초로 하는 것은 임의적으로 정한 것이기 때문에 앞으로 더욱 많은 연구가 필요하다.

② 이러한 전기 지수들의 적절성을 평가하기 위해 여러 연구들이 행해졌다. 이에 따른 다양한 변수 사이의 상관관계는 다음과 같다.

a. 적절한 활성종단의 거치가 가장 중요하다.

b. 시술의 결과는 최종 활성종단 온도와 관계가 없다.

c. 초기 저항과 시술의 결과는 반비례 관계이다. 높은 저항은 유전력(dielectrophoretic force)을 감소시키며 고주파 전기장의 생물학적 효과를 감소시키는 결과를 만든다.

d. 박동성 고주파 시술 동안 활성종단 온도가 같더라도 전기 지수들은 매우 다양하다.

e. 열 제거는 저항과 역관계를 갖는 경향이 있다. 저항을 낮추는 방법은 국소마취제나 수용성 조영제, 또는 생리식염수와 같은 이온화된 용액을 조금 주입함으로 용이하게 할 수 있다. 국소마취제를 쓰는 것은 시냅스 전이효과를 억제할 가능성이 있기 때문에 생리식염수를 사용하는 것이 추천된다. 그러나 높은 저항을 인위적으로 낮추는 것이 실제로 통증완화효과를 촉진하는지에 대해서는 아직 연구 중이다.

(2) 박동성 고주파술의 장점에 관하여 다음과 같이 요약할 수 있다.

① 박동성 고주파술은 비파괴적인 방법이다.

② 박동성 고주파술은 비파괴적인 방법이기 때문에 고주파 열응고술에 의한 치료가 금기인 분절의 치료가 가능하다.

③ 박동성 고주파 시술 도중의 통증이 없다.

④ 신경세포의 연결이 해부학적으로 온전하고 중추 감작이 아주 심각하지 않다면 박동성 고주파술 신경병증 통증의 치료에 사용될 수 있다.

⑤ 박동성 고주파술은 말초 신경의 치료에 사용될 수 있다.

⑥ 박동성 고주파술은 통증 유발부의 치료에 사용될 수 있다.

3) 박동성 고주파술의 임상적 적용

(1) 경피적 후근 신경절(Dorsal root ganglion)의 박동성 고주파 열응고술

① 후근신경절에 대한 고주파 열응고술은 구심로차단성 통증(deafferentation pain)의 잠재적인 위험성 때문에 그 사용에 있어 논란이 되고 있다. 이러한 이유 때문에 비파괴적인 신경조절술기인 후근신경절에 대한 박동성 고주파술이 만성 통증치료에 있어서 보다 좋은 대안일 것이다.

② 박동성 고주파술의 경우 활성 종단을 신경에 평행하게 위치시켜야 하는 고주파 열응고술과는 달리, 목표가 되는 신경의 바로 후방에 활성 종단을 위치시켜야 한다. 척추 모든 부위의 후근신경절에 대한 박동성 고주파술은 경추간공 경막외 블록과 거의 동일한 방식으로 시행하지만 경추간공 경막외 신경블록이 척수신경을 되도록 피하는 위치(safety triangle)에 바늘을 두고 약물의 퍼짐 효과를 기대하는 것과는 달리 박동성 고주파술의 경우 후근 신경절의 뒤쪽에서 가능한 가깝게 접근하여야 한다.

③ 보통 모든 척추부위에서 5-10 cm, 22 gauge, 2 mm의 활성 종단을 가진, 끝이 약간 구부러진 고주파 캐뉼라를 투시 영상하에 목표점에 자입하여 시행하며 42℃, 120도 정도로 2-4회에 걸쳐 병소를 만들어 준다. 다른 경우와 같이 50 Hz 자극 시 반응의 역치는 0.4-0.7 V 사이가 적당하다. 또한 2 Hz의 운동 자극으로 감각과 운동 자극간 역치의 분명한 차이를 확인하여야 하는데 운동신경의 역치가 감각신경보다 적어도 2배 이상은 커야 병소가 전근으로부터 안전한 거리로 떨어져 만들어질 것을 예측할 수 있다. 이후 분절신경의 후근 신경절에 대하여 적당한 위치에 활성 종단이 놓였음이

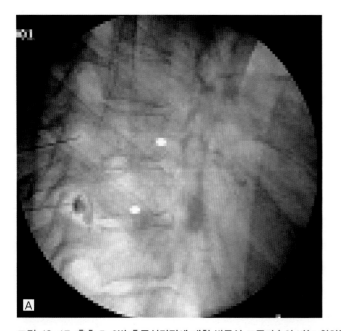 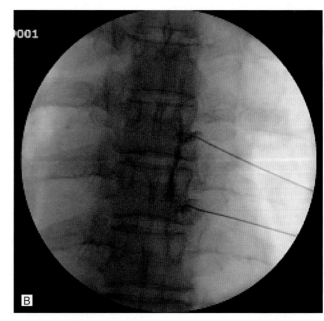

그림 48-17. 흉추 5, 6번 후근신경절에 대한 박동성 고주파술의 바늘 위치를 보여주는 측면상(A)과 전후상(B)

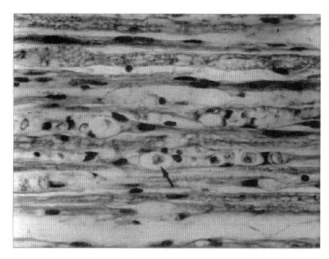

그림 48-18. 박동성 고주파술 이후 수초나 Schwann cell에 나타난 조직학적 변화

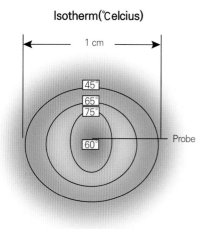

그림 48-19. 냉각 고주파의 병소 모양(Courtesy Baylis Medical Inc. Montreal, Canada)

확인되면(그림 48-17), 42℃, 120도 정도로 2-4회에 걸쳐 병소를 만들어 준다.

④ 일반적으로 투시영상의 전후영상에서 바늘이 추경 아래 관찰하 영역까지 접근해 들어와야 하며, 반면에 외측영상에서는 신경공의 후상위(posterior-superior) 영역에서 자극이 이루어져야 안전하면서도 효과적인 고주파병소를 만들게 된다(그림 48-17).

⑤ 국내에서도 고식적 형태의 열고주파술과 대조적으로 박동성 고주파에 대한 연구가 꾸준히 진행되어 왔다. 이기헌 등은 쥐의 좌골신경을 박동성 고주파로 노출시켜 그 병리적 변화를 관찰하여 보고하였다. 여기서 조직학적인 변화가 관찰되었기는 하나 그 변화가 중심축삭이 아닌 수초 내지는 Schwann cell에 국한되며 이러한 변화가 급성 유해자극에 대한 진통효과를 나타내지는 않는 것으로 판단하였다(그림 48-18).

⑥ 요저배통에 대한 제2 요추 후근신경절 박동성 고주파 열응고술의 효과에 대한 연구에서도 비록 대상 수는 작았지만 50% 이상의 효과군이 60% 가량 나타나고 있어 그 임상적 의의를 보여주고 있다.

⑦ 최근에는 근막통증증후군에서 통증유발점 주사 대신 박동성 고주파를 시행하여 효과지속기간을 획기적으로 연장시킨 증례보고나 연구들이 제시되기도 하였다.

⑧ 대부분의 시술은 외래에서 이루어지고 시술 후 환자에게 시술에 따른 통증이 1-2주 정도 지속될 수 있으며 치료에 대한 반응은 1개월 정도 기다려야 나타날 수 있다는 것을 설명하여야 한다.

3. 냉각 고주파

1) 박동성 고주파에 이어 냉각 고주파가 2017년 FDA에서 무릎의 골관절염치료에 대한 적응증을 받게 되었다. 냉각 고주파는 기존에는 심장 전기생리학이나 고주파 종양 절제에 주로 사용되어 왔으며, 통증치료에 있어서는 최근에 관심이 증가하고 있고 다양한 질환에 적용한 사례들이 소개되고 있다. 아직까지 임상적 경험이 많지 않지만, 우리나라에서도 2017년 말 추간판내 냉각고주파라는 것에 대한 비급여고시가 확정되면서 관심을 끌고 있다.

2) 냉각 고주파는 고주파의 전극에 증류수가 통과할 수 있는 통로가 있어 전극에 인접한 조직으로부터 열을 흡수할 수 있어 높은 임피던스, 조직의 탄화 현상 없이 더 많은 에너지의 전달이 가능하다. 따라서 병소의 크기가 증가되는 장점이 있어 넓은 범위의 병소가 필요한 천장관절의 고주파치료 등에 유용하게 사용될 수 있다. 병소의 가장자리에 50℃의 등온선(isotherm, 그림 48-19) 기준을

사용하였을 경우, 6 mm 활동성 전극을 가진 18 gauge 캐 뉼라로 150초 동안 병소를 발생시킬 때 전극의 온도는 55-60℃ 이며, 8-10 mm의 지름을 가진 원형의 병소가 발생하게 되어, 기존의 열성 단극성 고주파의 병소 크기와 비교하여 4배 이상 큰 병소의 발생이 가능하다.

3) 냉각 고주파 캐뉼라에는 다양한 사이즈가 있으며, 일반적으로 천장 관절의 냉각성 고주파 시술 시에는, 75mm, 17gauge 유도바늘을 자입한 후 4mm 활동성 전극을 가진 18gauge 캐뉼라를 유도 바늘 안으로 삽입하여 60℃에서 150초 동안 병소를 발생시킨다.

4) 고주파 전극 주변으로 타원형의 병소가 발생하는 기존의 열성 단극성 고주파와 달리 냉각 고주파는 둥근 모양의 병소(그림 48-20)를 발생시키기 때문에 반복성(repeatable)과 예측 가능성(predictable)이 높으며 목표 구조물과 고주파의 삽입 각도와 관계가 없어 시술이 더 편리하고 빠르다는 장점이 있다.

5) 치료효과 면에서도 천장관절의 고주파치료에 있어 냉각 고주파가 열성 단극성 고주파보다 우월하다는 연구들도 발표되고 있다. 실제 Machicanti 등이 2년마다 발표하고 있는 중재적 시술에 대한 근거에서 천장관절에 대해서 cooled RF를 권장하고 있다(그림 48-21). 하지만 또한 가격적인 면에서 상당히 비싸고 아직도 그 연구가 충분치

않다는 점을 지적하고 있기도 하다.

6) 강상수 등은 2개의 극을 이용한 냉각고주파술 시행 시 바늘의 간격을 조정하여 병소의 최대화를 이룰 수 있는 방안을 모색하였다. 달걀의 흰자를 이용한 이 연구는 cannula의 간격을 24 mm 이하로 조정할 때 최대치의 병소를 만들 수 있다고 보고하였다(그림 48-22).

7) 또한 만성 무릎 통증 및 무릎 인공 관절 치환술 이후에도 조절되지 않는 통증 등에 대해서도 좋은 효과를 보였다는 연구들도 있으나 현재 우리나라에서는 허가 사항에서 제외되어 있는 실정이다.

4. 화학적 신경파괴술

신경파괴술은 일종의 신경의 denervation을 유발한다는 측면에서 고주파술과 일치할 수 있으나, 약물을 사용한다는 점에서 신경이 위치한 해부학적 위치에 따라 약물의 확산이나 부작용 등이 차이가 있을 수 있어 쉽게 예측하지 못하는 단점이 있다. 따라서 최근에는 비암성통증 환자에서는 거의 사용하지 않는 추세이다. 다만 고주파가 접근하기 힘든 위치에 있는 신경의 경우 약물로 흘러들어 가게 유도하는 방법이 적용될 수 있기 때문에 그 시술법을 익혀 두는 것이

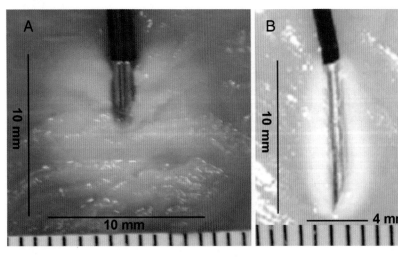

그림 48-20. A: 냉각 고주파, B: 열성 단극성 고주파

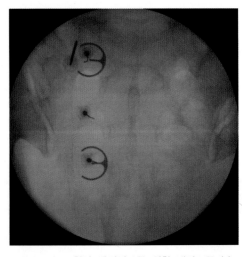

그림 48-21. 천장 관절치료를 위한 냉각고주파술: 좌측 S1, S2, S3 신경공에서 약 10 mm 외측으로 11시, 9시, 7시 방향으로 시행한다.

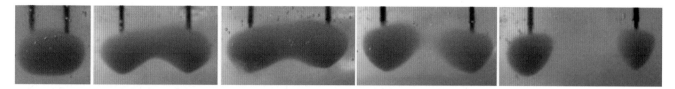

그림 48-22. 두 바늘 냉각 고주파 시술법

필요하다. 또한 암성통증 환자의 경우 넓은 부위의 통증을 호소하거나 일정한 부작용을 감수하더라도 통증치료가 더 필요한 경우 사용하는 경우가 종종 있다. 여기서는 각 신경파괴제의 특성과 임상적으로 사용할 수 있는 신경파괴술을 소개하도록 한다.

1) 신경파괴제의 종류

신경파괴제로는 현재 알코올과 페놀을 주로 사용하고 있다. 최근에는 페놀 역시 혈관에 우선 작용하여 심각한 부작용을 일으키고 작용 시간도 짧기 때문에 잘 사용하지 않는 경우가 많다.

(1) 알코올

① 신경파괴제중 가장 많이 사용하는 약제는 95% 이상의 무수알코올이다. 보통, 삼차신경 및 교감신경절을 차단할 때 많이 이용된다. 알코올은 주사 도중에 통증이 심하게 나타난 후 호전되면서 지각마비를 초래하기 때문에 통증을 조절할 필요도 있다. 물론 미리 국소마취제를 넣어서 약 20분간 효과를 판단하고 이에 문제가 없다면 알코올을 투여하는 방법이 안전하다고 보고 이런 방법을 선호하는 경우도 있다. 알코올의 농도가 어느 정도일 것인가 하는 것은 95% 이상의 농도에서는 완전한 마비가 일어나지만, 33% 농도에서는 운동마비 없이 만족할 만한 진통효과가 있다고 본다.

② 알코올을 말초신경에 주사하면 신경조직으로부터 cholesterol, phospholipid 및 cerebroside를 추출하여 전형적인 Waller 변성(Wallerian degeneration)을 야기한다. 지주막하강에 주사 시 후주, Lissauer's tract 및 후근에 탈수초화 현상을 보이다가 후각으로 Waller 변성이 진행된다. 알코올은 뇌척수액에 비해 저비중액이

므로 주사 시 수평에서 이환부를 가장 높게 하고 45도 정도의 반복와위(semiprone)를 취하게 하여 주입된 약물이 척수 부위에서 후근의 전도를 차단하면서 지주막하내의 다른 구조물의 손상이나 전근의 운동 신경섬유를 차단하는 것을 극소화하여야 한다. 즉 알코올을 신경파괴제로 주사할 때 환자의 자세를 세밀하고 주의 깊게 유지하여야 불필요한 부작용이나 합병증을 예방할 수 있다.

③ 알코올을 신경파괴제로 사용하면 가장 문제가 되는 것은 알코올성 신경염의 발생으로, 매우 심한 통증을 유발한다. 환자들은 신경파괴술 이후 기존 통증에 대한 적절한 진통효과가 나타났음에도 불구하고 새롭게 발생한 신경염에 대하여 불만을 가지는 경우가 흔히 있다. 알코올성 신경염으로 인한 통증의 양상은 심한 둔통, 화상통, 작열통 등으로 나타날 수 있으며, 회복에 걸리는 시간은 수주에서 길게는 수개월까지 소요된다. 알코올성 신경염이 가장 흔히 발생되는 부위는 흉부 교감신경의 방척추신 경인데, 그 이유는 이 부위의 교감신경절이 늑간신경(intercostal nerve)과 같은 체성 신경에 인접해 있기 때문이다.

④ 하부(lower level) 요추나 천추 부위에서 지주막하 차단을 시행하는 경우에는 항문 및 방광 괄약근의 긴장도 감소로 인한 요실금 등이 나타날 수 있는데 알코올의 저비중성은 이와 같은 합병증의 발생을 예방하는 데 있어서는 장점으로 작용한다.

(2) 페놀

① 페놀 역시 1900년도 초부터 신경파괴제로 사용되어 왔다. 페놀은 낮은 농도에서는 국소마취제로서의 효과가 있고 고농도에서는 신경파괴제로서 작용한다.

따라서 알코올에 비해 주사 시 통증은 거의 없는 장점이 있다. 페놀은 주로 4-10% 농도를 glycerin이나 물에 녹여 사용하는데 뇌척수액에 비해 고비중액이므로, 주사 시 환자의 자세는 알코올의 경우와는 반대이다.

② 가장 흔히 사용되는 농도는 6%와 8% 페놀인데 20%의 페놀을 근육 강직을 치료하는데 사용하였다는 보고가 있다. 알코올에 비해 페놀은 작용 지속시간이 짧으며 5% 페놀은 40% 알코올과 동등한 신경파괴효과가 있다고 한다.

③ 페놀은 축삭과 신경주위 혈관의 단백변성을 야기해 신경파괴제로서의 효과를 가지는데 약 14주 후 재생된다고 알려져 있다.

④ 페놀은 혈관에 우선적으로 작용하는 성질이 있으므로 복강신경총과 같이 주위에 큰 혈관이 많이 분포하는 곳에는 잘 사용하지 않는다.

2) 신경파괴제를 이용한 신경파괴술의 임상 적용

(1) 신경파괴제를 이용한 신경파괴술은 삼차신경통환자에서 삼차신경파괴나 암성통증환자에서 교감신경 파괴에 주로 이용된다.

(2) 교감신경 파괴는 몇 가지 기전에 의해 통증완화효과를 나타내는데 하나는 자율신경 섬유들을 동반하는 구심성 침해수용성 신경섬유(afferent nociceptive fibers)의 전도를 방해하여 통증을 줄인다는 것이고, 다른 하나는 교감신경 파괴가 반사조절계(reflex control system)의 작용을 저해하여 말초나 중추에서의 감각통합(sensory processing)에 변화를 야기한다는 것이다. 마지막으로 교감신경 파괴에 의한 말초의 혈관 확장이 허혈성통증이나 피부 궤양으로 인한 통증의 치유를 돕는 것으로 생각된다.

3) 시술 전 준비

(1) 교감신경 파괴술의 합병증은 매우 심각할 수 있으므로 시술자는 관련 해부학 및 기저질환의 병태생리에 관해 정확히 이해하고 있어야 하며 응급소생술을 위

한 장비가 즉시 사용 가능하도록 준비되어 있어야 한다.

(2) 모든 환자에게 정맥로를 확보하여, 교감신경 블록으로 인해 발생 가능한 혈압저하의 경우 곧바로 처치가 이루어질 수 있도록 해야 하고, 정맥로를 통해 수액을 사전 투여 하는 것이 바람직하다.

(3) 환자의 혈압과 산소포화도를 지속적으로 감시하도록 한다.

4) 시술의 금기증

교감신경 블록과 함께 행해지는 신경파괴술은 다음과 같은 사항의 어느 하나라도 해당될 경우에는 시행해서는 안된다.

(1) 환자의 거부

(2) 혈액 응고 장애(International Normalized Ratio, INR value > 1.5 또는 platelet count < 50,000 /mm³) 또는 항지혈제를 복용 중인 경우, 교감신경총이 인체내 깊숙하게 존재하고 큰 혈관에 가깝게 위치하고 있어 혈관 손상의 가능성이 매우 높고, 혈액 응고 장애를 동반한 경우 심각한 혈종이 발생할 가능성이 있다. 아스피린 또는 항혈소판 제제는 시술 7일 전에, 와파린은 시술 5일 전에 중단해야 한다.

(3) 국소마취제 및 조영제에 대한 알레르기

(4) 바늘 진행 경로에 국소 감염 또는 종양이 있는 경우: 감염은 깊은 조직까지 확산될 수 있다.

(5) 해부학적인 기형 혹은 혈관 변이가 있는 경우: 바늘 주행 경로가 종양으로 인해 막혀 있거나, 척추측만증과 같은 해부학 적인 변형이 있는 경우 시술을 시행하기 어렵게 하고 성공률을 떨어뜨리며 혈관 기형이 있는 경우 예상치 못한 혈관 천자의 가능성을 높인다.

(6) 교정되지 않은 심한 저혈량증: 내장신경(splanchnic nerve), 복강신경총(celiac plexus), 요부 교감신경절의 블록과 동반 되는 신경파괴술은 심각한 혈압 저하를 초래할 수 있고, 특히 양측성으로 시행할 경우 더욱 심하게 나타날 수 있다.

(7) 심부전

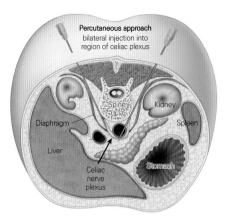
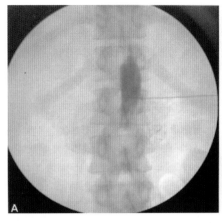
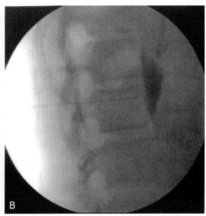

그림 48-23. 복강신경총 신경파괴술 실시 방법과 조영제 주입영상

5) 시술 시 주의할 사항

시술 방법은 일반적인 교감신경블록과 동일하게 신경파괴술을 위해서는 진단적 교감신경블록이 선행되어야 하며 21 gauze, 15 cm Chiba 바늘을 이용해 실시하게 된다.

99% 알코올을 이용한 흉추부 교감신경절의 신경파괴술, 내장신경의 신경파괴술, 복강신경총의 신경파괴술, 요부 교감신경절의 신경파괴술, 하장간막신경총에 대한 신경파괴술, 상하복신경총에 대한 신경파괴술, 외톨이 신경에 대한 신경파괴술 등을 실시할 수 있다.

화학적 신경파괴제를 사용하는 경우에는 약물이 다른 부위로 흘러가는 것에 의한 합병증이 발생할 수 있음을 염두에 두어야 한다.

99% 알코올과 같은 신경파괴제는 진단적 블록 시행 20-30분 후 주입하며 진단적 블록 시에 조영제의 척수강내(intrathecal), 경막외(epidural), 늑간신경(intercostal nerve), 혹은 흉막내(intrapleural) 퍼짐이 의심되는 경우 신경파괴제를 주입해서는 안되고, 시술 자체도 약 1주일 후 다시 실시하는 것이 추천된다. 만약 신경파괴제를 주입하는 도중 환자가 통증을 호소할 경우 즉시 더 이상의 주입을 멈추도록 한다.

신경파괴제의 주입 양은 파괴하고자 하는 신경의 위치에 따라 달라지며 보통 진단적 블록 시에 주입한 국소마취제와 조영제의 합보다 적게하여 느린 속도로 조심스럽게 주입하도록 한다.

이 중 화학적 신경파괴술로 많이 사용하고 있는 몇 가지를 소개한다.

(1) 흉추부 교감신경절 신경파괴술

① 흉추 2번과 3번 레벨에서 시행한다.
② 적응증: 상지의 혈관 질환, 상지의 복합부위통증증후군, 다한증 등
③ 합병증: 기흉, 늑간신경염 등

(2) 내장신경 신경파괴술

① 흉추 11 또는 12번 레벨에서 시행한다.
② 적응증: 급성 또는 만성 췌장염으로 인한 통증, 내장동맥 허혈증(visceral arterial insufficiency), 후복막강(retroperitoneum)과 상복부에 발생한 악성종양에 의한 암성 통증
③ 합병증: 혈압저하, 설사, 기흉 등

(3) 복강신경총 신경파괴술(그림 48-23)

① 요추 1번 레벨에서 시행한다. 미리 CT 등을 파악해 crus line과 L1 level의 paraaortic lymph node enlargement 여부를 파악하고 약물이 어떻게 퍼질지를 구상해 보는 것이 이후 치료 성공 여부를 판단할 수 있게 한다.
② 적응증: 내장신경 신경파괴술과 같다.
③ 합병증: 시술부위의 통증(96%), 혈압 저하(38%), 설사(44%), 전척수 동맥 증후군(anterior spinal cord syn-

drome)에 의한 하반신마비(paraplegia), 신경파괴제가 요추체성신경으로 흐르거나 경막외 혹은 척수강내로의 주입에 따른 근력 저하와 이상감각 등의 신경학적 증상들(1%).

(4) 요부 교감신경절 신경파괴술

① 요추 2번과 3번 레벨에서 시행한다.

② 적응증: 혈액순환 장애(버거씨병, 동맥경화증, 당뇨병성 괴사, 레이노병), 하지의 복합부위통증증후군, 단지통 또는 환지통, 동상, 다한증 등

③ 합병증

A. 알코올이 척추관(vertebral canal), 복강(peritoneal cavity), 또는 혈관내로 흘러 들어갈 수 있으나, 이는 C-arm 유도하에서 시행할 경우 피할 수 있다. 바늘이나 신경파괴제로 인해 신장, 신우(renal pelvis), 요로 혹은 척추간 디스크 등이 손상을 입을 수 있으나, 이 또한 C-arm 유도하에서 시행할 경우 피할 수 있다. 드물지 않게 후복벽에 존재하는 혈관 손상이 일어날 수 있다.

B. 경미한 요통은 흔히 발생한다.

C. 교감신경병성 통증(sympathalgia): 교감신경 섬유들의 파괴에 의해 앞쪽 대퇴부에 쥐어짜는 듯한 혹은 타는 듯한 통증이 발생할 수 있다.

D. 알코올이 음부대퇴신경(genitofemoral nerve)쪽으로 흘러가 음부대퇴신경염이 발생할 수 있다.

E. 혈압 저하

F. 사정 장애 등

(5) 하장간막신경총 신경파괴술

① 요추 3번 레벨에서 시행한다.

② 적응증: 만성 질환이나 악성종양을 가진 환자가 배꼽 이하로부터 골반강 위까지의 하부복부통증을 호소할 경우 시행한다.

③ 합병증: 경미한 요통, 혈압 저하, 설사, 신장이나 요관과 같은 주요 장기 손상, 급성알코올 중독, 비의도적으로 발생한 요부 교감신경파괴술과 관련된 합병증들(요부 교감신경파괴술의 합병증 참고)

(6) 상하복신경총 신경파괴술(그림 48-24)

① 요추 5번 레벨에서 시행한다.

② 적응증: 자궁내막증(endometriosis), 유착, 만성 염증 등의 부인과적인 통증, 간질성 방광염 (interstitial cystitis), 과민성대장 증후군(irritable bowel syndrome), 골반내 장기들의 악성 종양에 의한 통증

③ 합병증: 하장간막신경총 파괴술과 동일하다.

(7) 외톨이 신경 파괴술(그림 48-25)

① 천미추간판(sacrococcygeal disc)을 천자하는 방법으로 시행된다.

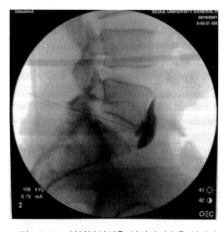
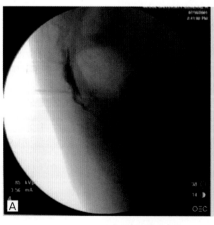
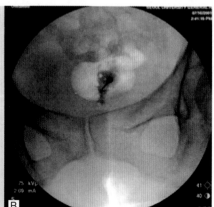

그림 48-24. 상하복신경총 신경파괴술을 실시하기 전 조영제를 주입한 측면상

그림 48-25. 외톨이 신경 파괴술의 영상

② 적응증: 골반강의 악성종양에 의한 회음부 통증(peri-neal pain), 미골통(coccygodynia) 등

③ 합병증: 시술 부위의 국소 통증, 직장 손상, 혈종, 추간판염, 신경염, 신경내 주사, 마미증후군

6) 시술 후 조치

① 신경파괴제 주입 후 반드시 30-60분 동안 환자의 혈역학적 징후를 관찰하도록 한다.

② 환자는 절대적으로 3-4시간 동안 체위 변동 없이 침상 안정을 취해야 한다. 이는 신경파괴제가 주변의 주요 구조물로 퍼져나가 발생하는 합병증을 막기 위함이다. 신경학적 검사에서 이상 소견이 없음을 확인 후 반드시 보호자와 함께 퇴원시킨다.

■ 참고문헌

대한통증학회. 통증의학. 넷째판. 서울, 군자출판사. 2012, 647-62.

대한통증학회. 통증의학. 셋째판. 서울, 군자출판사. 2007, 546-7.

Archer S, Li TT, Evans AT, Britland ST, Morgan H. Cell reactions to dielectrophoretic manipulation. Biochem Biophys Res Comm 1999;257:687-98.

Bogduk N, Long DM. The anatomy of the so-called" articular nerves" and their relationship to facet denervation in the treatment of low back pain. J Neurosurg 1979;51:172-77.

Cedeno DL, Vallejo A, Kelley CA, et al. Comparisons of Lesion Volumes and Shapes Produced by a Radiofrequency System with a Cooled, a Protruding, or a Monopolar Probe. Pain Physician. 2017;20:915-22.

Cheng J, Pope JE, Dalton JE, et al. Comparative outcomes of cooled versus traditional radiofrequency ablation of the lateral branches for sacroiliac joint pain. Clin J Pain. 2013;29:132-7.

Cheng JS, Lim DA, Chang EF, et al. A review of percutaneous treatments for trigeminal neuralgia. Neurosurgery. 2014;10:25-33.

Choi BI, Kweon TD, Park KB, et al. Short Term Outcomes and Prognostic Factors Based on Radiofrequency Thermocoagulation on Lumbar Medial Branches. Korean J Pain 2007;20:116-22.

Choi WJ, Lim JG, Shin JW. Radiofrequency treatment re-lieves chronic knee osteoarthritis pain: A double-blind randomized controlled trial. PAIN 2011;152:481-7.

Chung YJ, Choi JB, Lee YW. Radiofrequency Lumbar Sympatholysis: Comparison with Neurolytic Alcohol Block. Korean J Pain 2004;17:42-6.

Cohen SP, Strassels SA, Kurihara C, et al. Outcome predictors for sacroiliac joint (lateral branch) radiofrequency denervation. Reg Anesth Pain Med. 2009;34:206-14.

Cohen SP, Hurley RW, Buckenmaier CC, et al. Randomized placebo-controlled study evaluating lateral branch radiofrequency denervation for sacroiliac joint pain. Anesthesiology. 2008;109:279-88.

Cohen SP, Raja SN. Pathogenesis, diagnosis and treatment of lumbar zygapophysial (facet) joint pain. Anesthesiology 2007;106:591-614.

Cosman ER, Jr., Gonzalez CD. Bipolar radiofrequency lesion geometry: implications for palisade treatment of sacroiliac joint pain. Pain Pract 2011;11:3-22.

Cosman ER, Rittman WJ, Nashold BS, Makachinas TT. Radiofrequency lesion generation and its effect on tissue impedence. L Appl Neurophysiol 1988;51:230-42.

de Louw AJ, Vlesa HS, Frelingb G, et al. The morphological effects of a radiofrequency lesion adjacent to the dorsal root ganglion (RF-DRG)—an experimental study inthe goat. European Journal of Pain 2001;5:169-174.

Dreyfuss P, Henning T, Malladi N, Goldstein B, Bogduk N. The ability of multi-site, multi-depth sacral lateral branch blocks to anesthetize the sacroiliac joint complex. Pain Med 2009; 10:679-88.

E.Arinez-Barahona, J.L.Navarro-Olveraa, Vega-Sosac, et al. Radiofrequency thermocoagulation in chronic low backpain from the facet joints: Literature review. Rev Med Hosp Gen Méx. 2017;80:185-90.

Fukui S, Nitta K, Iwashita N, et al. Results of Intradiscal Pulsed Radiofrequency for Lumbar Discogenic Pain:-Comparison with Intradiscal Electrothermal Therapy. Korean J Pain 2012;25:155-60.

Gofeld M, Faclier G. Radiofrequency denervation of the lumbar zygapophysial joints-targeting the best practice. Pain Med 2008;9:204-11.

Govind J, Bogduk N. Bonica's Management of pain. 4th ed. Lippincott Williams & Wilkins. 2009;1467-85.

Han KR, Kim C. Trigeminal nerve block with alcohol for medically intractable classic trigeminal neuralgia: long-term clinical effectiveness on pain. IJMS. 2017;14:29-36.

Higuchi Y, Nashold BS, Sluijter M, Cosman E, Pearlstein

RD. Exposure of the dorsal root ganglion in rats to pulsed radiofrequency currents activates dorsal horn lamina I and II neurons. Neurosurgery 2002;50:850-5.

Jin HS, Lee PB, Moon JY, et al. Predictive Factors Associated with Success and Failure for Radiofrequency Thermocoagulation in Patients with Trigeminal Neuralgia. Pain Physician 2015;18:537-45.

Kapural L, Nageeb F, Kapural M, et al. Cooled radiofrequency system for the treatment of chronic pain from sacroiliitis: the first case-series. Pain Pract. 2008;8:348-54.

Kim DW, Koo MS, Lee SK, et al. The Effect of Pulsed Radiofrequency Field Applied to Dorsal Root Ganglion. Korean J Pain 2003;16:48-53.

Kim KH, Choi SH, Kim TK, et al. Cervical facet joint injections in the neck and shoulder pain. J Korean Med Sci 2005;20:659-62.

Kornick C, Kramarich SS, Lamer TJ, Todd Sitzman TB. Complications of lumbar facet radiofrequency denervation. Spine 2004;29:1352-4.

Kwon TD, Lee YW. Anatomical Analysis of Medial Branches of Dorsal Rami of Cervical Nerves for radiofrequency Thermocoagulation Reg. Anesth Pain Med 2014;39:465-71.

Leggett LE, Soril LJ, Lorenzetti DL, et al. Radiofrequency ablation for chronic low back pain: a systematic review of randomized controlled trials. Pain Res Manag. 2014;19:146-53.

Lee SJ, Park SC, Baek S, et al. Pulsed Radiofrequency Lesioning of the Saphenous Nerve in Degenerative Osteoarthritis of Knee. Korean J Pain 2003;16:212-6.

Lee KH, Shin KM, Kweon KS, et al. The Analgesic Effect and Its Neuropathologic Changes of Pulsed Radiofrequency Lesions in the Sciatic Nerve of the Rat. Korean J Pain 2000;13:149-155.

Letcher FS, Goldring S. The effect of radiofrequency current and heat on peripheral nerve action potential in the cat. J Neurosurg 1968;29:42-7.

Lorentzen T. A cooled needle electrode for radiofrequency tissue ablation: thermodynamic aspects of improved performance compared with conventional needle design. Acad Radiol. 1996;3:556-63.

Lu K, Liliang PC, Liang CL, et al. Efficacy of conventional and pulsed radiofrequency for treating chronic lumbar facet joint pain. Formosan Journal of Surgery 2012;45:107-12.

Lundeland B, Kvarstein G. Is there a place for pulsed radiof-requency in the treatment of chronic pain? Scand J Pain. 2016;12:55-6.

McCormick ZL, Korn M, Reddy R, et al. Cooled Radiofrequency Ablation of the Genicular Nerves for Chronic Pain due to Knee Osteoarthritis: Six-Month Outcomes. Pain Med, 2017;18:1631-41.

Moon JY, Choi SP, Lee PB. An Alternative Distal Approach for the Lumbar Medial Branch Radiofrequency Denervation: A Prospective Randomized Comparative Study. Anesth Analg 2013;116:1133-40.

Mullan S, Hekmatpanah J, Dobbin G, Beckman F. Percutaneous intramedullary cordotomy utilizing the unipolar anodal electrolytic lesion. J Neurosurg 1965;22:548-53.

Oh WS, Shim JC. A Randomized Controlled Trial of Radiofrequency Denervation of the Ramus Communicans Nerve for Chronic Discogenic Low Back Pain. Clin J Pain 2004;20:55-60.

Park CH, Lee YW, Kim YC, MD, et al. Treatment Experience of Pulsed Radiofrequency Under Ultrasound Guided to the Trapezius Muscle at Myofascial Pain Syndrome. The Korean Journal of Pain 2012;25:52-4.

Provenzano DA, Lasilla HC, Somers D. The effect of fluid injection on lesion size during radiofrequency treatment. Reg Anesth Pain Med 2010;35:338-42.

Rosomoff HL, Carroll F, Brown J, Sheptak P. Percutaneous radiofrequency cervical cordotomy technique. J Neurosurg 1965;23:639-44.

Schwarzer AC, Aprill CN, Derby R, et al. The false-positive rate of uncontrolled diagnostic blocks of the lumbar zygapophysial joints. Pain. 1994;58:195-200.

Shanthanna H, Chan P, McChesney J, et al. Assessing the effectiveness of 'pulse radiofrequency treatment of dorsal root ganglion' in patients with chronic lumbar radicular pain: study protocol for a randomized control trial. Trials. 2012;28:13-52.

Shealy CN. Percutaneous radiofrequency denervation of the lumbar facets. J Neurosurg 1975; 43:448-51.

Shim JC, Seung IS. Radiofrequency Facet Joint Denervation in the Treatment of Low Back Pain: Relationship with the Diagnostic Block. Korean J Pain 2001;14:218-24.

Sim SE, Ko ES, Kim DK, et al. The Results of Cervical Nucleoplasty in Patients with Cervical Disc Disorder: A Retrospective Clinical Study of 22 Patients. Korean J Pain 2011;24:36-43.

Sim WS, Lee AR. Radiofrequency Lumbar Medial Branch

Denervation Using Bipolar Probe in Patient with Facet Joint Syndrome. Korean J Pain 2004;17:153-8.

Sim WS. bipolar needle technique. KJP 2004;17:153-158.

Sluijter ME, Mehta M. Treatment of chronic back and neck pain by percutaneous thermal lesions. In: Persistent pain, modern methods of treatment. Edited by Lipton S, Miles J: London, Academic Press. 1981;141-79.

Sluijter ME. A review of radiofrequency procedures in the lumbar region.In: Radiofrequency. Part 1. Meggen(LU), Switzer-land, Flivo Press; 2001;59-64.

Van Kleef M, Spaans F, Dingemans W, et al. Effects and side effects of a percutaneous thermal lesion of the dorsal root ganglion in patients with cervical pain syndrome. Pain 1993;52:49-53.

Watanabe I, Masaki R, Min N, et al. Cooled-tip ablation results in increased radiofrequency power delivery and lesion size in the canine heart: importance of catheter-tip temperature monitoring for prevention of popping and impedance rise. J Interv Card Electrophysiol. 2002;6:9-16.

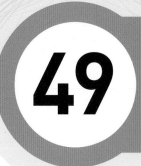

49

경피적 척추체 성형술, 경피적 척추 후만성형술, 경피적 골성형술
Percutaneous Vertebroplasty, Percutaneous Kyphoplasty, Percutaneous Osteoplasty

1. 경피적 골성형술

경피적 골성형술(percutaneous osteoplasty, POP)은 진통제, 방사선 치료 및 항암치료 등의 고식적인 치료에 불응하는 통증이 있는 골 병변에 골 시멘트를 경피적으로 주입하여 즉각적인 통증의 경감, 골 구조의 경화(consolidation) 및 병적 골절의 위험성 감소, 움직임과 삶의 질을 개선시키는 시술이다.

1) 역사

Galibert 등이 골 시멘트를 추체혈관종(vertebral angioma)에 주입하여 경피적 추체성형술(percutaneous vertebroplasty, PVP)를 성공한 이후 현재 (1) 골다공증에 의한 추체압박골절(vertebral compression fracture, VCF), (2) 골전이에 의한 골용해성 혹은 골모세포성 추체골절(osteolytic or osteoblastic vertebral fracture) 및 (3) 추체 자체의 다발골수종(multiple myeloma) 등 다양한 추체 병변에 사용되고 있다.

2) 경피적 골성형술의 통증완화기전과 필요한 골 시멘트의 양

골다공증성 압박골절의 경우 추체의 용적의 약 24% 정도면 충분한 힘을 얻을 수 있으며 유출의 가능성도 줄일 수 있다고 알려져 있다.

3) 경피적 골성형술과 경피적 추체성형술의 비교

경피적 추체성형술은 추체에 골 시멘트를 주입하지만, 경피적 골성형술은 모든 뼈에 골 시멘트를 주입한다. 과거 대표적인 불규칙 골인 척추의 추체 이외에도, 암의 골전이에 의한 통증의 경감을 위해 편골인 견갑골과 늑골, 장골(long bone)인 상완골의 근위 말단과 대퇴골의 대전자 혹은 소전자, 불규칙 골인 장골(ilium)과 좌골(ischium) 등의 요대(pelvic girdle)와 양성병변인 골연골병변이 주로 발생하는 거골(talus)와 경골(tibia) 원위 말단 등에 골 시멘트를 경피적으로 주입이 가능하다.

4) 사용되는 골 시멘트의 종류와 통증완화 기전

흔히 사용되는 골 시멘트로 polymethyl methacrylate (PMMA) polymers, calcium phosphate (apatite or brushite) cements (CPC) 및 dimethacrylate resins 등을 사용하고 있다. 방사선 영상하에서 잘 보이지 않아(low radiopacity) barium sulfate 등을 첨가하여 사용한다(표 49-1). 주입된 PMMA는 (1) 확대(augmentation)효과와 (2) 열과 신경독소에 의한 추체 내의 신경의 파괴로 즉각적인 통증완화효과를 보인다. 그외 (3) 암의 전이의 경우 국소적으로 암세포의 괴사에 도움을 준다.

표 49-1. 골 시멘트의 특징

Polymethyl methacrylate	Calcium phosphate cements	Composite cements
Methyl methacrylate polymers	Calcium phosphate (apatite or brushite)	Dimethacrylate resins
방사선에서 잘 보임	방사선에서 잘 보이지 않음	방사선에서 잘 보임
저비용	고비용	중간 비용
발열반응(80 –120℃)	실온에서 응고반응 느림	저온에서도 빠른 응고반응 (<58℃)
섬유조직피막화(fibrous tissue encapsulation)	Biocompatible and bioresorbable	주위 뼈 무기물침착
골다공증과 전이에 추천	최근 파열골절(burst fracture)에 추천	골다공증에 추천

5) 골다공증성 추체압박골절 시 추체성형술 후 발생한 인접한 추체의 골절(Subsequent adjacent vertebral compression fracture)에 관한 영향

인접한 추체의 상하 추체는 이미 2/3에서 골절이 발견되며, 이것은 추체성형술로 인해 문제가 야기되는 것이 아니라, 이미 형성된 척추후만과 관련된 추체 부하와 연관된다고 생각되며, 골다공증 약물치료로 골절 역치 이상으로 인접 추체의 골밀도를 올리는 것이 중요하다고 한다.

6) 추체성형술 이전에 시행되어야 하는 후관절 주사 혹은 후내측지 주사

정상적인 요추 3번의 관절의 경우 단면적으로 볼 경우 앞쪽 구조물인 추체는 90%, 뒤쪽 구조물인 후관절은 각각 5%씩 차지하고 있지만, 체중은 추체에 80%, 후관절에는 10%씩 부하된다. 추체 압박 골절의 경우 후관절에 체중부하가 증가하여 후관절 증후군을 동반한다. 후관절 주사 혹은 후내측지 주사는 추체성형술전후에 시행할 수 있다.

7) 추체성형술과 척추후만성형술의 비교

경피적 척추후만성형술(percutaneous kyphoplasty)은 풍선 등의 구조물을 사용하여 추체의 수질을 팽창시켜 단단히 다진 후, 골 시멘트의 혈관 내 혹은 경막외강 공간으로 유출되는 위험성은 줄이면서 추체성형술에 비해 골 시멘트를 많이 주입할 수 있다는 장점이 있다. 하지만 단점으로 (1) 골용해성 혹은 골다공증성 추체압박골절이 오랫동안 지속되어 추체 피질의 견인이 불가한 경우 얻는 장점이 없고, (2) 골 시멘트의 주입량과 통증의 개선과는 무관하고, (3) 시간이 지남에 따라 공간(void)을 확보한 추체 내에서 주입된 골 시멘트가 공처럼 따로 분리되는 경우가 발생하기도 하며, (4) 시술 시간이 상대적으로 더 오래 걸리고, (5) 고가이다.

8) 경피적 추체성형술의 접근법의 종류

경피적 추체성형술은 바늘의 추경(pedicle) 통과 여부에 따라 경추경 접근법(transpedicular approach)과 추경외 접근법(extrapedicular approach)으로 나눌 수 있다. 이미 추경나사(pedicle screw)로 고정되어 있는 경우에는 추체의 시술에서는 추경외 접근법을 선택할 수 밖에 없다. 경추경 접근법은 대부분 일측 추경 접근법(unipedicular approach, 그림 49-1)이 (1) 시술 시간 절약 및 시술 중 통증의 감소, (2) 양측 접근법과 동일한 통증 완화 효과, (3) 바늘 주입 횟수의 감소로 이한 신경근 혹은 척수신경 손상의 위험성 감소 등의 장점으로 보편화되어 있다.

9) 일측 경추경 경피적 추체성형술 실제

(1) 술 전 병력 및 이학적 검사, 영상학적 검사, 동의서

① 체중부하가 되는 서거나 앉은 자세에서 축상통증(axial pain)이 증가되고 후관절 통증이 동반될 경우 옆구리 혹은 엉덩이 부위로 연관통(referred pain)을 관절 움직임이 처음 시작되는 아침에 호소한다.

② 또한 골절 및 전이성 암병변이 추간공까지 침범한 경우에는 추간공 추간판 탈출증이나 추간공 협착증과 유사한 양상의 극심한 방사통을 호소하는 경우도 있으며, 이러한 경우에는 추체성형술의 적응증이 될 수 있다.

③ 신경근 압박 증상이 없는 경우 앙와위(supine position)에서 하지직거상검사에는 음성을 보이고, 이상(형)근 증상이 동반되지 않으면 굴곡-내전-내회전 검사(flexion-adduction-internal rotation, FAIR test)에 음성을 보인다. 복와위(prone position)에서 베개를 배 밑에 받혀서 요추전만을 줄인 상태에서 극상돌기 상부

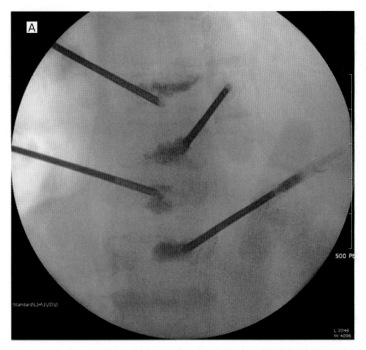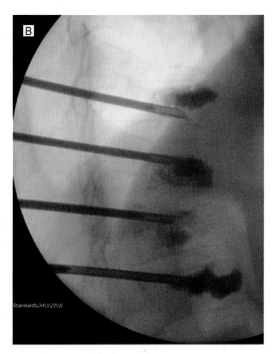

그림 49-1. 흉추 9, 10, 11, 12번에 일측 추경 접근법으로 시행된 다구간 경피적 추체성형술
A: 전후상, B: 측면 투시영상

(supraspinatus area)를 눌러서 압통을 확인한다. 특히 압통을 호소하는 극상돌기 주위로 후관절의 압통도 함께 조사하여 후관절의 연관통도 치료해주면 증상완화가 더 효과적일 수 있다.

④ 술 전 단순 척추 X-ray, 컴퓨터단층촬영 혹은 자기공명영상, 핵의학 검사 및 골밀도 검사 등을 시행하고, 간단한 혈액학적 검사도 함께 시행한다. 불행히도 압박골절의 정도와 통증의 정도가 일치하지 않을 수 있으며, 추체가 완전히 내려앉기 전까지 체중부하가 있을 때마다 통증이 발생할 수 있다.

술 전 바늘 자입 시 발생 가능한 척수 혹은 신경근 손상, 주입된 시멘트의 혈관 내 혹은 경막외강 내 유입으로 인한 합병증, 감염 및 출혈 등의 위험성에 관해 동의서를 받는다.

(2) 안전한 가상선 그리기

술 전 시행한 컴퓨터 단층촬영 혹은 자기공명영상을 피부를 포함해서 촬영을 통해 바늘이 통과할 안전한 가상선을 그릴 수 있다(그림 49-2).

(3) 일측 추경접근법 실제

① 대부분 국소마취로 시행이 가능하며, 필요할 경우 ketorolac 30mg과 fentanyl 50μg 등을 정주한다. 골 시멘트에 항생제가 섞여 있는 경우 꼭 정맥으로 항생제를 주입할 필요는 없지만, 감염의 우려가 있는 경우에는 1세대 세파계 항생제 등을 시술 전에 정주한다. 심전도 및 맥박산소포화도, 혈압기 등의 기본적인 환자감시장치를 부착한다.

② 필요한 경우 후관절 주사 혹은 후내측지 주사를 추체성형술 전 시행한다.

③ 피부 자입점에서 추경의 골막(periosteum)까지 국소마취하고, 대부분의 경우 11G 단일 바늘끝경사면(single-beveled)을 사용하여 상외측(upper lateral) 1/4 추경에 고정한다. 이후 추경을 통과할 때는 추경 밑을 통과하는 신경근 손상을 방지하기 위해 바늘끝경사면을 상외측을 달릴 수 있게 만들고, 추체를 통과하면 바늘끝경사면을 하내측을 향하게 하여 추체의 중심에 도달하도록 한다. 필요한 경우 전이성 암 조직의 경우 고주파열(bipolar radiofrequency)로 열응고 및 감압시킨

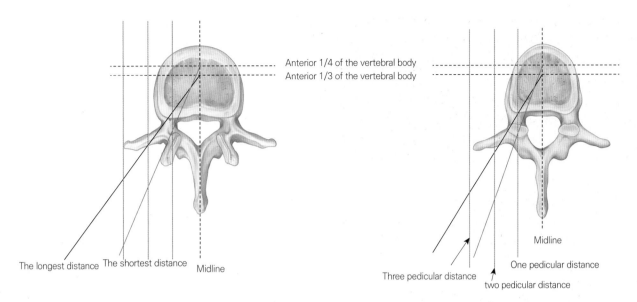

그림 49-2. **안전한 일측성 추체성형술을 위한 가상선 그리기**
골 시멘트가 경막외강으로 누출되는 가능성을 줄이기 위해 목표점을 추체의 앞쪽 1/4과 1/3사이와 추체의 중심선이 만나는 부위로 잡는다. 피부의 자입점은 추체의 앞쪽 1/4과 내측 추경을 연결한 청색선이 되며, 가장 중심에서 가까운 곳이 된다. 반면 중심에서 가장 먼 자입점은 추체의 앞쪽 1/3에서 외측 추경을 연결한 흑색선이 된다. 대부분의 경우 중심에서 1.5에서 2.5 추경까지의 거리에 피부 자입점이 위치한다. 회색선은 1, 2, 3 추경거리 (pedicular distance)를 표시하고 있다.

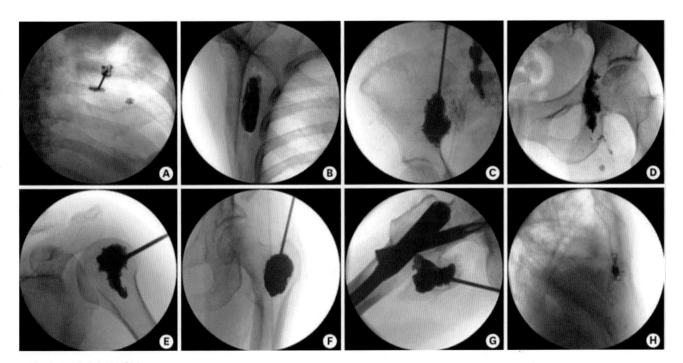

그림 49-3. **경피적 골성형술**
A: Costoplasty, B: Scapuloplasty, C: Ilioplasty, D: Ischioplasty, E: Humeroplasty,
F: Femoroplasty (greater trochanter), G: Femoroplasty (lesser trochanter),
H: Sternoplasty

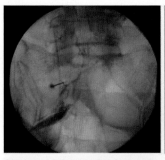
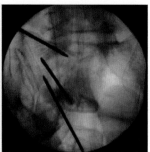
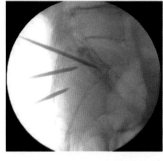

그림 49-4. 경막외 조영술을 이용한 경피적 천추성형술(제1 천골, 좌측 제1, 2천골익)
A: 제 1, 제 2 천추신경근의 경막외조영 B: 전후상
C: 측면 투시영상의 최종 바늘 위치

후 골 시멘트를 주입하여 더 안전하고 효과적으로 척추체 성형술을 시행할 수 있다고 한다.

④ 추체 앞쪽 1/3에서 1/4에 바늘이 도달하면 조영제를 주입하여 혈관 내 혹은 앞쪽 경막외강으로 유입되는 것이 있는지 확인할 수 있다.

⑤ 만약 유입이 확인되는 경우 gelatin sponge를 잘게 썰어 바늘 안에 넣을 수 있다.

⑥ 다시 조영제로 유입이 없는지 확인하고 골 시멘트와 바륨을 섞어 용매에 녹여 치약 묽기로 만든다.

⑦ 주로 측면상에서 관찰하고 전후상과 비교한다(그림 49-1).

⑧ 바늘을 돌려서 빼면서 추체 내에서 시멘트가 원하지 않는 부위에 남지 않았는지 확인한다. 거즈로 압박하여 출혈을 막는다.

(4) 술 후 관리와 당일 수술의 장점

① 앙와위에서 약 2시간 동안 안정을 취한다.
② 필요에 따라 술 후 컴퓨터단층촬영으로 골 시멘트의

주입이 다른 부위로 유입이 없는지 확인할 수 있다.

10) 골성형술의 실제

(1) 척추외골성형술(Extraspinal percutaneous osteoplasty)

전이가 된 장골의 골간(long bone shaft)를 제외하고, 체위에 따른 통증이 있는 모든 뼈에 삽입이 가능하다. 예를 들어 늑골, 견갑골, 장골(ilium), 좌골(ischium), 상완골의 근위말단(proximal head), 대퇴골의 대전자 혹은 소전자(greater or lesser trochanter), 흉골(sternum) 등에 그 뼈로 체중이 가해지는 자세에서 심한 통증(incidental pain)을 가지며, 심한 국소적인 압통의 부위가 방사선 혹은 핵의학 사진과 일치할 경우 시행한다 (그림 49-3).

(2) 경피적 천추 성형술(Percutaneous sacroplasty)

전이되거나 골다공증성 골절의 경우 천골(sacrum)과 천골익(sacral ala)에 시행할 수 있다. 경우에 따라 천추신경의 경막외조영술(epidurogram)을 확인하면서 시행하면 경막 및 신경 등의 손상을 최대한 피하면서 시행할 수도 있다 (그림 49-4).

--- 참고문헌

대한통증학회. 통증의학. 넷째판. 서울. 신원의학서적. 2012, 707-15.

Anselmetti GC. Osteoplasty: Percutaneous Bone Cement Injection beyond the Spine. Semin Intervent Radiol. 2010;27:199-208.

Baek SJ, Park HS, Lee EY. Tageted bipolar radiofrequency decompression with vertebroplasty for intractable radicular pain due to spinal metastasis: a case report. Korean J Anesthesiol. 2016;69(4):395-9.

Cho S, Park HS, Kim DY, Kim CH, Chung RK, Kim YJ. Percutaneous Sacroplasty under Fluoroscopic Guidance Combined with Epidurogram for Sacral Insufficiency Fracture Resulting from Metastatic Tumor and Osteoporosis. Pain Physician. 2016;19(3):E473-80.

Choi HR, Lee PB, Kim KH. Scapuloplasty alleviates scapular pain resulting from lung cancer metastasis. Pain Physician 2010;13:485-91.

Galibert P, Deramond H, Rosat P, Le Gars D. Preliminary

note on the treatment of vertebral angioma by percutaneous acrylic vertebroplasty. Neurochirurgie 1987; 33:166-8.

Kim KH. Preoperative motion-related pain in cancer patient with extraspinal metastases treated by percutaneous osteoplasty. J Anesthe Clinic Res 2011, S1.

Lee JH, Kim SY, Ok HG, Kim TK, Kim KH. Extraspinal percutaneous osteoplasty for the treatment of painful bony metastasis. J Korean Med Sci. 2018; 33(8): e61.

Nieuwenhuijse MJ, Bollen L, van Erkel AR, Dijkstra PD. Optimal Intravertebral Cement Volume in Percutaneous Vertebroplasty for painful Osteoporotic Vertebral Compression Fractures. Spine (Phila Pa 1976). 2012 ; 37(20):1747-55.

Woo JH, Park HS, Han JI, Kim DY. Vertebroplasty for the compression of the dorsal root ganglion due to spinal metastasis. Pain Physician 2013;16(4):E405-10.

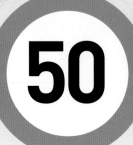

50 경피적 내시경 추간판 절제술
Percutaneous Endoscopic Discectomy

1. 개요

경피적 내시경 추간판 절제술(percutaneous endoscopic discectomy, PED)은 최소침습척추수술(minimally invasive spine surgery, MISS)의 가장 대표적인 수술 방법이며, 통증 전문의(pain physician)의 입장에서 최대침습척추시술(maximally invasive spine procedure, MISP)이 될 수 있다.

2. 통증완화 기전

추간판탈출증(herniated nucleus pulposus, HNP)에 의한 척수와 신경근 압박을 감압(decompression)시키고, 시술 중 지속적인 세척(irrigation)을 통해 염증 물질(inflammatory substances)을 줄이며, 수핵 내로 자라 들어온 신경을 고주파 혹은 레이저를 이용하여 제거(ablation of ingrown nerves)할 수 있다.

3. 접근법에 따른 분류

1) 후외측 접근법(posterolateral approach): 보편적으로 사용되며, 경막외강에 술 후 흉터가 발생하지 않는 장점이 있다.

2) 추궁판간 접근법(interlaminar approach): 요추 5번- 척추 1번 간의 수핵 탈출이면서 엉덩뼈능선(iliac crest)가 높은 경우, 추궁판 제거 없이도 전통적 수술법과 같이 척수를 젖히고 탈출된 수핵을 제거할 수 있다.

4. 후외측 접근법을 통한 경피적 요추 추간판 절제술(Percutaneous endoscopic lumbar discectomy, PELD)

1) 적응증

근본적으로 '기계적 감압(mechanical decompression)'이라는 원칙에서 개방수술(open surgery)과 적응증이 크게 다르지 않지만, 마미증후군이 발생할 경우 아직까지는 개방수술을 시행하는 것이 원칙이다.

  (1) 운동 실조: ankle or foot drop
  (2) 경막외강 주사로 염증 요소를 제거 후에도 반복되는 요하지통으로, 일상생활과 본업을 수행할 수 없는 경우

2) 병력

적·황색 신호 감별(표 50-1)

표 50-1. Red flag and yellow flag signs in back pain

Red flag signs are possible indicates of serious pathology.			
	Possible fracture	Possible tumor or infection	Possible significant neurological deficit
From history	Major trauma	Age > 50 or < 20 years	Severe progressive sensory alteration or weakness
	Minor trauma in elderly or osteoporotic	History of cancer	Bladder or bowel dysfunction
		Constitutional symptoms (fever, chills, or weight loss)	
		Recent bacterial infection	
		Intravenous drug use	
		Immunosuppression	
		Pain worsening at night or when supine	
From physical examination			Evidence of neurological deficit (in the legs or perineum in case of low back pain)

Yellow flags are psychosocial factors shown to be indicative of long term chronicity and disability.

Yellow flags can relate to the patient's attitudes and beliefs, emotions, behaviors, family, and workplace. The behavior of health professionals can also have a major influence.

1. A negative attitude that back pain is harmful or potentially severely disabling

2. Fear avoidance behavior and reduced activity levels because of fear of pain

3. A tendency to depression, low morale, and social withdrawal

4. An expectation that passive, rather than active, treatment will be beneficial

5. Social or financial problems

Modified from McGuirk BE, Bogduk N. Acute low back pain. In: Bonica's management of pain. 4th ed. Edited by Fishman SM, Ballantyne JC, Rathmell JP. Baltimore, MD, Lippincott William & Wilkins. 2010; 1094-105.

3) 술 전 이학적 검사

(1) 하지직거상검사[Straight leg raise (SLR) test]

① 환자의 무릎을 바로 편 상태로 만들기 위해 검사자의 한 손은 환자의 앞쪽 넓적다리(anterior thigh)에 올리고, 환자의 다리를 들어올려 35-70도에서 해당 신경 피부 분절을 따라 신경근통(radicular pain)을 호소하는 경우 양성이다.

② 의심되는 경우 양성을 보이는 그 각도에서 다시 무릎을 굽혔다 펴서 다시 양성을 보이면 확신을 가질 수 있다.

(2) Lasègue test

① 환자의 무릎은 편 상태인 하지직거상검사에서 확신을 가질 수 없을 때, 발목을 뒤굽힘(dorsiflexion)과 고관절의 내회전(internal rotation)을 추가하여, 해당 신경의 긴장을 더 주는 검사법이다.

② 특히 무릎 이하의 해당 신경 피부 분절을 따라 통증을 호소할 경우 침범된 신경근(nerve root)과 후신경절(dorsal root ganglion)을 추측할 수 있다. 예를 들어 요추 5번 신경 압박의 경우 엉덩이(buttock)-외측 넓적다리(lateral thigh)-경골이 만져지지 않는 무릎 이하 외측 다리-발등-엄지발가락으로 통증을 호소한다. 반면 천추 1번 신경이 압박된 경우 엉덩이(buttock)-후측 넓적다리(posterior thigh)-무릎 이하 뒤측 다리(장딴지, calf)-발바닥-새끼발가락으로 통증을 호소한다.

(3) 고관절의 굴곡-내전-내회전검사(Flexion-adduction-internal rotation, FAIR test)

① 해당 다리의 이상근 증후군(piriformis muscle syndrome) 유무를 검사하기 위해, 고관절의 굴곡-내전-내회전을 시행한다.

② 천추2-4와 대퇴의 대전자(greater trochanter) 사이의 이상근을, 굴곡-내전의 상태에서 내회전과 외회전을 반복하면서, 이상근의 압통이 존재할 경우 양성으로 판정한다.

③ 양측을 모두 비교하여야 하며, 투시 영상 혹은 초음파 하에서 국소마취제 주사 후 이 검사가 음성으로 바뀌면 확진한다.

(4) 다른 하지통과 감별

① 족저근막염(Plantar fasciitis): 발바닥
② 발목 염좌(인대손상) 혹은 골절: 발목과 발등 뼈
③ 아킬레스건염(Achilles tendinitis): 종아리와 발목
④ 무릎 골관절염(Osteoarthritis of the knee): 무릎 내측 중간
⑤ 거위발 윤활낭염(Pes anserinus bursitis): 무릎 내측 아래
⑥ 엉덩이정강근막띠 증후군(Iliotibial band syndrome): 무릎 외측
⑦ 무릎 앞 윤활낭염(Prepatellar bursitis): 무릎 위
⑧ Baker's cyst: 무릎 뒤편의 반막모양근(semimembranous muscle)와 안쪽 장딴지근(medial gastrocnemius muscle) 사이
⑨ 궁둥뼈 결절(Ischial tuberosity): 넙다리 뒤 근육(hamstring muscle)들의 기시부

(5) 운동과 반사

① 고관절 굴곡: 요추 2, 3번 신경
② 고관절 신전: 요추 4, 5번 신경
③ 슬관절의 신전과 무릎 반사(Patellar reflex): 요추 3, 4번 신경
④ 슬관절의 굴곡: 요추 3, 4번 신경
⑤ 발목관절의 뒤굽힘: 요추 4, 5번 신경
⑥ 발목관절의 바닥쪽굽힘(Plantar flexion)과 아킬레스건 반사(Achilles reflex): 천추 1, 2번 신경
⑦ 발의 내번(Inversion): 요추 4번
⑧ 발의 외번(Eversion): 요추 5번과 천추 1번 신경

4) 영상 진단

(1) X-ray

① 술 전 추체 사이가 좁을 경우(추간판 높이를 너무 작을 경우), 바늘과 속심(stylet)을 삽입 후, 폐쇄 확장기(obturator dilator)와 작업관(working channel)의 삽입이 어려울 수 있지만, 필요한 경우 폐쇄 확장기 위로 돌출된 작업관을 망치로 쳐서 추체 사이로 고정할 수 있다.
② 전방전위(Spondylolisthesis) 혹은 후방전위(Retrolisthesis): 수핵 탈출증 이외에 추간공(intervertebral foramen)을 좁힐 수 있는 원인을 술 전 발견한다.
③ 요추의 굴곡과 신전 영상: 자세에 따른 추간공의 변화를 관찰한다.
④ 측면과 사면 영상(Lateral and oblique view): 추간공에서 상관절돌기(superior articular process)가 비후된 정도를 측정한다.
⑤ 남성 환자의 경우 엉덩뼈능선(Iliac crest)이 높은 경우: 요추5-천추1번 간 추간판 제거가 후외측 접근으로 힘들 경우도 발생한다.

(2) 자기공명영상(Magnetic resonance image, MRI)

① 탈출: central, subarticular, foraminal, and extra-foraminal zone과 disc, supra-pedicular, pedicular, and infra-pedicular level(그림 50-1)
② 수핵의 분리(sequestration) 유무
③ 추간공에서 상관절돌기의 비후

(3) 컴퓨터 단층촬영(Computed tomography, CT)

① 탈출 되어 돌출된 부위가 연성 혹은 경성을 확인
② 추체의 골주(bony spur)의 추간공의 침범 유무

5) 기구, 내시경 및 준비물

(1) 추간판 조영을 위한 바늘: 17G 바늘이며, 조영제와 염색액(indigo carmine)을 4:1로 혼합하여 5 mL 준비한다.
(2) 속심(stylet): 추간판조영술(discography) 후 바늘내로

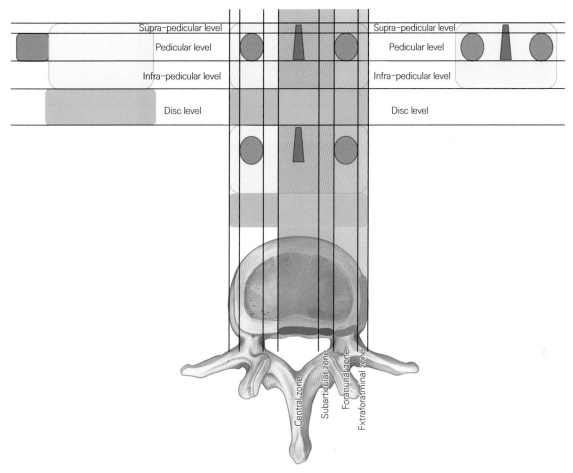

그림 50-1. Schematic summative representation of anatomic levels and zones of a spinal segment. There are central, subarticular (lateral recess), foraminal zone, and extraforaminal (far lateral) zones. In addition, there are supra-pedicular, pedicular, infra-pedicular, and disc levels.

삽입한다.

(3) 속심을 포함하여 작업관의 굵기에 따라 피부와 피하조직에 절개를 넣는다.

(4) 폐쇄 확장기(obturator dilator): 속심을 따라 신경에 손상을 주지 않으면서 근육을 밀치면서 섬유륜까지 삽입한다.

(5) 작업관(working channel): 폐쇄 확장기를 섬유륜에 밀착하고 작업관을 삽입하여 작업관 내에는 섬유륜만 존재하게 한다.

(6) 섬유륜 톱(annulotome) 혹은 구멍 확장기(reamer): 섬유륜에 밀착된 작업관에서 폐쇄 확장기를 제거 후, 속심을 따라 섬유륜 톱을 이용하여 섬유륜에 구멍을 낸다.

(7) 집게(forceps): 섬유륜 톱과 속침을 제거 후, 내시경으로 파랗게 염색된 수핵을 확인 후 양방향 집게, 상향 집게(upward-biting forceps), 꺾어지는 집게(articulated forceps)를 이용하여 제거한다.

(8) 척추 내시경(spinal endoscope): 입수, 출수, 조명 연결, 내시경 연결 및 기구 삽입 등의 5개의 부위로 구성된다.

(9) 양극성 고주파(bipolar radiofrequency) 혹은 레이저: 출혈 조절과 수핵과 섬유륜에 자라 들어온 신경 파괴에 사용된다.

(10) Epinephrine 1 mg/ample과 gentamicin 80 mg/2 mL 을 섞은 차가운 식염수 세척액: 출혈을 줄이고, 추간판 감염을 예방한다.

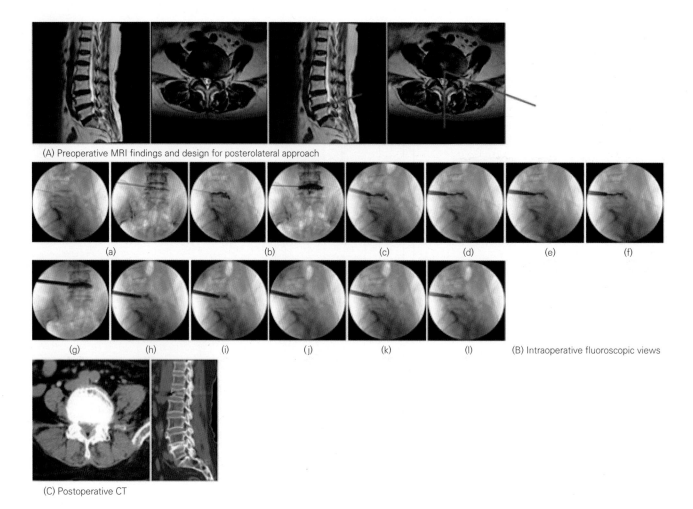

(A) Preoperative MRI findings and design for posterolateral approach

(a)　(b)　(c)　(d)　(e)　(f)

(g)　(h)　(i)　(j)　(k)　(l)　(B) Intraoperative fluoroscopic views

(C) Postoperative CT

그림 50-2. 77세 여자 환자가 3주 전부터 시작된 좌측 하지통으로 내원하였다. 이학적 검사상 좌측 하지직거상 검사, Lasègue test 및 FAIR test상 양성을 보였고, 좌측 foot drop과 ankle drop의 소견을 보였다. (A) 술 전 MRI: 요추4-5 사이 추간판의 전반적인 팽륜과 좌측 척추공 구역의 탈출을 보였다. 추간판의 상하 이동은 거의 보이지 않았다. 촬영된 MRI에서 가시돌기 중심부에서 바늘의 거리와 삽입 각도를 측정한다. (B) (a) 술 중 투시영상: 바늘을 측정한 거리와 각도에서 삽입하여, 측면상에서 추간판의 뒤쪽 1/3에 위치하고 전·후상에서 중앙 혹은 우측까지 도달하게 한다. (b) 추간판조영술에서 모양, 압력 및 통증의 일치성(수면 중에는 측정 불가)을 관찰한다. (c) 폐쇄 확장기(obturator dilator)를 속심을 따라 추간판의 섬유륜까지 밀착시키고, 작업관을 삽입한다. (d, e) 폐쇄 확장기를 제거하고 속심을 따라 작은 것 큰 것을 차례로 섬유륜 톱을 사용하여 섬유륜에 구멍을 낸다. (f, g) 양방향 집게를 이용하여, 측면상에서 후방 1/3, 전후상에서 목표하는 수핵까지 기계적으로 수핵을 제거한다. (h-j) 꺾어지는 집게(articulated forceps)를 이용하여 측면 - 상에서 펴진 상태, 꺾어진 상태에서 수핵을 제거한 상태 및 다시 펴서 끄집어 내는 상황을 차례로 보여준다. (k, l) 양극성 고주파를 수핵과 섬유륜에 자라 들어 온 신경을 먼 곳부터 가까운 쪽으로 차례로 파괴한다. (C) 술 후 CT촬영에서 추간판과 인접한 앞쪽 경막외강으로 좌측은 물론 우측에도 내시경 삽입으로 인한 공기가 차 있는 것을 확인하고 충분한 감압을 확인한다.

6) 수술 과정(그림 50-2)

(1) 술 전 준비

① 병실에서 수술 1시간 전쯤 lidocaine patch를 예상되는 바늘 삽입부에 부착한다.

② 수술 시작 30분 전 항생제(cefazolin 1 g)를 정주한다.

③ Dexmedetomidine을 지속 정주한다.

④ Ketorolac 30 mg과 fentanyl 50 μg을 정주한다.

⑤ 해당 분절이 잘 노출되도록 배 밑에 베개를 잘 받힌다.

(2) 추간판조영술

① 술 전 MRI에서 측정한 척추 중심의 가시돌기(spinous process)에서 외측 10-12 cm 떨어진 위치에서 20-30도 각도로 바늘을 삽입한다.

② 대부분의 경우 전반적인 돌출(generalized bulging)과

4개의 특정 구역(zone)으로 탈출(herniation)이 흔히 발생한다. 투시영상에서 측면상에서는 추간판의 뒤쪽 1/3에 위치하면서, 전후상에서는 가시돌기를 넘어 반대편 추경(pedicle)까지 도달하게 바늘을 넣는다.

③ 추간판 탈출의 아래·위 이동(down- and up-ward migration)이 존재할 경우 모양에 따라 밀어 넣고 집어낼 수 있는지(push-in and pull out) 여부에 따라 아래·위 추체에 붙여서 바늘 삽입 방향도 함께 결정한다.

④ 측면상에서 준비된 조영제와 염색액의 혼합액을 천천히 주입하면서 그 모양을 촬영된 MRI와 일치하는 지 확인한다. 전후상에서 추간판조영을 확인한다.

(3) 바늘에 속심을 넣는다.

(4) 속심을 따라 폐쇄 확장기를 섬유륜에 닿을 때까지 삽입한다.

(5) 폐쇄 확장기를 따라 작업관을 섬유륜에 닿을 때까지 삽입한다.

(6) 작업관과 속심은 남겨두고 폐쇄 확장기를 제거한다.

(7) 섬유륜 절제를 하기 전에 통증을 줄이기 위해 바늘에 국소마취를 네 방향으로 소량씩 주입하고, fentanyl 50 μg을 정주한다.

(8) 작고 큰 구경의 두 종류의 섬유륜 톱 혹은 구멍 확장기를 이용하여, 차례로 속심을 따라 섬유륜을 제거하고 들어간다.

(9) 내시경으로 파랗게 염색된 수핵을 확인한다.

(10) 집게를 이용하여 기계적으로 양방향, 상향 및 꺾어지는 집게를 이용하여, 기계적으로 수핵을 뒤쪽 1/3을 제거한다.

(11) 뒤쪽 1/3 수핵과 뒤쪽 섬유륜 쪽으로 고주파와 레이저를 이용하여 자라 들어 온 신경을 제거한다.

(12) 내시경을 다시 연결하여, 작업관 주위 출혈을 고주파와 레이저를 이용하여 조절한다.

(13) 내시경을 제거하면서 섬유륜, 경막외강, 근육 등에 출혈이 없는지 확인한다.

(14) 흡수되는 실로 피하조직을 1-2 바늘 봉합한다.

(15) 접착 밴드(adhesive band)를 이용하여 피부를 당겨 붙인다.

(17) Piroxicam patch를 그 위에 붙이고, 거즈로 덮은 후 반창고로 당겨 붙인다.

7) 술 후 관리

(1) 수술이 마칠 때 통증을 최소화 하기 위해 정맥 자가통증 조절장치를 부착한다. 하루 Morphine 10mg, ketorolac 90 mg과 nefopam 60 mg 들어갈 수 있게 한다.

(2) 회복실 퇴실 후, 술 후 컴퓨터단층촬영을 시행하여, 추간판 탈출과 붙은 앞쪽 경막외강에 공기가 들어가 있어 충분한 감압이 되었는지 확인한다.

(3) 운동 및 감각 신경 회복의 정도를 술 전처럼 다시 이학적 검사를 실시한다.

① 운동신경: 오래되지 않은 foot drop과 ankle drop은 감압 후 바로 돌아 오는 경우가 흔하다. 술 후 고관절 굴곡이 되지 않으면, 요추 2, 3번 신경을 누르는 출혈을 의심하고, 자기공명영상을 촬영 후 양이 많지 않으면 침상 안정하고 기다리면 일주일 정도에 출혈은 흡수된다. 단, 요근 농양(psoas abscess)가 발생하지 않는지 혈액검사를 시행한다.

② 감각신경: 말초에 가까운 쪽으로 불쾌한 이상감각(dysesthesia)이 오래 남지만, 1달 뒤면 참을만한 정도로, 3달 뒤 정도에는 거의 없어진다. 그때까지 항경련제와 항우울제를 소량씩 투여한다.

(4) 술 후 당일 거동을 시작한다.

(5) 거즈에 출혈이 없으면 다음날 압박한 거즈를 제거하고, piroxicam patch를 그대로 두고 샤워를 하게 한다.

(6) 술 후 2-3일에 퇴원하고, 술 후 1주일에 외래로 관찰한다.

(7) 다시 이학적 검사와 piroxicam patch를 제거하고 상처를 관찰한다.

(8) 최소 3주간은 섬유륜이 닫힐 때까지 체중부하가 되는 운동은 피하고, 1달과 2달 뒤에 추적관찰을 시행한다.

8) 주의점

(1) 최소침습척추수술의 대표적인 경피적 내시경 추간판 절제술은 반드시 수술 전·중·후 모든 과정에서 통증

이 최소화되도록 최선을 다한다. 의사는 작은 수술로 생각하지만, 환자는 과정 중에 발생한 통증으로 최대침습수술로 받아들이고, 수술 결과와 달리 주위에 추천하지 않는다.

(2) 목표하는 수핵에 접근하는 과정이 최소침습이지만, 원하는 충분한 감압의 양을 제거할 수 있어야 한다.

(3) 술 전 영상과 증상이 반드시 일치해야만, 의사와 환자 모두가 만족할 수술 결과를 얻을 수 있다.

(4) 감압에 의한 효과만 바랄 수 있고, 그 외 후관절 증상, 이상근 증상 및 동반 하지 질환에 의한 증상은 따로 치료해야 한다.

참고문헌

Choi EJ, Kim SY, Kim HG, Shon HS, Kim TK, Kim KH. Percutaneous endoscopic debridement and drainage with four different approach methods for the treatment of spinal infection. Pain Physician 2017;20 E933-40.

Kim IS, Kim KH, Shin SW, Kim TK, Kim JI. Indigo carmine for the selective endoscopic intervertebral nuclectomy. J Korean Med Sci 2005;20:702-3.

Kim JE, Kim KH. Piriformis syndrome after percutaneous endoscopic lumbar discectomy via the posterolateral approach. Eur Spine J 2011;20:1663-8.

Kim KH. Safe Sedation and Hypnosis using Dexmedetomidine for Minimally Invasive Spine Surgery in a Prone Position. Korean J Pain 2014 27:313-20.

Kim KH. Use of lidocaine patch for percutaneous endoscopic lumbar discectomy. Korean J Pain 2011;24:74-80.

Kim KH, Lee HJ. Selective percutaneous posterolateral endoscopic lumbar nuclectomy. In: Minimally invasive percutaneous spinal techniques. 1st ed. Edited by Kim DH, Kim KH, Kim YC. 2010; 336-50.

Lee JH, Jeon GR, Ro JH, Byoen GJ, Kim TK, Kim KH. Evaluation of an Experimentally Designed Stereotactic Guidance System for Determining Needle Entry Point during Uniplanar Fluoroscopy-guided Intervention. Korean J Pain 2012;25:81-8.

Ok YM, Cheon JH, Choi EJ, Chang EJ, Lee HM, Kim KH. Nefopam Reduces Dysesthesia after Percutaneous Endoscopic Lumbar Discectomy. Korean J Pain 2016;29:40-7.

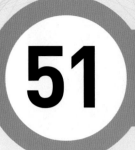

51 초음파영상을 이용한 신경블록
Ultrasound-guided Nerve Block

신경블록을 위한 유도 방법은 방사선 노출의 위험이 없이 정확한 접근이 가능하면 이상적일 것이다. 피부표식(surface landmarks)을 이용하여 신경블록을 하면 부정확할 수 있고, 혈관 천자, 중요 장기 천자 또는 신경내 주입 등의 합병증을 초래할 수도 있다. 또 투시영상(fluoroscopy)을 이용하여 신경블록을 하는 경우, 환자뿐만 아니라 시술자도 많은 양의 방사선에 노출될 수가 있다. 따라서 정확하고 효과적인 치료, 합병증의 감소 및 방사선 노출을 줄이기 위해, 초음파영상을 이용한 신경블록이 확대될 것이다.

1. 큰뒤통수신경블록(대후두신경블록, Greater occipital nerve block)

1) 해부

큰뒤통수신경은 C2 후근의 내측지(medial branch of dorsal ramus)에서 나온 다음, 아래머리경사근(하두사근, obliquus capitis inferior muscle)의 하연을 감아 돌아서, 아래머리경사근의 표층으로 올라간다. 머리반가시근(두반극근, semispinalis capitis)과 등세모근(승모근, trapezius)을 관통하여, 피부에 가까이 분포한다.

2) 적용

두통의 치료에 이용한다.

3) 술기

(1) 환자는 앉은 자세 또는 엎드린 자세를 취한다. 먼저 선형탐촉자를 머리 아래의 정중앙에 두고 둘로 갈라져 있는 C2의 가시돌기(극돌기, spinous process)를 확인한다.

(2) 탐촉자를 시술하고자 하는 쪽으로 약간 이동한 후, 탐촉자의 외측을 머리 쪽으로 비스듬하게 기울여서 C1의 가로돌기를 확인한다.

(3) C2의 가시돌기와 C1의 가로돌기 사이에서 아래머리경사근을 찾는다.

(4) 아래머리경사근의 표층에 박동성의 뒤통수동맥(후두동맥, occipital artery)을 찾고 그것의 가쪽에서 큰뒤통수신경을 확인한다. 바늘은 아래머리경사근과 머리반가시근 근막 사이에 위치시켜 약물을 주입한다(그림 51-1).

2. 셋째뒤통수신경블록(제3후두신경블록, Third occipital nerve block) 및 경추내측지신경블록(Cervical medial branch block)

1) 해부

(1) 경추의 후관절은 후근의 내측지(medial branch of dorsal ramus)의 관절가지로부터 신경지배를 받는다. 그

667

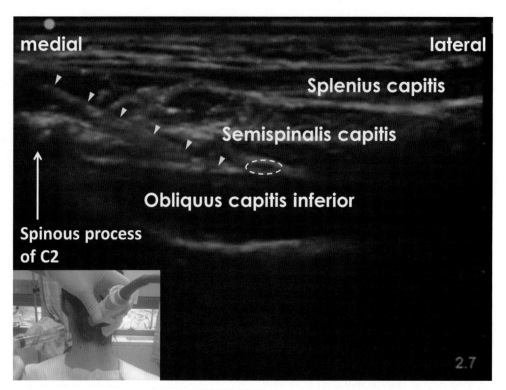

그림 51-1. 큰뒤통수신경블록(greater occipital nerve block)을 위한 초음파영상. 좌측 하단은 큰뒤통수신경블록을 시행하는 모습
Arrowheads = block needle, dotted line = greater occipital nerve

내측지들은 관절기둥(articular pillar)의 가운데 허리 부분을 감싸고 돌아 위아래에 있는 각각의 후관절내로 들어간다.

(2) C3의 경우는 조금 다르다. C3의 deep medial branch는 다른 가지와 마찬가지로 C3의 관절기둥을 감싸서 C3/4의 후관절을 지배한다. C3의 superficial medial branch (third occipital nerve)는 C2/3 후관절의 주위를 지나며 그 관절에 신경지배를 한다. 뒤쪽으로 지나가는 신경은 뒤통수로 올라간다.

(3) C7의 내측지는 주행이 다소 달라서 관절기둥의 중앙보다는 더 머리 쪽으로 붙어서 위관절돌기(superior articular process) 부위를 지나간다.

2) 적용

교통사고 등에 의한 채찍질손상(편타손상, whiplash injury)의 경우처럼 관절증이 확인되거나 의심이 되는 경우 진단적 혹은 치료적 목적으로 사용한다.

3) 술기

(1) 환자는 병변 쪽을 위로 하여 옆누움자세(lateral decubitus position)를 취한다. 선형탐촉자를 척추와 평행한 방향인 세로축으로 하여 탐촉자의 한쪽 끝을 꼭지돌기(유양돌기, mastoid process)에 두고 꼬리쪽으로 내려가다 보면 C1과 C2의 가로돌기를 확인할 수 있다. 약간 뒤쪽으로 이동하면 척추동맥을 관찰할 수 있다(그림 51-2).

(2) 탐촉자를 좀 더 뒤쪽으로 이동하다 보면 C2/3의 후관절을 확인한다. 그 후관절 바로 위에서 셋째뒤통수신경을 관찰한다(그림 51-3).

(3) 좀 더 꼬리 쪽으로 탐촉자를 이동하면서 경추의 레벨을 세어가며 원하는 후관절을 찾을 수 있다. 초음파영상에서 관절과 관절 사이에 움푹 들어가는 부분에서 내측지를 관찰할 수 있다(그림 51-4).

(4) 내측지에 주사하기 위해서는 in-plane 또는 out-of-plane 접근법 모두 가능하지만, 특히 out-of-plane 접근

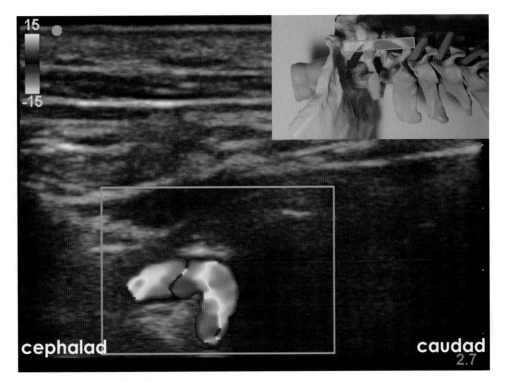

그림 51-2. **C1-2 사이에서 척추동맥의 초음파영상**
우측 상단에서 사각형은 탐촉자의 위치

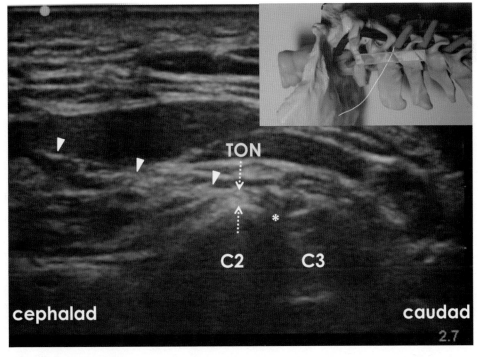

그림 51-3. **셋째뒤통수신경블록의 초음파영상**
우측 상단에서 셋째뒤통수신경의 주행 모식도가 그려져 있고, 사각형은 탐촉자의 위치. Asterisk=C2/3 facet joint, arrowheads=block needle, dotted arrow=third occipital nerve (TON)

법을 이용하는 경우 앞쪽에서 뒤쪽으로 바늘을 향하는 것이 합병증을 줄일 수 있는 방법일 것이다.

(5) 약물의 양은 한 레벨 당 0.1-0.3 mL이면 충분하다. 탐촉자를 척추와 수직 방향인 가로축으로 하여 시행할 수도 있다. 이를 위해서는 내측지가 지나가는 관절기둥의 허리 부분에 탐촉자를 위치하고, 바늘은 in-plane 접근법을 이용하여 뒤쪽에서 앞쪽을 향하여 자입한다(그림 51-5).

3. 팔신경얼기블록(상완신경총블록, Brachial plexus block)

1) 해부

(1) C5-T1 척수신경의 앞가지(전지, ventral rami)가 팔신경얼기(상완신경총, brachial plexus)를 구성한다.

(2) 각 신경뿌리는 척추사이구멍(추간공, intervertebral foramen)을 빠져 나와 앞목갈비근(전사각근, ante-rior scalene)과 중간목갈비근(중사각근, middle scalene) 사이를 지나 다시 합쳐지면서 위(C5, C6), 중간(C7), 아래(C8, T1) 3개의 신경줄기(trunk)를 형성한다.

(3) 이들은 각각 쇄골아래에서 앞, 뒤 신경분열(division)로 갈라졌다가 쇄골을 지나며 위, 중간 신경줄기의 앞분열은 가쪽신경끈(lateral cord)으로, 위, 중간, 아래 신경줄기의 뒷분열은 뒤신경끈(posterior cord)으로, 그리고 아래 신경줄기의 앞분열은 안쪽신경끈(medial cord)으로 이어진다.

(4) 이 세 신경끈들은 겨드랑이의 작은가슴근(소흉근, pec-toralis minor) 바깥쪽 가장자리 부위에서 팔로 가는 말초신경들로 나누어진다.

(5) 신경블록 방법에는 목갈비근사이접근법(사각근사이접근법, interscalene approach), 빗장뼈위접근법(쇄골상접근법, supraclavicular approach), 빗장뼈아래 접근법(쇄골하접근법, infraclavicular approach), 그리고 겨드랑접근법(액와접근법, axillary approach)이 있으며, 통

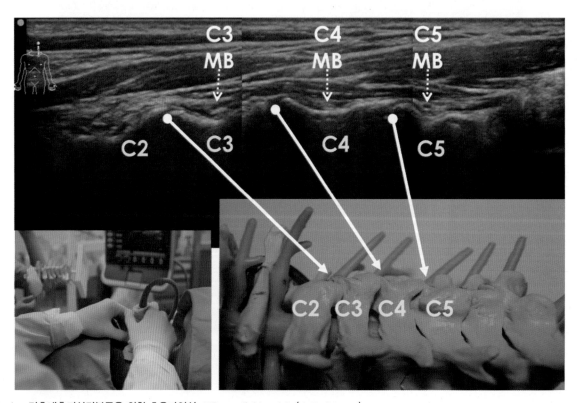

그림 51-4. 경추내측지신경블록을 위한 초음파영상. MB=medial branch (dotted arrow)

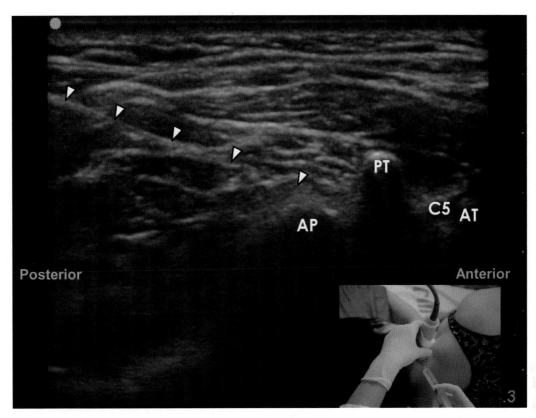

그림 51-5. **경추내측지신경블록의 초음파영상**
In-plane 접근법을 이용하여 바늘은 뒤쪽에서 앞쪽을 향하고 있다. Arrowheads = block needle, AP=articular pillar, AT=anterior tubercle, PT=posterior tubercle

증 외래에서 많이 사용하는 접근법인 목갈비근사이접근법을 소개한다.

2) 목갈비근사이접근법(사각근사이접근법, Interscalene approach)

(1) 적용

위신경줄기(superior trunk of brachial plexus)가 주로 블록 되므로 어깨수술을 위한 부위 마취나 진통에 적합하다. 아래신경줄기(inferior trunk)에 해당하는 C8-T1은 이 접근법을 이용하는 경우 보통 불완전하게 블록 될 수 있다.

(2) 술기

환자는 바로 누운(앙와위, supine)자세를 취하고 고개를 시술반대방향으로 약간 돌린다. 선형탐촉자(linear transducer)를 목의 반지연골(윤상연골, cricoid cartilage) 높이에 두고, 팔신경얼기의 횡단면을 가장 잘 볼 수 있도록 탐촉자를 비스듬하게(axial oblique plane) 둔다. 사각근사이고랑(interscalene groove) 내의 신경은 둥글거나 타원형의 저에코(hypoechoic)로 보인다(그림 51-6).

속목정맥(내경정맥, internal jugular vein)과 목동맥(경동맥, carotid artery)은 보다 더 내측에서 관찰된다. 국소마취 후 in-plane 접근법을 이용하여 바늘을 탐촉자의 외측에서 진입하며, 바늘몸통(shaft)과 끝(tip)을 영상에서 실시간으로 보면서 바늘을 진입시킨다.

국소마취제를 주입하면서 신경 주위로 퍼지는 양상을 관찰하며, 두 목갈비근 사이에서 저에코로 액체 저류의 모습으로 보인다. 목갈비근사이접근법을 시행한 후 합병증 중 하나로서 이차적인 가로막신경마비(횡격막신경마비, phrenic nerve palsy)가 발생할 수 있다. 건강한 환자에서는 문제가 되지 않으나, 폐질환으로 인해 폐기능이 심각하게 제한되어 있는 환자에서는 주의를 요한다.

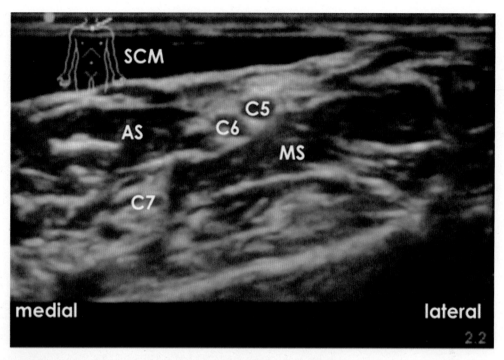

그림 51-6. 팔신경얼기블록의 목갈비근사이접근법(interscalene approach)를 위한 초음파영상
SCM=sternocleidomastoid muscle, AS=anterior scalene, MS=middle scalene

4. 별신경절블록(성상신경절블록, Stellate ganglion block)

1) 해부

(1) 성상신경절은 아래목신경절(하경신경절, inferior cervical ganglion)과 첫 번째 가슴신경절(흉부신경절, thoracic ganglion)이 합쳐져서 이루어진 것으로, 첫 번째 갈비뼈와 C7 가로돌기(횡돌기, transverse process) 사이에 걸쳐있으며 폐 첨부의 뒤쪽, 척추동맥(vertebral artery)보다 안쪽에 주로 존재한다.

(2) 성상신경절에서 신경절후 섬유는 상지의 교감신경분포에 기여한다. 목과 머리로 가는 신경절전 섬유는 경추 교감신경줄기(cervical sympathetic trunk, CST)를 통해 상, 중 경추교감신경절로 이어진다.

(3) 따라서 성상신경절을 블록하면 상지로 가는 교감신경활성이 감소하고, CST 주위에서 블록하면 목과 머리로 가는 교감신경활성이 감소한다. CST는 경동맥 뒤의 척추앞근막(prevertebral fascia) 아래로 지나간다.

2) 적용

주로 머리, 목, 팔 및 가슴부위의 교감신경의존성통증(sympathetic maintained pain)의 치료, 그리고 통증이 없는 질환에서는 혈류를 증가시키거나 땀 분비를 억제하기 위한 치료를 위해 시행한다.

3) 술기

(1) 바로누운자세에서 고개를 약간 반대편으로 돌린다. 선형탐촉자를 이용하여 갑상샘(thyroid gland), 목동맥, 속목정맥을 확인하고 6번째 경추의 가로돌기 앞결절을 찾아서 탐촉자를 약간 꼬리 쪽으로 내리면 가로돌기에 바늘의 진입이 방해되는 것을 피할 수 있다. 보통 C6의 가로돌기는 전결절과 후결절(anterior and posterior tubercles)이 모두 있고(그림 51-7), C7의 가로돌기는 전결절 없이 후결절만 존재한다. C7에서 전결절이 없는 대신 그 위치에 척추동맥이 지나가고, C6에서는 척추동맥이 전결절 속으로 통과하여 주행한다.

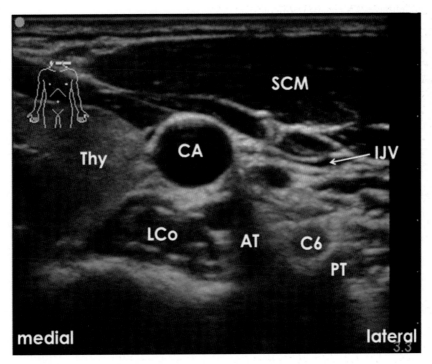

그림 51-7. **C6 level에서의 초음파영상**
속목정맥(IJV)은 압박에 의해 눌려 있음.
Thy: thyroid gland, CA: carotid artery, SCM: sternocleidomastoid muscle, IJV: internal jugular vein, LCo: longus colli muscle, C6: C6 nerve root,
AT: anterior tubercle of C6, PT: posterior tubercle of C6.

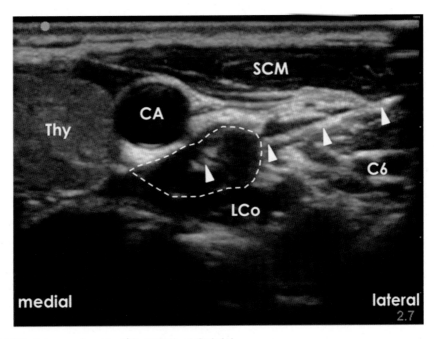

그림 51-8. **성상신경절블록(Stellate ganglion block)을 시행하는 초음파영상**
그림 51-7의 위치보다 좀 더 꼬리 쪽으로 탐촉자를 내려 전결절(anterior tubercle)이 보이지 않는 위치에서 국소마취제(점선)를 주입한다. Thy: thyroid
gland, CA: carotid artery, SCM: sternocleidomastoid muscle, LCo: longus colli muscle, C6: C6 nerve root, arrowheads: block needle

(2) In-plane 접근법을 이용하여 바늘 끝이 긴목근(경장근, longus colli)을 덮고 있는 척추앞근막의 아래에 위치하도록 하여 5-10 mL의 국소마취제를 주입한다(그림 51-8).

5. 어깨위신경블록(견갑상신경블록, Suprascapular nerve block)

1) 해부

(1) 어깨위신경은 팔신경얼기의 C5, 6에서 기인한다. 어깨목뿔근(견갑설골근, omohyoid muscle)과 평행하게 주행하다가 어깨위패임(견갑상절흔, suprascapular notch)을 덮고 있는 견갑횡인대(transverse scapular ligament) 아래로 주행한다.

(2) 가시위근(극상근, supraspinatus muscle) 아래를 지나서 가시관절와패임(spinoglenoid notch)을 돌아 가시아래근(극하근, infraspinatus muscle)으로 분포한다. 어깨위신경은 가시위근과 가시아래근의 운동을 지배하고 일부 어깨관절의 감각신경을 담당한다.

2) 적용

급성, 만성 어깨 통증에 이용한다.

3) 술기

(1) 환자는 앉은 자세 또는 엎드린 자세(prone position)를 취한다. 선형탐촉자를 견갑상와(suprascapular fossa) 위에서 관상면(coronal plane)으로 두고 약간 앞으로 기울여서 시행한다. 가시관절와패임의 윗부분, 가시위근 근막의 아랫부분에서 박동성의 어깨위동맥(견갑상동맥, suprascapular artery)을 찾고, 주위에 같이 주행하는 어깨위신경을 확인한다(그림 51-9).

(2) 바늘은 in-plane 또는 out-of-plane 접근법 모두 이용 가능하다. 약물은 5-10 mL 주입하면 충분하다.

6. 갈비사이신경블록(늑간신경블록, Intercostal nerve block)

1) 해부

(1) 갈비사이신경은 12개의 흉부척수신경에서 시작한다. 추간공을 빠져 나오면 뒤피부가지(후피지, posterior cutaneous branch)를 분지하고, 갈비사이정동맥과 함께 속갈비사이근(내늑간근, internal intercostal muscle)의 깊은 부위를 통과하여 주행하다가, 뒤겨드랑선(후액와선, posterior axillary line)과 중간겨드랑선(액와중간선, midaxillary line) 사이에서 가쪽피부가지(외측피지, lateral cutaneous branch)를 분지하며, 바깥갈비사이근(외늑간근, external intercostal muscle)을 통과한다.

(2) 앞쪽으로 계속 연결되어 앞피부가지(전피지, anterior cutaneous branch)로 끝난다. 12번째 신경은 갈비밑신경(늑하신경, subcostal nerve)이라 부른다.

2) 적용

흉부와 상복부에 발생하는 급만성 통증조절에 이용된다.

3) 술기

(1) 환자는 엎드린 자세나 옆누움자세를 취한다. 갈비뼈각(늑골각, rib angle)을 따라 선형탐촉자를 두고 연이은 2개의 갈비뼈와 가슴막(흉막, pleura)을 확인한다. 이 위치 주위에서 가쪽피부가지가 분지하게 된다.

(2) 가슴막은 호흡에 따라 미끄러지는 양상(gliding action)을 보이며 고에코(hyperechoic)로 보인다(그림 51-10).

(3) In-plane 또는 out-of-plane 접근법 모두 사용할 수 있으며, 한 부위당 국소마취제는 2 mL 이내로 주입한다. 기흉을 피하기 위하여 바깥갈비사이근에 바늘 끝이 도달하면서부터 조금씩 약물을 주사해보면서 들어간다. 속갈비사이근에 약물이 퍼지면서 그 확산을 초음파영상으로 확인한다.

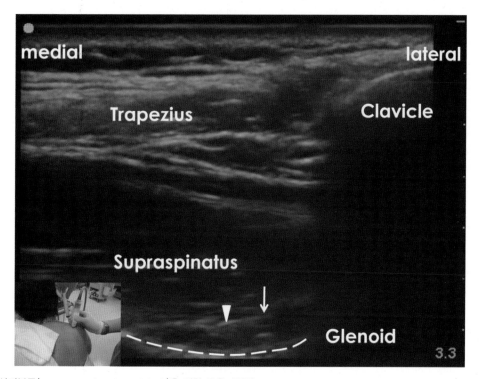

그림 51-9. 어깨위신경블록(suprascapular nerve block)을 위한 초음파영상
Arrow=suprascapular artery, arrowhead=suprascapular nerve, dotted line=spinoglenoid notch, 좌측하단은 어깨위신경블록을 하는 모습

7. 엉덩아랫배신경블록(장골하복신경블록, Il-iohypogastric nerve block) 및 엉덩샅굴신경블록(장골서혜신경블록, Ilioinguinal nerve block)

1) 해부

(1) 엉덩아랫배신경 및 엉덩샅굴신경은 L1에서 기인하고 일부 T12와 교통한다. 엉덩아랫배신경은 전상장골극 (anterior superior iliac spine, ASIS) 상부에서 가로배근(복횡근, transverse abdominis)을 뚫고, 전상장골극 근처에서 배속빗근(내복사근, internal oblique abdominal muscle)을 뚫고 지나간다.

(2) 여기부터 배속빗근과 배바깥빗근(외복사근, external oblique abdominal muscle) 사이를 지나다가 하복부에서 피부로 분포한다.

(3) 엉덩샅굴신경은 엉덩아랫배신경의 아래에서 나란히 주행하고 음경의 뿌리(root) 부분, 음낭(여성의 경우 치

구(불두덩, mons pubis), 대음순(labium majus)), 그리고 넙다리의 안쪽 상부 피부에 분포한다.

2) 적용

Open appendectomy, herniorrhaphy, low-transverse incision 수술과 관련하여 신경손상이 발생할 수 있다. 그로 인한 신경병증 통증의 조절에 이용될 수 있고 상기 수술의 수술 후 통증조절을 위해서도 적용될 수 있겠다.

3) 술기

(1) 환자는 바로 누운 자세를 하고 선형탐촉자를 이용하여 시행한다. 여기서는 복벽의 근육층을 구분하는 것이 가장 중요하다. 신경의 주행에 수직 방향으로 탐촉자를 두기 위해, 전상장골극과 배꼽 사이의 가상선 위에 위치하게 하고, 가쪽 부분을 전상장골극 위에 올리고 관찰한다.

(2) 대개 이들 신경은 가로배근과 배속빗근 사이를 지나며

675

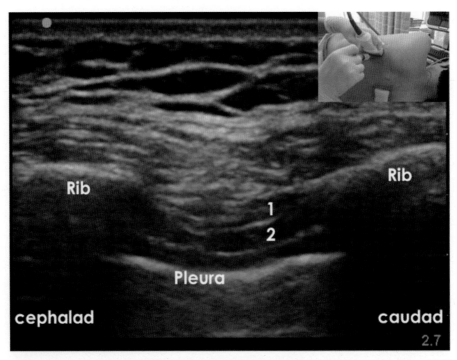

그림 51-10. 두 개의 갈비뼈 사이에서 intercostal muscle과 pleura를 보여주는 초음파영상
In-plane 또는 out-of-plane 접근법 모두 이용 가능하다. 1=external intercostal muscle, 2=internal intercostal muscle

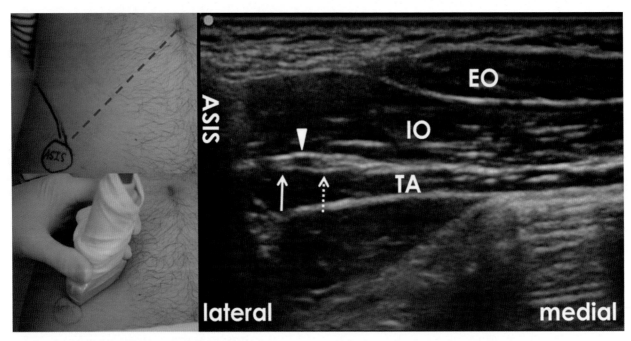

그림 51-11. 엉덩아랫배신경블록 및 엉덩샅굴신경블록(iliohypogastric and ilioinguinal nerve block)을 위한 초음파영상
좌측 사진처럼 탐촉자의 가쪽을 ASIS 위에 올리고 신경 주행에 수직하게 위치시킨다. ASIS=anterior superior iliac spine, EO=external oblique abdominal muscle, IO=internal oblique abdominal muscle, TA=transverse abdominis muscle, arrow=ilioinguinal nerve, dotted arrow=iliohypogastric nerve, arrowhead=deep circumflex iliac artery

전상장골극에서 1.5 cm 이내에서 찾을 수 있고, 근처에서 깊은엉덩휘돌이동맥(심장골회선동맥, deep circumflex iliac artery)의 박동을 확인할 수도 있다(그림 51-11).

(3) 가로배근과 배속빗근의 근막 사이에 약물을 주입하여 신경블록을 할 수 있다.

8. 허리신경얼기블록(요신경총블록, Lumbar plexus block)

1) 해부

(1) 허리신경얼기는 L1-4의 척수신경으로 이루어지고 일부 제12 흉추신경과도 교통한다. 이들은 요추의 가로돌기의 앞에 있는 대요근(psoas major muscle) 속으로 통과하여 앞복벽이나 하지로 내려간다. L1 신경근은 엉덩아랫배신경(장골하복신경, iliohypogastric nerve) 및 엉덩샅굴신경(장골서혜신경, ilioinguinal nerve)을 형성하고, L1, L2 신경근은 음부넙다리신경(음부대퇴신경, genitofemoral nerve)을 형성한다.

(2) L2, L3 신경근은 가쪽넙다리피부신경(외측대퇴피신경, lateral femoral cutaneous nerve)을, L2, L3, L4 신경근의 전지는 폐쇄신경(obturator nerve)을, L2, L3, L4 신경근의 후지는 넙다리신경(대퇴신경, femoral nerve)을 형성한다.

2) 적용

요통, 포착성신경병증, L1-4 신경근의 대상포진후 신경통, 후복막 전이성 암성통증, 허벅지나 엉덩이의 만성 통증 등에 이용된다.

3) 술기

(1) 환자는 엎드린자세를 취하고, 시술자는 선형탐촉자를 요추의 가시돌기에 가로(transverse)로 놓고 약간씩 외측으로 이동하면서 후관절, 가로돌기, 허리네모근(요방형근, quadratus lumborum), 허리근(요근, psoas

muscle)을 관찰한다.

(2) 이때 가로돌기를 관찰한 부위에서 머리 쪽이나 꼬리 쪽으로 조금 이동하면 가로돌기가 보이지 않으면서 바늘이 방해 받지 않고 접근할 수 있는 공간이 생긴다.

(3) 허리근의 내부에 신경이 지나가는 것을 관찰하고 바늘은 in-plane 접근법을 이용하여 안쪽에서 바깥쪽을 향하여 진입한다. 이때 탐촉자의 외측 부분을 더 눌러줌으로써 바늘의 영상을 보다 더 선명하게 얻을 수 있다(그림 51-12).

(4) 한편, 선형탐촉자를 세로(longitudinal)로 놓고 시행할 수도 있다. 요추의 가시돌기를 확인하고 가쪽으로 움직여서 관절돌기(articular process), 가로돌기를 순서대로 확인한다. 가로돌기가 삼지창(trident) 모양으로 보이고 허리근이 가로돌기의 심부에서 지나간다.

(5) 허리근의 뒤쪽 2/3 지점에 고에코의 허리신경얼기가 지나가는 것을 관찰하고 바늘은 in-plane 또는 out-of-plane 접근법을 이용한다(그림 51-13).

9. 넙다리신경블록(대퇴신경블록, Femoral nerve block)

1) 해부

(1) 넙다리신경은 허리신경얼기(요신경총, lumbar plexus), 특히 L2, L3, L4 척수신경의 뒷가지에서 기시한다.

(2) 허리근(요근, psoas muscle)을 지나 장골근막(fascia iliaca) 뒤에서 엉덩허리근(장요근, iliopsoas muscle)의 앞을 지난다. 샅고랑인대(서혜인대, inguinal ligament) 아래를 통과하여 넙다리 앞쪽에서 두렁신경(복재신경, saphenous nerve)으로 이어진다.

(3) 넙다리신경은 넙다리근막(대퇴근막, fascia lata)과 장골근막(fascia iliaca)의 깊은 부위에 위치한다. 넙다리동맥과 정맥은 장골근막(fascia iliaca)의 앞에 위치하고 fascial sheath에 싸여 있으나, 넙다리신경

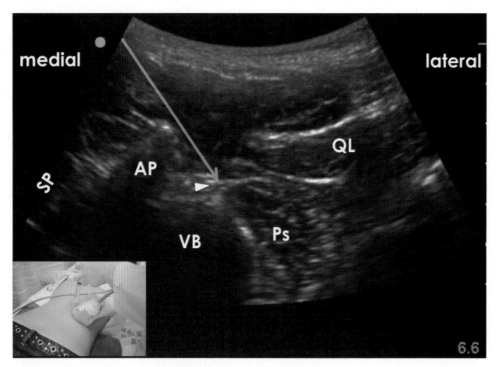

그림 51-12. **허리신경얼기블록(lumbar plexus block)을 위한 가로스캔(transverse scan)**
좌측 하단은 허리신경얼기블록을 시행하는 모습. SP=spinous process, AP=articular process, VB=vertebral body, Ps=psoas muscle, QL=quadratus lumborum, arrowhead=lumbar plexus, arrow=block needle

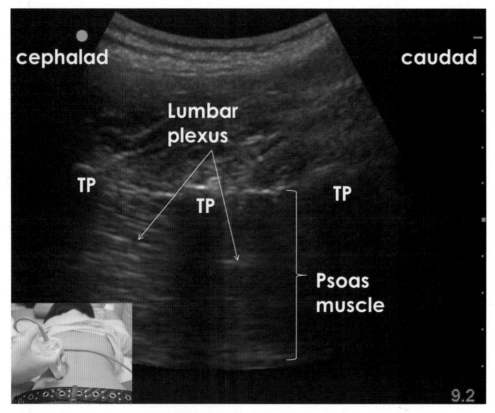

그림 51-13. **허리신경얼기블록(lumbar plexus block)을 위한 세로스캔(longitudinal scan)**
좌측 하단은 허리신경얼기블록을 시행하는 모습. TP=transverse process

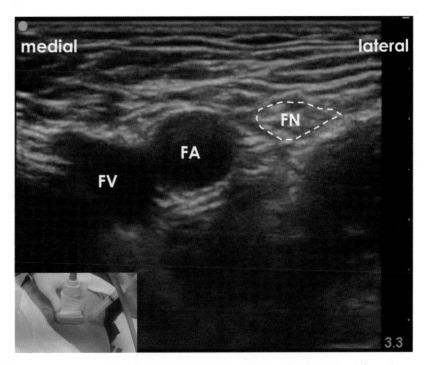

그림 51-14. **넙다리신경블록(femoral nerve block)을 위한 샅굴부위(서혜부, inguinal area)에서의 가로스캔(transverse scan)**
좌측 하단은 in-plane 접근법에 의한 넙다리신경블록을 하는 모습. FV=femoral vein, FA=femoral artery, FN=femoral nerve(점선)

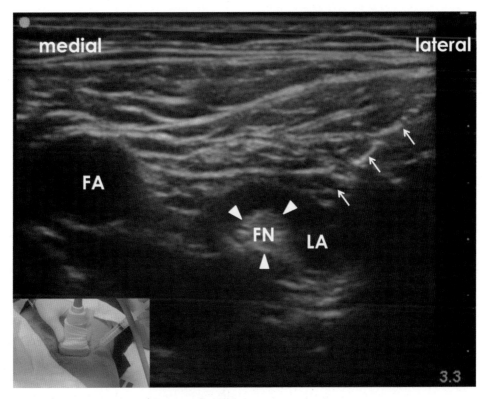

그림 51-15. **넙다리신경블록(femoral nerve block)을 하는 초음파영상**
좌측 하단은 in-plane 접근법에 의한 넙다리신경블록을 하는 모습. 넙다리신경 주위에 국소마취제가 퍼지는 모습을 관찰할 수 있다. FA=femoral artery, arrowheads= femoral nerve (FN), LA=local anesthetic, arrows=block needle

은 혈관들과 달리 이 sheath 내에 있지 않고 뒤쪽 가쪽에 존재한다.

2) 적용

(1) 넙다리신경블록은 넙다리와 무릎 전면 그리고 두렁신경블록을 통해 종아리와 발 내측의 마취와 통증 조절에 이용할 수 있다.

(2) 궁둥신경(좌골신경, sciatic nerve)의 블록과 함께 시행하여 무릎 이하 부위의 마취나 통증조절에 이용한다.

3) 술기

(1) 선형탐촉자를 샅고랑인대(서혜인대, inguinal ligament)에 평행하게 둔다. 안쪽부터 넙다리정맥과 동맥 그리고 신경을 확인한다. 만약 동맥이 2개의 분지로 관찰되면 탐촉자를 더 몸통쪽으로 이동한다.

(2) 넙다리신경은 약간 눌려진 타원형 형태의 고에코로 관찰된다(그림 51-14). 바늘을 in-plane 접근법을 이용하여 가쪽에서 안쪽으로 자입하여 시행한다. 바늘로 장골근막(fascia iliaca)을 뚫고 난 다음, 넙다리신경 주위에 약물을 주입한다(그림 51-15).

(3) 바늘은 in-plane 또는 out-of-plane 접근법 모두 가능하다. 카테터를 삽입하는 경우 out-of-plane 접근법이 유리하다(그림 51-16). 카테터 삽입 시 저항 없이 들어가야 하고 그렇지 못하다면 바늘을 재위치시킨다.

10. 가쪽넙다리피부신경블록(외측대퇴피신경블록, Lateral femoral cutaneous nerve block)

1) 해부

(1) 가쪽넙다리피부신경은 L2, L3 척수신경의 뒷가지로부터 기시하는 순수한 감각신경이다.

(2) 큰허리근(대요근, psoas major muscle)의 가쪽 경계를 빠져 나온 후, 위앞엉덩뼈가시(전상장골극, anterior superior iliac spine, ASIS)를 향해 가쪽 아래쪽으로 주행한다.

(3) 샅고랑인대 아래와 넙다리빗근(봉공근, sartorius muscle) 위를 지나 넙다리로 가서 앞가지와 뒷가지로 나뉜다.

(4) 가쪽넙다리피부신경은 넙다리근막(대퇴근막, fascia lata)과 장골근막(fascia iliaca) 사이에 위치하는 작은 피하신경으로 넙다리 가쪽의 감각신경을 지배한다.

2) 적용

(1) 넙다리에서 피부이식편채취를 위한 부위마취에 사용할 수 있으며, 노인 환자에서 넙다리뼈경부 수술 시 통증의 감소를 위해 사용할 수 있다.

(2) 샅굴부위와 넙다리 가쪽의 통증 또는 압통을 보이는 환자치료(예, 넓적다리감각이상증(대퇴감각이상증, meralgia paresthetica))에 사용한다.

3) 술기

(1) 환자를 바로 누운 자세에서 다리를 뻗게 한다. 샅굴 부위를 노출시키고 전상장골극(ASIS)을 표시한다.

(2) 선형탐촉자의 가쪽 끝은 전상장골극에 두고 해부학적 구조물을 살핀다. 가쪽넙다리피부신경은 전상장골극의 꼬리쪽 그리고 넙다리근막(대퇴근막, fascia lata)과 장골근막(fascia iliaca) 사이에 있다.

(3) 따라서 음향음영(acoustic shadow)을 보이는 전상장골극을 확인한 후, 탐촉자를 넙다리근막과 장골근막, 넙다리빗근이 있는 안쪽 꼬리 쪽으로 움직인다. 가쪽넙다리피부신경은 작은 저에코의 구조물로 종종 넙다리빗근 위의 근막사이공간(interfascial plane)에서 발견된다(그림 51-17). In-plane 또는 out-of-plane 접근법 모두 가능하다.

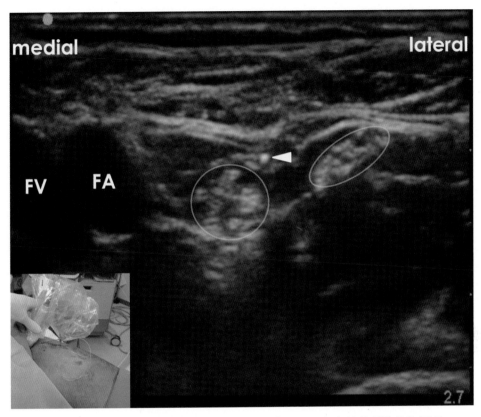

그림 51-16. Out-of-plane 접근법에 의한 넙다리신경블록(femoral nerve block) 및 카테터 삽입술을 위한 초음파영상
좌측 하단은 out-of-plane 접근법에 의한 넙다리신경블록을 하는 모습. FV=femoral vein, FA=femoral artery, arrowhead= block needle, white circles=femoral nerves

11. 폐쇄신경블록(Obturator nerve block)

1) 해부

(1) 폐쇄신경(L2-4)은 대요근의 안쪽 경계를 따라 골반을 향해 내려간다. 폐쇄구멍(폐쇄공, obturator foramen)을 통과한 후, 넙다리의 안쪽 부위에서 모음근 중에서 긴모음근(장내전근, adductor longus)과 짧은모음근(단내전근, adductor brevis) 사이로 지나가는 앞가지(anterior branch)와 짧은모음근과 큰모음근(대내전근, adductor magnus) 사이로 지나가는 뒷가지(posterior branch)로 나뉜다.

(2) 폐쇄신경은 무릎 안쪽에 비교적 작은 부위에 감각 신경지배를 하고, 앞가지는 긴모음근과 짧은모음근을, 뒷가지는 큰모음근과 무릎관절을 지배한다. 폐쇄신경블록은 넙다리신경블록, 궁둥신경블록과 같이 시행하면 무

릎관절전치환술 후에 아편유사진통제의 요구량을 감소시키고 통증 조절을 향상시킨다.

2) 적용

(1) 폐쇄신경만 마취하는 경우는 거의 없다.

(2) 무릎수술 시 부위마취에 추가로 블록하거나, 경요도적 내시경술로 방광시술 시 넙다리모음근반사를 억제하기 위해 사용한다. 또한 뇌성마비 환자에게서 모음근 연축(spasm) 정도를 진단하고 치료하는데 유용하다.

3) 술기

(1) 환자를 바로 누운 자세를 하게 하고 블록할 다리를 약간 벌리도록 한다.

(2) 샅굴 부위와 넙다리의 안쪽 부위를 노출시킨다.

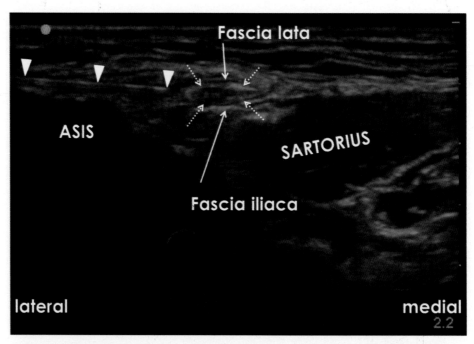

그림 51-17. 가쪽넙다리피부신경블록(외측대퇴피신경블록, lateral femoral cutaneous nerve block)을 위한 초음파영상
Arrowheads=block needle, dotted arrows=lateral femoral cutaneous nerve, ASIS=anterior superior iliac spine

(3) 선형탐촉자를 샅굴주름(inguinal crease) 아래, 넙다리 안쪽에 위치시킨다. 긴모음근과 짧은모음근 사이의 근막사이층(interfascial plane)에서 폐쇄신경의 앞가지를 확인하고, 짧은모음근과 큰모음근 사이의 근막사이층에서 폐쇄신경의 뒷가지를 확인한다.

(4) 주로 in-plane 접근법을 이용하며, 반드시 신경을 관찰할 수 있는 것은 아니므로 두 개의 근막사이층 각각에 국소마취제 5-10 mL를 주입한다(그림 51-18). 주사 부위보다 꼬리 쪽을 누른 상태에서 약물을 주입하면 보다 더 몸통 쪽으로 약물을 보낼 수 있다.

12. 궁둥신경블록(좌골신경블록, Sciatic nerve block)

1) 해부

(1) 궁둥신경은 L4, L5, S1-3에서 기시하여, 조롱박근(이상근, piriformis muscle)과 위쌍둥이근(상쌍자근, superi-or gemellus muscle) 사이를 통과하여 골반에서 큰궁둥패임(대좌골절흔, greater sciatic notch)을 통하여 골반 밖으로 나간다.

(2) 위쌍둥이근, 내폐쇄근(obturator internus muscle), 아래쌍둥이근(하쌍자근, inferior gemellus muscle), 그리고 넙다리네모근(대퇴방형근, quadratus femoris muscle)의 뒷쪽을 지난다.

(3) 큰돌기(대전자, greater trochanter)와 궁둥뼈결절(좌골결절, ischial tuberosity) 사이에서 허벅지로 내려간다.

(4) 궁둥신경은 넙다리 후면 중앙을 따라 주행하다가 다리 오금(슬와, popliteal fossa) 상부에서 정강신경(경골신경, tibial nerve)과 온종아리신경(총비골신경, common peroneal nerve)으로 분지한다.

2) 적용

궁둥신경블록은 넙다리신경이나 허리신경얼기블록과 함께 하면 무릎 이하의 마취에 적용할 수 있다.

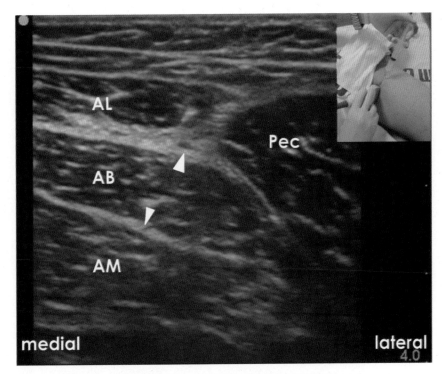

그림 51-18. 폐쇄신경블록(obturator nerve block)을 위해 넙다리 안쪽에서 관찰되는 초음파영상
우측 상단은 폐쇄신경블록을 in-plane 접근법을 이용하여 시행하는 모습. AL=adductor longus, AB=adductor brevis, AM=adductor magnus, Pec=pectineus, arrowheads=interfascial planes for injection targets

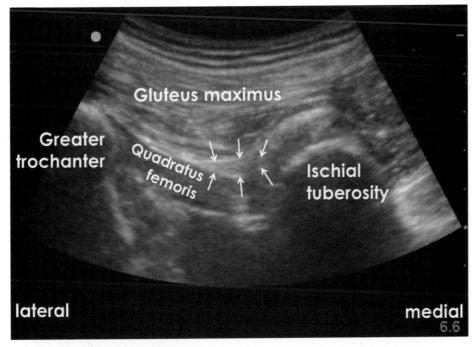

그림 51-19. Subgluteal region에서 궁둥신경의 초음파영상
Arrows=sciatic nerve.

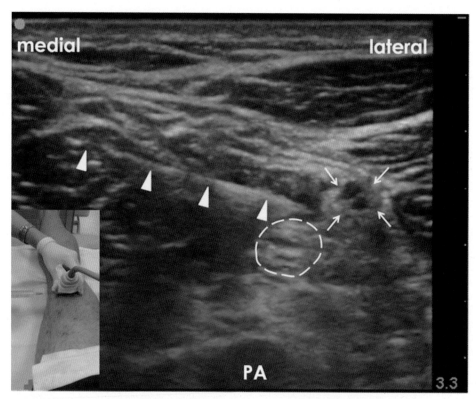

그림 51-20. Popliteal region에서 궁둥신경의 초음파영상. 좌측 하단은 in-plane 접근법에 의한 궁둥신경블록 모습
Dotted circle=tibial nerve, arrows=common peroneal nerve, arrowheads=block needle, PA=popliteal artery.

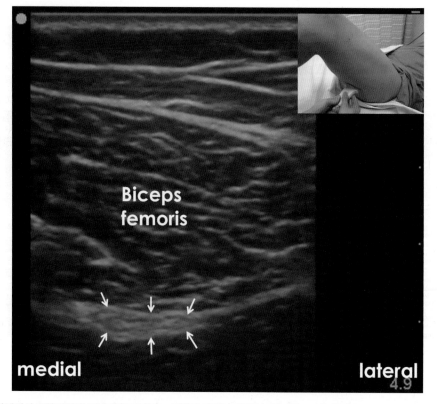

그림 51-21. 바로누운자세에서 무릎관절과 고관절을 구부리고 허벅지 뒤에서 궁둥신경을 찾는 초음파영상
우측 상단은 선형탐촉자를 이용하여 궁둥신경을 찾는 모습. Arrows=sciatic nerve.

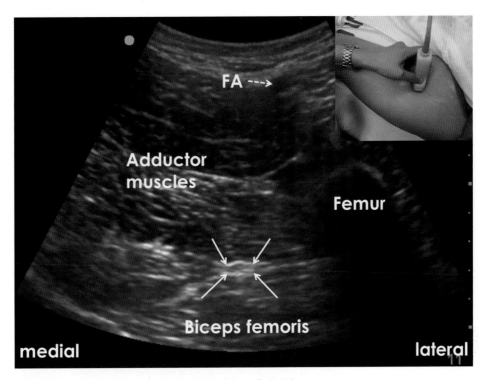

그림 51-22. **바로누운자세에서 넙다리 앞에서 접근하여 궁둥신경을 찾는 초음파영상**
우측 상단은 곡선형탐촉자를 이용하여 궁둥신경을 찾는 모습. Arrows=sciatic nerve, FA=femoral artery.

3) 술기

(1) 궁둥신경은 볼기부위(둔부, gluteal region)에서 다리오금(슬와, popliteal fossa)과의 사이 어느 부위에서든지 블록을 시행할 수 있다. 엎드린 자세에서 곡선형탐촉자를 사용하여 큰돌기와 궁둥뼈결절 사이에서 궁둥신경을 찾은 다음, in-plane 또는 out-of-plane 접근법을 이용하여 블록한다(그림 51-19).

(2) 궁둥신경은 다리오금 부위에서 정강신경(경골신경, tibial nerve)과 온종아리신경(총비골신경, common peroneal nerve)으로 나뉘어지는데, 그 위치는 다양하며 대개 슬와주름(popliteal crease) 상부 30-120 mm 사이이다.

(3) 선형탐촉자가 적당하며 슬와주름에서 슬와동맥(오금동맥, popliteal artery)의 뒤쪽 가쪽에서 고에코의 신경을 찾는다. 궁둥신경이 정강신경과 온종아리신경으로 나뉘어지는 위치에서 블록을 하면 간편하다. 탐촉자를 약간 꼬리 쪽으로 기울이면 신경이 더 잘 보인다(그림 51-20). 바늘은 in-plane 또는 out-of-plane 접근법 모두 가능하다.

(4) 궁둥신경블록은 바로 누운 자세에서도 가능하다. 무릎관절과 고관절을 구부리고 다리를 들고 있는 자세에서 선형탐촉자를 사용하여 궁둥신경을 찾는다(그림 51-21). 바로 누운 자세를 취하고 넙다리의 앞쪽에서 곡선형탐촉자를 이용하여 신경을 찾을 수도 있다. 먼저 넙다리뼈(대퇴골, femur)의 음영을 찾고, 모음근(adductor muscles)보다 깊은 부위에서 고에코의 궁둥신경을 찾는다(그림 51-22).

13. 음부신경블록(Pudendal nerve block)

1) 해부

(1) 음부신경은 S2, 3, 4 신경의 앞가지에서 기인하여 큰궁둥패임(대좌골절흔, greater sciatic notch)을 통과한 후, 궁둥뼈가시(좌골극, ischial spine) 위치에서 엉치가시인대(천극인대, sacrospinous ligament)와 엉치결절인대(천결절인대, sacrotuberous ligament) 사이 공간을

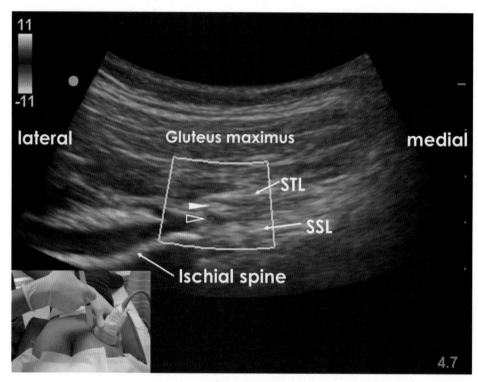

그림 51-23. 음부신경블록(pudendal nerve block)을 위한 가로스캔(transverse scan)
좌측 하단은 음부신경블록을 시행하는 모습이고, 바늘은 안쪽에서 바깥쪽을 향한다. STL=sacrotuberous ligament, SSL=sacrospinous ligament, black arrowhead=pudendal artery, white arrowhead=pudendal nerve.

지나고, 이 사이에서 흔히 포착(entrap)된다.

(2) 이 위치에서 대부분 음부신경은 음부동맥(pudendal artery)의 안쪽에 존재하며 대개 2-3개의 줄기로 나뉜다. 궁둥항문오목(좌골직장와, ischiorectal fossa)의 Alcock's canal을 통하여 골반으로 다시 들어가며 여기서도 포착이 잘 생긴다.

(3) 이는 아래곧창자신경(하직장신경, inferior rectal nerve), 샅신경(회음신경, perineal nerve), 음경등신경(dorsal nerve of penis) 또는 음핵등신경(dorsal nerve of clitoris)으로 이행한다.

2) 적용

음부신경통(pudendal neuralgia)에서 통증조절을 위해 시행할 수 있다. 음부신경통은 비뇨생식기 부위에 통증을 호소하며, 앉은 자세에서 심해지고 변기에 앉으면 통증이 감소하기도 한다.

3) 술기

(1) 환자는 엎드린 자세를 취하고 곡선형탐촉자를 이용하여 궁둥뼈가시를 찾는다. 궁둥뼈가시의 안쪽으로 음부동맥, 엉치가시인대, 엉치결절인대를 확인한 후, 음부동맥의 안쪽에서 음부신경을 찾는다.

(2) 항상 음부신경을 확인할 수 있는 것은 아니므로, 엉치가시인대와 엉치결절인대 사이 공간 그리고 음부동맥의 안쪽 위치에 약물을 주입한다(그림 51-23).

(3) 주사 약물을 음부동맥보다 안쪽에 머물게 하고, 혹시 바깥쪽으로 퍼지면 궁둥신경이 블록될 수 있으므로 주의한다.

▬ 참고문헌

대한통증학회. 통증의학. 넷째판. 서울, 신원의학서적. 2015, 717-27.

문동언, 박휴정, 김영훈(역). 초음파를 이용한 부위신경차단술. 서울, 메디안북. 2010, 71-254.

Ates Y, Asik I, Ozgencil E, et al. Evaluation of the longus colli muscle in relation to stellate ganglion block. Reg Anesth Pain Med 2009;34:219-23.

Eichenberger U, Greher M, Kirchmair L, et al. Ultrasound-guided blocks of the ilioinguinal and iliohypogastric nerve: accuracy of a selective new technique confirmed by anatomical dissection. Br J Anaesth 2006;97:238-43.

Greher M, Moriggl B, Curatolo M, et al. Sonographic visualization and ultrasound-guided blockade of the greater occipital nerve: a comparison of two selective techniques confirmed by anatomical dissection. Br J Anaesth 2010;104:637-42.

Kiray A, Arman C, Naderi S, et al. Surgical anatomy of the cervical sympathetic trunk. Clin Anat 2005;18:179-85.

Peng PW, Narouze S. Ultrasound-guided interventional procedures in pain medicine: a review of anatomy, sonoanatomy, and procedures: part I: nonaxial structures. Reg Anesth Pain Med 2009;34:458-74.

Peng PW, Tumber PS. Ultrasound-guided interventional procedures for patients with chronic pelvic pain – a description of techniques and review of literature. Pain Physician 2008;11:215-24.

Popeney C, Ansell V, Renney K. Pudendal entrapment as an etiology of chronic perineal pain: Diagnosis and treatment. Neurourol Urodyn 2007;26:820-7.

Tubbs RS, Loukas M, Remy AC, et al. The vertebral nerve revisited. Clin Anat 2007;20:644-7.

Urmey WF, Talts KH, Sharrock NE. One hundred percent incidence of hemidiaphragmatic paresis associated with interscalene brachial plexus anesthesia as diagnosed by ultrasonography. Anesthesia and analgesia 1991;72:498-503.

Vloka JD, Hadzic A, April E, et al. The division of the sciatic nerve in the popliteal fossa: anatomical implications for popliteal nerve blockade. Anesth Analg 2001;92:215-7.

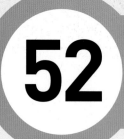

52 근육내자극술과 중재적 미세유착박리 및 신경자극술
Intramuscular Stimulation, Interventional Microadhesiolysis and Nerve Stimulation

근육내자극술(Intramuscular stimulation: IMS)은 근골격계 질환이나 임상적 검사나 방사선학적 검사에 특이한 소견을 보이지 않지만 통증이 있으면서 약물요법 및 중재적 시술 등에 반응하지 않는 환자들에게도 건성 바늘시술(dry needling)을 이용하여 치료하는 시술이다. IMS는 분절성 신경근병증(segmental radiculopathy)으로 인하여 이학적 검사에서 통증을 유발하는 근육의 운동점과 이 근육에 분지하는 척추 신경근(nerve root) 주위의 척추 옆 심부 근육에 있는 운동점(motor points)에도 플런저(plunger)에 장착된 속이 찬 바늘을 깊게 삽입하고 자극하여 통증을 완화 또는 치유하는 치료방법이다.

건성 바늘시술이 의료계에서 혁신적인 신기술로 시작된 것은 아니지만 근골격계 질환을 치료하기 위한 하나의 시술로서 연구 발전되어 왔다. 1800년대부터 영국과 북미의 의사들이 사용하였던 건성 바늘시술은 1941년 Brav와 Sigmond가 요하지통에 시술한 논문에 발표되었고, 1947년 Lancet에 Paulett는 건성 바늘시술이라는 용어를 처음으로 사용하였다. 그 이후 건성 바늘시술의 획기적인 발전은 1976년 Gunn이 근골격계 질환에서 근육의 운동점에 건성 바늘시술인 IMS의 발표와 함께 1979년 Lewit가 근근막통증증후군의 치료에서 통증유발점에 국소마취제를 함유한 통점유발점주사가 약물 효과가 아니고 바늘시술에 의한 자극효과임을 증명하였기 때문이다.

우리나라는 건성 바늘시술인 Gunn의 IMS가 1990년 중반에 소개되었다. 그 후 IMS는 더욱 발전하여 2000년대에 들어오면서 근육의 운동점 이외 근막, 건, 인대, 관절, 말초신경, 척추후관절(facet joint) 및 척추신경의 추간공(intervertebral foramen) 등으로 치료의 범위가 확대되었다. 분절성 신경근병증의 모델인 IMS는 연구 발전되어 기존의 IMS에 새로운 개념을 도입하여 새로운 모델인 중재적 미세유착박리 및 신경자극술(interventional microadhesiolysis and nerve stimulation: IMNS)이 Ahn 등의 연구에서 처음으로 소개되었다. 이들의 연구에서 IMNS는 이상이 있는 분절의 척수신경근 주위를 일차적인 치료 대상으로 하였고, 바늘이 휘지 않고 조직의 손상을 최소화하기 위해 고안된 특수한 바늘을 사용하여 치료 부위에 시술할 수 있도록 하였으며, 아울러 미세유착박리란 개념을 도입하였던 것이다.

IMS는 통증 환자의 진단 시 컴퓨터 단층촬영이나 자기공명영상 혹은 근전도 등의 검사 소견보다 통증이 발생한 근육의 근분절(myotome), 피부분절(dermatome) 및 골분절(sclerotome) 등을 촉진하여 근골격계의 이상을 신체검사하고, 과민성이 있는 척수신경분절을 찾는 것이 매우 중요하다. 결론적으로 IMS는 통증 환자에서 건성바늘시술을 이용하여 발전된 이론적 근거하에 치료효과를 연구 발표하고 발전한 현대의학의 한 분야이다.

IMS는 건성 바늘을 사용하는 것이 동양의학의 한의학적인 침술로 오인 받았다. 그러나 침술은 고대 중국의 전통 동양의학에서 기의 흐름에 의한 경혈이론에 근거로 하여 치료하는 한의학적 시술이다. 그래서 IMS와 침술은 각각 다른 이론적 배경을 가지고 있기 때문에 완전히 다른 학문이다. IMS는 해부병리학적 및 신경생리학적 이론에 근거를 두고 병력 및 신체검사를 하고 신경생리학적 및 영상의학적 진단법을 병행하는 현대의학적 의료 치료 시술이다. 공통점은 IMS가 침술과 같은 속이 찬 바늘을 사용한다는 것과 치료하는 부위인 근육의 운동점과 경혈의 위치가 유사하다는 것뿐이다.

1. IMS의 분절성 신경근병증성 (Segmental radiculopathy) 모델

분절성 신경근병증성 모델의 이론적 근거는 Canon과 Rosenblueth의 탈신경 초감수성 이론(The supersensitivity of denervated structures, a law of denervation)과 Korr의 반사 촉진분절(facilitated segment)에 의한 신경근의 중추민감화(central sensitization)이다.

탈신경 초감수성 이론은 어떤 신경의 단위가 손상되면 손상된 신경의 원심 뉴런이 지배하는 영역의 모든 근육, 피부, 혈관, 인대 및 골막 등에서 화학적 자극에 대한 수용체의 반응이 비정상적으로 감작이 발생한다는 것이다. 이러한 영향은 직접 손상 받은 부위에 최대로 나타나고, 신경손상 후 일정 시간이 지나면 탈신경 초감수성이 발생한다는 것이다.

반사 촉진분절은 척수에 대한 직접적인 혹은 신경 신호를 통한 지속적인 자극에 의해서 척수와 해당 분절에서 비정상적인 통증이 유발되며, 민감화된 분절에서 통증뿐만 아니라 조직에도 일련의 병적인 변화가 발생한다. 그래서 신경손상에 의한 민감화 현상은 만성 통증의 원인과 깊이 관련되어 있다고 한다.

통증 및 이상이 있는 부위에 분포하는 척수 신경근에 대한 손상 혹은 만성적인 자극에 의한 신경근병증(radiculopathy)은 이 신경근이 지배하는 해당 분절에 통증과 더불어 피부분절(dermatome), 근분절(myotome), 골분절(sclerotome) 및 자율신경계에 이상을 흔히 동반한다. 신경근 민감화에

의한 분절성 신경근병증의 가장 흔한 원인은 Gunn은 퇴행성 변화인 척추증(spondylosis) 또는 전척추증(pre-spndylosis)이라고 하였고, 가장 손상을 잘 받는 신경으로써 척추 신경근과 가지들이다. 주로 신경이 나오는 추간공에서 뼈의 모서리, 근막 및 인대 등에 압력, 잡아당김, 각형성(angulation) 및 마찰로 지속적인 자극을 받게 되어 척추 신경근의 민감화을 초래하게 된다.

분절성 신경근병증에서 척추 신경근의 민감화로 척수신경의 앞가지 및 뒷가지가 지배하는 근분절(그림 52-1)에 해당하는 골격근이 조직 중에서 가장 민감하게 반응하고, 지속적인 수축과 긴장도의 증가로 통증, 관절운동의 제한 및 퇴행성 변화를 촉진시킨다. 특히 척추 신경근 뒷가지의 내측분지 지배를 받는 척추 주위 뭇갈래근(multifidus) 및 돌림근(rotatores)이 민감하게 수축한다. 이러한 신경근병증에 의해 척추 주위 근육은 척수 분절양상으로 근육이 단축이 되어 짧아지고, 이들 근육의 단축이 부착된 척추 극돌기 사이의 공간을 좁아지게 만들고, 이로 인해 추간판과 신경근이 나오는 신경공이 좁아지며, 그러므로 신경근 포착과 지속적인 자극으로 신경의 민감화(sensitization)와 기능이상을 유발하는 악순환이 반복하게 된다(그림 52-2). 그래서 Gunn은 IMS을 이용하여 척수 신경 앞가지가 지배하는 압통이 있는 근육의 운동점을 자극하여 치료하여야 하고, 아

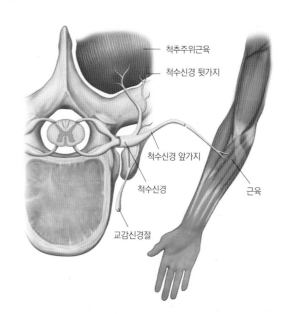

그림 52-1. 척수신경의 앞가지 및 뒷가지가 분지하는 근육

척추주위근육
척수신경 뒷가지
척수신경 앞가지
척수신경
근육
교감신경절

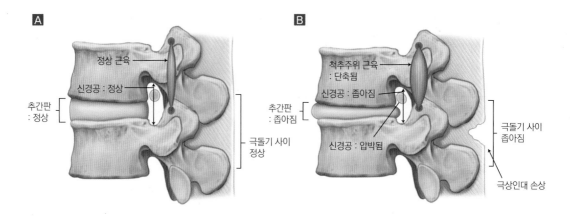

그림 52-2. 분절성 신경근병증에 의한 척추의 병적인 변화
A: 정상 척추, B: 신경근병증에 의한 척수신경 뒷가지에 지배받는 척추 주위 심부 근육의 단축이 극돌기 사이 추간판 사이 및 추간공이 좁아지면서 신경근이 압박을 받는다.

울러 척수신경 뒷가지가 지배하는 척추 주위 근육의 운동점에도 IMS을 시술하여 자극 및 압박에 의한 반복되는 신경근 민감화를 치료하는 것도 매우 중요하다고 하였다.

반복되는 자극에 의한 척추 신경근의 민감화는 만성 척추 통증의 원인으로 신경근의 부종과 유착을 유발한다. 분절성 신경근병증에 의해서 병리학적으로 조직내 결합조직이 신경 주위 조직에 섬유화(fibrosis)을 초래한다. 이러한 신경 주위의 섬유화 및 유착은 신경근에 대해서 기계적인 압박, 자극 및 당김 등의 요인이 되며 신경근이 고정(fixation)되어서 압박과 긴장에 의해 매우 민감하게 반응하게 된다. 기존치료에 통증이 잘 조절되지 않고 재발하는 척추통증 환자의 대부분은 척추 신경근 주위의 유착이 원인이 된다. 척추 통증의 중요한 요인으로 경막뿐만 아니라 신경근 및 그 가지 주위에 섬유화로 유착이 있으면, 이 유착을 박리해 주는 것이 민감화된 신경근에 의한 근육의 운동점 자극보다 근본적으로 분절성 신경근병증을 치료하는데 매우 중요하다고 평가되었고, 그래서 플런저에 속이 찬 침을 이용한 IMS치료가 아닌 바늘의 끝이 둥글고 넙적하여 조직의 손상이 적은 특수한 둥근 바늘(Round Needle)을 이용하여 방사선 투시 감시하에 신경근 주위의 유착된 부위에 IMNS인 미세 유착 박리 및 신경자극을 시술한다. 그리고 더욱더 치료 범위가 확대되어 IMNS는 분절성 신경근병증으로 신경근 주위뿐만 아니라 건, 인대, 관절 및 말초신경 등에도 유착이 있으면 역시 IMNS로 치료한다.

2. 분절성 신경근병증에 의한 병적인 변화

1) 근육 단축(Muscular contraction)

신경근 민감화로 구조물 중에서 가장 민감한 것은 골격근이다. 민감화된 신경근에 분지하는 근육내 수용체의 민감성이 아세틸콜린(acetylcholine)에 대한 이상반응으로 근육의 단축을 일으키고, 비정상적으로 아세틸콜린 수용체가 운동종말판(motor end plate)뿐만 아니라 전체 근섬유 막에 분포하며, 근섬유 막 전체가 서서히 탈분극을 유발하여 수축이 의지와 무관하게 지속된다(그림 52-3). 그리고 근육의 단축은 건이나 인대에 부착된 근육과 뼈 사이에서 장력이 증가되면서 건병증(tendinopathy), 건활막염(tenosynovitis) 및 연골연화증(chondromalacia) 등과 같은 이차적인 병변을 일으키고(그림 52-4) (표 52-1), 건과 인대는 조직학적으로 두꺼워지나 콜라겐(collagen)이 엉성하고 부서지기 쉬운 비정상적인 교차결합을 한다.

2) 통증

신경근 기능 이상에 의한 신경병증성(neuropathic) 통증인 자발통 이질통(allodynia) 통각과민(hyperalgesia) 및 불쾌한 감각이상 등을 유발하고, 근육내 비정상적으로 항진된 압통이 있다.

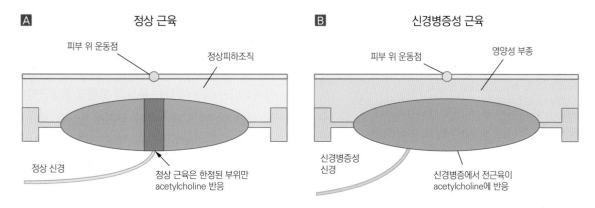

그림 52-3. 신경근병증성 근육의 acetylcholine 수용체의 변화
A: 정상적인 근육은 acetylcholine 수용체가 운동점에 국한. B: 신경병증성 근육은 acetylcholine 수용체가 근육 전체에 분포

표 52-1. 단축된 근육에 의해 초래되는 부위별 이차적 질환

	단축된 근육
머리	
전두통	등세모근, 머리반가시근, 뒤통수이마근
측두통	측두근, 등세모근,
두정 두통	머리널판근, 등세모근, 머리반가시근, 뒤통수이마근
후두 두통	뒤통수아래근
상지	
두갈래근 건염	위팔두갈래근
회전근개증후군	가시위근, 가시아래근, 어깨밑근, 작은가슴근
동결견	어깨에 작용하는 모든 근육
테니스엘보우	위팔노근, 긴 및 짧은노쪽손목폄근, 자쪽손목폄근, 위팔세갈래근, 팔꿈치근
수근관증후군	원엎친근에 의한 포착
드퀘르뱅 건활막염	긴엄지벌림근, 짧은엄지폄근
척추	
척추증	해당 척추에 작용하는 근육
추간판탈출증	해당 척추 추간판에 작용하는 근육
후관절 증후군	해당 척추 후관절에 작용하는 근육
허리염좌	해당 척추 주위 근육
하지	
궁둥구멍근증후군	궁둥구멍근
슬개 주위 윤활낭염,	넙다리네갈래근
슬개골 연골연화	넙다리네갈래근
슬개하건염	넙다리네갈래근
정강뼈부목	앞정강근
아킬레스 건염	장딴지근, 가자미근
무지외반증	긴 및 짧은엄지폄근
족저근막염	짧은발가락굽힘근, 벌레근

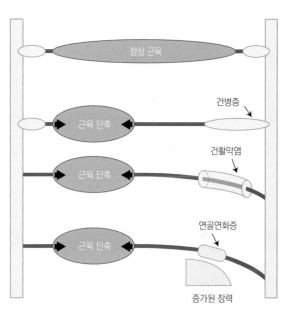

그림 52-4. 신경근병증에 의한 근육의 단축으로 이차적 변화인 건병증, 건활막염 및 연골연화증의 병변을 일으킨다.

3) 교감신경계 이상

신경근병증은 혈류 감소 및 피부의 차가움 등의 혈관운동 활성(vasomotor activity)의 이상, 땀샘운동 활성(sudomotor activity)의 이상, 피부는 두껍고 주름이 많은 모양(goose bump appearance)의 모발운동 활성(pilomotor activity)의 이상 등의 교감신경계의 기능 이상을 보인다.

표 52-2. 신경근병증을 평가하기 위한 신체검사

1. 환자의 자세, 모양 및 걸음걸이 관찰
2. 환자의 병력
3. 환자가 통증을 호소하는 부위 촉진
   1) 피부의 촉진: 두께, 질감, 압통, 주름 및 온도 확인
   2) 근육: 단단한 띠와 압통을 확인
   3) 건 및 인대의 촉진
   4) 관절의 촉진: 관절의 간격, 압통, 연부조직 질감 및 운동범위 확인
   5) 양측을 촉진하고 척추 분절성 신경근병증 평가
4. 척추의 촉진
   1) 극돌기에 압력 가함
   2) 극돌기사이 인대에 압력 가함
   3) 극돌기의 좌우 측면에서 압력 가함
   4) 척추후관절을 문지르듯 압력 가함
   5) 척추의 양측을 촉진 및 척추 분절성 검사
5. 운동범위 측정
6. 신경학적 검사
7. 분절성 신경근병증의 종합 평가

4) 콜라겐 섬유의 질적 및 기타 변화

신경근병증은 콜라겐을 분해하여 건이 약해지고 보상작용으로 두꺼워진다. 콜라겐의 변화는 인대, 연골, 뼈 등에 영향을 미치고, 칼슘침착이나 골밀도저하와 같은 골변화도 유발한다.

3. IMS 및 IMNS의 신체검사(Physical examination) 및 진단

신체검사는 통증이 있는 부위의 분절성 신경근병증을 평가하고 진단하는데 중요하다. 근골격계 통증을 평가하기 위한 신체검사는 표 52-2와 같이 순서대로 시행한다. 신경근병증에 의한 병적인 변화을 찾기 위해 피부의 피부분절, 압통이 있는 근육의 근분절(표 52-3), 그리고 건-골막 접합부의 골분절(그림 52-5) 등을 촉진하여 이상 소견을 검사하고, 그에 해당하는 척추 및 주위를 촉진하고 나서, 그와 관련된 척추뿐만 아니라 가능한 모든 척추를 촉진하여 민감성을 보이는 척수 분절을 평가하는 것이다. 분절성 신경근병증 진단이 되면 그 부위의 운동범위 측정 및 신경학적 검사 등의 특수검사를 시행한다. 진단의 보조검사로 임상진단검사 방사선검사 및 신경진단검사도 필요한 경우 검사한다.

분절성 신경근병증에 있어서 분절성검사를 하는 것은 치료의 방향을 결정하는데 중요하다. 이와 같은 분절성 신경근병증의 변화를 Maigne는 분절성 척추 봉와염성 힘줄골막근육통 증후군(segmental vertebral cellulotenoperiosteomy-

표 52-3. 상지 및 하지 근육에서 주된 분절 및 분포 분절

주된 분절	근육	분포 분절
C5	마름근 가시위근 어깨세모근, 가시아래근, 작은가슴근, 위팔두갈래근	C5 C4, C5 C5, C6
C6	큰가슴근 부리위팔근, 위팔근, 위팔노근 손뒤침근 넓은등근, 큰가슴근 긴노쪽손목폄근	C5-T1 C5, C6 C6 C6, C7
C7	위팔세갈래근, 원엎침근, 팔꿈치근, 긴손바닥근	C7, C8
C8	손가락굽힘근, 자쪽손목굽힘 및 폄근	C7-T1
T1	손 내재근	
L2	넙다리빗근	L2, L3
L3	긴모음근	L2, L3
L4	넙다리네모근	L2-4
L5	바깥근막긴장근, 앞정강근 중간볼기근, 반막근, 반힘줄근 큰볼기근	L4, L5 L4-S1 L4-S2
S1	넙다리두갈래근, 장딴지근, 가자미근	L5-S2 S1, S2
S2	발 내재근	

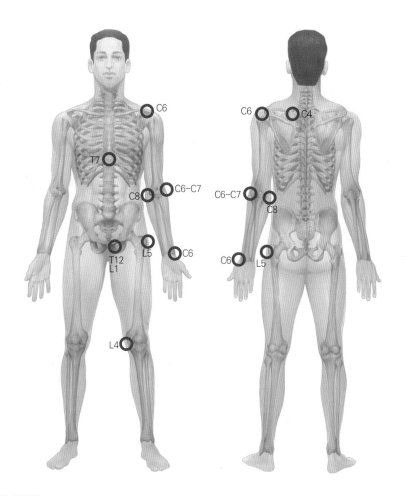

그림 52-5. **건-골막 접합부의 골분절**

algic syndrome)이라고 하며, 특히 봉와염(cellulalgia)은 이상이 있는 신경 지배 분절의 피부와 피하조직을 집어올려 감아보기 검사(pinch-roll test)를 하여 평가한다(그림 52-6). 집어올려 감아보기 검사는 분절성 신경근병증에서 영양성 변화(trophic change)에 의해 피부 통증 및 피부가 두꺼워진 것을 평가할 수 있으며, 피부분절과 약간의 차이가 있지만 대부분 일치하며 분절성 척추 기능 이상을 진단하는데 가치가 있다.

1) 분절성 신경근병증의 신체검사 방법

(1) 집어올려 감아보기 검사(Pinch-roll test)

피부를 엄지와 검지 손가락의 사이에 동일한 압력으로 부여 잡고 위로 들어올리고, 좌우로 밀거나 굴리면서 검사한다(그림 52-7). 관찰 대상은 피부의 두께와 통증 유무이다.

유의해야 할 점은 피부분절을 따라 검사하고, 양쪽을 비교 평가한다.

(2) 근육 촉진(Muscle palpation)

근육의 힘살(muscle belly)을 손가락으로 촉진한다. 등세모근 및 위팔두갈래근 등과 같은 근육은 집게 촉진(pincer palpation)법과 가슴이나 등의 평편한 근육은 누름 촉진(flat palpation) 법으로 평가한다. 같은 분절의 지배를 받는 가능한 모든 근육을 촉진하며 척추에서 가까운 데서 먼 곳으로 촉진한다.

(3) 영양성 변화 관찰

목 뒤쪽이나 등에서 피부를 양쪽 엄지와 검지로 넓게 집어 피부를 오그리면 피부에 오렌지 껍질 모양과 영양부종(Tro-

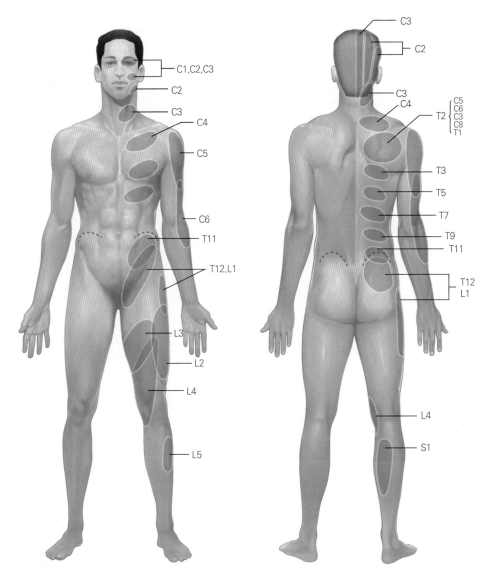

그림 52-6. 분절성 척추 봉와염성 힘줄골막근육통 증후군에서 집어올려 감아보기 검사에 의해 촉진되는 분절성 척추 기능 이상 부위

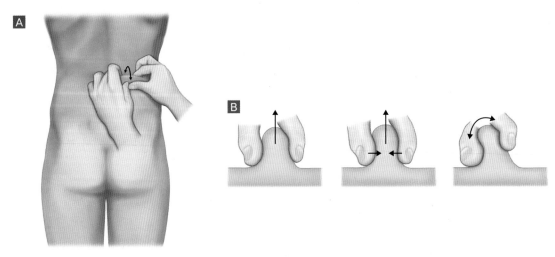

그림 52-7. 집어올려 감아보기 검사
A: 엉덩뼈 능선에서 요추 신경근병증에 대한 봉와염 확인. B: 피부를 위로 집어 올려 좌우로 감아보기

phedema)로 인해 발생하는 피부의 주름은 신경근병증에 의한 영양성 변화이다. 흔히 목과 허리주위에서 발견된다.

2) 분절성 신경근병증의 척추검사

척추에서 분절성 검사는 척추의 중심선을 중심으로 양쪽을 평가하고, 척추에 가까운 압통점이나 연부조직의 변화를 먼저 진찰하며, 모든 척추를 진찰한다.

경추의 신체검사는 외측에서 횡돌기(transverse process)나 척추 후관절(facet joint)의 촉진을 먼저 시행하고, 다음으로 목의 후방에서 척추 후관절을 촉진한다. 특히 경추 2번 신경근 분절의 검사는 눈썹 위, 상악, 귀 뒤 및, 외측 후두부의 피부를 집어올려 감아보기 검사를 한다.

흉추의 신체검사에서 흉추의 통증은 늑간신경(intercostal nerve)을 따라 나타난다. 경추와 요추의 병변과 연관이 있으므로 감별을 필요로 한다. 또한 흉추는 내장 질환과도 관계가 있다. 심장이나 폐의 문제는 하부 경추와 상부 흉추, 부신 수질을 포함한 상부 위장관의 문제는 중간 흉추, 하부 장관이나 비뇨생식기는 하부 흉추 등을 검진해야 하며, 이에 상응하는 흉추의 척추후관절 부위에 압통이 있다.

흉-요추 경계부 신체검사에서 흉-요추 경계부의 통증은 뒷가지를 통해 나타나는 흉-요추 경계부나 허리의 통증과 뒷가지의 피하 가지를 따라 고관절(hip joint) 부위와 외측 허벅지의 통증이 있고, 앞가지를 통해 나타나는 하복부와 서혜부의 통증이 나타난다. 하부 요추의 병변과 감별하여야 한다. 흉요추 경계부 피하 분절 검사는 둔부, 대퇴 측면 및 서혜부에 피부를 집어올려 감아보기 검사를 한다. 극돌기 간 사이를 눌러 압통을 확인한다.

요추 및 천추의 신체검사는 허리, 엉덩이 및 하지의 분절성 검사를 위하여 요천추에 대한 검사를 한다. 검사는 베개를 배에 깔고 누워 척추를 촉진하여 압통이나 척추 불안증을 평가한다.

3. IMS와 IMNS 시술 방법

건성 바늘시술에 대한 이론적 근거에 의한 치료방법으로

2가지 모델이 소개되었다. 첫 번째 모델은 기계적, 신경생리적, 생화학적 요인 등에 의해 운동 종판(motor end plate)이나 신경-근 접합부의 활성도가 변화되어 생기는 근근막통증증후군(myofascial pain syndrome)의 통증유발점(myofascial trigger point) 모델이다. 통증유발점 모델은 띠 모양의 경직된 근섬유 촉진, 국소적인 압통, 연관통, 국소연축반응, 운동 범위의 제한 및 근육 약화 등에 의해 진단되는 통증유발점이 있어야 한다. 두 번째 모델은 근근막의 압통점과 연부조직의 병적인 변화가 척추 신경근병증에 의해 척수신경의 분절양상으로 발생하는 IMS의 분절성 신경근병증성 모델이다. 근근막통증증후군의 통증유발점 모델에서 통증을 유발하는 근육의 통증유발점에 주사나 건성 바늘시술을 한다. 그런데 IMS 치료점은 신경근병증에 의해 이상이 있는 척수신경의 앞가지에 지배되는 근육의 운동점과 뒷가지에 지배되는 척추 주위 심부 근육의 운동점에도 시술하는 것이 다르다. IMS는 볼록한 근육(muscle belly)으로 신경이 들어가는 운동점(그림 52-8, 9)에 건성 바늘을 시술하는 것이다. 그러나 대체적으로 근육의 운동점과 통증유발점이 같은 부위로 일치되는 부분이 상당히 많으며, 구별하기가 쉽지 않다.

1) IMS의 시술 방법

건성바늘시술에서 IMS의 특징은, 첫째 주사바늘이 아닌 속이 차고 끝이 둥근 가느다란 바늘(thin pointed-tipped needle)을 사용하여 바늘에 의한 손상이 적게 하였고, 둘째 바늘을 A𝛿 섬유의 자극을 적게 하기 위하여 빠른 속도로 피부를 통과하여 심부 근육에 정확히 도달할 수 있도록 플런저라고 하는 바늘 장착도구를 사용하였으며, 셋째 신경근병증성 모델에 근거한 몸과 사지의 근육과 함께 척추 주위 심부 근육의 운동점에 자극도 중요시하였다.

IMS에서 사용하는 바늘은 침 형태의 바늘이고, 직경은 0.25 및 0.3 mm이고, 그에 대응하는 바늘의 길이는 3 및 5 cm이며, 플런저라고 하는 바늘 장착도구에 넣어서 사용한다(그림 52-10).

IMS 시술은 속이 찬 바늘을 장착한 플런저를 이용하여 시술한다. 시술 전에 손 씻기 및 손 소독을 하고 시술 부위에

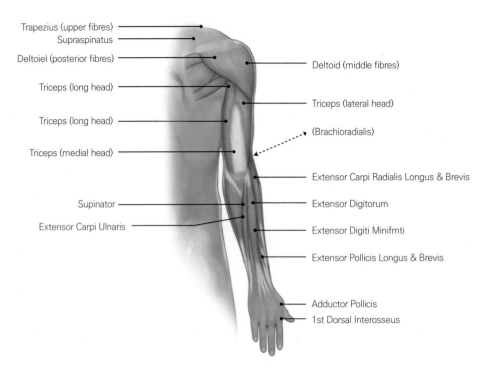

Trapezius (upper fibres)
Supraspinatus
Deltoiel (posterior fibres)
Triceps (long head)
Triceps (long head)
Triceps (medial head)
Supinator
Extensor Carpi Ulnaris

Deltoid (middle fibres)
Triceps (lateral head)
(Brachioradialis)
Extensor Carpi Radialis Longus & Brevis
Extensor Digitorum
Extensor Digiti Minifmti
Extensor Pollicis Longus & Brevis
Adductor Pollicis
1st Dorsal Interosseus

그림 52–8. 상지에서 운동점
앞 상지

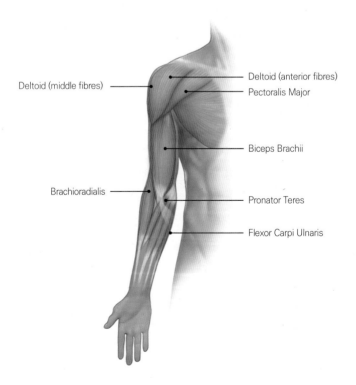

Deltoid (middle fibres)
Brachioradialis

Deltoid (anterior fibres)
Pectoralis Major
Biceps Brachii
Pronator Teres
Flexor Carpi Ulnaris

그림 52–9. 상지에서 운동점
뒤 상지

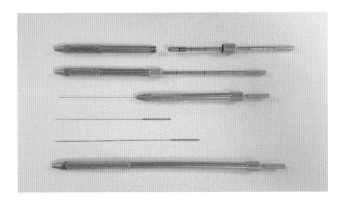

그림 52-10. IMS에 사용하는 바늘 및 플런저

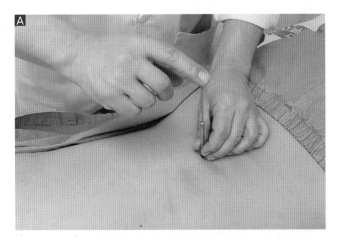

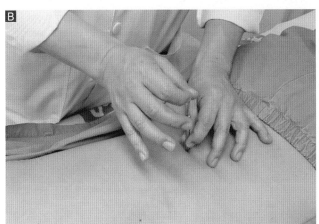

그림 52-11. IMS의 시술 방법
A: 플런저 속의 바늘이 피부를 뚫고 들어가는 자세
B: 바늘이 근육 내 들어가서 플런저에 의해 반복적인 전진 후퇴 및 회전하는 자세

소독액으로 피부를 소독한다. 통증이 있는 이상 신경근 분절의 근육의 운동점에 플런저의 침이 나오는 입구를 위치시키고 플런저 손잡이 윗부분을 가볍게 그리고 빨리 두드리면

바늘이 피부를 조금 뚫고 피하에 도달하고(그림 52-11A), 그 다음 플런저의 손잡이를 잡고 회전하면서 심부로 전진 및 후퇴시키면서 운동점을 반복하여 자극한다(그림 52-11B). 플런저를 이용함으로써 가는 바늘이 휘지 않고 심부의 정확한 위치에 도달하게 한다. 시술 중 근육 내에서 국소연축반응(local twich respone)이 유발되고, 회전 시 바늘에 주위 조직이 감기면서 바늘 잡음(needle grasp)현상이 보이고 이때 10-30분간 바늘을 그대로 두면 풀어지면서 바늘이 쉽게 빠진다.

2) IMNS 시술 방법

IMNS의 치료는 다음과 같은 치료의 특징으로 IMS와 구별이 된다. 첫째, IMS는 분절성 신경근병증이 있는 경우 비정상적인 소견을 보이는 척추 심부 근육과 사지 근육의 운동점을 치료대상으로 하였으나, IMNS는 신경근병증으로 근원적으로 이상이 있는 분절의 척수 신경근 주위를 일차적인 치료대상으로 한다. 둘째, 신경손상을 방지하고 정확한 접근을 위해 방사선투시검사기 혹은 초음파를 이용하여 시술한다. 셋째, 특수하게 고안된 둥근 바늘을 사용하여 주위의 혈관 및 신경 등의 조직 손상을 최소화하면서 보다 넓은 면적을 자극한다. 네째, IMNS는 신경에 대한 자극뿐만 아니라 미세한 유착박리란 개념을 처음으로 도입하여 신경 혹은 힘줄 미끄러짐(gliding)을 원활하게 하는 것이 치료의 주된 기법으로 척수신경근 주위, 말초신경 주위, 사지 근육과 근막주위, 관절피막과 점액낭 주위 등에 유착을 박리하는 시술을 시행한다.

둥근바늘의 몸체는 지름이 1.2 mm로 잘 휘지 않고, 바늘의 손잡이는 삼각형으로 되어 있고, 바늘의 길이는 140 mm이며, 바늘의 끝부분은 주걱같이 뭉뚝하고 넓적하며 둥근 형태로 구부러진 바늘과 끝이 구부려지지 않은 직선인 바늘인 2 종류가 있다(그림 52-12). 구부러진 바늘은 손잡이에 구부러진 쪽으로 원을 새겨 넣었으며, 해부학적으로 조직의 모서리가 곡선인 부위에 바늘의 구부러진 면이 닿도록 하여 주위 조직에 손상을 줄이면서 부드럽게 곡선 면을 따라 움직일 수 있게 하였다.

IMNS는 분절성 신경근병증에 의해 유착이 있는 연조직에 특수하게 고안된 둥근 바늘을 자입하여 시술한다. 자입 시

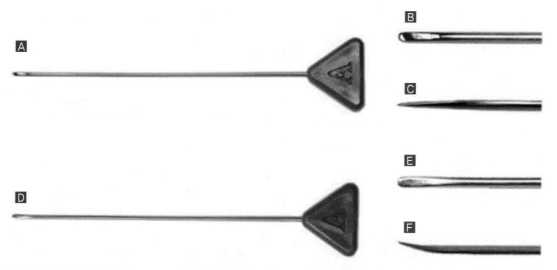

그림 52-12. IMNS에서 사용하는 둥근바늘. A-C: 바늘 끝이 곧은 둥근바늘. D-F: 바늘 끝이 구부러진 둥근바늘.

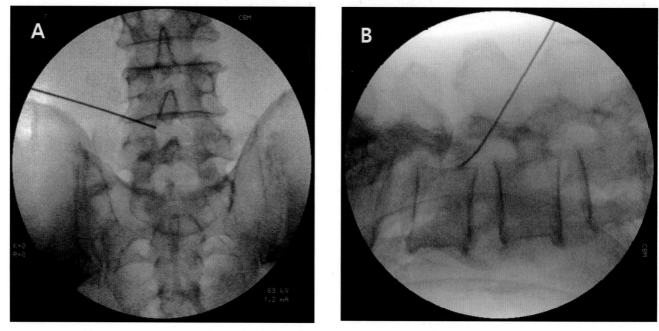

그림 52-13. **경추간공 요추 경막외 IMNS 시술 시 둥근 바늘의 방사선 사진**
A: 추간공으로 둥근바늘이 척추줄기(vertebral pedicle)와 척추후관절 앞면의 사이로 들어감
B: 둥근 바늘이 추간공으로 전진하는 깊이의 관상 영상

단단하고 서걱거리거나 저항감이 있는데, 이 부위를 바늘로 밀고 들어가면서 조직 층별로 미세한 유착을 박리하고, 바늘에서 저항감이 소실되고 부드럽고 미끈한 느낌이 있을 때까지 전진 및 후퇴를 반복하여 시행한다(그림 52-13, 14, 15). 방사선 영상장치나 초음파을 이용하여 시술하여야 하며, 시

술 시 통증이 있기 때문에 감시마취관리(monitoring anesthetic care) 하에 수면제 및 진통제를 정주하거나 국소침윤 혹은 신경차단 후 시행한다. 그리고 시술 후 반드시 신경의 민감화에 의한 이상이 사라진 것을 신체 검사를 통하여 확인하여야 한다.

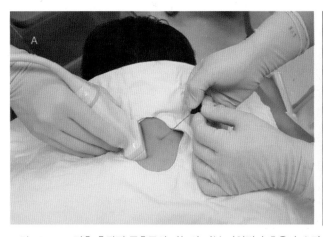
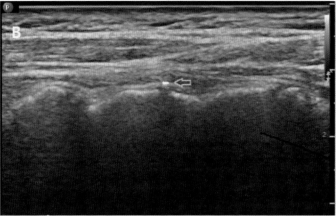

그림 52-14. **경추 후관절 증후군의 바늘의 피부 자입점과 초음파 소견**
A: 경추 중앙 극돌기의 피부로 들어가서 외측 척추 후관절을 향해 둥근 바늘이 자입된다.
B: 초음파에서 장축면외 접근(long axis out of plane approach)으로 둥근바늘은 척추 후관절 위 흰점(화살표)으로 보인다.

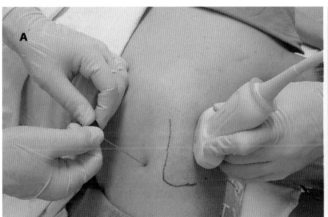
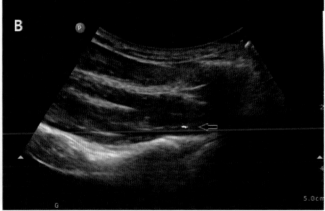

그림 52-15. **유착성 관절염에서 초음파 하 회전근 간격(rotator interval)의 유착 박리**
A: 초음파하에 둥근 바늘이 견봉(acromion) 아래에서 자입하여 회전근 간격(rotator interval)으로 향한다.
B: 초음파에서 장축면외 접근으로 둥근 바늘이 견갑골 상관절순 위에 흰점(화살표)으로 보인다.

4. IMS 및 IMNS의 시술 적응증과 금기증

1) IMS 및 IMNS의 적응증

단축된 근육에 의해 초래되는 증상 및 질환으로 두통 및 근골격계 질환이 표 52-1에 표시되어 있다. 그리고 최근 척추불안증, 척추협착증, 추간판탈출증, 척추증 및 척추전방탈출증 등의 척추질환, 경추성 두통, 수근관증후군, 척추후관절 통증 증후군, 내전형 경련성 부전실성증, 턱관절 증후군, 대상포진후신경통 및 여성외음부통증 등에 안전하게 효과적으로 시술을 할 수 있음을 보고하였으며, 그 외 만성 통증 질환에서도 탁월한 치료 효과를 보여주고 있다.

2) IMS 및 IMNS의 금기증

절대적 금기증으로 시술 부위에 국소 감염, 혈액응고 이상 및 환자가 시술을 거부하는 경우이고, 상대적 금기증으로 임산부나 항응고제 복용환자에게 주의하여 IMS를 시술할 수 있다.

5. IMS 및 IMNS의 부작용

IMS 및 IMNS로 인한 심각한 부작용의 보고는 없다. 그러나 부작용으로 시술 부위 출혈 및 근육통(muscular soreness)이 흔하게 일어나고, 아주 드물게 기흉, 감염, 미주신경성 실신, 신경손상 및 경막외 혈종 등이 있다. 가장 흔한 근육통은 IMS 시술 시 가는 바늘이 조직에 손상을 주어서 발생하며, 시술 부위에 시술 후 12-24시간 발생되고, 때로는 수일간 지속될 수도 있다.

6. IMS와 IMNS의 치료 효과

1) IMS의 치료 효과

건성 바늘시술의 치료 효과는 IMS에서도 중요한 치료 기전이다. 이러한 이론적 근거에 의해 건성 바늘시술의 치료 효과에 대한 연구가 활발히 진행되고 있다.

(1) 기계적 효과(Mechanical Effects)

IMS는 분절성 신경근병증으로 단축된 근육의 운동점에 바늘의 기계적 자극으로 근육의 기능을 정상으로 회복시키며 통증을 제거한다. IMS에서 플런저를 이용하여 회전 시 조직 내 바늘의 회전으로 바늘 주위에 조직이 감기면서 바늘 잡음(needle grasp)현상과 국소 근섬유의 스트레칭을 강하게 유도하여, 치료의 효과가 증대된다. 그리고 바늘의 회전으로 콜라겐 속(collagen bundle)이 일직선이 되고 상호 평행되게 정렬되면서 치료 효과를 보인다.

(2) 신경생리학적 효과(Neurophysiologic Effects)

건성 바늘의 자극에 의한 신경생리학적 치료 효과는 일차성 구심섬유의 굵은 섬유에 의해 분절성 항통각수용성 효과로 중추민감화를 감소시키는 등의 기전으로 설명된다. 그리고 근육의 운동점에 바늘 자극과 피부 압력이 표면 근전도를 활성화 시키고, 근육 내 유발 전위에 의해 치료 효과가 나타나는 것으로 평가한다.

(3) 생화학적 효과(Biochemical Effects)

건성 바늘 자극으로 국소연축반응(local twich respone)이 유발되면 substance P, calcitonin gene-related peptide(C-GRP) 및 bradykinin 등과 같은 통증유발물질들이 감소하게 되고, 피하 조직 및 근육의 미세한 손상은 미세한 출혈이 야기되어 혈소판유래성장인자(platelet-derived growth factor, PDGF)를 유도하여 콜라겐(collagen)과 단백질 합성을 촉진시키므로 치료에 도움이 된다.

2) IMNS의 치료 효과

(1) 요추협착증에서 IMNS 시술의 치료 효과

신경근과 주위조직 사이에 유착을 박리하여 신경의 가동성을 개선시키고, 신경자극에 의한 신경 반사를 유도하여 신경 중추민감화를 감소시키며, 신경근 주위에 미세한 상처를 만들어 IMS의 생화학적 치료 효과와 마찬가지로 정상적인 상처회복(wound healing) 과정을 촉진시킨다. 그리고 경막외강의 내압을 감소시키면서 경막과 신경근의 가동성 개선과 통증 완화를 유도하는 것이다.

(2) 경추후관절 증후군에서 IMNS 시술의 치료 효과

척추 후관절에 분지된 신경의 직접적인 자극이 신경 민감화를 감소시켜서 통증을 완화시키고, 척추 후관절 주위 심부 근육과 근막을 자극하며 IMS의 기계적, 신경생리학적 및 생화학적 치료 효과를 유발시킨다.

(3) 유착성관절염에서 IMNS시술의 치료 효과

어깨관절의 유착을 제거하여 통증 및 운동범위를 개선하고, IMS의 생화학적 치료 효과와 정상적인 상처회복 과정을 촉진시킨다.

━━ 참고문헌

Ahn K. Segmental palpation for radiculopathy. Anesth Pain Med 2011;6:101-8.

Ahn K, Jhun HJ, Choi KM, et al. Ultrasound-guided interventional release of rotator interval and posteroinferior capsule for adhesive capsulitis of the shoulder using a specially designed needle. Pain Physician 2011;14:531-7.

Ahn K, Jhun HJ, Park CW, et al. Fluoroscopically Guided Interventional Transforaminal Needling for Lumbar Instability using a Specially Designed Needle Conjoining Epiduroscopic Evaluation: An Exploratory Study. J Spine Neurosurg 2016;5:2.

Ahn K, Jhun HJ, Lim TK, et al. Fluoroscopically guided transforaminal epidural dry needling for lumbar spinal stenosis using a specially designed needle. BMC Musculoskelet Disord 2010;11:180.

Ahn K, Lee YJ, Lee SC, et al. Clinical Effect of Fluoroscopy Guided Interventional Muscle and Nerve Stimulation (IMNS) on Intractable Spinal Origin Pain. Korean J Anesthesiol 2004;47:96-100.

Brav EA, Sigmond H. The local and regional injection treatment of low back pain and sciatica. Ann Int Med 1941;15:840-52.

Cannon WB, Rosenblueth A. The supersensitivity of denervated structure, a law of denervation. New York, MacMillan. 1949;136-71.

Gunn CC. Radiculopathic pain: diagnosis and treatment of segmental irritation or sensitization. J Musculoskelet Pain 1997;5:119-34.

Gunn CC, Milbrandt WE. Tenderness at motor points. A diagnostic and prognostic aid for low-back injury. J Bone Joint Surg Am 1976;58:815-25.

Gunn CC, Milbrandt WE. Tennis elbow and the cervical spine. Can Med Assoc J 1976;114:803-9.

Gunn CC, Milbrandt WE, Little AS, et al. Dry needling of muscle motor points for chronic low-back pain: A randomized clinical trial with long-term follow-up. Spine 5: 1980;279-91.

Jhun HJ, Ahn K, Kim YJ. Successful treatment of vulvodynia with dry needling using a specially designed needle. A case report. Anesth Pain Med 2012;7:22-4.

Korr IM. Neuronal basis of the osteopathic lesion. J Am Osteopath Ass 1947;47:191-8.

Lewit K: The needle effect in the relief of myofascial pain. Pain 1979;6:83-90.

Maigne R. Diagnosis and treatment of pain of vertebral origin. 2nd ed. Boca Raton, CRC Press. 2006;103-61.

Paulett JD: Low back pain. Lancet 1947;2:272-6.

Travell JG, Rinzler SH. The myofascial genesis of pain. Postgrad Med 1952;11:425-34.

53 증식치료
Prolotherapy

1. 증식치료의 정의

증식치료는 만성 통증의 원인이 되는 약하거나 늘어난 인대와 건에 자극용액을 주사하는 치료 행위를 뜻한다. 자극용액을 통증의 원인 부위에 주사하여 정상적인 회복 과정을 모방하게 함으로써 치료 목적의 염증반응을 유도 하는 것이다. 웹스터 제3판 새 국제사전에서는 프롤로치료에 대해 "인대, 건과 같은 조직이 무능해졌을 때 새 세포 증식을 유도하여 재활시키는 치료"라고 정의하였다. 그렇다고 해서 프롤로치료를 단순히 인대만 치료하는 것으로 이해한다면 증식치료의 본질을 오해한 것이다. 증식치료는 단순히 인대만 치료하는 것이 아니라 관절내 연골, 관절막 등을 포괄적으로 함께 자극하여 회복을 유도하는 성공적인 주사치료 요법이다.

2. 증식치료의 역사와 선구자들

증식치료는 근대 의학에서는 1835년 벨포(Velpeau)가 처음으로 증식제를 주사하였음을 언급하였고 1929년에는 홀(Hall), 프레지어(Frazier) 등이 동물에서 증식제를 사용한 결과를 발표하기도 하였다. 증식치료는 한동안 증식제 주사 요법, 경화 요법이라는 용어가 혼용되어 사용하다가 1950년대에 조지 해켓(George S. Hackett)에 의하여 증식치료(프롤로치료, Prolotherapy)로 불리기 시작하였다. 구스타프 헴월(Gustav Hemwall)이 40년 이상을 증식치료를 하며 많은 의사들에게 증식치료를 가르쳐 왔다. 근래에는 제프리 패터슨(Jeffrey Patterson)이 구스파프 헴월의 뒤를 이어서 많은 의사들에게 증식치료를 전수해 왔다. 성공적인 증식치료를 위해서는 관련 해부학을 3차원적으로 숙지하여야만 하고 적절한 자극용액의 사용과 함께 정확한 주사바늘을 위치할 수 있는 수련을 받아야 한다고 강조하였다.

3. 이론적 기초와 근거

대부분의 관절염, 건 및 인대 파열 등은 관절에서 치유반응이 발생할 수 있으나 성공적인 치유가 이루어지지 못하고 불완전한 치유반응이 누적되어 발생하는 만성적 근골격계 질환이며 통증과 기능 저하 등을 유발하게 된다. 만성 근골격계 통증의 가장 많은 원인이 섬유 조직이 골 부착부위에서 불완전하게 회복된 것이라는 것을 이해하고 그 불완전 회복 부위들을 온전한 회복으로 유도하는 것이 증식치료의 중요한 치료 근거이다. 인대와 건은 혈액 공급이 제한되어 있고 이로 인하여 손상된 건과 인대는 회복에 필요한 세포, 특히 섬유아세포가 부족하여 치유가 지연되는 경향이 있다. 다양한 자극용액을 건과 인대의 골 부착부에 주사함으로써 불완전 치유부에서 섬유아세포가 자극되도록 유도하는 행위가 증식치료이다.

뱅크스는 증식치료는 국소적 염증 반응을 통하여 치유를 자극한다고 결론지었다. 국소적 염증 반응은 정상적으로 일어나는 연쇄적 치유과정을 유도하며 결국 주사 자리에 새로운 콜라겐(교원)을 쌓게 한다.

증식치료가 인위적으로 치유 목적의 염증반응을 일으키는 치료이므로 상처 치유 과정을 잘 이해하는 것은 필수적이다. 조직이 손상을 받으면 백혈구가 유도되어 손상부위에 도착한다. 백혈구는 손상자리에 여러 요소들(factors)을 분비하는데 그 중에는 단백질 분해 효소가 있어서 상처부위를 변연절제(debridement)하고 단핵구(monocyte)와 거대탐식구(macrophage) 등의 세포들을 끌어들인다. 이를 염증 초기 반응으로 부르기도 하는데 약 3일 정도 지속된다. 이 초기 염증기간 중에 후기, 2차 염증 반응이 겹쳐서 시작되는데 이때 나타나는 단핵구와 거대탐식구는 약 10일간 활동한다. 초기와 후기 염증 반응 기간 중에 여러 성장 인자, 화학적 유인 인자, 거대탐식구에서 분비하는 폴리펩티드 성장인자(polypeptide growth factor) 등이 분비되며 섬유아세포를 상처부에 끌어 들이고 활성화시켜서 상처 치유를 촉진한다. 섬유아세포는 새로운 콜라겐을 포함한 세포내 간질(intracellular matrix)을 만들어낸다. 이 백혈구 및 거대탐식구와 침윤해 들어온 섬유아세포는 걸쭉한 죽과 같은 육아조직을 형성하고 창상치유의 초기 특징을 이룬다. 시간이 경과하며 걸쭉했던 육아조직이 성숙하여 성숙한 콜라겐이 축적되며 단단해지기 시작한다. 결국 백혈구(granulocytes)는 거대탐식세포에 의하여 제거되고 섬유아세포가 콜라겐의 강한 세포간질(matrix)을 손상 부위에 만든다. 육아조직 생성기가 6개월까지 걸리기도 하지만 육아조직이 최고 강도로 성숙하여 변하기까지는 1-2년이 필요할 수 있다.

생화학적으로 콜라겐은 전 콜라겐으로부터 만들어지는데 세포 용액에서 녹아지며 전 콜라겐(procollagen)의 둥근 말단부는 단백질 분해 효소에 의해서 제거되어 직선의 콜라겐 띠(collagen strand)를 이루게 된다. 직선상의 콜라겐은 수소 결합으로 합쳐지며 특징적인 삼중나사 구조를 이루게 되고 콜라겐 사이의 수분은 단백질과 단백질 결합 수소 결합으로 콜라겐 섬유체(collagen fibrils)가 된다. 콜라겐 섬유체는 시

간이 지나면서 화학적으로 교차연결(cross link)되며 더 단단해 지고 수분을 더 없앤다. 탈수되며 콜라겐은 수축한다. 인대의 콜라겐이 수축하면 인대는 더 짧아지고 더 단단하게 조여진다.

증식치료의 기본 중 하나는 주삿바늘이 반드시 골과 접촉한 상태에서 증식용액을 주입한다는 것이다. 이는 임상적으로 중요한 혈관이나 신경을 손상시키지 않고 안전하게 주입하는 방법인 동시에 치유에 유리하기 때문이다. 또한 골에 접촉하여 주사한다는 것은 골막에 주입한다는 의미이다. 성장기에는 골막의 심층막은 콜라겐과 무형질(ground substance)을 분비하는 골아세포를 갖고 있다. 콜라겐과 무형질이 골질(osteoid)을 구성한다. 성장이 끝난 후에는 골막에 세포는 많지 않으나 뼈선조세포(골전세포, osteoprogenitor cell)를 갖고 있으며 증식치료로 적당한 자극을 받으면 골아세포로 분화한다. 골막 중에서 인대나 건이 부착되는 곳에는 특별히 교원질 섬유(콜라겐 섬유)가 골 표면에 평행하게 있지 않고 인대, 건으로부터 골속으로 비스듬하게 통과해 들어간다. 이를 샤피씨 섬유(Sharpey's fiber)라고도 일컫는다. 근본적으로 서로 다른 성질을 가진 섬유조직과 골조직이 만나서 붙는 부위를 비유적으로 용접 부위라고 설명할 수 있다. 증식치료는 이 섬유조직과 골조직의 용접부위에 주사하는 것이다. 이러한 이유로 증식치료할 때 바늘 끝은 반드시 골 표면과 접촉하여 자극용액을 주입하여야 한다.

가장 흔하게 사용하는 고농도 15% 덱스트로오스 용액을 사용하였을 때 인대, 건의 부착부에 주사하였을 때 세포 반응을 살펴보자. 주사 주입 부위 주변의 세포들에서 삼투압 차이에 의하여 세포막을 통하여 수분이 빠져 나가는 탈수 현상이 나타나고 회복을 시키지 못하는 세포들은 결국 죽게 된다. 이때 성장인자 등이 죽는 세포에서 분비되어 주변의 손상 받은 세포들이 프로스타글란딘, 류코트리엔(leukotriene), 트롬복산(thromboxane) 등을 분비한다. 이러한 소량의 염증매개 물질은 세포막 지방산, arachidonic acid로부터 나온다. 이는 치료 목적의 염증반응 과정인데 아스피린과 다양한 소염진통제, 스테로이드 등이 치유 목적의 염증반응을 방해하므로 일시적인 통증은 감소시켜 줄 수 있으나 증식치료를 통한 치유 반응을 방해하므로 사용하지 않는 것

이 타당하다. 고농도의 덱스트로오스 용액은 조직을 당화 (glycosylate)시키며 면역계로 하여금 외부 물질로 인식하게 한다. 이는 국소적 염증반응을 일으키고 염증 치유의 연쇄반응이 시작되어 때가 되면 섬유조직증가(fibroplasia)가 나타나게 된다. 관절을 이루는 인대 이완의 이상이 있을 때 신경혈관 이상(neurovascular disorder)이 동반되면 손상된 인대와 건의 섬유가 정상적으로 골 부착부위에서 회복되는 것을 방해하고 감각 신경의 과도한 자극으로 회복 과정을 지연시키는 악순환이 발생할 수 있다. 결과적으로 관절 불안정성으로 인하여 관절 작동이 안 되고 회복이 안 되며 악화되는 악순환의 고리로 갈 수 있다. 증식치료는 병소의 과도한 신생혈관을 없애주거나 감소시켜서 악순환의 고리를 끊어주는 역할을 할 수 있다.

4. 자극용액(증식용액)

자극용액은 다양하다. 가장 많이 사용되는 것은 덱스트로오스 용액이다. 가장 많이 사용되는 가장 중요한 이유는 덱스트로오스의 안전성이다.

표준적으로 덱스트로오스 용액을 15% 덱스트로오스, 0.2% 리도카인을 사용하고 관절내 주사할 때는 덱스트로오스 25% 리도카인 0.2%로 사용한다. 덱스트로오스 용액에 알러지(과민반응)를 일으키는 경우는 지극히 희박하다. 국소 마취제의 보존제로 인하여 알러지(과민반응)을 일으키는 경우도 드물지만 있을 수는 있다. 그러나 덱스트로오스 용액으로 인한 부작용은 거의 없다는 것이 가장 흔하게 표준적인 자극용액으로 사용되는 이유이다. 덱스트로오스 용액 이외에 P2G, 소디움 모루에이트, 혈소판 풍부 혈장액(PRP), 줄기세포 등으로 분류할 수 있다. 다른 다양한 자극용액은 효과적이기는 하나 치유 반응이 더 강하고 혈관, 신경이나 지주막하 공간(subarachnoid space)에 잘못 주입되었을 때는 덱스트로오스만큼 안전하지 않기 때문에 반드시 경험 있는 증식치료 의사에 의해서 시행되어야만 한다. 그러나 덱스트로오스 용액만이 증식 용액으로 가능하다고 강제적 규제를 하거나 주장한다면 이

는 증식치료의 기본 지식과 원리를 이해하지 못 한 처사이므로 다양한 자극용액의 사용을 법규로 금해서는 안 될 것이다.

5. 진단

가장 중요한 것은 병력 청취와 진찰이다. 병력을 듣고 진찰하여 판단하는 것이 영상검사나 기타 혈액검사보다 더 중요한 진단 방법이다. 연관통(referred pain)은 통증 자극을 받은 자리와 다른 부위에서 통증이 인지되는 것을 일컫는다. 근골격계의 진단에서 연관통의 개념은 아주 중요하고 실제적이다. 많은 근골격계에서 발생하는 연관통의 원인 부위는 인대와 건이다. 인대와 건의 이완상태는 개인에 따라 상당히 다르며 연관통의 민감성도 다양하게 다르다. 해켓은 경추인대의 연관통이 두부, 팔, 어깨, 손가락에 걸쳐 있고, 흉추 중앙부 연관통이 위장 연관통을 일으키며, 엉덩허리인대(iliolumbar ligament)이완이 대장 팽만과 변비를 일으킬 수 있음을 밝혔다. 이는 증식치료로 이완된 인대를 치료로 강화 시키자 연관통이 사라지고 내장 증세가 해결됨으로써 인대 이완이 원인부위였음을 증명하였다. 슬관절과 경골 상부 내측 통증은 요추 천추 이완, 상부 천골장골 인대 이완, 내전장근건 이완과 연관 있기도 하는데 슬관절 내측 통증 부위가 항상 외측 통증 부위보다 크다. 임상적 연관성을 잘 조사하여 감별해야 한다. 상부천골장골 인대 이완은 서혜부 외측에 연관통을 일으키기도 하는 바 서혜부 내측의 장골요추인대 이완과 구분해야 한다. 슬관절 후면 통증은 대부분 좌골 신경통과 연관되어 있다. 수근관 증후군은 경추디스크, 상부 흉추 이상과 감별을 요한다.

6. 술기(Technique)

증식치료의 간격을 표준적으로 4-6주로 정하고 재평가한다. 그 이유는 증식치료 후 새로운 조직이 생성되는데 4-6주 소요되고 환자로 하여금 자신이 호전되는 것을 체험하게 하

며 담당의는 상태를 평가하기 좋기 때문이다.

1) 자극용액을 주사할 때는 소량씩 여러 부위에 분포하게 나누어 주어 한곳에 몰려 있지 않게 해 주어야 한다.

2) 자극용액은 항상 골과 접촉한 상태에서 주사해야 한다. 인대와 건의 접착 부에는 중요한 혈관과 신경이 없으므로 안전하다.

7. 부위별 치료와 술기

1) 후두부, 경추부(Occipital and Cervical Regions) (그림 53-1)

후두골(occipital bone)에 부착하는 건들은 상부 척추 건이며 두부 움직임에 사용되는 것들이다. 이들은 경추 편타 손상(cervical whiplash injury)에 흔히 손상되기도 한다. 후두부의 통증은 대부분 이완된 건이 원인이다. 후두부 중앙부의 목인대(ligamentum nuchae) 이완은 두상부, 해킷 영역 A는 눈과 전두부에 연관통을 일으킨다. 해킷 영역 B는 관자놀이(temple)와 코에 연관통을, 해킷 영역 C는 귀 상부에 연관통을 일으킨다. 두통은 특히 구부린 자세에서 머리를 들 때 평형감각 소실을 동반할 수 있다.

경추 관절인대는 후궁(lamina)과 횡돌기에 부착되어 있으며 경추 상부 관절인대는 경부 외측에 연관통을 일으킨다. 경추 중간부의 관절인대는 상완부, 전완부, 제 1 & 2 수지의 연관통을 일으킨다. 경추 하부 관절인대는 견봉돌기 직후방부, 전외측의 상완부, 전완부에 연관통을 일으킨다. 물론 이 부위들은 인대뿐 아니라 건들도 이완되어 있는 곳들이기도 하다.

흉쇄유돌근의 부착부인 흉골 상부와 쇄골 내측 1/3부위가 압통이 있으면 주사할 수 있다.

상부 흉배부, 견관절 혹은 상지 통증이나 감각이상을 호소하는 환자들중 경추부가 원인인 경우를 고려해야 한다. 이를 수근관 증후군(carpal tunnel syndrome)으로 오진하면 안 된다. 때로는 제1 늑골의 부착부가 해결되지 않는 경추부 원인이기도 하므로 반드시 후외측 접근법으로 필요시 치료해 주어야 한다. 견갑거근이 부착하는 견갑 상각을 치료해야 할 경우가 종종 있으며 증식치료 후 잘 반응한다. 이런 환자들 중 많은 환자들이 배부 견갑신경 압박(entrapment of dorsal scapular nerve)으로 진단 받았다가 증식치료 후 완전히 치료 되는 것을 경험하기도 한다.

(1) 바레류 증후군(Barre-Lieou Syndrome)

경추성 교감신경이형성증(cervical sympathetic dystro-

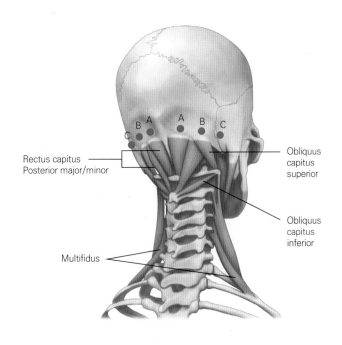

그림 53-1. **후두부 주사 부위**

phy)라고 불리기도 하며 두통, 시력 이상, 안구통, 이명, 청력저하, 목이 쉼, 어지러움, 이통(귀 통증), 코가 답답함 등을 호소한다. 정확한 진단을 못하고 장애를 안고 살거나 수년에 걸쳐서 회복이 안 될 때 신경 정신과적 문제로 오진을 받기도 한다. 많은 바레류 증후군 환자들이 증식치료 후 즉시 혹은 빠르게 회복되는 편이다.

(2) 경추 디스크

경추 디스크로 인한 증세가 있을지라도 증식치료로 후방 경추 인대 이완을 줄여주고 안정시키면 경추 디스크에 가해지는 변형(strain)이 줄어들고 증세가 없어지게 한다. 또한 증식치료는 세월이 지나며 지속되는 디스크 퇴행을 감소시킨다.

(3) 경추수술 후 통증

경추 후궁 절제술, 경추유합술, 경추후궁성형술을 받은 환자들이 증식치료의 금기는 절대 아니다. 경추수술을 받고 통증과 이상을 호소하는 많은 환자들 중 증식치료 후 증세가 좋아지고 경추의 운동 범위가 증가하기도 한다. 또한 경추 흉추 이행부의 후만증(kyphosis)이 감소하거나 없어지기도 한다.

경추부의 증식치료는 특히 위험 부위를 잘 인지하고 치료해야 한다. 대후두공(foramen magnum), 척추혈관과 신경 등의 손상을 주지 않도록 해부학적 구조를 잘 인지하고 경험이 쌓인 후 시행하는 것이 바람직하다(그림 53-2).

복와위에서 경추를 최대한 굴곡시킨 상태로 위치시킨다. 이를 위하여 배개를 상부 전면 가슴에 위치하여 충분한 굴곡을 시키고 증식치료할 해부학적 구조물들을 표시한다. 중심부에서는 제2 경추 극상돌기가 처음 촉지되며 그 이하 극돌기들을 촉진하며 각각의 위치대로 하방에 표시를 한다. 경추부의 후궁은 중앙선에서 1 수지 외측으로 평행하게 표시를 한다. 후궁에서 외측으로 1 수지만큼 이동하면 후관절(facet joint: lateral mass of dorsal aspect)이 된다. 제7 경추와 제1 흉추의 후관절은 상부 후관절보다 약간 중앙부에 가깝다. 극상돌기 부위를 증식치료할 때는 주삿바늘이 경막을 통과하지 않기 위하여 주사의 바늘을 미추 방향으로 향하게 해야 한다. 후궁부위를 증식치료할 때는 시상면(sagittal plane)에서 약 10-20도 내측으로 기울여 미추 방향으로 시행한다. 후관절부는 시상면에서 약 30-40도 내측으

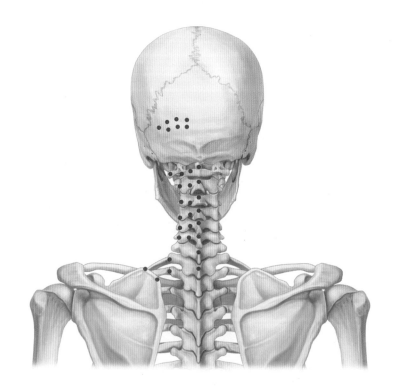

그림 53-2. **경추부 주사 부위**

로 기울여 증식치료한다. 후두부는 상, 하 경추선 사이에서 후두골 표면에 대하여 수직으로 증식치료한다. 상부 경추부, 특히 제1 경추에서 제3 경추부는 증식치료 주입 바늘이 중요한 혈관과 신경에 손상주지 않도록 주의해야 하며 경추부 증식치료는 어느 정도 경험을 쌓은 후 하는 것이 척수강으로 주사하거나 부정확한 자리에 주사하다가 신경근을 주사하는 등 부작용 등을 방지하므로 바람직하다.

2) 요추부, 요천추부, 천장관절(Lumbar, lumbosacral, sacroiliac regions.)

양치질, 다리미질, 청소, 싱크대 작업등이 요추 중심부 통증을 유발하면 대부분 요천추부 인대 이완이 주 원인이다. 같은 동작이 한쪽 혹은 양쪽의 통증을 유발하면 천골장골인대 이완으로 인한 천장관절 불안정성을 의미한다. 물론 다른 인대의 이완도 이러한 통증을 유발할 수 있으나 가장 흔한 관절 인대 이완을 가장 먼저 고려해야 한다. 요추천추간 인대 이완은 단독으로 오는 경우는 거의 없다. 후방 천골장골인대, 장골요골인대, 4-5 극상인대, 극간인대, 천골척추인대의 이완이 가장 흔하게 동반된다. 후방 천골인대 이완이 가장 흔한 요추장애의 특이 원인이다.

의자나 차에 오래 앉아 있다가 일어날 때 아프다고 호소하는 환자들을 임상에서 흔히 만나게 된다. 이는 천골의 아래쪽을 잡아주는 천골 극 인대(sacrospinous ligament), 천골 결절 인대(sacrotuberous ligament)가 천골이 후방 회전(counternutation)을 막아주어야 하는데 이완되었을 때 생길 수 있는 통증이기도 하다. 유사한 통증이 상부 천골 부위에서 천골의 전방 회전(nutation)을 막아줄 천골장골인대(sacropelvic ligament)가 이완되면 천골 상부에서 통증이 발생할 수 있다. 이를 보상하기 위하여 반사적 척추 기립근 등의 긴장이 앉았다 일어날 때 곧장 허리를 펴지 못하고 걸어도 근육 경련이 가라앉을 때까지 잠시 허리를 펴지 못하는 일이 생길 수 있다.

좌골 신경통(sciatica)의 가장 많은 원인은 천장관절 하부의 인대 이완으로 인한 것이다. 좌골공(sciatic foramen)의 직 상부에서 후방 천장인대가 이완되면 속폐쇄근(piriformis muscle, 이상근)이 경련을 일으키고 염증을 동반한 부종을

일으키게 된다. 속폐쇄근이 부종이 생기거나 반사성 하둔 동맥의 경련에 좌골 신경이 영향받을 수 있다. 천골좌골인대가 이완되면 의심할 바 없이 통증을 일으킬 수 있고 좌골 신경 혹은 좌골 신경에 합류되기 전 상부의 천골 신경에 자극을 줄 수 있다. 천골극, 천골결절 인대의 일부 또한 해부학적으로 좌골신경공 하부에서 좌골신경 자극에 영향을 줄 수 있다. 좌골 신경통은 슬와부 외측에서 경골 전 내측을 통하여 족배부, 족지에 이르기까지 통증을 일으킬 수 있으며 환자들은 장딴지가 찌르듯이 혹은 쥐어짜듯이 아프다고 호소하기도 한다. 요추부 증식치료 도중 중앙부에서 경막을 찌를 위험 때문에 주사바늘의 방향은 항상 미추 방향으로 기울여 향하여야 하며, 사전에 경막 관통으로 인한 척추성 두통의 가능성을 환자에게 알려야 한다(그림 53-3).

복와위에서 복부하부와 골반 부위에 적절한 베개를 위치하여 요추부를 굴곡시킨다. 양측 장골 능의 상부를 이은 선은 4 요추 극상돌기 부위가 된다. 장골능 경계부를 따라 후하방으로 이동하면 후상장골극을 만지게 되며 피부에 표시한다. 중앙선에서 극상돌기를 촉지하며 모든 요추극상돌기와 요추극돌기간 공간을 표시한다. 중앙부 요추 극돌기간 공간에서 1 수지 외

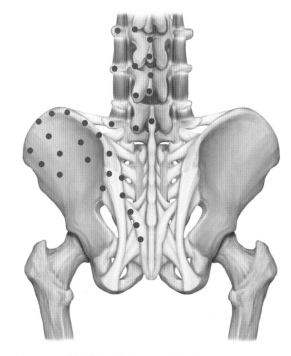

그림 53-3. 요추부, 천골 및 장골부 주사 부위

측으로 후방관절이 위치하며 모든 후방관절을 표시한다. 제5 요추, 제1 천추간 후방관절은 4,5 요추간 후방관절보다 대략 수지 폭의 반 정도 외측으로 위치하며 표시해 둔다. 횡돌기는 후방관절 부에서 1 수지 더 외측으로 위치하며 이를 표시해 둔다.

극상돌기와 극간인대는 미추방향으로 30-35도 기울여 시술하여 경막 관통을 막도록 주의하여야 한다. 후관절은 수직으로 증식치료하며 횡돌기는 수직으로 시술하는 방법이 있고 척추옆근(paravertebral muscle) 외측면에서 주사하여 40-45 각도를 주어 시술하는 방법도 있다. 장골요추인대는 제4,5 후관절에서 수평선을 따라 30-40각도로 장골 부위를 시술하고 후진하여 바늘 각도를 조절하여 장골 전면부를 주사하고 다시 후진하여 천골과 장골 능을 향하여 미추 방향으로 주사하면 된다. 천골장골인대는 해켓 영역 A, B는 외측으로 각도를 주어 여러 곳을 방향을 바꾸며 주사하여 전 영역을 감당해 주어야 한다. 해켓 C영역은 후상장골극 하부에서 외측을 향해 주사하고 바늘을 후진하여 다시 천추 측을 향하여 주사한다. 요추의 프롤로 치료는 날카로운 주사바늘을 피부 한곳을 통하여 10-15곳을 소량씩 주사하여 요추 천골 접합부, 천골장골 인대부등을 치료하면 불필요하게 피부 여러 곳을 찌르는 것을 막을 수 있다. 3차원적인 해부학적 개념을 가지고 치료하기 위해서는 치료실에 골격을 두고 반복하여 학습하며 정확한 주사 위치를 익히기를 권한다. 항상 예리한 바늘을 사용하니 증식 용액은 천천히 주어야 환자의 불편이 덜하다는 것을 명심하여야 한다. 일반적으로 압통이 있는 부위 상부로 최소 1-2 요추 부위를 더하여 함께 치료하기를 권하고 있다. 장골 요골 인대는 일반적으로 12 cc 정도 사용되며 5요추 횡돌기, 장골 전면, 천골 상부 등 여러 곳을 주사한다. 천골장골(해켓 영역 A, B)인대 역시 12 cc 정도 소요된다. 천골장골하부(해켓 영역 C, D)인대에도 대략 12 cc정도 소요된다. 천골극 인대, 천골결절인대는 약 6 cc 정도 소요된다. 좌골 신경통이 있으며 천골장골인대 이완이 심한 환자는 천골극, 천골결절 인대를 반드시 치료해 주어야 한다. 천골 미골인대(sacrococcygeal ligament)는 관절부와 인접 인대부위에 약 4 cc 주사하게 된다. 회복기에는 앉을 때 좌골 결절이 과도하게 가라앉는 쿠션 있는 의자는 피하고 다소 나무 의자와 같은 딱딱한 의자를 권한다.

3) 고관절(Hip Joint)

둔부는 중둔근 삽입부인 장골의 중둔선 상부와 장골 외측부에 압통이 있는 경우가 가장 흔하다. 다음으로 흔한 압통은 소둔근건 부착부인 중둔선 하측이다. 둔부건의 이완은 장골 천골과 요추천골 이완과 동반될 때가 흔히 있으므로 요추부 치료할 때 반드시 점검해야 한다. 둔부건의 통증은 기침, 재채기, 다리 교차, 구부리는 자세, 보행, 침대 누울 때 유발되거나 악화될 수 있다. 둔부건 연관통은 족부, 족관절 외과부 후방부까지 생기기도 한다. 그러나 워낙 다양한 변화가 있으므로 연관통 부위만 가지고 진단해서는 안 된다.

전상장극의 내측선을 따라 하방으로 수직선을 그리고 치골결합상부를 따라 수평선을 그리고 만나는 부위에 표시하고 수직으로 주사하면 고관절 관절내 증식치료를 하게 된다. 대퇴혈관은 내측에 있으나 확인을 하기 위하여 주사주입 전에는 흡인(aspiration)하여 혈관에 바늘이 있지 않은지 확인하여야 한다. 주삿바늘을 후진하여 바늘 방향을 상부, 내측으로 조정하여 고관절 전낭(anterior capsule), 장대퇴인대(iliofemoral ligament)를 주사한다(그림 53-4, 5).

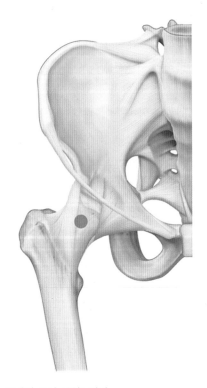

그림 53-4. **고관절 주사 부위: 정면**

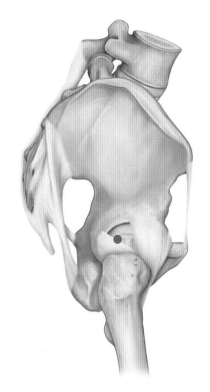

그림 53-5. 고관절 주사 부위: 측면

측와위에서 고관절을 약간 내전시킨 상태에서 대전자부가 피부 표면에 더 돌출하므로 촉지하기가 더 용이하며 대전자경계부를 표시해 둔다. 대전자부의 상부에서 연부조직을 압박하고 수직으로 주사하며 고관절 후방 관절낭, 치골대퇴인대(ischiofemoral ligament)를 증식치료한다. 주사는 항상 후상장극과 대전자골의 중앙부를 이은선 상부에서 행하여 좌골 신경손상을 막도록 해야 한다. 고관절 통증을 호소하는 환자들은 요추, 천장 관절, 고관절 자체의 원인인지 감별을 요한다. 증식치료 중 좌골신경, 대퇴신경 및 혈관 손상을 주지 않도록 해부학적 위치를 반드시 확인해야 한다. 고관절막, 고관절 건 등 모든 곳을 치료해야 한다. 고관절 햄스트링건, 내전건의 퇴행성 파열이나 손상은 증식치료로 치료할 수 있다. 내전건의 손상은 치골결합, 치골능, 두덩뼈가지(치골지, pubic ramus)의 압통 부위를 증식치료한다.

4) 견관절(Shoulder Joint)

병력조사와 함께 기능적 검사가 필요하다. 방사선 소견 등은 임상적 소견과 일치할 때 더 의미가 있으므로 영상 소견만으로 진단하지 않도록 해야 한다. 또한 경추부, 상부 흉추부, 견갑골 이상으로 인한 연관 통에 대한 감별을 하여야 한다.

오탁돌기, 상완신경총, 쇄골하동정맥, 액와 신경 등의 해부학적 위치를 잘 숙지하고 증식치료를 하도록 해야 한다.

쇄골은 피하에 가까우므로 쉽게 촉진됨에 따라 상연과 하연을 표시하고 쇄골 외측 단에서 견봉, 쇄골 관절 부위를 표시한다. 흉쇄관절(sternoclavicular joint)은 흉골 절흔(sternal notch)의 양측에서 쇄골의 내측단과 흉골의 쇄골 절흔이 만나는 부위로 쉽게 촉지 되며 관절 면을 따라 표시한다. 흉쇄유돌근의 부착부인 흉골 상부와 쇄골 내측 1/3 부위가 압통이 있으면 주사할 수 있다. 표시한 쇄골, 견봉쇄골 관절, 흉쇄 관절 면을 따라 관절면, 골부착부에 수직으로 주사한다. 견봉쇄골 관절은 약 5 cc 주사하며 일반적으로 대단히 만족스럽다(그림 53-6).

견봉과 쇄골이 만나서 형성하는 V자 형의 끝에서 직하방에 이두박근의 장두와 상부 관절와순이 부착하는 상부 견관절와 결절(superior glenoid tubercle)이 위치한다. V자형의 첨단부에서 직하방으로 주사하면 상부 관절와순과 이두박근 장두부를 치료할 수 있다(그림 53-7).

쇄골 외측의 휘어진 부위에서 하방으로 1 횡지(1 finger breadth)내려오면 오구돌기를 촉지 할 수 있으며 표시한다. 오구돌기는 내측에 오구쇄골 인대(coracoclavicular ligament), 외측에 오구 견봉인대(coracoacromial ligament), 오구상완인대(coracohumeral ligament), 편평한 상부에 이두박근 단두(short head of biceps brachii), 오구상완근(coracobrachialis), 소흉근(pectoralis minor) 등이 붙는 등 중요한 부위이므로 증식치료에서 중요한 부위이다. 오구돌기 면에 수직 방향으로 소량을 여러 곳을 주사한다. 전방관절와(anterior glenoid)는 오구돌기 외측에서 깊게 촉지할 수 있다. 견갑하근, 대흉근, 소흉근 등이 발달한 경우 촉지가 힘들 경우가 있으며 견관절을 움직이며 전방 관절 면을 표시한다. 전방 어깨(오목위팔)관절(anterior glenohumeral joint)을 감싸는 상부, 중부, 하부 인대를 수직 방향으로 주사하면 견갑골 관절 테두리 부위의 관절막인대를 증식치료할 수 있다. 바늘을 후진한 후 외측으로 45도 각도를 주어 주사하면 상

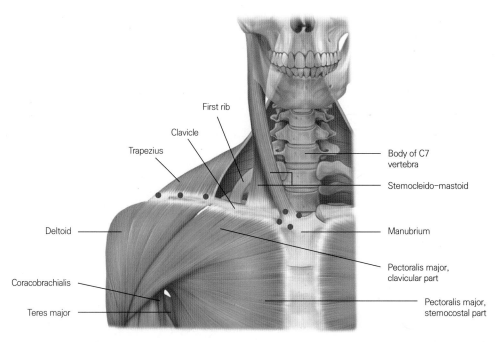

그림 53-6. 흉골, 쇄골 주변 주사 부위

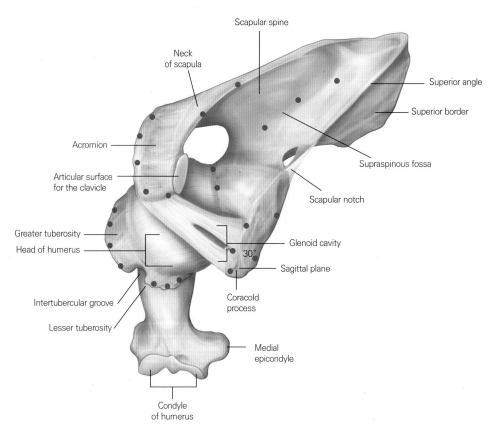

그림 53-7. 견갑골, 상완골 주변 주사 부위: 상부

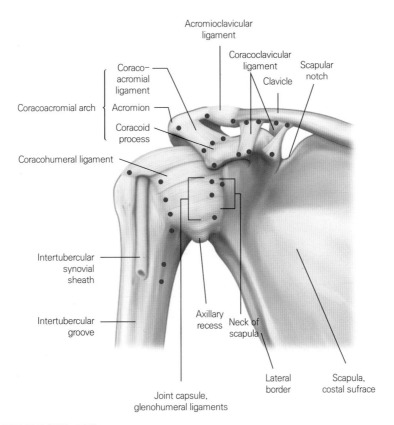

그림 53-8. 견갑골, 상완골 주변 주사 부위: 정면

완골 골두의 관절막 인대 부착부위를 증식치료할 수 있다. 견봉하방에서 오구 돌기 외측으로 진행하면 상완 소결절과 대결절을 촉지할 수 있으며 이를 표시해 둔다. 견갑하근 부착부인 소결절은 상완골을 외회전시키고 약 15도 외전시키면 좀 더 전방에 위치하여 촉진하기 쉽다. 소결절의 골면에 수직으로 증식치료를 시행한다. 극상견갑근이 부착하는 대결절은 상완골을 내회전시키면 좀 더 전면에 위치하며 촉진이 용이하며 표시해 둔다. 대결절의 골면에 수직으로 증식치료를 시행한다. 대결절 하방에 상완이두근 외측에 대흉근 부착부, 내측에 광배근(latissimus dorsi), 소원근(teres minor)을 증식치료할 수 있다(그림 53-8, 9).

견관절내 증식액 주사는 측와위 혹은 좌위(sitting position)에서 견봉 후외측의 함몰부(notch)에서 관절 움직임을 촉지하여 주사 입구를 정하고 전면 오구돌기를 손으로 집고 그 방향으로 관절 내에 주사한다. 견관절 회전근개의 석회화가 발견될 수 있다. 스테로이드는 효과가 없는 것이 대부분이며 증식치료로 빨리 해결된다.

5) 주관절(Elbow Joint)

요골신경, 척골신경 손상이 없도록 해부학적 위치 확인(그림 53-10, 11)이 증식치료할 때 필요하다.

(1) 주관절 외측부(Lateral Elbow)

공통신전건(Common extensor tendon)이 시작하는 외측과상(팔꿈치 바깥돌기lateral epicondyle)은 주관절에서 가장 돌출한 부위이므로 쉽게 만져진다. 상완부를 회전시키며 하방에서 촉지하여 요골두 위치를 표시한다. 외측과상부의 완관절신전 장, 단건, 외측협부 인대부착부위를 표시하고 증식치료하며 요골두를 주사할 때는 요골신경이 전방부에 위치하므로 전완부를 내전(pronation)시키고 요골 신경이 주사 행위로 손상 받지 않도록 해야 한다. 전완부를 내전 시킨 상태에서 요골두와 외측과상 외측의 옴폭한 곳을 촉지하여 주관절내로 증식 주사 치료한다.

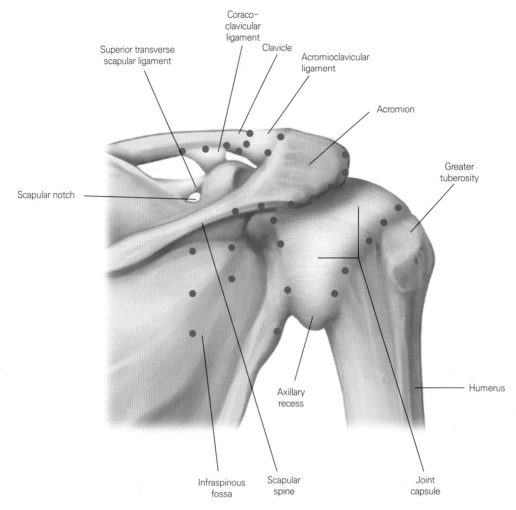

그림 53-9. 견갑골, 상완골 주변 주사 부위: 후면

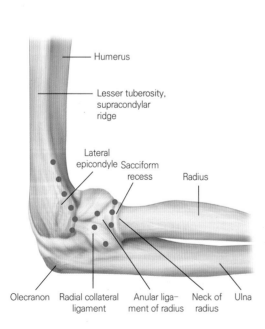

그림 53-10. 주관절 주변 주사 부위: 외측면

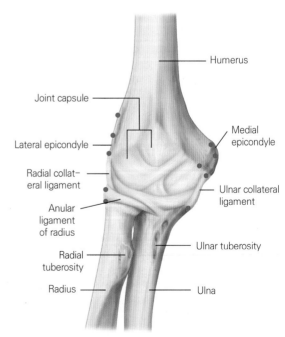

그림 53-11. 주관절 주변 주사 부위: 정면

(2) 주관절 내측(Medial Elbow)(그림 53-12)

내측과상부는 가장 돌출한 부위이므로 촉지하여 표시한다. 상부로 이동하며 만져지는 융기부가 내측 과상능(medial supracondylar ridge)이고 표시한다. 이 위들에 부착하는 공통 신전근과 내측 인대를 표시한 위치에 따라 주사하여 치료하고 회내근(pronator teres)은 약간 전방부를 표시하여 증식치료 한다. 주사 과정 중 척골 신경은 촉지하여 표시하고 수지로 보호하여 우발적으로 주사에 의한 신경 손상을 주지 않도록 보호해 주어야 한다.

6) 슬관절(Knee Joint)(그림 53-13)

슬관절은 전면부, 내측, 외측, 후방부를 잘 표시하고 증식치료를 한다. 슬관절을 90도 굴곡시킨 위치에서 촉지하여 왕관인대(coronary ligament)가 부착하는 관절면을 표시한다. 내측 관절 면은 하지를 외회전시키면 촉지하기가 더 쉽고, 외측 관절면은 내회전시키면 촉지하여 표시하기가 더 용이하며 표시한다. 내측측부인대는 대퇴골 내측과(adduc-

tor tubercle) 직 하부에서 시작하여 경골결절부의 원위부까지 내려오며 촉지하여 표시한다. 왕관인대는 부착부에 대하여 수직으로 혹은 부착부에 대하여 0.5 cm 정도 근위부에서 바늘을 경사 30도 주어서 원위부를 향하여 주사할 수도 있다. 봉공근(Sartorius), 박근(gracilis), 반힘줄근(semitendinosus)이 합쳐 있는 거위발건(pes anserinus)은 내측협부인대 부착부와 경골 근위전내측부에 부착부가 겹치며 함께 표시하고 부착면에 대하여 수직으로 주사한다. 슬개골은 전면에서 역삼각형 모습이며 피하에 위치하므로 용이하게 표시할 수 있다. 슬개건(patellar tendon)의 하정점(inferior apex)를 표시하여 슬개건의 근위부를 표시한다. 내측, 외측의 표시따라 슬개골 지지띠(retinaculum)를 주사하고 하부의 슬개건 근위 부착부를 원위부에서 근위부를 향하여 경사를 주어 부착부에 대하여 수직으로 주사한다. 대퇴사두근은 슬개골 상부에 부착되며 슬개골 하부를 눌러주면 슬개골 상부기 피하에 근접하여 표시하고 주사하기가 더 용이하다. 슬개건의 내측과 외측 면을 촉지하여 표시하고 경골결

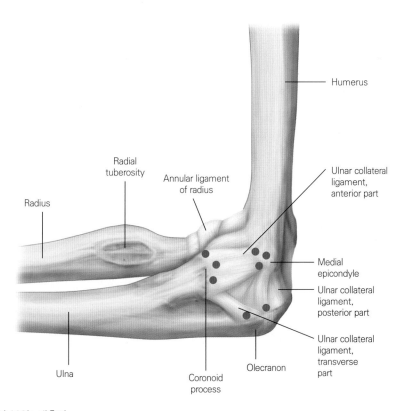

그림 53-12. **주관절 주변 주사 부위: 내측면**

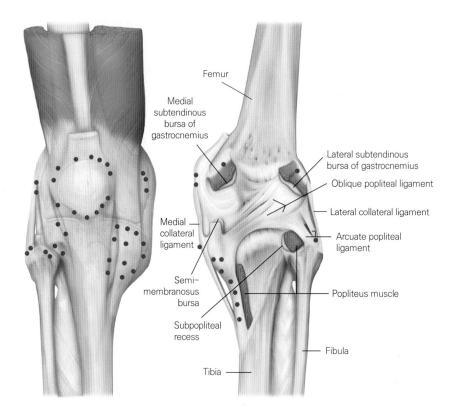

그림 53-13. 슬관절 주변 주사 부위: 전후면

절부에 부착하는 슬개건 원위부를 표시한다. 슬관절내 증식치료는 내측 근위 경골 슬관절면과 슬개건 내측선, 내측 대퇴골과가 이루는 삼각형의 중앙부에서 저항 없는 연한 관절내 입구를 표시하고 주사한다. 슬와근(popliteus)의 경골 부착부위는 경골후내측 경계를 따라 내려오며 표시하고 후방 근육을 포함한 연부조직을 수지로 젖히고 후방에서 전방을 향하여 골부착부에 수직으로 주사하면 된다. 슬관절 외측의 왕관인대는 내측 왕관 인대와 같은 방법으로 부착부에 대하여 수직으로 주사한다. 외측측부인대는 대퇴골외측과에서 비골골두의 전외측에 부착하며 대퇴이두근의 원위 부착부는 이를 감싸면서 비골골두 후방의 극돌기에 부착한다. 비골골두면을 따라 표시하고 외측부터 내측에 걸쳐 주사한다. 슬관절 후방십자 인대는 복와위(prone position)에서 후방 관절면을 표시한다. 슬와 동맥부를 촉지하여 종으로 표시한다. 주사하지 않는 한 손으로 슬와 동맥을 외측으로 단단히 밀어주고 후방 슬관절 중앙부에서 후방십자인대의 경골 부착부를 근위부에서 원위부에 이르기까지 주사한다.

7) 족관절, 족부(Ankle and Foot Joint) (그림 53-14,15,16)

앙와위에서 외측에 가장 돌출된 부위가 외측과(lateral malleolus)이다. 전후 및 하측 면을 촉지하여 표시한다. 외측과 원위부에서 약 1 cm 전방을 주사하여 전거골비골인대의 비골 부착부를 증식치료한 후 바늘을 후진하여 제1 족지를 향하여 주사하면 거골두의 전거골비골인대 부착부를 증식치료할 수 있다. 비골원위부에서 비골건 밑으로 종골에 부착하는 종골비골인대를 비골원위부와 비골원위부에서 약간 수직으로 원위부에 위치한 종골 부착부를 표시한 후 증식치료할 수 있다.

내측에서 경골면을 따라 하방으로 내려오면 피하에 가까운 내측과를 쉽게 촉지하며 표시해 둔다. 내측과에 부착하는 삼각인대를 전경골거골인대, 경골주상골인대, 경골종골인대를 증식치료하며 이때 거골오측돌기 후방에 있는 후경골 동정맥과 후경골신경을 손상주지 않도록 해야 한다. 목말받침돌기(거골외측돌기:sustentaculum tali)는 내측과에

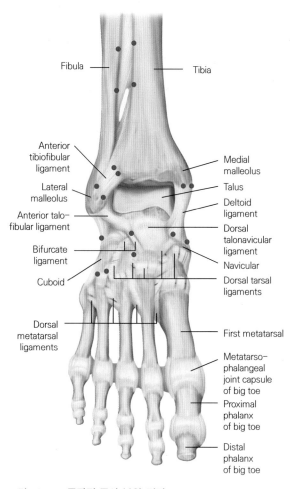

Fibula

Tibia

Anterior tibiofibular ligament

Medial malleolus

Lateral malleolus

Talus

Anterior talo-fibular ligament

Deltoid ligament

Bifurcate ligament

Dorsal talonavicular ligament

Cuboid

Navicular

Dorsal metatarsal ligaments

Dorsal tarsal ligaments

First metatarsal

Metatarso-phalangeal joint capsule of big toe

Proximal phalanx of big toe

Distal phalanx of big toe

그림 53-14. 족관절 주사 부위: 전면

서 하방으로 약 1 cm 위치에 돌출해 있다. 전방으로 만져지는 돌출 부위가 주상골돌기(발배뼈 돌기, navicular tuberosity)이며 직근위부에서 옴폭하게 만져지는 곳이 거골주상골 관절에 해당하고 모두 표시해 둔다. 이 부위에서 족저종골 주상골인대(spring ligament)를 주상골과 종골 부착부위를 바늘 방향을 바꾸면 모두 증식치료할 수 있다.

종골 내측에서 압통부위를 촉진하여 족저근막 부착부를 표시하고 외측을 향하여 증식치료한다. 근위부의 후경골혈 관신경부를 표시해 두고 후경골혈관 신경보다 하방에서 주사하여 혈관과 신경이 손상받지 않도록 위치를 확인해 두는 것이 중요하다.

족부 후방부(ankle posterior side)에서 종골결절부(calcaneal tuberosity)와 아킬레스건은 쉽게 촉지 되며 표시해 둔다. 증식치료는 아킬레스건의 종골 부착부에 주사하며 근위부 종골건의 압통있는 부위에 직접 주사할 수도 있다.

8) 턱관절(Temporomandibular Joint)(그림 53-17)

전방이주(귀구슬, anterior tragus) 전 상방에서 구강을 벌

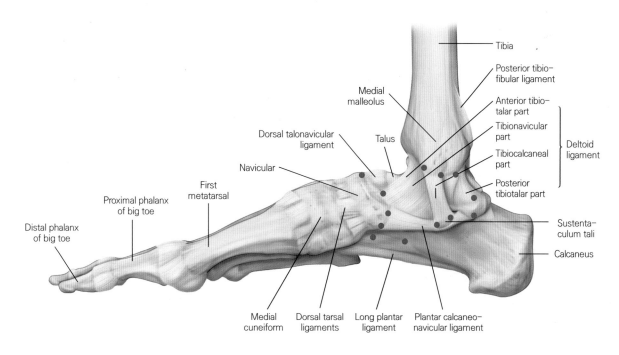

Tibia

Posterior tibio-fibular ligament

Anterior tibio-talar part

Medial malleolus

Tibionavicular part

Dorsal talonavicular ligament

Talus

Tibiocalcaneal part

Deltoid ligament

Navicular

Posterior tibiotalar part

First metatarsal

Proximal phalanx of big toe

Distal phalanx of big toe

Sustenta-culum tali

Calcaneus

Medial cuneiform

Dorsal tarsal ligaments

Long plantar ligament

Plantar calcaneo-navicular ligament

그림 53-15. 족관절 주사부위: 내측

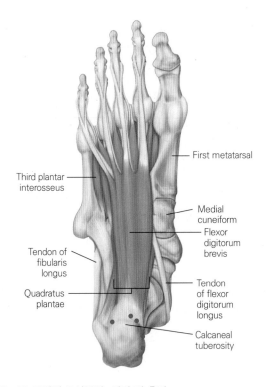

그림 53-16. 족관절 주사부위: 바닥 및 후면

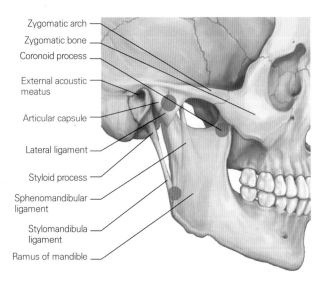

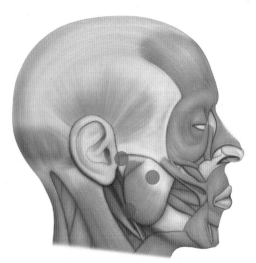

그림 53-17. 턱관절 주변 주사 부위

리고 닫게하여 턱관절 움직임을 확인하여 표시하고 협골궁(광대활, zygomatic arch)로 관절내 증식 주사한다. 흡인(aspiration)을 하여 혈관 등에 주삿바늘이 들어가 있지 않음을 확인하여야 한다.

구강을 열어 놓은 상태에서 구상돌기(갈고리 돌기, coronoid process)를 표시하고 측두건 부착부를 수직으로 증식 주사한다. 경돌하악인대(stylomandibular ligament) 원위부 부착부인 하악골 하각(inferior angle)에 대하여 후방에서 전방을 향하여 증식 주사한다.

8. 요약

증식치료는 이완된 인대를 강화하여 회복시키고 과도한 신생혈관을 경화시키며 신경적인 반응을 유도하고 구조적 일체성을 재건설(reconstruction)하여 증세와 기능을 개선 시키는 치료방법이다. 증식치료를 위해서는 해부학적 지식 은 필수이며 반드시 촉지의 과정을 거쳐야 한다. 기본적으 로 표준적인 방법을 따라 증식치료하며 시간을 들이고 반복 할 때 정확하고 효과적인 증식치료를 할 수 있다. 증식치료 는 근골격계에서 적응증에 따라 장기간 효과적인 비수술적 치료방법이며 향후 상당한 발전 가능성이 있는 치료 분야 이다.

▬▬ 참고문헌

Banks, AR. A Rationale for Prolotherapy. Journal of Ortho-paedic Medicine. 12(3);1991:54-9

Denver, Colorado: American Academy of Musculoskeletal Medicine. 2008;1-255.

Hackett GS, Hemwall GA, Montgomey GA. Ligament and tendon relaxation treated by prolotherapy. 5th ed. Springfield, Chales C. Thomas Publisher. 1993;3-300.

Intra-articular injection of a nutritive mixture solution pro-tects articular cartilage from osteoarthritic progression induced by anterior cruciate ligament transection in mature rabbits: a randomized controlled trial. Available at: http://arthritis-research.com/content/9/1/R8. Ac-cessed 26 December 2017.

Kim HJ, Kim SH, Yun DH, Lee KS, Jeong TS. The Effects of Anti-inflammatory Drugs on Histologic Findings of the Experimental Prolotherapy Model. J Korean Acad Re-hab Med. 2006;30(4):378-84.

Kim SA, Kim EH, Kim SY, Lee SY, Yoon JN, Lee YK. The Ef-fects of Hyperosmolar Dextrose and Autologous Serum Injection in the Experimental Articular Defect of Rabbit. J. Korean Acad Rehabil Med. 2006;30(2):173-8.

Kim HJ, Jeong TS, Kim WS, Park YS. Comparison of Histo-logical Changes in Accordance with the Level of Dex-trose-Concentration in Experimental Prolotherapy Model. J Korean Acad Rehabil Med. 2003;27(6):935-40.

Lippross S, Loibl M, Hoppe S, et al. Platelet released growth factors boost expansion of bone marrow derived CD34+ and CD133+ endothelial progenitor cells for au-tologous grafting. Platelets. 2011;22(6):422-32.

Liu, YK. An in situ study of the influence of a sclerosing solution in rabbit medial collateral ligaments and its junction strength. Connective Tissue Research. 1983; 11(2-3):95-102.

Martinez-Zapata MJ, Marti-Carvajal A, Sola I, Bolibar I, Ex-posito JA, Rodriguez L, n Garcla J. Efficacy and safety of the use of autologous plasma rich in platelets for tissue regeneration: a systematic review. Transfusion. 2009;49(1):44-56.

Marx RE. platelet rich plasma: Evidence to Support Its Use. J Oral Maxillofac Surg. 2004;62: 489-96.

Ravin MD, Cantieri DO, Pasquarello DO. PRINCIPLES OF PROLOTHERAPY 1st ed.

PART V

기타

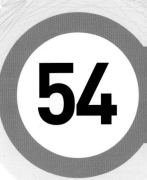

54 소아와 노인의 통증
Pain in Children and Elderly Patients

소아나 노인의 통증은 여러 면에서 간과되어 왔다. 특히 신생아나 어린 유아에서의 수술 등 급성 통증 시 호흡 억제 등의 위험성을 고려, 마취나 술 후 통증치료가 충분히 이루어지지 않았지만 점차 신경계 발달에 대한 연구와 사회적 각성이 무르익어 통증에 대한 충분한 치료가 필수임을 인지하게 되었다.

소아의 만성통증은 본인뿐 아니라 부모나 가족에게 큰 부담을 안겨주는데 어른의 만성 통증과 같이 이에 대한 근본적인 치료에 초점을 두기보다는 다과적인 협력을 통하여 통증을 인정하고 통증을 완화시켜 학교 및 사회 생활 등 정상적인 삶의 질을 유지하게 하는데 목표가 있다.

65세 이상의 노인은 의학의 발전으로 그 인구가 가장 빠르게 증가하는 연령대로 사회적으로 볼 때 노인 인구의 증가는 노동 인구의 감소, 부양 인구의 증가와 같은 문제가 있지만 의학적인 측면에서 수명의 증가는 노인성 질환의 증가로 삶의 질이 떨어지게 하는 문제가 있다. 특히 여러 퇴행성 질환과 연관된 만성 통증의 증가는 노인들의 우울증, 치매 등 정신 질환과 연관되어 생명의 연장이 더 이상 축복이 아닌 상황에 도달하게 되었다.

이 장에서는 신생아 특히 중환자실과 같이 격리된 곳에 있는 미숙아와 영아, 소아와 노인에서 일어나는 통증에 대해 알아 보고 이에 대한 평가 및 대처 방법을 다루도록 하겠다.

1. 신생아의 통증

태어난 지 3개월 이전의 신생아는 동일 피판에 수술을 반복할수록 통증을 훨씬 많이 느끼고 비통증 자극은 둔한 것을 발견할 수 있다. 신생아 때 장기간 중환자실에 있었던 아이들은 통증에 과잉 내지 황폐화 된 반응을 보이기도 하는데 초기 경험하는 환경과 통증 등이 좀 더 자란 후의 통증에 대한 행동에 큰 영향을 줄 수 있음을 시사한다. 초기 신생아 시기에 조직 손상은 국소 감각 신경의 말단들의 과도한 성장을 일으키고 오랫동안 유지시켜 어른이 되어서도 신경이 과분포(hyperinnervation)된 채 있게 한다. 출생 시 발생하는 경우 좀 더 후에 일어날 때보다 이런 반응이 더 오래가게 되는데, 일례로 신생아기에 발 뒤꿈치에서 반복적인 채혈은 소아기 때 비정상적 보행을 야기한다.

임신 나이 36에서 40주 이상 되는 영아들은 통증을 변조(modulation)할 수 있게 되지만 미숙아는 도파민, 세로토닌, 노르에피네프린 등의 중요 매개물들이 척수에서 감소되어 있으며 수도관 주위 회색질(periaqueductal gray area)에서 억제성 신경 전달 물질을 분비하지 못해 더 큰 통증을 느끼게 된다. 또한 미숙아들은 신생아 중환자실 등에서 부모와 떨어지거나 반복적 통증이 발생하는 스트레스에 노출 시 빈번하게 발생하는 갑상샘저하증, 고빌리루빈혈증, 기관지폐형성이상, 글루코코티코이드 증가 등과 동반되면 뇌피질의 정상적인 신경 발달에 장애를 일으킬 수 있다. 환아들의 통증과 스트레스 및 병적인 상태를 빨리 평가해서 치료를 하는 것은 신경계의 정상적인 발달과 이후의 삶의 질을 좋게 하는 데 매우 중요하다.

신생아 중환자실 등에서 미숙아 및 신생아의 통증을 측정하는 탁월한 측정도구는 없지만 여러 측정 방법이 사용되고 있고 상호 보완적이다. Premature Infant Pain Profile (PIPP)는 미숙아에서 시술 시행 시 느끼는 통증을 제일 잘 반영한다. 시술 전 15초 동안 환아의 활력 징후 및 얼굴 표정을 측정하고 시술 후 30초간 이들의 변화를 보고 통증 점수를 매기는데 7점 이하는 통증이 경도이거나 없는 것이고 12점 이상은 통증이 중등도 이상인 것이다. Neonatal Infant Pain Scale (NIPS)는 환아의 얼굴 표정, 울음, 호흡 패턴, 손, 발의 경직 상태, 깨어 있는 상태에 따라 점수를 매겨 3점 이상이면 아픈 것이다. 만성적으로 아픈 환아를 측정하는 도구로 É chelle Douleur Inconfort Nouveau-Né(EDIN) scale이 있는데 환아를 장기간 관찰하면서 얼굴 표정, 몸의 움직임, 수면 정도, 간호하는 사람과의 접촉 반응, 달랠 수 있는 정도로 평가하여 6점 이상이면 통증이 있다고 판단한다. Neonatal Facial Coding System (NFCS)은 침습적 시술 시 9가지의 얼굴 부위 표정만을 보고 통증을 평가하는데 3가지 이상이 있으면 통증을 느낀다고 본다. Behavioral Indicators of Infant Pain (BIIP) scale은 수면/각성 상태, 얼굴 움직임, 손의 움직임으로 통증을 평가하고 5점 이상이면 통증이 있다고 본다.

신생아 중환자실에서 비약물적 통증 조절 방법으로는 스트레스 없는 환경을 조성하는 방법으로 조명을 어둡게 하고 쓸데 없는 소음을 억제하며 수액 라인 등은 조심스럽게 다루고 필요한 시술은 최소한으로 줄이며 간호하는 작업은 한꺼번에 묶어서 하는 등 방해 받지 않고 쉬게 하도록 두는 것이 있고 환아를 포대기로 꼭 감싸거나 마사지, 안아주기, 부드러운 음악, 리듬에 맞춰 가볍게 흔들기, 달래는 목소리, 공갈 젖꼭지(pacifier nipple) 사용, 시술 전 설탕물 주기(25-50% 0.1-2 mL) 등이 있다. 약물적인 치료법으로는 시술 부위 EMLA 크림을 바르거나 중등도 이하의 통증에서는 paracetamol, 심한 통증에서는 시술 동안 단기간 내 작동하는 remifentanil 등 마약성 진통제를 사용하기도 하며 마취제로는 케타민, thiopental, 진정제로는 미다졸람, chloral hydrate 등을 사용할 수 있다.

2. 소아의 만성 통증

소아나 사춘기 시 발생하는 만성 통증은 어른에까지 이어지는 경우가 많으며 아울러 불안, 우울증, 자살 충동 및 시도까지 동반할 수 있다. 환아나 부모들이 가지는 통증에 대한 두려움은 통증을 더욱 악화시키고 통증에 의한 무기력함을 더욱 조장한다. 통증 자체를 너무 심각하게 생각하기도 하고 늘 통증이 올까 불안해 하며 통증이 왔을 때는 어쩔 수 없다는 체념을 하게 되는데 이런 환아들의 통증에 대한 두려움 자체가 통증 치료의 목표물이 될 수 있다. 여러 부위에서 발생하는 소아의 만성 통증은 각각 다른 것이 아니고 환아들의 예민함의 정도에 따라 발현되는 부위가 다를 뿐 치료 또한 다르지 않다. 치료는 쉽지 않지만 다학과적 접근법이 필요하다.

1) 두통

소아 및 청소년기의 두통은 매우 흔한데 15세 때 75%라는 보고도 있다. 다른 통증들 이를 테면 경부통, 요통, 복통 외에 불면증, 코피, 간질, 정신과적 문제, 자살 충동 등과도 연관이 있다. 두통은 사춘기 때 흔하며 여아에서 호발하고 삶의 질을 많이 떨어뜨린다. 두통은 일차적 두통과 이차적 두통이 있다. 일차적 두통에는 편두통, 긴장성두통, trigeminal autonomic cephalalgia가 있고 이차성 두통에는 여러 원인에 의해 발생하는 두통으로 갑자기 심하게 발생하는 두통, 점점 심해지는 두통, 최악의 두통, 3세 이하의 두통일 때 의심해야 한다. 일차적 두통을 구분하는 것은 쉽지 않고 일부는 통증의 형태가 시간에 따라 바뀌기도 한다. 편두통의 진단기준은 1-48시간 지속되는 5번 이상의 두통이 한쪽 또는 양쪽으로, 박동성으로 나타나며 신체 활동 시 악화되는 것이며 전형적으로 구역, 구토, 빛 공포증, 소리 공포증이 동반된다. 긴장성 두통은 빈도에 따라 세분되어 저빈도(한 달에 한 번 이하), 고빈도(보름에 한 번 이하), 만성 일상 두통(chronic daily headache: 매일 두통 발생)으로 나뉘고 대개 양측성이며 다른 증상은 동반하지 않는다.

두통의 형태와 상관 없이 행동 요법, 즉 생되먹임, 근 이완, 기분 전환(distraction), 최면 등이 효과적이라고 하며 일상 의례적인 일들-식사, 운동, 학교 생활을 유지하게 한다. 두통을 유발하는 음식은 피하는 것이 좋겠다. Ibuprofen은 급성 편두통에 효과가 좋고 아세트아미노펜도 효과가 있을 것으로 예상이 되며 반응이 없을 때는 triptan 계통의 약을 쓴다. 예방 약으로 고용량의 riboflavin (400 mg/d)이 각광을 받고 있으나 아직 확실한 보고는 없다. 5-HT 수용체 항진제, 항경련제, 항우울제, β-길항제, 칼슘 통로 억제제 등은 어른에서 효과적인데 소아에서도 성공적으로 사용되기도 한다. Medication over use headache (MOH)은 한 달에 10 내지 15일 이상 투약하는 환아에서 경험하는 두통으로 투약 중단 시 해결될 수도 있다.

2) 중추매개복통증후군(Centrally mediated abdominal pain syndrome: CAPS)

기능성복통(functional abdominal pain: FAP)이라 불리는 명칭이 상기 진단으로 바뀌었는데 통증이 말초적 흥분에서 오기보다는 통증 신호의 탈억제(disinhibition)에 의한 중추 감작에 의해 발생된다고 보고 있다. 이들 환아들은 통증에 더 예민하고 어른이 되어서도 다른 만성 통증의 양상을 가지게 된다. CAPS는 최소 3개월 이상 지속되는 기질적 원인이 없는 복통으로 기능성 소화불량(functional dyspepsia), 과민성장증후군(irritable bowel syndrome), 복부편두통(abdominal migrane: 식욕부진, 구역, 구토와 동반되어 갑자기 나타나는 복통), 그 외 식사, 월경, 배변과 상관 없이 일어나는 지속적인 복통이 있다. 통증의 원인을 찾아야 하는 기질적(organic) 질환임을 암시할 수 있는 증상은 수면 중 복통, 야간 설사, 지속적 구토, 지속적 우측 상하복부 통증, 삼킴 곤란(dysphagia), 위장 출혈, 체중감소 등이다.

치료는 기능성상복부통증에서는 H2 억제제, proton pump inhibitor (PPI), 위 팽만 시는 위 운동 항진제를, 과민성장증후군에서는 peppermint oil을, 복부편두통에서는 예방 약으로 cyproheptadine, sumatriptan을 그 외 복통 시는

행동 요법이나 항우울제가 추천된다.

3) 근골격계 통증

관절염의 소아청소년기 발생 빈도는 10만 명당 10-220명 정도이며 대부분의 통증은 경도나 1/3에서는 심하다. 그 외 류마티스성이 아닌 근골격계 통증은 매우 흔해 일생 동안 한번은 사지통이나 무릎, 허리에 통증을 호소한다. 소아에서 복합 부위 통증 증후군의 빈도는 확실하지 않으나 여아와 하지에서 더 빈번하고 작은 손상으로도 발생한다고 한다. 섬유근육통(fibromyalgia)의 빈도도 확실하지 않으나 1.25-7% 보고가 있으며 여아에서 흔하다. 턱 관절 질환에 의한 통증의 빈도도 약 7%라는 보고도 있는데 어릴 적부터 이 갈이 하는 습관과 연관이 있다고 한다.

소아의 복합부위통증증후군(complex regional pain syndrome: CRPS)은 어른에서 처음부터 시도하는 시술들, 교감신경 차단술, 척수자극기, 교감 신경 절제술, 케타민정주 등이 효과 있다는 보고가 적고 신경 차단술 없이 기능과 통증의 회복이 이루어졌다는 증례 보고들이 많으며 대부분의 소아나 청소년기의 CRPS는 좋은 예후를 갖는 것으로 보고되고 있어 초기부터 재활 치료를 시행한다. 재활 치료는 환아와 부모의 교육을 통해 CRPS의 통증과 재활치료의 내용을 가르치고 능동적 운동, 무게 실린 운동의 시작, 탈감작(desensitization), 정신적 중재 요법 등을 포함한다.

소아에서 발생하는 요통은 주의를 기울여야 한다. 대개의 요통은 심각하지 않은데 심각할 경우 간과해서는 안 된다 특히 4세 미만, 증상이 4주 이상 지속 시, 점차 악화될 때, 신경학적 이상이 있거나 척추측만증 동반이 있는 경우 주의해야 하며 핵의학조영술(scintigraphy)이 단순 방사선촬영이나 임상 증상이 애매할 때 도움이 될 수 있다. 스포츠 운동이 미성숙한 척추에 스트레스 반응을 일으키기 쉽고 추간판과 척추체의 풍부한 혈액 관류는 감염에 취약하게 하며 여러 양성 및 악성종양, 선천적 척추 기형 등이 문제를 일으킬 수 있다. 검사를 요하는 증상 및 징후는 열, 부종, 발적, 아침에 통증 및 강직이 있거나, 영상학적 이상, 야간통, 활동 시 경감되는 휴식통, 성장 지연, 체중 감소, 혈액 검사상 염증 수치 증가가 있다.

4) 치료

정상적인 생활로의 복귀가 우선되어야 한다. 그 후에 통증이 감소될 수 있다. 통증에 대한 공포 및 선입견을 치료해야 한다. 환아에게 통증이 치료될 수 있다는 확신을 주는 것 자체가 통증 치료의 시작이다. 억제성신경전달시스템(descending inhibitory system)의 활성화를 위해 스트레스, 부정적 생각, 불안, 우울증을 줄이고 학교 출석 및 정상적인 수면을 취하게 한다. 다과적 치료가 필요하고 물리 치료, 정신적 치료, 약물 치료를 요한다.

(1) 물리치료

환아의 운동 범위, 힘, 균형을 회복하고 통증을 줄이는 것이 목적이다. 전통적으로 시각적인 단계적운동회복(graded motor imagery), 통증생리교육 등이 있다.

(2) 정신적 중재 요법

인지행동치료(cognitive-behavioral therapy: CBT)는 환아에게 특정 대처 기술을 가르치는 것으로 긍정적 표현과 이완 기술들이 해당되며 가족에게도 가르칠 수 있는데 환아의 긍정적 대처 기술을 조장하고 부적응 대처 행동을 억제하도록 가르친다. 수용 및 위탁 치료(acceptance and commitment therapy: ACT)는 CBT의 인기 있는 한 형태로 통증을 수용하고 노출, 의식적인 충동분리(defusion), 유념(mindfulness)을 수단으로 삼아 가치 있는 목표를 향해 나아가는 치료법이다.

(3) 보완대체의학(Complementary and alternative medicine: CAM)

최면, 침, 요가, 생체되먹임 등을 말하는데 상당히 효과가 좋다. 특히 생체되먹임(biofeedback)은 이완요법과 병용하여 말초 체온의 상승을 기계적으로 확인함으로 스스로 긍정적인 방향을 찾게 해준다.

(4) 학교 복귀

산업화된 나라에서는 소아들의 일은 학교에 다니는 것이다. 또 학교는 친구를 사귀는 등 사회적 관계를 형성하는 장이다. 그러나 많은 만성 통증 환아들은 학교에 다니는 것이 스트레스이고 자주 수업 시간에 빠지며 아울러 친구 사귀기도 어렵게 된다. 치료의 목표가 통증을 줄이는 것보다 기능을 회복하는데 더 의미가 있다면 환아가 조금씩 학교에 가게 하는 것이 중요하다. 처음에는 한 시간만이라도 참석하게 하거나 그것도 본인이 원하는 시간에 참석하게 하고 참석 시 TV나 컴퓨터를 할 수 있는 시간을 늘려 준다든지 하여 보상을 주는 식으로 조장하는 것이 필요하다. 부모님 외에도 선생님, 학교 친구들의 도움도 필요하다.

(5) 수면

일관된 취침 시작 시간, 취침 종료 시간을 정하고 매일 일정한 시간 수면하게 하며 중간에 깨지 않도록 한다. 자기 전 음식물 섭취를 제한하는 것도 중요하다.

(6) 부모 교육

부모에게 환아의 통증으로 인한 삶의 고통 대신 기능 회복과 매일의 활동의 정상화를 중시하고 환아가 상기 기술된 치료를 집에서 잘 하도록 부모를 교육하여 이를 부모의 숙제가 되게 하면 부모는 환아의 통증 시 아무것도 할 수 없다는 무력함이 감소되며 부모의 정서적 불안이나 정신적 공포가 생기지 않아 이로 인한 환아의 정신적 패퇴를 막을 수 있다.

(7) 약물치료

아편유사제 사용 시 내성과 과통증이 성인에 비해 더 빨리 나타날 수 있고 장복 시 내분비 기능에 장애를 초래할 수 있다. 아편유사제는 가능한 조직 손상이 동반된 소수에서만 사용한다. 신경병증성 통증을 위해 쓸 수 있는 삼환계 항우울제는 selective serotonin reuptake inhibitor (SSRI)보다 효과가 좋다. 주로 쓰이는 약물은 nortriptyline이 있다. 초기 용량으로 나이 든 소아나 청소년기에는 잠자기 전 10 mg, 어린 소아에서는 5 mg에서 시작하여 3일 간격으로 증량할 수 있는데 통증 조절이 잘 될 때까지 부작용이 없으면 매일 40-50 mg까지 쓸 수 있다. 암성 통증에 의한 신경병증성 통증의 경우 더 빨리 증량할 수 있다. 심전도가 급격한 심장 변화를 예측할 수는 없지만 심전도 촬영을 치료 시작하기 전이나 증량한 후에 할 수 있다. 항우울제 치료와 자살의 위험성에 대한 연관성은 논란이 많은 이슈인데 복용하는 환아들을 자주 확인할 필요는 있다. SSRI 인 citalopram은 만성 복통에 많이 쓰인다. 항경련제도 신경병 증성 통증에 쓰이지만 부작용이 많고 효과는 삼환계 항우울제 와 유사하다. 가바펜틴(gabapentin)은 다른 약물에 비해 안전 하다고 하여 많이 쓰는 약으로 초기 밤에만 처방하여 3일 간격 으로 올리다가 3주 후 1,800 mg까지도 올릴 수 있지만 개인 차 이가 존재하므로 약의 증량은 개인마다 다르게 올려야 한다. 대개 하루 용량의 반은 자기 전에, 1/4은 아침에, 1/4는 점심에 준다. 일부는 항우울제의 자살 충동 야기로 항경련제가 우선 적으로 쓰여야 한다 하나 후자 또한 자살 충동을 일으킬 수 있 다. 만성 통증으로 내원한 환아들 중 변비 치료제가 도움이 많 이 되기도 하는데 락툴로스 같은 대변 유연제, 장 자극제, glyc-erin enema 등을 사용 시 도움이 많이 된다.

3. 노인의 통증

의학의 발전으로 수명이 늘어나고 65세 이상 노인 인구의 비율은 매우 빠르게 증가하고 있지만 많은 노인들이 건강하 지 못한 여생을 살고 있으며 특히 만성 질환들-관절염, 당뇨, 암 등-을 앓고있고 동반된 통증으로 질이 떨어진 삶을 살고 있다. 대개 60세 이후 젊은이들의 두배, 80세 이후 세배 이 상의 만성 통증을 가지고 있다.

생리적으로 나이를 먹으면 말초 신경이 퇴행하고 신호의 감작과 전달이 둔해지며 통증이 발생 시 하행성 억제 시스 템이 약해지고 과통증, 이질통이 쉽게 생긴다. 또 내인성 통 증 억제 기전이 약해지고 척추 및 상척추(supraspinal)의 감 작(sensitization)이 회복이 안되어 수술, 손상 후 지속되는 통증이 쉽게 발생한다. 통증으로 인한 심폐 요구량의 증가 와 호르몬 및 대사 기능, 면역력의 억제는 기저 질환을 악화 시키고 감염, 상처 회복 지연, 무기폐, 폐렴의 위험성을 증가 시킨다. 수술 후 통증 치료 시 노인들에게 불충분한 제통은 술 후 섬망 등 인지 장애를 일으킨다. 통증 치료를 위해 사 용하는 약물들이 상당한 위험이 있기는 하지만 충분한 제통 이 없을 때 일어나는 위험과 경중을 따져야 한다.

노인에서 통증의 역치는 약간 올라가 있지만 역치 이상의

통증에서 내성은 많이 떨어져 있다고 한다. 통증을 느끼는 정도는 개인의 특징으로 나이뿐 아니라 정서, 유전, 성, 사회 문화적 배경, 동기 등이 작용하지만 노인은 동반 기저 질환, 다양한 심리적 요인들, 많은 약물 복용 등 통증의 내성을 악 화시킬 요소들을 가지고 있을 가능성이 높다.

급성 질환에서 노인의 증상은 젊은 사람들에 비해 전형적 이지 않을 수 있다. 예를 들면 노인의 급성 심근 경색증 증상 은 통증으로 나타나지 않고 증상 없이 침착하지 못하거나 혼 돈, 공격적이거나 피로, 소화불량 등으로 나타날 수 있다. 급 성 질환 이후 통증이 지속되는 경우도 많은데 대상 포진 후 신 경통으로 진행할 위험성이 훨씬 많은 것이 그 예이다. 60세 이 전이 3% 라면 70세 이후 1년 이상 신경통이 있을 위험성이 50% 이상이라는 보고도 있다. 그 외 골관절의 지속 통증이 있 을 수 있고 섬유근통은 60대에 호발하고 그 이후는 감소하지 만 이런 지속적 통증이 있는 분들이 더 빨리 사망하는 경향이 있다. 노인에서 만성 통증과 우울증은 서로를 악화시킬 수 있 는데 이 두 가지 모두 신경의 염증이 중요한 역할을 한다고 알 려지고 있으며 비약물치료가 도움이 될 수 있다.

노인에서 암 발생은 흔히 일어나는데 암성 통증이 제대로 치료받지 않는 경우가 허다하다. 이는 노인이 스스로 진통 제를 복용 안 하려고 하기도 하지만 의사들도 진통제 처방 을 꺼리는데 통증으로 인한 정신적, 육체적 퇴행은 심각하 다. 노인에서 흔한 만성 통증의 원인은 표 54-1과 같다.

1) 통증의 평가

상당한 비율의 노인들이 실질적 통증에도 불구하고 통증 이 없다는 표시를 하는데 이해 부족에서 오는 경우가 많으 므로 노인들이 측정 전에 질문에 대한 이해를 하고 있는지 확인해야 하며 사용하는 도구로는 faces pain scale (FPS), Brief Pain Inventory (BPI), McGill Pain Questionnaire (MPQ), short form MPQ (SF-MPQ) 등이 있다. Visual analog scale은 노인들이 사용하기 어렵다. MPQ는 감각, 정서 등을 다 평가하는 도구로 노인에서도 신뢰할 만하다. SF-MPQ도 비슷한 결과를 가지며 나이에 따른 오차가 거의 없다. 개정 된 FPS는 언어 소통이 힘든 노인들이나 약간 인지 능력이 떨 어진 노인들에서 사용할 수 있다. 일단 가장 좋은 측정 도구

표 54-1. 노인에서 흔한 통증의 원인

조직 침해성 통증
추간관절 증후군, 척추증에서 오는 요통
골관절염
골다공증 및 압박골절
류마티스성 관절염
협심증
통풍
퇴행성 추간판 질환
만성 건염

신경병증성 통증
대상포진
대상포진후 신경통
삼차신경통
말초신경통(당뇨병성, HIV 감염 연관, 항암 치료 연관)
뇌경색 후 중추성 통증
방사통
외상

혼성 통증
근근막 통증
섬유근육통
만성 요통(주기적 통증)

를 선정한 후에는 그 환자에서는 지속적으로 같은 도구를 사용해야 하고 통증 측정은 회상시키지 말고 현재 통증을 묻도록 해야 하므로 측정 시점을 정확히 잡아야 한다. 심각하게 인지 기능이 상실된 노인에서 측정도구는 환자를 잘 아는 지인에게 묻거나 행동을 관찰하는 것이다.

Pain assessment in advanced dementia tool은 호흡, 소리, 얼굴 표정, 움직임, 달랠 수 있는 정도(consolability)를 보고 0에서 10까지 통증 점수를 매긴다. 경하거나 중등도의 치매 노인에서는 통증을 표현할 수 있지만 심한 경우 불가능하므로 행동을 관찰하는데 통증을 표현하는 행동 중 얼굴 표정이 가장 흔히 사용되는 측정 도구인데 찡그리거나 이를 악물거나 눈을 꼭 감는 경우는 통증을 암시한다. 그 외 신음소리나 우는 것, 소리지르는 것, 아픈 부분을 꼭 쥐고 안 움직이려 한다든지 계속 문지른다든지, 절룩거린다든지, 등은 통증과 흔히 연관된 행동이고 안절부절 못하고 혼란스럽다든지, 공격적이거나 피한다든지, 하는 행동은 덜 연관되기도 한다. 의미 없이 계속 뒤척이거나 사지를 돌리거나 흔드는 경우도 통증을 암시하며 개별 환자 특유의 통증 행동도 있을 수 있는데 통증 유발하는 시술, 예를 들면 주사, 옷 갈아입기, 위

치 변동 시 행동을 관찰하여 확인할 수 있다. 가까이 관찰하는 건강 도우미나 가족의 보고가 많이 참조되어야 하고 통증에 대한 반응으로 통증의 유무를 확인할 수 있다.

2) 약물 치료

(1) 노인에서 약역학, 약동학의 변화

나이가 들면 전체 수분량은 줄고 지방이 증가하므로 친수성 약물의 분포는 감소하지만 친지방성 약물은 증가하여 누적될 수 있다. 결합 단백질의 감소로 NSAIDs 등의 혈중 농도는 떨어질 수 있다. 간 및 신 기능의 저하는 약물의 부작용을 높일 수 있고 NSAIDs는 프로스타글란딘(prostaglandin) 효과를 억제하여 신 기능을 더욱 악화시킬 수 있다. 수용체의 밀도와 예민도가 변하여 아편유사제의 효과와 부작용이 항진되고 신경계 및 호흡계의 변화로 아편유사제의 진정 및 호흡 억제가 심각해질 수 있어 아편유사제 용량은 적게 하고 투여 간격은 넓힐 필요가 있다.

(2) 비아편유사제

아세트아미노펜은 가장 안전한 약으로 경도 통증에서 주로 선택된다. 와파린(warfarin)과 병용 시는 항응고 효과를 항진시키며 지속적으로 과잉 사용 시간 및 신 독성을 유발할 수 있고 특히 알코올 중독자는 조심해야 한다. 하루 2-3 g으로 제한한다.

NSAIDs는 노인에서 위험한 약물로 소화기 출혈을 일으킬 수 있다. 그 중 제일 안전한 약물은 ibuprofen이고 piroxicam, ketorolac은 4배의 출혈 위험을 가진다. 고혈압, 심부전, 신 장애를 일으키며 여러 질환이나 다른 약물 사용 시 고려해야 할 약물이다. 단기간 사용하고 다른 위장 질환이 없는 경우 ibuprofen과 naproxen이 추천된다. 장기간 사용은 아주 조심스럽게 시행되며 적은 용량에서 서서히 올라나 올린 후에도 효과가 없으면 바로 내린다. 소화기 및 신장에 미치는 독성을 줄이기 위해 충분한 물과 함께 섭취하기를 권하며 소화기 위험성이 높은 경우 COX-2 선택 억제제와 PPI 또는 misoprostol 병용을 추천한다. 일부 NSAIDs (ibuprofen)를 아스피린과 병용 시 심보호 기능이 상실되고 위장 출혈의 위험은 항진된다. NSAIDs 도포제는 비교적 안전하게 쓰일 수 있다.

(3) 아편유사제

아편유사제는 중등도 이상의 통증에서 시금석 같은 역할을 하지만 노인들 특히 신 및 간기능 장애가 있는 노인에게서 조심스럽게 써야 한다. 호흡 억제는 가장 심각한 부작용으로 초기에 사용하거나 증량 시 나타나며 비만, 척추측만증, 폐심장증, 등 기저 호흡성 질환이 있는 경우 위험하다. 폐쇄성 무호흡증이 있는 경우 특히 잘 때 매우 위험하다. 노인에서 섬망, 환각, 혼란 등을 야기할 수 있다. 특히 진정제와 같이 사용 시 위험하며 모르핀보다는 oxycodone이 덜하다.

말초 혈관 확장을 일으켜 기립성 저혈압, 진정, 어지러움증을 야기해 낙상하기 쉽고 특히 사용 후 처음 2주간이 심하다. 혹자는 아편유사제가 성호르몬을 억제하여 골형성을 방해하므로 골절을 잘 일으킬 수 있다고 한다. 아편 유사제에 의한 면역 억제가 일어날 수 있고 모르핀과 fentanyl이 더 많이 일으킨다. 중독은 노인이 중년에 비해 덜하지만 가능성은 있다. 변비를 빼고 다른 부작용은 점차 감소하므로 운전 등 다른 활동을 수일 후 다시 재개할 수 있다. 변비제나 oxycodone/naloxone 제재를 고려한다. 고용량으로 장기 복용 시 발생 할 과통증은 아편유사제 용량을 더 증가시키고 통증에 예민하게 하는 부작용으로 아직 논란이 많다.

경구투여가 가능한 원칙이며, 오랜 작용 시간 약물은 중독의 위험이 낮고, 효능이 세지만 작은 용량의 약물에서 시작하는 것이 선호된다. 옥시코돈과 모르핀은 우선 선택 약물로 2.5 mg, 5 mg에서 각각 시작하고 작용 시간이 짧은 약물은 하루 간격으로 적정할 수 있다. 트라마돌(tramadol)은 흔히 사용되지만 간질의 위험이 있어 환자 선택에 주의를 요한다. Buprenorphine은 μ수용체의 부분작용제, κ수용체의 길항제로 노인에서 적당한 약물인데 경피 전달 패치(transdermal patch) 제제로 사용할 수 있다. 사용해서는 안 될 아편유사제로는 중추신경계 흥분시키는 pentazocin, 별로 효과가 없는 propoxyphene, 대사물이 신경 독성이 있는 meperidine 등이 있다.

(4) 기타 제제

신경병증성 통증을 위해 삼환 항우울제, selective serotonin and norepinephrine reuptake inhibitor (SNRI: duloxetine), 항 경련제, 국소마취제 등이 있다.

Amitriptyline은 많이 알려진 약으로 노인에서 심장, 항 콜린성, 진정 부작용을 일으키므로 75% 이상 부작용이 덜 한 nortriptyline이 더 좋다.

가바펜틴이나 프레가발린(pregabalin)은 많이 쓰이는 항경련제로 부작용이나 약물 상호 작용이 덜 하지만 졸림, 어지러움, 정신 혼탁의 부작용이 있어 가바펜틴인 경우 자기 전 100 mg에서 시작하여 증량한다.

비타민 D의 보충은 서로 상호작용하는 통증과 수면 장애에 좋은 영향을 줄 수 있다. 비타민 D는 항염증 면역 반응을 자극하여 항통증 작용을 유발하는데 노인에서 수면 장애를 일으키는 원인을 치료하고 수면 습관 개선 및 비타민 D를 보충함으로 통증과 수면의 질을 높일 수 있다.

3) 부가적 치료

(1) 물리 치료 및 신경 차단술

노인들에게는 피부 열 치료, TENS, 침 등 수동적 접근보다는 작업 치료나 수 치료 같은 능동적 접근이 더 효과적이다. 피부가 약하여 패드 등을 뗄 때 조심해야 하며 열 및 냉 적용 시도 주의해야 한다.

신경 차단술이 상당히 도움을 줄 수 있으나 약물의 혈관 내 주입 시 생명도 위태할 수 있어 투시장치(fluoroscopy)를 사용하도록 한다. 항응고제를 복용하거나 당뇨가 심할 때, 진행성 신경 질환 시는 금기이다.

(2) 정신 중재 요법

노인에서는 통증 때문에 정신적 중재를 많이 받지는 않지만 인지 행동 치료, 이완 요법, 생체되먹임 훈련을 통해 도움을 받을 수 있다.

(3) 운동과 음식

젊어서부터 운동을 하는 분들이나 노인이 되어서도 운동을 지속하는 분들은 종말체(telomere)의 길이가 길게 보존된다고 한다. 운동은 염증 표지들을 감소시키고 근육세포의 전구체인 근육 내 위성 세포들을 증가시킨다. 항산화제가 풍부한 야채, 곡물, omega-3 지방산 등도 종말체의 단축을 억제할 수 있다.

(4) 대체 보완 요법(CAM)

요통은 가장 많이 CAM치료를 받는 통증으로 여러 한약 및 식품 등이 여기에 포함되지만 다른 약물들과 상호 작용 할 수 있고 일부는 중금속 등을 함유하고 있다.

━━ 참고문헌

Arnstein P, Herr K. pain in the older person. In: Fishman SM, Ballantyne JC, Rathmell JP, eds. Bonica's management of pain. 4th ed. Philadelphia, Lippincott-Raven Publishers; 2010;782-90.

Arsenis NC, You T, Ogawa EF, et al. Physical activity and telomere length: Impact of aging and potential mechanisms of action. Oncotarget 2017;8:45008-19.

Balda RCX, Guinsburg R. Perceptions of Neonatal Pain. Neoreviews 2007;8:e533-e542.

Desparmet-Sheridan JF. Pain in children. In: Raj PP eds. practical management of pain. 3rd ed. St Louis, Mosby 2000;295-315.

Faedda N, Cerutti R, Verdecchia P, et al. Behavioral management of headache in children and adolescents. J Headache Pain 2016;17:1-10.

Fine PG. treatment guidelines for the pharmacological management of pain in older persons. Pain Med 2012;13:57-66.

Friedrichsdorf SJ, Giordano J , Dakoji KD, et al. Chronic Pain in Children and Adolescents: diagnosis and Treatment of Primary Pain Disorders in Head, Abdomen, Muscles and Joints Children 2016;3:1-26.

Guerriero F. Guidance on opioids prescribing for the management of persistent non-cancer pain in older adults. World J Clin Cases 2017;5:73-81.

Hall RW, Anand KJS. Physiology of Pain and Stress in the Newborn. Neoreviews 2005;6;e61-e68.

Hollingworth P. Back pain in children. Br J Rheumatol 1996;35:1022-28.

Khurana S, Hall RW, Anand KJS. Treatment of Pain and Stress in the Neonate: When and How. Neoreviews 2005;6:e76-e86.

Lynch D. geriatric pain. In: Raj PP eds. practical management of pain. 3rd ed. St Louis, Mosby 2000;270-93.

Oliveira DL, Hirotsu C, Tufik S et al. The interfaces between vitamin D, sleep and pain. J Endocrinol 2017;234:23 -

36.

Schechter NL, Palermo TM, Walco GA et al. Persistent pain in children. In: Fishman SM, Ballantyne JC, Rathmell JP eds. Bonica's management of pain. 4th ed. Philadelphia, Lippincott-Raven Publishers 2010;767-82.

Zis P, Daskalaki A, Bountouni I. Depression and chronic pain in the elderly: links and management challenges. Clin Interv Aging 2017;12:709-20.

55 비통증성 질환과 신경블록
Non-Painful Disorders

통증치료실 진료를 보다 보면 환자의 일부는 통증이 아닌 다른 증상을 주소로 방문하거나 의뢰되어 오는 환자들을 접하게 된다. 이럴 경우 진료에 어려움을 겪는 경우를 종종 보게 된다. 이번 장(chapter)에서는 통증치료실 진료 시 접하게 되는 비통증성 증상을 보이는 질환에 대해 살펴보고 이들에 대한 치료법에 대해서도 살펴보고자 한다. 많은 질환이 있겠으나 여기에서는 교감신경블록을 통해 효과를 얻을 수 있고 비교적 흔히 접하는 일부 질환에 대해서만 기술하였다.

1. 다한증(Hyperhidrosis)

인체는 약 400만 개 이상의 땀분비선을 가지고 있으며, 이들은 약 300만 개의 에크린선(eccrine glands)과 나머지의 아포크린선(apocrine glands)으로 구성되어 있다. 에크린선은 입술과 유두를 제외한 전신에 분포하는데 손바닥, 발바닥과 이마를 포함한 얼굴에 높은 밀도로 분포하고 있다. 여기서는 냄새가 없는 염분과 수분이 혼합된 맑고 묽은 체액을 분비한다. 아포크린선은 주로 겨드랑이와 비뇨생식기 주변에 분포하고 있으며 이곳에서는 에크린선에서 분비되는 것보다 진득한 체액이 분비되는데 여기서 분비된 체액은 피부의 박테리아와 혼합되어 각개인의 특유의 냄새(일반적으로는 불쾌한 냄새)를 유발하는 요인이 된다. 이외에도 에크린선과 아포크린선이 혼합된 형태의 아포에크린선(apoeccrine glands)이 있으며, 이는 주로 겨드랑이와 항문 주위에 분포한다. 그러나 다한증에서 아포에크린선의 작용과 역할에 대해서는 연구가 필요한 실정이다.

땀의 분비는 자연스런 생리적인 반응으로 일반적으로 체온조절을 위한 온도조절용 땀분비기전과 과도한 긴장 등과 관련된 감정적인 땀분비기전으로 나뉘어 진다. 땀의 분비를 통한 체온조절은 신체의 항상성 유지에 중요한 역할을 하지만 다한증의 경우처럼 과도한 땀의 분비는 직업적으로나 사회적으로 많은 문제를 유발할 수 있다.

1) 발한(Sweating)

발한은 체온조절을 위해 정상적으로 우리 몸에서 일어나고 있는 현상이다. 단순하게 보면 에크린선으로 땀을 분비하고 그것의 증발을 통해 체온을 조절하는 것이다. 이 과정은 교감신경계의 조절을 통한 땀샘(sweating glands)의 분비와 피부 혈류의 조절을 통해 이루어진다. 즉, 근육운동 등에 의한 중심체온의 증가나 태양의 자극 등에 따른 피부 온도의 상승은 온도수용체를 자극하고, 이는 구심성 온도감각신경(thermosensory afferent)을 자극하게 된다. 이 신호는 피부나 장기에 위치한 열과 냉감 수용체를 통해 A 및 C 신경섬유를 타고 중추신경으로 신호를 전달되는데, 중심성 온도민감성뉴런이 위치하고 있는 시상하부에서 모든 구심성신호가 통합된다. 이렇게 함으로서 체온을 37도로 유지하게 되는데, 이곳에서 설정된 체온에 따라 이를 맞추기 위해 근육을 움직이고 피부혈관을 축소시킴으로써 열을 발생시키거나, 땀을 배출하거나, 피부혈관을 확장시킴으로써 열을 배출하여 실제 체온조절이 이루어지게 되는 것이다.

그 외에도 호르몬, 감정, 산소포화도, 혈장삼투압 같은 요소들도 열발생에 영향을 미칠 수 있으며, 땀의 분비에도 영향을 미친다. 프로게스테론은 체온을 상승시키며 에스테로겐은 반대의 효과를 나타낸다. 저혈량증이 있는 경우에는 땀분비가 줄어들고, 혈장삼투압이 증가되어 있는 경우에는 땀분비가 증가한다. 산소포화도가 증가하는 경우에도 땀분비가 증가한다.

땀샘 자체에도 교감신경의 절후섬유가 분포되어 있다. 이 절후섬유는 교감신경의 C섬유로 알려져 있으며, 이곳에서 분비되는 아세틸콜린이 에크린선에 있는 M3 무스카린수용체에 부착되어 땀분비를 자극한다. 땀샘은 전신적으로 분포하며 활성화된 에크린선의 수는 말초신경자극과 기후와 같은 외적인 환경의 영향을 받는다. 말초 부위에서 볼 때, 땀분비의 정도는 피부 온도와 혈액순환의 정도에 따라 결정된다. 즉, 피부 온도 상승은 땀분비를 촉진하며, 피부 온도의 하강은 땀분비를 줄인다.

이처럼 말초 및 중추기전이 각각 땀분비에 영향을 미치기 때문에 중심체온과 피부 온도의 정도가 땀분비 정도와 항상 비례하지는 않는다. 따라서 땀분비에는 심한 개인차가 있을 수 있다.

체온조절을 위한 발한의 경우와 다르게 감정, 인지, 행동과 관련되어 정서적인 영향이 땀분비에 영향을 미치는 경우에 이를 정서적 발한이라고 한다. 이 경우에는 신피질과 변연계에 위치하고 있는 조절중추에서 땀분비의 조절이 이루어진다. 작용 부위가 명확하게 알려지지는 않았으나 편도핵(amygdala), 전전두엽(prefrontal cortex), 섬피질(insular cortex)과 대상속(cingulum)이 주요 작용 부위로 여겨지고 있다. 절전 및 절후신경경로는 체온조절을 위한 발한의 경로와 같으나, 이 경우에는 감정, 스트레스 등이 얼굴, 겨드랑이, 손과 발의 땀샘의 분비를 촉진하는 주요 자극요소가 된다. 이와 더불어, 체온조절성 발한과는 반대로 혈관운동신경이 자극되어 국소혈관수축상태에서 발한이 일어나는 특징을 보인다.

2) 다한증(Hyperhidrosis)

발한은 체온조절을 위한 생리적반응으로 자연스러운 것이나 너무 심한 발한으로 인해 고통 받는 경우 이를 다한증이라고 한다. 전신적으로 발한이 증가한 전신성 다한증과 발한 부위가 제한되는 국소성 다한증으로 나뉜다. 전신성 다한증의 경우에는 감염, 내분비장애(갑상선기능항진증, 뇌하수체기능항진증, 당뇨, 폐경기, 임신, 갈색세포종, 카르시노이드증후군, 말단비대증 등), 신경학적이상(파킨슨증 등), 악성 종양(골수증식성증후군, 호즈킨병 등), 약물(항우울제 등), 약물중독, 알코올이나 다른 물질의 금단증상 시에 나타날 수 있다.

원발성 국소성 다한증은 주로 젊고 건강한 사람에게서 특발성으로 발생하며, 대부분 사춘기 때 시작된다. 최근의 연구에 따르면 미국에서는 약 4.8%의 유병률이 보고되고 있으며, 세계적으로 유병률이 과거 조사에 비해 증가한 것으로 보고되고 있다. 발생 부위는 연구에 따라 조금씩 다르지만 50% 이상에서 겨드랑이 다한증으로 겨드랑이 부위 단독 또는 겨드랑이부위와 손 또는 발에 함께 발생하는 것으로 알려져 있다. 그리고 일부는 얼굴, 손, 발의 다한증으로 나타나기도 하며, 종종 많은 부위에서 동시에 나타나기도 한다. 원발성 국소성 다한증의 발병 요인에 대해서는 명확하게 밝혀져 있지는 않으나 30-65%에서 가족력이 있다고 보고되고 있기 때문에 유전적인 요소도 발병에 한 원인으로 여겨지고 있다. 특히 최근의 연구에 의하면 다한증과 연관된 대립형질을 가진 군에서 다한증 발생빈도는 25%로 대립형질이 없는 군의 발생빈도 1%에 비해 매우 높으며, 동양인에서 특정염색체의 이상이 다한증과 관련이 있다고 보고되었다. 상염색체 우성 유전으로 질환이 전달되며, 이런 경우 땀샘의 수적변화나 형태학적 변화는 없는 것으로 알려져 있다. 다수의 연구를 통해서 원발성 다한증은 교감신경계와 부교감신경계의 복합적인 이상으로 발생한다고 여겨지고 있다. 다한증환자들은 종종 심한 정신과적인 문제와 동반되는 경우도 있다. 그러나, 인격장애(personality disorder)와 다한증의 연관성에 대해서는 명확하게 밝혀지지는 않은 상태이다.

이차성 국소성 다한증은 중추성 또는 말초성 신경결손의 결과로 발생한다. 말초성 원인은 당뇨병성신경병증과 같은 신경병증이다. 다발신경병증의 발생 시 발한이 증가하다가 신경손상이 진행되면서 발한이 사라진다. 복합부위통증증후군과 같은 만성신경병증의 경우에는 이환된 사지에서 흔히 다한증이 발생된다.

뇌경색이나 뇌출혈 이후에 환부와 반대측 신체부위로 다한증이 발생한다. 척수손상이 있는 경우에는 이환 부위 쪽으로의 발한이 줄어든다. 아예 발한이 없어지기도 하며, 정상 부위에 보상성 다한증이 발생한다. 외상 후 척수공동증이 발생하는 경우에는 다한증이 첫 증상의 하나로 나타나기도 한다.

(1) 진단

환자의 병력을 확인하고 이차성 다한증이 의심되면 원인이 되는 질환감별을 위해 일반혈액검사, 적혈구 침강속도검사, 갑상선호르몬 검사, 흉부방사선검사, 항핵항체검사, 당뇨검사 등의 혈액학적검사를 통해 감염, 신장기능이상, 악성종양, 당뇨병, 갑상선질환 및 결체조직질환 유무를 확인하여 원인질환을 감별한다.

국소성 발한이상의 경우 요오드녹말검사(Minor's starch iodine test)가 이용된다. 요오드용액을 피부에 묻힌 후, 녹말가루를 그 위에 뿌려준다. 땀과 접촉하는 경우 보라색으로 변하게 되는데, 이를 보고 색깔변화부위의 분포형태를 확인함으로써 국소성 발한이상을 확인할 수 있다.

발한의 정량적인 측정은 quantitative sudometry를 이용하여 확인할 수 있다. 발한의 정도의 측정에는 자발적인 발한과 자극 이후 발한정도를 아세틸콜린의 이온삼투요법을 이용하여 측정하는 QSTAR (quantitative sudomotor axon reflex test)를 이용하여 측정할 수 있다.

임상적으로는 중량측정법이 흔히 이용된다. 이는 사전에 무게를 측정해놓은 기름종이를 겨드랑이에 정해진 시간(보통 1분) 동안 끼워둔 후에 기름종이의 무게를 측정하여 발한의 양을 측정하는 방법으로 겨드랑이뿐 아니라 손바닥에도 적용할 수 있으며, 겨드랑이의 경우 발한이 50 mg/min 이상, 손바닥의 경우 20 mg/min 이상인 경우 다한증으로 진단할 수 있다.

(2) 치료

다양한 보존적 치료법과 수술적 치료법이 이용되고 있다. 대부분이 국소성 다한증의 경우에 효과가 있으며, 전신성 다한증의 경우에 이용되는 약물치료는 효과에 대한 학술적인 증거는 많지 않은 실정이다. 보존적 치료법을 모두 사용해도 효과가 없는 경우에 수술적 치료법을 이용하는 단계적인 치료가 권장된다.

① 국소 도포제(Focal applications)

1-2% 농도의 알루미늄염이 많은 국소용 발한억제제에 첨가되어 다한증의 1차 치료약제로 사용되고 있다. 의료용으로는 15-25%의 aluminum chloride가 함유된 것을 이용하고 있다. 이것의 부작용으로 피부자극 및 타고 바늘로 찌르는 듯한 이상감각이 발생할 수 있으나 발생빈도는 매우 적다. 이것은 땀샘의 분비관을 물리적으로 막는 역할을 하고 장기적으로 사용하는 경우 분비세포의 위축을 초래함으로써 다한증의 치료에 이용된다. 포름알데히드나 글루타알데히드 같은 화장수는 알레르기반응이나 국소적인 피부자극의 발생가능성 때문에 제한적으로 이용된다. 당뇨나 프레이증후군에서 발생하는 미각다한증(gustatory hyperhidrosis)의 경우에는 항콜린성 제제인 0.5%-2.0% glycopyrrolate의 국소도포를 이용할 수 있다. 일반적으로 이러한 국소도포제는 국소성 다한증의 경우에만 이용하는 것이 적당하다.

② 경구 약물

국소도포제에 반응이 없거나 보다 전신적인 다한증의 치료로 항콜린성 약제를 투여하는 방법을 이용할 수 있다. Methanthelinium bromide, Scopolamine, Propantheline, Oxybutynin 같은 항콜린성 약제가 개별적인 사항에서 효과가 있다는 보고가 있으나 이를 일반화하기는 어렵다. 항콜린성 약제는 구갈, 적응장애, 요저류, 변비 및 기억장애의 부작용이 발생할 수 있기 때문에 사용에 제한이 따른다. Amytriptyline과 Paroxetine같은 항우울제나 베타차단제, 칼슘통로차단제, 알파길항제, 알파2 효현제 같은 항고혈압약제도 약하지만 일부 효과가 있다고 보고되고 있다.

국소도포제나 경구용치료제에 치료가 잘 되지 않는 다한증의 경우에는 다음 단계로 이온삼투요법과 보툴리눔 독소의 주사요법을 시행할 수 있다.

③ 이온삼투요법

손바닥, 발바닥의 다한증의 초기치료 시 이용되는 방법으로 부작용이 적은 장점이 있다. 손이나 발을 물에 담그거나 축축한 전극을 부착하여 지속적인 직류전류를 흘려주는 것이 표준적인 방법이며, 박동성 직류전류를 흘려주는 방법 또한 이용 가능하다.

이 치료법의 원리는 땀샘의 분비영역에서 가역적인 이온의 전달을 억제함으로써 발한을 억제시키는데 이는 땀샘의 도관을 양성자를 채워서 막기 때문에 이러한 효과가 나타나는 것으로 추정된다. 이 치료는 81% 이상의 환자에서 효과적이나 시간이 걸리는 방법이다. 초기에는 일주일에 3회 정도 시행해야 하며 유지기에는 1주에 1회 정도만 해도 충분하다. 임산부나 심박동기를 가진 환자는 이온삼투용법을 시행해서는 안되며, 부작용으로 발적, 국소적 화끈거림, 물집 등이 발생할 수 있다.

④ 보툴리눔 독소

보툴리눔 독소의 국소 주사치료는 국소성 다한증의 비수술적인 치료법 중에 가장 효과적인 방법이다. 보툴리눔 독소의 피하 주사는 발한운동성신경접합(sudomotor synapse)에서 아세틸콜린의 분비를 막아서 발한을 억제한다. 주사 2-4일 후부터 발한억제효과가 나타나며 환자의 80-90%에서 효과를 나타낸다. 한 번의 주사로 발한운동신경섬유가 재생되어 작용되기까지 3-12개월 정도의 발한억제효과를 나타낸다. 그러나 초기 치료비용이 비싸며, 수회의 주사가 필요하며, 주사 시 통증이 동반되는 단점이 있다. 부작용으로는 손바닥에 주사 시 손의 근육이 마비되는 현상이 나타날 수 있다. 또 매우 드물지만 항체의 형성으로 인해 치료에 실패하는 경우도 있다. 발바닥에 사용하는 경우에는 다른 부위에서와 달리 주사 통증이 매우 심하며 효과도 약 50% 정도로 떨어져서 환자의 만족도가 떨어진다고 보고되고 있다.

⑤ 신경블록 및 수술적 치료

내시경을 이용한 T2, T3 교감신경절 절제술이 수술적 치료법으로 많이 이용되고 있다. 특히 손바닥 다한증의 경우 장기간에 걸쳐 매우 효과적인 치료법으로 알려져 있다. 그러나 타부위로의 보상성다한증이 발생할 수 있으며, 기흉이나 혈흉, 횡격막신경의 손상, 흉관의 손상 같은 수술자체의 부작용도 발생할 수 있다. 내시경을 이용한 교감신경 절제술과 동일한 위치에서 시행되는 흉부교감신경블록과 파괴술의 경우 통증클리닉에서 다한증 치료에 이용할 수 있는 치료법의 한 가지가 될 수 있다

⑥ 기타 치료법

겨드랑이 부위 다한증에는 마이크로파나 레이저를 이용하여 땀샘을 파괴하는 치료를 이용하기도 한다. 그 외에도 세이지(sage)나 카모마일(chamomile), 글루텐이 없는 식사나 침(acupuncture), 바이오피드백 같은 방법을 이용하기도 하나 그 효과에 대해서는 연구가 필요한 실정이다.

2. 안면신경마비(Facial Palsy)

안면신경은 안면의 표정에 관여하는 안면근육의 운동기능을 담당하며, 눈물샘과 침샘에 부교감신경 지배를 하고 있으며, 혀의 앞쪽 2/3의 미각을 담당하고 있다. 그 외에도 외이도와 이개의 감각에도 관여하고 있다. 안면신경마비는 뇌졸중이나 뇌종양 같은 원인에 의해 뇌교에 있는 안면신경핵으로부터 안면신경의 중추신경경로상의 이상으로 인해 발생하는 중추성 안면신경마비와 말초부의 안면신경 부위에서 발생하는 말초성 안면신경마비로 나눌 수 있다.

일측성 말초성 안면신경마비의 경우 다른 원인에 의해 발생하는 2차성 안면신경마비와 특별한 원인이 없이 발생하는 특발성 안면신경마비로 분류된다. 이 중 2차성 안면신경마비의 경우 대사성질환, 뇌졸중, 바이러스 감염, 종양 등 다양한 질환이 원인이 된다. 그러나 전체적으로 볼 때 특발성 안면신경마비의 발생빈도가 2차성 안면신경마비에 비해 약 3배 정도 높다. 이러한 특발성 안면신경마비를 벨마비(Bell's palsy)라고 한다. 안면신경마비는 1797년에 Friedreich에 의해 처음 기술되었는데, 1821년에 안면신경의 마비와 관련한 신경의 해부구조에 대해 처음으로 연구를 했던

Sir Charles Bell의 이름을 따서 벨마비로 명명되었다. 벨마비는 다른 원인을 모두 배제한 후에 진단이 이루어지기 때문에 원인이나 치료에 있어서 계속 연구가 진행되고 있으나 이견이 많이 존재하고 있는 실정이다.

특발성 안면신경마비는 매년 10만 명당 11-40명 정도에서 발병하며, 15세에서 45세 사이에서 호발한다. 전체적으로는 남성과 여성에서 비슷한 빈도로 발생하나, 20세 이하에서는 여성에서 호발하며, 40세 이상에서는 남성에 호발한다. 양측성으로 발병하는 경우는 0.3-2% 정도로 매우 드물게 발생하며, 대부분의 경우 일측성으로 발병하며. 좌우의 발병율은 동일하다. 당뇨병 환자나 임산부, 면역억제환자의 경우에서 발병빈도가 더 크다고 보고되고 있다. 재발율은 약 8% 정도이다.

1) 발병 원인

바이러스 감염, 허혈성 혈관질환에 의한 신경마비, 당뇨에 의한 혈관장애, 다발성 신경염, 자가면역성 질환, 차가운 환경에의 노출, 유전적인 소인 등 특발성 안면신경마비의 발생원인에 대한 다양한 가설이 있다. 이러한 가설들에 의하면 슬상신경절에서의 안면신경의 염증이 주요한 원인으로 여겨지고 있다. 이러한 안면 신경의 염증이 신경압박, 허혈, 신경의 탈수초화를 초래하는 것으로 여겨지고 있다. 슬상신경절은 안면신경이 급격하게 경유돌공(stylomastoid canal)으로 꺾어서 주행하게 되는 미로분절(labyrinthine segment)과 고실분절(tympanic segment)의 연접부에 위치한 안면신경관에 위치하고 있다. 고전적인 접근으로는 질환의 정의상 염증의 원인은 명확하지 않은 것으로 볼 수 있으나, 최근의 연구결과 바이러스 감염이 가장 유력한 원인으로 조명되고 있다. 특히 포진바이러스(herpes virus)의 재활성과 관련이 있으며, 연구결과 제1형 단순포진바이러스의 항체역가가 특발성 안면신경마비 환자에서 높게 나타나는 점이 이를 뒷받침하고 있다. 바이러스 감염으로 인한 신경내 염증반응으로 분절성 탈수초화가 일어나고 이와 함께 부종이 발생되어 안면신경관 내의 안면 신경을 압박하여 안면신경마비가 발생한다고 여겨지고 있다. 허혈성 안면신경마비 가설의 경우, 소동맥의 수축 시 모세혈관이 확장되고 혈관투과성증가로 인해 혈관으로부터 누출액이 생성되는데 이러한 상황에서 확장된 모세혈관과 누출액이 안면신경 내에 모세혈관과 소정맥을 압박하여 국소 허혈을 가중시킴으로써 안면신경마비가 발생한다는 가설이다. 이상과 같이 특발성 안면신경마비에서 몇 가지 병리조직학적인 소견이 관찰되기는 하지만 아직까지 전반적으로 명확하게 밝혀지지는 않았다. 임신, 심한 전자간증(preeclampsia), 당뇨, 상기도감염, 고혈압, 비만 등이 있는 경우 벨마비(Bell's palsy)의 발병률이 증가한다.

2) 임상양상

특발성 안면신경마비는 갑자기 시작되며 특징적으로 한쪽 얼굴의 모든 근육에서 근력약화나 완전마비를 호소한다. 얼굴의 주름과 코옆주름(nasolabial fold)이 사라지고, 이마의 주름이 없고, 입가가 아래로 처진다. 눈꺼풀이 감겨지지 않으며, 아래 입술을 다물려고 애를 써도 처진다. 눈물샘의 분비장애 및 눈이 감겨지지 않아서 눈의 자극증상이 흔히 나타난다. 실제로 눈물이 감소나 눈꺼풀의 조절이 되지 않아서 항상 눈물이 고인 것처럼 보일 수 있으며 눈물이 의지와 무관하게 계속 떨어지는 것으로 보이기도 한다. 일반적으로 안면근육의 약화는 72시간 내에 최대로 나타나며, 청각과민(hyperacusis)이나 얼굴감각 이상, 입맛 이상(dysgeusia)이 동반되기도 한다. 환자에 따라서는 안면마비가 발생하기 이전에 이개 부위에 통증이 있거나 혹은 귓속이 꽉 찬 느낌이 먼저 발생하는 경우도 있다. 심한 통증과 함께 벨마비가 발생한 경우에는 대상포진바이러스에 의한 Ramsay-Hunt 증후군을 의심해 봐야 한다. 환자들의 대부분은 저절로 회복이 된다. 약 85%의 환자는 3주 이내에 호전을 보이며 나머지 15%의 환자는 3-5개월 내에 회복된다. 특히 불완전마비가 발생한 환자의 경우 96%에서 완전회복이 되는 반면, 완전마비가 발생한 경우에는 61% 정도에서만 완전 회복이 된다고 알려져 있다. 발생 3주 내에 호전되는 양상이 보이지 않는 경우에는 심한 신경손상을 의미하며, 이 경우에는 CT, MRI 등의 추가적인 검사가 필요하다. 대부분이 완전히 회복되나 약 20% 정도는 정도의 차이가 있는 불완전회복 양상을 보인다. 불완전회복이 된다 하더라도 대부분 경미만 증상만 남게 되며, 심하게 남는 경우는 전체환자의 4% 정도이다. 이때 안면근육의 약화, 공동운동(synkinesis), 안면수축 같은 증상들이 남을 수 있다. 발병 1주일 후 안면신경의 마비정도가 환자의 회복 예후를 판단하는 데 도움이 된다.

3) 진단검사

갑자기 시작되는 일측성의 안면근육 약화는 특발성 안면신경마비를 먼저 의심해야 한다. 자세한 마비의 시작과 진행양상에 대한 병력청취가 매우 중요하다. 2주 이상에 걸쳐서 서서히 진행하는 마비의 경우 종양(mass lesion)을 의심해야 한다. 최근의 피부발진, 관절통, 발열 등의 임상증상 유무도 확인해야 한다. 이학적 검사 시 귀와 침샘에 대한 검사와 함께 안면의 신경기능을 확인하기 위한 모든 표정근에 대한 검사를 시행해야 한다. 혈액학적인 검사는 일반적으로 필요하지 않으나 당뇨병 등의 유무를 확인하기 위한 검사는 시행해 볼 수도 있다. 라임병(Lyme disease)이 의심되는 경우에는 Borrelia burgdoferi에 대한 항체검사도 시행해서 확인해야 한다.

안면신경마비의 정도는 일반적으로 House-Rackmann 안면신경마비척도를 이용하여 기록하며, 검사 시 가능하면 사진이나 동영상기록을 남김으로써 안면마비의 정도와 치료경과에 대한 확인과 환자의 이해를 도울 수 있다. 완전마비의 경우에는 신경마비의 상태와 예후를 판정하기 위해 안면신경의 전기신경검사인 신경흥분성검사, 최대자극검사, 신경 전도검사 등을 시행해야 한다. 신경전도검사에서 복합근육활동 전위의 감소 소견은 축삭변성을 시사하며, 잠복기(latency)의 증가는 신경의 탈수초화를 시사하는 소견이다. 첫 2주 내에 검사에서 90% 이상의 신경이상이 확인되는 경우는 예후가 나쁘다고 알려져 있으며 이럴 경우에는 대개 불완전회복이 이루어진다. CT, MRI검사는 일반적으로 필요하지 않으나 감각신경성 난청이나 최근에 안면신경 마비나 외상이 있었던 경우에는 반드시 검사를 시행해야 하며, 안면마비가 3주 이내에 호전되지 않는 경우에 시행해 볼 수 있다.

양측성 안면신경마비가 발생해서 2-3주 이내에 호전되지 않는 경우에는 신경과 의료진과의 협진이 추천된다.

4) 치료

약물치료의 효과에 대해서는 많은 논란이 있는 상태로 스테로이드, 혈관확장제, 비타민, 항바이러스제 등이 이용되고 있으나 스테로이드를 제외하고는 확실한 효과가 입증된 것은 없다. 통증클리닉에서는 약물치료와 더불어 성상신경절 블록을 이용하여 보다 적극적으로 치료할 수 있을 것으로 생각된다.

(1) 약물치료

스테로이드는 안면신경의 신경손상으로 발생하는 자율신경이상과 불완전마비가 완전마비로 진행하는 것을 예방, 억제하는 효과가 있다. 안면신경의 회복기간을 줄이고 진통효과도 있는 것으로 알려져 있으며, 항바이러스제제와 함께 사용하면 증상이 더 많이 호전된다는 보고가 있다. 그러나 바이러스 감염 초기에 사용하는 경우 감염을 더욱 악화시킬 수 있는 위험이 있으며, 임신, 고혈압, 녹내장, 소화기 궤양 동반된 환자의 경우에는 투여하지 않는 것이 좋다. 일반적으로 16세 이상의 환자에서는 발병 72시간 이내에 경구 스테로이드 치료가 권장된다.

항바이러스 제제를 단독으로 또는 스테로이드와 함께 사용하는 경우에도 최근의 연구결과 스테로이드 단독사용에 비해 큰 이점을 없다고 밝혀졌다. 그러나 안면마비의 정도가 심한 경우에는 스테로이드와 함께 투여하면 스테로이드 단독투여에 비해 회복에 도움이 된다는 연구보고도 있다.

(2) 신경블록을 포함한 그 외의 치료법

광범위한 신경변성이 발생한 완전안면신경마비의 경우 안면신경 감압술의 적응증이 된다. 그러나, 수술적 치료의 성적에 대해서는 논란이 있는 실정이며, 최근의 안면신경마비 치료지침에 따르면 수술은 권고되지 않는다.

성상신경절 블록은 허혈의 개선, 부종감소, 항염증효과를 나타내며, 안면신경마비에서 안면의 영양혈관을 확장시켜 허혈을 개선하는 목적으로 시행된다. 다수의 연구에서 그 효과가 보고되고 있다.

그 외에 안면근육운동, 전기자극치료, 침술 등 다양한 치료에 대한 연구가 시행되고 있으나 만성적인 안면신경마비 환자에서 안면근육운동이 일부 효과가 있다는 것 외에 아직 이들에 대한 치료근거는 부족한 실정이다. 안면신경마비후 후유증으로 공동운동(synkinesis)가 발생한 경우에는 바이오피드백, 물리치료 또는 해당근육이나 신경분지에 보툴리눔 독소 주사나 수술 등이 치료에 이용될 수 있다.

3. 일측성 안면경련(Hemifacial Spasm)

일측성 안면경련은 제7 뇌신경인 안면신경의 이상으로 인해 이 신경의 영향을 받는 안면의 한쪽 안면근육에 국한되어 나타나는 불수의적 단일수축이나 근수축 상태를 말한다. 1875년 Schultze가 처음으로 이 질환에 대한 환자보고를 한 이후 1886년 Gower가 일측성안면경련을 안면신경의 신경지배를 받는 근육의 분절성 간대성 근경련이라고 처음으로 이에 대해 기술하였다. 일측성 안면경련은 모든 인종에서 발생하며, 발생빈도는 미국에서 10만 명당 11명 정도로 알려져 있다. 남성보다 여성에서 조금 더 호발한다. 특발성, 일측성 안면경련의 경우 일반적으로 50-60대에서 시작된다. 40세 이전에 발병하는 일측성 안면경련의 경우는 흔하지 않으며 보통은 다발성경화증과 같은 동반된 신경학적인 질환이 있는 경우에 발생한다. 양측성으로 발생하는 경우는 1% 미만으로 매우 드물지만, 양측성으로 발생하는 경우에도 일측성으로 시작되어 시간이 흐르면서 양측성으로 되는 것으로 알려져 있다.

1) 원인

일측성 안면경련은 많은 다양한 상황에서 발생하는 안면신경 또는 신경핵의 만성적인 자극이 발생원인으로 여겨지고 있다. 근위신경부위에서의 자극은 안면신경내에서 전기연접전달(ephaptic transmission)을 유발하고, 만성적인 자극이 안면신경핵에 가해지면 신경의 과흥분을 초래하게 된다. 이러한 과정의 결과로 일측성 안면경련에서 율동성 불수의적 간대성 근수축이 발생되는 것으로 생각된다. 원발성 원인으로는 주로 후두개와(posterior cranial fossa) 부위에서 발생하는 혈관에 의한 안면신경의 압박으로 이와 관련

된 주요 혈관은 상소뇌동맥(superior cerebellar artery), 전하소뇌동맥(anterior inferior cerebellar artery), 척수동맥(vertebral artery)으로 알려져 있다. 소뇌교뇌각부 종양(cerebellopontine tumors), 동정맥기형 등의 압박성 병변과 뇌졸중, 다발성경화증, 감염 같은 비압박성 병변이 있는 경우에도 이차성으로 발생하는 일측성 안면경련이 원인이 될 수 있다. 과거에 특발성으로 여겨졌던 대부분의 일측성 안면경련은 아마도 소뇌교뇌각(cerebellopontine angle)내에서 안면신경을 압박하는 비정상적인 혈관에 의한 것으로 여겨지고 있다.

2) 임상양상

일측성 안면경련은 불수의적 안면운동이 유일한 증상이며, 피로감, 불안감 등이 동반되기도 한다. 50-60대에 호발하며 매우 드물게 약 1% 미만에서 양측성으로 나타나는 경우도 있으나 거의 모든 경우에 일측성으로 나타나는 특징을 가진다. 양측성으로 나타나는 경우에도 시작은 일측성으로 시작되어 오랜 시간 경과를 거쳐 양측성으로 진행하는 것으로 알려져 있다. 일반적으로 안륜근(orbicularis oculi)의 짧은 간대성 근운동으로부터 시작되어 수년에 걸쳐 다른 안면근육으로 퍼지는 임상양상을 보인다. 약 8%에서는 턱부근에서 증상이 시작되어 안면의 윗부분으로 퍼지기도 한다. 이환된 근육은 간대성 근운동에서 점차 강직성 수축상태로 진행하게 된다. 안면경련은 통증을 유발하지는 않으나 표현을 방해함으로 불편감을 초래하며 삶의 질을 떨어뜨린다. 눈 주위 근육에 매우 심한 경련이 있는 경우에는 경련으로 인해 시력상실과 같은 상태가 되기도 한다.

3) 검사

이학적 검사상으로는 오로지 불수의적 안면근육운동만을 확인할 수 있다. 따라서 환자의 병력을 세밀하게 확인해야 하며 다른 이차적인 유발원인의 유무를 확인하기 위하여 미세한 신경손상 유무도 자세하게 확인해야 한다. 안면신경의 이상유무를 확인하기 위한 신경근전도검사 및 안면신경을 압박하는 뇌종양이나 동맥류, 동정맥기형의

유무를 확인하기 위해 MRI 또는 MRA를 시행하는 것이 필요하다.

4) 치료

(1) 보툴리눔 독소 주사

거의 대부분의 환자에서 효과적인 치료법은 보툴리눔 독소의 주사치료이다. 주사 3-5일 후부터 효과가 나타나며 대략 6개월 정도까지 효과가 지속된다. 그러나 약 45% 정도의 환자에서는 효과의 지속기간이 10주 미만으로 짧다는 보고도 있기 때문에 효과의 지속 기간에 대해서도 편차가 크다는 점을 환자에게 미리 알려주는 것이 좋다. 발생 가능한 부작용으로는 안면부조화, 안검하수, 안면근 약화, 복시 등이 있을 수 있으나 대부분의 경우 부작용은 일시적으로 발생했다가 사라진다. 보툴리눔 독소의 주사로 안면경련이 중단되어도 경련감을 계속 느끼는 환자도 있기 때문에 이에 대해서는 주사하기 전에 미리 주의를 해 주어야 한다.

(2) 약물치료

일반적으로 약물치료 효과에 대한 반응은 다양하게 나타난다. 그러나 압박성 병변에 의한 안면경련이 아닌 특발성 안면경련의 초기나 증상이 경미한 경우에 약물치료를 시행하면 일부 효과적이다. Carbamazepine, Oxcabazepine, Gabapentin같은 항경련제, Clonazepam 같은 벤조디아제핀, Baclofen같은 근이완제가 이용되며, 보툴리눔 독소 주사 치료를 할 수 없는 경우에도 약물치료를 이용한다. 그러나 이런 약물치료는 효과가 일정하지 않으며, 졸음, 피로와 같은 부작용을 동반하기 때문에 사용 시 주의가 필요하다.

(3) 신경블록을 포함한 그 외의 치료법

안면신경에 압박성 병변이 있는 경우 미세혈관감압술을 통한 신경압박을 해소하면 치료성적이 매우 좋다. 명확한 압박성 병변이 없는 특발성 안면경련에서도 미세혈관감압술을 시행하면 좋아지는 경우도 있다. 근절개술은 거의 이용되지 않는다.

그 외에도 안면신경 마비의 경우와 같이 성상신경절 블록이 치료에 이용되기도 한다.

4. 이명(Tinnitus)

이명은 외부로부터 소리의 자극이 없이 의미 없는 소리를 인지하는 이상음감상태를 말한다. 대략 성인의 12-30%에서 만성적인 이명을 가지고 있는 것으로 추산되나 대부분은 치료에 대한 필요성을 느끼지 않고 지내는 것으로 알려져 있다. 실제로 이명으로 인해 생활에 불편이 초래되는 환자는 전체 이명 환자의 3-5% 정도이며, 약 1% 정도는 생활이 어려울 정도로 심각한 영향을 받고 있다. 남자가 1.5:1의 비율로 여자에 비해 호발하며, 대부분 20-50대에 처음으로 증상이 발생한다. 주로 일측성으로 발생하지만 20% 이상에서 양측성으로 발생하기도 한다. 현재까지 이명에 대한 많은 연구가 이루어 지고 있으나 원인, 발생기전이 명확하게 규명되지 않고 있다. 다양한 치료법이 이용되고 있으나 이의 효과 또한 명확하지 않은 실정이다.

1) 이명의 분류

이명은 박동성 유무에 따라 박동성 이명과 비박동성 이명으로 분류되고, 박동성 이명은 다시 환자만 들을 수 있는 자각적 이명과 검사자가 직접 이명을 확인할 수 있는 타각적 이명으로 구분된다. 비박동성 이명은 중추성과 말초성 이명으로 분류할 수 있으며 비박동성 이명은 모두 자각성 이명에 속한다. 그 외에도 동반증상에 따른 분류나 발생 부위에 따라 이명을 분류하기도 한다.

2) 이명의 원인

청각기관 주변의 혈관, 근육, 감각신경계에 이상이 있는 경우 이명이 발생할 수 있다. 원인이 확인되는 경우는 대략 70% 정도이며 내이질환, 소음, 두경부외상 등이 흔한 원인으로 확인된다. 질환이나 소음, 외상으로 와우 내의 유모세포가 손상이 발생하면 실제 소리 자극이 없음에도 불구하고 중추청각신경계가 반복적으로 자극됨으로써 소리가 나는 것으로 잘못 인지하는 것이 한가지 기전으로 설명되고 있다. 이 외에도 다양한 원인과 그에 따른 다양한 기전이 제시되고 있는 실정이다. 그러나 약 30% 정도에서는 원인을 알지 못한다.

소리는 와우를 통과하여 전기적 신호로 바뀌어서 청신경을 통해 대뇌피질로 전달되어 비로소 소리로 인식이 된다. 그러나 이렇게 전달된 신호가 모두 소리로 인식되는 것은 아니며, 대뇌피질하의 중추신경계에서 의미 있는 신호와 의미 없는 신호로 걸러지게 된다. 이때 의미 있는 신호만이 대뇌피질로 전달되어 반응하게 된다. 그런데 청각경로가 변연계와 연결되어 있어서 다양한 정서적 반응과 연관될 수 있으며, 자율신경계와도 연결되어 있어서 이명 자체보다 불면, 공포, 집중력장애 같은 다른 감정적인 반응들이 나타날 수 있다. 따라서 어떤 원인에서든 이명이 발생하면, 이 이명신호가 다른 감정적인 상황이나 정서불안이 동반되는 경우 앞서 기술한 대뇌피질에서의 신호의 여과기능이 제대로 작용하지 못하고 더욱 심한 이명을 호소하게 된다. 이명은 원인질환에 따라 난청, 현훈, 두통, 이충만감, 전신권태, 이통 등의 증상이 동반되기도 하며, 다른 증상을 동반하지 않고 순수하게 이명만 있는 경우는 약 20% 정도로 알려져 있다.

3) 진단

상세한 병력청취를 통해 이명의 원인이 될 만한 단서를 찾는 것이 진단에서 가장 중요하다. 청신경종양, 두개내종양, 두개내 질환, 갑상선 질환, 혈액 질환 등의 전신 질환 여부를 확인해야 하며, 두부외상, 소음노출, 이독성 약물사용의 과거력을 확인하는 것이 필요하다.

타각적 이명의 경우 청진기나 외이도 마이크를 이용하여 이명을 확인할 수 있다. 또, 청각검사와 뇌와 측두골의 CT, MRI, 혈관 조영술이 원인 진단과 원인 확인에 도움이 된다. 혈액검사, CBC, 갑상선기능검사, 알레르기검사, 근전도검사, 심전도검사 등도 시행해 볼 수 있다.

4) 치료

현재까지 원인에 따라 다양한 치료법이 소개되고 있으나 확실한 치료법은 없으며, 치료성적은 보고자에 따라 다양하게 보고되고 있다.

(1) 약물요법

혈관확장을 통한 허혈억제, 혈관수축과 경련억제 및 미세순환 개선을 위한 Trimetazidine, Ginkgo biloba, Pentoxifylline, Flunalizine Hcl, Gabapentin, Prostaglandin E1류의 약물이 치료에 이용된다. 이명으로 인한 불안, 긴장, 우울증상에는 Tranquilizer, Benzodiazepine류의 약물이 효과적이다. 신경재생과 회복과 이독성 예방에는 Methylcobalamin, Vitamin B1, B6, B12와 Zinc가 효과적이다.

이 밖에도 리도카인을 포함한 여러 국소마취제의 정주가 이명의 치료에 효과가 있다고 알려져 있다. 리도카인의 피내 주사도 이명에 효과가 있다는 연구 결과가 최근에 보고되고 있다.

(2) 신경블록

성상신결절 블록은 내이의 혈류를 개선시키고 산소공급을 증가시킴으로서 손상된 조직세포의 회복에 도움이 된다. 일정기간동안 꾸준하게 성상신경절 블록을 시행하면 다른 치료에 비해 더 좋은 치료효과를 나타낸다고 알려져 있다. 스테로이드를 이용한 경추부 경막외신경블록이 난치성 이명치료에 효과가 있다는 보고도 있다.

(3) 수술을 포함한 그 외의 치료

수회에 걸쳐 반복적으로 고실내 스테로이드와 비타민 B12 주사가 이명에 효과적이라는 보고가 있다. 수술적 요법으로 인공내이삽입술, 이명억제장치 이식술, 그 외 확인된 이명의 원인에 따른 원인제거수술 등을 시행할 수 있다 고막에 자석을 부착하는 자기치료와 이개 주변으로 보툴리눔독소 주사 또한 시행해 볼 수 있는 치료법이다.

이명으로 인한 불안감이나 우울증상이 심한 경우 환자를 안심시키고 필요 시 정신과적 치료를 병행하는 것이 좋다.

5. 난청(Hearing Loss)

난청은 청각의 인지경로에 이상이 있는 경우 발생하는 증상으로 귓바퀴에서 중이 사이의 이상으로 발생하는 경우를 전도성 난청으로, 중이나 8번 뇌신경의 이상으로 발생하는 경우를 감각신경성 난청으로 구분하며, 이들이 복합적으로 있는 경우 혼합성 난청으로 구분된다.

전도성 난청의 경우 외이도 폐쇄, 이도내 부종이나 협착, 이도의 종양, 고막파열, 모루뼈(incus)의 파손, 이경화증(osteosclerosis), 중이의 액체나 흉터, 종양 같은 원인에 의해 주로 해부학적인 이상을 초래함으로써 난청이 발생하는 경우로 대부분 원인의 제거를 통해 치료할 수 있다. 감각신경성 난청은 여러 가지 원인에 의해 중추청각신경경로에 이상이 발생하는 경우에 생기는데 코르티기관의 유모세포의 손상, 노화, 선천적 기형과 관련이 있다.

1) 진단

병력과 이학적 검사를 통한 난청의 원인을 찾는 것이 중요하다. 전도성 난청의 경우 이학적 검사를 통해 이상이 확인되는 경우가 대부분이나 감각신경성 난청의 경우 이학적 검사상 특별한 소견이 없는 경우가 대부분이다. 갑자기 한쪽 귀의 청력이 감소하는 돌발성 난청의 경우 바이러스 감염이나 혈관허혈성 기전과 연관된다고 추정되며 소뇌교각부의 종양이 발생 원인이 되기도 한다. 한쪽의 난청은 급, 만성 중이염에 의한 화농성 내이염으로도 발생할 수 있으며, 외림프 누공이나 측두골 골절로도 발생할 수 있다. 성인에서 진행되는 감각신경성 난청은 이경화증, 소음성난청, 메니에르병, 전정신경초종(Schwannoma) 등을 의심해 볼 수 있다.

순음청력검사, 어음청력검사, 임피던스검사, 청성뇌간반응검사, 이음향방사 등의 청력검사를 통해 통해 전반적인 청각전달조직의 선별검사와 와우이상과 후와우이상에 대한 구분이 가능하다. 혈액학적인 검사는 감각신경성 환자에서는 확립된 것이 없으나 전도성 난청의 경우 염증 등에 대한 검사를 위해 시행되고 있다. CT나 MRI도 골격구조의 평가, 청신경 및 뇌의 구조적 이상을 확인하기 위해 이용된다.

2) 치료

전도성 난청은 원인을 바로 파악할 수 있으며 외과적인 치료로 교정이 가능하다. 그러나 감각신경성 난청은 외과적 치료법으로 치료되지 않는다. 고압산소, 스테로이드, 유전

자치료 등 여러 가지 치료법들이 소개되고 있으나 아직 효과에 대해서는 확립되지 않은 상태이다. 두 경우 모두에서 보청기의 이용은 난청에 어느정도 도움이 된다. 난청과 함께 다른 증상이 동반되는 경우가 흔하므로 이에 대한 치료도 함께해 주어야 한다.

돌발성 난청의 경우 내이의 혈류개선 및 항염증작용에 초점을 두고 있다. 성상신경절 차단은 두경부의 교감신경 차단으로 혈관이 확장되어 내이 혈류가 개선되며 내이모세포 및 신경세포의 대사를 촉진시키는 효과를 나타내기 때문에 돌발성 난청 환자의 치료 시 흔히 이용되고 있다.

3) 메니에르병(Meniere's disease)

메니에르증후군은 만성적인 내이의 이상 상태로 반복적인 발작적인 현훈, 감각신경성 난청, 이명, 이충만감의 4대증상을 특징으로 보이는 경우로 이중에서 발생원인이 미상인 경우 이를 메니에르병이라고 한다. 유병률은 십만 명당 3.5-513명까지 다양하게 보고되고 있으며, 주로 40-50대에서 호발한다. 여성이 남성보다 약간 더 흔하며, 임신시에 증상이 악화되는 경향을 보인다. 류마티스관절염이나 루프스 같은 자가면역질환이나 알레르기, 편두통이 동반되는 경우가 많으며, 가족력이 있는 경우도 5-15% 정도로 알려져 있다.

내림프수종(endolymphatic hydrops)과 관련된 와우관내의 이온조성의 변화가 주요 원인이라고 여겨져 왔으나 이는 발병에 따른 부수적인 현상으로 여겨지고 있으며, 유전적인 요인과 환경적인 요인들이 직접적으로 발병에 연관이 있는 것으로 여겨진다. 알레르기, 자율신경의 변화, 혈류장애, 감염, 면역반응, 유전적 요인, 혈관이상 등 여러 요인들에 의해 내이의 항상성이 깨지면서 병의 특징적인 증상들이 나타나는 것으로 이해되고 있다.

현재까지 메니에르병에 대해 정립된 치료 방침은 없는 실정이다. 치료의 일차적인 목적은 발작적인 현훈의 발생을 줄이는 것이다. 장기간에 걸쳐서 진행되는 청력저하에 대한 치료법은 현재까지 없는 실정이다. 규칙적인 생활을 통해 스트레스나 피로 등의 병의 유발요인을 줄이는 것도 권장되나 명확한 효과에 대해서는 규명되지 않은 상태이다. 물을 많이 섭취하고 저염식을 하는 식이요법이 권장되는데

이는 아르기닌 바소프레신(arginine vasopressin)의 혈장농도를 감소시키고 내이 내의 Na+ 농도를 낮추는 역할을 한다. 벤조디아제핀계 약과 항히스타민계 약이 일차적인 치료제로 이용되고 있으며, 이뇨제는 이차적인 치료제로 단독 또는 일차약물과 함께 사용하는 것이 권고되고 있다. 스테로이드의 고실내 주사는 일차적인 약물치료에 효과가 없는 경우 시행해 볼 수 있다. 그 외 혈관확장제나 ginko biloba 같은 약을 치료에 이용할 수 있으며, 이상의 방법으로도 현훈치료가 안되는 경우에는 고실내로의 Gentamicin, Streptomicin 등의 이독성 약제를 주입하여 전정우모세포를 파괴하여 증상을 치료할 수 있다. 그러나 이독성 약제의 주입에도 불구하고 치료가 안되는 경우에는 내림프낭수술이나 전정신경절제술, 미로절제술도 고려할 수 있다. 메니에르병에서도 이명과 관련하여 성상신경절 블록을 치료에 이용할 수 있다.

6. 감각신경성 후각소실(Sensorineural Anosmia)

약 1,400만 명의 미국인이 만성적인 후각기능 장애를 가지고 있는 것으로 보고되고 있으며 유병률은 19% 이상으로 알려져 있다. 후각기능 장애의 원인은 종양, 비강협착, 외상성 비강 폐쇄, 선천성, 만성 비부비동질환과 비용종 등으로 인한 후각통로의 차단에 의해 발생하는 전도성 원인과 상기도 감염, 외상성 신경 손상, 신경퇴행성 질환, 선천성, 독소, 만성 비부비동 질환 등으로 인한 후각신경의 이상으로 발생하는 감각신경성 원인으로 나눌 수 있다.

전도성 장애의 경우에는 부비동 수술 등으로 비강내 폐쇄나 협착된 부위를 해결하면 후각기능의 큰 호전을 보인다. 신경전도성 장애의 경우에는 경구 및 국소 스테로이드의 사용 및 zinc sulfate 등의 약물요법이 있으나 그 효과가 잘 알려져 있지 않다.

성상신경절 블록은 손상된 후각상피로의 혈류 증가와 T세포의 조성비를 변화시키는 등의 면역계통에 변화를 일으킴으로써 후각상피가 재생될 수 있게 하여 후각기능을 개선

시키는 것으로 여겨진다. 동물실험에서도 교감신경절의 파괴로 후각상피의 두께가 증가와 지지세포층이 유의하게 재생됨이 확인되었다. 임상에서 스테로이드치료에 반응이 없는 난치성 후각소실환자에서 성상신경절 블록으로 좋은 치료 성적을 얻었다는 보고가 있는 점을 고려할 때 감각신경성 후각소실환자에서 성상신경절 블록은 이용할 만한 치료법으로 보인다.

━━━ 참고문헌

대한통증학회. 통증수기의 정석. 첫째판. 서울, 메디안북. 2016, 101-3.

Abbruzzese G, Berardelli A, Defazio G. Hemifacial spasm. Handb Clin Neurol 2011;100:675-80.

Adour K, Wingerd J, Doty HE. Prevalence of concurrent diabetes mellitus and idiopathic facial paralysis (Bell's palsy). Diabetes 1975;24:449-51.

Adour KK, Hilsinger RL Jr, Callan EJ. Facial paralysis and Bell's palsy: a protocol for differential diagnosis. Am J Otol 1985;Supple:68-73.

Asahina M, Suzuki A, Mori M, et al. Emotional sweating response in a patient with bilateral amygdala damage. Int J Psychophysiol 2003;47:87-93.

Atkins JL, Butler PE. Hyperhidrosis: a review of current management. Plast Reconstr Surg 2002;110:222-8.

Auger RG, Whisnant JP. Hemifacial spasm in Rochester and Olmstead County, Minnesota, 1960 to 1984. Arch Neurol 1990;47:1233-4.

Bandini F, Mazzella L. Gabapentin as treatment for hemifacial spasm. Eur Neurol 1999;42:49-51.

Bauer CA, Brozoski TJ, Myers K. Primary afferent dendrite degeneration as a cause of tinnitus. J Neurosci Res 2007;85:1489-98.

Baugh RF, Basura GJ, Ishii LE, et al. Clinical practice guideline: Bell's palsy. Otolaryngol Heaad Neck Surg 2013;149:S1-27.

Beurskens CH, Heymans PG. Positive effects of mime therapy on sequelae of facial paralysis: stiffness, lip mobility, and social and physical aspects of facial disability. Otol Neurotol 2013;24:677-81.

Birklein F, Sittl R, Spitzer A, et al. Sudomotor function in sympathetic reflex dystrophy. Pain 1997;69:49-54.

Bramerson A, Johansson L, Ek L, et al. Prevalence of plfactory dysfunction: the skovde population-based study. Laryngoscope 2004;114:733-7.

Bulstrode NW, Harrison DH. The phenomenon of the late recovered Bell's palsy: treatment options to improve facial symmetry. Plast Reconstr Surg 2005;115:1466-71.

Champlin CA, Muller SP, Mitchell SA. Acoustic measurement of objective tinnitus. J Speech Hear Res 1990;33:816-21.

Chon KM. Diagnosis and treatment of tinnitus. J Clin Otolaryngol 1996;7:326-39.

Costa J, Espírito-Santo C, Borges A, et al. Botulinum toxin type A therapy for hemifacial spasm. Cochrane Database Syst Rev 2005;(1):CD004899.

De Diego JI, Prim MP, Madero R, et al. Seasonal patterns of idiopathic facial paralysis: a 16-year study. Otolaryngol Head Neck Surg 1999;120:269-71.

Delort S, Marchi E, Correa MA. Oxybutynin as an alternative treatment for hyperhidrosis. An Bras Dermatol 2017;92:217-20.

Derebery MJ. Allergic and immunologic features of Meniere's disease. Otolaryngol Clin North Am 2011;44:655-66.

Elias M. Cervical Sympathetic and Stellate Ganglion Blocks. Pain Physician 2000;3:294-304.

Eviston TJ, Croxson GR, Kennedy PG, et al. Bell's palsy: aetiology, clinical features and multidisciplinary care. J Neurol Neurosurg Psychiatry 2015;86:1356-61.

Finsterer J. Management of peripheral facial nerve palsy. Eur Arch Otorhinolaryngol 2008;265:743-52.

Fujimoto T. Pathophysiology and Treatment of Hyperhidrosis. Curr Prob Dermatol 2016;51:86-93.

Fujiwara T, Hato N, Gyo K, et al. Prosnostic factors of Bell's palsy: prospective patient collected observational study. Eur Arch Otorhinolaryngol 2014;271:1891-5.

Gagyor I, Madhok VB, Daly F, et al. Antiviral treatment for Bell's palsy (idiopathic facial paralysis). Cochrane Database Syst Rev 2015;(7):CD001869.

Gantz BJ, Rubinstein JT, Gidley P, et al. Surgical management of Bell's palsy. Laryngoscope 1999;109:1177-88.

Girard N, Poncet M, Caces F, et al. Three-dimensional MRI of hemifacial spasm with surgical correlation. Neuroradiology 1997;39:46-51.

Glen DH. Clinical practice. Bell's palsy. N Engl J Med 2004;351:1323-31.

Goh CL. Aluminum chloride hexahydrate versus palmar hyperhidrosis. Evaporimeter assessment. Int J Dermatol 1990;29:368-70.

Gowers WR. A manual of diseases of the nervous system. London: J & A Churchill; 1886;228-37.

Greco A, Galleo A, Fusconi M, et al. Bell's palsy and autoimmunity. Autoimmun Rev 2012;12: 323-8.

Groscurth P. Anatomy of sweat glands. Curr Probl Dermatol 2002;30:1-9.

Harris JP, Alexander TH. Current-day prevalence of Meniere's syndrome. Audiol Neurootol 2010;15:318 - 22.

Heckmann M, Plewig G. Low-dose efficacy of botulinum toxin A for axillary hyperhidrosis: a randomized, side-by-side, open label study. Arch Dermatol 2005;141:1255-9.

Hensel H. Thermoregulation and temperature regulation. Monogr Physiol Soc 1981;38:1-321.

Hoekstra CE, Rynja SP, van Zanten GA, et al. Anticonvulsants for tinnitus. Cochrane Database Syst Rev 2011;(7):CD007960.

Hohman MH, Hadlock TA. Etiology, diagnosis, and management of facial palsy: 2000 patients at a facial nerve center. Laryngoscope 2014;124:E283-93.

Hohman MH, Lee LN, Hadlock TA. Two-step highly selective neurectomy for refractory periocular synkinesis. Laryngoscope 2013; 123:1385-8.

Holbrook EH, Leopold DA. An updated review of clinical olfaction. Curr Opin Otolaryngol Head Neck Surg 2006;14:23-8.

Holzle E. Pathophysiology of sweating. Curr Probl Dermatol 2002;30:10-22.

Horii A, Saika T, Uno A, et al. Factors relating to the vertigo control and hearing changes following intratympanic gentamicin for intractable Meniere's disease. Otol Neurotol 2006;27:896-900.

Hosp C, Hamm H. Safety of available and emerging drug therapies for hyperhidrosis. Expert Opin Drug Saf 2017;16(9):1039-49.

House JW, Brackmann DE. Facial nerve grading system. Otolaryngol Head Neck Surg 1985; 93:146-7.

Ito H, Ito H, Nakano S, et al. Low-dose subcutaneous injection of botulinum toxin type A for synkinesis and hyperlacrimation. Acta Neurol Scand 2007;115:271-4.

Kallio H, Niskanen ML, Havia M, et al. I.V. ropivacaine compared with lidocaine for the treatment of tinnitus. Br J Anaesth 2008;101:261-5.

Kihara M, Opfer-Gehrking TL, Low PA. Comparison of directly stimulated with axon-reflex-mediated sudomotor responses in human subjects and in patients with diabetes. Muscle Nerve 1993;16:655-60.

Kotimaki J, Sorri M, Aantaa E, et al. Prevalence of Meniere disease in Finland. Laryngoscope 1999;109:748‐53.

Lang E, Foerster A, Pfannmuller D, et al. Quantitative assessment of sudomotor activity by capacitance hygrometry. Clin Auton Res 1993;3:107-15.

Lear W, Kessler E, Solish N, et al. An epidemiological study of hyperhidrosis. Dermatol Surg 2007;33:S69-75.

Lee NS, Kim BG, Park JM, et al. The effect of superior cervical ganglionectomy on recovery of olfaction in induced anosmic mice. Korean J Otolaryngol Head Neck Surg 2005;48:1462-7.

Lee NS, Yoon HR, Park JW, et al. The efficacy of stellate ganglion block in olfactory disorder following upper respiratory tract infection. Korean J Otolaryngol Head Neck Surg 2003;46:568-71.

Lee SJ, Chang KY, Suh DH, et al. The efficacy of microwave device for treating axillary hyperhidrosis and osmidrosis in Asians: a preliminary study. J Cosmet Laser Ther 2013;15:255-9.

Linder T, Bossart W, Bodmer D. Bell's palsy and herpes simplex virus:fact or mystery? Otol Neurotol 2005;26:109-13.

Lopez-Escamez JA, Carey J, Chung WH, et al. Diagnostic criteria for Meniere's disease. J Vestib Res 2015;25:1-7.

Luxford E, Berliner KI, Lee J, et al. Dietary modification as adjunct treatment in Meniere's disease: patient willingness and ability to comply. Otol Neurotol 2013;34:1438-43.

Makeham TP, Croxson GR, Coulson S. Infective causes of facial nerve paralysis. Otol Neurotol 2007;28:100-3.

Mardini MK. Ear-clicking "tinnitus" responding to carbamazepine. N Engl J Med 1987;317:1542.

Marson AG, Salinas R. Bell's palsy. West J Med 2000;173:266-8.

Matharu MS, Cohen AS, Goadsby PJ. SUNCT syndrome responsive to intravenous lidocaine. Cephalagia 2004;24:985-92.

McCaffrey TV, Wurster RD, Jacobs HK, et al. Role of skin temperature in the control of sweating. J Appl Physiol 1979;47:591-7.

McCormack A, Edmondson-Jones M, Somerset S, et al. A systematic review of the reporting of tinnitus prevalence and severity. Hear Res 2016;337:70-9.

McCormic ZL, Walega DR. Cervical epidural steroid injec-

tion for refractory somatic tinnitus. Pain Pract 2015;15:E28-33.

Merchant SN, Adams JC, Nadol JB Jr. Pathophysiology of Meniere's syndrome: are symptoms caused by endolymphatic hydrops? Otol Neurotol 2005;26:74-81.

Micheli F, Scorticati MC, Gatto E, et al. Familial hemifacial spasm. Mov Disord 1994;9:330-2.

Moon HS, Lee HJ, Sung CH, et al. The efficacy of stellate ganglion block in sensorineural anosmia patients unresponsive to steroid therapy. Korean J Pain 2007;20:154-7.

Murakawa K, Ishimoto E, Noma K, et al. Circulatory effects of stellate ganglion block in idiopathic facial palsy. Masui 1994;43:356-60.

Murphy C, Schubert CR, Cruickshanks KJ, et al. Prevalence of olfactory impairment in older adults. JAMA 2002;288:2307-12.

Murphy-Lavoie H, Piper S, Moon RE, et al. Hyperbaric oxygen therapy for idiopathic sudden sensorineural hearing loss. Undersea Hyperb Med 2012;39:777-92.

Naganuma H, Kawahara K, Tokumasu K, et al. Water may cure patients with Meniere disease. Laryngoscope 2006;116:1455-60.

Nakamura K, Toda N, Sakamaki K, et al. Biofeedback rehabilitation for prevention of synkinesis after facia palsy. Otolaryngol Head Neck Surg 2003;128:539-43.

Nam SB, Yoon DM, Lee YW, et al. The efficacy of stellate ganglion block in the treatment of idiopathic sudden sensorineural hearing loss. Korean J Pain 1988;11:30-5.

Nielsen VK. Electrophysiology of the facial nerve in hemifacial spasm: ectopic/ephaptic excitation. Muscle Nerve 1985;8:545-55.

Ofo E, O'Reilly B, O'Doherty A. Olfactory loss. BMJ 2007;334:423.

Patel RM, Pinto JM. Olfaction: anatomy, physiology, and disease. Clin Anat 2014;27:54-60.

Peitersen E. Bell's palsy: the spontaneous course of 2,500 peripheral facial nerve palsies of different etiologies. Acta Otolaryngol Suppl 2002;4-30.

Reinauer S, Neusser A, Schauf G, et al. Iontophoresis with alternating current and direct current offset (AC/DC iontophoresis): a new approach for the treatment of hyperhidrosis. Br J Dermatol 1993;129:166-9.

Reisfeld R, Nguyen R, Pnini A. Endoscopic thoracic sympathectomy for treatment of essential hyperhidrosis syndrome: experience with 650 patients. Surg Laparosc Endosc Percutan Tech 2000;10:5-10.

Requena T, Espinosa-Sanchez JM, Cabrera S, et al. Familial clustering and genetic heterogeneity in Meniere's disease. Clin Genet 2014;85:245-52.

Romero FR, Haddad GR, Miot HA, et al. Palmar hyperhidrosis: clinical, pathophysiological, diagnostic and therapeutic aspects. An Bras Dermatol 2016;91(6):716-25.

Rosenstengel C, Matthes M, Baldauf J, et al. Hemifacial spasm: conservative and surgical treatment options. Dtsch Arztebl Int 2012;109(41):667-73.

Saito S, Kayama T. Surgical treatment for hemifacial spasm. Facial Nerve Res 2001; 21: 23-5.

Sajjadi H, Paparella MM. Meniere's disease. Lancet 2008;372:406-14.

Salinas RA, Alvarez G, Ferreira J. Corticosteroids for Bell's palsy (idiopathic facial paralysis). Cochrane Database Syst Rev 2010;(3):CD001942.

Sato K, Kang WH, Saga K, et al. Biology of sweat glands and their disorders. I. Normal sweat gland function. J Am Acad Dermatol 1989;20:537-63.

Savastano M. Lidocaine intradermal injection - a new approach in tinnitus therapy: preliminary report. Adv Ther 2004;21:13-20.

Sethi KD, Rodriguez R, Olayinka B. Satisfaction with botulinum toxin treatment: a cross-sectional survey of patients with cervical dystonia. J Med Econ 2012;15:419-23.

Shea J, Harell M. Management of tinnitus aurium with lidocaine and carbamazepine. Laryngoscope 1978;88:1477-84.

Stachenfeld NS, Silva C, Keefe DL. Estrogen modifies the temperature effects of progesterone. J Appl Physiol 2000;88:1643-9.

Stidham KR, Solomon PH, Roberson JB. Evaluation of botulinum toxin A in treatment of tinnitus. Otolaryngol Head Neck Surg 2005;132:883-9.

Strutton DR, Kowalski JW, Glaser DA, et al. US prevalence of hyperhidrosis and impact on individuals with axillary hyperhidrosis: results from a national survey. J Am Acad Dermatol 2004;51:241-8.

Takinami Y. Evaluation of effectiveness of stellate ganglion block (SGB) treatment of sudden hearing loss. Acta Otolaryngol 2012;132:33-8.

Thirlwall AS, Kundu S. Diuretics for Meniere's disease or syndrome. Cochrane Database Syst Rev 2006;(3):CD003599.

Warrick JW. Stellate ganglion block in the treatment of Meniere's disease and in the symptomatic relief of tinnitus. Br J Anaesth 1969;41:699-702.

Watanabe Y, Mizukoshi K, Shojaku H, et al. Epidemiological and clinical characteristics of Meniere's disease in Japan. Acta Otolaryngol Suppl 1995;519:206-10.

Yaltho TC, Jankovic J. The many faces of hemifacial spasm: differential diagnosis of unilateral facial spasms, Mov Disord 2011;26:1582-92.

Yokoyama M, Nakatsuka H, Itano Y, et al. Stellate ganglion block modifies the distribution of lymphocyte subsets and natural-killer cell activity. Anesthesiology 2000; 92:109-15.

Ziai K, Moshtaghi O, mahboubi H, et al. Tinnitus patients suffering from anxiety and depression: A review. Int Tinnitus J 2017;21:68-73.

56

특별한 문제를 동반한 환자의 신경블록

Nerve Block for Specific Conditions

최근 노인 인구의 증가와 함께 당뇨, 고혈압 등의 생활습관병뿐만 아니라 부정맥, 협심증, 심근경색 등의 심장 질환이 증가하고 있고 이에 대한 치료제로 아스피린이나 항응고제 등을 복용하는 경우가 늘어나고 있다. 또한 만성퇴행성 관절염으로 인한 소염진통제(non-steroidal anti-inflammatory drug, NSAID)의 사용이 증가하고 있는데 이러한 소염진통제는 출혈시간(bleeding time)을 연장시키므로 소염진통제를 복용중인 환자들의 신경블록을 시행할 때에는 주의가 필요하다. 또한 식생활의 변화로 인해 당뇨나 비만 환자들이 증가하고 있는데 이런 환자들에 대한 중재적 시술도 통증 의사들에게는 까다로운 과제이다.

이 장에서는 항응고제(anticoagulant), 항혈소판제제(antiplatelet), 섬유소용해제(fibrinolytic agent)에 대한 전반적인 내용과 더불어 이러한 환자에서의 통증치료 목적의 신경블록을 시행하는데 있어서 시술의사의 시술시행에 대한 결정이나 지침이 될 수 있는 내용들과 더불어 당뇨나 비만, 기타 감염이나 면역억제 환자에 있어서의 중재적 시술시의 고려 사항들을 간단히 다루고자 한다.

1. 출혈경향이 있는 환자(Patients with bleeding tendency)

항응고제를 복용 중인 환자들에서 경막외블록이나 말초

부위의 신경블록 등에서 나타날 수 있는 부작용으로는 출혈이나 혈종이 있다. 경막외강(epidural space)에는 정맥혈관들(epidural plexus of veins)이 발달되어 있는데 경막외강 내로 카테터를 거치하는 경우 약 3-12%에서 혈관을 천자할 가능성이 있는 것으로 알려져 있고 경막외혈종으로 인한 심각한 신경학적 이상이 유발될 가능성은 1:150,000으로 낮은 편이나 출혈경향이 높은 환자군에서는 각별한 주의를 기울여야 한다. 일례로 미국에서 저분자량 헤파린(low molecular weight heparin, LMWH)을 처음 치료제로 도입하면서 미국식품의약품안정청이나 치료 의사들의 간과로 인해 신경블록에 의한 부작용으로 혈종이 급증한 사례들이 보고되었었다. 이후 이를 방지하기 위한 지침(guideline)이 미국 부위마취학회(America Society of Regional Anesthesia and Pain Medicine, ASRA)에서 제정 발간되었고 이를 계기로 이러한 부작용들이 줄어들게 되었으며 현재도 신경블록이나 부위마취를 시행하는데 유용한 지침이 지속적으로 논의 개정되고 있다.

1) 항응고제(Anticoagulant)

(1) 와파린(Warfarin)

① 약제의 특성

와파린은 혈전증(thrombosis)과 색전증(embolism)을 방지하기 위해 주로 사용하는 경구용 항응고제이다. 주로 심방세동(atrial fibrillation), 인공심장판막수술 환자(artificial heart valves), 심부정맥혈전증(deep venous thrombosis), 폐색전증(pulmonary embolism) 환자에서 사용되고 있다. 그 밖에도 고지혈증으로 인해 혈전이 생성될 가능성이 높은 환자나 심근경색(myocardial infarctions) 후에도 사용되고 있다. 현재 국내에서 생산 유통되고 있는 와파린(warfarin)은 와파린 나트륨으로 와파린, 쿠마딘(coumadin) 2 mg, 5 mg 제형이 사용 중이다. 와파린의 부작용으로는 골다공증, 드문 부작용으로 피부나 상하지 말단에 괴사를 일으킬 수 있으며 특히 흔하고 위험한 부작용으로는 출혈이 있다. 와파린의 복용은 프로트롬빈시간(prothrombin time, PT)을 지연시켜 출혈을 일으킬 수 있다. 와파린은 비타민 K와 관련된 응고인자(clotting factors)인 thrombin, VII, IX, X의 생성을 방해하고 항응고 단백질(anticoagulant protein)인 C와 S를 억제한다.

와파린을 투여하면 대개 하루 정도가 지난 후에 효과가 나타나는데 이는 정상적인 응고인자가 간에서 대사되는데 시간이 필요하기 때문이다. 30-50% 정도의 응고인자의 활동을 억제하게 되며 와파린의 한 번 투여로 2일에서 5일 정도의 효과가 나타난다. 와파린에 의한 효과를 상쇄시키기 위한 치료방법으로는 주로 비타민 K의 투여가 있는데 빠른 정상회복을 위해서는 thrombin, VII, IX, X이 포함된 프로트롬빈 복합농축제제(prothrombin complex concentrate)나 신선동결혈장(fresh frozen plasma)을 비타민 K와 함께 정맥내로 투여할 수 있다.

와파린의 효과를 측정하는 혈액학적 방법으로는 프로트롬빈시간(PT)이 널리 사용되고 있다. 이 방법은 혈액응고와 관련된 외인성 응고경로(extrinsic pathway)를 측정하는 방법으로 흔히 사용되는 검사로는 prothrombin ratio (PR)와 international normalized ratio (INR)가 있다. 흔히 "ProTime INR"나 "INR PT" 등으로 불리며 혈액응고 정도나 와파린의 효과, 간질환에서 간손상의 정도 등을 평가할 때 사용되고 있다. 대개 프로트롬빈시간의 정상 범위는 10-13초이며 INR의 정상 범위는 0.8-1.2이다. 와파린 치료 중인 환자의 INR 범위는 대개 2-3 정도를 유지하도록 한다.

② 치료지침

신경블록이나 부위마취를 시행하는데 있어 출혈이나 혈종생성은 심각한 부작용을 초래할 수 있으므로 와파린을 사용 중인 환자를 대상으로 한 신경블록이나 부위마취 시에는 반드시 와파린 투여를 중지하여야 하며 INR이 최소 1.5 미만으로 유지된 상태에서 시행하여야 한다. 장기적으로 와파린을 복용하고 있는 환자에서는 비록 INR이 1.5 미만이라 할지라도 환자의 상태를 잘 관찰하여 출혈 가능성에 대한 확인이 필요하며 아스피린이나 소염진통제를 함께 복용하고 있는 경우에는 비록 INR이 정상 범위라고 할 지라도 출혈의 위험성이 있을 수 있으므로 특히 주의를 기울여야 한다. 경막외 카테터를 거치하고 있는 환자에서는 비록 저용량의 와파린을 사용한다 하더라도 매일 INR을 측정하여 INR이 1.5 이상인 경우에는 즉시 와파린 투여를 중지하여야 한다. 카테터의 거치뿐만 아니라 제거 시에도 출혈에 의한 혈종생성이 가능함으로 카테터의 제거 시에도 주의를 기울여야 한다.

(2) 헤파린(Heparin)

① 약제의 특성

헤파린은 일반적으로 "unfractional heparin"을 말하며 다당류(polysaccharide) 복합체로 구성되며 anti-thrombin III와 결합하여 항응고작용을 한다. 헤파린과 결합한 anti-thrombin III는 구조적 변화를 거치며 트롬빈(thrombin)과 factor Xa를 비활성화시킨다.

정맥 내로 주사된 헤파린의 항응고 효과는 즉시 나타나는 데 비해 피하로 주사된 헤파린의 항응고 효과는 투여 1-2시간 후에 나타난다. 피하로 주사된 소량의 헤파린은 혈전증이나 색전증의 예방을 위해 주로 사용되며 8시간에서 12시간 간격으로 투여된 5,000 U 미만의 헤파린은 투여 40분에서 50분 후에 최대 효과를 나타내며 4시간에서 6시간 후에 정상으로 회복된다. 이러한 예방적 목적으로 소용량의 헤파린을 사용하고 있는 환자에서의 신경블록은 절대적 금기 사항은 아니다. 하지만 환자 개개인의 신체적 상태나 병용투여하고 있는 약물의 종류 등이 다를 수 있으므로 이를 고려해 볼 때 헤파린의 투여를 중지한 후 4시간에서 6시간 후에 시술을 시행하는 것이 보다 안전한 선택임에는 틀림없다.

정맥 내로 주사된 100,000 U의 헤파린은 투여 5분 후에 혈액응고 시간을 2배에서 4배 정도 지연시키며 반감기는 90분에서 120분 정도이다. 헤파린에 의한 효과를 알기 위해서는 부분트롬보플라스틴시간(partial thromboplastin time, aPTT)이나 활성혈액응고시간(activated coagulation time, ACT)을 측정한다. 하지만 피하로 투여된 소량의 헤파린은 aPTT를 지연시키지 않으므로 소량을 피하로 투여한 경우 aPTT가 임상적 의미를 갖지 못한다. 헤파린의 항응고효과를 제거하기 위해서 프로타민(protamine)을 투여할 수 있다.

헤파린 투여에 의한 부작용으로는 출혈에 의한 부작용 이외에도 드물지만 간기능효소의 수치가 증가하거나 헤파린에 의한 혈소판 감소증(Heparin Induced Thrombocytopenia)이 유발될 수 있으므로 aPTT이나 ACT 등의 혈액응고검사 이외에 간기능 검사, 혈소판수치검사 등을 함께 시행할 필요가 있다.

② 치료지침

ASRA의 표준지침에 의하면 헤파린투여와 신경블록 시행 사이에 최소한 1시간 이상의 시간간격을 둘 것을 권고하고 있다. 즉 헤파린 투여 중단 후 1시간 이상이 지난 후에 부위마취나 신경블록을 시행하는 것이 안전하며 시술 후 1시간 내에는 헤파린을 투여하지 않도록 한다. 경막외 카테터를 삽입하고 있는 경우에는 이를 제거하기 위해서는 시술 2시간에서 4시간 전에 헤파린 투여를 중지하여야 하며 카테터를 제거 후에도 즉시 헤파린을 투여하는 것을 금하고 시술 1시간 이후에 헤파린을 재투여 하여야 한다. 표준적인 헤파린 치료를 받고 있는 환자에서 아스피린이나 NSAID, LMWH, 와파린과 같은 혈전형성 억제제를 함께 복용하는 경우에는 부위마취나 신경블록 시에 출혈의 가능성이 증가하므로 더욱 주의를 기울여야 하겠다.

(3) 저분자량 헤파린(Low-molecular weight heparin, LMWH)

① 약제의 특성

헤파린은 5,000에서 40,000 달톤(Dalton)의 분자량을 가지는 다양한 다당류의 복합체로 투여 시 항응고 정도를 예측하기 쉽지 않아 aPTT검사 등을 통한 감시가 반드시 필요하다. 이에 반해 저분자량 헤파린의 경우 8,000 달톤(Dalton) 이하의 분자량을 갖는 짧은 가지를 가진 다당류(short chain polysaccharide)로 구성되어 있으며 주로 factor Xa에 작용하여 항응고 및 혈전용해 효과를 나타낸다. 따라서 피하로 투여할 경우 보다 높은 생체이용률(bioavailability)과 예측 가능성을 가진다. 이는 헤파린 투여에서와 같이 aPTT검사 등을 통한 감시가 반드시 필요하지 않고 투여량에 따라 항응고 정도가 예측 가능함을 의미한다.

저분자량 헤파린의 혈중 반감기는 정맥으로 투여시 2시간에서 4시간 정도이며 피하로 투여 시는 3시간에서 6시간 정도로 헤파린의 2배에서 4배 정도 길다. 현재 국내에서 사용되어 지는저분자량 헤파린은 enoxaparin (Clexane®)과 dalteparin (Fragmin®) 등이 있으며 주로 정맥 혈전증이나 색전증의 치료나 예방에 사용되고 있다(표 56-1).

② 치료지침

저분자량 헤파린의 경우 사용 초기에 주의를 기울이지 않아 부위마취 후 혈종에 의한 부작용이 많이 발생하였고 이를 계기로 항응고제나 혈전용해제, 항혈소판 제제를 사용하는 환자에서 부위마취와 신경블록시에 권고 및 사용지침에 대한 논의가 본격적으로 이루어지게 되었다. 저분자량 헤파린을 사용 중인 환자에서는 저용량의 enoxaparin 사용 시는 최소 12시간, 고용량의 enoxaparin 사용 시는 최소 24시간의 중지기간을 가져야 하며 dalteparin의 경우에는 중지 24시간 후에 신경블록 등을 시행할 수 있다. 경막외 카테터

표 56-1. 각 저분자량헤파린의 특성

LMWH	Average molecular weight	Rotio anti-Xa/anti-ita activity
Enoxaparin	4,500	3.9
Dateparin	6,000	2.5
Tinzaparin	6,500	1.6

LMWH : low-molecular weight heparin

의 제거 시에도 최소 12-24시간의 약물 중지 후에 제거하여야 한다. 수술 후 저분자량 헤파린의 재투여는 최소 24시간이 경과한 후에 시도하는 것을 권고하고 있다.

(4) Fondaparinux

Fondaparinux는 합성 항응고제로 선택적으로 factor Xa에 작용하여 효과를 나타낸다. 이 약제는 빠르게 생체에 흡수되어 약 1.7시간 내에 최대혈중용량에 도달하며 약 17시간의 반감기를 가진다. 항응고와 혈전용해 효과로 정형외과수술이나 폐색전증에 사용되고 있으나 Fondaparinux를 사용중인 환자에서 부위마취나 신경블록의 위험성에 대한 문헌적 보고나 치료지침에 대해서는 잘 알려져 있지 않다. 하지만 이 약제는 항응고 효과와 혈전용해 효과가 있으며 반감기도 헤파린에 비해 길므로 헤파린이나 LMWH 사용환자에서와 같은 주의를 기울여야 하겠다.

2) 혈소판억제제(Anti-platelet)

항혈소판제에는 아스피린, NSAID, thienopyridine 유도체인 ticlopidine, clopidogrel, 그리고 혈소판 GP IIb/IIIa 수용체 길항제인 abciximab, eptifibatide, tirofiban 등이 있다. Ticlopidine (Ticlid®, Ticlodone®)과 clopidogrel (Plavix®) 같은 thienopyridine 유도체는 이인산아데노신에 의해 혈소판 응집(adenosine diphosphate induced platelet aggregation)을 억제함으로써 항혈소판 효과를 보인다. 이러한 약제들은 출혈시간(bleeding time)을 지연시키고 혈종을 생성할 수 있어 과거에는 이러한 약제를 복용하는 환자들에서 중추신경계블록이 상대적 금기로 고려되었다.

(1) 아스피린

아스피린은 1899년 독일의 제약회사 Bayer에서 개발한 acetylsalicylic acid로 진통작용과 해열작용(antipyretic), 항염증작용을 가진 약제이다. 장기간 사용 시 혈소판에서의 트롬복산(thromboxane) A2의 생성을 비가역적으로 차단하여 혈소판 응집을 억제한다. 아스피린의 이러한 작용으로 인하여 최근에는 심장마비나 심장발작의 발생을 줄이기 위한 예방약으로 사용되고 있다. 또한 심장발작 후에 투여한

저용량의 아스피린이 추가적인 심장발작이나 심근조직의 괴사를 방지하는 것으로 알려져 있다. 하루 60 mg에서 325 mg 정도로 경구 투여된 저용량의 아스피린은 비가역적으로 시클로옥시게나아제(cyclooxygenase, COX)를 억제하여 트롬복산 A2의 합성을 제한하지만, 고용량의 아스피린은 강력한 혈관 확장제와 혈소판 응집 억제제인 prostacyclin의 생성을 억제하기 때문에 오히려 혈전 형성 효과가 있다. 일반적으로 사용되는 비스테로이드성 소염진통제(naproxen, piroxicam, ibuprofen)는 단기간만 혈소판에 영향을 미치기 때문에 약물 중단 후 3일 정도면 정상화되지만, 아스피린을 복용하면 혈소판의 수명 동안 영향을 미치게 된다.

(2) 치료지침

2012년 ACCP (American College of Chest Physicians)의 권고안에는 부위마취에 관해서 명확히 언급되어 있지 않다. 심혈관계 질환을 예방하기 위한 목적으로 사용하는 환자에서 간단한 치과나 피부과적 처치, 백내장 수술을 할 경우는 아스피린을 중단할 필요가 없다고 권고한다. 중등도 이상의 심혈관계 질환으로 아스피린을 복용하는 환자가 비심장 수술을 하는 경우에는 수술 전까지 아스피린을 복용하지만, 경증의 심혈관계 질환 때문에 아스피린을 복용하는 환자가 비심장 수술을 하려고 할 때는 아스피린을 7-10일간 중단할 것을 권고하고 있다. 또한, 관상동맥성형술 후이중의 항혈소판제를 복용하는 환자들은 bare-metal stent를 사용했을 때 최소 6주, drug-eluting stent를 사용했을 경우는 최소 6개월간은 수술을 연기해야 한다. 만약 그 안에 수술해야 된다면, 두 항혈소판제의 복용을 유지해야 한다고 권고한다. 혈소판 GP IIb/IIIa 수용체 길항제를 복용할 때는 가능하면 경막외마취를 시행하지 않는 것이 좋으며, 약제를 끊고 혈소판이 정상화되는 기간은 eptifibatide (Integrilin®), tirofiban (Aggrastat®) 투여 시에는 8시간, abciximab(Reopro®)의 경우에는 24시간에서 48시간이 소요되는 것으로 알려져 있다.

2010년 ASRA에서 발표한 항혈전제와 혈전용해제 사용 환자에서 부위마취를 위한 근거 중심 지침(3판)에 의하면 아스피린을 포함한 NSAIDs는 중추신경블록 시에 혈종의 위

험을 더 높이지는 않는다고 하였다. 1,035명의 환자에게 1,214건의 경막외마취를 시행했으나 출혈과 관련된 합병증은 한 건도 없는 것으로 보고하였다. 134명의 환자들은 아스피린을, 249명은 비스테로이드성 소염진통제를, 34명은 여러 종류의 비스테로이드성 소염진통제를 복용하고 있었다. 그러나 다른 항응고제를 같이 복용했을 경우는 출혈의 위험이 증가할 수 있다고 언급하였다.

ASRA의 권고지침에 의하면 NSAID나 아스피린을 복용 중인 환자에서의 경막외블록 등의 중추신경블록에서 특별히 혈종이 생길 위험성이 증가되지는 않으며, 신경블록을 하거나 경막외카테터를 삽입하거나 제거할 때 특별한 주의나 신경계의 감시가 필요하지는 않은 것으로 언급하고 있다(Grade 1A). 하지만 평소 쉽게 멍이 들거나 출혈이 잘되는 환자, 여성, 고령 등의 환자에서는 시술 전 특히 주의를 기울여야 한다. 또한 헤파린, 저분자량 헤파린, 와파린 등의 항응고제를 함께 사용하는 환자에서는 출혈 가능성이 높기 때문에 중추신경계블록을 피해야 한다. COX-2 억제제 는 혈소판응집과 출혈시간에 미치는 영향이 위약 대조군과 차이가 없었고 척추융합술과 같은 출혈이 예상되는 수술에서 수술 전 사용 시 출혈을 증가시키지 않았다. 현재 다른 COX-2 억제제는 심혈관계합병증으로 사용이 중지된 상태이며 celecoxib의 경우 중추 및 말초 신경블록을 받는 환자에서 비교적 안전하게 사용할 수 있다. Thienopyridine 유도체와 혈소판 GP IIb/IIIa 수용체 길항제의 경우에는 신경블록에서 혈종생성의 위험성에 대해 자세히 알려진 바는 없다. 하지만 다른 참고 사항들에 비추어 ticlopidine (Ticlid®, Ticlodone®)의 경우에는 약물 중지 후 14일, clopidogrel (Plavix®)의 경우에는 약물 중지 후 7일 후에 경막외블록 등을 시행할 수 있다(Grade 1C). 혈소판 GP IIb/IIIa 수용체 길항제인 abciximab (Reopro®)의 경우에는 사용중지 후 24시간에서 48시간, eptifibatide (Integrilin®)과 tirofiban (Aggrastat®)의 경우에는 사용 중지 후 4시간에서 8시간 후에 혈소판 응집시간이 정상으로 회복된다. 따라서 혈소판의 기능이 정상으로 회복될 때까지는 중추신경블록이나 말초신경블록을 금해야 한다.

(3) 기타 질환(Acquired abnormality of platelet function)

Uremia 환자에서는 uremia와 anemia의 정도에 따라 혈소판 기능이상이 나타날 수 있는데 주로 혈소판의 adhesion, activation, aggregation의 이상이 유발되고 thromboxane A2의 생성이 감소한다. 간경화 환자에서는 비장기능 증대로 인한 혈소판 감소증이나 혈소판 기능이상이 나타날 수 있으며 Factor VII의 감소나 fibrinolysis 증가에 의한 출혈 경향이 나타날 수 있다.

3) 혈전용해제(Thrombolytic agent)
(1) 약제의 특성

혈전용해제는 이미 형성된 혈전을 녹이는 약제로 스트렙토키나아제(streptokinase)나 우로키나아제(urokinase)와 같은 플라스미노젠 활성제(plasminogen activator) 등이 있다. 이들은 혈전을 직접 녹일 뿐만 아니라 혈중 플라스미노젠과 피브린(fibrin)을 낮춘다. 예를 들어 급성심근경색 환자에서는 혈전용해제와 헤파린을 함께 사용하여 aPTT를 1.5-2배 지연시키고 플라스미노젠과 피브리노젠의 농도를 27시간 이상 낮추는 치료를 시행한다. 이 밖에도 다른 트롬빈(thrombin) 억제제로는 desirudin, lepirudin, argatroban 등이 있다.

(2) 치료지침

이들 약제에 대한 ASRA의 권고지침은 혈전용해제를 헤파린과 함께 사용하는 경우 위험성이 증가하므로 경막외마취 등을 피해야 하며 이러한 환자에서 신경블록 등을 실시한 경우 시술 후 신경학적 검사 등을 실시하여 혈종 등의 부작용 발생 유무를 조기에 판단하도록 하고 있다. 또한 시술 시 국소마취약제의 농도에 주의하여야 하는데 고농도의 국소마취약제를 사용하는 경우 신경학적 검사에서 약제에 의한 것인지 신경학적 이상에 의한 것인지를 구별하기 어려울 수 있기 때문이다. 이들 약제를 중단 한 후 얼마나 지나서 시술을 할 지에 대한 구체적인 근거는 부족하지만 충분한 시간 간격을 가지고 시술하는 것이 합병증의 발생을 줄일 수 있다(표 56-2).

표 56-2. 각종 항응고제의 종류 및 특징

	종류	특징
항응고제	외파린	약물 중지후 INR<1.5시 시술가능
	헤파린(UFH)	약물중지 4시간 후 시술가능
	저분자량 헤파린	
	enoxaparin (Clexane®)	약물중지 12~24 시간 후 시술가능
	dalteparin (Fragmin®)	약물중지 24 시간 후 시술가능
	Rondasparinux	반감기: 17시간
혈소판 억제제	아스피린	수술을 위해서는 7~10일간 중단
	NSADs	표56-3 참조
	GP IIb/IIIa 수용체 길항제	
	eptifbatide (Integrilin®)	중지 8시간 후 혈소판 기능 정상화
	tirofiban (Aggrastat®)	중지 8시간 후 혈소판 기능 정상화
	abciximab (Reopro®)	중지 24~48시간 후 혈소판 정상화
	Thienopyridine 유도체	
	ticlopidine (Ticlid®, Ticldone®)	약물중지 14일 후 시술가능
	clopidogrel (Plavix®)	약물중지 7일 후 시술가능
혈전용해제	플라스미노젠 활성제(plasminogen activator)	
	스트렙토키나아제(streptokinase)	
	우로키나아제(urokinase)	
	트롬빈(thrombin) 억제제	
	desirudin,	
	lepirudin	
	argatroban	

상기 내용은 2010년 발표된 American Society of Regional Anesthesia and Pain Medioine Evidenoe-Based Guidelnes을 바탕으로 작성된 참고사항으로 환자의 상태나 복용하고 있는 약물의 수, 사용기간, 용량, 종류에 따라 출혈가능성이 증가할 수 있으므로 시술의사의 판단하에 블록을 시행하여야 한다.

표 56-3. 소염진통제의 종류와 특징

종류	약물 반감기(시간)	혈소판 억제(시간)	약물중지 후 시술가능 시간(hr)*
Ketorolac	4-6	24-48	24
Fenoprofen	2.5-3	6-15	12
Naproxen	10-20	36-75	72
Celecoxib	11	0	48
Ibuprofen	2-4	6-12	10-12

* 소염진통제 사용 중지 후 혈소판 기능이 정상화 되는 시간으로 시술자의 판단 하에 블록을 시행할 수 있다.

4) 기타 약제(Other drugs)

혼히 사용되어지고 있는 소염진통제들도 혈소판의 기능을 억제할 수 있으며 고용량의 항생제 사용이 혈소판의 기능을 억제할 수 있는데 이러한 약제에는 penicillin계 항생제, cephalosporin계 항생제 등이 있다. 이외에도 혈소판의 기능을 억제 할 가능성이 있는 약제들로는 daunorubicin, mithramycin 등의 항암제나 심혈관계 약제들인 베타 차단제, 칼슘채널 차단제, nitroglycerin 등이 있다(표 56-3).

5) 생약(Herbal medications)

생약 중에서 출혈 경향을 증가시키는 약제에는 마늘(garlic), 은행잎(ginkgo), 인삼(ginseng) 등이 있다. 마늘은 혈소판의 응집을 억제하고, 섬유소용해(fibrinolysis)를 증가시킨다. 특히 다른 혈소판응집억제제와 같이 썼을 경우 그 효과가 증가한다. 복용을 금지하고 7일 후면 정상적인 지혈을 보인다. 은행잎이나 열매는 혈소판활성인자(platelet-activating factor)를 억제해 출혈의 위험을 증가시킨다. 복용을 금지하고 36시간 후에는 지혈작용이 정상화된다. 인삼은 프로트롬빈의 생성을 증가시키며, 트롬빈시간(thrombin time, TT), 활성화 부분트롬보플라스틴시간(activated partial thromboplastin time)을 증가시킨다.

실제 생약 자체만으로 출혈 위험이 증가하는 것은 아니지만 다른 항응고제와 같이 사용할 때 출혈의 위험을 증가시킬 수 있으므로 이러한 생약을 장기간 복용하고 있는 환자에서 주의가 필요하다. 시술 전에 이러한 약제를 중지할 필요는 없으며 부위마취의 금기는 아니다(Grade 1C).

6) 혈액응고 검사

(1) 출혈시간(Bleeding time; BT)

출혈시간은 혈소판의 기능을 평가하기 위한 검사법으로 혈소판 마개(platelet plug)가 형성되어 출혈이 멈출 때까지의 시간으로 측정한다. IVY와 DUKE 방법이 있는데 IVY법은 전통적 방법으로 DUKE법에 비해 더 침습적이며 대개 상지에 압박붕대를 감고 40 mmHg의 압력을 가한 뒤 바늘이나 메스로 10 mm 길이, 1 mm 깊이의 상처를 내고 출혈이 멈출 때까지 매 30초 간격으로 종이타월 등으로 닦으면서 지혈을 확인한다. 정상범위는 대개 2분에서 9분 사이이다. DUKE법은 흔히 사용하고 있는 간단한 방법으로 귓볼이나 손가락 끝을 바늘이나 란셋을 이용하여 3-4 mm 깊이로 찌른 후 매 30초 간격으로 종이타월 등으로 닦으면서 출혈이 멈춘 것을 확인하는데 정상범위는 1분에서 3분이다. 혈소판의 기능이상이나 혈소판감소증(thrombocytopenia), 파종혈관내응고(disseminated intravascular coagulation, DIC), Bernard-Soulier disease, 글란츠만 혈소판기능저하증(Glanzmann's thrombasthenia), von Willebrand factor deficiency 등에서 출혈시간이 연장된다. 또한 아스피린이나 NSAID 사용 시에도 연장 될 수 있다.

(2) International Normalized Ratio (INR)

혈액응고와 관련된 외인성 응고경로(extrinsic pathway)를 측정하는 방법으로 흔히 사용되는 검사로는 프로트롬빈시간(PT)이 널리 사용되고 있다. 프로트롬빈시간은 혈장(plasma)에 조직인자(tissue factor)를 투여하여 혈전(blood clots)이 생성되는데 걸리는 시간으로 측정한다. 대개 6-8시간의 짧은 반감기를 가진 factor VII의 결핍에 의해 응고시간이 지연되며 비타민 K가 이러한 factor VII의 카르복시화(carboxylation)에 관여한다. 하지만 프로트롬빈시간 검사법은 분석장치나 사용하는 트롬보플라스틴 농축물(thromboplastin (tissue factor) concentrate)의 종류 등에 따라 결과값의 차이를 보인다. 이를 보완하기 위한 방법으로 WHO (World Health Organization)에서는 INR을 추천하고 있다. INR은 결과 값을 표준화 할 수 있는데 정상 샘플(control)에 대한 환자의 값(PT)에 대한 비율로 표시한다.

$$\text{INR} = \left(\frac{\text{PT}_{\text{text}}}{\text{PT}_{\text{normal}}} \right)^{\text{ISI}}$$

INR은 1980년대 초에 도입되었는데 검사를 위해 사용되는 모든 트롬보플라스틴 농축물에 대해 국제적 표준이 되는 조직인자와 비교하여 ISI (International Sensitivity Index) value를 설정하고 이를 반영한 값으로 정상범위는 대개 0.8-1.2이다. INR이 5 이상 되면 출혈가능성이 매우 증가하고

표 56-4. 각 질환 및 약물사용에서의 혈액응고 검사소견

Condition	PT	aPTT	BT	Platelet count
Warfarin	proolonged	nomal or mild prolonged	unaffected	unaffected
Aspirin	uneffected	unaffected	prolonged	unaffected
NSAID	uneffected	unaffected	Normal or mild prolonged	unaffected
Thrombocytopenia	uneffected	unaffected	prolonged	decreased
Liver failure, eary	proolonged	unaffected	unaffected	unaffected
Liver failure, end-stage	proolonged	prolonged	prolonged	decreased
Renal failure	uneffected	unaffected	prolonged	unaffected

PT: Prothrombin time, aPTT activated : Partial thromboplastin time, BT: Bleeding time, NSAID: Non-steroidal arti-inflammatory drug.

0.5 이하가 되면 혈전이 생길 가능성이 증가한다. INR이 1.5 미만이면 응고인자의 기능이 40% 이상임을 시사한다. 와파린을 치료 중인 환자에서는 INR 수치가 대개 2.0-3.0 정도를 유지하게 되는데 와파린 투여를 중지한 후 약 6일 정도 지나야 정상수치로 돌아온다(표 56-4).

2. 당뇨(Diabetes mellitus)

1) 당뇨 환자

(1) 당뇨의 분류 및 진단

당뇨병은 고혈당을 보이는 대사성질환의 집합체로 유전적, 환경적 요인이나 생활습관 등의 복합적 요인에 의해 발병한다. 당뇨병을 원인에 따라 분류하면 인슐린분비의 감소, 포도당 이용저하 및 포도당 생산증가 등에 따라 혈당이 증가하게 되며 제1형과 제2형 당뇨병으로 크게 나눌 수 있다. 제1A형 당뇨병은 자가면역으로 인해 베타세포가 파괴되고 인슐린이 결핍되어 유발되며 제1B형의 경우는 베타세포의 자가면역성 파괴기전을 시사하는 지표가 없으나 인슐린 결핍이 동반되고 케톤증이 호발하는 경향을 보인다. 제2형 당뇨병은 다양하고 이질적인 질병집단으로 인슐린 저항성, 부적절한 인슐린분비, 포도당 생산의 증가를 특징으로 한다. 이러한 제2형 당뇨병은 공복혈당장애나 내당능장애 등의 항상성 장애 후에 유발된다. 당뇨병은 최근 들어 비만의 증가, 활동량감소, 수명의 증가 등의 요인에 의해 급격히 증가하는 추세로 특히 제2형 당뇨병의 증가추세가 두드러진다. 2000년 미국의 유병률 통계에 따르면 65세 이상의 노인에서는 20.1%의 유병률을 가지며 우리나라에서도 비슷한 증가 추세를 보이고 있다. 미국 국립당뇨병 연구그룹과 세계보건기구에서 개정한 진단기준에 의하면 당뇨의 증상이 있으면서 무작위로 측정한 혈당이 200 mg/dL이상이거나 8시간 이상의 공복 혈당이 126 mg/dL 이상, 또는 경구 당부하 검사 중 2시간 혈당이 200 mg/dL 이상인 경우 당뇨병으로 진단한다. 만성합병증인 당뇨병성 신경병과 감염가능성의 증가, 스테로이드 사용 시의 혈당 증가 위험성 등으로 인해 당뇨병이 마취통증 의사에

게 중요한 관심 대상이 되고 있다.

(2) 당뇨의 신경계 합병증

당뇨병의 만성 합병증은 여러 장기에 다양하게 나타나며 질환의 이환율과 사망률에 중요한 원인이 된다. 만성 합병증은 혈관계와 비혈관계 합병증으로 나뉘는데 미세혈관과 관련되어서는 망막병증, 신경병증, 신장병증 등이 유발되며 대혈관과 관련해서는 관상동맥질환, 말초혈관질환, 뇌혈관질환 등이 나타날 수 있다. 미세혈관 합병증은 만성 고혈당으로 인해 나타나는데 고혈당을 조절함으로써 이러한 미세혈관 합병증을 줄일 수 있다. 당뇨병성 신경병증은 장기간 제1형, 제2형 당뇨병을 가지는 환자 중 약 50%에서 나타난다. 증세는 다발성신경병증(polyneuropathy), 단발성신경병증(mononeuropathy), 자율신경병증(autonomic neuropathy)으로 나타난다. 신경병증의 진행은 당뇨병의 기간이나 혈당조절과 관련되어 있고 유수신경과 무수신경 모두에 침범한다. 당뇨병성 신경병증의 기전은 만성적인 고혈당으로 인하여 신경세포(neuron)에 직접적인 대사(metabolic)와 삼투효과(osmotic)를 나타내거나 신경의 허혈에 의한 것으로 추측된다. 백서를 이용한 좌골신경블록에서 당뇨병 쥐의 신경이 정상 쥐에 비해 조직학적으로 신경부종이 더 심했고 이는 여러 원인들이 관련이 있겠지만 혈액-신경관문(blood-nerve barrier)의 변화나 국소마취제의 흡수지연에 의한 것으로 여겨진다.

가장 흔한 형태는 원위부 대칭성 다발성 신경병증(distal symmetric polyneuropathy)으로 흔히 말초감각의 소실을 보인다. 지각과민(hyperesthesia), 감각이상(paresthesia), 이상감각(dysesthesia) 등도 동반된다. 저린감이나 따끔거림, 찌르는 듯한 통증, 화끈거림 등이 발끝에서 시작하여 근위부로 진행하며 이학적 검사에서 감각소실, 발목반사저하, 이상위치감각 등을 보인다. 이러한 신경병증은 당뇨 환자에서의 신경블록의 시행이나 성공률, 신경손상의 위험성 등과 관련되어 주의가 요구된다. 당뇨병성 다발성신경병증(diabetic polyradiculopathy)의 경우에는 척추신경근을 따라서 심한 통증이 나타난다. 요부신경총(lumbar plexus)이나 대퇴신경(femoral nerve)에 침범하면 넓적다리와 둔부에

통증을 유발하고 둔부의 굴근과 신근의 근력약화를 초래하기도 한다. 이러한 증상이 있는 환자에서 대퇴신경이나 요부신경총 블록 시에는 주의를 기울여야 하며 증세가 악화되는 경우 신경블록에 의한 손상인지 병의 진행과정에서 나타나는 증세의 악화인지 구별하기 힘들 수 있다. 이러한 증상은 대개 6개월에서 12개월 후에 자연 치유될 수 있다. 당뇨병성 신경병증의 치료로는 혈당조절이 선행되어야 한다. 혈당조절은 신경전달 속도를 개선시킬 수 있다. 삼환계 항우울제, 항전간제, 비스테로이드성 소염진통제 등을 사용할 수 있으나 만성 당뇨환자의 경우 신장기능의 저하가 있을 수 있으므로 사용에 유의해야 한다.

(3) 신경블록 시 유의 사항

당뇨병 환자, 특히 당뇨병성 신경병증을 가진 환자에서의 중추 및 말초신경블록 시에는 고혈당으로 인해 신경이나 신경세포가 정상상태가 아니라는 사실을 인지하여야 한다. 부종으로 인하여 신경주위의 미세혈관들이 압박되어 신경의 허혈이 촉진되고 이는 당뇨병이 있는 환자의 신경블록 후 이상감각 등이 잘 발생하는 이유가 될 수 있다. Al-Nasser의 보고에 따르면 당뇨환자에서 요추부 경막외블록 후 발생한 양측 하지의 이상감각과 통증이 8주 이상 지속되었다. 실제 당뇨환자의 중추나 말초 신경블록 후에 발생하는 합병증에 관한 구체적인 보고는 없지만 잠재적인 당뇨병성 신경병증을 가진 환자에서의 신경블록은 정상인에 비해 높은 신경블록 후 이상감각이나 통증 등을 유발할 수 있고 그 지속 시간도 길어질 수 있으리라 예상할 수 있다. 당뇨병 환자의 말초신경블록 시에 초음파를 이용한 블록을 추천하는데 이는 당뇨 환자의 신경전도 속도에 문제가 있을 수 있기 때문이다. 실제로 신경병증을 가진 당뇨병 환자에서 운동 및 감각신경 모두에서 신경전달속도와 세기의 감소가 관찰되었고 이는 신경자극기(nerve stimulator)를 이용한 신경블록이 실패할 가능성이 있음을 시사한다. 물론 모든 당뇨 환자에서 신경병증이 유발되거나 신경전도에 이상이 있는 것은 아니지만 보다 정확한 신경블록을 위해 초음파를 이용하여 신경을 확인 후 주의하여 약물을 투여할 것을 권장한다.

당뇨병 환자의 경우 면역력이 떨어져 있어 감염의 위험이 증가할 수 있다. 단 1회의 상완신경총 블록 후 치명적인 괴사근막염이 발생한 경우를 보고하고 있는데, 74세 여자 환자로 시술 4일 후에 주사 부위의 통증과 발열, 부종을 동반한 증세가 지속되었다. 혈액과 조직배양검사에서 연쇄상구균(group A streptococcus)에 의한 감염으로 확인되었는데 감염의 원인으로 환자의 피부나 시술자의 구강내 세균으로 추정하였다.

당뇨 환자에서 주의해야 할 또 다른 문제는 혈당의 항상성 유지이다. 전신마취 시에는 정상적인 스트레스 반응으로 인한 코티솔(cortisol), 카테콜아민(catecholamine)뿐 아니라 혈당의 상승을 관찰할 수 있다. 하지만 부위마취의 경우 말초의 침해자극을 중추에 전달하지 못하게 하여 자극에 대한 당(glucose), 코티솔, 카테콜아민의 생성을 억제한다. 혈당의 증가를 방지할 수 있으며 이는 면역기능 등에서 긍정적 효과로 작용한다. 따라서 당뇨병환자에서의 수술 시 부위마취가 혈당 조절이나 수술 후 예후에 좋은 영향을 미칠 수 있다. 하지만 통증클리닉에서 치료를 목적으로 한 시술 시에는 사용하는 약제에 제한을 줄 수 있다. 대개 국소마취약제와 함께 스테로이드제제를 투여하게 되는데 스테로이드가 당뇨병 환자의 혈당을 급격히 높일 수 있기 때문이다. 혈당조절이 잘 되고 있는 제2형 당뇨병 환자의 슬관절을 치료하기 위해 스테로이드(methylprednisolone 32-50 mg)를 주사한 경우에서 1회 사용한 경우에는 2-3일 정도 혈당의 상승을 보인 후 감소한다고 보고하고 있으며 견관절에 1회 투여한 스테로이드(methylprednisolone 35 mg)는 혈당에 크게 영향을 미치지 않은 것으로 보고했다. 반면에 관절강내 스테로이드를 투여한 환자에서는 소변 내 스테로이드가 증가한데 반해 methylprednisolone 80 mg을 미추경막외 주사한 환자군에서는 혈당의 급격한 변화나 소변 내 스테로이드의 급격한 상승이 없었다고 보고하고 있다. 충분한 연구자료는 없으나 스테로이드의 부작용으로 혈당상승이 있고 당뇨병 환자에서 혈당의 조절이 가장 중요한 요소임으로 당뇨병 환자에서의 스테로이드 사용 시 주의를 기울여야 한다. 대개 혈당이 잘 조절되는 환자에서 경막외 주사나 관절내 주사를 위해 1회 정도 사용된 스테로이드는 일시적인 혈당을 상승시킬 수는 있으나 비교적 안전할 것으로 생각된다. 단, 사용하는 스테로이드의 종류나 투여량, 투여

횟수 등에 주의를 기울여야 하고 특히 환자의 상태가 스테로이드와 관련된 부작용에 큰 영향을 미칠 수 있으므로 당뇨환자에서는 시술 전에 반드시 환자의 혈당조절 여부나 혈당수치, 동반된 합병증의 유무 등을 확인 후 시술을 시행해야 한다.

2) 비만(Obesity)

서구화된 식생활과 운동부족, 과도한 스트레스 등으로 우리 사회에서도 비만이 꾸준히 증가하고 있는 추세이다. 이러한 비만 환자들은 잠재적 심혈관 질환, 소화기계 질환 및 당뇨 등의 내분비계 질환에 노출되어 있다. 특히 부위마취 등을 시행하는데 있어 비만이 성공 여부에 영향을 미친다. 9,000명 이상의 환자를 대상으로 한 부위마취에서 체질량지수(body mass index; BMI)가 30 kg/m² 이상인 과체중 환자들이 체질량지수가 25 kg/m² 이하인 환자들에 비해 블록의 실패율이 1.62배나 높았다. 이는 부위마취를 용이하게 시행하기 위해 필요한 해부학적 구조물 등을 확인하는 것이 쉽지 않고 시술을 위한 환자의 자세를 잡기 힘들며 신경블록을 위해 충분히 긴 바늘이 필요하기 때문이다. 따라서 비만 환자를 시술할 경우에는 보조자 등의 도움을 받아 환자의 자세를 잘 유지시키고 적절한 길이의 바늘을 준비하며 해부학적 구조물들을 확인하기 위해 초음파나 C-arm 투시기 등의 보조적인 영상장치의 도움이 필요할 수 있다. 초음파 영상장치가 고도비만환자에서 해부학적 구조물의 위치를 파악하고 시술 중에 바늘이나 약물의 주입 상태를 실시간으로 관찰할 수 있는 유리한 점이 있다. 비만 환자는 피부에서 목표하는 신경까지의 깊이가 일반인에 비해 깊어 투과력이 큰 초음파를 사용하게 되는데 이는 해상도를 떨어뜨리게 되어 결과적으로 신경블록이 실패할 가능성이 커진다.

비만은 척추마취 시에도 영향을 미칠 수 있는데 복부질량의 증가가 복압을 상승시키고 이는 지주막하를 압박하여 척추마취의 마취높이를 상승시킬 수 있다. 몇몇 문헌에서 고도비만 환자에서의 척추마취 시에 마취제의 양을 줄이고도 충분한 마취효과를 보였거나 마취의 높이가 증가하여 부작용이 초래된 사례들을 보고하고 있다. 다른 견해로는 체중과 지주막하에 가해지는 압력과는 직접적인 관계가 없다고도 하였으나 비만이 심한 경우에는 투여하는 약물의 양을 줄이는 등의 각별한 주의가 필요할 것이다. 그럼에도 심한 비만 환자에서 전신마취에 비해 국소마취가 선호되는 이유는 이들과 동반된 심혈관 질환, 호흡기 질환, 내분비계 질환 등의 잠재적 위험성 때문일 것이다.

3. 기타

1) 발열이나 감염위험이 있는 환자에서의 부위마취

열이 있거나 감염이 의심되는 환자를 대상으로 한 중추신경블록의 시행 여부는 환자의 상태와 관련하여 임상적으로 판단할 필요가 있다. 실제로 부위마취로 인한 이점이 감염에 의한 중추신경계 감염의 가능성을 상쇄한다고 판단될 때 시행을 고려해 볼 수 있다. 비록 전신 감염이 의심되지만 중추신경블록 전에 적절한 항생제 치료를 받았다면 척추마취나 경막외마취 등을 고려해 볼 수 있다. 대개 경도의 일시적인 세균혈증(bacteremia)이나 감염의 가능성이 있는 산과나 비뇨기과 환자에서 단기간의 경막외카테터 거치는 비교적 안전한 것으로 알려져 있다. 국소 및 전신감염증상이 있는 환자에서 경막외 카테터를 거치하였다면 반드시 중추신경계의 감염가능을 염두해 두고 거치기간 중에는 주의 깊게 환자의 상태를 감시해야 한다. 만일 감염이 진행되거나 카테터 거치 부위에 발적이나 발열 등의 국소 감염증세가 나타나거나 중추신경계의 이상증상이 의심되면 즉시 카테터를 제거해야 한다. 하지만 치료가 되지 않은 전신감염 환자나 경막외마취나 척추마취를 시행 받을 부위에 국소적 감염이 존재하는 환자에서는 이러한 시술을 피해야 할 것이다.

2) 면역억제 환자(Immunocompromised patient)

당뇨병 등의 만성 질환이 있거나 암이나 후천성 면역결핍증이 있는 환자들은 면역력이 떨어져 있을 가능성이 크며 이에 따라 세균이나 진균, 바이러스에 감염될 가능성이 높다. 당뇨병과 같이 호중구(neutrophil)의 기능에 이상이 있는 경우에는 포도구균(staphylococcus aureus)이나 칸디다(candida)에 감염될 가능성이 높고 임파선암이나 후천성 면역결핍증 환자인 경우 T-임파구의 결핍으로 인한 바이러스 감염의 가능성이 높다. 전신마취는 수술 후 면역력을 감소시키지만 부위마취의 경우 면역력을 감소시키지 않고 부위마취는 세포 면역(cellular immunity)과 체액면역(humoral immunity)을 유지시키므로 면역력이 떨어져 있는 환자들에서 더욱 유리하다. 경막외블록이나 척추마취는 수술 후 면역력을 유지시켜주며 수술 후 경막외 카테터를 이용한 통증 조절은 면역력 저하를 방지한다. 반면에 말초신경블록이 이러한 면역력의 유지에 유용한지에 대한 증거는 없는 편이다. 하지만 부위마취로 유발될 수 있는 감염의 가능성이 높아질 수 있고 암이나 면역결핍 환자의 수술에서 전신마취와 비교한 연구들이 부족하여 임상적인 유의성에 대해서는 의문이다.

면역결핍환자의 중추 및 말초신경블록에서 문제점은 정상인에 비해 감염의 가능성이 높다는 것이다. 경막외 카테터를 장기간 거치한 경우에는 경막외 감염의 가능성이 증가되므로 주의 깊은 관찰이 요구된다. 350명의 암환자와 후천성 면역결핍증 환자를 대상으로 한 보고에 따르면 장기적인 터널식 카테터를 거치한 환자에서는 카테터가 삽입된 피부 부위, 카테터가 지나는 피부아래 부위와 경막외강에 감염이 유발될 수 있으며 총 19명에서 이러한 감염이 관찰되었고 카테터의 제거와 항생제 투여만으로 다른 합병증 없이 잘 치료되었다. 즉, 시술 후에 주의 깊게 관찰하고 감염 초기에 적절한 치료를 한다면 면역결핍 환자에서 경막외블록이나 경막외강내 카테터 삽입은 대체로 안전할 것으로 생각된다. 말초신경블록 시에도 감염의 위험이 증가할 수 있는데 대요근구 농양이나 상완신경총블록 후에 발생한 괴사근막염 등을 보고하고 있다. 또한 면역결핍 환자에서 스테로이드의 사용은 주의를 기울여야 한다. 경막외강내 스테로이드 주사는 감염의 위험성을 높일 수 있는데 대상포진을 치료하기 위해 흉추부에 반복적으로 삽입된 카테터에 의해 흉추부 경막외강에 발생한 경막외 농양을 보고하고 있다. 환자가 고령이고 치료제로 methylprednisolone 120 mg을 사용하였으며 카테터를 반복해서 삽입한 것이 감염의 요인으로 추측되었다. 그 밖에 면역결핍 환자에서 나타날 수 있는 합병증은 신경계의 이상이나 출혈의 위험성이다. 면역력의

억제는 혈소판이나 응고인자의 생산이나 소비에 문제를 유발할 수 있다. 많은 종양들이 혈액학적 이상을 일으키며 바이러스나 세균감염은 혈소판 감소나 파종혈관내 응고를 유발한다. 면역결핍 환자는 기존에 신경학적 이상이 있는 경우가 종종 있으며 신경블록 시의 신경학적 합병증의 위험성을 증가시킬 수 있다. 신경블록 시의 바늘에 의한 신경 손상이나 신경의 허혈, 국소마취약제의 독성 등이 정상인에 비해 더 증폭되고 강화될 수 있다.

▰▰▰ 참고문헌

Admir Hadzic. Textbook or Regional Anesthesia and Acute Pain Management. 1st ed. New York, McGraw-Hill. 2007.

Al-Nasser B. Toxic effects of epidural analgesia with ropivacaine 0.2% in a diabetic patient. J Clin Anesth 2004;16:220-3.

Anonymous. Expert Committee on Biological Standardization. Requirements for thromboplastins and plasma used to control oral anticoagulant therapy. World Health Organ Tech Rep Ser. 1983;81-105.

Baglin TP, Keeling DM, Watson HG. Guidelines on oral anticoagulation(warfarin): third edition. 2005 update. Br J Haematol 2006;132:277-85.

Douketis JD, Spyropoulos AC, Spencer FA, Mayr M, Jaffer AK, Eckman MH, et al. Perioperative management of antithrombotic therapy: Antithrombotic Therapy and Prevention of Thrombosis, 9th ed: American College of Chest Physicians Evidence-Based Clinical Practice Guidelines. Chest 2012;141:e326S-50S.

Du Pen SL, Peterson DG, Williams A, Bogosian AJ. Infection during chronic epidural catheterization: diagnosis and treatment. Anesthesiology 1990;73:905-9.

Enneking FK, Benzon H. Oral anticoagulants and regional anesthesia: a perspective. Reg Anesth Pain Med 1998;23(Suppl 2):140-5.

Heneghan C, Alonso-Coello P, Garcia-Alamino JM, Perera R, Meats E, Glasziou P. Self-monitoring of oral anticoagulation: a systematic review and meta-analysis. Lancet 2006;367:404-11.

Horlocker TT, Wedel DJ, Rowlingson JC, Enneking FK, Kopp SL, Benzon HT, et al. Regional Anesthesia in the Patient Receiving Antithrombotic or Thrombolytic

Therapy: American Society of Regional Anesthesia and Pain Medicine Evidence-Based Guidelines. Reg Anesth Pain Med 2010;35:64-101.

Horlocker TT, Wedel DJ, Rowlingson JC, Enneking FK. Executive summary: regional anesthesia in the patient receiving antithrombotic or thrombolytic therapy: American Society of Regional Anesthesia and Pain Medicine Evidence-Based Guidelines (Third Edition). Reg Anesth Pain Med 2010;35:102-5.

Horlocker TT, Wedel DJ. Regional anesthesia in the immunocompromised patient. Reg Anesth Pain Med 2006; 31:334-45.

Horlocker TT, Wedel DJ. Spinal and epidural blockade and perioperative low molecular weight heparin: smooth sailing on the Titanic. Anesth Analg 1998;86:1153-6.

Julian DG, Chamberlain DA, Pocock SJ. A comparison of aspirin and anticoagulation following thrombolysis for myocardial infarction (the AFTER study): a multicentre unblinded randomised clinical trial. BMJ 1996;313: 1429-31.

Kalichman MW, Calcutt NA. Local anesthetic-induced conduction block and nerve fiber injury in streptozotocin-diabetic rats. Anesthesiology 1992;77:941-7.

Kallock E, Neher JO, Safranek S. Clinical inquiries. Do intra-articular steroid injections affect glycemic control in patients with diabetes- J Fam Pract 2010;59:709-10.

Klein SM, D'Ercole F, Greengrass RA, Warner DS. Enoxaparin associated with psoas hematoma and lumbar plexopathy after lumbar plexus block. Anesthesiology 1997;87:1576-9.

Leese PT, Hubbard RC, Karim A, Isakson PC, Yu SS, Geis GS. Effects of celecoxib, a novel cyclooxygenase-2 inhibitor, on platelet function in healthy adults: a randomized, controlled trial. J Clin Pharmacol 2000;40:124-32.

Longo D, Fauci A, Kasper D, Hauser S, Jameson J, Loscalzo J. Harrison's Principles of Internal Medicine. 18th ed. New York, McGraw-Hill. 2011.

Marhofer P, Greher M, Kapral S. Ultrasound guidance in regional anaesthesia. Br J Anaesth 2005;9:7-17.

Nielsen KC, Guller U, Steele SM, Klein SM, Greengrass RA, Pietrobon R. Influence of obesity on surgical regional anesthesia in the ambulatory setting: an analysis of 9,038 blocks. Anesthesiology 2005;102:181-7.

Nseir S, Pronnier P, Soubrier S, Onimus T, Saulnier F, Mathieu D, et al. Fatal streptococcal necrotizing fasciitis as a complication of axillary brachial plexus block. Br J Anaesth 2004;92:427-9.

Paikin JS, Eikelboom JW. Cardiology patient page: Aspirin. Circulation 2012;125:e439-42.

Poller L, Keown M, Chauhan N, Van Den Besselaar AM, Tripodi A, Shiach C, et al. European Concerted Action on Anticoagulation. Correction of displayed international normalized ratio on two point-of care test whole-blood prothrombin time monitors (CoaguChek Mini and TAS PT-NC) by independent international sensitivity index calibration. Br J Haematol 2003;122:944-9.

Reuben SS, Connelly NR. Postoperative analgesic effects of celecoxib or rofecoxib after spinal fusion surgery. Anesth Analg 2000;91:1221-5.

Robert LH, Katherine EM. Stoelting's Anesthesia and co-existing disease. 7TH ed. Philadelphia, Elsevier. 2018. Chapter 24. Hematologic disorders. 500-1.

Stephens MB, Beutler AI, O'Connor FG. Musculoskeletal injections: a review of the evidence. Am Fam Physician 2008;78:971-6.

Strong WE. Epidural abscess associated with epidural catheterization: a rare event? Report of two cases with markedly delayed presentation. Anesthesiology 1991;74:943-6.

Wedel DJ, Horlocker TT. Regional anesthesia in the febrile or infected patient. Reg Anesth Pain Med 2006;31:324-33.

Zufferey P, Bulliard C, Gremion G, Saugy M, So A. Systemic effects of epidural methylprednisolone injection on glucose tolerance in diabetic patients. BMC Res Notes 2011;4:552.

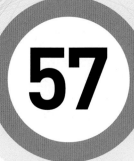

57 통증클리닉에서의 응급상황
Emergency Conditions in Pain Clinic

급성 및 만성 통증을 치료하기 위해서 다양한 방법이 시행되고 있으며, 이와 관련된 합병증도 점차 증가하고 있다. 문헌 보고에 의하면 1980-1989년 3%였던 합병증의 발생이, 이후 2000-2012년에는 18%로 증가했으며, 중증도 측면에서도 사망이나 영구 장애의 비율이 높아지고 있다. 미국마취과의사협회(American Society of Anesthesiologists)에서 2008년 마취의 질 향상을 위해 NACOR (National Anesthesia Clinical Outcome Registry)를 만들어 그 결과를 보고했는데, 2000-2012년 사이 통증 분야에서 가장 많이 시행되었던 치료는 요추에 시행된 시술이었지만, 가장 많은 사고를 유발했던 것은 경추에서 시행된 치료(27%)였으며, 그 밖에 약물 관련 사고는 17%였다. 이장에서는 통증치료 중 접할 수 있는 응급 상황과 처치 방법에 관해 기술하고자 한다.

1. 혈종과 관련된 응급상황

심부정맥혈전증(deep vein thrombosis)을 예방하고, 여러 혈관 질환의 치료와 심장이나 뇌혈관 시술 후 재발 방지를 위해 항혈전제(antithrombotic medications) 및 혈전용해제(thrombolytic medications)의 사용이 많아지고 있다. 게다가 고령화에 따른 간 질환, 신장 질환 등 출혈 경향을 보이는 동반 질환의 증가로, 중추신경차단(neuraxial blockade) 시 출혈 관련 합병증이 증가하고 있다. 경막외 혈종의 발생은 경막외

차단에서는 150,000명당 한 명, 척수차단에서는 220,000명당 한 명으로 매우 드문 합병증이지만, 적절한 진단과 치료가 늦어지면 심각한 결과를 초래한다. 왜냐하면 경막외 공간은 한정된 곳이라서 이곳에 혈종이 생기면 주변 구조물들을 심하게 압박하여 신경의 허혈성 손상을 유발한다.

혈종의 위험을 증가시키는 인자는 크게 환자와 관련된 인자, 술기와 관련된 인자, 그리고 약제와 관련된 인자로 나눌 수 있다. 환자인자 중에 가장 흔한 원인은 척추 질환의 동반이다. 그 중에서 척추관협착증이 가장 많고, 척추종양, 강직성척추염, 골다공증, 추간판탈출증, 척추측만증, 척추분리증 순이다. 그 다음은 시술 전 혈소판저하증(혈소판 수 <150 x 10⁹/L), 신부전, INR≥1.5, 간 질환을 가진 환자들에서 출혈이 발생했다. 시술과 관련된 인자 중에서는 여러 번 시도하거나 시술 시 출혈 소견을 보였던 경우에 혈종의 발생이 증가했으며, 다른 중추신경차단보다 척수차단에서 더 높은 발생을 보였다. 척수신경자극술도 혈종의 위험을 높이는 것으로 알려져 있는데, 비교적 크고, 딱딱한 전극선을 사용하기 때문인 것 같다. 약제와 관련된 위험인자 중에서 low molecular weight heparin (LMWH) 사용한 환자에서 가장 많이 발생했으며, 그 다음은 unfractioned heparin, aspirin, warfarin, NSAIDs, dextran, fibrinolytics순이었다. 그 밖에 고령의 여성에서 혈종의 위험이 증가했다.

경막외강의 출혈에 의한 신경 손상 정도를 결정하는 요인 중 혈종의 발생 위치가 중요한데, 마미(cauda equine)는 경

막외혈종에 의한 손상에 잘 버티지만, 경추부의 척수는 그렇지 못하다. 그 밖에 혈종이 형성되는 속도도 중요하다.

1) 경막외혈종의 증상 및 진단

요통과 방사통이 동반되며, 예상보다 더 오래가는 감각신경 및 운동신경 장애가 생긴다. 이런 증상이 동시에 생기지 않을 수 있다. 근력의 약화가 먼저 발생하기도 하고, 요통이 먼저 발생하거나, 감각 이상을 먼저 호소하기도 한다. Lagerkranser 등에 의하면 44%의 환자는 시술 후 24시간 이내에 증상 혹은 징후가 발현되었고, 28%의 환자는 시술 후 24시간에서 72시간 사이에 발현되었으며, 1주일 후에 생기는 경우도 7.6%나 되었다. 많은 경우 초기에 몇 가지 불편감만 호소하다가 시간이 지남에 따라 점점 증상이 악화하는 양상을 보이기 때문에 시간 간격을 두고 지속해서 이학적 검사를 시행해야 한다. 때로는 척수병증(myelopathy), 브라운-세카르증후군(Brown-Sequard syndrome), 마미증후군, 요폐(urinary retention)의 증상이 생길 수 있다. 이학적 검사 소견은 혈종의 위치에 따라 다양하다. 감각 이상과 근력 약화가 편측 혹은 양측으로 생길 수 있으며, 심부건반사(deep tendon reflex)는 항진되기도 하고 감소되기도 한다. Vandermeulen 등은 양측 하지 마비는 초기증상이 생긴 다음 평균 14.5 ± 3.7시간 후에 발생한다는 보고를 했다. 혈종이 의심되면 응급 컴퓨터단층촬영(척수조영술 포함)이나 자기공명영상을 반드시 시행해야 한다. 자기공명영상 소견은 혈종이 발생한 시기에 따라 다양하다. T1 강조영상(T1 weighted image)은 급성 혈종일 때, 척수나 뇌척수액의 신호와 유사할 수 있으나, 아급성기일 때는 메트헤모글로빈(methemoglobin)의 영향 때문에 척수나 뇌척수액보다 고강도의 신호를 보인다. T2 강조영상(T2 weight image)은 급성기 혈종일 때 신호 강도가 감소하며, 아급성기일 때 신호가 증가하는 경우가 많다(그림 57-1). STIR (Short tau inversion recovery) 영상에서는 척수와 경막외 지방보다 고강도의 신호를 보인다. 조영제를 투여한 영상에서는 아급성기 때 혈종 밖으로 약하게 조영이 증가하는 것을 볼 수도 있다.

2) 치료 및 예후

(1) 치료

응급으로 외과적 감압술을 시행한다. 하지만 모든 환자에게 수술이 필요한 것은 아니다. 심각한 신경학적 합병증이 없다면, 보존적인 치료를 고려할 수 있다. 필요하다면, 응고 병증을 교정하기 위해 비타민 K나 신선 냉동 혈장을 투여해야 한다.

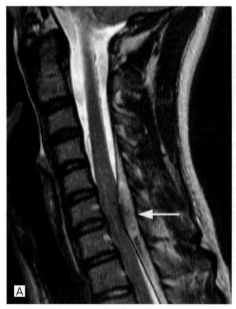
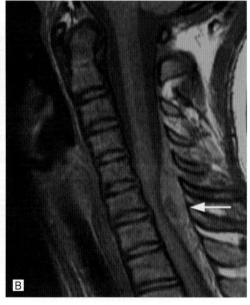

그림 57-1. 시상 T2 강조(A)와 T1 강조(B) MRI영상. C6-7 레벨(arrow)에 급성 경막외 혈종이 관찰된다.

(2) 예후

빠른 수술적 처치 여부가 신경학적인 예후에 큰 영향을 미친다. 증상이 생긴 후 12시간 이내에 수술을 시행하는 것이 더 좋은 예후를 보인다고 알려졌다. Vandermeulen 등의 보고에 의하면, 척추 혈종이 생겼던 환자에서, 하반신마비가 생긴 후 8시간 이내 외과적 감압술을 시행한 환자는 신경학적 기능이 정상화되거나 부분적으로 회복되었지만, 24시간 이후에 수술을 시행한 환자는 회복되지 못했다. 최종 신경학적 결과에 영향을 미치는 요소들로는 혈종의 발생 속도, 술 전 신경학적 손상의 중증도, 혈종의 크기, 그리고 가장 중요한 요인인 신경학적인 증상이 생긴 후 외과적 처치가 시작될 때까지의 시간이다. 척수의 등 쪽은 혈액 순환이 좋지 않기 때문에 등 쪽 혈종(C1-L1)에 의한 신경학적 손상은 회복이 잘 안 된다. 반면에 마미는 압박 손상에 높은 저항성을 보이기 때문에 요천추부의 혈종(L2-S1)은 신경학적 손상에서 회복이 잘 되는 것으로 보고된다.

3) 혈종에 의한 기도 압박

성상신경절차단(stellate ganglion block, 별신경절차단)과 관련하여 여러 가지 합병증들이 보고되고 있다. 그중에서 기흉, 경막외차단, 경막하차단, 지주막하차단, 발작 등은 생명을 위협하는 합병증이다. 하지만 대개 이들은 신경차단 직후 곧바로 발생하기 때문에 주의 깊게 관찰한다면 즉시 치료할 수 있다. 그러나 인두뒤혈종(retropharyngeal hematoma, RPH)은 드물지만, 시술하고 나서 오랜 시간이 지난 이후에 발생하기 때문에, 병원 밖에서 발견되기 쉬우며, 따라서 치료가 늦어질 수 있다. 심하면 기도를 막을 수 있어서 환자를 사망까지 이르게 한다.

Higa 등은 1966년부터 2006년까지 성상신경절차단과 관련된 인두뒤혈종에 관한 문헌들을 분석했다. 40년간 총 27명의 환자가 발생했으며, 이들의 초기 증상은 목 통증, 호흡곤란, 목 부종, 쉰 목소리였다. 환자의 52%에서는 성상신경절차단 후 2시간이 넘어서 증상이 발현됐다. 기도 폐쇄 때문에 응급 기도 관리가 필요한 환자는 21명이었고, 그중 17명은 기관내삽관을 시행했으나, 5명은 기관절개술까지 필요했다. 총 27명 중 혈액응고와 관련된 질환을 앓고 있었던 환자는 3

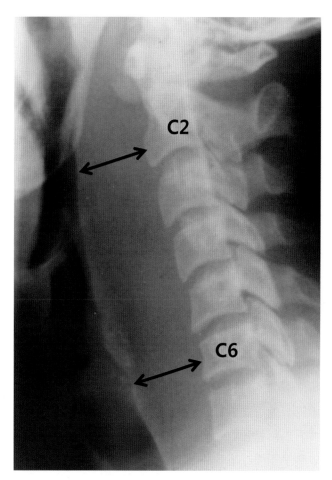

그림 57-2. **인두뒤혈종(retropharngeal hematoma)의 외측 목 단순 방사선 사진**

명이었으며, 만성신부전이 2명, 특발혈소판감소자색반병(idiopathic thrombocytopenic purpura)이 1명이었다. 지혈에 영향을 미치는 약물을 복용한 환자는 6명이었고, 혈액검사에서 이상을 보인 환자는 전체 27명 중 단 2명밖에 없었다.

진단을 위해서는 외측목방사선촬영술(lateral neck radiography), 컴퓨터단층촬영, 자기공명영상 등이 필수적이다. 단순방사선검사 소견은 척추 앞 연부조직의 심한 부종, 기도의 전방 전위, 경추 전만의 소실을 볼 수 있다(그림 57-2). 정상적으로 연부 조직은 나이에 상관없이 C2 레벨에서 측정한 거리가 7 mm를 넘어서는 안 된다. 또한, C6 레벨에서 측정한 거리가 소아는 14 mm, 성인은 22 mm를 초과할 때 인두뒤혈종으로 진단 내릴 수 있다.

비교적 드문 합병증이기 때문에 인두뒤혈종의 정확한 원인이나 위험 인자에 대한 연구는 아직 부족하다. 척수동맥

(spinal artery), 상행경동맥(ascending cervical artery), 하갑상동맥(inferior thyroid artery) 등이 손상당할 수 있다고 알려졌지만 정확하지는 않다. 인두뒤혈종을 예방하기 위해서는 성상신경절차단 시 신중하게 시행해야 하며, 고위험군에서는 인두뒤혈종의 가능성을 염두에 두고 충분한 시간 동안 환자를 관찰해야 한다. 초음파 유도하 성상신경절차단이 합병증의 발생을 낮출 수 있을 것이라 기대하고 있다.

2. 감염과 관련된 응급상황

신경 차단과 관련하여 중추신경계에 발생하는 감염은 흔하지는 않다. 하지만 발생했을 경우 뇌척수막염이나 척수 압박과 같은 심각한 부작용을 가져올 수 있다. 따라서 이에 대한 위험 인자, 병인, 임상 양상, 진단, 치료 및 예후를 정확히 알아야 한다. 중추신경계 신경차단뿐만 아니라 관절강내 주사의 합병증으로 패혈성 관절염이 생길 수 있다. 비록 매우 드문 합병증이지만 적절한 진단과 치료를 받지 못한다면 영구 장애가 남을 수 있기 때문에 반드시 각별한 주의가 필요하다.

1) 경막외 농양

(1) 역학

경막외농양은 모든 나이에서 발생할 수 있으나, 특히 60대에서 70대 사이의 나이에서 가장 많이 발생한다. 성비는 남녀 비슷하다. 발생률은 문헌에 따라 다양하다. Grewal 등에 의하면 척추 감염은 10,000번의 입원 당 0.2-2.8건이 발생했으며, 그중 중추신경계 신경 차단과 관련된 발생은 1/1,000에서 1/100,000 사이였다. 경막외차단과 관련된 감염의 발생은 1% 정도였으나 70일 이상 경막외카테터를 거치했을 때 감염의 발생은 15% 이상으로 증가했다.

(2) 척수 손상의 기전

경막외농양이 어떻게 척수 손상을 일으키는지에 관한 명확한 기전은 아직 밝혀져 있지 않다. 방사선검사로 척수가 눌린 정도는 증명할 수 있으나, 이러한 소견과 실제 손상 정도는 일치하지 않을 수 있다. 지주막하 공간에 어떠한 이상이 없더라도 사지 마비가 생길 수 있고, 반대로 지주막하 공간의 손상이 심하더라도 신경학적 손상 없이 회복되었다는 보고도 있다. 농양 제거 수술 후에도 신경 기능을 회복하기 위한 시간이 더 필요한 것으로 볼 때, 경막외농양의 척수 손상 기전은 단순한 신경의 압박뿐만 아니라 혈전이나 척수동맥의 압박이 기여할 것으로 여겨지고 있다. 가장 흔히 동정되는 균주는 피부와 관련된 *Staphylococcus aureus*와 *Staphylococcus epidermis* (57-73%)이고, 그 다음 흔한 것은 *Mycobacterium tuberculosis* (25%)이며, 삽입된 카테터나 기구일 경우는 *Methicillin-resistant Staphylococcus aureus (MRSA)*일 가능성이 높다.

(3) 임상 증상

경막외농양의 3 징후는 발열, 요통 및 다양한 신경학적 증상(방사통, 마비, 감각 이상, 방광과 장운동 마비)이다. 초기에는 이런 증상이 미약하거나 없을 수 있기 때문에 주의가 필요하다. 경막외농양은 주로 패혈증이나 만성 질환자에서 잘 생기며, 이 때문에 증상을 초기에 발견하지 못할 위험이 있다. 혈액 전파에 의한 경막외농양은 병의 진행이 빠르나, 골수염이나 추간판염(discitis)에서 발생한 경막외농양은 그렇지 않다. 발생의 위험 인자는 면역 억제(당뇨, 스테로이드, 면역억제제, 악성 종양, 임신, HIV 감염, 알코올 중독, 간경화, 마약 중독), 척추 손상(퇴행성 질환, 외상, 수술, 기구 추간판조영술, 중추신경차단), 감염원(호흡기, 비뇨기, 단순한 연부조직 감염도 원인이 될 수 있음)의 존재이다. 그 중에서 당뇨가 가장 중요한 인자로 여겨지고 있다.

(4) 진단

환자의 2/3에서는 백혈구증가증(leukocytosis)이 관찰되며, 적혈구침강속도(erythrocyte sedimentation rate, ESR)와 C 반응성 단백질(C-reactive protein, CRP)도 올라갈 수 있다. 하지만 어떠한 검사도 특이도가 높지는 않다. 항생제 치료를 시작하기 전에 반드시 혈액 배양을 시행해야 한다. 뇌척수액 검사상 환자의 3/4에서 단백질 수치가 높고, 뇌척수액 백혈구증가증(pleocytosis)을 보인다. 뇌척수액 그람염색과 배양은 대부분 환자에서 음성으로 나온다. 간혹 요추천자가 균을 퍼뜨려 뇌척수막염의 위험을 증가시킬 수 있기 때문에 주의해야 한다.

　단순방사선검사에서는 추간판염이 동반되었을 경우 종판(end plate)이 불규칙하게 손상되고 추간판의 높이가 낮아진 소견을 보인다. 컴퓨터단층촬영상 조영증강된 종괴 때문에 중심관(central canal)이 좁게 보이며, 경막외 연부 조직의 조영증강 소견도 보인다. 추간판과 구별이 힘들 수 있다. 자기공명영상은 검사 방법 중 가장 민감도가 높을 뿐만 아니라 외과적 계획을 세우는 데 가장 적합한 검사 방법이다. T1 강조영상에서는 척수와 유사하거나 낮은 신호로, T2 강조영상에서는 강한 신호로 보이며, 조영제를 썼을 때 균질적 혹은 비균질적으로 연부조직염(phlegmon) 주변에 조영이 증강된 소견을 보이며, 광범위한 경막외농양일 경우에는 경막에 전반적인 조영증강 영상을 보인다. 또한 압박, 허혈, 직접 감염에 의한 이차적인 척수 신호의 변화도 관찰할 수 있다(그림 57-3). 기타 척수조영술 및 갈륨스캔(gallium scan)과 같은 핵의학검사가 도움이 될 수 있다.

　정확하게 경막외농양을 조기 진단하는 경우는 40% 정도 밖에 되지 않는다고 알려져 있다. 왜냐하면 요통, 발열, 척추의 압통을 보이는 질환 중에는 경막외농양보다 다른 원인이 더 흔하기 때문이다. 척추 결핵, 퇴행성 질환, 종양, 혈관

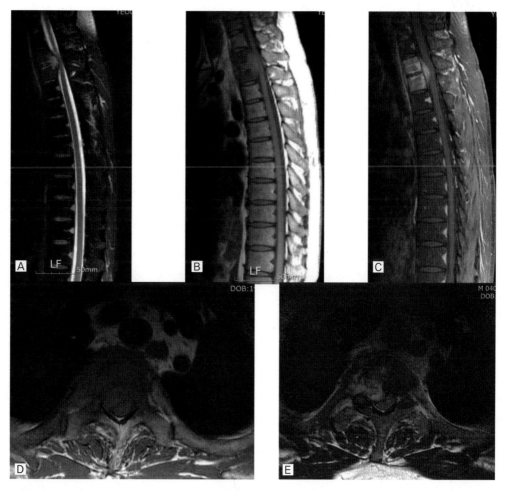

그림 57-3. T2-3 레벨에 발생한 척추 농양
시상 T2 강조 영상(A), 시상 T1 강조 영상(B), 시상 조영증강 영상(C), 축성 T1 강조 영상(D), 축성 T2 강조 영상(E). 추체 외측을 포함한 골파괴와 종괴 형성을 보이고, T1강조 영상에서는 저신호를 T2강조 영상에서는 고신호를 보이며, 전반적인 조영증강 소견이 있으나, 종괴 중앙의 괴사 부위는 조영증강이 되지 않았다. 척수는 압박성 척수염소견을 보인다.

및 신경계 질환과 감별이 필요하다.

(5) 치료

가능한 조기에 외과적 감압술을 시행하고, 장기간(6-12주) 항생제치료를 해야 한다. 항생제 단독으로 치료를 했다는 보고가 있지만, 신중히 처리해야 한다. 가장 널리 사용되는 수술방법은 척추후궁절제술(posterior laminectomy)이다. 수술의 목적은 농양 및 육아 조직의 제거와 배액이다. 경피적 배액은 주로 매우 어린 소아에서 척추 수술의 장기 합병증을 피하고자 시행할 수 있다. 만약 척추에 기구가 삽입되어 있다면 제거를 고려해야 한다. 경막외농양의 항생제 치료는 다른 세균 감염의 치료와 마찬가지로 균 배양 및 감수성 검사에 따라 항생제를 선택하는 것이 원칙이다. 그러나 전신 감염과 뇌척수막염의 가능성이 있는 환자에게는 바로 경험적 항생제 치료를 시작해야 한다. 우선 가장 흔한 균주인 S. aureus에 대해 치료를 해야 되며, 세균학적 검사가 나오기 전까지 상승작용을 위해 다른 항생제를 같이 사용해야 한다. 항생제는 12주까지 사용하며, 보통 4-6주 이상 처방한다. 항생제 치료의 효과 판정과 치료기간은 ESR, CRP, 통증, 기능 및 방사선학적 호전 여부를 보고 결정하게 된다.

(6) 예방

통증 주사 치료를 위한 감염 예방법의 지침은 없다. 다른 수술과 마찬가지로 멸균 술기와 소독제를 사용해야 한다. 많은 저자는 요오드(iodine)가 포함된 소독제의 사용과 멸균드랩, 장갑, 마스크, 모자는 필수적으로 착용할 것을 권장하고 있다. 하지만 모든 환자에게 시술 전 항생제를 투여할 필요는 없다.

(7) 예후

만약 치료하지 않았을 때 비가역적인 신경 손상이 발생할 수 있으며, 심한 경우 사망까지 이를 수 있다. 나이가 많을 때, 초기 신경학적 손상의 심할 때, 경막외농양이 생긴 위치가 상위 척추 레벨일 때, 신경학적인 증상의 발생과 외과적 처치가 이루어질 때까지의 시간이 길수록 예후는 좋지 않다. 사망률은 12-30%로 알려졌다.

2) 척추추간판염(Spondylodiscitis)

화농성 추간판염-골수염(Pyogenic discitis-osteomyelitis)은 척추의 뼈와 인근 추간판에 생기는 감염으로써 추간판염(discitis)과 척추골수염(vertebral osteomyelitis), 또는 화농성척추염(Pyogenic spondylitis)이라는 용어로 알려졌다.

(1) 역학

전체 뼈에 생기는 화농성 감염의 2-4% 정도를 차지한다. 고령 인구의 증가, 후천면역결핍증후군과 같은 면역억제 환자의 증가, 항생제의 남용, 약제 내성을 갖는 병원체의 출현, 새로운 병원체들, 사회경제적 수준이 떨어지는 환자군에서 발생이 증가하며, 또한 영양결핍, 면역억제, 장기간 스테로이드의 사용, 당뇨, 악성종양, 만성 알코올 중독, 신부전, 최근 척추수술 환자에게서도 감염의 위험이 증가한다. 여자보다 남자에서 1.5-3배 정도 더 흔하며, 4세 이하의 소아와 50-60대에서 잘 발생한다고 알려졌다. Zeidman 등에 의하면 경추 추간판조영술(discography)을 시행한 후 심각한 합병증이 발생할 확률이 0.6% 이하였다.

(2) 병태생리

경막외농양과 같이 S. aureus가 거의 60%를 차지하며, 나머지 Enterobacter 종이 30% 정도를 차지한다. S. aureus에서 생산되는 히알루론산분해효소(hyaluronidase)를 포함한 단백질분해효소(proteolytic enzyme)의 작용 때문에 추간판을 용해(lysis)시키는 것으로 추정된다. 감염은 혈행파종(hematogenous dissemination) 혹은 비혈행파종(nonhematogenous dissemination)에 의해 전파된다. 일반적으로 먼 곳의 감염원에서 혈행파종 되어 감염이 생기는 경우가 가장 흔하다. 그 밖에 관통상(penetrating trauma), 생검(biopsy), 레이저절제(laser ablation), 통증치료를 위한 중재적시술들, 교감신경절제술(sympathectomy), 척수마취, 추간판조영술(discography), 외과적 중재(surgical intervention), 척추 내기구 등에 의해 감염이 생길 수 있다.

(3) 임상 증상

신경학적인 증상은 감염의 위치나 범위, 원인이 되는 균주의 독성, 숙주의 방어능력에 따라 다양하다. 초기 증상은 통증이 없을 수도 있고, 하부 요통만 있든지 아니면 병감(malaise)이나 불편감만 동반될 수 있다. 따라서 최근 감염의 병력이나 수술 및 통증 관련 시술의 경험이 있는지 알아봐야 한다. 전형적으로 이학적 검사나 방사선검사 소견과 일치하지 않는 점점 증가하는 통증 양상을 보인다. 통증은 움직일 때 악화하고, 쉴 때 완화된다. 또한, 통증과 더불어 열, 오한, 기면(lethargy)을 보인다.

이학적 검사에서는 국소적인 압통, 옆구리의 피하덩어리(subcutaneous mass), 척추의 변형을 볼 수 있다. 신경학적 검사상 신경근병증(radiculopathy)과 같은 신경근의 압박징후, 수막자극징후, 하지 근육약화, 반사의 소실, 하반신마비(paraplegia)와 같은 신경손상의 징후가 나타난다. 경추에 척추염이 생겼을 때는 감염이 앞으로 퍼져서 후인두 농양(retropharyngeal abscess)이나 종격염(mediastinitis)이 생길

수 있다.

다른 검사 소견과 같이 검사실 소견도 매우 다양하다. 백혈구증가증, ESR과 CRP의 상승이 동반되는 경우가 흔하며, 혈액배양이나 생검에서는 음성으로 나올 수도 있다.

(4) 영상 소견(그림 57-4)

감염이 생긴 후 2-8주까지는 단순 방사선검사상 정상 소견이 나올 수 있다. 초기 소견은 종판의 선명도가 떨어지고 불규칙해지며, 높이가 낮아진다. 시간이 지나면서 뼈용해(osteolysis)가 진행되어 종판의 선명도가 더 떨어지고, 좁아진 추간판의 위, 아래의 종판의 미란(erosion)과 함께 척추옆 종괴(paraspinal mass)가 관찰된다. 감염 후 10주 정도가 지나면, 반응성경화(reactive sclerosis)를 보이고, 뼈곁돌기증(osteophytosis), 척추후만변형(kyphotic deformity), 척주측만증(scoliosis), 척추전방전위증(spondylolisthesis)을 동반

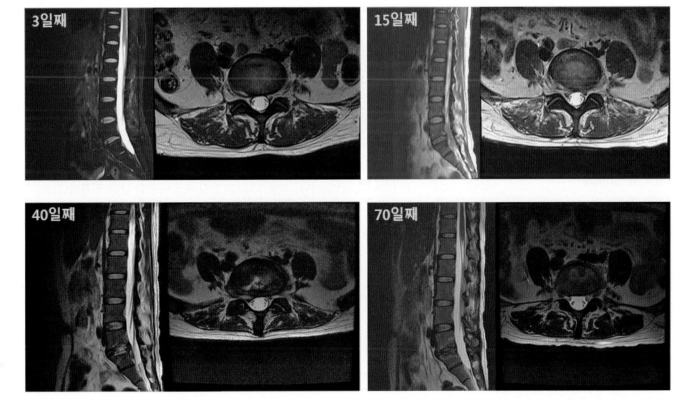

그림 57-4. 우측 요추5번-천추1번 추간판염의 MRI소견. 침을 맞은 후 요통 및 발열증상이 발생한 39세 여환의 요추 MRI소견으로 치료후 3일, 15일, 40일, 70일째 병의 경과에 따른 MRI변화임. 추간판염의 진행에 따라 연부조직의 부종이 심해져, T2강조영상에서 신호의 증강이 보이고, 디스크 내부에 괴사조직이 보이며, 골미란 및 골수의 신호증강이 관찰됨.

한다. 컴퓨터단층촬영은 민감도는 높으나 특이도가 낮은 단점이 있다. 일차적인 진단 도구로서의 가치보다는 주로 추적검사 용도로 많이 이용된다. 컴퓨터단층촬영은 뼈의 병변을 관찰하기 위한 좋은 진단 도구이며 뿐만 아니라, 연부조직의 석회화, 피질골(cortical bone)의 미란, 척추관의 압박, 추간판 내부의 가스를 잘 볼 수 있다. 자기공명영상은 민감도, 특이도, 정확도가 높은 것으로 알려졌다(각각 96%, 94%, 92%). 따라서 추간판염을 진단할 수 있는 가장 좋은 방법이다. 하지만 감염 발생 후 5일까지는 정상 소견이 나올 수 있다. 따라서 임상적으로 추간판염이 의심될 때는 MRI 소견이 정상이라 하더라도 수 주 후에 다시 MRI를 시행해야 한다. 전형적인 추간판염의 MRI 소견은 T1 강조영상에서 저신호강도를 T2 강조영상에서는 다양하지만 보통 고신호강도를 보이며, 추간판의 높이가 낮아지는 것을 볼 수 있다. 그 밖에 추간판에 인접한 조직에도 변화가 일어나는데, 추체의 골수는 T1 강조영상에서 저신호강도를 지방포화(fat-saturated) T2 강조영상에서는 고신호강도를 보인다. 척추옆 및 경막외 연부조직염이 동반될 때 T1 강조영상에서 근육의 등신호강도를 T2 강조영상에서는 고신호강도를 보인다. 조영강조영상은 감지하기 어려운 급성 감염기일 때 진단에 도움을 준다. 그 밖에 골스캔, 갈륨 스캔이 진단에 도움이 되며, 특히 SPECT Ga-67 스캔은 민감도와 특이도가 90% 정도로 자기공명영상만큼 높다고 알려졌다.

(5) 치료 및 예후

경험적 항생제 및 광범위 항생제 치료를 먼저 시작해야 한다. 원인균을 찾아내면 그에 따른 항생제를 6-8주간 정맥내 투여하며 이후 6주간 경구 투여한다. 또한 6-12주 동안 보조기를 이용하여 척추를 고정해야 한다. 전신 감염이 있거나, 항생제에 잘 반응하지 않고 통증이 심해질 때, 지속적인 주변 골 조직의 파괴가 일어날 때, 신경학적 손상이 진행될 때, 경막외 척추옆 농양이 생겼을 때는 수술을 시행해야 한다.

사망률은 2-12%이며, 환자의 15%에서는 영구적인 기능 장애가 남을 수 있다. 불완전한 치료로 재발할 확률은 2-8% 정도이다. 진단 당시의 신경학적인 손상 정도와 진단의 지연 여부(8주 이상)가 예후를 결정하는 중요한 요소이다. 수

술과 관련된 감염은 재발률이 높고, 안 좋은 예후를 보인다. 감염을 막기 위해서 수술 전 예방적 항생제의 사용을 권장하고는 있으나 아직은 무작위대조시험의 결과는 없다. 일반적으로 포도상구균의 예방을 위해 cefuroxime, clindamycin, gentamicin과 같은 항생제를 정맥내 투여한다. 국소적인 항생제 투여가 다양하게 시도되고 있으나 아직 근거가 미약하다. 그 밖에 수술 술기를 향상하고 가능하면 최소 침습적 수술 및 시술을 시행해야 한다.

3) 패혈성관절염(Septic arthritis)

패혈성관절염은 빠르고 정확한 진단과 즉각적인 치료 및 전문가의 도움이 필요한 응급질환이다. 대부분은 혈행성으로 전파된 세균에 의해 발생한다. 주로 상부호흡기감염, 비뇨기감염이 원인이 되며, 가장 흔한 원인균은 *S. aureus*와 *N. gonorrhoeae*이다. 특히 고령, 정맥주사 사용자, 인공관절이 있는 환자에서는 MRSA가 흔하다. 관절에 세균감염이 잘 생기는 이유는 해부학적으로 활액막에는 혈관이 풍부하게 발달해 있는 반면에, 바닥막(basement membrane)이 부족하여 세균의 파종이 쉽기 때문이다. 그 밖에 패혈성관절염의 드문 원인으로는 직접 무릎에 세균이 들어가는 경우로 무릎 주사, 수술, 동물에 의한 물린 상처, 손톱이나 식물의 가시에 의한 손상, 관절수술, 봉와직염, 감염성 점액낭염에 의해 발생한다. 일반적으로 치료 후 완치될 수 있는 질환이지만, 류마티스관절염과 같은 기저 질환이 있거나, 인공관절을 갖고 있거나, 고령, 그리고 심각하고 다양한 동반 질환을 가진 환자에서는 이환율과 사망률이 여전히 높다.

패혈성관절염은 주로 단일 관절에 발생하며, 작은 관절보다는 큰 관절에서 많이 발생한다. 네덜란드에서 시행된 전향적관찰연구에 의하면 무릎관절 55%, 발목관절 10%, 손목관절 9%, 어깨관절 7%, 고관절 5%, 팔꿈치 관절 5%, 복장빗장관절(sternoclavicular joint) 5%, 천장관절 5%, 발목관절 2%의 발생률을 보인다.

관절천자후 패혈성관절염의 발생은 10,000 주사당 4건의 발생률을 보이는 매우 드문 합병증으로 알려져 있다. 이 경우에서도 *Coagulase-positive and coagulase-negative staphylococci*가 가장 흔한(87%) 원인균이다.

(1) 증상

전형적인 증상은 감염된 관절의 급성 통증, 부종, 운동범위 감소이다. 많은 환자에서 열을 동반하지만, 오한을 동반하는 경우는 드물다. 간혹 고령의 환자에서는 열이 없을 수도 있다. 이학적 검사상 전형적으로 감염된 관절에 온감, 압통, 관절 부종과 관련된 소견, 능동적 그리고 수동적 관절가동범위의 제한이 있다. 관절에 감염이 생긴 이후에 80% 이상에서는 국소적으로 감염이 퍼져, 골수염, 근막염(fasciitis), 농양이 발생하며, 심할 경우 패혈성쇽, 다기관부전(multiorgan failure), 독소충격증후군(toxic shock syndrome)과 같은 전신 합병증이 발생할 수 있다.

패혈성관절염의 위험인자는 80세 이상의 고령, 당뇨, 인공관절, 최근 관절 수술, 피부감염, 패혈성관절염의 과거력, 최근 관절강내주사의 과거력, 후천면역결핍증후군, 정맥주사제 남용, 혈액투석을 하는 말기신장 질환자. 진행된 간 질환자, 혈우병, 낫적혈구병(sickle cell disease), 암환자, 저감마글로블린혈증, 동반질환을가진 낮은 경제사회계층이다.

(2) 검사

패혈성관절염이 의심이 되면, 반드시 관절 천자를 해서 윤활액(synovial fluid)을 검사해야 한다. 윤활액은 정상적으로 맑고, 점도가 높으며, 백혈구가 거의 발견되지 않는다. 단백질의 농도는 혈장의 1/3 정도 이며, 포도당의 농도는 혈장과 비슷하다. 반면 감염된 윤활액은 화농성이고, 백혈구의 숫자가 증가하는데, 보통 50,000 WBC /mm³ 정도나 100,000 WBC /mm³를 넘기기도 한다. 그 밖에 포도당의 농도가 40 mg/dL 미만이거나 혈청 포도당농도의 반절 이하일 때, 그리고 젖산 탈수소효소(lactate dehydrogenase)가 증가하였을 때 세균감염을 의심하게 된다. 확진은 그람염색 표본에서 직접 박테리아를 관찰하거나 윤활액의 배양을 통해 이루어진다. 윤활액 배양을 통해 70-90%에서 양성 소견을 보이지만, 혈액배양검사는 40-50%에서만 양성을 보인다. 그 밖에 ESR, CRP, 백혈구수와 같은 염증표지자(inflammatory marker)가 증가하는 게 보통이지만 민감도는 높지 않으며, 그 수치가 정상이라 하더라도 패혈성관절염을 배제할 수는 없다. 그러나 procalcitonin은 박테리아 감염에서 증가하는 생체표지자로 감염이 호전되

면 그 수치도 상대적으로 감소한다.

단순방사선검사 소견은 초기에는 정상이지만, 비특이적으로 관절주변부의 골다공증, 관절삼출액, 연부조직부종, 관절공간의 감소 소견을 보일 수도 있다. 감염이 좀 더 진행되면 뼈막반응(periosteal reaction), 변연부나 중심부의 미란, 연골 밑파괴(subchondral destruction) 소견을 보인다. 말기에는 관절강직 소견을 보인다. 초음파로는 관절액의 저류를 관찰할 수도 있고, 관절천자 시 바늘의 유도 목적으로도 사용될 수 있다. 삼상골스캔(three-phase bone scan)에서는 혈액저류기(blood pool phase)와 지연기(delayed phase)에서 흡수가 증가한 소견을 보인다. 골스캔의 소견은 비특이적이며 이를 통해 패혈성관절염과 비감염성관절염을 감별할 수는 없다. CT나 MRI도 고려해 볼 수 있다. 이 검사로 감염이 어느 정도로 확장했는지 그 범위를 알아볼 수 있는데, 그런 측면에서 CT보다는 MRI가 훨씬 우수하다. 초기에는 뼈의 미란과 연부조직으로의 확장소견을 보이며, 반응성골수(reactive bone marrow)소견이 보인다면, 골수염을 의심해야 한다.

(3) 치료

패혈성관절염이 의심되면 임상검사 및 배양검사를 한 이후 곧바로 치료가 시작되어야 한다. 치료가 늦어지면 영구적인 연골 손상이 생길 수 있기 때문에, 배양검사 결과가 나오기 전에 경험적 항생제를 투여해야 한다. 치료의 원칙은 항생제 치료와 적절한 배액(drainage)이다. 배양 검사 결과가 나오기 전까지는 그람염색 검사 결과가 가장 신빙성 있는 항생제 사용의 근거가 된다. 그람양성균은 주로 MRSA가 많기 때문에 vancomycin을 사용하며, 그람음성균일 경우는 3세대 세팔로스포린인 ceftriaxone을 투여한다. 치료기간은 포도상구균이 원인일 때는 보통 3-4주가 소요된다.

배액은 반복적인 흡인과 같은 내과적인 처치와 관절경과 같은 외과적 처치로 나눌 수 있는데 어떤 방법이 더 효과적인지는 논란의 여지가 있다. 대개 해부학적으로 관절흡인이 힘든 경우(고관절, 어깨관절 등), 관절삼출이 즉시 호전되지 않는 경우, 관절액의 멸균이 잘 안 되는 경우, 기존의 류마티스질환으로 관절 손상이 이미 있었던 경우, 죽은조직 제거술(debridement)이 필요한 조직이 있으면 외과적 처치

가 먼저 고려되어야 한다.

치료 초기 수일간은 부목을 이용한 관절 고정과 적절한 진통제의 투여가 필요하다. 물리치료는 환자가 관절운동을 버텨낼 수 있을 때 바로 시작하는 것이 좋으며, 수동적인 관절 운동에서 능동적인 운동으로 진행하는 것이 원칙이다. 결국, 이런 능동적 관절가동범위 운동을 빨리 시작함으로써 관절 기능을 빨리 회복시킬 수 있다.

3. 약제와 관련된 응급상황

1) 국소마취제

국소마취제와 관련된 합병증은 크게 전신 독성, 알러지 반응, 국소적인 조직 독성으로 구분할 수 있다. 여기서는 응급상황을 초래하는 전신 독성에 대해서만 언급하고자 한다.

(1) 국소마취제의 전신적 독성

① 중추신경계

국소마취제에 의한 중추신경계의 독성은 심혈관계에 독성을 일으키는 용량보다 낮은 용량에서 일어난다. 증상은 두통, 어지러움, 금속성 맛(metallic taste), 혀나 입술의 무감각, 어눌한 말투, 이명, 불안, 경련, 혼수 등이 나타날 수 있다(표 57-1).

표 57-1. **국소마취제에 의한 중추신경계 증상 및 징후**

초기 증상	이명
	현기증
	혼동
	입주위의 저린감
흥분기 증상	긴장간대발작
억제기 증상	무의식
	전반적인 중추신경계 억제
	호흡정지

초기에는 흥분성 반응이 나타나며 이는 국소마취제가 대뇌피질에서 억제 회로를 억제함으로써 일어난다. 즉, 경련은 탈억제 된 대뇌피질 때문으로 설명할 수 있다. 국소마취

제의 농도가 서서히 올라가거나, 신경안정제나 중추신경억제제를 쓰는 환자에서는 흥분이나 경련이 일어나지 않고, 심한 중추신경 억제가 나타날 수 있다(그림 57-5). 또한, 국소마취제의 용량이 매우 클 경우 촉진과 억제회로 모두를 억제하기 때문에 중추신경계 억제작용만 나타나기도 한다.

중추신경계의 독성과 관련된 인자는 첫째, 국소마취제의 역가와 중추신경계 독성을 나타내는 용량은 역의 관계가 있으며, 둘째, 투여 속도와 허용 혈중농도에 이르는 시간이 빠르면 독성 작용을 일으키며, 마지막으로 호흡성 산증이나 대사산증은 독성 작용을 증가시킨다.

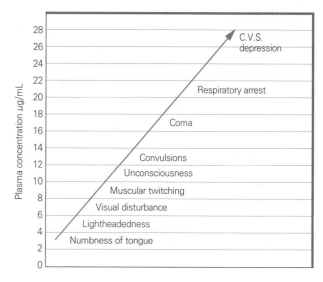

그림 57-5. **국소마취제의 혈중농도에 따른 전신 독성**

② 심혈관계

심혈관계 독성은 많은 양의 국소마취제가 우발적으로 혈관내로 주입됐을 때 일어나며, 드물지만 중추신경계 독성보다 심각하고 치료하기도 어렵다. 국소마취제가 심혈관계에 미치는 영향은 용량에 의존하며, 심근 억제, 혈관 확장, 심전도의 억제 등을 가져온다. 국소마취제는 나트륨 통로를 통한 나트륨의 전도를 억제함으로써 심근의 탈분극을 억제한다. 따라서 약제의 음성변력(negative inotropic) 효과와 심박출량의 감소에 따른 심각한 심혈관계 억제를 가져온다. 모든 국소마취제는 말초 신경에 전도를 억제하는 능력에 비례하여, 용량 의존적으로 심근수축을 억제한다. 그리고 국소마취제는 말초혈관 평활근에 양면적인 작용을 한다. 저농도에서는 혈관 평활근이 수축함으로써 혈관수축 효과를

보이지만, 국소마취제의 혈중농도가 상승함에 따라 심혈관계 효과가 차례로 나타나 고농도에서는 혈관 이완을 일으킨다(표 57-2).

표 57-2. **국소마취제에 의한 심혈관계 증상**

초기: 고혈압	빈맥
중기: 심근억제	심박출량 감소
	저혈압
말기: 말초혈관 이완	심한 저혈압
	서맥
	심근전도 장애
	심실부정맥
	심혈관 허탈

국소마취제의 종류에 따라 심혈관계 독성이 차이가 난다. Bupivacaine이 lidocaine보다 더 심각한 심혈관계 부작용을 일으킨다. 그 이유는 첫 번째로 불가역적인 심혈관 허탈을 일으키는 용량(irreversible cardiovascular collapse dose, CC)과 중추신경계 독성을 나타내는 용량(CNS toxicity dose, CNS), 즉 CC/CNS 비가 lidocaine보다 bupivacaine이 더 작다. 두 번째로 심실성 부정맥과 치명적인 심실세동이 고용량의 bupivacaine 주입 후에 흔하지만, lidocaine에서는 그렇지 않다. 세 번째로 임신 시 bupivacaine이 심혈관계에 더 민감하다. 네 번째로 bupivacaine에 의한 심혈관 허탈이 일어났을 때 심폐소생술에 잘 반응을 하지 않는다. 마지막으로 산증과 저산소증이 bupivacaine의 심독성을 더 증가시킨다. 비교적 새로운 아미드(amide)형 국소마취제인 ropivacaine은 bupivacaine과 비슷한 생리화학적 특성이 있다. bupivacaine과 역가, 발현속도, 작용시간이 유사하나, 심근 독성은 약하다.

(2) 독성의 예방과 치료

① 예방

독성을 예방하는 가장 중요한 요소는 우발적인 국소마취제의 정주를 피하는 것이다. 주의 깊게 지속해서 혈액의 역류 여부를 확인하면서 천천히 간헐적으로 국소마취제를 주입한다. 하지만 카테터를 사용하는 경우, 혈액이 역류하지 않는 것만으로 혈액 내로 주입되지 않았다고 판단할 수는

없다. epinephrine을 첨가하여 독성을 예방하는 경우, epinephrine 1:20만이 첨가된 국소마취제 2-3 ml을 주입 후 혈액 내로 주입되었다면, 1-2분 후에 심박수가 증가한다. 두부나 경부의 신경차단을 하는 경우, 소량의 국소마취제가 경동맥이나 척수동맥으로 주입되어도, 심한 중추신경계 독성이 나타나므로 주의해야 한다.

국소마취제의 전신적 부작용을 막기 위해 국소마취제의 최대허용량을 알고 있어야 한다. 그러나 혈장 내 최고약물농도는 주사 경로와 깊은 관계가 있으므로 최대허용량이 모든 경우에서 사용할 수 있는 기준은 아니다. 국소마취제의 전신 흡수는 늑간신경차단(intercostal nerve block), 미추차단(caudal block), 경막외차단, 팔신경얼기차단마취(brachial plexus block), 궁둥신경차단(sciatic nerve block) 및 넙다리신경차단(femoral nerve block)순으로 많이 생긴다. 이러한 차이는 부위별로 혈관분포와 국소마취제와 결합하는 조직이 달라서 발생한다. 부위별 약제별 국소마취제의 최대허용량이 모두 밝혀져 있지는 않다. 국소마취제 최대 허용량에 대한 일본 성인을 대상으로 시행한 연구에서 경막외차단 시 epinephrine 첨가를 했을 때, bupivacaine 100 mg, mepivacaine 400 mg, ropivacaine 200 mg였으며, 팔신경얼기차단마취 시 lidocaine은 200 mg이 최대 허용량이었다. epinephrine을 첨가하면 혈관 흡수가 줄어들어 팔신경얼기차단마취, 경막외차단의 경우는 20-30%, 피하주사는 50% 정도 lidocaine의 혈장 최고농도가 감소한다.

② 치료

서서히 주사할 때 나타나는 중추신경계 독성은 대부분 혈관 내 주사에 의한 것으로 국소마취제의 주사를 중지하고 산소를 투여하면서 환자를 안심시키면 되는데 이는 약물이 빨리 재분포되어 혈액 내 농도가 감소하기 때문이다. 총량을 모두 투여한 후 중추신경계의 흥분이 서서히 나타나면 얼마간 국소마취제의 혈중농도가 더 올라갈 위험이 있다. 늦게 가벼운 증상을 보이는 환자는 산소와 소량의 thiopental이나 benzodiazepine 같은 항경련제로 치료할 수 있다. 심하고 지속적인 증세를 보이는 환자는 실제로 발작을 일으킨 환자에 준해서 치료한다. 국소마취제의 전신적인 독작용의 기본적인 치료는 lipid emulsion의 정주

이다. 이 약제는 혈장이나 조직에서 지용성 약제인 bupiv-acaine을 추출하여 결국은 농도를 낮추는 역할을 할 것으로 추정된다. American Society of Regional Anesthesia and Pain Medicine (ASRA)의 가이드라인에 따르면, 1.5 mL/kg (성인은 100 mg)의 용량으로 시작하여, 지속적으로 0.25 mL/kg/min의 속도로 정주한다. 그 밖에 발작이나 호흡 정지가 발생하면 기도를 유지하고 충분한 환기를 해야 한다. 환자의 환기가 불충분한 경우 기관내삽관으로 보조환기를 시작한다. 중추신경계의 흥분은 소량의 barbiturate나 benzodiazepine으로 치료하며, 저혈압은 알파(α) 또는 베타작용제(β agonist)로 치료한다. 치명적인 심부정맥이 발생하면 심장율동전환(cardioversion)이나 bretylium이 필요하다.

2) 아편유사제

아편유사제의 합병증 중에서 호흡저하는 아편유사제의 과량투여와 관련된 사망의 가장 흔한 원인이다. 용량의존적으로 호흡을 감소시키며, 주로 뇌간의 호흡중추를 직접 억제하는 기전에 의해 발생한다. 호흡수의 감소가 가장 전형적인 소견이며, 그 밖에 호기가 연장되나 일회호흡량의 감소 소견은 심하지 않다. 호흡저하의 고위험군은 아편유사제를 처음 투여받은 환자, 극단연령층의 환자, 기존의 호흡기 질환이 있던 환자, 중추신경계에 작용하는 약물(흡입마취제, 알코올, barbiturate, benzodiazepine)을 복용하는자, 신부전환자, 간 질환 환자이다. 호흡저하에 대한 내성은 일찍 생기고, 가역적인 것으로 알려져 있다. 통증 자체로는 생리학적으로 호흡저하를 억제하는 효과를 보인다. 따라서 장기간 고용량의 아편유사제를 처방 받는 환자가 시술을 비롯한 다양한 처치 후 통증이 감소했을 때, 호흡 저하가 올 수 있다.

아편유사제 때문에 발생한 호흡 저하는 naloxone 투여가 가장 기본적인 치료이다. 초기 치료 용량은 0.4-0.8 mg이다. 효과는 1-2분 내 시작되며, 30-60분 정도 유지된다. 부작용으로는 빈맥, 고혈압이 있고, 심한 경우 폐부종을 유발할 수 있다. Naloxone은 반감기가 짧기 때문에 반감기가 긴 모르핀같은 아편유사제와 같이 사용했을 때, 다시 호흡 저하가 재발할 수 있다.

3) 아나필락시스(Anaphylaxis)

아나필락시스는 감작된 사람에게 특이 항체가 노출된 후 수 분 내에 생명을 위협하는 면역반응이 생기는 것으로, 후두 부종과 심한 기관지 경련에 의한 호흡곤란, 심혈관의 허탈, 쇼크가 발생한다.

(1) 원인

알려진 반응을 유발하는 물질들이 예전에 노출되어 감작된 비만세포(mast cell)와 호염기구(basophil)의 표면에 있는 IgE와 결합하면, 이 세포 내에서 histamine, leukotriene, prostaglandin, bradykinin, thromboxane 등이 분비되어 혈관 긴장도를 심각하게 낮추고, 점막 분비물을 증가시키며, 모세혈관 투과성을 높여서 다양한 임상 증상들을 발현시킨다.

많은 종류의 국소 마취제, 스테로이드, 조영제가 아나필락시스와 관련이 있다고 알려졌다. 스테로이드는 이런 반응을 치료하는 약제이지만, 스테로이드의 용매로 사용되는 물질들이 아나필락시스를 유발할 수 있다. 흔하지는 않지만, hyaluronidase에 대한 아나필락시스도 보고되고 있다.

(2) 증상

상기도 혹은 하기도 폐쇄 모두 가능하다. 후두부종에 의해 목에 이물감, 그렁거림, 쉰소리, 기관지 폐쇄에 의한 가슴 답답함과 쌕쌕거림이 생긴다. 전신적인 발적, 홍조, 온감이 있을 수 있다. 특징적으로 경계가 명확한 발진과 홍반 위에 두드러진 구불구불한 경계를 갖는 두드러기를 볼 수 있다. 이런 두드러기 발진들은 심한 가려움증을 동반하며, 국소적으로 국한되거나 전신으로 퍼진다. 피부 증상들은 48시간 이상 지속하는 경우는 드물다.

기관지 폐쇄가 심해지면, 폐는 과팽창되어 보인다. 혈관부종이 후두덮개와 후두에 발생하면 사망할 수 있다. 호흡부전에 의한 저산소증의 증상이 없다 하더라도, 심혈관허탈 때문에 환자는 사망할 수 있다. 내장 기관의 울혈에 혈량저하증(hypovolemia)이 생길 수 있다. 아나필락시스와 관련된 심전도 소견의 이상은 비만세포를 매개로 하는 심장 반응이나 혈관 용적의 심각한 감소 때문에 이차적으로 생길 수 있다.

(3) 치료

아나필락시스 반응을 일찍 발견하는 것이 가장 중요하다. 첫 증상이 발현된 후 수 분 내지 수 시간 후에 사망할 수도 있기 때문이다. 약물 및 수액투여를 위해 정맥로를 확보해야 한다. 소양감이나 두드러기 같은 가벼운 증상은 1:1,000 epinephrine 0.3-0.5 mL를 피하 혹은 근육 내로 주사함으로써 치료할 수 있으며, 심하면 5-20분 간격으로 반복한다. epinephrine의 정맥 내 투여는 1:10,000으로 희석하여 2.5 mL씩 5-10분 간격으로 투여한다. 혈압이 낮을 때는 dopamine과 같은 승압제를 같이 사용한다. 만약 epinephrine으로 아나필락시스 반응이 조절되지 않으면, 심부정맥과 관련된 증상이나 기도 폐쇄에 의한 저산소증을 고려해야만 한다. 산소투여와 기관지 확장제가 도움되며, 저산소증이 교정되지 않으면 기관내 삽관과 기관절개술을 시행해야 한다. 보조 약제로는 항히스타민제인 diphenhydramine 50-100 mg 근육 내 혹은 정맥내 투여, aminophylline 0.25-0.5 g 정맥 내 투여가 도움이 될 수 있다. 스테로이드 주사는 급성기일 때는 효과가 없지만, 그 후에 발생하는 기관지 연축, 저혈압, 두드러기의 발생을 낮출 수 있다고 알려졌다.

4) 방사선조영제(Radiographic contrast medium)

요오드(iodine)는 정맥내로 사용할 수 있는 유일한 방사성 물질이다. 많이 사용되고 있는 요오드표식방사선조영제(iodinated radiographic contrast medium)에는 이온단량체(ionic monomer), 비이온단량체(nonionic monomer), 이온이합체(ionic dimer), 비이온이합체(nonionic dimer)가 있다. 이 중에서 비이온단량체가 통증분야에서 가장 많이 사용되는 조영제이다. 이는 중추신경계에 사용할 수 있는 조영제로 뇌척수액(cerebrospinal fluid)에서 양이온과 음이온으로 분해되지 않는다. 임상에서 많이 사용되는 비이온단량체에는 iohexol (Omnipaque), iopamidol (Niopam), ioversol (Optiray)가 있다.

조영제에 대한 즉시반응(immediate reaction)의 기전은 아직 명확하게 밝혀지지 않았다. 비면역학적 기전 즉 가성과민반응(pseudoallergic reaction)에 의해 발생할 것으로 생각되나, 피부검사에서 양성이 나오고, 특히 IgE 항체가 검출되는 것으로 판단할 때 조영제의 즉시 반응의 원인으로 면역학적 기전을 배제할 수는 없다. 방사선조영제의 부작용은 특이유사아나필락시스반응(idiosyncratic anaphylactoid reaction)과 비특이유사아나필락시스반응(nonidiosyncratic anaphylactoid reaction)으로 구분한다. 특이유사아나필락시스반응은 방사선조영제와 관련된 가장 위험한 합병증으로 사전에 예견할 수 없고, 예방할 수도 없다. 주사 후 5분 이내에 발생하며, 심하지 않으면 저절로 좋아지지만, 경우에 따라서는 심한 심혈관허탈을 유발할 수 있다. 과거 방사선조영제에 과민반응을 보인 환자, 천식 환자, 아토피 환자, 심장 질환 환자에서는 위험이 증가하기 때문에 주의해야 한다. 비특이유사아나필락시스반응은 두 가지로 나눌 수 있다. 첫 번째는 요오드 운반 물질의 화학독성반응이며, 두 번째는 조영제의 삼투압에 의한 독성 반응이다. 이런 반응들은 용량의존성이 있기 때문에 통증치료 시 사용되는 정도의 적은 용량에서는 부작용이 발생하기 어렵다. 화학독성의 결과로 심장수축력의 감소, 발작, 신독성이 발생한다. 삼투압에 의한 독성 반응은 좀 더 흔하며, 용혈(hemolysis), 부종, 홍조, 온감, 저혈압, 심장혈관허탈, 혈량저하증, 직접적인 심억제가 생길 수 있다. 하지만 iohexol 같은 비이온성 저삼투압 조영제를 소량으로 사용했을 때 부작용은 잘 생기지 않는다.

홍조, 불안, 구역, 구토, 통증, 가려움증, 두통, 두드러기 같은 가벼운 부작용은 5-15% 정도 발생한다. 이때는 저절로 좋아지는 경우가 많아서 특별한 치료는 필요 없다. 간혹 가려움증이 지속할 때 항히스타민제의 경구 투여가 유용할 수 있다. 저혈압, 기관지연축과 같은 중간 정도의 부작용은 0.5-2% 정도 발생한다. 기관지연축이 심하지 않으면 albuterol만 흡입시켜도 되지만, 심하면 hydrocortisone 100 mg 정맥내 투여나 epinephrine 0.05-0.1 mg을 피하나 근육 내, 또는 정맥내 투여한다. 경련, 무의식, 후두부종, 심한 기관지연축, 폐부종, 심한 부정맥, 심혈관허탈과 같은 심한 부작용은 0.04%에서 발생하며, 심폐소생술을 즉각적으로 시행해야 한다. 조영제에 의해 사망하는 빈도는 1/14,000에서 1/170,000 사이로 알려졌다.

예방을 위해서 앞서 기술한 위험인자를 미리 인지하고, 저삼투압의 비이온성 조영제를 선택해야 한다. 방사선조영제의 부작용을 예방하는 전투약은 아직 알려지지 않았다. 하지만 조영제를 사용하기 12시간과 2시간 전에 prednis-olone 50 mg을 경구 투여하고, 1-2시간 전에 diphenhydr-amine 50 mg을 경구 투여하는 전처치 방법이 흔히 사용되고 있다. 고위험군 환자에게 조영제를 10배 희석하여 진피 내주사(intradermal injection)를 하는 피부검사를 권고하지만, 민감도와 특이도가 높지 않다. 그 밖에 호염기구활성화검사(basophil activation test)가 보조검사 방법으로 사용되기도 한다.

4. 시술과 관련된 기타 응급상황

1) 전척수차단 및 경막하차단(Subdural block)

(1) 전척수차단 및 고위척수차단

우발적인 국소마취제의 지주막하주사는 고위척수차단이나 심하면 전척수차단을 일으킨다. Jenkins 등이 산모를 대상으로 145,550건의 경막외차단 후 발생한 합병증들을 보고한 문헌에 의하면, 척수차단은 2,900건당 한 건, 경막하차단은 4,200건당 한 건, 전척수차단은 16,200건당 한 건으로 발생한다고 보고하고 있다. 고위척수차단 및 전척수차단이 되면 저혈압이 발생하기 쉽다. 또한, 국소마취제가 들어감에 따라 이명, 두통, 구역이 생기고, 감각 및 운동신경의 마비, 일시적인 의식 소실, 호흡정지, 동공이 완전히 산대 하며 빛반사(light reflex)가 소실된다. 전척수차단 도중에는 의외로 저혈압이 잘 일어나지 않는다는 보고도 있다. 국소마취제 주입 후 뇌파검사상 경련 패턴을 보일 수도 있다. 이런 합병증은 대부분 경추에 주사를 하거나, 요추에 다량의 국소마취제를 주사함으로써 발생한다. 경막하차단이나 경막외차단보다 위와 같은 증상들이 비교적 빨리 진행한다는 특징이 있다. 기도 관리 및 순환기 관리 등 적절한 응급 처치가 이루어진다면, 큰 합병증 없이 완전히 회복된다.

(2) 경막하차단

국소마취제의 경막하 주사는 증상이 천천히 나타난다. 전형적으로는 주사 후 15-30분이 지난 후 증상이 발생하며, 흔히 비대칭적으로 생긴다. 일단 증상이 생기면, 지주막하 주사 후 생기는 증상과 같이 심한 호흡곤란과 저혈압이 발생한다(그림 57-6).

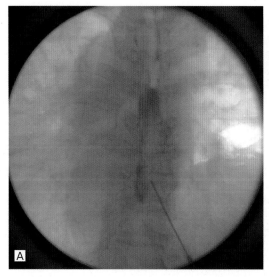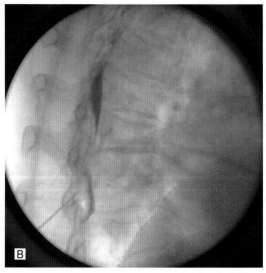

그림 57-6. **경막하차단**
A: 전후 영상, B: 외측 영상.
경막하차단은 특징적으로 조영제가 넓게 퍼지기 보다는 국소적으로 몰려 있는 소견을 보인다. 또한 전후 영상에서는 소시지 모양으로 조영제가 보이며, 외측 영상에서는 앞으로 팽윤되어 있는 소견을 볼 수 있다.

(3) 치료

100% 산소를 공급하며, 무호흡이나 가로막 신경이 마비되었을 때는 기관내 삽관도 고려해야 한다. 서맥 및 저혈압은 수액, atropine 등 그 밖에 여러 가지 승압제를 사용한다.

2) 혈관 미주신경 반응(Vasovagal reaction)

통증 치료 도중 급성으로 발생하는 합병증 중에서 가장 흔한 원인이 혈관 미주신경 반응이다. 그 반응이 심할 경우 실신(syncope)이 발생하는데, 실신은 대뇌 혈액순환의 갑작스러운 장애 때문에 일시적이고, 저절로 좋아지는 의식소실을 말한다. 보통 갑자기 발생하며, 짧게 진행하고, 자발적으로 완전히 회복되는 양상을 보인다. 실신의 원인에 따라 혈관 미주신경 실신 혹은 신경 매개 실신(neurally mediated syncope), 기립성 저혈압(orthostatic hypotension), 심인성 실신(cardiac syncope)으로 구분한다. 통증 클리닉에서는 주로 혈관 미주신경 실신이 문제가 된다.

(1) 혈관미주신경실신

서맥을 일으키는 부교감 신경의 활성화나 혈관 확장을 일으키는 교감신경억제(sympathoinhibition)와 같은 자율신경계의 변화가 갑자기 일시적으로 일어나는 현상이다. 이런 자율신경계의 변화는 혈압을 감소시키고, 뇌 혈류를 떨어뜨린다. 이러한 반사작용이 형성되기 위해서는 정상적 혹은 기능적인 자율신경계의 존재가 필수적이다. 반사궁(reflex arc)을 자극하는 요인들은 매우 다양하다. 흔히 알려진 경동맥동(carotid sinus), 위장관, 방광의 자극에 의해서도 발생할 수 있지만, 많은 경우는 원인이 복잡하며, 명확하지 않다. 공통적으로 여러 구심성 경로를 통해서 들어온 자율 신경의 신호들은 연수(medulla)에 존재하면서 자극을 통합하고 혈관운동억제-서맥 반응(vasodepressor-bradycardic response)을 매개하는 중앙자율신경네트워크(central autonomic network)에 집중된다.

(2) 원인

공포, 통증, 불안, 강렬한 감정, 피를 봤을 때, 유쾌하지 못한 것을 목격하거나 냄새를 맡았을 때, 기립성 긴장, 기침, 관악기 연주자, 역도선수, 기침, 배뇨, 요로의 기구, 전립선 마사지, 삼킴, 설인 신경통, 식도 자극, 위장관내 기구, 직장 검사, 배변, 경동맥동 마사지, 안압, 안구검사, 안구수술 등 원인은 매우 다양하다.

국소마취제 투여와 관련된 다양한 혈관미주신경실신이 보고되고 있다. Hosie 등에 의하면 마취 관련 시술 5,000건당 한 명의 빈도로 실신이 발생하며, 혈관미주신경실신이 발생한 53명 중 정맥관도관술(venous cannulation) 16명, 경막외차단 10명, 척수차단 5명, 다른 부위의 국소마취제 주사가 5명이었다. 경부안쪽가지차단(cervical medial branch block)의 경우에는 시행한 환자의 2% (95% CI, 0-6)에서 혈관미주신경실신을 보였다. El-Yahchouchi 등에 의하면 16,638건의 척추 시술 중 1.2%에서 혈관미주신경반응이 발생했으며, 추궁판간접근법 보다는 경추간공접근법에서 자주 발생했다(P=0.004).

(3) 증상

어지러움, 현기증, 피로감, 식은땀, 창백, 두근거림, 오심, 과호흡, 하품이 잘 생긴다. 그중 과호흡은 저탄산혈증, 뇌혈관 수축, 흉강 내압의 상승을 유발하여, 심장내로 정맥혈의 유입을 감소시켜서 실신을 일으킨다. 보통은 눈은 열려 있고 시선은 위로 편향되어 있다. 변실금은 생기지 않지만, 요실금은 생길 수 있다.

(4) 치료

대부분은 치유가 잘 되기 때문에 우선, 환자를 안심시키는 것이 중요하다. 유발 인자들은 제거하고, 수액 및 전해질 치료를 시작한다. 사지의 등장성 반대압력 조작(leg crossing or hand grip and arm tensing)을 함으로써 혈압을 올릴 수 있다. 치료에 잘 반응하지 않는 환자에게 Fludrocortisone, 혈관수축제, β 아드레날린수용체에 대한 길항제가 널리 사용되고 있다.

3) Adamkiewicz 동맥의 손상과 관련된 척수 경색증 (infarction)

경추간공경막외스테로이드 주사(transforaminal epidural steroid injection) 후에 중추신경계 손상이 발생한 사례가 드물지 않게 보고되고 있다. 이런 합병증에 대해 몇 가지 원인이 제시되고 있다. 첫 번째는 바늘에 의한 혈관의 외상이며, 두 번째는 조영제나 스테로이드에 의한 혈관 경련이며, 그리고 세 번째는 가장 가능성 있는 입상 스테로이드에 의한 척수동맥의 색전이다.

(1) 해부(그림 57-7)

앞척수동맥(anterior spinal artery)은 척수에 혈액을 공급하는 가장 중요한 혈관이다. 이 혈관은 척수동맥에서 나오며, 경로 중에 6-9개 정도의 뿌리동맥(radicular artery)과 연결된다. 이 혈관은 앞중심고랑(anterior central sulcus)을 지나서 척수의 앞쪽 2/3에 혈액을 공급한다. 뒤척수동맥은 척수 뒤쪽 1/3의 혈액을 공급하며, 이 혈관은 2개로 이루어져 있다. 상행경동맥과 깊은목동맥(deep cervical artery)는 각각 척수 분지를 내어 추간공으로 들어간다. 이런 척수 분지들은 척주에 혈액을 공급할 뿐만 아니라 뿌리동맥이 되어서 척수 신경근의 앞, 뒤로 지나간다. 이런 뿌리동맥은 척수수질동맥(spinal medullary artery)라는 이름으로 척수에 혈액을 공급한다. 만약 경추간공 주사 과정에서 이런 혈관에 문

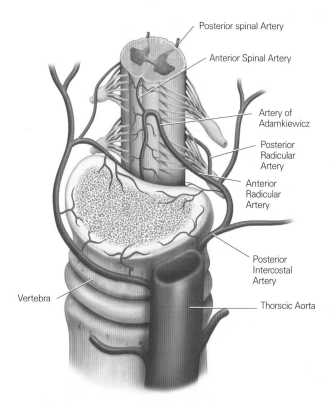

제가 생길 때 경추 척수의 경색이 발생할 수 있다. 또한, 척수동맥이나 경동맥으로 들어간다면 뇌간과 뇌에도 경색이 생겨 심할 경우 사망에까지 이른다.

Adamkiewicz동맥은 가장 큰 뿌리동맥이다. 이 동맥은 T10 레벨의 좌측에 존재하는 형태가 가장 흔하지만, 해부학적 변이가 많아서 T8에서 L2 사이 어느 곳이든지 위치할 수 있으며, 우측에 있는 경우도 17% 정도 된다고 알려졌다.

(2) 증상 및 진단

초기에 환자는 경색이 생긴 부위 아래로 갑작스러운 근약화, 마비, 무반사, 통증 및 온도감의 소실, 그리고 방관의 긴장도 소실이 생기지만 위치감각과 진동감각은 비교적 잘 유지되는 것이 특징이다. 고유감각(proprioception)의 보전 여부가 예후와 관련이 있다. 뇌경색과는 달리 척수경색은 통증을 유발하는 때도 많다. 방사통, 요통이 생길 수 있으며, 경우에 따라서는 협심증과 유사한 통증이 생길 수 있다. 후기에는 경직(spasticity), 반사항진(hyperreflexia), 바빈스키 반응(Babinski response), 클로누스(clonus)가 생긴다. 감별해야 될 질환으로 앞척수증후군(anterior cord syndrome), 경막외 혹은 경막하 혈종, 농양, 추간판탈출증이 있다.

척수경색이 의심되면, 즉시 MRI를 시행하여, 외과적으로 교정할 수 있는 병변들을 배제해야 한다. 척수경색의 증상이 생긴 후 4시간 후부터 T2 강조 시상(sagittal) 영상에서 연필 모양의 고 신호의 소견과 척수 비대 소견이 나타난다.

(3) 치료

척수경색을 치료할 방법은 없다. 단지 척수에 이차 손상이 가해지지 않도록 저혈압 및 저산소증을 방지하는 것이 최선이다. 아스피린이나 스테로이드 투여는 아직 논란이 많다. 적극적인 수액치료, 적혈구용적률(hematocrit)을 32 이상으로 맞추기 위한 수혈, 평균동맥 혈압을 85 mmHg 이상으로 유지하기 위한 dopamine과 같은 승압제의 사용으로 더 좋은 신경학적 결과를 보였다는 보고가 있으나 아직은 근거가 부족하다.

(4) 예방

경추에서의 경추간공스테로이드주사는 조심스럽게 시행

그림 57-7. Adamkiewicz 동맥의 해부

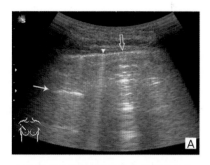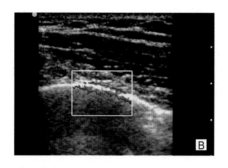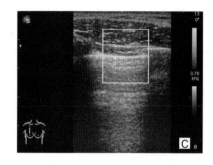

그림 57-8. 정상폐와 기흉의 초음파 소견
A: 정상 폐 인공물(artifacts). 화살표(arrow) 벽측 가슴막(arrowhead, open arrow)에 의해 생기는 반향(reverberation) 인공물이다. 혜성꼬리(Com-et–tail) 인공물이 영상의 아래부분까지 보인다. 이런 영상을 실시간으로 보면 호흡에 따라 앞 뒤로 움직이면서, 좁게도 보였다가(arrowhead) 넓게도(open arrow) 보일 수 있다.
B: 파워도플러 모드로 본 정상 폐 영상. 벽측가슴막과 내장쪽 가슴막의 움직임을 더 밝게 볼 수 있다.
C: 기흉의 초음파 소견. 파워 도플러상 폐의 움직임이 없다. 실시간으로 관찰했을 때 미끄러짐이 관찰되지 않으며, 혜성꼬리 인공물 대신 수평한 공기의 인공물만 관찰 된다.

해야 한다. 바늘을 정확한 곳에 위치시킨 후에 조영제를 천천히 주사하면서 목표한 신경이 조영이 될 뿐만 아니라 혈관 내로 안 들어가는 것까지 확인해야 한다. 그 밖에 적절한 스테로이드의 선택이 중요하다. Dexamethasone과 beta-methasone sodium phosphate는 액상의 스테로이드이며, 나머지는 대개 입상 스테로이드 형태이다. 입상 스테로이드가 국소마취제와 섞였을 때, 체내에서 각각 생성되는 입자의 크기가 다른 것으로 알려졌다. 하지만 아직은 입상 스테로이드에 의한 합병증을 예방하기 위해 어떤 스테로이드를 써야 하는지는 확정된 것은 없다.

4) 기흉

기흉은 내장측흉막(visceral pleura)과 벽측흉막(parietal pleura) 사이의 공간에 공기가 들어가는 것을 말한다. 자발적으로 생기기도 하고, 둔상이나 관통상에 의해서도 생긴다. 의인성 기흉은 진단적 혹은 치료적 시술 후 이차적으로 발생한다. 경부 및 흉부에서 시행되는 모든 시술들은 기흉을 일으킬 수 있는데, 특히 방척추차단후 기흉을 유발했다는 보고가 있다. Kelly 등에 의하면 1,322건의 방척추차단에서 흉막천자는 0.6%, 기흉발생은 0.26%로 매우 드물게 발생했다. 더군다나 초음파를 사용이 많아지면서 합병증의 발생은 더 줄어들고 있다.

(1) 증상 및 징후

임상 증상은 기흉의 크기, 기흉의 진행 속도, 환자의 기본적인 임상 상태에 따라 다르다. 대부분의 환자는 기흉이 생긴 부위에 급성 흉통을 호소한다. 많은 양의 기흉이 있을 때는 호흡곤란, 빈맥, 저혈압, 저산소증이 생길 수 있다. 동 측 호흡음의 감소가 86-97%에서 관찰된다.

긴장기흉(tension pneumothorax)은 기관의 편위(tracheal deviation), 이환부의 과공명, 저혈압을 보인다. 긴장기흉이 위험한 이유는 하대정맥의 압박 때문에 오는 순환 정지보다는 환기-관류 불일치에 의한 저산소성 호흡정지 때문이다.

(2) 진단

흉부에 시행하는 시술 후에는 흉부 단순방사선검사를 시행해야 한다. 환자가 바로 누운 자세에서 검사를 시행하면 위음성으로 나올 수 있으며, 기흉으로 진행되기 전에 검사하면 이 또한 위음성으로 나올 수 있다. 흉부 단순방사선검사의 민감도는 약 83%이다. 전형적인 소견은 혈관이나 폐 실질의 이미지가 없는 방사선투과(radiolucent) 지역에 벽측흉막을 볼 수 있다. 피부가 접히는 선이나, 견갑골 음영으로 착각할 수 있기 때문에 주의가 필요하다. 흉부 CT로 확진할 수 있다. 최근에는 초음파로 기흉을 진단하는 보고들이 늘어나고 있다. 초음파의 파동은 공기를 투과하지 못한다는 단점이 있다(그림 56-8). 하지만 시술자의 능력과 경험에 따라 진단율이 틀리게 되는 단점이 있다.

기흉의 크기를 측정하는 방법이 다양하고 제시되고 있다. The American College of Chest Physicians는 흉곽의 꼭지에서 폐의 꼭대기까지 거리가 ≤3 cm을 작은 기흉으로 정의한다.

(3) 치료

기흉의 크기보다는 임상 증상에 따라 치료의 종류를 결정해야 한다. 긴장기흉은 흉강삽관술(thoracostomy) 전에 즉시 바늘로 감압을 시켜야 한다. 방사선적 검사를 위해서 절대 치료가 늦어져서는 안 된다. 즉각적인 바늘에 의한 감압은 18 게이지 바늘로 빗장중간선(midclavicular line)에서 제2 혹은 제3 늑간사이를 찌른다. 만약 환자의 상태가 안정적이면 다른 치료방법을 선택한다. 산소의 공급, 관찰, 바늘이나 카테터로 흡인, 흉강삽관술 등이 급성기 치료방법들이다.

▰▰ 참고문헌

대한마취과학회. 마취과학. 둘째판. 엘스비어코리아. 서울. 2009, 1142-61.

Bajwa ZH, Ho C, Grush A, et al. Discitis associated with pregnancy and spinal anesthesia. Anesth Analg 2002;94:415-6.

Benzon HT, Chew TL, McCarthy RJ, et al. Comparison of the particle sizes of different steroids and the effect of dilution: a review of the relative neurotoxicities of the steroids. Anesthesiology 2007;106:331-8.

Benzon HT, Rathmell JP, Wu CL, et al. Raj's Practical Management of Pain. 4th ed. Philadelphia, Mosby Elsevier. 2008.

Boos N, Aebi M. Spinal Disorders Fundamentals of Diagnosis and Treatment. New York, Springer. 2008.

Brockow K. Immediate and delayed cutaneous reactions to radiocontrast media. Chem Immunol Allergy 2012; 97:180-90.

Brockow K, Ring J. Anaphylaxis to radiographic contrast media. Curr Opin Allergy Clin Immunol 2011;11:326-31.

Brockow K, Ring J. Classification and pathophysiology of radiocontrast media hypersensitivity. Chem Immunol Allergy 2010;95:157-69.

Carr CM, Plastaras CT, Pingree MJ, et al. Immediate Adverse Events in Interventional Pain Procedures: A Multi-Institutional Study. Pain Med 2016;17:2155-61.

Cook PP, Siraj DS. Bacterial Arthritis. In: Kelley and Firestein's textbook of rheumatology. 10th ed. Edited by Firestein GS, Gabriel SE, McInnes IB, O'Dell JR. Philadelphia, Elsevier. 2017;1876-90.

Diehn FE. Imaging of spine infection. Radiol Clin North Am 2012;50:777-98.

Douketis JD, Spyropoulos AC, Spencer FA, et al. Perioperative management of antithrombotic therapy: Antithrombotic Therapy and Prevention of Thrombosis, 9th ed: American College of Chest Physicians Evidence-Based Clinical Practice Guidelines. Chest 2012;141:e326S-50S.

Ebo DG, Goossens S, Opsomer F, et al. Flow-assisted diagnosis of anaphylaxis to hyaluronidase. Allergy 2005;60:1333-4.

El-Yahchouchi CA, Plastaras CT, Maus TP, et al. Adverse Event Rates Associated with Transforaminal and Interlaminar Epidural Steroid Injections: A Multi-Institutional Study. Pain Med 2016;17:239-49.

Fantoni M, Trecarichi EM, Rossi B, et al. Epidemiological and clinical features of pyogenic spondylodiscitis. Eur Rev Med Pharmacol Sci 2012;16 Suppl 2:2-7.

Fox LM, Hoffman RS, Vlahov D, et al. Risk factors for severe respiratory depression from prescription opioid overdose. Addiction 2018;113:59-66.

Geirsson AJ, Statkevicius S, Vikingsson A. Septic arthritis in Iceland 1990-2002: increasing incidence due to iatrogenic infections. Ann Rheum Dis 2008;67:638-43.

Gilligan C, Stojanovic MP, Rathmell JP. Emergencies in the Pain Clinic. In: Bonica's Management of Pain. 4th ed. Edited by Fishman SM, Ballantyne JC, Rathmell JP. Baltimore, Lippincott Williams & Wikins. 2010;1565-76.

Grewal S, Hocking G, Wildsmith JA. Epidural abscesses. Br J Anaesth 2006;96:292-302.

Heavner JE. Pharmacology of Local Anesthetics. In: Anesthesiology. Edited by Longnecker DE, Brown DL, Newman MF, Zapol WM. New York, McGraw-Hill. 2008; 954-73.

Herkowitz HN, Garfin SR, Eismont FJ, et al. Rothman-Simeone The Spine. 6th ed. Philadelphia, Elsevier Saunders. 2011.

Higa K, Hirata K, Hirota K, et al. Retropharyngeal hematoma

after stellate ganglion block: Analysis of 27 patients reported in the literature. Anesthesiology 2006;105:1238-45.

Horlocker TT, Wedel DJ, Rowlingson JC, et al. Regional Anesthesia in the Patient Receiving Antithrombotic or Thrombolytic Therapy. Regional Anesthesia and Pain Medicine 2010;35:64-101.

Hosie L, Wood JP, Thomas AN. Vasovagal syncope and anaesthetic practice. Eur J Anaesthesiol 2001;18:554-7.

Huang RC, Shapiro GS, Lim M, et al. Cervical epidural abscess after epidural steroid injection. Spine (Phila Pa 1976) 2004;29:E7-9.

Huntoon MA. The vertebral artery is unlikely to be the sole source of vascular complications occurring during stellate ganglion block. Pain Pract 2010;10:25-30.

Jenkins JG. Some immediate serious complications of obstetric epidural analgesia and anaesthesia: a prospective study of 145,550 epidurals. Int J Obstet Anesth 2005;14:37-42.

Kaandorp CJ, Dinant HJ, van de Laar MA, et al. Incidence and sources of native and prosthetic joint infection: a community based prospective survey. Ann Rheum Dis 1997;56:470-5.

Kelly ME, Mc Nicholas D, Killen J, et al. Thoracic paravertebral blockade in breast surgery: Is pneumothorax an appreciable concern? A review of over 1000 cases. Breast J 2017.

Kennedy DJ, Dreyfuss P, Aprill CN, et al. Paraplegia following image-guided transforaminal lumbar spine epidural steroid injection: two case reports. Pain Med 2009;10:1389-94.

Kim SH, Lee SH, Lee SM, et al. Outcomes of premedication for non-ionic radio-contrast media hypersensitivity reactions in Korea. Eur J Radiol 2011;80:363-7.

Lagerkranser M. Neuraxial blocks and spinal haematoma: Review of 166 case reports published 1994-2015. Part 1: Demographics and risk-factors. Scand J Pain 2017;15:118-29.

Lagerkranser M, Lindquist C. Neuraxial blocks and spinal haematoma: Review of 166 cases published 1994 - 2015. Part 2: diagnosis, treatment, and outcome. Scand J Pain 2017;15: 130-6.

Leone A, Dell'Atti C, Magarelli N, et al. Imaging of spondylodiscitis. Eur Rev Med Pharmacol Sci 2012;16 Suppl 2:8-19.

Liau A, Havidich JE, Onega T, et al. The National Anesthesia Clinical Outcomes Registry. Anesth Analg 2015;121: 1604-10.

Longo D, Fauci A, Kasper D, et al. Harrison's Principles of Internal Medicine. 18th ed. New York, McGraw-Hill. 2011.

MacMahon PJ, Eustace SJ, Kavanagh EC. Injectable corticosteroid and local anesthetic preparations: a review for radiologists. Radiology 2009;252:647-61.

Malhotra G, Abbasi A, Rhee M. Complications of transforaminal cervical epidural steroid injections. Spine (Phila Pa 1976) 2009;34:731-9.

McDermott H, Bolger C, Humphreys H. Postprocedural discitis of the vertebral spine: challenges in diagnosis, treatment and prevention. J Hosp Infect 2012.

McMahon SB, Koltzenburg M. Wall and Melzack's Textbook of Pain. 5th ed. Philadelphia, Elsevier Churchill Livingstone. 2006.

Moen V, Dahlgren N, Irestedt L. Severe neurological complications after central neuraxial blockades in Sweden 1990-1999. Anesthesiology 2004;101:950-9.

Pace MM, Sharma B, Anderson-Dam J, et al. Ultrasound-Guided Thoracic Paravertebral Blockade: A Retrospective Study of the Incidence of Complications. Anesth Analg 2016;122:1186-91.

Padavattan S, Schirmer T, Schmidt M, et al. Identification of a B-cell epitope of hyaluronidase, a major bee venom allergen, from its crystal structure in complex with a specific Fab. J Mol Biol 2007;368:742-52.

Park CH, Lee SH, Kim BI. Comparison of the effectiveness of lumbar transforaminal epidural injection with particulate and nonparticulate corticosteroids in lumbar radiating pain. Pain Med 2010;11:1654-8.

Plastaras C, McCormick ZL, Garvan C, et al. Adverse events associated with fluoroscopically guided lumbosacral transforaminal epidural steroid injections. Spine J 2015;15:2157-65.

Pola E, Logroscino CA, Gentiempo M, et al. Medical and surgical treatment of pyogenic spondylodiscitis. Eur Rev Med Pharmacol Sci 2012; 16 Suppl 2:35-49.

Pollak KA, Stephens LS, Posner KL, et al. Trends in Pain Medicine Liability. Anesthesiology 2015;123:1133-41.

Rathmell JP. Complications in Pain Medicine. In: Cousins & Bridenbaugh's Neural Blockade in Clinical Anesthesia and Pain Medicine. 4th ed. Edited by Cousins MJ, Carr DB, Horlocker TT, Bridenbaugh PO. Philadelphia, Lippincott Williams & Wilkins. 2009;1223-67.

Ring J, Grosber M, Mohrenschlager M, et al. Anaphylaxis:

acute treatment and management. Chem Immunol Allergy 2010;95:201-10.

Rosenberg PH, Veering BT, Urmey WF. Maximum recommended doses of local anesthetics: a multifactorial concept. Reg Anesth Pain Med 2004;29:564-75.

Ross JS, Moore KR, Shah LM, et al. Diagnostic Imaging Spine. 2nd ed. Altona, Amirsys. 2010.

Scanlon GC, Moeller-Bertram T, Romanowsky SM, et al. Cervical transforaminal epidural steroid injections: more dangerous than we think? Spine (Phila Pa 1976) 2007;32:1249-56.

Sellke FW, del Nido PJ, Swanson SJ. Sabiston and Spencer's Surgery of the Chest. 8th ed. phiadelphia, Saunders 2010.

Silber JS, Anderson DG, Vaccaro AR, et al. Management of postprocedural discitis. Spine J 2002;2:279-87.

Sklar EM, Post JM, Falcone S. MRI of acute spinal epidural hematomas. J Comput Assist Tomogr 1999;23:238-43.

Smith J, Bhatia NN. Postoperative spinal infections. In: Rothman-Simeone The spine. 6th ed. Edited by Herkowitz HN, Garfin SR, Eismont FJ, Bell GR, Balderston RA. Philadelphia, Saunders. 2011;1789-803.

Tali ET, Gultekin S. Infections of the spinal column. In: Imaging the spine. Edited by Naidich TP, Castillo M, Cha S, Raybaud C, Smirniotopoulos J, Spyridon K, et al. Philadelphia, Saunders. 2011;407-34.

Vandermeulen EP, Van Aken H, Vermylen J. Anticoagulants and spinal-epidural anesthesia. Anesth Analg 1994;79:1165-77.

Wasserman NH. Anaphylactoid reactions to radiopaque contrast dye. Mayo Clin Proc 2009;84:663;author reply

Yun JS, Kang SY, Cho JS, et al. Accidental intradural injection during attempted epidural block -A case report. Korean J Anesthesiol 2011;60:205-8.

Zarghooni K, Rollinghoff M, Sobottke R, et al. Treatment of spondylodiscitis. Int Orthop 2012;36:405-11.

Zeidman SM, Thompson K, Ducker TB. Complications of cervical discography: analysis of 4400 diagnostic disc injections. Neurosurgery 1995;37:414-7.

58 통증 관련 사회적 문제
Social Issues of Pain

통증 환자들을 진료하고 치료하면서 의사들은 환자의 '통증'뿐 아니라 그 환자가 가지고 있는 여러 사회적, 법적 문제들에 관여하기도 한다. 다양한 종류의 진단서나 소견서를 작성하고, 법원의 신체감정이나 자문 요청에 대한 의학적 의견을 제시하거나, 재판과 관련된 증인으로 참여하는 경우도 있고, 법원에서 위촉된 전문심리위원으로 실제 소송 절차에 참여하기도 하며, 장애를 평가하기도 한다. 또한 의사 본인들도 환자를 진단하고 치료하는 과정에서 법적인 문제에 휘말리는 경우도 있다. 특히 사용에 신중을 기하는 약제의 사용이나 침습적인 중재적 치료가 적지 않은 통증 영역에서는 원치 않는 약물 부작용이나 약물남용, 중독의 문제가 발생할 수 있고, 출혈이나 감염, 신경손상 같이 시술과 관련된 위중한 합병증 발생 가능성이 늘 존재한다. 실제로 이러한 원치 않는 결과가 발생할 경우 환자와 의사간 갈등이 발생하며 이로 인해 법적 분쟁이 발생할 수 있다. 이번 장에서는 통증과 관련된 사회적, 법적 문제와 관련해 진단서, 향후치료비추정서, 신체감정 및 장애평가, 약물 중독, 의료과실 등에 관해 언급해 보고자 한다.

1. 진단서

진단서란 의사가 사람을 진찰하거나 검사하여 그 생명이나 몸과 마음의 건강 상태에 관하여 의학적으로 판단한 증명서를 말한다. 의사가 환자를 진료할 때에는 환자에 대한 온정적인 태도와 믿음을 가지고 진료를 할 필요가 있다. 그러나 진단서를 교부하는 일은 법률적인 행위에 속하기 때문에 주관적인 판단은 가능한 배제하고, 감정인으로서 객관적인 판단 하에 작성할 필요가 있다.

진단서의 종류는 아래 표 58-1과 같다.

표 58-1. 진단서의 종류

1) 진단서
2) 상해진단서
3) 사망진단서 및 사체검안서
4) 출생증명서
5) 사산증명서 및 사태증명서
6) 소견서
7) 감정서(신체감정서, 후유장해진단서 등)

표 58-1의 1)에서 5)에 해당하는 항목은 의료법 시행규칙에 명시된 증명서에 속하는데, 소견서나 감정서와 같이 의료법에 명시된 문서가 아니더라도 모두 '진단서'로 간주한다. 대법원 판례에서도 '허위진단서작성죄'에 있어서 진단서를 '의사가 진찰의 결과에 관한 판단을 표시하여 사람의 건강상태를 증명하기 위하여 작성하는 문서를 말하는 것이므로, 비록 그 문서의 명칭이 소견서로 되어 있더라도 그 내용이 의사가 진찰한 결과 알게 된 병명이나 상처의 부위, 정도 또는 치료기간 등의 건강상태를 증명하기 위하여 작성된 것이라면 역시 위의 진단서에 해당하는 것이다'

라고 판시하였다.

진단서는 환자나 보호자가 발급을 요청하였을 때 그 주치의가 환자의 상태를 바탕으로 진단서를 작성하고 작성된 진단서에 주치의사의 서명을 기재해서 일정한 수수료를 받고 발급하게 된다. 진단서는 의사 개인이 발행하는 사문서이나 사회적/법적으로는 공문서와 비슷한 가치를 가지므로 작성에 주의가 필요하다.

1) 진단서 교부 의무

의료법 제17조 3호에 의하면 의사는 진단서 교부 의무가 있고 정당한 이유가 없을 경우에는 진단서를 발급해야 한다. 정당한 사유가 있다면 교부 요구를 거부할 수 있는데, 본인이 직접 요구하는 것이 아니거나 적법한 대리인의 요구가 아닌 경우, 범죄에 이용될 것이 명백한 경우, 환자에게 알리는 것이 환자에게 해로운 경우 등은 교부하지 않아도 되는 정당한 이유에 해당한다.

2) 진단서 교부 주체

의료법에 의해 진단서는 의료인이 교부하도록 하고 있다. 모든 의료인이 모든 종류의 진단서를 교부할 수 있는 것은 아니지만, 의사는 모든 종류의 진단서를 작성해서 교부할 수 있다. 진단서를 작성하고 교부할 수 있는 의료인은 의료면허가 있는 것만으로는 충분하지 않다. 의료법 제17조 1호에 의하면 (1) 의료업에 종사하고 있어야 하고, (2) 직접 진찰하거나 검안한 의사여야 한다. 다만 진료 중이던 환자가 최종 진료 시로부터 48시간 이내에 사망한 경우나, 환자를 직접 진찰하거나 검안한 의사가 부득이한 사유로 진단서 또는 증명서를 내줄 수 없으면 같은 의료기관에 종사하는 다른 의사가 환자의 진료기록부 등에 따라 진단서를 작성할 수 있게 하고 있다. 예를 들어 환자가 다니던 병원의 의사가 다른 병원으로 옮겨서 더 이상 근무하지 않을 경우가 이에 해당한다고 볼 수 있다.

3) 허위 진단서 작성

드물기는 하나 의사가 고위층이나 대기업과 관계된 사람에 대해 허위진단서 작성에 관련된 일로 사회적 이슈가 되는 경우가 있다. 법적으로는 형법 제233조에 의거할 때 의사가 허위로 진단서를 작성할 경우 3년 이하의 징역이나 금고, 7년 이하의 자격정지 또는 3천만 원 이하의 벌금에 처할 수 있는 것으로 되어 있다. 진단서의 경우 다른 사문서와는 달리 높은 증명력을 가지고 있고 공적인 요소가 있기 때문에 형법에 의해 처벌 받을 수 있도록 되어 있다. 형법과는 그 기간에 차이가 있으나 의료법 제66조 3항에서도 진단서, 검안서 또는 증명서를 거짓으로 작성하여 내주는 경우에는 1년의 범위에서 면허자격을 정지시킬 수 있다고 규정하고 있다. 여기서 '허위'란 의사가 '허위'라는 고의를 가지고 작성해야 한다는 뜻으로, 의사가 환자에 관하여 오진을 해서 오진한 병명을 기재한 경우에는 그 병명이 허위라고 인식하지 않는 한 '허위진단서 작성'에 해당하지 않는다. 허위의 내용은 사실에 관한 것뿐 아니라 판단에 관한 내용을 모두 포함한다. 치료의 여부와 치료기간, 입원 기간 또는 진료의 일시에 대한 잘못된 내용도 허위의 대상이 될 수 있고, 판단에 관해서는 병명이나 사인, 향후 치료 소견 등에 대한 내용이 포함될 수 있다.

4) 비밀 유지의 의무

의료법 제19조에서는 '의료인은 이 법이나 다른 법령에 특별히 규정된 경우 외에는 의료·조산 또는 간호를 하면서 알게 된 다른 사람의 비밀을 누설하거나 발표하지 못한다'고 되어 있고, 형법 제317조에서는 의사가 직무처리 중 지득한 타인의 비밀을 누설한 때에는 3년 이하의 징역이나 금고, 10년 이하의 자격정지 또는 700만 원 이하의 벌금에 처한다고 규정되어 있다. 따라서 의사는 의료 등의 업무로 알게 된 비밀을 지켜야 하는데, 이때 알게 된 비밀은 본인이 은연중에 알게 되었거나 진료 과정에서 알게 된 내용을 구분하지 않고 있다. 비밀이란 본인이 비밀로 하기로 원하는 사항이나, 일반적으로 비밀로 하려는 사항, 일반에게 알려지지 않은 사항을 의미하고, 누설은 비밀의 사항을 말이나, 문서로 알리거나 의무기록을 보이는 등의 여러 가지 방법을 모두 포함하고 있다. 따라서 진단서를 환자가 원하지 않는 사람에게 교부하게 되면 비밀누설의 죄에 해당할 수 있다. 따라서 진단서는 환자 본인에게 교부하여야 하며, 어쩔 수 없다면 환자의 동의서를 확인하거나 전화 등으로 환자의 허락을 받아야 한다.

5) 진단서의 보관

진단서의 경우 의료법 시행규칙 제15조에서 진단서 등의 부본을 종류에 따라 구분하여 최소 3년 동안 보관하도록 하고 있다.

2. 진단서 작성법

1) (일반)진단서

질병에 대한 진단서는 의료법 제17조, 의료법 시행규칙 제9조에 따라 아래와 같은 사항을 기재해야 한다.

- 환자의 주소, 성명 및 주민등록번호
- 병명
- 발병 연월일
- 향후 치료에 대한 소견
- 진단 연월일
- 의료기관의 명칭, 소재지, 진찰한 의사의 성명, 면허자격, 면허번호

(1) 환자의 주소, 성명 및 주민등록번호

진단서를 작성하기 전에 주민등록증과 같은 증명서로 환자 본인 여부을 확인해야 한다. 본인 확인은 작성자 책임에 해당한다.

(2) 병명

병명이나 진단명은 의료법 시행규칙 제9조 제3항에 의거해 한국표준질병·사인 분류에 따라야 한다. 병명에는 근거가 있어야 하는데, 진단명을 정할 때에는 환자의 증상(symptom)과 징후(sign) 또는 검사 결과와 같은 의학적인 근거가 있어야 하고 근거와 진단명 사이에 객관적으로 타당한 상관관계가 있어야 한다.

진단서 서식에서 병명은 '임상적 추정'과 '최종 진단'의 두 가지로 구별된다. 의사가 환자의 주관적 증상과 일부 객관

적인 징후를 바탕으로 추정한 진단을 내릴 경우에는 '임상적 추정'이 된다. '최종 진단'은 진단이 병인, 외인 또는 형태학적 개념 등의 객관적인 근거에 의한 경우로 최종 진단을 내릴 때에는 환자의 증상과 징후 외에도 다른 여러 가지 검사 결과를 바탕으로 진단을 내려야 한다. 모든 증상과 징후, 검사 결과 등의 근거는 의무기록에 있어야 한다. 임상적 진단을 내린 후에 진단명 뒤에 '(추정)'이라고 덧붙일 수도 있는데, 이는 더 정확한 방법으로 다른 진단이 밝혀지면 자신의 판단을 양보하겠다는 의미다.

(3) 발병 연월일

발병 연월일은 질병이나 손상 등의 상병이 발생한 시점을 의미한다. 교통사고와 같이 손상이 발생한 시각이나 발병한 때가 분명할 수도 있지만, 만성 질환의 경우 질병이 발생한 정확한 때를 알 수 없다. 발병 연월일은 생물학적인 발병일을 의미하는 것이 아니라 임상적인 발병일을 의미한다. 따라서 3개월 전부터 하지 통증이 있었는데 요추부 디스크 탈출증으로 진단되었다면 발병일은 3개월 전이다. 아무 증상이 없었는데, 우연히 영상검사에서 척추 종양이 발견되었다면 검사를 한 날이 발병일에 해당한다.

(4) 향후치료에 대한 소견

진단한 뒤나 진단서를 교부한 이후의 치료에 관한 의학적인 사실을 기재한다. 예를 들어 신경차단술이나, 수술적 치료 또는 입원치료가 필요하다는 내용이나, 치료 혹은 수술 후 환자가 주의해야 하는 사항 등을 기재할 수 있고, 기재할 내용이 없다면 기재하지 않아도 무관하다.

(5) 진단 연월일

진단한 날을 기재한다.

2) 건강진단서

건강진단서는 취업, 입학, 해외여행 등에 사용되는 의학적으로 건강하다는 것을 증명하는 서류다. 의료법 등에서 특별히 정한 서식은 없는데, 각종 법규에서 요구하는 서식이

있거나 대한의사협회에서 마련한 서식을 사용할 수 있다. 건강하다는 정도나 기준이 각 직종이나 목적에 따라 다를 수 있으므로 발부하는 용도에 따라 필요한 진찰 및 검사를 통해 발부해야 한다.

3) 상해진단서

상해진단서는 상해 정도를 평가하기 위해 작성되고 형사나 민사의 문제를 해결하는 과정에서도 입증자료로 사용되고 있고, 경찰이나 검사, 법관 등이 판단하는 근거로 사용되기도 한다. 따라서 최대한 사실에 근거해 기재할 필요가 있다.

상해는 손상의 법률적 개념으로 의학적인 손상은 '외부 원인이 인체에 작용하여 생긴 형태적 변화나 기능적 장애'를 말한다. 손상은 인체에 이루어진 결과를 의미하는데 비해 상해는 사람의 신체의 완전성 자체를 보호하려는 법률 취지에 따라 신체의 생리적 기능에 장애를 주는 경우 뿐만 아니라 일상생활에 장애를 주는 체구와 외모의 현저한 변화도 함께 포함한다. 상해는 주로 남을 다치게 하여 해를 입히는 것을 의미하지만 때로는 자해나 사고에 의해 다치는 경우를 포함하기도 한다.

상해 진단서를 작성할 때에는 위에서 언급했던 의료법 제17조, 의료법 시행규칙 제9조의 사항 외에도 별지 제5호의 3 서식에 따라 다음의 사항을 추가로 기재하여야 한다.

- 상해의 원인 또는 추정되는 상해 원인
- 상해의 부위 및 정도
- 치료기간
- 입원의 필요 여부
- 외과적 수술 여부
- 병발증의 발생 가능 여부
- 통상활동의 가능 여부
- 식사의 가능 여부
- 상해에 대한 소견

(1) 상해의 원인 또는 추정되는 상해 원인

상해의 원인을 기재할 때에는 객관적으로 기재해야 하나 의사가 원인을 분명하게 밝히기 어렵거나 환자의 진술에 따라 기재할 경우 '환자의 진술에 의함', '동행자의 진술에 따

르면' 등의 말을 함께 언급해 주는 것이 좋다. 상해의 원인을 알 수 없으면 군이 기재하지 않고 빈칸으로 두거나 '알 수 없음'으로 기재한다.

(2) 상해의 부위 및 정도

다친 부위와 정도를 사실대로 기록한다. 필요하다면 사진을 여러 각도에서 찍어 의무기록에 첨부할 수 있다. 사진이 없다면 가능한 구체적으로 부위와 상태를 기록하는 것이 좋다.

(3) 치료기간

상해진단서에 기재하는 '치료기간'의 경우 법적 책임과 관련이 있을 때도 있고, 또 상해의 정도를 따지는 기준이 되기도 하므로 신중을 기해야 한다. 치료기간이란 의학적인 치료를 통해 환자를 원래의 건강한 상태로 회복시키거나 병적인 상태가 고정되도록 하는데 소요되는 기간을 의미한다. 치료기간을 상해의 경중을 따지는 기준으로 사용하는 것은 불합리한 면이 있지만, 실제로 경찰이나 검사, 법관 등은 그렇게 사용하고 있으므로 매우 주의해서 기재할 필요가 있다. 치료기간에 관해서는 의사협회에서 2015년 발행한 참고자료('진단서 등 작성·교부 지침'의 '부록 I', '상해진단서 작성을 위한 각 상병별 치료기간')가 있어 환자의 상해 부위나 정도에 따라 이를 바탕으로 작성하면 된다.

원칙적으로 치료기간의 시점은 상해를 받은 날이어야 한다. 따라서 지침서의 치료기간이 5주인데, 상해 후 2주가 경과했다면 치료기간은 5주에서 2주를 뺀 3주로 기재한다. 이 경우 작성한 의사는 문제가 없으나 상해를 입은 환자는 치료기간이 원래 5주에서 3주로 짧아진 상해진단서를 교부 받게 되고 가해자를 구속하도록 하거나 화해금을 정하는 등의 권리 행사에 손해를 볼 수 있으므로 의사에게 5주짜리 상해진단서를 요구할 수 있다. 그러나 2주가 경과한 시점에서 의사가 치료기간을 5주로 기재할 경우 전체로 보아 7주의 치료기간이 되므로 '허위진단서'를 작성했다는 비난을 받을 수 있다. 따라서 이 경우 치료기간은 '진단일부터 3주'로 기재하거나 '상해일부터 5주'로 기재할 수 있다. 치료기간이 지난 다음에 상해진단서를 교부하는 경우에도 '상해일로부터 5주'라고 기재하면 된다.

환자가 진술한 상해일과 의사가 진찰한 결과 상해일이 뚜렷하게 다르다고 인식하였으면서도 진단서에 환자가 진술한대로 상해일을 기재하였다면 허위진단서작성죄가 성립될 수 있다.

치료 완료는 일반적으로 '완치'를 의미한다. 그러나 상해 후에 형태적으로나 기능적으로 원래의 상태로 돌아올 수 없고, 장기를 절제하였거나 신경 손상이 남아 있거나 피부에 흉터가 남아 있는 등의 경우가 있다. 따라서, 치료가 완료되었음은 손상에 의한 형태나 기능이 회복될 대로 회복되었거나 증상이나 징후가 고정되는 때까지를 의미한다. 증후가 고정되면서 신체장애가 남을 수도 있지만 손상의 치료는 완료한 것으로 본다.

중복상해가 있을 경우에는 원칙적으로 가장 치료기간이 긴 손상을 기준으로 치료기간을 기재한다.

(4) 입원의 필요 여부

입원 여부를 결정할 절대적인 기준은 없다. 다음과 같은 조건이라면 입원하여 치료를 받는 것이 원칙이다.

① 환자의 상병 상태가 중하여 거동하기 어려운 경우
② 환자에게 적극적이고 전문적인 진료를 수시로 해야 하는 경우
③ 환자를 지속적으로 관찰하여야 하는 경우
④ 감염의 위험이나 자살의 가능성으로부터 환자를 보호하거나, 반대로 전염병을 퍼뜨리거나 다른 사람을 해칠 위험이 있어서 격리하는 경우
⑤ 환자에게 절대적으로 안정이 필요한 경우

(5) 외과적 수술 여부

수술뿐 아니라 특별한 치료방법을 적용해야 한다면 그 내용을 기재할 수 있다.

(6) 합병증의 발생 가능 여부

합병증이란 질병이나 손상에 의해 일어나는 다른 질병을 말하는데, 상해진단서에서 당해 상병 때문에 생길 가능성이 조금이라도 있는 합병증을 모두 기재할 필요는 없고 생길 가능성이 큰 합병증이나 후유증을 기재하면 된다.

(7) 식사의 가능 여부

의학적으로 판단해서 '유동식을 권함' 등으로 기재할 수 있다.

(8) 상해에 대한 소견

손상의 원인을 확인하거나 추정할 수 있다면, 여러 손상에 대해 생긴 시기가 다르다거나, 환자의 진술과 일치하지 않는 손상의 특징이 있다는 등의 소견을 기재할 수 있다.

3. 향후 치료비 추정서

진료를 보고 있는 환자가 보험금이나 보상과 관련해 향후 치료비 추정서를 요청하는 경우도 있고, 신체감정에 포함된 내용으로 향후 치료비 추정서를 작성해야 하는 경우들이 있다. 이때, 치료비 산정에 있어서 환자의 증상이 고정되었는지 여부를 판단하는 것이 중요하며 충분한 치료를 시행하였음에도 불구하고 더 이상 증상의 호전이 없을 것으로 판단될 경우 이를 '증상이 고정되었다'고 한다. 치료비는 크게 증상 고정 전의 치료비(기왕 치료비)와 증상 고정 후의 치료비로 나눌 수 있으며 증상 고정 후의 치료비를 흔히 향후 치료비라고 부른다. 간혹 소송 중인 사건에서는 변론 종결 시를 기준으로 해서 그 후 예상되는 치료비를 향후 치료비라고 부르기도 한다.

1) 향후 치료비의 산출을 위한 고려사항

향후 치료비는 환자 질환이나 증상의 원인이 된 불법 행위나 사고 등 원인과 상당한 인과관계가 있는 범위에 한하여 산정해야 하며 당해 치료 행위의 필요성, 기간과 함께 그 진료 행위에 대한 보수액의 타당성이 검토되어야 한다. 그러기 위해서는 부상의 정도, 치료 내용, 횟수, 의료 사회 일반의 보편적인 진료비 수준 등 제반 사정을 고려하여 비상식적 고액 진료나 저액 진료비의 가능성을 배제하여 합리적으로 그 범위를 정해야 한다.

(1) 치료기간의 산정

환자의 증상이 고정되어 있어 여명 기간 동안 치료를 지속

해야 할 것인지, 혹은 환자의 증상 호전이 기대되어 일정 기간 동안만의 진료비를 산정 후 추후 재 판단할 것인지 여부를 고려해야 한다. 다만 실제 판결문에서는 향후 치료비를 [연간 치료비 x 치료기간]의 방식으로 산정하는 것이 아니라, 연간 치료비에 호프만 계수를 적용하여 향후 치료비 총액을 산정하는 방법을 사용하기 때문에 향후 치료비 추정 시 신체 감정의는 추정되는 연간 치료비만을 산정해서 언급하면 된다.

(2) 통증 치료실치료에 한해 산정

재활치료 및 기타 합병증과 관련해 타과의 치료가 추가로 필요할 경우, 이러한 사항들에 대해서는 해당 과의 추가적인 계산이 필요하다고 언급하고, 통증치료실과 관련된 치료비만 산정할 수도 있다.

(3) 자동차보험 수가로 산정

대법원 판례에서 교통사고 피해자의 향후치료비는 자동차 보험수가가 아닌 일반수가를 적용해야 한다고 판시되었으나, 2009년 2월 6일 이후에는 자동차보험 진료 수가를 기준으로 적용해야 한다. 근거가 되는 자동차손해배상보장법 제2조 7항의 내용은 다음과 같다.

표 58-2. **자동차손해배상 보장법**

> 제2조 (정의) 이 법에서 사용하는 용어의 뜻은 다음과 같다.
> 7. "자동차보험진료수가(診療酬價)"란 자동차의 운행으로 사고를 당한 자(이하 "교통사고 환자"라 한다)가 「의료법」에 따른 의료기관(이하 "의료기관"이라 한다)에서 진료를 받음으로써 발생하는 비용으로서 다음 각 목의 어느 하나의 경우에 적용되는 금액을 말한다.
>   가. 보험회사(공제사업자를 포함한다. 이하 "보험회사 등"이라 한다)의 보험금(공제금을 포함한다. 이하 "보험금 등"이라 한다)으로 해당 비용을 지급하는 경우
>   나. 제30조에 따른 자동차손해배상 보장사업의 보상금으로 해당 비용을 지급하는 경우
>   다. 교통사고환자에 대한 배상(제30조에 따른 보상을 포함한다)이 종결된 후 해당 교통사고로 발생한 치료비를 교통사고 환자가 의료기관에 지급하는 경우

(4) 환자의 과거 및 현재 진료 및 투약 기록을 바탕으로 산정

환자마다 치료 내용이 다양하므로 반드시 의무 기록을 바탕으로 산정해야 한다. 만일 외부 병원에서 치료 중인 환자가 향후 치료비 산정을 요구할 경우, 해당 병원의 진료 내용 및 투약 기록을 반드시 확인한 후 이를 근거로 산정하는 것이 좋다.

(5) 기대 여명의 산정

여명 기간 동안 치료를 지속해야 하는 경우 기대 여명을 명시할 수 있으며, 이는 www.kosis.kr 국가 통계 포털에서 최신 생명표를 확인할 수 있다. 자살의 경우를 제외하면 만성 통증 환자에서 여명 단축을 예견하기는 어려우며, 만성 통증에 동반되는 우울증은 약 50%에서 나타나며 우울증 환자의 자살률은 약 10-15%로써 만성 통증 환자의 자살률은 대략 5-7.5% 정도로 추정된다.

(6) 기타 향후 치료비에 포함되는 내용

대법원 판례에 의하면 의학적 치료는 증상의 호전이나 완치만을 목적으로 하는 것이 아니라, 증세의 악화 방지나 생명의 연장 등도 치료의 목적이라 할 것이므로 증세의 악화 방지를 위해서도 향후 치료의 필요성은 인정된다고 되어 있다.

① 생명 유지를 위한 치료 비용
② 증상 악화를 막기 위한 치료
   통증 감소를 위한 투약 및 신경 차단술, 척수자극기 삽입술 등의 비용으로 환자의 상태가 해당 치료를 위한 적응증에 해당해야 한다.
③ 합병증을 조기 발견하기 위한 정기적 검사 비용
   CBC, 간기능검사 등을 위한 비용
④ 외상으로 인한 추상(醜狀) 장해에 대한 수술 비용
   외상으로 인한 추상 장애는 대부분이 흉터로 이에 대한 성형외과적 수술 비용, 두개골 결손에 대한 성형수술 비용 등이 향후 치료비에 속하며 이는 해당 과의 계산이 필요하다.
⑤ 의료 장치의 제거 또는 교체수술을 위한 비용
   뼈에 삽입되었던 내 고정 금속 핀 제거, 척수자극기 배터리 교체 등의 비용이 이에 해당한다.
⑥ 의료 보조기구 및 보조 장구
   목발, 휠체어 등과 같은 보조 장구가 필요할 수 있으며 이 외에도 치료 효과가 명확한 물리치료 기구의 구입비도 향후 치료비로 인정되고 있다.

4. 신체감정 및 장애평가

1) 신체감정

신체감정의 경우 법원에서 재판중인 환자에 대해 감정을 요구하는 경우가 대부분인데, 환자의 주관적인 증상이나 객관적인 징후, 검사 결과, 사고와의 관련성이나 과실 여부, 장애 정도, 향후 예상되는 치료비, 보조기 필요 여부, 개호인이 필요한지, 여명의 단축 여부 등 다양한 내용에 대한 감정을 요구하는 경우가 대부분이다. 신체감정이나 장애평가에 있어서는 최대한 객관적으로 환자의 상태를 파악하고 작성해야 하며, 질의 내용에 답변을 할 때에도 가능하면 관련 근거를 들어서 답변을 하는 것이 좋다.

신체감정 또는 환자의 요구나 필요에 따라 장애를 평가할 때에는 환자의 주관적인 증상에 치우치지 않도록 주의해야 하며 객관적인 근거를 찾도록 노력해야 한다.

2) 장애평가

질병이나 손상으로 인한 장애는 보는 관점에 따라 신체장애(physical impairment), 능력상실(disability), 그리고 핸디캡(handicap)의 세 가지로 나눈다. 이 중 신체장애는 해부학적, 생리적 또는 심리적 기능(function) 또는 구조(structure)의 이상을 말한다. 곧, 나이와 성별 또는 직업의 종류에 관계없이 정상인 사람에 비해 갖는 어려움을 신체장애라 한다. 능력상실은 어떤 특정한 일을 할 때 신체장애로 인해 그 일을 하기 어려운 것을 말하며, 특히 재화(財貨)를 만드는 노동에 어려움을 겪는 상태를 노동능력상실이라 한다. 그리고 핸디캡은 신체장애나 능력상실로 인해 사회활동이 제한되거나 방해됨을 말한다.

장애의 범위(신체장애<능력상실<핸디캡)를 어디까지 인정할지는 개인과 환경, 그 사회 구성원과의 합의 속에서 이루어지게 된다. 예를 들어 컴퓨터 프로그래머처럼 손으로 하는 일을 직업으로 가진 경우, 하지 손상에 의해 하지의 신체장애는 노동 능력상실을 의미하지 않을 수 있다. 또한 기술의 발전으로 인해 신체장애에 의한 기능장애가 많이 극복되고 있고, 단순히 과거의 관점에서 신체장애를 판단하는 것도 합리적일 수 없는 상황이 도래했

다. 또한 전세계적으로 장애 판정에 대한 일반적인 경향은 사회 구조가 복잡해지고 시간이 지남에 따라 그 범주가 더욱 확대되는 추세이다. 이로 인해 예전에는 생각할 수 없었던 불임이나 성기능 장애도 장애 범주에 포함되는 상황이다. 이전에는 장애를 충분한 치료를 시행한 후 증상이 고정된 상태에서 남아있는 신체의 훼손상태를 의미하였으나 현재는 장애를 신체적인 범위를 넘어서 정치, 경제를 포함한 광범위한 사회적 의미까지 내포한 개념으로 보고 있다.

장애평가는 충분한 치료를 통해 증상이 고정된 상태에서 이루어지게 된다. 장애판정 결과에 따라 받을 수 있는 사회적 서비스의 차이가 크고, 배상 또는 보상의 정도도 장애판정 결과에 따라 결정되는 경우가 많아 보편 타당한 장애평가가 사회적 측면으로도 매우 중요하다. 특히 배상 또는 보상과 관련한 갈등이 급격하게 증가하는 현실에서 법조계, 공공기관, 보험사 등 이해 당사자의 장애평가에 대한 수요는 매우 빠르게 늘어가고 있다. 하지만 의료계는 장애평가에 대한 관심이 크지 않은 상황으로 이에 대한 관심을 의료계가 보다 적극적으로 가져야 하며, 사회적, 시대적 상황에 맞는 장애평가 평가기준의 개발 및 정립, 장애평가를 공정하고 객관적으로 수행할 수 있는 의료인의 교육 및 육성에 관심을 가져야 한다. 통증의 경우 우리나라에서는 아직 장애로 인정되고 있지 않으나 시대적 요구로 인해 많은 논의가 이루어지고 있다. 통증전문의는 책임감과 사명감을 가지고, 객관적, 중립적인 위치에서 통증이 장애로 인정 될 때를 대비하여 장애판정 기준을 개발하고, 장애판정 방법을 더욱 발전시킬 수 있도록 시급히 서둘러야 할 것이다.

(1) 장해(障害)와 장애(障碍, 障礙)

우리 나라에서는 장해(障害)와 장애(障碍, 障礙)가 혼용되어 사용되고 있고 이로 인해 의료계를 포함해 각 영역에서 용어 사용에 혼란을 일으킬 때도 있다. 국어사전을 보면 '장해'는 '하고자 하는 일을 막아서 방해함, 또는 그런 것'으로 설명하고 있고 '장애'는 '신체 기관이 본래의 제 기능을 하지 못하거나 정신 능력에 결함이 있는 상태'를 말한다고

되어 있다. 장해는 우리 말이 아니라 일본 한자어에서 유래한 것으로 알려져 있는데 이는 우리나라에서 법을 제정할 때 일본법을 참고하면서 생긴 일이라고 한다. 일본 법률에는 '장애'라는 말은 없고 '장해'만 사용되고 있고 일본에서는 '장애'와 '장해'를 구분하지 않고 있다.

(2) 장애평가 방법

현재 우리 나라에서 사용되고 있는 장애평가의 방법은 크게 국내법에 의한 신체장애평가 방법, 미국의학협회(AMA)의 신체장애평가 방법, 법원 및 자동차보험에서 사용하는 맥브라이드(Mc Bride) 방법이 있다. 장애판정과 관련된 국내 실정법으로는 국가배상법, 장애인복지법, 산업재해보상보험법, 국가유공자 예우 및 지원에 관한 법률, 자동차손해배상보장법, 국민연금장해심사규정, 근로기준법 등이 있다. 장애의 종류와 정도를 평가할 수 있는 실정법은 크게 장애복지를 위한 기준과 손해 배상 또는 보상을 위한 기준으로 나누어 볼 수 있다. 배상이나 보상을 위한 기준으로는 근로기준법, 산업재해보상보험법, 자동차손해배상보장법, 국가배상법이 대표적이며, 이 기준은 1927년 일본에서 만들어진 공장법 시행령이 그 근간을 이룬다. 이들 법률은 실정법이란 점과 평가 방법이 비교적 간단하다는 장점을 제외하고는 시대에 맞지 않고, 비과학적이며, 조잡하고, 불명확하며, 합리적이지 못하다는 한계가 있다.

(3) 통증 환자의 장애평가

과거에는 '지체장애, 시각장애, 청각장애, 언어장애, 정신지체'로 장애범주를 한정했지만 '장애인복지법' 제2조 1항을 보면 장애인을 '신체적·정신적 장애로 오랫동안 일상생활이나 사회생활에서 상당한 제약을 받는 자'로 정의하여 장애 범주가 확대된 상태이다. 2003년 7월 1일부터는 기존의 지체장애, 시각장애, 청각장애, 언어장애, 정신장애 외에도 뇌병변장애, 발달장애, 신장장애, 심장장애 등으로 장애 범주가 확대되었고, 통증장애를 포함한 추가적인 장애 범주의 확대가 계획되었다. 만성통증의 장애에 대한 보건복지부의 장애범주 확대안을 보면 장애 대상이 되는 통증의 범위가 '두통, 요통, 신경통 등 만성적인 통증으로 인해 1년 이

상 치료를 받고 있으나 일상생활이나 사회생활에 상당한 어려움이 있는 경우이며, 주로 편두통, 신경통, 요통, 관절통이 심하여 생활에 지장이 있는 경우'라고 구체적으로 제시되어 있다. 이러한 배경에는 만성 통증으로 인해 신체적, 경제적 어려움을 겪는 환자들의 고통과 이에 대한 여론 환기, 대한통증학회를 중심으로 한 의학계의 학문적, 사회적 홍보와 교육, 그리고 대국민 설득이 있었다.

그러나 여전히 장애복지를 위한 통증의 장애인정은 보류되고 있다. 2017년도에 개정된 장애인 연금법의 장애등급 판정기준 개정안에서도 여전히 통증에 의한 장애는 장애로 포함되어 있지 않다. 장애등급 판정기준 개정안에 의하면 '마비에 의한 팔, 다리의 기능장애는 주로 척수 또는 말초신경계의 손상이나 근육병증 등으로 운동기능장애가 있는 경우로서, 감각 손실 또는 통증에 의한 장애는 포함하지 아니한다.'라고 규정되어 있다.

반면 자동차 사고나 산업재해로 인한 통증 장애는 인정받고 있는 실정이고, 통증과 관련해 배상이나 보상을 위한 장애판정의 요구는 점점 더 증가하고 있다. 장애판정 기준으로 맥브라이드법, 미국의학협회 신체장애 평가법이 주로 사용되고 있다. 장애평가는 대부분 복합부위통증증후군 환자를 대상으로 하는 경우가 많으므로 이에 대해 알아보도록 하겠다.

① 맥브라이드 장애 평가

맥브라이드 장애 평가는 미국 오클라호마 대학 정형외과 교수인 맥브라이드가 1936년 처음 제안한 평가 방법으로 이후 여러 차례의 개정을 거쳐 1963년 마지막으로 제6판이 발행되었다. 맥브라이드 장애 평가는 신체 여러 부위의 손상과 질병, 그리고 장애에 대해 백분율(%)로 표시된 등급을 정하여 제시하고 있다. 맥브라이드 장애 평가법은 장애의 정도를 계량화하여 노동능력상실률을 측정하는 평가방법인데 동일한 장애나 손상을 가졌더라도 환자의 직업에 따른 직업계수를 고려해서 각기 다른 노동능력상실율이 나올 수 있다는 특징이 있다. 맥브라이드 장애 평가법은 장애의 부위, 종류, 정도에 따라서 노동능력 상실률을 세분화하고 연령, 주로 사용하는 손인지 여부, 직업을 고려해 최종적인 상실률을 평가하게 된다. 그러나 육체노동자를 기준으로 하

였고 직업의 분류가 1960년대에 마지막으로 이루어져 있는 상태여서 새롭게 발생한 직업군은 포함되어 있지 않으며 질환이 정형외과 분야에 치중되어 있어서 다른 분야에 관해서는 논란의 여지가 많다는 문제가 있다. 그럼에도 불구하고 계산방법이 간단하고 사용이 편리해서 보험이나 소송과 관련해 맥브라이드 장애 평가법에 의한 노동능력상실률이 널리 쓰이고 있는 실정이다.

맥브라이드 장애 평가법에 CRPS에 대한 평가는 없기 때문에 불가피하게 절단, 관절강직, 신경손상 등의 항목을 준용해서 노동능력상실률을 계산하게 된다.

예를 들어 말초신경손상의 항목을 준용할 경우, 먼저 환자의 증상과 중증도를 나타낼 수 있는 말초신경손상 항목을 선택한다. 이때 환자가 호소하는 통증이 상지의 통증이라면 환자의 증상이 있는 부위와 관련된 신경의 손상을 택하면 되는데, CRPS의 경우 한 개의 신경분포영역에만 통증이 국한되지 않는 경우가 대부분이므로 2개 이상의 신경손상을 택하게 되는 경우가 대부분이다. 맥브라이드 장애 평가 항목에서 신경손상에 대한 항목을 보면 '운동 및 지각의 부전마비'와 '운동 및 지각의 완전마비'로 구분이 되어 있다. CRPS 환자들의 경우 대부분에서 '운동 및 지각의 완전마비'를 만족하는 환자는 없기 때문에 운동 및 지각의 부전마비를 택하는 경우가 많고 운동의 이상은 없으면서 통증 및 감각 이상이 동반된 환자의 경우 '운동 및 지각의 부전마비' 항목에서 운동을 제외하고 지각만 준용한다는 의미에서 50%만 준용하는 경우도 있다. 환자에 해당하는 신경손상 항목을 택한 후에는 직업계수표에서 환자의 직업을 찾아 이에 해당하는 직업계수를 확인해야 한다. 이후 환자가 준용할 신경손상 항목에서 해당 직업계수에 해당하는 숫자의 노동능력상실률을 구하면 된다. 앞서 언급한 바와 같이 2개 이상의 신경손상 항목을 준용해야 하는 경우에는 각각의 장애율을 병합해야 하는데, 병합 방법은 아래 예와 같다.

예〉 A 장애: 50%, B 장애: 30%, C 장애 10%가 중복

 – 먼저 A와 B의 병합

 : 50 + (100-50) X 30% = 65%

  (B의 장애율은 100%에서 A의 장애율을 뺀 값에 B의 장애율을 곱한 값으로 계산한다.)

 – 위에서 구한 값에 C를 병합

 : 65 + (100-65) X 10% = 68.5%

  (C의 장애율도 마찬가지로 100%에서 A와 B 애율을 병합한 값을 뺀 값에 C 장애율을 곱한 값으로 계산한다.)

 – A, B, C를 병합한 최종 노동능력상실률은 68.5%가 된다.

② 미국의학협회(AMA) 장애평가

미국의학협회 장애평가 6판을 기준으로 할 경우 CRPS 환자의 진단은 세계통증연구학회(International Association for the Study of Pain, IASP) 진단기준에 따르도록 하고 있다. 단, 장애평가를 하기 위해서는 CRPS 진단이 1년 이상 경과한 시점이어야 하고 2명 이상의 의사에 의해 CRPS로 동일하게 진단되어야 한다. 이러한 진단기준에 만족할 경우 먼저 표3에 있는 11개의 객관적 진단기준 항목 점수(objective diagnostic criteria point, 총 11점 만점)를 바탕으로 환자에 해당하는 등급을 계산한다. 객관적 진단기준 항목 점수는 CRPS 환자의 객관적 검사에서 확인된 항목의 개수만큼 점수를 매기는 방식으로 객관적 진단기준 항목 점수가 적어도 4점 이상(4개 항목 이상에서 양성 소견)으로 나와야 장애가 있는 것으로 판정한다. 객관적 진단기준 항목 점수를 확인한 후 표 4를 보면 환자의 등급이 어디에 속하는지를 확인할 수 있는데, 여기서 결정된 항목의 범위 안에서 장애율이 산정된다. 예를 들어 객관적 진단기준 항목 점수가 6점이 나왔다면 진단 관련 등급(class of diagnosis, CDX)은 2등급이 되고 장애율은 표 4에서 2등급에 해당하는 14-25%의 범위 내에서 구해진다(하지의 경우 AMA 6판 Table 16-15 참고). 진단 관련 등급이 나오면 grade modifier average값을 구해야 하는데, 이는 grade modifier for functional history (GMFH; AMA 6판에서 상지는 Table 15-7, 하지는 Table 16-6 참고), grade modifier for physical examination (GMPE; AMA 6판에서 상지는 Table 15-8, 하지는 Table 16-7 참고), grade modifier for clinical studies (GMCS; AMA 6판에서 상지는 Table 15-9, 하지는 Table 16-8 참고) 값을 계산해서 이들의

등급내 단계를 조정한다. 예를 들어 CDX 6점으로 2등급인 경우, GMFH는 3, GMPE와 GMCS는 각각 2라고 하면 2등급 장애율에서 '등급 내 단계'를 계산해서 장애율을 구하면 된다. 등급 내 단계(Net adjustment) 조정 계산식은 아래와 같다.

$$\text{Net adjustment} = (\text{GMFH - CDX})$$
$$+ (\text{GMPE - CDX}) + (\text{GMCS - CDX})$$

예를 들었던 내용으로 계산하면

$$\text{Net adjustment} = (3\text{-}2) + (2\text{-}2) + (2\text{-}2) = 1$$

등급 결정 방법은 표 58-5와 같으므로 등급은 'D'가 된다. 따라서 환자의 장애율은 2등급의 D인 23%가 되고 전신장애율(whole person impairment)은 AMA 6판의 Table 15-11(상지)를 기준으로 하면 14%가 되는데, 이는 상지의 경우 0.6을 곱하고, 하지의 경우 0.4를 곱해서 구한 값(AMA 6판의 Table 16-10)과 같다.

만약 진단기준으로 정한 등급(CDX)과 grade modifier average의 등급이 맞지 않으면 CDX 값을 따르면 된다. 예를 들어 CDX는 2등급이고, grade modifier average는 3등급으로 나왔다면 2등급의 장애율 범위(14-25%) 내에서 장애율을 구하는데, 이 경우에는 Net adjustment를 통해 등급 내 단계를 계산하지 않고, 14-25%의 범위에서 의사가 환자의 상태를 고려해 장애율을 결정하면 된다(표 58-5).

표 58-3. 미국의학협회 장애평가 기준에서 객관적 진단기준 항목 점수

	국소 임상 징후	점수
혈관운동 변화	피부색깔: 검붉거나 창백한 색깔	1
	피부온도: 차가움	1
	부종	1
발한기능 변화 영양 변화	건조하거나 습한 피부	1
	피부의 탄력: 매끄러우며, 탄력이 없는 피부	1
	연부조직의 위축: 특히 손가락 끝 부위	1
	관절의 가동 범위: 강직과 수동적 관절가동범위 감소	1
	손발톱의 변화: 흠집, 휘어짐, 구부러짐	1
	모발의 변화: 빠짐, 길게 자람, 가늘어짐	1
방사선학적 징후	단순 방사선 검사: 이영양성 골변화, 골다공증	1
	골스캔 검사: 복합부위 통증증후군에 합당한 소견	1

표 58-4. 미국의학협회 장애평가기준에서 복합부위통증증후군과 관련된 등급표(상지)

복합부위통증증후군

참고 : 복합부위통증증후군의 장애평가는 객관적 진단기준 항목을 만족하는 피감정인만을 대상으로 한다. 객관적 진단기준 항목 점수에 따라 먼저 등급을 결정한다. 특별한 가감요인이 없을 경우에는 각 등급 내의 기본적인 단계는 C단계이다. 등급 내의 단계는 판정 의사에 의해 조정될 수 있다.

등급	1등급					2등급					3등급					4등급				
장애율 인정범위	1-13%					14-25%					25-49%					50-100%				
등급결정을 위한객관적 진단기준 항목점수	≥ 4점					≥ 6점					≥ 8점					≥ 8점				
장애정도	경한 장애					중등도 장애					심한 장애					극심한 장애				
등급 내 단계	A	B	C	D	E	A	B	C	D	E	A	B	C	D	E	A	B	C	D	E
	1	3	7	11	13	14	17	20	23	25	26	32	38	44	49	50	60	70	80	90

표 58-5. Net adjustment로 등급(grade) 정하는 방법

Net Adjustment	Grade
-2	A
-1	B
0	C
1	D
2	E

5. 약물 중독(Drug addiction)

우리나라의 경제적 수준과 의료 수준이 높아지면서 통증 질환에 대한 관심이 높아지고 있고, 또 급성통증뿐 아니라 각종 만성 통증으로 고통받는 환자들에 대한 적극적인 치료에도 많은 사회·경제적 자원과 인력이 동원되고 있다. 과거에는 만성통증이나 암성통증 환자에게 아편양 제재를 사용하는 것에 관하여 환자들뿐 아니라 의사들 조차도 사용하기를 꺼려하고 약물중독을 포함해 이들 약제의 부작용에 대한 두려움을 가지고 있는 경우가 많았다. 그러나 인구의 고령화와 이에 수반되는 암 환자의 증가는 암성통증의 치료에 대한 아편양제제 사용의 증가를 가져왔고 의사들과 환자들로 하여금 중독이나 부작용에 관해 자신들이 가지고 있었던 막연한 두려움을 떨쳐버릴 수 있는 경험을 제공하기도 하였다. 아직 미국이나 유럽에 비하면 우리나라에서 환자들에게 처방되는 아편양제제의 양은 많지 않으나 그 사용량이 점차 증가하는 추세에 있는 것은 사실이다. 그리고 아직 우리나라에서는 처방 받은 아편양제제와 관련된 약물 중독이 사회적인 문제가 될 정도의 심각한 수준은 아닐 것으로 예상되고 있으나 이에 대한 조사가 거의 없는 것도 사실이다.

이미 미국과 유럽에서는 알코올, 마약뿐 아니라 환자들이 처방 받는 아편양제제와 관련된 약물 중독 사례 및 이에 관한 연구가 보고되고 있고 이들을 치료하기 위한 센터가 설립되어 많은 환자들이 약물 중독으로 인한 치료를 받고 있다.

통증 환자들을 전문으로 보는 마취통증 전문의들의 경우 통증의 치료나 약물 사용에 관한 교육과 경험은 많으나 아편양제제를 포함한 약물의 중독과 관련해서는 중독 환자들을 감별하고 이들을 치료하는 데 대한 교육과 경험이 부족

한 것이 현실이다.

아편양제제의 경우 암성통증뿐 아니라 만성 통증 환자의 통증을 효과적으로 감소시키고 삶의 질을 증가시킬 수 있는 좋은 약제이나 약물 남용이나 중독의 가능성도 있으므로 실제 환자에게 이들 약제를 사용함에 있어 주의가 필요하다.

1) 중독과 관련된 용어

(1) 중독(Addiction)

중독(addiction)은 어떤 물질에 대해 심리적인 의존성이 있어 계속해서 그 물질을 찾는 것을 말한다. 중독은 "4C's"라고 불리는 다음 4가지 특징을 가진다.

① 약물 사용에 대한 관리를 제대로 하지 못함(Impaired Control over drug use)
② 강박적인 약물 사용(Compulsive use)
③ 해가 됨에도 불구하고 계속 사용하는 행동(Continued use despite harm (Consequences-부정적 결과))
④ 갈망(Craving)

이러한 중독은 신경생리학적인 질병으로 유전적 요인, 사회 심리적 요인, 환경적 요인 등 여러 가지의 영향을 받는다. 중독의 일종인 심리적 의존(psychological dependence)은 습관성과 유사한 의미인데 약물 등을 계속 사용함으로써 긴장과 감정적 불편을 해소하려는 행동을 말한다.

(2) 신체적 의존(Physical dependence)

신체적 의존은 금단 증상(withdrawal syndrome)의 일종으로 아편양제제 등, 투여 받던 약물의 복용을 갑자기 중단했을 때나, 약물을 투여하되 갑자기 용량을 줄인 경우 또는 길항제를 투여한 경우 등과 같이 혈중 약물농도가 낮아지면서 여러 가지 신체적인 증상이 발생하는 것을 말한다.

(3) 내성

투여된 약물로 인해 나타나는 몸의 변화에 적응된 상태를 말하는데, 이로 인해 시간이 지나면서 약물의 효과가 감소하는 현상을 말한다. 아편양제제를 사용할 때 호흡억제, 구역, 구토, 진정 등의 부작용은 시간이 지나면서 내성이 생기게 되고 이는 환자들에게 좋은 점으로 작용한다. 그러나,

부작용뿐 아니라 아편양제제의 진통 효과에 대해서도 내성이 생길 수 있는데 이 경우 일정한 효과를 유지하기 위해 더 높은 용량의 약물을 투여하거나 약물 투여 간격을 늘려야 하는 경우도 있다.

2) 처방 받은 아편양제제와 관련한 약물중독 현황

미국에서 일반인들을 대상으로 조사한 연구에 의하면 만 12세 이상인 6만7천 명 이상의 대상자들 중 8.9%가 지난해 약물 의존이나 약물 남용을 한 것으로 조사되었고 약 8%는 지난달 불법적인 약물을 사용한적이 있다고 보고하였다. 또, 1.9%는 지난 한 달간 처방 받은 아편양제제를 남용한 적이 있다고 하였고 지난 한 해 동안 아편양제제 중독이나 의존이 발생한 유병률이 0.7%였다고 보고하였다.

'물질사용장애(substance use disorder)'는 물질 의존(substance dependence)과 물질 남용(substance abuse)으로 분류할 수 있다. 병원에 입원한 환자들을 대상으로 한 조사에 의하면 물질사용장애의 유병률은 조사 당시에는 22%이고 평생 유병률은 55%였다고 한다. 또 조사 당시 알코올, 다른 약물, 알코올과 다른 약물 두 가지 모두에 대해서 물질사용장애가 있는 환자의 유병률은 각각 16%, 2.5%, 3%였다고 한다.

과거에 시행된 연구들에 의하면 만성 통증으로 통증 클리닉을 다니는 환자들 중 물질사용장애는 3-27% 정도를 차지하고 있다고 보고되었다. 그러나 이 연구들은 정형화되고 표준화된 정의나 진단기준을 사용하지 않은 경우들이 많았다. 반면 잘 계획된 전향적 연구에 의하면 심한 만성 요통을 가진 환자들의 경우 물질사용장애의 평생 유병률은 52-54%이고 조사 당시 유병률은 23%였으며 아편양제제의 남용(opioid abuse)에 관한 평생 유병률은 13-15%라고 한다. 이 수치는 다른 일반인들(콘트롤 군)을 대상으로 한 조사와 큰 차이가 없는 수치였다.

통증 전문가들 사이에서, 일반인들의 물질 남용 유병률은 10% 정도이지만, 아편양제제를 처방 받는 환자들의 경우 그 유병률이 1% 미만이라고 알려져 있기도 하다. 그러나, 실제 표준화된 정의에 의해 잘 계획된 연구들을 보면 이와 반대되는 결과를 보고하고 있는 경우가 많다. 만성통증으로 아편양제제를 사용하는 환자들의 경우 아편양제제 사용장애(opioid use disorder)의 유병률은 최소한으로 나와도 일반 인구군의 유병률과 동일하고 조사 결과에 따라서는 일반인들보다 2-4배 정도 더 높게 보고되기도 한다. 그러나 그 유병률이 높게 조사된 경우에도 10% 미만의 환자들이 약물 남용이나 중독을 겪는 것으로 나왔다.

3) 약물중독의 위험인자

약물중독과 관련된 위험인자는 연령(18세에서 30세 사이의 연령), 정신과적 이상 정도가 심할 때, 코카인이나 마리화나 중독검사에 양성으로 나왔을 때, 물질사용장애의 병력이 있을 때, 아편양제제를 처방받고 있을 때, 남성일 때, 기분 장애를 치료하는 다른 약물에 관한 중독이 있을 때 등으로 이들의 경우 그렇지 않은 경우보다 아편양제제를 남용할 가능성이 큰 것으로 조사되었다. 그 외에도 약물 중독에는 유전적 요인과 환경적 요인이 함께 작용하고 개인의 정신 건강에 이상이 있을 때 중독이 발생하기 쉽다고 알려져 있다. 유전적으로는 약물중독에 대해 상대적으로 더 취약한 사람들이 존재하며, 환경적 요인으로는 과거 신체적 학대를 받았거나 성적, 감정적 상처가 있었던 경우, 어릴 때 가족 중에 알코올이나 수면/진정제를 남용한 사람이 있었던 경우 약물 남용의 가능성이 높다고 한다. 정신 건강에 관련해서는 양극성 장애, 주의력 결핍 및 과잉 행동 장애, 정신분열병, 반사회적 성격장애나 정신병적 인격장애가 있을 때 약물 중독이 함께 발생할 가능성이 크다는 조사가 있다.

4) 중독과 관련된 신경학적 기전

중독은 뇌에 있는 보상센터(reward center)에 발생한 이상과 관련이 있다. 보상센터는 음식을 먹거나 성적인 행동을 하거나 사회적인 관계를 맺는 등의 외부 자극에 반응해서 도파민을 분비시켜 즐거운 감정을 갖게 하고, 기부를 하거나 어려운 사람을 도울 때 행복감을 느끼게 하기도 한다. 이처럼 보상센터는 즐거움을 유발시켜 사람으로 하여금 어떤 행동을 배우게 하거나 동일한 행동을 반복하게 하는데 기여하고 있다. 따라서, 보상센터는 우리의 관심을 불러 일으키고 동기를 부여하며 위험한 상황 가운데서 생존을 위한 행동을 하게 하는 방향으로 진화되어 온 것으로 생각되고 있다.

연구 결과에 의하면 보상센터는 중뇌변연계의 도파민 시스템(mesolimbic dopaminergic system)에 위치하고 있다. 중독은 이상행복감(euphoria)에 대한 내성과 함께 약물을 계속 투여 받고자 하는 갈망을 유발시키는 중뇌변연계의 도파민 시스템의 변화와 관련되어 있다. 반복적인 아편양제제의 투여는 이 곳에 위치한 수용체(receptor)의 탈감작(desensitization)과 하향조절(down regulation)을 일으키게 되고 결국 아편양제제에 대한 내성을 증가시키며 약물을 투여하고자 하는 욕구를 증가시키게 된다.

5) 신경학적 관점에서 본 중독과 통증

뇌에서 측좌핵(nucleus accumbens)과 전방 대상회(anterior cingulate gyrus)와 같은 부분은 통증뿐 아니라 중독(addiction)과도 관련이 있는 부분이다. 만성 통증과 중독은 이들에 발생한 감작(sensitization), 시냅스가소성(synaptic plasticity)에 의한 것으로 글루타메이트, AMPA, NMDA 수용체와도 관련되어 있다.

고용량의 아편양제제를 사용하는 환자에서 아편양제제와 관련된 통각과민(opioid hyperalgesia)이 발생하는 것은 통증에 대한 민감도가 증가했기 때문이고, 급성 통증 모델에서 아편양제제에 대한 이상행복감이나 신체적 금단증상과 같은 중독 현상이 감소하는 양상을 보이는 경우도 있는데 이들 모두 통증과 중독이 깊은 관련이 있다는 근거가 된다. 또 중독이 있는 환자와 만성 통증이 있는 환자에서는 피로감, 수면 장애, 감정 이상, 약물에 대한 의존성, 스트레스의 증가, 전반적인 기능장애 등의 공통적인 현상이 나타나기도 한다. 따라서 만성 통증이 있으면서 약물중독을 함께 가지고 있는 환자는 더 심한 증상을 호소할 수 있다. 뿐만 아니라 통증이 충분히 치료되지 않은 상태에서는 처방 받은 약물이나 알코올 등에 대한 중독 현상을 치료하는데 어려움이 있는 것이 사실이다. 결론적으로 통증을 효과적으로 치료하기 위해서는 환자가 함께 가지고 있는 약물 중독은 없는지 확인해야 하고 이를 함께 치료해야 한다.

기존에 알려진 바와는 달리 잘 계획되고 통제된 좋은 연구들에 의하면 만성 통증을 가진 환자들은 일반인들과 동일하거나 더 높은 약물 남용/중독의 위험성을 가지고 있다. 따라서 아편양제제를 포함한 통증 약제를 처방하는 의사들은 자신의 환자들이 이러한 문제를 가지고 있지 않은지 잘 살펴볼 필요가 있다. 뿐만 아니라 만성통증을 효과적으로 치료하기 위해서는 환자가 가지고 있는 물질사용장애 여부를 잘 판단할 수 있어야 하고 두 가지를 모두 가지고 있는 환자의 경우 이들을 함께 치료해야만 효과적인 치료를 할 수 있을 것으로 생각된다.

6. 의료 과실

우리나라의 의료 소송 건수는 해마다 증가하는 추세에 있다. 의료사고 관련 분쟁 사례가 2012년에는 503건이던 것이 2016년에는 1,907건으로 4배 정도 증가한 것으로 조사된 바 있다. 이는 전국민을 대상으로 한 국민건강보험 제도를 바탕으로 인구의 증가, 국민들의 건강에 대한 관심 증가, 의료 서비스의 증가, 변호사의 양적 증가 등과 관련해 나타나는 현상으로 생각된다. 또 최근에는 인터넷을 통해 의료 지식에의 접근이 용이해지고 환자들이 조금만 노력하면 치료 과정이나 이와 관련해 발생할 수 있는 사고나 합병증, 의료 소송 등의 정보를 쉽게 접할 수 있는데 이 점도 관련이 있다고 여겨진다.

1) 의료사고, 의료과실, 의료분쟁

의료사고란 병, 의원, 보건소 등 의료에 관련된 장소에서 주로 의료행위의 수급자인 환자를 피해자로 하고 진단, 검사, 치료 등 의료의 전과정에서 발생하는 인신 사고 일체를 포괄하는 용어를 말한다. 의료사고는 가치 중립적인 개념으로 의료를 시행한 의사의 잘못을 의미하는 단어가 아니다. 그러나 실제 의료사고가 발생하고, 그 대상이 되는 환자나 환자의 가족들과 이야기할 때 '의료사고'라는 단어를 말하면 상당수의 환자나 보호자들은 '의사들이 자신의 잘못을 인정했다'는 의미로 받아들이기도 하는 것이 현실이다.

의료과실이란 법률적인 개념으로 의사가 환자를 진료하면서 당연히 해야 할 행위를 하지 않았거나 하지 않아야 할 행위를 함으로써 사망, 상해, 치료 지연 등 환자의 생명이나 신체의 완전성을 침해한 결과를 일으키게 한 경우를 말하는데, 의사의 주의의무 위반에 대한 비난 가능성을 말한다.

의료분쟁이란 의료행위로 인해 예기치 않은 불상사가 야기된 경우에 생기는 의사 측과 환자 측의 다툼을 말하는데 대부분의 경우, 의료사고가 의료 종사자의 잘못에 기인해 발생했다는 환자 측의 주장과 의료행위에는 잘못이 없다는 의사 측의 주장이 부딪혀서 발생하는 것이 대부분이다.

2) 의료사고, 의료분쟁의 발생 현황 및 조정

우리나라 판례에 따르면 의료책임을 법적 기준으로 나누면 크게 진료과실과 설명의무위반의 두 가지로 분류할 수 있다. 이는 명백한 진료과실이 없었더라도 설명을 충실히 하지 않은 경우에는 의사나 병원에 일부 책임이 있다는 결과가 나올 수 있다는 의미이다.

우리나라에서 발생한 의료사고나 의료분쟁에 관한 연구는 많지 않다. 특히, 의료사고의 경우 정확한 발생율을 알기 어렵다. 이는 의료사고가 발생하였더라도 그 정도가 경할 경우 의료분쟁으로 이어지지 않는 경우가 많고 의료분쟁이 발생한다 하더라도 당사자간에 합의가 이루어지는 경우들이 대부분이기 때문에 정확한 발생 현황을 알기는 어렵다.

개원의들을 대상으로 한 조사에 의하면 47.1-66%의 개원의들이 의료분쟁을 경험하였고 3회 이상 경험한 경우도 8.6%에 이르렀다고 한다. 소송 건수를 보면, 형사소송을 제외한 민사소송의 경우 1990년에는 민사 1심에서 68건을 처리한데 비해 2009년에는 911건을 처리해 13배 이상이 증가한 것으로 나타났다. 또, 1심 판결 결과와 관련해, 1989년부터 2009년까지 1심 결과에 불복해 항소한 경우가 평균 42.88%에 달했고 특히 2008년과 2009년에는 항소 비율이 67%에 이르렀다. 그러나, 높은 항소 비율에도 불구하고 1993년 이후 대법원에서 의료 소송에 대한 원심 파기율은 4.9%에 불과해 대부분의 경우 원심판결을 인정하고 있었다. 이처럼 최근 의료소송의 경향을 보면 1심 판결에 불복해 항소하는 비율이 높고 환자에 대한 위자료 지급 판례에서 설명의무 위반으로 인한 경우가 증가하는 추세에 있다. 또, 의료 소송의 경우 대부분에서 환자가 의사의 과실을 입증할

필요 없이 의사가 자신들의 과실이 없이 발생한 의료사고라는 것을 입증해야 한다. 이는 의료 지식 자체가 전문적인 영역으로 의사와 환자간에 불균등한 요인이 크고 의무기록을 비롯한 대부분의 자료를 의사측이 가지고 있다는 점이 크게 작용한 결과이다.

의료분쟁은 과에 따라서 그 발생율에 차이가 있는 것으로 조사되고 있는데, 우리나라의 경우 산부인과가 가장 많고, 의료분쟁 해결 비용은 2004년 조사에 의하면 신경외과(1,904만 원), 흉부외과(1,059만 원), 산부인과(944만 원)의 순으로 높았다.

미국의 경우 1년간 7.4%의 의사들이 의료소송을 당하는 것으로 조사되었고 1.6%의 의사들이 배상액을 지불하고 있다고 한다. 과별로 소송을 당하는 정도는 신경외과(19.1%), 흉부외과(18.9%), 외과(15.3%)순으로 높았다.

2015년 대한통증학회지 논문을 통해 발표된 연구(의료 사고와 관련된 보험사별 케이스를 통한연구)에 의하면 통증치료와 관련한 의료분쟁에서 부위별로는 요추부와 관련된 경우(44.1%)가 가장 많았고 뒤를 이어 무릎이 15.2%를 차지하고 있었다. 원인별로는 감염이 33.4%로 가장 많았고 신경손상·근력 약화 및 기흉이 23%, 진단과 관련된 경우가 14.9%로 많은 경우를 차지하고 있었다. 감염의 경우 경한 감염은 무릎이 39%, 요추부가 29%, 어깨가 11%를 차지하고 있었고, 심한 감염은 무릎이 40%, 요추부가 32%, 어깨가 20%로 조사되었다. 반면 통증치료와 관련해 사망이나 의식소실과 관련된 경우는 4.4%로 아주 적었으나 이들 경우에서 발생한 보상금은 평균 2,100여만 원(표준편차: 약 2천만 원)으로 가장 높았던 것으로 조사되었다. 그 외에 평균 보상금은 약물 알레르기에서는 1,400여만 원, 심한 감염의 경우 천여만 원, 경한 감염은 9백만 원 정도, 출혈이나 혈종의 경우 640여만 원 등으로 조사되었다. 각 보험사별 가입자들 중에 의료분쟁이 발생한 비율은 각 년도별로 5.9-19.9%로 다양하게 나타났다.

2016년 발의된 일명 '신해철법(의료사고 피해구제 및 의료분쟁조정 등에 관한 법률)'으로 인해 조정신청의 대상인 의료사고가 사망이나 1개월 이상의 의식불명, 장애인 복지법 제2조에 따른 장애등급 제1급 중 대통령령으로 정하는

경우에는 피신청인(의사나 병원 등)의 거부가 있더라도 의료분쟁조정위원회에서 조정절차를 개시하도록 하고 있다. 2017년 국정감사 자료에 따르면 의료분쟁·사고 조정이 자동 개시된 236건 중 사망이 231건으로 98%를 차지하고 있고, 의식불명이 4건, 장애를 입은 경우가 1건으로 집계된 바 있다. 경우에 따라서는 의료 분쟁과 관련해 환자 측에서 무리한 요구를 할 때 있는데, 이 경우에는 의료분쟁조정위원회에 조정을 의뢰함으로써 보다 합리적인 결과를 얻을 수도 있다.

3) 의료사고, 의료분쟁을 줄이기 위한 노력

어떤 의사도 의료사고가 발생하기를 바라지 않는다. 그러나 의료행위는 인간의 신체를 대상으로 하는 행위로 근본적으로 '위험'이나 '사고'가 발생할 수 있는 가능성을 지니고 있다. 환자를 치료하는 과정에서 불가피하게 의료사고가 발생할 수밖에 없는 것이 사실이라면 이를 완전히 없앨 수는 없겠지만 이를 줄여나가고 혹여 의료사고가 발생하였더라도 이를 원만히 해결하기 위한 노력이 필요할 것이다.

의료사고의 가장 큰 원인은 의료진의 주의 태만인 것으로 보고되고 있다. 따라서 환자를 돌보고 치료하는 과정에 있어 지켜야 할 주의의무를 충실히 이행하도록 노력해야 하고 이를 통해 의료사고의 발생을 어느 정도 줄여나갈 수 있을 것으로 생각된다. 법률적으로도 의료과실을 판단하는 기준은 사고에 대한 인과관계 여부 및 의료진의 주의의무 위반 여부가 중요하게 작용한다. 또한, 최근에는 주의의무뿐만 아니라 환자에게 시술이나 수술 등의 과정에 대하여 설명의무를 잘 이행했는지도 중요한 요인으로 보기 때문에 환자에게 동의서를 받거나 설명을 할 때 형식적인 설명에 그칠 것이 아니라 충분히 환자가 이해할 수 있도록 설명하고 이를 기록이나 증거로 남기는 작업이 필요할 것으로 보인다. 그리고 동의서를 통해 환자가 자신에게 발생할 수 있는 예기치 못한 결과에 대하여 의사에게 민/형사상의 책임을 묻지 않는다는 내용으로 서명을 하였다고 하더라도 의사가 최대한의 주의 의무를 다하지 못해 발생한 의료사고의 경우 의사는 손해배상책임을 면할 수 없다는 점을 기억해야 한다. 대법원 판례(1981. 3. 6. 선고 80나3988)에서도 '보호자의 수

술 후 발생할 사태에 대하여 책임을 묻지 않는다는 내용의 수술동의서는 집도의사가 수술상 최대한의 주의를 다하였음에도 의외의 사태가 발생할 경우 책임을 지지 않는다는 의미다'라고 판시하고 있다.

의료사고를 경험한 가족들을 대상으로 한 연구에 의하면 환자 가족들의 입장에서 의료사고가 의료분쟁으로 확대되는 원인으로 '의사의 태도에 대한 불만'이 가장 컸고 그 뒤를 이어 '향후 사고 방지', '책임 추궁', '보상'과 같은 요인들이 있었다. 그리고 외국에서 이루어진 연구를 보더라도 의료소송을 제기하는 주요한 이유가 '보상'에만 있는 것은 아니며 일부 연구에서는 '보상'은 중요한 원인이 아니라는 보고도 있었다. 따라서 의료분쟁을 해결하고자 할 때 이를 돈으로만 해결하려고 한다거나, 의료사고가 발생한 환자측과 보상만을 논의한다면 환자측의 불만을 해소시키는 데에는 한계가 있을 것으로 생각된다. 또, 외국의 사례를 보면 남자 의사가 여자 의사에 비해 3배 정도 더 높은 확률로 의료소송에 휘말릴 가능성이 있다고 알려져 있는데, 이는 여의사들이 환자들과 더 효과적인 상호작용을 하기 때문이라는 연구도 있었다. 따라서 의료사고가 의료분쟁으로 확대되는 것을 예방하기 위해서는 의사와 병원측의 성의 있는 태도가 필요할 것으로 생각되고 의사와 환자간의 솔직한 대화와 설명이 필요할 것이다. 또, 사고 여부에 관계 없이 의사와 환자간의 충분한 의사소통을 통해 의사가 환자들과 좋은 관계를 유지하기 위한 노력을 기울이는 것이 중요하다.

통증치료를 시행하는 과정에서 통증을 치료하는 의사들은 환자에게 어느 정도의 침습적인 과정을 동반할 수밖에 없는 것이 현실이다. 대부분의 경우 이러한 치료를 통해 환자들의 고통을 덜어주고 환자들의 삶의 질을 높여주는 결과를 가져올 수 있지만, 일부에서는 예기치 못한 의료사고로 인해 환자와 의사 모두가 고통을 겪게 되기도 한다. 우리가 환자를 치료하는 과정에 있어 본인이 시행하는 시술이나 치료가 수반할 수 있는 합병증에 대해 충분한 지식을 가지고 있어야 하며 이를 예방하기 위해 주의를 기울이고 환자를 치료하는 과정이 환자에게 위해를 가하는 결과를 가져오지 않도록 항상 확인하고 또 확인하는 것이 필요하다.

의사는 환자를 치료하기 위해 최대한 노력하고 의사로서

환자를 돌보는데 충실해야 할 것이나 이를 위해 환자에게 하는 의료행위가 '위해'를 가하는 경우가 없도록 항상 주의를 기울여야 하고 불가피하게 의료사고가 발생하더라도 그 과정에 대해 환자나 보호자에게 충분히 설명하고 이를 원만히 해결하기 위한 노력을 기울여야 할 것이다. 그리고 의료사고와 관련해 무조건 숨기려고만 하거나 보상으로 해결하려 하기 보다는 환자 측과 좋은 관계를 유지하기 위해 노력하면서 서로가 함께 만족할 수 있는 결과를 얻을 수 있도록 하는 것이 중요하다.

── 참고문헌

의료법. Available at: http://www.law.go.kr/lsInfoP.do?lsiSeq=188411&efYd=20170921#0000

의료법 시행규칙. Available at: http://www.law.go.kr/lsInfoP.do?lsiSeq=199239&efYd=20171128

이윤성 외, 진단서 등 작성·교부 지침, 서울, The Korean Medical Association, 2015.

자동차손해배상보장법. Available at: http://www.law.go.kr/lsInfoP.do?lsiSeq=188425&efYd=20170101#0000

형법. Available at: http://www.law.go.kr/lsInfoP.do?lsiSeq=199509&efYd=20171212#0000

Brown RL, Fleming MF, Patterson JJ. Chronic opioid analgesic therapy for chronic low back pain. J Am Board Fam Pract 1996;9:191-204.

Brown RL, Leonard T, Saunders LA, Papasouliotis O. The prevalence and detection of substance use disorders among inpatients ages 18 to 49: an opportunity for prevention. Prev Med 1998;27:101-10.

Chabal C, Erjavec MK, Jacobson L, Mariano A, Chaney E. Prescription opiate abuse in chronic pain patients: clinical criteria, incidence, and predictors. Clin J Pain 1997; 13:150-5.

Charles SC. The doctor-patient relationship and medical malpractice litigation. Bull Menninger Clin 1993;57:195-207.

Charles SC, Gibbons RD, Frisch PR, Pyskoty CE, Hedeker D, Singha NK. Predicting risk for medical malpractice claims using quality-of-care characteristics. West J Med 1992;157:433-9.

Cho HS, Lee SH, Shon MS, Yang SH, Lee HR. Reasons Why Patients and Families Choose Medical Dispute. J Korean Acad Fam Med 1998;19:274-91.

Fishbain DA, Cole B, Lewis J, Rosomoff HL, Rosomoff RS. What percentage of chronic nonmalignant pain patients exposed to chronic opioid analgesic therapy develop abuse/addiction and/or aberrant drug-related behaviors? A structured evidence-based review. Pain Med 2008; 9: 444-59.

Fleming MF, Balousek SL, Klessig CL, Mundt MP, Brown DD. Substance use disorders in a primary care sample receiving daily opioid therapy. J Pain 2007; 8: 573-82.

Hickson GB, Clayton EW, Githens PB, Sloan FA. Factors that prompted families to file medical malpractice claims following perinatal injuries. JAMA 1992; 267: 1359-63.

Hoffmann NG, Olofsson O, Salen B, Wickstrom L. Prevalence of abuse and dependency in chronic pain patients. Int J Addict 1995;30:919-27.

Huycke LI, Huycke MM. Characteristics of potential plaintiffs in malpractice litigation. Ann Intern Med 1994; 120:792-8.

Hyun DY. Legal Issues Concerning Informed Consent. J Korean Med Assoc 2005;48:881-5.

Jena AB, Seabury S, Lakdawalla D, Chandra A. Malpractice risk according to physician specialty. N Engl J Med 2011;365:629-36.

Jeong D, Jung HY. The Purpose of Impairment Evaluation: Reparation/Compensation/Welfare. J Korean Med Assoc 2009;52:545-51.

Ji RR, Kohno T, Moore KA, Woolf CJ. Central sensitization and LTP: do pain and memory share similar mechanisms? Trends Neurosci 2003;26:696-705.

Jung HS. Medical Certificates and Physicians' Legal Duty. J Korean Med Assoc 2005;48:869-78.

Jung HY: The changing concept of impairment and disability. Indep Med Exam 2005;2:5-11.

Kim KY, Kim B. Implications of the concept of the standard of care on self-regulation and medical ethics based on medical regulation. J Korean Med Assoc. 2016;59:592-601

Kim YD, Moon HS. Review of Medical Dispute Cases in the Pain Management in Korea: A Medical Malpractice Liability Insurance Database Study. Korean J Pain. 2015; 28:254-64

Lee KS. Disability Evaluation. J Korean Med Assoc AID 2008;51:664-71.

Lobmaier P, Gossop M, Waal H, Bramness J. The pharmacological treatment of opioid addiction--a clinical perspective. Eur J Clin Pharmacol 2010;66:537-45.

Min YD, Lee IO, Choung JT. Medical Malpractice: What is the Difference between an Anesthesiologist and a Lawyer. Korean J Anesthesiol 2004;47:389-92.

Mogil J. Pain 2010-An Updated Review: Refresher Course Syllabus. Seattle, IASP Press. 2010.

Moon DE. CRPS에 대한 신체감정이나 자문을 할 때 참조하기 좋은 족집게 QnA. Seoul. The Korean Pain Society 2012: 20-8.

Noble M, Treadwell JR, Tregear SJ, Coates VH, Wiffen PJ, Akafomo C, et al. Long-term opioid management for chronic noncancer pain. Cochrane Database Syst Rev 2010:CD006605.

Park EU. Medicolegal Demand on Medical Certificates and Written Expert Opinions. Korean J Leg Med 1997;21: 84-9.

Park JY. Social recognition of medical accident. J Korean Med Assoc 2011;54:1000-2.

Rah UW, Jung HY. Changing Concepts and Classifications of Disablement. J Korean Med Assoc 2009;52: 537-44.

Regier DA, Myers JK, Kramer M, Robins LN, Blazer DG, Hough RL, et al. The NIMH Epidemiologic Catchment Area program. Historical context, major objectives, and study population characteristics. Arch Gen Psychiatry 1984;41:934-41.

Savage SR, Joranson DE, Covington EC, Schnoll SH, Heit HA, Gilson AM. Definitions related to the medical use of opioids: evolution towards universal agreement. J Pain Symptom Manage 2003;26:655-67.

Shadnia S, Brent J, Mousavi-Fatemi K, Hafezi P, Soltaninejad K. Recurrent Seizures in Tramadol Intoxication: Implications for Therapy Based on 100 Patients. Basic Clin Pharmacol Toxicol 2012.

Shapiro RS, Simpson DE, Lawrence SL, Talsky AM, Sobocinski KA, Schiedermayer DL. A survey of sued and nonsued physicians and suing patients. Arch Intern Med 1989;149:2190-6.

Vaccarino AL, Marek P, Kest B, Ben-Eliyahu S, Couret LC, Jr., Kao B, et al. Morphine fails to produce tolerance when administered in the presence of formalin pain in rats. Brain Res 1993;627:287-90.

Yang SH, Cho HS, Lee SH, Shon MS. Factors affecting the settlement amount of medical malpractice claims. J Korean Acad Fam Med 1998;19:604-20.

Zacny JP, McKay MA, Toledano AY, Marks S, Young CJ, Klock PA, et al. The effects of a cold-water immersion stressor on the reinforcing and subjective effects of fentanyl in healthy volunteers. Drug Alcohol Depend 1996;42:133-42.

59 미래의 통증의학
Future in Pain Medicine

산업혁명이란 용어는 1844년 프리드리히 엥겔스가 "The Condition of the working Class in England"에서 처음 사용하였는데 18세기 중반부터 19세기 초반까지 영국에서 시작된 기술 혁신과 이로 인한 사회, 경제 등 큰 변화를 일컫는다. 이후에도 화학, 전기, 석유 및 철강 분야의 기술혁신과 소비재의 대량생산, 운송 수단의 혁신이 이루어진 2차 산업혁명과 인터넷 커뮤니케이션 기술과 자동화된 생산체계, 녹색 에너지 산업 등 3차 산업혁명을 통해 인류는 역사상 유래를 찾기 힘든 풍요를 누려 왔다. 최근 들어 대두되는 4차 산업혁명은 인공지능, 센서, 빅데이터 분석을 기반으로 다양한 수요에 대한 지적/물적 자원의 능동적 서비스를 가능하게 한다.

과거 3차례의 산업혁명을 통해 전문직으로 평가 받던 직업이 단순 노무직으로 바뀌거나 사라지고, 그동안 존재하지 않던 직업이 새로 생기고, 전문직의 직능에서 주로 소모하는 시간이 바뀌는 사례를 경험한 우리는 다가오는 4차 산업혁명 시대에 의료인이란 전문성의 유지와 직능 환경의 변화를 예측하고 대비하는 것이 필요할 것이다.

1. 4차 산업혁명 시대의 의료인

의료인은 흔히 전문직의 대명사로 소개된다. 중세 길드로부터 현대 전문직이 시작되었다고 하는데, 전문직은 동일한 기술을 가진 장인들이 규칙을 세우고 구성원의 이익을 지키면서 적절한 재화의 질과 양을 조절하여 독점 지위를 누리면서 자기규제를 한 집단이다. 다양한 전문직 집단이 있었고 산업구조의 변화와 함께 성쇠를 달리하였다. 전문직으로서의 지위를 유지하려면 그 시대에 맞는 전문지식과 기술을 제공할 수 있어야 하고, 전문직으로서의 윤리와 사회적 책임을 가져야 한다. 한편으로 수요자 입장에서는 더 저렴하고, 효율적으로 개인에 최적화한 재화가 제공될 수 있는 조건하에서만 전문직의 직능이 유지될 수 있었다.

전문직 종사자들은 흔히 다른 직능의 경우 4차 산업혁명으로 인한 기술 기반의 인터넷, 인공지능, 빅데이터 분석의 시대에 그 직능의 고비용 대비 저효율을 지적함과 동시에 변화가 필요하다고 주장하면서, 정작 자신의 분야에 대해서는 가장 어려운 사례나 예외적인 경우에만 집중한 채 현재 방식을 유지하려는 경향이 있다. 익숙한 방식의 미래만 대비하고, 낡은 작업 방식의 효율 개선만 고집한다면 의사라는 전문직은 여러 가지 직능으로 해체될 수 있다.

의학계에서는 이미 3차 산업혁명을 통해 실시간으로 전 세계의 의학 연구 결과를 검색하고, 새로운 가이드라인을 참고하고, 본인의 경험을 다른 의사들에게 공개 하는 방식으로 인터넷 시대 전과는 다른 의사의 진료 행태를 만들어 왔다. 한편으로는 의사로서 환자를 진료하다 보면, 업무의 상당 부분이 Check list와 반복적인 작업의 조합으로 이루어질 수 있음을 경험하는데, 이런 경험과 인터넷을 통한 전 세계의 연구 결과 같은 데이터의 축적은 4차 산업혁명을 통해 새로운 의료서비스를 가능하게 한다.

최근에는 NHS choices (www.nhs.uk)나 WebMD (www.webmd.com)같은 플랫폼을 통해 일반인도 자신의 증상에 따라 가능성 있는 진단과 처치법에 접근할 수 있다. 계약서를 저렴하게 온라인으로 제공하는 법률 서비스에 패러다임이 변하는 일본의 법조계 상황은 의료계에도 더 이상 낯선 일이 아니다. 물론 많은 의사들은 지식적인 측면은 몰라도 술기를 통한 시술이나 수술의 영역은 대체 불가능하리라고 생각할 수 있다. 그러나 다른 술기가 중요한 영역의 사례를 보면 낙관하기는 힘들 것 같다. 몇 년 전만 해도 커피를 만드는 바리스타는 장인으로 꼽혔으나, 네스프레소(Nespresso)나 라바짜(Lavazza) 등의 기계를 통한 캡슐 커피가 보급되면서 인간의 개입 요소가 최소화되었고, 수제 커피와의 블라인드 테스트에서 우수함을 입증하고, 일관되게 높은 품질 유지와 비용 절감 효과를 증명하였다. 이제는 미슐랭 가이드에서 별을 받은 레스토랑 중 캡슐커피 기계를 사용하는 곳이 영국, 프랑스, 이탈리아에 수십 개 이상이 있다. 정밀한 로봇공학과 컴퓨터 연산의 발달은 가까운 미래에는 전혀 다른 방식의 수술과 의사의 역할 변화를 강제할 수도 있다.

2. 인공지능(Artificial Intelligence)

1965년 이래 무어의 법칙 대로 컴퓨터의 처리능력은 2년마다 두 배로 개선되고 있고, 메모리 카드의 처리 능력, 소형화, 네트워크의 발달로 연산 능력은 극대화되어 왔다. 이러한 기술 발달은 인간은 불가능했던 데이터의 축적과 분석을 가능케 했다. 예전에는 상상도 못하는 분량의 데이터를 축적하고 분석하거나, 다른 결과물과 cross check함으로써 확률이나 결론을 도출할 수 있게 되었다. 결과적으로 자료를 모아 분석하는 학자들의 영역이 빅데이터 전문가에 의해 이전에는 상상도 못했던 패턴이나 상관관계, 확률 등 을 저렴한 비용에 얻을 수 있게 되었다. 의사들이 많이 사용하는 Epocrates는 적절한 약물의 적응증, 용량, 부작용, 서로 다른 약물의 상호 작용을 전산으로 확인할 수 있는 프로그램인데 전통적으로 사용하는 약전보다 효율적인 업무 방식을 의사에게 제공한다.

2012년 선마이크로시스템즈(Sun Microsystems)의 창업자이자 실리콘밸리의 선각자인 비노드 코슬라(Vinod Khosla)는 미래에는 80%의 의사가 첨단기술로 대체될 것이라고 공언한 바 있다. 그는 닥터 알고리즘의 실력이 갈수록 좋아져 대규모 데이터에 기반하고 막강한 연산 능력으로 무장한 기계가 평균적인 의사들보다 더 정확하고 객관적이며 비용 또한 저렴할 수 있다고 주장하였다.

이러한 주장은 인공지능 기술의 폭발적인 발전과 함께 IT 종사자의 단순한 희망이 아닌 현실로 다가오고 있다. 이러한 의료인공지능의 발전분야를 크게 3가지 정도로 분류하고 있는데 첫 번째 유형이 복잡한 의료 데이터를 분석하여 의학적 통찰력을 도출하는 인공지능으로 전자의무기록(EMR)이나 차트에 저장되어 있는 환자의 진료기록, 진료비 청구 데이터, 유전체 데이터, 임상시험 데이터 등의 의료 빅데이터를 분석하여 의학적 통찰력을 도출할 수 있는데 우리에게 가장 잘 알려진 것이 바로 IBM의 Watson이다.

2016년부터 국내 대형병원에서 IBM의 인공지능 시스템인 Watson을 도입해서 암 진단을 돕고 치료계획을 세우는데 이용하고 있다. 일반적으로 의사 한 명이 새로 출간되는 의학 서적이나 논문을 보는데 한계가 있는데 반해 Watson은 300개의 의학저널, 200개 이상의 의학 교과서를 포함한 1,500만 페이지에 달하는 의료정보, 치료 가이드라인과 MSKCC (Memorial Sloan Kettering Cancer Center)의 우수 치료 사례 등을 학습했고, 매달 1만 개의 과학 논문과 100개의 새로운 임상 결과를 축적한다고 알려져 있다. 이러한 데이터를 바탕으로 암 환자의 동반 질환이나 개별적인 상황에 맞는 근거 중심의 치료방법들을 제공할 수 있다.

현재 의료분야에서 암환자 진료(Watson for Oncology), 유전체 분석(Watson Genomics), 임상시험 환자 매칭(Clinical Trial Matching) 서비스를 제공하고 있으며 영상의학, 조직학, 피부과 데이터도 축적해서 진단에 이용하려는 작업도 이미 진행되고 있다. 진단 일치율이나 국내 사용 가능 약품, 심사평가원의 급여 기준과의 상충 등의 문제가 있으나 이러한 인공 지능의 사용은 피할 수 없는 현실로 다가왔고, 수년 내에 저렴한 비용과 여러 과에 최적화된 Watson 시스템이 필수적인 진료 장비로 자리 매김할 수도 있다.

3. 인공지능 의료와 공감능력

다른 산업에서 전문가의 업무가 로봇과 인공지능에 의해 대체되는 사례를 보면 의사의 직능에도 큰 변화가 예상된다.

첫째, 진단과 치료 방향 결정의 영역에서 인공지능의 대체나 역할 확대는 피할 수 없는 현실이다. 물론 100%에 미치지 못하는 진단 일치율을 우려할 수 있으나, 의사의 진단 정확도도 100%에 미치지 못하고, 인공지능이 축적하는 의학 데이터의 양을 생각하면 가까운 미래에는 최소한 진단을 돕고 적절한 치료계획을 세우는 역할 이상을 할 것으로 본다.

둘째, 외과수술이나 신경치료 같은 시술의 영역 같이 손재주와 감각이 필요한 직능도 데이터의 축적, 정밀 로봇기술의 확보와 비용의 효율성이 증명되는 시점엔 로봇이 대체하거나 보완하게 될 것이다.

마지막으로 많은 의사들이 다른 직능 부분은 대체될 수 있어도 환자와 의사의 관계, 즉 감성의 영역은 대체 불가능하다고 생각한다. 그러나 기계가 센서를 통해 상대방의 위치, 속도, 온도, 체온, 심박수, 소리 등을 감지해서 연산, 분석하는 감성 컴퓨팅(affective computing)이라는 분야의 발달은 현실과 소통하는 기계를 실현할 수 있다.

의사가 수행하는 핵심적인 업무 중 하나는 환자를 파악하고, 신뢰를 만들고, 진료 및 치료 과정 중에 적절한 관계를 유지하는 부분이다. 안면분석, 자세분석, 음성분석, 각종 생리 지표 등을 파악하고 분석하는 센서와 다양한 감정을 담아 소리를 내는 음성 생성 시스템을 개발해서 연계한다면, 최소한 고비용의 의료서비스를 제공받지 못하는 지역이나 나라에서는 의사를 대체하거나 보완할 수 있을 것이다.

4. 요약

4차 산업혁명으로 인한 사회, 경제적인 변화는 예측하기 힘들 정도로 풍요롭지만, 직능에 따라서는 가혹한 변화를 강제할 수도 있다. 의료계에도 전문가로서의 직능에 대한 대체와 변화는 예상보다 빨리, 광범위하게 다가올 수 있다. 한 가지 분명한 점은 의료계는 사회적 필요성에 따라서 개인에 최적화된 의료서비스가 좀 더 저렴하게, 정확하게 이루어지는 방향의 변화의 압박을 받을 것이란 점이다. 10분도 되지 않는 진료 시간에 환자를 보는 현실에서 환자에게 감성적인 서비스를 기계가 대체할 수 없다고 주장하기는 힘들다. 혼밥/혼술이 익숙한 사회에서 불성실한 의사보다는 기계에 더 공감하는 시대가 올 수도 있다. 환자와 의사와의 신뢰를 마련하는 시간이 어느 시대보다 요구된다.

인공지능을 이야기 할 때 이세돌 9단을 이긴 알파고(AlphaGo)를 이야기한다. 그러나 알파고는 인간처럼 창의력과 직관을 활용하는 컴퓨터가 아니라 1초당 수억 가지 수를 검토하고 분석하는 기계였다. IBM의 Watson역시 사람과 같은 방식으로 문제를 해결하도록 설계되지는 않았다. 체스실력이 뛰어난 인간이 성능이 보통인 노트북을 이용하면 강력한 슈퍼컴퓨터를 이길 수 있다는 체스 챔피언이었던 Kasparov의 주장처럼 Watson 같은 인공지능을 적절하게 이용할 수 있어야 할 것이다.

산과에서 산모와 태아 둘 중 하나를 포기해야 되는 상황, 희박한 가능성이지만 신체의 일부를 절단할지 위험을 감수하고 보존할지 결정해야 하는 치료 확률로 결정할 수 없는 상황 등 고도로 발전한 인공지능이나 감성 컴퓨팅이 절대로 의사를 대체할 수 없는 영역은 분명히 있다. 그러나 기술의 발달로 의사의 직능 중 많은 부분이 로봇이나 인공지능의 도움에 의존하는 시대의 조류도 인정해야 되는 시점이다. 오히려 이러한 기술의 발달을 적극적으로 이용하여 새로운 의료의 방식을 만들어 내고, 기계에 맡길 수 없는 윤리의식을 다듬어야 한다. 4차 산업혁명 시대에 어떻게 전문직을 유지하는가에 매달리기 보다는, 4차 산업혁명의 기술 혁신을 어떻게 이용해서 좀 더 저비용, 고효율의 치료를 할 수 있을까에 집중해야 한다.

━━ 참고문헌

한영혜, 日 AI 변호사 등장. Available at: http://news.joins. com/article/22203344

Curioni-Fontecedro A. A new era of oncology through arti-ficial intelligence. 2017: 15; 2:e000198 May 15;2(2): e000198. doi: 10.1136/esmoopen- 2017-000198.

Darcy AM, Louie AK, Roberts LW. Machine learning and the profession of machine. JAMA 2016:315:551-2.

Miotto R, Li L, Kidd BA, Dudley JT. Deep patient: An unsu-pervised representation to predict the future of patients from the electronic health records. Sci Rep 2016;6: 26094.

Richard Susskind, Daniel Susskind. The future of the pro-fessions : How the technology transform the work of human experts. 1st ed. Oxford university press;2015

Sung-Goo Chang, MD. The fourth industrial revolution and changes in the future medical world. J Korean Med As-soc 2017 November; 60(11):856-858

Yoon Sup Choi. Concept, Characteristics, and Clinical vali-dation of IBM Watson for oncology. Hanyang Med Rev 2017:37:49-60.

INDEX

영어

A

B

Z